Kasper

Ernährungsmedizin

Ernährungsmedizin und Diätetik

Heinrich Kasper

Unter Mitarbeit von Frau Monika Wild,
Leiterin der Staatlichen Berufsfachschule für Diätassistenten
und Herrn Dr. Walter Burghardt,
Oberarzt an der Medizinischen Klinik der Universität Würzburg

10., neubearbeitete Auflage

Mit 176 Abbildungen und 100 Tabellen

ELSEVIER
URBAN & FISCHER

URBAN & FISCHER
München · Jena

Zuschriften und Kritik an:
Elsevier GmbH, Urban & Fischer Verlag, Lektorat Medizinstudium, Sabine Hennhöfer,
Karlstraße 45, 80333 München
Prof. Dr. med. Heinrich Kasper, Am Altenberg 34, 97078 Würzburg

Bibliografische Information Der Deutschen Bibliothek
Die Deutsche Bibliothek verzeichnet diese Publikation in der Deutschen Nationalbibliografie; detaillierte bibliografische Daten sind im Internet unter http://dnb.ddb.de abrufbar.

1. Auflage 1973
10. Auflage September 2004

Der Urban & Fischer Verlag ist ein Imprint der Elsevier GmbH.

04 05 06 07 08 5 4 3 2 1 0

Um den Textfluss nicht zu stören, wurde bei Patienten und Berufsbezeichnungen die grammatikalisch maskuline Form gewählt. Selbstverständlich sind in diesen Fällen immer Frauen und Männer gemeint.

Planung: Dr. med. Dorothea Hennessen
Lektorat: Sabine Hennhöfer
Redaktion: Dipl. med. päd. Ingrid Fritz
Herstellung: Cornelia Reiter
Satz: Kösel, Krugzell
Druck und Bindung: Printer Trento
Zeichnungen: Ester Schenk-Panic, Kösel, Krugzell
Umschlaggestaltung: SpieszDesign, Neu-Ulm
Gedruckt auf Tauro Offset, 80 g

ISBN 3-437-42011-9

Aktuelle Informationen finden Sie im Internet unter www.elsevier.com und www.elsevier.de

Aufteilung des Buches

Grundlagen 1

Praxis der Ernährungstherapie und Prophylaxe 551

Vorwort zur 10. Auflage

Die 10. Auflage dieses Buches gibt Anlass zu einem kurzen Rückblick auf die Zeit seit Erscheinen der 1. Auflage und auf die Entwicklung der Ernährungsmedizin in unserem Lande.

Das Vorwort zur 1. Auflage schrieb im Jahre 1973 mein klinischer Lehrer, Professor Dr. H. A. Kühn, zu dieser Zeit Direktor an der Medizinischen Klinik der Universität Giessen. Hierin betonte er, dass in dem Maße, in dem die Naturwissenschaften Einfluss auf die Entwicklung der Medizin nahmen, die Therapie zunehmend aus dem Bannkreis magischer Vorstellungen heraustrat und auf exakten wissenschaftlichen Erkenntnissen basierte. Einschränkend wies er jedoch darauf hin, dass dieser Prozess bei der medikamentösen Therapie weit fortgeschritten sei, während eine Reihe überkommener unwissenschaftlicher diätetisch-therapeutischer Vorstellungen das ärztliche Denken nach wie vor beherrschen.

Diese Diskrepanz zwischen der Pharmako- und der Ernährungstherapie, und die zu dieser Zeit nur sehr vagen Vorstellungen über die Bedeutung von Ernährungsfaktoren für die Entstehung heute häufiger Erkrankungen, waren ein wesentlicher Grund dafür, dass zu dieser Zeit eine Reihe junger, klinisch tätiger Ärzte die Ernährungsmedizin zu ihrem Arbeits- und Forschungsschwerpunkt wählten. Sie gründeten eine Arbeitsgemeinschaft (Deutsche Arbeitsgemeinschaft für klinische Ernährung und Diätetik), aus der letztlich die Deutsche Akademie für Ernährungsmedizin hervorging.

In den 60er und frühen 70er Jahren wurde das allgemeine Interesse an Fragen zur Ernährung und deren Bedeutung für die Entstehung und Therapie von Erkrankungen wesentlich durch die Gründung des ersten deutschen Instituts für Ernährungswissenschaft an der Universität Giessen durch Professor Dr. H. D. Cremer und die erste Einrichtung eines Studienganges für Ernährungswissenschaft – ebenfalls in Giessen – gefördert.

Die Aufgabe der ersten beiden Auflagen war es, die zur damaligen Zeit gesicherten Fakten dazustellen, und auf die bis dahin weit verbreiteten wissenschaftlich nicht begründeten Kostformen und Vorstellungen hinzuweisen. In den folgenden Auflagen wurde versucht, die weltweit einsetzende Flut neuer Erkenntnisse auf dem Gebiet der Ernährungsmedizin, soweit sie für die Praxis relevant waren, kritisch zu sichten und wieder zu geben.

Dies betraf Forschungsergebnisse zur Bedeutung der Ballaststoffe für Funktionen der Intestinalorgane und des Stoffwechsels, neue Ergebnisse der Arterioskleroseforschung, den Einfluss von Ernährungsfaktoren auf die Tumorentstehung, die Bedeutung antioxidativer Nährstoffe und sekundärer Pflanzenstoffe für die Entstehung und Therapie verschiedener Erkrankungen, Fortschritte auf dem Gebiet der künstlichen Ernährung etc., um nur einige wichtige zu nennen.

In der 10. Auflage wurden einige Kapitel umgestaltet und den neuen Erkenntnissen entsprechend erweitert sowie ein kurzes Kapitel über Gentechnologie ergänzt.

Ich danke Frau Monika Wild und Herrn Dr. Walter Burghardt für die wertvolle Unterstützung und Mitarbeit und Frau Sabine Hennhöfer vom Lektorat Medizinstudium des Verlages Urban & Fischer für die stets gute Zusammenarbeit.

Würzburg, Mai 2004
Prof. Dr. med. Heinrich Kasper

Grundlagen

1 Energiebedarf, Nährstoffe, Nahrungsbestandteile, Verdauung, Resorption und Stoffwechsel ... 3

2 Die Ernährung des Gesunden – ein Beitrag zur Verringerung des Erkrankungsrisikos ... 101

3 Erkrankungen der Gastrointestinalorgane ... 127

4 Erkrankungen des Stoffwechsels ... 245

5 Erkrankungen der Niere ... 345

6 Bluthochdruck (Hypertonie) ... 363

7 Erkrankungen des Myokards ... 373

8 Erkrankungen des Skeletts und der Gelenke ... 377

9 Schilddrüse ... 393

10 Lunge ... 396

11 Neurologische Erkrankungen, Verhaltensstörungen, zerebrale Leistungsfähigkeit ... 402

12 Erkrankungen der Haut ... 419

13 Erkrankungen des Auges ... 429

14 Zahngesundheit und Ernährung ... 432

15 Schwangerschaft und gynäkologische Erkrankungen ... 437

16 Ernährung und Tumorentstehung ... 443

17 Ernährung Tumorkranker ... 475

18 Künstliche Ernährung ... 479

19 Perioperative Ernährung, Ernährung und Transplantation ... 499

20 Vegetarische Kostformen ... 505

21 Alternative Kostformen und Außenseiterdiäten ... 516

22 Schadstoffe in Lebensmitteln ... 534

23 Gentechnisch hergestellte Lebensmittel ... 548

1 Energiebedarf, Nährstoffe, Nahrungsbestandteile, Verdauung, Resorption und Stoffwechsel

1.1 Energiezufuhr, Energiebedarf 3
1.2 Kohlenhydrate 6
1.3 Fette 9
1.4 Cholesterin 24
1.5 Eiweiß (Proteine) 27
1.6 Nukleinsäuren 30
1.7 Vitamine 31
1.8 Wasser, Mineralstoffe und Spurenelemente 52
1.9 Alkohol 69
1.10 Mikroflora des Magen-Darm-Traktes . 78
1.11 Ballaststoffe (Pflanzenfasern, Nahrungsfasern, Faserstoffe, engl. dietary fiber) 82

Seit Mitte der 30er Jahre des vorigen Jahrhunderts werden von nationalen und internationalen Gremien Empfehlungen zur Nährstoff- und Energiezufuhr publiziert. Das Ziel solcher Empfehlungen war primär beim Gesunden einem Defizit an Energie und essentiellen Nährstoffen vorzubeugen und so eine optimale physische und psychische Leistungsfähigkeit zu gewährleisten. Bei zunehmender Kenntnis über die Bedeutung bestimmter Nährstoffe und Nahrungsinhaltsstoffe, wie Ballaststoffe, sekundäre Pflanzenstoffe usw., für die Prophylaxe von Krankheiten, wie z. B. mehrfach ungesättigter Fettsäuren für degenerative Gefäßerkrankungen oder antioxidativer Nährstoffe für den Schutz vor „oxidativem Stress", wurden später Aspekte der vorbeugenden Medizin mit einbezogen.

In Anlehnung an die 1941 erstmal in den USA publizierten „Recommended Dietary Allowances (RDA)" erschienen erstmals 1956 die „Empfehlungen für die Energie- und Nährstoffzufuhr" der Deutschen Gesellschaft für Ernährung. Die Vielzahl neuer Erkenntnisse der letzten Jahrzehnte erforderte mehrmals eine Neuauflage mit Adaption der Empfehlungen an den neuesten Stand der Kenntnisse. Diese Empfehlungen wurden im Jahr 2000 durch die „Referenzwerte für die Nahrungszufuhr" abgelöst. Sie beinhalten Empfehlungen, Schätzwerte und Richtwerte und wurden erstmals gemeinsam von den Gesellschaften für Ernährung in Deutschland (DGE), Österreich (ÖGE) und der Schweiz (SGE/SVE) herausgegeben. Als Kurzbezeichnung bietet sich in Anlehnung an die international üblichen Länderbezeichnungen für Deutschland (D), Österreich (A) und die Schweiz (CH) „D-A-CH-Referenzwerte" an.

Bei den Referenzwerten handelt es sich, mit Ausnahme der Richtwerte für die Energiezufuhr, um Mengen, von denen angenommen wird, dass sie nahezu alle Personen der jeweils angegebenen Bevölkerungsgruppe vor ernährungsbedingten Gesundheitsschäden schützen und bei ihnen für eine volle Leistungsfähigkeit sorgen. Darüber hinaus sind sie dazu bestimmt, eine gewisse Körperreserve zu schaffen, die bei unvermittelten Bedarfsteigerungen sofort und ohne gesundheitliche Beeinträchtigungen verfügbar ist. Die Erfahrungen zeigen, dass dies mit den gegebenen Referenzwerten für gesunde Personen in Mitteleuropa zutrifft. Die Referenzwerte beziehen sich nicht auf die Versorgung von Kranken und Rekonvaleszenten. Sie sind auch, mit Ausnahme von Jod, nicht ausreichend, um bei Personen mit einem Nährstoffmangel entleerte Speicher wieder aufzufüllen [205].

1.1 Energiezufuhr, Energiebedarf

Energiequellen sind Kohlenhydrate, Fette, Proteine und Alkohol.

Die Maßeinheit für die Energie sind Joule oder Kalorien. Eine Kilokalorie (kcal) entspricht 4,184 Kilojoule (kJ). Beide **Maßeinheiten** können wie folgt ineinander umgerechnet werden:

1 kJ	= 0,239 kcal
1000 kJ	= 239 kcal
1 MJ	= 239 kcal
1 kcal	= 4,184 kJ
1000 kcal	= 4184 kJ
1000 kcal	= 4,184 MJ (Megajoule)

Berücksichtigt man die geringen Energieverluste mit dem Stuhl und den Energieverlust in Form von Harnstoff und anderen stickstoffhaltigen Endprodukten des Eiweißstoffwechsels mit dem Harn, so gelten für die dem Organismus zur Verfügung stehenden Energieträger annäherungsweise folgende **Brennwerte:**
17 kJ oder 4 kcal/g Kohlenhydrate,
38 kJ oder 9 kcal/g Fett,
17 kJ oder 4 kcal/g Protein,
30 kJ oder 7 kcal/g Alkohol.

Die Frage, ob **Alkohol** hinsichtlich Proteinspareffekt und Bereitstellung von Energie für den Muskelstoffwechsel und die Aufrechterhaltung der Körpertemperatur den Kohlenhydraten gleichzusetzen ist, wird unterschiedlich beurteilt.

Eine zusammenfassende Beurteilung der WHO zu dieser Frage lautet: „Es konnte festgestellt werden, dass bei **mäßiger Alkoholzufuhr** der überwiegende Teil der Energie für Muskelarbeit und zur Aufrechterhaltung der Körpertemperatur genutzt wird. Durch den teilweisen Ersatz von Kohlenhydraten oder Fett in einer Diät durch isoenergetische Mengen an Alkohol konnte gezeigt werden, dass Alkohol auch gewichtserhaltend wirkt.

Der Organismus kann Alkohol in begrenzter Menge verbrennen. Werden einem gesunden, normal ernährten Erwachsenen weniger als 2 g Alkohol pro kg Körpergewicht in 24 Stunden zugeführt, so werden etwa 100 mg/kg/Std. oxidiert. Ein 65 kg schwerer Mann bzw. eine 55 kg schwere Frau kann somit etwa 2,9 MJ (700 kcal) bzw. 2,2 MJ (525 kcal) täglich aus Alkohol decken."

Nach Befunden von Pirola und Lieber [197] werden etwa 25% des aufgenommenen Alkohols mit Hilfe des mikrosomalen **Äthanoloxidasesystems** abgebaut. Dieser Abbauweg erfordert, wie Tierexperimente zeigten, zusätzlich Energie. Eine Bestätigung fanden diese Befunde in Untersuchungen am Menschen. Ein Ersatz von 50% der Gesamtnahrungsenergie durch Alkohol hatte eine Gewichtsabnahme zur Folge. Nahmen Versuchspersonen mit Körpergewichtskonstanz isoenergetische Mengen an Alkohol bzw. Schokolade zusätzlich zur Nahrung auf, so kam es in der Gruppe, die zusätzlich Schokolade verzehrte, zu einer Körpergewichtszunahme, nicht hingegen nach entsprechend hoher Energiezufuhr in Form von Alkohol (vgl. Kap. 1.9).

Der **Energiebedarf** ergibt sich aus dem Grund- oder Ruheumsatz (basal metabolic rate, BMR) auf den etwa 50–70% des Energieverbrauches entfallen, aus dem Arbeitsumsatz, der nahrungsinduzierten Thermogenese (ca. 8–10% des Verbrauches unter Mischkost), der Energie für die Anpassung an bestimmte Lebensbedingungen, wie etwa emotionalen Stress, und dem Bedarf für Wachstum, Schwangerschaft und Stillen.

Da der Energieaufwand für gleiche Tätigkeiten von der Körpermasse, dem Geschlecht und dem Alter abhängig ist, hat es sich international durchgesetzt, eine Standardisierung vorzunehmen und den Energieumsatz insgesamt auf den Grundumsatz zu beziehen. Dadurch werden die Auswirkungen von Körpermasse, Geschlecht und Alter auf die Höhe des Energieumsatzes bereits berücksichtigt. Als Maß des mittleren täglichen Energiebedarfs wurde von der WHO der „physical activity level" (PAL) eingeführt. Er ist als Quotient aus dem 24-Stunden-Energieverbrauch (EU) und dem Grundumsatz (GU) definiert: PAL = EU/GU. Die Höhe des PAL-Wertes wird wesentlich durch das Ausmaß der körperlichen Aktivität bestimmt. Er ist jedoch kein Maß für die physische Aktivität in Beruf und Freizeit allein, sondern er umfasst den gesamten täglichen Energiebedarf (EU), einschließlich den für Ruhe und Schlaf. Der Tagesenergiebedarf ist entsprechend definiert als EU = PAL × GU.

Diese Art der Berechnung war möglich geworden, nachdem eine Methode mit doppelt stabil markiertem Wasser (DLW-Methode) für Energieumsatzmessungen ohne Behinderung von Probanden unter natürlichen Arbeits- und Lebensbedingungen zur Verfügung stand. Die D-A-CH-Referenzwerte für die Energiezufuhr basieren auf dieser neuen Möglichkeit der Berechnung (Tab. 1-1).

Beispiel zur Berechnung des täglichen Energiebedarfes: Eine Hausfrau arbeitet 8 Stunden mit einem hohen durchschnittlichen Energieaufwand von 2,4 × BMR, 8 Stunden verrichtet sie weitere Tätigkeiten mit einem mittleren Energieaufwand von 1,6 × BMR und schläft 8 Stunden mit 0,95 × BMR; so ergibt sich der mittlere tägliche Energiebedarf als (2,4 × 8 + 1,6 × 8 +0,95 × 8) / 24 = 1,65 × BMR.

Unter **Grundumsatz (GU, BMR)** versteht man den Energieverbrauch eines entspannt liegenden Menschen 12 Stunden nach der letzten Nahrungsaufnahme bei konstanter Raumtemperatur von 20 °C. Diese Energiemenge ist erforderlich für die Herztätigkeit, Atemtätigkeit, Gehirnfunktion etc.

Die Höhe des **GU** ist u.a. abhängig von Geschlecht und Lebensalter. Er beträgt z.B. im Mittel bei 18-jährigen Männern 7500 kJ (1800 kcal), bei gleichaltrigen Frauen 6700 kJ (1600 kcal), bei 75-jährigen Männern 5900 kJ (1400 kcal) und 5400 kJ (1300 kcal) bei gleichaltrigen Frauen.

Weniger aufwändig sind die Voraussetzungen zur Bestimmung des **Ruhe-Nüchtern-Umsatzes.** Er liegt etwa 6–10% über dem GU. Bestimmt wird er ca.

Tabelle 1-1 Beispiele für den durchschnittlichen täglichen Energieumsatz bei unterschiedlichen Berufs- und Freizeittätigkeiten von Erwachsenen [205].

Arbeitsschwere und Freizeitverhalten	PAL[1, 2]	Beispiele
Ausschließlich sitzende oder liegende Lebensweise	1,2	alte, gebrechliche Menschen
Ausschließlich sitzende Tätigkeit mit wenig oder keiner anstrengenden Freizeitaktivität	1,4–1,5	Büroangestellte, Feinmechaniker
Sitzende Tätigkeit, zeitweilig auch zusätzlicher Energieaufwand für gehende und stehende Tätigkeit[2]	1,6–1,7	Laboranten, Kraftfahrer, Studenten, Fließbandarbeiter
Überwiegend gehende und stehende Arbeit[2]	1,8–1,9	Hausfrauen, Verkäufer, Kellner, Mechaniker, Handwerker
Körperlich anstrengende berufliche Arbeit[2]	2,0–2,4	Bauarbeiter, Landwirte, Waldarbeiter, Bergarbeiter, Leistungssportler

[1] PAL (physical activity level) = durchschnittlicher täglicher Energiebedarf für körperliche Aktivität als Mehrfaches des Grundumsatzes.
[2] Für sportliche Betätigungen oder für anstrengende Freizeitaktivitäten (30–60 Minuten, 4- bis 5-mal je Woche) können zusätzlich pro Tag 0,3 PAL-Einheiten zugelegt werden.

12 Std. nach der letzten Mahlzeit, bekleidet, bei Raumtemperatur und bequemem Sitzen.

Energiebilanzuntersuchungen am Menschen sind schwierig. Während sich bei Versuchstieren (Ratte, Kaninchen etc.) zu jedem Zeitpunkt eine positive Korrelation zwischen Energiezufuhr und der Energieabgabe findet, lässt sich eine entsprechende Korrelation beim Menschen nicht nachweisen. Wie die in Abbildung 1-1 dargestellten, an zwölf gesunden Probanden ermittelten Werte zeigen, korreliert nicht, wie dies beim Versuchtier der Fall ist, die tägliche Energiezufuhr mit dem täglichen Energieverbrauch. Selbst während einer Beobachtungszeit von zwei Wochen korrelieren beide Größen nicht miteinander. Die gemessene **Energieimbalance** erreichte während der Beobachtungszeit Werte bis 3,4 MJ (800 kcal)/Tag. Nach anderen Untersuchungen muss angenommen werden, dass bei den meisten Menschen in 7-Tage-Perioden eine ausgeglichene Bilanz von Energieausgabe und -aufnahme erfolgt.

Der **Leistungszuwachs** ist sehr variabel und beträgt im Mittel bei einem 70 kg schweren Mann etwa 420 kJ/Std. (100 kcal/Std.) im Sitzen, 840 kJ/Std. (200 kcal/Std.) beim Spazierengehen und 4600 kJ/Std. (1100 kcal/Std.) beim Treppensteigen. Erhöht ist der GU insbesondere bei einer Schilddrüsenüberfunktion.

Nach dem von Rubner im Jahre 1902 veröffentlichten **Isodynamiegesetz** können sich Nährstoffe gegenseitig nach ihrem Energiegehalt vertreten. („Die Quelle der Energie, ob Eiweiß, Fett oder Kohlenhydrate, ist gleichgültig, nur auf die Befriedigung des Energiebedarfes kommt es an." M. Rubner 1902)

Das Isodynamiegesetz hat durch neuere Erkenntnisse gewisse Einschränkungen erfahren.

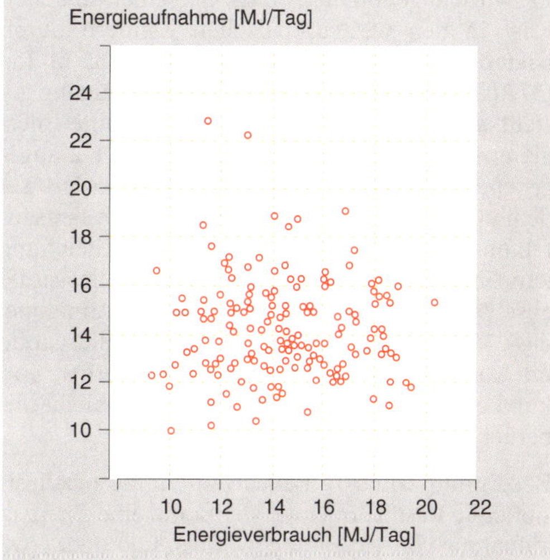

Abb. 1-1 Relation zwischen Energiezufuhr und Energieabgabe bei gesunden Versuchspersonen (nach [59]).

Es ist seit vielen Jahren bekannt, dass die zur Gruppe der Ballaststoffe zählenden **unverdaulichen Kohlenhydrate** mit Hilfe der Pansenflora der Wiederkäuer in resorbierbare, kleinmolekulare Substanzen, insbesondere kurzkettige Fettsäuren, abgebaut werden können. Hierdurch wird die Energie dieser Stoffgruppe in hohem Maße genutzt.

Neuere Befunde haben gezeigt, dass auch die **Intestinalflora des Menschen** Ballaststoffe in nicht unerheblichem Ausmaß in kurzkettige Fettsäu-

Tabelle 1-2 Fermentationsgleichung [215].

34,5 mmol Hexose* →	48 mmol	Acetat**	kurzkettige Fettsäuren
	11 mmol	Propionat**	
	5 mmol	n-Butyrat**	
	23,75 mmol	Methan	andere Fermentationsprodukte
	34,25 mmol	Kohlendioxid	
	10,50 mmol	Wasser	

* 180 mg Ballaststoffe (hier vereinfacht als „Hexose") = 1 mmol

** Energiegehalte von kurzkettigen Fettsäuren:
Acetat: 3,40 kcal/g = 0,204 kcal/mmol
Propionat: 4,96 kcal/g = 0,370 kcal/mmol
n-Butyrat: 5,95 kcal/g = 0,519 kcal/mmol

ren, insbesondere Buttersäure, Essigsäure und Propionsäure, abbaut und diese Spaltprodukte von der Kolonschleimhaut resorbiert werden und damit für die Energieproduktion zur Verfügung stehen.

Es wird angenommen, dass bei einer üblichen Kost in den westeuropäischen Ländern durch **bakterielle Fettsäuresynthese im Kolon** 155 kJ/Tag (37 kcal/Tag) aus Ballaststoffen zur Verfügung gestellt werden (Lit. bei [199]). Die genannte Energie errechnet sich nach der in Tabelle 1-2 angegebenen Fermentationsgleichung. Sie basiert auf dem molaren Verhältnis der kurzkettigen Fettsäuren im Stuhl. Unter Anwendung dieser Gleichung kann man die Energiezufuhr durch Ballaststoffe abschätzen. Zugrunde gelegt wird die Annahme, dass 70% der oral aufgenommenen Ballaststoffe im Kolon fermentiert werden. Der Verlust von kurzkettigen Fettsäuren über den Stuhl bleibt unberücksichtigt.

Bei Zufuhr von 20 g Ballaststoffen/Tag (**„ballaststoffarme Kost"**) errechnet sich somit eine Energieaufnahme von 155 kJ/Tag (37 kcal/Tag) oder etwa 1,5–2% der täglichen Energieaufnahme. Dieser Energiebetrag ist sicher zu vernachlässigen. Geht man dagegen von einer **Ballaststoffzufuhr von 150 g/Tag** (z. B. Afrika) aus, so beträgt die Energiezufuhr 1167 kJ/Tag (278 kcal/Tag) oder 15% der täglichen Gesamtzufuhr; in den Ländern der Dritten Welt ist also die Energieaufnahme über Ballaststoffe beträchtlich.

1.2 Kohlenhydrate

In den westlichen Industrieländern werden etwa 50% der Gesamtenergie in Form von Kohlenhydraten, hiervon im Mittel etwa 20% in Form von **Zucker** aufgenommen.

In früheren Entwicklungsphasen des Menschen wurden Kohlenhydrate fast ausschließlich in Form von **Stärke** verzehrt. Der Anteil an der Gesamtenergiezufuhr lag bei maximal 70–75% (s. Abb. 2-2).

Die **Glucosemoleküle der Stärke** können linear in Form langer Ketten oder verzweigt angeordnet sein. Die linearen langkettigen Makromoleküle werden als **Amylose,** die verzweigt aufgebauten als **Amylopektine** bezeichnet.

Stärken unterschiedlicher botanischer Herkunft unterscheiden sich in ihrem Amylose-Amylopektin-Verhältnis. Weitere Unterschiede betreffen die Packungsdichte der Makromoleküle in den Stärkekörnern und das Vorhandensein natürlicher Phosphatgruppen.

Zusammen mit Wasser erhitzt, bildet Stärke eine mehr oder weniger zähe Paste, den sog. Kleister. Unverkleisterte Stärke ist nahezu unverdaulich (s. Kap. 1.11).

Kohlenhydrate können nur in Form der **Monosaccharide** resorbiert werden. Es müssen folglich die mit der Nahrung aufgenommenen Poly-, Oligo- und Disaccharide in diese kleinsten Bausteine der Kohlenhydrate aufgespalten werden.

Die **Kohlenhydratverdauung** erfolgt unter dem Einfluss der vorwiegend vom Pankreas und in geringer Menge von den Speicheldrüsen der Mundhöhle sezernierten α-Amylase (alte Bezeichnungen: Ptyalin und Diastase) und im Dünndarm unter dem Einfluss der im Bereich der Mikrovilli lokalisierten Disaccharidasen.

Das Enzym **α-Amylase** spaltet die aus kettenförmig aneinander gereihten Glucosemolekülen bestehenden Stärkemoleküle – ähnlich den Endopeptidasen – im Inneren der Polysaccharidketten, sodass größere Bruchstücke (Oligosaccharide) entstehen. Eine Hydrolyse erfolgt jedoch nur an den 1,4-glykosidischen Bindungen, während die 1,6-glykosidischen Bindungen an den Verzweigungen der Molekülketten nicht gespalten werden.

Entstehende Oligosaccharide werden von der α-Amylase weiter hydrolysiert bis zu der aus 2 Glucosemolekülen bestehenden **Maltose** (1,4-α-glykosidische Bindung) und **Isomaltose** (1,6-glykosidische Bindung).

Die Aufspaltung des Malzzuckers erfolgt ebenfalls wie die **Hydrolyse** der übrigen **Disaccharide** – in der Nahrung enthalten sind insbesondere Saccharose (Rohr- oder Rübenzucker) und Lactose (Milchzucker) – im Dünndarm unter dem Einfluss der **Disaccharidasen**. Erst die unter der Einwirkung von Disaccharidasen entstehenden Monosaccharide können von der Dünndarmschleimhautzelle resorbiert werden.

Wenn die Ingesta Duodenum und Jejunum passiert hat, ist die Resorption der Zucker abgeschlossen. Bei Versuchen mit Testmahlzeiten aus Glucose, Fett und Proteinen zeigte sich, dass bereits nach 100 cm des proximalen Jejunums sämtliche Glucose resorbiert war.

Nach der Aufnahme in die Blutbahn wird die Glucose in den Intermediärstoffwechsel eingeschleust.

Die im Stoffwechsel zentrale Stellung des **Glucoseabbaus,** insbesondere des anaeroben Abbaus bis zur Brenztraubensäure (Pyruvat), die sog. **Glykolyse,** ist in Abbildung 1-2 dargestellt. Wie sich aus dem vereinfachten Schema ergibt, kann Glucose in Fett und Glykogen umgewandelt und in dieser Form als Energiereserve gespeichert werden.

Weiterhin kann sie zur Energieproduktion über die Glykolyse und anschließend den Zitronensäurezyklus bis zu Wasser und Kohlendioxid abgebaut werden.

Die **De-novo-Synthese von Fettsäuren** (Lipacidogenese) aus Glucose (über Acetyl-CoA und Malonyl-CoA) läuft beim Menschen wesentlich langsamer als bei vielen anderen Säugetieren ab.

Beim Verzehr einer gemischten Kost wird nach Überschreiten des Energiebedarfs das Nahrungsfett in den Fettdepots eingelagert, während der Energiebedarf aus Kohlenhydraten gedeckt wird. Da die zur Fettsäuresynthese benötigten Enzyme im Fettgewebe nur mit sehr geringer Aktivität vorhanden sind, werden unter den genannten Ernährungsbedingungen lediglich **1–2%** der täglich **zugeführten Kohlenhydrate** der Fettsäuresynthese zugeführt.

Erst dann, wenn die Gesamtkohlenhydratzufuhr pro Tag den Energiebedarf übersteigt, nehmen die Lipacidogenese und damit die Triglyceridsynthese aus Kohlenhydraten zu, sodass in Form von Kohlenhydraten aufgenommene Energie als Fett deponiert wird.

Betrachtet man die Energiebilanz, so ist bei hyperkalorischer Ernährung die Umwandlung von Kohlenhydraten in Fett in hohem Maße ungünstig, da es hierbei zu einem Energieverlust von etwa 23% der primär eingesetzten Energie kommt (Lit. bei [189, 245]).

Glucose ist Ausgangssubstanz für die Synthese einer Reihe wichtiger Stoffe, so z. B. Ribose aus dem Pentosephosphatzyklus für die Nukleinsäuresynthese, Glycerinphosphat für die Triglyceridsynthese und Glucuronsäure für eine Reihe von Entgiftungsmechanismen in der Leber.

Es entsteht aus Glucose weiterhin **Acetyl-CoA,** eine Schlüsselsubstanz, aus der verschiedene Stoffe, z. B. Cholesterin, gebildet werden können, das wiederum die Ausgangssubstanz für Synthesen von Nebennieren- und Sexualhormonen, Gallensäuren etc. ist.

Die **Glykolyse ist reversibel,** d. h., von Brenztraubensäure und Milchsäure ausgehend sind die Reaktionen (zum Teil über Umgehungswege) umkehrbar. Diese Möglichkeit **(Gluconeogenese)** erlaubt auch bei kohlenhydratfreier Ernährung die Aufrechterhaltung einer ausreichenden Glucosekonzentration im Serum, die erforderlich ist, weil die Zellen des Gehirns und die Erythrozyten im Gegensatz zu allen übrigen Zellen des Organismus ihren Energiebedarf vorwiegend durch Glucose decken müssen.

> Bei Gabe des Nebennierenrindenhormons **Cortison** steigt die Aktivität einiger für die Gluconeogenese wichtiger Enzyme im Gewebe an, eine der Ursachen dafür, dass der Blutzucker bei Kranken unter Cortisonbehandlung ansteigt.

Ausgangsstoffe für die Gluconeogenese sind Kohlenhydratbruchstücke aus der Glykolyse (Milchsäure, Brenztraubensäure und Glycerin) und die sog. glucoplastischen Aminosäuren (Alanin, Serin, Glycin, Threonin, Cystein, Asparaginsäure, Glutaminsäure, Arginin, Histidin, Prolin, Valin).

Eine Glucoseneubildung aus Fettsäuren ist nicht möglich, hingegen aus dem bei der Lipolyse anfallenden Glycerin.

Von den den Glucosestoffwechsel beeinflussenden Hormonen ist das **blutzuckersenkende Insu-**

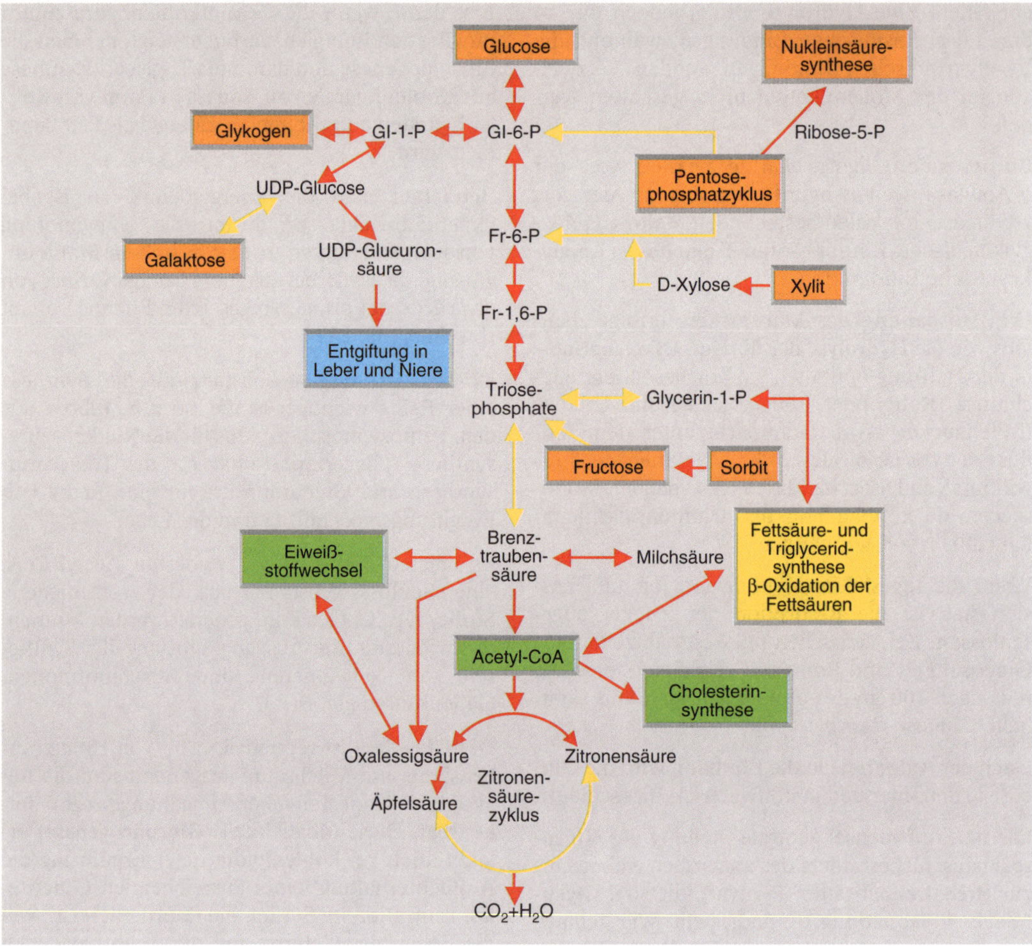

Abb. 1-2 Schematische, vereinfachte Darstellung der Glykolyse und ihrer Beziehungen zu weiteren Stoffwechselvorgängen. Umrahmt sind ernährungsphysiologisch wichtige Substanzen und Stoffwechselvorgänge.

lin (vgl. Kap. 4.4) das wichtigste. Unter seinem Einfluss arbeitet das Glucosetransportsystem der Zellmembranen und transportiert Glucose ins Zellinnere.

Insulinunabhängig ist lediglich der Glucosetransport durch die Membranen der Nervenzellen. Weiterhin aktiviert Insulin Enzyme (Glucokinase und Glykogensynthetase) der Glykolyse und der Glykogensynthese und wirkt hierdurch ebenfalls blutzuckersenkend.

Blutzuckersteigernd wirken:

- vorwiegend über eine Glykogenolysesteigerung das in den A-Zellen der Langerhans-Inseln des Pankreas gebildete **Glucagon** und Cortisol aus der Nebennierenrinde,
- das Hormon des Nebennierenmarks Adrenalin,
- Thyroxin, das Hormon der Schilddrüse sowie
- das somatotrope und das adrenokortikotrope Hormon des Hypophysenvorderlappens (STH und ACTH).

Obwohl Kohlenhydrate vorwiegend in Form der aus der Glucose aufgebauten Stärke mit der Nahrung aufgenommen werden, haben auch **andere Kohlenhydrate,** insbesondere in Zusammenhang mit der diätetischen Behandlung des Diabetes mellitus, praktische Bedeutung. Hierbei handelt es sich um das Monosaccharid Fructose und die Zuckeralkohole Mannit, Sorbit und Xylit.

Fructose wird vorwiegend in der Leber unter dem Einfluss verschiedener Enzyme phosphoryliert und das entstehende Fructose-1-Phosphat in C_3-Bruchstücke (Triosen) aufgespalten, die in die

Glykolyse eingeschleust werden. Der Abbau der Fructose ist insulinunabhängig.

Der Zuckeralkohol **Sorbit** wird in der Leber unter Einfluss des Enzyms Sorbitdehydrogenase in Fructose umgewandelt und somit wie Fructose abgebaut.

Ein weiteres Kohlenhydrat, welches insulinunabhängig abgebaut wird, ist der fünfwertige Alkohol **Xylit,** der nach Umwandlung in D-Xylulose und Xylulose-5-Phosphat in den Pentosephosphatzyklus einmündet (s. Abb. 1-2).

Die im Stoffwechsel entstehenden Umwandlungsprodukte der drei genannten Kohlenhydrate Fructose, Sorbit und Xylit, im Rahmen der diätetischen Diabetesbehandlung auch als **Zuckeraustauschstoffe** (vgl. Kap. 4.4) bezeichnet, münden sämtlich in die Glykolyse. Die Zuckeraustauschstoffe können somit über Glucose-6-Phosphat in Glucose und Glykogen bzw. durch weiteren Abbau in Brenztraubensäure (Pyruvat) und Milchsäure umgesetzt werden.

Aus ernährungsphysiologischer Sicht ist der Verzehr **raffinierter Kohlenhydrate,** die praktisch frei von Ballaststoffen und essentiellen Nährstoffen sind und mit denen in kleinen Volumina viel Energie zugeführt wird **(hohe Energiedichte),** negativ einzustufen. Daher sollte der Verzehr raffinierter Kohlenhydrate so gering wie möglich sein.

Hiermit ist jedoch nicht belegt, dass Zucker, abgesehen von der Zahnkaries (vgl. Kap. 14), negative gesundheitliche Folgen hat. Die amerikanische Gesundheitsbehörde (Food and Drug Administration) hat aufgrund umfangreicher Literaturrecherchen Zucker den GRAS-Status (generally recognized as safe) erteilt [98]. Auf die Bedeutung des Verzehrs von Zucker **für die Besiedlung des Gastrointestinaltraktes mit Candida albicans** (s. Kap. 3.5.2) bei Stoffwechselerkrankungen (s. Kap. 4.7) und beim Morbus Crohn (s. Kap. 3.4.3) wird später eingegangen.

Der **Saccharose („Industriezucker")** wird eine Reihe negativer Effekte beigemessen. Exakte Belege für solche Aussagen fehlen. Zu einer denkbaren gesundheitlichen Beeinträchtigung könnte es dann kommen, wenn als Folge eines sehr hohen Zuckerkonsums – etwa bei Kindern – der **Bedarf an essentiellen Nährstoffen unzureichend gedeckt wird.**

Zur Klärung dieser Frage wurden Ergebnisse mehrerer Studien veröffentlicht [99, 163, 183, 166, 169]. Sie kommen, wie zu erwarten war, zu dem Ergebnis, dass ein negativer Effekt auf die Zufuhr von essentiellen Nährstoffen und Ballaststoffen nur dann zu erwarten ist, wenn der Verzehr von zugesetztem Zucker sehr hoch liegt. So wurde beispielsweise in einer englischen Studie die empfohlene Mindestzufuhr an Eisen und Zink nicht erreicht, wenn mehr als 24 % der Energie in Form von Zucker aufgenommen wurde. Die Zufuhr der meisten Mikronährstoffe, wie Vitamin B_1, B_2, C, Folsäure, Niacin und Kalzium, lag auch bei sehr hohem Verzehr deutlich oberhalb des jeweiligen Referenzwertes [99]. In Deutschland ergab die Auswertung von Daten der Nationalen Verzehrstudie bei Personen ab 4 Jahren einen negativen Einfluss der Saccharosezufuhr auf die untersuchten essentiellen Nährstoffe mit Ausnahmen von Vitamin C und E, Kalzium und Ballaststoffen. In der Gruppe mit hoher Saccharosezufuhr lag die Zahl derer, die die Nährstoffzufuhr-Empfehlungen erfüllten, besonders niedrig. Dies galt insbesondere für Kinder zwischen 4 und 6 Jahren. Deshalb wird von den Autoren nach wie vor ein moderater Verzehr von Zucker empfohlen [166].

Synthetisch hergestellte, als Zuckeraustauschstoffe verwendete Zuckeralkohole, wie Isomalt, Lactit, Palantinit etc., siehe Kapitel 26.2.4 und Tabelle 26.6 bzw. 26.7.

Während sich bei Kindern keine positive Beziehung zwischen Zucker und Fettkonsum fand [99], ergaben Erhebungen bei Erwachsenen, sowohl in England als auch in Japan, eine **Zunahme des Fettverzehrs mit steigendem Zuckerkonsum.** Erklärt wird dieser Zusammenhang mit einer **Vehikelfunktion des Zuckers,** da der überwiegende Teil der Saccharose in Form süßer Produkte wie Schokolade, Pralinen, Gebäck etc. mit hohem Anteil an Fett überwiegend gesättigter Fettsäuren aufgenommen wird [72].

1.3 Fette

Fette (Triglyceride) sind mit 38 kJ/g (9 kcal/g) die **wichtigste Energiereserve** des menschlichen Organismus. Sie haben darüber hinaus wichtige Funktionen als **Bestandteile der Zellmembranen** und als **Ausgangssubstanzen** für die Synthese von Eicosanoiden und anderen biologisch wirksamen Substanzen.

Alle biologischen Eigenschaften der Triglyceride, einschließlich Verdauung und Resorption, sind von der Art der Fettsäuren abhängig.

Ein wichtiges Merkmal ist die immer **geradzahlige Kettenlänge.** Man unterscheidet kurzkettige Fettsäuren mit weniger als 6 C-Atomen, mittelkettige Fettsäuren mit 6–10 und langkettige mit mehr als 12 C-Atomen.

Kurzschreibweise	Name	Abkürzung	Strukturformel
n – 9 – Fettsäure-Familie			
C 18:1	Ölsäure	OA	
n – 6 – Fettsäure-Familie			
C 18:2	Linolsäure	LA	
C 20:4	Arachidonsäure	AA	
n – 3 – Fettsäure-Familie			
C 18:2	Alpha-Linolensäure	ALA	
C 20:5	Eicosapentaensäure	EPA	
C 22:6	Docosahexaensäure	DHA	

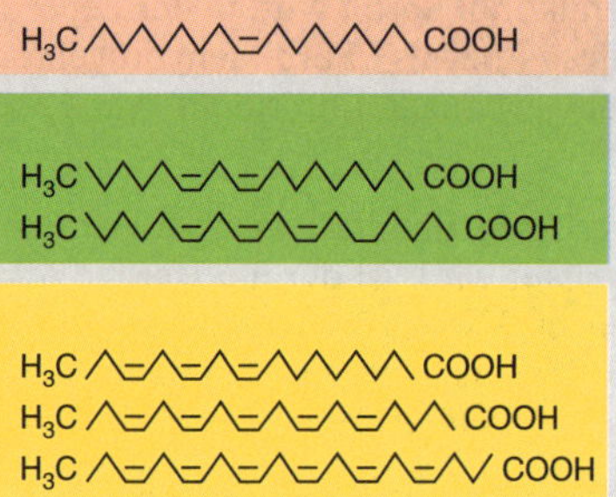

Abb. 1-3 Ungesättigte Fettsäuren mit besonderer ernährungsmedizinischer Bedeutung.

Weiterhin können Fettsäuren aufgrund der **Zahl an Doppelbindungen** in gesättigte ohne Doppelbindung, einfach ungesättigte (monoene) Fettsäuren mit einer und mehrfach ungesättigte (polyene) Fettsäuren mit mehreren Doppelbindungen unterteilt werden.

Ein weiteres Unterscheidungsmerkmal mehrfach ungesättigter Fettsäuren ist die **Lokalisation** der ersten (vom Methylende des Moleküls) Doppelbindung und die **Gesamtzahl der Doppelbindungen** (Abb 1-3).

Die mehrfach ungesättigten Fettsäuren mit der größten biologischen Bedeutung haben die erste Doppelbindung am dritten bzw. sechsten C-Atom. Sie werden als ω-3- (oder n-3-) und ω-6- (oder n-6-)Fettsäuren bezeichnet.

1.3.1 Höhe der wünschenswerten Fettzufuhr

Die D-A-CH-Referenzwerte empfehlen für Erwachsene bei einer Fettaufnahme bis zu 30% der Gesamtnahrungsenergie einen Anteil gesättigter Fettsäuren von maximal einem Drittel der als Fett zugeführten Energie, entsprechend 10% der Gesamtenergie. Mehrfach ungesättigte Fettsäuren sollten etwa 7% der Nahrungsenergie liefern bzw. bis zu 10%, wenn die Zufuhr von gesättigten Fettsäuren 10% der Gesamtenergie überschreitet. Dabei sollte die Zufuhr von α-Linolensäure erhöht werden, um das Verhältnis von Linolsäure (ω-6) zu α-Linolensäure (ω-3) auf etwa 5:1 abzusenken. Einfach ungesättigte Fettsäuren, z.B. Ölsäure, decken den Rest der Fettzufuhr ab, d.h., sie können auch in einer Menge von mehr als 10% der Gesamtenergie zugeführt werden. Werden mehr als 30% der Gesamtenergiezufuhr als Fett zugeführt, sollte das mehr aufgenommene Fett vor allem einfach und mehrfach ungesättigte Fettsäuren enthalten.

Es wird weiterhin darauf hingewiesen, dass normalerweise bestenfalls 10% der zugeführten essentiellen Fettsäuren Linol- und α-Linolensäure (vgl. Kap. 1.3.2) in die langkettigen, gemessen an der Eicosanoidsynthese biologisch wirksameren Derivate Arachidonsäure bzw. Eicosapentaen- und Docosahexaensäure umgesetzt werden. Angaben zur wünschenswerten Zufuhr dieser langkettigen ω-3-Fettsäuren finden sich in den D-A-CH-Referenzwerten nicht. Die International Society for the Study of Fatty Acids and Lipids (1999), der Arbeitskreis Omega-3-Fettsäuren [11] und andere Institutionen empfehlen eine tägliche Aufnahme von 0,3–0,4 g langkettiger ω-3-Fettsäuren. Diese Menge entspricht etwa dem Anteil von zwei Fischmahlzeiten (ca. 30–40 g Fisch täglich) pro Woche.

Die in unserer Nahrung häufigste mehrfach ungesättigte Fettsäure ist Linolsäure (18:2 ω-6). Diese Fettsäure hat eine Kettenlänge mit 18 C-Atomen, 2 Doppelbindungen, von denen sich die erste am sechsten C-Atom vom Methylende gezählt findet. Linolsäure wird überwiegend mit Pflanzenölen, z.B. Sonnenblumen-, Soja- und Maiskeimöl, aufgenommen. Es ist die Vorstufe der im tierischen Organismus synthetisierten Arachidonsäure (20:4 ω-6) einer Ausgangssubstanz der Eicosanoidsynthese. Die in manchen Pflanzenölen, z.B. Raps-, Leinsamen- und Walnussöl, reichlich vorkommende α-Linolensäure (18:3 ω-3) ist die entsprechende Vorstufe von Eicosapentaensäure, einer weiteren Ausgangssubstanz der Eicosanoidsynthese (vgl. Kap. 1.3.7). Eicosapentaen- sowie Docosahexansäure (sog. „Fischölfettsäuren") finden

Tabelle 1-3 Gesamtmenge an Fett (Mittelwerte ± Standardabweichung, n = 2–3) und ungefähre Menge an Eicosapentaensäure in verschiedenen Fischarten (nach [199]).

	Gesamtlipide [mg/g Nassgewebe]	Eicosapentaensäure [g/kg]
Flussbarsch	3,5 ± 0,4	0,3
Kabeljau	5,3 ± 1,3	0,8
Hecht	6,1 ± 0,1	0,7
Plötze	7,9 ± 1,0	0,7
Zander	8,3 ± 0,5	2,3
Kleine Maräne	16,7 ± 2,0	1,8
Steinbutt	17,3 ± 3,8	2,8
Brachsen	18,0 ± 0,3	2,1
Forelle	40,4 ± 11,7	2,4
Ostsee-Hering	40,8 ± 4,4	3,1
Lachs	85,5 ± 15,6	6,2
Hering	216,4 ± 9,6	20,7

sich in hoher Konzentration im Fett mancher Kaltwasserfische (Tab. 1-3).

1.3.2 Essentielle Fettsäuren

Sowohl die Linol- als auch die α-Linolensäure, bzw. die beiden langkettigen ω-3-Fettsäuren sind essentiell. Während die Vorstellungen über die optimale tägliche Zufuhr beider essentieller Fettsäuren nicht einheitlich sind, besteht kein Zweifel mehr daran, dass die für eine optimale Eicosanoidsynthese (vgl. Kap. 1.3.7) wichtige Relation von ω-6- zu ω-3-Fettsäuren in der Ernährung westlicher Industrieländer derzeit mit etwa 10 : 1 bei einer wünschenswerten Relation von 5 : 1 sehr zu Gunsten der ω-6-Fettsäuren verschoben ist.

Linol- und α-Linolensäure konkurrieren um das gleiche Enzymsystem zur Umwandlung in Arachidon- bzw. Eicosapentaen- und Docosahexaensäure. Ausreichende Mengen der beiden langkettigen ω-3-Fettsäuren können folglich nur dann gebildet werden, wenn kein Überangebot an Linolsäure vorliegt, d. h., wenn die wünschenswerte Relation von 5 : 1 realisiert wird.

Der relativ hohe Gehalt an den beiden ω-3-Fettsäuren Eicosapentaen- und Docosahexaensäure im Fett vieler Fischarten stammt direkt aus der Nahrungskette bzw. aus der Vorstufe α-Linolensäure.

> Da in **Fischfarmen** gezüchteten Fischen die natürlichen Quellen der ω-3-Fettsäuren fehlen, muss mit einem im Vergleich zu den unter natürlichen Bedingungen lebenden Tieren geänderten Fettsäuremuster gerechnet werden.

> Eine vergleichende Untersuchung an Aalen, Forellen und Lachsen ergab signifikant niedrigere ω-3-Fettsäurekonzentrationen bei den in Fischfarmen gezüchteten Tieren. Diese Tatsache muss bei der Berechnung des ω-3-Fettsäuregehalts von Diäten berücksichtigt werden [253].

> So wie beim Fisch die Anreicherung von ω-3-Fettsäuren im Körperfett mit der Menge in der aufgenommenen Nahrung korreliert, hängt auch das Fettsäuremuster im **Eidotter** des Hühnereies von der Fettsäurezusammensetzung im Futter ab.

> Haben Hühner die Möglichkeit des freien Auslaufes, sodass das Futter eine relativ große Menge an frischem Gras und den verschiedensten Samen etc. enthält, so beträgt der ω-3-Fettsäuregehalt in 100 g Eidotter mehr als 1700 mg, während die Konzentration nur 175 mg/100 g beträgt, wenn die Tiere in modernen Hühnerfarmen gehalten werden [232]. Auch durch Verfüttern von Fischöl kann der ω-3-Fettsäuregehalt von Hühnereiern so gesteigert werden, dass den Eiern eine besondere diätetische Bedeutung zukommt [242].

In der Schwangerschaft und Stillzeit liegt der Bedarf an ω-3-Fettsäuren höher. Es sollten zusätzlich 0,05 g im ersten, 0,16 g im zweiten und dritten Trimester und 0,25 g während der Stillzeit aufgenommen werden. Während des letzten Schwangerschaftsdrittels speichert das Gehirn des Föten vorzugsweise langkettige Fettsäuren, insbesondere Arachidon- (AA) und Docosahexaensäure (DHA). Der DHA-Status der Schwangeren ist entscheidend für das Maß der Anreicherung. Nach der Geburt besteht ein direkter Zusammenhang zur Zufuhr mit der Milch. Untersuchungen an plötzlich verstorbenen Säuglingen ergaben höhere DHA-Konzentrationen bei gestillten als den mit Baby-Formelnahrung ernährten. Nur bei optimaler Zufuhr mehrfach ungesättigter Fettsäuren, insbesondere DHA, mit der Nahrung ist während der Schwangerschaft und Stillzeit der Bedarf zu decken. Das Risiko eines Defizits wird durch Mobilisation erforderlicher Fettsäuren aus dem Depotfett gemindert.

Durch die Anreicherung von Baby-Formelnahrung mit langkettigen, mehrfach ungesättigten Fettsäuren unter besonderer Berücksichtigung von DHA und AA werden bei Flaschenkindern ähnliche Fettsäurespiegel erreicht wie bei gestillten Babys. Bessere Sehschärfe und kognitive Entwicklung fand sich unter optimaler Zufuhr der genannten Fettsäuren.

1.3.3 Trans-Fettsäuren und konjugierte Linolsäureisomeren

In unseren Lebensmitteln liegen mehrfach ungesättigte Fettsäuren überwiegend in cis-Konfiguration vor.

Die **Trans-Fettsäuren** entstehen in geringen Mengen unter bakteriellem Einfluss im Pansen von Wiederkäuern und bei der chemischen Härtung von Fetten. Sie finden sich folglich im Milchfett, **im Fett von Wiederkäuern** und in gehärteten Speisefetten, wie etwa Margarine.

Die physikalischen (z. B. Schmelzpunkt) und biologischen Eigenschaften (z. B. Wirkung auf die Serumcholesterinkonzentration) werden aufgrund der Anordnung der Kohlenstoffseitenketten um die Doppelbindung in ungesättigten Fettsäuren wesentlich verändert.

Abbildung 1-4 zeigt als Beispiel die C18-cis- und C18-trans-Fettsäure.

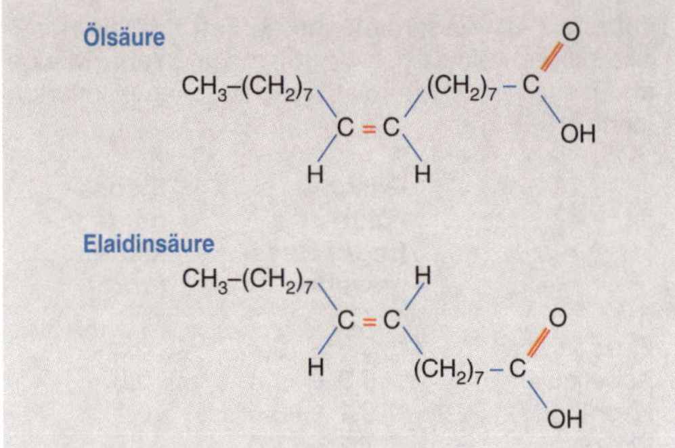

Abb. 1-4 Ölsäure und Elaidinsäure als Beispiele für eine C18-cis- und eine C18-trans-Fettsäure.

Ergebnisse neuerer Untersuchungen in der Bundesrepublik zum **Gehalt von Trans-Fettsäuren in Lebensmitteln** finden sich in Tabelle 1-4. Die großen Unterschiede zwischen minimalem und maximalem prozentualem Anteil ergeben sich aus jahreszeitlich unterschiedlicher **Fütterung** bzw. Änderungen der Prozessbedingungen bei der **Fetthärtung.**

Bei Zugrundelegen der durchschnittlichen Verzehrgewohnheiten in der Bundesrepublik auf Basis der nationalen Verzehrsstudie liegt die **mittlere Aufnahme von Trans-Fettsäuren** bei 1,9 g/Tag für Frauen und 2,3 g/Tag bei Männern. Bedingt durch einen niedrigeren Fleischkonsum und eine Änderung der Prozessbedingungen bei der Margarineherstellung, hat sich die Zufuhr an Trans-Fettsäuren im Laufe der letzten Jahre reduziert (Abb. 1-5) [86, 87].

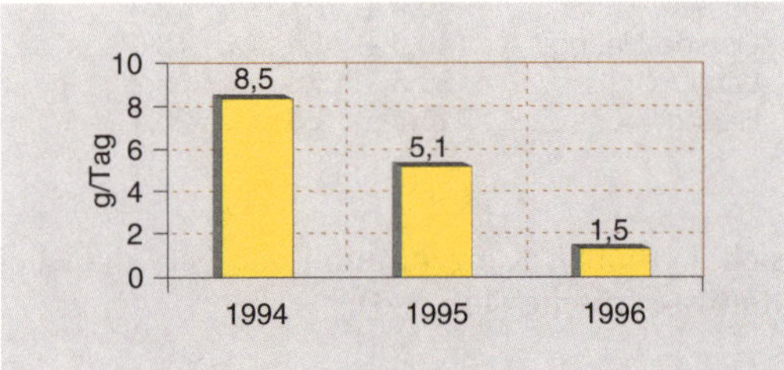

Abb. 1-5 Mittlere Gehalte an Trans-Fettsäuren in Margarinen von 1994 bis 1996 (nach [87]).

> Der Trans-Fettsäuregehalt in den von Kindern als Brotaufstrich bevorzugten Nuss-Nougat-Cremes liegt im Mittel bei 5,5% bei einer Schwankungsbreite von 0,7–11,1% [54].

Von zunehmendem Interesse sind die **konjugierten Linolsäuren.** Bei der Linolsäure finden sich die Doppelbindungen in Position 9 und 12 (beide in **cis-Konfiguration**).

Ungesättigte Fettsäuren tragen die erste Doppelbindung meist zwischen C-9 und C-10. In mehrfach ungesättigten Fettsäuren treten die anderen Doppelbindungen dann im Abstand von drei C-Atomen auf, d. h., es sind „isolierte" Doppelbindungen. Fettsäuren mit „konjugierten" Doppelbindungen, die einen Abstand von nur zwei C-Atomen haben, kommen in Nahrungsfetten selten vor.

> Konjugierte Linolsäuren (conjugated linoleic acids, CLA) sind ein Sammelbegriff für verschiedene Isomere der Linolsäure mit zwei Doppelbindungen in den Po-

Tabelle 1-4 Gehalt an Trans-Fettsäuren und konjugierten Linolsäureisomeren in Lebensmitteln (nach [86]).

Lebensmittelgruppe	TFA (% FSME)	CLA (% FSME)
Milch, Milchprodukte	2,0–6,1	0,4–1,70
Fleisch, Fleischprodukte	0,2–8,6	0,1–1,2
Fisch	0,4–1,0	0,01–0,09
Pflanzliche Öle	< 0,01	< 0,01
Margarinen	0,4–4,1	< 0,01
Frittierte Lebensmittel	1,9–34,1	< 0,01

sitionen 8 und 10, 9 und 11, 10 und 12 bzw. 11 und 13. Jede der Doppelbindungen kann sich in cis- und trans-Konfiguration befinden.

Konjugierte Linolsäuren werden insbesondere von der Pansenflora synthetisiert und finden sich folglich überwiegend in Milchfett und im Fett von Wiederkäuern (vgl. Tab. 1-4).

Den **höchsten Gehalt** hat das Fett der Schafsmilch. Unter den Ernährungsbedingungen in Deutschland nehmen im Mittel Frauen 350 mg und Männer 430 mg an konjugierten Linolsäuren pro Tag auf.

In Versuchen an verschiedenen Tierspezies konnten Effekte nachgewiesen werden, die – falls auf den Menschen übertragbar – von erheblicher ernährungsmedizinscher Relevanz wären. So konnte durch Gabe von CLA die endotoxininduzierte Katabolie reduziert werden. Weiterhin war die durch Injektion von Tumornekrosefaktor-α-induzierte Gewichtsabnahme geringer als bei Kontrollen. Wiederholt konnte gezeigt werden, dass experimentielle Tumoren unter der Gabe von CLA seltener auftreten und dass das Wachstum humaner Tumorzelllinien in der Kultur gehemmt wird. Die im Tierversuch wiederholt belegte Reduktion des Körperfettes bei gleichzeitiger Zunahme der fettfreien Körpermasse konnte nicht in allen Humanstudien bestätigt werden. Experimentelle Hinweise fanden sich weiterhin auf eine antidiabetogene Wirkung und auf einen positiven Einfluss auf den Knochenstoffwechsel. Die bisher vorliegenden Ergebnisse wurden mit einem CLA-Isomerengemisch durchgeführt. Es fehlen Studien zur spezifischen Wirkung einzelner Isomeren (Lit. bei [210]).

1.3.4 Verdauung und Resorption

Verdauung und Resorption der Fette werden in hohem Maße von der Kettenlänge der Fettsäuren mitbestimmt. Man unterscheidet zwei große Gruppen:

- Fette langkettiger Fettsäuren, entsprechend der englischen Bezeichnung **(long chain triglycerides)** auch als **LCT** bezeichnet, und
- Fette mittelkettiger Fettsäuren **(middle chain triglycerides)**, kurz **MCT** genannt.

MCT werden im Vergleich zu LCT wesentlich schneller hydrolysiert und resorbiert. Sie bieten somit für die diätetische Behandlung Vorzüge (Tab. 1-5).

Im **Darmlumen** werden die mit der Nahrung aufgenommenen Triglyceride unter dem Einfluss von Gallenflüssigkeit und Pankreassaft hydrolysiert und die Spaltprodukte von der Darmschleimhaut resorbiert. Da die Pankreaslipase von der wässrigen Phase her das wasserunlösliche Fett hydrolysiert, muss die Oberfläche des im Darmlumen zu verdauenden Fettes möglichst groß sein.

Diese **Oberflächenvergrößerung** geschieht durch Emulgierung. **Emulgatoren** sind sowohl die Gallensalze als auch Produkte der Fettspaltung, die Mono- und Diglyceride und freien Fettsäuren. Bei

Tabelle 1-5 Unterschiedliches Verhalten von Triglyceriden langkettiger (LCT) und mittelkettiger (MCT) Fettsäuren bei der Verdauung und Resorption und sich hieraus ergebende Indikationen für den therapeutischen Einsatz von MCT.

	MCT	LCT	Indikationen für MCT
Hydrolyse im Darmlumen	schnell	langsam	Zustand nach Dünndarmresektion
Hydrolyse bei Lipasemangel	gut	schlecht	Exokrine Pankreasinsuffizienz
Hydrolyse bei mangelnder Galleproduktion	gut	schlecht	Verminderte Gallesekretion, Cholestyraminbehandlung, chologene Diarrhö
Resorption im Dünndarm	schnell	langsam	Zustand nach Dünndarmresektion
Resorption bei verminderter Triglyceridsynthese in der Dünndarmmukosa	gut	schlecht	Gluteninduzierte Enteropathie, Strahlenschädigung des Dünndarms etc.
Resorption bei fehlender oder verminderter Proteinsynthese in der Dünndarmmukosa	gut	schlecht	A-β-Lipoproteinämie
Resorption bei gestörtem Lymphabfluss	gut	schlecht	Enterales Eiweißverlustsyndrom, gestörter Lymphabfluss durch Obstruktion von Lymphbahnen

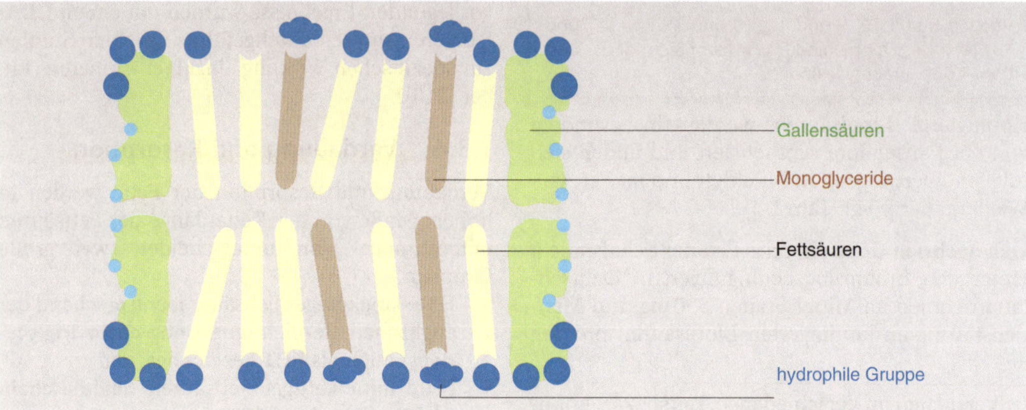

Abb. 1-6 Schema einer gemischten Lipid-Mizelle. Hydrophile Gruppen in den einzelnen Molekülen sind durch • symbolisiert (nach [90]).

der Spaltung der Triglyceride entstehen β-Monoglyceride, freie Fettsäuren, Glycerin und in geringem Umfang Diglyceride (Bedeutung der Magenlipase s. Kap. 3.3).

Der Vorgang des Einschleusens der Fettspaltprodukte in die Mukosazellen ist nicht in allen Einzelheiten bekannt. Voraussetzung für die **Resorption der Spaltprodukte von Fetten** langkettiger Fettsäuren – Fettsäuren sind ab einer Kettenlänge von mehr als 12 C-Atomen kaum wasserlöslich – ist die Bildung sog. **Mizellen,** während mittelkettige Fettsäuren als solche in die Mukosazelle aufgenommen werden.

Unter Mizellenbildung versteht man eine Anordnung der Lipidmoleküle in der Weise, dass die hydrophilen Molekülanteile nach außen und die hydrophoben Molekülanteile nach innen gekehrt sind (s. Abb. 1-6). Hierdurch entsteht ein kugelförmiges Gebilde, dessen äußerer Mantel von wasserlöslichen Molekülgruppen gebildet wird, während die nicht wasserlöslichen Anteile des Moleküls zur Mitte der Kugel hin angeordnet sind.

Die Mizellen bilden sich vorwiegend aus **Gallensalzen** und **Monoglyceriden.** Überschreiten Gallensalze in Gegenwart von Monoglyceriden eine kritische Konzentration, aggregieren sie spontan und bilden Mizellen. Diese sog. **„kritische mizellare Konzentration"** einer Gallensäure, jene Konzentration also, bei der die Mizellenbildung einsetzt, variiert in Abhängigkeit von pH-Wert, Temperatur, Gegenwart anderer Lipide im System etc. zwischen etwa 2 und 5 mmol.

Die **Gallensäuremizellen** sind gut wasserlöslich und inkorporieren andere fettlösliche Nahrungsbestandteile wie fettlösliche Vitamine, Cholesterin etc. Man spricht dann von **gemischten Mizellen.** Abbildung 1-6 zeigt eine schematische Darstellung der möglichen räumlichen Anordnung von Molekülen in einer gemischten Mizelle. Die Größe wird auf 30–60 Å geschätzt. Bei einem Abstand der Mikrovilli von 500–1000 Å haben die Mizellen die Möglichkeit, direkt mit der Zelloberfläche Kontakt aufzunehmen.

Die **Tendenz zur Mizellenbildung** ist umso geringer, je weiter sich der pH-Wert im Darmlumen zum sauren Bereich hin verschiebt. Das hat zur Folge, dass bei Erkrankungen mit einer exzessiven Säureproduktion, z. B. dem Zollinger-Ellison-Syndrom, die Fettresorption in einem Ausmaß gestört ist, dass es zur Steatorrhö kommt.

Die Bestandteile der Mizellen werden, abgesehen von den Gallensalzen, die im Darmlumen zurückbleiben, in die Darmschleimhautzelle eingeschleust. Hier erfolgt der **Transport der wasserunlöslichen Lipide durch Koppelung an ein wasserlösliches Trägerprotein** (fatty acid binding protein = FABP) mit einem Molekulargewicht von etwa 1200. FABP hat eine größere Affinität zu ungesättigten als zu gesättigten Fettsäuren. Mittelkettige Fettsäuren werden nicht gebunden.

Unter dem Einfluss intrazellulärer Lipasen werden Mono- und Diglyceride weiter bis zu freien Fettsäuren und Glycerin abgebaut.

Der Vorgang der **Zellpassage** ist abhängig von der Kettenlänge der Fettsäuren. Besteht die Kettenlänge aus mehr als 10 C-Atomen, handelt es sich also um **langkettige Fettsäuren,** so erfolgt eine Reveresterung zu Triglyceriden. Die gebildeten Triglyceride werden an der Zellbasis in Form von Chylomikronen an die Lymphe abgegeben. **Mittelkettige Fettsäuren** hingegen durchwandern die Zellen unverändert und treten an der Zellbasis ins Pfortaderblut über (s. Abb. 1-7).

Die **Reveresterung** der langkettigen Fettsäuren erfolgt nach Bildung des CoA-Derivates mit α-Glycerophosphat stufenweise über Mono- und Diglyceride bis zu den Triglyceriden. Ein Teil der resorbierten Monoglyceride kann offenbar ohne vorherige Hydrolyse in den Ablauf der Reveresterung eingeschleust werden.

Da die Dünndarmwand Glycerin nicht phosphorylieren kann, muss das α-Glycerophosphat (Glycerin-1-P) dem Kohlenhydratstoffwechsel entnommen werden (s. Abb. 1-2). Es gibt jedoch auch Hinweise darauf, dass bei der Triglyceridhydrolyse anfallendes Glycerin zur Reveresterung der Fettsäuren in der Mukosazelle verwandt werden kann.

Dieser Vorgang der Reveresterung – die hierzu erforderlichen Enzyme werden von den Mikrosomen der Enterozyten gebildet – kann **bei bestimmten Erkrankungen gestört** sein und folglich

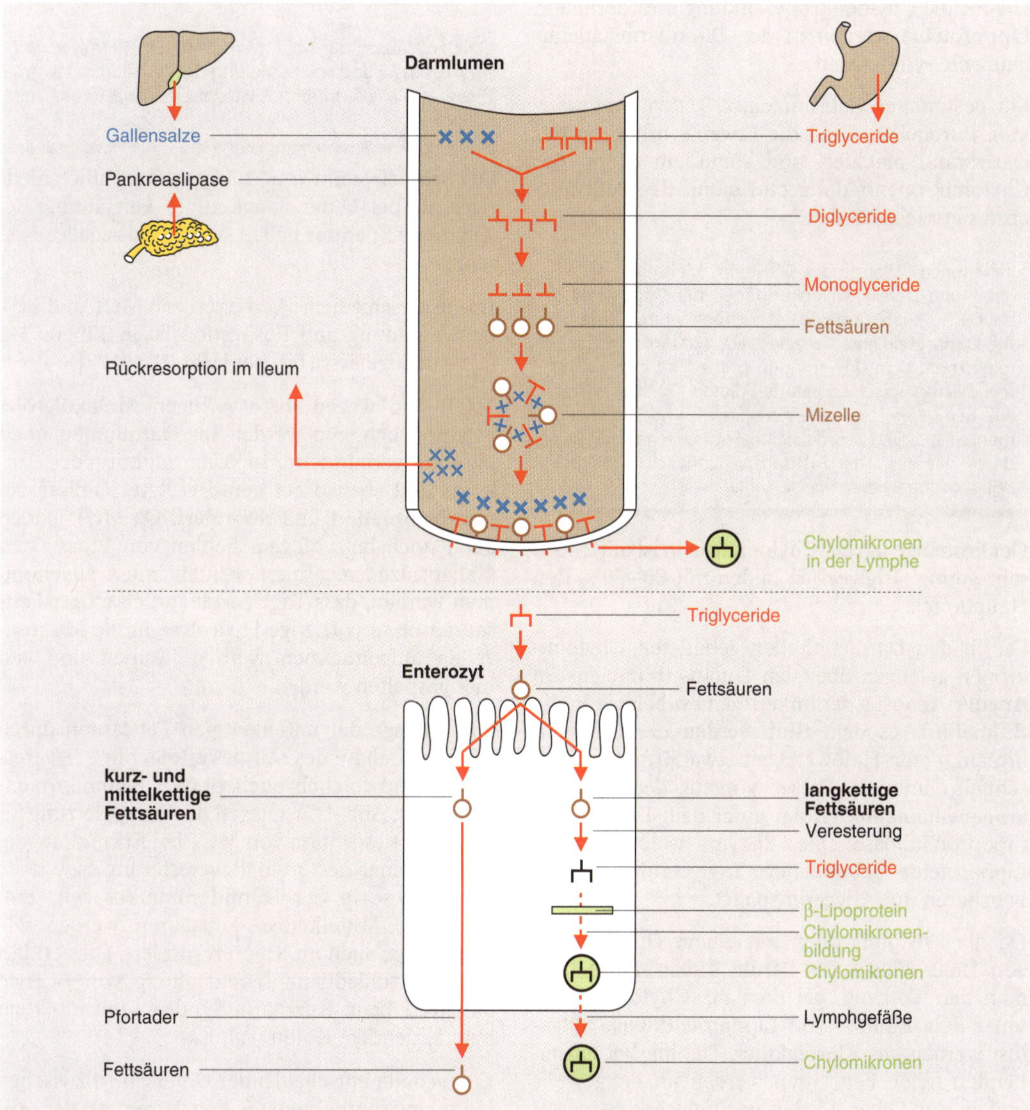

Abb. 1-7 Schematische Darstellung der Fettverdauung, Mizellenbildung, Fettresorption und Passage der Fettsäuren durch die Mukosazelle.

zu einer verminderten Ausnutzung des Nahrungsfettes und zur Steatorrhö führen.

So ist z.B. bei adrenalektomierten Tieren und bei Kranken mit einer Nebennierenrindeninsuffizienz **(Morbus Addison)** der Vorgang der Reveresterung gestört. Das Gleiche gilt für die **gluteninduzierte Enteropathie** (vgl. Kap. 3.4.4).

Durch Einhüllen der in den Mukosazellen resynthetisierten Triglyceride mit β-Lipoproteinen, Cholesterinestern und Phospholipiden entstehen die **Chylomikronen,** die an der Basis der Mukosazelle in die Lymphe abgegeben werden (Abb. 1-7). Die für die Chylomikronenbildung erforderlichen Lipoproteine werden in der Dünndarmschleimhautzelle synthetisiert.

Mit bestimmten Substanzen, z.B. dem Antibiotikum **Puromycin,** kann die Eiweißsynthese in der Darmwand blockiert und somit ein Stopp der Chylomikronenbildung und damit des Fetttransportes erreicht werden.

In seltenen Fällen findet sich beim Menschen als angeborener Defekt ein Unvermögen der Darmschleimhautzelle, β-Lipoproteide zu synthetisieren. Diese als **A-β-Lipoproteidämie** bezeichnete Erkrankung geht folglich mit dem Unvermögen einher, Fett zu resorbieren. Mikroskopisch können bei diesen Kranken ebenso wie bei Tieren, bei denen die Eiweißsynthese experimentell blockiert wurde, feine Fetttröpfchen als Ausdruck des gestörten Fetttransportes in den Mukosazellen nachgewiesen werden.

Der Proteingehalt der Chylomikronen ist mit 2–6% sehr gering. Triglyceride bilden mit 80–90% den Hauptanteil.

Die in den Darmepithelien gebildeten Chylomikronen gelangen über den Ductus thoracicus im Angulus venosus der linken Vena subclavia in die Blutbahn. Aus dem Blut werden die Chylomikronen, deren Halbwertszeit etwa 30 min beträgt, schnell eliminiert. Dieser Vorgang der **Chylomikronenelimination** erfolgt unter dem Einfluss der Lipoproteidlipase, eines Enzyms, welches die an Lipoproteide gebundenen Triglyceride in freie Fettsäuren und Glycerin spaltet.

Da die Chylomikronen mit einem Durchmesser von 1000–2000 Å das Serum trüben, bezeichnet man den Vorgang, bei dem die Chylomikronen unter dem Einfluss von Lipoproteidlipase aufgelöst werden, als **Klärreaktion**. Die hierbei entstehenden freien Fettsäuren werden im Fettgewebe und in der Leber wieder zu Triglyceriden resynthetisiert bzw. in der Muskulatur metabolisiert (Abb. 1-8 u. 1-9).

Von großer praktischer Bedeutung für die diätetische Behandlung einer Reihe gastroenterologischer Erkrankungen und der A-β-Lipoproteinämie ist das bei Verdauung und Resorption unterschiedliche Verhalten von Triglyceriden lang- und mittelkettiger Fettsäuren.

Die in der Diätbehandlung eingesetzten **MCT (Triglyceride mittelkettiger Fettsäuren)** enthalten im Wesentlichen Triglyceride der Fettsäuren Kapryl- (C8) und Kaprinsäure (C10). Gelegentlich wird auch die Laurinsäure (C12) zu den mittelkettigen Fettsäuren gezählt. Die genaue Zusammensetzung von MCT ist wie folgt: 1–2% C6:0, 65–75% C8:0, 25–35% C10:0 und 1–2% C12:0.

Die Fettsäuren der MCT werden durch Hydrolyse von Kokosnussöl und Fraktionierung der Fettsäuren gewonnen. Anschließend erfolgt wieder eine Veresterung mit Glycerin.

Der **Schmelzpunkt** von MCT liegt wesentlich niedriger als bei Fetten langkettiger Fettsäuren. Bei Zimmertemperatur haben sie eine flüssige Konsistenz.

Das unterschiedliche Verhalten von MCT und LCT bei Verdauung und Resorption ist in Tabelle 1-5 zusammengefasst (Lit. bei [109, 123, 127]).

MCT sind wegen ihrer geringen Molekülgröße wasserlöslich. Sie werden im Darmlumen noch bei stark verminderter Lipaseproduktion des Pankreas und ebenso bei herabgesetzter Gallesekretion **hydrolysiert** und **resorbiert**. Da MCT jedoch auch noch bei völligem Fehlen von Lipase und Gallensalzen resorbiert werden, muss angenommen werden, dass Triglyceride mittelkettiger Fettsäuren ohne vorherige Hydrolyse in die Mukosazellen aufgenommen werden können und erst hier gespalten werden.

Die **Passage** der mittelkettigen Fettsäuren durch die Schleimhaut des Darmes erfolgt ohne Reveresterung und folglich auch ohne Chylomikronenbildung (s. Abb. 1-7). Dies ist die Voraussetzung für eine gute Resorption von MCT bei Erkrankungen, die mit einer gestörten Reveresterung bzw. Proteinsynthese in der Dünndarmmukosazelle einhergehen. Mittelkettige Fettsäuren werden wie kurzkettige auch im Kolon resorbiert. Dies erklärt die unterschiedliche Bereitstellung von Energie aus MCT beim Kurzdarm-Syndrom mit intaktem bzw. fehlendem Kolon (vgl. Kap. 3.4.14).

Ein weiterer entscheidender Unterschied zwischen lang- und mittelkettigen Fettsäuren ist der **Abtransport** mittelkettiger Fettsäuren auf dem **Pfortaderweg**.

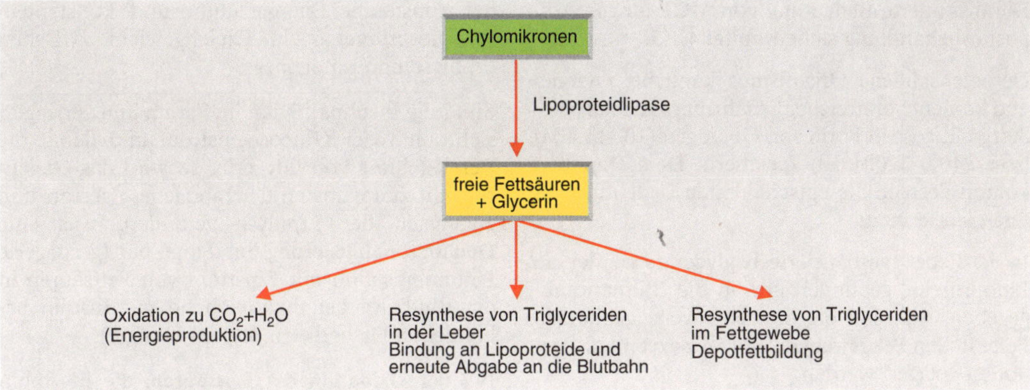

Abb. 1-8 Stoffwechselwege der Fettsäuren.

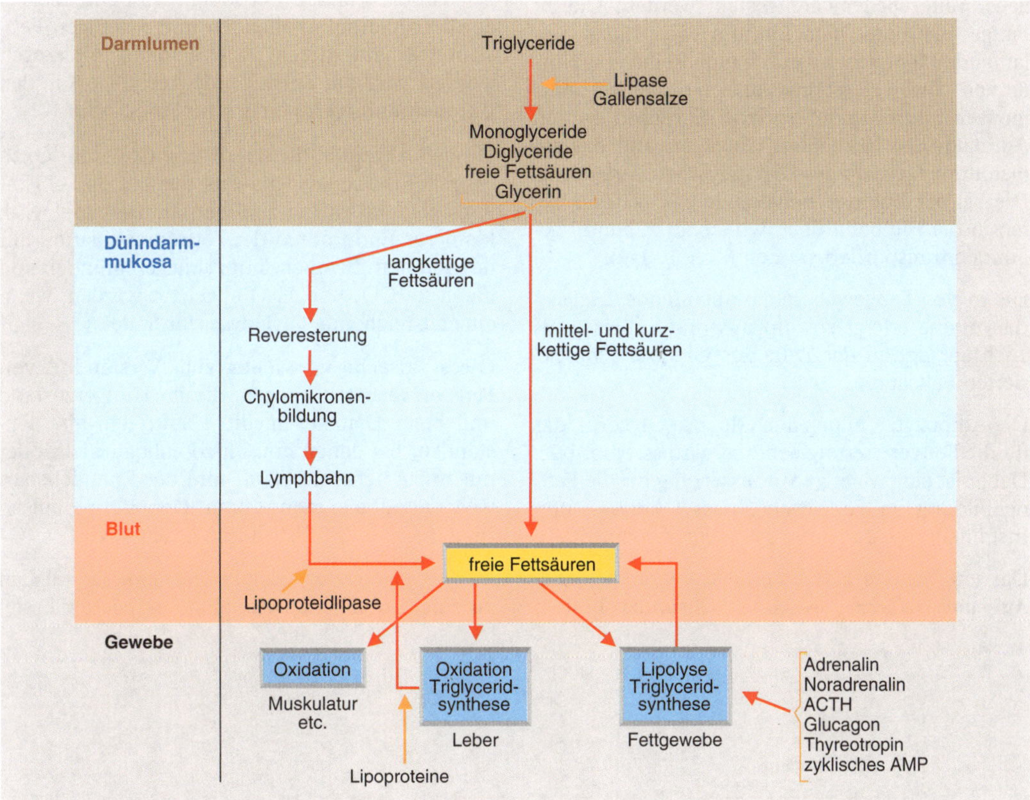

Abb. 1-9 Schematische Darstellung der Fettverdauung, Fettresorption, der Lipolyse und Lipogenese (Triglyceridsynthese) im Fettgewebe, der Triglyceridsynthese in der Leber mit Abgabe der an Lipoproteine gebundenen Triglyceride in die Blutbahn und der Fettsäureoxidation.

Die Tatsache, dass die Fettsäuren unterschiedlicher Kettenlänge einmal in freier Form und einmal in Form von Triglyceriden (Chylomikronen) in die Blutbahn gelangen, wobei die mittelkettigen (und kurzkettigen) Fettsäuren direkt zur Leber transportiert werden und die langkettigen in Form von Chylomikronen via Lymphe in den großen Kreislauf gelangen, ist die Voraussetzung für ihr **unterschiedliches Verhalten im Stoffwechsel**. Der Brennwert von MCT beträgt 8,25 kcal/g.

Die diskutierte Bedeutung von MCT für die Adipositasbehandlung siehe Kapitel 4.1.5.

Der menschliche Organismus kann bei energie- und kohlenhydratreicher Ernährung maximal 600–800 g Glucose in Form von Glykogen (10–13,4 MJ bzw. 2400–3200 kcal) speichern. Dem **Depotfett** kommt deshalb die entscheidende Bedeutung als **Energiereserve** zu.

In der Leber synthetisierte Triglyceride werden an Lipoproteine gebunden und in die Blutbahn abgegeben, während die im Fettgewebe gebildeten Fette in den **Fettgewebszellen (Adipozyten)** als Depotfett gelagert werden.

Mit Hilfe einer Fettgewebslipase kann deponiertes Fett hydrolysiert und somit für die Energiegewinnung wieder bereitgestellt werden. Die im Fettgewebe unter dem Einfluss einer Lipase ablaufende **Lipolyse** wird durch eine Reihe von Hormonen angeregt, sodass man von einer **„hormonsensitiven Lipase"** spricht. Fördernd wirken Adrenalin, Noradrenalin, Glucagon und das somatotrope Hormon des Hypophysenvorderlappens. Die bei der Lipolyse freigesetzten Fettsäuren treten in die Blutbahn über, wo sie an Albumin gebunden transportiert werden (s. Abb. 1-9).

Die in den Fettgewebszellen ablaufende **Triglyceridsynthese** erfolgt sowohl aus präformierten als auch aus den in der Zelle aus Glucose synthetisierten Fettsäuren.

Die Adipozyten bilden aus Glucose Glycerin, das für die Fettveresterung benötigt wird (s. Abb. 1-2). Daher ist eine **wichtige Voraussetzung** für die Fettneubildung im Fettgewebe, dass Glucose unter Insulineinfluss durch die Zellmembran eintritt.

Das eingelagerte Fett unterliegt einem ständigen **Auf- und Abbauprozess**. Beim Gesunden besteht bei konstanter Energiezufuhr und konstantem Energieverbrauch ein Gleichgewicht zwischen Lipolyse und Lipogenese.

Sinkt die Insulinaktivität im Serum und verringert sich somit der Glucoseeinstrom und damit die Bereitstellung von Glycerin, so wird das Gleichgewicht zuungunsten der Lipogenese gestört und zugunsten der Lipolyse verändert, was eine **Depotfettmobilisierung** zur Folge hat (gesteigerte Fettmobilisation mit Einstrom von Fettsäuren in die Blutbahn bei unzureichend mit Insulin behandelten Diabetikern und im Hunger).

Bei der **Oxidation der Fettsäuren,** die in Abbildung 1-10 vereinfacht dargestellt ist, entstehen Essigsäure in Form von **Acetyl-CoA** und eine um 2 C-Atome kürzere Fettsäure. Während die bei der β-Oxidation anfallenden kürzerkettigen Fettsäuren erneut diesem Abbaumodus unterzogen werden, wird das entstehende Acetyl-CoA in den **Zitronensäurezyklus** eingeschleust (s. Abb. 1-2).

Da der Akzeptor für das Acetyl-CoA, die Oxalessigsäure, überwiegend aus der bei der Glykolyse anfallenden Brenztraubensäure gebildet wird, kann das Endprodukt der Fettsäureoxidation nur dann in den Zitronensäurezyklus einmünden und damit zu CO_2 und H_2O abgebaut werden, wenn eine ausreichende **Glykolyse** stattfindet.

Diese Tatsache ist wichtig zum Verständnis von **Fettstoffwechselstörungen,** die im Hungerzustand und beim Diabetes mellitus auftreten, also Zuständen, bei denen ein Glucoseabbau nicht oder nur unzureichend abläuft und der Energiebedarf weitgehend aus den durch Depotfettmobilisierung freigesetzten Fettsäuren gedeckt wird.

Bei herabgesetzter Glykolyse kommt es folglich zu einer erheblichen Zunahme aktivierter Essig-

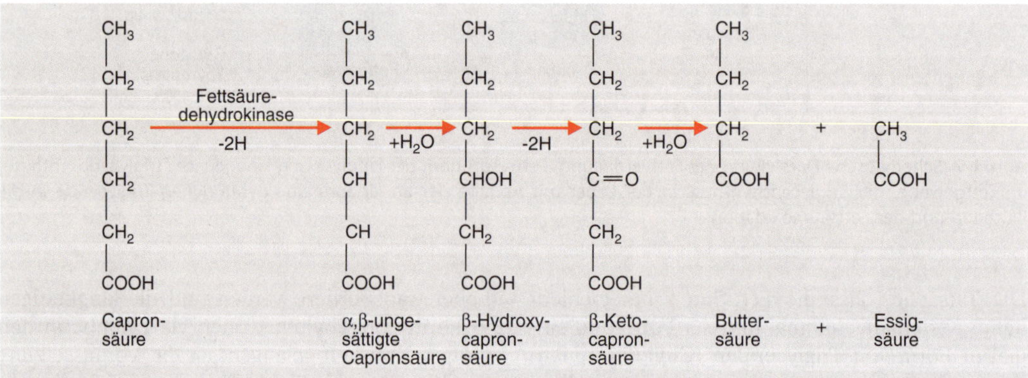

Abb. 1-10 Prinzip der β-Oxidation von Fettsäuren.

säure. Diese Konzentrationszunahme hat eine Kondensation von Acetyl-CoA zur Folge, was zur **Bildung der Ketonkörper** Acetessigsäure, β-Hydroxybuttersäure und Aceton führt.

1.3.5 Strukturierte Triglyceride

Die **physikalischen, physiologischen** und **biochemischen Eigenschaften** eines Triglycerids werden bestimmt durch

- die Kettenlänge der in ihnen enthaltenen Fettsäuren,
- Anzahl und Lokalisation der Doppelbindungen,
- die sterische Konfiguration sowie
- die Position der Fettsäurereste im Triglyceridmolekül.

So finden sich in vielen **pflanzlichen Triglyceriden** die gesättigten Fettsäuren (Palmitin- und Stearinsäure) überwiegend in der primären Hydroxylgruppe des Glycerins verestert vor (sn-1- und sn-3-Stellungen), während mehrfach ungesättigte Fettsäuren bevorzugt an der sekundären Hydroxylgruppe (sn-2-Stellung) verestert sind.

Mit Hilfe verschiedener chemischer Verfahren sind gezielte **Umesterungen,** d.h. Umverteilungen von Fettsäureresten am Glyceringerüst und damit Änderungen der physiologischen und diätisch-therapeutischen Eigenschaften **(„Designerlipide")** möglich.

So werden beispielsweise Triglyceride mit einem hohen Anteil gesättigter Fettsäuren in den sn-1,3-Stellungen schlechter resorbiert als solche mit gesättigten Fettsäuren in sn-2-Stellungen [26].

Ein weiteres Beispiel für die Bedeutung der Fettsäurelokalisation im Triglyceridmolekül ist die **Kakaobutter**. Bei diesem Fett finden sich die gesättigten Fettsäuren Stearin- und Palmitinsäure ausschließlich in sn-1,3-Stellungen und die Ölsäure nur in sn-2-Stellung. Hierdurch wird das **neutrale Verhalten** dieses Fettes **auf die Plasmacholesterinkonzentration** erklärt [55].

Strukturierte Triglyceride mit bestimmten Anteilen an mittelkettigen, kurzkettigen und ω-3-Fettsäuren bewirken als Bestandteile von Fettemulsionen zur parenteralen Ernährung – im Vergleich zu den derzeit verwendeten Fetten

- eine verbesserte Funktion des RES,
- eine Stimulation der Zellproliferation,
- positive Einflüsse auf die Eicosanoidsynthese etc. [198].

Darüber hinaus wird die Möglichkeit diskutiert, im Rahmen der **Adipositasprophylaxe** und **-therapie** herkömmliche Nahrungsfette durch strukturierte Fette mit geringerem Energiegehalt zu ersetzen; so z.B. mit **Salatrim** (short- and long-chain acyl triglyceride molecules), einer Mischung aus Triglyceriden mit einer langkettigen (C16–C22) und zwei kurzkettigen (C2–C4) Fettsäuren.

Bedingt durch den niedrigen Brennwert der kurzkettigen und die geringere Resorption der überwiegend enthaltenen langkettigen Stearinsäure (C18:0) resultiert ein **Energiegehalt** von 21 kJ/g (5 kcal/g) [10].

Ein weiteres auf dem gleichen Prinzip beruhendes strukturiertes Triglycerid **(Caprenin)** enthält als langkettige Fettsäure Behensäure (C22:0) mit relativ schlechter Resorption und die mittelkettigen Fettsäuren Capryl- (C8:0) und Caprinsäure (C10:0). Auch hier wird der **Energiegehalt** mit 21 kJ/g (5 kcal/g) im Vergleich zu 38 kJ/g (9 kcal) beim üblichen Nahrungsfett angegeben.

1.3.6 Fettersatzstoffe

Die wünschenswerte Reduktion der Fettzufuhr ist bei dem hohen Anteil **versteckter Fette,** z.B. in Käse, Wurst, manchen Fertigprodukten etc., wegen des Festhaltens an **traditionellen Essgewohnheiten** und der Bedeutung des Fettanteils für eine optimale Geschmacksqualität schwierig. Ein Beitrag zur Lösung dieses Problems sind die Fettersatzstoffe. Sie sollten folgende Anforderungen so weit als möglich erfüllen (nach [177]):

- **Ernährungsphysiologisch:** Der Energiegehalt soll deutlich unter dem des üblichen Nahrungsfetts liegen. Die Resorption fettlöslicher Vitamine soll nicht beeinflusst werden.
- **Toxikologisch:** Ein Fettersatzstoff muss den Forderungen der GRAS-Liste (**G**enerally **R**ecognized **A**s **S**ave) genügen, d.h. keine pathologischen Reaktionen auslösen bzw. begünstigen.
- **Sensorisch:** Werden Fettersatzstoffe Lebensmitteln bzw. Speisen zugesetzt, sollen sie den Geschmack nicht verfälschen und als „Fett" empfunden werden.
- **Technologisch:** Ein Fettersatzstoff soll möglichst viele Fetteigenschaften besitzen, insbesondere hinsichtlich der Textur, mit anderen Lebensmitteln mischbar sein und sich bei Verarbeitung, Lagerung und Zubereitung stabil verhalten.
- **Ökologisch:** Der Fettersatzstoff soll biologisch abbaubar sein und die Umwelt nicht zusätzlich belasten.

Von den mittlerweile bekannten Fettersatzstoffen haben „mikropartikuläre" Proteine und Saccharosepolyester eine praktische Bedeutung.

„Mikropartikuläre" Proteine

Diese Produkte werden mit Hilfe spezieller technologischer Verfahren aus Ei- und/oder Milcheiweiß hergestellt. Die proteinhaltige Mischung wird erhitzt und hohen Scherkräften ausgesetzt, wobei Proteinpartikel von mikroskopischer Ordnung erzeugt werden. Mit Hilfe spezieller Verdickungsmittel werden diese stabilisiert. Der gewünschte Geschmack des Produktes und die Textur hängen von der **Wahl der Eiweißkomponenten** sowie der Menge an **zugesetztem Zucker, Genusssäuren** etc. ab.

Im Handel befindet sich derzeit ein von der amerikanischen NutraSweet Company hergestelltes Produkt mit dem Namen **Simplesse®**. Dieses Produkt aus Hühnereiweiß, Magermilch- oder Molkeprotein, Wasser, Pektin, Zucker und Zitronensäure dient als Nahrungsmittelgrundstoff zur **industriellen Herstellung fettreduzierter Lebensmittel**. Es verleiht ihnen den vollen Geschmack und die cremige Textur von Vollfettprodukten.

Je nach gewünschtem Geschmack und gewünschter Textur kann die Rezeptur variiert werden. Nach Angaben des Herstellers haben die Mikropartikel einen Durchmesser von 0,1 bis 3,0 Mikron. Wegen ihrer Form und Größenverteilung sind diese Teilchen leicht gegeneinander beweglich. Deshalb vermittelt ein Zusatz zu fettreduzierten Produkten den Geschmack und die cremige Textur von Vollfettprodukten.

Wegen des hohen Eiweißanteils sind diese Produkte nur **begrenzt hitzebeständig** und folglich nicht zum Backen und Braten geeignet. Sie werden vor allem zur Herstellung von gefrorenen Desserts, Salatdressings, Brotaufstrichen, Joghurts, Käsezubereitungen etc. verwendet.

Je nachdem, wie viel Fett man in einem Lebensmittel durch „mikropartikuläres" Protein ersetzt, wird der Kaloriengehalt um 20 bis 80% reduziert. So kann beispielsweise 1 g Simplesse® (17 kJ) in einer Eiscreme 3 g Fett (113 kJ) bei gleich bleibendem Geschmack ersetzen.

> Da Fett durch Protein, also einen Nährstoff ersetzt wird, sind keinerlei toxikologische oder ernährungsphysiologisch negative Folgen zu erwarten.

Saccharosepolyester (Olestra®)

Saccharosepolyester haben eine den Triglyceriden analoge Struktur. Während beim Triglycerid die Fettsäuren an Glycerin angelagert sind, handelt es sich hier um **ein mit 6–8 Fettsäuremolekülen verestertes Saccharosemolekül**.

Die Ausgangssubstanzen zur Herstellung sind Saccharose und Triglyceride. Da jedes beliebige Fett zur Herstellung benutzt werden kann, lassen sich das Fettsäuremuster und damit die **physikalische Eigenschaft** des Esters variieren. Werden vorwiegend mehrfach ungesättigte Fettsäuren eingesetzt, so hat der Saccharoseester eine ölige Konsistenz, bei Verwendung gesättigter langkettiger Fettsäuren resultiert ein Produkt mit hohem Schmelzpunkt.

Es besteht somit die Möglichkeit, je nach Verwendungszweck, das Produkt zu **modifizieren**. Die Hitzestabilität entspricht der von konventionellen Fetten und Ölen.

> Dieser Fettersatzstoff wurde vom amerikanischen Hersteller (Procter u. Gamble) auf Verwendungsmöglichkeiten bei der Herstellung von Lebensmitteln und in sehr aufwändigen Untersuchungen hinsichtlich eventueller toxikologischer oder ernährungsmedizinischer Risiken überprüft.
>
> Dieser Saccharosepolyester (Olestra®) ist bisher **in keinem europäischen Land zugelassen.** In den USA wurde er von den Gesundheitsbehörden vorerst zur Herstellung von Chips und Salzgebäck genehmigt. Olestra® wird im Gastrointestinaltrakt weder hydrolysiert noch resorbiert. Die Substanz ist weder toxisch, noch wirkt sie karzinogen, mutagen oder teratogen. Selbst dann, wenn das Futter von Versuchstieren 10% Olestra® enthielt, wurden **keine negativen Effekte auf Gewichtsverhalten, hämatologische Parameter, Nierenfunktion etc.** beobachtet.
>
> Das einzige Organ, das mit Olestra® in Kontakt kommt, ist der **Gastrointestinaltrakt.** Auch hier konnte kein negativer Einfluss nachgewiesen werden. Die Darmflora baut Olestra® unter anaeroben Bedingungen nicht ab. Nach der Ausscheidung mit den Fäzes wird die Substanz unter aeroben Bedingungen bakteriell degradiert. Weder bei Tieren noch bei gesunden Versuchspersonen oder Patienten mit chronisch entzündlichen Darmerkrankungen wurden negative Effekte auf den Darm registriert. Einige Versuchspersonen gaben lediglich nach dem Verzehr großer Mengen **geringgradige gastrointestinale Symptome** wie Flatulenz und weichen Stuhl an – Beschwerden, die nach drei bis fünf Tagen wieder verschwanden, obwohl weiterhin viel Olestra® verzehrt wurde.
>
> Unter den gesetzlichen Bedingungen, unter denen Olestra® derzeit in den USA eingesetzt wird, liegt die **maximale tägliche Zufuhr** bei 7–10 g, eine Menge, die, in der Form der genannten Snacks verzehrt, nicht häufiger gastrointestinale Beschwerden auslöst als mit konventionellem **Nahrungsfett hergestellte Produkte**.

> Der einzige **unerwünschte Effekt** ist die Beeinträchtigung der intestinalen Ausnutzung fettlöslicher Vitamine und von Carotinoiden.

> Unter täglicher Aufnahme von 18 g Olestra® kam es im Vergleich zu einer Kontrollgruppe während 16 Monaten bei gesunden Versuchspersonen zu einer Verringerung

der α-Tocopherol-Konzentration im Plasma um 6% und der Konzentration an β-Carotin und weiteren Carotinoiden um 27% [157]. Auch bei steigender Zufuhr von 8 bis maximal 32 g Olestra® pro Tag kam es dosisabhängig bereits nach 8 Tagen zu signifikanten Senkungen der Konzentration an fettlöslichen Vitaminen und Carotinoiden im Serum [218].

1.3.7 Eicosanoide (Prostaglandine, Prostazykline, Thromboxane, Leukotriene)

Diese **hormonähnlichen Substanzen** werden aus mehrfach ungesättigten Fettsäuren mit einer Kettenlänge von 20 C-Atomen gebildet. Man bezeichnet sie deshalb auch als Eicosanoide (20 = griech. eikos).

Als erste Wirkstoffgruppe wurden die Prostaglandine entdeckt und nach dem Organ, in dem sie primär gefunden wurden, benannt. Deshalb wird die Bezeichnung Prostaglandine oft auch für die gesamte Gruppe der Oxidationsprodukte mehrfach ungesättigter Fettsäuren benutzt.

Eicosanoide sind oxygenierte Derivate folgender Fettsäuren: Di-homo-γ-Linolensäure (C20:3ω-6), Arachidonsäure (C20:4ω-6) und Eicosapentaensäure (C20:5ω-3). Diese mehrfach ungesättigten Fettsäuren gehören zu zwei Fettsäurefamilien, die im Säugetierorganismus nicht synthetisiert werden können und folglich essentiell sind: die ω-6- und ω-3-Fettsäuren (vgl. Kap. 1.3.1).

Die **ω-6-Fettsäuren** werden mit der Nahrung überwiegend als Linolsäure (C18:2ω-6) aufgenommen. Linolsäure wird unter dem Einfluss des Enzyms δ-6-Desaturase in γ-Linolensäure – eine mehrfach ungesättigte Fettsäure, die z. B. im Nachtkerzenöl enthalten ist – umgewandelt. Durch Kettenverlängerung – hierzu ist der Säugetierorganismus befähigt – entstehen die beiden ω-6-Fettsäuren Di-homo-γ-Linolen- und Arachidonsäure (Abb. 1-11).

Eine Ausgangssubstanz für weitere Eicosanoide ist die Eicosapentaensäure und in gewissem Umfang deren Vorstufe, die α-Linolensäure (vgl. Kap. 1.3.1, s. Abb. 1-11).

Diese **drei Eicosanoidvorstufen** finden sich je nach Anteil im Nahrungsfett auch in unterschiedlicher Konzentration in den Lipiden der Zellmembranen, aus denen sie unter dem Einfluss spezieller Stimuli freigesetzt werden und für die Biosynthese von Eicosanoiden zur Verfügung stehen (s. Abb. 1-11 u. Abb. 1-12).

Aus den drei Vorstufen entstehen unter dem Einfluss des Enzyms **Cyclooxygenase** die Prostaglandine und Thromboxane und unter dem Einfluss der **Lipoxygenase** die Leukotriene (s. Abb. 1-12).

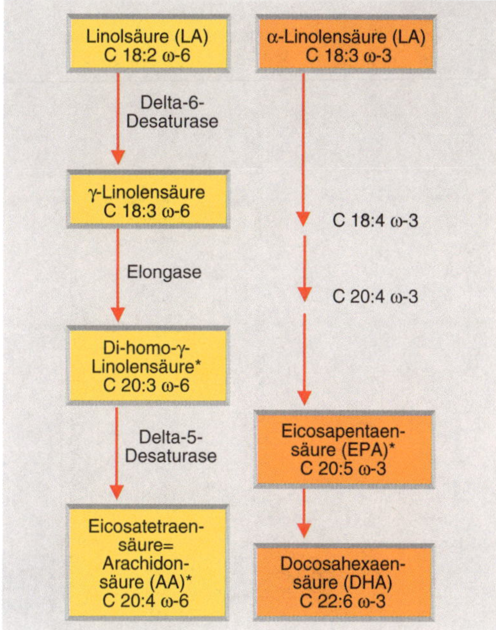

Abb. 1-11 Mehrfach ungesättigte Fettsäuren der ω-6- und ω-3-Reihe und ihre Umwandlung in die Ausgangssubstanzen für die Eicosanoidsynthese. * = Ausgangssubstanzen.

Die insgesamt etwa 20 Eicosanoide werden nahezu ubiquitär im Organismus gebildet, wobei das Spektrum der synthetisierten Substanzen von der unterschiedlichen **Enzymausstattung** der Gewebe und in hohem Maße auch vom **Substratangebot** abhängig ist. Da Prostaglandine, Thromboxane und Leukotriene unter dem Einfluss von Cyclooxygenase und Lipoxygenase sowohl aus ω-6- als auch ω-3-Fettsäuren gebildet werden, wird die Menge an synthetisierten Eicosanoiden vom jeweiligen Fettsäureangebot bestimmt.

Während früher eine Cyclooxygenase (COX 1) bekannt war, fand man später die Cyclooxygenase 2 (COX 2).
COX 1 ist im gesunden Gewebe in relativ konstanter Konzentration nachweisbar, während sich **COX 2** im gesunden Gewebe nicht, hingegen im geschädigten, insbesondere in **entzündetem Gewebe** in hoher Konzentration findet. Es wird unter dem Einfluss von bakteriellen Lipopolysacchariden, Cytokinen und Wachstumsfaktoren exprimiert und findet sich folglich in hoher Konzentration in entzündetem Gewebe, wo es für die **hohe Eicosanoidkonzentration** verantwortlich ist.

Die Wirkungen der aus ω-3- bzw. ω-6-Fettsäuren synthetisierten Eicosanoide auf **Organ- und Stoffwechsel-**

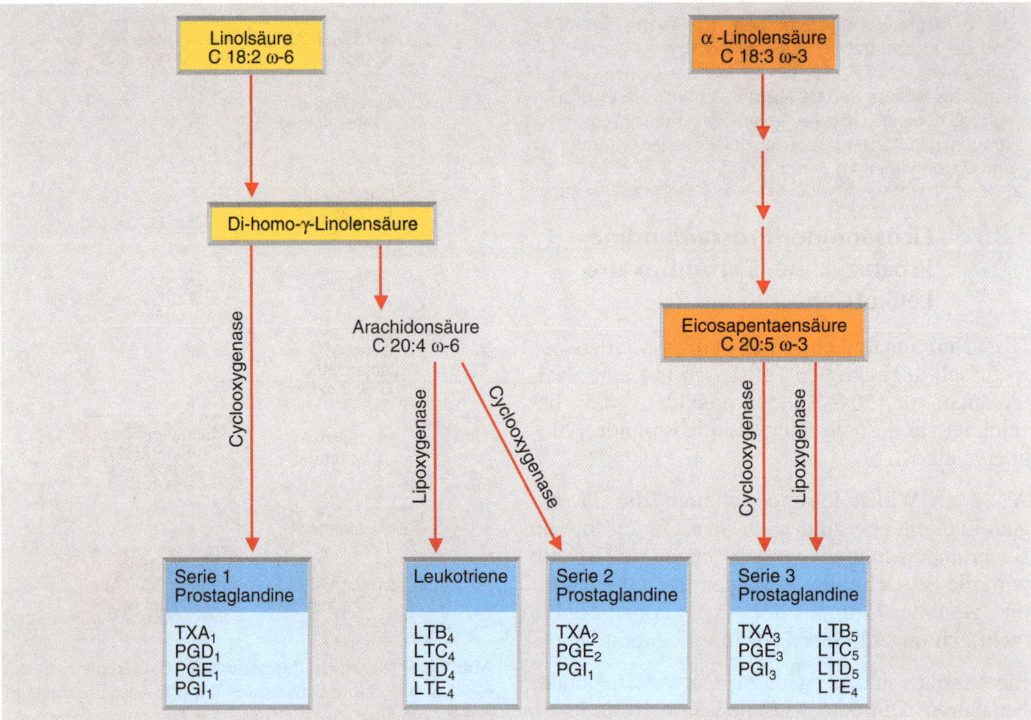

Abb. 1-12 Vorstufen der Eicosanoide und Eicosanoidbiosynthese.

funktionen wie Vaso- und Bronchokonstriktion, Entzündungsreaktion, die Höhe der Blutfettkonzentration etc. sind oft unterschiedlich oder entgegengesetzt, sodass über eine **Änderung des Fettsäureangebots** in der Nahrung **Effekte** erzielt werden können.

Die **Halbwertszeit** der Prostaglandine, Prostazykline, Thromboxane und Leukotriene ist sehr kurz. Die meisten verschwinden binnen weniger Minuten nach der Bildung.

Die **physiologischen Funktionen** aller dieser Substanzen sind, wie bereits angedeutet, äußerst vielfältig. Sie wirken z. T. vasodilatatorisch, andere hingegen vasokonstriktorisch und sind somit an der Regulation des Blutdrucks beteiligt (vgl. Kap. 6):

- **Thromboxane** und **Prostazykline** beeinflussen die Funktion der Thrombozyten und somit die Blutgerinnung.
- **Prostaglandine** haben Einfluss auf die Funktion der glatten Muskulatur und die Muskulatur des Uterus. Am Darm kommt es unter Prostaglandin E zu einer Relaxation, während Prostaglandin F die Kontraktion der Darmwandmuskulatur stimuliert.

Prostaglandine greifen auch regulierend in die Sekretionsabläufe, insbesondere am Magen und Darm ein und sind mitbeteiligt beim Zustandekommen der verschiedensten entzündlichen Gewebsreaktionen.

Wie bereits angedeutet, kann sowohl die Menge der synthetisierten Eicosanoide als auch die **Relation von Eicosanoiden mit entgegengesetzter Wirkung** durch das Angebot der jeweiligen Vorstufen mit der Nahrung variiert werden.

Diese Möglichkeit der Beeinflussung beruht, abgesehen vom erhöhten Substratangebot, auf der Tatsache, dass die Vorstufen der Serie-2- und Serie-3-Prostaglandine, die Arachidonsäure und Eicosapentaensäure, um das Enzym **Cyclooxygenase** konkurrieren (s. Abb. 1-12).

Hierdurch besteht die Möglichkeit, eine Vielzahl von Funktionsabläufen, die durch Eicosanoide gesteuert werden, diätetisch zu beeinflussen.

Es eröffnen sich so **Therapieansätze** bei

- Fettstoffwechselstörungen,
- arteriosklerotischen Gefäßerkrankungen,
- Störungen der Thrombozytenfunktion,
- Bluthochdruck,
- chronisch-entzündlichen Erkrankungen,
- allergischen Erkrankungen etc. [1, 235].

Um messbare antiinflammatorische, antithrombotische und lipidsenkende Effekte erzielen zu können, müssen aufgrund der jetzt vorliegenden Therapiestudien 1–10 g **langkettiger** ω-3-Fettsäuren täglich aufgenommen werden. Diese Dosen werden auch mit sehr hohem Fischverzehr nicht erreicht, sodass hier nur der Einsatz von **Fischölpräparaten** praktikabel erscheint.

1.3.8 Carnitin (β-OH-γ-Trimethylaminobuttersäure)

Obwohl die Substanz bereits 1905 entdeckt wurde, sind ihre **physiologischen Funktionen,** die verschiedene Bereiche des Fettstoffwechsels betreffen, nur unvollständig bekannt.

> Langkettige Fettsäuren werden an Carnitin gebunden, durch die innere Mitochondrienmembran transportiert und so der β-Oxidation zugeführt.
>
> Darüber hinaus ist Carnitin Bestandteil einiger in der Mitochondrienmembran lokalisierter Enzyme.
>
> Es gibt jedoch Hinweise darauf, dass Carnitin auch eine Bedeutung für den Stoffwechsel mittelkettiger Fettsäuren hat, und zwar für die Oxidation und nicht für den Transport in Mitochondrien [190].

Der **Bedarf** wird sowohl durch Synthese aus Lysin in der Leber als auch durch Aufnahme mit der Nahrung gedeckt.

Mit der **Nahrung** werden im Mittel täglich von Vegetariern 2 und von Gemischtköstlern etwa 32 mg Carnitin aufgenommen. **Fleisch** ist besonders reich an Carnitin. Schaffleisch enthält pro 100 g 210 mg, Rindfleisch 70 mg und Schweinefleisch 30 mg Carnitin.

Die Konzentrationen in **pflanzlichen Lebensmitteln** sind vergleichsweise gering. So finden sich in Tomaten 2,9, Birnen 2,7, Erbsen 1,2 mg/100 g, während etwa in Kartoffeln und in Karotten kein Carnitin nachgewiesen werden kann.

Beim Kochen wird das wasserlösliche Carnitin zum Teil aus den Lebensmitteln gelöst.

Trotz der Eigensynthese fällt unter **parenteraler Ernährung,** bei der kein Carnitin zugeführt wird, etwa ab dem 15. Tag die Serumcarnitinkonzentration. Insbesondere bei Neugeborenen wurde ein ausgeprägter Abfall unter totaler parenteraler Ernährung beobachtet. Eine verminderte Utilisation von Fett wird hiermit in Zusammenhang gebracht.

Eine Carnitinsubstitution mit 10 mg/Tag normalisierte die Serumkonzentration und die β-Oxidation langkettiger Fettsäuren.

Zu einem Abfall der Carnitinkonzentration im Serum um etwa 50 % kommt es auch unter der **Hämodialyse.** Eine Substitution des eliminierten Carnitins verhindert den sonst zu beobachtenden Anstieg freier Fettsäuren im Serum, wodurch die Bedeutung der Substanz für die Fettsäureoxidation bestätigt wird.

Die niedrigen Carnitinkonzentrationen bei Leberzirrhotikern werden sowohl auf gestörte Synthese als auch auf mangelnde Zufuhr mit der Nahrung zurückgeführt.

Dass auch **enge Beziehungen zwischen Carnitin- und Lipoproteinstoffwechsel** bestehen, zeigen Untersuchungen an Patienten mit Störungen des Lipidstoffwechsels, bei denen es unter Gabe von 1 g Carnitin pro Tag zu einer Verminderung der Serumtriglyceride und zu einem Anstieg des HDL-Cholesterins kam. Bei Typ-II- und Typ-IV-Hyperlipoproteinämien verminderte sich die Triglycerid- und Cholesterinkonzentration unter täglich 3 g Carnitin [23].

Ein **ernährungsbedingter Carnitinmangel** ist am ehesten bei carnitinfrei ernährten Frühgeborenen zu erwarten, die eine verminderte Carnitineigensynthese haben [213]. Die Carnitinkonzentration in Frauenmilch beträgt 50–100 nmol/ml.

Säuglinge, die mit Sojamilch oder ausschließlich parenteral ernährt werden, haben wegen der in dieser Lebensphase noch unzureichenden Eigensynthese niedrige Plasmakonzentrationen.

Bei **angeborenen Störungen der Carnitinsynthese** in der Leber finden sich hohe Konzentrationen von freien Fettsäuren im Plasma und eine nur geringe Ketoseentwicklung bei Fasten (Lit. bei [60]).

Carnitin zählt zu den **Nichtdrogen-Dopingmitteln.** Es steht nicht auf der „Roten Liste". Seit vielen Jahren wird eine Supplementation immer wieder zur Leistungssteigerung bei Sportlern empfohlen.

Eine kritische Sichtung der zu dieser Fragestellung publizierten Studien kommt zu folgendem Ergebnis: Eine Supplementation mit Carnitin während etwa einem Monat erhöht die Plasma-Carnitinkonzentration, nicht aber die Konzentration in der Muskulatur. Die klinischen Studien an Gesunden zur Frage einer Steigerung der körperlichen Leistungsfähigkeit und Minimierung der Ermüdbarkeit kamen zu keinem überzeugenden positiven Ergebnis. Auch die maximale Sauerstoffaufnahme unter Belastung konnte durch Gabe von Carnitin nicht gesteigert werden [27].

1.4 Cholesterin

Wegen seiner Beziehungen zur Entstehung der **Arteriosklerose** (vgl. Kap. 4.5) kommt dem Cholesterinstoffwechsel eine große Bedeutung zu. Cholesterin findet sich nur in Lebensmitteln tierischer Herkunft. Dem Cholesterin chemisch ähnliche Substanzen im Pflanzenreich sind die Phytosterine.

Der **Cholesteringehalt tierischer Lebensmittel** ist unterschiedlich hoch, wie der mittlere Gehalt an Gesamtcholesterin pro 100 folgender Nahrungsmittel zeigt: Hühnerei 550 mg, Rinderleber 265 mg, Butter 240 mg, Rindfleisch 120 mg, Schnittkäse (45 % F. i.Tr.) 110 mg, Schweineschmalz 85 mg, Geflügel 80 mg, Schweinefleisch 70 mg, Kabeljau 50 mg, Vollmilch 10 mg.

Die **mittlere tägliche Cholesterinaufnahme** in den westlichen Industrieländern liegt zwischen 500 und 750 mg pro Kopf.

Mit der Nahrung aufgenommenes Cholesterin, das sowohl in freier als auch in veresterter Form vorliegt, kann von der Darmschleimhaut, ähnlich wie das Vitamin A, nur in freier Form resorbiert werden. Nach Hydrolyse der Ester unter dem Einfluss der Pankreas-Cholesterinesterase wird freies Cholesterin mit Hilfe der sich bei der Fettverdauung im Darmlumen bildenden Mizellen (vgl. Kap. 1.3.4) in die Darmmukosa eingeschleust. Eine ausreichende Galle- und Pankreasfermentproduktion ist somit Voraussetzung der **Cholesterinresorption**.

Die **Resorptionskapazität** des Dünndarms für Cholesterin ist jedoch begrenzt. Das Maximum liegt bei 2–3 g/Tag. Eine weitere Steigerung der oralen Zufuhr erhöht die resorbierte Gesamtmenge nicht. Im Gegensatz zum Neutralfett wird Cholesterin mit weniger als 10 % der zugeführten Menge sehr schlecht resorbiert.

Nach Eintritt des freien Cholesterins in die Enterozyten erfolgt eine Reveresterung mit Fettsäuren und der **Abtransport in Chylomikronen** auf dem Lymphwege. Im Plasma ist Cholesterin an Lipoproteine gebunden (vgl. Kap. 4.5).

Der **Cholesterinpool** setzt sich zusammen aus dem mit der Nahrung aufgenommenen **(exogenen)** Cholesterin und aus dem im Körper synthetisierten **(endogenen)** Cholesterin.

Orte der **Cholesterinsynthese** sind die Leber und die Darmwand, wobei der Leber – hier werden 90 % des endogenen Cholesterins synthetisiert – die größte Bedeutung zukommt. Von der Leber synthetisiertes Cholesterin wird entweder mit der Galle in den Darm ausgeschieden, an die Blutbahn abgegeben oder dient als Ausgangssubstanz für die Synthese von Gallensäuren.

Mit der Galle sezerniertes Cholesterin wird zum Teil im Darm wieder rückresorbiert **(enterohepatischer Kreislauf des Cholesterins)**.

Umstritten sind die Beziehungen zwischen exo- und endogenem Cholesterin, die Bedeutung des exogenen Cholesterins für die Höhe des **Serumcholesterinspiegels** und die Mechanismen zur Regulation der Cholesterinkonzentration im Serum.

Die Eigensynthese in der Leber wird bei Steigerung der Cholesterinzufuhr mit der Nahrung gedrosselt.

Zum Verständnis dieser Wechselwirkung ist in Abbildung 1-13 die **Biosynthese** von Cholesterin schematisch dargestellt.

Drei Moleküle Acetyl-Coenzym A vereinigen sich zu einem Molekül β-Hydroxy-β-Methyl-Glutaryl-Coenzym A. Diese Substanz wird durch HMG-CoA-Reduktase (Hydroxy-Methyl-Glutaryl-Coenzym-A-Reduktase) in **Mevalonat** umgewandelt. Dieser **nichtreversible** Syntheseschritt ist durch Cholesterin hemmbar.

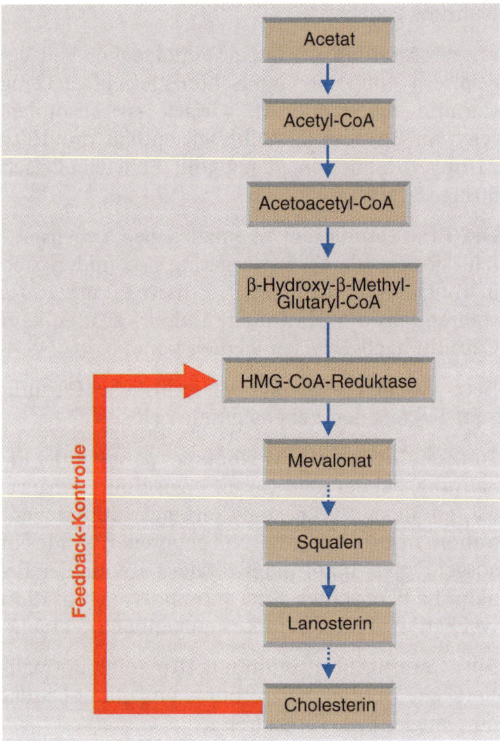

Abb. 1-13 Schematische Darstellung wesentlicher Schritte in der Biosynthese von Cholesterin.

Je höher die Cholesterinkonzentration – auch als Folge resorbierten Nahrungscholesterins –, umso geringer ist die Syntheserate.

Ob die Menge des mit der Nahrung aufgenommenen Cholesterins einen wesentlichen Einfluss auf die Höhe des Serumcholesterins hat, wird unterschiedlich beurteilt. Sicher ist, dass die **Konzentration des Serumcholesterins durch exogenes Cholesterin erhöht** werden kann.

Das Ausmaß wird wegen der relativ **schlechten Resorption** und der bereits genannten **Drosselung der Eigensynthese** in der Leber durch exogenes Cholesterin unterschiedlich beurteilt.

Die in der Literatur mitgeteilten Ergebnisse von Untersuchungen über den Einfluss von **Nahrungscholesterin** auf die Serumcholesterinkonzentration sind zum Teil widersprüchlich. So wurde beispielsweise wiederholt gezeigt, dass ein zusätzlicher Verzehr der an Cholesterin reichen Eier, entgegen der üblichen Vorstellung, die Serumcholesterinkonzentration nicht erhöht.

Buzzard u. Mitarb. [37] gaben gesunden Versuchspersonen zusätzlich zur Normalkost während 6 Wochen täglich 3 Eier zu essen. Der mittlere tägliche Cholesterinverzehr erhöhte sich hierdurch von 412 auf 975. Zu einer Änderung der Serumcholesterinkonzentration kam es trotz dieser enormen Steigerung der Cholesterinaufnahme nicht. Andere Autoren [224] fanden hingegen Anstiege der Serumcholesterinkonzentration, wobei diese besonders ausgeprägt waren, wenn die Kost reich an gesättigten Fettsäuren war. Bei vergleichsweise hohem Linolsäureanteil war der Einfluss des Nahrungscholesterins auf die Serumcholesterinkonzentration nur gering.

Es wird versucht, die Widersprüche in den Ergebnissen exakt durchgeführter Studien über die Beziehung zwischen **Cholesterinverzehr** und **Serumcholesterinkonzentration** wie folgt zu erklären:

1. Die Höhe der basalen Cholesterinzufuhr, die durch eine Testdosis während des Versuches erhöht wird, bestimmt das Versuchsergebnis. Je niedriger der initiale Cholesterinverzehr, umso ausgeprägter ist der Anstieg der Serumcholesterinkonzentration nach Steigerung der Cholesterinzufuhr.
2. Eine gemischte Kost enthält möglicherweise nicht eindeutig erfassbare Faktoren, die einem Anstieg der Serumcholesterinkonzentration durch Beeinflussung der Resorption entgegenwirken [193].

Bei der Beurteilung von Versuchsergebnissen muss auch berücksichtigt werden, dass es ein **individuell** sehr **unterschiedliches Ansprechen** auf die orale Cholesterinzufuhr gibt [148].

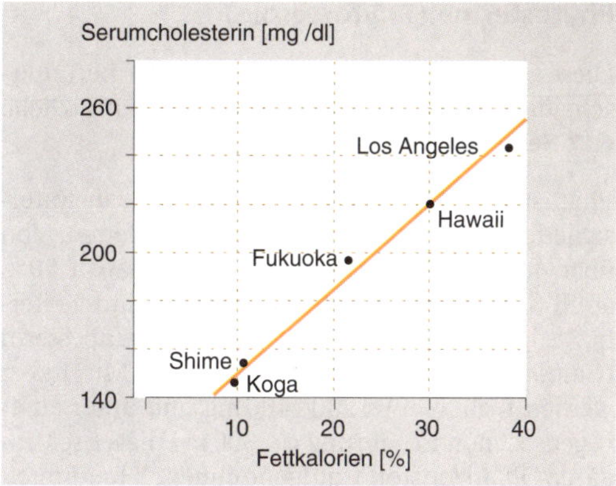

Abb. 1-14 Der Serumcholesteringehalt und der durchschnittliche prozentuale Anteil der durch Fett zugeführten Kalorien in der Nahrung von 284 gesunden Japanern (Männer) im Alter von 40–49 Jahren (nach [151]).

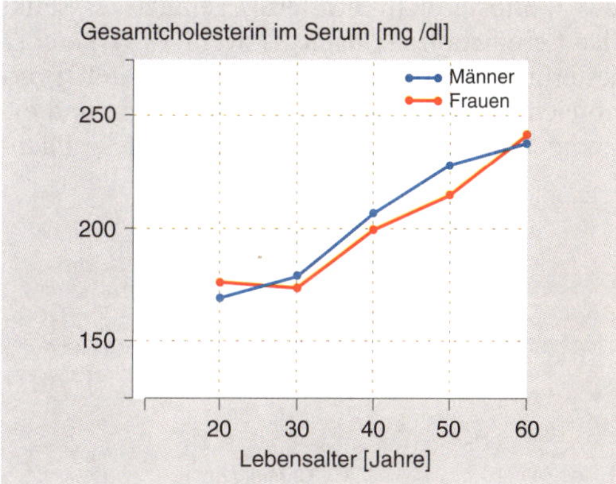

Abb. 1-15 Mittlere Gesamtcholesterinkonzentration im Serum gesunder Amerikaner (nach [81]).

Die Höhe des Cholesterinspiegels im Serum ist, abgesehen von der Zufuhr mit der Nahrung, von einer Reihe von Faktoren, insbesondere der **Fettzufuhr** mit der Nahrung (Abb. 1-14), dem Lebensalter und dem Geschlecht (Abb. 1-15) abhängig. Die Korrelation, wie sie in Abbildung 1-14 dargestellt ist, beweist jedoch keinen Kausalzusammenhang.

Immer dann, wenn die Fettzufuhr steigt, ändert sich auch zwangsläufig der Verzehr von anderen, ebenfalls die Serumcholesterinkonzentration beeinflussenden Nahrungsbestandteilen.

So geht der vermehrte Fettkonsum in der Regel mit einem höheren Verzehr von **Zucker** und einem geringeren Verzehr von **Ballaststoffen** und sekundären Pflanzenstoffen einher.

Phytosterine (Phytosterole)

Diese in Pflanzen vorkommenden Sterine unterscheiden sich vom Cholesterin durch **zusätzliche C17-Seitenketten** (Abb. 1-16).

Phytosterine (Phytosterole) finden sich in unterschiedlicher Konzentration in Pflanzenfetten. Von über 40 bekannten Sterinen entfallen etwa 50% auf β-Sitosterin (β-Sitosterol). Häufig sind weiterhin Stigmasterin (Stigmasterol) und Campesterin (Campesterol). Mit einer üblichen Mischkost werden täglich etwa 200–400 mg und unter einer vegetarischen Ernährung ca. 800 mg dieser sekundären Pflanzenstoffe aufgenommen. Hauptquellen sind Sonnenblumen-, Soja-, Maiskeim- und Rapsöl. Phytosterine hemmen kompetitiv die Cholesterinresorption im Dünndarm. Hierdurch kommt es zur Senkung der Cholesterinkonzentration im Serum. Am längsten wird therapeutisch das β-Sitosterin (β-Sitosterol) genutzt. Es senkt den Serumcholesterinspiegel, wenn es Hypercholesterinämikern in einer Dosis von 5–6 g/Tag verabreicht wird, um etwa 20%. Es gilt aufgrund experimenteller Studien als gesichert, dass Pflanzenöle mit einem hohen Anteil an Linolsäure die Serumcholesterinkonzentration senken und Triglyceride gesättigter langkettiger Fettsäuren den Cholesterinspiegel steigern. Da der exakte Wirkmechanismus dieses Effektes nicht bekannt ist und in den Studien der unterschiedliche Gehalt an Phytosterinen in den Ölen nicht beachtet wurde, erhebt sich die Frage, welchen Anteil Phytosterine bzw. ω-6-Fettsäuren am Einfluss auf den Cholesterinstoffwechsel haben. Diese Frage stellt sich insbesondere deshalb, weil sich eine negative Beziehung zwischen dem Gehalt an gesättigten Fettsäuren und Phytosterinen findet. (Abb. 1-17). Zu berücksichtigen ist auch der Gehalt an Squalen in Pflanzenölen. Er ist meist gering, liegt aber z. B. beim Olivenöl mit 200 bis 700 mg/100 g sehr hoch. Squalen (vgl. Abb. 1-13) ist in tierischen Zellen Vorstufe des Cholesterins und in Pflanzenzellen von Phytosterinen. Da vom Mensch über 80% intestinal resorbiert werden, resultiert ein Einfluss auf die Cholesterinsynthese (Lit. bei [186]).

Nur etwa 5% der mit der Nahrung aufgenommenen Phytosterine werden resorbiert und mit der

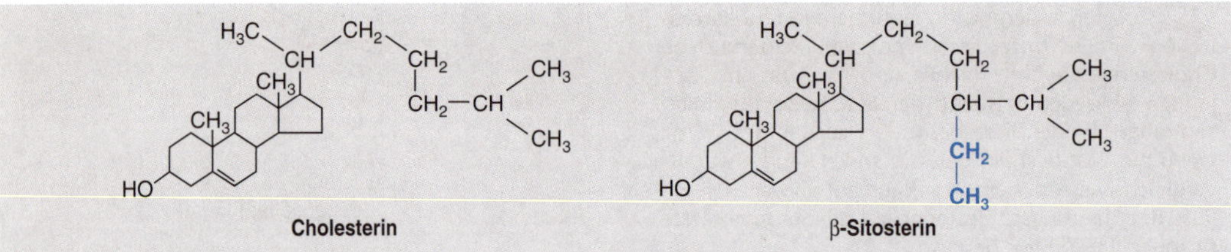

Abb. 1-16 Cholesterin und β-Sitosterin unterscheiden sich strukturchemisch nur an der C17-Seitenkette durch eine zusätzliche Äthylgruppe des β-Sitosterins.

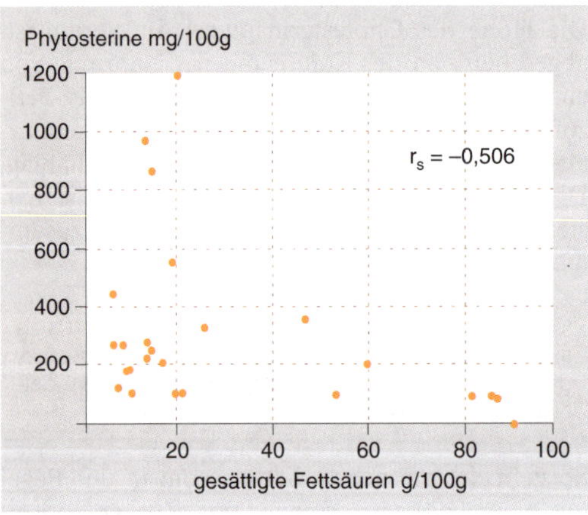

Abb. 1-17 Gehalt an gesättigten Fettsäuren und Phytosterinen in Pflanzenölen.

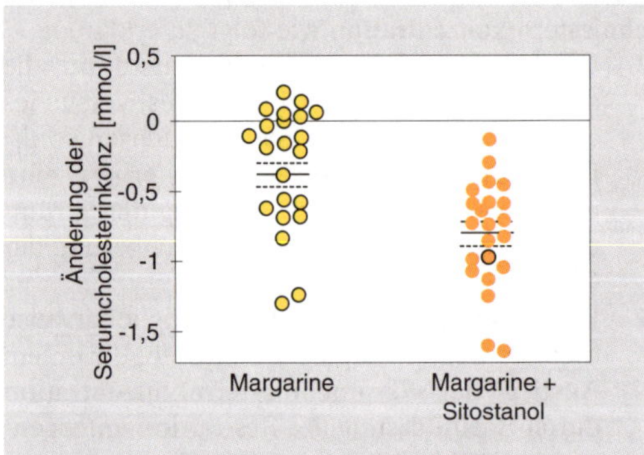

Abb. 1-18 Änderungen der Serumcholesterinkonzentration bei Frauen nach Herzinfarkt unter täglichem Verzehr von 21 g Margarine, reich an einfach und mehrfach ungesättigten Fettsäuren ohne und mit Zusatz von 3 g Sitostanol [104].

Gallenflüssigkeit wieder in den Darm ausgeschieden. Die Veresterung der nur schlecht fettlöslichen Sterine mit Fettsäuren des Sonnenblumenöls führt zu einem gut fettlöslichen Sterin-Ester-Gemisch, welches in ausreichender Konzentration Fetten, z. B. Margarine, zugesetzt werden kann. Klinische Studien haben gezeigt, dass mit etwa 1,5–2,0 g/Tag Phytosterinester eine klinisch relevante Senkung der Cholesterin- und LDL-Konzentration erreicht wird (Abb. 1-18), ohne die Plasmakonzentration an Karotinoiden wesentlich zu senken [116]. Durch industrielle Hydrogenierung können Sterine in Stanole überführt werden. Der cholesterinsenkende Effekt wird nicht einheitlich beurteilt [136].

1.5 Eiweiß (Proteine)

Bausteine der Proteine sind die α-Aminosäuren (Abb. 1-19), die über ihre Carboxyl-(COOH) bzw. α-Aminogruppe (NH_2) miteinander verbunden sind. Die verschiedenen Proteine sind durch eine unterschiedliche Reihenfolge **(Sequenz)** der Aminosäuren charakterisiert.

Durch die **Aufnahme** von Proteinen mit der Nahrung deckt der Organismus seinen Bedarf an Aminosäuren zur Synthese von körpereigenen Proteinen, Peptidhormonen etc.

Von den etwa 20 Aminosäuren, aus denen körpereigene Proteine und Nahrungsproteine zusammengesetzt sind, können neun nicht im menschlichen Organismus synthetisiert werden.

> Diese unentbehrlichen oder **essentiellen Aminosäuren** sind: Histidin, Isoleucin, Leucin, Lysin, Methionin, Phenylalanin, Threonin, Tryptophan und Valin.

Histidin wurde lange Zeit nur als essentiell für Kinder angesehen.

Einige entbehrliche oder **nicht essentielle Aminosäuren,** die vom Organismus aus Vorstufen synthetisiert werden, sind nur unter speziellen Bedingungen wie Infektionen, Fieber, postoperative Phase etc. – dann, wenn die Eigensynthese nicht gewährleistet ist – essentiell **(conditionally essential aminoacids)**. So z. B. Cystein, Thyrosin, Arginin, Glutaminsäure.

Von besonderer klinischer Bedeutung ist **Glutaminsäure** bzw. Glutamin (vgl. Kap. 3.4.3).

Unter physiologischen Bedingungen sind praktisch alle Gewebe in der Lage, Glutamin zu synthetisieren und abzubauen. Bei **metabolischem Stress,** z. B. postoperativ, bei akuter Pankreatitis, Infekten etc. übersteigt der Glutaminverbrauch die Synthese und Mobilisation aus der Muskula-

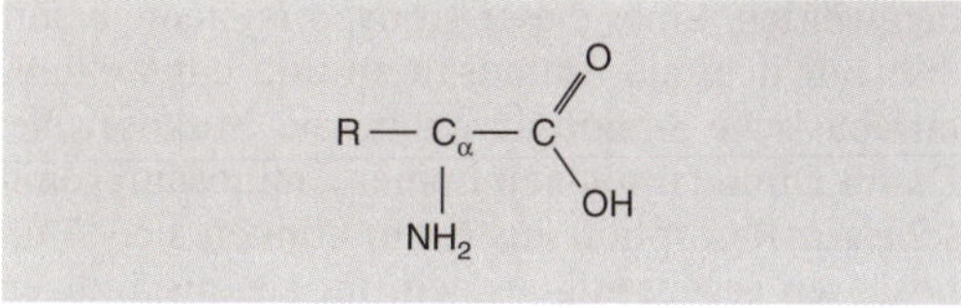

Abb. 1-19 Allgemeine Strukturformel einer α-Aminosäure.

tur, sodass niedrige Plasma- und Gewebekonzentrationen resultieren.

Glutamin ist das **Hauptsubstrat für die renale Ammoniakgenese** und somit entscheidend an der Regulation des Säure-Basen-Haushaltes beteiligt. Für die Zellen der Dünn- und Dickdarmschleimhaut ist Glutamin das wichtigste Energiesubstrat. Das Gleiche gilt für die sich schnell vermehrenden Zellen des Immunsystems.

Der Bedarf an exogenem Glutamin ist daher bei den mit einer Katabolie einhergehenden Erkrankungen erheblich gesteigert (vgl. Kap. 17 und 18).

Glutamin hat neben seiner Bedeutung als Proteinbaustein weitere, zum Teil noch unvollständig bekannte Funktionen. Es ist die Aminosäure, die in freier Form sowohl im Plasma als auch in den Geweben – hier besonders der Muskulatur – in der höchsten Konzentration vorliegt. Mehr als 50% des Pools freier Aminosäuren entfallen auf Glutaminsäure.

Folgende **Funktionen** von Glutamin sind bekannt: Glutamin ist eine wichtige Transportsubstanz für Stickstoff im Gewebe, sie dient in der Niere als Ausgangssubstanz für die Ammoniaksynthese, Glutamin ist ein wichtiges Substrat für den Stoffwechsel der Darmmukosa (vgl. Kap. 17 und 18) und anderer, sich schnell teilender Gewebe, eine ausreichende Versorgung mit Glutamin ist Voraussetzung für eine optimale Funktion des Immunsystems, besonders im Bereich des Darmes (GALT) etc. Eine ausreichende Deckung des in Stressphasen erhöhten Glutaminbedarfs – dies ist nur durch Supplementierung möglich – verbessert die Möglichkeiten, stressbedingte Organschäden und Funktionsstörungen zu verhindern.

Die **Eiweißverdauung** erfolgt unter dem Einfluss der von Magen und Pankreas sezernierten Peptidasen, wobei die Proteinmoleküle von Endopeptidasen in größere Bruchstücke (Polypeptide) und von Exopeptidasen in Aminosäuren aufgespalten werden. Die Aminosäuren werden vorwiegend im Jejunum resorbiert.

Für die physiologischen L-Aminosäuren können **drei aktive Resorptionsmechanismen** unterschieden werden. Eines dieser Transportsysteme befördert nur neutrale Aminosäuren und ein weiteres nur basische Aminosäuren in die Mukosazelle. Da im Dünndarmlumen immer Aminosäuregemische zur Resorption anstehen, können sich Aminosäuren gegenseitig an dem für sie zuständigen Transportsystem kompetitiv verdrängen. Hierdurch an der Resorption gehinderte Aminosäuren können mit Hilfe eines dritten Systems, das unter anderem Prolin und Hydroxyprolin transportiert, in die Mukosa aufgenommen werden.

Entgegen der früheren Ansicht werden jedoch nicht nur Aminosäuren, sondern auch Oligopeptide, insbesondere Di- und Tripeptide, resorbiert und in der Mukosazelle von Peptidasen gespalten. Die **Peptidresorption** ist die Grundlage für die sog. **Peptiddiäten** (vgl. Kap. 18.3.4).

Überempfindlichkeitsreaktionen gegen Nahrungsbestandteile **(Nahrungsmittelallergien)**, insbesondere Eiweiß (vgl. Kap. 3.4.10), sprechen dafür, dass auch größere, immunologisch noch aktive Bruchstücke bzw. ganze Proteinmoleküle die Darmwand passieren können.

Resorbierte Aminosäuren werden, soweit sie nicht der Eigensynthese von Proteinen dienen, abgebaut. Der **Aminosäureabbau** kann durch Decarboxylierung, Transaminierung und oxidative Desaminierung erfolgen, wobei vorwiegend α-Ketosäuren, biogene Amine, Ammoniak etc. entstehen.

α-Ketosäuren werden in den Zitronensäurezyklus eingeschleust und dienen somit vorwiegend der **Energiegewinnung** (s. Abb. 1-2), biogene Amine dienen zum Teil als **Vorstufen** für die Synthese biologisch wichtiger Substanzen wie Enzyme, Hormone etc., und Ammoniak wird im Harnstoffzyklus in Harnstoff umgewandelt und mit dem Urin ausgeschieden. (Biologische Wertigkeit der Proteine, vgl. Kap. 5.8 u. Tab. 5-1.)

Die Höhe der **optimalen Proteinzufuhr** mit der Nahrung ist seit langem in der Diskussion. Sie darf nicht mit dem Proteinbedarf oder dem **Minimalbedarf** verwechselt werden. Der Minimalbedarf an Protein ist die Menge, bei deren Verzehr die Stickstoffbilanz ausgeglichen ist, d.h., es wird die untere Grenze der Proteinzufuhr bestimmt, bei der Stickstoffzufuhr und Stickstoffausscheidung des Organismus im Gleichgewicht sind. Dieser minimale Bedarf an Stickstoff beträgt 54 mg/kg, das entspricht etwa 0,34 g Protein/kg Körpergewicht oder etwa 24 g/Tag für einen 70 kg schweren Erwachsenen.

Da jegliche Art von Stress jedoch mit einer Steigerung des Proteinumsatzes und damit auch des Proteinbedarfs einhergeht, muss zur Gewährleistung einer optimalen Ernährung die Proteinzufuhr über dem Minimalbedarf liegen.

Der hierzu erforderliche Sicherheitszuschlag wird nach der Empfehlung einer FAO/WHO-Expertenkommission mit 30% angesetzt. Hieraus ergibt sich ein Proteinbedarf von 0,44 g/kg Körpergewicht oder von etwa 31 g/Tag für einen 70 kg schweren männlichen Erwachsenen.

Da die intestinale Ausnutzung des mit der Nahrung aufgenommenen Proteins in gewissem Umfang variiert, wird dieser Proteinmenge ein weiterer Pauschalzuschlag von 30% zugegeben. Damit erhöht sich die Bedarfszahl für einen 70 kg schweren **Erwachsenen** auf etwa 40 g Protein/Tag. Dieser Wert wird, um die unterschiedlich hohe Wertigkeit der mit einer gemischten Kost verzehrten Proteine auszugleichen, nach den Recommended Dietary Allowances der USA von 1989 auf 56 g für eine 70 kg schwere Standardperson oder **0,8 g/kg Körpergewicht** erhöht.

In den D-A-CH-Referenzwerten für die Nährstoffzufuhr [205] wird darauf hingewiesen, dass der Aminosäurebedarf des Erwachsenen derzeit Gegenstand erneuter Diskussion ist. Bis ausreichend Daten für eine Neubewertung ab einem Alter von zwei Jahren vorliegen, bleibt die bisher empfohlene tägliche Proteinzufuhr von 0,8 g/kg Körpergewicht bestehen. Dies gilt auch für Personen ab 65 Jahre, deren Bedarf wahrscheinlich höher liegt als bei jüngeren Erwachsenen.

Der Proteinbedarf von Säuglingen und Kleinkindern setzt sich aus Erhaltungs- und Wachstumskomponente zusammen. Er reduziert sich kontinuierlich von 2,7 g/kg/Tag im ersten Lebensmonat auf 0,9 g/kg/Tag mit 15 Jahren.

In der Schwangerschaft ist der Proteinbedarf erst ab dem 4. Monat erhöht. Von diesem Zeitpunkt an wird eine tägliche Zulage von 10 g Protein erforderlich. Die empfohlene Proteinzufuhr für stillende Frauen steht im Zusammenhang mit der Menge an sezerniertem Protein der Milch. Im Durchschnitt beträgt diese 7–9 g pro Tag [2, 24]. Dies erfordert eine tägliche Zulage von etwa 15 g Protein.

Umstritten ist, ob eine **über der** zur **Bedarfsdeckung** erforderlichen Proteinmenge liegende Zufuhr negative Auswirkungen auf die Gesunderhaltung des Organismus hat oder ob hierdurch die Leistungsfähigkeit gesteigert werden kann.

Diskutiert wird eine Beschleunigung der mit zunehmendem Lebensalter auftretenden **Glomerulosklerose** (vgl. Kap. 5) und eine **Begünstigung der**

Osteoporose bei gleichzeitig vermehrter renaler Kalziumausscheidung (vgl. Kap. 8.1).

Von großer praktischer Bedeutung, etwa bei der diätetischen Behandlung von Erkrankungen mit verminderter Eiweißtoleranz, wie chronische Niereninsuffizienz (vgl. Kap. 5.8) oder fortgeschrittene Leberzirrhose (vgl. Kap. 3.7.3), ist der Begriff der **„biologischen Wertigkeit"** von Nahrungseiweiß.

Die biologische Wertigkeit gibt an, wie viel Gramm Körperstickstoff durch 100 g resorbierten Nahrungsstickstoff ersetzt oder gebildet werden können. Die Höhe der biologischen Wertigkeit eines Nahrungseiweißes ist im Wesentlichen abhängig von der **Menge** und **Relation essentieller Aminosäuren.**

Als **limitierende Aminosäure** eines Proteins bezeichnet man diejenige, von der, bezogen auf ihren Bedarf, am wenigsten im Protein enthalten ist. Limitierende Aminosäuren beschränken den Wert (die biologische Wertigkeit) eines Proteins.

Da die verschiedenen Nahrungsproteine unterschiedliche limitierende Aminosäuren aufweisen, ist es möglich, verschiedene Lebensmittel so zu mischen bzw. gleichzeitig zu verzehren, dass letztlich eine **günstige Aminosäurekombination** resultiert. Dieser Effekt wird beispielsweise bei der Kartoffel-Ei-Diät (s. Kap. 5.8) genutzt.

Der **Bedarf an essentiellen Aminosäuren** wurde von dem Amerikaner Rose u. Mitarb. in den 50er Jahren ermittelt, indem die Autoren schrittweise die Zufuhr einer Aminosäure steigerten, bis eine ausgeglichene Stickstoffbilanz erreicht war. Das heißt, die Zufuhr wurde von einer deutlich unter dem Bedarf liegenden Menge aus langsam gesteigert.

Heute weiß man, dass die so ermittelten Bedarfszahlen nur für die genannten Versuchsbedingungen gültig sind, während sie unter den üblichen Ernährungsbedingungen oder bei bestimmten Erkrankungen abweichen.

Die **Verlustrate** der essentiellen Aminosäuren, die im Stoffwechsel oxidiert werden, schwankt stark. Sie wird mitbestimmt von der Energiezufuhr, aber auch von der Höhe der Proteinzufuhr und insbesondere von der Aufnahme der jeweiligen Aminosäure mit der Nahrung. Je mehr von einer essentiellen Aminosäure mit der Nahrung aufgenommen wird, umso höher ist ihre Abbaurate.

Hieraus ist bereits ersichtlich, dass der durch langsame Steigerung ermittelte Bedarf nicht für alle Bedingungen Gültigkeit haben kann.

Das ausschließliche Orientieren der Proteinzufuhr an der biologischen Wertigkeit berücksichtigt weiterhin nicht die Tatsache, dass Nahrungsprotein neben der Deckung des Aminosäurebedarfs noch **weitere ernährungsphysiologische Effekte** hat.

So wird beispielsweise das Ausmaß der Resorption von Eisen, Zink und Kupfer in erheblichem Maße von der Art des jeweiligen Nahrungseiweißes mitbestimmt.

Bisher nur unzureichend bekannt sind **Einflüsse** der Aminosäurezusammensetzung von Nahrungseiweiß auf **Funktionen des zentralen Nervensystems** und von Nahrungsproteinen bzw. Peptidsequenzen, die resistent sind gegen intestinale Proteine (z. B. β-Casomorphine) und von denen Wirkungen auf Organfunktionen ausgehen.

Besonders gut untersucht sind die bei der Kaseinverdauung im Gastrointestinaltrakt entstehenden **β-Casomorphine**. Es handelt sich um Heptapeptide, für die Tyrosin als N-terminale Aminosäure charakteristisch ist. Diese Peptide werden von Opiatrezeptoren, die sich in großer Anzahl im Intestinaltrakt finden, gebunden. In experimentellen Untersuchungen konnte gezeigt werden, dass es hierdurch zu Hemmungen der intestinalen Motilität und der toxininduzierten Wassersekretion des Darms kommt. Ein wesentlicher Übertritt von β-Casomorphinen in die systemische Zirkulation erfolgt offenbar nicht. Aufgrund des genannten Effekts am Darm kann ein möglicher Einsatz von β-Casomorphinen bei der **Behandlung von Diarrhöen** diskutiert werden (Lit. bei [52]).

Taurin, ein Stoffwechselprodukt schwefelhaltiger Aminosäuren, findet sich nur in tierischen Lebensmitteln. Es wird von pyridoxinabhängigen Enzymen im Körper synthetisiert. Die Plasmataurinkonzentration liegt bei 35 bis 60 µmol/l. Reich an Taurin sind Fisch, Schweine- und Hammelfleisch. Die Leber konjugiert Gallensäuren neben Glycin auch mit Taurin. Es hat weitere Funktionen bei der Thrombozytenaggregation, Muskelkontraktion, dem Sehvorgang etc. Taurin wirkt als Antioxidans. Unter bestimmten Bedingungen wie z. B. der langfristigen parenteralen Ernährung sinkt die Plasmakonzentration, sodass Taurin unter besonderen Bedingungen als essentiell angesehen wird (conditionally essential nutrient). Ein leistungssteigernder Effekt wird diskutiert (vgl. Kap. 1.8.1).

Homocystein, siehe Kapitel 1.7.2 und 4.5.3.

Proteinschädigung durch Hitzebehandlung

Werden Proteine zusammen mit Kohlehydraten erhitzt, so kommt es durch Reaktionen zwischen Aminosäuren und Kohlehydraten zu einer Braunverfärbung (Bräunungsreaktion). Die sich hierbei bildenden sog. **Maillard-Produkte** sind unverdaulich, das heißt, die Verfügbarkeit von Aminosäuren wird verringert. Maillard-Produkte entstehen in Abhängigkeit von Temperatur und Dauer der Erhitzung. Es reagiert besonders die essentielle Amionosäure Lysin. Für die immer wieder diskutierte toxische Wirkung gibt es keine Beweise.

Auch die in gewissem Umfang erfolgende Umwandlung von trans- in cis-Aminosäuren durch Erhitzen mit **Mikrowelle** hat keine negativen Auswirkungen [208].

Werden kohlehydratreiche Lebensmittel mit niedrigem Wassergehalt hoch erhitzt, so entsteht weiterhin **Acrylamid** vorwiegend durch Reaktion zwischen niedermolekularen Kohlehydraten und Asparagin. Hohe Konzentrationen finden sich in frittierten, gegrillten und gebratenen Lebensmitteln. Im Tierversuch wirkt die Substanz karzinogen. Durch Modifikation der Herstellungsverfahren kann der Gehalt deutlich reduziert werden.

1.6 Nukleinsäuren

Unter dem Einfluss der **Peptidasen** im Gastrointestinaltrakt wird die Eiweißkomponente von den mit der Nahrung aufgenommenen Nukleoproteiden abgespalten. Die verbleibenden **Polynukleotide** bestehen aus **Nukleinsäuren** (Mononukleotide), die sich wiederum aus folgenden drei Komponenten zusammensetzen:

- einer Pentose, und zwar der D-Ribose oder D-2-Desoxyribose,
- einer stickstoffhaltigen, sich vom Pyrimidin oder Purin ableitenden Base und
- Orthophosphorsäure.

Ribonukleinsäuren **(RNS)** enthalten D-Ribose und Desoxyribonukleinsäuren **(DNS)** D-2-Desoxyribose. Unter dem Einfluss der vom Pankreas sezernierten Desoxyribonuklease und Ribonuklease werden die Nukleotide in Nukleinsäuren aufgespalten, die ihrerseits von Enzymen der Darmschleimhaut (Phosphodiesterasen, Nukleotidasen etc.) vor der Resorption in die Einzelbausteine bzw. in Nukleoside gespalten werden.

Die **Purinbasen** werden im Stoffwechsel in Xanthin überführt, welches unter dem Einfluss der Xanthinoxidase zu Harnsäure oxidiert wird (Abb. 1-20).

Harnsäure, deren Ausscheidung zu 80–85% mit dem Harn erfolgt, wird im Glomerulum der Niere mit Primärharn sezerniert und zum Teil vom Tubulussystem **rückresorbiert**. Daneben haben die Tubulusepithelien auch die Fähigkeit zur **Harnsäuresekretion**. Beim Gesunden steigt die renale Harnsäureausscheidung bei Steigerung der Harnsäuresynthese.

In experimentellen Studien am Menschen (vgl. Abb. 4-42) konnte gezeigt werden, dass sich die **Harnsäurebildung** bei Zufuhr gleicher Mengen an Purinen in Form von DNS und RNS unterscheidet.

Eine **„purinreiche Kost"**, die vorwiegend DNS enthält, hat eine geringere Harnsäureausscheidung und einen weniger starken Effekt auf die Harnsäurekonzentration im Serum zur Folge als eine identische Kost mit einem hohen RNS-Anteil [267].

Diese Unterschiede sind auf **verschiedene Resorptionsraten von RNS und DNS** zurückzuführen.

So finden sich beispielsweise in 100 g Schweineleber 285 mg DNS und 519 mg RNS, in Schweinefleisch 36 mg DNS und 125 mg RNS und in Erbsen 42 mg DNS und 122 mg RNS.

Für die Beurteilung des Puringehalts in Lebensmitteln als Ausgangssubstrat für die Harnsäuresynthese ist es weiterhin wichtig zu wissen, dass Lagerung, Temperatur, Art der Zubereitung etc. die **Zusammensetzung der Purine** verändert [263].

Etwa 20% der Harnsäure werden ins Darmlumen sezerniert und mit den Fäzes ausgeschieden.

Nur beim Menschen, den übrigen Primaten und einer Hunderasse (Dalmatiner) ist die Harnsäure das Endprodukt des Purinstoffwechsels. Bei allen übrigen Tierspezies wird die Harnsäure in das Ausscheidungsprodukt **Allantoin** umgewandelt.

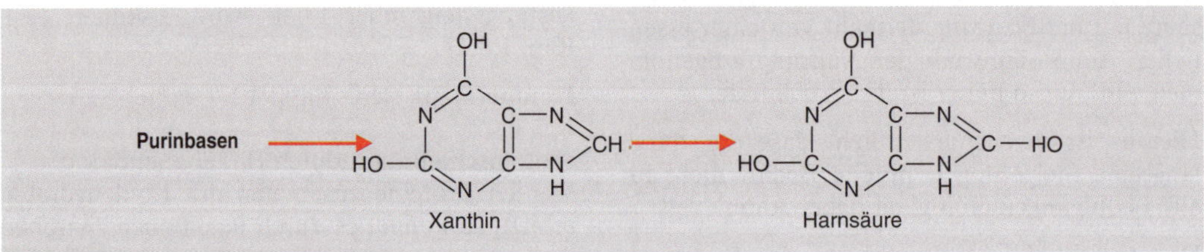

Abb. 1-20 Abbau der Purinbasen.

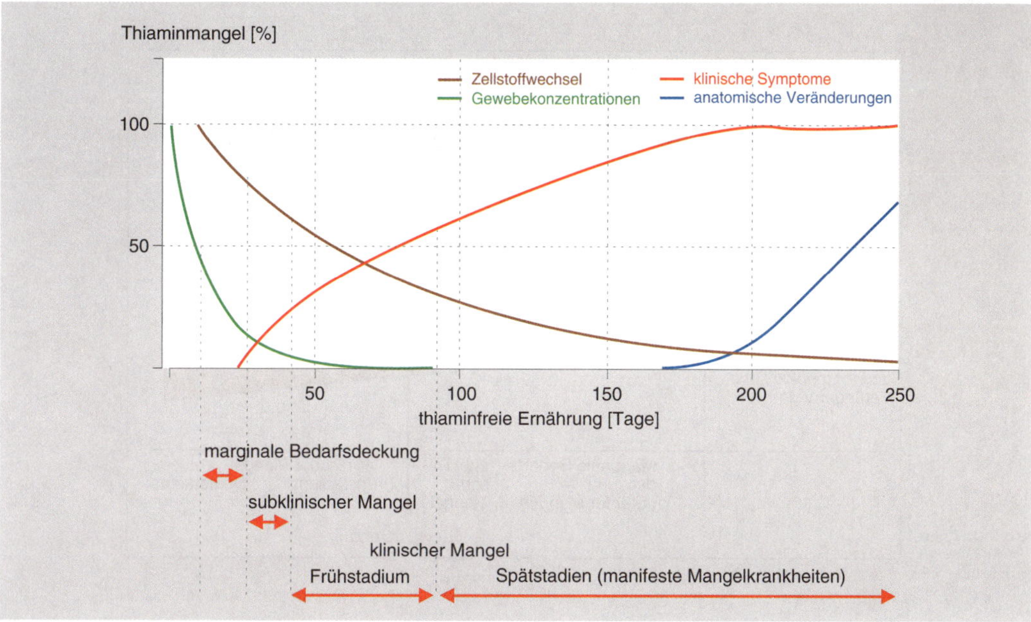

Abb. 1-21 Stadien des Thiaminmangels beim Menschen.

Die ebenfalls bei Nukleinsäureabbau anfallenden **Pyrimidinbasen** werden in β-Aminoisobuttersäure umgewandelt.

Nukleinsäuren sind keine essentiellen Nahrungsbestandteile und können folglich im Organismus synthetisiert werden. Die Gegenwart von **Folsäure** ist für die **Synthese der Purine** erforderlich.

1.7 Vitamine

Vitamine sind **essentielle organische Substanzen.** Sie können dem Organismus auch in Form von Vorstufen, sog. Provitaminen, zugeführt werden. Die benötigten Vitaminmengen sind klein – Vitamine werden zusammen mit den Spurenelementen im Englischen auch als **Micronutrients** bezeichnet.

Sie werden eingeteilt in wasserlösliche (Thiamin, Riboflavin, Nikotinsäure, Folsäure, Pantothensäure, Biotin, Pyridoxin, Vitamin B_{12}, Ascorbinsäure) und fettlösliche (A, D, E, K) Vitamine.

Die **wasserlöslichen Vitamine** sind – bis auf Ascorbinsäure – **Coenzyme** bzw. Coenzymvorstufen. Sie führen bei hoher Dosierung nicht zu Hypervitaminosen.

Fettlösliche Vitamine sind hingegen keine Coenzyme, und die meisten von ihnen verursachen bei einer **Überdosierung** Vergiftungserscheinungen.

Eine Unterversorgung mit diesen essentiellen Nährstoffen führt zu **Mangelerscheinungen,** die je nach Ausmaß und Dauer des Mangels sehr unterschiedlich sind. Beim Durchlaufen der verschiedenen Stadien – marginale Bedarfsdeckung, subklinischer Mangel und klinischer Mangel – kommt es erst im letzten Stadium zu den für das jeweilige Vitamin charakteristischen Mangelsymptomen, während die Phase des subklinischen Mangels in aller Regel mit uncharakteristischen Beschwerden, die nicht gedeutet und eingeordnet werden können, einhergeht.

So finden sich beispielsweise bei **subklinischem Thiaminmangel** (Abb. 1-21) leichte Depressionen, erhöhte Reizbarkeit und eine verminderte Leistungsfähigkeit, d. h. **uncharakteristische Symptome** wie bei einer Vielzahl anderer Erkrankungen.

Der fließende Übergang zwischen den einzelnen Stadien, die bei einer Abnahme der Vitaminzufuhr durchlaufen werden, ist schematisch in Abbildung 1-22 dargestellt:

- **Stadium des prälatenten Mangels:** Die Depots der in größerer Menge im Körper gespeicherten Vitamine, wie etwa Vitamin A oder B_{12}, verringern und entleeren sich letztlich.
- **Latenter Mangel** (marginale Bedarfsdeckung): verringerte Synthese von Metaboliten, ein Stadium, das durch Bestimmung der Metaboliten

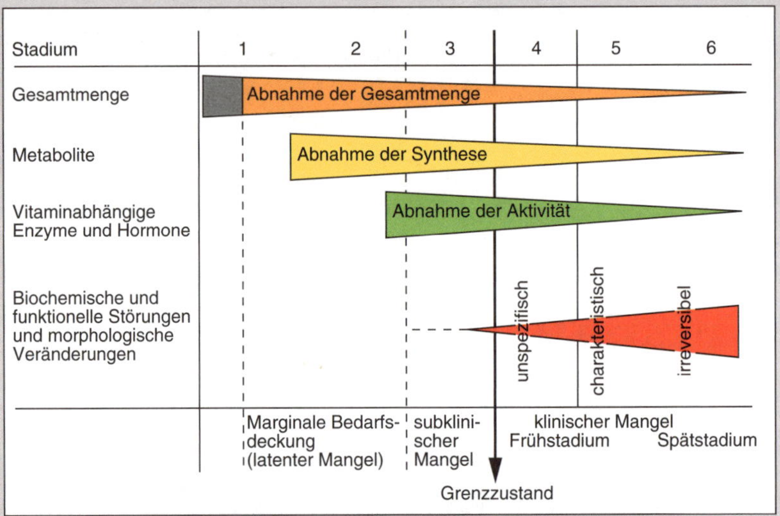

Abb. 1-22 Stadien der Vitaminverarmung (nach [33]).

unter bestimmten Belastungen erkannt werden kann.

- **Subklinischer Mangel:** ein Stadium, das nur erkannt wird, wenn man gezielt nach Indikatoren fahndet. Klinische Symptome sind im subklinischen Mangel uncharakteristisch und können auch andere Ursachen als ein Vitamindefizit haben. Laborchemische Kriterien sind Plasmakonzentration, Enzymaktivitäten etc.
- **Klinischer Mangel:** mit einem Früh- und Spätstadium.

Die für die einzelnen Vitaminmangelzustände typischen klinischen Zeichen können in jedem Lehrbuch der Inneren Medizin nachgelesen werden.

Die Referenzwerte für die Zufuhr der verschiedenen Vitamine in den unterschiedlichen Lebensphasen finden sich dem derzeitigen Wissensstand entsprechend in den 2000 publizierten D-A-CH-Referenzwerten [205].

> Alle nationalen und internationalen Gesellschaften adaptieren die Empfehlungen im Abstand von einigen Jahren an den jeweilig neuesten Wissensstand. Es kann davon ausgegangen werden, dass beispielsweise Empfehlungen für die Zufuhr an antioxidativen Vitaminen und an Folsäure in Zukunft erhöht werden.

1.7.1 Fettlösliche Vitamine

Vitamin A (Retinol, Axerophthol)

Vitamin A wird als Fettsäureester mit der Nahrung aufgenommen, im Darmlumen unter dem Einfluss von Esterasen des Pankreas hydrolysiert und als Vitamin-A-Alkohol resorbiert.

Folglich ist bei Krankheiten, die mit einer Malabsorption und Maldigestion einhergehen, die **Ausnutzung des Vitamins** gestört.

Je nach Ausmaß der **Digestionsstörung** – hierbei handelt es sich fast ausschließlich um die exokrine Pankreasinsuffizienz bei fortgeschrittener chronischer Pankreatitis (vgl. Kap. 3.6.2) – oder der **Resorptionsstörung,** etwa bei einheimischer Sprue (vgl. Kap. 3.4.4), ist die Konzentration von Vitamin A und seinem Provitamin β-Carotin im Serum verringert (Abb. 1-23). Die Störung der Ausnutzung des mit der Nahrung aufgenommenen Vitamin A lässt sich mit dem **Vitamin-A-Resorptionstest** demonstrieren.

In der Dünndarmschleimhaut wird **Vitamin-A-Alkohol** vorwiegend mit Palmitinsäure reverestert und daran anschließend mit Chylomikronen an die Lymphe abgegeben. Die auf dem Blutweg in die Leber gelangenden **Vitamin-A-Ester** werden dort **gespeichert**. Bestimmungen des Vitamin-A-Gehalts von Lebergewebe gesunder, normal ernährter Erwachsener ergaben im Mittel 126 μg

Vitamin A/g Lebergewebe. Bei einer Umrechnung auf die Gesamtleber würde dies einer **Reserve** entsprechen, mit der der Vitamin-A-Bedarf des Erwachsenen während etwa 50–70 Tagen gedeckt werden könnte [250].

Von der Leber wird Vitamin-A-Alkohol (Retinol) – die biologisch aktive Form des Vitamins – an die Blutbahn abgegeben. Als **Transportprotein** dienen das spezifische, von der Leber synthetisierte retinolbindende Protein (RBP) und das ebenfalls von der Leber synthetisierte Eiweiß Präalbumin. Retinol, RBP und Präalbumin bilden einen Komplex im Verhältnis 1:1:1. Bei Erkrankungen der Leber ist die Synthese der Transportproteine und folglich die Vitamin-A-Konzentration im Serum erniedrigt.

Der Vitamin-A-Bedarf wird durch das präformierte Vitamin aus tierischen Lebensmitteln und zusätzlich durch β-Carotin und einige weitere Carotinoide aus pflanzlichen Lebensmitteln gedeckt. Die wünschenswerte tägliche Zufuhr liegt für Frauen bei 0,8 mg und für Männer bei 1,0 mg Retinol bzw. Retinoläquivalenten.

In der Schwangerschaft ist der Vitamin-A-Bedarf erhöht. Die Zufuhr sollte im Durchschnitt ein Drittel höher sein als bei Nichtschwangeren. Wegen der großen Bedeutung des Vitamins für die

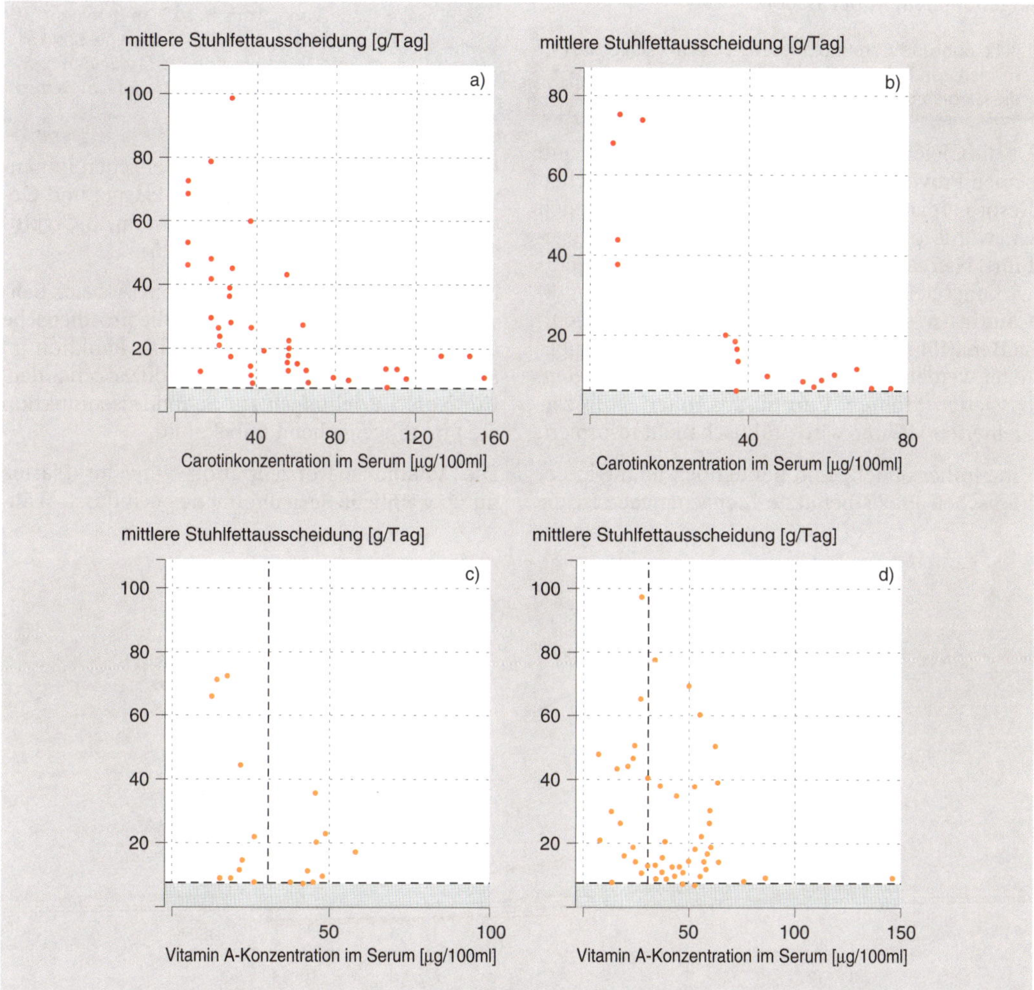

Abb. 1-23 Beziehung zwischen mittlerer täglicher Stuhlfettausscheidung und a) Carotinkonzentration im Serum bei 44 Kranken mit Maldigestion. b) Carotinkonzentration im Serum bei 18 Kranken mit Malabsorption. c) Vitamin-A-Konzentration im Serum bei 19 Kranken mit Malabsorption. d) Vitamin-A-Konzentration im Serum bei 53 Kranken mit Maldigestion (nach [143, 144]).

Lungenentwicklung und -reifung [1] sollte besonders im 2. und 3. Schwangerschaftsdrittel auf eine ausreichende Zufuhr geachtet werden. Die beste Vitamin-A-Quelle ist Leber (ca. 125 g/Woche). Da Leber jedoch in Abhängigkeit von der Fütterung sehr hohe Retinolmengen enthalten kann, sollten Frauen im 1. Schwangerschaftsdrittel auf den Verzehr von Leber verzichten.

Im 2. und 3. Trimenon kann Leber ohne Einschränkung verzehrt werden. Die im Seniorenalter häufig beobachteten erniedrigten Vitamin-A-Plasmakonzentrationen sind meist die Folge einer einseitigen Ernährung.

Die Umwandlung des **Provitamins** in Vitamin A erfolgt in der Darmwand und nicht, wie früher angenommen, in der Leber.

β-Carotin und Carotinoide werden relativ schlecht resorbiert. Ein hoher Fettgehalt der Nahrung begünstigt die Carotinausnutzung.

Da die Gleichsetzung von Vitamin A (Retinol) und seinen Provitaminen wegen der unterschiedlichen Resorbierbarkeit der Provitamine nicht möglich ist, wurde der Begriff **„Retinoläquivalent"** eingeführt. Hiernach sind mit 1 mg Vitamin A (Retinol) wirkungsgleich 2 mg β-Carotin in Milch, 4 mg β-Carotin in gekochtem Grüngemüse, homogenisierten Möhren, sofern die Gemüse mit Fett zubereitet werden, und 12 mg β-Carotin in gekochten, passierten Möhren. Carotin aus rohen, grob zerkleinerten Möhren wird praktisch nicht resorbiert.

Eine früher übliche und heute noch häufig in der klinischen Praxis benutzte Mengenangabe ist die **internationale Einheit** (IE). 1 IE = 0,3 µg Retinol = 0,344 µg Retinylacetat.

Seitdem die Bedeutung von β-Carotin und weiteren Carotinoiden als **Antioxidans** bei der Entstehung verschiedener Erkrankungen erkannt wurde (vgl. Kap. 4.5.3 und 16.1), besteht ein besonderes praktisches Interesse am **Problem der Bioverfügbarkeit** der mit der Nahrung aufgenommenen Carotinoide und von β-Carotin. Abbildung 1-24 demonstriert die schlechte Resorption aus pflanzlichen Lebensmitteln.

Bei Einhalten einer carotinarmen Basisernährung kam es bei gesunden Versuchspersonen nach einmaliger Gabe von 29 mg β-Carotin in Form gekochter Karotten nur zu einem mäßigen Anstieg der β-Carotin-Konzentration im Serum im Vergleich zu dem Anstieg nach oraler Gabe von 12 mg bzw. 30 mg reinem β-Carotin als Kapsel. Eine einmalige Gabe von Brokkoli (6 g β-Carotin) und Tomatensaft hatte fast keinen bzw. keinen Effekt auf die Carotinkonzentration im Serum [30].

Die Carotinoide, die sich beim Menschen in nennenswerten Konzentrationen im Plasma und Gewebe finden sind Lutein, Zeaxanthin, β-Cryptoxanthin und Lycopin (s. Kap. 1.7.5).

Neben der **Bedeutung** des Vitamin A beim **Sehvorgang** – Vitamin-A-Aldehyd ist die prosthetische Gruppe des Sehpigments – ist seine Funktion im **Stoffwechsel** (Synthese von Mukopolysacchariden, Cortison, Beziehungen zur Schilddrüsenfunktion etc.) noch weitgehend unbekannt.

Die Vitamin-A-Konzentration wird im Plasma durch **weibliche Sexualhormone** beeinflusst. Wäh-

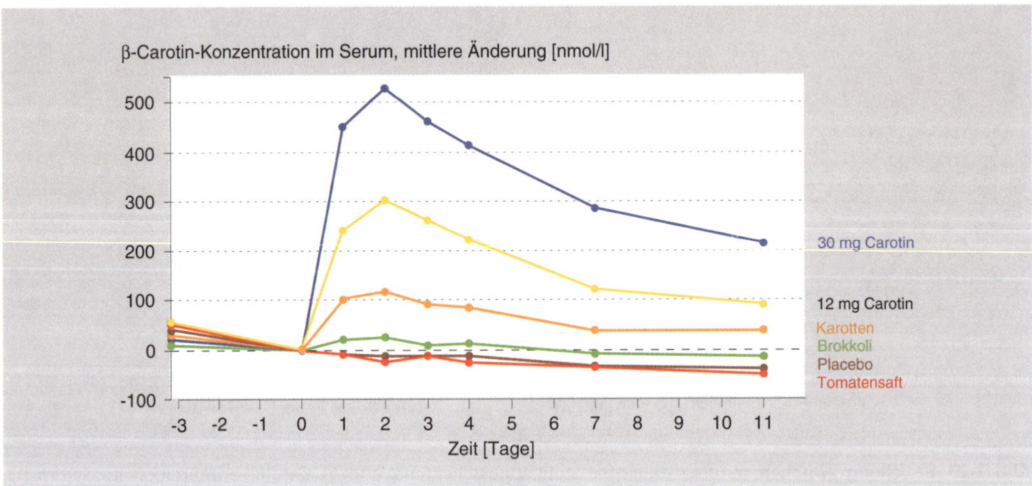

Abb. 1-24 Mittlere β-Carotinkonzentration im Serum von 30 gesunden Versuchspersonen nach einmaligem Verzehr carotinreicher Lebensmittel bzw. von reinem β-Carotin zusätzlich zu einer carotinarmen Basisernährung [30].

rend der Menstruation liegt die Konzentration vergleichsweise niedrig und erreicht während des Zyklus eine maximale Konzentration am 15. Tag und etwa am 26. Tag. Von hier an fällt die Konzentration bis zur Menstruation hin ab. Frauen, die orale Kontrazeptiva nehmen, haben einen um etwa 50 % höheren mittleren Vitamin-A-Spiegel als Frauen ohne entsprechende Hormoneinnahme. Ob dieser Konzentrationsänderung eine Bedeutung zukommt, ist unbekannt.

Es gibt Hinweise darauf, dass Vitamin A den **Effekt von Karzinogenen** abschwächt.

> Versorgt man Ratten suboptimal mit Vitamin A, sodass es zu einer Reduktion der Vitamin-A-Speicherung in der Leber um 50% kommt, das Wachstum der Tiere bei der gewählten Vitamin-A-Zufuhr jedoch nicht beeinträchtigt wird, so produzieren die Tiere höhere Raten an Bronchialtumoren. Entsprechende tierexperimentelle Befunde konnten bei der Induktion von Kolontumoren durch Aflatoxin erhoben werden (vgl. Kap. 16). Hohe pharmakodynamische Dosen von Vitamin A reduzieren im Tierversuch drastisch die Entstehung von Karzinomen.

Ein **Vitamin-A-Mangel** kommt bei der in westlichen Industrieländern üblichen Ernährung praktisch nicht vor, ist jedoch in vielen Entwicklungsländern häufig.

Wegen der **Toxizität hoher Vitamin-A-Dosen** wurden verschiedene Derivate mit erhaltener Vitamin-A-Aktivität, aber geringerer Toxizität untersucht. Auch diese Substanzen zeigten den genannten protektiven **Effekt** (Bedeutung der Carotinoide und von β-Carotin für die Karzinogenese vgl. Kap. 16).

Eine optimale Versorgung des Organismus mit Vitamin A verbessert die **Infektabwehr**. Mit einer Reihe von randomisierten kontrollierten Studien konnte der protektive Effekt besonders bei Kindern in Entwicklungsländern mit einer oft unzureichenden Bedarfsdeckung bewiesen werden [97].

Weitere **Folgen einer unzureichenden Bedarfsdeckung** sind:
- Störungen der Dunkeladaption (Nachtblindheit),
- Schäden der Hornhaut am Auge mit Hornhauttrübung und letztlich Erblindung,
- eine hypochrome Anämie,
- Störungen der Zahnentwicklung und des Knochenwachstums.

Vitamin D

Die D-A-CH-Referenzwerte [205] empfehlen eine tägliche Zufuhr von 5 µg Vitamin D vom 1. bis zum 65. Lebensjahr, ab dem 65. Lebensjahr 10 µg. Bei normaler Galle- und Pankreasfermentproduktion und intakter Dünndarmfunktion wird das mit der Nahrung aufgenommene Vitamin D zu etwa 80 % **resorbiert**.

Vitamin D ist ein **Sammelbegriff** für **verschiedene Substanzen mit einer Vitamin-D-Aktivität**. Die wichtigsten sind Vitamin D_2 und Vitamin D_3. **Vitamin D_2 = Ergocalciferol** entsteht unter UV-Bestrahlung in der Haut aus dem mit pflanzlichen Lebensmitteln aufgenommenen Ergosterin. **Vitamin D_3 = Cholecalciferol** findet sich ausschließlich in Lebensmitteln tierischen Ursprungs (Milch, Eigelb, Leber etc.).

Der genaue Ort der Vitamin-D-Resorption im Darm ist unbekannt. Aus der Darmwand wird das Vitamin mit den Chylomikronen abtransportiert. Im Plasma findet es sich an α_2-Globuline gebunden. Bei Malabsorption und Maldigestion ist die Ausnutzung von Vitamin D herabgesetzt.

> Vitamin D ist zusammen mit dem Parathormon das wichtigste Regulans für den **Kalziumstoffwechsel.**

Es steigert die Kalziumresorption im Darm und fördert die Einlagerung von Kalziumsalzen in die organische Matrix des Knochens. Vitamin D ist der Schlüssel, der dem Kalzium die Tür zum Knochen öffnet.

Das intestinal resorbierte Vitamin D_3 gelangt in die Leber und wird dort zu 25-Hydroxycholecalciferol (25-OH-D_3) hydroxyliert. Das nicht umgewandelte D_3 wird in der Muskulatur und im Fettgewebe gespeichert. 25-OH-D_3 ist die **wichtigste Transportform** des Vitamin D und macht den größten Teil der im Blut nachweisbaren biologischen Vitamin-D-Aktivität aus. In der Niere wird diese Verbindung nochmals hydroxyliert zu 1,25-Dihydroxycholecalciferol (1,25-$[OH]_2$-D_3), auch als Calcitriol bezeichnet. Erst dieser Metabolit ist das am Endorgan angreifende aktive Produkt.

1,25-$(OH)_2$-D_3 hat alle **Eigenschaften eines Hormons**. Es wird in einem einzigen Organ, der Niere, gebildet, wobei bestimmte Regulationsmechanismen die Syntheserate dem Bedarf anpassen. Es wird in das Blut sezerniert und gelangt auf diese Weise zu den entfernten Erfolgsorganen, vor allem Darm und Knochen. Es gleicht damit anderen Hormonen.

In der Mukosazelle aktiviert es die Synthese des Vitamin-D-abhängigen, Kalzium bindenden Proteins. Dieses Protein spielt eine wichtige Rolle für den intestinalen Kalziumtransport.

Die Bildung von 1,25-$(OH)_2$-D_3 in der Niere wird eingestellt, wenn die Serumkalziumkonzentration im Normbereich liegt.

1,25-$(OH)_2$-D_3 wirkt jedoch nicht nur regulierend auf die Kalziumhomöostase, sondern generell auf **zelluläre Transportschritte**. So hat es Einfluss auf zahlreiche endokrine Regelsysteme, auf Immunantworten und Makrophagenfunktionen, auf Muskel- und Myokardstoffwechsel sowie zahlreiche proliferierende Zellsysteme (Spermatogenese, Epidermis, Intestinalmukosa etc.).

Es gibt Hinweise auf eine positive immunsuppressive Wirkung von Vitamin D bei verschiedenen Autoimmunerkrankungen. Die bisherigen Hinweise darauf, dass eine Vitamin-D-Supplementierung in der frühen Kindheit das Diabetes-mellitus-Typ-1-Risiko verringert, wurden durch eine prospektive finnische Studie bestätigt. Kinder mit Supplementierung hatten ein 80% geringeres Erkrankungsrisiko als Kinder ohne Gabe von Vitamin D [126]. Finnland hat weltweit die höchste Diabetesinzidenz (dreimal höher als in Deutschland). Möglicherweise besteht ein Zusammenhang zur Vitamin-D-Synthese in der Haut unter geringer Sonnenexposition.

Parathormon, das Hormon der Nebenschilddrüse, dessen Blutspiegel bei Hypokalzämie steigt, fördert die Umwandlung von 25-Hydroxycholecalciferol in 1,25-Dihydroxycholecalciferol. Hohe Phosphat- und Kalziumkonzentrationen im Serum hemmen die Synthese in der Niere.

Der **Vitamin-D-Gehalt der Milch** ist niedrig und deckt den Bedarf des Säuglings nicht. Es tritt jedoch, bei optimaler Ernährung der Mutter, während der Schwangerschaft transplazentar so viel Vitamin D auf den Embryo über, dass ausreichend Vitamin-D-Depots vor einer Mangelversorgung schützen [82].

Bei einer Reihe gastroenterologischer Erkrankungen kommt es zu einer **Mangelversorgung** des Organismus mit Vitamin D.

So wurden z.B. bei Patienten mit **Morbus Crohn** signifikant niedrige Serumspiegel an Vitamin D gemessen. Eine Erhöhung der alkalischen Serumphosphatase, röntgenologische Skelettveränderungen, Knochenschmerzen und gelegentliche Spontanfrakturen sind auf diese Mangelversorgung zurückzuführen (Lit. bei [81]).

Vitamin-D-Defizite sind **im Alter** häufig. Das bereits durch verminderte Aufnahme mit der Nahrung entstandene Defizit wird noch durch eine Abnahme der Vitamin-D-Synthese unter Einfluss von UV-Licht in der Haut verstärkt. Darüber hinaus entwickelt sich mit zunehmendem Lebensalter eine **Resistenz der Enterozyten gegen 1,25-$[OH]_2$-D_3**. Auch die Synthese des für die Bildung von 1,25-$[OH]_2$-D_3 erforderlichen Enzyms 1-α-Hydroxylase in der Niere nimmt ab.

Bei den **in Europa,** insbesondere in England, in großer Zahl lebenden **Asiaten** findet sich überdurchschnittlich häufig ein Vitamin-D-Mangel. Grund hierfür ist die überwiegend vegetarische Ernährung in Kombination mit einer geringen Eigensynthese in der Haut bei geringer Sonnenlichtexposition und intensiv pigmentierter Haut.

Toxizität. Wegen zunehmender Hinweise auf Vitamin-D-Defizite bei Teilen der Bevölkerung werden in manchen Ländern Lebensmittel mit Vitamin D angereichert. Dies hat zur Folge, dass u.U. der Vitamin-D-Bedarf ausschließlich aus präformiertem Vitamin D gedeckt wird.

Da kein auf dem Land lebendes Wirbeltier seinen Vitamin-D-Bedarf ausschließlich auf diesem Wege deckt, ohne dass die Eigensynthese in der Haut mit in die Bedarfsdeckung einbezogen wird, besteht die Gefahr einer permanenten Überdosierung mit hieraus resultierenden negativen Folgen, wie etwa der Begünstigung chronischer Gefäßerkrankungen [82].

Allerdings wird auch bei intensiver UV-Bestrahlung der Haut die Vitamin-D-Synthese dem Bedarf angepasst, sodass eine Überversorgung weniger wahrscheinlich ist.

Vitamin E

Unter dem Begriff Vitamin E oder **Tocopherole** werden eine Reihe von Substanzen zusammengefasst, die sich in ihrem molekularen Aufbau gering unterscheiden. Die Aktivität der einzelnen Substanzen, die mit verschiedenen Tests bestimmt wird, variiert sehr. Die wichtigsten natürlichen Vitamin-E-Verbindungen sind α-, β-, γ-, δ-Tocopherol, die sich chemisch nach Anzahl und Stellung von Methylgruppen am Chromanring unterscheiden.

Sie werden ausschließlich in **Pflanzen** synthetisiert, wobei sich das Verhältnis der einzelnen Tocopherole zueinander im Laufe des Wachstums der Pflanze ändert.
Die größte biologische Wirkung besitzt das **α-Tocopherol**.

Der höchste Vitamin-E-Gehalt findet sich in Pflanzenölen wie Weizenkeim-, Maiskeim- und Sonnenblumenöl.

Es bestehen Unterschiede zwischen natürlichem und synthetischem Vitamin E.

Die **natürliche Form** ist RRR-α-Tocopherol (alte Bezeichnung D-α-Tocopherol). Sie ist stereochemisch einheitlich. Die biologische Aktivität von synthetischem Tocopherol beträgt etwa ⅔ der Aktivität von RRR-α-Tocopherol.

Synthetisches Vitamin E ist ein racemisches Gemisch aus acht Stereoisomeren. Bezeichnet wird es als all-rac-α-Tocopherol (alte Bezeichnung D,L-α-Tocopherol). Die höchste biologische Wirkung besitzt RRR-α-Tocopherol.

Da außer **α-Tocopherol** alle anderen Tocopherole biologisch wenig aktiv sind, ist der Wert eines Öls für die Vitamin-E-Bedarfsdeckung am α-Tocopherol und nicht am Gesamttocopherolgehalt zu messen.

Reich an α-Tocopherol sind beispielsweise Weizenkeim-, Maiskeim- und Sonnenblumenöl. Sojaöl mit einem Gehalt von 700–1200 mg Gesamttocopherol/kg ist eine schlechte Vitamin-E-Quelle, da nur etwa 3–11% des Gesamttocopherols auf α-Tocopherol entfallen.

In manchen Regionen, etwa den USA, ist der Verzehr von Sojaöl sehr hoch. Dies hat zur Folge, dass trotz der irreführend hohen Zufuhr von Gesamttocopherol hierdurch die Vitamin-E-Versorgung der Bevölkerung ungünstig beeinflusst wird.

Relativ reich an Vitamin E sind weiterhin Eier, Vollgetreideprodukte, Nüsse und verschiedene Gemüsesorten [71].

Vitamin E wirkt in Pflanzen als **Antioxidans.** Es schützt insbesondere mehrfach ungesättigte Fettsäuren vor der Peroxidation.

Der **Vitamin-E-Bedarf** des Menschen steht in engem Zusammenhang mit der Zufuhr von ungesättigten Fettsäuren. Da das Vitamin beim Schutz vor Peroxidation selbst verbraucht wird, steigt der Bedarf mit zunehmendem Verzehr von ungesättigten Fettsäuren. Darüber hinaus hemmen Polyensäuren die Resorption von Vitamin E (vgl. Kap. 4.5.3).

Obwohl die meisten Pflanzenöle mit hohem Anteil an mehrfach ungesättigten Fettsäuren auch reich an Vitamin E sind, entscheidet der **Nettogehalt an Vitamin E** (nach Abzug der für den Schutz der Polyensäure benötigten Menge) darüber, ob ein solches Öl ein Vitamin-E-Lieferant ist bzw. ein **Defizit** induziert [14].

Die D-A-CH-Referenzwerte empfehlen Jugendlichen und Erwachsenen eine tägliche Zufuhr zwischen 11 und 15 mg Äquivalent Vitamin E.

1 mg RRR-α-Tocopherol-Äquivalent = 2 mg RRR-β-Tocopherol = 4 mg RRR-γ-Tocopherol = 100 mg RRR-δ-Tocopherol. Früher wurde der Vitamin-E-Gehalt in Internationalen Einheiten (I.E.) angegeben. 1 mg α-Tocopherol-Äquivalent = 1,5 I.E.

Tocopherol wird wie die übrigen fettlöslichen Vitamine bei normaler Gallen-, Pankreas- und Dünndarmfunktion **resorbiert** und in der Leber und im Fettgewebe **gespeichert**.

Verestertes Tocopherol wird im Darmlumen hydrolysiert, in Form gemischter Mizellen resorbiert und dann in Chylomikronen über die Lymphe **abtransportiert**. Hieran schließt sich eine Umverlagerung des Tocopherols auf Lipoproteine an. Etwa 65% werden mit der LDL-Fraktion, 24% mit der HDL-Fraktion und 8% mit der VLDL-Fraktion transportiert.

Es gibt im Plasma kein spezifisches Trägerprotein für Tocopherol, so wie es beispielsweise für Vitamin A bekannt ist.

Im Mittel werden etwa 30% des oral aufgenommenen Vitamins resorbiert. Die Resorption ist dosisabhängig und beträgt bei pharmakologischer Dosierung von 200 mg pro Tag nur ca. 10%.

Bei Erkrankungen, die mit einer Maldigestion bzw. Malabsorption einhergehen, ist die Tocopherolresorption vermindert.

Niedrige Konzentrationen dieses Vitamins lassen sich je nach Schwere des Krankheitsbildes bei den Patienten nachweisen (Lit. bei [18]).

Die noch nicht völlig aufgeklärte **Funktion** des Vitamins im Stoffwechsel beruht im Wesentlichen auf seiner antioxidativen Eigenschaft, wodurch z.B. mehrfach ungesättigte Fettsäuren und Vitamin A vor der Oxidation geschützt werden. Wie bereits erwähnt, steigt der Vitamin-E-Bedarf mit zunehmendem Gehalt der Nahrung an mehrfach ungesättigten Fettsäuren. Pro Gramm aufgenommener Linolsäure steigt der Bedarf um 0,5–1,0 mg.

Megadosen von bis zu 2000 und mehr mg α-Tocopherol pro Tag werden gut toleriert. **Langfristige Einnahmen** von 600 mg RRR-α-Tocopherol gelten als sicher unbedenklich.

Da Vitamin E antithrombotische und Vitamin-K-antagonistische Wirkung besitzt, können hohe Dosen bei **Antikoagulantienbehandlung** stören.

Vitamin K

**(Phyllochinon = Vitamin K_1,
Menachinon = Vitamin K_2,
Menadion = Vitamin K_3)**

Nach den D-A-CH-Referenzwerten für die Nährstoffzufuhr [205] gelten als Schätzwert für eine angemessene tägliche Vitamin-K-Zufuhr 60–80 µg für Erwachsene und für Kinder zwischen 1 und 4 Jahren 15 µg. Die Zufuhr soll steigen bis auf 50 µg bei 13- bis 15-Jährigen.

Vitamin K_1 findet sich in Pflanzen, Vitamin K_2 in Bakterien. Das synthetisch hergestellte Vitamin K_3 sollte wegen toxischer Nebenwirkungen nicht mehr verwendet werden.

Das von Pflanzen und Bakterien synthetisierte Vitamin K bedarf insbesondere einer normalen Gallesekretion, um **optimal resorbiert** zu werden. Nur unzureichend untersucht ist die Bioverfügbarkeit von Vitamin K_1 aus den verschiedenen Lebensmitteln. Beim Vergleich der Plasmakonzentrationen von Phyllochinon (Vitamin K_1) nach oraler Zufuhr eines Präparates bzw. von gekochtem Spinat ergab sich aus dem Gemüse nur eine Ausnutzung von 4% im Vergleich zu der aus dem Präparat. Aus Spinat wurde die dreifache Menge des Vitamins resorbiert, wenn Butter zugesetzt wurde [95]. Andere Autoren fanden die Bioverfügbarkeit aus Spinat, Brokkoli und anderem Gemüse in einer 400-kcal-Mahlzeit mit 27 Energieprozent Fett um das 5- bis 6fache niedriger als aus einem Präparat [93].

Ob das von der **Darmflora** in großer Menge synthetisierte Vitamin vom Menschen genutzt werden kann, wird unterschiedlich beurteilt. Die Tatsache, dass sich ein Vitamin-K-Mangel häufiger bei Patienten nach antibiotischer Therapie findet, stützt die Annahme, dass im Kolon synthetisiertes Vitamin K zur Bedarfsdeckung beiträgt.

In einem Versuch konnten unter fünfwöchigem Fasten keine Vitamin-K-Mangelerscheinungen nachgewiesen werden, während sich ein Mangel bereits nach 3–4 Wochen einstellte, wenn die Versuchspersonen gleichzeitig **Antibiotika** erhielten.

> Affen, die über 9 Monate Vitamin-K-frei ernährt wurden, zeigten nur eine sehr geringe Abnahme der Prothrombinzeit, woraus zu schließen ist, dass der Bedarf weitgehend durch das im Kolon synthetisierte Vitamin K gedeckt werden kann. Hierfür spricht auch die Tatsache, dass eine Behandlung mit Tetrazyklin bzw. Neomycin sehr schnell Vitamin-K-Mangel-Zeichen bei den Tieren induzierte (Lit. bei [191]).
> Menadionbestimmungen in Fäzes gesunder Versuchspersonen ergaben hohe Konzentrationen. Selbst dann, wenn wesentliche Anteile in Darmbakterien fixiert sind, muss angenommen werden, dass freies Menadion vorliegt und resorbiert wird [44].

Blutungsneigung als Folge eines **Vitamin-K-Mangels** wurde insbesondere in der postoperativen Phase und bei chronisch Niereninsuffizienten beobachtet, wenn gleichzeitig die Ernährung unzureichend war.

Mit Hilfe **radioimmunologischer Methoden** zum Nachweis von Vitamin K kann eine unzureichende Versorgung mit diesem Vitamin bereits nachgewiesen werden, bevor Parameter der Blutgerinnung von der Norm abweichen. Bei Anwendung dieser Methoden finden sich bei den verschiedensten Erkrankungen der Gastrointestinalorgane, wie Morbus Crohn, Colitis ulcerosa, einheimische Sprue, Kurzdarmsyndrom etc., in etwa 30% der Fälle Hinweise auf eine suboptimale Versorgung mit Vitamin K (Lit. bei [65]).

Die **Gerinnungsfaktoren** Prothrombin und die Faktoren VII, IX und X können nur beim Vorhandensein von Vitamin K in der Leber synthetisiert werden. Wird die Ausnutzung des mit der Nahrung aufgenommenen Vitamin K beeinträchtigt, z. B. durch einen Mangel an Gallenflüssigkeit bei Gallengangsverschluss, so stellt sich nach wenigen Tagen eine Blutungsneigung als Folge einer verminderten Synthese von Gerinnungsfaktoren ein **(sog. cholämische Blutungen)**.

> Sowohl die Konzentration von Vitamin K als auch die von Vitamin-K-abhängigen Gerinnungsfaktoren ist beim **Neugeborenen** sehr niedrig („physiologischer Vitamin-K-Mangel des Neugeborenen").

Zur Vermeidung von Vitamin-K-Mangelblutungen – häufig als Gehirnblutung – empfahl die Ernährungskommission der Deutschen Gesellschaft für Kinderheilkunde eine **orale Vitamin-K-Prophylaxe**.

Eine für die Praxis wichtige Frage ist die nach dem Einfluss von Vitamin-K-reichen Nahrungsmitteln auf die **Blutgerinnung** bei Patienten mit **Antikoagulantienbehandlung**.

Insbesondere Spinat, Blumenkohl und Weißkohl sind reich an Vitamin K.

> In Untersuchungen an Personen, die unter Antikoagulantienbehandlung standen, konnte gezeigt werden, dass selbst große Mengen, etwa 500 g Spinat, den Quickwert nicht bzw. nur unwesentlich beeinflussen (Lit. bei [84, 156]). Andere Autoren weisen darauf hin, dass nur dann, wenn der Verzehr von Blattgemüse, dem wesentlichen Vitamin-K-Lieferanten unserer Nahrung,

weitgehend konstant bleibt, ein Einfluss auf den Bedarf an Antikoagulantien nicht zu erwarten ist.

So wird beispielsweise von amerikanischen Autoren darauf hingewiesen, dass eine regelmäßige Erhöhung der täglichen Vitamin-K-Zufuhr um 250 µg bei den meisten Patienten auch eine Steigerung der Antikoagulantiendosis erfordert. Die tägliche Variation in der Vitamin-K-Zufuhr sollte möglichst 200–500 µg nicht übersteigen [107].

Deutliche Änderungen der Ernährungsweise, wie etwa der Übergang von einer „normalen" Ernährung auf eine sehr fettarme Kost oder die plötzliche Umstellung auf eine Kost sehr reich an Blattgemüse, sollten zu einer besonderen **Überwachung der Gerinnungsparameter** veranlassen.

Das Gleiche gilt für den gelegentlich hohen Verzehr von Leber [39].

Berücksichtigt werden muss auch die Tatsache, dass die bakterielle Synthese von Vitamin K im Kolon sowohl durch Umstellungen der Ernährung als auch vor allem durch Gabe von Antibiotika geändert werden kann [77, 139, 159, 192].

Trotzdem gibt es entgegen der häufig geäußerten Meinung keine Begründung für eine spezielle Diät bei Behandlung mit Cumarinen **(„Markumardiät")**. Auf die Bedeutung hoch dosierter Vitamin-E-Zufuhr wurde bereits hingewiesen (s. Vitamin E).

Vitamin K ist auch **essentiell für die Synthese** weiterer Proteine. Dies gilt besonders für **Osteocalcin,** ein Protein der extrazellulären Matrix des Knochens. Eine ausreichende Vitamin-K-Versorgung ist sowohl für die Skelettentwicklung während der Wachstumsphase als auch für den Erhalt der Knochenmasse im Erwachsenenalter erforderlich. Die Entwicklung einer Osteoporose (vgl. Kap. 8.1) wird wahrscheinlich durch eine unzureichende Bedarfsdeckung begünstigt.

Die **besten Quellen** für Vitamin K sind grünes Blattgemüse, einige Leguminosen und Raps- bzw. Sojaöl (Lit. bei [231]).

1.7.2 Wasserlösliche Vitamine

Alle wasserlöslichen Vitamine, abgesehen vom Vitamin B_{12}, werden **im oberen Dünndarm resorbiert**. Aktive Resorptionsmechanismen konnten bisher nicht mit Sicherheit nachgewiesen werden.

Voraussetzung für eine optimale Ausnutzung der mit der Nahrung aufgenommenen Vitamine ist eine **intakte Dünndarmmukosa,** während die Bedingungen einer optimalen Fettresorption, wie bei der Resorption der fettlöslichen Vitamine, nicht erforderlich sind.

Im Stoffwechsel kommt den wasserlöslichen Vitaminen eine Reihe wichtiger Funktionen zu.

Vitamin B_1

Die D-A-CH-Referenzwerte [205] empfehlen als tägliche Zufuhr zwischen 1,0 und 1,3 mg Thiamin ab dem 16. Lebenjahr und für Kinder vom 1. bis 15. Lebensjahr je nach Alter 0,6 bis 1,4 mg.

Der vom Energieverbrauch abhängige **Thiaminbedarf** wird mit 0,5 mg/1000 kcal angegeben. Eine Zufuhr von 1 mg/Tag sollte von Erwachsenen nicht unterschritten werden.

Die Versorgung mit Thiamin ist bei großen Teilen der Bevölkerung westlicher Industrieländer nicht optimal. **Mangelversorgung** wird insbesondere bei Alkoholikern häufig beobachtet. Diuretika steigern die renale **Thiaminausscheidung** [229, 141], sodass unter Langzeitbehandlung, etwa bei Patienten mit Herzinsuffizienz, die Thiaminversorgung beeinträchtigt werden kann.

Pyrophosphat des Vitamin B_1 **(Thiamin)**, die Cocarboxylase, ist Coenzym verschiedener Enzyme des Kohlenhydratstoffwechsels und wichtig für den Ablauf einer normalen Erregungsfunktion in den Nervenzellen.

Thiamin ist eines der Vitamine mit dem höchsten thermischen Abbau. Je nach Garbedingung und Art des Nahrungsmittels kommt es zu Verlusten zwischen 9 und 70%.

In Entwicklungsländern werden immer wieder hochgradige Vitamin-B_1-Mangelzustände **(Beriberi)** beobachtet. Als Ursache wird das Zusammenwirken verschiedener Faktoren wie schwere körperliche Arbeit, hohe Verluste bei der Zubereitung der Nahrung und möglicherweise das Vorhandensein von Substanzen mit Antivitaminwirkung in der Nahrung diskutiert [244].

Vitamin B_2

Die empfohlene tägliche Zufuhr liegt ab dem 4. Lebensjahr zwischen 0,7 und 1,5 mg [205].

Vitamin B_2 **(Riboflavin)** bildet die Wirkgruppe in den Flavoproteinen, Enzymen, die biologische Oxidationsvorgänge steuern.

Vitamin B_6

Die empfohlene tägliche Zufuhr liegt ab dem 13. Lebensjahr zwischen 1,4 und 1,6 mg, bei Kindern zwischen 0,6 und 1,0 mg.

Vitamin B_6 **(Pyridoxin)** ist Coenzym einer Reihe wichtiger Enzyme des Aminosäurestoffwechsels, insbesondere der sog. Transaminasen in der Leber, und von Enzymen beim Abbau der Aminosäuren Tryptophan und Methionin. Wegen der zentralen Bedeutung von Vitamin B_6 beim Aminosäurestoffwechsel steigt der Bedarf dann an, wenn die Eiweißzufuhr über dem Bedarf liegt. Darüber hinaus ist Vitamin B_6 an der Synthese von Vorstufen des Hämoglobins beteiligt.

Schwangere und Frauen, die orale Kontrazeptiva einnehmen, müssen höhere B_6-Mengen aufnehmen, damit die Serumkonzentration im Normbereich liegt [61]. Es gibt Hinweise darauf, dass während der Schwangerschaft B_6-Mangelerscheinungen auftreten können.

> Mangel- bzw. suboptimale Versorgung mit Vitamin B_6 hat negative Folgen für die Regulation immunologischer Funktionen.

Dies gilt insbesondere für das **höhere Lebensalter**. Es wird diskutiert, dass im Alter erst mit einer deutlich über den üblichen Empfehlungen liegenden Zufuhr von Vitamin B_6 normale immunologische Funktionen gewährleistet sind [194].

Nicht eindeutig geklärt ist der offenbar höhere Bedarf an Vitamin B_6 bei **HIV-Infizierten**. Auch hier lassen sich möglicherweise mit einer über der üblichen empfohlenen Zufuhr liegenden Vitamin-B_6-Dosis positive Effekte auf das Immunsystem erzielen [194].

Die Bedeutung von Vitamin B_6 für die Entstehung der **Hyperhomocysteinämie** siehe bei Folsäure und Abb. 1-25.

Bei langfristiger Aufnahme von 50–500 mg Pyridoxin/Tag wurden periphere sensible Neuropathien beschrieben. Eine Zufuhr von bis zu 100 mg/Tag gilt heute als unbedenklich.

Niacin

Mit der Bezeichnung Niacin werden **Nikotinsäure** und **Nikotinsäureamid,** die beide als Vitamine wirken, zusammengefasst. Nikotinsäure ist Coenzym der Enzyme NAD und NADP.

Niacin wird bei der in Mitteleuropa üblichen Ernährung in ausreichender Menge mit der Nahrung aufgenommen. Zusätzlich kann aus der Aminosäure **Tryptophan** Nikotinsäure gebildet werden. Das Ausmaß der Umwandlung ist von einer Reihe von Faktoren abhängig. Aus 60 mg Tryptophan wird etwa 1 mg Nikotinsäureamid gebildet.

Die empfohlene Zufuhr für Kinder und Erwachsene liegt zwischen 13 und 18 mg-Äquivalent [205] (1 mg Niacin-Äquivalent = 60 mg Tryptophan).

> Im Getreide, insbesondere im Mais, liegt ein großer Teil der Nikotinsäure in einer Bindung vor, die im Verdauungstrakt nur teilweise aufgeschlossen werden kann.

Niacinmangel mit Hautveränderungen wird gelegentlich **nach Einnahme von Medikamenten** wie Tuberkulostatika, Analgetika, Psychopharmaka etc., welche den Niacinstoffwechsel antagonisieren, beobachtet, ohne dass die Wirkmechanismen im Detail bekannt sind.

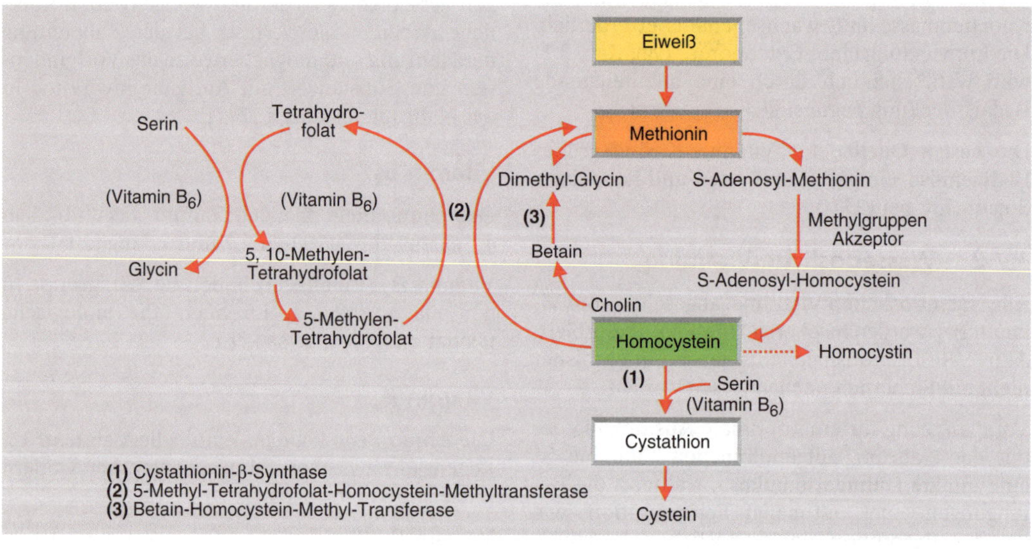

Abb. 1-25 Methionin-Homocystein-Stoffwechsel.

Pellagra ist die klassische Niacinmangelerkrankung. Sie fand sich schon früher häufig in Ländern, deren Bevölkerung sich überwiegend von **Mais** ernährte. An der Entstehung dieser Erkrankung ist wahrscheinlich neben einem Mangel an Niacin auch eine Unterversorgung mit anderen Vitaminen beteiligt.

Eine Rolle beim Zustandekommen dieser mit Hautpigmentierungen, Durchfällen, Erbrechen, Verwirrtheitszuständen etc. einhergehenden Erkrankung spielt wahrscheinlich auch zusätzlich eine **Imbalance zwischen** den Aminosäuren Leucin und **Tryptophan**.

Biotin

Biotin wirkt als **Coenzym bei Carboxylierungen**.

Avidin, ein im Eiklar enthaltenes Nukleoprotein, bindet Biotin und macht es biologisch unwirksam. Dieser **Antivitamineffekt** des Avidins geht beim Erhitzen verloren.

Bei Versuchstieren führte **Biotinmangel** zu Hautveränderungen und neuromuskulären Störungen.

Beim Menschen führt Biotinmangel – hierfür sprechen Beobachtungen **bei langfristiger parenteraler Ernährung** – zu Haarausfall, Dermatitis, niedrigem Blutdruck und zentralnervösen Störungen [179].

Bei Säuglingen und Kleinkindern lassen sich seborrhoische Hautveränderungen und die Leinersche Krankheit durch **hohe Dosen Biotin** positiv beeinflussen.

Das Vitamin findet sich in einer Vielzahl von Lebensmitteln, sodass keine Gefahr der Mangelversorgung besteht. Darüber hinaus scheint enteral synthetisiertes Biotin z. T. resorbiert zu werden.

> Wichtige **Biotinquellen** sind Innereien, Eigelb, Haferflocken, Möhren und Erdnüsse.

Der Schätzwert für eine angemessene tägliche Zufuhr liegt bei Kindern zwischen 10 und 35 µg und bei Erwachsenen zwischen 30 und 60 µg [205].

Niedrige Serumkonzentrationen wurden bei alkoholischen Leberschäden gemessen. Wahrscheinlich ist die Ausnutzung des mit der Nahrung aufgenommenen Vitamins bei Achlorhydrie und Zustand nach Magenoperation vermindert [24].

Pantothensäure

Pantothensäure ist Bestandteil des im Stoffwechsel eine zentrale Stellung einnehmenden Coenzyms A, welches die Übertragung von Acetylgruppen ermöglicht (s. Abb. 1-2).

Als Schätzwert für eine angemessene tägliche Zufuhr werden ab dem 1. Lebensjahr 4 bis 6 mg angegeben [205].

Vitamin B_{12}

Vitamin B_{12} ist ein Sammelbegriff für mehrere unterschiedliche Corrinoide, die auch als Cobalamine bezeichnet werden.

Die empfohlene tägliche Zufuhr wird für Erwachsene mit 3,0 µg und für Kinder ab 1 Jahr mit 1,0 µg, ansteigend bis 3,0 µg bei 13- bis 15-Jährigen, angegeben [205].

Vitamin B_{12} ist an der **Nukleinsäuresynthese** und somit der Neubildung von Bausteinen der Zellkerne beteiligt.

Das bekannteste Vitamin dieser Gruppe ist das Cyanocobalamin.

Bei einem Mangel kommt es zu einer Verringerung der Zellteilung im Knochenmark und damit zu der als **perniziöse Anämie** bezeichneten Blutarmut.

Das mit der Nahrung aufgenommene Vitamin B_{12}, auch „Extrinsic factor" genannt, liegt in freier Form und an Protein gebunden vor. Im Magen wird das Vitamin unter dem Einfluss von Salzsäure und Pepsin aus der Proteinbindung freigesetzt. Bei saurem pH-Wert bindet Cobalamin überwiegend an das Protein Haptocorrin (R-Protein) und nur zu einem geringen Teil an den von der Magenschleimhaut sezernierten Intrinsic factor (Castlesches Ferment). Im oberen Dünndarm wird Vitamin B_{12} unter dem Einfluss von Pankreastrypsin aus seiner Bindung an Haptocorrin gelöst und anschließend an Intrinsic factor gebunden. Der Extrinsic-Intrinsic-factor-Komplex bindet an spezifische Rezeptoren in der Schleimhaut des terminalen Ileums. Anschließend folgt die Resorption in die Blutbahn. Die bei Sub- und Anazidität regelmäßig nachweisbare bakterielle Besiedlung des Magens geht sowohl mit einem Verbrauch an Vitamin B_{12} als auch der bakteriellen Synthese von Substanzen einher, die in der Ileumschleimhaut mit dem Vitamin um Rezeptoren konkurrieren. Dies gilt auch für die Senkung der Magensaftresektion durch H_2-Antagonisten bzw. Protonenpumpenhemmer. Es kommt dosisabhängig zur Reduktion der Vitamin-B_{12}-Resorption [173, 174].

Mit zunehmendem Lebensalter kommt es zu Beeinträchtigungen der für eine optimale Vitamin-B_{12}-Resorption genannten Voraussetzungen. Höheres Lebensalter bedeutet einen vermehrten Befall der Magenschleimhaut mit Helicobacter pylori – in Mitteleuropa mehr als 50% ab dem 50. Lebensjahr – und hierdurch bedingt Entwicklung einer chronischen Gastritis (Gastritis B) mit Sub- und Anazidität sowie verminderter Intrinsic-factor-Produktion. Bereits lange vor der Entdeckung des Helicobacter pylori war bekannt, dass sowohl die basale als auch histaminstimulierte Säuresekretion des Magens mit zunehmendem Lebensalter geringer wird.

Die operative Entfernung des Magens (bzw. des terminalen Ileums) führt folglich ebenso wie eine Atrophie der Magenschleimhaut mit dem Unvermögen, Intrinsic factor zu bilden, und ausgedehnten krankhaften Veränderungen der Ileumwand zu einem Mangel an Vitamin B_{12} infolge fehlender Ausnutzung des mit der Nahrung aufgenommenen Vitamins.

Vitamin B_{12} ist das einzige wasserlösliche Vitamin, das in nennenswerten Mengen, und zwar in der Leber, gespeichert wird. Dies ist der Grund dafür, dass sich nach einer Unterbrechung der Vitamin-B_{12}-Zufuhr, z.B. nach totaler Gastrektomie (vgl. Kap. 3.3.5), und damit dem völligen Wegfall der Intrinsic-factor-Produktion, oder nach operativer Entfernung des terminalen Ileums, Vitamin-B_{12}-Mangelerscheinungen, insbesondere eine makrozytäre Anämie, erst nach 1–2 Jahren entwickeln.

Die **Vitamin-B_{12}-Depots** der menschlichen Leber entsprechen etwa dem tausendfachen täglichen Bedarf.

Eine streng vegetarische Kost (vgl. Kap. 20) ohne Milch- und Eierprodukte müsste, wenn sie über Jahre eingehalten wird, einen Vitamin-B_{12}-Mangel zur Folge haben. Trotz dieses rein rechnerisch zu erwartenden Mangels konnte nachgewiesen werden, dass bei **Vegetariern** zwar die Vitamin-B_{12}-Spiegel im Plasma während der ersten 2–3 Jahre auf sehr niedrige Werte abfallen, sich dann aber nur wenig verändern. Hierbei liegt der Gehalt an Vitamin B_{12} in den Erythrozyten im gleichen Bereich wie bei sich normal ernährenden Kontrollpersonen.

Ein echter **Mangel** an Vitamin B_{12} entwickelt sich nur sehr selten bei Vegetariern.

Deshalb wird angenommen, dass bei den wenigen, bei denen sich ein solcher Mangelzustand einstellt, zusätzliche Faktoren, möglicherweise eine **verminderte Produktion von Intrinsic factor** bei Magenschleimhautatrophie, mitwirken.

Es gibt Hinweise darauf, dass bei fehlender oraler Zufuhr des Vitamins eine Bedarfsdeckung durch die **Synthese** der Bakterienflora **im unteren Dünndarm** erfolgt. Intrinsic factor gelangt in aktiver Form in diesen Darmbereich und gewährleistet die Resorption.

Kann der Cobalamin-Bedarf aus den genannten Gründen nicht gedeckt werden, so wird das Vitamin in der Regel durch intramuskuläre Injektion im Abstand von 1–3 Monaten substituiert. Da Vitamin B_{12} bei extrem hoher Dosierung auch durch passive Diffusion zu etwa 1% in die Blutbahn übertritt, kann auch durch tägliche orale Gabe von etwa 1000 µg eine ausreichende Bedarfsdeckung erreicht werden [69].

Die Bedeutung von Vitamin B_{12} für die Entstehung der Hyperhomocysteinämie siehe Folsäure und Abbildung 1-25.

Folsäure

Die empfohlene tägliche Zufuhr für Erwachsene und Kinder ab 10 Jahren beträgt 400 µg Folat-Äquivalent. In den 1998 publizierten Dietary Reference Intakes der USA [57] wird erstmals diese neue Definition verwendet; sie besagt: 1 µg Nahrungsfolat = 0,5 µg synthetischer Folsäure (Pteroylmonoglutamat). Für Schwangere wurden 600 µg empfohlen. Frauen, die schwanger werden wollen oder könnten, sollten zusätzlich 400 µg synthetischer Folsäure (Pteroylmonoglutaminsäure, PGA) in Form von Supplementen aufnehmen, um Neuralrohrdefekten vorzubeugen. Diese erhöhte Folsäurezufuhr sollte spätestens 4 Wochen vor Beginn der Schwangerschaft erfolgen und während des ersten Drittels der Schwangerschaft beibehalten werden [205].

In unseren Lebensmitteln liegt Folsäure sowohl in freier (Pteroyl-mono-glutamat) als auch gebundener Form (Pteroyl-poly-glutamat) vor.

Die Bioverfügbarkeit beträgt bei der freien über 90% und bei der gebundenen Form nur etwa 20%. Bei der Relation beider Formen in unserer Nahrung kann von einer **Gesamtbioverfügbarkeit** von etwa 40% ausgegangen werden. Erhebliche Teile des Nahrungsfolates gehen bei der **Zubereitung** und **Lagerung** durch Hitzeeinwirkung, Oxidation und Lösen im Kochwasser verloren.

Eine **unzureichende Bedarfsdeckung** findet sich häufig – abgesehen von bestimmten Erkrankungen wie z.B. Morbus Crohn (s. Kap. 3.4.3) und bei Alkoholikern (s. Kap. 1.9) – **in der Schwangerschaft**. Ein signifikanter Anstieg der Folsäurestoffwechselprodukte im Harn im zweiten Trimester und ein Rückgang zu den Ausgangswerten nach der Geburt belegen einen erhöhten Katabolismus des Vitamins [176]. **Hyperchrome Anämien** in der Schwangerschaft können die Folge eines Folsäuredefizits sein.

Das Risiko kongenitaler Missbildungen, insbesondere des **Neuralrohrdefektes**, steigt bei nicht ausreichender Deckung des Folsäurebedarfs während der Schwangerschaft (s. Kap. 15).

Dem erhöhten Bedarf muss, wie Untersuchungen der letzten Jahre gezeigt haben, mehr Aufmerksamkeit gewidmet werden (vgl. Kap. 15). In England und in den USA wird durch Anreicherung von Brot- und Backwaren mit Folsäure versucht, eine optimale Versorgung der Bevölkerung zu sichern.

Folsäure ist wie das Vitamin B_{12} erforderlich für die Nukleinsäuresynthese.

Unter totaler **parenteraler Ernährung,** insbesondere dann, wenn Aminosäurelösungen infundiert werden, besteht die Gefahr einer Verminderung der Serumfolsäurekonzentration bis hin zur Entwicklung von megaloblastischen Anämien [192]. Der genaue Mechanismus des Abfalls der Folsäurekonzentration ist nicht bekannt.

Es muss darauf geachtet werden, dass unter totaler parenteraler Ernährung möglichst mehr als die dem täglichen Bedarf entsprechende Folsäuremenge infundiert wird.

Wesentliche **Folgeschäden** einer unzureichenden Deckung des Bedarfs an Folsäure, aber auch an Vitamin B_{12} und B_6 beruhen auf einer vermehrten Bildung von Homocystein, einem Intermediärprodukt des Methioninstoffwechsels (s. Abb. 1-25).

Bei gesunden, optimal Ernährten wird das Intermediärprodukt Homocystein entweder zu Methionin remethyliert oder über Cystathionin zu Cystein umgewandelt. Die Homocysteinkonzentration in Gewebe und Plasma ist folglich sehr gering.

Die **Hauptspeicher-** und **Transportform** der Folsäure ist 5-CH_3-Tetrahydrofolsäure (5-CH_3-THF). Mit Hilfe des Enzyms 5-Methyltetrahydrofolat-Homocystein-Methyltransferase (Methylentetrahydrofolat-Reduktase) mit dem **CO-Faktor Vitamin B_{12},** wird eine Methylgruppe auf Homocystein übertragen.

Der zweite Stoffwechselweg, die Umwandlung in Cystathionin, wird durch das Enzym Cystathionin-β-Synthetase, welches als **Co-Faktor Vitamin B_6** benötigt, katalysiert.

Erhöhte **Plasma-Homocystein-Konzentrationen** können sowohl Folge angeborener Enzymdefekte als auch Folge eines Mangels der Co-Faktoren Vitamin B_6, B_{12} oder Folsäure sein.

Bei dem angeborenen Enzymdefekt handelt es sich um die **Homocysteinurie,** eine autosomal-rezessiv vererbte Stoffwechselerkrankung. Zugrunde liegt ihr ein Enzymdefekt, der Cystathionin-Synthetase, die Homocystein in Cystathionin umsetzt. Es ist die nach der Phenylketonurie häufigste angeborene Stoffwechselkrankheit (vgl. Kap. 4.7.8).

Als obere Normgrenze der **Homocysteinkonzentration im Plasma** werden 10–17 µmol/l angegeben. Die Hyperhomocysteinanämie wird in eine moderate, mit Plasmakonzentration zwischen 16 und 30 µmol/l, eine mittlere mit 31–100 µmol/l und eine hochgradige mit mehr als 100 µmol/l eingeteilt [140]. Die **Ursachen** einer Hyperhomocysteinämie, unabhängig von einer homozygoten angeborenen Stoffwechselerkrankung, können heterozygote Verlaufsformen dieser Erkrankung bzw. Folgen einer Mangelversorgung mit Folsäure, Vitamin B_{12} und Vitamin B_6 sein.

Hoher Konsum von gefiltertem oder ungefiltertem Kaffee geht mit einer Erhöhung der Plasmahomocysteinkonzentration einher. Die Plasmaspiegel der Vitamine Folsäure, B_6 und B_{12} werden nicht beeinflusst. Die dem Anstieg zugrunde liegenden Mechanismen sind unbekannt [252].

Begünstigt werden durch die hohen Plasmakonzentrationen insbesondere die **arteriosklerotische Gefäßerkrankung** (vgl. Kap. 4.5) und der **Neuralrohrdefekt** (vgl. Kap. 15).

Vitamin C

Die empfohlene tägliche Zufuhr beträgt bei Personen ab 13 Jahren 100 mg und für Raucher 150 mg. Für Kinder zwischen 1 und 13 Jahren werden 60 bis 90 mg empfohlen.

Die bei der Mehrzahl der Säugetiere vorhandene Fähigkeit zur Ascorbinsäuresynthese ging beim Menschen während der Evolution verloren, sodass er auf die regelmäßige Zufuhr mit der Nahrung angewiesen ist.

Vitamin C **(Ascorbinsäure)** bildet mit Dehydroascorbinsäure ein Redoxsystem.

Eine ausreichende Vitamin-C-Konzentration ist für eine Reihe **wichtiger Stoffwechselvorgänge** wie die Synthese des im Bindegewebe enthaltenen Kollagens, die Synthese von Nebennierenrinden- und Nebennierenmarkhormonen, die Resorption von Nicht-Häm-Eisen, Wundheilungsvorgänge, eine optimale Immunfunktion, Hemmung der Nitrosaminsynthese im Magen etc. erforderlich.

Vitamin C gehört mit Vitamin E und Carotinoiden zu den **antioxidativen Nährstoffen,** die vor Schäden durch freie Sauerstoffradikale („oxidativer Stress") schützen. Eine optimale Blut- und Gewebekonzentration schützt vor der Entstehung einer Reihe heute häufiger Erkrankungen, wie Karzinomen (s. Kap. 16), arteriosklerotischen Gefäßveränderungen (s. Kap. 4.5), grauem Star (s. Kap. 13.1) etc.

Ascorbinsäure wird dosisabhängig im oberen Dünndarm resorbiert, d.h., mit steigender Einzeldosis sinkt die **Resorptionsquote.** Während nach oraler Gabe von etwa 180 mg/Tag zwischen 80 und 90 % resorbiert werden, beträgt der resorbierte Anteil bei Gabe von 3 g nur etwa 40 %.

Die **Bioverfügbarkeit** von Vitamin C aus unterschiedlichen Quellen wie Orangen, Orangensaft, gekochtem Brokkoli und Vitamintabletten unterscheidet sich nicht [170].

Die früher insbesondere in den Wintermonaten häufigen Vitamin-C-Mangelkrankheiten – Skorbut beim Erwachsenen und Moeller-Barlowsche-Krankheit bei Säuglingen – werden heute in den westlichen Industrieländern nicht mehr beobachtet. Eine nicht optimale Versorgung mit Vitamin C geht mit uncharakteristischen Beschwerden, wie Leistungsminderung, Müdigkeit, Antriebslosigkeit und u.U. verzögerter Wundheilung und gesteigerter Infektanfälligkeit einher.

Isoascorbinsäure (Erythrobinsäure), ein Sterioisomer von Vitamin C, ist in den USA als Lebensmittelzusatz mit antioxidativer Eigenschaft erlaubt. Die Substanz ist biologisch nicht aktiv. Vergleichende Untersuchungen an gesunden Versuchspersonen ergaben keinen antagonistischen Effekt zum Vitamin C [213].

Vitamin C und Erkältungskrankheiten siehe Kapitel 1.7.4.

1.7.3 Risiken und Nutzen einer hoch dosierten oralen Vitaminzufuhr, Megavitamindosen

Eine deutlich über den Empfehlungen liegende tägliche Zufuhr von Vitaminen kann dann erforderlich sein, wenn es gilt, **Defizite auszugleichen** oder einem durch Erkrankungen, Einnahme von Medikamenten etc. erzeugten **Mehrbedarf** Rechnung zu tragen.

Neben diesen klaren Indikationen werden z.T. sehr hohe Dosen verschiedener Vitamine für Gesunde mit optimaler Deckung des Vitaminbedarfs unter der Vorstellung einer Verbesserung der körperlichen Abwehrlage, der Leistungsfähigkeit, Beseitigung von Allergien, Ekzemen, Haarausfall, Krampfadern, Lernschwierigkeiten bei Kindern etc. empfohlen.

Ärzte, Ernährungswissenschaftler und Ernährungsberater werden immer wieder mit diesen meist auf **Spekulationen** beruhenden Aussagen konfrontiert. Ihre Aufgabe ist es, die Frage eventueller Schädigungen **(Hypervitaminosen)** und der wissenschaftlichen Seriosität gemachter Versprechen zu beurteilen.

Nebenwirkungen hoch dosierter Vitaminzufuhr

Sieben von zehn US-Amerikanern nehmen zumindest gelegentlich Supplemente (Vitamine, Mineralstoffe, Spurenelemente). Diese Personengruppe war grundsätzlich gesundheitsbewusster. Sie verzehrte mehr Obst und Gemüse, rauchte seltener, trank weniger Alkohol etc.

Nach einem Statement der American Dietetic Association soll eine optimale Nährstoffzufuhr durch eine abwechslungsreiche Ernährung erfolgen. Supplemente sind nur dann angezeigt, wenn durch wissenschaftliche Untersuchungen ihre **Wirksamkeit** und **Unbedenklichkeit** bewiesen sind [125].

Es gibt in der Literatur keinerlei Hinweise darauf, dass eine Zufuhr bis zum Fünffachen der von nationalen Ernährungsgesellschaften empfohlenen Tagesdosis negative Folgen hätte.

Nur bei den Vitaminen A und D sollten aus Gründen absoluter Sicherheit Obergrenzen von 10 µg **Vitamin D** bzw. 3 Retinoläquivalent **(Vitamin A)** pro Tag nicht überschritten werden.

Akute und chronische Hypervitaminosen

Vitamin A

Zur **akuten Intoxikation** kommt es dann, wenn mehr als 1 Mio. Einheiten etwa in Form von Seehund- oder Polarbärleber aufgenommen werden. Die **klinischen Symptome** sind Kopfschmerzen, Erbrechen, Schwindel und bei längerfristig hoher Zufuhr Hepatosplenomegalie, Allopezie, Hypokalzämie etc.

Zur **chronischen Intoxikation** kommt es dann, wenn über längere Zeit täglich etwa 100 000 Einheiten Vitamin A aufgenommen werden. Die klinischen Symptome sind trockene Haut, Haarausfall, Appetitlosigkeit, Hirndrucksymptomatik (Pseudotumor cerebri), Hepatomegalie, Knochenschmerzen und **bei Kindern** Wachstumsstörungen (Vitamin-A-Zufuhr während der Schwangerschaft siehe Kap. 15).

1 g **Eisbärleber** enthält rund 20 000 I.E. Vitamin A, die vierfache optimale Tagesdosis eines Erwachsenen. Im Vergleich dazu enthält 1 g **Rinder-** bzw.

Schweineleber nur 100 bis 150 I. E. Vitamin A (Gefahr der Vitamin-A-Hypervitaminose bei chronischer Niereninsuffizienz siehe Kap. 5).

Auch bei häufigem Verzehr von Rinder- und Schweineleber über lange Zeiträume kann es zu chronischer Vitamin-A-Intoxikation kommen.

> Da Vitamin A ein **teratogenes Potenzial** besitzt, weist das Bundesgesundheitsamt darauf hin, dass Schwangere und Frauen, die schwanger werden könnten, auf einen häufigen Verzehr von Leber verzichten sollen.

Die Symptome einer Vitamin-A-Intoxikation bilden sich nach Unterbrechung der Zufuhr in aller Regel schnell zurück.

Vitamin D

Symptome der Vitamin-D-Intoxikation sind Übelkeit, Durst, Erbrechen, Nausea, Appetitlosigkeit, tonisch-klonische Krämpfe, Blutdrucksteigerung etc.

Die unter extrem hoher Vitamin-D-Zufuhr **gesteigerte Kalziumresorption** führt zu einer Mehrausscheidung von Kalzium mit dem Harn. Zu einer Hyperkalzämie kommt es erst dann, wenn die Ausscheidungskapazität der Niere überfordert ist. Kalkeinlagerungen in die Nieren können zu Niereninsuffizienz und somit zur Urämie führen [79].

> Die Spanne zwischen der empfohlenen täglichen Vitamin-D-Aufnahme mit der Nahrung und der Menge, ab der mit Intoxikationen gerechnet werden muss, ist relativ gering. Sie wird mit etwa dem Zehnfachen der empfohlenen Tagesdosis angegeben [175].

Vitamin E

Ab einer gewissen Höhe der täglichen Aufnahme muss mit **gesundheitsschädigenden Wirkungen** gerechnet werden. Eine Zufuhr bis zu 1000 mg/Tag wird jedoch von Erwachsenen ohne Nebenwirkungen toleriert.

Hohe Dosen können nach einer Zusammenstellung der in der Literatur mitgeteilten Befunde von Elmadfa und Bosse [70] folgende **Nebenwirkungen** auslösen bzw. existierende Erkrankungen in ihrem Verlauf negativ beeinflussen:

- Übelkeit,
- Erbrechen,
- Kopfschmerzen,
- Muskelschwäche,
- Erschöpfungszustände,
- Schwindelgefühl,
- Stomatitis,
- Thrombophlebitis,
- Vaginalblutungen,
- Zunahme der Beschwerden bei Angina pectoris,
- Verschlechterung der Stoffwechsellage bei Diabetes mellitus,
- Steigerung des Blutdrucks etc.

Laborchemisch wurden Steigerungen der Cholesterinkonzentration im Serum, Erhöhungen der Kreatinkinaseaktivität im Blut, Neigungen zu Hypoglykämien, Abnahme der Thyroxinkonzentration im Blut etc. beobachtet.

> Bei experimentellen Untersuchungen an gesunden Versuchspersonen wurden nach Verabreichung von 800 mg α-Tocopherol pro Tag Ermüdungs- und Schwächezeichen, Anämie und **Zeichen der Hypothyreose** beobachtet. Eine Doppelblindstudie an gesunden Männern musste wegen der auftretenden Zeichen von Muskelschwäche und Erschöpfung abgebrochen werden.

Grundsätzlich ist jedoch die Spanne zwischen der empfohlenen täglichen Tocopherolaufnahme und dem Bereich, ab dem mit Nebenwirkungen zu rechnen ist, wesentlich größer als bei den beiden fettlöslichen Vitaminen A und D [175].

Vitamin B_6

Erhöht ist der Bedarf bei Alkoholikern und der Langzeitanwendung östrogenhaltiger Kontrazeptiva.

Mit dem Vielfachen des täglichen Bedarfes (Megadosen) können **Wirkungen** bei folgenden Erkrankungen erzielt werden: Homocystinurie, Cystathioninurie, Pyridoxine-dependency und der primären Oxalose Typ I.

Nebenwirkungen in Form peripherer sensorischer Neuropathien mit ataktischen Gangstörungen, Reflexstörungen, Beeinträchtigungen von Tast- und Temperatursinn etc. wurden nach mehrmonatiger Einnahme von täglich 2–6 g Pyridoxin beobachtet [15]. Von anderen Autoren werden ähnliche Nebenwirkungen bereits bei Dosen zwischen 500 mg und mehreren Gramm pro Tag beschrieben (Lit. bei [13]).

1.7.4 Prophylaktische und therapeutische Effekte hoch dosierter Vitaminzufuhr

Die Frage, ob es empfehlenswert ist, zusätzlich zu einer optimal zusammengestellten Nahrung Vitamine oder Spurenelemente unter der Vorstellung einzunehmen, hiermit die körperliche und geistige Leistungsfähigkeit zu steigern, dem Alterungsprozess entgegenzuwirken, das Erkrankungsrisiko zu verringern usw., wird seit Jahren kontrovers diskutiert. Ergebnisse von Studien zu diesen Fragestellungen helfen aus folgenden Gründen nur bedingt, offene Fragen zu klären. Die verwendeten Supplemente sind nicht einheitlich zusammengesetzt und werden unterschiedlich dosiert. In manchen Studien wurde nur ein, in anderen mehrere Vitamine, zum Teil zusammen mit Spurenelementen über unterschiedlich lange Zeit an kleine Kollektive verabreicht usw. Weiterhin sind in unterschiedlichen Regionen mit nicht identischen Ernährungsgewohnheiten gewonnene Ergebnisse schlecht vergleichbar.

Trotz fehlender exakter Beweise sprechen sich die Autoren dafür aus, dass gesunde Erwachsene aus folgenden Gründen Multivitaminpräparate einnehmen:

- Personen mit einer suboptimalen Bedarfsdeckung in der gesunden Durchschnittsbevölkerung durch Blutuntersuchungen zu identifizieren ist u.a. aus Kostengründen nicht möglich. Ein Supplement zu nehmen ist preisgünstiger und ungefährlich, wenn die tägliche Zufuhr in Form eines Supplementes den Tagesbedarf nicht übersteigt.
- In der Bevölkerung gibt es Subgruppen mit unzureichender Zufuhr etwa an Folsäure, z.B. Frauen im gebährfähigen Alter (vgl. Kap. 15.1).
- Bei Teilen der Bevölkerung kann über eine Senkung erhöhter Homocysteinkonzentrationen im Plasma durch zusätzliche Gabe von Folsäure, Vitamin B_6 und B_{12} das Risiko kardiovaskulärer Erkrankungen wahrscheinlich gesenkt werden. Auch eine Supplementierung mit Vitamin E senkt mit einiger Wahrscheinlichkeit sowohl das kardiovaskuläre als auch das Karzinomrisiko.
- Bei Personen mit hohem Lebensalter findet sich häufig eine nicht ausreichende Deckung des Vitaminbedarfs (vgl. Tab. 2-2).

All diese und einige andere Argumente rechtfertigen nach Ansicht der Befürworter eine breite, niedrig dosierte Einnahme von Multivitaminpräparaten [259].

Eine weitere nicht endgültig geklärte Frage betrifft die Prophylaxe und Therapie von Erkältungskrankheiten mit hohen Dosen Vitamin C.

Ausgehend von der Vorstellung, dass die optimale Vitamin-C-Zufuhr bei 3–4 g/Tag liegt, empfahl der amerikanische Nobelpreisträger L. Pauling hohe Ascorbinsäuredosen zur **Therapie** und **Prophylaxe** von **Erkältungskrankheiten**. Die große Zahl der zu diesem Thema durchgeführten Studien kommt zu unterschiedlichen Ergebnissen.

In mehreren Studien fand sich unter Gabe von 1 g Ascorbinsäure pro Tag zwar keine Verringerung der Inzidenz von Erkältungskrankheiten, die Krankheitsdauer und die Intensität der Symptomatik wurde jedoch signifikant reduziert [114]. In einer neuen Doppelblindstudie wurden unter prophylaktischer Gabe von 1 g Ascorbinsäure pro Tag während der Wintermonate im Vergleich zu einer Plazebogruppe signifikant weniger Erkrankungen registriert. Weiterhin waren bei Erkrankung die Krankheitsdauer und Intensität der Symptomatik geringer. Es wird darauf hingewiesen, dass Vitamin C präventiv und nicht erst bei Ausbruch des Infektes gegeben werden darf [240].

In weiteren Studien fand sich unter Gabe von 0,6–1,0 g Ascorbinsäure pro Tag dann eine Reduktion der Inzidenz von Erkältungskrankheiten um etwa 50%, wenn die Versuchspersonen unter hoher physischer Belastung (Marathonlauf, Soldaten bei körperlichem Training etc.) untersucht wurden [115].

Weitere Beispiele für einen unter bestimmten Bedinungen sinnvollen Einsatz von Vitaminsupplementen finden sich in den folgenden Kapiteln.

Antioxidative Wirkung von Vitaminen

Die bisherigen Empfehlungen für die optimale Vitaminzufuhr orientierten sich an dem Ziel, Mangelerscheinungen mit Sicherheit zu verhüten.

Darüber hinaus gibt es Hinweise darauf, dass die sog. „antioxidativen Vitamine" C und E und eine Reihe von Carotinoiden synergistisch als **„Radikalfänger"** wirken und aufgrund dieser Funktion im Stoffwechsel der Entstehung einer Reihe von Erkrankungen entgegenwirken.

Um diese Funktion optimal zu erfüllen, müssen höhere Dosen, als bisher zur Vermeidung von Mangelerscheinungen empfohlen, aufgenommen werden.

Unter dem Begriff **„freie Radikale"** werden hochgradig reaktionsfähige Substanzen (Atome, Moleküle oder Ionen mit einem oder mehreren ungepaarten Elektronen) zusammengefasst, die in der Lage sind, **Kettenreaktionen** auszulösen, wobei die Reaktion eines freien Radikals mit einer Substanz zur Bildung neuer freier Radikale führen kann.

Sie können:

- mit zahlreichen Stoffklassen reagieren,
- biologische Membranen schädigen,
- die Struktur von Nukleinsäuren, die für eine geordnete Zellteilung und Weitergabe von Erbinformationen verantwortlich sind, verändern etc.

Freie Radikale können im Stoffwechsel etwa in Makrophagen, im Gewebe unter dem Einfluss bestimmter Enzyme, in der Atmungskette aber auch unter dem Einfluss von exogenen Faktoren wie Nahrungsbestandteilen, Zigarettenrauch, bestimmten Medikamenten, der UV-Bestrahlung etc. **entstehen** (vgl. Abb. 16-7).

Eine Vielzahl von Befunden spricht dafür, dass freie Radikale **pathophysiologische Abläufe** initiieren, die letztlich zu sehr unterschiedlichen Erkrankungen und Organschädigungen wie malignen Tumoren (vgl. Kap. 16), Arteriosklerose (vgl. Kap. 4.5), Katarakt (vgl. Kap. 13), seniler Demenz (vgl. Kap. 11) etc. führen.

Da der Organismus unter physiologischen Bedingungen ständig sowohl endogenen als auch exogenen Radikalen ausgesetzt ist, verfügt er auch über **Abwehrmechanismen**.

Hierzu zählen neben Superoxiddismutase, Katalase, Glutathion, Glutathionperoxidase und Harnsäure auch die Vitamine C, E und β-Carotin. Das β-Carotin erfüllt diese Funktion unabhängig von seiner Bedeutung als Provitamin A. Zusätzlich wirken auch andere in der pflanzlichen Nahrung enthaltenen Carotinoide, die nicht in Vitamin A umgewandelt werden können, ebenso wie Flavonoide, Polyphenole und möglicherweise andere Nahrungskomponenten (sog. sekundäre Pflanzenstoffe) im menschlichen Organismus als **Antioxidantien**.

Es gibt eine Vielzahl von Hinweisen darauf, dass dann, wenn Carotinoide und die Vitamine C und E nicht in ausreichender Konzentration zur Verfügung stehen, sich die genannten Erkrankungen mit höherer Wahrscheinlichkeit entwickeln. Von großer praktischer Bedeutung ist hier vor allem die Bedeutung freier Radikale für die **Krebsentstehung**.

Die derzeit vorliegenden Befunde über einen prophylaktischen Effekt von Carotinoiden, Vitamin C und Vitamin E berechtigen bereits dazu, eine über den derzeitigen Empfehlungen liegende Zufuhr zu fordern. Dies geschieht in den von verschiedenen Gesellschaften veröffentlichten Empfehlungen zur **Krebsprophylaxe,** in denen ausdrücklich der Verzehr von Gemüsen und Früchten zur Gewährleistung einer optimalen Zufuhr von Vitaminen und Carotinoiden gefordert wird. Gleiches gilt für die Vorbeugung arteriosklerotischer Gefäßerkrankungen und der Kataraktbildung.

> Nach derzeitigem Wissensstand werden bei gesunden Erwachsenen, die keinem speziellen oxidativen Stress ausgesetzt sind, **„präventive" Plasmaspiegel** mit folgender täglicher Zufuhr erreicht: Vitamin C ca. 75–150 mg, Vitamin E ca. 15–30 mg und β-Carotin ca. 2–4 mg [21].

Zigarettenraucher haben einen Mehrbedarf an Vitamin C (ca. 50–100 mg) und β-Carotin, möglicherweise auch an anderen Antioxidantien wie Vitamin E.

Die **Zufuhr** von Vitaminen und an β-Carotin soll, wenn eben möglich, **in Form von Obst und Gemüse** erfolgen. Nur so ist eine ausreichende Aufnahme an sekundären Pflanzenstoffen, Carotinoiden und Ballaststoffen gewährleistet.

Supplemente sind dann indiziert, wenn sich diese Forderung nicht realisieren lässt.

Immer dann, wenn der sinnvolle Weg einer optimalen Ernährung nicht gewählt wird, ist zu berücksichtigen, dass ein optimaler Schutz vor „oxidativem Stress" nur dann ausreichend gewährleistet ist, wenn eine sich ergänzende Kombination antioxidativer Inhaltsstoffe der Nahrung zusammenwirkt. Diese Forderung ist mit Supplementen schwer bzw. nicht zu realisieren. Weiterhin darf die Zufuhr einzelner Antioxidantien nicht unphysiologisch hoch sein, da bei Überdosierung die antioxidative in eine prooxidative Wirkung umschlagen kann. Etwa 150 % der D-A-CH-Referenzwerte [205] sollten nicht überschritten werden. Ergebnisse verschiedener Studien [187, 2] demonstrieren die Gefahr einer Überdosierung von Antioxidantien. In diesen Langzeitstudien an Zigarettenrauchern mit hohem Bronchialkarzinomrisiko sollte der protektive Effekt von β-Carotin im Vergleich zu Placebo belegt werde. Nach wenigen Jahren musste die Studie abgebrochen werden, da unter extrem hoher oraler β-Carotin-Gabe (20–30 mg/Tag) vermehrt Bronchialkarzinome auftraten. Das negative Ergebnis zeigt, das unphysiologisch hohe Dosen von Antioxidantien zumindest bei Risikogruppen schädigend wirken. In zunehmendem Maße wird vor dem durch einen hohen Werbeaufwand seit Jahren geförderten kritiklosen Konsum von Vitaminsupplementen gewarnt. Es fehlen gesicherte Beweise für die gemachten Wirkversprechen. Metaanalysen von bisher veröffentlichen Studien mit Antioxidantien ergaben im Vergleich zu Plazebo keine Verringerung der Gesamtsterblichkeit, der Sterblichkeit an kardiovaskulären Erkrankungen und an Malignomen. Nationale Institutionen verschiedener westlicher Länder warnen vor Gesundheitsschäden durch eine zu hohe Zufuhr von Vitaminsupplementen (Lit. bei [120 a]).

Analgetische Wirkung hoher B-Vitamin-Dosen

Seit langer Zeit wird die Frage eines schmerzstillenden Effekts der sog. **„neurotropen Vitamine"** B_1, B_6, B_{12} kontrovers diskutiert.

Es ist nicht bewiesen, dass oral aufgenommene Mengen dieser B-Vitamine, die den Bedarf um das Hundert- bis Tausendfache überschreiten, schmerzstillend wirken bzw. den Effekt von Analgetika bzw. Antirheumatika verbessern.

Kontrollierte, randomisierte Doppelblindstudien haben belegt, dass z. B. Schmerzen, ausgelöst durch degenerative Wirbelsäulenerkrankungen, schneller und stärker reduziert werden, wenn analgetisch bzw. antiphlogistisch wirkende Substanzen **in Kombination** mit den genannten B-Vitaminen verabreicht werden.

Der Wirkort der Vitamine ist unbekannt. Es wird angenommen, dass der Wirkung Effekte am Zentralnervensystem zugrunde liegen [34].

Effekte hoher Vitamin-B_6-Dosen bei neurologischen, psychiatrischen und anderen Erkrankungen

Mit Dosen von 100 mg bis einigen Gramm pro Tag wurden positive Effekte bei den verschiedensten Erkrankungen wie Carpaltunnelsyndrom, prämenstruellem Syndrom, Schizophrenie, Depressionen, Autismus, Lernschwierigkeiten, Schwindel unklarer Genese, Hyperemesis gravidarum etc. berichtet. In keinem Fall sind die positiven Therapieerfolge ausreichend wissenschaftlich belegt (Lit. bei [13]).

Effekt hoher Nikotinsäuredosen auf den Lipidstoffwechsel

Der den Cholesterinspiegel senkende Effekt von Nikotinsäure in einer Dosis zwischen 3 und 6 g/Tag gilt als gesichert [269].

1.7.5 Fälschlich als Vitamine bezeichnete Substanzen, sekundäre Pflanzenstoffe (Phytochemicals)

Vitamine sind lebensnotwendige organische Substanzen, die im menschlichen Organismus nicht bzw. nicht ausreichend synthetisiert werden können und nicht, wie etwa essentielle Fettsäuren oder essentielle Aminosäuren, als Energielieferanten oder Körperbausteine dienen können.

Trotz eindeutiger Definition werden immer wieder z. T. aus kommerziellen Gründen Substanzen als Vitamine bezeichnet, deren Wirkung nicht der genannten Definition entspricht.

Coenzym Q_{10}, Ubichinon 10 („Vitamin Q_{10}")

Das Coenzym Q_{10} ist ein Ubichinon, das 10 Isopreneinheiten enthält. Es bestehen **strukturelle Ähnlichkeiten** zu Vitamin E und Vitamin K.

Die Substanz kommt in unseren Lebensmitteln **weitverbreitet** vor. Besonders reich an Coenzym Q_{10} sind Muskelfleisch, Leber, Fisch und Eier. Aber auch pflanzliche Lebensmittel enthalten dieses und andere Coenzyme Q mit weniger Isopreneinheiten, die im Organismus in Coenzym Q_{10} umgewandelt werden.

Das genannte Ubichinon wird weiterhin im menschlichen Organismus aus den Aminosäuren Tyrosin und Phenylalanin synthetisiert.

Coenzym Q_{10} hat wichtige **Funktionen** beim Energiestoffwechsel (essentielles Glied beim Elektronentransport in der Atmungskette) und antioxidative Eigenschaften.

Die **Konzentration** in den verschiedenen Geweben nimmt mit zunehmendem Lebensalter ab. Insbesondere im Herzmuskel liegt die Konzentration im höheren Alter um 50–60 % unter der im mittleren Lebensalter. Auch bei verschiedenen Herzmuskelerkrankungen wurden niedrige Konzentrationen gefunden.

Die heute häufig zur Therapie der Hypercholesterinämie eingesetzten HMG-CoA-Reduktaseinhibitoren können die Ubichinonsynthese im Körper deutlich hemmen [78].

Ausgehend von der Tatsache, dass im Alter und bei Herzmuskelerkrankungen vergleichsweise niedrige Konzentrationen der für den Energiestoffwechsel wichtigen Substanz gefunden werden, wurden Therapieversuche bei verschiedenen Herzerkrankungen durchgeführt. Die Ergebnisse dieser Studien sind uneinheitlich und können derzeit noch nicht als ausreichende Basis für die Supplementierung von Coenzym Q10 angesehen werden.

In der Laienpresse wird derzeit „Vitamin Q_{10}" als Herzwunder, Energievitamin etc. empfohlen. Ob eine **Ergänzung der Nahrung** mit Coenzym Q_{10} bei bestimmten Erkrankungen und im höheren Lebensalter Vorteile bietet, bedarf der weiteren kritischen und exakten Untersuchung [161, 181, 196].

Orotsäure („Vitamin B_{13}")

Im menschlichen Organismus ausreichend synthetisierte Substanz mit Wirkung auf den Pyrimidinstoffwechsel. Positive Wirkungen auf verschiedene Erkrankungen, z. B. chronische Lebererkrankungen, wurden diskutiert.

Pangamsäure („Vitamin B_{15}")

Ein in den USA bis zum Verbot durch die FDA zur Förderung der Sauerstoffversorgung des Organismus und zur Krebstherapie in den Handel gebrachtes Präparat mit nicht konstanter Zusammensetzung verschiedener organischer Substanzen, hergestellt aus Hafer, Reis, Hefe, Leber etc. Nach Untersuchungen mit dem Ames-Test **mutagene Wirkung** [230].

Amygdalin („Vitamin B_{17}")

Dieses aus Kernen von Aprikosen und anderem Steinobst isolierte cyanogene Glykosid befindet sich in den USA unter der Bezeichnung Laetrile im Handel.

Durch die Salzsäure des Magens, aber auch durch enzymatische Spaltung, kann **Blausäure** aus Amygdalin freigesetzt werden. Befürworter des therapeutischen Einsatzes von Amygdalin glauben, dass freigesetzte Blausäure durch Bildung von Thiocyanat entgiftet wird. Tödliche Zwischenfälle sind jedoch der Beweis dafür, dass die Substanz ab einer gewissen Dosis **hochtoxisch** wirkt.

Das bereits im Altertum therapeutisch genutzte Amygdalin wird seit Anfang der 50er Jahre des vorigen Jahrhunderts in den USA zur Therapie verschiedener Erkrankungen, insbesondere von Malignomen empfohlen. Bei exakter klinischer Prüfung konnte **keinerlei positiver Effekt** auf den Krankheitsverlauf nachgewiesen werden [230].

Essentielle Fettsäuren („Vitamin F")

Obwohl essentiell, sind diese Fettsäuren aufgrund der eingangs genannten Definition keine Vitamine.

Bioflavonoide („Vitamin P")

Zur Substanzgruppe der in vielen Pflanzen enthaltenen Flavonoide gehörend, mit angeblich positivem Effekt auf die Gefäßpermeabilität **(Permeabilitäts-Vitamin)**. Zu dieser Substanzgruppe gehört das Rutin, von dem normalisierende Effekte auf die Gefäßpermeabilität angenommen werden.

Nichtnutritive Wirkstoffe (sekundäre Pflanzenstoffe, Plant-chemicals, Phytochemicals)

Aus der Gruppe der nichtnutritiven Wirkstoffe interessierten lange Zeit lediglich die Ballaststoffe (vgl. Kap. 1.11). Neuere Erkenntnisse haben ergeben, dass unsere pflanzlichen Lebensmittel eine Vielzahl weiterer bisher unbeachteter **Substanzen mit hoher biologischer Aktivität** enthalten.

Die Lebensmittelindustrie wird in Zukunft vermehrt Produkte mit hohem Gehalt an solchen **präventiv wirkenden Inhaltsstoffen** zur Vorbeugung von Erkrankungen herstellen. Gentechnologische Verfahren bieten sich an, um den Gehalt an diesen Wirkstoffen in Pflanzen zu erhöhen. Diese mit gesundheitsfördernden Substanzen angereicherten Lebensmittel werden auch als **Designer food, Nutraceuticals** oder **Functional food** bezeichnet.

Wesentliche zu den nichtnutritiven Wirkstoffen zählende Substanzgruppen

Carotinoide

Carotinoide sind gelbrote, fettlösliche Pigmente, von denen etwa 500–600 verschiedene Varianten in Pflanzen und Tieren vorkommen. Sie geben vielen Pflanzen und Früchten ihre charakteristische Farbe. Auch grüne Pflanzen sind oft reich an Carotinoiden. Ihre Farbe wird vom Grün des Chlorophylls überdeckt. Pflanzen dienen Carotinoide als **Schutz vor photooxidativen Schäden**. Auch nach der Resorption aus pflanzlichen Lebensmitteln schützen sie den tierischen Organismus vor reaktiven Sauerstoffspezies **(„oxidativem Stress")**.

Im Plasma des Menschen lassen sich unter den bei uns üblichen Ernährungsbedingungen etwa 40 verschiedene Carotinoide nachweisen. Die große Gruppe der unter dem Sammelbegriff Carotinoide zusammengefassten Substanzen wird in zwei Gruppen unterteilt:

- die nur aus Wasserstoff und Kohlenstoff zusammengesetzten **Carotene** und
- die sog. Oxycarotinoide **(Xanthophylle)**, die auch Sauerstoff enthalten.

Die wichtigsten Vertreter der ersten Gruppe sind α-Carotin, β-Carotin und Lycopin, der zweiten Zeaxanthin, Lutein und β-Cryptoxanthin.

Abgesehen von der bereits genannten antioxidativen Wirkung fördern die Carotinoide die Kommunikation über sog. **Gap junctions** zwischen Körperzellen. Gap junctions sind Proteinbrücken zwischen benachbarten Zellen, die aus spezifischen Proteinen **(Connexinen)** bestehen. Diesen Proteinbrücken kommt bei der Karzinogenese (vgl. Kap. 16) eine entscheidende Bedeutung zu.

Die vermehrte Bildung von Connexinen und die damit einhergehende Verbesserung der Kommunikation zwischen Zellen ist ein Grund für den **karzinoprotektiven Effekt** der Carotinoide.

Ein Teil der Carotinoide (etwa 10%) hat **Provitamin-A-Eigenschaften**. Spezielle strukturelle Eigenschaften sind die Voraussetzungen für den Grad der Umwandlung in Vitamin A. **β-Carotin** besitzt die höchste Vitamin-A-Aktivität (vgl. Kap. 1.7.1).

Vitamin A findet sich nicht in Pflanzen. Nur im tierischen Organismus kann es aus β-Carotin und z.T. weiteren Carotinoiden gebildet werden.

Auch bei hoher Aufnahme mit der Nahrung richtet sich das Ausmaß der **Vitamin-A-Synthese** immer **nach dem Bedarf,** sodass es auch bei sehr hoher Carotinoidzufuhr nicht zu Vitamin-A-Intoxikationen kommen kann (vgl. Kap. 1.7.3).

Da bis vor wenigen Jahren fast ausschließlich das β-Carotin als entscheidendes Provitamin A interessierte, während die Bedeutung der antioxidativen Eigenschaften der übrigen Carotinoide für die Prophylaxe vieler Erkrankungen noch nicht erkannt war, finden sich in den meisten Nährwerttabellen nur Angaben über den Gehalt an β-Carotin.

Die verschiedenen Carotinoide finden sich in den einzelnen Gemüse- und Obstsorten in sehr unterschiedlicher Menge. In Tabelle 1-6 sind die **Konzentrationen der wichtigsten Carotinoide** in einigen Gemüse- und Obstsorten aufgelistet. Die Werte zeigen, dass β-Carotin das verbreitetste Carotinoid ist, dass aber der Gehalt an anderen Carotinoiden häufig wesentlich höher liegt. Dies gilt beispielsweise für **Lutein** in Spinat und verschiedenen Kohlsorten oder den Gehalt an **Lycopin** in Tomaten. Cryptoxanthin findet sich reichlich in Zitrusfrüchten und Zeaxanthin in Mais.

Die im Handel befindlichen **Polyvitaminpräparate** enthalten ausschlieflich β-Carotin und sind folglich nicht in der Lage, die gesamte Palette der in Obst und Gemüse enthaltenen antioxidativen Wirkstoffe zu substituieren. Dies ist ein wesentliches Argument für den regelmäßigen Verzehr dieser Lebensmittel.

Es wird derzeit versucht, aus natürlichen Quellen, die reich an den verschiedenen Carotinoiden (z.B. die Alge Dunaliella salina) sind, diese zu extrahieren, um Präparate mit breitem Spektrum an Carotinoiden herstellen zu können.

Carotinoide werden schlecht, zwischen etwa 2 und 50% schwankend, resorbiert. Das Ausmaß der **Resorption** ist wesentlich vom jeweiligen Lebensmittel, von der Art der Verarbeitung (mechanische Zerkleinerung, Hitzebehandlung), der Kombination mit anderen Lebensmitteln, insbesondere mit Fett etc., abhängig (s. Abb. 1-24). Die gastrointestinalen Voraussetzungen für die Resorption entsprechen im Wesentlichen denen von Fett und fettlöslichen Vitaminen.

Nach der Freisetzung aus dem Lebensmittel erfolgt die Einschleusung zusammen mit anderen fettlöslichen Nährstoffen in Form von **Mizellen** in die Dünndarmmukosa. Hier wird ein Teil der Carotinoide mit Hilfe spezieller Enzyme in Vitamin A umgewandelt.

Carotinoide werden eingelagert in **Chylomikronen** auf dem Lymphwege abtransportiert, gelangen in die Blutbahn und von hier zur Leber bzw. in die übrigen Gewebe, wo eine gewisse **Speicherung** im Fettgewebe stattfindet. In der Leber erfolgt eine Umverteilung der Carotinoide auf alle Fraktionen der Lipoproteine, wobei die LDL-Fraktion mehr als die Hälfte der Gesamt-Carotinoid-Konzentration aufweist.

Tabelle 1-6 Carotinoid-Gehalt von Früchten und Gemüsen. Medianwerte für sechs Carotinoide in Mikrogramm (µg) je 100 Gramm. Die mit (*) markierten Carotinoide haben Provitamin-A-Aktivität (nach [171]).

Frucht, Gemüse oder Zubereitung	β-Carotin (*) µg/100 g	α-Carotin (*) µg/100 g	Lutein und Zeaxanthin µg/100 g	Lycopin µg/100 g	β-Cryptoxanthin (*) µg/100 g
Brokkoli, gekocht	1300		1800		
Rosenkohl	480		1300		
Karotten, roh	7900	3600	260		
Karotten, gekocht	9800	3700			
Bohnen, grün	630	44	740		
Erbsen, grün	350	16	1700		
Grünkohl	4700		21900		
Salate	1200		1800		
Paprika, rot	2200	60			
Spinat, gekocht	5500		12600		
Pampelmuse	1310			3362	
Tomatensaft	900			8500	
Tomaten, roh	520		100	3100	
Mandarinen	38	20	20		214

Epidemiologische Studien haben gezeigt, dass die erhöhte Aufnahme von Carotinoiden mit einem verminderten Risiko für bestimmte Krankheiten einhergeht. Dazu gehören:

- altersbedingte Degeneration der Macula lutea (vgl. Kap. 13),
- kardiovaskuläre Erkrankungen (vgl. Kap. 4.5.3)
- sowie verschiedene Krebsarten (vgl. Kap. 16).

Polyphenole

Hierunter wird eine Vielzahl von Substanzen zusammengefasst, deren Struktur sich vom Phenol ableitet. Die größte und bedeutendste Gruppe, die in unterschiedlichen Konzentrationen in Gemüse, Obst, Gewürzpflanzen und grünem bzw. schwarzem Tee vorkommt, ist die der **Flavonoide**. Der Flavonoidgehalt ist besonders hoch in Äpfeln, Birnen, Pflaumen, Aprikosen, roten Weintrauben, Grünkohl, Brokkoli, Zwiebeln und Rotwein.

Die am häufigsten vorkommenden Flavonoide sind das **Quercetin** (Abb. 1-26) mit einer hohen antioxidativen Potenz, Kaempherol, Myricetin, Luteolin, Catechin etc.

Je nach Ernährungsgewohnheiten werden Flavonoide in den verschiedenen Ländern in sehr unterschiedlichen Mengen aufgenommen. Basierend auf der Analyse der fünf häufigsten in der Nahrung vorkommenden Flavonoide ist die Zufuhr sehr unterschiedlich (Tab. 1-7 [117]).

Rotweine, insbesondere Chianti- und Bordeauxwein, sind reich an Quercetin und Myricetin. Hierauf beruht die Spekulation um das sog. **French paradox** (vgl. Kap. 4.5, Ernährungsprophylaxe und Ernährungstherapie, nichtnutritive Wirkstoffe).

Weißweine enthalten nur geringe Konzentrationen an Polyphenolen. Eine hohe antioxidative Potenz besitzt nicht nur Rotwein, sondern auch roter Traubensaft [53].

Grüner und schwarzer **Tee** enthalten hohe Konzentrationen an Kaempherol und Myricetin. Am höchsten ist die Polyphenolkonzentration im grünen Tee, während bei der Herstellung von schwarzem Tee ein Teil dieser Substanzen zerstört wird.

Reich an antioxidativ wirksamen Polyphenolen sind auch Kakao und die hieraus hergestellten Produkte. Es sind im Wesentlichen Catechine, Procyanidine und Anthocyane. Wie im schwarzen Tee dominiert das Epicatechin [209]. Nach Verzehr von Schokolade konnte bei Versuchspersonen dosisabhängig eine Steigerung der antioxidativen Kapazität im Plasma nachgewiesen werden

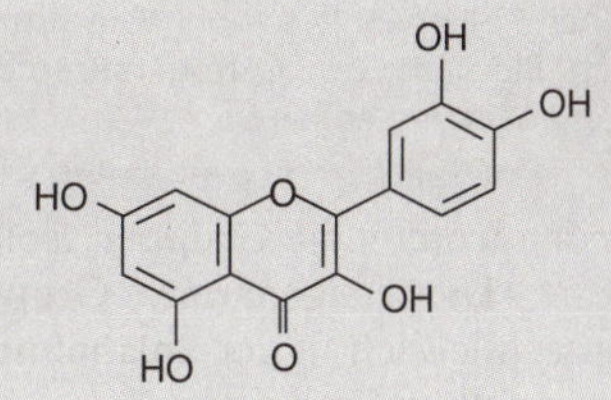

Abb. 1-26 Strukturformel des Quercetins.

Tabelle 1-7 Flavonoid-Aufnahmen in verschiedenen Ländern (nach [117]).

Land	Aufnahme (mg/d)	Hauptquellen
Japan	70	Tee, Zwiebel, Äpfel
Finnland	3	Äpfel, Zwiebel
Niederlande	23	Zwiebel
Italien	34	Rotwein
Kroatien	58	Zwiebel
Griechenland	17	Zwiebel, Äpfel, Wein
USA	12	Zwiebel, Äpfel

[254]. In vergleichenden Versuchen an Gesunden konnte Stunden nach dem Verzehr eines Kakaogetränkes mit einem Gehalt von ca. 900 mg an Flavonoiden eine im Vergleich zu Kontrollpersonen signifikant geringere Aktivierung von Thrombozyten nachgewiesen werden. Thrombozyten sind wesentlich an der Genese degenerativer Gefäßerkrankungen beteiligt [204].

Die vergleichsweise geringe Zahl an kardiovaskulären Erkrankungen unter einer traditionellen mediterranen Kost (hoher Anteil an Obst, Gemüse und Rotwein) wird u. a. auf die hohe Zufuhr an Polyphenolen zurückgeführt. Bestimmungen der Plasma-Catechin-Konzentrationen ergaben in Vergleichsuntersuchungen hohe Konzentrationen an dieser antioxidativen Substanzgruppe [211].

Phytoöstrogene

Wegen der dem Östrogen ähnlichen molekularen Struktur binden diese chemisch zu den Polyphenolen zählenden Substanzen an Östrogenrezeptoren. Die **hormonelle Aktivität** ist jedoch im Vergleich zu dem im Säugetierorganismus gebildeten Östrogen um den Faktor 100 bis 1000 geringer. Andererseits kann die Phytoöstrogenkonzentration im Körper um ein Vielfaches über der des endogenen Hormons liegen. Da die nur gering biologisch aktiven Phytoöstrogene an Östrogenrezeptoren binden und diese für endogenes Östrogen blockieren, können die mit der Nahrung aufgenommenen Polyphenole sowohl eine östrogene als auch durch Blockade der Östrogenrezeptoren eine antiöstrogene Wirkung entfalten.

Unterschieden werden die Gruppen **Isoflavonoide** und Lignane. Die erstgenannte Gruppe findet sich fast ausschließlich in der **Sojabohne** und den hieraus hergestellten Produkten.

Lignane sind Bestandteile von Pflanzenzellen. Sie dienen der Pflanze als Ausgangssubstanz für die Synthese von Lignin. Von der Darmflora werden sie in sog. Säugetierlignane wie etwa das Enterolacton umgewandelt, von der Darmwand resorbiert und nach Konjugation mit Glucuronsäure in der Leber im Harn ausgeschieden. Die Lignankonzentration ist mit etwa 800 mg/kg in **Leinsamen** besonders hoch. Andere pflanzliche Lebensmittel enthalten wesentlich geringere Konzentrationen, so z. B. Weizenkleie 8, Roggenmehl etwa 6, Weizenmehl 0,4 und Sojamehl 2–3 mg/kg.

Sowohl aufgrund tierexperimenteller als auch epidemiologischer Befunde wird ein karzinoprotektiver Effekt, insbesondere für das Mamma- und Prostatakarzinom diskutiert. Die protektive Wirkung ist jedoch beim Menschen nicht sicher belegt. Das Gleiche gilt für den therapeutischen Effekt bei klimakterischen Beschwerden. Auch hier fehlen Ergebnisse eindeutig positiver Therapiestudien.

Glucosinolate

Glucosinolate kommen in Kreuzblütlern (Kruziferen) wie Kohlgewächsen, Senf, Meerrettich, Kresse etc. vor und werden nach mechanischer Zerkleinerung durch ein in diesen Pflanzen vorkommendes Enzym in Isothiozyanate, Thiozyanate und Indole abgebaut. Dies sind Substanzen, denen ein **protektiver Effekt bei der Karzinogenese** zukommt (vgl. Kap. 16).

Da Isothiozyanate und Thiozyanate hemmend auf den Jodeinbau in der Schilddrüse wirken, fördern sie die Kropfbildung. Hoher Verzehr an Kohlgemüse kann bei gleichzeitig geringer Jodversorgung die Entstehung einer Struma **(„Kohlkropf")** begünstigen.

Terpene

Bekannte Aromastoffe wie Menthol im Pfefferminzöl, das Limonen im Zitronenöl und das Carvon im Kümmelöl gehören zur Gruppe der Terpene. Auch diese Substanzgruppe besitzt antikarzinogene Eigenschaften (vgl. Kap. 16).

Phytosterine

Siehe Kapitel 1.4.

1.8 Wasser, Mineralstoffe und Spurenelemente

1.8.1 Wasser

Beim Erwachsenen entfallen etwa 60% des Körpergewichts auf das Körperwasser. Diese 60% verteilen sich zu rund 33% auf das Zellinnere und zu 27% auf den Extrazellulärraum, den man wiederum in interstitiellen und intravaskulären Raum unterteilen kann.

Der fortwährende **Wasserverlust** wird durch Getränke, das in Lebensmitteln enthaltene Wasser und durch das bei der Oxidation Energie liefernder Nährstoffe frei werdende Wasser ersetzt.

Der tägliche Wasserverlust über die Lungen liegt bei geringer körperlicher Aktivität bei etwa 400 ml, über die Haut bei körperlicher Ruhe und Zimmertemperatur etwa bei 600 ml/Tag. Insbesondere der letztgenannte Wert kann in Abhängigkeit von Körper- und Umgebungstemperatur, Art der Bekleidung etc. in großen Bereichen variieren.

Der Wasserverlust mit den Fäzes ist mit 100–200 ml/Tag beim Gesunden vergleichsweise gering.

Bei einem Wasserverlust von 10% können bereits Verwirrtheitszustände und bei einem Verlust von mehr als 20% der Tod eintreten.

Mit Hilfe verschiedener **Regulationsmechanismen** versucht der Organismus den für einen optimalen Ablauf vieler Körperfunktionen wichtigen Wasserbestand konstant zu halten.

Das entscheidende Organ zur Regulation des Wasserhaushaltes ist die **Niere**. Sie scheidet bei hohem Wasserangebot einen hypoosmolalen und bei Wassermangel einen hyperosmolalen Harn aus. Die Wasseraufnahme wird durch das Durstempfinden gesteuert.

Wasserausscheidung über die Niere und Durstempfinden werden über die gleichen Regulationssysteme gesteuert. Dies sind im Wesentlichen das **antidiuretische Hormon Adiuretin (Vasopressin)** und das **Angiotensin II**. Das im Hypothalamus gebildete antidiuretische Hormon hemmt die Diurese. Es wird bei einem Anstieg der Plasmaosmolalität vermehrt freigesetzt. In der Niere hemmt es die Wasserrückresorption und vermindert so den Wasserverlust mit dem Harn.

Zwei weitere, an der Regulation des Wasser- und Natriumhaushaltes mitbeteiligte Hormonsysteme sind der für die Freisetzung von Aldosteron verantwortliche **Renin-Angiotensin-Mechanismus** und das **atriale natriuretische Peptid**.

Das in der Nebennierenrinde gebildete Aldosteron steigert die Natriumrückresorption in der Niere und wirkt so hemmend auf die Wasserausscheidung.

Das atriale natriuretische Peptid wird im Herzen dann freigesetzt, wenn es zu einer Zunahme des Blutvolumens und damit einer Dehnung der Herzvorhöfe kommt. Dieses Peptidhormon fördert in der Niere die Natrium- und damit auch die Wasserausscheidung und wirkt so senkend auf das Blutvolumen.

Eine erhöhte Kochsalzzufuhr (vgl. Kap. 6) und ein hoher Proteinverzehr (Zunahme der harnpflichtigen Substanzen, insbesondere von Harnstoff) steigern den **Wasserbedarf**. Folgende Mengen an **Oxidationswasser** entstehen im Stoffwechsel beim Abbau von je 100 g

- Fett: 107 ml,
- Eiweiß: 41 ml,
- Kohlenhydrate: 55 ml.

Gelöst sind im Körperwasser **nichtionisierende Substanzen** wie Glucose, Harnstoff, Harnsäure, Aminosäuren etc. und ionisierende wie Natrium, Kalium, Magnesium, Chlorid, Phosphat etc.

> Als **Osmolalität** bezeichnet man die Menge an gelösten Substanzen in einer Flüssigkeit, bezogen auf ein Kilogramm des Lösungsmittels, in diesem Fall Wasser.

Die Osmolalität wird angegeben in **mosmol/kg H_2O**.

> Der Begriff **Osmolarität** bezieht sich auf das Flüssigkeitsvolumen von einem Liter.

Angegeben wird die Osmolarität in **mosmol/l**.

Das **Blutplasma** hat eine Osmolalität von ca. 290 mosmol/kg, was einer Osmolarität von etwa 270 mosmol/l entspricht. Diese Differenz beruht auf der Tatsache, dass 1 Liter Blutplasma aufgrund des hohen Gehaltes an Protein nur 0,93 kg Wasser enthält.

> Ausgehend von der Osmolalität des Blutplasmas werden Lösungen als isoton, hyperton oder hypoton bezeichnet. Der osmotische Druck einer isotonen Lösung entspricht dem des Blutplasmas.

Psychiatrische Patienten nehmen gelegentlich extreme Mengen an Trinkwasser auf. Hierdurch können – trotz intakter Nierenfunktion – die normalen Regulationsmechanismen überfordert werden, sodass es zu dem Krankheitsbild der akuten **Wasserintoxikation** kommt.

Die Vermehrung des Körperwassers hat eine Verdünnung der gelösten Substanzen zur Folge, die sich in erster Linie in einer **Hyponatriämie** äußert. Damit das osmotische Gleichgewicht erhalten bleibt, kommt es zu einer Verschiebung von Wasser aus dem Extra- in den Intrazellulärraum und damit zu einer **Schwellung der Hirnzellen**. Da sich diese wegen der Starrheit der Schädelkalotte nicht ausdehnen können, hat das durch Wassereinstrom bedingte Hirnödem eine Erhöhung des intrakraniellen Drucks zur Folge.

Neurologische Symptome wie Kopfschmerzen, Erbrechen, Bewusstseinsstörungen bis hin zum Koma sind für die Wasserintoxikation typisch [22, 214].

Säure-Basen-Haushalt

Eng verbunden mit den Problemen des Wasser- und Elektrolytstoffwechsels ist die Regulation des Säure-Basen-Haushaltes. Die Wasserstoffionenkonzentrationen im Plasma und in der Extrazellularflüssigkeit werden mit Hilfe verschiedener Regulationssysteme in engen Grenzen **(pH 7,36 bis 7,44)** konstant gehalten.

Die im Stoffwechsel anfallenden Säuren stammen aus dem bei der Fett- und Kohlenhydratverbrennung anfallenden **Kohlendioxid** und aus nichtflüchtigen Säuren des Aminosäurestoffwechsels.

Kohlendioxid steht mit seiner hydratierten Form, der Kohlensäure (H_2CO_3), im Gleichgewicht und beeinflusst daher den pH-Wert und die Bikarbonatkonzentration im Extrazellulärraum.

Für die Protonenbilanzen wichtiger sind die beim Abbau schwefelhaltiger Aminosäuren anfallenden **Sulfationen**. Die Schwefelatome der Aminosäuren Methionin und Cystein werden in der Leber zu Schwefelsäure oxidiert und liefern durch Dissoziation zu Sulfat Protonen.

> Im Wesentlichen werden der pH-Wert des Plasmas und der Extrazellulärflüssigkeit durch Puffersysteme im Extrazellulärraum (Bikarbonat-Phosphat- und Proteinpuffer) und die renale Säureexkretion reguliert.

In einer Reihe von Verordnungen sind Qualität, Menge und Art an gelösten Substanzen etc. des Wassers für den menschlichen Verzehr festgelegt; nachfolgend die wesentlichen Aussagen der z. T. sehr vielschichtigen und komplexen Regelungen, die dem Schutze des Verbrauchers dienen.

Sind die Regelsysteme intakt, so liegt der pH-Wert des Plasmas in dem genannten Normbereich. Eine Azidose entwickelt sich entgegen der Vorstellung mancher Anhänger von Außenseiterdiäten beim Gesunden unabhängig von der Art der Ernährung nicht.

Die Höhe der renalen Säureausscheidung ist von der Zusammensetzung der Nahrung abhängig. Nur ein Teil der Säureausscheidungskapazität der Niere wird vom Gesunden genutzt.

Mit einem speziellen Berechnungsmodell ist es möglich, die Säurebildung nach dem Verzehr von Lebensmitteln zu berechnen (PRAL = potential renal acid load) [206]. Eine vermehrte Bildung von Basen findet sich ausschließlich nach dem Verzehr von Obst und Gemüse, die höchste Säurebelastung hingegen nach dem Verzehr von Käse, Fleisch, Fisch und Vollgetreideprodukten.

Kontrovers diskutiert wird die Bedeutung der sog. **„latenten Azidose“** bzw. **„chronischen metabolischen Azidose“**. Hierbei ist der Blut-pH-Wert innerhalb des Normbereichs zum Sauren hin verschoben bzw. die Pufferkapazität des Blutes ist vermindert. Es gibt Hinweise darauf, dass eine Verminderung der Pufferkapazität des Blutes während längerer Zeit negative Einflüsse auf Regenerations- und bestimmte Stoffwechselvorgänge hat. Begünstigt wird die „latente Azidose“ durch einen hohen Konsum schwefelhaltiger Aminosäuren und eine Beeinträchtigung der Nierenfunktion etwa im hohen Alter (mögliche Bedeutung für die Entstehung der Osteoporose vgl. Kap. 8.1).

Trinkwasser

In der Trinkwasserverordnung* sind die mikrobiologische und chemische Beschaffenheit sowie die sensorischen Anforderungen an das Trinkwasser festgelegt.

> Trinkwasser muss regelmäßig auf das Vorkommen von toxischen Schwermetallen und anderen gesundheitsgefährdenden Substanzen untersucht werden, die zum Teil über aufbereitetes Oberflächenwasser in das Trinkwasser gelangen.

Die vom Gesetzgeber festgelegten **Grenzwerte** beziehen sich auf Arsen, Blei, Cadmium, Chrom, Cyanide, Fluoride, Nickel, Nitrat, Nitrit, Quecksilber sowie die polyzyklischen Kohlenwasserstoffe. Die Höchstmenge für Nitrat, die früher bei 90 mg/l lag, wurde auf 50 mg/l gesenkt, einen Wert, der der WHO-Norm und dem europäischen Standard entspricht.

Welche Stoffe dem Wasser zugesetzt und welche Reste nach Aufbereitung noch enthalten sein dürfen, ist in Abschnitt 2 der Trinkwasseraufbereitungsverordnung festgelegt.

Natürliche Mineralwässer

Sie haben ihren Ursprung in **unterirdischen Wasservorkommen,** die **vor Verunreinigungen geschützt** sind. Ihre Gewinnung erfolgt aus natürlichen oder aus künstlich erschlossenen Quellen.

Zusammensetzung, Temperatur und sonstige Merkmale sind im Rahmen natürlicher Schwankungen konstant. Mineralwässer bedürfen einer **amtlichen Anerkennung****, die nur dann erteilt wird, wenn vorgeschriebene mikrobiologische, hygienische, physikalische und chemische Anforderungen gewährleistet sind.

Weitere Anforderungen beziehen sich auf die **Kennzeichnung,** z. B. darf Wasser mit einem Fluoridgehalt von mehr als 5 mg/l nur in den Verkehr gebracht werden, wenn auf der Fertigpackung deutlich sichtbar der Warnhinweis angebracht ist, dass dieses Wasser wegen des erhöhten Fluoridgehaltes nur in begrenzten Mengen verzehrt werden darf.

Grenzwerte sind für eine Reihe von Stoffen wie Arsen, Cadmium, Quecksilber, Nickel, Blei etc. vorgeschrieben.

> Aufgrund ihres Gehaltes an Mineralstoffen, Spurenelementen oder sonstigen Bestandteilen besitzen Mineralwässer bestimmte **ernährungsphysiologische Wirkungen.**

Mineralwässer enthalten mehr als 1000 mg gelöste Mineralstoffe und mehr als 250 mg freie Kohlensäure in einem Liter. Ein Wasser kann jedoch auch bei einem geringen Gehalt an Mineralstoffen als Mineralwasser anerkannt werden, wenn den gelösten Substanzen eine ernährungsphysiologische Wirkung zugesprochen und den Kennzeichnungsvorschriften entsprechend kenntlich gemacht wird.

Quellwässer

Sie haben ihren Ursprung in einem unterirdischen Wasservorkommen und werden über natürliche oder künstlich erschlossene Quellen gewonnen. Quellwässer werden bei der Herstellung – wenn erforderlich – **enteisent, entschwefelt** oder **von Kohlendioxid befreit**. Es gelten bei allen Inhaltsstoffen die gleichen Anforderungen wie bei Trinkwasser.

* Verordnung über Trinkwasser und über Wasser für Lebensmittelbetriebe (Trinkwasserverordnung) vom 5. Dezember 1990, BGBl. I, S. 2612.

** Verordnung über natürliches Mineralwasser, Quellwasser und Tafelwasser – Mineral- und Tafelwasserverordnung v. 1. Aug. 1984, BGBl. I, S. 1036. Letzte Änderung durch die 5. ZuständigkeitsanpassungsVO 1993, BGBl. I, S. 278.

Bezeichnungen, die zu Verwechslungen mit natürlichem Mineralwasser führen können, sowie geographische Bezeichnungen und Hinweise auf die chemische Zusammensetzung sind unzulässig.

Tafelwässer

Es handelt sich um Wässer, denen eine oder mehrere **Zutaten** wie Sole, Meerwasser, Natriumchlorid, Kalziumchlorid etc. **zugesetzt** wurden.

Neue Getränketypen

Seit einigen Jahren werden neue Getränketypen **(functional drinks)** mit anregenden, leistungssteigernden und gesundheitsfördernden Eigenschaften von der Lebensmittelindustrie in den Handel gebracht. Folgende vier Kategorien mit unterschiedlichen Aussagen zur Wirkung, aber z.T. identischen Inhaltsstoffen werden unterschieden:

- **Sportgetränke:** Sie ersetzen Verluste an Wasser und Nährstoffen bei hoher körperlicher Belastung (Leistungs- und Hochleistungssport). Dies gilt insbesondere für den Mineralstoffverlust über den Schweiß (enthält pro Liter ca. 1200 mg Natrium, 1000 mg Chlorid, 300 mg Kalium, 160 mg Kalzium und 36 mg Magnesium).
  Ein Zusatz von Mono- und Oligosacchariden dient der schnellen Bereitstellung von Energie. Die Kohlenhydratkonzentration soll 5–8% nicht übersteigen, da sich unter höheren Konzentrationen die Magenentleerung verzögert.
- **Energy Drinks:** Die Werbung für diese Produkte verspricht Wohlbefinden, Glücksgefühl, Gesunderhaltung, Leistungssteigerung etc. Inhaltsstoffe sind Kohlenhydrate, Coffein, Taurin, verschiedene wasserlösliche Vitamine, Glucuronolacton, Inosit und z.T. Pflanzenextrakte etwa aus Guaranà, einer coffeinhaltigen Frucht aus Südamerika.
  Der **Coffeingehalt** liegt bei der Mehrzahl der Produkte bei 320 mg/l (Kaffee enthält je nach Art der Herstellung 350–1100 mg/l und Schwarzer Tee 150–350 mg/l).
  Ein leistungssteigernder Effekt von **Taurin** ist nicht belegt. Die nichtessentielle Substanz wird sowohl im Organismus synthetisiert als auch mit tierischen Lebensmitteln aufgenommen.
- **Wellness Drinks:** Sie sollen das Wohlbefinden steigern. Inhaltsstoffe sind Coffein, Vitamine etc.
- **Nährstoffangereicherte Getränke:** In zunehmendem Maße werden Erfrischungsgetränke, Fruchtsäfte und Milchprodukte mit Nährstoffen, meist Vitaminen, β-Carotin und Mineralstoffen, angereichert.
  In Einzelfällen kann eine solche Anreicherung sinnvoll genutzt werden. So können z.B. mit Kalzium angereicherte Fruchtsäfte das Defizit an Kalzium dann vermeiden, wenn Kinder Milch und Käse ablehnen (vgl. Kap. 8). Abzulehnen ist jedoch der Zusatz von verschiedenen Vitaminen und β-Carotin. Bei dem z.T. hohen Konsum verschiedener angereicherter Produkte kommt es zu einer unkontrollierten Aufnahme von Vitaminen und β-Carotin.

So genannte **ACE-Getränke** enthalten Zusätze von β-Carotin, Vitamin C und E, z.T. auch von Eicosahexaensäure, einer ω-3-Fettsäure. Solche Getränke werden auch als **Performance drinks** bezeichnet.

1.8.2 Mineralstoffe

Die Mineralstoffe als anorganische Nahrungsbestandteile werden aufgrund ihrer Konzentration im Körper wie auch der Mengenverhältnisse im täglichen Bedarf in **Mengen-** und **Spurenelemente** unterteilt.

> Die willkürliche Unterteilung besagt, dass anorganische nichtenergieliefernde Nahrungsbestandteile ab einer Konzentration von mehr als 50 mg/kg Körpergewicht als Mengen- und unterhalb dieser Grenze als Spurenelemente bezeichnet werden.

Lediglich Eisen zählt, obwohl seine Konzentration bei etwa 60 mg/kg Körpergewicht liegt, zu den Spurenelementen.

Im **Zellinneren** findet sich eine relativ hohe Kalium- und Phosphatkonzentration, während in der **extrazellulären Flüssigkeit** die Natrium- und Chloridionen überwiegen.

Durch aktive Stoffwechselprozesse **(Natriumpumpe)** an der Zellmembran wird ein Einstrom von Natrium in die Zelle verhindert und damit die unterschiedliche Natrium- und Kaliumkonzentration zwischen intra- und extrazellulärem Raum aufrechterhalten.

Neben den genannten Ionen finden sich in geringerer Konzentration sowohl in der intrazellulären als auch in der extrazellulären Flüssigkeit vorwiegend Kalzium-, Magnesium-, Bicarbonat- und Sulfationen neben Proteinen und organischen Säuren.

> Der gesunde Organismus hat die Fähigkeit, trotz Zufuhr von Wasser und Elektrolyten mit der Nahrung die Konzentration der Elektrolyte in engem Bereich konstant zu halten.

Die zur Gewährleistung einer optimalen Versorgung mit Mineralstoffen und Spurenelementen erforderliche **tägliche Zufuhr** findet sich in den D-A-CH-Referenzwerten [205].

Eine Reihe industrieller und auch küchentechnischer Verfahren kann den Gehalt der Nahrung an Mineralstoffen und Spurenelementen erheblich reduzieren. Hierdurch ist die **Bedarfsdeckung** insbesondere an einigen Spurenelementen in den westlichen Industrieländern **gefährdet**.

Kalium

Von besonderer Wichtigkeit und praktisch-klinischer Bedeutung ist das Kalium, von dem mit der Nahrung täglich etwa 100 mmol/l aufgenommen werden. Dieser Elektrolyt findet sich in der extrazellulären Flüssigkeit in einer mittleren Konzentration von 4,5 mmol/l, während der intrazelluläre Kaliumgehalt 120–150 mmol/l beträgt.

Kalium nimmt eine **zentrale Stellung im Zellstoffwechsel** ein, insbesondere beim Aufbau energiereicher Phosphatverbindungen und den für die Erregung der Muskel- und Nervenzellen erforderlichen biochemischen Vorgängen.

> Diese zentrale Stellung im Stoffwechsel der Muskel- und Nervenzellen hat zur Folge, dass sich bei **Kaliummangel** in erster Linie eine neuromuskuläre Symptomatik mit Adynamie der Muskulatur bis hin zu Lähmungen einstellt.

Da nicht nur die **Funktion der Skelettmuskulatur,** sondern auch die **der inneren Organe** beeinträchtigt wird, stellen sich zusätzlich Störungen der Darmfunktion mit einer Verringerung der Peristaltik bis zum paralytischen Ileus und Funktionsstörungen am Herzen in Form von Rhythmusstörungen, Herzerweiterung und typischen EKG-Veränderungen ein.

80–90 % des mit der Nahrung aufgenommenen Kaliums werden über die Niere ausgeschieden. Die **Kaliumausscheidung** mit dem Stuhl liegt im Mittel bei etwa 10 mmol/Tag (3,3–19,3 mmol/Tag). Bei einer durch Laxantien induzierten Diarrhö steigt die Kaliumausscheidung mit dem Stuhl, sodass der Laxantienabusus eine häufige Ursache des Kaliummangels ist.

Weitere **Ursachen der Hypokaliämie** sind wiederholtes Erbrechen, Fisteldrainagen (Galle, Darm, Pankreas), Diarrhöen jeder Genese, niedrige Zufuhr von Kalium in Kombination mit Erbrechen bei der Anorexia nervosa, kaliumarme Sondenkost und parenterale Ernährung.

Natrium

Wie bereits erwähnt, verhält sich die Verteilung des Natriums im Körper umgekehrt zu der des Kaliums. Die Konzentration in der extrazellulären Flüssigkeit beträgt etwa 140 mmol/l und die in der intrazellulären nur 10 mmol/l.

Mit der Nahrung werden je nach Ernährungsgewohnheit sehr unterschiedliche Natriummengen aufgenommen, die zwischen 75 und mehr als 300 mmol/Tag schwanken (vgl. Kap. 6).

> Die Aufgabe des Natriums besteht im Wesentlichen darin, den **osmotischen Druck** der extrazellulären Flüssigkeit zu gewährleisten.

Die Bedeutung der in westlichen Industrieländern weit über dem Bedarf liegenden Natriumzufuhr für die Genese der Hypertonie und möglicherweise auch des Magenkarzinoms wird in den entsprechenden Kapiteln behandelt.

Magnesium

Ähnlich wie das Kalium findet sich auch das Magnesium vorwiegend im intrazellulären Raum und nur etwa zu 1 % in der extrazellulären Flüssigkeit.

Mit der Nahrung wird etwa **250–300 mg/Tag** aufgenommen. Die **Resorptionsrate** ist von der Höhe der Zufuhr abhängig. Im Mittel werden 35–55 % der oral zugeführten Menge resorbiert.

> **Magnesiummangel** geht mit erniedrigten Plasmakonzentrationen einher, wobei berücksichtigt werden muss, dass niedrige, für die klinische Symptomatik der Mangelversorgung verantwortliche Gewebekonzentrationen nicht unbedingt mit niedrigen Plasmakonzentrationen korrelieren müssen.

Magnesiumionen aktivieren verschiedene Enzymsysteme. Bei einem Mangel stellen sich Rhythmusstörungen des Herzens, eine neuromuskuläre Übererregbarkeit mit Neigung zu Muskelkrämpfen etc. ein.

Bei chronischem Alkoholkonsum findet sich häufig ein **Magnesiumdefizit**. Der Grund hierfür ist eine Hemmung der tubulären Rückresorption von Magnesium durch Äthylalkohol, oft in Verbindung mit einer inadäquaten Ernährung. Bei routinemäßigen Untersuchungen stationärer Patienten fand sich in 6–11 % der Fälle eine Hypomagnesiämie, wobei Schwerstkranke häufig betroffen waren.

Als **Ursachen** für die Erniedrigung der Serummagnesiumkonzentration, die häufig in Kombination mit anderen Elektrolytstörungen vorkommt, sind einseitige Ernährung, parenterale Ernährung, chronische Durchfälle und erhöhte Ausscheidung mit dem Harn als Folge einer Behandlung mit Diuretika und verschiedenen anderen Medikamenten zu diskutieren.

Insbesondere die Kombination der Hypomagnesiämie mit anderen Elektrolytstörungen begünstigt die Entstehung von **Arrhythmien** (Lit. bei [172]).

Aufgrund tierexperimenteller Untersuchungen laufen **Stressreaktionen** bei bestehendem Magnesiummangel verstärkt ab bzw. können durch die Gabe von Magnesium reduziert werden. Es gibt Hinweise dafür, dass die Empfindlichkeit des Menschen gegenüber Lärmstress mit fallender Serummagnesiumkonzentration ansteigt [40].

Es konnte darüber hinaus gezeigt werden, dass **funktionelle Beschwerden im Kindesalter,** wie Schlafstörungen, unklare abdominelle Beschwerden, rasche Ermüdbarkeit, Muskelkrämpfe, Kopfschmerzen etc., Folge eines Magnesiummangels sein können und in 50–60% der Fälle unter Substitution schwinden [41]. Eine Mangelversorgung an Magnesium begünstigt möglicherweise die Entstehung der **Arteriosklerose.** Hierfür spricht eine Reihe tierexperimenteller Befunde. Auch die **Blutdruckregulation** ist bis zu einem gewissen Grad von der Magnesiumversorgung abhängig. Magnesium ist zusammen mit Kalium an der Regulation des Gefäßtonus und damit an der Druckregulierung im Gefäßsystem beteiligt (Lit. bei [201]).

Kalzium

Die D-A-CH-Referenzwerte [205] empfehlen für Kinder zwischen 1 und 4 Jahren 600 mg Kalzium ansteigend bis zu 1200 mg zwischen dem 13. und 19. Lebensjahr. Ab 19 Jahren werden bis ins hohe Alter 1000 mg Kalzium/Tag empfohlen.

Bisher wurden in der Bundesrepublik und anderen westlichen Ländern für Jugendliche zwischen 13 und 25 Jahren eine Zufuhr von 1000 bis 1200 mg und für Erwachsene von 800 bis 900 mg Kalzium pro Tag empfohlen.

Die an neueste Erkenntnisse angepassten 1997 veröffentlichten Empfehlungen der USA raten zu einer **täglichen Zufuhr** von 1300 mg für Jugendliche von 9–18 Jahren und 1000 mg für Männer und Frauen zwischen 31 und 50 Jahren. Ab dem 50. Lebensjahr soll wegen der im Alter geringeren Resorption die Zufuhr bei 1200 mg/Tag liegen [57].

Diese Empfehlung basiert wesentlich auf der Bedeutung einer optimalen Kalziumzufuhr für die **Osteoporoseprophylaxe** (s. Kap. 8.1).

Da 100 g Milch bereits 120 mg Kalzium enthalten, lässt sich die Empfehlung der Kalziumzufuhr dann, wenn **Milch** und **Milchprodukte** verzehrt werden, leicht realisieren. Wird auf Milch und Milchprodukte völlig verzichtet, so werden im Mittel nur 300 bis 400 mg Kalzium pro Tag aufgenommen. **Kalzium-** und **phosphatreiche Mineralwässer** können erheblich zur Bedarfsdeckung beitragen.

In einer vergleichenden Studie fand sich kein signifikanter Unterschied in der Kalziumresorption und Harnausscheidung von Kalzium zwischen Kalzium in Form von Milch und einem Mineralwasser reich an Kalzium (467 mg/l) und Phosphat [47].

Nach Ergebnissen der VERA-Studie liegt die tägliche Kalziumaufnahme bei etwa 65 % der Erwachsenen unter 800 mg/Tag.

Das Kalzium liegt zu 99,9 % **im Skelettsystem** fest. Nur 0,1 % sind mobil. Im Plasma findet es sich in ionisierter Form, komplexgebunden hauptsächlich als anionischer Citratkomplex und eiweißgebunden.

Die Gegenwart von Kalzium, insbesondere in der **ionisierten Form,** ist für den normalen Ablauf verschiedener lebenswichtiger Funktionen erforderlich:

- für eine normale Membranfunktion,
- für den physiologischen Ablauf der Muskelkontraktion,
- für eine Reihe enzymatischer Vorgänge und
- für die normale Gerinnung.

Die Konzentration des Kalziums im Serum, die etwa 2 mmol/l beträgt, ist von verschiedenen Faktoren und **Regulationsmechanismen** abhängig:

- die Kalziumaufnahme mit der Nahrung,
- die intestinale, unter dem Einfluss von Vitamin D (vgl. Kap. 1.7.1) stattfindende Resorption (in geringem Umfang steigert auch Parathormon die Kalziumresorption im Darm),
- die Mobilisation aus dem Skelett bzw. die Einlagerung in das Skelett unter dem Einfluss von Parathormon und Vitamin D und
- die Ausscheidung über die Niere.

Zwischen dem in den Knochen eingelagerten und dem gelösten Kalzium besteht ein ständiger Austausch.

Dieser Auf- und Abbauprozess wird in erster Linie vom Hormon der Nebenschilddrüse, dem **Parathormon,** reguliert. Eine Erhöhung des Parathormonspiegels hat eine Aktivierung von Osteoklasten mit der Fähigkeit, Kalzium im Knochen zu mobilisieren – und folglich eine Kalziumerhöhung im Serum – zur Folge. Durch einen **Rückkoppelungsmechanismus** des Serumkalziums mit der Parathormonsekretion wird ein relativ **konstanter Serumkalziumspiegel** gewährleistet. Sinkt das Kalzium im Serum, so steigt die Parathormonsekretion und umgekehrt.

Ein weiteres, die Kalziumkonzentration im Serum regulierendes Hormon ist das in den sog. C-Zellen der Schilddrüse gebildete **Kalzitonin** (Thyreokalzitonin). Kalzitonin senkt die Serumkalziumkonzentration durch Verminderung der Kalziummobilisation im Knochen und wirkt somit dem Parathormon entgegen.

Vitamin D fördert die intestinale Resorption und die Einlagerung von Kalziumsalzen in die organische Matrix des Knochens, das Osteoid.

Der Anteil des resorbierten, mit der Nahrung aufgenommenen Kalziums steigt bei erhöhtem Bedarf, wie z. B. Wachstum, Gravidität und Laktation.

Während der **Schwangerschaft** erfolgt überwiegend im 3. Trimenon ein Transfer von etwa 25 bis 30 g Kalzium auf den Fötus. Der hierdurch bedingte **erhöhte Bedarf** geht mit einer **Steigerung der intestinalen Kalziumresorption** einher.

Während des **Stillens** verliert die Mutter ca. 210 mg/Tag Kalzium mit der Milch. Diese Menge wird wesentlich durch **Mobilisation aus dem Skelett** bereitgestellt, ohne dass eine vermehrte orale Zufuhr diese Mobilisation wesentlich beeinflussen könnte (Lit. bei [57]).

Die **Ausnutzung des Nahrungskalziums** ist nicht abhängig von der Löslichkeit des Kalziumsalzes.

Eine Ausnahme macht das **Calciumoxalat**. Nach dem Genuss oxalsäurereicher Nahrungsmittel wie Spinat, Rhabarber, schwarzer Tee etc. ist die Kalziumausnutzung reduziert. Im Vergleich zu Milch wird aus Spinat nur ein Zehntel des Kalziums resorbiert.

Einen ähnlichen Effekt hat das im Getreide (nur in der Kleie) vorkommende **Phytin,** das ebenfalls einen schwer löslichen, nicht resorbierbaren Komplex mit Kalzium bildet. Getreidearten mit hohem Phytingehalt haben mit Ausnahme von Hafer und Mais eine Phytaseaktivität. Kleiehaltige Produkte dieser beiden Getreide können folglich Kalzium binden und der Resorption entziehen. Nur langfristiger Verzehr großer Phytinmengen beeinträchtigt die Kalziumversorgung. In gleicher Weise wie Kalzium wird auch Eisen von Phytin gebunden.

Auch **Ballaststoffe** mit hohem **Uronsäureanteil** (s. Abb. 1-43) vermindern die Ausnutzung des Nahrungskalziums. Eine während langer Zeit durchgeführte ballaststoffreiche Ernährung kann u. U. die Bedarfsdeckung von Kalzium beeinträchtigen (vgl. Kap. 1.11.5).

Kalzium wird auf zwei Wegen im Gastrointestinaltrakt resorbiert: erstens unter dem Einfluss von Vitamin D im proximalen Dünndarm und weiterhin über einen von der luminalen Kalziumkonzentration abhängigen passiven Transport, der im gesamten Darmtrakt einschließlich dem Kolon stattfindet. Die relative Resorption nimmt mit steigender Kalziumkonzentration im Darmlumen ab. Weiterhin reduziert sich die Kalziumresorption mit steigendem Lebensalter.

Die Fermentation unverdaulicher Kohlenhydrate und der hierdurch bedingte Abfall des pH-Wertes im Darmlumen als Folge anfallender kurzkettiger Fettsäuren reduziert das gebundene Kalzium, sodass mehr freies Kalzium für die passive Resorption zu Verfügung steht. Das Gleiche gilt für Magnesium, Eisen und Zink. Dies bedeutet, dass bakteriell fermentierbare, im Dünndarm nicht resorbierbare Kohlenhydrate (Präbiotika) wie Inulin, Oligofruktose, Laktulose usw. die Kalziumresorption sowohl im bereits stärker bakteriell besiedelten unteren Ileum als auch im Kolon steigern [119, 120].

Das Ausmaß der Kalziumresorption aus verschiedenen Lebensmitteln – untersucht wurden Vollmilch, Kakao, Joghurt, Käse – und Calciumcarbonat schwankt zwischen 21 und 26 % und unterscheidet sich somit kaum [202].

Während Kalzium wegen des hohen Oxalsäuregehalts aus Spinat schlecht resorbiert wird, ist die Resorption aus Grünkohl wider Erwarten hoch. Vergleichsuntersuchungen mit Milch – beide Lebensmittel waren mit ^{45}Ca markiert – ergaben für Milch eine Resorption von 31 % und für Grünkohl eine von 41 % [110].

Die **Kalziumausscheidung** mit dem Harn und folglich die **Kalziumbilanz** wird durch Natrium und sowohl tierisches als auch pflanzliches Protein gesteigert. 500 mg Natrium steigern bei Frauen in der Menopause die Kalziumausscheidung um 10 mg, und 1 g Protein steigert die Ausscheidung um 0,5–1,5 mg (Lit. bei [57]).

Als ein entscheidender Grund für **höhere Knochendichte** und geringere Rate an Frakturen bei Afrikanern im Vergleich zu Europäern gilt die bei gleicher Resorptionsrate geringere Kalziumausscheidung mit dem Harn.

Die **Eisenresorption** wird durch Kalzium gehemmt. Werden Milch und Käse, die Lebensmittel mit dem höchsten Kalziumgehalt, zusammen mit Fleisch verzehrt, so verringert sich die Eisenresorption um 50–60% [105].

Eine enge Beziehung besteht zwischen dem Kalzium- und dem **Phosphatstoffwechsel**. Das bereits genannte Parathormon der Nebenschildrüse reguliert neben der Einlagerung und Mobilisierung von Kalzium im Skelett auch die Phosphatausscheidung über die Niere.

Parathormon fördert die Phosphatausscheidung, indem es seine Rückresorption im Tubulussystem hemmt. Da Phosphationen als Kation Kalzium mitführen, hat das Hormon der Nebenschilddrüse auch indirekt einen Einfluss auf die Kalziumausscheidung. Wird unter der Wirkung von Parathormon Kalzium im Knochen mobilisiert, so kommt es gleichzeitig zu einer Freisetzung von PO_4-Ionen, da Kalzium in Form von Phosphatsalzen eingelagert ist.

Es besteht eine feste Beziehung zwischen Kalzium- und Phosphatbedarf. Ein **Kalzium-Phosphat-Verhältnis** in der Nahrung von **1:1,0–1,2** wird als optimal angesehen.

Phosphat

Die empfohlene Zufuhr mit der Nahrung liegt zwischen 500 und 800 mg/Tag zwischen dem 1. und 10., bei 1250 mg/Tag zwischen dem 10. und 19. und bei 700 mg/Tag ab dem 19. Lebensjahr [205].

Phosphat ist in unseren Lebensmitteln **weit verbreitet**. Wesentliche Mengen werden mit Fleisch und Fleischwaren (24%), Brot (14%) und Käse (9%) aufgenommen. Ein nutritiver Phosphormangel ist bei dem verbreiteten Vorkommen in Lebensmitteln nicht bekannt.

Ein **längerfristiger Phosphatüberschuss** in der Nahrung kann die Nebenschilddrüse zu einer vermehrten Parathormonsekretion stimulieren, was wiederum eine vermehrte Kalziumfreisetzung aus dem Skelett zur Folge hat.

Ein **Missverhältnis** zwischen Phosphat- und Kalziumaufnahme mit der Nahrung könnte auf diesem Wege die Entstehung einer Osteoporose begünstigen. Auch der hohe Phosphatgehalt einiger Colagetränke könnte diese Wirkung haben [220].

Die **Resorption** von Phosphat erfolgt in erster Linie im oberen Dünndarm. Aufgrund von Bilanzuntersuchungen muss angenommen werden, dass die **biologische Verfügbarkeit** des mit der Nahrung aufgenommenen Phosphors je nach Quelle unterschiedlich ist. So wurden aus Roggen-Vollkornbrot im Mittel 29%, aus Milch 64%, aus Fleisch 69%, aus Käse 62% und aus Mischbrot 72% des Phosphors resorbiert. Die schlechte Ausnutzung des Phosphors aus Roggen-Vollkornbrot wird mit der Tatsache erklärt, dass Phosphor in diesem Lebensmittel in erster Linie als Phytatphosphor vorliegt, eine Bindungsform, die schlecht utilisiert wird (Lit. bei [75, 241]).

Eine mögliche Beziehung zwischen dem hyperkinetischen Syndrom und der Höhe der Phosphatzufuhr mit der Nahrung wird im Kapitel 11.8 diskutiert.

Hypophosphatämien können sich bei chronischem Alkoholismus, Malabsorption, Mangelernährung, bei Tumorkranken und unter ausschließlicher parenteraler Ernährung entwickeln. Weiterhin finden sie sich bei der diabetischen Ketoazidose und bei der gramnegativen Sepsis.

Die **Folgen** einer hochgradigen Erniedrigung der Serumphosphatkonzentration sind Beeinträchtigung der Erythrozyten- und Leukozytenfunktion, metabolische Azidose, Osteomalazie, periphere Neuropathie, Störungen des zentralen Nervensystems usw. (Lit. bei [124]).

Zu einer ausgeprägten Hypophosphatämie mit einer Reihe schwerwiegender Funktionsstörungen kommt es darüber hinaus beim sog. **Refeeding-Syndrom**. Hierbei handelt es sich um Stoffwechselstörungen, die bei plötzlicher optimaler Nährstoffzufuhr im Anschluss an eine Phase der Mangelernährung auftreten können. Bei unzureichender Energieaufnahme wird der Energiebedarf überwiegend aus Fettsäuren gedeckt. Zusätzlich kommt es zum Abbau von Muskeleiweiß. Wird die Katabolie durch orale bzw. parenterale Energiezufuhr, insbesondere in Form von Glucose, beendet, so kommt es zu einem Einstrom von Phosphat, Glucose, Elektrolyten etc. in Körperzellen, sodass ein Abfall der Phosphatkonzentration im Extrazellulärraum resultieren kann (Lit. bei [237]).

1.8.3 Spurenelemente

Die Gesamtmenge aller Spurenelemente im menschlichen Körper ergibt nur etwa 10 g bzw. etwa 0,01–0,02% des Gesamtorganismus. Daraus prägte sich der Sammelbegriff „Elemente, die nur in Spuren in Lebewesen vorkommen“.

Heute gehören definitionsgemäß alle die Mineralstoffe, deren Konzentration bei Mensch und Tier in der Regel 50 mg/kg Körpermasse nicht übersteigt, zu den Spurenelementen.

Anstelle dieser **Konzentrationsangabe** in mg/kg bzw. µg/g (µg = 10^{-6} g) wird analog dazu der relative Begriff ppm (parts per million) verwendet. Einige Spurenelemente (z.B. Vanadin, Chrom, Kobalt, Nickel, Molybdän, Jod) sind jedoch im Organismus in wesentlich geringerer Konzentration vorhanden, weshalb die Angaben zumeist in mg/kg bzw. in ng/g (ng = 10^{-9} g) erfolgen. Der relative Begriff hierzu ist ppb (parts per billion).

Spurenelemente sind entweder **Bestandteile von Enzymen** und **Hormonen** oder ihre Gegenwart ist für den normalen Ablauf biochemischer Vorgänge notwendig. Es ist jedoch noch nicht von allen in geringen Mengen im tierischen und menschlichen Gewebe nachweisbaren Elementen bewiesen, dass sie essentiell sind. Wegen der extrem niedrigen Konzentration und der dadurch bedingten Nachweisschwierigkeiten ist die Kenntnis über die **physiologische Funktion** der meisten Spurenelemente noch gering.

Nach einer zusammenfassenden Darstellung von Jeejeebhoy [132] sind aufgrund von tierexperimentellen Untersuchungen folgende **15 Elemente essentiell:**

Eisen, Zink, Kupfer, Jod, Kobalt, Selen, Chrom, Mangan, Nickel, Molybdän, Fluor, Zinn, Silicium, Vanadium und Arsen.

Als **Ultra-Spurenelemente** (ultratrace elements) werden solche bezeichnet, die sich in Konzentrationen von weniger als 1 µg/g, z.T. sogar weniger als 50 ng/g Trockengewicht finden. Zu dieser Gruppe zählen Arsen, Bor, Brom, Cadmium, Fluor, Blei, Lithium, Nickel, Silicium, Zinn und Vanadium. Für die Essentialität dieser Elemente gibt es tierexperimentelle Hinweise. Ein Bedarf ist nicht für all diese Elemente beim Menschen belegt [183]. Eine aktualisierte Liste der Ultraspurenelemente findet sich in den D-A-CH-Referenzwerten [205].

Dass die **Zufuhr** von Mineralstoffen, bedingt durch die seit einigen Jahrzehnten anhaltende Umstellung auf den Verzehr industriell bearbeiteter Lebensmittel, **rückläufig** ist – hierauf wurde bereits einleitend hingewiesen –, steht außer Zweifel.

Die Energie in den westlichen Industrieländern wird im Mittel zu etwa 40% aus Fett und Öl, zu 20% aus Saccharose und zu 10% aus Alkohol gedeckt. Weitere 15% entfallen auf Weißmehl. Es verbleiben also noch 15% der Energie, die aus **Nahrungsmitteln** in weitgehend **„unveränderter“** Form gedeckt werden. Sie weisen somit noch ursprünglichen Mineralstoff- und Spurenelementgehalt auf. Dies sind Früchte, Gemüse, Milchprodukte und Fleisch.

Ob bei manchen ätiologisch noch nicht abgeklärten Krankheiten einem **Spurenelementmangel** eine kausale Bedeutung zukommt (z.B. Selenmangel – Tumorentstehung, Chrommangel – Altersdiabetes), lässt sich noch nicht absehen. Genauso wenig ist bekannt, ob zunehmende Änderungen der **Essgewohnheiten** und Fortschritte bei der **Nahrungsmittelherstellung** und **-technologie** in Zukunft auch beim Menschen zu vermehrten Spurenelementmangelzuständen führen.

Intensive landwirtschaftliche Nutzung des Bodens kann einen Mangel des Weidefutters an Spurenelementen und somit den Mangel an essentiellen Spurenelementen bei Nutztieren zur Folge haben. Mangelerkrankungen wurden beobachtet bei einer verminderten Zufuhr von Kupfer, Zink und Chrom.

Eisen

Die empfohlene Eisenzufuhr unterscheidet sich dem physiologischen Bedarf entsprechend bei beiden Geschlechtern und in den verschiedenen Lebensaltern erheblich. Der physiologische Bedarf beträgt ab dem 4. Lebensmonat bis zum 7. Lebensjahr 8 mg/Tag und zwischen dem 7. und 10. Lebensjahr 10 mg/Tag. Ab dem 10. Lebensjahr bis zur Menopause (51 Jahre) gelten unterschiedliche Empfehlungen für beide Geschlechter, wobei der Bedarf beim weiblichen Geschlecht höher liegt. Empfohlen werden zwischen dem 10. und 51. Jahr für das weibliche Geschlecht 15 mg/Tag, ab dem 51. Lebensjahr 10 mg/Tag. Die Empfehlung für Männer lautet 12 mg/Tag vom 10. bis 19. Lebensjahr und ab 19 Jahren 10 mg/Tag [205].

Eisenmangel ist einer der am weitesten verbreiteten Mangelzustände beim Menschen überhaupt. Besonders betroffen ist das weibliche Geschlecht, da es während jeder menstruellen Blutung zu einem **Eisenverlust** von etwa 20 mg, bei Hypermenorrhö allerdings zu Verlusten von 40–60 mg kommt. Die Zahl geschlechtsreifer, nichtgravider Frauen, die als Zeichen eines Eisendefizits zusätzliche Eisengaben hämatologisch beantworten, liegt in den westlichen Industrieländern bei etwa 20%, in anderen Teilen der Welt jedoch 3- bis 5-mal höher (Lit. bei [25, 92]).

Durch **Eisenmangel** kann die körperliche und geistige Leistungsfähigkeit zum Teil irreversibel beeinträchtigt werden.

Kinder, Jugendliche und junge Frauen gehören zu der Gruppe mit dem häufigsten Defizit.

Methoden zur **biochemischen Erfassung der Eisenversorgung** werden unterschiedlich beurteilt.

> Dies gilt insbesondere für Hämoglobin, Serum-Eisen, Eisenbindungskapazität etc. Auch die Ferritinkonzentration im Serum als Maß zur Beurteilung der Höhe der Gesamtkörpereisenspeicher wird derzeit widersprüchlich beurteilt. Neue Möglichkeiten bietet u. U. der sog. lösliche Transferrinrezeptor [46].

Ursachen einer negativen Eisenbilanz und damit eines Eisenmangels sind die verminderte Zufuhr mit der Nahrung, ein gesteigerter **Eisenverlust durch Blutungen** oder eine **gestörte Eisenresorption** bei Malabsorptionssyndrom.

Man unterscheidet je nach Schweregrad verschiedene **Stufen des Eisenmangels:**

1. **Prälatenter Eisenmangel (Speichereisenmangel).** Hierbei ist die im Körper gespeicherte Menge an Eisen von normalerweise ca. 800 mg (bei Männern) auf weniger als 200 mg gesunken (Lit. bei [25, 76]). Die Eisenkonzentration im Serum und die Hämoglobinkonzentration liegen noch im Normbereich.
2. **Latenter Eisenmangel (Transporteisenmangel).** Zur Verminderung der Eisendepots kommt ein Abfall der Serumeisenkonzentration auf Werte unter 60 µg/100 ml hinzu.
3. **Manifester Eisenmangel** liegt vor, wenn neben einer Verminderung des Depoteisens und der Serumeisenkonzentration die Hämoglobinkonzentration auf Werte unter 12 g% erniedrigt ist.

Frühsymptome vor Ausbildung einer Eisenmangelanämie sind Rhagaden der Mundwinkel, Störungen von Haar- und Nagelwachstum, Hautatrophie und atrophische Veränderungen von Mund- und Ösophagusschleimhaut.

Nach neueren, groß angelegten Studien wird jedoch bezweifelt, dass der latente und geringgradig manifeste Eisenmangel bereits zu klinischen Erscheinungen, insbesondere zu den oft mit diesem Mangelzustand in Zusammenhang gebrachten Beschwerden wie Kopfschmerzen, Atemnot, Schwindel, Ermüdbarkeit etc. führt.

Achlorhydrien sind bei Patienten mit Eisenmangel doppelt so häufig wie bei Vergleichspersonen, bei Kranken mit Eisenmangel über 50 Jahren 4-mal so häufig.

Gesunde Männer resorbieren etwa 19 ± 8%, Frauen mit latentem Eisenmangel 83 ± 14% und manifestem Eisenmangel 82 ± 13% der täglich aufgenommenen Eisenmenge. Das bedeutet unter Eisenmangelbedingungen eine **Steigerung der Eisenresorption** auf das Fünffache.

> Das Ausmaß der Eisenresorption kann dem Bedarf angepasst werden.

Verantwortlich hierfür ist ein **Transfersystem der Dünndarmmukosa**.

> Details sind über dieses an ein bestimmtes Protein (Transferrin) gebundene Transportsystem, das sich insbesondere im Duodenum und oberen Jejunum findet, nicht bekannt.

Während mit seiner Hilfe bei Eisenmangel das Ausmaß der Resorption gesteigert werden kann, gewährt es **keinen Schutz vor einer Eisenüberladung** dann, wenn exzessiv hohe Eisenmengen mit der Nahrung aufgenommen werden. Der früher postulierte sog. Mukosablock als Schutz vor einer Eisenintoxikation existiert nach neueren Untersuchungen nicht [91, 92].

> Damit die Eisenbilanz nicht negativ wird, müssen täglich etwa 10–15 mg Eisen mit der Nahrung aufgenommen werden.
>
> Hierbei ist die Form, in der Eisen zugeführt wird, wichtig. Eisen aus pflanzlicher Nahrung wird grundsätzlich schlechter als solches aus tierischer Nahrung resorbiert.

In der Nahrung liegt Eisen vorwiegend in Form von **Ferrihydroxidkomplexen** (dreiwertiges Eisen) vor, gebunden an Protein und organische Säuren, oder in Form von **Eisen-Protoporphyrin** (Häm).

Voraussetzung für die Resorption ist die **Freisetzung in eine lösliche Form,** die überwiegend im Magen erfolgt.

> Nach In-vitro-Versuchen werden bei optimaler Säure- und Pepsinkonzentration im Magen 30–50% des angebotenen Eisens gelöst, während sich in Wasser allein weniger als 10% lösen. Patienten mit Eisenmangelanämie resorbieren Ferrieisen signifikant besser, wenn Salzsäure produziert wird.
>
> Bei der Eisenmangelanämie korrelieren maximale Säureproduktion und Ferrieisenresorption. Eisen in zweiwertiger Form (Ferroeisen) wird besser resorbiert als das dreiwertige Ferrieisen.

Ist Eisen in Lösung, so werden offenbar beide Formen unabhängig von der Wertigkeit gleich gut resorbiert. Limitierend wirkt die unterschiedliche Löslichkeit von Ferri- und Ferroeisen. Ferroeisen präzipitiert bei pH 8 vollständig, Ferrieisen bereits bei pH 5.

Die **Resorptionsquote** aus Weizen, Mais, Salat, Spinat beträgt etwa 7–9% und aus Fisch, Kalbfleisch und Hämoglobin 16–20%. Phytin bindet Eisen in gleicher Weise wie Kalzium zu einem nicht resorbierbaren Komplex (vgl. Kap. 1.11.5).

Der alimentäre Eisenmangel ist folglich in vielen unterentwickelten tropischen Gebieten mit überwiegend **pflanzlicher Ernährung** häufig (vgl. Abb. 20-1). Gefährdet sind darüber hinaus Vegetarier und Ovolaktovegetarier [112]. Bei Letzteren konnten, wenn aufgefüllte Eisendepots angestrebt werden, täglich Eisendefizite von ca. 0,5 mg für Männer und 1,2 mg für menstruierende Frauen ermittelt werden.

Das Meiden tierischer Lebensmittel wird aus weltanschaulichen und religiösen Gründen sowie wegen angeblich negativer gesundheitlicher Folgen zunehmend von Teilen der Bevölkerung praktiziert. In den letzten Dietary Guidelines for Americans [251] findet sich hierzu folgende Formulierung: „Wählen Sie pflanzliche Lebensmittel als Basis Ihrer Ernährung. Versichern Sie sich dann, wenn Sie alle oder die meisten tierischen Produkte meiden, ob der Bedarf an Eisen, Vitamin B_{12}, Kalzium und Zink aus anderen Quellen ausreichend gedeckt wird."

Bei der Diskussion um die **Bioverfügbarkeit** von Eisen aus pflanzlichen Lebensmitteln muss auch berücksichtigt werden, dass die in diesen Lebensmitteln oft in relativ hohen Konzentrationen vorhandene Ascorbinsäure die Eisenresorption fördert.

Vitamin C bildet mit Eisen gut lösliche Komplexe und reduziert dreiwertiges zu dem besser resorbierbaren zweiwertigen Eisen. Aus diesem Grunde können Obst und Gemüse mit ihrem Gehalt an Vitamin C einen sehr wertvollen Beitrag zur Verbesserung der Eisenbioverfügbarkeit leisten.

Auch **andere organische Säuren** wie Zitronensäure und möglicherweise auch Milchsäure verbessern die Eisenresorption (Lit. bei [261]; Einfluss von Phytat und Vitamin C auf die Eisenresorption – siehe Kapitel 1.11.5).

Auch durch die Ernährung in hochindustrialisierten Ländern mit hohem Verzehr von **Fett, Zucker und Weißmehlprodukten** wird der Eisenbedarf je nach Ernährungsgewohnheit nicht optimal gedeckt. Neben dem zunehmenden Verzehr eisenarmer Nahrungsmittel ist auch die dem zunehmend geringer werdenden Energiebedarf angepasste geringere Nahrungszufuhr (Mit-)Ursache des häufig zu findenden Eisendefizits. Die Nahrungseisenzufuhr korreliert grob mit der Höhe der Energiezufuhr. In westlichen Ländern werden etwa 6 mg Eisen/4200 kJ bzw. 1000 kcal verzehrt. In den USA wird deshalb auf Empfehlung der Food and Drug Administration (FDA) Mehl und Mehlprodukten Eisen in einer Menge von 40 mg/Pfund (1 lb = 453,6 g) zugesetzt. Hierdurch wird in den USA die mittlere tägliche Eisenzufuhr bei Frauen von ca. 10 auf 17 mg und bei Männern von ca. 17 auf 35 mg erhöht [63].

In gleicher Weise wird in Schweden verfahren, wo im Mittel 42% des täglich aufgenommenen Eisens der Nahrung zugesetzt werden.

Gegner dieser **Fortifikation** befürchten insbesondere, dass hierdurch latent an Hämochromatose Erkrankte (vgl. Kap. 3.7.7) – sie wurde bei systematischen Untersuchungen in den USA bei 2% der männlichen Bevölkerung gefunden – geschädigt werden.

Aufgrund neuerer Erkenntnisse über die Bedeutung **freier Radikale** für die Entstehung einer Reihe von Erkrankungen wie Arteriosklerose (vgl. Kap. 4.5), maligne Tumoren (vgl. Kap. 16), grauer Star (vgl. Kap. 13) etc. müssen unsere Bemühungen um eine Optimierung der Eisenversorgung des Organismus kritisch betrachtet werden.

Die bei einer Eisenübersättigung vorhandenen freien Eisenionen fördern die Bildung freier Hydroxylradikale und erhöhen somit den **„oxidativen Stress"** [153].

Epidemiologische Studien, die eine positive Beziehung zwischen der Höhe des Verzehrs von rotem Fleisch und der Tumorhäufigkeit sowie der Rate an koronaren Herzerkrankungen zeigen, stützen die Annahme, dass eine hohe Eisenzufuhr **pathophysiologische Mechanismen** begünstigen kann.

Während das Ziel von Zufuhrempfehlungen die optimale Bedarfsdeckung ist, wird zunehmend für bestimmte Nährstoffe ein „Upper Level" (UL) definiert, der die Obergrenze angibt, ab der unter regelmäßiger Zufuhr über längere Zeit keine toxischen Wirkungen zu befürchten sind. Für Eisen wurde ein UL von 45 mg/Tag ermittelt [225].

Fluorid

Die Richtwerte für die Fluoridgesamtzufuhr (Nahrung, Trinkwasser, Supplemente) lauten wie folgt: Säuglinge bis 4 Monate 0,2 mg und von 4 bis 12 Monaten 0,5 mg/Tag. Kinder von 1 bis 4 Jahren 0,7 mg ansteigend bis 2,0 mg zwischen 10 und 13 Jahren. Ab 13 Jahren sind die Richtwerte für beide Geschlechter unterschiedlich. Sie liegen für Männer ab dem 13. bis 19. Lebensjahr bei 3,2 mg/Tag und ab dem 19. Lebensjahr bei 3,8 mg/Tag. Für Frauen werden in den beiden Altersphasen 2,9 bzw. 3,1 mg/Tag empfohlen [205].

Bei der **Kariesprophylaxe** kommt neben einer ausreichenden Mundhygiene und dem Meiden von Kohlenhydraten, insbesondere Zucker in klebriger, leicht am Zahn haftender Form, der Aufnahme von Fluorid eine entscheidende Bedeutung zu.

Feste Lebensmittel sind relativ arm an Fluorid. Der Gehalt in Fleisch, Fisch und Geflügel wird mit etwa 0,05–0,07 mg/kg, der von Getreide mit 0,30–0,40 mg/kg, von Kartoffeln mit 0,08–0,14 mg/kg, von Blattgemüse mit 0,10–0,15 mg/kg und von Früchten mit 0,06–0,13 mg/kg angegeben.

Der Fluoridgehalt des **Trinkwassers** unterliegt großen regionalen Schwankungen. Als optimal wird eine Fluoridkonzentration im Trinkwasser von etwa 1 mg/l (1 ppm) angesehen.

Besonders hoch liegt der Fluoridgehalt im **schwarzen Tee,** sodass Teetrinker ausschließlich mit diesem Getränk, je nach Trinkmenge und Zubereitung, etwa 1 mg und mehr an Fluorid pro Tag aufnehmen.

Wasserlösliche Fluorsalze werden gut (zu über 90%) resorbiert, während die Bioverfügbarkeit aus Knochen nur 4% und aus Fischgräten nur mit 15% angegeben wird.

Aufgrund vergleichender Untersuchungen ist es möglich, die Karieshäufigkeit um etwa 50–60% zu reduzieren, wenn durch Zusatz von Fluorsalzen zum Trinkwasser die genannte Konzentration erreicht wird.

Die Gegner der **Trinkwasserfluoridierung** führen u.a. an: Die Spanne zwischen der täglichen Fluoriddosis, die einen ausreichenden kariesprophylaktischen Effekt habe (1–2 mg), und der zu einer chronischen Fluoridintoxikation führenden (etwa 4–5 mg täglich) sei so gering, dass im Einzelfall Überdosierungen bei einer allgemeinen Fluoridierung des Trinkwassers nicht verhindert werden können.

Weiterhin wird angeführt, dass Fluorid nur während der Zahnbildung, die etwa bis zum 15. Lebensjahr abgeschlossen ist, wirke und bei einer Fluoridierung des Trinkwassers große Teile der Bevölkerung, ohne einen Nutzen davon zu haben, Fluorid in nicht immer unbedenklicher Dosis aufnehmen würden.

Als Alternative wird eine Fluoridverabreichung in Form von Tabletten während der Zeit der Zahnentwicklung vorgeschlagen. Nationale und internationale Gesellschaften haben in Abhängigkeit von der Fluoridkonzentration des Trinkwassers Dosierungen für die **Fluoridprophylaxe** in den einzelnen Entwicklungsphasen zwischen dem 1. und 16. Lebensjahr festgelegt [96].

Eine weitere Möglichkeit, die Fluoridzufuhr zu optimieren, ist die Verwendung von fluoridiertem Speisesalz. Es enthält in Deutschland 250 mg Fluorid pro Kilogramm Kochsalz. Wird in einer Familie ein solches Salz benutzt, so dürfen, um einer Überdosierung vorzubeugen, nicht zusätzlich noch Fluoridtabletten verabreicht werden.

Fluoridintoxikationen führen u.a. zu einer vermehrten Kalziumretention, einer Erhöhung der alkalischen Serumphosphatase und Störungen der Skelettbildung. Eine chronische Fluoridintoxikation (Fluorose) findet sich in manchen Gegenden mit hohem Fluoridgehalt des Trinkwassers endemisch.

Jod

Die Bundesrepublik Deutschland ist ein **Jodmangelgebiet**.

Besonders ausgeprägt ist die Mangelversorgung bei gestillten Säuglingen, Jugendlichen, Schwangeren, Stillenden und bestimmten Personengruppen wie Vegetariern oder Personen, die Milch, Milchprodukte oder Fisch meiden. Als Folge der ungenügenden Jodversorgung in der Schwangerschaft weisen bis zu 1% der Neugeborenen in Deutschland ein Jodmangelstruma auf. Der intrauterine Jodmangel ist die häufigste Ursache leicht verminderter geistiger Entwicklung. Bei Erwachsenen liegt das **Joddefizit** bei etwa 120 bis 150 g/Tag.

Die Empfehlungen für eine **optimale Jodzufuhr** betragen 100 µg/Tag für einjährige Kinder. Sie steigen bis zum 15. Lebensjahr auf 200 µg/Tag. Die gleiche Empfehlung gilt für Jugendliche und Erwachsene bis zum 50. Lebensjahr. Im höheren Lebensalter werden 180 µg/Tag und für Schwangere und Stillende 230 bzw. 260 µg/Tag empfohlen [205].

Aufgrund einer sonovolumetrischen Erhebung an 6000 Personen in 32 Regionen der Bundesrepublik Deutschland fand sich bei 50% der 18- bis 70-Jährigen eine **Schilddrüsenvergrößerung.** Bei Kindern bis zu 10 Jahren lag der Anteil bei 21%. Kinder, die ständig mit jodiertem Kochsalz versorgt wurden, hatten kleinere Schilddrüsen, während sich dieser positive Effekt der **Kochsalzjodierung** bei Erwachsenen nicht belegen ließ.

Erklärt wird der nicht zu sichernde Effekt bei Erwachsenen mit der geringen (20–40 µg/Tag) zusätzlichen Jodzufuhr in Form von jodiertem Speisesalz. Die Studie widerlegt alte Daten über ein Süd-Nord-Gefälle der Strumahäufigkeit. Es fand sich im Süden lediglich die Tendenz zu häufigeren Schilddrüsenvergrößerungen [106].

Da die Jodausscheidung im Harn positiv mit der Jodzufuhr korreliert, wurde zur Ermittlung der Versorgungslage von Altersgruppen die Jodausscheidung bestimmt. Hierbei ergab sich für die Bundesrepublik Deutschland im Mittel folgendes **tägliches Joddefizit:** Kinder 50–100 µg, Erwachsene 100–150 µg, Schwangere und Stillende mehr als 150 µg. Auch nach Daten der Nationalen Verzehrsstudie decken nur etwa 47% der Männer und 39% der Frauen optimal den täglichen Jodbedarf (Lit. bei [122]).

Die hohe Strumaprävalenz wäre durch eine optimale Versorgung der Bevölkerung mit Jod (Jodierung des Speisesalzes, Verwendung jodierten Salzes zur Lebensmittelherstellung, Jodierung des Tierfutters) auf etwa 3% zu reduzieren. Dass dieses Optimum zu erreichen ist, zeigen Ergebnisse in Ländern mit langjährig effizienter Jodversorgung der Bevölkerung.

Die der **Schilddrüsenvergrößerung** als Folge eines Jodmangels zugrunde liegenden **pathophysiologischen Mechanismen** sind weitgehend bekannt. Unter Jodmangel bilden Thyreozyten vermehrt verschiedene Wachstumsfaktoren, die sowohl das Wachstum der Schilddrüsenzellen als auch von Bindegewebszellen anregen.

Aufgrund der derzeit gültigen **gesetzlichen Bestimmungen** wird der Jodgehalt des jodierten Speisesalzes auf 15–25 mg/kg, das sind im Mittel 20 mg/kg Kochsalz, festgesetzt.

Nach den derzeit gültigen Bestimmungen in der Bundesrepublik reicht es aus, wenn in der **Zutatenliste** der mit jodiertem Speisesalz hergestellten verpackten Lebensmittel Jodsalz genannt wird. Lebensmittel, die lose verkauft werden, wie Brot, Brötchen oder Wurst, müssen nicht mehr extra gekennzeichnet werden, wenn sie mit Jodsalz hergestellt sind. Auch bei der Herstellung von Käse ist nun der Einsatz von jodiertem Speisesalz erlaubt.

Es bleibt in der Bundesrepublik auch aufgrund gesetzlicher Regelungen bei dem **Freiwilligkeitsprinzip**, d.h., Jodsalze (Natrium- oder Kaliumjodat) werden nicht generell dem Speisesalz zugesetzt.

Es sollte im Interesse einer Kropfprophylaxe – insbesondere vor dem 40. Lebensjahr – grundsätzlich jodiertes Speisesalz verzehrt werden.

Abbildung 1-27 demonstriert, dass bei Verwendung von jodiertem Speisesalz das derzeitige Defizit ausgeglichen und die von der Deutschen Gesellschaft für Ernährung **empfohlene Zufuhr** von 200 µg Jod pro Tag realisiert werden könnte.

Mit unbearbeiteten Lebensmitteln werden etwa 60 µg Jod pro Tag aufgenommen. Würde zum Salzen sowohl zu Hause als auch in der Gemeinschaftsverpflegung jodiertes Speisesalz verwendet, würden zusätzlich 20 µg pro Tag und bei Verwendung von Jodsalz bei der Herstellung von Brot und Backwaren zusätzlich etwa 50 µg Jod pro Tag aufgenommen. Etwa 30 µg würden im Mittel zusätzlich aufgenommen, wenn Wurst und Käse mit jodiertem Kochsalz hergestellt würden. Die restlichen 40 µg Jod würden auf alle anderen verarbeiteten, ebenfalls mit Jodsalz zubereiteten Lebensmittel entfallen.

Die Befürchtung, dass es durch diese Maßnahme zu vermehrtem Auftreten eines sog. Jod-Basedows, einer Jodallergie oder Jodakne, komme, ist unbegründet. Durch generelle Verwendung von jodiertem Speisesalz wird lediglich versucht, die Zufuhr der physiologischen Bedarfsmenge zu realisieren. Eine **Überdosierung** ist hiermit nicht möglich.

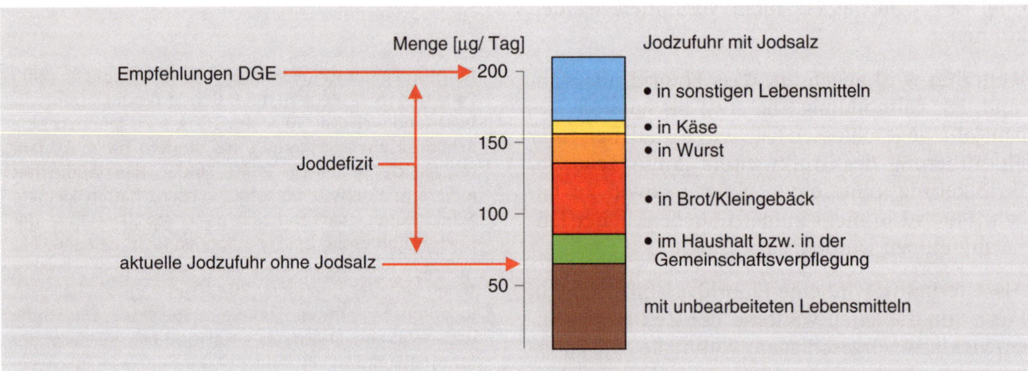

Abb. 1-27 Möglicher Ausgleich des derzeitigen Joddefizits in der Bundesrepublik durch Verwendung von jodiertem Speisesalz bei der Herstellung von Lebensmitteln [172].

Meersalz ist aufgrund des nur geringen Jodgehalts nicht zur Kropfprophylaxe geeignet. Geeignet sind hingegen aufgrund ihres Jodgehalts Bad Reichenhaller Jodsalz, Bayerisches Vollsalz und Düra Vollsalz.

Das mit der Nahrung aufgenommene Jodid und Jodat wird nahezu vollständig **resorbiert**. Bei einer täglichen Jodzufuhr von 50–200 µg werden 40–70 % binnen 24 Stunden in die Schilddrüse aufgenommen.

Der Jodgehalt pflanzlicher und tierischer Lebensmittel ist weitgehend vom **Jodgehalt des Bodens** im Erzeugergebiet abhängig. Deswegen unterliegt der Jodgehalt unserer Lebensmittel großen Schwankungen.

Jodreich sind in der Regel Seefische und andere maritime Produkte. Milch und Eier werden bei entsprechender Fütterung der Tiere ebenfalls relativ jodreich.

Zink

Die D-A-CH-Referenzwerte [205] empfehlen ab dem 15. Lebensjahr täglich eine Zufuhr von 10 mg für Männer und 7 mg für Frauen. Nur etwa 30 % des oral aufgenommenen Spurenelementes werden resorbiert.

Bei parenteral ernährten Patienten wurde, um eine ausgeglichene Zinkbilanz zu erreichen, eine Zufuhr von 2,5 mg/Tag ermittelt. Der Zinkbedarf stieg jedoch bei gesteigertem Katabolismus und bei intestinalen Erkrankungen mit einem vermehrten Zinkverlust mit dem Stuhl.

Ein hoher **Zinkgehalt** findet sich in tierischer Nahrung: Rindfleisch enthält beispielsweise 20–60 µg/g, Milch 3–5 µg/g und Fisch etwa 15 µg/g.

Kleiereiches Brot mit hohem Phytingehalt hemmt die **Zinkresorption** (vgl. Kap. 1.11.5). Dies hat zur Folge, dass in Ländern (z. B. Ägypten, Türkei) mit geringem Verzehr von tierischen Nahrungsmitteln und hohem Verzehr von kleiereichem, nicht mit Sauerteig hergestelltem Brot (Tanok) – durch die Gärung mit Sauerteig wird das Metallionen bindende Phytin (vgl. Kap. 1.11.5) weitgehend abgebaut – der Zinkmangel häufig ist.

In Untersuchungen an gesunden Versuchspersonen, denen eine Zinksulfatlösung entweder zusammen mit Weizenkleie bzw. Reiscrisps, die besonders wenig Ballaststoffe enthalten, oder ohne Testmahlzeit oral gegeben wurde, konnte eindeutig gezeigt werden, dass **Weizenkleie** die Zinkresorption vermindert [74]. Die Mechanismen der Zinkresorption sind nicht genau bekannt. Bei der Ratte konnten zwei Zink bindende Proteine in der Darmschleimhaut nachgewiesen werden, die sehr wahrscheinlich am Transport von Zink durch die Darmwand beteiligt sind.

Zink und Kupfer hemmen sich offenbar gegenseitig bei der Resorption.

Die Zinkkonzentration im Serum beträgt 95 ± 12 µg/100 ml. Wegen der Freisetzung von Zink aus Thrombozyten liegt die Konzentration um 5–15 µg/100 ml höher als im Plasma.

Zink ist **Bestandteil** einer Vielzahl von **Metalloenzymen** (DNS- und RNS-Polymerase, Carboanhydrase, alkalische Phosphatase, Phospholipasen etc.) und für die Aktivierung vieler Enzyme erforderlich. Hieraus erklärt sich seine Bedeutung z. B. für den Eiweiß-, Fett- und Kohlenhydratstoffwechsel, für den Säure-Basen-Haushalt und die Vielzahl von Funktionsstörungen bei Zinkmangel.

Die bekanntesten **klinischen Zeichen** einer **Mangelversorgung** mit diesem Spurenelement sind Minderwuchs, Störungen des Geschmacks- und Geruchssinnes, gestörte Wundheilung, Haarausfall, Hautveränderungen, psychische Störungen etc.

Zink ist Bestandteil des Insulins und wahrscheinlich auch für dessen Wirkung an der Zelle erforderlich [269].

Zu einem **Zinkmangel** kann es bei den mit einer Steatorrhö einhergehenden Erkrankungen wie beispielsweise Pankreasinsuffizienz, einheimischer Sprue, aber auch bei Morbus Crohn, Colitis ulcerosa, Leberzirrhose, chronischer Niereninsuffizienz etc. kommen.

Infektabwehr. Aufgrund experimenteller Befunde hemmen Zinksalze die Replikation von Rhinoviren, schützen Zellbestandteile vor Schädigungen durch bakterielle Toxine und wirken immunmodulatorisch (Lit. bei [128]). Von solchen Befunden ausgehend wurde die Bedeutung von Zinksalzen für **Prophylaxe** und Therapie von viralen Erkältungskrankheiten wiederholt untersucht. Bei unterschiedlichem Studiendesign sind die Ergebnisse widersprüchlich [128]. Dass eine weit über der mit Lebensmitteln erreichbaren Zufuhr an Zink liegende Dosierung vor Erkältungserkrankungen schützt, konnte nicht belegt werden. Gut kontrollierte Studien sprechen jedoch dafür, dass Zinksalze, in einer Dosis von 13,3 mg in Form einer Lutschtablette alle 2 Stunden verabreicht, die **Intensität** der **Symptomatik** und die Dauer der Erkrankung signifikant **reduzieren** [181].

Von großer Bedeutung ist der Zinkmangel für Kinder in vielen Entwicklungsländern. In einer

Reihe von Studien konnte gezeigt werden, dass es unter einer Zinksupplementation zu einer signifikanten Steigerung von Körpergewicht und -länge, zu einer Appetitzunahme und einem Rückgang an verschiedenen Infektionskrankheiten kommt [100].

Toxische Wirkungen. Zink ist relativ untoxisch. Zu akuten Intoxikationen mit einer gastrointestinalen Symptomatik (Übelkeit, Erbrechen, Durchfall etc.) kommt es bei einer Aufnahme von etwa 2 g Zink. Das Aufbewahren von Lebensmitteln mit saurem pH in verzinkten Gefäßen kann Ursache einer solch hohen Zufuhr sein.

Eine chronisch erhöhte, weit über dem Bedarf liegende Zufuhr von mehr als 70–100 mg pro Tag beeinträchtigt den **Eisen-** und **Kupferstoffwechsel**. Bei einer Supplementierung mit Zink muss diese Gefahr berücksichtigt werden.

Chrom

Nach Angaben der WHO wird dreiwertiges Chrom in sehr unterschiedlichem Ausmaß (1–25%) aus der Nahrung **resorbiert,** wobei die Art der Nahrung ausschlaggebend ist. Während Chrom in anorganischer Form nur zu maximal 3% einer verabreichten Dosis resorbiert wird, wird es etwa aus Hefe zu 10–15% in die Blutbahn aufgenommen.

Pflanzliche Nahrungsmittel sind im Vergleich zu Nahrungsmitteln aus tierischer Herkunft arm an Chrom. Größere Mengen dieses Spurenelements können im Trinkwasser enthalten sein. Der exakte **Bedarf** ist nicht bekannt.

Chrom und möglicherweise eine chromhaltige, in der Nahrung vorkommende, als Glucosetoleranzfaktor bezeichnete Substanz haben eine Beziehung zum **Glucosestoffwechsel**.

Im Tierversuch finden sich eine verminderte Glucosetoleranz und ein um 50% reduzierter Einbau von Glucose in Muskel- und Leberglykogen bei **Chrommangel**.

Es gibt Hinweise darauf, dass bei Diabetikern der Bedarf an Chrom mit zunehmendem Ausmaß der Glucosestoffwechselstörung steigt [6].

Chrom muss offenbar zugegen sein, damit **Insulin** seine Wirkung an der Zelle entfalten kann. Bei erwachsenen Diabetikern konnte die Diabeteseinstellung durch tägliche Gabe von 180–1000 µg Chrom verbessert werden [6]. Das Gleiche gilt für die bei Kleinkindern mit Proteinmangelernährung nachweisbare Störung des Glucosestoffwechsels.

Es gibt weiterhin Hinweise auf den bereits genannten chromhaltigen **Glucosetoleranzfaktor,** der sich in zuckerreichen Pflanzen (Zuckerrohr, Zuckerrüben etc.) findet und bei der Herstellung von raffiniertem Zucker verloren geht.

Welche Bedeutung diesem Faktor bei der Verwertung von Zucker im Stoffwechsel zukommt und ob sein Fehlen im raffinierten Zucker negative Effekte hat, bedarf einer Abklärung.

Viele Befunde sprechen dafür, dass Chrom Beziehungen zum Kohlenhydrat- und Fettstoffwechsel hat, ohne dass die Wirkmechanismen bekannt sind [7]. Nicht ausreichend geklärt ist auch die Bedeutung des Chroms für die körperliche Leistungsfähigkeit [8].

Molybdän

Ein **Bedarf** von 50–100 µg/Tag wird diskutiert. Molybdän ist Bestandteil verschiedener Enzyme, so beispielsweise der **Xanthinoxidase** (vgl. Kap. 4.6).

Bei einem **Mangel** an Molybdän fällt die Harnsäurekonzentration im Serum ab. Beim Morbus Crohn kann es, bedingt durch eine vermehrte Ausscheidung mit dem Stuhl, zu einer Mangelversorgung mit diesem Spurenelement kommen. Auch bei lang andauernder parenteraler Ernährung fanden sich Hinweise auf einen Molybdänmangel.

Exzessiv **hohe Molybdänzufuhr** von 10–15 mg pro Tag führt zu toxischen Erscheinungen mit Harnsäureanstieg im Serum, vermehrtem Kupferverlust mit dem Harn etc.

Kupfer

Nach neueren Angaben werden mit einer in westlichen Industrieländern üblichen Mischkost entgegen früheren Angaben von 2–4 mg nur 0,9–1,2 mg Kupfer **aufgenommen**.

Besonders reich an Kupfer sind Leber, Fleisch, Fisch, Kakao und Nüsse.

Exakte Angaben über den **Kupferbedarf** des Menschen können nicht gemacht werden. Bei ausschließlich parenteraler Ernährung wurden 0,3 mg Kupfer/Tag als ausreichend angesehen. Der Bedarf stieg auf 0,5 mg täglich bei Kranken mit Diarrhö an. Für Kinder wurden in Bilanzstudien 10–15 µg/kg/Tag Kupfer als ausreichend für die Bedarfsdeckung ermittelt.

Silicium

Obwohl Silicium zu den Ultraspurenelementen gezählt wird [205], hat es nach Ansicht mancher Autoren [38] eine essentielle Funktion im Stoffwechsel von Bindegewebe, Knorpel und Knochen.

Silicium wird überwiegend als monomere Kieselsäure (Orthokieselsäure) resorbiert. Die resorbierte Menge korreliert mit der Höhe der Zufuhr. In Bilanzuntersuchungen fand sich eine schnelle renale Elimination.

Der von verschiedenen Autoren ermittelte **Bedarf** wird mit etwa 30–45 mg/Tag angegeben. Die Zufuhr mit der Nahrung liegt bei vegetarisch orientierter Kost eindeutig höher als bei Bevorzugung tierischer Lebensmittel.

Unter britischen Ernährungsgewohnheiten werden 20–50 mg Siliciumdioxid pro Tag aufgenommen. Hiervon entfallen 20% auf Trinkwasser und andere Getränke und 60% auf Getreideprodukte. Bier ist reich an Silicium mit einer guten **Bioverfügbarkeit** [17].

Das in der Nahrung und im Trinkwasser gelöste Silicium hemmt die Resorption von Aluminium.

Therapeutische und prophylaktische Indikationen für verschiedene Hauterkrankungen bis hin zur Tumorprophylaxe und Verbesserung immunologischer Abwehrmechanismen wurden für die hoch dosierte orale Siliciumzufuhr diskutiert. Beweise für diese Indikationen fehlen (Lit. bei [38, 219]).

Selen

Selen ist **Bestandteil** der Wirkgruppe der **Glutathionperoxidase,** eines an der Entgiftung von Wasserstoffperoxid beteiligten Enzyms (reduziert H_2O_2 zu H_2O unter Oxidation von Glutathion). Wenn im Gewebe Wasserstoffperoxid und organische Hydroperoxide nicht abgebaut werden, setzen sich die hoch reaktionsfähigen OH-Radikale frei und führen zu einer Zell- und Gewebeschädigung. **Antioxidantien** wie Glutathionperoxidase, Vitamin E, Katalase etc. schützen Zellen und Zellbestandteile vor dieser Gefahr.

Ob Selen unabhängig von seiner Bedeutung für die Bildung von Glutathionperoxidase an antioxidativen Schutzmechanismen beteiligt ist, ist unklar.

Selen hat weiterhin **eine Funktion beim Schilddrüsenhormonstoffwechsel**. Dejodasen, Hormone, die die Aktivierung des Prohormons Thyroxin (T_4) zum aktiven Schilddrüsenhormon Trijodthyronin (T_3) katalysieren und für die enzymatische Inaktivierung von Schilddrüsenhormonen verantwortlich sind, enthalten im aktiven Zentrum einen Selencysteylrest.

Der **Selenbedarf** ist nicht exakt bekannt. Als Schätzwerte für eine angemessene Zufuhr werden für Jugendliche und Erwachsene 30–70 µg/Tag und für Kinder je nach Alter 10–60 µg/Tag angegeben [205]. Auf der Grundlage des Selengehaltes der in der Bundesrepublik verzehrten Lebensmittel wurde für Männer eine mittlere tägliche Selenaufnahme von 46 und für Frauen von 39 µg/Tag errechnet.

Etwa 28% der **Selenaufnahme** entfallen auf Fleisch, insbesondere Schweinefleisch, und etwa 16% auf Eier. Der Anteil pflanzlicher Lebensmittel an der Gesamtselenaufnahme ist vergleichsweise gering.

Der **Selengehalt** von Lebensmitteln ist erheblich vom Selengehalt des Bodens bzw. des Tierfutters abhängig. Da aufgrund gesetzlicher Bestimmungen dem Tierfutter bis zu 500 mg Selen/kg zugesetzt werden dürfen, liegt der Gehalt dieses Spurenelements bei Schweinefleisch, Hühnerfleisch und Eiern besonders hoch, bei Rindfleisch hingegen relativ niedrig, da der Selengehalt des Weidegrases niedrig liegt [189].

Prozesstechnische Eingriffe können den Selengehalt von Lebensmitteln erheblich reduzieren. So enthält z.B. brauner Reis 15-mal mehr Selen als polierter Reis und weißes Mehl durchschnittlich 50% weniger Selen als Vollkornmehl.

Obwohl der Selengehalt in Lebensmitteln tierischen Ursprungs besonders hoch ist, scheint sich die Selenversorgung bei Vegetariern und Nichtvegetariern nicht zu unterscheiden.

Möglicherweise sind hierfür unterschiedliche **Resorptionsraten** verantwortlich (Lit. bei [103]).

Im Tierexperiment kommt es unter **Selenmangel** zu schweren Schäden an Leber, Herzmuskel, Keimdrüsen etc. Selenmangel ist beim Menschen selten.

Beobachtet wurden Selenmangelzustände bei langer ausschließlich parenteraler Ernährung, weiterhin in bestimmten Regionen Chinas mit sehr selenarmem Boden und Trinkwasser. Hier kommt es zu zwei durch Selenmangel bedingten bzw. mitbedingten **Erkrankungen:**

- Kardiomyopathie (Keshan-Disease) und
- Osteoarthropathie mit Zwergwuchs (Cashing-Beck-Krankheit).

Experimentelle Befunde an selendefizienten Mäusen unterstützen die Annahme, dass die genannte Kardiomyopathie durch ein Zusammenwirken von Selenmangel und einem viralen Infekt entsteht.

Es konnte darüber hinaus gezeigt werden, dass sich das virale Genom in Selenmangel-Tieren derart ändert, dass sich avirulente Coxsackie-Viren in virulente Viren verwandeln. Diesem bisher nur wenig untersuchten Phänomen kommt möglicherweise eine entscheidende Bedeutung bei der Entstehung virulenter Viren zu [16].

Nicht endgültig gesichert sind Befunde zur Bedeutung einer optimalen Selenzufuhr für das Immunsystem, das Fortschreiten einer HIV-Infektion, die Motilität der Spermien, die Entstehung bestimmter Organtumoren und für das psychische Wohlbefinden [200].

Sehr **selenarm** sind aufgrund der geologischen Gegebenheiten die Böden und das Trinkwasser in Finnland. Die hierdurch bedingte geringe Selenaufnahme veranlasste dazu, dem **Kunstdünger** Natriumselenat zuzusetzen. Diese Maßnahme hatte in den folgenden Jahren einen signifikanten Anstieg der Serumselenkonzentration bei der finnischen Durchschnittsbevölkerung zur Folge (Lit. bei [189]).

> Als besonders **selenreich** gilt die traditionelle japanische Ernährung mit einem hohen Anteil an Reis und Fisch.

Die Serumselenkonzentrationen gesunder Japaner liegen doppelt so hoch wie die der meisten Amerikaner und Westeuropäer. Die Umstellung auf eine westliche Ernährung geht in Japan mit einer Verringerung der Serumselenkonzentration einher.

In den USA beträgt die tägliche Selenaufnahme mit der Nahrung zwischen 60 und 200 µg, während in Regionen mit niedrigem Selengehalt des Bodens die tägliche Aufnahme unter 30 µg liegt (Lit. bei [62]).

Auskunft über die Versorgung des Organismus mit diesem Spurenelement gibt der Selengehalt des Serums bzw. des Vollblutes. **Blutselenwerte** von Erwachsenen aus der Region Mainz-Rheinhessen ergaben für Männer und Frauen eine mittlere Konzentration von 73,2 ± 12,7 µg/l. Diese Messwerte stimmen mit denen aus anderen Regionen der Bundesrepublik weitgehend überein.

Aufgrund der derzeit vorliegenden Daten ist anzunehmen, dass die Selenaufnahme in der Bundesrepublik bei der Mehrzahl der Bevölkerung die Minimalanforderungen erfüllt. Teile der Bevölkerung sind jedoch wahrscheinlich nicht optimal mit Selen versorgt. Hierfür sprechen auch niedrige Aktivitäten der Glutathionperoxidase im Serum bei gleichzeitig niedriger Selenkonzentration [189].

Tabelle 1-8 Gruppen mit Selenmangelrisiko.

- reine Vegetarier (Veganer)
- bei extrem einseitiger Ernährung, z. B. Alkoholiker
- mit Sondennahrung ernährte Patienten
- parenteral ernährte Patienten
- Dialysepatienten
- Hungernde
- Anorexia-nervosa-Patienten
- Bulimie-Patienten

Gruppen mit dem Risiko eines Selenmangels aufgrund von erhöhten Verlusten:

1. Verluste über den Stuhl
   - bei schweren lang anhaltenden Diarrhöen
   - bei Maldigestion
   - bei Malabsorption (Malabsorptionssyndromen)
   - bei Laxantienabusus
2. Verluste über den Urin
   - bei glomerulärem und tubulärem Nierenschaden mit Proteinurie
   - bei nephrotischem Syndrom
   - bei negativer Stickstoffbilanz
   - bei Diabetes insipidus
   - bei Diuretikatherapie
3. durch Blutverluste
   - bei starken hämorrhoidalen Blutungen
   - Hypermenorrhöen
4. Verluste während der Stillzeit
   - bei lange währender Stillzeit
5. Verluste durch Wunden und Drainagen
   - Schwerverbrennungen
   - Traumapatienten

Gruppen mit hohem Risiko einer Selenmangelversorgung sind nach Ergebnissen einer Konsensuskonferenz [19] in Tabelle 1-8 zusammengefasst.

In höheren Konzentrationen wirkt Selen **toxisch**. Teratogene, mutagene und karzinogene Effekte werden diskutiert.

> Selensupplemente, die 1 µg/kg KG und Tag übersteigen, sind unter ernährungsmedizinischen Aspekten nicht zu empfehlen.

Wegen der Möglichkeiten der **Überdosierung** sollten darüber hinausgehende Dosierungen der ärztlichen Kontrolle unterliegen.

Ab 8 µg/kg KG ist bei länger dauernder Anwendung mit **Nebenwirkungen** zu rechnen [19].

Aluminium

Aluminium findet sich in geringen Mengen in praktisch allen Lebensmitteln, insbesondere jedoch in Getreide und in Gemüse. Besonders hoch ist die Konzentration in manchen Gewürzen und in Tee. Auch mit dem Trinkwasser und mit Mineralwässern werden wechselnde Mengen dieses Metalls aufgenommen.

Nach Berechnungen nehmen in der Bundesrepublik Männer etwa 11 mg und Frauen 8 mg Aluminium pro Tag auf.

Nach einer Untersuchung von Treier und Kluthe [138] werden mit einer gemischten Vollkost im Mittel 2,6 ± 0,7 mg Aluminium pro Tag aufgenommen. Die Verfasser glauben, dass die durchschnittliche tägliche Aluminiumaufnahme mit der Nahrung in der Regel unter 5 mg liegt.

Der Aluminiumgehalt von Lebensmitteln kann durch Zubereiten und Lagern in **Aluminiumbehältern** gesteigert werden.

Das **Ausmaß des Übertritts** von Aluminium ist vom pH-Wert des Lebensmittels, von der Koch- bzw. Lagerdauer und von der Art der Aluminiumbeschichtung des jeweiligen Behälters abhängig. Während neutrale Lebensmittel relativ wenig Aluminium lösen, ist die Menge bei sauren Lebensmitteln vergleichsweise hoch.

Von **Tomatenprodukten** ist bekannt, dass sie beim Kochen in Aluminiumtöpfen besonders viel Aluminium lösen. Die Menge kann zwischen 3 und mehr als 5 mg pro 100 g Lebensmittel betragen [219, 247].

Aus Bilanzstudien am Menschen wurde geschlossen, dass bis zu einer täglichen Aufnahme von 225 mg Aluminium keine messbare Resorption stattfindet. Die **Resorption** von Aluminium im Dünndarm wird auf 1 % der mit der Nahrung aufgenommenen Menge geschätzt.

Ein wesentlicher Anteil des Aluminiums wird in unlösliches Aluminiumphosphat umgewandelt.

Auf die **Hemmung** der Aluminiumresorption durch Silicium wurde bereits hingewiesen.

Früher wurde durch hohe Aluminiumkonzentrationen in der Dialyseflüssigkeit und zusätzlich hohe orale Gabe von Aluminiumpräparaten (zur Fixierung von Phosphat im Gastrointestinaltrakt) eine aluminiuminduzierte Enzephalopathie ausgelöst. Daher wird diskutiert, ob Aluminium für die Entstehung der **Alzheimer-Krankheit** (präsenile Demenz) mitverantwortlich ist (vgl. Kap. 11).

In diesem Zusammenhang ergibt sich die Frage, ob dem Aluminiumgehalt der Nahrung und möglicherweise dem bei der Herstellung und Lagerung in bestimmte Lebensmittel übertretenden Aluminium eine Bedeutung zukommt.

Die übrigen Spurenelemente haben beim derzeitigen Stand der Kenntnis nur eine geringe praktische Bedeutung. Einzelheiten sind den im Literaturverzeichnis aufgeführten zusammenfassenden Darstellungen zu entnehmen.

Ultraspurenelemente

Als Ultraspurenelemente werden alle anderen Elemente bezeichnet, deren Essentialität mit Hilfe semisynthetischer Futtermischungen über mehrere Generationen tierexperimentell geprüft und für die unter diesen extremen Bedingungen Mangelerscheinungen gefunden wurden, ohne dass ihre speziellen Funktionen bekannt sind. Auflistung der Ultraspurenelemente siehe unter Literatur [205].

1.9 Alkohol

1.9.1 Herstellung, Resorption, Elimination, toxische Wirkungen

Äthylalkohol (Äthanol, Weingeist) entsteht bei der Vergärung von Mono-, Di- und Polysacchariden durch Hefepilze. Da Alkohol ab einer bestimmten Konzentration das Hefewachstum und damit die Gärung hemmt und die Menge an vergärbaren Kohlenhydraten im Ausgangssubstrat unterschiedlich hoch ist, resultieren wechselnde Alkoholkonzentrationen in den verschiedenen Getränken. Durch Destillation können die Konzentrationen an Alkohol in den Getränken wesentlich gesteigert werden (Tab. 1-9). Das spezifische Gewicht von Alkohol liegt bei etwa 0,8 g/cm³.

Tabelle 1-9 Alkoholgehalt (Vol.-%).

Biere	
Leichtbier	2 %
Weißbier	3 %
Export	4 %
Märzen, Bock	4,5–5,5 %
Weine	
Apfelwein	5–6 %
Deutsche Tafelweine	
(Mosel, Rhein, Pfalz, Franken)	7–10 %
Spätlesen	9–12 %
Burgunder, Bordeaux	8–10 %
Schaumweine	7–10 %
Liköre und Branntweine	
Liköre	24–42 %
Kognak	38 %
Steinhäger, Obstwasser	35–45 %
Whisky	40–45 %
Wodka	40–50 %
Rum	40–70 %

Der Alkoholgehalt in Gramm errechnet sich daher nach der Formel:

Alkoholgehalt in Vol.-% × Volumen in cm^3 × 0,8 g/cm^3.

Ein Alkoholgehalt von mehr als 0,5 Vol.-% ist nach dem Lebensmittelgesetz kennzeichnungspflichtig. Das heißt umgekehrt, dass auch alkoholfreie Getränke geringe Mengen Alkohol enthalten dürfen. Beim sog. alkoholfreien Bier und Malzbier können das bis zu 5 g pro Liter sein.

Die **Resorption** von Alkohol erfolgt schnell und beginnt im Magen, wo bereits etwa 20 % in die Blutbahn übertreten. Die maximale Blutkonzentration ist deshalb schon 1–2 Stunden nach dem Verzehr erreicht (Abb. 1-28).

Näherungsweise Berechnung der Alkoholkonzentration des Blutes:
- Männer: getrunkener Alkohol in Gramm/Körpergewicht in kg × 0,7,
- Frauen: getrunkener Alkohol in Gramm/Körpergewicht in kg × 0,6.

Bei gleicher getrunkener Menge ist der Blutalkohol von Frauen um etwa ein Fünftel höher. Der Grund hierfür ist der höhere Fettgehalt und der geringere Wasserverteilungsraum des weiblichen Körpers.

Kohlensäure z. B. in Sekt beschleunigt durch eine Steigerung der Mukosadurchblutung den Resorptionsvorgang.

Die **Alkoholelimination** erfolgt, abgesehen von einer geringen Ausscheidung über den Urin bzw. mit der Ausatmungsluft (ca. 2–10 %), durch Abbau im Stoffwechsel. Der Abbau ist im mittleren Konzentrationsbereich konstant und beträgt bei Männern 0,1 g/kg KG/Std. und bei Frauen 0,085 g/kg KG/Std.

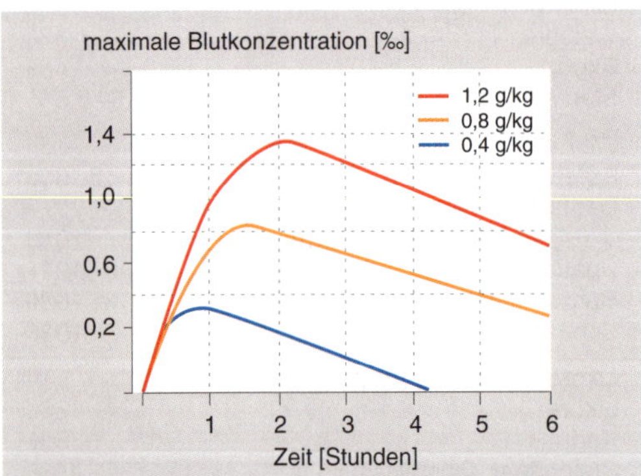

Abb. 1-28 Resorptionsgeschwindigkeit, maximale Blutkonzentration und Elimination von Äthylalkohol nach einmaliger Einnahme verschiedener Dosen.

Zwei enzymatische Systeme, die **Alkoholdehydrogenase** (ADH) und das **mikrosomale, Alkohol oxidierende System** (MEOS = microsomal ethanol oxidizing system) stehen für den Alkoholabbau zur Verfügung. Unter normalen Bedingungen kommt dem erstgenannten System die größte Bedeutung zu, während über MEOS insbesondere bei höheren Alkoholkonzentrationen und bei chronischem Abusus abgebaut wird.

Beide Enzyme oxidieren Äthanol zu Acetaldehyd, der dann unter der Wirkung von Acetaldehyddehydrogenase (ALDH) zu Acetat oxidiert wird (Abb. 1-29). Acetat wird in der üblichen Weise (s. Abb. 1-2) im Zitronensäurezyklus weiter abgebaut.

Während die im Plasma der Leberzelle lokalisierte ADH nicht durch Äthanol induzierbar ist, gilt die Induzierbarkeit von MEOS als gesichert. Der bei **chronischem Alkoholkonsum** gesteigerte Alkoholabbau dürfte Folge dieser Induktion von MEOS sein. Die gesteigerte Abbaurate hat eine höhere Konzentration des hepatotoxisch, insbesondere auf die Lebermitochondrien wirkenden **Acetaldehyds** zur Folge. Da die ALDH wiederum in den Mitochondrien der Hepatozyten gebildet wird, kommt es bei chronischem Alkoholmissbrauch, bedingt durch eine Mehrproduktion von Acetaldehyd und gleichzeitige Verminderung der ALDH, zu einer Anhäufung dieses **lebertoxischen Alkoholabbauprodukts**.

Die beiden Enzyme ADH und ALDH liegen in verschiedenen molekularen Formen vor. Bei Europäern ist das wesentliche Enzym für den ersten Schritt des Alkoholabbaues ADH 3. Auch für dieses Enzym gibt es einen Polymorphismus. Es lassen sich drei verschiedene Typen der ADH 3 nachweisen, die in unterschiedlicher Häufigkeit in der Bevölkerung vorkommen, den Alkohol unterschiedlich schnell zu dem toxischen Acetaldehyd abbauen und folglich für die individuell unterschiedliche Toxizität von Alkohol mitverantwortlich sind. Eine atypische ADH besitzt eine 3- bis 5fach höhere spezifische Aktivität. Dies hat zur Folge, dass beim Vorhandensein dieser Enzymvariante nach Alkoholaufnahme sehr schnell große Mengen Acetaldehyd anfallen, die eine Rötung des Gesichtes (Flush), Herzrasen, Kopfschmerzen, Schwindel, Müdigkeit etc. auslösen können. Genotypen wie z. B. die schnell metabolisierende ADH 3/1, die hohe zelltoxische Acetaldehydkonzentrationen bedingt, begünstigen offenbar die Karzinogenese im oberen Aerodiges-

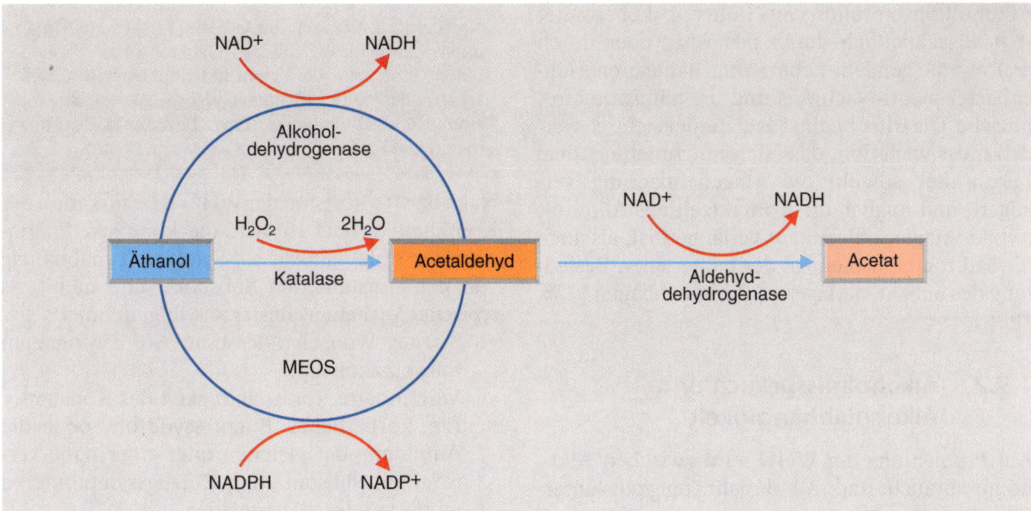

Abb. 1-29 Schematische Darstellung der enzymatischen Abbauwege von Äthylalkohol (Äthanol) in der Leber.

tivtrakt und im Ösophagus. Sie findet sich vermehrt bei diesen Karzinomen und könnte die individuell unterschiedliche Häufigkeit dieser Neoplasien bei Alkoholmissbrauch erklären [164] (vgl. Kap. 16.2)

Eine sehr **schnell einsetzende überschießende Bildung von Acetaldehyd** als Folge einer atypischen ADH und auch von bestimmten Isoenzymen findet sich besonders häufig bei Angehörigen der mongolischen Rasse und bei Japanern. Intoleranzerscheinungen stellen sich deshalb nach Alkoholgenuss sehr schnell ein.

Auch die nach Alkoholaufnahme in der Schwangerschaft und bei Einnahme von Ovulationshemmern nicht selten zu beobachtenden **Unverträglichkeitserscheinungen** sind Folge einer schnell einsetzenden, gesteigerten Acetaldehydbildung.

In der Magenmukosa findet sich eine relativ hohe Aktivität der ADH. Dies hat zur Folge, dass der von der Magenschleimhaut resorbierte Alkohol einem **First-pass-Stoffwechsel** unterliegt. Das Ausmaß des Alkoholabbaues in der Magenschleimhaut und damit der Einfluss auf die Blutalkoholkonzentration nach Alkoholkonsum sind von einer Vielzahl z.T. erst unvollständig bekannter Faktoren abhängig.

Signifikant vermindert ist der First-pass-Stoffwechsel bei Frauen, im höheren Lebensalter, bei chronischer Alkoholzufuhr, während des Fastens und unter dem Einfluss bestimmter Medikamente, so z.B. des H_2-Blockers Cimetidin (Lit. bei [67]).

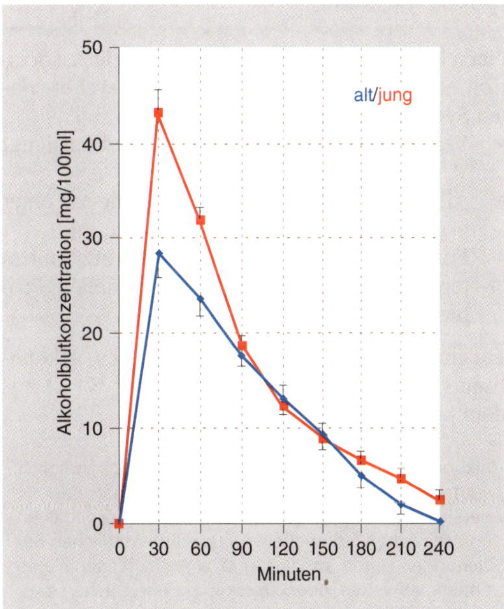

Abb. 1-30 Blutalkoholkonzentration bei zwölf Eltern (sechs Mütter/sechs Väter; ◆; x ± SEM) und ihren Kindern (sechs Töchter/sechs Söhne; ■) nach oraler Gabe von 0,3 g Äthanol/kg Körpergewicht. 30 und 60 Minuten nach Alkoholtrunk bestehen signifikante Konzentrationsunterschiede ($p < 0,01$) (nach [89]).

Weiterhin ist die Aktivität der ADH bei Befall der Magenschleimhaut mit Helicobacter pylori und bei atrophischer Gastritis reduziert. Unklar ist, inwieweit die in Abbildung 1-30 dargestellte höhere

Alkoholkonzentration im höheren Lebensalter [89] ausschließlich durch das Alter oder durch den mit steigendem Lebensalter häufigeren Helicobacter-pylori-Nachweis und die häufigere atrophische Gastritis bedingt ist. Berücksichtigt werden muss weiterhin, dass sich mit zunehmendem Lebensalter sowohl die Magenentleerung verzögert, und folglich die Kontaktzeit des Alkohols mit der Magenschleimhaut verlängert ist, als auch die Mikroorganismen bei der bakteriellen Besiedlung des anaziden Magens Alkohol abbauen [226, 188].

1.9.2 Alkoholmissbrauch und Alkoholabhängigkeit

Auf Empfehlung der WHO wird zwischen Alkoholmissbrauch und Alkoholabhängigkeit unterschieden.

> **Alkoholmissbrauch** wird als Konsummuster definiert, das mit körperlichen und psychischen Gesundheitsschäden einhergeht.

Nach Angaben der American Psychiatric Association geht Missbrauch mit folgenden **psychosozialen Symptomen** einher:

- Vernachlässigung beruflicher und häuslicher Verpflichtungen,
- Alkoholkonsum in Situationen, die zu einer psychischen Gefahr führen können, und
- Fortsetzen des Alkoholkonsums trotz Auftretens von sozialen und interpersonellen Problemen.

Es gibt verschiedene Definitionen des **Alkoholismus (Alkoholabhängigkeit)**. Die der WHO aus dem Jahre 1952 lautet wie folgt:

> Alkoholiker sind exzessive Trinker, deren Abhängigkeit vom Alkohol einen solchen Grad erreicht hat, dass sie deutliche Störungen und Konflikte in ihrer körperlichen und seelischen Gesundheit, ihren mitmenschlichen Beziehungen, ihren sozialen und wirtschaftlichen Funktionen aufweisen oder Prodrome einer solchen Entwicklung zeigen.

Spätere Ergänzungen dieser Definition zur psychischen und **physischen Abhängigkeit** vom Alkohol besagen, dass die physische Abhängigkeit durch die bei Alkoholentzug auftretenden Entzugssymptome wie Zittern, Brechreiz, Schwitzen etc. charakterisiert ist, während sich die **psychische Abhängigkeit** in einem psychischen Druck bis hin zum zwanghaften Impuls, wegen psychischer Spannungen und Konflikte sowie wegen psychosomatischer Stresszustände Alkohol zu trinken, äußert.

> Nach einer Definition von Jellinek [133] versteht man unter Alkoholismus jeglichen Gebrauch von alkoholischen Getränken, der einem Individuum einer Gesellschaft oder beiden Schaden zufügt, gleichgültig ob eine Alkoholabhängigkeit bzw. bestimmte Suchtformen des Alkoholkonsums vorliegen oder nicht.

Nach der 10. Revision der WHO-Klassifikation der Krankheiten (ICD-10) wird das komplexe Phänomen der Abhängigkeit als Syndrom (unabhängig von der konsumierten Substanz) und damit als **typisches Verhaltensmuster** wie folgt definiert:

- Starker Wunsch oder eine Art Zwang zum Substanzkonsum.
- Verminderte Kontrollfähigkeit des Konsums.
- Ein körperliches Entzugssyndrom oder die Aufnahme der gleichen oder einer nahe verwandten Substanz, um Entzugssymptome zu mindern oder zu vermeiden.
- Nachweis einer Toleranz mit zunehmend höherer Dosierung der Substanz.
- Fortschreitende Vernachlässigung anderer Vergnügen oder Interessen zugunsten des Substanzkonsums. Erhöhter Zeitaufwand, um die Substanz zu beschaffen, zu konsumieren oder sich von den Folgen zu erholen.
- Anhaltender Substanzkonsum trotz Nachweises eindeutiger schädlicher Folgen.

Je nach Häufigkeit der Alkoholaufnahme und Beweggrund für den Alkoholverzehr teilt man die Alkoholkonsumenten in folgende Typen ein:

- **Alpha-Typ** = „Erleichterungstrinker", Alkohol hilft bei der Konfliktbewältigung.
- **Beta-Typ** = „Gelegenheits- oder Wochenendtrinker".
- **Gamma-Typ** = „Süchtiges Trinken" mit psychischer und physischer Abhängigkeit. Es besteht ein Kontrollverlust. Der Konsum kleiner Alkoholmengen löst in der Regel ein unkontrolliertes Trinken aus.
- **Delta-Typ** = „Gewohnheitstrinker" mit kontinuierlichem Alkoholkonsum und Unfähigkeit zur Abstinenz (rauscharme Dauerimprägnierung mit Alkohol).
- **Epsilon-Typ** = Periodische Trinkexzesse („Quartalssäufer").

> Dass es sich bei dem heute so häufigen und in Zunahme begriffenen Alkoholmissbrauch um kein neues Problem handelt, zeigt folgendes Zitat aus dem Buch von Johann Wilhelm Petersen aus dem Jahre 1782 mit dem Titel „Geschichte der Deutschen Nationalneigung zum Trunke": „Man kann an allen rohen Völkern die Bemerkung machen, dass sie dem starken Getränk äußerst ergeben sind. Indem es das Blut erwärme, die Nerven kitzelt und die Einbildungskraft befeuert, ent-

> flammt es die Seele und hält sie einigermaßen vor dem Mangel anderer Tätigkeiten schadlos ..."

Alkoholabhängigkeit (Alkoholismus) erfüllt alle Kriterien einer Erkrankung. Das Bundessozialgericht hat den Alkoholismus 1968 als Krankheit anerkannt.

In die **multifaktorielle Genese** sind genetische, psychosoziale, neuro- und molekularbiologische Faktoren involviert. Es gibt mittlerweile Belege für die Existenz bestimmter auf verschiedenen Chromosomen lokalisierter Gene **(alcoholism-vulnerability genes),** die für die individuell unterschiedliche Gefahr, alkoholabhängig zu werden, verantwortlich sind (Lit. bei [196]).

Für eine genetische Prädisposition sprechen auch Ergebnisse von Familienuntersuchungen. Kinder von Alkoholikern haben ein fünfmal höheres Risiko alkoholkrank zu werden. Auch Befunde an eineiigen Zwillingen bestätigen die Bedeutung der Genetik.

Die täglich aufgenommene Menge an reinem Alkohol, die eine Alkoholabhängigkeit induziert, ist von einer Vielzahl individuell unterschiedlich vorhandener Faktoren abhängig. Lang dauernde, regelmäßige Alkoholaufnahme führt zu einer **Anpassung neurophysiologischer Regulationsmechanismen** und letztlich zur Entwicklung von Toleranz und Abhängigkeit. Je früher Kinder bzw. Jugendliche beginnen Alkohol zu trinken, desto größer ist die Gefahr, dass sie zu abhängigen Alkoholkonsumenten/-innen werden.

Nach Absetzen der Alkoholzufuhr entwickelt sich ein **akutes Entzugssyndrom**.

Nach Überwinden der Entzugssymptome bleibt auch bei langfristiger totaler Abstinenz über Jahre ein Verlangen nach Alkohol **(craving)** bestehen, wodurch die erreichte Abstinenz gefährdet wird.

Nach Angaben der Deutschen Hauptstelle gegen Suchtgefahren gibt es in Deutschland ca. 2,5 Millionen Alkoholkranke, die behandlungsbedürftig sind, und mehr als neun Millionen Bundesbürger, die einen riskanten Alkoholmissbrauch begehen. Weltweit schätzt die WHO, dass 6% des Bruttosozialproduktes einer Industrienation für die alkoholassoziierten Folgeschäden verwendet werden (Lit. bei [237]).

Eine Reihe von Testverfahren hilft bei der **Früherkennung** der Alkoholabhängigkeit. So z.B. der CAGE-Test:

- **Cut down:** Hatten Sie jemals das Gefühl, dass Sie weniger trinken sollten?
- **Annoyed:** Hat es Sie belästigt oder gekränkt, wenn jemand Ihr Trinken kritisiert hat?
- **Guilty:** Hatten Sie jemals Schuldgefühle wegen Ihres Trinkens?
- **Eye Opener:** Mussten Sie jemals morgens trinken, um sich zu beruhigen oder in Gang zu kommen?

Zweimal ja: Verdacht auf Alkoholismus.
Dreimal ja: Alkoholismus wahrscheinlich.
Viermal ja: Alkoholismus sehr wahrscheinlich.

Da Patienten häufig falsche Angaben zur Höhe des Alkoholismus machen, besteht ein großes Interesse an eindeutigen **laborchemisch fassbaren Markern**.

Relativ **unspezifisch** sind das Enzym γ-Glutamyl-Transferase (γGT) und das mittlere korpuskuläre Erythrozytenvolumen (MCV).

Als relativ **spezifisch** gilt nach Ansicht mancher Autoren das kohlenhydratdefiziente Transferrin (CDT). Von dem in Hepatozyten synthetisierten Glykoprotein Transferrin ist eine Reihe von Isoformen bekannt, die sich weder immunologisch, noch in ihrer Funktion unterscheiden. CDT wird unter Alkoholeinwirkung vermehrt synthetisiert.

Trotzdem korreliert, wie vergleichende Studien gezeigt haben, die Konzentration dieser Isoform nicht so eindeutig mit der aufgenommenen Menge an Alkohol, dass aus seiner Plasmakonzentration einige Schlüsse gezogen werden können.

1.9.3 Einfluss des Alkoholkonsums auf die Energie- und Nährstoffbedarfsdeckung, die Entstehung von Organerkrankungen und die Lebenserwartung

Während vieler Jahre zeigte der Alkoholkonsum steigende Tendenz. Seit der zweiten Hälfte der 80er Jahre des vorigen Jahrhunderts blieb der Verbrauch auf etwa gleichem Niveau bzw. zeigte fallende Tendenz (Abb. 1-31). Aufgrund statistischer Erhebungen kann man davon ausgehen, dass etwa 50% des von einer Bevölkerungsgruppe konsumierten Alkohols von 10% dieser Gruppe verzehrt werden.

Alkoholmissbrauch und Alkoholabhängigkeit sind bei uns ähnlich wie in anderen Industrieländern, etwa den USA, zu einem der größten sozialen Probleme geworden.

Bei hoher, regelmäßiger Alkoholaufnahme wird der **Energiebedarf** zu einem hohen Anteil durch

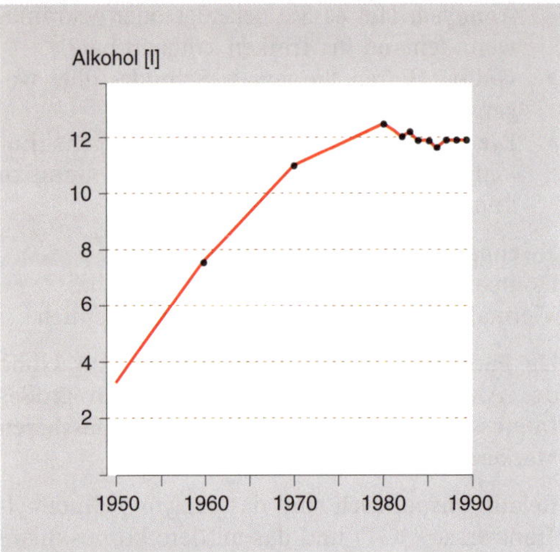

Abb. 1-31 Jährlicher Pro-Kopf-Verbrauch an Alkohol in der Bundesrepublik Deutschland.

alkoholische Getränke gedeckt. So können beispielsweise mit 2 l Wein (160 g Alkohol) ca. 70% des basalen Energiebedarfs gedeckt werden.

Wenn alkoholische Getränke, die in der Regel frei von bzw. arm an essentiellen Nährstoffen sind **(leere Energieträger)**, wesentlich zur Deckung des Energiebedarfes dienen, werden nur 20–30% des Bedarfs an Protein, Eisen, Kalzium und Kalium gedeckt. Hierbei muss berücksichtigt werden, dass der hohe finanzielle Aufwand für alkoholische Getränke oft dazu führt, dass die meist teuren Lebensmittel mit hohem Anteil an essentiellen Nährstoffen nicht mehr verzehrt werden.

So konnte gezeigt werden, dass 30–50% aller Alkoholiker ohne und 80–100% mit nachweisbarer Leberschädigung Zeichen des **Vitamin-B_6-Mangels** aufweisen. Darüber hinaus findet sich häufig eine Unterversorgung mit den Vitaminen B_1 und B_2 (Lit. bei [113]).

Abgesehen von der unzureichenden Aufnahme mit der Nahrung kann auch eine **durch Alkohol induzierte Stoffwechselstörung** Ursache einer Mangelsymptomatik an essentiellen Nährstoffen sein.

Dies trifft zu für die Vitamine B_1, B_2, B_6, Folsäure, A, D und E, deren Umwandlung in stoffwechselaktive Substanzen gestört ist.

Am Beispiel der **Folsäure** lässt sich besonders deutlich demonstrieren, in welch erheblichem Maße Alkohol auch bei ausreichender Zufuhr des Vitamins mit der Nahrung die **Entstehung von Mangelsymptomen** begünstigt.

Chronische Alkoholzufuhr vermindert die intestinale Resorption und die tubuläre Reabsorption von Folat. Weiterhin gibt es Hinweise darauf, dass der Transport von Folat an der Leberzellmembran unter Alkoholeinfluss gestört ist, sodass es zu Beeinträchtigungen des folatabhängigen Intermedialstoffwechsels von C1-Körpern kommt (Lit. bei [227]).

Nicht selten findet sich bei Alkoholikern ein **Magnesium-** und/oder **Zinkmangel,** wobei nicht eindeutig geklärt ist, ob es sich hierbei um eine Folge des hohen Alkoholkonsums oder der meist gleichzeitig bestehenden chronischen Lebererkrankung handelt [165].

Es wird angenommen, dass die verschiedenen **Organschäden** bei Alkoholmissbrauch in erster Linie eine Folge der toxischen Wirkung von Acetaldehyd sind. Acetaldehyd schädigt die Struktur und Funktion von Mitochondrien, so etwa die Oxidation von Fettsäuren zu Kohlendioxid oder, wie bereits beschrieben, seinen eigenen Abbau durch Acetaldehyddehydrogenase, wodurch die Konzentration dieser toxischen Substanz weiter ansteigt und die Gefahr einer Schädigung etwa von Leber, Herzmuskel etc. noch verstärkt wird.

Bei der alkoholischen Gärung entstehen in geringen Mengen **weitere Alkohole**. So finden sich z. B. in Apfel- oder Birnenmost bis zu 64 ppm Methanol, 232 ppm Propanol, 0,2 ppm n-Butanol, 25 ppm iso-Butanol und 169 ppm 2,3-Methyl-Butanol.

Toxische Organschäden sind bei diesen geringen Konzentrationen nicht zu erwarten. Eine toxische Wirkung bei bereits durch Äthanol geschädigter Leber ist jedoch nicht auszuschließen [226]. Nachfolgend werden die Organe beschrieben, die bei Alkoholmissbrauch am häufigsten geschädigt werden.

Ösophagus

Alkohol begünstigt den **Reflux von Magensaft** in den Ösophagus. Ursache hierfür ist eine Herabsetzung des Tonus in der unteren Speiseröhre (Ösophagussphinkter) und eine Verminderung der propulsiven Ösophaguskontraktionen. Der hierdurch bedingte Rückfluss von Mageninhalt und die verminderte Selbstreinigung des Organs begünstigen die Entstehung einer **Ösophagitis**. Weiterhin schädigt Alkohol in hoher Konzentration die Mukosabarriere und begünstigt so die Penetration von H^+-Ionen in tiefere Gewebeschichten (Lit bei [236]) (vgl. Kap. 3.2.1).

Die Bedeutung von Alkohol für die Entstehung des Ösophaguskarzinoms siehe Kapitel 16.2.

Magen

Das Risiko der Helicobacter-pylori-Besiedlung wird möglicherweise durch moderaten Alkoholkonsum reduziert. Alkohol begünstigt entgegen früherer Meinung nicht die Entstehung einer chronisch-atrophischen Gastritis. Magenulzera und -karzinome finden sich bei chronischem Alkoholkonsum nicht vermehrt. Beim Ulcus duodeni sind die Befunde nicht einheitlich (Lit. bei [236]).

Dünndarm

Bei chronisch hoher Alkoholzufuhr kommt es über eine Schädigung der Mukosabarriere zu Läsionen der Schleimhaut, die mit Resorptionsstörungen und einer gesteigerten Translokation von Endotoxinen und anderen toxischen Substanzen einhergehen. Die hieraus resultierende Endotoxinämie ist wahrscheinlich an der Entstehung alkoholinduzierter Erkrankungen wie Polyneuropathie, Leberzirrhose, chronischer Pankreatitis etc. beteiligt (Lit. bei [236]).

Alkohol und Rektumkarzinom siehe Kapitel 16.2

Leber

Da Alkohol und Acetaldehyd nur in der Leber in nennenswerten Mengen metabolisiert werden, finden sich bei **chronischem Missbrauch** Schäden in aller Regel zuerst an diesem Organ.

Bei regelmäßigem Verzehr von mehr als 40–60 g Alkohol pro Tag muss bei Männern und von mehr als 20 g pro Tag bei Frauen mit Schädigungen in Form der Fettleber, der alkoholischen Hepatitis bzw. einer Leberzirrhose (vgl. Kap. 3.7.3) gerechnet werden. Dabei ist die Zeitspanne bis zur Entwicklung von Schäden umso kürzer, je höher die täglich verzehrte Alkoholmenge liegt.

Rein rechnerisch ist davon auszugehen, dass dann, wenn 20 Jahre regelmäßig 60–80 g Alkohol von Männern und Frauen konsumiert werden, die Zirrhosemorbidität für Männer 15-mal und für Frauen sogar 550-mal höher als im Vergleichskollektiv mit nur gelegentlichem Alkoholkonsum liegt.

Die **Empfindlichkeit der Leber** gegenüber Alkohol ist individuell sehr unterschiedlich, eine Tatsache, die bei der Risikobeurteilung berücksichtigt werden muss. Verantwortlich hierfür sind wahrscheinlich die bereits besprochenen Unterschiede im Alkoholmetabolismus (atypische Alkoholdehydrogenase etc.) und eine bestimmte genetische Determinante, die an die Histokompatibilitätsantigene HLA-B 8, DR 3, B 13, B 4 gekoppelt ist [214].

Alkohol beschleunigt den Verlauf der chronischen Virushepatitis. Dies gilt in besonderem Maße für die Hepatitis-C-Infektion.

Pankreas

In den westlichen Industrieländern ist der Alkohol mit 60–80% die häufigste Ursache der chronischen Pankreatitis (vgl. Kap. 3.6.2). Die Dauer des Alkoholmissbrauchs bis zum Auftreten klinischer Zeichen einer Pankreatitis wird mit 3–10 Jahren angegeben.

In gleicher Weise wie bei den Alkoholhepatopathien findet sich auch hier eine höhere Organempfindlichkeit bei Frauen als bei Männern.

Etwa 80 g Äthanol pro Tag regelmäßig über Jahre aufgenommen gelten bei Männern und 50 g bei Frauen als ausreichend, um eine chronische Pankreatitis auszulösen.

Ernährungsgewohnheiten und **genetische Prädispositionen** sind dafür verantwortlich, dass die Dauer des Abusus und die Alkoholmenge bei den Kranken mit Alkoholpankreatitis variieren. Eine Reihe epidemiologischer Studien spricht dafür, dass Alkohol insbesondere in Verbindung mit einer fett- und proteinreichen Kost das Pankreas schädigt.

Ausgelöst bzw. in Gang gesetzt wird der Prozess offenbar durch eine unter Alkoholeinwirkung gesteigerte Proteinsekretion mit einer **Bildung von Eiweißpräzipitaten** in den kleinen und mittleren Gängen des Pankreas. Hierdurch kommt es zu einem **Sekretstau** mit Atrophie der Azinuszellen, entzündlichen Reaktionen und nachfolgend bindegewebigem Umbau.

Karzinomrisiko

(vgl. Kap. 16).
Epidemiologische Studien zeigen, dass sich Krebserkrankungen der verschiedensten Organe bei chronischem Alkoholmissbrauch gehäuft finden.

Bei der Interpretation statistisch nachweisbarer Korrelationen muss jedoch berücksichtigt werden, dass Alkoholmissbrauch oft **mit Tabakrauchen kombiniert** ist, wodurch sich ebenfalls das Karzinomrisiko erhöht.

Es gilt als gesichert, dass Alkohol die Krebsentstehung im Mund, Larynx und Ösophagus steigert.

Auch das seit Jahren an Häufigkeit zunehmende Pankreaskarzinom wird möglicherweise durch regelmäßigen Alkoholkonsum begünstigt. Eine Bedeutung des Alkohols für die Karzinomentstehung wird aufgrund einiger epidemiologischer Untersuchungen weiterhin beim Rektum-, Nieren-, Harnblasen-, Prostata- und Mammakarzinom diskutiert (Lit. bei [142]).

Stoffwechsel

Da die Stoffwechselerkrankungen Diabetes mellitus, Hyperlipoproteinämie und Gicht durch Übergewicht begünstigt werden, kann sich die Energiezufuhr mit Alkohol negativ auswirken. Darüber hinaus hat Alkohol spezifische Wirkungen bei den verschiedenen Erkrankungen.

Beim **Diabetes mellitus** können bereits geringe Dosen, die eine Blutalkoholkonzentration von weniger als 1‰ zur Folge haben, auf dem Wege über eine Hemmung der Gluconeogenese eine Hypoglykämie auslösen.

Die Erniedrigung der Blutzuckerkonzentration unter den Normbereich entwickelt sich in typischer Weise 6–36 Stunden nach Alkoholaufnahme.

Da Alkohol die renale Harnsäureausscheidung reduziert, kann durch den Verzehr einer größeren Alkoholmenge ein plötzlicher Anstieg der Harnsäurekonzentration im Serum und hierdurch bedingt der akute Schub einer **Gicht** ausgelöst werden.

Bei den **Hyperlipoproteinämien** steht dem positiven Effekt eines mäßigen Alkoholkonsums auf die LDL-HDL-Relation (vgl. Kap. 4.5) ein negativer, d.h. steigernder Einfluss auf die Triglyceridkonzentration im Serum (vgl. Kap. 4.5) gegenüber.

Koronare Herzkrankheit

Epidemiologische Studien zeigen eindeutig eine geringere Häufigkeit koronarer Herzerkrankungen bei moderatem Alkoholkonsum.

Als **moderater Alkoholkonsum** werden 1–3 Drinks pro Tag (1 Drink entspricht ca. 10 g Alkohol) bezeichnet. Die Alkoholmenge von 10–30 g entspricht 0,1–0,3 l Wein oder 0,3–0,8 l Bier.

Voraussetzung für den **protektiven Effekt** des Alkohols ist die täglich regelmäßige Aufnahme. Der Schutzeffekt lässt sich dann nicht nachweisen, wenn zwar im Mittel pro Tag bis zu 30 g Alkohol aufgenommen werden, die Zufuhr aber in Form eines Exzesses (binge drinking) an einem Tag, etwa am Wochenende, erfolgt.

Erklärt wird der protektive Effekt mit einer Reihe positiver Wirkungen von Alkohol auf Risikofaktoren, wie:

- das Verhältnis zwischen LDL- und HDL-Cholesterin,
- die Fibrinogenkonzentration im Plasma und
- die Thrombozytenaggregation.

Kontrovers wird die Bedeutung weiterer Inhaltsstoffe in alkoholischen Getränken diskutiert. Dies gilt insbesondere für die im Rotwein enthaltenen **Polyphenole**. Zusammenfassende Auswertungen von ökologischen, Fall-Kontroll- und prospektiven Studien bestätigen fast übereinstimmend den koronarprotektiven Effekt eines moderaten Alkoholkonsums, überwiegend unabhängig von der Art des Getränkes.

Der nach manchen Studien ausgeprägtere **Schutzeffekt von Wein** könnte abgesehen von den genannten Inhaltsstoffen auch Folge eines bei Weintrinkern **insgesamt gesünderen Lebensstils** sein.

Auch in einer während 8 Jahren in Deutschland durchgeführten prospektiven Studie an insgesamt über 2000 Männern und Frauen wurde der koronarprotektive Effekt bestätigt (Abb. 1-32). Die Zahl tödlicher und nicht tödlicher Herzinfarkte war bei Alkoholkonsum im Vergleich zur Gruppe der Abstinenzler um bis zu 50% niedriger.

Eine protektive Wirkung findet sich bereits bei einem Alkoholkonsum von weniger als 20 g pro Tag und ändert sich nur wenig bei höherer Zufuhr.

Bei dieser anerkannt protektiven Wirkung moderater Alkoholmengen stellt sich die Frage, ob bei der bekannten Suchtgefahr moderater Alkoholkonsum zur Minderung des Infarktrisikos empfohlen werden kann.

In einer Konsensuskonferenz der Deutschen Akademie für Ernährungsmedizin (1997) wird die Frage nach der Menge unterhalb der keine Alkoholabhängigkeit induziert werden kann, wie folgt beantwortet:

Das Risiko einer Alkoholsucht korreliert nach derzeitigem Kenntnisstand mit der konsumierten Menge.

Es gibt Subgruppen, die bereits bei kleinen Alkoholmengen ein bis zu dreifach höheres Suchtrisiko tragen (z. B. bei genetischer Disposition).

Es gibt **keinen definierten „No-effect-level"**. Andererseits gelten „nur" 2–5% der regelmäßig Alkohol trinkenden Erwachsenenbevölkerung als suchtgefährdet. Es stehen jedoch keine Methoden zur Identifizierung dieser speziell suchtgefährdeten Subgruppe zur Verfügung.

Der in einer Vielzahl von Untersuchungen immer wieder belegte Effekt auf das Infarktrisiko beeinflusst wesentlich die Gesamtmortalitätsrate.

Gesamtmortalität

Alkohol senkt das Infarktrisiko, begünstigt aber dosisabhängig die Entstehung einer Reihe z.T. schwerwiegender Erkrankungen. Die Gesamtmortalität in Abhängigkeit von der Höhe des täglichen Alkoholkonsums ist der beste Parameter zur Beurteilung der Frage nach Vor- und Nachteil des Alkoholkonsums.

Eine Vielzahl von Studien kommen, wie die in Abbildung 1-32 dargestellten Befunde, zu dem Ergebnis einer eindeutig höheren Mortalität bei Alkoholabstinenz im Vergleich zu Personen mit moderatem Alkoholkonsum, während die Mortalität bei einem den moderaten Bereich übersteigenden Konsum eindeutig höher liegt.

Trotz der übereinstimmend positiven Beurteilung finden sich bei fast allen Autoren Bedenken und Hinweise auf das **Risiko,** Alkohol in Empfehlungen zur Ernährungsprophylaxe einzubeziehen.

Neben der **Suchtgefahr** wird auf folgende, noch offene Fragen hingewiesen:

- Epidemiologische Daten basieren auf der mit erheblicher Unsicherheit behafteten persönlichen Angabe zur Höhe des täglichen Alkoholkonsums.
- Das Risiko für Organerkrankungen liegt bei Frauen im Vergleich zu Männern deutlich höher.
- In vielen Studien finden sich keine Angaben über die zeitliche Verteilung des pro Woche konsumierten Alkohols.
- Nicht erfasst wurde die Menge alkoholischer Getränke, die zu Mahlzeiten getrunken wurde (der zur Mahlzeit konsumierte Alkohol geht mit geringeren Konzentrationen im Blut einher) etc. (Lit. bei [155]).

Deshalb lautet überwiegend die Empfehlung: If you don't drink, don't start!

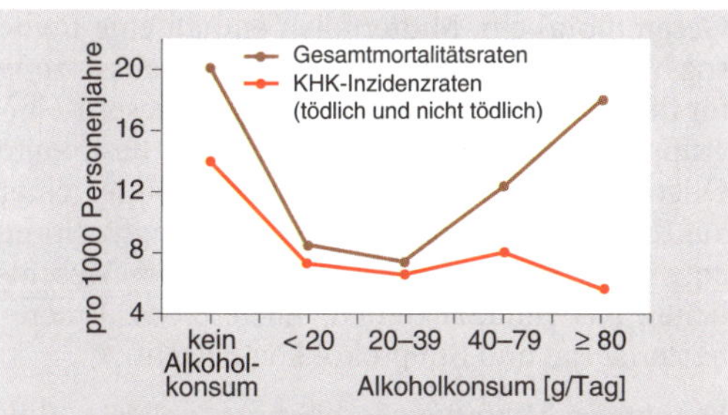

Abb. 1-32 Alkoholkonsum in g/Tag – Inzidenzraten der koronaren Herzkrankheiten (KHK) und Gesamtmortalitätsraten (pro 1000 Personenjahre), adjustiert für Alter und Rauchen, in Abhängigkeit vom Alkoholkonsum (nach [155]).

Herzmuskel

Chronischer Alkoholmissbrauch kann bei disponierten Personen eine kongestive Kardiomyopathie **(Alkoholkardiomyopathie)** auslösen.

> An diese mit den klinischen Zeichen einer Herzinsuffizienz einhergehende toxische Myokardschädigung muss dann gedacht werden, wenn sich bei Kenntnis des Alkoholabusus eine idiopathische Herzhypertrophie, -dilatation und kardiale Insuffizienz finden, die sich nicht durch einen Hochdruck, eine Koronarinsuffizienz etc. erklären lassen.

Dass neben Alkohol weitere Faktoren am Zustandekommen der Erkrankung beteiligt sind, erklärt die Tatsache, dass nur etwa 1% derer, die regelmäßig 80–100g Äthanol pro Tag aufnehmen, an einer Alkoholkardiomyopathie erkrankt.

Die vermehrte **Katecholaminausschüttung** nach Alkoholgenuss wird für die Auslösung von Vorhofflimmern, Extrasystolen und Kammertachykardien verantwortlich gemacht. Sie ist wahrscheinlich auch für das sog. **„Holiday-heart-Syndrom“** verantwortlich.

> Der Symptomenkomplex bezeichnet das Auftreten von Herzrhythmusstörungen ohne erkennbare Kardiomyopathie nach akuter Alkoholeinwirkung.

Die häufigste Rhythmusstörung ist hierbei das Vorhofflimmern.

Bluthochdruck

(vgl. Kap. 6).

Nervensystem

Die vielfältigen schädigenden Wirkungen des Alkohols auf das Nervensystem lassen sich einteilen in

- die **direkten toxischen Wirkungen des Alkohols** auf das Gehirn, die von der Höhe der akut applizierten Dosis abhängen, und
- die pathologischen Erscheinungen, die auftreten, wenn ein längerer regelmäßiger Alkoholkonsum für mehr als 24 bis 48 Stunden unterbrochen wird – das sog. **Entzugssyndrom**.

Die tief greifende Ernährungsumstellung des Alkoholikers kann weiterhin zu schwerwiegenden **nutritiven Erkrankungen des Zentralnervensystems** führen. Von diesen ist besonders das Wernicke-Korsakow-Syndrom hervorzuheben (Lit. bei [223]).

Embryofetales Alkoholsyndrom

Damit keine missgebildeten Kinder geboren werden, wurde im antiken Karthago Eheleuten am

Hochzeitstag das Trinken von Wein verboten. Heute weiß man, dass es bei 30–45% der Kinder von Alkoholikerinnen zu **Schädigungen während der Embryonalentwicklung** kommt, die nach der Geburt weiterbestehen.

Es handelt sich um
- Verminderung der Körperlänge und des Kopfumfangs,
- Veränderungen des knöchernen Schädels mit Mikrozephalie,
- Mikrognathie und Mikrophthalmie,
- Gliedmaßendefekte,
- Gelenkanomalien,
- Missbildungen im Bereich der Nieren, der ableitenden Harnwege, herznaher Blutgefäße etc.

Das Risiko für ein Kind, mit einem **Geburtsgewicht** auf oder unterhalb der 10. Perzentile geboren zu werden, ist bei einem Alkoholkonsum der Mutter von mindestens 100 g/Woche mehr als doppelt so hoch wie bei einer Alkoholmenge unter 50 g/Woche. Ob diese Schäden durch Alkohol, Acetaldehyd oder die bei Alkoholmissbrauch häufigen Defizite an essentiellen Nährstoffen ausgelöst werden, ist unbekannt.

Nicht nur der regelmäßige Konsum relativ großer Alkoholmengen, sondern auch **geringe Dosen,** wie sie beim Gelegenheitstrinken oder sozialen Trinken aufgenommen werden (bereits Mengen unter 50 g), können das Zentralnervensystem schädigen.

Die **Folgen** sind nicht bereits bei der Geburt und in den ersten Lebensjahren erkennbar, sondern manifestieren sich erst im Vorschul- und Schulalter in Form von Lern- und Verhaltensstörungen, motorischen Bewegungs- und sozialen Reifungsstörungen etc.

Auch kleine Alkoholmengen sollten deshalb während der Schwangerschaft möglichst gemieden werden [167].

Alkohol tritt auch in die **Muttermilch** über und verändert sowohl Geschmack und Geruch der Muttermilch als auch das Verhalten der Säuglinge [178].

Informationen zur Therapie der Alkoholabhängigkeit bei:
Deutsche Hauptstelle gegen die Suchtgefahr e.V.
Postfach 1369
59003 Hamm
Tel.: 02381/9015-0
Fax: 02381/9015-30
E-Mail: info@dhs.de
Internet: www.dhs.de

1.10 Mikroflora des Magen-Darm-Traktes

Von der Mundhöhle bis zum Anus ist der Gastrointestinaltrakt sowohl im Lumen als auch im Bereich der Schleimhautoberfläche mikrobiell besiedelt. Quantitativ und qualitativ unterscheidet sich die Flora in den verschiedenen Abschnitten erheblich. Kenntnisse über die gastrointestinale Mikroflora und ihre Beeinflussbarkeit durch Ernährung sind zum Verständnis vieler ernährungsabhängiger Erkrankungen der Verdauungsorgane von Wichtigkeit.

Die bereits seit der Jahrhundertwende z. T. sehr kontrovers diskutierte Bedeutung der Intestinalflora für den Gesamtorganismus und für die Entstehung bzw. Therapie bestimmter Erkrankungen, wird seit Jahren mit moderner Methodik erforscht. Hierbei wurden sowohl lang gehegte Vermutungen weitgehend bestätigt als auch wichtige neue Erkenntnisse gewonnen.

Die Relation der Keimzahl einzelner Spezies zueinander, dies gilt insbesondere für das Kolon, ist wesentlich von der **Zusammensetzung der Nahrung** abhängig. Dies gilt beispielsweise für die wasserlöslichen Ballaststoffe, deren Degradationsprodukte eine Reihe prophylaktischer Eigenschaften besitzen (vgl. Kap. 1.11.4). Einfluss auf die Zusammensetzung der Darmflora haben auch lebende, mit der Nahrung aufgenommene Mikroorganismen, etwa Lactobazillen (vgl. Kap. 2, Probiotika/Prebiotika). Insgesamt hat die Ernährung einen großen Einfluss auf die Mikrobiologie des Verdauungstraktes.

Der Darm des Neugeborenen ist bei der Geburt keimfrei. In den ersten Lebenstagen erfolgt eine Besiedlung nach dem Zufallsprinzip mit Keimen aus der Umgebung. Etwa ab dem 7. bis 10. Lebenstag stellt sich unter ausschließlicher Ernährung mit Muttermilch eine Besiedlung überwiegend mit Bifidobakterien (bis zu 99% der Gesamtflora) ein. Muttermilch enthält eine Reihe sog. bifidogener Substanzen als Vorraussetzung für die überwiegende Besiedlung mit dieser Keimgruppe. Hierbei handelt es sich um bestimmte Oligosaccharide, Glykoproteine etc. Unter einer auf Kuhmilchbasis hergestellten Säuglingsnahrung entwickelt sich eine Mischflora, die im Wesentlichen aus Bifidobakterien, Bacteroides, Enterobacteriaceae und Streptokokken besteht.

Die unter Muttermilchernährung obligate Bifidumflora geht mit einer Absenkung des pH-Wertes in den saueren Bereich und mit einer starken Reduktion der Begleitflora einher. Während Lactobazillen ausschließlich Milchsäure synthetisieren, bilden Bifidobakterien zusätzlich Essigsäure. Bei der im Säuglingsalter noch nicht optimalen Säurebarriere des Magens besteht die Gefahr, dass pathogene Keime passieren, sich im Darm vermehren und durch Translokation zu Allgemeininfektionen führen. Die Bifidumflora und der saure pH-Wert des Darminhaltes bilden einen wesentlichen Schutz vor dieser Infektionsgefahr. Die Darmflora von Kindern, die adaptierte Säuglingsnahrung erhalten, zeigt – wie bereits erwähnt – eine abweichende Zusammensetzung von der Darmflora der Kinder, die mit Muttermilch ernährt werden. Die Zahl an Bifidobakterien ist ebenfalls hoch, liegt jedoch weitaus niedriger als bei den gestillten Kindern; Enterobacteriaceae, wie E. coli, aber auch Klebsiellen, Bacteroides und Clostridien sind ebenfalls wichtiger Bestandteil der Flora. Dieser Unterschied im Spektrum der Darmbakterien gleicht sich dann aus, wenn etwa ab dem 3. Lebensmonat zusätzlich Breikost gegeben wird.

In zunehmendem Maße stellt sich beim Übergang zu einer Mischkost die für den Erwachsenen typische mikrobielle Besiedlung des Gastrointestinaltraktes ein. In diesen frühen Lebensmonaten sind die Gesamtkeimzahl und das Keimspektrum im Darm jedoch noch relativ instabil. Im ersten Lebensjahr ist das Risiko intestinaler Infekte und Diarrhöen aus verschiedenen Gründen erhöht. Durch die zunächst geringe Säuresekretion des Magens wird der Übertritt von mit der Nahrung aufgenommenen Mikroorganismen in den Darm begünstigt. Im Laufe des ersten Lebensjahres stabilisiert sich die intestinale Mikroflora und erreicht allmählich die Zusammensetzung der Erwachsenenflora. Mit zunehmendem Alter können sich das Keimspektrum und die metabolischen Aktivitäten der Darmbakterien verändern. So wird bei älteren Menschen ein reduzierter Gehalt an Bifidobakterien gefunden, während die Keimzahlen von Clostridium perfringens deutlich ansteigen. Dies wird u.a. auf veränderte Ernährungsgewohnheiten und Verdauungsstörungen zurückgeführt (Abb. 1-33).

1.10.1 Oberer Verdauungstrakt

In der **Nüchternphase** ist die Keimzahl mit 10^2 bis 10^3/ml im Magen- und Duodenalsaft gering. Die überwiegenden Spezies sind Streptokokken, Lactobazillen, Veillonella und Clostridium perfringens. Sie zeigt große Übereinstimmung mit dem Keimspektrum der Mundhöhle und des Ösophagus.

Nach der Nahrungsaufnahme steigt die Keimzahl (Bakterien und Hefen) während 1–2 Stunden auf das Hundert- bis Tausendfache an.

Sub- und Anazidität gehen mit einer erheblichen Zunahme der Keimzahl bis auf 10^6–10^7/ml einher. Das Keimspektrum ändert sich mit steigendem **pH-Wert** und wird letztlich dem im Kolon ähnlich. Unter diesen pathologischen Bedingungen werden vermehrt **N-Nitrosoverbindungen** (vgl. Abb. 16-9) gebildet, denen wahrscheinlich eine Bedeutung bei der Entstehung des Magenkarzinoms zukommt.

Sub- und **Anazidität** sind überwiegend Folge einer chronischen Schleimhautschädigung durch den Keim Helicobacter pylori.

Helicobacter pylori

Die Bedeutung der H.-pylori-Infektion der Magenschleimhaut für die Ernährungsmedizin ist vielfältig und reicht von der Übertragung des Keimes durch Trinkwasser und Lebensmittel bis hin zur Entstehung des Magenkarzinoms (vgl. Kap. 16.2).

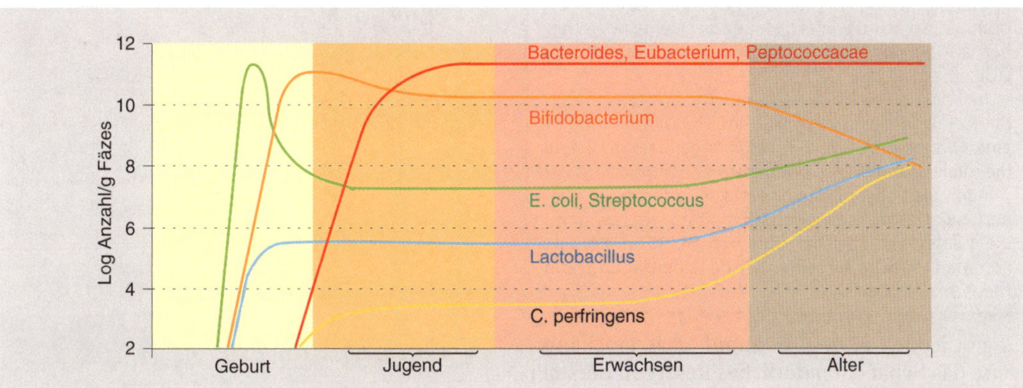

Abb. 1-33 Die Fäkalflora des Menschen in den verschiedenen Altersgruppen (nach [243]).

Helicobacter pylori ist ein grampositives, leicht spiralförmiges Bakterium mit 2–6 unipolaren Geißeln zur Fortbewegung. Durch die hohe Konzentration an dem Enzym **Urease** kann H. pylori den in der Magenschleimhaut immer vorhandenen Harnstoff in Ammoniak und Kohlendioxid spalten. So wird trotz des sauren pH-Wertes im Magenlumen ein **neutrales Milieu** in der unmittelbaren Umgebung geschaffen. Mit Hilfe sog. Adhäsine lagert es sich an der Oberfläche von Magenschleimhautzellen an.

Sowohl das von dem Bakterium gebildete **Ammoniak** als auch spezifische **Cytotoxine** schädigen die Mukosazellen. Diese Schädigung kann letztlich zur **chronischen B-Gastritis** mit einer Sub- bzw. Anazidität des Magensaftes, Magen- und Zwölffingerdarmgeschwüren, dem MALT-Lymphom und dem Magenkarzinom vom intestinalen Typ führen.

Unterschieden werden der Typ-I- und Typ-II-Stamm. Nur Typ I, der Vacuolating cytotoxin A (Vac A) und Cytotoxin-associated antigen A (Cag A) exprimiert, induziert die genannten Erkrankungen.

Es wird überwiegend die Ansicht vertreten, dass H. pylori nur beim Menschen vorkommt und er das natürliche Reservoir darstellt. H. pylori konnte in den Fäzes, im Speichel und im Zahnbelag nachgewiesen werden. Die Mehrzahl der Befunde sprechen für eine **fäkal-orale** und eine **oral-orale Übertragung**. Außer in Wasser kann H. pylori in der Umwelt nicht überleben. Da der Mensch, abgesehen von Trinkwasser, die einzige Infektionsquelle darstellt, kommt der allgemeinen Hygiene und **Trinkwasserhygiene** eine entscheidende Bedeutung zu.

> Für die genannten Möglichkeiten einer Übertragung sprechen z. B. Untersuchungen in Peru, wo Kinder mit niedrigem sozialem Status und bei schlechten sanitären Verhältnissen signifikant häufiger erkranken. Erfolgte die Trinkwasserversorgung durch einen Dorfbrunnen, so war die Infektionsrate bei Kleinkindern höher als bei einer Versorgung über ein öffentliches Wassernetz.
>
> In manchen afrikanischen Ländern, wo die Nahrung für Kleinkinder von den Müttern vorgekaut wird, ist eine Kontamination mit H. pylori besonders groß und die Infektionsrate der Kinder entsprechend hoch.
>
> Auch die höhere Inzidenz von Helicobacter-Infektionen bei Gastroenterologen und Krankenschwestern, die häufig mit Speichel und Magensaft in Kontakt kommen, spricht für eine direkte Übertragung von Mensch zu Mensch.

Es gibt jedoch Hinweise darauf, dass möglicherweise das Schaf ein natürliches Reservoir darstellt und für die Infektion des Menschen von Bedeutung ist. Schäfer sind in manchen Regionen in bis zu 98 % der Fälle mit H. pylori infiziert. In frischer Milch von Schafen und in der Magenschleimhaut der Tiere konnte in hohem Prozentsatz H. pylori nachgewiesen werden [58].

Nur wenig untersucht ist die Frage, ob der **Konsum bestimmter Lebensmittel und Getränke** das Risiko einer H.-pylori-Infektion beeinflusst. Eine Abhängigkeit vom Alkohol- und Kaffeekonsum konnte nachgewiesen werden. Es fand sich ein signifikanter Unterschied zwischen Personen, die regelmäßig bzw. nie Alkohol oder Kaffee tranken. **Alkohol** wirkte protektiv. Die Häufigkeit einer Infektion war bei einem Konsum von mehr als 75 g Alkohol pro Woche signifikant erniedrigt. Unterschiede zwischen den einzelnen alkoholischen Getränken fanden sich nicht.

Kaffeetrinker zeigten eine höhere Infektionsprävalenz. Personen, die mehr als drei Tassen **Kaffee** pro Tag tranken, hatten eine um den Faktor 2,5 höhere H.-pylori-Prävalenz [28].

Eine Ernährung reich an ω-3-Fettsäuren erhöht möglicherweise über eine Anreicherung in den Zellmembranen die Vulnerabilität von H. pylori und begünstigt die Eradikation mit Antibiotika [85].

Die unterschiedliche Häufigkeit der H.-pylori-Infektionen in Industrie- und Entwicklungsländern (Abb. 1-34) ist Folge der differenten Lebensmittel-, Trinkwasser- und Wohnhygiene.

In **Entwicklungsländern** wird die Infektion in frühester Kindheit erworben und ist bei bis zu 90 % der Erwachsenen nachweisbar.

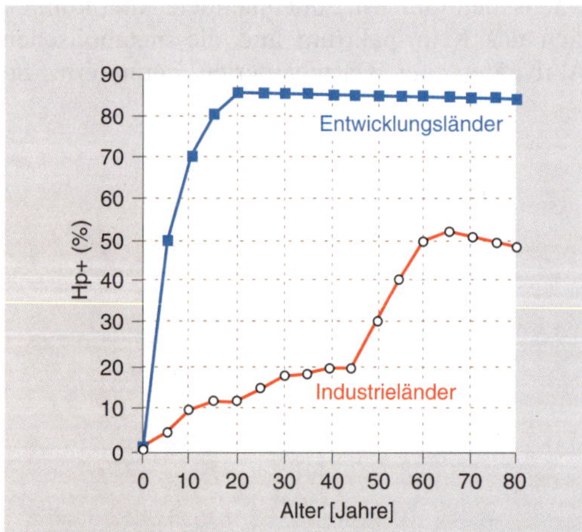

Abb. 1-34 Altersabhängigkeit der Helicobacter-pylori-Infektion in Industrie- und Entwicklungsländern (nach [17]).

In **Industrieländern** beträgt bei deutlichen Unterschieden in der Prävalenz die durchschnittliche Infektionsrate Erwachsener 40–50%.

> Die Unterschiede zwischen jungen und älteren Menschen in den Industrieländern werden auf ein **Kohortenphänomen** zurückgeführt, welches besagt, dass Personen, die heute im fortgeschrittenen Alter sind, die Infektion meist bereits in der Kindheit und nicht erst mit zunehmendem Lebensalter erworben haben.

Insgesamt gibt es deutliche Hinweise darauf, dass die Häufigkeit der H.-pylori-Infektion mit zunehmender **Verbesserung der Hygienebedingungen** in den Industrieländern rückläufig ist [17].

1.10.2 Dünndarm

Duodenum und **Jejunum** sind mit 10^4 oder weniger Keimen pro ml (überwiegend Streptokokken, Lactobazillen und Veillonella) vergleichsweise gering besiedelt. Im **Ileum** steigt die Keimzahl auf 10^6/ml, wobei E. coli und andere Anaerobier zunehmen. Die Mikroflora des Dünn- als auch Dickdarmes ist relativ stabil. Gewisse Einflüsse haben die Ernährung, Stress, Lebensalter, Medikamente etc.

Mit der Nahrung aufgenommene Keime, wie beispielsweise Lactobazillen und Bifidobakterien mit fermentierten Lebensmitteln, können sich nur kurzzeitig im Intestinum ansiedeln und das Spektrum verändern **(transiente Mikroflora)**.

1.10.3 Dickdarm

Wie bereits eingangs dargestellt, beginnt unmittelbar nach der Geburt die Besiedelung des beim Neugeborenen keimfreien Darmes.

Bei 400 bis 500 verschiedenen Spezies liegt die Keimzahl im Stuhl Erwachsener mit ca. 10^{10}–10^{11} Keimen/g Stuhl wesentlich höher als in den proximalen Bereichen des Verdauungstraktes. 96–99% sind **Anaerobier**. Die Relation der Keime zueinander ändert sich in den einzelnen Lebensphasen (s. Abb. 1-33).

> Von besonderer ernährungsmedizinischer Bedeutung sind Lactobazillen und Bifidobakterien. Sie werden als **probiotische Keime** zur Prophylaxe und Therapie, insbesondere in Form fermentierter Milchprodukte, oral aufgenommen (vgl. Kap. 2) bzw. deren Vermehrung wird durch Verzehr von Präbiotika (vgl. Kap. 2) begünstigt.

Das bakterielle Ökosystem des Verdauungstraktes wird durch das **Zusammenwirken verschiedener Faktoren** weitgehend stabil gehalten.

Die Grundlage für diese Stabilität bildet die bakterielle Besiedelung der die Mukosa bedeckenden Schleimschicht **(Oberflächenflora)**, von der ausgehend der Darminhalt besiedelt wird. Mit der Nahrung aufgenommene Keime haben wenig Möglichkeit, in dem stabilen Gefüge der Oberflächenflora eine Nische zu finden.

Ein weiterer Schutz sind die **kurzkettigen Fettsäuren,** die beim bakteriellen Abbau von Kohlenhydraten anfallen (vgl. Kap. 1.11.4). Die hierdurch bedingte Senkung des pH-Wertes verhindert insbesondere die Ansiedlung pathogener Keime. Darüber hinaus sind für die Stabilisierung der bakteriellen Besiedelung sowohl die von den Mikroorganismen synthetisierten **bakteriziden** bzw. **bakteriostatischen Substanzen** als auch deren Stimulation immunologischer Abwehrmechanismen in der Darmwand verantwortlich.

Die potenziell pathogenen Keime durchwandern die Darmwand bei herabgesetzter Mukosabarriere und gelangen über die Blut- bzw. Lymphbahn in die periphere Zirkulation. Zu einer solchen **Translokation** (vgl. Kap. 3.5.9) mit nachfolgender **Infektion** kann es nach langfristiger ausschließlicher parenteraler Ernährung, nach Antibiotikatherapie, Behandlung mit Immunsuppressiva etc. kommen.

Die Darmflora wirkt auf die **Karzinogenese** im Kolon:

- durch Aktivierung von Prokarzinogenen zu aktiven Karzinogenen und der Umwandlung primärer in sekundäre Gallensäure
- **hemmend** durch Inaktivierung von Karzinogenen, wie etwa N-Nitrosoverbindungen, von sog. Pyrolyseprodukten, die beim Erhitzen proteinreicher Lebensmittel entstehen, etc. (vgl. Kap. 2 und 16.2).

Von Bedeutung für die **Colitis ulcerosa** sind möglicherweise **Sulfat reduzierende Mikroorganismen,** die Sulfationen als Sauerstoffquelle nutzen. Ihr Stoffwechselendprodukt ist Schwefelwasserstoff (H_2S), eine für die Darmschleimhaut hochtoxische Substanz (vgl. Kap. 3.5).

Als **Eubiose** (Eubakterie) wird eine ausgewogene Besiedlung des Darmtraktes mit einem günstigen Verhältnis zwischen den unbelebten Anteilen und den Mikroorganismen und mit Dysbiose (Dysbakterie) das Gegenteil der Eubiose bezeichnet.

1.11 Ballaststoffe (Pflanzenfasern, Nahrungsfasern, Faserstoffe, engl. dietary fiber)

1.11.1 Definition, Zusammensetzung, Eigenschaften

In der Literatur finden sich verschiedene Definitionen des Begriffs Ballaststoffe. Kliniker und Ernährungswissenschaftler wählen eine an den Effekten im Organismus orientierte und Chemiker eine auf die Zusammensetzung der Einzelkomponenten bezogene Definition.

Eine **„biologische" Definition** lautet:

> Es handelt sich um Kohlenhydrate, die im Dünndarm nicht enzymatisch abgebaut werden und folglich den Dickdarm erreichen.

Bei dieser Definition ist auch die im Dünndarm nicht enzymatisch abgebaute Stärke (resistant starch) miteinbezogen.

Eine **„chemische" Definition** lautet:

> Ballaststoffe sind Nicht-Stärke-Polysaccharide (non-starch-polysaccharides) + Lignin.

Die letztgenannte Definition bezieht die **resistente Stärke** nicht mit ein.

Früher ging man davon aus, dass Stärke unter dem Einfluss von α-Amylase quantitativ im Dünndarm hydrolysiert und letztlich als Glucose genutzt wird. Später wurde erkannt, dass es eine sog. **„physiologische Stärkemalabsorption"** gibt, d.h., etwa 10% der mit einer Mischkost aufgenommenen Stärke sind resistent gegenüber α-Amylase und gelangen ins Kolon, wo sie wie Ballaststoffe bakteriell abgebaut (fermentiert) werden.

Die Resistenz der Stärke gegenüber α-Amylase beruht auf bestimmten Konformationen der Stärke. Von Englyst werden drei Formen der resistenten Stärke (RS_1, RS_2, RS_3) unterschieden.

- **RS_1:** Der Kontakt mit α-Amylase ist bei großer Partikelgröße erschwert. Dieser Anteil wird wesentlich von der Art der Lebensmittelverarbeitung, insbesondere der mechanischen Zerkleinerung, auch von der Intensität des Kauens, bestimmt.
- **RS_2:** Die kristalline Struktur von Stärkegranula erschwert den enzymatischen Abbau. So wird beispielsweise nichthitzebehandelte Stärke aus Kartoffeln und grünen Bananen kaum abgebaut. Unter Hitzeeinwirkung kommt es zu einer Gelatinisierung, die einen Abbruch durch die Amylase möglich macht.
- **RS_3:** Die beiden Stärkekomponenten Amylose und Amylopektin können, wenn sie im Anschluss an Erhitzen abgekühlt werden, rekristallisieren (retrogradieren) und so wieder in eine von α-Amylase nicht angreifbare Form übergehen.

Der prozentuale Anteil der im Dünndarm nicht abbaubaren Stärke kann folglich – je nach Lebensmittel und küchentechnischer Behandlung – sehr unterschiedlich sein (Abb. 1-35).

> So konnte gezeigt werden, dass die Stärke von frisch gekochten Kartoffeln sehr gut verdaut wird, sodass lediglich 3% unverändert den Dünndarm passieren und ins Kolon übertreten. Werden gekochte Kartoffeln jedoch abgekühlt, so verändern sich die physikalischen Eigenschaften der Stärke, was eine Beeinträchtigung der enzymatischen Abbaufähigkeit zur Folge hat, sodass etwa 12% der Stärke (RS1) den Dünndarm unverändert passieren. Diese Resistenz gegenüber α-Amylase kann durch wiederholtes Erwärmen und anschließende Abkühlung der Kartoffeln noch gesteigert werden.

Ballaststoffe bestehen aus vielen Substanzen, die sich in ihrer chemischen und morphologischen Struktur und in ihren physiologischen Effekten unterscheiden. Die unter dem Sammelbegriff Ballaststoffe zusammengefassten Substanzen finden sich in einer Vielzahl verschiedener anatomischer und funktioneller Einheiten von Pflanzen.

Ballaststoffe setzen sich aus einer großen Zahl unterschiedlicher Kohlenhydrate und aus Lignin

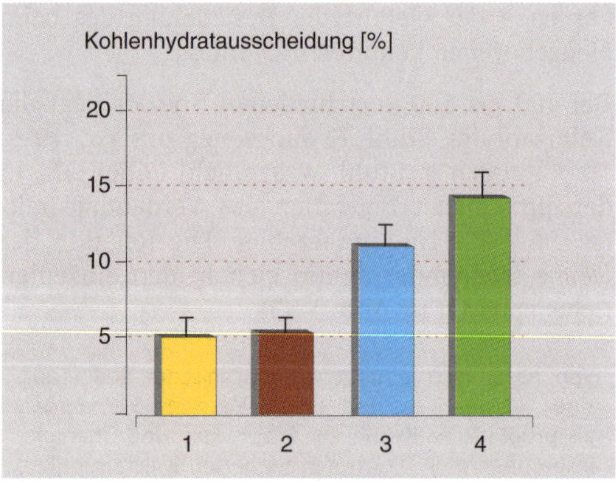

Abb. 1-35 Mittlerer prozentualer Anteil der im Dünndarm nicht utilisierten Kohlenhydrate, gemessen bei einem Total-Colektomierten mit Ileostoma nach mehrmaligem Verzehr stärkereicher Lebensmittel. 1 = Weißbrot, 2 = Brot aus Vollgetreidemehl, Pumpernickel, Spaghetti, Reis etc., 3 = Hafer- und Gerstenkleie, 4 = Hülsenfrüchte (Bohnen, Erbsen, Linsen) [135].

zusammen. Die quantitativ wichtigsten sind **Zellulose, Hemizellulose** und **Pektin**.

Von Bedeutung sind auch die bereits besprochene **resistente Stärke** und **Oligosaccharide,** zu denen die in Hülsenfrüchten reichlich vorkommende Raffinose und Stachyose und die in Zwiebeln, Knoblauch, Artischocken etc. vorkommende **Oligofructose** zählen.

Oligofructose fördert die Bifidumflora im Kolon (s. Prebiotika, Kap. 2).

Je nach Herkunft des Ballaststoffes ist die **Relation der Einzelbestandteile** zueinander unterschiedlich. So bestehen z.B. Ballaststoffe aus Weizenkleie zu über 60% aus Hemizellulose und solche aus Blattgemüse oft zu über 70% aus Zellulose. Diese Variation in der Zusammensetzung ist der Grund für die **unterschiedlichen Effekte** von Ballaststoffen auf Funktionen des Stoffwechsels (vgl. Kap. 4.4 u. 4.5) und der Intestinalorgane (vgl. Kap. 3.5.1 u. 3.5.3).

Unter westlicher Ernährungsweise erreichen täglich etwa 12–20g Nicht-Stärke-Polysaccharide, 5–40g resistente Stärke und 4–5g Oligosaccharide das Kolon [48].

Während eine **Gruppeneinteilung** nach chemischen Gesichtspunkten kaum möglich ist, kann man die Ballaststoffe nach biologischen Kriterien und ihrer Funktion in Pflanzen in drei Gruppen einteilen:
1. Fasern zur Aufrechterhaltung der Pflanzenstruktur,
2. Pflanzengummis und -schleimstoffe,
3. Speicherpolysaccharide.

Die Tatsache, dass Ballaststoffe zum Teil faserige Struktur haben, hat zu den ebenfalls für diese Stoffgruppe benutzten Bezeichnungen Pflanzenfasern, Faserstoffe und Nahrungsfasern sowie der englischen Bezeichnung **Dietary fiber** geführt.

Da aber, wie aus der genannten Gruppeneinteilung hervorgeht, Ballaststoffe nicht nur faserige Struktur besitzen, sollten die letztgenannten Bezeichnungen, um falschen Vorstellungen vorzubeugen, möglichst nicht benutzt werden.

Zur Gruppe der Ballaststoffe zählt auch eine Reihe pflanzlicher **Hydrokolloide,** die z.B. Lebensmitteln zur Verbesserung und Stabilisierung der Konsistenz zugesetzt werden. Sie besitzen die Fähigkeit, freies Wasser zu binden, wodurch es zu einer **Quellung mit Viskositätserhöhung** kommt. So können beispielsweise Gele aus Carrageen bis zu 99% Wasser enthalten.

Die bekanntesten pflanzlichen Hydrokolloide auf Polysaccharidbasis sind Gummi arabicum, Traganth, Johannisbrotkernmehl (Carubin), Guarkernmehl (Guaran), Pektinstoffe, Alginsäuren (Alginate), Agar und Carrageenan [239].

Je nach Wasserbindungsvermögen, Ausmaß des bakteriellen Abbaus etc. im Kolon kann man Ballaststoffe in folgende zwei Gruppen unterteilen:
1. **Wasserunlösliche Ballaststoffe**, die überwiegend aus Zellulose und Hemizellulose bestehen und vergleichsweise viel Lignin enthalten, wie etwa die Weizenkleie. Sie werden bakteriell nur relativ wenig abgebaut und folglich zum größten Teil mit dem Stuhl ausgeschieden. Aufgrund eines **hohen Wasserbindungsvermögens** erhöhen sie das Stuhlvolumen, wodurch die Peristaltik angeregt und die Transitzeit im Dickdarm verkürzt wird.
2. Die **wasserlöslichen Ballaststoffe** sind reich an Arabinoxylanen (z.B. Ispaghula) oder an Uronsäure (z.B. Pektine). Diese Ballaststoffe werden schnell und weitgehend komplett von der anaeroben Darmflora abgebaut.

Zellulose

Verbreitetster Bestandteil von **Pflanzenzellwänden**. Es ist ein in Wasser unlösliches, unverzweigtes Glucosepolymer mit etwa 3000 Glucoseeinheiten. Das Wasserbindungsvermögen – 1g Zellulose bindet 0,4g Wasser – ist groß.

Hemizellulose

Ein aus Pentosen und Hexosen bestehendes Polysaccharid. Es sind über 250 verschiedene Polymere bekannt. Sie findet sich, zusammen mit Zellulose, in Pflanzenzellwänden. Die Zahl der Zuckermoleküle pro Hemizellulosemolekül liegt meist zwischen 150 und 200.

Folgende Zucker finden sich am häufigsten: Xylose, Arabinose, Mannose, Galaktose und Glucose, weiterhin Uronsäure.

Hemizellulose bindet Wasser und Kationen. Für die Eigenschaft, Kationen zu binden, ist der **Uronsäureanteil** verantwortlich.

Pektin

Die Grundstruktur ist ein in unterschiedlichem Ausmaß mit Methyl- und Acetylgruppen verestertes Polymer aus Galakturonsäure. In den meisten Pflanzen finden sich Pektine mit Seitenketten aus Galaktose, Arabinose, Xylose, Rhamnose und Fructose. Das Molekulargewicht liegt zwischen 60000 und 90000.

So hat z.B. Apfelpektin ein höheres Molekulargewicht als Citruspektin. Pektine **bilden Gele** und haben die Fähigkeit, Wasser, Kationen und organische Substanzen, z.B. Gallensäuren, zu binden.

Lignin

Es handelt sich um ein Polymer von Phenylpropan, folglich ist es kein Polysaccharid. Das Molekulargewicht schwankt zwischen 1000 und 4500. Lignin hat die Fähigkeit, organische Substanzen, so z.B. **Gallensäuren, zu binden**.

Gummis, Schleimstoffe und Speicherpolysaccharide

Diese Substanzen sind keine Bestandteile von Zellwänden.

Gummis sind komplexe, mehrfach verzweigte Polysaccharide, die Glucuron- und Galakturonsäure, Xylose, Arabinose und Mannose enthalten. **Gummi arabicum,** die bekannteste Substanz dieser Gruppe, ist ein Galakturonsäurepolymer mit Arabinose und Rhamnose als Seitenketten.

Schleimstoffe und **Speicherpolysaccharide** finden sich vermischt mit den verdaulichen Polysacchariden, wie z.B. Stärke, im **Endosperm von Samen**. Die bekannteste Substanz dieser Gruppe ist Guarmehl (Guaran), ein Polygalaktomannan aus dem Samen der in Indien heimischen Cyamopsis tetragonoloba.

Andere Zellwandbestandteile

Neben den genannten Ballaststoffkomponenten finden sich insbesondere in der Zellwand weitere Substanzen, z.T. in geringen Mengen, die unverdaulich sind und folglich zu den Ballaststoffen zählen. Über Einflüsse dieser Substanzen auf die Intestinal- und Stoffwechselfunktion ist wenig bekannt.

Es handelt sich insbesondere um Wachse, Stearine, Saponine, Tannine etc.

Unverdauliche Anteile tierischer Nahrung entfalten möglicherweise die gleichen physiologischen Effekte wie Ballaststoffe. Diese Stoffgruppe ist jedoch bisher kaum untersucht.

> Dem Begriff **Rohfaser** (englisch: crude fiber) kommt im Bereich der Humanmedizin nur noch historische Bedeutung zu. Der Rohfaseranteil eines Nahrungsmittels liegt immer, zum Teil erheblich, unter dem Ballaststoffanteil. Einen festen Umrechnungsfaktor beider Stoffgruppen gibt es nicht. Nur veraltete Lebensmitteltabellen enthalten noch Angaben über den Rohfasergehalt.

1.11.2 Höhe der Zufuhr, Zufuhrempfehlungen

Die **Ballaststoffzufuhr** hat in den westlichen Industrieländern seit Beginn des vorigen Jahrhunderts **kontinuierlich abgenommen**.

Ursachen sind die technischen Möglichkeiten der **Lebensmittelverarbeitung,** wie neue mühlentechnische Verfahren zur Herstellung von Weißmehl, die Produktion von Rohr- und Rübenzucker, weiterhin die Fortschritte in der Tierhaltung als Grundlage für einen steigenden Fett-, Fleisch-, Milch- und Eierverzehr.

Der Verzehr von ballaststoffreichen Nahrungsmitteln wie Vollkornerzeugnissen, grobem Gemüse, Hülsenfrüchten und Kartoffeln ist seit dieser Zeit rückläufig, während der Konsum an ballaststofffreien bzw. -armen Nahrungsmitteln wie Zucker, Fett und Weißmehl zunahm.

> In den meisten sog. **Entwicklungsländern** mit einer noch „ursprünglichen" Ernährung liegt die Ballaststoffzufuhr im Vergleich zu den westlichen Industrieländern hoch. Nach Angaben der FAO aus dem Jahre 1973 werden in Entwicklungsländern im Durchschnitt 70% der Energie in Form von Stärke, nur 15% in Form von Fett und 5% als Zucker verzehrt, während in den westlichen **Industrieländern** rund 18% der Energie in Form von Zucker, 40% in Form von Fett und 30% in Form von Stärke aufgenommen werden (vgl. Abb. 2-2).

Der Rückgang im Verzehr von Stärke hat zur Folge, dass der Anteil an Ballaststoffen in der sog. westlichen Kost vergleichsweise niedrig liegt. Hierbei muss berücksichtigt werden, dass die wichtigste Stärkequelle, das Getreide, in den westlichen Ländern – überwiegend nach Entfernung der ballaststoffreichen Kleie – in Form von **Weißmehlprodukten** verzehrt wird.

Nach Angaben von Trowell werden in den sog. Entwicklungsländern im Mittel nur 8% der Energie durch ballaststofffreie Nahrungsmittel gedeckt, während es in den Industrieländern rund 58% sind.

> Nach Angaben der VERA-Studie [118] beträgt die mittlere tägliche Zufuhr von Ballaststoffen in der Bundesrepublik für beide Geschlechter 26,3 ± 0,22 g. Im Raum Würzburg/Schweinfurt wurde bei verschiedenen Berufsgruppen anhand von Ernährungsprotokollen eine etwas niedrigere mittlere tägliche Zufuhr bei großen individuellen Schwankungen (Abb. 1-36) ermittelt [145].

Die mittlere tägliche Ballaststoffzufuhr korreliert, wie zu erwarten, positiv mit der Höhe der Energiezufuhr (Abb. 1-37). Die **individuellen Unter-**

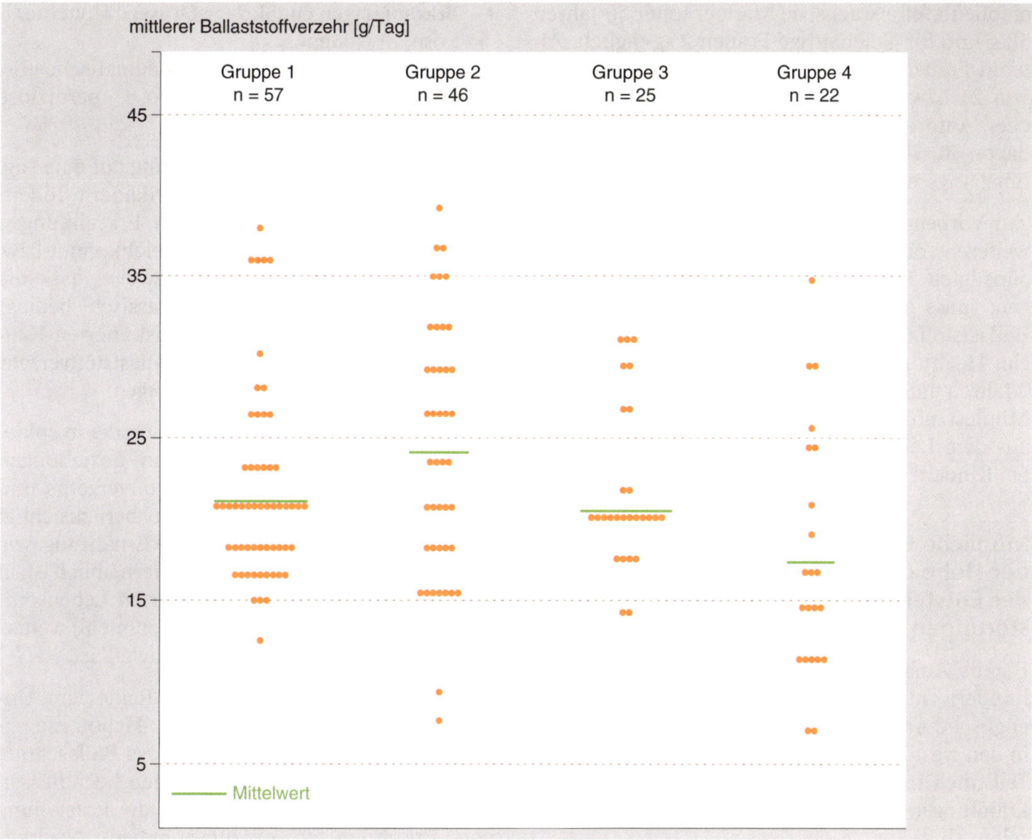

Abb. 1-36 Mittlere tägliche Ballaststoffzufuhr bei Gruppen mit unterschiedlichem sozioökonomischem Status und Lebensalter. Gruppe 1: Arbeiter und Handwerker; Gruppe 2: Schüler eines Gymnasiums; Gruppe 3: Lehrer eines Gymnasiums; Gruppe 4: Verwaltungsangestellte [145].

schiede sind, wie bereits erwähnt, sehr groß. Bei 17% aller Untersuchten war die mittlere tägliche Ballaststoffzufuhr < 15 g.

Eine Erhebung in England ergab bei **Vegetariern** mit im Durchschnitt 41,5 g/Tag einen signifikant höheren Ballaststoffverzehr als bei einem Vergleichskollektiv von Nichtvegetariern mit 21,4 g/Tag.

Die D-A-CH-Referenzwerte [205] empfehlen als Richtwert für die Zufuhr von Ballaststoffen bei Erwachsenen eine Menge von mindestens 30 g am Tag, das sind rund 3 g/MJ bzw. 12,5 g/1000 kcal bei der Frau und 2,4 g/MJ bzw. 10 g/1000 kcal beim Mann. Liegt die Energiezufuhr unter den alters- und geschlechtsspezifischen Richtwerten, muss die Ballaststoffdichte größer sein als 3 g bzw. 2,4 g/MJ (12,5 bzw. 10 g/1000 kcal).

Das „Food and Nutrition Board" des „National Academic Institute of Medecine" der USA (2002)

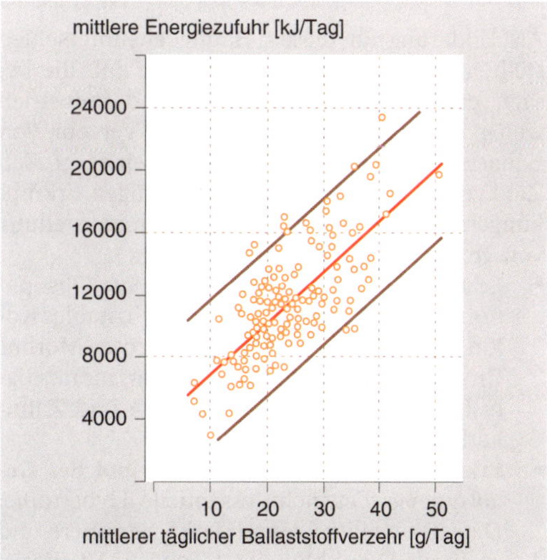

Abb. 1-37 Beziehungen zwischen mittlerer täglicher Energiezufuhr und mittlerem Ballaststoffverzehr [137].

empfiehlt für erwachsene Männer unter 50 Jahren 38 g und für gleichaltrige Frauen 25 g täglich. Älteren Frauen und Männern wird eine Aufnahme von 21 bzw. 30 g pro Tag empfohlen. Von manchen Autoren wird eine Zufuhr von 35–45 g/Tag, davon 50–70 % in wasserunlöslicher Form als optimal angesehen [238].

Zur Vorbeugung von Obstipation, aber auch aller weiteren durch geringe Ballaststoffzufuhr begünstigten Funktionsstörungen und Erkrankungen, muss auch bei **Kindern** auf eine optimale Ballaststoffzufuhr geachtet werden. Die „American Health Foundation" empfiehlt für Kinder ab 3 Jahren und für Heranwachsende bis 20 Jahre als Mindestzufuhr eine Menge in Gramm, die sich aus dem Lebensalter + 5 errechnet (z. B. Zufuhr bei Kindern von 5 Jahren = 10 g pro Tag) [260].

Mögliche Beziehungen zwischen der Höhe des Ballaststoffverzehrs und der Entstehung von Funktionsstörungen und Erkrankungen

Bereits Anfang der 60er Jahre des vorigen Jahrhunderts machten in Afrika und Indien tätige englische Ärzte darauf aufmerksam, dass viele der in den westlichen Industrieländern häufigen, zum Teil noch in ständiger Zunahme begriffenen Erkrankungen in den genannten Ländern extrem selten sind.

In neuerer Zeit wurde auf diese Tatsache insbesondere von den Engländern Burkitt, Painter und Trowell, Ärzten, die viele Jahre in Ostafrika tätig waren, hingewiesen.

Als Erklärung für diesen Häufigkeitsunterschied stellten sie die sog. **Fiber-Hypothese** auf, die besagt, dass der in wirtschaftlich und industriell wenig entwickelten Ländern hohe Verzehr von Ballaststoffen vor der Entstehung einer großen Zahl von in westlichen Ländern häufigen Erkrankungen **schützt**. Nach einer Zusammenstellung von Trowell [248] handelt es sich um:

- **Erkrankungen des Verdauungstrakts:** Obstipation, Appendizitis, Divertikulose, irritables Kolon, Hämorrhoiden, Colitis ulcerosa, Morbus Crohn, Dickdarmpolypen und -karzinom, Hiatushernie, Cholesteringallensteine und Zahnkaries.
- **Erkrankungen des Stoffwechsels und des Gefäßsystems:** Fettsucht, essentielle Hypertonie, Diabetes mellitus, Herzinfarkt, periphere und zerebrale Durchblutungsstörungen, Varikosis, Venenthrombose, Eklampsie, Nierensteine, senile Osteoporose etc.
- **Erkrankungen endokriner Drüsen:** Thyreotoxikose, Myxödem.
- **Autoimmunerkrankungen:** rheumatische Erkrankungen, multiple Sklerose, perniziöse Anämie etc.

Die Tatsache, dass nach Umstellung auf eine sog. westliche Ernährung auch bei Afrikanern, Indern etc. die Inzidenz der genannten Erkrankungen derjenigen der Industrieländer gleichkommt bzw. sie zum Teil noch übertrifft, beweist, dass die Häufigkeitsunterschiede nicht rassisch bedingt sind, und stützt weiterhin den diskutierten **Kausalzusammenhang zwischen Ballaststoffverzehr und der Entstehung von Erkrankungen**.

Es muss jedoch bei der Interpretation der in epidemiologischen Studien gefundenen Beziehungen zwischen der Höhe des Ballaststoffverzehrs und der Häufigkeit von Erkrankungen berücksichtigt werden, dass eine ballaststoffarme Ernährung, wie sie in den westlichen Industrieländern üblich ist, in aller Regel auch reich an raffinierten Lebensmitteln, insbesondere Zucker und Weißmehl, weiterhin reich an Fett und tierischem Eiweiß ist.

Es konnte inzwischen in einer Reihe von Untersuchungen, die durch die Fiber-Hypothese angeregt wurden, gezeigt werden, dass Ballaststoffe Organ- und Stoffwechselfunktionen beeinflussen und hierdurch in der Lage sind, die Entstehung von Erkrankungen mitzubestimmen. Nachfolgend werden die wichtigsten durch Ballaststoffe beeinflussbaren Organ- und Stoffwechselfunktionen beschrieben.

1.11.3 Einfluss auf die intestinale Transitzeit, Stuhlgewicht und Kolonmotilität

Unter intestinaler Transitzeit versteht man die Zeit, die zwischen der Aufnahme der Nahrung und der Ausscheidung der in ihr enthaltenen unverdaulichen Bestandteile mit den Fäzes verstreicht. Bei den meisten Erwachsenen schwankt diese Zeit unter der in westlichen Ländern üblichen Ernährung zwischen 1 und 4 Tagen, wie Abbildung 1-38 demonstriert.

Schwankungen in der Transitzeit sind fast ausschließlich durch Änderung der Passagezeit im Kolon bedingt. Es besteht eine direkte Beziehung zwischen der durch Ballaststoffe erzielten Zunahme des Stuhlgewichtes bzw. des Stuhlvolumens und der Transitzeit.

Je höher das Stuhlgewicht, umso kürzer ist die Transitzeit.

Abbildung 1-39 demonstriert diesen Zusammenhang.

Der Vergleich von Ballaststoffen aus unterschiedlichen Lebensmitteln wie **Weizenkleie,** Karotten, Kohlgemüse etc. hat ergeben, dass Weizenkleie das Stuhlgewicht am intensivsten erhöht und die intestinale Transitzeit mehr als andere Ballaststoffe beschleunigt [50].

Beeinflusst wird die Wirkung der Kleie durch **Partikelgröße** und vorausgegangene **Hitzebehandlung**. Der Effekt grober Kleie mit einer Teilchengröße von mehr als 1 mm Durchmesser ist ausgeprägter [29]. Das Wasserbindungsvermögen von grober ist deutlich höher als das von fein gemahlener Kleie. Gekochte Kleie hat einen geringeren Effekt auf die Kolonfunktion als unbehandelte [266].

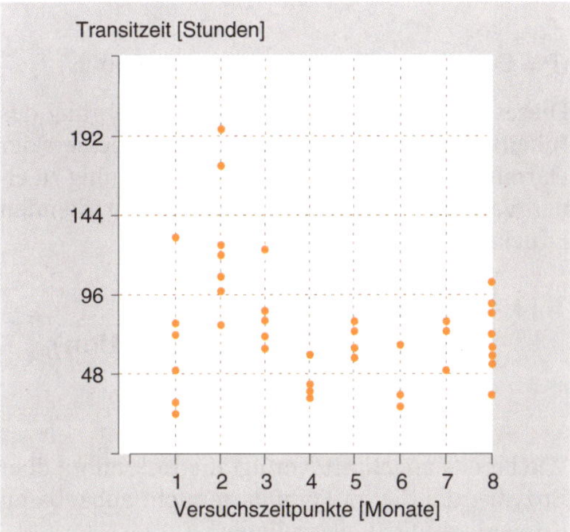

Abb. 1-38 Bei acht gesunden Versuchspersonen während mehrerer Monate wiederholt gemessene intestinale Transitzeiten unter normaler Ernährung.

Auch die in Abbildung 1-40 dargestellten Befunde veranschaulichen den **je nach Herkunft unterschiedlichen Effekt** von Ballaststoffen auf das Stuhlgewicht.

An insgesamt 20 gesunden Versuchspersonen wurde der Einfluss von verschiedenen Brottypen, Obst oder Gemüse als Ballaststoffquelle auf die Höhe des täglichen Stuhlgewichts untersucht. Die im Ballaststoffgehalt sich quantitativ und qualitativ unterscheidenden Lebensmittel wurden einer konstanten Grundkost zugesetzt. Rechnerisch wurde das resultierende Stuhlgewicht auf 14 g Ballaststoffe in Form von Getreide-, Obst- oder Gemüseballaststoffen ermittelt. Die Ergebnisse zeigen, dass trotz der durchschnittlichen zusätzlichen Zufuhr von 14 g Ballaststoffen pro Tag die Zunahme des Stuhlgewichts erheblich variiert.

Insgesamt haben **Vollkorngetreideprodukte** den ausgeprägtesten Effekt, während der Einfluss von Ballaststoffen aus Obst und Gemüse vergleichsweise gering ist.

Jenkins u. Mitarb. [134] steigerten bei einer Gruppe gesunder Versuchspersonen im Abstand von 14 Tagen den Verzehr von Ballaststoffen in Form von Weizenkleie. Verabreicht wurden bei sonst konstanter Ernährung mit dem ersten Frühstück 0,3; 5,6; 9,5; 11,2; 19,0 bzw. 28,4 g Ballaststoffe in Form von zwei handelsüblichen Kleiepräparaten mit einer mittleren Partikelgröße von 0,59 bzw. 0,73 mm Durchmesser. Es fand sich eine lineare Beziehung zwischen der Menge

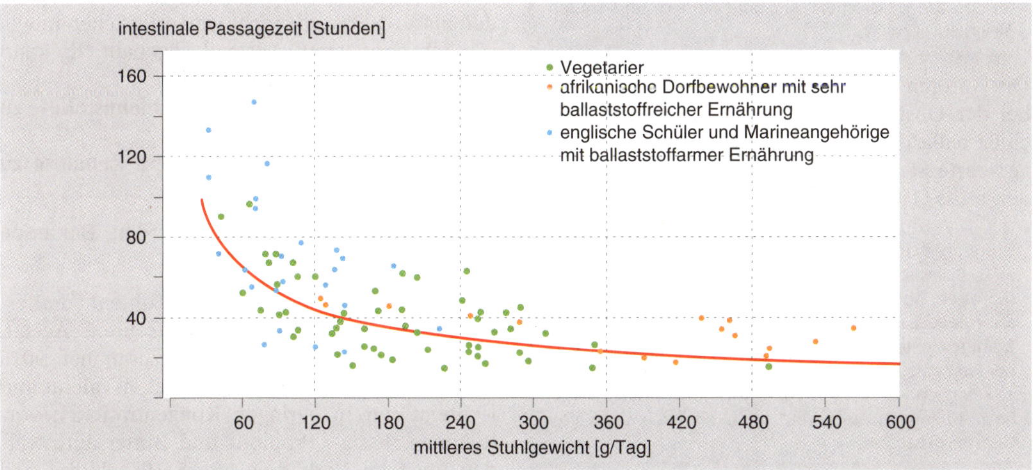

Abb. 1-39 Die Beziehung zwischen mittlerem täglichem Stuhlgewicht und der Passagezeit im Intestinaltrakt bei Gruppen mit unterschiedlich hohem Ballaststoffverzehr (nach [36]).

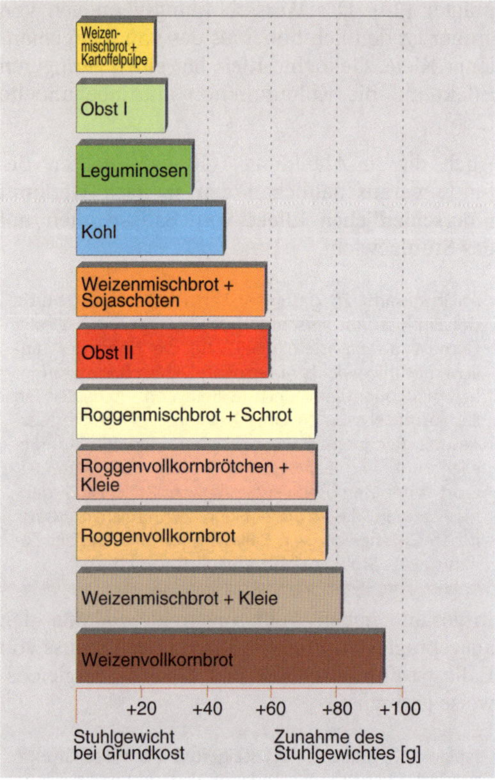

Abb. 1-40 Vergleich berechneter Stuhlgewichte, bezogen auf eine durchschnittliche Zufuhr von 14 g Ballaststoffen pro Tag mit der Versuchskost (nach [262]).

an verzehrtem Ballaststoff und dem täglichen Stuhlgewicht. Die Steigerung um 1 g Weizenballaststoffe führte zu einer mittleren Steigerung des Stuhlgewichtes von 2,7 g. Der Effekt war bei Männern und Frauen gleich ausgeprägt.

Die Autoren schließen aus diesem Ergebnis, dass bei der Obstipation bei unzureichendem Effekt einer ballaststoffreichen Ernährung die pro Tag verzehrte Menge an Ballaststoffen gesteigert werden muss [108].

Cummings u. Mitarb. [49] untersuchten den Effekt von 20 g Ballaststoff pro Tag unterschiedlicher Herkunft (Karotten, Kohlgemüse, Weizenkleie, Äpfel, Guarmehl) als Zulage zur normalen Ernährung auf die Höhe des Stuhlgewichtes bei gesunden Versuchspersonen. Hierbei kam es zu einer Erhöhung des Stuhlgewichtes um 127% nach Kleie-, 69% nach Kohl-, 59% nach Karotten-, 40% nach Apfel- und nur 20% nach Gabe von Guarballaststoffen.

Der **intraluminäre Druck des Kolons** ist unter ballaststoffarmer Ernährung höher als unter einer ballaststoffreichen, wie insbesondere Messungen bei Patienten mit Divertikulose (vgl. Kap. 3.5.3) gezeigt haben.

Der auf den Darminhalt ausgeübte Druck ist umso geringer, je größer der von dem Füllungszustand abhängige Durchmesser des Darmlumens ist.

Der unter ballaststoffreicher Ernährung insbesondere als Folge des hohen Wasserbindungsvermögens voluminöse Stuhl bewirkt einen geringen intraluminären Druck. Diese günstige Wirkung der Volumenvermehrung kommt nach dem LaPlace-Gesetz zustande:

$$P = \frac{2 \times T}{r}$$

(P = Druck, T = Wandspannung, r = Radius)

Dieses Gesetz besagt, dass eine Vermehrung des Inhalts über eine Zunahme des Durchmessers der Darmlichtung bei gleicher Muskelspannung zu einer Verminderung des auf die Wand wirkenden Drucks führt.

1.11.4 Bakterieller Abbau von Ballaststoffen (Fermentation), kurzkettige Fettsäuren, intestinale Flora

Wie bereits angeführt, verfügt die Kolonflora über Enzyme, um die im Dünndarm nicht abbaubaren Kohlenhydrate zu degradieren.

Dieser als **Fermentation** bezeichnete Abbau dient den Mikroorganismen zur Energiegewinnung.

Wasserlösliche Ballaststoffe wie etwa Pektin werden bis zu 100%, die nicht wasserlöslichen in wesentlich geringerem Ausmaß abgebaut. Es kann davon ausgegangen werden, dass

- Pektin, Gummis und Schleimstoffe zu 90–100%,
- Hemizellulose zu 50–80% und Zellulose zu 30–50%

bakteriell im Kolon abgebaut werden. Bakteriell nicht abbaubar ist Lignin [264].

Die wesentlichen **Produkte** der Kohlenhydratfermentation sind kurzkettige Fettsäuren. Acetat, Propionat und n-Butyrat bilden zusammen 90% aller Fettsäuren, während i-Butyrat, n-Valerat und i-Valerat nur in geringen Konzentrationen vorkommen. Essig-, Propion- und Buttersäure werden etwa im Verhältnis 60:25:10 gebildet und von der Kolonschleimhaut zu 95–99% resorbiert [212].

Wegen des hohen Substratangebotes laufen die Fermentationsvorgänge überwiegend im **proximalen Kolon** ab. Die hier besonders hohe Konzentration kurzkettiger Fettsäuren erzeugt ein leicht saures Milieu (pH-Wert 5,5–6,5).

Die **Relation der Fettsäuren** zueinander ist von der Art der ins Kolon übertretenden unverdaulichen Kohlenhydrate abhängig. Bei der Fermentation resistenter Stärke entsteht in besonders großem Umfang Buttersäure. Weitere Endprodukte der Fermentation sind die Gase Kohlendioxid, Wasserstoff und Methan (vgl. Kap. 3.5).

Untersuchungen zur Frage einer Beeinflussung der Darmflora durch Ballaststoffe **sind uneinheitlich**. Die Zunahme der Bifidumbakterien bei vermehrtem Übertritt von Inulin und Oligofructose ins Kolon wird an anderer Stelle besprochen.

> Nach Hill [121] geben Untersuchungen zur Zusammensetzung der Stuhlflora keine Auskunft über den Einfluss von Ernährungsfaktoren, insbesondere von Ballaststoffen, auf die Kolonflora.
> Der bakterielle Abbau mit Bildung kurzkettiger Fettsäuren und der hierdurch bedingten Änderung des intraluminaren pH-Wertes erfolgt im Zäkum und Colon ascendens, Darmabschnitten, die dem Untersucher nicht zugänglich sind. In diesen Bereichen des Kolons muss mit erheblichen Verschiebungen im Keimspektrum gerechnet werden.
> Nach Resorption der bakteriellen Spaltprodukte stellt sich im Endabschnitt des Kolons und damit auch im Stuhl wieder eine Flora ein wie vor Gabe der Ballaststoffe.

Ein Beweis dafür, dass sich nach dem Verzehr ballaststoffreicher Lebensmittel wie Weizenkleie, Haferkleie, Gemüse etc. die Intestinalflora in höher gelegenen Kolonabschnitten erheblich verändert, ohne dass sich dies im letztlich abgesetzten Stuhl noch nachweisen lässt, ist die **Aktivität bakterieller Enzyme** im Stuhl, die je nach Art und Menge der verzehrten Ballaststoffe erheblich variiert [203].

Funktionsabläufe im Kolon und der Stoffwechsel der Kolonmukosa werden wesentlich durch Art und Menge der im Kolonlumen synthetisierten kurzkettigen Fettsäuren bestimmt. Die Resorption kurzkettiger Fettsäuren ist mit der Natrium- und somit der Wasserresorption im Kolon gekoppelt.

> Bakteriell fermentierbare Kohlenhydrate besitzen folglich einen antidiarrhöischen Effekt.

Während **Acetat** und **Propionat** nach der Resorption mit dem Pfortaderblut abtransportiert werden, dient **Butyrat** der Kolonschleimhaut als Energie lieferndes Substrat. Etwa 70 % des Energiebedarfs der Kolonschleimhaut wird aus dieser kurzkettigen Fettsäure gedeckt.

Ein unzureichendes Angebot von Butyrat von der Lumenseite reduziert die Natrium- und Wasserresorption und hat negative Effekte auf die Zellproliferation der Dickdarmschleimhaut. Hierdurch wird die **Barrierefunktion** verringert und die Translokation (vgl. Kap. 3.5.9) gefördert.

Eine geringe Butyratsynthese als Folge eines unzureichenden Verzehrs von Ballaststoffen und Stärke begünstigt mit großer Wahrscheinlichkeit eine gestörte Zellproliferation der Kolonschleimhaut und damit die Karzinogenese (vgl. Kap. 3.5.8) [216, 217].

Geht man davon aus, dass im Mittel 70 % der mit einer gemischten Kost aufgenommenen Ballaststoffe im Kolon bakteriell zu kurzkettigen Fettsäuren abgebaut werden, so kann man mit Hilfe der sog. **Fermentationsgleichung** die hieraus resultierende **Energiezufuhr** errechnen. Sie beträgt bei der in westlichen Ländern üblichen Ballaststoffzufuhr von im Mittel 20 g täglich nur etwa 155 kJ/Tag (37 kcal/Tag), während sie in manchen Entwicklungsländern mit einer Ballaststoffzufuhr von bis zu 150 g/Tag mit 747 kJ/Tag (178 kcal/Tag) erheblich in die Energiebilanz eingeht (Lit. bei [215]).

Von praktisch klinischer Bedeutung ist die energetische Nutzung fermentierter, ins Kolon übertretender Kohlenhydrate bei ausgedehnter Dünndarmresektion (vgl. Kap. 3.4.14).

> Für die praktische Diätetik ist die Tatsache von Bedeutung, dass die Zunahme der Bakterienmasse im Kolon unter ballaststoffreicher Ernährung mit einer vermehrten Stickstoffausscheidung mit den Fäzes einhergeht.

Ballaststoffe und resistente Stärke dienen der Intestinalflora als Energielieferanten, während als **Stickstoffquelle** für die bakterielle Proteinsynthese das beim Harnstoffabbau im Kolonlumen anfallende **Ammoniak** genutzt wird.

Zusätzlich werden als Folge der Säureproduktion Ammoniumionen an der Rückdiffusion in die Blutbahn gehindert, verbleiben im Lumen und werden letztlich mit den Fäzes ausgeschieden (Lit. bei [51]).

Von Nutzen ist diese vermehrte Stickstoffausscheidung sowohl bei der Leberzirrhose (vgl. Kap. 3.7.3) als auch bei der chronischen Niereninsuffizienz (vgl. Kap. 5.8).

1.11.5 Einfluss auf Stoffwechselfunktionen

Cholesterin- und Gallensäurestoffwechsel

Niedrige Serumcholesterinkonzentrationen bei Bevölkerungsgruppen mit hohem Ballaststoffverzehr veranlassten zu der Annahme, Ballaststoffe hätten einen den Serumcholesterinspiegel senkenden Effekt.

Hierbei muss jedoch berücksichtigt werden – und dies gilt in gleicher Weise für alle übrigen möglichen Effekte von Ballaststoffen auf Organ- und Stoffwechselfunktionen –, dass ein hoher Ballaststoffanteil der Nahrung zwangsläufig mit einer **geringeren Energiedichte,** einem meist geringeren Verzehr von Zucker, Fett und auch tierischem Eiweiß und einem höheren Verzehr von Stärke einhergeht.

Tabelle 1-10 veranschaulicht die Tatsache, dass die Änderung von zwei Parametern in einer Diät automatisch eine Änderung weiterer Parameter zur Folge hat. Will man, wie an diesem Beispiel demonstriert, bei Patienten mit Hyperlipoproteinämie die unter A angegebene Gesamtenergiezufuhr bei einer Anhebung des p/s-Quotienten auf 1,0 und Senkung der Cholesterinzufuhr unter 300 mg/Tag beibehalten, so kommt es zu weiteren wesentlichen **Verschiebungen in der Nährstoffrelation** wie Senkung des Zuckeranteils und Erhöhung des Gehalts an Ballaststoffen. Der Ballaststoffgehalt in beiden Kostformen von im Mittel 18 bzw. 47 g/Tag ist nicht nur quantitativ, sondern, wie die nähere Betrachtung zeigt, auch qualitativ sehr unterschiedlich.

Während unter Kost A die Ballaststoffe zu 60% aus Getreideprodukten, 26% aus Gemüse und Kartoffeln und 14% aus Obst stammen, werden sie mit der Kost B zu 50% mit Getreideprodukten, 31% mit Gemüse und Kartoffeln und 19% mit Obst aufgenommen. Es ist folglich schwierig, den Ballaststoffeffekt allein, unabhängig von allen übrigen Ernährungsfaktoren, zu beurteilen.

Gezielte Untersuchungen zur Frage der Beziehung zwischen Ballaststoffverzehr und Serumcholesterinkonzentration haben jedoch ergeben, dass einige Ballaststoffe einen den Cholesterinspiegel senkenden Effekt haben.

Bereits 1954 wurde von Keys u. Mitarb. [150] in der Arbeit „Studies on serum cholesterol and other characteristics of clinically healthy men in Naples" darauf hingewiesen, dass Populationen, die einen hohen Verzehr von Äpfeln und anderen Früchten haben, relativ selten arteriosklerotische Gefäßprozesse entwickeln. Die Autoren diskutierten in dieser Studie einen möglichen Einfluss von Pektin auf die Serumcholesterinkonzentration. Von der gleichen Arbeitsgruppe [152] wurde wenige Jahre später in einer experimentellen Studie an freiwilligen Versuchspersonen der den Cholesterinspiegel senkende Effekt von Pektin bewiesen, während mit Zellulose keine Beeinflussung der Serumcholesterinkonzentration zu erzielen war.

Da zu jener Zeit das Hauptaugenmerk auf die Beziehung zwischen Menge und Art des Nahrungsfettes und der Serumcholesterinkonzentration gerichtet war, fanden diese Untersuchungen wenig Beachtung. Erst nach Bekanntwerden der **Fiber-Hypothese** konzentrierte sich weltweit das Interesse auf die mögliche Beziehung zwischen Ballaststoffzufuhr und Serumcholesterinkonzentration.

Nach einer Literaturzusammenstellung von Kay [149] berichteten bis zu diesem Zeitpunkt zehn Autoren über den Einfluss von **Pektin** auf die Serumcholesterinkonzentration. Die gewählte Dosierung schwankte zwischen 6 und maximal 36 g Pektin pro Tag. Die Beobachtungsdauer war in der Regel kurz und betrug 2 bis maximal 9 Wochen. Bis auf drei Autoren berichteten alle Untersucher über eine signifikante Senkung der Serumcholesterinkonzentration um 5 bis maximal 18% des Ausgangswertes.

Es konnte gezeigt werden, dass der Effekt von Pektin mit der **Höhe des Veresterungsgrades** zunahm.

Ein den Cholesterinspiegel senkender Effekt wurde weiterhin bei regelmäßigem Verzehr von **Guar** beobachtet (vgl. Kap. 4.5.3).

Weizenkleie hat nach den meisten Untersuchungen keinen Einfluss auf die Cholesterinkonzentration im Serum. Das Gleiche gilt für Bargasse (Ballaststoffe aus Zuckerrohr) und reine Zellulose.

Von praktischer Bedeutung ist auch der hohe Anteil an wasserlöslichen Ballaststoffen in **Hafer** und **Bohnen**. In einer Reihe von tierexperimentellen und klinischen Studien konnte ihr cholesterinsenkender Effekt belegt werden.

Haferflocken in einer Dosis von 120–140 g/Tag von Gesunden – im Rahmen einer üblichen Ernährung – verzehrt, senkten in etwa drei Wochen die Serumcholesterinkonzentration um 8 bzw. 12% des Ausgangswertes, wobei es ausschließlich zu einer **Abnahme des LDL-Cholesterins** kam, während die HDL-Konzentration anstieg [56, 137]. Bei Patienten mit Hypercholesterinämie kam es unter dem Verzehr von 100 g Hafer-

Tabelle 1-10 Verschiebung der Nährstoffrelation bei verschiedenen Kostformen.

	Energie [kJ]	Gesamteiweiß [g]	Fett [g]	Stärke [g]	Zucker [g]	p/s-Quotient	Cholesterin [mg]	Ballaststoffe [g]
A	12293 ± 4544	82 ± 30	128 ± 50	187 ± 84	90 ± 49	0,4 ± 0,2	473 ± 269	18 ± 8
B	11327 ± 3020	101 ± 26	103 ± 25	252 ± 77	60 ± 18	1,0 ± 0,1	190 ± 30	47 ± 14

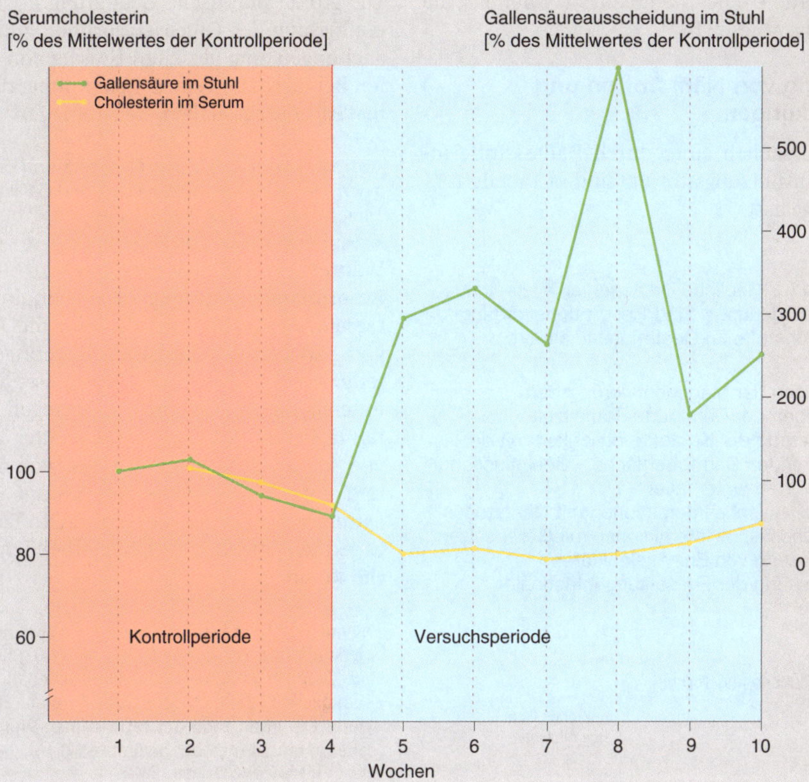

Abb. 1-41 Der Einfluss eines Ballaststoffes (10 g/Tag) auf Serumcholesterinkonzentration und Gallensäureausscheidung mit dem Stuhl bei gesunden Versuchspersonen (nach [80]).

kleie täglich nach drei Wochen zu einer Senkung des Gesamtcholesterins um 19%, bei einer Senkung des LDL-Anteils um 23% [3, 4].

Entsprechend positive Ergebnisse konnten auch mit Bohnen erzielt werden. 115 g Bohnen (Trockengewicht) in gekochter Form verzehrt – das entspricht 47 g Gesamtballaststoffen – senkten die **Gesamtcholesterinkonzentration** im Serum nach drei Wochen um 19% [5].

Eine neuere Metaanalyse bestätigte aufgrund der Daten von 67 kontrollierten Studien, die mit Pektin, Haferkleie, Guar bzw. Psyllium durchgeführt wurden, die senkende Wirkung auf die Serumgesamtcholesterin- und -LDL-Konzentration. Der Effekt innerhalb des in der Praxis realisierbaren Dosierungsbereiches wird jedoch als gering bezeichnet [31].

Die naheliegendste Erklärung für einen den Cholesterinspiegel senkenden Effekt mancher Ballaststoffe ist die **gesteigerte Gallensäuresynthese** als Folge einer vermehrten Gallensalzausscheidung mit dem Stuhl, wie sie in Abbildung 1-41 dargestellt ist.

Vergleichende Studien mit Cholestyramin, einem Gallensäure bindenden Austauscherharz, machen es jedoch wahrscheinlich, dass die durch die Ballaststoffe induzierte Gallensäureausscheidung mit dem Stuhl den Effekt nur teilweise erklärt.

Vergleicht man Mengen von Guar, Pektin und Cholestyramin mit gleichem den Cholesterinspiegel senkenden Effekt hinsichtlich ihrer Wirkung auf die Gallensäureausscheidung mit dem Stuhl, so sieht man, dass Guar im Vergleich zu Cholestyramin die Gallensäureausscheidung mit den Fäzes um nur 20% steigert. Die Mehrausscheidung an Gallensäuren liegt nach Gabe von Pektin noch niedriger, etwa in dem Bereich, wie er nach dem Verzehr von Weizenkleie gemessen wird, obwohl diese, wie bereits erwähnt, keinen den Cholesterinspiegel senkenden Effekt hat.

Es müssen demnach neben der Mehrausscheidung von Gallensalzen noch weitere Mechanismen diskutiert werden.

Von Bedeutung sind offenbar die beim bakteriellen Abbau wasserlöslicher Ballaststoffe in großer Menge anfallenden **kurzkettigen Fettsäuren** Acetat, Propionat und Butyrat, die im Kolon resorbiert und mit dem Pfortaderblut zur Leber transportiert werden. Hier hemmen sie offenbar die Cholesterinsynthese [147].

Ausnutzung von Nährstoffen und Nebenwirkungen

Mögliche Ursachen einer durch Ballaststoffe induzierten Ausnutzungsstörung sind in Tabelle 1-11 zusammengefasst.

Tabelle 1-11 Mögliche Ursachen einer Beeinflussung von Verdauungs- und Resorptionsvorgängen durch Ballaststoffe im Gastrointestinaltrakt.

- Änderungen der Magenentleerungszeit
- Änderungen der Dünndarm-Transitzeit
- Verminderung der Kontaktmöglichkeit mit der resorbierenden Darmoberfläche – Beeinflussung der „Unstirred water layer"
- physikochemische Interaktionen mit Nährstoffen
- physikochemische Interaktionen mit Gallensalzen
- Beeinflussung von Enzymaktivitäten
- Beeinflussung der Freisetzung intestinaler Hormone

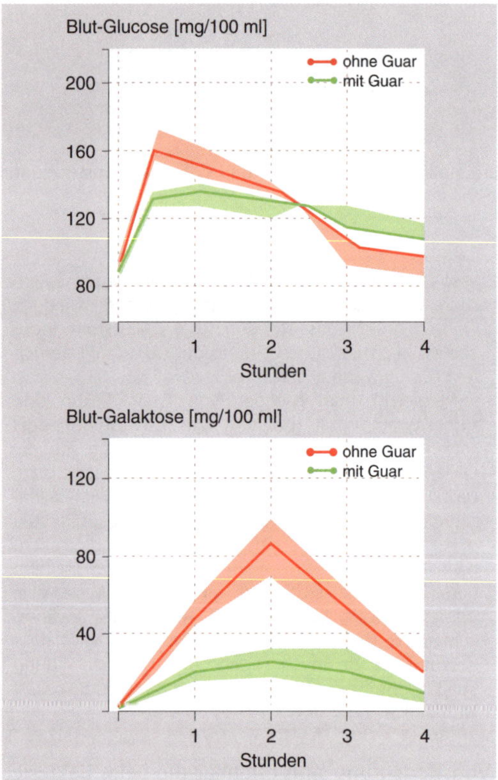

Abb. 1-42 Das Verhalten der mittleren Glucose- und Galaktosekonzentration im Serum von Versuchspersonen nach oraler Gabe von Glucose bzw. Galaktose mit und ohne Zusatz von 12 g Guar (nach [249]).

Die größte praktische Bedeutung kommt der Beeinflussung der **Glucoseresorption** zu, wie Untersuchungen zum gezielten Einsatz von Ballaststoffen bei der diätetischen Behandlung des Diabetes mellitus gezeigt haben (vgl. Kap. 4.4).

Ballaststoffe, insbesondere Guarmehl und Pektin, verringern die postprandiale Glucose- und Galaktosekonzentration bei gesunden Versuchspersonen (vgl. Abb. 1-42).

Während es sich bei den Zuckern nur um eine **Resorptionsverzögerung** ohne Verminderung der Gesamtresorption handelt, wird die Ausnutzung von Fett durch Ballaststoffe in geringem Umfang reduziert. Entsprechende Ergebnisse von Bilanzuntersuchungen zeigen Steigerungen der mittleren täglichen **Fettausscheidung** unter Weizenkleie von 4,2 auf 6,9 g unter Bargasse von 4,3 auf 6,7 g und unter Citruspektin von 3,8 auf 8,6 g. Unter extremer Steigerung der Ballaststoffzufuhr kann es jedoch offenbar zu einer erheblichen **Steatorrhö** kommen.

Levine und Silvis [162] konnten bei gesunden Versuchspersonen durch tägliche Gabe von 100 g Ballaststoffen aus Gemüse, Früchten, Getreide, Nüssen etc. die mittlere tägliche Fettausscheidung von 2–6 auf 20–28 g steigern. Die **Resorption des fettlöslichen Vitamins A** wird offenbar nicht messbar beeinflusst [146].

Als Maß für eine Beeinträchtigung der **Eiweißausnutzung** durch Ballaststoffe kann die meist angeführte Stickstoffausscheidung mit den Fäzes unzureichend sein. Sie kann aus folgenden Gründen zu einer Fehlinterpretation führen:

- unzureichende Proteinverdauung bzw. -resorption,
- gesteigerte Eiweißsekretion ins Darmlumen,
- vermehrte Desquamation von Darmepithelien,
- vermehrte Inkorporation von Stickstoff in Darmbakterien bei gleichzeitiger Verringerung des Stickstoffverlustes mit dem Harn.

Beim Menschen konnten unter Gabe von Kleie, Gemüse, Vollkornprodukten, hohen Dosen von Hemizellulose etc. Mehrausscheidungen von Stickstoff mit dem Stuhl als Hinweis auf eine mögliche Beeinträchtigung der Eiweißausnutzung gemessen werden. Wie diese Wirkung zustande kommt, ist unbekannt.

Kleie besitzt hitzestabile **Proteinase-Inhibitoren**, und hydrophile Polysaccharide, wie z. B. Carrageen, hemmen die Proteinhydrolyse durch **Proteasen**.

Bei Nutztieren konnte eine geringere Eiweißausnutzung unter Gabe großer Ballaststoffmengen gemessen werden.

Eine praktische Bedeutung kommt der Ausnutzung von **Mineralstoffen** und **Spurenelementen** zu, da es bei langfristiger Gabe ballaststoffreicher Lebensmittel, wie etwa Weizenkleie bei der Obstipation oder zur Prophylaxe einer Divertikulose, möglicherweise zu einer Mangelversorgung mit diesen Nährstoffen kommen kann.

Da, wie bereits seit langem bekannt ist, die Mineralstoffausnutzung – insbesondere von Kalzium, Eisen und Zink – durch den hohen **Phytingehalt des Getreides** herabgesetzt wird (vgl. Kap. 1.8.2), ist die Interpretation von Ergebnissen zur Frage der Beziehung zwischen der Höhe des Ballaststoffverzehrs und der Resorption von Mineralstoffen dann erschwert, wenn entsprechende Untersuchungen mit Kleie bzw. hoch ausgemahlenem Mehl durchgeführt wurden.

Es lässt sich in solchen Fällen nicht differenzieren, ob eine verminderte Resorption Folge des Phytin- oder Ballaststoffanteils ist. Das Gleiche gilt für die Bewertung epidemiologischer Untersuchungen dann, wenn hoch ausgemahlene Mehle in großer Menge verzehrt werden.

Unterschiedlich beurteilt wird weiterhin die Frage, ob der negative Effekt des Phytins auf die Mineralstoffausnutzung nur während kurzer Zeit wirksam ist und sich nach längerfristiger Aufnahme eine **„Phytintoleranz“** entwickelt. Für die Entwicklung einer solchen Toleranz sprechen Ergebnisse von Untersuchungen, bei denen sich trotz konstanter Phytinzufuhr bei primär negativer Bilanz, insbesondere von Kalzium, nach einigen Wochen unter konstanten Versuchsbedingungen wieder eine positive Bilanz einstellte.

Es konnte eine direkte Beziehung zwischen dem Ausmaß der **Eisenresorption** und der pro Tag aufgenommenen Menge an Weizenkleie belegt werden. Der Verzehr von 36 g Weizenkleie täglich während 3 Wochen hatte bei gesunden Versuchspersonen eine Senkung der Serumeisenkonzentration um 21 µg% zur Folge.

In Bevölkerungsgruppen mit einem hohen Verzehr von hoch ausgemahlenem Mehl entwickeln sich häufig **Eisenmangelanämien,** trotz ausreichend hoher Eisenzufuhr mit der Nahrung. All diese Befunde sind nach Ansicht der Untersucher Folge des hohen Phytinanteils.

Ob Ballaststoffe auch direkt die Eisenresorption beeinflussen, ist nicht sicher belegt.

Für die Bedeutung von **Phytin** sprechen auch Untersuchungen von Simpson u. Mitarb. [234], in denen demonstriert wurde, dass Weizenkleie dann, wenn der Phytinanteil entfernt ist, keinen bzw. einen nur sehr geringen Hemmeffekt auf die Eisenresorption hat.

Nach Befunden von Cook u. Mitarb. [45] wird Eisen aus einer gemischten Kost weitgehend unabhängig vom Ballaststoffanteil resorbiert, soweit der Kleieanteil der Kost gering ist.

Bei der Beurteilung von z.T. widersprüchlichen Ergebnissen zur Frage der Beeinflussung der Eisenresorption durch Ballaststoffe, Phytinsäure etc. muss immer bedacht werden, dass **viele Faktoren hemmend bzw. fördernd** auf die Eisenresorption einwirken.

Autoren, die alle drei Faktoren berücksichtigten, fanden, dass der Austausch von 25 g Mehl gegen eine entsprechende Menge an Weizenkleie, sowohl bei Vegetariern als auch bei einer Kontrollgruppe, die Eisenresorption signifikant, und zwar um 93 bzw. 92%, senkte [35].

Dieser Befund spricht dafür, dass die gewohnheitsmäßig hohe Phytinsäureaufnahme bei Vegetariern keinerlei Einfluss auf die resorptionshemmende Wirkung der Phytinsäure hat. Der Befund spricht gegen eine Adaption an einen hohen Phytinanteil in der Nahrung. Von diesem Befund ausgehend sollte angenommen werden, dass es unter vegetarischer Ernährung zu einer mangelhaften Eisenversorgung kommt. Da Vegetarier jedoch eine zufrieden stellende Eisenversorgung aufweisen, müssen **andere Faktoren den resorptionshemmenden Effekt von Phytin kompensieren.** Aufgrund der genannten Untersuchung wird dies durch die durchschnittlich mehr als doppelt so hohe Aufnahme an Ascorbinsäure mit der Nahrung erreicht.

Vitamin C kann den hemmenden Effekt von Phytin auf die Eisenresorption weitgehend aufheben.

Die für das Eisen noch offene Frage einer direkten Resorptionsbeeinflussung durch Ballaststoffe konnte für Kalzium geklärt werden. James u. Mitarb.

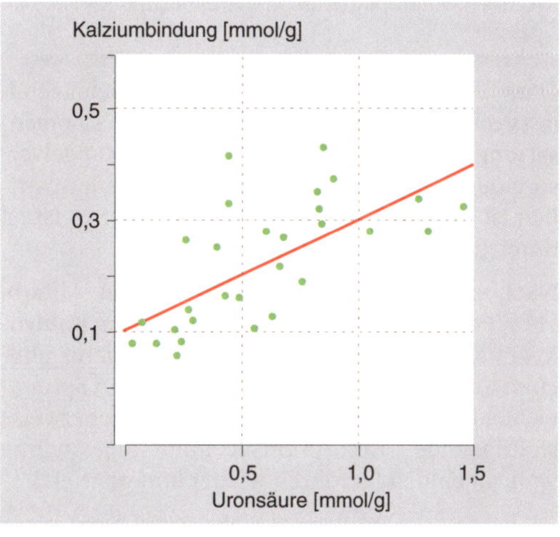

Abb. 1-43 Beziehung zwischen Kalziumbindung und Uronsäuregehalt verschiedener Ballaststoffe (nach [131]).

[131] fanden, dass unabhängig vom Phytingehalt Ballaststoffe in der Lage sind, Kalzium zu binden. Die Fähigkeit der **Kalziumbindung** ist vom Uronsäuregehalt der Ballaststoffe abhängig (Abb. 1-43).

Phytinreiches Brot aus hoch ausgemahlenem Mehl vermindert die **Resorption von Zink** und hat niedrige Zinkkonzentrationen im Serum zur Folge. Entsprechende Befunde wurden in der Türkei und in Ägypten erhoben, wo große Mengen phytinreichen Brots verzehrt werden. Es kann folglich bei langfristigem Verzehr von Kleie und Vollkornprodukten auch bei uns eine unzureichende Deckung des Bedarfs an Zink und möglicherweise auch anderen Spurenelementen nicht ausgeschlossen werden.

Hierbei muss jedoch berücksichtigt werden, dass die Bevölkerungsgruppen mit gesichertem Mangel an Mineralstoffen als Folge eines hohen Verzehrs von Vollkornprodukten bis zu 80% ihres Energiebedarfs durch Getreideprodukte decken, während der Verzehr von tierischen Proteinen sehr gering ist. Da beispielsweise die Zinkresorption durch tierische Proteine gesteigert wird, könnte die ungenügende Versorgung mit Zink, wie sie in der Türkei häufig beobachtet wird, auch durch einen **Mangel an tierischem Protein** oder an Fleisch, einer wichtigen Quelle für Zink, in der Nahrung mitbedingt sein.

Dass Weizenkleie grundsätzlich die Zinkresorption beim Menschen signifikant senkt, konnte durch Untersuchungen mit radioaktivem Zink an gesunden Versuchspersonen eindeutig belegt werden [74]. Es spricht vieles dafür, dass ein hoher Ballaststoffanteil der Nahrung auch dann, wenn phytinreiche Vollkornprodukte verzehrt werden, zu keiner Beeinträchtigung der Bedarfsdeckung mit Mineralstoffen führt, wenn dies im Rahmen einer optimal zusammengesetzten Mischkost geschieht [88].

Dass nicht die Höhe der mittleren täglichen Ballaststoffaufnahme, sondern die **Gesamtzusammensetzung der Kost** für eine eventuelle Mangelversorgung mit essentiellen Nährstoffen verantwortlich ist, zeigen auch die Ergebnisse einer in Israel durchgeführten Studie.

Nach einer Untersuchung von Heaton u. Mitarb. [111] enthält eine Kost **frei von raffinierten Kohlenhydraten** im Vergleich zu einer in England üblichen Kost sowohl mehr Mineralstoffe und Spurenelemente als auch Vitamine. Eine möglicherweise stattfindende Resorptionsbeeinflussung würde wahrscheinlich hierdurch wieder kompensiert.

So beträgt die **mittlere tägliche Zufuhr** mit einer Kost ohne Verwendung raffinierter Kohlenhydrate bei einem Gesamtballaststoffanteil von 27 g/Tag 15,8 mg Zink, 15,4 mg Eisen, 2,8 mg Kupfer, 425 mg Magnesium und 3722 mg Kalium. Eine Kost unter Verwendung raffinierter Kohlenhydrate mit nur 13 g Ballaststoffen/Tag enthält hingegen nur 14,0 mg Zink, 12,4 mg Eisen, 1,5 mg Kupfer, 263 mg Magnesium und 3047 mg Kalium.

Da sich **Schadstoffe** – insbesondere Schwermetalle – auf Getreidekörnern ablagern, muss die Gefahr einer Gesundheitsschädigung bei regelmäßigem Verzehr von Kleie diskutiert werden.

Bei einer Untersuchung von 32 Speisekleieartikeln des deutschen Marktes wurden folgende **Durchschnittsgehalte** bestimmt: Quecksilber 3,5 g, Blei 63 g und Cadmium 80 g/kg Speisekleie. Legt man einen täglichen Verzehr von 20 g Kleie zugrunde, so ergibt sich hieraus kein unmittelbares gesundheitliches Risiko. Es wird jedoch von den Untersuchern gefordert, zur Herstellung von Speisekleie Weizen mit möglichst niedrigem Schwermetallanteil, insbesondere einem geringen Kadmiumgehalt, zu verwenden [168].

Literatur

1 Adam, O.: Fischölsäuren als Therapeutika. Med. Klin. 85 (1990) 92–96.

2 Alpha-Tocopherol, β-carotene Cancer Prevention Study Group: The effekt of vitamin E and β-carotene on the incidence of lung cancer and other cancers in male smokers, N. Engl. J. Med. (1994) 330: 1029–1035.

3 Anderson, J.W., L. Story, B. Sieling, W.J.L. Chen: Hypercholesterolemic effect of high-fiber diets rich in water-soluble plant fibers: long-term studies with oatbran supplemented diets for hypercholesterolemic men. J. Canad. Diet. Assoc. 45 (1984) 140.

4 Anderson, J.W., N.J. Gustafson: Hypercholesterolemic effects of oat and bean products. Amer. J. Clin. Nutr. 48 (1988) 749.

5 Anderson, J.W., L. Story, B. Sieling, W.-J.L. Chen, M.S. Petro, G. Story: Hypocholesterolemic effects of oatbran or bean intake for hypercholesterolemic men. Amer. J. Clin. Nutr. 40 (1994) 1146.

6 Anderson R.A., N. Cheng, N.A. Bryden, M.M. Polansky, N. Cheng, J. Chi und J. Feng: Elevated Intakes of Supplemental Chromium Improve Glucose and Insulin Variables in Individuals with Type 2 Diabetes. Diabetes 46 (1997) 1786–1791.

7 Anderson, R.A.: Essentiality of chromium in humans. Sc. Tot. Environment 86 (1989) 75–81a.

8 Anderson, R.A.: Chrom und körperliche Leistungsfähigkeit. Vita. Min. Spur. 4 (1989) 14–18b.

9 Arab-Kohlmeier, L., W. Sichert-Overmann, G. Schettler: Eisenzufuhr und Eisenstatus der Bevölkerung in der BRD. Springer, Berlin – Heidelberg – New York 1989.

10 Auerbach, M.H., P.W. Chang, S.L. Coleman, J. O'Neill, und J.C. Philips: Salatrim reduced-calorie triacylglycerols. Lipid Technology (1997) 16–19.

11 Bahri, D., M. Gusko, M. Hamm, H. Kasper, U. Klör, D. Neuberger, P. Singer: Bedeutung und empfehlenswerte Höhe der Zufuhr langkettiger Fettsäuren. Ein

Konsensus-Statement des Arbeitskreises ω-3-Fettsäuren. Ernähr Umsch 49,3 (2002).

12 Bartram, H.-P.: Bedeutung der Helicobacter-pylori-Infektion für die Entstehung von Magentumoren. Med Welt 48 (1997) 428–432.

13 Bässler, K. H.: Nutzen und Gefahren einer Megavitamintherapie mit Vitamin B_6. Dtsch. Ärztebl. 86 (1989) B-2404.

14 Bässler, K.H.: On the problematic nature of vitamin E requirements: Net vitamin E.Z. Ernährungswiss. 30 (1991) 174–180.

15 Bässler, K.H.: Use and abuse of high dosages of vitamin B_6. In: Walter, P., G. Brubacher, H. Stähelin, H. Huber: Elevated dosages of vitamins. Huber, Toronto – Bern – Stuttgart 1989.

16 Beck, M., Q. Siu, V. C. Morris, O. A. Kevabder: Rapid genomic evolution of an non-virulent Coxsackie virus B3 in selenium deficient mice results in selection of identical virulent isolates. Nature Med. 2 (1995) 433–438.

17 Bellia, J. P., J. D. Birchall, N. B. Roberts: Beer: a dietary source of silicon. Lancet 343 (1994) 235.

18 Bieri, J. G., L. Corash, S. Hubbard: Medical use of vitamin E. New Engl. J. Med. 308 (1983) 1063.

19 Biesalski H. K., M. M. Berger, P. Brätter, R. Brigelius-Flohé, P. Fürst, J. Köhrle, O. Oster, A. Shenkin, B. Viell, A. Wendel: Kenntnisstand Selen – Ergebnisse des Hohenheimer Konsensusmeetings. Akt. Ernähr.-Med. 22 (1997) 224–231.

20 Biesalski, H. K., P. Fürst, H. Böhles, H. Esterbauer, K. F. Gey, H. Kasper, H. Sies, H. Weisburger, G. Hundsdörfer: Antioxidative Vitamine in der Prävention, Dtsch. Ärztebl. 92 (1995) 979–983.

21 Brenner, H., D. Rothebacher, G. Bodem, G. Adler: Relation of smoking and alcohol and coffee consumption to active Helicobacter pylori infection: cross sectional study. Brit. Med. J. 315 (1997) 1489–1490.

22 Bode, H.: Die akute Wasserintoxikation. Dtsch. med. Wschr. 144 (1989) 834.

23 Böhles, H.: Carnitin – Biochemie und Klinik. Infusionstherapie 12 (1985) 60.

24 Bonjour, J. P.: Biotin in man's nutrition and therapy. Intern. J. Vit. Nutr. Res. 47 (1977) 1907.

25 Bothwell, T. H., R. W. Charlton: Iron deficiency in women. Report of the international nutritional anemia consultative group. Library of congress catalog card Nr. 81-83358 (1981).

26 Bracco, U.: Effect of triglyceride structure on fat absorption. Am. J. Clin. Nutr. 60 (1994) 102S–1009S.

27 Brass, E. P.: Supplemental carnitine and exercise. Am J Clin Nutr 72 (suppl) (2000) 618–623.

28 Brenner, H., D. Rothebacher, G. Bodem, G. Adler: Relation of smoking and alcohol and coffee consumption to active Helicobacter pylori infection: cross sectional study. Brit. Med. J. 315 (1997) 1489–1490.

29 Brodribb, A. J. M., C. Groves: Effect of bran particle size on stool weight. Gut 19 (1978) 60.

30 Brown, E. D., M. S. Micozzi, N. E. Craft, J. G. Bieri, G. Beecher, B. K. Edwards, A. Rose, P. R. Taylor, J. C. Smith: Plasma carotenoids in normal men after a single ingestion of vegetables or purified β-carotene. Amer. J. Clin. Nutr. 49 (1989) 1258–1265.

31 Brown, L., B. Rosner, W. W. Willet, F. M. Sacks: Cholesterol-lowering effects of dietary fiber: a meta-analysis. Am J Clin Nutr 69 (1999) 30–42.

32 Brubacher, G.: Assessment of vitamin status in pregnant women. In: Berger, H.: Vitamins and minerals in pregnancy and lactation. Nestlé Nutrition Workshop Series. Raven Press, New York (1998) 51–57.

33 Brubacher, G.: Was versteht man unter subklinischem Vitaminmangel? In: Schlierf, G., G. Wolfram (Hrsg.): Mangelernährung in Mitteleuropa? Wiss. Verlagsgesellschaft, Stuttgart 1982.

34 Brüggemann, G., C. O. Köhler, E. M. W. Koch: Ergebnisse einer Doppelblindprüfung: Diclophenac + Vitamin B_1, B_6, B_{12} versus Diclophenac bei Patienten mit akuten Beschwerden im Lendenwirbelsäulenbereich. Klin. Wschr. 68 (1990) 116.

35 Brune, M., L. Rosander, L. Hallberg: Iron absorption: no intestinal adaption to a high phytate diet. Amer. J. Clin. Nutr. 49 (1989) 542.

36 Burkitt, D. P., A. R. P. Walker, N.S. Painter: Effect of dietary fiber on stools and transit-terms and its role in the causation of disease. Lancet II (1972) 1408.

37 Buzzard, I. M., M. R. McRoberts, D. L. Driscoll, J. Bowering: Effect of dietary eggs and ascorbic acid on plasma lipid and lipoprotein cholesterol levels in healthy young men. Amer. J. Clin. Nutr. 36 (1982) 94.

38 Carlisle, E. M.: The nutritional essentiality of silicon. Nutr. Rev. 40 (1982) 193.

39 Chow, W. H., T. C. Chow, T. M. Tse, T. Y. Tai, W. T. Lee: Anticoagulation instability with life-threatening complication after dietary modification. Postgrad Med J 66 (1990) 855–857.

40 Classen, H. G.: Magnesiummangel. In: Schlierf, G., G. Wolfram (Hrsg.): Mangelernährung in Mitteleuropa? Wiss. Verlagsgesellschaft, Stuttgart 1982.

41 Classen, H. G.: Magnesiumsalze in der Humantherapie: Grundlagen zum Verständnis von Wirkungsweise und Indikation. Vita. Min. Spur. 1 (1986) 5–20.

42 Cleave, T. L., G. D. Campbell, N. S. Painter: Diabetes, coronary thrombosis and the saccharine disease, 2nd edition. J. Wright, Bristol 1969.

43 Cleave, T. L.: The saccharine disease. J. Wright, Bristol 1974.

44 Conly, J. M., K. Stein: Quantitative and qualitative measurements of K vitamins in human intestinal contents. Amer. J. Gastroent. 87 (1992).

45 Cook, J. D., N. L. Noble, T. A. Morck, S. R. Lynch, S. J. Petersburg: Effect of fiber on nonheme iron absorption. Gastroenterology 85 (1983) 1354.

46 Cooper, M. J., S. H. Zlotkin: Day-to-day variation of transferrin receptor and ferritin in healthy men and women. Am. J. Clin. Nutr. 64 (1996) 738–42.

47 Couzy, F., P. Kastenmayer, M. Vigo, J. Clough, R. Munoz-Box und D.V. Barclay: Calcium bioavailability from a calcium- and sulfate-rich mineral water, compared with milk, in young adult women. Am. J. Clin. Nutr. 62 (1995) 1239–1244.

48 Cummings, J. H., H. N. Englyst: Measurement of starch fermentation in the human large intestine. Canadian Journal of Physiological Pharmacology 69 (1989) 121–9.

49 Cummings, J. H., W. Branch, D. J. A. Jenkins, D. A. T. Southgate, H. Houston, W. P. T. James: Colonic response to dietary fibre from carrot, cabbage, apple bran, and guar gum. Lancet I (1978) 5.

50 Cummings, J. H.: Diet and transit through the gut. In: Heaton, K. W.: Dietary fibre. Current developments of importance to health. Hewman, London 1978.

51 Cummings, J. H.: Short-chain fatty acids in the human colon. Gut 22 (1983) 763.

52 Daniel, J., A. Hahn: β-Casomorphine-opioidaktive Peptide aus der Milch. Ernährungs-Umschau 37 (1990) 95.
53 Day, A. P., H. J. Kemp, C. Bolton, M. Hartog, D. Stansbie: Effect of concentrated red grape juice consumption on serum antioxidant capacity and low-density lipoprotein oxidation. Annals of Nutrition & Metabolism 41 (1997) 353–357.
54 Demmelmair H., B. Festl, G. Wolfram, B. Koletzko: Trans fatty acid contents in spreads and cold cuts usually consumed by children. Z. Ernährungswiss., 35 (1996) 235–240.
55 Denke, M.A., S.M. Grundy: Effect of fats high in stearic acid on lipid and lipoprotein concentrations in men. Am. J. Clin. Nutr. 54 (1991) 1036–1040.
56 DeGroot, A.P., R. Luyken, N.A. Pikaar: Cholesterol-lowering effect of rolled oats. Lancet II (1963) 303.
57 Dietary Reference Intakes for Calcium, Phosphorus, Magnesium, Vitamin D and Fluoride, Food and Nutrition Board. National Academy Press, Washington, D.C. (1997).
58 Dore, M.P., A.R. Sepulveda, M.S. Osato, G. Realdi, D.Y. Graham: Helicobacter pylori in sheep milk. Lancet 354 (1999) 132.
59 Edholm, O.G., J.G. Fletcher, E.M. Widdowson, R.A. McCance: The energy expenditure and food intake of individual men. Brit. J. Nutr. 9 (1955) 286.
60 Editorial: Carnitine therapy in disorders of propionate metabolism. Nutr. Rev. 44 (1986) 232.
61 Editorial: Requirement of vitamin B_6 during pregnancy. Nutr. Rev. 34 (1976) 15.
62 Editorial: Selenium deficiency in a woman given total parenteral nutrition. Nutr. Rev. 43 (1985) 339.
63 Editorial: The safety of ironfortified food. J. Amer. med. Ass. 239 (1978) 2026.
64 Editorial: Vitamin C toxicity. Nutr. Rev. 34 (1976) 236.
65 Editorial: Vitamin K deficiency in chronic gastrointestinal disorders. Nutr. Rev. 44 (1986) 10.
66 Edwardson, J.A., P.B. Moore, I.N. Ferrier, J.S. Lilley, G.W.A. Newton, J. Barker, J. Templar, J.P. Day: Effect of silicon on gastrointestinal absorption of aluminium. Lancet 342 (1993) 211–212.
67 Egerer, G., Simanowski, B. Osswald, H.K. Seitz: Alkoholmißbrauch als Ursache gastroenterologischer Erkrankungen. Akt. Ernährungsmed. 15 (1990) 103.
68 Ekelund, H., O. Finnström, J. Gunnarskog, B. Källen, Y. Larsson: Administration of vitamin K to newborn infants and childhood cancer. Brit. med. J. 307 (1993) 89.
69 Elia, M.: Oral or parenteral therapy for B12 deficiency. Lancet 352 (1998) 1721–1722.
70 Elmadfa, I., W. Bosse: Vitamin E. Wiss. Verlagsgesellschaft, Stuttgart 1985.
71 Elmadfa, I., C. Leitzmann: Ernährung des Menschen. Ulmer, Stuttgart 1990.
72 Emmet, P.M., K.W. Heaton: Is extrinsic sugar a vehicle for dietary fat? Lancet 345 (1995) 1537–1540.
73 Englyst, H.N., J.H. Cummings: Digestion of polysaccharides of potato in the small intestine of man. Am. J. Clin. Nutr. 54 (1987) 423.
74 Farah, D.A., M.J. Hall, P.R. Mills, R.E. Russell: Effect of wheat bran on zinc absorption. Human Nutr.: Clin. Nutr. 38C (1984) 433.
75 Feldheim, W., E. Wisker: Zur Frage der Phosphatresorption. Akt. Ernährungsmed. 11 (1986) 92.
76 Finch, C.A., H. Huebers: Perspectives in iron metabolism. New Engl. J. Med. 306 (1982) 1520.
77 Fletcher, D.C.: Do clotting factors in vitamin K-rich vegetables hinder anticoagulant therapy? J. Amer. med. Ass. 237 (1977) 17.
78 Folkers, K., P. Langsjoen, R. Willis, Ph. Richardson, L.J. Xia, Ch.-Q. Ye, H. Tamagwa: Lovastatin decreases coenzyme Q levels in humans. Proc. Nat. Acad. Sci. 87 (1990) 8931–8934.
79 Food and Nutrition Board (Statement): Hazards of overuse of vitamin D. Nutr. Rev. 33 (1975) 61.
80 Forman, D.T., J.E. Garvin, J.E. Forestner, C.B. Taylor: Increased excretion of fecal bile acids by an oral hydrophilic colloid. Proc. Soc. exper. Biol. Med. 127 (1968) 1060.
81 Fraser, D.R.: The physiological economy of vitamin D. Lancet I (1983) 969.
82 Fraser, D.R.: Vitamin D. Lancet 345 (1995) 104–107.
83 Frederickson, D.S.R., R.J. Levy, R.S. Lees: New Engl. J. Med. 276 (1967) 32. Zit. nach Schettler, G., H. Greten, G. Schlierf, D. Seidel: Fettstoffwechsel, Springer, Berlin 1976.
84 Frick, P.E., G. Riedler, H. Brogli: Dose response and minimal daily requirement of vitamin K in man. J. Appl. Physiol. 23 (1967) 387.
85 Frieri, G., M.T. Pimpo, A. Palombieri: Polyunsatured fatty acid dietary supplementation: an adjuvant approach to treatment of Helicobacter pylori infection. Nutr Res 20 (2000) 907–916.
86 Fritsche J., H. Steinhart: Contents of trans fatty acids (TFA) in German foods and estimation of daily intake. Fett/Lipid 99 (1997) 314–318.
87 Fritsche J., H. Steinhart: Trans fatty acids content in German margarines (TFA). Fett/Lipid 99 (1997) 214–217.
88 Frolich, W.: Mineral bioavailability from high fiber cereal products. In: Wallace, G., L. Bell: Fiber in human and animal nutrition. The Royal Society of New Zealand, Wellington, NZ 1983.
89 Gärtner, U., M. Schmier, M. Bogusz, H. K. Seitz: Blutalkoholkonzentrationen nach oraler Alkoholgabe – Einfluß von Alter und Geschlecht. Z. Gastroenterol 34 (1996) 675–679.
90 Gangl, A.: Der Fettstoffwechsel des Dünndarmes und seine Beziehung zum Lipid- und Lipoproteinstoffwechsel des Gesamtorganismus. Acta med. Austrica, Suppl. 2 (1975).
91 Ganzoni, A.M.: Nutritive und intraluminale Faktoren bei der Eisenresorption. Dtsch. med. Wschr. 97 (1972) 1429.
92 Ganzoni, A.M.: Eisenmangel: Altes und Neues kritisch beleuchtet. Dtsch. med. Wschr. 101 (1976) 713.
93 Garber, A.K., N.C. Binkley, D.C. Krueger, J.W. Suttie: Comparison of phylloquinone bioavailability from food sourccs or a supplement in human subjects. J Nutr 129 (1999) 1201–1203.
94 Garrow, J.S.: Energy balance and obesity in man. North-Holland Publishing Company, Amsterdam – London 1974.
95 Gijsbers, B.L., K.S. Jie, C. Vermeer: Effect of food composition on vitamin K absorption in human volonteers. Br J Nutr 76 (1996) 223–229.
96 Gladtke, E.: Fluoridprophylaxe. Dtsch. Med. Wschr. 118 (1993) 121.
97 Glasziou, P.P., D.E.M. Mackerras: Vitamin A supplementation in infectious diseases: a meta-analysis. Brit. med. J. 306 (1993) 366–370.
98 Glinsmann, W.H., H. Irausquin, Y.K. Park: Evaluation of health aspects of sugars contained in carbohydrate sweeteners. Report of sugars task force, 1986. Division of Nutrition and Toxicology, Center of Food Safety and

Applied Nutrition, Food and Drug Administration, Washington D.C./USA.
99 Gibson, S.: Non-milk extrinsic sugars in the diets of pre-school children: association with intakes of micronutrients, energy, fat and NSP. British Journal of Nutrition 78 (1997) 367–378.
100 Gibson, R.S: Zinc supplementation for infants. Lancet 355 (2000) 2008–2009.
101 Göbel, U., R. von Kries: Vitamin-K-Prophylaxe: Schutz vor Blutungen ohne Krebsrisiko möglich. Dtsch. Ärztebl. 94 (1997) B-2527–2531.
102 Golding, J., K. Birmingham, R. Greenwood, M. Mott: Childhood cancer, intramuscular vitamin K, and pethidine given during labour. Brit. med. J. 305 (1992) 341–346.
103 Günster, K.H., H. Flöreke: Die physiologisch-toxikologische Bedeutung des Selens. Ernährungs-Umschau 33 (1986) 116.
104 Gylling, H., R. Radhakrishnan, T.A. Miettinen: Reduction of Serum Cholesterol in Postmenopausal Women with Previous Myocardial Infarction and Cholesterol Malabsorption Induced by Dietary Sitostanol Ester Margarine. Circulation (1997) 4226–4231.
105 Hallberg, L., L. Rossander-Hultén, M. Brune, A. Gleerup: Calcium and iron absorption: mechanism of action and nutritional importance. Europ. J. Clin. Nutr. 46 (1991) 317–327.
106 Hampel, R., T. Kühlberg, K. Klein, J.-U. Herucgiw, E.G. Pichmann, V. Clausen, I. Schmidt: Strumaprävalenz in Deutschland größer als bisher angenommen. Medizinische Klinik 90 (1996) 324–329.
107 Harris, J.E.: Interaction of dietary factors with oral anticoagulants: Review and applications. J. Am. Diet. Ass. 95 (1995) 580–584.
108 Harvey, R.F., E.E. Pomare, K.W. Heaton: Effects of increased dietary fibers on intestinal transit. Lancet I (1973) 1278.
109 Hashim, S.A.: Medium-chain-triglycerides – clinical and metabolic aspects. J. Amer. diet. Ass. 51 (1967) 221.
110 Heaney, P.C., M. Weaver: Calcium absorption from kale. Amer. J. Clin. Nutr. 51 (1990) 656–657.
111 Heaton, K.W., P.M. Emmett, C.L. Henry: Not just fiber – the nutritional concequences of refined carbohydrate foods. Human Nutr.: Clin. Nutr. 37C (1983) 31.
112 Heinrich, H.C., E.F. Gabbe, F. Icagic: Nutritional iron deficiency anemia in lacto-ovo-vegetarians. Klin. Wschr. 57 (1979) 187.
113 Hell, D., P. Six: Thiamin-Riboflavin- und Pyridoxin-Versorgung bei chronischem Alkoholismus. Dtsch. med. Wschr. 102 (1977) 962.
114 Hemilä H.: Does Vitamin C Alleviate the Symptoms of the Common Cold? – A Review of Current Evidence. Scand. J. Infect. Dis. 26 (1994) 1–6.
115 Hemilä, H.: Vitamin C and Colds in People under Physical Stress. Int. J. Sports. Med. 17 (1996) 379–383.
116 Hendriks, H.F.J., J.A. Weststrate, T. van Vliet, G.W. Meijer: Spreads enriched with three different levels of vegetable oil sterols and the degree of cholesterol lowering in normocholesterolaemic and midly hypercholesterolaemic subjects. Europ J Clin Nutr 3 (1999) 319–327.
117 Hertog, M.G.L. et al.: Flavonoid intake and Long-term Risk of Coronary Heart Disease and Cancer in the Seven-Countries Study. Arch. Intern. Med. 155 (1995) 381–86.
118 Heseker, H., T. Adolf, W. Eberhardt: VERA-Schriftenreihe Band III, Wissenschaftlicher Fachverlag Dr. Fleck, Niederkleen 1992.
119 van den Heuvel, E.G.M., T. Weidauer: Role of the non-digestible carbohydrate lactulose in the absorption of calcium. Med Sci Monit 5 (6) (1999) 1231–1237.
120 van den Heuvel, E.G.M., M.H.C. Schoterman, T. Muijs: Transgalactooligosaccharides stimulate calcium absorption in postmenopausal women. J Nutr 130 (2000) 2938–2942.
120a Heyden, S.: Supplementierung mit antioxidativen Vitaminen. Aktuel. Ernaehr. Med. 28 (2003) 113–120, 380–384.
121 Hill, M.J.: Influence of nutrition on the intestinal flora. In: Kasper, H., H. Goebell: Colon and nutrition. MTP Press Ltd., Lancaster 1987.
122 Hötzel, D., P. Scriba: Fakten zur Jodversorgung in Deutschland. Eine Information des Arbeitskreises Jodmangel (1997).
123 Holt, P.: Medium chain triglycerides. Gastroenterology 53 (1961) 961.
124 Hörl, W.H., M. Haag: Klinische Bedeutung der Hypophosphatämie. Akt. Ernährungsmed. 11 (1986) 184.
125 Hunt, H.R.: Position of the American Dietetic Association: Vitamin and mineral supplementation. J. Amer. Diet. Ass. 96 (1996) 73–77.
126 Hyppönen, E.: Intake of vitamin D and risk of type 1 diabetes: a birth cohort study. Lancet 358 (2001) 1500–1503.
127 Itallie, T.B. van: Treatment of malabsorption syndrome and exsudative enteropathy with synthetic medium chain triglycerides. Amer. J. Gastroent. 43 (1965) 549.
128 Jackson, H.L., C. Peterson, E. Lesho: A Meta-analysis of Zinc Salts Lozenges and the Common Cold. Arch. Intern. Med. 157 (1997) 2373–2376.
129 Jahreis, G.: Krebshemmende Fettsäuren in Milch und Rindfleisch. Ernährungs-Umschau 44 (1997) 168–172.
130 Jacobs, A., D. Ludwig, R.D. Klingenberg, M. Benesova, H.K. Seitz, N. Homann: Unterschiede im Genotypus der Alkoholdehydrogenase ADH 3-1 alkoholassoziierten Erkrankungen. Z Gastroenterol 40 (2002) 750.
131 James, W.P.T., W.J. Branch, D.A.T. Southgate: Calcium binding by dietary fiber. Lancet I (1978) 638.
132 Jeejeebhoy, K.N.: Micronutrients. In: Kleinberger, G.E. Deutsch: New aspects of clinical nutrition. Karger, Basel 1983.
133 Jellinek, E.M.: Alcoholism, a genus and some of its species. Canad. med. Ass. J. 83 (1960) 1341.
134 Jenkins, D.J.A., R.D. Peterson, M.J. Thorne, P.W. Ferguson: Wheat fiber and laxation: Dose response and equilibration time. Amer. J. Gastroent. 82 (1987) 1259.
135 Jenkins, D.J.A., D. Cuff, T.M.S. Wolever, D. Knowland, L. Thompson, Z. Cohen, E. Prokipchuk: Digestibility of carbohydrate foods in an ileostamate: relationship to dietary fiber, in vitro digestibility and glycemic response. Amer. J. Gastroent. 82 (1987) 709–717.
136 Jones, P.J., M. Raeini-Sarjaz, F.Y. Ntanios, C.A. Vanstone, J.Y. Feng, W.E. Parsons: Modulation of plasma lipid levels and cholesterol kinetics by phytosterol versus phytostanol esters. J Lipid Res 41 (2000) 697–705.
137 Judd, P.A., S. Truswell: The effect of rolled oats on blood lipids and fecal steroid excretion in man. Amer. J. Clin. Nutr. 34 (1981) 2061.
138 Junger, B., M. Tiefelsdorf, U. von Maltzan: Alkoholkonsum in der Bundesrepublik Deutschland. Bundesgesundhbl. 12 (1990) 552–555.
139 Kalra, P.A., M. Cooklin, G. Wood, G.M. O'Shea, A.M. Holmes: Dietary modification as cause of anticoagulation instability. Lancet I (1988) 803.

140 Kang, S.-S., P.W.K. Wong, und M.R. Malinow: Hyperhomocyst(e)inemia as a risk factor for occlusive vascular disease. Ann. Rev. Nutr. 12 (1992) 279–298.

141 Kasper, H.: Der Einfluss der Etacrynsäure auf die Thiaminausscheidung im Harn. Klin. Wschr. 49 (1971) 111–113.

142 Kasper, H., P. Bartram, W. Scheppach: Tumorentstehung – hemmende und fördernde Effekte von Ernährungsfaktoren, in: Ernährungsbericht der Deutschen Gesellschaft für Ernährung 1992. Verlag Henrich, Frankfurt 1992.

143 Kasper, H., R. Hospach: Der diagnostische Wert der Vitamin-A- und Karotin-Bestimmung im Serum bei Maldigestion und Malabsorption. Dtsch. med. Wschr. 99 (1974) 198.

144 Kasper, H., R. Hospach: Der diagnostische Wert des Vitamin-A-Toleranztests bei Maldigestion und Malabsorption. Dtsch. med. Wschr. 99 (1974) 354.

145 Kasper, H., U. Rabast, M. Ehl: Studies on the extent of dietary fiber intake in West Germany. Nutr. Metabol. 24 (1980) 102–109.

146 Kasper, H., U. Rabast, H. Fassl, F. Fehle: The effect of dietary fiber on the postprandial serum vitamin A concentration in man. Amer. J. Clin. Nutr. 32 (1979) 1847.

147 Kasper, H.: Einfluß von Ballaststoffen auf die Serum-Lipid-Konzentration. Akt. Ernähr. 13 (1988) 75.

148 Katan, M.B., A.C. Beynen: Hyperresponse to dietary cholesterol in man. Lancet I (1983) 1213.

149 Kay, R.M.: The effect of pectin on serum cholesterol. Amer. J. Clin. Nutr. 31 (1978) 502.

150 Keys, A., F. Fidanza, V. Scardi, G. Bergami, M.H. Keys, F. di Lorenzo: Studies on serum cholesterol and other characteristics of clinically healthy men in Naples. Arch. intern. Med. 93 (1954) 328.

151 Keys, A.: The diet and the development of coronary heart disease. J. chron. Dis. 4 (1956) 364.

152 Keys, A., F. Grande, J.T. Anderson: Fiber and pectin in the diet and serum cholesterol concentration in man. Proc. Soc. exper. Biol. Med. 106 (1961) 555.

153 Kiefer, F.: Wie Eisen und andere Spurenelemente die menschliche Gesundheit beeinflussen: Eine neue Beurteilung alter Erfahrungen. Mitt. Gebiete Lebensm. Hyg. 84 (1993) 48–87.

154 Klebanoff, M.A., J.S. Read, J.L. Mills, P.H. Shiono: The risk of childhood cancer after neonatal exposure to vitamin K. New Engl. J. Med. 329 (1993) 905–908.

155 Kluthe, R., H. Kasper: Alkoholische Getränke und Ernährungsmedizin. Georg Thieme Verlag Stuttgart, New York (1998).

156 Koller, F.: Spinat bei Antikoagulantienbehandlungen. Dtsch. med. Wschr. 100 (1975) 570.

157 Koonsvitsky B.P., D.A. Berry, M.B. Jones, P.Y.T. Lyn, D.A. Cooper, D.Y. Jones, J.E. Jackson: Olestra affects serum concentrations of alpha-tocopherol and carotenoids but not vitamin D oder vitamin K status in free-living subjects. J. Nutr. 127, Suppl. 8 (1997) S1636–S1645.

158 Kraft, J., G. Jahreis: Konjugierte Linolsäuren: Genese und metabolische Wirkungen. Ernähr Umsch 48 (2001) 948–355.

159 Krzywanek, H.J.: Praktische Probleme Antikoagulantien-Therapie. Dtsch. Ärztebl. 70 (1973) 2200.

160 Lambert, J., R. Hull: Upper gastrointestinal tract disease and probitiotics. Asia. Pacific J. Clin. Nutr. 5 (1996) 31–35.

161 Langsjoen, P.H., K. Folkers: A six-year clinical study of therapy of cardiomyopathy with coenzyme Q_{10}. Int. J. Tiss. 12 (1990) 169–171.

162 Levine, A.S., S.E. Silvis: Steatorrhoea due to high dietary fiber. Gastroenterology 76 (1979) 17.

163 Lewis, C.J., Y.K. Park, P.B. Dexter und E.A. Yetley: Nutrient intakes and body weights of persons consuming high and moderate levels of added suggars. J. Am. Diet Assoc. 92, (1992) 708–713.

164 Li, J., M. Benesova, G. Pöschl, W. Fiehn, M. Salaspuro. H.K. Seitz: Erhöhte Azetataldehydkonzentrationen im Speichel bei ADH-3-1-Allelträgern: Mögliche Bedeutung bei der alkoholassoziierten Karinogenese im oberen Aerodigestivtrakt. Z Gastroenterol 40 (2002) 750.

165 Lieber, C.S.: The influence of alcohol on nutritional status. Nutr. Rev. 46 (1988) 241–251.

166 Linseisen, J., K. Gedrich, G. Karg, G. Wolfram: Sucrose intake in Germany. Z Ernähr Wiss 37 (1998) 303–314.

167 Löser, H.: Alkoholeffekte und Schwachformen der Alkoholembryopathie. Dt Ärztbl 88 (1991) B2278–2285.

168 LUFA-Nachrichten A 1/1982 zit. nach Ernährungs-Umschau 29 (1982) 90 (Schwermetallgehalt von Speisekleie).

169 Lyhne, N., L. Ovesen: Added sugars and nutrient density in the diet of Danish children. Scandinavian Journal of nutrition/Nähringsforskning 43 (1999) 4–7.

170 Mangels, A.M.: The bioavailability to humans of ascorbic acid from oranges, orange juice and cooked broccoli is similar to that of synthetic ascorbic acid. J. Nutr. 123 (1993) 1054–1061.

171 Mangels, A.R., J. M. Holden, G.R. Beecher, M.R. Forman, E. Lanza: Carotenoid content of fruits and vegetables: an evaluation of analytic data. J. Am. Diet. Assoc. 93 (1993) 284–96.

172 Manz, M., R. Mietzko, W. Jung, B. Lüderitz: Behandlung von Herzrhythmusstörungen mit Magnesium. Dtsch. med. Wschr. 115 (1990) 386.

173 Marcuard, S.P., L. Albernaz, P.G. Khazanie: Omeprazole therapy causes malabsorption of Cyanocobalamin (vitamin B12). Ann Intern Med. 120 (1994) 211–215.

174 Marcuard, S.P., P.G. Khazanie: Omeprazole therapy causes cobalamine (Vit. B_{12}) malabsorption. Gastroenterology 102 (1992) Suppl. A 565.

175 Marks, J.: The safety of the vitamins. In: Walter, P., H. Stähelin, G. Brubacher (eds.): Elevated dosages of vitamins. Huber, Toronto – Bern – Stuttgart 1989.

176 McPartlin, J.: Accelerated folate breakdown in pregnancy. Lancet 341 (1993) 148–149.

177 Menden, E.: Fettersatzstoffe – Zusammensetzung und praktische Bedeutung. Ernährungs-Umschau 38 (1991) 311–315.

178 Menella, J.A., G.K. Beauchamp: The transfer of alcohol to human milk. Effects on flavor and the infants behavior. New Engl. J. Med. 325 (1991) 981–985.

179 Mock, D.N., D.L. Baswell, H. Baker: Biotin deficiency complicating parenteral alimentation. J. Pediat. 106 (1985) 762.

180 Mortensen, S.A., S. Vadhanavikit, K. Muratsu, K. Folkers: Coenzyme Q10: clinical benefits with biochemical correlates suggesting a scientific breakthrough in the management of chronic heart failure. Int. J. Tiss. 12 (1990) 155–162.

181 Mossad, S.B., M.L. Macknin, S.V. Medendorp, P. Mason: Zinc Gluconate Lozenges for Treating the Common Cold. Ann. Intern. Med. 125 (1996) 81–88.

182 Naismith, D.J., M. Nelson, V. Burley, S. Gatenby: Does a high-sugar diet promote overweight in children and lead to nutrition definiencies? J. Human Nutrition and Dietetics 8, (1992) 247–254.

183 Nielsen, F.H.: Ultratrace Elements in Nutrition. Ann. Rev. Nutr. (1984) 4, 21–41.
184 Noack, R., C.A. Barth: Kohlenhydrate unbegrenzt? Ernährungs-Umschau 40 (1993) 440–444.
185 Noack, R., N. Fahrland: GU × PAL = EU: Neue Richtwerte für die Energieaufnahme. Ernähr Umsch 48 (2000) 231–237.
186 Ostlund, R.E., S.B. Racette, W.F. Stenson: Effects of trace components of dietary fat on cholesterol metabolism: phytosterols, oxysterols and squalene. Nutr Rev 60 (2002) 349–359.
187 Ommen, G.S., G.E. Goodman, M.D. Thornquist et al.: Effects of a combination of beta carotene and vitamin A on lung cancer and cardiovascular disease. N. Engl J Med. 334 (1996) 1150–1155.
188 Oneta, C.M., M. Pedrosa, S. Rüttimann, R.M. Russel, H.K. Seitz: Age and bioavailability of alcohol. Z. Gastroenterol 39 (2001) 783–788.
189 Oster, O: Zum Selenstatus in der Bundesrepublik Deutschland. Universitätsverlag Jena 1992.
190 o.V.: A role for carnitine in medium-chain fatty acid metabolism? Nutr. Rev. 49 (1991) 243–245.
191 o.V.: Dietary factors and vitamin K. Nutr. Rev. 22 (1964) 225.
192 o.V.: Further studies of acute folate deficiency developing during total parenteral nutrition. Nutr. Rev. 41 (1983) 51.
193 o.V.: The influence of eggs upon plasma cholesterol levels. Nutr. Rev. 41 (1983) 272.
194 o.V.: Vitamin B_6 and immune function in the elderly and HIV-seropositive subjects. Nutr. Rev. 50 (1992) 145–147.
195 Permanetter, B.: Coenzym Q_{10} und Herzkrankheit. Dtsch. Med. Wschr. 118 (1993) 1866.
196 Pirisi, A.: New insights gained into genetics of alcoholism. Lancet 351 (1998) 1636.
197 Pirola, R.C., C.S. Lieber: Hypothesis: Energy wastage in alcoholism and drug abuse: Possible role of hepatic microsomal enzymes. Amer. J. Clin. Nutr. 29 (1976) 90.
198 Pomposelli, J., B.R. Bistrian: Is total parenteral nutrition immunosuppressive? New Horizons 2 (1994) 224–229.
199 Puustinen, T., K. Punnonen, P. Votila: The fatty acid composition of 12 North-European fish species. Acta Med. Scand. 218 (1985) 59.
200 Rayman, M.P.: The importance of selenium to human health. Lancet 356 (2000) 233–241.
201 Rayssiguier, Y.: Role of magnesium and potassium in the pathogenesis of arteriosclerosis. Magnesium 3 (1984) 226.
202 Recker, R.R.: Calcium absorbability from milk products, an imitation milk, and calcium carbonate. Amer. J. Clin. Nutr. 47 (1988) 93.
203 Reddy, B.S., A. Engle, B. Simi, M. Goldman: Effect of dietary fiber on colonic bacterial enzymes and bile acids in relation to colon cancer. Gastroenterology 102 (1992) 1475–1482.
204 Rein, D., T.G. Paglieroni, T. Wun, D.A. Pearson, H.H. Schmitz, R. Gosselin, C.L. Keen: Cocoa inhibits platelet activation and function.Amer J Clin Nutr 72 (2000) 30–35.
205 Referenzwerte für die Nährstoffzufuhr: DGE, ÖGE, SGE/SVE, 1. Auflage, Umschau Braus Verlagsgesellschaft, Frankfurt 2000.
206 Remer, T., F. Manz : Potential renal acid load of foods and its influence on urine pH. J Am Diet Assoc 95 (1995) 791–797.
207 Rendell, M., D. McGrane, M. Cuesta: Fatal compulsive waterdrinking. J. Amer. med. Ass. 240 (1978) 2557.
208 Renner, E.: Ist durch Mikrowellen erhitzte Milch gefährlich? Dt Med Wschr 115 (1990) 1931.
209 Richelle, M., I. Tavazzi, E. Offord: Comparison of the antioxidant activity of commonly consumed polyphenolic beverages (coffee, cocoa and tea) prepared per cup serving. J Agr Food Chem 49 (2001) 3438–3442.
210 Rickert, R., H. Steinhart: Bedeutung, Analytik sowie Vorkommen von konjugierten Linolsäureisomeren (CLA) in Lebensmitteln. Ernähr Umsch 48 (2001) 4–7.
211 Ruidavets, J., P. Teissedre, J. Ferrieres, S. Carando, G. Cougard, J. Cabanis: Catechin in the mediterrean diet: vegetable, fruit or wine? Atheroscler 153 (2000) 107–117.
212 Ruppin, H., S. Bar-Meir, K.H. Soergel, C.M. Wood, M.G. Schmitt: Absorption of shortchain fatty acids by the colon. Gastroenterology 78 (1980) 1500.
213 Sauberlich, H.E., T. Tamura, C.B. Craig, L.E. Freeberg, T. Liu: Effects of Erythorbic Acid on Vitamin C Metabolism in Young Women. Am. J. Clin. Nutr. 64 (3) 336–346.
214 Saunders, J.B.: Accelerated development of alcoholic cirrhosis in patients with HLA-B 8. Lancet I (1982) 1381.
215 Scheppach, W., H. Kasper: Energieausbeute von Ballaststoffen. Akt. Ernährungsmed. 12 (1987) 221–223.
216 Scheppach, W., P. Bartram, A. Richter, F. Richter, H. Liepold, G. Dusel, G. Hofstetter, J. Rüthlein, H. Kasper: Effect of short-chain fatty acids on the human colonic mucosa in vitro. J. Parent. Ent. Nutr. 16 (1992) 43–48.
217 Scheppach, W.: Effects of short chain fatty acids on gut morphology and function. Gut, Suppl. 1 (1994) 35–38.
218 Schlagheck, T.G., K.A. Riccardi, N.L. Zorich, S.A. Torry, L.D. Dugan, J.C. Peters: Olestra dose response on fat-soluble and water-soluble nutrients in humans. J. Nutr. 127, Suppl. 8 (1997) S1646–S1665.
219 Schmidt, E.H.F., W. Grunow: Toxikologische Beurteilung von Bedarfsgegenständen aus Aluminium. Bundesgesundhbl. 12 (1991) 557–564.
220 Schmidt K.: Silicium als essentielles Spurenelement. Vitaminspur 13 (1998) 20–27.
221 Schmidt-Gayk, H., M. Kohlmeier, W. Hitzler: Der Phosphatbedarf des Menschen. Akt. Ernährungsmed. 11 (1986) 142.
222 Schmidt-Sommerfeld, E., D. Penn: Karnitin-Mangel. Monatsschr. Kinderhk. 134 (1986) 224.
223 Schomerus, H.: Zentralnervöse Schäden durch Alkohol und ihre diätetische Bedeutung. Z. Gastroenterologie 19 (1981) 471.
224 Schonfeld, G., W. Patsch, L.L. Rudel, C. Nelson, M. Epstein, R.E. Olson: Effects of dietary cholesterol and fatty acids on plasma lipoproteins. J. Clin. Invest. 69 (1982) 1072.
225 Schümann, K.: Safety aspects of iron in food. Ann Nutr Metab 45 (2001) 91–101.
226 Seitz, H.K., C.M. Oneta: Gastrointestinal alcohol dehydrogenase. Nutr Rev 56 (1998) 52–60.
227 Seitz, H.: Nebenprodukte der alkoholischen Gärung beim Mosten. Dtsch. med. Wschr. 117 (1992) 1217.
228 Seitz, H.K., B. Kommerell: Alkoholismus als häufigste Ursache für Mangelerkrankungen. Dtsch. Ärztebl. 87 (1990) B497.

229 Seligmann, H., H. Halkin, T. Hashomer, S. Rauchfleisch, N. Kaufmann, R. Tal, M. Motro, Z. Vered, D. Ezra: Thiamine deficiency in patients with congestive heart failure receiving long-term furosemide therapy: a pilot study. Amer. J. Med. 91 (1991) 151–155.

230 Shamberger, R.J.: Nutrition and cancer. Plenum Press, New York 1984.

231 Shearer, M.J.: Vitamin K. Lancet 345 (1995) 229–234.

232 Simopoulos, A.P., N. Salem: ω-3-fatty acids in eggs from range-fed Greek chickens. New Engl. J. Med. 321 (1989) 1402.

233 Simopoulos, A.P.: Summary of the NATO advanced research workshop on dietary ω-3 and ω-6 fatty acids: Biological effects and nutritional essentiality. J. Nutr. 119 (1989) 521.

234 Simpson, K.M., E.R. Morris, J.D. Cook: The inhibitory effect of bran on iron absorption in man. Amer. J. Clin. Nutr. 34 (1981) 1469.

235 Singer, P.: Fisch gegen Herzinfarkt. Umschau-Verlag, Frankfurt 1997.

236 Singer, M.V., Alkoholassoziierte Organschäden. Dt Ärztbl. 98 (2001) 1702–1713.

237 Solomon, S.M., D.F. Kirby: The refeeding syndrome: a review. J. Parent. Ent. Nutr. 14 (1990) 90.

238 Spiller, G.A.: CRC Handbook of Dietary Fiber in Human Nutrition, 2nd Edition. CRC Press Boca Raton Ann Arbour London Tokyo (1993).

239 Strahlmann, B.: Hydrokolloide auf Polysaccharidbasis. Ernährungs-Umschau 23 (1976) 331.

240 van Straten, M., P. Josling: Preventing the common cold with a vitamin C supplement: a double-blind, placebo-controlled survey. Adv Ther 19 (2002) 151–159.

241 Strobel, C., R. Kluthe: Phosphor-Bilanzstudien an gesunden Probanden zur Frage der biologischen Verfügbarkeit. Akt. Ernährungsmed. 11 (1986) 96.

242 Suk, Y.O.: Eggs enriched in ω-3 fatty acids and alterations in lipid concentrations in plasma and lipoproteins and in blood pressure. Amer. J. Clin. Nutr. 54 (1991) 689–695.

243 Symons, H. (Hrsg.): Bifidobacteria. DANONE World Newsletters: Nutritional and health benefits of yogurt and fermented milks 3 (1994) 1–8.

244 Tang, C.M., J.C. Wells, M. Rolfe, K. Cham: Outbreak of Beri-Beri in the Gambia. Lancet II (1989) 206.

245 Tolle, G., H. Daniel: Überlegungen zum metabolischen Schicksal der Nahrungskohlenhydrate. Ernährungs-Umschau 40 (1993) 445–448.

246 Treier, S., R. Kluthe: Zur Aluminiumaufnahme durch Lebensmittel. Ernährungs-Umschau 34 (1987) 84.

247 Treptow, H., A. Skar: Ernährungsbedingte Aufnahme von Aluminium durch die Bevölkerung der Bundesrepublik Deutschland. Ernährungs-Umschau 34 (1987) 384.

248 Trowell, H.: Dietary changes in modern times. In: Burkitt, D.P., H.C. Trowell: Refined carbohydrate foods and disease, some implications of dietary fibre. Academy Press, London 1975.

249 Tunali, G., H.-D. Cremer, K. Huth: Vergleichende Untersuchungen der Glukose- und Galaktoseassimilation bei Verabfolgung von Füll- und Quellstoffen. Akt. Ernährungsmed. 2 (1976) 76.

250 Underwood, B.A., H. Siegel, R.C. Weisell, M. Dolinski: Liver sores of vitamin A in a normal population dying suddenly or rapidly from unnatural causes in New York City. Amer. J. Clin. Nutr. 23 (1979) 1037.

251 U.S. Departments of Agriculture and Health and Human Services: Nutrition and your health: dietary guidelines for Americans. 5. Auflage, Washington, DC: USDA, 2000.

252 Urgert, R., T. van Vliet, P.L. Zock, M.B. Katan: Heavy coffee consumption and plasma homocysteine: a randomized controlled trial in healthy volunteers. Am J Clin Nutr 72 (2000) 1107–1110.

253 Vliet, T. van, M.B. Katan: Lower ratio of ω-3 to ω-6 fatty acids in cultured than in wild fish. Amer. J. Clin. Nutr. 51 (1990) 1.

254 Wang, J.F., D.D. Schramm, R.R. Holt, J.L. Ensunsa, C.G. Fraga, H.H. Schmitz, C.L. Keen: A dose-response effect from chocolate consumption on plasma epicatechin and oxidative damage. J Nutr 130 (2000) 2115–2119.

255 Watzl, B., C. Leitzmann: Bioaktive Substanzen in Lebensmitteln. 2. Auflage, Hippokrates Verlag, Stuttgart 1990.

256 Weber, P.C.: Epidemiologische und biochemische Studien über ω-3-Fettsäuren in der Prävention der Atherosklerose. Internist 30 (1989) 283.

257 Wehmeier, A., W. Schneider: Acetylsalicylsäure oder Fischöl zur Prophylaxe degenerativer Gefäßerkrankungen? Dtsch. med. Wschr. 115 (1990) 30.

258 Wienbeck, M., N. Stefenelli: Alkohol und Gastrointestinaltrakt. Leber, Magen, Darm 8 (1978) 299.

259 Willet, W.C., M.J. Stampfer: What vitamins should I be taking, doctor? New Engl J Med 345 (2001) 1819–1824.

260 Williams, L., M. Bollella, E.L. Wynder: A new Recommendation for Dietary Fiber in Childhood. Pediatrics 96 (1995) 985–988.

261 Windisch, P., C. Leitzmann: Beeinflussung der Eisen-Bioverfügbarkeit durch Inhaltsstoffe in Nahrungsmitteln. AID-Verbraucherdienst 29 (1984) 201.

262 Wisker, E., H.G. Becker, W. Steller, W. Seibel, F. Meuser, P. Suckow, W. Kulikowski, I. Feldheim: Ballaststoffe in unserer Kost – Ergebnisse einer Gemeinschaftsuntersuchung. AID-Verbraucherdienst 29 (1984) 9.

263 Wolfram, G.: Das moderne Konzept der Ernährung bei Gicht. Akt. Ernährungsmed. 17 (1992) 24–32.

264 Woods, M.N., S.L. Gorbach: Influences of fiber on the ecology of the intestinal flora. In: Spiller, G.A.: Handbook of Dietary Fiber in Human Nutrition, 2nd Edition. CRC Press, Boca Raton – Ann Arbor – London – Tokio 1993.

265 Deutsche Hauptstelle gegen die Suchtgefahr: Jahrbuch 2001 zur Frage der Suchtgefahren. Neuland-Verlag, Hamburg 2001.

266 Wyman, J.B., K.W. Heaton, A.P. Manning, C.B. Wicks: The effect on intestinal transit and the feces of raw and cooked bran in different doses. Amer. J. Clin. Nutr. 29 (1976) 1474.

267 Zöllner, N., A. Griebsch, W. Gröbner: Einfluß verschiedener Purine auf den Harnsäurestoffwechsel. Ernährungs-Umschau 3 (1972) 79–83.

268 Zöllner, N., W. Forth: Editorial. Klin. Wschr. 68 (1990) 105–184.

269 Zöllner, N.: Effects of nicotinic acid. Nicotinamide, and pyridylcarbinol in pharmalogical dosages on lipid metabolism in humans. In: Walter, P., G. Brubacher, H. Stähelin, H. Huber: Elevated dosages of vitamins. Huber, Toronto – Bern – Stuttgart 1989.

270 Zumkley, H., W. Zidek, A.E. Lison, H.P. Bertram: Klinik des Zinkmangelsyndroms. Akt. Ernährungsmed. 8 (1983) 116.

2 Die Ernährung des Gesunden – ein Beitrag zur Verringerung des Erkrankungsrisikos

2.1 Bedeutung einzelner Nährstoffe und Lebensmittel 104
2.2 Neue Möglichkeiten der Prophylaxe mit Nährstoffen und Lebensmitteln . 110
2.3 Ernährung und Alter 118

Dieses Kapitel erhebt keinen Anspruch auf Vollständigkeit. Wesentliche Aspekte der „gesunden Ernährung" sind Teil der Ernährungsempfehlungen zur Vorbeugung von Erkrankungen, wie z. B. Bluthochdruck, Hyperlipoproteinämie, Diabetes mellitus etc., und finden sich in dem jeweiligen Kapitel.

Bis vor wenigen Generationen waren Infektionskrankheiten die häufigste Todesursache und wesentlich für frühen Tod und Invalidität verantwortlich. Die Fortschritte auf dem Gebiet der Infektionsprophylaxe und die Entdeckung hoch potenter Antibiotika haben – wenn man von einigen Viruserkrankungen absieht – dieses Risiko weitgehend ausgeschaltet.

An ihre Stelle sind heute arteriosklerotische **Gefäßerkrankungen,** Bluthochdruck mit seinen Folgekrankheiten, maligne **Tumoren** und **Stoffwechselerkrankungen,** insbesondere der Diabetes mellitus Typ 2 getreten.

Für die Entstehung all dieser Krankheiten ist neben einer genetischen Prädisposition ganz wesentlich die in den westlichen Industrieländern übliche Ernährung mitverantwortlich.

Die **ursächlichen Zusammenhänge** zwischen der extrem komplex zusammengesetzten Nahrung und der Entstehung der genannten Erkrankungen wissenschaftlich exakt zu belegen, ist besonders aus folgenden Gründen schwierig:

- Die Erkrankungen entstehen während langer Zeitspannen oft auf dem Boden asymptomatischer Vorstufen, z. B. der Hyperlipoproteinämie bei der Arteriosklerose oder den Polypen (Adenomen) beim kolorektalen Karzinom. Bedingt durch die Zunahme der mittleren Lebenserwartung erreichen mehr Menschen die Lebensphase, in der sich ernährungsabhängige Erkrankungen manifestieren.
- Erkenntnisse aus tierexperimentellen Untersuchungen lassen sich oft nicht auf den Menschen übertragen,
- Bestandteile unserer Nahrung können pathophysiologische Prozesse sowohl begünstigen als auch hemmen,
- die Zusammensetzung der Nahrung und damit die Relation zwischen protektiven und akzelerierenden Inhaltsstoffen unterliegt großen Schwankungen,
- Auswirkungen von Fehlernährung können in Abhängigkeit von genetischen Faktoren individuell sehr unterschiedlich sein etc.

Trotz der genannten Schwierigkeiten sind die Beziehungen zwischen Ernährung und Entstehung heute häufiger Erkrankungen, wie sie in den folgenden Kapiteln dargestellt sind, so weit aufgeklärt, dass wissenschaftlich gesicherte Empfehlungen zu ihrer Vorbeugung gemacht werden können. Hiermit sind die Grundlagen für **Empfehlungen zur „gesunden Ernährung"** gegeben.

Unsere Kenntnisse über die **Bedeutung der Fehlernährung** als wesentliche Ursache heute häufiger Erkrankungen beruht im Wesentlichen auf epidemiologischen Daten. Sie zeigen, dass diese Erkrankungen dann an Häufigkeit zunehmen, wenn Bevölkerungsgruppen ihre **traditionelle Ernährungsweise** aufgeben und eine westliche Ernährung annehmen, wie dies beispielsweise seit Jahren in Japan der Fall ist (Abb. 2-1).

Die derzeitige **Ernährung in industrialisierten Ländern** unterscheidet sich in vielen Punkten von der traditionellen Ernährung, wie sie etwa bis Ende des 19. Jahrhunderts in Mitteleuropa oder bis vor wenigen Jahrzehnten in Japan üblich war.

Die **wesentlichen Unterschiede**, deren Bedeutung für die Entstehung von Erkrankungen und folglich auch

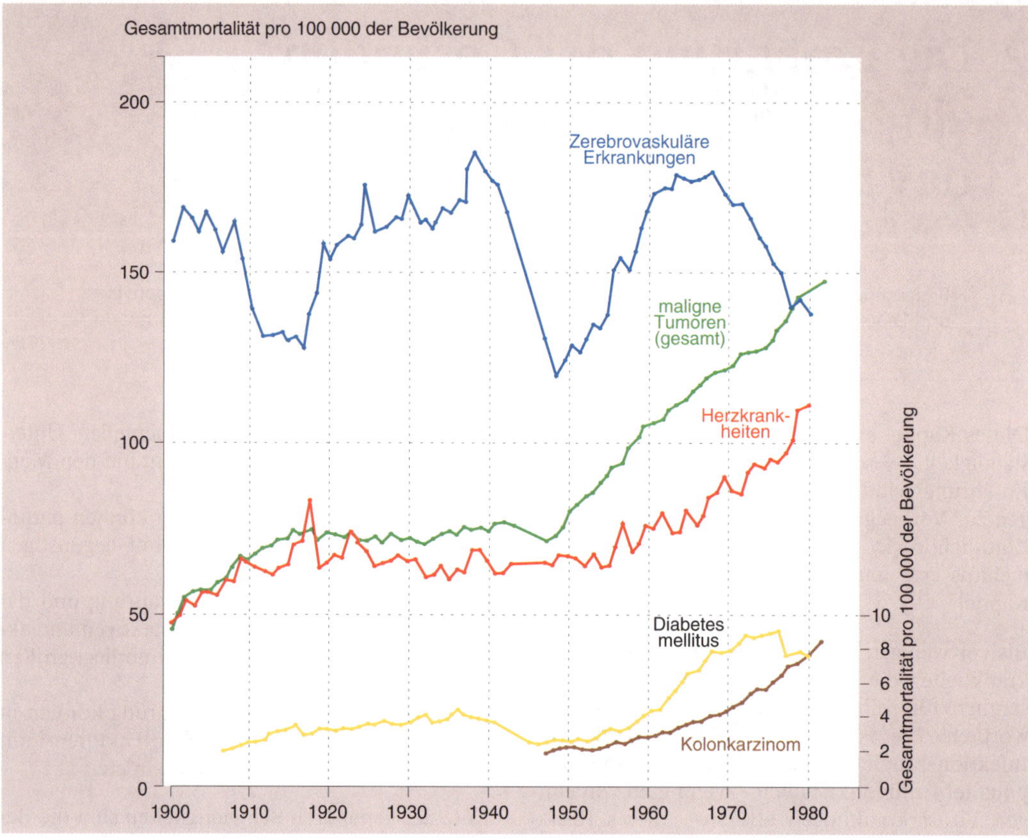

Abb. 2-1 Änderungen der Todesursachen in Japan (nach [65]).

für die Prophylaxe in den einzelnen Kapiteln besprochen wird, sind

- die hohe, häufig den Bedarf überschreitende Energiezufuhr,
- die hohe Energiedichte der meisten heute häufig verzehrten Lebensmittel,
- der hohe Gehalt an Fetten gesättigter Fettsäuren, an raffinierten Kohlenhydraten und möglicherweise tierischem Protein und
- der geringe Gehalt an Ballaststoffen.

Es muss davon ausgegangen werden, dass sich Stoffwechselfunktionen und Funktionen der Gastrointestinalorgane während extrem **langer Entwicklungsphasen** entwickelt und an die zu dieser Zeit gegebene Ernährung adaptiert haben. In früheren Entwicklungsphasen war die Deckung des Energiebedarfs das entscheidende Ernährungsproblem. Das Verlangen, süß schmeckende Lebensmittel und solche mit hohem Fettgehalt zu bevorzugen, war eine entscheidende Voraussetzung für die richtige Selektion von Lebensmitteln und damit für die Deckung des Energiebedarfs und die Erhöhung der **Überlebenschancen.**

Dieser während der Evolution bedeutsame Mechanismus verlor in den heute hoch industrialisierten Ländern mit praktisch unbegrenzter und kaum noch überschaubarer Vielfalt an Lebensmitteln seine Bedeutung.

Die primär sinnvolle Bevorzugung von Lebensmitteln mit hohem Fett- und Zuckergehalt hat heute bei vergleichsweise geringem Energiebedarf ihre **biologische Bedeutung** verloren.

Sie ist zur wesentlichen Ursache für die in westlichen Industrieländern häufige **Adipositas** geworden, die wiederum entscheidender Schrittmacher für Stoffwechselerkrankungen, Arteriosklerose, Bluthochdruck, degenerative Gelenkerkrankungen etc. ist.

Früher waren die Menschen immer wieder **Phasen des Hungers** und der Mangelernährung ausgesetzt, während Überfluss an Nahrung während längerer Zeitspannen die Ausnahme war. Der Stoffwechsel hatte folglich die Möglichkeit, sich an begrenzte Phasen einer unzureichenden Zufuhr an

Energie und essentiellen Nährstoffen, nicht hingegen an eine permanente, den Bedarf übersteigende Zufuhr zu adaptieren. Missernten als Folge ungünstiger Witterungsbedingungen hatten bis Ende des 19. Jahrhunderts auch in Mitteleuropa Hungerkrankheiten zur Folge.

So wurde beispielsweise der in Würzburg und später in Berlin tätige Pathologe Rudolph Virchow im Winter 1851/52 von der Bayerischen Abgeordnetenkammer beauftragt, eine Reise in den Spessart zu unternehmen, um „die Nahrungsverhältnisse und -beschaffenheit der dort im Augenblick gebräuchlichen und vorhandenen Nahrungsmittel zu erkunden und geeignete Maßnahmen gegen die diätischen Mängel und gegen die Krankheitserscheinungen, welche in mangelhafter Nahrung ihre Ursache haben", zu untersuchen.

Das **Verlangen nach Nahrung mit hoher Energiedichte** hat, wie Abbildung 2-2 zeigt, dazu geführt, dass voluminöse, ballaststoffreiche Lebensmittel mit hohem Stärkeanteil zunehmend durch Fett, Fleisch und raffinierte Kohlenhydrate ersetzt wurden. Wie sich der Verbrauch von Fett, Zucker, Fleisch und einem Lebensmittel reich an komplexen Kohlenhydraten und Ballaststoffen etwa seit Anfang des 20. Jahrhunderts geändert hat, ist in Abbildung 2-3 dargestellt.

Der Engländer D.P. Burkitt, der aufgrund seiner Studien über die Bedeutung der Ballaststoffe für die Entstehung sog. Zivilisationskrankheiten in Ostafrika zu den Forschern gehörte, die wesentliche Impulse für die moderne Ernährungswissenschaft gaben, fand folgende einfache Beschreibung für das derzeitige Problem **Fehlernährung in westlichen Industrieländern:**

Wir haben unseren Lebensstil und ganz speziell unsere Ernährung während der letzten zwei Jahrzehnte in einem höheren Maße geändert, als unsere Vorfahren es jemals während der letzten zwanzigtausend Jahre getan haben. Wir haben alle „steinalte Körper", die wir mit modernem „Fast food" füttern, so als würde man Superbenzin in einen Motor gießen, der üblicherweise mit Dieselöl fährt. Um voranzukommen bei der Verringerung von „Western diseases" müssen wir zurückgreifen auf die Ernährung, für die wir von unserer Genetik geschaffen sind.

Neben den genannten, etwa Anfang des vorigen Jahrhunderts einsetzenden negativen Entwicklungen dürfen die **positiven Auswirkungen** nicht verkannt werden:

- die **optimale Deckung des Energie- und Proteinbedarfs,** die vor diesem Zeitpunkt nicht immer gewährleistet war, und
- die wesentliche Verbesserung der **Bedarfsdeckung an vielen Nährstoffen** wie etwa Vitamin C als Folge eines heute während des ganzen Jahres optimalen Angebotes an Obst, Obstsäften und Gemüse und die gute Versorgung der Bevölkerung mit Eisen als Folge des hohen Fleischverzehrs.

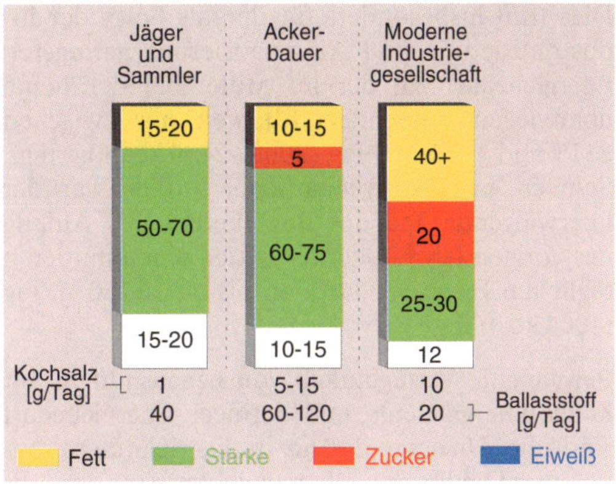

Abb. 2-2 Mittlerer prozentualer Anteil von Nährstoffen an der Energiezufuhr und mittlere Kochsalz- und Ballaststoffzufuhr in verschiedenen Entwicklungsphasen (nach [9]).

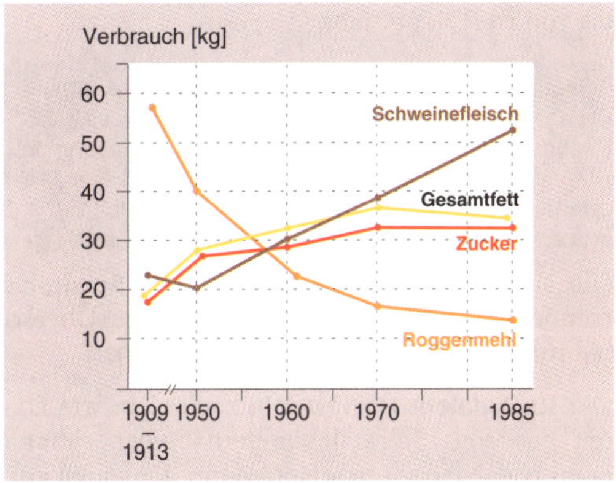

Abb. 2-3 Jährlicher mittlerer Verbrauch pro Kopf der Bevölkerung im Deutschen Reich bzw. in der Bundesrepublik Deutschland nach Angaben des Ernährungsberichtes der DGE 1988.

Dem jeweiligen Stand der wissenschaftlichen Erkenntnisse entsprechend werden **Empfehlungen für die Nährstoffzufuhr des Gesunden** von wissenschaftlichen Gesellschaften und Gremien, so z. B. der Deutschen Gesellschaft für Ernährung zusammen mit Ernährungsgesellschaften Österreichs und der Schweiz (D-A-CH-Referenzwerte 2000, s. Kap. 1) oder dem National Research Council der USA festgelegt und publiziert.

Bei aller Bedeutung von Ernährungsfaktoren für die Genese von Erkrankungen muss berücksichtigt werden, dass sich seit Jahrzehnten nicht nur die Ernährung, sondern die **gesamte Lebensweise** entscheidend geändert hat.

Dies trifft insbesondere für den als Folge der Industrialisierung und Automatisierung **geringeren Energiebedarf** zu, der im Mittel bei der heute überwiegend sitzenden Tätigkeit nur zwischen 8375 und 10050 kJ/Tag (2000–2400 kcal) beträgt. Schwer- und Schwerstarbeiter – dies war der überwiegende Teil der Bevölkerung bis Anfang des vorigen Jahrhunderts – hatten einen mittleren täglichen Energiebedarf von bis zu 16750 kJ/Tag (4000 kcal/Tag).

Permanente Verfügbarkeit von Lebensmitteln mit hoher Energiedichte und geringer Energiebedarf sind die Ursache des in Industrieländern zunehmend häufigeren Übergewichtes bzw. der Adipositas. In den USA kommt es trotz umfangreicher Aufklärung über die Risiken der Adipositas und eines großen Angebotes an energiereduzierten Lebensmitteln zu einer Zunahme der Adipositas von ca. 1% pro Jahr.

> Geringe körperliche Aktivität und sich ändernde Ernährungsgewohnheiten haben auch bei Kindern eine Zunahme der Adipositas zur Folge. Eine Erhebung in München ergab bei 7- bis 10-Jährigen eine Häufigkeit ausgeprägten Übergewichtes in 10% der Fälle [43].

Die sich in Form des **metabolischen Syndroms** manifestierenden Folgekrankheiten der Überernährung werden in Kapitel 4.2 besprochen.

Der **Risikofaktor Übergewicht** stellt sich, wie Daten aus sog. Schwellenländern zeigen, immer dann bei genetisch prädisponierten Personen ein, wenn die wirtschaftlichen Voraussetzungen für eine freie, unbegrenzte Wahl an energiereichen Lebensmitteln gegeben sind.

In den USA werden 3–7% aller Kosten im Gesundheitswesen durch das Übergewicht und seine Folgekrankheiten verursacht. Eine Vielzahl von Studien belegen die **Korrelation** zwischen dem Ausmaß des Übergewichtes und Risikofaktoren für **Herz-Kreislauf-Erkrankungen** (Abb. 2-4) [10].

Die Bedeutung von hyperkalorischer Ernährung bei geringer körperlicher Aktivität für die zunehmend häufiger werdende Adipositas ist leicht ersichtlich. Daneben hat die Kombination ungünstiger Ernährungsfaktoren und Abnahme körperlicher Belastung auch Bedeutung für **weitere heute häufige Erkrankungen,** wie

- die durch unzureichende Kalziumzufuhr begünstigte **Osteoporose** (vgl. Kap. 8.1),
- die von Art und Menge des Nahrungsfettes abhängige Relation zwischen LDL- und HDL-Cholesterin als Teilfaktor der **Arterioskleroseentstehung** (vgl. Kap. 4.5),

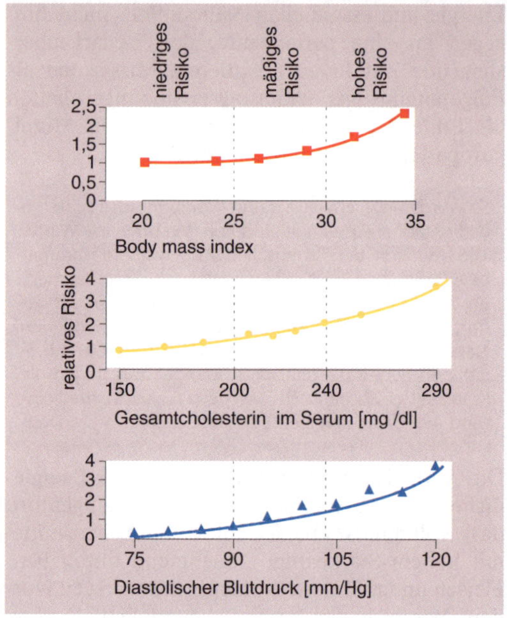

Abb. 2-4 Beziehung zwischen Körpergewicht und kardiovaskulärem Risiko [10].

- die durch zunehmend geringeren Verzehr ballaststoffreicher Lebensmittel begünstigte Obstipation (vgl. Kap. 3.5.1) etc.

Während die Bedeutung von Makronährstoffen und Ballaststoffen, das Gleiche gilt für die in Kapitel 1 besprochenen Vitamine, Mineralstoffe und Spurenelemente, für die Entstehung von Erkrankungen relativ gut bekannt ist und in modernen Ernährungsempfehlungen berücksichtigt wird, gilt dies nicht für die Gruppe der **sekundären Pflanzenstoffe** und **Carotinoide.** Sie werden beim derzeit vergleichsweise geringen Verzehr an pflanzlichen Lebensmitteln nur in relativ geringen Mengen zugeführt. Den **chemopräventiven Eigenschaften** sekundärer Pflanzenstoffe, das Gleiche gilt für die Carotinoide (vgl. Kap. 1.7), kommt nach derzeitigem Kenntnisstand eine entscheidende Bedeutung insbesondere bei der Entstehung mancher Tumoren (vgl. Kap. 16) und von arteriosklerotischen Gefäßerkrankungen (vgl. Kap. 4.5) zu.

2.1 Bedeutung einzelner Nährstoffe und Lebensmittel

Die Bedeutung einiger Nährstoffe bzw. Lebensmittel wird derzeit besonders häufig kontrovers und nicht immer frei von z. T. weltanschaulich geprägten Vorurteilen und wirtschaftlichen Interessen diskutiert. Dies sind die bereits besprochenen Vitamine (vgl. Kap. 1.7), das Fett, der Zucker (Saccharose) und tierische Lebensmittel, speziell Fleisch.

2.1.1 Nahrungsfett

Wie bereits angedeutet, ist der hohe Fettanteil der ganz im Vordergrund stehende Risikofaktor der z. Z. in Industrieländern üblichen Ernährung (**„western diet“**).

> Eine Reduktion der Fettzufuhr auf weniger als 30% der Gesamtenergie hätte eine wesentliche Optimierung der Ernährung zur Folge.

Der resultierende **Mehrverzehr von pflanzlichen Lebensmitteln** würde die Energiedichte reduzieren und die Zufuhr von Ballaststoffen, einigen Vitaminen und von sekundären Pflanzenstoffen erhöhen.

Die Reduktion der Gesamtfettzufuhr soll überwiegend Fette gesättigter Fettsäuren betreffen, wobei eine **Optimierung der Relation** zwischen mehrfach ungesättigten ω-3- und ω-6-Fettsäuren (vgl. Kap. 1.3) anzustreben sind.

Betrachtet man die mit der Häufigkeit der koronaren Herzerkrankung (Abb. 2-5), aber auch der Kolonkarzinomhäufigkeit (vgl. Abb. 16-12) korrelierende Gesamtfettzufuhr, so sieht man, dass nicht nur der Anteil von Fett an der Energiezufuhr gestiegen ist, sondern sich auch die **Relation von Fetten** gesättigter und mehrfach ungesättigter Fettsäuren der ω-6- und ω-3-Reihe geändert hat [44].

Zu der seit Jahren z. T. sehr kontrovers diskutierten Frage der optimalen Fettzufuhr gehört nicht nur das Problem des Anteils von Fett an der Gesamtenergiezufuhr, sondern auch die Frage nach der optimalen Relation zwischen Fetten gesättigter, einfach ungesättigter und mehrfach ungesättigter ω-3- und ω-6-Fettsäuren.

Die Fettsäurerelation in der Nahrung unterschied sich in den vielen Jahrtausenden, in denen der Stoffwechsel des Menschen geprägt wurde, wesentlich von der heutigen. Es bestand etwa ein gleiches Verhältnis zwischen gesättigten, mehrfach ungesättigten ω-6- und mehrfach ungesättigten ω-3-Fettsäuren. Der regelmäßige Verzehr wild lebender Tiere garantierte früher eine relativ hohe Zufuhr von ω-3-Fettsäuren. Der Anteil des Fettes an der Gesamtenergiezufuhr betrug nur etwa 20%, während er heute im Mittel bei 40% liegt, wobei etwa 10–15% auf ω-6-Fettsäuren, 1–2% auf ω-3-Fettsäuren und der Rest auf gesättigte und einfach ungesättigte Fettsäuren entfallen [44].

Für die ernährungsphysiologische Bedeutung bestimmter Fettsäuren spricht beispielsweise die in **mediterranen Ländern** vergleichsweise niedrige Rate an koronaren Herzkrankheiten. Mitverantwortlich hierfür ist mit großer Wahrscheinlichkeit der hohe Anteil an Ölsäure (einfach ungesättigte Fettsäure im **Olivenöl**) an der insgesamt relativ hohen Gesamtfettzufuhr. Die Kombination mit hoher Zufuhr von Carotinoiden, sekundären Pflanzenstoffen und wasserlöslichen Ballaststoffen bei reichem Verzehr von Obst und Gemüse ist bei der mediterranen Ernährung zusätzlich von Bedeutung.

Ein hoher Verzehr von **mehrfach ungesättigten Fettsäuren** der ω-6-Reihe senkt die **Serumcholesterinkonzentration** und wirkt folglich der Entstehung arteriosklerotischer Gefäßerkrankungen entgegen. Ein hoher Anteil an ω-3-Fettsäuren an der Gesamtfettzufuhr vermindert die Thrombo-

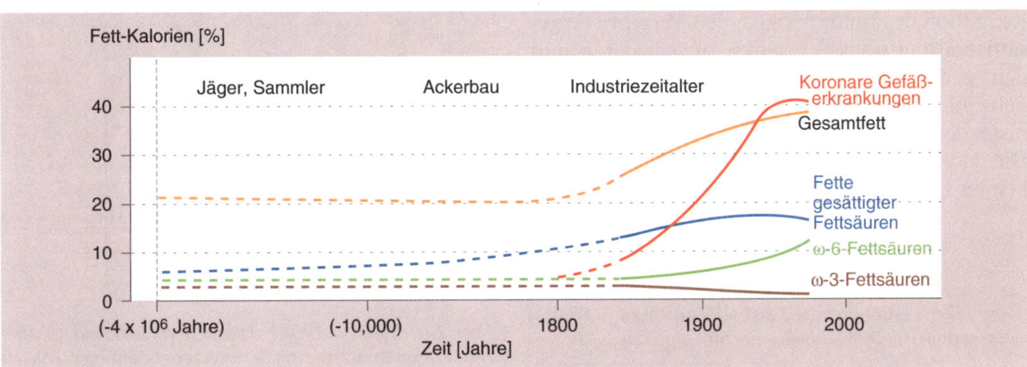

Abb. 2-5 Prozentualer Anteil von Fett an der Gesamtenergiezufuhr in Beziehung zur Häufigkeit koronarer Herzkrankheiten (nach [44]).

zytenaggregation (vgl. Kap. 4.5.3) und schützt wahrscheinlich vor dem **kolorektalen Karzinom** (vgl. Kap. 16). Im Gegensatz dazu begünstigen Fette der übrigen Fettsäuren die Entstehung dieses heute häufigen Karzinoms.

Bei allen Argumenten für eine Fettreduktion, insbesondere von Fetten gesättigter Fettsäuren, wird auch auf hiermit verbundene **Risiken** hingewiesen [45]. Es besteht die Gefahr, dass bei der Verfolgung dieses Zieles andere Forderungen an eine gesunde Ernährung nicht ausreichend berücksichtigt werden. Eine fettarme Ernährung ist nicht zwangsläufig auch energiereduziert, wie die Zunahme der Adipositas bei deutlichem Rückgang des Fettkonsums in den USA zeigt.

Zu bedenken ist, dass **fettlösliche Vitamine** und andere fettlösliche Bestandteile der Nahrung nur zusammen mit Fett in Chylomikronen inkorporiert intestinal resorbiert werden.

Da es zunehmend Belege dafür gibt, dass ein niedriges Geburtsgewicht das Risiko, im Erwachsenenalter an Hypertonie, Hyperlipoproteinämie etc. zu erkranken, steigert und ein niedriges Geburtsgewicht wiederum häufig die Folge eines Energiedefizites während der Schwangerschaft ist, muss gefragt werden, ob eine **Fettreduktion während der Schwangerschaft** angezeigt ist. Hierbei ist weiterhin zu berücksichtigen, dass eine Fettreduktion u. U. auch die Zufuhr an ω-3-Fettsäuren verringert, die für die Entwicklung des Fötus von essentieller Bedeutung sind.

Nach allen derzeit vorliegenden Befunden kann für Kinder und Jugendliche ab dem 2. Lebensjahr bereits eine **Reduktion der Fettzufuhr auf 30%** der Gesamtenergie **empfohlen** werden. Negative Auswirkungen auf die körperliche Entwicklung sind nicht zu erwarten.

Die allgemein anerkannten Empfehlungen zur Reduktion des Infarktrisikos, den **Verzehr von gesättigten und trans-Fettsäuren zu reduzieren** und den von einfach- und mehrfach ungesättigten Fettsäuren zu erhöhen, wurde durch die Ergebnisse der Nurses' Health Study erneut bestätigt. Die Höhe der Gesamtfettzufuhr hatte hingegen keinen Einfluss auf das Koronarrisiko.

> Das Infarktrisiko wird jedoch mit großer Wahrscheinlichkeit gesteigert, wenn die in Ernährungsempfehlungen geforderte Reduktion der Gesamtfettzufuhr eine wesentliche **Erhöhung** der Kohlenhydratzufuhr in Form von **raffinierten Kohlenhydraten** zur Folge hat.

Ein Ersatz von Fetten gesättigter Fettsäuren durch Fette ungesättigter Fettsäuren geht zwar mit einer Erniedrigung von LDL-Cholesterin und damit einer Verringerung des Infarktrisikos einher. Eine Reduktion des Fettanteils an der Gesamtenergiezufuhr bei gleichzeitiger Erhöhung der Kohlenhydratzufuhr hat hingegen neben einer Reduktion von LDL-Cholesterin auch eine **signifikante Abnahme der koronarprotektiven HDL-Cholesterinfraktion** zur Folge [35].

Diese kurzen Hinweise veranschaulichen die komplexen Zusammenhänge zwischen Ernährung und Prophylaxe und zeigen, wie schwierig es ist, kurze praktikable und leicht verständliche Regeln für eine „gesunde Ernährung" zu geben.

2.1.2 Zucker

Zucker (Saccharose), auch je nach Herkunft als Rohrzucker, Rübenzucker und je nach Verwendung als Haushaltszucker, Verbrauchszucker, aber auch als Weißzucker, Kristallzucker, Fabrikzucker und Industriezucker bezeichnet, steht erst seit etwa 100–150 Jahren als Massenprodukt zur Verfügung. Wegen der hohen Attraktivität der Geschmacksqualität süß und dem niedrigen Preis wird Zucker **in relativ großen Megen konsumiert**.

Deutschland hat, wie Abbildung 2-6 zeigt, im Vergleich zu einigen anderen Ländern mit im Mittel

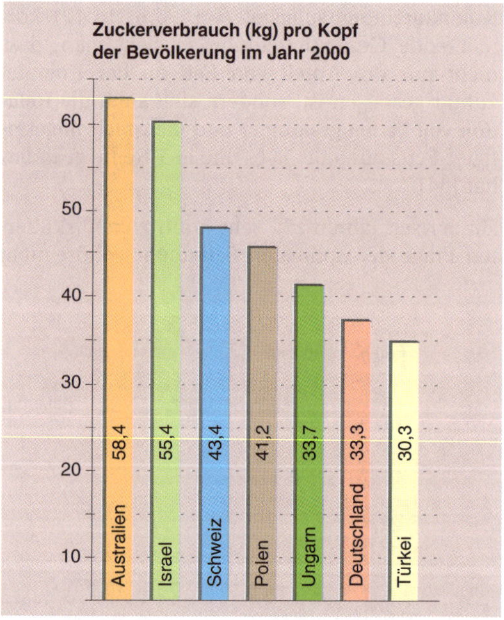

Abb. 2-6 Die als Verbrauch deklarierten Werte sind Angaben zum Zuckerabsatz, die mit dem Verzehr orientierend gleichgesetzt werden können. Angaben aus den USA und Kanada fehlen, da hier zur Hertellung vieler Produkte nicht Saccharose sondern sog. High-Fructosecornsirup benutzt wird.

33,3 kg/Kopf bezogen auf das Jahr 2000 einen vergleichsweise niedrigen Zuckerverbrauch.

Zucker und hiermit hergestellte Lebensmittel gelten bei einer in allen Altersgruppen hohen Attraktivität als „nicht gesund“. Hieraus resultieren **Konflikte im Umgang mit diesem Lebensmittel**.

Der Ernährungspsychologe V. Pudel weist darauf hin, dass es in 16% aller deutschen Familien mit Kindern wegen der Süßigkeiten zu Konflikten zwischen Mutter und Kind kommt und dass Kultusminister verschiedener Bundesländer durch Verordnung versuchen, den süßen Geschmack z.T. vollständig aus Schulen zu verbannen. Nach einer repräsentativen Befragung der erwachsenen Bevölkerung (West) rangierte das Essproblem **„Süßhunger“** bei 33,7% der Frauen und 22,1% der Männer an erster Stelle aller Essprobleme (Pudel, zit. nach [38]). – Es stellt sich die Frage, ob diese Befürchtungen auf ernährungsmedizinischen Erkenntnissen oder ausschließlich auf Vorurteilen und Fehlinformation beruhen.

Zucker ist ein **reiner Energielieferant,** frei von essentiellen Nährstoffen, ein Lieferant **„leerer Kalorien“**. Auf Zucker kann völlig verzichtet werden.

Er wird jedoch ähnlich wie Weißmehl und Fett immer dann, wenn er zur Verfügung steht, in mehr oder weniger großer Menge verzehrt (vgl. Abb. 2-6).

Bereits die im 19. Jahrhundert einsetzende Massenproduktion von Fleisch, Weißmehl und Zucker in den USA und die hiermit einhergehende Änderung der Ernährungsgewohnheiten veranlasste den Presbyterianerprediger **Sylvester Graham** (um 1830) und in der letzten Hälfte des Jahrhunderts den Arzt **D.J.H. Kellog** zu der Annahme, dass viele der damals häufigen Erkrankungen, insbesondere Beschwerden im Bereich der Abdominalorgane, Folge der durch den aufkommenden Wohlstand bedingten Änderung der Ernährungsgewohnheiten sei.

Empfohlen wurde eine **Rückbesinnung auf die traditionelle Ernährung** mit einem hohen Anteil an Vollgetreideprodukten. Von solchen die Ballaststoffe in den Vordergrund stellenden Überlegungen ausgehend, wurde später von **T.L. Cleave** in England (The Saccharine Disease) der seit Jahrzehnten steigende Zuckerkonsum als Ursache vieler Erkrankungen angeschuldigt.

Da der in westlichen Industrieländern seit Ende des 19. Jahrhunderts kontinuierlich steigende Zuckerverbrauch positiv mit der Zunahme vieler sog. Zivilisationskrankheiten korrelierte, wurde – **ohne dass entsprechende Beweise** vorlagen – eine **kausale Beziehung** angenommen.

Aufgrund der z.Z. vorliegenden wissenschaftlichen Befunde ist jedoch nicht der vergleichsweise hohe Zuckerkonsum, sondern der während der gleichen Zeitspanne **rückläufige Konsum von ballaststoffreichen Lebensmitteln** und der **steigende Fettverzehr** der entscheidende Risikofaktor unserer derzeitigen Ernährung. Im Mittel werden nach Angaben des Ernährungsberichtes 2000 der Deutschen Gesellschaft für Ernährung derzeit in der Bundesrepublik Deutschland von Erwachsenen 22,0 g in den alten und 19,8 g Ballaststoffe pro Tag in den neuen Bundesländern verzehrt. Der Verzehr an Süßwaren liegt bei 50,4 bzw 43,6 g/Tag [19]. Bereits 1988 wurde von der amerikanischen Gesundheitsbehörde Zucker der **GRAS-Status** zuerkannt (vgl. Kap. 21.1).

Da auch derzeit, von völlig unwissenschaftlich argumentierenden Außenseitern, immer noch der sog. **„Industriezucker“** als wesentlicher **pathogenetischer Faktor** herausgestellt wird, diskutierten Ernährungswissenschaftler und Kritiker das Problem „Zucker in der Ernährungsmedizin“ nach derzeitigem Wissensstand und kamen zu folgender zusammenfassender Beurteilung:

Aufgrund von Verzehrstudien hat der derzeitige Zuckerkonsum keine Lücken in der Bedarfsdeckung bzw. bei der wünschenswerten Zufuhr einzelner Nährstoffe zur Folge [38].

Die Studien zeigen, dass Süßigkeiten und mit Haushaltszucker hergestellte Speisen andere nährstoffreiche Lebensmittel nicht nennenswert verdrängen. Dies gilt für eine tägliche Gesamtenergiezufuhr von über 10 050 kJ (2400 kcal).

Bei Reduktionskostformen ist die geringe Nährstoffdichte des Haushaltszuckers weitaus relevanter. Die Angaben zum maximal vertretbaren Zuckerkonsum variieren. Die WHO empfahl 1988 10% der Gesamtenergiezufuhr als Obergrenze.

In den D-A-CH-Referenzwerten (s. Kap. 1) wird ein moderater Umgang mit Zucker bei Bevorzugung komplexer Kohlenhydrate empfohlen.

In den Referenzwerten des Food and Nutrition Board des National Academic Institute of Medecine der USA (2002) wird für Zufuhr von Kohlenhydraten, die in Form von Zucker (added sugar) bei der Herstellung von Lebensmitteln diesen zugesetzt werden, ein Energiegehalt zwischen 45 und 65% der Nahrungsenergie mit einer Obergrenze von 25% der Gesamtenergie empfohlen. Bei Überschreitung dieser Menge ist mit einer nicht ausreichenden Deckung des Bedarfs an Mikronährstoffen zu rechnen.

Eine bedeutsame Umwandlung von Kohlenhydraten in Fettsäuren findet im menschlichen Organismus nicht statt (vgl. Kap. 4.1). Zu einer **Lipacidogenese** kommt es erst oberhalb einer maximalen Glucoseoxidationsrate von ca. 500 g pro Tag.

Eine hohe Kohlenhydrat- bzw. Zuckerzufuhr wirkt jedoch **hemmend auf die Lipolyse** und induziert hierdurch einen sog. **Fettspareffekt.** Außerdem findet unter einer hyperkalorischen Ernährung eine verstärkte Einlagerung der Nahrungsfette ins Fettgewebe statt.

Bei der Umwandlung von Kohlenhydraten in Fettsäuren geht etwa ein Drittel der Energie verloren. Aus 100 g Glucose werden etwa 30 g Fettsäuren gebildet.

Die Frage, in welchem Maße ein hoher Zuckerverzehr die Fettzufuhr begünstigt (viele Süßwaren und süßes Gebäck sind reich an Fett), konnte nicht eindeutig beantwortet werden. Viele Daten sprechen eher dafür, dass **Fett ein Vehikel für Zucker** ist. Adipöse verzehren vermehrt mit Zucker gesüßte fettreiche Lebensmittel. Schlanke bevorzugen fettarme Süßwaren. Beachtet werden muss die Tatsache, dass ein Großteil der fettreichen Süß- und Backwaren ein **ungünstiges Fettsäuremuster** aufweist.

Entgegen der früher vertretenen und auch heute noch häufig praktizierten Ansicht, können Typ-1- und Typ-2-**Diabetiker** Haushaltszucker zum Süßen verwenden, wenn er entsprechend den Empfehlungen für die Allgemeinbevölkerung (< 10 % der Energieaufnahme) eingesetzt wird. Zuckeraustauschstoffe werden folglich nicht mehr für notwendig angesehen.

Beachtet werden muss jedoch insbesondere bei Typ-2-Diabetikern die Tatsache, dass
- sowohl Zuckeraustauschstoffe als auch Saccharose leere Energieträger sind und
- Saccharose, Fructose und Sorbit ungünstige Wirkungen auf den Fettstoffwechsel ausüben.

> Langfristig führt der Verzehr von Zuckeraustauschstoffen zu einer Erhöhung der Nüchtern-VLDL- und Insulinspiegel.

Ihre Zugabe zu Fett bewirkt deutlich höhere postprandiale Triglyzeridanstiege, so wie sie für das metabolische Syndrom charakteristisch sind.

Trotz eines Zuckerkonsums von 40–60 kg pro Kopf der Bevölkerung in westlichen Industrieländern ist der **Kariesbefall** in den letzten Jahrzehnten im Durchschnitt um über 50 % gesunken.

Entgegen früherer Meinung stellt bei Kindern der Verzehr von Zucker keine Gefahr für die Zähne dar, wenn durch ausreichende **Mundhygiene** die Plaquebildung unter Kontrolle gehalten wird und die **Versorgung mit Fluoriden** optimal ist. Nur bei unzureichender Mundhygiene und einem Defizit an Fluorid erhöhen Zucker und andere Kohlenhydrate das Kariesrisiko (vgl. Kap. 14.1).

Vertreter **alternativer Kostformen** beurteilen den Verzehr von Zucker (Saccharose) sehr unterschiedlich.

Bei unwissenschaftlich argumentierenden Außenseitern gilt Zucker als toxischer Faktor, der für eine Vielzahl von Erkrankungen mitverantwortlich ist. Moderate Vertreter, wie etwa die Anhänger der Vollwertkost, halten Zucker in Form des isolierten Haushaltszuckers für überflüssig, postulieren jedoch keinen dogmatischen Verzicht, sondern verwenden Zucker sparsam im Sinne eines Gewürzes [38].

2.1.3 Fleisch

> Fleisch und Fleischwaren sind aus ernährungsmedizinischer Sicht dann problematisch, wenn sie reich an Fett und Kochsalz sind.

Insbesondere **Schweinefleisch** wird oft noch generell als fett angesehen, obwohl heute ausschließlich Schweinerassen mit vergleichsweise geringem Fettanteil gezüchtet werden. Magere Teilstücke enthalten unter 5 % Fett und liegen somit im gleichen Bereich wie mageres Geflügel.

Der Fett- und auch Kochsalzgehalt von **Wurst** liegt z. T. sehr hoch und kann bis zu 2,5 g/100 g erreichen.

Fleisch ist aufgrund seines Gehaltes an biologisch hochwertigem Eiweiß als auch an Eisen mit guter Bioverfügbarkeit (vgl. Kap. 1.8.3), Zink, Vitamin B_1, B_6 und B_{12} von hoher ernährungsphysiologischer Qualität.

Schweinefleisch enthält von dem essentiellen Spurenelement **Selen** im Mittel etwa doppelt soviel wie Rindfleisch (Schweinefleisch 118 µg/kg, Rindfleisch 58 µg/kg). Rindfleisch enthält signifikant mehr **Eisen** (Rindfleisch 29 mg/kg, Schweinefleisch 29 mg/kg). Das Eisen, **Zink** und Selen aus Fleisch und Wurstwaren trägt etwa zwischen 30 und 35 % zur Gesamtaufnahme dieser Spurenelemente in der Bundesrepublik bei.

Es ist kein anderes Hauptnahrungsmittel bekannt, das einen entsprechend hohen Anteil an der Spurenelementaufnahme leistet (Lit. bei [37]).

> Trotz der genannten Vorteile kann der Bedarf an essentiellen Nährstoffen auch ohne Fleisch mit einer ovo-lacto-vegetabilen Kost ausreichend gedeckt werden.

Dies gilt auch für die Eisenversorgung.

Neuere Befunde machen es zudem wahrscheinlich, dass ein hoher Verzehr von rotem Muskelfleisch reich an Eisen mit hoher Bioverfügbarkeit die **Bildung freier Radikale** und damit den **„oxidativen Stress“** fördert.

Seit Jahren sind Teile der Bevölkerung gegenüber dem Lebensmittel Fleisch kritisch eingestellt. Dies beruht z. T. auf Berichten über verwerfliche Praktiken bei der **Tierhaltung,** auf der illegalen Verwendung von **Hormonen** und **Antibiotika,** dem unsachgemäßen Tiertransport etc., aber auch auf **Angst vor BSE** (bovine spongioforme Encephalopathie) oder unerwünschten chemischen Substanzen (Rückständen und Verunreinigungen).

Rückstände sind Reste von Futterzusatzstoffen oder Tierarzneimitteln. Sie sind vermeidbar, wenn die Anwendungsvorschriften beachtet werden. In rund 1 % des untersuchten Fleisches wurden Rückstände an antimikrobiell wirksamen Substanzen beanstandet.

Verunreinigungen erfolgen durch **Umweltchemikalien.** Sie befinden sich in der Luft, im Wasser und im Boden und gelangen mit dem Futter bzw. Trinkwasser in den tierischen Organismus. Von Bedeutung sind die **Schwermetalle** Blei und Kadmium, die sich in Leber und Niere, weniger in der Muskulatur anreichern können, und **Organochlorverbindungen** und polychlorierte Biphenyle, die sich in Fett anreichern.

Diese Stoffe kumulieren wegen ihrer Persistenz in der Nahrungskette und erreichen so auch die Schlachttiere.

Die Gefahr durch Fremdstoffe wird vom Laien, gestützt durch wenig sachliche Berichte in den Medien, überschätzt (Hapke in [19]).

Auf die Bedeutung der bei **Hitzebehandlung** entstehenden **karzinogenen Pyrolyseprodukte** wird an anderer Stelle eingegangen (vgl. Kap. 16).

Nach Angaben des Ernährungsberichtes der Deutschen Gesellschaft für Ernährung 1992 bezeichneten sich 5–7 % der deutschstämmigen Bevölkerung der alten Bundesländer als Anhänger der Vollwerternährung, dem Ernährungskonzept, das überwiegend auf dem Verzehr von Lebensmitteln pflanzlicher Herkunft beruht.

Bei einer Befragung von 195 Medizinstudent(inn)en, Krankenschwestern und Schüler/-innen von Schulen medizinischer Assistenzberufe bezeichneten sich 9% als Vegetarier, und 22% derer, die regelmäßig Fleisch und Fleischwaren verzehrten, glaubten, ein Verzicht auf diese Lebensmittel wäre für ihre Gesundheit günstiger.

Diese Zahlen zeigen, dass Fleisch und hieraus hergestellte Lebensmittel von einem relativ großen Teil der Bevölkerung negativ beurteilt werden. Unter Hinweis auf den Gehalt an Mikronährstoffen, insbesondere an Vitamin B_1 im Schweinefleisch, wird von Ernährungsphysiologen empfohlen, **„gelegentlich mageres Fleisch** zu verzehren, 2–4-mal pro Woche ca. 150 g“ [18].

Die überwiegend **lactovegetabile Gießener Vollwerternährung,** die eine hohe Lebensqualität – insbesondere Gesundheit –, Schonung der Umwelt und soziale Gerechtigkeit weltweit zum Ziele hat, verwendet hauptsächlich die Lebensmittel Milch und Milchprodukte, Gemüse, Obst, Kartoffeln und Hülsenfrüchte. Fleisch, Fisch und Eier können jedoch in geringer Menge in dieser Kostform enthalten sein [40]. Wird auf Lebensmittel tierischer Herkunft weitgehend verzichtet, so stellt sich die Frage nach möglichen Risiken durch eine unzureichende Bedarfsdeckung, insbesondere an Eisen und Zink, aber auch an Kalzium und Vitamin B_{12}. Dies gilt weniger für Ovo-Lacto-Vegetarier als für Veganer, d.h. diejenigen, die sämtliche tierische Produkte meiden. In den letzten Dietary Guidelines for Americans (US Departments of Agriculture and Health 2000) findet sich hierzu folgende Formulierung: „Wählen Sie pflanzliche Lebensmittel als Basis Ihrer Ernährung. Versichern Sie sich dann, wenn Sie alle oder die meisten tierischen Produkte meiden, ob der Bedarf an Eisen, Vitamin B_{12}, Kalzium und Zink aus anderen Quellen ausreichend gedeckt wird.“ In den USA wird z.Z. im Mittel der Bedarf an Kalzium zu 77 %, an Zink zu 56 %, an Kupfer zu 16 %, an Magnesium zu 29 % und der an Eisen zu 19 % (hierbei muss die Fortifikation von Mehl mit Eisen berücksichtigt werden) durch tierische Lebensmittel gedeckt. Bei der Beurteilung dieser Angaben über die Zufuhr muss berücksichtigt werden, dass die Bioverfügbarkeit von Mineralstoffen und Spurenelementen aus tierischen Lebensmitteln z.T. deutlich höher ist als aus pflanzlichen. So kann beispielsweise die Bioverfügbarkeit von Eisen aus unterschiedlich zusammengesetzten Mahlzeiten trotz eines identischen Gehaltes an Gesamteisen um den Faktor 10 schwanken. Gründe hierfür sind die bessere Resorption von sog. Hämeisen (aus Fleisch und Fisch) im Vergleich zu Nichthämeisen. Weiterhin enthalten pflanzliche Lebensmittel Substanzen, wie Phytinsäure in Vollgetreideprodukten, Hülsenfrüchten etc. und bestimmte Polyphenole in Tee, Rotwein, einigen Gemüsesorten etc., die Nichthämeisen binden und die Resorption verhindern [32].

2.2 Neue Möglichkeiten der Prophylaxe mit Nährstoffen und Lebensmitteln

Seit Jahren finden sich im Handel in zunehmendem Maße **für eine „Verbesserung der Gesundheit" angebotene Produkte** z.T. mit Hilfe neuer Methoden, etwa gentechnologischen Verfahren (s. Kap. 23), probiotischen Mikroorganismen etc. hergestellt. Die hierfür verwendeten Bezeichnungen sind nicht klar und einheitlich definiert. Darüber hinaus gibt es zwischen den einzelnen Produktgruppen fließende Übergänge.

Sowohl Verbraucher als auch Ärzte, Ernährungswissenschaftler und Ernährungsfachkräfte werden zunehmend mit folgenden überwiegend aus den USA übernommenen Begriffen konfrontiert:

- Designer Food,
- Functional Food (funktionelle Lebensmittel),
- Nutraceuticals,
- Agromedical Food,
- Novel Food etc.

Wegen des hohen Stellenwertes von Fitness, Wohlbefinden und Leistungssteigerung in der Bevölkerung finden die genannten Lebensmittel eine **hohe Akzeptanz**.

Das Gleiche gilt auch für Nahrungsergänzungsmittel (Supplemente) und für mit Nährstoffen angereicherte Lebensmittel.

Aufgrund neuer ernährungsmedizinischer Erkenntnisse kann eine Optimierung der Zufuhr bestimmter Nährstoffe der Mehrzahl heute häufiger Erkrankungen z.T. in erheblichem Maße **vorbeugen**. Die von der Bevölkerung derzeit praktizierte Ernährung – im Mittel werden 60% der Gesamtenergie aus Fett und Zucker gedeckt (vgl. Abb. 2-2) – ist relativ arm an wesentlichen, für die Prophylaxe wichtigen Nährstoffen und Nahrungsbestandteilen, wie etwa Kalzium, Ballaststoffen, antioxidativen Wirkstoffen, Jod etc.

> Selbst mit der nach den derzeitigen Regeln für eine gesunde Ernährung zusammengesetzten Kost, lassen sich manche Forderungen nicht mehr bzw. nur noch mit erheblichen Schwierigkeiten realisieren. Dies gilt beispielsweise für die Zufuhr von Kalzium, Vitamin E, Jod, ω-3-Fettsäuren etc.

In diesem Zusammenhang muss darauf hingewiesen werden, dass sich die Basis für die Nährstoffempfehlungen aufgrund neuer Erkenntnisse insofern geändert hat, als **frühere Empfehlungen** auf eine sichere **Verhütung von Mangelerkrankungen,** wie etwa Rachitis, Eisenmangelanämie etc. ausgerichtet waren, während sie **heute zusätzlich** der **Vorbeugung chronischer Erkrankungen,** die mit zunehmender Verlängerung der mittleren Lebenserwartung an Bedeutung gewinnen, dienen sollen. Hierdurch wurden bzw. werden in Zukunft die Empfehlungen z.T. erheblich erhöht und damit eine Umsetzung in der Praxis erschwert.

Da große Teile der gesundheitsbewussten Bevölkerung diese Möglichkeiten der Ernährungsprophylaxe nutzen will, andererseits aber nicht in der Lage bzw. nicht bereit ist, ihre Ernährungsgewohnheiten entsprechend zu ändern, wird in zunehmendem Maße versucht, das Ziel durch Einnahme von Supplementen, den Verzehr angereicherter Lebensmittel oder sog. funktioneller Lebensmittel (Functional Food) zu erreichen.

2.2.1 Anreicherung

> Gemäß Codex Alimentarium versteht man unter Anreicherung von Lebensmitteln den Zusatz essentieller Nährstoffe, der zur Behebung eines nachgewiesenen Mangels in der Bevölkerung oder in Bevölkerungsgruppen dient.

Hierbei ist es unerheblich, ob dieser Nährstoff in einem Lebensmittel ursprünglich enthalten ist oder nicht.

Ein Beispiel ist die in der Bundesrepublik praktizierte Anreicherung von Speisesalz mit **Jodid** (vgl. Kap. 1.8.3) zur Optimierung der Jodversorgung.

Die Anreicherung von regelmäßig verzehrten Lebensmitteln hat im Vergleich zu Supplementen den Vorteil, dass hiermit die **Versorgung der Gesamtbevölkerung** verbessert wird, während Supplemente überwiegend von besonders gesundheitsbewussten Personen mit einem bereits günstigen Ernährungsverhalten verwendet werden.

2.2.2 Nahrungsergänzungsmittel (Supplemente)

Nahrungsergänzungsmittel sind Lebensmittel des allgemeinen Verzehrs. Sie unterliegen dem Lebensmittel- und Bedarfsgegenständegesetz. Ihre Einzelkomponenten sind **Bestandteile der Nahrung** und sollen diese ergänzen, wenn sie aus bestimmten Gründen (z.B. einseitige Ernährung oder zeitweise erhöhter Bedarf) nicht ausreichend vorhanden sind.

Nach der derzeitigen Rechtslage bedürfen sie, im Gegensatz zu Arzneimitteln und diätischen Lebensmitteln, **keiner Zulassung** oder **Registrierung.** Da Arzneimittel dazu bestimmt sind, Krankheiten, Leiden, Körperschäden oder krankhafte Beschwerden zu heilen, zu lindern oder zu verhüten, ergeben sich Übergangsbereiche zwischen Nahrungsergänzungsmitteln und Medikamenten [67].

Der **Verbrauch** von Nahrungsergänzungsmitteln – sie enthalten überwiegend Vitamine, Mineralstoffe, Spurenelemente, z.T. auch Ballaststoffe, bestimmte Fettsäuren etc. – ist seit Jahren steigend.

Nutzen und eventuelle **Risiken** werden kontrovers eingeschätzt. Nach einer Erhebung aus den USA nahmen 33% aller Erwachsenen ein Supplement. Diese waren besonders gesundheitsbewusst, ernährten sich weitgehend optimal und hatten ein über dem Durchschnitt liegendes Bildungsniveau. Nichtraucher und Personen mit geringem Alkoholkonsum waren in dieser Gruppe überrepräsentiert [31].

Als anerkannte **Indikation** für eine Supplementation gelten

- das Vitamin-B_{12}-Defizit bei strengen Vegetariern (Veganern),
- Folsäure bei Frauen im gebärfähigen Alter mit geringem Verzehr von Früchten, Blattgemüse und Hülsenfrüchten und
- hypoenergetische Kostformen zur Reduktion des Körpergewichtes,
- Kalzium für Personen mit geringem Milchkonsum, bei Lactoseintoleranz bzw. Milcheiweißallergie.

Spezielle Indikationen für eine Vitamin-, Mineralstoff- oder Spurenelementsupplementation können sich in der Schwangerschaft und bei bestimmten Erkrankungen ergeben [31, 24].

Es besteht bei der Vielzahl angebotener Präparate mit sehr unterschiedlicher Zusammensetzung und den z.T. unseriösen Werbemethoden der Hersteller die **Gefahr einer unkontrollierten Zufuhr.** Nach Angaben aus den USA, wo der Konsum bereits seit Jahren sehr hoch ist, entstehen hierdurch jedoch **keine Gesundheitsrisiken** (Lit. bei [59]). In den „Dietary reference intakes" der USA finden sich „Tolerable upper levels" (Angaben zur höchsten Zufuhrmenge, die nach derzeitigem Kenntnisstand nicht mit Gesundheitsschäden verbunden sind), mit deren Hilfe die Gefahr einer Überdosierung beurteilt werden kann.

> Die Deutsche Gesellschaft für Ernährung empfiehlt, wann immer möglich auf Supplemente zu verzichten und eine optimale Ernährung zu praktizieren.

Supplemente beinhalten, abgesehen von der möglichen Überdosierung eines Nährstoffes auch die Gefahr, ein **Gefühl der Sicherheit** zu schaffen und folglich auf eine optimale Ernährung zu verzichten. Darüber hinaus ist es unter Einbeziehung der neuen Erkenntnisse über sekundäre Pflanzenstoffe nicht annähernd möglich, alle zur Prophylaxe wichtigen Inhaltsstoffe der Nahrung in einem Präparat zu konzentrieren.

Befürwortet wird von vielen Autoren die **Supplementation von antioxidativen Vitaminen,** insbesondere von Vitamin E. Argumentiert wird mit den Worten: je besser der Antioxidantienstatus, umso geringer die Mortalität. Verwiesen wird auf eine Reihe von Studien, wie etwa die Nurses' Health Study, nach der das Dreifache der in den USA empfohlenen Vitamin-E-Zufuhr mit einer um 34% geringeren Rate an koronaren Herzerkrankungen einherging (Lit. bei [59]).

2.2.3 Funktionelle Lebensmittel (Functional Food)

> Der nicht einheitlich definierte Begriff wird für Lebensmittel verwendet, deren natürliche, mit speziellen Herstellungsverfahren erzeugte oder zugesetzte Inhaltsstoffe die Gesundheit fördern.

Funktionelle Lebensmittel sollen helfen, ein Optimum an Gesundheit, Leistungsfähigkeit und Wohlbefinden zu erreichen. Während der Sinn der Ernährung bisher darin bestand, den Nährstoffbedarf zu decken, sodass die physiologischen Funktionen gesichert sind, geht man davon aus, dass funktionelle Lebensmittel physiologische Funktionen noch zusätzlich optimieren, um etwa das Erkrankungsrisiko, z.B. an Arteriosklerose, Osteoporose etc., zu minimieren, die immunologischen Abwehrmechanismen zu optimieren oder den Alterungsprozess zu verzögern.

In Japan befinden sich solche Produkte bereits länger als in europäischen Ländern im Handel. Sie werden als „Foods for Specified Health Use" (FOSHU) bezeichnet und unterliegen einem speziellen Zulassungsverfahren.

> Unter Novel Food versteht man Lebensmittel, die durch den Einsatz neuer Technologien oder unter Verwendung neuer Rohstoffe hergestellt werden.

Hierzu zählen auch Lebensmittel, die aus **gentechnisch veränderten Organismen** hergestellt werden oder diese enthalten.

Nach der Verordnung über neuartige Lebensmittel und neuartige Lebensmittelzutaten **(Novel-**

Food-Verordnung) dürfen nur Produkte in den Verkehr gebracht werden, die keine Gefahr für den Verbraucher darstellen, keine Irreführung bewirken und sich von konventionellen Produkten nicht so unterscheiden, dass sie bei normalem Verzehr Ernährungsmängel verursachen.

Aus toxikologischer und ernährungsmedizinischer Sicht bestehen dann keine Bedenken gegen ein solches Produkt, wenn seine Inhaltsstoffe denen von konventionell erzeugten Produkten gleichwertig sind, d.h. eine vollständige **substantielle Äquivalenz** vorliegt.

Besteht diese Äquivalenz zu einem konventionell erzeugten Lebensmittel nicht, so muss eine toxikologische und ernährungsmedizinische **Bewertung** vorgenommen werden.

Dies ist z.B. dann der Fall, wenn von einem neu eingebrachten Gen ein Eiweiß synthetisiert wird, das im herkömmlichen Lebensmittel nicht enthalten war. Die **allergene Potenz** eines Lebensmittels könnte hierdurch sowohl im positiven als auch negativen Sinne verändert werden.

Ein positives **Beispiel** ist der in Japan im Handel erhältliche gentechnologisch veränderte Reis für Patienten mit Reisallergie. Weitere Produkte, wie etwa Milch mit niedrigem Phosphatgehalt für Kranke mit Niereninsuffizienz, Pflanzen mit hohem Anteil an Oligosacchariden zur positiven Beeinflussung der Darmflora, Reis, der infolge eines gentechnischen Eingriffs Beta-Karotin synthetisiert, sodass es hiermit möglich ist dem in manchen Regionen häufigen Vitamin-A-Mangel vorzubeugen etc., stehen bereit bzw. sind in Vorbereitung.

Die Bedeutung solcher Lebensmittel liegt bereits im Grenzbereich zwischen Prophylaxe und Therapie. Bezeichnet werden sie auch als **„Physiologically functional food"** [62].

In den USA wird der Begriff **„Medical Food"**, d.h. Lebensmittel, mit denen spezielle therapeutische Effekte erzielt werden können, wie folgt definiert: Lebensmittel, die verzehrt oder enteral zugeführt werden, und so zusammengesetzt sind, dass hiermit spezielle Erkrankungen behandelt werden können oder dass sie aufgrund wissenschaftlicher Erkenntnisse für einen speziellen Bedarf geeignet sind [7].

Aus der Gruppe funktioneller Lebensmittel kommt z.Z. den Probiotika und Präbiotika sowohl aus praktischer als auch aus wissenschaftlicher Sicht die größte Bedeutung zu. Nach derzeitigem Kenntnisstand haben sie eine Reihe vorbeugender Effekte. Therapeutische Indikationen sind in der Diskussion bzw. werden in Langzeitstudien überprüft.

Probiotika

Unter Probiotika versteht man lebende definierte Mikroorganismen, die nach oraler Zufuhr gesundheitsfördernd im menschlichen (oder tierischen) Organismus wirken.

Eine zunehmende Zahl wissenschaftlicher Befunde bestätigt die seit Jahrzehnten diskutierten positiven prophylaktischen und therapeutischen Wirkungen selektionierter, zur Herstellung fermentierter Lebensmittel verwendeter **Lactobazillen** und **Bifidobakterien**.

Aufgrund der allgemeinen Erfahrung war bereits Anfang des Jahrhunderts bekannt, dass fermentierte Milchprodukte den Verlauf von Durchfallerkrankungen, insbesondere im Kindesalter, positiv beeinflussen.

Der in Paris arbeitende **Bakteriologe Metschnikoff** erkannte, dass Milchsäurebakterien für diesen Effekt und andere positive Effekte fermentierter Milchprodukte verantwortlich sind, und untersuchte mit den Methoden der damaligen Zeit die Wirkung dieser Mikroorganismen auf den menschlichen Organismus. Er diskutierte eine Vielzahl positiver Effekte bis hin zur Beeinflussung des Alterungsprozesses. 1908 wurden seine Untersuchungen über Milchsäurebakterien durch Verleihung des **Nobelpreises** gewürdigt. Die Ergebnisse seiner Untersuchungen fasste er 1908 in dem in den USA erschienenen Buch „Prolongation of life" und dem in Deutschland erschienenen Buch „Beiträge zu einer optimistischen Weltauffassung" zusammen.

Er konnte zeigen, dass mit fermentierter Milch aufgenommene Milchsäurebakterien lebend den Verdauungstrakt passieren und im Stuhl ausgeschieden werden. Er nahm an, dass ein hoher Anteil an Milchsäurebakterien in der Darmflora eine der Voraussetzungen für ein gesundes und langes Leben sei.

Aus der großen Gruppe der Lactobazillen und Bifidobaktierien sind einige Stämme zur Herstellung fermentierter Milchprodukte bzw. probiotischer Produkte geeignet.

Das bei uns am häufigsten verzehrte fermentierte Milchprodukt **Joghurt** wird aufgrund gesetzlicher Bestimmungen durch Fermentation mit **Lactobacillus bulgaricus** und **Sreptococcus thermophilus** hergestellt. Beide Keime begünstigen ihr Wachstum gegenseitig.

Probiotische fermentierte Milchprodukte werden meist mit selektionierten Stämmen aus der Gruppe Lactobacillus acidophilus, Lactobacillus casei oder Bifidobacterium hergestellt.

Passage des Gastrointestinaltraktes

Grundvoraussetzung für einen prophylaktischen bzw. therapeutischen Effekt von oral aufgenommenen Mikroorganismen ist die **Passage der Keime** durch

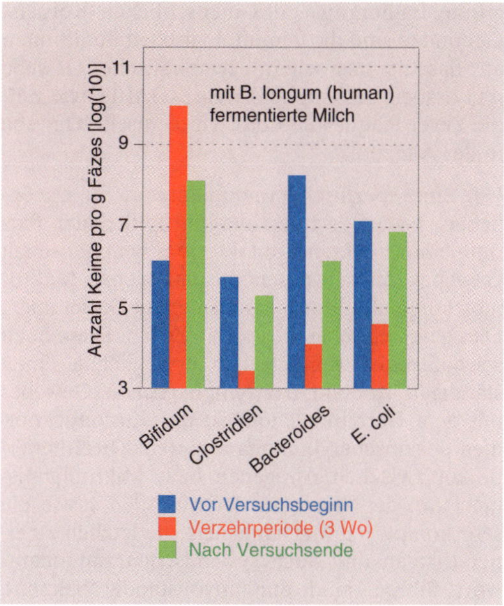

Abb. 2-7 Die Anzahl an Keimen vor, während und nach oraler Zufuhr an Bifidobakterien [5].

- den Magen (sauer pH-Wert und Pepsin als proteolytisches Enzym) und
- den oberen Dünndarm (hohe Gallensalzkonzentration und hohe Konzentration an Pankreasenzymen).

Die als Probiotika anerkannten Stämme erfüllen diese Forderung. Eine weitere Voraussetzung für die probiotische Wirkung ist eine **befristete Besiedelung des Darmes** durch passageres Verdrängen vorhandener Keimgruppen, wie an einem Beispiel in Abbildung 2-7 dargestellt.

Dies geschieht durch **Bildung organischer Säuren,** insbesondere von Milchsäure und von **Bakteriozinen** (Proteine und niedermolekulare Peptide, die Mikroorganismen befähigen, sich für ihr Wachstum erforderliche ökologische Nischen zu schaffen).

Eine weitere Voraussetzung ist das Exprimieren spezieller Proteine, mit deren Hilfe Bakterien auf der Oberfläche von Mukosazellen anhaften. Diese **Adhäsivfaktoren** werden von Keimen mit langer Verweildauer im Darm in besonderem Maße gebildet.

Probiotischen Lactobazillen und Bifidobakterien fehlt die Fähigkeit, den Darm dauernd zu besiedeln. Wird die orale Zufuhr unterbrochen, so werden die eingebrachten Keime nach kurzer Zeit wieder verdrängt.

Abbildung 2-7 zeigt das Ergebnis eines Versuches mit Bifidobacterium longum. Drei Wochen nach regelmäßiger oraler Zufuhr finden sich signifikante Änderungen der Keimzahlen in den Fäzes mit einem Anstieg der Bifidobakterien und einer Abnahme typischer Keime der Kolonflora.

Bifidobakterien besitzen, da sie neben Milchsäure auch Essigsäure synthetisieren, wahrscheinlich eine besondere Fähigkeit, das Wachstum anderer Bakterien zu hemmen.

Die derzeit vorliegenden experimentellen und klinischen Studien beweisen bzw. machen es sehr wahrscheinlich, dass Probiotika

- immunologische Abwehrmechanismen verbessern,
- intestinalen und vaginalen Infekten vorbeugen,
- die Karzinogenese im Kolon hemmen und
- der Obstipation und möglicherweise der Hypercholesterinämie entgegenwirken.

Darüber hinaus werden fermentierte Milchprodukte von Patienten mit einem Lactasemangelsyndrom besser toleriert, sodass ihnen Milch als wertvolle Kalzium- und Proteinquelle zur Verfügung steht (Lit. bei [34]).

Im Folgenden werden gesicherte und diskutierte prophylaktische und therapeutische Effekte von Probiotika dargestellt.

Lactasemangelsyndrom
(vgl. Kap. 3.4.6)

Fermentierte Milchprodukte werden bei einem Defizit oder Fehlen der Lactase vergleichsweise gut toleriert, sodass Milch in dieser Form verzehrt werden kann.

Die bessere Toleranz beruht nicht auf der nur unbedeutend geringeren Konzentration an Milchzucker, sondern auf dem **Lactasegehalt der Milchsäurebakterien**.

Es konnte gezeigt werden, dass die bakterielle β-**Galaktosidase** in intakter Form in den Dünndarm gelangt. Eingeschlossen in die Mikroorganismen und unterstützt durch die hohe Pufferkapazität der Milch passiert das Enzym – es wird bei einem pH-Wert von < 3 schnell inaktiviert – unbeschadet den Magen. Die hohe Gallensalzkonzentration im oberen Dünndarm erhöht wahrscheinlich die Permeabilität der Bakterienmembranen und fördert den **Austritt der Lactase.**

Die Wirkung der Milchsäurebakterien bei einem Lactasedefizit lässt sich mit Hilfe des **Wasserstoffexhalationstests** belegen (Abb. 2-8).

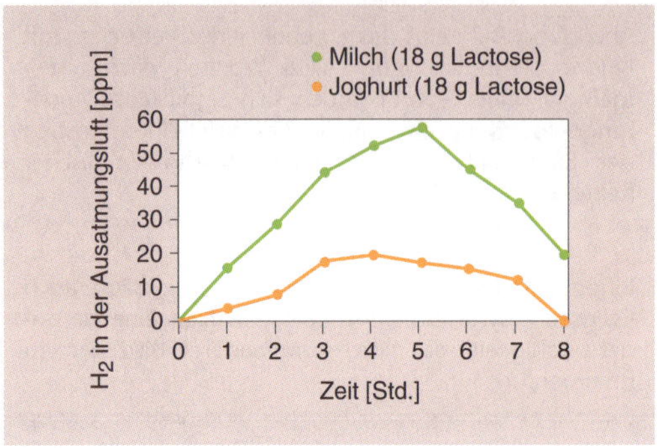

Abb. 2-8 Verhalten der H_2-Konzentration in der Ausatmungsluft bei Personen mit einem Lactasemangel nach Verzehr von Lactose mit Milch bzw. Joghurt [42].

Die verschiedenen Milchsäurebakterienstämme, die sich in fermentierten Milchprodukten finden, setzen β-Galaktosidase im Darmlumen in unterschiedlichem Maße frei. Da die Produzenten **unterschiedliche Starterkulturen** verwenden, variiert die Lactosetoleranz in Abhängigkeit vom verzehrten Produkt. Diese Tatsache ist wichtig für die praktische Diätberatung.

In Untersuchungen an Patienten mit Lactasemangel fanden sich beim Vergleich verschiedener im Handel erhältlicher Produkte erhebliche Unterschiede. Als **Bewertungskriterien** dienten sowohl die Wasserstoffexhalation als auch die klinischen Symptome des Lactasemangels [66].

Entscheidend für die Freisetzung von Lactase aus den Bakterienzellen ist die **Zellwandstruktur.** Beim Vergleich eines Stammes von Lactobacillus acidophilus und Lactobacillus bulgaricus mit gleicher Lactaseaktivität im Zellinneren hatte Lactobacillus bulgaricus einen wesentlich günstigeren Effekt bei Personen mit Milchzuckerunverträglichkeit. Als Ursache fanden sich Unterschiede in der Wandstruktur.

Die Untersuchung bestätigt, dass mit **Lactobacillus bulgaricus** hergestellte Produkte besser als solche mit Lactobacillus acidophilus toleriert werden [46].

Hitzebehandelte fermentierte Milchprodukte haben einen weniger ausgeprägten Effekt. Empfohlen werden sollten daher nur Produkte mit **Lebendkeimen.**

Immunmodulatorische Wirkung, Infektprophylaxe und -therapie

Probiotische Mikroorganismen verstärken die Barrierefunktion der Darmschleimhaut sowohl durch die Normalisierung einer gesteigerten Mukosapermeabilität als auch durch Optimierung der immunologischen Barriere. Der Darm ist das größte Immunorgan des menschlichen Körpers. Gebunden sind die immunologischen Funktionen an das darmassoziierte lymphatische Gewebe (gut-associated lymphoid tissue, GALT), wie z.B. die Peyer-Plaques und das lymphatische Gewebe in der Appendix.

Um eine spezifische Immunantwort zu ermöglichen, bedarf es trotz intakter epithelialer Barriere eines direkten Kontaktes des lymphatischen Gewebes mit den potentiell pathogenen Makromolekülen und Mikroorganismen im Darmlumen. Dies geschieht über die sog. M-Zellen. Diese hoch spezialisierten Epithelzellen ermöglichen einen ständigen Kontakt des lymphatischen Gewebes mit dem Darminhalt und so das Zustandekommen spezifischer Immunantworten. Die Interaktionen zwischen Antigenen bzw. Mikroorganismen und der Membran der M-Zellen sowie die sehr komplexen Mechanismen, die letzlich zu einer lokalen und auch systemischen Immunantwort führen, sind nur unvollständig bekannt. Auch für das Verständnis immunmodulatorischer Wirkungen probiotischer Mikroorganismen sind weitere Detailkenntnisse von Wichtigkeit.

Die Funktion der Zellen des Immunsystems wird weitgehend durch Cytokine (Interferone, Tumornekrosefaktor, Wachstumsfaktoren etc.) reguliert. Probiotische Mikroorganismen beeinflussen die Freissetzung dieser lokalen Botenstoffe und wirken so auf die Antikörperbildung, die Aktivierung von Makrophagen etc. Von besonderer Bedeutung sind die sekretorischen IgA-Antikörper.

Da das GALT Teil des allgemeinen Mukosaimmunsystems ist, können durch stimulierende Effekte auf das Immunsystem des Darmes auch positive Wirkungen an außerhalb des Darmes lokalisierten Schleimhäuten, z.B. der Bronchialschleimhaut induziert werden [33a].

Aufgrund experimenteller Befunde verbessern Probiotika sowohl die humorale als auch die zellvermittelte immunologische Abwehr.

Bei gesunden Versuchspersonen konnte nach oraler Gabe eines abgeschwächten Stammes von **Salmonella typhi** ein signifikant, um mehr als das Vielfache höherer Titer an spezifischem Serum IgA gegen diesen Keim dann gemessen werden, wenn gleichzeitig fermentierte Milch mit Bifidobakterien und Lactobacillus acidophilus verabreicht worden war (Lit. bei [34]).

Auch die Immunantwort auf eine Poliomyelitisschluckimpfung kann durch Probiotika verbessert werden. Eine fünfwöchige Vorbehandlung mit Lactobazillen erhöht sowohl die Aktivität virusneutralisierender Antikörper als auch die Serumkonzentration an poliospezifischer IgG sowie die lokale Immunität der Darmmukosa (IgA) [64].

In engem Zusammenhang mit der Beeinflussung immunologischer Abwehrmechanismen stehen Befunde, die dafür sprechen, dass **intestinale Infekte** durch den Verzehr fermentierter Milchprodukte verhindert bzw. therapiert werden können. Dies trifft sowohl zu für virale, bakterielle als auch Pilzinfektionen.

Am größten ist die Erfahrung bei der überwiegend durch **Rotaviren** ausgelösten Gastroenteritis im Kindesalter.

In prospektiven Studien fand sich unter Gabe von fermentierter Milch sowohl eine geringere Häufigkeit der durch Rotaviren ausgelösten Enteritis als auch bei erfolgter Infektion eine geringere Häufigkeit an Stuhlentleerungen und im Stuhl eine geringere Virusausscheidung [33].

In einer Multicenterstudie an Kindern mit wässriger Diarrhö wurde gezeigt, dass Rehydrationslösungen mit einem Zusatz von Lactobacillus GG schneller zu einer Erholung führen. Dies gilt sowohl für die Rotavirusenteritis als auch für Diarrhöen anderer Ätiologie [27].

Neben viralen Infekten werden **Pilz- und bakterielle Infekte** durch die orale Aufnahme von probiotischen Milchsäurebakterien positiv beeinflusst.

Basierend auf anekdotischen Berichten über den positiven Einfluss des Joghurtverzehrs bei der **rezidivierenden Candidavulvovaginitis** verzehrten Frauen mit dieser Pilzerkrankung während 6 Monaten unter kontrollierten Versuchsbedingungen täglich einen Lactobacillus-acidophilus-haltigen Joghurt. Hierunter kam es zu einer signifikanten Abnahme der klinischen Symptomatik und einer Reduktion der Besiedelung mit Candida albicans (Lit bei [34]).

Von praktisch-klinischem Interesse sind Berichte über den positiven Effekt von Lactobazillen bei der Antibiotika-assoziierten Diarrhö [17] als auch bei der durch Clostridium difficile ausgelösten Diarrhö als Folge einer Behandlung mit Breitbandantibiotika.

Dies gilt insbesondere für Fälle, bei denen es trotz Behandlung mit Metronidazol, Vancomycin etc. zu wiederholten Rezidivien kam. Beobachtet wurde sowohl eine Abnahme des Clostridium-difficile-Toxintiters im Stuhl als auch ein Sistieren der **Diarrhö** (Lit. bei [34]).

Erste Befunde sprechen auch dafür, dass probiotische Lactobazillen die Besiedelung der Magenschleimhaut mit **Helicobacter pylori reduzieren** [21]. Studien zur Prophylaxe und Therapie der **Reisediarrhö** wurden unter sehr uneinheitlichen Versuchsbedingungen durchgeführt. Die Ergebnisse sind folglich nur zum Teil positiv [54].

Es gibt Hinweise darauf, dass die Darmflora in die noch weitgehend unklare Ätiologie **chronisch-entzündlicher Darmerkrankungen (Morbus Crohn** und **Colitis ulcerosa)** involviert ist. Gesunde tolerieren ihre Darmflora. Bei chronisch-entzündlichen Darmerkrankungen ist diese Toleranz offenbar als Folge einer Fehlzusammensetzung der Flora gestört. Es gibt auch Befunde, die für eine solche Toleranzstörung bei extraintestinalen Erkrankungen wie rheumatischer Arthitis und allergischen Erkrankungen sprechen. Dysregulationen der Immunantwort auf die Antigenstruktur dieser Mikroorganismen gilt als Ursache entzündlicher und allergischen Reaktionen. Der Versuch einer Normalisierung der Darmflora durch Gabe von probiotischen Mikroorganismen war folglich naheliegend. Die derzeit vorliegenden Befunde sprechen dafür, dass Probiotika die entzündlichen Gewebereaktionen hemmen und den Krankheitsverlauf positiv beeinflussen (vgl. Kap. 3.4) [36].

Kolonkarzinom

In die sehr komplexe Genese des Kolonkarzinoms ist die Intestinalflora in vielfältiger Weise involviert (vgl. Kap. 16). Obwohl die exakte Beweisführung schwierig ist, sprechen zunehmend Ergebnisse tierexperimenteller und klinischer Studien dafür, dass probiotische Milchsäurebakterien über eine unspezifische Stimulation des Immunsystems, eine Verbesserung der zellulären Immunität und eine reduzierte Bildung karzinogener Substanzen im Darm protektiv wirken.

Manche Stämme von Lactobazillen **binden mutagene heterozyklische Amine,** die beim Erhitzen proteinreicher Lebensmittel entstehen, andere sind in der Lage, karzinogene N-Nitrosoverbindungen abzubauen.

Die orale Aufnahme bestimmter Stämme von Lactobacillus acidophilus und casei führt zu einer Änderung des Keimspektrums im Darm. Damit nimmt die Aktivität folgender bakteriell synthetisierter Enzyme ab, denen eine Bedeutung bei der Karzinogenese zukommt:

- β-Glucoronidase,
- Nitroreduktase und
- Azoreduktase.

Diese Enzyme aktivieren Vorstufen bzw. inaktivierte Formen von Karzinogenen.

Abbildung 2-9 zeigt das Verhalten der β-Glucoronidaseaktivität im Stuhl vor und während der

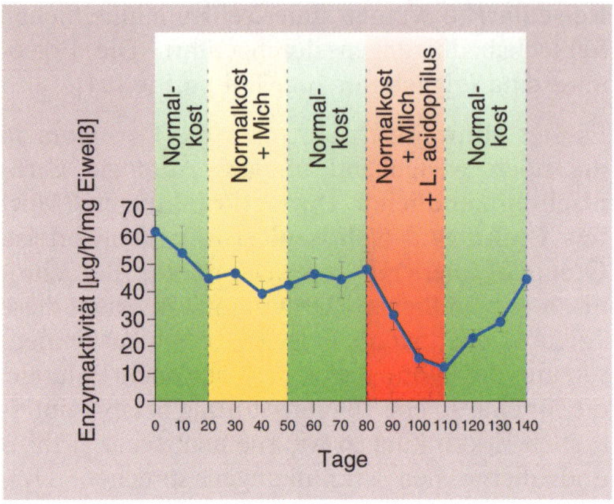

Abb. 2-9 Der Einfluss oral aufgenommener Milchsäurebakterien (L. acidophilus) auf die β-Glucuronidaseaktivität im Stuhl gesunder Versuchspersonen [26].

oralen Aufnahme von Lactobacillus acidophilus [26].

Reduziert wird auch das bakteriell synthetisierte Enzym 7-α-Dehydroxilase, das primäre in die kokarzinogenen sekundären Gallensäuren umwandelt.

Gestützt wird die Annahme einer karzinoprotektiven Wirkung weiterhin durch Ergebnisse tierexperimenteller Untersuchungen. So senkt beispielsweise die Verfütterung von Bifidobacterium longum in hohem Maße bei Ratten die Tumorrate nach Gabe des bei der Hitzebehandlung von Fleisch und Fisch entstehenden **karzinogenen Pyrolyseproduktes** 2-Amino-3-Methylimidazol[4,5-f]quinolin [57].

Auch das Risiko einer extratestinalen Karzinogenese wird durch probiotische Lactobazillen reduziert. So sank die Mutagenität des Harnes gesunder Versuchspersonen, die gebratenes Rindfleisch verzehrten, wenn zusätzlich mit Lactobazillus casei fermentierte Milch verabreicht wurde und in klinischen Studien konnte die Rezidivrate nachoperativer Entfernung oberflächlicher Harnblasenkarzinome gesenkt werden [4] (vgl. Kap. 16).

Funktionsstörungen des Darmes

Es gibt Hinweise darauf, dass neben anderen Fakten auch Besonderheiten in der Zusammensetzung der Darmflora an der Entstehung des **irritablen Kolons** beteiligt sind. Hiervon ausgehende Therapiestudien mit einem mit Lactobazillus plantarum fermentierten Lebensmittel ergaben einen signifikanten Rückgang sowohl der abdominellen Schmerzen als auch der Flatulenz [52].

Die Mehrzahl der mit unterschiedlicher Versuchsanordnung veröffentlichten Studien zur Beeinflussung der **Obstipation** verliefen überwiegend positiv [39].

Serumcholesterinspiegelsenkender Effekt

Ausgehend von der Tatsache, dass Männer vom Stamme der Massai in Afrika pro Tag 4–5 l fermentierte Milch trinken und ihre Serumcholesterinspiegel trotzdem in sehr niedrigem Bereich liegen, wurde ein cholesterinspiegelsenkender Effekt von Milchsäurebakterien diskutiert.

Eine Reihe gezielter Untersuchungen mit Joghurt, überwiegend unter Verwendung von Lactobacillus acidophilus hergestellt, kamen zu uneinheitlichen Ergebnissen [2, 48].

Als **möglicher Wirkmechanismus** wird ein hemmender Effekt auf das Enzym HMG-CoA-Reductase, das für die Cholesterinsynthese limitierend ist, diskutiert [48].

Wenig untersucht ist der Einfluss **fermentierter Fleischprodukte**, z. B. Rohwurst und Gemüse (Sauerkraut und Kimchi), auf den menschlichen Organismus.

Die bei der Fermentation gebildeten Säuren und weitere mikrobielle Hemmstoffe wirken wachstumshemmend auf unerwünschte Keime und garantieren so die **Haltbarkeit**.

Nach längerem regelmäßigem Verzehr von Sauerkraut und Kimchi (in Korea regelmäßig verzehrte milchsauer vergorene Gemüse, überwiegend Chinakohl) reduzierten sich wie nach dem Verzehr fermentierter Milch die Aktivitäten von β-Glucuronidase, Azoreductase, Nitroreductase und 7α-Dehydroxilase. Dies sind **bakteriell synthetisierte Enzyme** im Stuhl, unter deren Einfluss Prokarzinogene in Karzinogene umgewandelt werden [53].

Weitere Indikationen für den Einsatz von Probiotika finden sich in den Kapiteln 3, 5, 8 und 12.

Nebenwirkungen

Fermentierte Lebensmittel, dies gilt insbesondere für Milch und Gemüse, werden seit Jahrhunderten weltweit in fast allen Populationen ohne erkennbare Nebenwirkungen verzehrt. Auch speziell aus der Darmflora des Menschen selektionierte probiotische Milchsäure- und Bifidobakterien werden in manchen Ländern, wie z. B. Japan, bereits seit vielen Jahrzehnten ohne erkennbare negative Effekte von der Bevölkerung verzehrt. Auch bei immunkompromittierten Personen konnten keine negativen, jedoch positive Wirkungen, wie beispielsweise ein geringerer Candidabefall der Schleimhäute, beobachtet werden.

Bei dem extrem seltenen Nachweis von Lactobazillen bei schweren Infektionskrankheiten, wie z. B. der Endokarditis, dürfte es sich um eine sekundäre und nicht um eine die Krankheit auslösende Besiedlung handeln.

Eine europäische Expertenkommission nahm basierend auf den derzeitigen Mitteilungen in der Literatur zu der Frage Stellung, ob die orale Zufuhr von Lactobazillen und Bifidobakterien mit probiotischen Lebensmitteln das Risiko opportunistischer Infektionen, insbesondere bei immunsuprimierten Patienten einschließlich HIV-Infizierten, Kindern und Kleinkindern, erhöht. Die Autoren kamen zu dem eindeutigen Ergebnis, dass kein Risiko besteht [8].

Kefir ist ein weiteres fermentiertes Milchprodukt, dem gesundheitsfördernde Effekte insbesondere bei gastrointestinalen Erkrankungen zugesprochen werden, obwohl Ergebnisse exakter Studien fehlen. Hergestellt wird das aus dem Kaukasus stammende Produkt aus Kuh-, Stuten- oder Ziegenmilch. Als Ausgangssubstanz für die Fermentation dienen so genannte Kefirkörner, bestehend aus verschiedenen Lactobazillen, Bifidobakterien, Hefen, Casein etc. Diese Körner setzen sich am Boden ab. Bei der Fermentation entstehen Milchsäure, Alkohol, Kohlendioxid und weitere den Geschmack bestimmende Substanzen.

Präbiotika

Ein Präbiotikum ist ein nichtverdaulicher Nahrungsbestandteil, der durch Stimulation des Wachstums bzw. der Stoffwechselaktivität bestimmter intestinaler Mikroorganismen positiv auf die Gesundheit wirkt.

Das heißt, ein **von den Verdauungsenzymen nicht hydrolisierbares Substrat** muss einer bestimmten Spezies bzw. einer definierten Gruppe von Mikroorganismen mit probiotischen Eigenschaften als Substrat dienen und deren Wachstum bzw. Stoffwechselaktivität gezielt steigern.

Sämtliche resistente Stärke und Nicht-Stärke-Polysaccharide **(Ballaststoffe**, vgl. Kap. 1.11) dienen der Flora des distalen Gastrointestinaltraktes als Substrat. Sie **begünstigen** aber das **Wachstum vieler Keimgruppen**, sowohl solcher mit als auch solcher ohne positive Wirkung auf den Gesamtorganismus.

Wünschenswert ist nach derzeitigem Kenntnisstand lediglich die **Vermehrung von Lactobazillen und Bifidobakterien**. Dieses Kriterium erfüllen nur **Fructooligosaccharide**. Diskutiert werden auch Galaktooligosaccharide und Sojaoligosaccharide.

Entsprechend der Kettenlänge werden Fructooligosaccharide unterteilt in **Oligofructose** und das längerkettige **Inulin** (ein Fructan). Oligofructose entsteht durch partielle Hydrolyse aus Inulin.

Tabelle 2-1 Gehalt an Inulin und Oligofructose.

	Inulin [%]	Oligofructose [%]
Banane	0,3–0,7	0,3–0,7
Roggen	0,5–1,0	0,5–1,0
Weizen	1,0–4,0	1,0–4,0
Knoblauch	6–10	6–16
Zwiebel	1,1–7,5	1,1–7,5
Spargel	2,0–3,0	2,0–3,0

Der Bifidumflora gestillter Säuglinge dient der **„Bifidumfaktor“**, ein Glykoprotein der Muttermilch, bestehend aus Glucose, Galaktose, Fructose und N-acetyl-Glucosamin als Substrat.

Fruktooligosaccharide finden sich in unterschiedlichen Konzentrationen in vielen **pflanzlichen Lebensmitteln** (Tab. 2-1). Besonders hoch ist die Konzentration in Topinambur (Jerusalem-Artischocke) mit 18–35% und in Chicorée mit etwa 16%. Die mittlere tägliche Aufnahme von Fructooligosacchariden wird für Europa mit 2–12 und die USA mit 2–8 g/Tag angegeben.

(Als **Neosugar** wird ein als Zuckerersatz dienendes Gemisch aus verschiedenen Oligosacchariden bezeichnet.) Auch das synthetische Disaccharid Lactulose dient den Bifidobakterien als Substrat und hat folglich präbiotische Effekte.

Fructooligosaccharide werden **selektiv** von Bifidobakterien **fermentiert.** Die hierbei entstehenden Säuren und Bacteriozine hemmen das Wachstum von Clostridien, Kolibakterien, Bakteroides und wahrscheinlich auch von verschiedenen pathogenen Bakterien wie Lysterien, Salmonellen etc.

Sowohl bei Versuchstieren als auch beim Menschen konnte unter Gabe von Präbiotika, insbesondere dem synthetisch hergestellten Transgalactooligosaccharid und der Lactulose, eine Steigerung der intestinalen Kalziumresorption um etwa 16% nachgewiesen werden [30].

Als Folge des quantitativen Abbaus der Präbiotika zu kurzkettigen Fettsäuren und Gasen kann es, wenn die tägliche Zufuhr über 10 bis maximal 40 g liegt, zu intestinalen Unverträglichkeitserscheinungen kommen.

Der Verzehr von 3-mal 5 g Fructooligosaccharid pro Tag während 2 Wochen vermehrte die Zahl der Bifidumbakterien im Stuhl von 6 auf 22% [25].

Die Lebensmittelindustrie bringt probiotische fermentierte Milchprodukte mit dem Zusatz von Präbiotika in den Handel. Diese als **Symbiotika** bezeichneten Lebensmittel sollen die positiven Wirkungen von Pro- und Präbiotika vereinigen.

2.3 Ernährung und Alter

Folgende beide Fragen verbindet die Ernährungsmedizin mit dem Vorgang des Alterns bzw. mit dem Alter:

1. Ist der Prozess des Alterns durch eine besondere Zusammensetzung der Nahrung beeinflussbar bzw. gibt es Inhaltsstoffe der Nahrung, die den Prozess des Alterns verzögern?

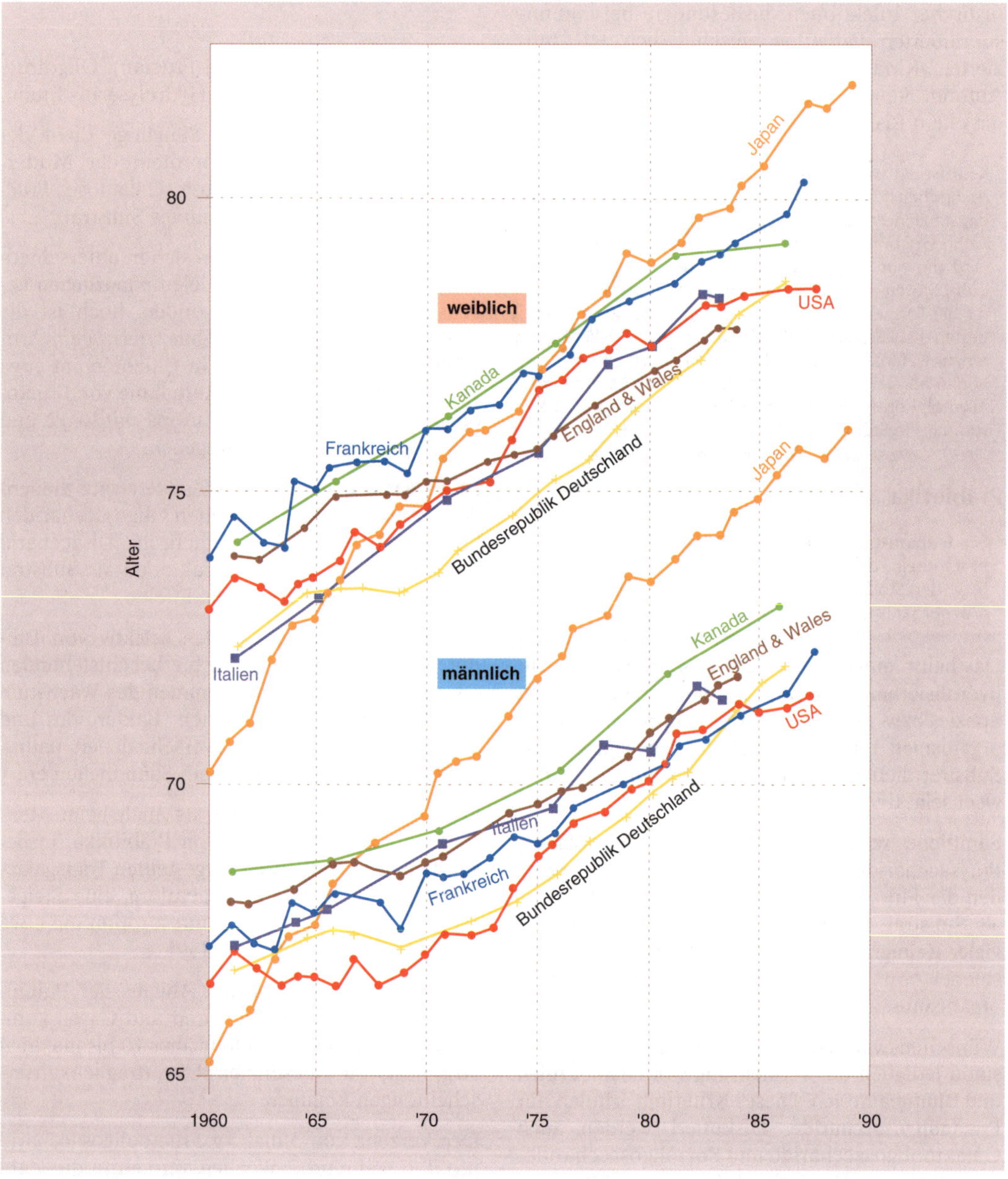

Abb. 2-10 Entwicklung der Lebenserwartung bei Geburt in sieben führenden industrialisierten Ländern (aus Ministry of Health and Welfare, Tokio 1990).

2. Welche Ernährungsprobleme sind spezifisch für das Alter und bedürfen einer besonderen Beachtung, um einen optimalen Ernährungszustand zu gewährleisten?

2.3.1 Ernährung und Altern

Dem Alter vorzubeugen und das Leben zu verlängern ist seit dem Altertum ein Wunsch der Menschen.

Als Folge von Fortschritten auf den Gebieten der Hygiene und der Medizin, unterstützt durch die Sicherstellung einer ausreichenden Ernährung, hat die **Lebenserwartung** in den Industrieländern in den letzten Jahrzehnten kontinuierlich zugenommen (Abb. 2-10).

So stiegen beispielsweise in den USA in der Zeit von 1960 bis 1980 der Anteil der Bevölkerung zwischen 75 und 85 Lebensjahren um 100% und der Anteil der über 85-Jährigen um 140%. Aufgrund von Vorausberechnungen wird davon ausgegangen, dass im Jahre 2050 50% derer, die das 65. Lebensjahr erreichen, eine Lebenserwartung von mehr als 85 Jahren haben werden.

Die bisher nie erreichte mittlere Lebenserwartung in den hoch industrialisierten Ländern ist Folge

- eines Rückganges der Kindersterblichkeit,
- der Möglichkeit, bakterielle Infektionskrankheiten zu heilen und
- die Widerstandsfähigkeit der Menschen durch optimale Ernährung zu verbessern etc.

Viele Menschen entgehen folglich einer Vielzahl von Risiken und erreichen zunehmend häufiger ein Alter, das frühere Generationen nur extrem selten erreichten. Todesursache ist folglich zunehmend der **„biologische Tod an Altersschwäche"**.

Es erhebt sich die Frage, ob mit speziellen Kostformen oder hoch dosierter Zufuhr bestimmter Nährstoffe wie etwa Vitaminen, Spurenelementen etc. der eigentliche für den genetisch vorgegebenen „biologischen Tod an Altersschwäche" verantwortliche **Alterungsprozess verzögert** werden kann. Grundvoraussetzung zur Beantwortung dieser Frage ist es, die derzeit nur lückenhaft bekannten, dem Alterungsprozess **zugrunde liegenden Mechanismen** aufzuklären.

Derzeit existieren verschiedene **Theorien**.

- Die bereits 1934 beschriebene **„Abnützungstheorie"** geht davon aus, dass das bei Oxidationsprozessen entstehende Alterspigment Lipofuscin – es findet sich mit zunehmendem Lebensalter vor allem in Zellen von Gehirn, Herz und Leber – für die fortschreitende Abnahme von Organfunktionen verantwortlich ist.
- Die **„Kollagentheorie"** besagt, dass bestimmte Substanzen (u. a. auch freie Radikale) im Laufe des Lebens eine zunehmende Quervernetzung bestimmter Makromoleküle induzieren, die Permeabilitätsstörungen zur Folge haben.
- Die **„Mutationstheorie"** führt das Altern auf eine Summation von DNA-Schäden durch Viren, Strahlen, freie Radikale etc. zurück.

Die Alterungstheorie, der nach derzeitigem Kenntnisstand die größte Bedeutung zukommt, ist die **„Theorie der freien Radikale"**.

Freie Radikale oxidieren (vgl. Kap. 1.7.4) Lipide in biologischen Membranen und verändern die Struktur von Nukleinsäuren, die für eine geordnete Zellteilung und Weitergabe von Erbinformationen verantwortlich sind.

Der Organismus ist permanent den unter physiologischen Bedingungen entstehenden bzw. den durch exogene Faktoren induzierten freien Radikalen ausgesetzt.

Die genannte Theorie geht davon aus, dass die **Schutz-** und **Repair-Mechanismen** bei der üblichen Lebensweise nie ausreichend sind, um sämtliche, durch Oxydation gesetzte Schäden wieder auszugleichen.

Eine Summation der verbleibenden Restschäden wird als wesentliche Ursache des Alterungsprozesses angesehen.

Die unterschiedliche mittlere Lebensdauer bei den verschiedenen Spezies wird in erster Linie auf unterschiedlich effektive Schutzmechanismen gegenüber den Schädigungen durch freie Radikale angesehen [13].

Eine Reihe tierexperimenteller Befunde stützt die „Theorie der freien Radikale". So wirkt beispielsweise eine **reduzierte Energiezufuhr** bei ausreichender Deckung des Bedarfs an essentiellen Nährstoffen im Vergleich zur Ad-libitum-Fütterung bei kleinen Nagetieren signifikant lebensverlängernd (Abb. 2-11). Erklärt wird der Befund mit der Tatsache, dass die Bildung freier Radikale positiv mit der **Höhe des Sauerstoffverbrauchs** pro Gramm Körpergewicht korreliert.

In **Mitochondrien** entstehen unter physiologischen Bedingungen freie Radikale.

In Mitochondrien aus Hirn, Herz und Nieren lassen sich diese hoch reaktionsfähigen Verbindungen bei reduzierter Energiezufuhr in signifikant geringerem Umfang nachweisen. Dieser Befund könnte wesentlich dafür mitverantwortlich sein,

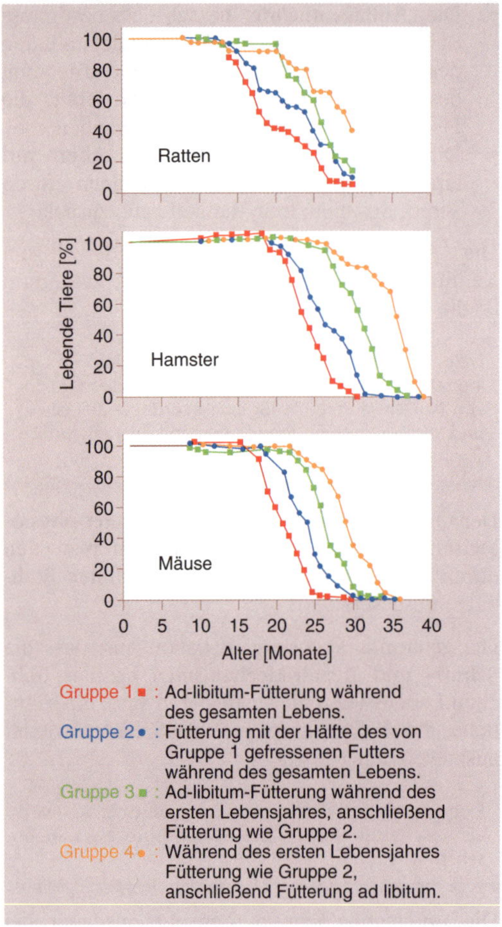

Abb. 2-11 Einfluss verschiedener Ernährungsregime auf die Lebensdauer von Ratten, Hamstern und Mäusen (zit. nach [55]).

dass Energierestriktion mit einer Lebensverlängerung bei Versuchstieren einhergeht.

Reduzierte Nahrungszufuhr hat zudem höhere Plasmakonzentrationen an **Melatonin** zur Folge. Melatonin wird in der Zirbeldrüse, aber auch in anderen Organen wie beispielsweise dem Darm synthetisiert. Die Melatoninproduktion in der Darmwand, aber auch in der Zirbeldrüse ist besonders bei reduzierter Nahrungsaufnahme gesteigert.

Die Substanz hat neben ihren Eigenschaften als Hormon mit Beziehungen zur Regulation endokriner Drüsen, der Steuerung zirkadianer Rhythmen etc. sehr potente **antioxidative Eigenschaften.** Wenn dem oxidativen Stress beim Zustandekommen von Alterungsvorgängen die Bedeutung zukommt, die derzeit vermutet wird, so wäre diese gesteigerte Melatoninsynthese eine Teilerklärung für den lebensverlängernden Effekt einer reduzierten Nahrungsaufnahme.

Die **altersbedingten Schäden am Zentralnervensystem** sind in besonderem Maße durch freie Radikale bedingt. Als Folge des hohen Sauerstoffumsatzes in Hirngewebe ist die Bildung freier Radikale im Vergleich zu anderen Organen hier am höchsten. Nur etwa 2% des Körpergewichtes entfallen auf das Gehirn, während das Organ in Ruhe etwa 20% des aufgenommenen Sauerstoffs umsetzt. Dem im Hirngewebe bei hoher Konzentration nachweisbaren Melatonin kommt offenbar zusammen mit den Vitaminen C, E und der Glutathionperoxidase eine entscheidende Bedeutung beim Schutz vor freien Radikalen zu [58].

Die Entstehung einiger degenerativer, mit zunehmendem Lebensalter auftretender Hirnerkrankungen – wie Morbus **Alzheimer,** Morbus **Parkinson** etc. – wird mit einer Schädigung durch freie Radikale erklärt, und es wird versucht, mit antioxidativen Vitamen zu therapieren (vgl. Kap. 11).

Die **maximale Lebenserwartung** (maximum life span potential, MLSP) liegt **beim Menschen** im Vergleich zu anderen Säugetieren am höchsten. Eine Ursache hierfür dürfte die vergleichsweise hohe Konzentration an Antioxidantien wie Vitamin C, E, Carotinoiden und auch an antioxidativen Enzymen wie etwa der Superoxiddismutase in Plasma und Gewebe sein.

Dass hierdurch ein vergleichsweise guter Schutz vor oxidativer DNA-Schädigung gewährleistet ist, zeigt beim Menschen im Vergleich zu anderen Säugetieren die niedrige Konzentration an 8-Hydroxydeoxyguanosin, einem DNA-Oxidationsprodukt in Geweben [13].

Werden DNA-Schäden nicht durch sog. Repair-Mechanismen korrigiert, so kommt es zu **Mutationen,** die sich bei der Zellteilung auf Nachfolgezellen übertragen. Eine Akkumulation solcher DNA-Schäden gilt als eine Ursache des Alterungsprozesses [3].

Die **Aktivität von Repair-Mechanismen** ist in der Jugend sehr hoch und lässt mit zunehmendem Lebensalter nach. Die für den natürlichen Tod verantwortlichen DNA-Schäden werden folglich wegen nachlassender Effizienz der Reparaturprozesse zunehmend weniger korrigiert.

Im Zusammenhang mit der Theorie der freien Radikale sind die Telomeren-Hypothese und das so genannte Hayflick-Limit von Interesse. Hayflick stellte fest, dass humane Zellen in der Kultur eine limitierte Fähigkeit zur Teilung besitzen. Aufgrund genetischer und verschiedener Umweltfaktoren kommt es nach einer bestimmten Zahl an Zellteilungen zu einem irreversiblen Verlust der Teilungsfähigkeit. Diese vorgegebene Begrenzung wird als Hayflick-Limit bezeichnet. Verantwortlich hierfür sind die Telomeren, abschließende DNA-Strukturen an den Enden der Chromosomen mit charakteristischen Wiederholungssequenzen. Sie schützen die Chromosomenenden vor Degeneration, Fusion mit anderen Chromosomen etc. Mit jeder Zellteilung geht ein Abschnitt der DNA-Struktur des Telomers verloren, das heißt, die Chromosomenenden (Telomeren) verkürzen sich. Erreicht die Verkürzung einen kritischen Punkt, so ist die Seneszenzphase und damit das Ende für weitere Zellteilungen erreicht. Die Zelle hat das Ende der durch die primäre Telomerenlänge und deren Verkürzungen vorgegebenen Lebensspanne erreicht. Es gibt deutliche Hinweise darauf, dass durch oxidativen Stress die Verkürzungrate der Telomeren erhöht und folglich das Hayflick-Limit früher erreicht wird [60].

Während die „Theorie der freien Radikale" zunehmend durch neue Befunde gestützt wird, gibt es auch tierexperimentelle Befunde über den **Einfluss weiterer Ernährungsfaktoren** auf den Alterungsprozess.

So konnte im Tiermodell gezeigt werden, dass sich die mit zunehmendem Lebensalter **abnehmende T-Zell-vermittelte Immunfunktion** durch eine Verringerung der Energiezufuhr verzögern lässt. Dieser Effekt wird auf eine verminderte Freisetzung proinflammatorischer Cytokine und bestimmter Wachstumsfaktoren unter hypokalorischer Ernährung erklärt.

Darüber hinaus konnte unter einer energiereduzierten Ernährung im Vergleich zur Ad-libitum-Fütterung bei älteren Tieren eine **Änderung der Lipidzusammensetzung in der Zellmembran** verhindert werden. Die mit zunehmendem Lebensalter nachweisbare Zunahme an Arachidonsäure und Cholesterin in der Zellmembran geht mit einer Abnahme der **Membranfluidität** einher; eine Änderung, die wiederum die Funktion insbesondere von Zellen des Immunsystems beeinträchtigt. Zusätzlich dient **Arachidonsäure** als Substrat für die Synthese von Prostaglandin E_2, einem Eicosanoid mit einer immunsuppressiven Wirkung.

Die Tatsache, dass sich die Lebensdauer von Mäusen unter hypokalorischer Ernährung durch Ersatz von Maiskeimöl durch Fischöl signifikant verlängern lässt, stützt die Bedeutung der Lipidkomponente in Zellmembranen [22].

Aufgrund tierexperimenteller Untersuchungen gibt es Hinweise darauf, dass der Alterungsprozess auch durch Optimierung der **Zufuhr weiterer Nährstoffe**, wie beispielsweise von Zink, verzögert werden kann. Nachdem wissenschaftliche Befunde zunehmend die Bedeutung intestinaler Mikroorganismen für Funktionen des menschlichen Organismus belegen und mit **Probiotika** und **Präbiotika** eine Modifikation der Intestinalflora möglich ist (vgl. Kap. 1.10.3 und 2.2.3), wird auch ein Einfluss der Darmflora auf den Alterungsprozess diskutiert. Dies betrifft insbesondere für die mit zunehmendem Lebensalter abnehmende Zahl an Bifidobakterien und Zunahme an Clostridium perfringens (vgl. Abb. 1.32). Hierdurch wird die Putreszenz (bakterieller Proteinabbau) im Kolon und damit die Bildung toxischer Abbauprodukte begünstigt. Diesen toxischen Substanzen kommt möglicherweise eine Bedeutung bei der Alterung zu. Durch orale Gabe verschiedener präbiotisch wirkender Oligosaccharide lässt sich das Keimspektrum wieder zu Gunsten der Bifidobakterien verschieben und so die Putreszenz reduzieren [49].

Während Einflüsse der Ernährung auf den sehr komplexen Vorgang des Alterns in erster Linie von wissenschaftlichem Interesse sind, kommt es in der Praxis darauf an, den im Alter häufigen **ernährungsabhängigen Erkrankungen** Diabetes mellitus, arteriosklerotische Gefäßerkrankungen, Hypertonie etc. **vorzubeugen** und durch Vermeidung von Ernährungsdefiziten die körperliche und geistige Leistungsfähigkeit zu erhalten.

The goal in life is to die young ... as late as possible (Ashley Montagu).
(Das Ziel im Leben ist es, jung zu sterben ... aber so spät wie möglich.)

2.3.2 Ernährung im Alter

Im Ernährungsbericht der Deutschen Gesellschaft für Ernährung 1996 wird das **Problem der Mangelernährung geriatrischer Patienten** anhand von Studien in einem Heidelberger Krankenhaus wie folgt dargestellt:

Unter- oder Mangelernährung ist ein häufiges und ernst zu nehmendes Problem bei geriatrischen Patienten. In einer Querschnittsuntersuchung von 300 über 75-jährigen Patienten bei Aufnahme ins Krankenhaus wurde aufgrund des Body Mass Index als Parameter des Ernährungszustandes festgestellt, dass 57 % der Frauen und 60 % der Männer untergewichtig waren.

Die **Serumkonzentrationen von Gesamtprotein**, Albumin, retinolbindendem Protein und Transferrin waren jeweils bei über 20 % der Patienten erniedrigt.

Bei zwei Drittel lag mindestens einer von fünf untersuchten **Vitamin-Blutwerten** unterhalb des Bereiches für eine befriedigende Versorgung. Besonders häufig waren die Serumkonzentrationen von Vitamin A und C erniedrigt [61].

Die zusammenfassende Auswertung von 12 Studien an älteren Menschen in den USA, sowohl in Altenheimen als auch unter häuslichen Bedingungen lebend, ergab häufig eine unzureichende Versorgung mit Energie, Proteinen, verschiedenen Mineralstoffen, Spurenelementen und Vitaminen (Tab. 2-2) [1].

Ursache der Mangelernährung ist in erster Linie die zu geringe Nahrungsaufnahme bei zusätzlich oft falscher und einseitiger Auswahl von Lebensmitteln.

Die Gründe für die **geringe Nahrungsaufnahme** sind vielfältig. Sie reichen von schlechtem Appetit, körperlichen und geistigen Einschränkungen, erschwerten Möglichkeiten beim Einkauf und bei der Zubereitung über psychische, soziale und finanzielle Probleme bis hin zu übermäßigem Alkohol- und Medikamentenkonsum [61].

Als **idiopathische, senile Anorexie** wird eine hochgradige Einschränkung der Nahrungsaufnahme ohne ersichtliche organische oder psychische Ursache bezeichnet. Bei solchen Patienten findet sich

- eine Verringerung der Cerebrospinalflüssigkeit,
- eine verminderte Konzentration des appetitsteigernden β-Endorphins im Plasma,
- bei gleichzeitig erhöhter Konzentration des appetithemmenden intestinalen Hormons Cholecystokinin als Folge einer im Alter verminderten Clearance dieses Hormons.

Neben Abweichungen in der Konzentration verschiedener Cytokine ist zusätzlich als Hinweis auf eine erhöhte Produktion des appetithemmenden Serotonins die Ausscheidung von Serotoninmetaboliten erhöht.

Diese Befunde zeigen, dass es zumindest bei einem Teil der Menschen zu erheblichen Störungen der das **Hunger-** und **Sättigungsgefühl** steuernden Mechanismen kommen kann [47].

Als **Ursache einer Mangelernährung,** dies gilt insbesondere für Mikronährstoffe, wird weiterhin diskutiert:

- ein erhöhter Bedarf als Folge der im Alter nicht seltenen chronischen Infektionskrankheiten und
- eine verminderte Ausnutzung im Gastrointestinaltrakt.

Eindeutige Belege für eine Bedeutung chronischer Infekte als Ursache der im Alter häufigen Mangelernährung fehlen.

Tabelle 2-2 Ernährungsstatus alter Menschen unter häuslichen Bedingungen (Gruppe 1) und in Altenheimen lebend (Gruppe 2) [1].

	Gruppe 1		Gruppe 2	
	geringe Zufuhr [%]	**laborchemisch nachweisbares Defizit [%]**	**geringe Zufuhr [%]**	**laborchemisch nachweisbares Defizit [%]**
Energie	29–33	3	5–18	30–66
Eiweiß	2–15	3	0–33	15–60
Kalzium	37	—	0–54	2
Eisen	—	4	5–35	10–31
Magnesium	—	—	—	—
Zink	76	—	21	—
Vitamin A	11	—	5–13	0–18
Vitamin D	72	15	63–77	48
Vitamin C	5	4–24	0–40	0–83
Vitamin B_1	8	2–5	7–30	4–23
Vitamin B_2	4	2–3	0–34	2
Vitamin B_6	85	18	57–100	28–49
Folsäure	77	8–9	37	7–57
Niacin	0	13	0	33
Vitamin B_{12}	31	3–31	—	0–20
Vitamin E	44	4	—	3–40
Biotin	—	1	—	0
Pantothensäure	—	4	—	3

Gesichert ist lediglich ein Einfluss der **Helicobacter-pylori-Besiedlung** der Magenschleimhaut auf den Vitaminstatus.

Höheres Lebensalter bedeutet vermehrten Befall der Magenschleimhaut mit Helicobacter pylori – in Mitteleuropa mehr als 50 % ab dem 50. Lebensjahr – und hierdurch bedingt Entwicklung einer chronischen Gastritis (Gastritis B) mit Sub- und Anazidität, sowie verminderter Intrinsic-factor-Produktion (vgl. Kap. 1.7.2). Sub- und Anazidität des Magens gehen mit einer verminderten Ausnutzung des proteingebundenen Vitamins B_{12} einher [16].

Zu einer immer wieder diskutierten klinisch relevanten, altersbedingten Funktionseinbuße von Pankreas und Dünndarm, gefolgt von einer verminderten Nährstoffausnutzung, kommt es nicht. Sowohl die **Digestions-** als auch die **Resorptionsorgane** verfügen, wie Untersuchungen an Patienten mit ausgedehnten Dünndarm- und Pankreasresektionen zeigen, über eine **sehr hohe Reservekapazität**.

Obwohl das Pankreas ab dem 60. Lebensjahr deutliche degenerative Veränderungen aufweist und sowohl die Bicarbonat- als auch Enzymsekretion nachlässt, ist die Ausnutzung von Fett, Eiweiß und Kohlenhydraten, bedingt durch die hohe Reservekapazität, nicht reduziert. Das Gleiche gilt für die fettlöslichen Vitamine und die Carotinoide. Niedrige Plasmakonzentrationen sind folglich nach Ausschluss einer organischen Erkrankung der Verdauungsorgane durch unzureichende Aufnahme mit der Nahrung bedingt.

Eine Ausnahme macht das **Vitamin D**, dessen Bedarf, wie auch Tabelle 2-2 zeigt, häufig nicht optimal gedeckt ist. Zwar kommt auch hier der im Alter oft geringen Zufuhr mit der Nahrung die entscheidende Bedeutung zu. Das Defizit resultiert jedoch auch aus der mit zunehmendem Lebensalter **geringer werdenden Vitamin-D-Synthese** aus pflanzlichen Vorstufen in der Haut und einer **geringeren Resorption**.

Die **Ursache** der verminderten Resorption ist unbekannt [6]. Eine im Alter vergleichsweise geringe Vitamin-D-Synthese in der Haut und damit größere Abhängigkeit von der oralen Zufuhr von Vitamin D_3 wird noch durch die oft **geringe Sonnenlichtexposition** alter Menschen verstärkt.

Dass die zur optimalen **Osteoporoseprophylaxe** erforderliche Versorgung mit Vitamin D und Kalzium bei großen Teilen der Bevölkerung nicht gegeben ist, zeigt das Ergebnis einer prospektiven placebokontrollierten Studie an 176 Männern und 213 Frauen, sämtlich über 65 Jahre alt. Unter Supplementation mit 500 mg Kalzium und 700 IU Vitamin D_3 kam es während einer Beobachtungszeit von drei Jahren im Vergleich zur Placebogruppe sowohl zu einer signifikanten Verbesserung der Knochendichte als auch zu einer Abnahme der nichtvertebralen Frakturen.

Bei der gewählten Versuchsanordnung lässt sich nicht entscheiden, ob der Ausgleich eines Defizits an Kalzium, an Vitamin D oder an beiden Nährstoffen für den positiven Effekt verantwortlich ist [14].

Besonders häufig findet sich bei Senioren eine **Mangelversorgung mit Vitaminen** (vgl. Tab. 2-2). Die üblicherweise zur Beurteilung des Vitaminstatus bestimmten Plasmakonzentrationen erfassen Defizite nur unvollständig. Wurden 65- bis 96-Jährigen mit im Normbereich liegenden Vitamin-Plasmakonzentrationen während drei Wochen die Vitamine B_6, B_{12} und Folsäure parenteral verabreicht, so kam es im Vergleich zu einer Kontrollgruppe zu signifikanten Verbesserungen metabolischer, für ein Vitamindefizit sprechender Parameter [51]. Die in dieser Studie unter Supplementierung gemessene **Abnahme der Homocysteinkonzentration** erscheint wegen deren Bedeutung für die Entstehung von Gefäßschäden von besonderem praktischem Interesse.

Die mit zunehmendem Lebensalter **steigende Infarktanfälligkeit** und abnehmende Intensität verschiedener Immunantworten lässt sich – wie in einer Studie an 96 älteren Personen gezeigt wurde – durch eine **Optimierung der Versorgung mit Mikronährstoffen** verbessern.

Während 12 Monaten erhielten die Testpersonen ein Supplement mit folgenden Nährstoffen: Vitamin A, C, D, E, B-Komplex, β-Carotin, Folsäure, Eisen, Zink, Kupfer, Selen, Jod, Kalzium und Magnesium. Die Dosierung entsprach der empfohlenen täglichen Zufuhr, lediglich Vitamin E und β-Carotin waren höher dosiert. Im Vergleich zur Placebogruppe kam es unter Supplementierung zu weniger infektbedingten Erkrankungen und zu einer signifikanten Verbesserung verschiedener Immunparameter [11].

Bedeutung der Vitaminversorgung für die Erhaltung der zerebralen Leistungsfähigkeit und der Sehkraft siehe Kapitel 11.10 bzw. 13.

Es gilt aufgrund einer Vielzahl klinischer Studien als gesichert, dass die im Alter häufige **Malnutrition zu wenig beachtet** wird.

- Sie vermindert die Lebensqualität,
- begünstigt eine Vielzahl von Erkrankungen und Befindensstörungen,
- erhöht das Risiko operativer Eingriffe,
- verlängert die stationäre Verweildauer etc.

Das **rechtzeitige Erkennen** von Energie- und Nährstoffdefiziten und das **gezielte Ausgleichen** von Mangelzuständen, auch unter Einsatz von Supplementen, muss mehr als bisher Bestandteil der praktischen Medizin werden.

Folgen der Mangelernährung

Mangelernährung und körperliche Inaktivität begünstigen mit zunehmendem Lebensalter die **Abnahme der fettfreien Körpermasse,** v. a. der Skelettmuskulatur und des Knochengewebes.

Hieraus resultieren Schwäche, Gebrechlichkeit, Beeinträchtigung der Mobilität, Erhöhung des Sturzrisikos, Beschleunigung der Osteoporoseentwicklung mit Steigerung des Frakturrisikos etc. Folgen, die wiederum die Voraussetzung für eine optimale Ernährung mindern.

Alternde Männer verlieren schneller als Frauen fettfreie Körpermasse, das heißt überwiegend Muskulatur. Folge dieser sog. Sarkopenie sind Gangunsicherheit und die bereits genannte erhöhte Sturzgefahr. Bevorzugt nimmt ein bestimmter Fasertyp im Muskel, die sog. Typ-II-Fasern ab, die für schnelle Kontraktionen verantwortlich sind. In gewissem Umfang lässt sich die Sarkopenie, deren Ursache nur unvollständig bekannt ist, durch Training und optimale Ernährung verzögern.

An Bewohnern eines Altenheimes konnte durch **regelmäßiges Krafttraining** in Verbindung mit Ernährungsintervention bereits nach 10 Wochen eine Vergrößerung der Muskelmasse und -kraft, gefolgt von einer höheren Gangsicherheit, höherer Spontanaktivität etc. gezeigt werden [23]. Charakteristisch für das höhere Lebensalter ist insbesondere der Muskelschwund an den Extremitäten bei vermehrter Depotfettbildung am Stamm. Im Gesicht kommt es im Bereich der Schläfen und Wangen zum Abbau von Fett. Die Folge ist eine für das Alter typische Veränderung des Gesichtsausdruckes, die einen schlechten Ernährungszustand vortäuschen kann.

Bei Hochbetagten wird eine optimale Energie- und Nährstoffversorgung zunehmend durch Vereinsamung, begleitende Erkrankungen, die Einnahme von Medikamenten, Depressionen, kognitive Defizite, Kau- und Schluckstörungen, Beeinträchtigung des Geschmacks- und Geruchssinnes etc. beeinträchtigt. Das Durstgefühl als Regulator des Wasserbedarfes ist vermindert, sodass die erforderliche Trinkmenge von 1,5 bis 2 Liter pro Tag nicht erreicht wird.

Mangelernährung begünstigt bei bettlägerigen betagten Personen die Entstehung eines **Dekubitus.** Diese Durchliegegeschwüre (Druckgeschwüre) entwickeln sich bei unsachgemäßer Lagerung überwiegend in der Sakralregion und an den Fersen. Fördernd wirken eine unzureichende Energiezufuhr, ein Proteindefizit, ein Mangel an Vitamin A, C, bestimmten B-Vitaminen, Eisen und Zink. In einer Studie lag die Dekubitushäufigkeit unter einer täglichen Energiezufuhr von 1500 kcal bei 4,5 %, unter 1000 kcal jedoch bei rund 58 %.

Von großer Bedeutung ist weiterhin das häufige Defizit an Zink. Ein Mangel an dem als Cofaktor vieler Enzymsysteme wichtigen Spurenelement wirkt negativ auf den Bindegewebsstoffwechsel, die Wundheilung, Zellteilung etc. [63].

Literatur

1 Abbasi, A., D. Rudman: Undernutrition in the Nursing Home: Prevelance, consequences, causes and prevention. Nutr. Rev. 52 (1994) 113–122.

2 Agerbaek, M., L.U. Gerdes, B. Richelsen: Hypocholesterolaemic effect of a new fermented milk product in healthy middle-aged men. Eur. J. Clin. Nutr. 49 (1995) 431–439.

3 Ames, B.N., M.K. Shigenaga, T.M. Hagen: Oxidants, antioxidants and the degenerative diseases of aging. Proceedings National Academy of Sciences USA 90 (17) (1993) 7915–7922.

4 Aso, Y., H. Akaza, T. Kotake, T. Tsukamoto, K. Imai, S. Naito: Preventive effect of a Lactobacillus casei preparation on the recurrence of superficial bladder cancer in a double-blind-trial. European Urology 21 (1995) 104–109.

5 Ballongue, J., J.P. Grill, P. Baratte-Euloge: Action sur la flore intestinale de laits fermentés au Bifidobacterium. Lait 73 (1993) 249–266.

6 Barragry, H.M., M.W. France, D. Corless, S.P.l. Gupta, S. Switala, J. Boucher, R.D. Cohen: Intestinal cholecalciferol absorption in the elderly and in younger adults. Clin Science Molecular Med 55 (1978) 213–220.

7 Blank, R.C.: Medical foods and nutraceuticals: Roles and regulations. Clinical Congress American Society for Parenteral and Enteral Nutrition (1998).

8 Borriello, S.P., W.P. Hammes, W. Holzapfel, P. Marteau, J. Schrezenmeir, M. Vaara, V. Valtonen: Safety of probiotics that contain Lactobacilli or Bifidobacteria. Clin. Infect. Dis. 36 (2003) 775–780.

9 Boyden, S.: Western civilization in biological perspective. Patterns in biohistory. Oxford University Press, Oxford 1988.

10 Bray, G.A.: Obesity: a time bomb to be defused. Lancet 352 (1998) 160–161.

11 Chandra, R.K.: Effect of vitamin and trace element supplementation on immune responses and infection in elderly subjects. Lancet 340 (1992) 1124–1127.

12 Chen, L.H.: Nutritional aspects of aging. Volume 1. CRC Press 1986.

13 Cutler, R.G.: Antioxidants and aging. Amer. J. Clin. Nutr. 53 (1991) 373–379.

14 Dawson-Hughes, B., S.S. Harris, E.A. Krall, G.E. Dallal: Effect of calcium and vitamin D supplementation

on bone density in men and women 65 years of age or older. New Engl. J. Med. 337 (1997) 670–676.
15 Deutsche Gesellschaft für Ernährung: Empfehlungen für die Nährstoffzufuhr. 5. Überarbeitung 1991. Umschau, Frankfurt 1991.
16 Doscherholmen, A., W. R. Swaim: Impaired assimilation of egg Co^{57} vitamin B_{12} in patients with hypochlorhydria and achlorhydria and after gastricresection. Gastroenterology 64 (1973) 913–919.
17 D'Souza, L., C. Rajkumar, J. Cooke, C.J. Bulpitt: Probiotics in prevention of antibiotic associated diarrhoea: meta-analysis. Brit. Med. J. 324 (2002) 1-6.
18 Erbersdobler, H.F. in: Kluthe, R., H. Kasper: Fleisch in der Ernährung. Thieme, Stuttgart – New York (1994).
19 Ernährungsbericht der Deutschen Gesellschaft für Ernährung 2000. Henrich, Frankfurt 2000.
20 Fabris, N., E. Mocchegiani: Zinc, human diseases and aging. Aging Clin. Exp. Res. 7 (1995) 77–93.
21 Felley, C.P., P. Sipponen, P. Michetti: Favorable effect of an acidified milk (LC-1) on helicobacter pylori gastritis in man. Eur J Gastroenterol Hepatol 13 (2001) 25–29.
22 Fernandes, G.: Effects of calorie restriction and omega-3 fatty acids on autoimmunity and aging. Nutr. Rev. 53 (1995) 72–79.
23 Fiatarone, M.A., E.F. O'Neil, N.D. Ryan, K.M. Clements, G.R. Solares: Exercise training and nutritional supplementation for physical frailty in very elderly people. New Engl. J. Med. 330 (1994) 1769–1775.
24 Gaßmann, B.: Inhaltsstoffe unserer Lebensmittel. Wann sind ihr Anreichern, Ergänzen oder Ausrichten auf besondere Zweckbestimmungen sinnvoll? Med. Welt 52 (2001) 278–284.
25 Gibson, R., B. Roberfroid: Dietary modulation of the human colonic microbiota: Introducing the Concept of Prebiotics. J. Nutr. 125 (1995) 1401–1412.
26 Goldin, B.R., S.L. Gorbach: The effect of milk and lactobacillus feeding on human intestinal bacterial enzyme activity. Amer. J. Clin. Nutr. 39 (1984) 756–761.
27 Guandalini, S., L. Pensabene, M. Abu Zikr, J. Amil Dias, L. Gobio Casali, H. Hoekstra, S. Kolacek, K. Massar, D. Micetic-Turk, A. Papadopoulou, J. Salazar de Sousa, B. Sandhu, H. Szajewska, Z. Weizman: Lactobacillus GG administered in oral rehydration solution to children with acute diarrhea: a multicenter European trial. J. Pediatr. Gastroenerol. Nutr. 30 (2000) 54–60.
28 Hapke, H.J.: Toxikologische Aspekte der Ernährung im Ernährungsbericht 1996, Deutsche Gesellschaft für Ernährung. Druckerei Henrich GmbH, Frankfurt (1996).
29 Heseker, H., in: Kluthe, R., H. Kasper: Kohlenhydrate in der Ernährungsmedizin unter besonderer Berücksichtigung des Zuckers. Thieme, Stuttgart – New York (1996).
30 van den Heuvel, E.G.H.M., M.H.C. Schoterman, T. Muijs: Transgalactooligosaccharides stimulate calcium absorption in postmenopausal women. J. Nutr. 130 (2000) 2938–2942.
31 Hunt, J.R.: Position of the American Dietetic Association: Vitamin and mineral supplementation. J. Amer. Dietic Assoc. 96 (1996) 73–77.
32 Hunt, J.R.: Moving toward a plant-base diet: are iron and zinc at risk? Nutr. Rev. 60 (2002) 127–134.
33 Isolauri, E., M. Kaila, H. Mykkänen, W. Ling, S. Salminen: Oral bacteriotherapy for viral gastroenteritis. Dig. Dis. Sc. 39 (1994) 2495–2600.
33a Isolauri, E., Y. Sütas, P. Kankaanpää, H. Arvilommi, S. Salminen: Probiotics: Effects on immunity. Am. J. Clin. Nutr. 73 (Suppl) (2001) 444–450.
34 Kasper, H.: Lebendkeime in fermentierten Milchprodukten – ihre Bedeutung für die Prophylaxe und Therapie. Ernährungsumschau 43 (1996) 40–45.
35 Katan, M.B., M. Grundy, C. Willett: Beyond low fat diets. New Engl. J. Med. 337 (1997) 563–566.
36 Kennedy, R.J., S.J. Kirk, K.R. Gardiner: Review article – The promotion of a favourable gut flora in inflammatory bowel disease. JPEN J Parenter Enteral Nutr 24 (2000) 189–195.
37 Kluthe, R., H. Kasper: Fleisch in der Ernährung. Thieme, Stuttgart – New York (1994).
38 Kluthe, R., H. Kasper: Kohlenhydrate in der Ernährungsmedizin unter besonderer Berücksichtigung des Zuckers. Thieme, Stuttgart – New York (1996).
39 Koebnick, C., I. Wagner, K. Ising, U. Stern: Die Wirkung eines probiotischen Getränks auf gastrointestinale Symptome und das Befinden von Patienten mit chronischer Obstipation. Ernähr Umsch 48 (2001) 392–396.
40 Koerber, K., T. Männle, C. Leitzmann, M. Eisinger, B. Watzl: Vollwerternährung – Konzeption einer zeitgemäßen Ernährungsweise. 8. Aufl. Haug, Heidelberg (1994).
41 Kohlmeier, L., A. Kroke, J. Pötzsch, M. Kohlmeier, K. Martin: Ernährungsabhängige Krankheiten und ihre Kosten, Band 27. Schriftenreihe des Bundesministeriums für Gesundheit. Nomos, Baden-Baden 1993.
42 Kolars, J.C., M.D. Levitt, M. Aouji: Yogurt: An autodigesting source of lactose. New. Engl. J. Med. 310 (1984) 1–3.
43 Koletzko, B., K. Dokoupil, S. Reitmayr, B. Weimert-Harendza, E. Keller: Dietary fat intake in infants and primary school children in Germany. Amer. J. Clin. Nutr. 72 (Suppl.) (2000) 1392–1398.
44 Leaf, A., P.C. Weber: A new era for science in nutrition. Amer. J. Clin. Nutr. 45 (1987) 1048–1053.
45 Lichtenstein, A.H., E. Kennedy, P. Barrier, D. Danford, N.D. Ernst, S.M. Grundy: Dietary fat consumption and health. Nutr. Rev. 45 Part II (1998) 3–19.
46 Lin, M.-L., C. Yen, S. Chen: Management of lactose maldigestion by consuming milk containing Lactobacilli. Dig. Dis. Sc. 43 (1998) 133–137.
47 Marcus, E.-L., E.M. Berry: Refusal to eat in the elderly. Nutr. Rev. 56 (1998) 163–171.
48 Mital, B.K., S.K. Garg: Anticarcinogenic, hypocholesterolemic, and antagonistic activities of Lactobacillus acidophilus. Critical Rev. Microbiol. 21 (1955) 175–214.
49 Mitsuoka, T.: Intestinal flora and aging. Nutr Rev 50 (1992) 438–446.
50 National Research Council: Recommended Dietary Allowances, 10th ed. National Academy Press, Washington D.C. 1989.
51 Naurath, H.J., E. Joosten, R. Riezler, S.P. Stabler, R.H. Allen, J. Lindenbaum: Effects of vitamin B_{12}, folate, and vitamin B_6 supplements in elderly people with normal serum vitamin concentrations. Lancet 346 (1995) 85–89.
52 Nobaek, S., M.L. Johansson, G. Molin, S. Ahrné, B. Jeppson: Alteration of intestinal microflora is associated with reduction in abdominal bloating and pain in patients with irritable bowel syndrom. Am J Gastroenterol 95 (2000) 1231–1238.

53 Oh, Young-Ju: Metabolische Epidemiologie des Kolonkarzinoms: Einfluß regelmäßiger Aufnahme von Sauerkraut und Kimchi auf die bakterielle Enzymaktivität im Stuhl bei deutschen und koreanischen Probanden. Wissenschaftlicher Fachverlag Gießen (1992).
54 Pal, Yu: Modulation of aging prosesses by dietary restriction. CRC Press, Boca Raton, London – Tokyo (1994).
55 Oksanen, P. J., S. Salminem, M. Saxelin, P. Hamalainen, A. Ihantola-Vormisto, L. Muurasneimi-Isoviita, S. Nikkari, T. Oksanen, I. Porsti, E. Salminem, S. Siitonen, H. Stuckey, A. Toppila, H. Vapaatalo: Prevention of travellers' diarrhoea by Lactobacillus GG. Ann Med 22 (1990) 53–56.
56 Pudel, V., in: Kluthe, R., H. Kasper: Kohlenhydrate in der Ernährungsmedizin unter besonderer Berücksichtigung des Zuckers. Thieme, Stuttgart – New York (1996).
57 Reddy, S., A. Rivenson: Inhibitory effect of Bifidobacterium longum on colon, mammary, and liver carcinogenesis induced by 2-amino-3-methylimidazo [4,5-f]-uinoline, a food mutagen. Cancer Res. 53 (1993) 3914–3918.
58 Reiter, R. J.: Oxidative processes and antioxidative defense mechanism in the aging brain. FASEB J. 9 (1995) 526–533.
59 Reynolds, R.: Vitamin supplements: Current controversies. J. Amer. Coll. Nutr. 13 (1994) 118–126.
60 Saretzki, G., T. von Zglinicki: Replikative Seneszenz als Altersmodell: Die Rolle von oxidativem Stress und Telomerenverkürzung – eine Übersicht. Z Gerontol Geriat 32 (1999) 69–75.
61 Schlierf, G., D. Volkert, P. Oster: Mangelernährung geriatrischer Patienten. In: Ernährungsbericht des DGE 1996. Druckerei Henrich GmbH, Frankfurt 1996.
62 Swinbanks, D., J. O'Brien: Japan explores the boundary between food and medicine. Nature 364 (1993) 180.
63 Thomas, D. R.: The role of nutrition in prevention and healing of pressure ulcers. Clin Geriatr Med 13 (1997) 497–511.
64 de Vrese, M., P. Rautenberg, C. Laue, M. Koopmans, T. Herremans, J. Schrezenmeir: Einfluss von Probiotika auf die Immunantwort auf eine Polioschluckimpfung. Proc Germ Nutr Soc Vol. 3 (2001) 7.
65 Wynder, E. L., B. S. Reddy: Dietary fat and fiber and colon cancer. Semin. Oncol. 10 (1983) 264–272.
66 Wytock, D. H., J. A. DiPalma: All yoghurts are not created equal. Amer. J. Clin. Nutr. 47 (1988) 454–457.
67 o. V.: Bei ausgewogener Ernährung sind Nahrungsergänzungsmittel überflüssig! Ernährungsumschau 43 (1996) 31.
68 o. V.: Scientific concepts of functional foods in Europe consensus document. Brit J Nutr 81 (1999) 1–27.

3 Erkrankungen der Gastrointestinalorgane

3.1	Nahrungsmittelintoleranz	127
3.2	Ösophagus	132
3.3	Magen	137
3.4	Dünndarm	148
3.5	Dickdarm	185
3.6	Exokrines Pankreas	202
3.7	Leber und Gallenwege	213

3.1 Nahrungsmittelintoleranz

Der **gesunde Organismus** hat die Fähigkeit,

- Nahrung zu verdauen,
- Nährstoffe zu resorbieren,
- Nährstoffe auf dem Blut- und Lymphwege abzutransportieren,
- die Nährstoffe dem Bedarf entsprechend auf verschiedenen Stoffwechselwegen in körpereigene Substanzen umzuwandeln oder für die Energiegewinnung abzubauen und
- anfallende Stoffwechselendprodukte zu entgiften und auszuscheiden.

Hierbei werden mit Hilfe verschiedener Regulationsmechanismen Körpergewicht und Zusammensetzung der Blut- und Gewebsflüssigkeit weitgehend konstant gehalten.

All diese Vorgänge sind, solange der Bedarf an essentiellen Nährstoffen gedeckt ist, in einem relativ weiten Bereich durch unterschiedlich hohe Nährstoffaufnahme und wechselnde Nährstoffrelation **belastbar,** ohne dass schädigende Nebenwirkungen auftreten.

Beispiele hierfür sind extreme Ernährungsgewohnheiten bei verschiedenen Völkern,

- wie die sehr eiweiß- und fettreiche Kost der Eskimos,
- die kohlenhydratreiche und fettarme Ernährung der Ostasiaten,
- die ballaststoffreiche Ernährung vieler afrikanischer Bevölkerungsgruppen etc.

Sie führen weder zu Störungen des Stoffwechsels noch zu Erkrankungen.

Diese weite Spanne, die dem Gesunden zur Verfügung steht und die es ihm ermöglicht, die Menge und Relation der Nährstoffe in einem großen Bereich zu variieren, ohne Schaden zu nehmen, ist bei vielen **Erkrankungen** eingeengt, zum Beispiel:

- die Proteinzufuhr bei Nieren- und Leberinsuffizienz,
- die Kohlenhydratzufuhr bei Diabetes mellitus oder
- die Fettzufuhr bei der exkretorischen Pankreasinsuffizienz.

Durch ein **Anpassen der Nährstoffzufuhr** an die Restfunktion der erkrankten Organe oder an das Ausmaß einer Stoffwechselstörung können zusätzliche Schädigungen, so etwa eine Urämie oder ein Leberkoma bei der Nieren- und Leberinsuffizienz, eine Entgleisung des Diabetes mellitus oder eine Diarrhö, abdominelle Beschwerden etc. bei der exkretorischen Pankreasinsuffizienz vermieden werden.

Während bei den genannten Erkrankungen durch gezielte Dosierung von Nährstoffen therapeutische Effekte erzielt werden, werden andere Erkrankungen nur durch **einen einzigen Nahrungsbestandteil** ausgelöst und entsprechend auch durch Elimination bzw. Reduktion der auslösenden Substanz aus der Nahrung therapeutisch beeinflusst. Beispiele sind:

- Milchzuckerunverträglichkeit (Lactasemangel) und
- die gluteninduzierte Enteropathie.

Bei diesen Erkrankungen des Darms verschwinden die Symptome durch **Meiden einer bestimmten Substanz** völlig.

Bei Erkrankungen, die durch einen bestimmten Nahrungsbestandteil ausgelöst werden, spricht man von einer **spezifischen Nahrungsmittelintoleranz.**

Dieser spezifischen Form der Intoleranz muss die **unspezifische Nahrungsmittelintoleranz** gegenübergestellt werden. Darunter versteht man unbestimmte, bei verschiedenen Krankheiten nach Art und Ausmaß wechselnde Beschwerden, deren Kausalzusammenhang mit bestimmten Nahrungsbestandteilen schlecht zu objektivieren ist.

Bei der **Beurteilung** solcher unspezifischer Intoleranzen, die sich meist als Völle- und Druckgefühl im Abdomen, Übelkeit, allgemeines Unbehagen, Durchfälle etc. äußern, ist es oft schwer zu entscheiden, inwieweit die angegebenen Beschwerden bedingt sind durch:

- Vorurteile gegenüber bestimmten Lebensmitteln und Speisen,
- eine ängstliche Selbstbeobachtung oder schwer zu diagnostizierende Erkrankungen wie etwa die Nahrungsmittelallergie.

Dass **Vorurteile gegen manche Lebensmittel,** Emotionen und psychische Faktoren zumindest in vielen Fällen am Zustandekommen unspezifischer Nahrungsmittelintoleranzerscheinungen beteiligt sind, gilt als erwiesen.

Die sich oft widersprechenden Ansichten über die Verträglichkeit von Lebensmitteln und Speisen und die hieraus resultierende Unsicherheit bei diätetischen Empfehlungen veranlassten die American Dietetic Association und die American Medical Association, ein Komitee, bestehend aus sechs führenden Gastroenterologen, zu berufen, um zu klären, welche Nahrungsmittel bei gastrointestinalen Erkrankungen Intoleranzerscheinungen hervorrufen und folglich in entsprechenden Diäten zu meiden sind.

Die genannten Mitglieder sichteten 18 Diätlehrbücher aus 18 verschiedenen Ländern und fanden, dass folgende Lebensmittel im Allgemeinen bei gastrointestinalen Erkrankungen wegen der **Gefahr von Unverträglichkeitserscheinungen** als ungeeignet deklariert sind: stark gewürzter Käse, Speck, Schinken, gewürztes Fleisch, Hülsenfrüchte, Rüben, Kohl, rohes Obst, warmes Brot, Kaffee, Tee, alkoholische Getränke, Gewürze und Soßen. In einigen Ländern wurden hingegen eine Reihe der genannten Lebensmittel nicht als „schwer verträglich" angesehen oder gar für eine leichte Kost empfohlen.

Wie **subjektiv** das ist, was wir schlechthin unter einer **leicht oder schwer verdaulichen Nahrung** verstehen, und wie wenig die unklaren, meist im Abdomen lokalisierten Beschwerden nach dem Genuss sog. schwerer Kost mit wirklich nachweisbaren gastrointestinalen Erkrankungen korrelieren, zeigte eine Reihe kritisch angelegter Untersuchungen.

So konnte an über 500 Personen mit abdominellen Beschwerden nach dem Genuss von ballaststoff- und fettreichen Speisen nachgewiesen werden, dass häufiger als im Allgemeinen angenommen, **Unverträglichkeitserscheinungen unabhängig von gastrointestinalen Erkrankungen** vorkommen. Unverträglichkeitserscheinungen fanden sich im vorliegenden Fall bei Gesunden gleich häufig wie bei Personen mit einer nachweisbaren Erkrankung im Gastrointestinaltrakt.

> Aufgrund dieses und ähnlicher Befunde kann man nicht, wie es häufig geschieht, von Beschwerden nach dem Genuss bestimmter Speisen auf eine Erkrankung der Verdauungsorgane schließen.

Auch die große Bedeutung **psychischer Faktoren** beim Zustandekommen von Intoleranzerscheinungen konnte im exakten Versuch belegt werden.

Personen, die abdominelle Beschwerden nach dem Genuss von mit Fett zubereiteten Speisen angaben, erhielten eine Nahrungszubereitung mit einem Zusatz von hoch erhitztem Rinderfett oder Butter, ohne dass Art und Menge des Fettes durch Aussehen oder Geschmack hätten festgestellt werden können. Von der Gesamtgruppe (100 %) wurden Unverträglichkeitserscheinungen nach dem Verzehr der fetthaltigen Speise nur in 8 % angegeben, wobei die Zahl der Unverträglichkeitserscheinungen nach Gabe des als besonders schlecht verträglich geltenden erhitzten Rinderfettes gleich groß war wie nach dem Verzehr von Butter, einem wegen seiner Bekömmlichkeit bei Diätzubereitung bevorzugten Fett.

Dass sich die **üblichen Vorstellungen** über die **Beziehung zwischen Organerkrankung und Nahrungsmittelunverträglichkeit** bei exakten Nachuntersuchungen nicht bestätigen lassen, gilt auch für die Intoleranzerscheinungen nach dem Genuss von Fett, gebratenen Speisen etc. bei Gallensteinträgern.

Es gilt allgemein als gesichert und steht in den meisten Lehrbüchern der inneren Medizin, dass die Fettunverträglichkeit ein sicherer Hinweis auf Gallenwegserkrankungen ist. Wiederholte Versuche, diese als gesichert geltende Beziehung zu beweisen, schlugen jedoch fehl.

> Die Abbildungen 3-1 und 3-2 demonstrieren die Ergebnisse von Untersuchungen an 360 Patienten der Medizinischen Klinik Chemnitz. Die in Abbildung 3-1 dargestellten Werte zeigen bei Personen mit und ohne Cholelithiasis an erster Stelle der beschwerdenauslösenden Nahrungsmittel Weißkraut, weiße Bohnen, gebratene Zwiebeln, tierisches Fett, gebratene Speisen, Steinobst und Kaffee. Bei Gallensteinträgern werden Beschwerden nicht häufiger angegeben als bei den Kontrollpersonen. Gebratene Speisen werden aufgrund dieser Befragung von Gallensteinträgern sogar signifikant besser toleriert (s. Abb. 3-1).
>
> Wurde ein Kollektiv von Gallensteinträgern mit einer Gruppe organisch Gesunder, bei denen die Diagnose funktionelle abdominelle Beschwerden gestellt worden war, verglichen, so ergab sich, wie Abbildung 3-2 zeigt, bei der letztgenannten Gruppe eine signifikant höhere Rate an Intoleranzerscheinungen nach gebratenen Speisen, Steinobst und Kaffee.

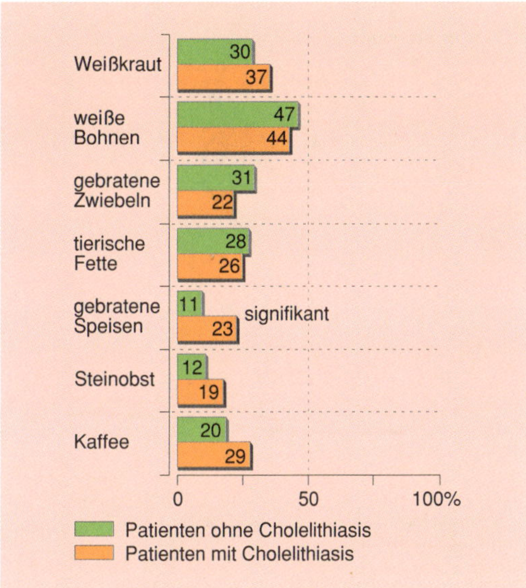

Abb. 3-1 Häufigkeit der Lebensmittelintoleranz bei Patienten mit und ohne Cholelithiasis in Prozent (nach [175]).

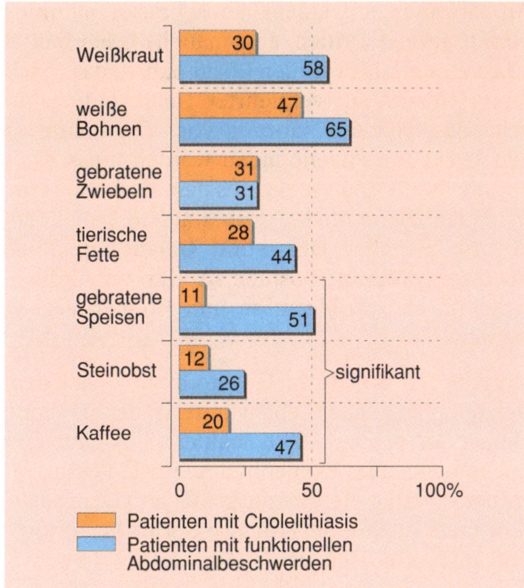

Abb. 3-2 Häufigkeit der Lebensmittelintoleranz bei Patienten mit Cholelithiasis und Patienten mit funktionellen Abdominalbeschwerden (nach [175]).

Es konnte durch Eliminations-, Reexpositions- und Placeboversuche gezeigt werden, dass psychische Ursachen beim Zustandekommen von Nahrungsintoleranzen wesentlich häufiger sind als echte objektivierbare Intoleranzen [79].

Welche Möglichkeiten gibt es, die **Entstehung unspezifischer Intoleranzerscheinungen** sowohl bei Gesunden als auch bei Kranken zu erklären?

Eine große Bedeutung kommt sicher der **Darmflora** und den unter ihrem Einfluss entstehenden **Spaltprodukten,** insbesondere den Darmgasen, zu. Hierbei muss berücksichtigt werden, dass nicht nur das Kolon, sondern, wenn auch weniger intensiv, der Dünndarm und bei Sub- und Anazidität der Magen bakteriell besiedelt sind.

Welch schwerwiegende, die Nährstoffausnutzung beeinträchtigende Folgen eine **unphysiologische Keimbesiedelung** des Dünndarms haben kann, zeigt das Blind-loop-Syndrom (vgl. Kap. 3.4.12), wobei es infolge einer bakteriell verursachten Dekonjugation der Gallensäuren zu einer Steatorrhö kommt.

Am Zustandekommen gastrointestinaler Beschwerden sind besonders die beim bakteriellen Abbau anfallenden **Gase** und **organischen Säuren** beteiligt. Sie lösen offenbar Missempfinden dadurch aus, indem sie

- die Darmwand dehnen,
- die Schleimhaut infolge pH-Änderung im Darmlumen irritieren und
- den osmotischen Druck als Folge der Aufspaltung großmolekularer in kleinmolekulare Substanzen erhöhen.

Die **quantitative Bestimmung** der im Darm produzierten Gase ergab bei Gesunden unter nichtblähender Kost 17,6 ± 12,6 und bei blähender Kost 171,5 ± 92,0 ml Gas pro Stunde. Das Ausmaß der intestinalen Gasproduktion ist sowohl großen **individuellen** als auch großen **tageszeitlichen Schwankungen** unterworfen.

Da die intestinal gebildeten Gase zum Teil resorbiert und mit der Ausatmungsluft ausgeschieden werden, kann man durch **Analyse der Ausatmungsluft** das Ausmaß der Gasproduktion etwa mit Hilfe des Wasserstoffexhalationstestes quantifizieren.

Hierbei zeigte sich, dass z. B. nach dem Genuss von Bohnen die Höhe der **Wasserstoffkonzentration** in der Ausatmungsluft zeitlich mit dem Ausmaß der abdominellen Beschwerden – meist 3–4 Stunden nach dem Verzehr einsetzend – korreliert.

Entscheidend für das Ausmaß der intestinalen Gasproduktion ist weiterhin der Übertritt unzureichend genutzter Ingesta aus dem Dünn- in den Dickdarm und damit die Bereitstellung von Substrat für das Bakterienwachstum.

An Patienten mit einem Anus praeter naturalis konnte gezeigt werden, dass manche **Lebensmittel** einen so stark **laxierenden Effekt** haben, dass nach ihrem Genuss ein vermehrter Übertritt ungenügend ausgenutzter Nahrung vom Dünndarm in den Dickdarm angenommen werden muss. Dies konnte durch Analyse des aus dem Ileostoma austretenden Darminhalts, insbesondere nach dem Genuss mancher **Obst-** und **Gemüsearten** wie Pflaumen, Datteln, Rosinen, Aprikosen, Erdbeeren, Pfirsiche, Kohlgemüse und Bohnen gezeigt werden.

Ursache der vermehrten Gasproduktion nach dem Verzehr pflanzlicher Lebensmittel ist der z. T. hohe Gehalt an bis zu 100% bakteriell abbaubaren hochmolekularen Kohlenhydraten wie Pektin, resistenter Stärke etc. Bei ausgeprägter Gasproduktion muss auch eine Fructose-Sorbit-Malabsorption ausgeschlossen werden (vgl. Kap. 3.4.9).

Jain u. Mitarb. [133] weisen auf eine Reihe in den USA erhältlicher Lebensmittel mit einem relativ hohen Sorbitgehalt hin (Orangenmarmelade 58 g/100 g, Schokolade 33 g/100 g, Erdbeermarmelade 60 g/100 g etc.)

Mit der bereits erwähnten **gaschromatographischen Bestimmung** von Wasserstoff und Methan in der Ausatmungsluft ist es möglich, einen Einblick in das Ausmaß der intestinalen Gasproduktion zu bekommen. Aus experimentellen Untersuchungen ist bekannt, dass während 30 Minuten von dem im Kolon vorhandenen Wasserstoff bzw. Methan etwa 2% in die Blutbahn diffundieren und mit der Ausatmungsluft über die Lunge ausgeschieden werden [27].

Abbildung 3-3 demonstriert den Anstieg der Wasserstoffausscheidung mit der Ausatmungsluft nach Nahrungsaufnahme bei gesunden Versuchspersonen.

Abdominelle Unverträglichkeitserscheinungen nach dem **Verzehr von Pilzen** können in seltenen Fällen auch durch einen **Mangel an Trehalase** – einer Disaccharidase der Darmschleimhaut – bedingt sein. Der Zweifachzucker Trehalose findet sich, abgesehen von Pilzen, in keinem sonstigen Lebensmittel (Bedeutung der intestinalen Gasbildung für abdominelle Beschwerden vgl. Kap. 3.5.1).

> Bei der **Beurteilung** der häufig geklagten **Flatulenz** muss berücksichtigt werden:
> - Bei verschiedenen Erkrankungen ist die intestinale Gasproduktion erhöht, und es treten vermehrt fermentierbare Substanzen in das Kolon über.
> - Lebensmittel mit hohem Gehalt an Sorbit und wasserlöslichen Ballaststoffen erhöhen die Gasbildung.

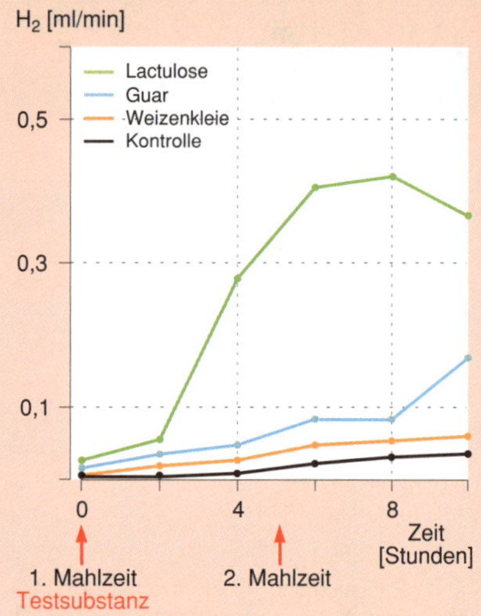

Abb. 3-3 Mittlere Wasserstoffausscheidung mit der Ausatmungsluft bei 11 gesunden Versuchspersonen.
1. Mahlzeit: ballaststofffreie Formeldiät (55 g Kohlenhydrate, 14 g Fett, 15 g Eiweiß) mit Zusätzen von: 10 g Laktulose, 10 g Guar bzw. 10 g Weizenkleie.
2. Mahlzeit: 33 g Kohlenhydrate, 45 g Fett, 22 g Eiweiß, 1 g Ballaststoffe (eigene, nicht veröffentlichte Befunde; Fritz u. Kasper 1984).

> Darüber hinaus gibt es auch eine Personengruppe, die bereits kleine Gasvolumina wahrnimmt (sog. **intestinale Hyperalgesie**).

Treten bei einer Erkrankung Lebensmittelintoleranzerscheinungen auf, so werden daraus häufig zwei **Fehlschlüsse** gezogen:

- Intoleranzerscheinungen stehen mit Sicherheit in einem Kausalzusammenhang zur Grundkrankheit. Dass dies nicht der Fall sein muss, demonstrieren die in den Abbildungen 3-1 und 3-2 dargestellten Befunde.
- Lebensmittel und Speisen, die Intoleranzerscheinungen in Form von abdominellen Missempfindungen, Blähungen, Übelkeit, Diarrhö etc. auslösen, beeinflussen auch die Grundkrankheit negativ.

Die Folge sind pauschale Verbotslisten.

Obwohl unspezifische Intoleranzerscheinungen nach den verschiedenen Erhebungen bei Erkrankungen der Gastrointestinalorgane nicht häufiger vorkommen als bei Gesunden, sollten Lebensmittel und Speisen, die erfahrungsgemäß oft abdominelle Missempfindungen verursachen, bei Erkrankungen des Gastrointestinaltraktes, die keiner gezielten diätetischen Behandlung zugängig sind, gemieden werden. Diese Forderung erfüllt die sog. leichte Vollkost.

Fehlbeurteilungen von abdominellen Beschwerden nach der Nahrungsaufnahme waren zusammen mit mangelhafter Kenntnis über die gastroenterologischen Erkrankungen zugrunde liegenden pathophysiologischen und pathobiochemischen Mechanismen der Grund für viele Fehleinschätzungen beim diätisch-therapeutischen Vorgehen. Hieraus resultierten die bis Mitte der 70er Jahre des vorigen Jahrhunderts, aber zum Teil auch heute noch praktizierten **Schonkostformen** für Magen-, Darm-, Gallenwegs- und Lebererkrankungen. Ähnliche Fehlentwicklungen und Fehleinschätzungen gab es bei Stoffwechsel-, Nieren- und Herz-Kreislauf-Erkrankungen.

Neue wissenschaftliche Erkenntnisse veranlassten die „Deutsche Arbeitsgemeinschaft für Klinische Ernährung und Diätetik", heute „Deutsche Gesellschaft für Ernährungsmedizin", dazu, auf der Basis anerkannter exakter Fakten Vorschläge zur Rationalisierung der Diätetik in Form eines „Rationalisierungsschemas" zu formulieren und für die Ernährungstherapie und -prophylaxe in Klinik und Praxis vorzuschlagen. Das **Rationalisierungsschema** wurde in überarbeiteter Form 2000 letztmalig publiziert.

Es gliedert sich in folgende Gruppen:

1. Vollkost und leichte Vollkost.
2. Energiedefinierte Kostformen: indiziert bei der Adipositas, den Stoffwechselerkrankungen, deren Manifestation durch Übergewicht gefördert wird, wenn erforderlich in Kombination mit Fettmodifikation und in Kombination mit Natriumrestriktion bei der Hypertonie.
3. Eiweiß- und elektrolytdefinierte Kostformen, indiziert bei Hypertonie, Ödemen, Aszites, Niereninsuffizienz, fortgeschrittener Leberzirrhose etc.
4. Sonderdiäten (gastroenterologische Diäten, Diäten bei speziellen Systemerkrankungen, Ernährungstherapie bei rheumatischen Erkrankungen etc.).

Die unter 2., 3.und 4. genannten Kostformen werden in den jeweiligen Kapiteln besprochen.

Ernährungstherapie

Leichte Vollkost

In keinem Teilgebiet der inneren Medizin ist es sowohl für den Patienten als auch für den Arzt so nahe liegend, einen positiven Therapieerfolg mit speziellen Kostformen zu erwarten, wie in der Gastroenterologie.

Die Tatsache, dass die Gastrointestinalorgane direkt mit der aufgenommenen Nahrung in Kontakt kommen, ihre Funktion in der Verdauung und Resorption besteht und abdominelle Beschwerden häufig nach dem Verzehr spezieller Lebensmittel und Speisen auftreten, hat früher zu der kritiklosen Annahme geführt, der Verlauf jeder gastroenterologischen Erkrankung könne **mit einer** Diät positiv beeinflusst werden.

Auf der Basis dieser Vorstellung wurde die **Vielzahl der bereits genannten Schonkostformen** zur Behandlung von Magen- und Duodenalulzera, Gallenwegserkrankungen, Lebererkrankungen etc. empfohlen.

Kritische Überprüfungen haben ergeben, dass folgende Erkrankungen durch diätetisch-therapeutische Maßnahmen in herkömmlicher Form nicht beeinflusst werden können:

- Ulcus ventriculi et duodeni,
- akute Hepatitis,
- chronische Hepatitis,
- Leberzirrhose,
- Fettleber,
- Morbus Crohn,
- Colitis ulcerosa,
- Erkrankungen der Gallenwege und chronische Pankreatitis.

Bei diesen Erkrankungen ist es lediglich angezeigt, durch Lebensmittel und Speisen auslösbare unspezifische **Intoleranzerscheinungen** so weit wie möglich **zu vermeiden.** Dies geschieht mit der sog. leichten Vollkost (andere Bezeichnungen: allgemeine Schonkost, gastroenterologische Basisdiät).

In dem Rationalisierungsschema wurde die **leichte Vollkost** wie folgt definiert:

> „Die leichte Vollkost unterscheidet sich von der Vollkost durch Nichtverwendung von Lebensmitteln oder Speisen, die erfahrungsgemäß häufig, z.B. bei mehr als 5% der Patienten, Unverträglichkeiten auslösen."

Unverträglichkeitserscheinungen finden sich mit unterschiedlicher Häufigkeit (Tab. 3-1).

Eine **Vollkost** ist nach Angabe der Deutschen Gesellschaft für Ernährung wie folgt definiert:

> „Eine Vollkost ist eine Kost, die
> - den Bedarf an essentiellen Nährstoffen deckt,
> - in ihrem Energiegehalt den Energiebedarf berücksichtigt,
> - präventiv medizinische Erkenntnisse der Ernährungsforschung berücksichtigt,
> - in ihrer Zusammensetzung den üblichen Ernährungsgewohnheiten angepasst ist, soweit die ersten drei Punkte nicht tangiert werden."

Tabelle 3-1 Häufigkeit von Lebensmittelintoleranzen bei unausgelesenen Krankenhauspatienten (n = 1918) in verschiedenen Regionen der Bundesrepublik Deutschland (nach einer Erhebung der Deutschen Arbeitsgemeinschaft für Ernährung und Diätetik).

Intoleranzen	%	Intoleranzen	%
1. Hülsenfrüchte	30,1	27. rohes Stein- und Kernobst	7,3
2. Gurkensalat	28,6	28. Nüsse	7,1
3. frittierte Speisen	22,4	29. Sahne	6,8
4. Weißkohl	20,2	30. paniert Gebratenes	6,8
5. CO_2-haltige Getränke	20,1	31. Pilze	6,1
6. Grünkohl	18,1	32. Rotwein	6,1
7. fette Speisen	17,2	33. Lauch	5,9
8. Paprikagemüse	16,8	34. Spirituosen	5,8
9. Sauerkraut	15,8	35. Birnen	5,6
10. Rotkraut	15,8	36. Vollkornbrot	4,8
11. süße und fette Backwaren	15,8	37. Buttermilch	4,5
12. Zwiebeln	15,8	38. Orangensaft	4,5
13. Wirsing	15,6	39. Vollmilch	4,4
14. Pommes frites	15,3	40. Kartoffelklöße	4,4
15. hartgekochte Eier	14,7	41. Bier	4,4
16. frisches Brot	13,6	42. schwarzer Tee	3,5
17. Bohnenkaffee	12,5	43. Apfelsinen	3,4
18. Kohlsalat	12,1	44. Honig	3,1
19. Mayonnaise	11,8	45. Speiseeis	2,4
20. Kartoffelsalat	11,4	46. Schimmelkäse	2,2
21. Geräuchertes	10,7	47. Trockenfrüchte	2,2
22. Eisbein	9,0	48. Marmelade	2,2
23. zu stark gewürzte Speisen	7,7	49. Tomaten	1,9
24. zu heiße und zu kalte Speisen	7,6	50. Schnittkäse	1,6
25. Süßigkeiten	7,6	51. Camembert	1,3
26. Weißwein	7,6	52. Butter	1,2

In Tabelle 3-2 sind die gastroenterologischen indizierten Kostformen tabellarisch dargestellt. Die Besprechung erfolgt zusammen mit den jeweiligen Krankheitsbildern zum Teil auch im Kapitel „Praxis der Diättherapie“.

3.2 Ösophagus

Physiologie und Pathophysiologie Der Ösophagus ist ein reines **Transportorgan.** Der unterste Abschnitt ist als Folge eines erhöhten Muskeltonus zum Magen hin verschlossen. Dadurch wird ein Rückfluss von Mageninhalt verhindert. Der Tonus dieses unteren Ösophagussphinkters **(funktionelles Verschlusssegment)** löst sich nach einem Schluck, um die Passage freizugeben.

Unabhängig vom Schluckakt kommt es unter physiologischen Bedingungen zu kurzfristigen Relaxationen dieses Sphinkters, was einen **physiologischen Reflux** zur Folge hat. Häufigkeit und Intensität des Rückflusses von Mageninhalt in die Speiseröhre werden durch eine Reihe von Faktoren wie intragastraler Druck, Art der aufgenommenen Nahrung, Körperlage etc. mitbestimmt.

Die Dauer eines solchen Refluxereignisses ist von der sog. **ösophagealen Clearance** abhängig. Hierunter versteht man den Vorgang der Elimination des in den Ösophagus übergetretenen Mageninhalts. Die ösophageale Clearance beeinflussende Faktoren sind die Schwerkraft und das Verschlucken des neutralisierenden Speichels.

Dieser physiologische gastroösophageale Reflux tritt insbesondere in der Wachphase auf. Ein **pathologisch vermehrter Reflux** wirkt sich während der Nacht besonders ungünstig aus, da die ösophageale Clearance durch das Liegen, die verminderte nächtliche Speichelsekretion sowie eine reduzierte schluckaktbedingte Peristaltik verlängert ist. Der Reflux ist während des Tages eng an die Nahrungsaufnahme gebunden und findet sich zu etwa 70 % in den ersten beiden Stunden postprandial. Lediglich beim pathologischen Refluxverhalten ist der Reflux in der Nüchternphase vermehrt.

Sowohl **Menge** als auch **Zusammensetzung der verzehrten Nahrung** beeinflussen über Änderung der Ösophagusmotilität, insbesondere im Bereich des unteren Ösophagussphinkters, sowie über

Tabelle 3-2 Seltene Kostformen bei gastroenterologischen Erkrankungen.	
Definition	**Indikation**
Diät bei Malassimilation a) leicht aufschließbar, ballaststoffarm, Fettmenge der Ausnutzung angepasst b) Zusatzmaßnahmen: – Austausch von LCT durch MCT – Erhöhung der Energiedichte, z. B. durch Zugabe von Oligosacchariden oder des Gehaltes an ess. Nährstoffen – glutenfrei – lactosefrei bzw. -reduziert – oxalsäurereduziert	Exokrine Pankreasinsuffizienz Kurzdarmsyndrom chologene Diarrhö gluteninduzierte Enteropathie (Initialstadium) Morbus Whipple, Kurzdarmsyndrom etc.
Kostaufbau bei gastroenterologischen Erkrankungen	akute Pankreatitis postoperative Zustände akute Gastroenteritis nach parenteraler Ernährung
glutenfrei	gluteninduzierte Enteropathie (Dauerbehandlung) Dermatitis herpetiformes Duhring
ballaststoffreich, unter Bevorzugung von Getreideballaststoffen	Obstipation irritables Kolon Kolondivertikulose
ballaststoffreduziert	Stenosen im Intestinaltrakt
zuckerreduziert, mehrere kleine Mahlzeiten	postalimentäres Syndrom (Dumping-Syndrom)
lactosefrei bzw. -reduziert	Milchzuckerunverträglichkeit
weitgehender Ersatz von LCT durch MCT	intestinales Eiweißverlustsyndrom A-β-Lipoproteinämie Hyperchylomikronämie chologene Diarrhö
chemisch-definierte und nährstoff-definierte Formeldiäten	chronisch entzündliche Darmerkrankungen
konsistenzdefinierte Kostformen flüssige, feinpürierte und weiche Kost	bei Chemo- oder Strahlentherapie bei Kau- und Schluckstörungen postoperative Phase bei Kaustörungen, Gebissproblemen
fructosereduziert, sorbitreduziert	Fructoseintoleranz, Sorbitintoleranz
allergenfrei bzw. -reduziert	Lebensmittelallergie

Änderungen der Magenentleerung das gastroösophageale Refluxverhalten bei Gesunden und bei Refluxkranken.

Darüber hinaus wird die Motilität des Organs durch **pH-Wert** und **Temperatur** der Nahrung mitbeeinflusst. Die pH-Erniedrigungen führen selbst nur bei geringer Dehnung des Ösophagus zu einer Verstärkung der Peristaltik, während kalte Speisen und Getränke die Ösophagusmotilität reduzieren und somit die ösophageale Clearance verlängern.

> Hoher **Fettgehalt** der Nahrung begünstigt den gastroösophagealen Reflux.

Nach dem Verzehr fettreicher Testmahlzeiten kommt es zu einem signifikanten Druckabfall des unteren Ösophagussphinkters um etwa 30 %.

Kohlenhydrate ändern den Tonus des unteren Ösophagussphinkters nur unwesentlich, während **proteinreiche Mahlzeiten** den Tonus des unteren Ösophagus steigern. Bei Gesunden kann nach Gabe einer proteinreichen Mahlzeit eine Drucksteigerung um etwa 50 % beobachtet werden [11, 193, 216, 313].

Es ist bekannt, dass **Schokolade** refluxbedingte Beschwerden begünstigt. In entsprechenden Untersuchungen konnte nach Gabe von 120 ml Schokoladensirup während einer Dauer von 60 min eine Minderung des Druckes im unteren Ösophagus um etwa 45 % nachgewiesen werden. Dieser Effekt ist nicht ausschließlich Folge des hohen Fettgehaltes der Schokolade, sondern in erheblichem Maße durch den hohen Gehalt an **Methylxanthin** bedingt.

Die nicht selten bei Gesunden nach Verzehr hochprozentiger **alkoholischer Getränke** zu beobachtenden Refluxbeschwerden erklären sich durch eine in Abhängigkeit von der Alkoholkonzentration im Blut nachweisbare Störung der Ösophagusmotilität mit deutlichem Druckabfall im unteren Ösophagussphinkterbereich [127, 152, 199].

Obwohl **Kaffee** nach der allgemeinen Erfahrung die Refluxbeschwerden verstärken kann, sind die Ergebnisse experimenteller Untersuchungen zum Effekt von Kaffee auf den unteren Ösophagussphinkter widersprüchlich. Es ist jedoch naheliegend, dass auch die im Kaffee enthaltene Substanz **Methylxanthin** einen Abfall des Sphinkterdruckes zur Folge hat [259, 291].

3.2.1 Schluckstörungen und funktionelle Störungen am Ösophagus

Dysphagie

Bei einer Vielzahl neurologischer Erkrankungen kann sich eine **Dysphagie** entwickeln. Nach einer Literaturübersicht sind dies in erster Linie Folgen von:

- Schädel-Hirn-Traumen,
- zerebrovaskulären Erkrankungen und
- neurodegenerativen Erkrankungen wie etwa Multiple Sklerose, Morbus Parkinson, funikuläre Myelose, Myasthenia gravis etc.

Wegen des Unvermögens, sich ausreichend oral zu ernähren, und der Gefahr der Aspiration, müssen viele Patienten über nasogastrale Sonde bzw. perkutante Gastrostomie (PEG) ernährt werden. Bei konsequenter funktioneller Schlucktherapie kann bei ⅔ der über Sonde ernährten Patienten wieder eine orale Ernährung erreicht werden [236].

Die Laryngektomie (Totalexstirpation des Kehlkopfes) kann mit erheblichen Schluckstörungen einhergehen. Da der Eingriff meist wegen eines Karzinoms erforderlich wird, bestehen oft zusätzlich Folgen einer postoperativen Bestrahlung. Eine gezielte Beratung und ein Training sind erforderlich (praktische Anwendungen bei [65]).

In seltenen Fällen wird das Schlucken durch einen trockenen Mund (Xerostomie) als Folge einer reduzierten Speichelproduktion erschwert. Ursachen können bestimmte Medikamente oder das Sjögren-Syndrom, eine systematische rheumatoide Erkrankung, sein. Verminderte Speichelproduktion erschwert die Nahrungsaufnahme, verringert die Selbstreinigung der Mundhöhle und begünstigt so orale Infekte und Karies. Verbessert wird die Symptomatik durch Lutschen von sauren Bonbons zur Stimulation der Speichelsekretion, Verwendung von künstlichem Speichel und häufiges Trinken zur Mahlzeit.

Achalasie

Die häufigste Funktionsstörung des Ösophagus ist die **Achalasie,** ein sog. funktioneller Megaösophagus. Während sich bei jedem Schluckakt der Muskeltonus im untersten Ösophagusabschnitt löst und somit die Passage in den Magen freigegeben wird, bleibt der einen Rückfluss von Mageninhalt in den Ösophagus verhindernde Tonus der Muskulatur bei der Achalasie erhalten, sodass eine funktionelle Abflussbehinderung entsteht. Die Ursache der Achalasie ist unbekannt. Hinweise gibt es auf genetische, degenerative, autoimmune und infektiöse Ursachen. In Biopsien aus der Wandmuskulatur des unteren Ösophagus lassen sich entzündliche Gewebereaktionen und degenerative Veränderungen der diese Region versorgenden Nerven nachweisen [244].

Die Therapie besteht in der Ballondilatation. Bleibt eine Behandlung aus, so entwickelt sich in Folge zunehmender Passagestörung und Regurgitation von Speisebrei eine Mangelernährung.

Akuter Ösophagusspasmus

Unbekannt ist ebenfalls der Entstehungsmechanismus des **akuten Ösophagusspasmus** (Nussknackerösophagus, Korkenzieherösophagus), der mit akuten Thoraxschmerzen und seltener Schluckstörung einhergeht. Da der meist plötzlich einsetzende Thoraxschmerz an eine koronare Mangeldurchblutung (Angina pectoris, Herzinfarkt) denken lässt, ist die exakte Information des Patienten über die relativ harmlose Schmerzursache wichtig. Neben typischen röntgenologischen Zeichen wird die Diagnose durch manometrische Untersuchungen gesichert. Hierbei zeigen sich pathologische Druckwerte im Ösophaguslumen wesentlich häufiger während des Verzehrs von Testmahlzeiten als nach dem Trinken von Wasser.

Diese Befunde zeigen, dass die Passage von Speisebrei bei den Patienten pathologische Kontraktionen provoziert [244].

Die Ursache des sog. **Steakhouse-** oder **Barbecue-Syndroms,** bei dem größere Bissen – meist Fleischstücke – das Ösophaguslumen verlegen, kann sowohl eine organische Engstelle als auch ein Spasmus des Ösophagus sein.

Refluxösophagitis

Ätiologie und Klinik Bei einer Insuffizienz des Verschlussmechanismus im terminalen Ösophagus kann es, insbesondere in horizontaler Lage, zu einem Rückfluss von Magensaft in die Speiseröhre kommen. Die Folge ist eine entzündliche Reizung der Schleimhaut mit Brennen und Schmerzen hinter dem Brustbein **(Sodbrennen),** u. U. zum Halse hin ausstrahlend. Die Häufigkeit der Refluxösophagitis hat über Jahre in allen westlichen Industrieländern erheblich zugenommen, sodass Sodbrennen heute als Volkskrankheit bezeichnet werden kann. Bei einer Umfrage in westeuropäischen Ländern gaben 18 bis 40% der Bevölkerung Refluxbeschwerden an, bei 11 bis 24% resultieren hieraus Schlafstörungen und ca. 5% mussten ihre Essgewohnheiten umstellen. Die Ursache der Häufigkeitszunahme ist unbekannt. Diskutiert werden Stress, Reizüberflutung und Ernährungsfaktoren. Neben einer Beeinträchtigung der Lebensqualität sind lokale Schädigungen der Schleimhaut bis hin zu Ulzerationen und Stenosen von Bedeutung. Von zunehmender Wichtigkeit sind lokale Umwandlungen von Platten- in Zylinderepithel (**Barrett-Ösophagus**). Auf dem Boden dieser prämalignen Veränderungen kann sich das in Zunahme begriffene Adenokarzinom des unteren Ösophagus aber auch der Cardia entwickeln. In einer großen schwedischen Studie an 529 Patienten mit einem Adenokarzinom des unteren Ösophagus bzw. der Cardia konnte gezeigt werden, dass der gastroösophageale Reflux das Risiko für das Adenokarzinom des Ösophagus um den Faktor 7,7 und der Cardia um den Faktor 4,4 erhöht [177]. – Begünstigt wird der Reflux durch die Adipositas [92] und die häufig reduzierte Säureclearence des Ösophagus als Folge einer geringen Speichelsekretion [146].

Vergleichsweise harmlos ist das gelegentlich saure Aufstoßen nach einer voluminösen Mahlzeit. Die Registrierung des pH-Wertes in verschiedenen Magenabschnitten nach einer Mahlzeit ergaben im Magenkorpus einen deutlichen pH-Anstieg, während sich auf der Oberfläche des Speichelbreies im Bereich des gaströsophagealen Übergangs noch eine Schicht ungepufferten Magensaftes mit einem pH-Wert von 1,6 fand. Bei unzureichendem gastroösophagealem Verschluss tritt dieser noch saure Anteil des Mageninhaltes in den Ösophagus über [88].

Refluxösophagitis und Barrett-Ösophagus können auch durch einen duodenogastroösophagealen Reflux, d. h. einen Übertritt von Gallenflüssigkeit in den Magen und von hier in den unteren Ösophagus ausgelöst werden. Zu einem Gallereflux kommt es häufig nach totaler Gastrektomie (vgl. Kap. 3.3.5).

Alkohol verstärkt die Symptomatik der Refluxösophagitis. Es konnte gezeigt werden, dass der gastroösophageale Verschluss nach Alkoholaufnahme nicht optimal ist.

Auch nach dem Verzehr von **Schokolade** soll es zu einer Reduzierung des Drucks im unteren Ösophagus und damit einer Begünstigung des Refluxes kommen.

Bei bestehender Ösophagitis wird die Symptomatik durch Trinken **hyperosmolarer Lösungen** verstärkt [188]. Es konnte gezeigt werden, dass entgegen der bisherigen Annahme brennende Schmerzen hinter dem Brustbein weniger nach dem Verzehr saurer Lösungen als nach Aufnahme hyperosmolarer Lösungen auftreten.

Vergleichende Untersuchungen an Patienten mit einer Ösophagitis und gesunden Versuchspersonen ergaben, dass der Druck im Bereich des gastroösophagealen Übergangs bei Ösophagitis nach Nahrungsaufnahme besonders niedrig liegt. Dieser **nahrungsinduzierte Druckabfall** war insbesondere im Liegen ausgeprägt – in dieser Position klagen Kranke mit einer Refluxösophagitis über besonders intensive Beschwerden [93].

Diagnostik Die Diagnose wird in der Praxis oft ausschließlich aufgrund der Symptomatik und des Ansprechens auf eine säuresekretionshemmende Therapie ex juvantibus gestellt. Exakt gesichert wird eine Refluxösophagitis durch Endoskopie und histologische Untersuchung von

Schleimhautbiopsien, u. U. ergänzt durch eine 24-Stunden-pH-Metrie. Es gibt jedoch auch Fälle mit normalem endoskopischem und histologischem Befund bei ebenfalls normaler Langzeit-pH-Metrie. Diese Patienten mit einem sog. „empfindlichen Ösophagus“ sprechen auf säurehemmende Maßnahmen gleichermaßen an. Es wird angenommen, dass hier ähnlich wie bei einem Teil der Patienten mit irritablem Kolon, die Wahrnehmungsschwelle im Sinne einer viszeralen Hyperalgesie für Schmerz herabgesetzt ist.

Ernährungstherapie

Alle therapeutischen Bemühungen müssen zum Ziel haben, das **Druckgefälle** zwischen Magen und unterem Ösophagus **zu steigern.**

Die Ernährung kann in verschiedener Weise den Reflux von Mageninhalt in den unteren Ösophagus begünstigen. So fördern große Mahlzeiten, das starke Pressen Obstipierter bei der Defäkation und die Adipositas, bedingt durch den hohen intraabdominellen Druck, den Reflux. Nach manchen Untersuchungen findet sich bei 80% aller Patienten mit einer Refluxösophagitis ein Übergewicht.

Eine skandinavische Studie ergab bei Männern mit einem BMI > 35 im Vergleich zu denen mit einem BMI < 25 ein 3fach höheres Risiko einer Refluxsymptomatik. Bei Frauen lag der Faktor sogar bei 6 [216a].

Die allgemeine Erfahrung zeigt, dass oft die **Normalisierung des Körpergewichtes** ausreicht, um die Symptomatik zu beseitigen oder erheblich zu vermindern.

Darüber hinaus haben die **Zusammensetzung der Nahrung** und **verschiedene Genussmittel** einen Einfluss auf den Tonus des unteren Ösophagus. Es ist bekannt, dass der Muskeltonus bereits durch relativ geringe, die Säuresekretion nicht oder nur unwesentlich steigernde Gastrinmengen erhöht wird.

Die Gastrinkonzentration im Serum steigt nach **eiweißreichen Mahlzeiten** um das Mehrfache des Ausgangswerts an, während sie nach dem Verzehr von fett- bzw. kohlenhydratreichen Speisen weitgehend unverändert bleibt. Hieraus ergibt sich – Therapieerfolge bestätigen dieses Vorgehen – die Behandlung der Refluxösophagitis mit kleinen, über den Tag verteilten eiweißreichen Mahlzeiten.

Vier bis sechs kleine Mahlzeiten sind wenigen großen Mahlzeiten vorzuziehen.

Um besonders dem durch horizontale Körperlage nachts begünstigten Reflux vorzubeugen, sollte die **Abendmahlzeit wenig voluminös** sein. Bereits diese einfache Maßnahme in Kombination mit einem Hochstellen des Kopfendes des Bettes reduziert in aller Regel Häufigkeit und Intensität nächtlicher Refluxepisoden.

Nach einer Untersuchung von Funch-Jensen und Oster [93] kommt es bei Patienten mit einer Refluxösophagitis im Vergleich zu gesunden Kontrollpersonen nach der Aufnahme einer Mahlzeit zu einer signifikanten Senkung des Verschlussdrucks im unteren Ösophagus. Diese nach Nahrungsaufnahme unzureichende Drucksteigerung, die einen Rückfluss des Mageninhalts in den Ösophagus begünstigt, war insbesondere in horizontaler Lage ausgeprägt. Hierdurch wird die allgemeine Erfahrung bestätigt, dass der Reflux in aufrechter Körperposition am wenigsten ausgeprägt ist.

Wie schon erwähnt, kommt der **Kohlenhydrat-Eiweiß-Fett-Relation** der Kost bei der Regulierung des Tonus im unteren Ösophagus eine Bedeutung zu. Fett reduziert den Tonus wahrscheinlich über eine vermehrte Freisetzung von Cholezystokinin. Vergleicht man den Druck des unteren Ösophagussphinkters nach Gabe von Vollmilch und Magermilch, so ist der Druck unter Vollmilch am geringsten. Auch Kohlenhydrate vermindern den Tonus.

Die Tatsache, dass fett- und zuckerhaltige Speisen bei Patienten mit Refluxösophagitis oft vermehrt Beschwerden auslösen (z.B. der Verzehr von Schokolade), findet hier ihre Erklärung.

Möglicherweise begünstigt **Schokolade** jedoch unabhängig vom Gehalt an Fett, Zucker, der Osmolarität etc. einen Reflux. In gezielten vergleichenden Untersuchungen konnte trotz Ausschluss all dieser Faktoren unter Schokolade eine Verringerung des Drucks im unteren Ösophagus gemessen werden. Dieser Befund stützt die in der Praxis gemachte Erfahrung, wonach Refluxbeschwerden überdurchschnittlich häufig nach dem Verzehr von Schokolade angegeben werden [213].

Die in der Literatur mitgeteilten Untersuchungen über den Einfluss von **Kaffee** auf den Sphinktertonus sind z.T. widersprüchlich [57]. Sicher scheint zu sein, dass Effekte des Kaffees nicht ausschließlich Folge des Koffeinanteils sind, da sowohl Drucksteigerungen als auch -senkungen nach Verzehr von koffeinfreiem Kaffee nachweisbar sind.

Aus den widersprüchlichen Versuchsergebnissen kann kein sicherer Schluss für die Praxis gezogen werden. Möglicherweise gibt es Patienten, bei denen Kaffee positiv, und solche, bei denen er negativ auf den Verschlussmechanismus im unteren

Ösophagus wirkt. Hierbei muss berücksichtigt werden, dass Kaffee, je nachdem, ob nüchtern oder zusammen mit einer Mahlzeit getrunken, wahrscheinlich **unterschiedlich wirkt.**

Bei 17 Patienten mit einer gesicherten Refluxkrankheit ergaben Messungen des pH-Wertes im Ösophagus signifikant häufiger Refluxphasen nach Gabe von 300 ml reglulärem Kaffee zusammen mit einer Testmahlzeit im Vergleich zu entkoffeiniertem Kaffee [224].

Da **Alkohol** den Tonus des unteren Ösophagus verringert, sollten alkoholische Getränke gemieden werden.

3.2.2 Ösophaguskarzinom

Die schwerwiegendste Erkrankung des Ösophagus ist das Ösophaguskarzinom. **Lokalisiert** sind die Karzinome vorwiegend im mittleren Drittel des Organs. Alkoholismus und Rauchen **begünstigen** die Entwicklung. Auf die Zunahme des Adenokarzinoms im distalen Ösophagus und die Bedeutung der Refluxösophagitis für seine Entstehung wurde bereits hingewiesen.

Regelmäßiger Obst- und Gemüseverzehr **verringern das Risiko** aufgrund des Gehaltes an Vitamin C und Carotin (Einzelheiten siehe Kap. 16).

Frühsymptom des Ösophaguskarzinoms ist die **Dysphagie.** Die Diagnose wird durch Endoskopie und Gewebeentnahme gesichert. Bei der meist spät gestellten Diagnose ist die Prognose schlecht.

Ist das Lumen weitgehend mit Tumorgewebe verlegt und kann auch durch Abtragung von Gewebe oder Einlegen eines **Stent** die Passage nicht mehr hergestellt werden, so bietet sich zur Gewährleistung einer enteralen Ernährung die Anlage einer **PEG** (vgl. Kap. 18) an.

3.2.3 Ösophagusdivertikel

Divertikel – sackförmige Wandausbuchtungen – können sich in allen Abschnitten des Ösophagus entwickeln. Ihre Symptome sind abhängig von der Lokalisation, der Größe und dem Füllungszustand. Kleine Divertikel machen keinerlei Beschwerden, größere gehen mit einer Dysphagie, Druckgefühl hinter dem Brustbein und Herauswürgen alter, im Divertikel gespeicherter Speisereste einher.

3.3 Magen

Physiologie und Pathophysiologie Die **Aufgabe** des Magens im Ablauf des Verdauungsvorgangs besteht darin

- aufgenommene Nahrung zu speichern und in kleinen Portionen an das Duodenum abzugeben,
- unter dem Einfluss des proteolytischen Enzyms Pepsin und von Salzsäure die Eiweißverdauung einzuleiten,
- den Intrinsic factor (Castle-Ferment) als Voraussetzung für die Resorption von Vitamin B_{12} zu sezernieren.

Je nach Zusammensetzung der Nahrung werden in unterschiedlichem Zeitabstand kleine Portionen des Mageninhaltes an das Duodenum abgegeben. Dadurch erfolgt eine schnelle und ausreichende Durchmischung des Chymus mit Pankreassaft und Gallenflüssigkeit und somit eine schnelle Neutralisation der im Magen produzierten Säure, was ein schnelles Einsetzen der Verdauungsvorgänge gewährleistet.

Neben der Schaffung dieser günstigen Voraussetzungen für die Verdauung wird durch den **dosierten Übertritt des Speisebreis** in den Darm auch einem zu intensiven Anfluten resorbierter Nährstoffe vorgebeugt.

Die Bedeutung der **Speicherfunktion** des Magens zeigt sich am besten bei Patienten mit einem teilweise resezierten Magen. Wird der untere Magenabschnitt und somit auch der Pylorus operativ entfernt, so kommt es nach der Nahrungsaufnahme zu einem unphysiologisch schnellen Übertritt des Speisebreis in den Dünndarm, was bei einer Reihe von Operierten zu Ausnutzungsstörungen der Nahrung und einer überschießend schnellen Resorption von Glucose mit nachfolgend reaktivem Blutzuckerabfall führt (vgl. Kap. 3.3.5).

Die **Verweildauer** des Chymus im Magen ist von verschiedenen Faktoren abhängig.

So verzögert ein hoher Fettanteil der Nahrung die Magenentleerung, da nach Verzehr von Fett relativ wenig Gastrin in der Antrumschleimhaut freigesetzt wird und die im Duodenum nach Kontakt von Fett mit der Darmwand an die Blutbahn abgegebenen Hormone (wahrscheinlich insbesondere GIP, früher Enterogastron) die Magenmotorik hemmen.

Darüber hinaus ist die **Entleerungsgeschwindigkeit** abhängig von der Teilchengröße, der Konsistenz und dem osmotischen Druck des Chymus, wobei dünnflüssiger Mageninhalt eine kürzere und hyperosmolarer Mageninhalt eine relativ lange Verweildauer hat.

Der Magen **sezerniert** eiweiß- und in geringem Umfang fettverdauende Enzyme. Kohlenhydratabbauende Enzyme werden hingegen von der Magenwand nicht produziert. Die α-**Amylase** des **Speichels** wirkt jedoch im Magen so lange weiter, bis nach Einsetzen der Säuresekretion und Durchmischung des Speisebreis mit dem sauren Magensaft der pH-Wert in einen sauren Bereich abfällt und somit die α-Amylase inaktiviert. Bei An- und Subazidität des Magens hält folglich der Stärkeabbau unter dem Einfluss der Speichelamylase im Magen länger an als bei Normazidität.

Das proteolytische Enzym **Pepsin,** eine Endopeptidase, spaltet ebenso wie das im Pankreas synthetisierte Trypsin die Peptidkette im Inneren, sodass Polypeptide als Endprodukt der Eiweißverdauung im Magen entstehen.

Neben dem proteolytischen Enzym enthält der Magensaft auch eine **Lipase.** Ihre lipolytische Aktivität nimmt mit zunehmender Kettenlänge der Fettsäuren ab. Aufgrund neuerer Untersuchungen kommt der von den Hauptzellen im Fundus sezernierten Magenlipase eine größere Bedeutung bei der Fettverdauung zu als früher angenommen. Sie ermöglicht die nicht unerhebliche Fettresorption trotz völligen Fehlens von Pankreaslipase, etwa bei der fortgeschrittenen chronischen Pankreatitis und zystischen Pankreasfibrose [48].

Von den Nährstoffen ist **Eiweiß** der intensivste Säurelocker, während Fett die Säureproduktion hemmt. Die Tatsache, dass Eiweiß die **Säure-** und **Pepsinproduktion** stimuliert, hat zu der Vorstellung geführt, dass dieser Nährstoff selbst die Voraussetzungen für seine Verdauung im Magen schafft.

Untersucht man jedoch das Verhalten des pH-Werts im Magen nach dem Verzehr einer eiweißhaltigen Mahlzeit, so ergibt sich, dass der für die Pepsinwirkung optimale pH-Bereich von 1,5–2,0 nicht bzw. erst sehr spät erreicht wird (Abb. 3-4). Während der Verweildauer einer üblichen, aus Fleisch, Kartoffeln und Gemüse bestehenden Mahlzeit werden im Magen pH-Werte zwischen 1,5 und 5,0 gemessen (Abb. 3-5).

Das Ausmaß der durch Protein stimulierten Säuresekretion ist aufgrund von Untersuchungen mit der intragastralen Titration in hohem Maße von der **Art des Eiweißes** abhängig. Die Säuresekretion lag nach Gabe von Sojaprotein um 30–40% niedriger als nach Gabe der gleichen Menge von Protein aus Rindfleisch. Dieser Unterschied war abhängig davon, ob die Proteine isoliert oder in

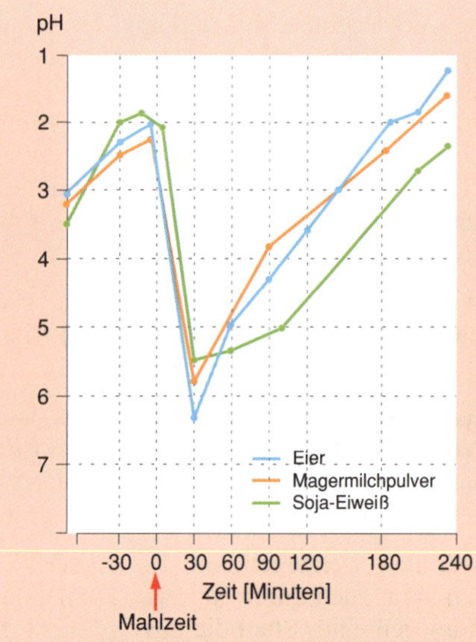

Abb. 3-4 Verhalten des pH-Wertes im Magen nach Verabreichung von 8 Eiern, 135 g Magermilchpulver oder 200 g Soja-Eiweiß (nach [222]).

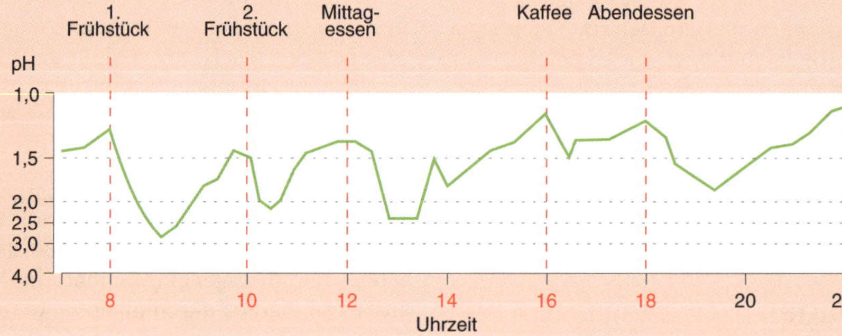

Abb. 3-5 Verhalten der Magenazidität bei gesunden Versuchspersonen und ihre Beeinflussung durch die Nahrungsaufnahme (nach [62]).

Kombination mit Kohlenhydraten und Fett verzehrt wurden.

Die in der Literatur mitgeteilten Befunde über den **Einfluss von Alkohol** und alkoholischen Getränken auf die Säuresekretion des Magens und die Freisetzung von Gastrin sind widersprüchlich.

> Aufgrund neuerer Untersuchungen und einer kritischen Sichtung der Literatur muss von Folgendem ausgegangen werden: Niedrige, nicht aber hohe Alkoholkonzentrationen stimulieren bei Aufnahme von reinem Alkohol über einen gastrinunabhängigen Mechanismus eine mäßige Magensäuresekretion. Bier und Weißwein sind hingegen starke Stimulatoren der Magensäuresekretion und der Gastrinfreisetzung.

Dieser Effekt beruht nicht bzw. nur zum Teil auf dem Alkoholgehalt dieser Getränke. Welche Bestandteile den starken stimulatorischen Effekt besitzen, ist nicht mit letzter Sicherheit bekannt. In entsprechenden Untersuchungen wurden die bei der alkoholischen Gärung entstehenden Dicarbonsäuren Maleat und Succinat als Substanzen identifiziert, die unabhängig von einer Freisetzung von Gastrin die Säuresekretion stimulieren [289].

Der durch die Nahrungsaufnahme in Gang gesetzte und gesteuerte komplexe Vorgang der **Magensäuresekretion** besteht aus **drei Phasen:**

- Die **kephale Phase** wird bereits durch den Gedanken an Essen, den Anblick und Geruch von Speisen eingeleitet. Durch Aktivierung zentralnervöser Mechanismen werden über einen Vagusreiz die Magensekretion und die Freisetzung von Gastrin aus der Magenschleimhaut in Gang gesetzt, bevor Speisebrei in den Magen gelangt.
- In der **gastralen Phase** werden durch unmittelbaren Kontakt des Speisebreis mit der Magenschleimhaut und durch die Dehnung der Magenwand die Freisetzung von Gastrin und Säure bzw. Pepsin in Gang gesetzt; sie umfasst etwa 50–70 % der postprandialen Säuresekretion.
- Als **intestinale Phase** wird die vom Dünndarm ausgehende Hemmung der Magensekretion bezeichnet. Der Übertritt von saurem Speisebrei in den Bulbus duodeni, der Kontakt der Darmwand mit Nährstoffen etc. initiieren die Freisetzung intestinaler Peptidhormone (Bulbogastron, Somatostatin, Enterogastron etc.), die hemmend sowohl auf die Sekretion als auch die Motilität des Magens wirken. Damit wird sowohl die Menge als auch die Geschwindigkeit des Übertritts von Speisebrei aus dem Magen in den Darm reguliert.

Von besonderer Bedeutung im Rahmen der Nährstoffausnutzung ist die **Intrinsic-factor-Produktion** des Magens. Der Intrinsic factor ist ein Glykoprotein und wird von den Belegzellen an den Magensaft abgegeben. Durch Stimulation mit Gastrin, Histamin etc. lässt sich seine Sekretion steigern.

> Der **Intrinsic factor** verbindet sich **mit** dem **Vitamin B_{12} (Extrinsic factor)** der Nahrung zum Intrinsic-Extrinsic-factor-Komplex, der von der Schleimhaut des terminalen Ileums resorbiert wird (vgl. Kap. 1.7.2). Ohne diese Komplexbildung kann der essentielle Nährstoff Vitamin B_{12} – abgesehen von einer geringen Passage per diffusionem bei hoher Konzentration im Darmlumen – nicht resorbiert werden.

Der Magen ist somit ein lebenswichtiges Organ. Das zeigt sich bei einem Wegfall der Intrinsic-factor-Produktion nach einer **operativen Entfernung des Magens** und bei einem Unvermögen der Magenschleimhaut den Intrinsic factor zu produzieren, wie dies bei der **perniziösen Anämie** der Fall ist (vgl. Kap. 1.7 und 3.3.2).

Umstritten ist die Existenz eines **Labfermentes** im menschlichen Magensaft, ein Enzym, das sich insbesondere im Magen des Kalbs nachweisen lässt. Lab, auch als **Chymosin** bezeichnet, führt zum Gerinnen der Milch, indem es Kaseinogen in Kasein umwandelt. Den gleichen Effekt wie das Labferment haben auch das Pepsin und vom Pankreas produzierte Proteasen.

3.3.1 Funktionelle Dyspepsie (Reizmagen, nichtulzeröse Dyspepsie, Pseudo-Ulcus-Syndrom)

Ätiologie Die Ätiologie ist unbekannt. Es gibt Hinweise auf Motilitätsstörungen, insbesondere auf eine verminderte Relaxation des Magenfundus nach einer Mahlzeit, auf eine verzögerte Magenentleerung sowie auf eine gesteigerte Empfindlichkeit der Magenwand bei Dehnung (viszerale Hyperalgesie) und auf psychosoziale Faktoren. Ob einer Helicobacter-pylori-Infektion beim Zustandekommen des Syndroms eine Bedeutung zukommt, ist strittig.

Klinik Dyspeptische Beschwerden sind im Oberbauch lokalisiert und treten in Form von Schmerzen, Übelkeit, Völlegefühl, vorzeitigem Sättigungsgefühl, saurem Aufstoßen und Blähungen auf. Seltener sind Erbrechen und retrosternale Missempfindungen, wie z. B. Sodbrennen. Die genannten Symptome finden sich einzeln oder in wechselnder Kombination und mit unterschiedlicher Intensität. Lässt sich keine Ursache nachweisen, so spricht man von einer funktionellen Dyspepsie bzw. einem Reizmagen oder einer nichtulzerösen Dyspepsie.

Diagnostik Es handelt sich bei der funktionellen Dyspepsie immer um eine Ausschlussdiagnose. Die Häufigkeit dieses Syndroms liegt aufgrund von Befragungen in der Durchschnittsbevölkerung westlicher Industrieländer mit 25 bis 40% sehr hoch.

Therapie Bei unbekannter Ätiologie fehlen Möglichkeiten der kausalen Therapie. Wichtig ist, dem Patienten die Angst vor einer schwerwiegenden Erkrankung zu nehmen. Die Ernährung muss persönliche Intoleranzen berücksichtigen, z.B. Koffeinintoleranz (s. Kap. 3.3.3). Allgemeingültige Ernährungsempfehlungen gibt es nicht.

3.3.2 Gastritis

Ätiologie und Klinik Unterschieden werden die akute und die chronische Gastritis.

Die **akute Form** entsteht durch lokale Einwirkung einer Noxe, z.B. Medikamente, Alkohol oder bakterielle Toxine. Nach Elimination der auslösenden Ursache schwinden die Symptomatik (Oberbauchschmerz, Brechreiz, Inappetenz) und auch die morphologischen Veränderungen an der Schleimhaut schnell.

Von großer praktisch-klinischer Bedeutung ist die in der Durchschnittsbevölkerung häufige **chronische Gastritis.** Sie verläuft meist asymptomatisch, kann aber auch mit einer Symptomatik wie bei akuter Gastritis einhergehen (chronisch aktive Gastritis). Je nach auslösender Ursache, Lokalisation und histologischem Bild werden folgende Formen unterschieden:

- **Typ A (Autoimmungastritis):** eine im Fundus und Corpus lokalisierte Autoimmunerkrankung mit Antikörpern gegen Magenschleimhaut. Es entwickelt sich eine Schleimhautatrophie mit Sub- bzw. Anazidität des Magensaftes. Die Intrinsic-factor-Produktion fehlt und das mit der Nahrung aufgenommene Vitamin B_{12} (Extrinsic factor) kann nicht mehr resorbiert werden (vgl. Kap. 1.7). Es handelt sich dabei um die primären pathophysiologischen Veränderungen der perniziösen Anämie.
- **Typ B:** In etwa 90% der Fälle wird diese Form der chronischen Gastritis durch eine Besiedelung der Magenschleimhaut mit **Helicobacter pylori,** in selteneren Fällen durch andere Erreger ausgelöst. Die chronische Schädigung der Schleimhaut durch Helicobacter pylori führt letztlich zur Atrophie der Schleimhaut mit Sub- bzw. Anazidität. Die fehlende bzw. stark reduzierte Säureresektion stellt wiederum eine wichtige Voraussetzung für die Entstehung des Magenkarzinoms (vgl. Kap. 16) dar. Da sich in Regionen mit schlechten hygienischen Lebensbedingungen bereits bei Kindern in hohem Prozentsatz eine Helicobacterbesiedelung des Magens findet, wird angenommen, dass kontaminiertes Trinkwasser ein wesentlicher Überträger dieses Keimes ist (vgl. Kap. 1.10.1).
- **Typ C:** nicht eindeutig definierte **chemisch-toxische Gastritis.** Bei der Entstehung dieser Form ist möglicherweise ein Reflux von Galle aus dem Duodenum von Bedeutung.

Ernährungstherapie Die Therapie der **akuten Gastritis** besteht im **Ausschalten der auslösenden Noxe.**

> Einer der Altmeister der Diätetik, C. von Noorden, schrieb über die Behandlung dieser Form der Magenerkrankung, die er Irritationsgastritis nannte: „Von diätetischen Maßnahmen bewährt sich als bei weitem am schnellsten und sichersten wirksam die **Hungerkur.** In schweren Fällen dehne man sie ohne Bedenken über 2 oder 3 Tage aus. Gegenüber dieser alten hippokratischen Lehre ist Furcht vor Entkräftung ganz unbegründet...".

Eine diätetische Behandlung der **chronischen Gastritis** ist nicht bekannt. Ernährt wird mit leichter Vollkost.

Erste Befunde über einen positiven Einfluss probiotischer Mikroorganismen auf die Helicobacter-pylori-Besiedlung und die hierdurch ausgelöste chronische Gastritis bedürfen der weiteren Überprüfung (vgl. Kap. 2.2.3).

3.3.3 Ulcus ventriculi und Ulcus duodeni

Ätiologie und Klinik Geschwüre des Magens und Duodenums werden auch als **peptische Ulzera** bezeichnet. Damit wird zum Ausdruck gebracht, dass die peptische Aktivität des Magensaftes Voraussetzung für die Entstehung der Geschwüre ist und dass es sich um eine **lokale Andauung der Magen-** oder **Duodenalschleimhaut** handelt.

Schleimhautdefekte entstehen, wenn die sehr komplexen, die Schleimhaut vor dem aggressiven Magensaft **schützenden (protektiven) Mechanismen** – beispielsweise die Sekretion einer alkalischen Schleimschicht – versagen. Das Gleichgewicht zwischen protektiven und aggressiven Faktoren kann durch verschiedene Faktoren zu Ungunsten der protektiven Faktoren verschoben werden, z.B. durch:

- genetische Prädisposition,
- bestimmte Pharmaka,
- Helicobacter-Besiedlung der Magen- bzw. Duodenalschleimhaut,
- seelisch-psychische Belastungssituationen.

Möglicherweise sind auch Ernährungsfaktoren für die Ulkushäufigkeit verantwortlich.

Diskutiert wird eine Bedeutung der **mehrfach ungesättigten Fettsäuren.** Die Magen- und Duodenalmukosa synthetisiert die zytoprotektiv wirkenden Eicosanoide PGE_1 und PGE_2 aus Linolsäure bzw. Arachidonsäure (vgl. Kap. 1.3).

In tierexperimentellen Untersuchungen lässt sich nach Linolsäurefütterung eine Steigerung der Synthese beider Prostaglandine und eine geringe **Schädigung der Magenschleimhaut durch Alkohol, Gallensäuren, Aspirin etc.** nachweisen.

Da in den westlichen Industrieländern etwa seit der Jahrhundertwende der Verzehr von mehrfach ungesättigten Fettsäuren um etwa 200% zugenommen hat, wird die seit Jahrzehnten geringer werdende Ulkushäufigkeit und auch der insgesamt benignere Verlauf der Ulkuskrankheit mit einer verbesserten Resistenz der Schleimhaut in Verbindung gebracht. Gestützt wird diese Annahme auch durch Untersuchungen, die eine signifikant niedrigere Konzentration an Linolsäure im Unterhautfettgewebe bei Ulkuskranken fanden.

Die **Linolsäure-Hypothese** wird durch die Ergebnisse der amerikanischen prospektiven Health Professionals Follow-up Study, in der bei über 47000 Männern während sechs Jahren die Häufigkeit von Neuerkrankungen mit verschiedenen Ernährungsfaktoren korreliert wurde, nicht gestützt [5].

Diskutiert wird weiterhin eine Beziehung zwischen der Höhe des Verzehrs von **Kochsalz** und der Entstehung von Duodenalulzera.

Für diese Hypothese sprechen gute Korrelationen zwischen der Höhe des Kochsalzverzehrs und der Ulkusmorbidität in verschiedenen Ländern, Ergebnisse von Fallkontrollstudien und die positive Korrelation zwischen Kochsalzverzehr und Ulkusinzidenz in Westeuropa im 19. und 20. Jahrhundert.

Für **regionale Unterschiede** in der Ulkushäufigkeit wird die unterschiedliche Zufuhr von **Ballaststoffen** bzw. **raffinierten Kohlenhydraten** verantwortlich gemacht.

Insbesondere epidemiologische Daten aus Indien, wo regional sowohl die Ulkushäufigkeit als auch der Verzehr von ballaststoffreichen Getreideprodukten sehr unterschiedlich sind, stützen diese Annahme. In einer englischen Fallkontrollstudie fand sich bei Ulkuskranken keine geringere Ballaststoffzufuhr mit der Nahrung, jedoch war der Verzehr von Zucker eindeutig höher als bei den gesunden Kontrollen. Die mögliche Bedeutung der Ballaststoffe für die Ulkusentstehung und auch den Verlauf des Ulkusleidens wird durch skandinavische Studien gestützt, die unter ballaststoffreicher Ernährung eine geringere Rate an Ulcus-duodeni-Rezidiven fanden, als bei einer vergleichsweise ballaststoffarmen Ernährung.

Die Annahme einer protektiven Wirkung von Ballaststoffen wird durch die Health Professionals Follow-up Study gestützt. Ein hoher Verzehr von reichlich **wasserlösliche Ballaststoffe** enthaltenden Früchten und Gemüse war mit einer geringeren Häufigkeit von Duodenalulzera assoziiert, während sich eine solche Beziehung für **Getreideballaststoffe** nicht fand [5].

Immer wieder wird die Frage diskutiert, ob **pflanzliche Gewürze** durch ihre lokale Wirkung auf die Magenschleimhaut die Bereitschaft zur Ulkusentstehung und letztlich auch die Ulkusabheilung beeinflussen. Ob hier ein Kausalzusammenhang besteht, ist nach wie vor nicht endgültig entschieden. Die große Zahl von Studien an gesunden Versuchspersonen sind sämtlich Kurzzeitversuche, die nicht unbedingt repräsentativ für eine Langzeiternährung mit einer Kost reich an pflanzlichen Gewürzen sind.

Der Vergleich verschiedener pflanzlicher Gewürze auf die Säuresekretion im Magen ergab nach Gabe von **Knoblauch, Paprika, Meerrettich** und **scharfem Senf** eine signifikante Steigerung, während **Curry** nur eine geringe und **schwarzer Pfeffer** keine Steigerung der Säuresekretion zur Folge hatte. Manche Untersucher fanden im Akutversuch im Anschluss an die orale Gabe von 1,5 g schwarzem oder rotem Pfeffer neben einer Steigerung der Säure- und Pepsinsekretion auch erosive Schleimhautläsionen und Einblutungen in die Magenschleimhaut.

Für **Capsaicin,** den aktiven Wirkstoff aus Chili, konnte wiederum ein die Magenschleimhaut **schützender Effekt** nachgewiesen werden.

Bei gesunden Versuchspersonen fanden sich endoskopisch nach Einnahme von 600 mg Aspirin signifikant weniger Erosionen, wenn vorher 20 g Chili verzehrt wurden. Das Ergebnis dieses Akutversuches fand bei einer retrospektiven Studie an Ulkuskranken eine gewisse Bestätigung. Hoher Verzehr von Chili ging mit geringerer Ulkushäufigkeit einher [328].

Da sich die Art der Wirkstoffe in den pflanzlichen Gewürzen erheblich unterscheidet, lassen sie sich nicht einheitlich beurteilen. Für die **Praxis** wird man aus den genannten Befunden und der Tatsache, dass man im Tierversuch Ulzera bei gleichzeitiger Fütterung verschiedener scharfer Gewürze deutlich leichter erzeugen kann, den Schluss ziehen, bei erosiven Schleimhautläsionen und frischen Ulzera auf scharfe Gewürze möglichst zu verzichten.

Für Personen mit Neigung zu Ulkusrezidiven ist ein sparsamer Umgang mit scharfen Gewürzen ratsam.

Die Ulkusentstehung und der Verlauf von Ulkuskrankheiten werden offenbar durch **alkoholische Getränke** nicht negativ beeinflusst, obwohl Säure- und Pepsinsekretion durch niedrigprozentige Alkohollösungen stimuliert werden. Trotz des die Sekretion stimulierenden Effekts geben epidemiologische Studien keinen Hinweis auf einen Kausalzusammenhang zwischen der Höhe und Häufigkeit des Alkoholkonsums und der Ulkushäufigkeit. Auch das Ergebnis der bereits zitierten Health Professionals Follow-up-Study bestätigte diesen Befund [4]. Weder die Abheilung noch die Rezidivrate wurde bei Magen- und Zwölffingerdarmgeschwüren durch regelmäßigen Konsum alkoholischer Getränke negativ beeinflusst.

Für die Praxis ebenso wichtig ist die Frage, ob **koffeinhaltige Getränke** Ulkusentstehung und -verlauf beeinflussen. Ähnlich wie Bier und Wein die Sekretion der Magenschleimhaut nicht nur aufgrund des Alkoholgehaltes anregen (siehe Physiologie und Pathophysiologie, Kap. 3.3), stimuliert der Kaffee die Sekretion aufgrund sowohl des Koffeingehaltes als auch anderer, offenbar **beim Röstprozess entstehender Substanzen**. In welchem Umfang die durch den Verzehr von koffeinhaltigen Getränken gesteigerte Magensaftsekretion die Abheilung von Ulzera beeinträchtigt, ist nicht bekannt. Sowohl bei Kranken mit Duodenalulzera als auch bei Oberbauchbeschwerden ohne Ulkusnachweis (funktionelle Dyspepsie, Kap. 3.3.1) werden durch Kaffeeverzehr die Oberbauchbeschwerden verstärkt, sodass die Patienten spontan den Kaffeekonsum reduzieren.

Ulkuskranken wird zur Vermeidung zusätzlicher Beschwerden und auch zur Förderung der Ulkusheilung empfohlen, den Verzehr von Kaffee bzw. schwarzem Tee auf zwei Tassen pro Tag zu begrenzen.

Ein hoher Kaffeekonsum, nicht hingegen der regelmäßige Verzehr anderer koffeinhaltiger Getränke, geht nach der Mehrzahl der Erhebungen mit einer höheren Rate an peptischen Ulzera einher. Die wiederholt zitierte prospektive Health Professionals Follow-up Study fand für das Duodenalulkus keine Beziehung zum Kaffeekonsum [4].

Kranke mit **Duodenalgeschwüren** haben meistens eine überschießende Säureproduktion **(Hyperazidität)** und eine **gesteigerte Basalsekretion,** d. h., auch in der interdigestiven Phase, insbesondere

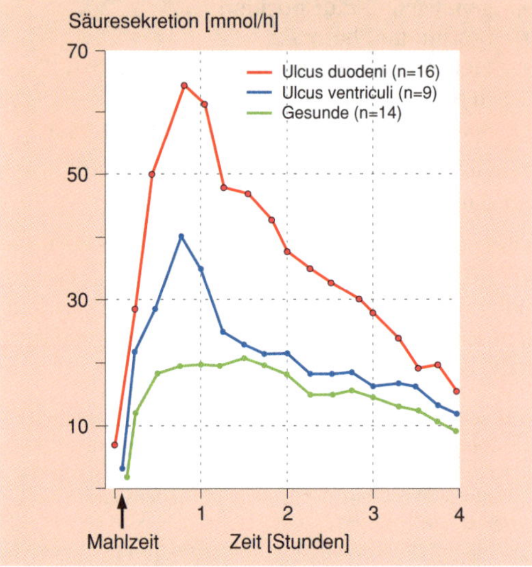

Abb. 3-6 Mittlere Säuresekretion des Magens innerhalb 4 Stunden nach Verzehr einer Mahlzeit (nach [29]).

nachts, wird Magensaft produziert. Patienten mit Ulcus duodeni haben eine vergleichsweise hohe sekretorische Kapazität für Salzsäure und Pepsin.

Abbildung 3-6 demonstriert die Säuresekretion nach Verzehr einer Mahlzeit (140 g Beefsteak, 2 Scheiben Toastbrot und 360 ml Wasser) bei gesunden Versuchspersonen und Patienten mit Magen- bzw. Zwölffingerdarmgeschwüren. Ist die Magenschleimhaut unfähig, Salzsäure und Pepsin zu sezernieren (anazider Magen), so entwickelt sich praktisch nie ein Geschwür.

Als **Stressulkus** werden akut einsetzende Schleimhautläsionen in Form von Geschwüren, aber auch von erosiven Läsionen der Mukosa (akute erosive hämorrhagische Gastritis) bezeichnet. Sie treten nach schweren Unfällen, Blutungen, Schock, Sepsis, nach ausgedehnten operativen Eingriffen, schweren Verbrennungen etc. auf. Der Entstehung von Stressulzera liegen sehr komplexe, vielschichtige Mechanismen zugrunde.

Es gibt aufgrund sowohl von Untersuchungen an Patienten als auch tierexperimenteller Untersuchungen Hinweise darauf, dass eine **orale Ernährung,** z. B. mit einer **Formeldiät**, anstelle einer parenteralen Ernährung unmittelbar **nach Stresseinwirkung** die Rate an Blutungen aus solchen Magenschleimhautläsionen signifikant senkt. Dieser **Schutzeffekt** wird über eine Anhebung des pH-Wertes im Magen, eine vermehrte Produktion von Prostaglandinen in der Magenschleimhaut und über die optimale Deckung des Energie- und Nährstoffbedarfs erklärt. Hierbei wird auch diskutiert, dass Substrate zur Ernährung der Schleimhaut direkt von der geschädigten Magenschleimhaut resorbiert und in den Stoffwechsel der Mukosa eingeschleust werden.

Ernährungstherapie Aufgrund der neuen Erkenntnisse über die Bedeutung von Helicobacter pylori (vgl. Kap. 1.10) bei die Entstehung von Magen- und Zwölffingerdarmgeschwüren, der sehr erfolgreichen Therapie der Ulzera mit H_2-Antagonisten und Protonenpumpenhemmern sowie der Möglichkeit der Rezidivprophylaxe durch Helicobacter-pylori-Eradikation spielen Ernährungstherapie und Ernährungsprophylaxe inzwischen eine geringere Rolle.

Unter Berücksichtigung der geschilderten Untersuchungsergebnisse über die Bedeutung von alkoholischen Getränken, Gewürzen und koffeinhaltigen Getränken für die Symptomatik und Heilungstendenz werden die Patienten mit einer **leichten Vollkost** ernährt.

Die Vielzahl der bis etwa Anfang der sechziger Jahre angewandten **„Ulkusdiäten"** hatten das Ziel, den Magen sekretorisch und motorisch ruhig zu stellen, in der Annahme, dass hierdurch das Abheilen der Ulzera begünstigt wird. In vergleichenden Therapiestudien konnte gezeigt werden, dass diesen Kostformen keine therapeutische Bedeutung zukommt.

Autoren, die in früheren Jahrzehnten sog. Ulkusdiäten erdachten und empfahlen, prüften ihre Vorschläge nicht nach den Grundsätzen einer kontrollierten Therapiestudie. Sie verabreichten die von ihnen als gut empfundene Diät und sahen ihre Vorstellung dann bestätigt, wenn bei dem Patienten das Ulkus während eines drei- bis vierwöchigen Klinikaufenthaltes abheilte. Eine Kontrollgruppe, der unter gleichen Bedingungen eine Normalkost verabreicht wurde – nur hieran hätte der Wert der Diät gemessen werden können –, fehlte.

Einige der bekanntesten Diätempfehlungen, die in früheren Jahren in großem Umfang bei Magen- und Zwölffingerdarmgeschwüren angeordnet wurden und zum Teil auch heute noch Anhänger haben, obwohl gezeigt werden konnte, dass sie das **Abheilen von Geschwüren nicht beeinflussen,** sind:

- Sippy-Diät (Milch-Sahne-Alkali-Diät),
- Diät nach Kalk und von Bergmann,
- Diät nach Ewald und nach Lenhartz,
- chlorfreie Diät.

Bei der Zusammenstellung dieser Diäten wird Wert darauf gelegt, **„zarte" Speisen,** insbesondere zartes Fleisch (Kalb, Huhn, Taube) und zartes Gemüse (nach Kalk keine Rüben, Rettiche, Salate, Karotten, Weiß- und Rotkraut, rote Rüben, Bohnen, Linsen) zu geben.

Andere Autoren empfahlen zur Ruhigstellung des erkrankten Magens bzw. Duodenums eine **Nahrungskarenz** bzw. eine reine Milchdiät bis zu 4 Wochen Dauer. Da die Patienten je nach Diätschema mehr oder weniger **mangelernährt** waren, wurden zusätzlich eintretende Ulkusblutungen schlecht toleriert.

Im Jahre 1934 schrieb der Kliniker Meulengracht, er habe bei peinlicher Durchführung der in einer absoluten bzw. teilweisen Inanition bestehenden üblichen Ulkuskur Patienten im Anschluss an eine Magenblutung an Erschöpfung zugrunde gehen sehen. Entgegen der damals üblichen Ansicht gab der Autor daher Magenblutern ab dem 1. Tag **reichlich Nahrung** (Brot, Hafergrütze, Butter etc.) und erzielte damit gute Heilerfolge.

Auch amerikanische Autoren empfahlen einige Jahre später, beim blutenden Ulkus sofort Nahrung und Flüssigkeit zuzuführen, um dadurch neben der Deckung des Flüssigkeits- und Energiebedarfs die intensive, der Blutstillung entgegenwirkende **Hungerperistaltik** des Magens zu vermeiden.

Dass unter einer sog. blanden (milden) Ulkusdiät die **Säuresekretion** des Magens entgegen der allgemeinen Ansicht nicht geringer ist als unter einer Normalkost, konnte bei Patienten mit einem Duodenalulkus gezeigt werden, bei denen sowohl nach Gabe einer blanden **Ulkusdiät** als auch nach einer **frei gewählten Kost** der Mageninhalt in bestimmten Zeitabständen zur pH-Bestimmung abgesaugt wurde. Hierbei ergab sich, dass der pH-Wert bei frei gewählter Kost im Durchschnitt weniger sauer war als nach Gabe einer sog. Ulkusdiät.

Im Laufe der vergangenen 40 Jahre wurde wiederholt bewiesen, dass sog. Ulkusdiäten keinen den Heilungsprozess fördernden Effekt haben. Bereits 1941 empfahl Eppinger eine relativ „grobe" Diät für Ulkuskranke, bestehend aus Schrotbrot, grobem Gemüse, Obst etc., die sog. **Schrotkost.**

Trotz der Tatsache, dass **Alkohol** und insbesondere die am häufigsten verzehrten alkoholischen Getränke Wein und Bier, die Säuresekretion stimulieren, besteht aufgrund epidemiologischer Studien kein Kausalzusammenhang zwischen Alkoholkonsum und der Häufigkeit von Magen- und Zwölffingerdarmgeschwüren.

In Ulkusdiäten werden **Gewürze,** insbesondere Pfeffer, Paprika und Senf meist gemieden, obwohl ein schädigender Einfluss nie bewiesen wurde. Auch zusätzliche Schmerzen oder eine Beeinträchtigung der Ulkusheilung fanden sich nach Verwendung von pflanzlichen Gewürzen nicht. Angaben über den Einfluss von Gewürzen auf die Magensekretion sind zum Teil, bedingt durch unterschiedliche Dosierung, widersprüchlich.

Die Verträglichkeit von **Kaffee** und **schwarzem Tee** ist unterschiedlich.

Die in Abbildung 3-7 dargestellten Befunde über den **Einfluss verschiedener Getränke** auf die Säuresekretion im Magen gesunder Versuchspersonen zeigen, wie unterschiedlich die Effekte sind und wie sehr diese von der üblichen Vorstellung abweichen, nach der oft sehr unkritisch starke und schwache „Säurelocker" unterschieden werden.

Dass **Milch,** wahrscheinlich aufgrund ihres hohen Kalziumgehaltes, die Säuresekretion erheblich stimuliert, ist aus einer Reihe von Untersuchungen bekannt. Dieser Effekt dürfte auch dafür verantwortlich sein, dass Milch die Abheilung von Ulzera verzögert. In einer vergleichenden Studie an Patienten mit Zwölffingerdarmgeschwüren konnte gezeigt werden, dass die Ulzera bei Gabe eines H_2-Blockers signifikant langsamer abheilten, wenn zusätzlich größere Mengen Milch (500 ml morgens, 750 ml mittags und 750 ml abends) verzehrt wurden [173].

Eine Reihe epidemiologischer Untersuchungen spricht dafür, dass sich bei Bevölkerungsgruppen mit einem hohen Verzehr von **Getreideballaststoffen** signifikant seltener Ulzera, insbesondere am Duodenum entwickeln (Lit. bei [257]). Gestützt wird die Annahme, dass Ballaststoffen ein **protektiver Effekt** zukommt, durch In-vitro-Versuche, in denen gezeigt wurde, dass Weizen- und Reiskleie, aber auch Vollgetreidemehl, im Vergleich zu Weißmehl und poliertem Reis eine wesentlich höhere **Pufferkapazität** besitzen. Auch die Fähigkeit, Gallensäuren zu binden, hat möglicherweise einen positiven Effekt.

Bei einer Langzeitstudie konnte die Rezidivrate an Duodenalulzera reduziert werden, wenn polierter Reis durch Vollweizenmehl ersetzt wurde. In einer Studie von Rydning u. Berstad [255] kam es dann, wenn der mittlere tägliche Ballaststoffverzehr von 16 auf 28 g erhöht wurde, während einer Beobachtungszeit von 6 Monaten in der Gruppe mit ballaststoffarmer Ernährung in 80% und in der Gruppe mit hohem Ballaststoffverzehr in nur 45% der Fälle zu einem Ulkusrezidiv.

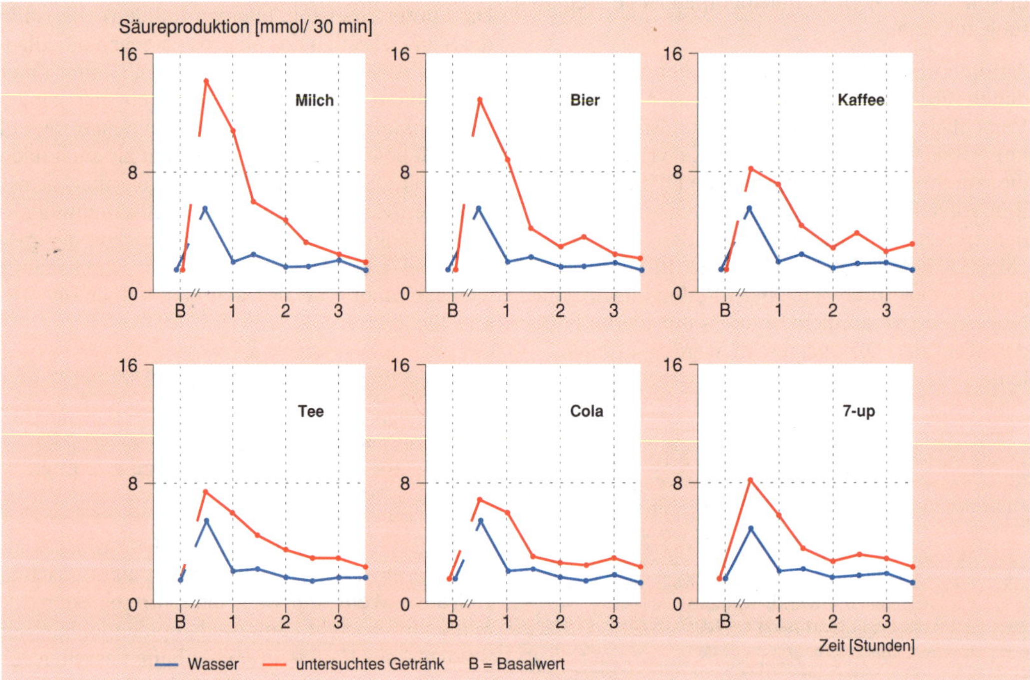

Abb. 3-7 Mittlere Magensäureproduktion bei gesunden Versuchspersonen nach Gabe verschiedener Getränke im Vergleich zu Wasser (nach [200]).

Die **zirkadianen pH-Schwankungen** des Magensaftes werden wesentlich vom Zeitpunkt der einzelnen Maßnahmen bestimmt. Da der **intragastrale pH-Wert** entscheidend für die Abheilung von Zwölffingerdarmgeschwüren ist, interessiert der Einfluss der Abendmahlzeit auf die pH-Werte im Magen sowohl ohne als auch mit Gabe eines H_2-Blockers. Bei gesunden Männern lag der mittlere pH-Wert im Magen bei Einnahme der letzten Abendmahlzeit um 18 Uhr mit 1,67 signifikant höher als bei der Einnahme um 21 Uhr mit einem mittleren pH-Wert von 1,39 [72].

Von praktischer Bedeutung ist die Tatsache, dass der therapeutische Effekt von **H_2-Rezeptor-Antagonisten** durch die Nahrungsaufnahme verringert wird.

Wird die Abenddosis von 300 mg Ranitidin unmittelbar nach der letzten Mahlzeit etwa zwischen 18 und 19 Uhr gegeben, so ist die für das Abheilen von Ulzera entscheidende nächtliche Säure- und Pepsinsekretion signifikant geringer, als bei einer noch zusätzlich vor Beginn der Nachtruhe etwa um 22 Uhr aufgenommenen Spätmahlzeit [140].

3.3.4 Magenkarzinom

Pathophysiologie Magenkarzinome werden aufgrund pathologisch-anatomischer Kriterien in den diffusen und den intestinalen Typ unterteilt. Während die Häufigkeit des **diffusen Typs** weltweit weitgehend konstant bleibt, ändert sich die Häufigkeit des **intestinalen Typs.** Das spricht dafür, dass Umweltfaktoren und somit auch die Ernährung an der Entstehung der letztgenannten Form des Magenkarzinoms beteiligt sind.

Ätiologie

Während sich Ulzera nur bei nachweisbarer Säureproduktion im Magen bilden, entwickeln sich Magenkarzinome vorwiegend **bei fehlender Säuresekretion.**

Bei der Entstehung von Magenkarzinomen kommt den **Ernährungsfaktoren** eine entscheidende Bedeutung zu (Einzelheiten siehe Kap. 16). Gründe dafür sind:

- Magenkarzinome treten in verschiedenen Teilen der Welt mit unterschiedlicher Häufigkeit auf,
- die Häufigkeit des Magenkarzinoms nimmt seit Jahrzehnten in den westlichen Industrieländern mit zunehmender Änderung der Ernährungsgewohnheiten ab,
- die Häufigkeit in Ländern mit hoher Magenkarzinomprävalenz, z. B. in Japan, nimmt ab, wenn die traditionelle Ernährung zugunsten einer in westlichen Ländern üblichen Ernährung (western diet) aufgegeben wird.

Berücksichtigt werden muss weiterhin, dass ein Verlassen traditioneller Lebensweise und Ernährungsgewohnheiten verbunden ist mit einer Verbesserung der **Wohn-, Lebensmittel-** und **Trinkwasserhygiene.** Das bedeutet wiederum einen Rückgang in der Durchseuchung der Bevölkerung mit **Helicobacter pylori** (vgl. Kap. 1.10), einem ebenfalls wesentlichen, das Magenkarzinomrisiko steigernden Faktor (vgl. Kap. 16).

Klinik Die Beschwerden ähneln denen des Magengeschwürs, sind aber zu Beginn meist gering und uncharakteristisch, sodass die Diagnose oft sehr spät gestellt wird.

Diagnose Die Diagnose wird endoskopisch und histologisch gestellt.

Therapie Die einzige Erfolg versprechende Therapie, die partielle oder totale Magenresektion, bringt nur in maximal 25 % eine Fünf-Jahres-Heilung. Anzustreben ist das Erfassen des sog. Frühkarzinoms (early cancer), eines nur auf Mukosa und Submukosa beschränkten malignen Wandprozesses. Das nur sehr uncharakteristische und geringe Beschwerden machende Frühkarzinom hat mit 70–90 % eine wesentlich bessere Rate an postoperativen Fünf-Jahres-Heilungen (Bedeutung der Ernährung für die Prophylaxe siehe Kap. 16).

Da das Magenkarzinom sehr früh metastasiert, ist seine **Prognose** sehr schlecht.

3.3.5 Zustand nach Magenoperation

Ätiologie und Klinik Bevor hoch wirksame Medikamente (H_2-Rezeptor-Antagonisten und Protonenpumpenhemmer) zur weitgehenden Blockade der Magensekretion und Möglichkeiten zur Diagnostik und Eradikation von Helicobacter pylori zur Verfügung standen, war bei rezidivierenden Magen- und Zwölffingerdarmgeschwüren und bei Ulkuskomplikationen häufig eine operative Entfernung des distalen, gastrinproduzierenden Magenanteils **(partielle Resektion)** indiziert. Dieses operative Vorgehen hat trotz Verbleibens der säuresezernierenden Schleimhaut im Magenfundus eine stark reduzierte Säureproduktion bzw. eine **Anazidität des Restmagens** zur Folge, da nach Resektion der Antrumregion kein Gastrin mehr sezerniert wird. Eine weitere Indikation für die partielle oder auch totale Gastrektomie sind Tumoren des Magens.

Die Standardmethoden der partiellen Resektion sind die als **Billroth I** und **Billroth II** beschriebe-

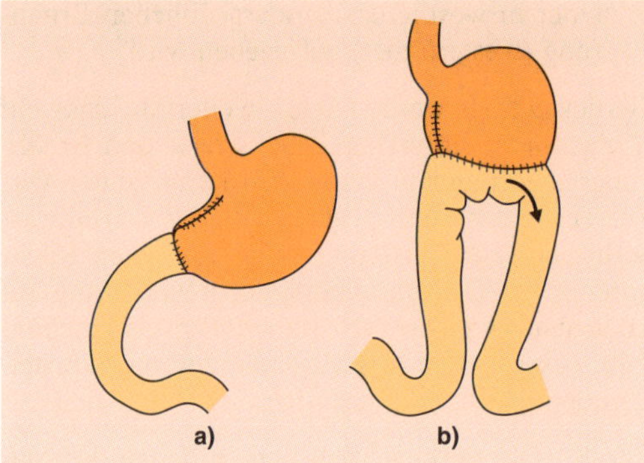

Abb. 3-8 Schematische Darstellung der Magenresektion.
a) Billroth I
b) Billroth II.

nen Verfahren (Abb. 3-8). Auch die selektive proximale Vagotomie, die vor dem Einsatz der genannten hoch wirksamen Medikamente bei rezidivierenden Ulzera häufig durchgeführt wurde, kommt kaum noch zur Anwendung.

Werden bei der Magenresektion zwei Drittel des distalen Magens und damit auch der Pylorus entfernt, erlischt die **Reservoirfunktion** des Organs. Der Speisebrei tritt ohne wesentliche Verweildauer im Restmagen in den Dünndarm über. Dieser schnelle Übertritt in den Darm kann einen als **„Dumpingsyndrom"** bezeichneten Beschwerdekomplex auslösen. (Die Bezeichnung kommt von dem englischen Wort to dump, stürzen.)

Dieses Dumpingsyndrom, das sich vorwiegend bei den **Billroth-II-Operierten** findet, kann als sog. Früh-Dumping (postalimentäres Frühsyndrom) kurze Zeit nach der Nahrungsaufnahme und als Spät-Dumping (postalimentäres Spätsyndrom) etwa 1–2 Stunden nach der Nahrungsaufnahme auftreten. Es äußert sich in Schwäche- und Schwindelgefühl, Schweißausbruch und Druckgefühl im Oberbauch.

Als **Ursache** wird für das **Früh-Dumping** eine Dehnung des oberen Dünndarms durch den in großer Menge plötzlich eintretenden Speisebrei angenommen. Weiterhin kommt es infolge des hohen osmotischen Drucks des Speisebreis zu einem Einstrom von Wasser aus der Blutbahn in den Darm, wodurch die **Dehnung** noch verstärkt wird. Dieser Wassereinstrom aus der Gefäßbahn in das Darmlumen führt zu einer **Hypovolämie,** die ihrerseits wiederum einen Blutdruckabfall zur Folge hat. Beim Früh-Dumping scheint eine verstärkte Freisetzung des Hormons **Serotonin** aus der Darmwand die Symptomatik mitzubestimmen.

Die **Ursache** des wesentlich später auftretenden **Spät-Dumpings** ist ein Abfall der Blutzuckerkonzentration. Nimmt der Billroth-II-Resezierte Kohlenhydrate in Form eines schnell resorbierbaren Zuckers auf, so kommt es, da nach der Nahrungsaufnahme bald aller Speisebrei in den Darm übertritt, zu einer **intensiven Resorption.** Die schnell über die Norm ansteigende Blutzuckerkonzentration hat reflektorisch eine starke **Insulinausschüttung** zur Folge. Da es bei der schnell ablaufenden Zuckerresorption nach kurzer Zeit jedoch zu einem Sistieren der Zuckerresorption kommt, ergibt sich ein Missverhältnis zwischen dem im Überschuss sezernierten Insulin und der nicht mehr durch weitere Zuckerresorption ergänzten Blutglucose, was einen **Abfall des Blutzuckerspiegels** unter die Norm zur Folge hat. Die beim Spät-Dumping geklagten **Beschwerden** – Schweißneigung, Konzentrationsschwäche, Müdigkeit, Somnolenz etc. – sind somit durch eine **Hypoglykämie** bedingt.

Mit zunehmendem zeitlichem Abstand von der Magenresektion verringert sich die Intensität beider Syndrome, sodass nach etwa 10 Jahren zwei Drittel aller Magenresezierten, die primär Beschwerden im Sinne des Dumpingsyndroms hatten, beschwerdefrei sind.

Abgesehen vom Dumpingsyndrom kommt es nach Magenresektion und hier wiederum besonders nach Billroth-II-Resektion zu einer **verminderten Ausnutzung** der mit der Nahrung aufgenommenen Nährstoffe. Das hat zur Folge, dass bei etwa 40 % aller Magenresezierten ein Untergewicht besteht **(agastrische Dystrophie).**

Trotz ausreichender Nahrungsaufnahme kann sich in manchen Fällen eine hochgradige Unterernährung entwickeln.

Eine **Ursache** ist die ungenügende Nährstoffausnutzung, weil das Pankreas nicht ausreichend stimuliert wird, da beim Billroth-II-Resezierten das Duodenum nicht vom Speisebrei durchlaufen wird (s. Abb. 3-8) und folglich weniger Sekretin und Pankreozymin freigesetzt werden. Der plötzlich in großer Menge in den Darm übertretende Speisebrei wird nicht mehr genügend mit Pankreassaft und Gallenflüssigkeit durchmischt (pankreatikozibale Asynchronie). Die Dünndarmfunktion ist infolge der unphysiologischen Passageverhältnisse beeinträchtigt.

Eine weitere Ursache der Mangelernährung kann eine nach Magenresektion auftretende ausgeprägte **Appetitlosigkeit** sein, die besonders häufig nach totaler Gastrektomie auftritt. Beeinträchtigt werden kann die Nahrungsaufnahme weiterhin durch eine **Refluxösophagitis** als Folge eines Gallerefluxes (vgl. Refluxösophagitis, Kap. 3.2.1). Zu einem solchen Reflux von Duodenalsaft kommt es insbesondere nach totaler Gastrektomie (in etwa 50% der Fälle), weniger oft nach partieller Resektion.

Nach Magenresektion kann sich ein **Lactasemangel** entwickeln (vgl. Kap. 3.4.6). Es konnte gezeigt werden, dass sich in 50% der Fälle nach der Magenresektion ein Lactasemangel einstellt bzw. ein präexistenter geringgradiger Mangel sich nach der Operation verstärkt – wahrscheinlich bedingt durch die unphysiologischen Passageverhältnisse.

Abdominelle Beschwerden nach totaler und partieller Gastrektomie und auch nach Vagotomie können auch Ausdruck einer **Milchzuckerunverträglichkeit** sein.

> Insbesondere dann, wenn die diätetische Behandlung eines Dumpingsyndroms ohne Erfolg bleibt, sollte ein Versuch mit milchzuckerfreier Kost gemacht werden.

Ernährungstherapie Während alle kritischen Untersuchungen dafür sprechen, dass der Magenkranke seine Kost frei wählen soll, muss ein Teil der Magenresezierten, insbesondere dann, wenn nach Billroth II reseziert wurde, zur **Vermeidung eines Dumpingsyndroms** eine Diät einhalten.

Da das Dumpingsyndrom in erster Linie durch den schnellen Übertritt des Speisebreis in den Dünndarm, durch Wassereinstrom ins Darmlumen bei hyperosmolarem Darminhalt und den schnellen Blutzuckeranstieg sowie den darauf folgenden Blutzuckerabfall nach dem Verzehr von Zucker bedingt ist, sind die diätetischen Maßnahmen vorgezeichnet.

> Diätetische Empfehlungen beim **Dumpingsyndrom:**
> - häufig kleine Mahlzeiten
> - zuckerhaltige Speisen sind zu meiden
> - bei stark ausgeprägter Symptomatik empfiehlt es sich, das Essen im Liegen aufzunehmen oder sich nach dem Essen hinzulegen.

Durch das Liegen offenbar langsamere Entleerung des Magenstumpfes verringert die Beschwerden. Einen gleichen Effekt erzielt man bei einem Teil der Kranken durch Anlegen einer fest sitzenden Bauchbinde in Hüfthöhe. Beim sog. Früh-Dumping-Syndrom (postalimentäres Frühsyndrom) hat sich weiterhin der Verzehr eines Stückes Brot 15 Minuten vor der Mahlzeit bewährt.

Bei einem Teil der Patienten schwindet die Symptomatik, wenn **Pektin** oder **Guar** den Mahlzeiten zugesetzt wird. Warum diese die Viskosität steigernden Ballaststoffe positiv wirken, ist nicht sicher bekannt [269].

Ähnlich gute Behandlungsergebnisse lassen sich beim Spät-Dumping auch mit dem α-Glucosidase-Inhibitor **Akarbose** erzielen. Akarbose hemmt den Abbau von Saccharose, Stärke und Dextrin im Darm. Hierdurch kommt es zu einer Verzögerung des Glucoseeinstroms in die Blutbahn, wodurch der reaktiven Hypoglykämie entgegengewirkt wird.

Ist die **Nährstoffausnutzung** nach Magenresektion, insbesondere die Ausnutzung des Nahrungsfettes, erheblich gestört, sodass hieraus eine ungenügende Deckung des Energiebedarfs resultiert, empfiehlt sich eine Reduktion des konventionellen Nahrungsfettes und ein Ersatz durch die besonders leicht verdaulichen und resorbierbaren **MCT** (Triglyceride mittelkettiger Fettsäuren).

Wird der gesamte Magen operativ entfernt **(totale Gastrektomie),** so sind gleiche diätetische Maßnahmen wie bei der partiellen Resektion angezeigt. Es kommt relativ häufig zu Störungen der Nährstoffausnutzung mit Steatorrhö und unzureichender Deckung des **Vitamin-D-** und **Kalziumbedarfs.**

Darüber hinaus ist die **Energieaufnahme** oft **unzureichend.** Nach einer englischen Studie lag die Energiezufuhr mit der Nahrung sechs Monate nach der Operation bei 9 von 26 Patienten noch deutlich unter der Norm. Das bei totaler Gastrektomie nicht selten zu niedrige Körpergewicht kann sowohl Folge einer unzureichenden Energiezufuhr als auch einer verminderten Nährstoffausnutzung sein.

Die nicht optimale Deckung des Vitamin-D- und Kalziumbedarfs führt zur **Osteoporose.** In mehr als 60% der Fälle fanden sich bei Gastrektomierten Störungen des Knochenstoffwechsels. Kalzium sollte substituiert werden. Das Gleiche gilt für Vitamin D, wenn die Bestimmung des Metaboliten $25(OH)D_3$ im Plasma für eine unzureichende Versorgung spricht.

> Bei der Beratung von Patienten mit einer totalen Gastrektomie ist zu berücksichtigen, dass die **Appetit-** und **Sättigungsregulation** häufig gestört ist und sich daraus eine unzureichende Deckung des Energiebedarfs ergibt. Die **Frequenz der Nahrungsaufnahme** muss gesteigert werden. Bis zu 10 Mahlzeiten pro Tag sind besonders in der unmittelbaren postoperativen Phase erforderlich, wobei Lebensmittel mit einer hohen Energiedichte bevorzugt werden sollten. Je nach Verhalten des Körpergewichts kann später die Zahl der Mahlzeiten auf 6–8 reduziert werden.

Wie bei der partiellen Magenresektion sollte bei höhergradiger **Steatorrhö** das Nahrungsfett zum Teil durch MCT ersetzt werden.

Voluminöse Mahlzeiten und schnell resorbierbare Kohlenhydrate begünstigen ein Dumpingsyndrom. Auch bei der totalen Gastrektomie kann eine postprandiale Hyperglykämie und das hieraus resultierende Spät-Dumping-Syndrom durch Gabe von **Guar** zu den Mahlzeiten reduziert werden.

Bei totaler oder auch teilweiser **Resektion des Magens** muss das **Vitamin B_{12} substituiert** werden, da dieses Vitamin bei Fehlen des von der Magenschleimhaut produzierten Intrinsic factors nicht resorbiert werden kann.

3.3.6 Anisakiasis

Ätiologie In Seefischen parasitierende **Nematoden** können, wenn sie lebend verzehrt werden, bei Menschen die sog. Anisakiasis, eine schmerzhafte Erkrankung am Magen bzw. oberen Dünndarm, auslösen. **Endwirte** dieser Parasiten sind Meeressäugetiere, insbesondere Robben. Verschiedene Fische dienen als **Zwischenwirt.** Die Zahl der aus dem Verdauungstrakt der Tiere in die Muskulatur eindringenden Nematoden ist abhängig von der Fischart, Fischgröße und insbesondere von der Zeitdauer zwischen dem Tod des Fisches und dem Entfernen der Eingeweide.

Die Anisakiasis wird durch zwei verschiedene Arten von Nematoden ausgelöst. Es handelt sich um Pseudoterranova decipiens, der eine Länge von 3 bis maximal 5 cm erreicht, und um den sog. „Heringswurm" Anisakis simplex mit einer Körperlänge von 1,5 bis 2 cm. Die erstgenannte Art führt bei Menschen nur sehr selten zu Erkrankungen, während die überwiegende Zahl von Anisakiasisfällen durch Anisakis simplex ausgelöst wird.

Der offenbar zunehmend häufigere Befall von Fischen im Nordatlantik und Nachweis in Fischfilet wird auf die Zunahme der Robbenkolonien zurückgeführt. Eine weitere Bedeutung kommt wahrscheinlich der relativ langen Zeit zwischen Fang der Fische und dem Entfernen der Gastrointestinalorgane zu.

Die Gefahr, lebende Nematoden aufzunehmen, besteht beim **Verzehr von rohem Fisch** und unzureichend behandelten Fischerzeugnissen. Ausreichendes Erhitzen, mehrtägige Gefrierlagerung bei mindestens minus 20 °C und mehrwöchige Lagerung in Salz-/Essigbädern bei der Marinadenherstellung töten die Parasiten ab. Nach der Verordnung über gesundheitliche Anforderungen an Fische und Schalentiere ist die Entfernung aller Teile des Fisches, die erkennbar Nematoden enthalten, vorgeschrieben.

Klinik Die klinische Symptomatik der Anisakiasis besteht in abdominellen Schmerzen, Übelkeit, Brechreiz und eventuell einer intestinalen Verschlusssymptomatik.

Therapie In vielen Fällen gelingt es, die Parasiten während einer endoskopischen Untersuchung zu entfernen. Gelegentlich sind Resektionen der befallenden Darmabschnitte erforderlich [290, 303].

3.4 Dünndarm

Physiologie Die **Hauptaufgabe** des Dünndarmes ist die **Nährstoffresorption**. Kerckring-Falten und Darmzotten schaffen eine große resorbierende Oberfläche, die einen ausreichenden Kontakt zwischen Chymus und Dünndarmschleimhaut gewährleistet. Im Vergleich zu einem Rohr mit glatter innerer Oberfläche wird die **Resorptionsfläche** durch Kerckring-Falten und die Darmzotten etwa um den Faktor 600 **vergrößert** (Abb. 3-9). Die fingerförmig ins Darmlumen ragenden, etwa 1 mm langen Zotten sind im Duodenum und Jejunum in einer Dichte von etwa 22–40/mm² und im Ileum von 18–31/mm² vorhanden. Eine weitere Vergrößerung erfährt die resorbierende Oberfläche durch die sog. Mikrovilli (Bürstensaum), feine längliche Ausstülpungen der Mukosazellen an der dem Darmlumen zugekehrten Seite.

Eine **weitere** wichtige **Aufgabe** der Darmwand besteht darin, die Aufnahme immunogener Makromoleküle zu verhindern. An dieser als **Mukosablock** bezeichneten Funktion sind, neben dem von der Schleimhaut sezernierten sekretorischen IgA, die mechanische Integrität der Epithelschicht mit ihren Kittleisten, die der Schleimhaut aufliegende Schleimschicht, die intestinale Motilität etc. beteiligt (vgl. Barrierefunktion und Translokation, Kap. 3.5.9).

Das **sekretorische IgA** wird vom sog. darmassoziierten lymphatischen Gewebe (gut associated lymphoid tissue, **GALT)** gebildet und nach Bin-

Abb. 3-9 Makroskopische und mikroskopische Darstellung der inneren Dünndarmoberfläche.
a) Makroskopisches Bild der inneren Oberfläche (Mukosaseite) des Dünndarmes mit Kerckring-Falten.
b) Mikroskopisches Bild des in Bild a) rechteckig umrahmten Bezirks mit Darstellung der Zotten auf einer Kerckring-Falte.
c) Dreidimensionale Darstellung von Dünndarmzotten und -krypten. Entspricht rechteckig eingerahmtem Bezirk aus Bild b).
d) Enterozyt, elektronenoptisches Bild.

dung an ein von den Epithelzellen synthetisiertes Glykoprotein in das Darmlumen ausgeschieden, wo es weitgehend in der Schleimschicht verbleibt. Dieses gegen enzymatische Verdauung resistente sekretorische IgA agglutiniert großmolekulare Antigene, schützt vor einer Invasion von Keimen aus dem Darmlumen in die Schleimhaut etc. Eine ausreichende Sekretion dieses Immunglobins übernimmt somit eine erhebliche Schutzfunktion.

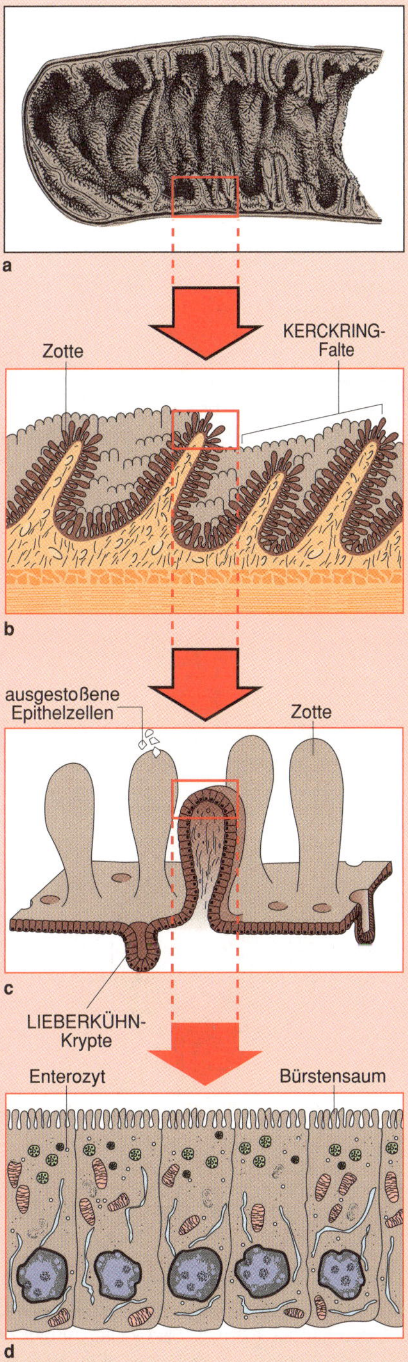

Die Entdeckung von **Wachstumsfaktoren** (growth factors) hat die Kenntnis über die Proliferation von Mukosazellen im Dünn- und Dickdarm und deren Differenzierung erheblich erweitert. Sie gewährleisten durch ihre Stimulation der Zellproliferation eine optimale Resorptionsfunktion.

Nach Dünndarmresektion (vgl. Kap. 3.4.14) sind sie wesentlich verantwortlich für die zur Verbesserung der Nährstoffresorption einsetzende **Zunahme der Mukosadicke** und ein gewisses **Längenwachstum des Restdarmes.** Dies gilt insbesondere für den Epidermal Growth factor, das Neurotensin und den Insulin like growth factor (das Molekül besitzt Strukturähnlichkeiten mit Insulin).

Von besonderer Bedeutung für die Diätetik ist die Tatsache, dass der Dünndarm nicht nur **Resorptions-**, sondern auch **Verdauungsorgan** ist. Dies lässt sich besonders am Beispiel der Disaccharide demonstrieren: Disaccharidmoleküle können nicht bzw. nur in ganz unbedeutendem Umfang resorbiert werden. Eine Resorption dieser aus zwei Monosaccharidmolekülen zusammengesetzten Zweifachzucker ist erst dann möglich, wenn sie mit Hilfe spezifischer, im Bereich des Bürstensaumes lokalisierter Enzyme, der sog. **Disaccharidasen,** gespalten werden. Die wichtigsten Disaccharide unserer Nahrung sind Saccharose (Küchenzucker), Lactose (Milchzucker) und die bei der Stärkespaltung anfallenden Zweifachzucker Maltose (Malzzucker) und Isomaltose.

In Tabelle 3-3 sind die verschiedenen Disaccharidasen aufgeführt.

Unter den α-**Glucosidasen** gibt es mindestens vier verschiedene Enzymaktivitäten – „Maltasen" – deren Spezifitäten sich für die verschiedenen Stärkeabbaupro-

Tabelle 3-3 Disaccharidasen der menschlichen Dünndarmschleimhaut.

α-Glucosidasen
Maltase
Glucoamylase
Saccharase-Isomaltase-Komplex
Trehalase
β-Glucosidasen
Phlorizinhydrolase
β-Galaktosidasen
Lactase I
Lactase II

dukte überschneiden. Mindestens zwei dieser „Maltasen" liegen als Saccharase-Isomaltase-Komplex vor. Saccharase und Isomaltase stellen je eine Untereinheit dieses Enzymkomplexes dar.

Die Maltase/Glucoamylase ist weniger gut charakterisiert. Wesentliche Bedeutung haben die β-Galaktosidasen. Lactase II ist weniger an der Milchzuckerspaltung beteiligt als Lactase I.

Bei Gesunden unterliegt die **Disaccharidaseaktivität** der Dünndarmschleimhaut großen individuellen Schwankungen. Fehlt eine der Disaccharidasen oder ist ihre Aktivität stark verringert, so ist die Ausnutzung des entsprechenden Disaccharids gestört.

Von praktisch-klinischer Bedeutung ist lediglich der **Lactasemangel** (vgl. Kap. 3.4.6). Das Disaccharid Lactose findet sich in keinem anderen Lebensmittel als in Milch von Säugetieren und den daraus hergestellten Produkten.

Bevor Milch durch die Zähmung von Säugetieren gewonnen werden konnte, und somit auch im Erwachsenenalter als Lebensmittel zur Verfügung stand, wurde Lactase nach Beendigung der Säuglingsphase nicht mehr benötigt. Auch heute noch findet sich bei der Mehrzahl der Weltbevölkerung im Erwachsenenalter keine bzw. eine nur sehr mäßige Lactaseaktivität in der Dünndarmmukosa (Tab. 3-4).

Tabelle 3-4 Häufigkeit des Lactasemangels bei Erwachsenen in unterschiedlichen Populationen (nach [63]).

Schweden	3 %
Finnland	16 %
Schweiz	17 %
England	20–30 %
Frankreich	42 %
USA, Anglo-Amerikaner	6 %
USA, Afro-Amerikaner	73 %
Afrikaner	fast 100 %
Japan (wahrscheinlich auch alle übrigen Bevölkerungsgruppen des Fernen Ostens)	fast 100%

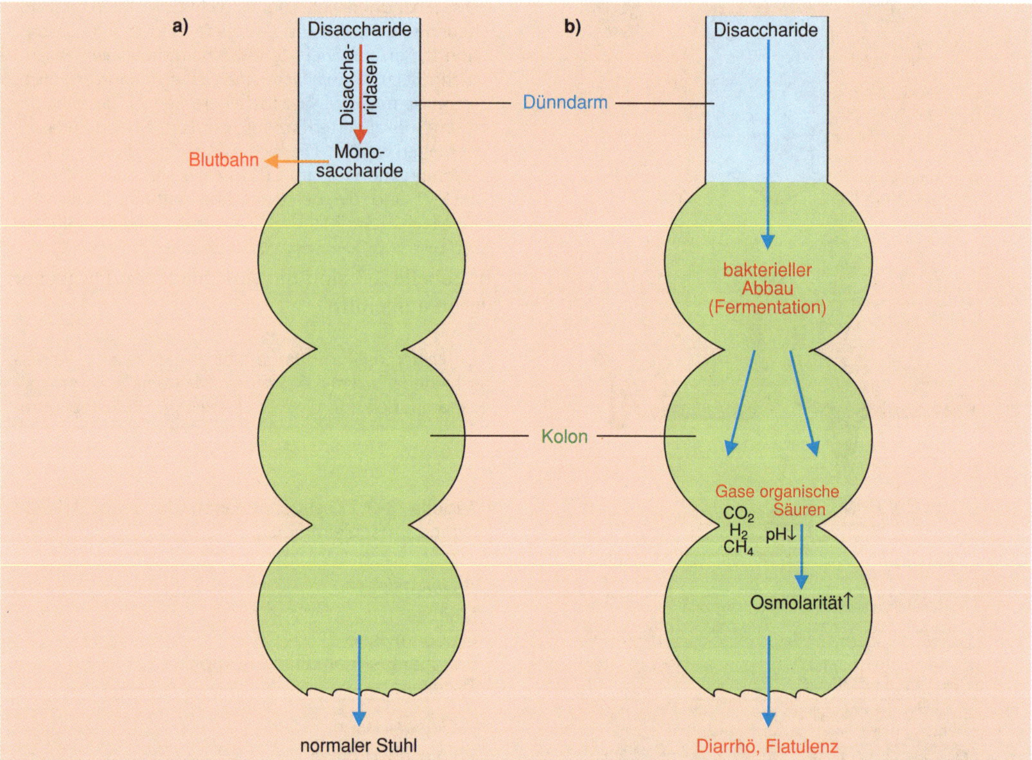

Abb. 3-10 a) Spaltung der Disaccharide durch Disaccharidasen im Dünndarm und Resorption der entstehenden Monosaccharide. b) Passage der Disaccharide durch den Dünndarm bei Disaccharidasemangel. Bakterieller Abbau der Disaccharide im Kolonlumen in organische Säuren und Gase. Diarrhö als Folge eines hohen Wassergehaltes der Fäzes und niedrigen pH-Wertes.

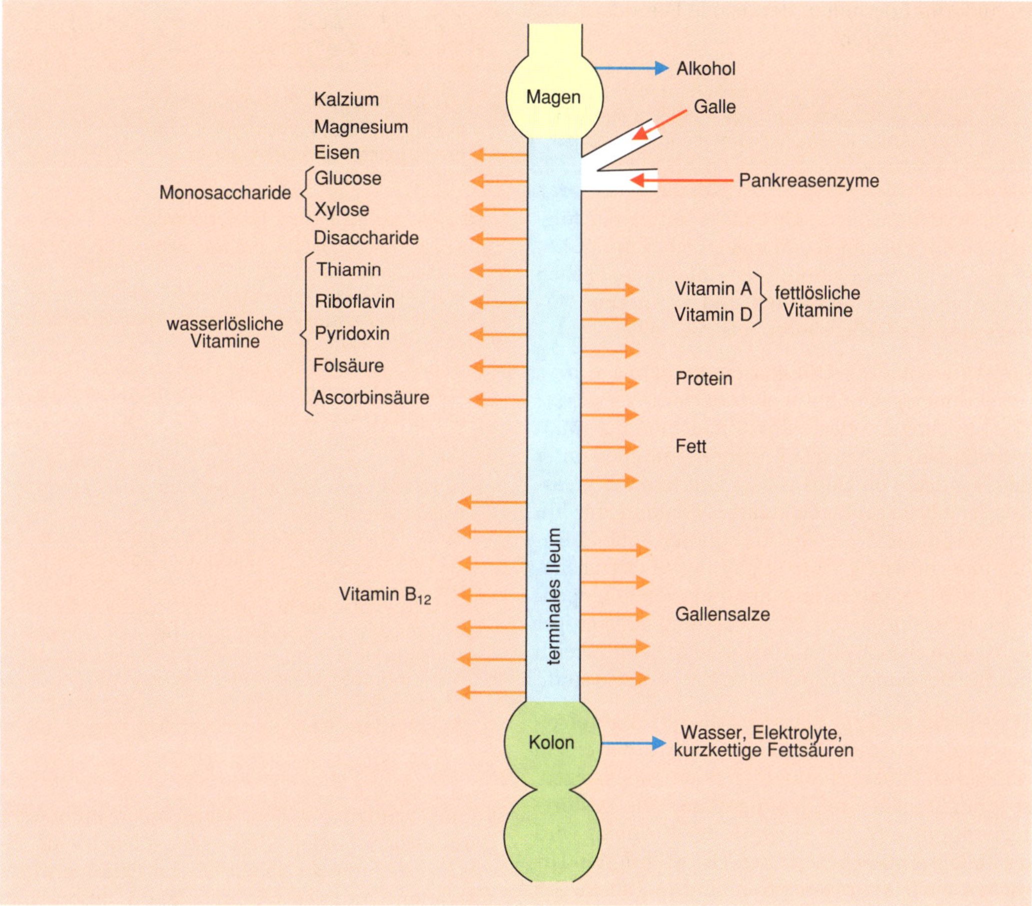

Abb. 3-11 Ort der Nährstoffresorption im Dünndarm (nach [34]).

Eine so genannte **Lactasepersistenz,** d.h. ein Beibehalten der hohen Lactaseaktivität der Säuglingsphase auch im Erwachsenenalter, findet sich überwiegend bei der Bevölkerung Nord- und Mitteleuropas (s. Tab. 3-4). Diese Bevölkerungsgruppen hatten offenbar in vorgeschichtlicher Zeit aufgrund dieser Persistenz des milchzuckerspaltenden Enzyms und der hierauf basierenden Nutzung von Milch als wertvollem Lebensmittel die Möglichkeit, klimatisch ungünstige kühlere Regionen zu besiedeln.

Fehlt Lactase im Dünndarm bzw. reicht ihre Aktivität nicht aus, um die mit der Nahrung aufgenommene Menge an Lactose zu spalten, so gelangt das Disaccharid in das Kolon und wird **bakteriell abgebaut** (Abb. 3-10). Die dabei anfallenden Gase verursachen **Flatulenz,** während die kurzkettigen Fettsäuren über eine Steigerung der Kolonmotilität und der Osmolarität, die wiederum den Wassergehalt im Kolonlumen steigert, eine **Diarrhö** induzieren.

Da kurzkettige Fettsäuren über eine Steigerung der Natrium- und Wasserrückresorption im Kolon (vgl. Kap. 1.8) in gewissem Umfange antidiarrhöisch wirken, geht ein mäßiggradiger Lactasemangel zwar mit Flatulenz, nicht aber mit einer Diarrhö einher.

Neben den die Zweifachzucker spaltenden Enzymen finden sich in der Dünndarmmukosa **Peptidasen** und **Lipasen,** die bei der Endaufspaltung der entsprechenden Nährstoffe beteiligt sind.

Die **Resorption** der meisten Nährstoffe erfolgt bereits im **Duodenum** und **Jejunum** (Abb. 3-11). Das bedeutet jedoch nicht, dass die Resorption an diese oberen Darmabschnitte gebunden ist und tiefer gelegene Darmabschnitte dazu nicht fähig sind. Nach operativer Entfernung des proximalen

Dünndarms übernimmt der distale Dünndarm die gesamte Resorption.

Lediglich die **Resorption** von **Vitamin B_{12}** (vgl. Kap. 1.7) und die Rückresorption von Gallensalzen (vgl. Kap. 3.4.8) sind an das **terminale Ileum** gebunden und finden in höheren Darmabschnitten nicht statt.

Eine Resektion dieses Darmabschnittes hat folglich einen **Vitamin-B_{12}-Mangel** (vgl. Kap. 3.4.8) bzw. eine Unterbrechung des enterohepatischen Kreislaufs der Gallensäuren und somit eine **Verringerung des Gallensäurepools** zur Folge.

Pathophysiologie **Dünndarmerkrankungen** bzw. -resektionen gehen mit mehr oder weniger großer Beeinträchtigung der Nährstoffausnutzung **(Malassimilation)** einher, da im Dünndarmlumen unter dem Einfluss von Gallenflüssigkeit und Pankreassaft der **Abbau großmolekularer Nährstoffe** bis hin zu resorptionsfähigen Spaltprodukten abläuft. Dabei findet die letzte Stufe – Spaltung von Disacchariden in Monosaccharide, Spaltung von Oligopeptiden in Aminosäuren, Reveresterung langkettiger Fettsäuren und Chylomikronenbildung – im Bereich des Bürstensaumes bzw. in den Enterozyten statt.

Beruht die gestörte Nährstoffausnutzung auf einer unzureichenden Verdauung, etwa bei einem Mangel an Pankreasfermenten oder Gallensalzen, so spricht man von **Maldigestion.** Die gestörte Resorption, z.B. bei einer Zottenatrophie, wird als **Malabsorption** bezeichnet. Die wichtigsten Ursachen einer Malassimilation sind in Tabelle 3-5 zusammengestellt.

Diagnostik Die für die Praxis wichtigsten Untersuchungsverfahren zum Nachweis einer verminderten Nährstoffzufuhr sind die **quantitative Fettbestimmung,** der **D-Xylose-Test,** der **Milchzucker-Resorptionstest** und die **Dünndarmbiopsie.**

Tabelle 3-5 Mit einem Malassimilationssyndrom einhergehende Erkrankungen.

Verdauungsinsuffizienz (Maldigestion)
- Insuffizienz des exokrinen Pankreas
- herabgesetzte Gallesekretion
- Zustand nach Magenresektion

Resorptionsinsuffizienz (Malabsorption)
- Sprue (einheimische und tropische)
- Disaccharidasemangel
- entzündliche Erkrankungen der Dünndarmwand (akute und chronische Enteritis, Enteritis regionalis, Strahlenenteritis)
- Dünndarmresektion, innere Fisteln, blind endende Darmabschnitte, Dünndarmdivertikel (Blind-loop-Syndrom)
- endokrinologische Erkrankungen (Morbus Addison, Hyper- und Hypoparathyreoidismus, Hyperthyreose, Diabetes mellitus, Zollinger-Ellison-Syndrom)
- durch Pharmaka induzierte Resorptionsstörungen (Antibiotika, Zytostatika, Cholestyramin)
- Störung der Durchblutung und des Lymphabflusses (Angina abdominalis, mesenteriale und retroperitoneale Tumoren, Morbus Whipple)
- sonstige Ursachen: Amyloidose, Sklerodermie, A-β-Lipoproteinämie, Immunglobulinmangel, hochgradiger Eiweißmangel, Darmparasiten, verschiedene Dermatosen, Leberzirrhose

Fettbilanz

Bei intakter Verdauungs- und Resorptionsfunktion werden bei einer täglichen Fettzufuhr bis zu 200 g mit der Nahrung pro 24 Stunden maximal 7–8 g Fett mit dem Stuhl ausgeschieden. Ist die Ausnutzung des Nahrungsfettes herabgesetzt, so steigt die Stuhlfettausscheidung an. Nur die **quantitative chemische Fettbestimmung** hat einen diagnostischen Wert. Der qualitative mikroskopische Fettnachweis im Stuhl besitzt keine Aussagekraft und sollte nicht mehr durchgeführt werden.

D-Xylose-Test

Die Pentose D-Xylose wird im Dünndarm aktiv resorbiert. Etwa 40% des resorbierten Zuckeralkohols werden mit dem Harn in unveränderter Form ausgeschieden. Es besteht folglich eine direkte Beziehung zwischen der im Dünndarm resorbierten und der mit dem Harn ausgeschiedenen Menge an Xylose.

Mit einer **Resorptionsstörung** einhergehende Erkrankungen des **Dünndarms** haben eine **geringere Harnxyloseausscheidung** zur Folge. Bei normaler Dünndarmfunktion – Voraussetzung ist, dass die Ausscheidungsfunktion der Nieren nicht herabgesetzt ist – werden während 5 Stunden nach oraler Gabe von 25 g D-Xylose, in Wasser gelöst, mindestens 5 g mit dem Harn ausgeschieden. Eine Ausscheidung von weniger als 4 g ist beweisend für eine Resorptionsstörung.

Milchzucker-Resorptionstest

Disaccharide werden von den im Bürstensaum der Enterozyten lokalisierten **Disaccharidasen** in Monosaccharide gespalten. Bei Schädigung der Dünndarmmukosa verringert sich die Aktivität dieser Enzyme, insbesondere die der milchzuckerspaltenden Lactase. Der Nachweis des Enzyms in der durch Biopsie entnommenen Dünndarmschleimhaut ist sehr aufwändig. Zur Überprüfung der Fähigkeit, **Milchzucker** in die beiden Monosaccharide **Glucose** und **Galaktose** zu spalten, werden folgende indirekte Methoden verwendet:

- **Wasserstoff-Exhalations-Test (H_2-Atem-Test):** Bei der Fermentation der im Dünndarm nicht abgebauten Kohlenhydrate im Kolon entsteht u.a. Wasserstoff (vgl. Abb. 3-10), der zu einem erheblichen Teil im Blut gelöst zur Lunge transportiert wird und dort in die Ausatmungsluft übertritt. Durch Nachweis der Wasserstoffkonzentration in der Ausatmungsluft besteht die Möglichkeit, den **Umfang des bakteriellen Kohlenhydratabbaus im Dickdarm** festzustellen. Bei **Verdacht auf Lactasemangel** kann damit das Ausmaß des Milchzuckerübertritts ins Kolon bestimmt werden. Dazu trinkt der Patient nach Bestimmung der Wasserstoffausgangskonzentration in der Ausatmungsluft 50 g Lactose in 500 ml Wasser gelöst. Anschließend wird nach ein, zwei und drei Stunden eine Probe der Endexspirationsluft aufgefangen und der darin enthaltene Wasserstoffgehalt bestimmt. Ein Anstieg von mehr als 20 ppm zwei Stunden nach Untersuchungsbeginn gilt als pathologisch und als Beweis für einen Lactasemangel.
- **Oraler Milchzucker-Belastungs-Test:** Dieser Test kommt zur Anwendung, wenn die instrumentellen Voraussetzungen für den H_2-Atem-Test (H_2-Exhalations-Test) nicht zur Verfügung steht. Nach oraler Gabe von 50 g Milchzucker, einer Menge, die in etwa 1 l Kuhmilch enthalten ist, bestimmt man als Maß für die bei der Disaccharidspaltung freigesetzte Glucose die Blutglucosekonzentration. Bei normaler Lactaseaktivität steigt die Glucosekonzentration um mehr als 20 mg/dl über den Ausgangswert an. Ein geringerer Anstieg spricht für einen Lactasemangel.

Will man beweisen, dass ein ausbleibender Anstieg der Glucosekonzentration wirklich Folge eines Lactasemangels ist, kann man die Blutglucose anschließend nochmals nach oraler Gabe von 25 g Glucose + 25 g Galaktose bestimmen. Beim Kontrollversuch muss dann, da Monosaccharide verabreicht wurden, die Blutglucose einen normalen Anstieg zeigen (vgl. Abb. 3-16).

Die genannten Verfahren sind die gängigsten in der klinischen Routinediagnostik. Grundsätzlich kann mit jedem Nährstoff oder einer sonstigen Substanz, die vom Darm resorbiert wird, ein Test zur Prüfung des Resorptionsvermögens ausgearbeitet werden. So gibt es z. B. Tests, bei denen als Maß für die Resorptionsleistung Vitamin A, mit ^{131}Jod markiertes Fett, radioaktiv markierte Aminosäuren etc. oral verabreicht werden und anschließend die Konzentration der Testsubstanzen als Maß für die Resorption im Serum bestimmt wird.

^{13}C-Atemtest

Von zunehmender Bedeutung sind nichtinvasive Verfahren mit ^{13}C-markierten Testsubstanzen. Dabei wird der Massenunterschied im Isotopenverhältnis zwischen dem stabilen Isotop ^{13}C und dem hauptsächlich in der Natur vorkommenden ^{12}C genutzt. Nach oraler Applikation einer mit ^{13}C markierten Testsubstanz wird deren Metabolisierung anhand des $^{13}CO_2$-Gehaltes in der Ausatmungsluft gemessen. Nach oraler Gabe verschiedener markierter Testsubstanzen kann die Magenentleerungszeit, die exokrine Pakreasfunktion, die orozökale Transitzeit und die intestinale Ausnutzung verschiedener Kohlenhydrate bestimmt werden (Lit. bei [33a]).

Dünndarmbiopsie

Mit Dünndarmbiopsiesonden – die Instrumente können unter Röntgenkontrolle in jeden Dünndarmabschnitt dirigiert werden – oder langen Endoskopen können Schleimhautproben für die mikroskopische Untersuchung aus der Dünndarmwand entnommen werden. Bei einer Reihe von Darmerkrankungen, insbesondere solchen, die mit einem Malabsorptionssyndrom einhergehen, lassen sich **Reduktionen der Zottenhöhe** bis zum völligen Schwund **(totale Zottenatrophie)** nachweisen.

Im Nachfolgenden werden Dünndarmerkrankungen beschrieben, die mit einer gestörten Nährstoffausnutzung einhergehen bzw. diätetisch behandelt werden können.

3.4.1 Akute und chronische Enteritis

Ätiologie Eine akute Enteritis oder auch Gastroenteritis bzw. Enterokolitis, wenn Magen bzw. Kolon mitbeteiligt sind, entsteht nach **groben Diätfehlern** wie Genuss großer Mengen unreifen Obstes, fetter oder sehr kalter Speisen, nach Alkoholabusus, bestimmten Medikamenten wie Acetylsalicylsäure, schwermetallhaltigen Präparaten etc. Häufig sind auch **virale Infekte**, insbesondere mit Rotaviren die Ursache einer akuten Gastroenteritis, die oft bei Kindern vorkommt. Die Kontagiosität der meist harmlos verlaufenden Erkrankung ist hoch.

Bakterielle Lebensmittelvergiftungen

Häufig kommt es zur akuten Gastroenteritis nach dem Verzehr von Lebensmitteln, kontaminiert mit pathogenen Keimen, insbesondere Salmonellen aber auch Listerien, Campylobacter oder anderen. Auch eine **starke Vermehrung von apathogenen Keimen** in Lebensmitteln kann eine akute Gastroenteritis auslösen. Als Folge einer intensiven Vermehrung von normalerweise nicht krank machenden Keimen reichern sich **toxische Stoffwechselprodukte der Mikroorganismen** in großer Menge in den Lebensmitteln an und führen nach ihrem Genuss zu einer Schädigung der Magen- bzw. Darmschleimhaut. Solche bakteriellen Lebensmittelverunreinigungen führen gelegentlich zu Massenerkrankungen, wenn in Großküchen zubereitete Speisen nicht ausreichend gekühlt aufbewahrt wurden. In hoch industrialisierten Ländern nehmen Lebensmittelvergiftungen aus folgenden Gründen zu:

- verstärkter Verzehr hochwertiger, leicht verderblicher Nahrungsmittel,
- zunehmende Zentralisierung der Nahrungsmittelherstellung,
- ständig steigende Zahl von Personen, die an Gemeinschaftsverpflegungen teilnehmen.

Nach Mitteilung des Bundesinstituts für gesundheitlichen Verbraucherschutz und Veterinärmedizin (BgVV) nehmen **Lebensmittelinfektionen** nicht nur in Ländern der Dritten Welt, sondern auch in Industrienationen kontinuierlich an Häufigkeit zu. So hat sich beispielsweise zwischen 1989 und 1997 die Zahl der nach dem Bundes-Seuchengesetz als „Enteritis infectiosa" gemeldeten infektiösen Darmerkrankungen mehr als verdoppelt. Neben Salmonellen treten Erreger wie Campylobacter, Escherichia coli (besonders EHEC), Yersinien und Listerien zunehmend als Verursacher auf.

Als **Ursachen** werden diskutiert:

- zunehmender Verzehr unzureichend erhitzter Lebensmittel,
- globaler Tourismus,
- zunehmende Resistenz von Erregern gegen antimikrobielle Substanzen als Folge eines unkritischen Einsatzes von Tierarzneimitteln,
- zunehmende Zahl älterer Menschen mit nachlassender immunologischer Abwehr.

Genannt werden müssen auch **technologische Veränderungen** bei Herstellungsprozessen von Lebens- und Futtermitteln. Hierdurch kam es zur Ausbreitung der **B**ovinen **S**pongiformen **E**nzephalopathie **(BSE).**

Therapie Gastroenteritiden, die nach dem Ausscheiden (Erbrechen, Diarrhö) der auslösenden Noxe wieder abklingen, erfordern in der Mehrzahl der Fälle keine besondere Therapie.

Enterohämorrhagische Escherichia-coli-Infektion (EHEC)

Seit einigen Jahren treten überwiegend durch **rohe Milch** und **unzureichend erhitztes Rindfleisch** verursachte Infektionen mit diesem Colistamm auf.

Escherichia-coli-Bakterien sind Bestandteile der Darmflora von Mensch und Tier. Varianten mit pathogenen Eigenschaften werden als **Pathovare** bezeichnet. Sie entstehen durch Übertragung bestimmter Pathogenitätsfaktoren durch horizontalen Gentransfer. EHEC wurde 1987 als bis dahin unbekannter Pathovare erkannt.

Ältere Menschen und Kinder sind besonders gefährdet. Die **Inkubationszeit** beträgt in Abhängigkeit von der Infektionsdosis meist 1–3 Tage.

Das **klinische Bild** der EHEC-Infektion ist gekennzeichnet durch Diarrhöen unterschiedlichen Ausmaßes bis hin zum Absetzen massiver hämorrhagischer Stühle. Etwa 5–10% der Kinder unter 10 Jahren entwickeln das lebensbedrohliche postinfektiöse **hämolytisch-urämische Syndrom,** charakterisiert durch akutes Nierenversagen, Thrombozytopenie und hämolytische Anämie.

Bei der **Prophylaxe** muss bedacht werden, dass landwirtschaftliche Nutztiere das natürliche Reservoir der EHEC-Bakterien bilden. Striktes Einhalten der Hygienevorschriften bei der Gewinnung, Verarbeitung, Lagerung und beim Transport von Lebensmitteln muss ebenso wie entsprechende Hygienemaßnahmen bei der Speisenzubereitung beachtet werden. Besonders Produkte aus **Rohmilch** sind als Quelle von EHEC-Infektionen von Bedeutung. Ausreichendes Erhitzen ist eine der wichtigsten Maßnahmen zur Verhütung dieser schwerwiegenden bakteriellen Lebensmittelinfektion.

Salmonelleninfektionen

Salmonellen sind nichtsporenbildende, gramnegative Stäbchen. Salmonella typhi ist der Erreger des **Typhus abdominalis** und Salmonella paratyphi A, B und C sind die Erreger des **Paratyphus.** Diese Infektionserkrankungen müssen gezielt mit Antibiotika behandelt werden. Es sind schwerwiegende Erkrankungen, besonders der Typhus abdominalis.

Vergleichsweise harmlos ist der Verlauf der sog. **Salmonellengastroenteritis** (Salmonellose), oft als Lebensmittelvergiftung bezeichnet. Nach einer Inkubationszeit von etwa 8–24 Stunden kommt es zu Erbrechen, Diarrhö, Fieber und abdominellen Schmerzen.

Bei schweren Verlaufsformen muss der exzessive Wasserverlust durch dünnflüssige Stühle zur Vermeidung einer Exsikkose durch parenterale Flüssigkeitszufuhr ersetzt werden.

Die **Zahl der Salmonellenerkrankungen** hat in den letzten Jahrzehnten in den westlichen Industrieländern kontinuierlich zugenommen. Obwohl es sich um eine **meldepflichtige Erkrankung** handelt, ist die Dunkelziffer sehr hoch, sodass exakte Häufigkeitsangaben nicht gemacht werden können.

Salmonellen sind sowohl für Menschen als auch für Tiere pathogen, sodass wechselseitige Übertragungen möglich sind. Aus der großen Zahl verschiedener Arten **(Serovaren)** sind Salmonella typhimurium, Salmonella enteritidis, Salmonella panama, Salmonella infantis, Salmonella agona und Salmonella virchow die häufigsten. Während früher Salmonella typhimurium am häufigsten nachgewiesen wurde, ist es seit einigen Jahren in ganz Europa Salmonella enteritidis.

Die derzeit häufigsten **Infektionsquellen** sind rohe Eier bzw. unter Verwendung von rohen Eiern hergestellte Süßspeisen, Mayonnaisen etc. und Geflügel.

Die nur latent erkrankten Hühner legen während der Infektion Eier, sodass Erreger sowohl vor der Schalenbildung in das Ei übertreten als auch nach der Eiablage durch Poren der Eischale ins Innere eindringen können. Der Verbraucher ist folglich durch den Verzehr nicht ausreichend erhitzter Eier, aber auch durch geschlachtetes Geflügel gefährdet.

Optimale Küchenhygiene, das Tieffrieren von Geflügel ohne Unterbrechen der Kühlkette und ausreichendes Erhitzen von Eiern und mit Eiern hergestellter Gerichte sind der optimale Schutz vor einer Salmonellenübertragung.

Lambliasis (Giardiasis)

Diese durch das Protozoon Giardia lamblia ausgelöste Dünndarmerkrankung wird wegen der **unspezifischen Symptomatik** wie abdominelle Beschwerden, Übelkeit, Brechreiz, Durchfall häufig nicht erkannt, zumal das akute Stadium meist **spontan abheilt.** Die Infektion kann jedoch in ein subakutes oder **chronisches Stadium** mit chronisch rezidivierender Diarrhö und der Entwicklung eines Malabsorptionssyndroms übergehen.

Die **Diagnose** erfolgt durch Nachweis von Lamblienzysten im Stuhl oder mit größerer Treffsicherheit durch histologische Untersuchung von Dünndarmbiopsien.

Die Giardiasis kommt in Teilen der Welt **endemisch** vor, z.B. in West- und Zentralafrika, Mexiko, Korea und Südamerika. Reisende in diese Länder können sich infizieren. Die Krankheit findet sich jedoch auch mit geringerer Häufigkeit in westlichen Industrieländern.

Die **Übertragung** erfolgt am häufigsten durch verseuchtes Trinkwasser.

Reisediarrhö

Bei Reisen besonders in südliche Länder kommt es häufig zu der als Reisediarrhö bezeichneten, kurz andauernden Durchfallerkrankung, die mit Bauchschmerzen, Übelkeit und u. U. Anstieg der Körpertemperatur, Gliederschmerzen, Kopfschmerzen und Erbrechen einhergeht.

Die Pathogenese dieser akuten, unspezifischen Diarrhö ist weitgehend unklar. Die üblichen Enteritiserreger lassen sich bei den Kranken nicht nachweisen. Umstellungen in der Ernährung konnten als Ursache der Diarrhö ausgeschlossen werden. Am wahrscheinlichsten wird die Reisediarrhö durch **fakultativ pathogene Keime** verursacht, die mit der Nahrung aufgenommen werden und bisher im Einzelnen noch nicht bekannt sind.

Therapie Die Behandlung besteht in erster Linie in der Gabe **antibakteriell wirkender Medikamente,** die meist schnell zu einem Abklingen der Symptomatik führen.

Der Ernährung kommt eine gewisse prophylaktische Bedeutung zu, die vor allem darin besteht, kein Leitungswasser zu trinken und soweit wie möglich eine Nahrungsmittelhygiene zu betreiben.

Chronische Enteritis

Eine chronische Enteritis kann sich – ebenso wie eine chronische Gastritis – bei andauernder Einwirkung der bei der akuten Enteritis genannten Noxen entwickeln. Häufig verbirgt sich jedoch hinter einer sog. chronischen Enteritis eine der in den folgenden Kapiteln besprochenen Erkrankungen: virale Enteritis, Antibiotika-assoziierte Diarrhö (s. Kap. 3.5.2), Candida-albicans-Besiedlung des Gastrointestinaltraktes (s. Kap. 3.5.2).

Strahlenenteritis, Strahlenkolitis

Dabei handelt es sich um eine nichtinfektiöse Schädigung der Darmschleimhaut durch Bestrahlung. Aufgrund erheblicher Verbesserungen der

Bestrahlungstechnik ist die strahleninduzierte Enteropathie derzeit relativ selten.

Unmittelbar nach Strahlenexposition kommt es als Folge der Schädigung der Mukosazellen zu Beeinträchtigungen der Dünn- und Dickdarmfunktion.

Die sich entwickelnde **Symptomatik** wie Diarrhö, Malabsorption, bei Bestrahlung des terminalen Ileums besonders von Fett, Vitamin B_{12} und Gallensalzen ist vom Ausmaß der Strahlenschädigung abhängig. Während die Folgen der **akuten Schleimhautschädigung** nach etwa drei bis vier Wochen abklingen, stellen sich **Spätschäden** als Folge einer Fibrosierung und fortschreitenden Vaskulitis nach Monaten oder Jahren ein und gehen je nach Ausmaß und Lokalisation mit Stenosierungen, Fistelbildungen und einer Malabsorption einher [20].

Ernährungstherapie Bei einer **akuten Enteritis** gelten die gleichen therapeutischen Grundsätze wie bei der akuten Gastritis. Nach **Elimination der auslösenden Noxe** heilt die Erkrankung schnell ab. Da die akute Enteritis mit starken Durchfällen und folglich oft erheblichem Wasser- und Elektrolytverlust einhergeht, besteht die diätetische Behandlung im Wesentlichen in der oralen **Wasser- und Elektrolytzufuhr,** wobei Tee mit einem Zusatz von Kochsalz bei weniger ausgeprägten Fällen ausreichend ist. Bei länger dauernder Diarrhö erfolgt die Wasser- und Elektrolytzufuhr zweckmäßigerweise parenteral.

> Der positive Effekt von **Colagetränken** bei Gastroenteritiden im Kindesalter soll auf einem motilitätshemmenden Effekt und dem hohen Kaliumgehalt beruhen. Untersuchungen solcher Getränke aus der Schweiz, USA und Kanada konnten den hohen Kaliumgehalt jedoch nicht bestätigen [108].

Neue Möglichkeiten der Prophylaxe und Therapie bieten probiotische Lactobazillen besonders bei der durch Rotaviren ausgelösten Enteritis (vgl. Probiotika, Kap. 2.2.3). Prospektive Studien in Kinderheimen ergaben eine signifikant geringere Erkrankungsrate und Intensität der Erkrankung, wenn eine fermentierte Milch im Vergleich zu unbehandelter Milch verabreicht wurde.

Eine europäische multizentrische Studie an Kindern (Alter ein Monat bis 3 Jahre) mit einer akuten Enteritis, überwiegend durch Rotaviren ausgelöst, ergab: Die Gabe von Lactobacillus GG zusammen mit einer Rehydradationslösung verkürzte im Vergleich zur Lösung ohne Zusatz von Milchsäurebakterien die Dauer der Diarrhö und die Dauer der stationären Behandlung und verringerte die Zahl der protrahierten Verläufe [106].

Die **Strahlenenteritis** kann je nach Lokalisation der Darmwandschädigung mit einer mehr oder weniger ausgeprägten Malabsorption einhergehen. Das Aufrechterhalten eines optimalen Ernährungszustandes kann in solchen Fällen Schwierigkeiten bereiten. Eine lang dauernde parenterale Ernährung **(heimparenterale Ernährung)** ist oft die einzige Möglichkeit, den Nährstoffbedarf ausreichend zu decken. Auch mit **Formeldiäten** (s. Kap. 18.3) konnten Verbesserungen des Ernährungszustandes erreicht werden, wobei die Nährstoff-, insbesondere die Proteinausnutzung bei verschiedenen Zusammensetzungen unterschiedlich war [20]. Bei der Strahlenenteritis und bei Schleimhautschädigungen durch Zytostatika ist eine mit Glutamin angereicherte Formeldiät zu empfehlen.

Glutamin ist ein bevorzugtes Substrat für den Energiestoffwechsel der Darmmukosa, speziell der Dünndarmschleimhaut. Während besonderer Belastungsphasen wie Trauma, Verbrennung, in der postoperativen Phase, hat das verminderte Angebot an Glutamin eine Beeinträchtigung der Mukosafunktion und damit eine Abnahme der Barrierefunktion der Darmschleimhaut mit Begünstigung der Translokation (s. Kap. 3.5.9) zur Folge. Sowohl tierexperimentelle als auch klinische Studien haben gezeigt, dass eine mit Glutamin angereicherte Formeldiät das Ausmaß der morphologischen und funktionellen Schleimhautveränderungen reduziert (Lit. bei [279]).

3.4.2 Erworbenes Immundefektsyndrom (AIDS)

Ätiologie AIDS (acquired immunodeficiency syndrome) ist eine durch menschliche Immundefektviren (HIV = human immunodeficiency virus) ausgelöste Erkrankung, deren klinisches Bild in hohem Maße vom Krankheitsstadium abhängig ist.

> Das Krankheitsbild des Immundefektsyndroms entwickelt sich meist erst Jahre nach einer Infektion mit HIV.

Von den weltweit rund 36 Millionen HIV-Infizierten lebten Ende 2000 **90% in den Entwicklungsländern.** In Afrika sind südlich der Sahara etwa 65% der Bevölkerung infiziert. In afrikanischen Städten beträgt der Anteil der infizierten Frauen in gebärfähigem Alter mehr als 25%. Das Risiko der **Intra-** und **Postpartuminfektion** der Kinder ist groß.

Klinik Im Frühstadium der Erkrankung finden sich Zeichen der **Mangelernährung** in etwa 10–

30 %, während das Endstadium in mehr als 90 % der Fälle mit einer hochgradigen Kachexie einhergeht. Nach Kotler [169, 170] verloren AIDS-Patienten 34 % ihres idealen Körpergewichts während 4–5 Monaten vor dem Tod. Daraus wird geschlossen, dass der Verlust von **Körpergewicht,** unabhängig davon, wodurch dieser beim einzelnen Patienten hervorgerufen wird, **entscheidend für die Überlebensdauer** ist. Das Ausmaß der Gewichtsabnahme und der Hypalbuminämie korrelieren streng mit der Lebenserwartung.

Der Gewichtsverlust bei AIDS ist durch einen Verlust von **Körperzellmasse,** insbesondere von Muskelzellprotein charakterisiert. Es wurden zum Zeitpunkt des Todes nur noch 54 % der normalen Körperzellmasse im Durchschnitt gemessen [169].

Die Reduzierung des Körpergewichtes geht mit einer dramatischen **Verschlechterung der Lebensqualität,** insbesondere mit Schwäche und Müdigkeit einher.

Wenn 23% des Körpergewichts verloren gehen, kann es zu Schwierigkeiten bei den für den Alltag erforderlichen körperlichen Aktivitäten kommen.

Der kontinuierliche Gewichtsverlust **(wasting syndrome)** hat viele verschiedene, nicht in allen Details geklärte **Ursachen.** Eine wesentliche Ursache ist die **AIDS-Enteropathie,** die sich in chronischen Diarrhöen und Schädigungen der Dünn- und Dickdarmschleimhaut mit und ohne Malabsorption äußert. Diarrhö ist oft das **erste gastrointestinale Symptom** von AIDS. Es findet sich in 50–90 % der Fälle. Diarrhö ist aber auch, ohne dass die Ursache bekannt wäre, bereits bei HIV-Infizierten ohne AIDS häufig [171]. Die **Diarrhö** variiert von einigen Entleerungen täglich bis zu häufigen voluminösen, ständig wässrigen Stühlen, die dann meist mit Elektrolytimbalance und Mangelernährung einhergehen.

Bei AIDS-Enteropathie findet sich eine **Malabsorption** sowohl für Fett als auch für Mikronährstoffe.

Das Stuhlvolumen zeigt eine deutliche Beziehung zur Nährstoffaufnahme, insbesondere zum **Fettanteil,** sodass ein Anteil von 20 % Fett als günstig erscheint. Die deutliche Beziehung zwischen Nahrungsaufnahme und Ausmaß der Diarrhö hat zur Folge, dass Patienten, um das Ausmaß der Diarrhö zu reduzieren, die Nahrungsaufnahme verringern und so die Gefahr einer Mangelernährung verstärken.

Von großer Bedeutung ist die unzureichende Bedarfsdeckung von **Mikronährstoffen.** Am häufigsten, nach manchen Untersuchungen bei einem Drittel der Patienten, ist sowohl bei HIV-Positiven als auch bei AIDS-Patienten ein **Vitamin-B_{12}-Mangel,** wahrscheinlich als Folge sowohl einer verminderten Resorption bei Mukosaläsionen im terminalen Ileum als auch einer Änderung der Transportproteine, nachweisbar.

Gleich häufig findet sich eine **unzureichende Folsäureversorgung.** Nach Angaben mancher Untersucher finden sich Zeichen eines Folsäuremangels häufiger bei Drogenabhängigen als bei Homosexuellen. Da die erstere Gruppe folsäurereichere Lebensmittel weniger oft konsumiert, liegt der Grund für den Unterschied wahrscheinlich in der Wahl von Lebensmitteln. Sehr häufig findet sich mit etwa 35 % weiterhin ein **Vitamin-B_6-Mangel** bereits bei asymptomatischen HIV-Positiven.

Da niedrige Vitamin-B_6-Spiegel mit niedrigen **$CD4^+$-Zellzahlen** korrelieren und diese Erniedrigung durch eine Supplementierung ausgeglichen werden kann, kommt dem Befund eine besondere praktische Bedeutung zu.

Die bei HIV-Infizierten **vermehrte Bildung freier Sauerstoffradikale** ist wahrscheinlich Folge der gesteigerten Aktivität polymorphkerniger Leukozyten. Dies wird gefördert durch eine Vermehrung von Tumornekrosefaktor-α, gleichzeitig sind Plasma- und Gewebekonzentrationen von Vitamin E, A und C, von β-Carotin und verschiedenen Spurenelementen wie Selen, Kupfer, Zink und Mangan erniedrigt. Der oxidative Stress nimmt zu [7]. Die Folge ist eine hohe Lipidperoxidation. Möglicherweise fördert oxidativer Stress die Replikation von HIV.

Die Mangelernährung AIDS-Kranker geht weiterhin häufig mit niedrigen **Selen-** und **Zinkkonzentrationen** im Plasma einher. Eine optimale Funktion des Immunsystems erfordert eine optimale Deckung des Zinkbedarfes (vgl. Kap. 1.8.3). Während einige Autoren bei HIV/AIDS-Kranken eine signifikante Beziehung zwischen dem Grad des Zinkmangels und sowohl immunologischen Parametern als auch der Infektanfälligkeit fanden, konnten andere solche Beziehungen nicht bestätigen. Die Autoren weisen jedoch auf die Schwierigkeit hin, die Zinkversorgung exakt zu erfassen, da während eines Infekts die Plasmaspiegel trotz normaler Gewebespiegel erniedrigt sein können. Die Höhe der Plasmaspiegel korreliert meist positiv mit dem HIV-Stadium [174].

Einer Gewichtsabnahme als Folge der genannten Ursachen (Malnutrition) lässt sich durch Normalisierung der Resorptionsfunktion und Optimierung der Nahrungsaufnahme (etwa mit Hilfe der künstlichen Ernährung) entgegenwirken.

Während die Gewichtsabnahme in der Frühphase überwiegend Folge eines Verlustes von Körperfett und extrazellulärem Wasser ist, steht in späteren Krankheitsstadien die mit Verlust von fettfreier Körpermasse einhergehende Kachexie im Vordergrund. Die Ursachen der **Kachexie** sind nur zum Teil bekannt. Der Bildung von **Cytokinen** und deren Einfluss auf verschiedene Stoffwechselparameter scheint eine zentrale Bedeutung zuzukommen [98].

> Der Verlust von fettfreier Körpermasse bestimmt wesentlich die Überlebenszeit. Ein Verlust von mehr als 40% ist mit dem Leben nicht vereinbar.

Die Zahl abgestoßener HIV-infizierter Zellen im Zervix- und Vaginalsekret steigt mit zunehmender **Vitamin-A-Mangelversorgung.** Dadurch erhöht sich die Gefahr der Virusübertragung. Die in Entwicklungsländern häufig unzureichende Versorgung mit Vitamin A unterstützt mit großer Wahrscheinlichkeit die **Ausbreitung der Erkrankung** [209].

Mit der antiretroviralen HIV-Therapie (HAART = highly active antiretrovirale therapy) konnte die Morbidität und Mortalität bei AIDS-Patienten erheblich reduziert werden. Eine häufige Komplikation der Therapie ist die **Lipodystrophie.** Sie ist gekennzeichnet durch Fettatrophie im Gesicht, an den Extremitäten und im Glutealbereich sowie durch eine intraabdominelle Fettansammlung oder Vergrößerung der weiblichen Brust. Hypercholesterinämie bei niedrigem HDL-Cholesterin sowie Hypertriglyzeridämie, seltener eine pathologische Glukosetoleranz oder ein manifester Diabetes mellitus ergänzen das Bild. Die pathophysiologische Grundlage ist unklar. Das hierdurch bedingte kardiovaskuläre Risiko erhöht die Infarktgefahr.

Ernährungstherapie Wegen der Häufigkeit von Mangelernährung und Kachexie bei HIV-Infizierten bzw. bei AIDS-Patienten und der Bedeutung des Ernährungszustandes für die Prognose und das Allgemeinbefinden kommt ernährungstherapeutischen Maßnahmen eine zentrale Bedeutung zu.

Die wesentlichen **Ursachen** des Gewichtsverlustes sind:

- Appetitlosigkeit,
- reduzierte Nahrungsaufnahme bei Infektionen der Mundhöhle,
- Angst vor einer durch Nahrungsaufnahme ausgelösten Diarrhö,
- neurologische und psychische Störungen bei Infektionen des ZNS,
- soziale Isolation,
- verminderte Nährstoffausnutzung bei Miterkrankung des Dünndarms und
- gesteigerter Nährstoffbedarf.

Diese Vielzahl an ursächlichen Faktoren zeigt bereits, dass es **keine einheitliche Ernährungsempfehlung** geben kann.

> Grundsätzlich müssen HIV-Infizierte so früh wie möglich beraten werden, damit möglichst keine Abnahme des Körpergewichts eintritt.
> Beobachtungen sprechen dafür, dass mangelernährte HIV-Kranke die Symptome von AIDS früher entwickeln als Infizierte in gutem Ernährungszustand.

Ungewollter Gewichtsverlust kann das erste Zeichen von AIDS sein (AIDS ist definiert als HIV-Infektion und Beginn opportunistischer Infektionen und/oder Entwicklung von Malignomen als auch Abfall der $CD4^+$-T-Lymphozyten). Bei Patienten mit einer Gewichtsabnahme von mehr als 10% sind gezielte Maßnahmen zur **Stabilisierung des Körpergewichts** indiziert. Gelingt dies nicht durch Motivation und Verbesserung des sozialen Umfeldes, so ist eine **künstliche Ernährung** angezeigt.

Da Übelkeit und Erbrechen häufig eine optimale orale Nahrungszufuhr verhindern, müssen **nährstoffdefinierte Formeldiäten** mit **Nasogastralsonden** oder über eine **PEG** zugeführt werden. Besteht eine Malabsorption, wobei besonders häufig das Nahrungsfett betroffen ist, so sind chemisch definierte Formeldiäten bzw. Kostformen mit einem MCT-Anteil indiziert. Nur dann, wenn die Ernährung über Sonde kontraindiziert ist, sollte parenteral ernährt werden.

Bei Gewichtsverlust, besonders bei einer Abnahme von mehr als 10% des Körpergewichts muss die **Proteinzufuhr** auf über 0,8 g/kg Körpergewicht angehoben werden.

Proteinmangel als Folge des bei chronischen Infektionen gesteigerten Katabolismus, oft begünstigt durch geringen Verzehr von biologisch hochwertigem Eiweiß, verringert die zellvermittelte Immunität und verschlechtert zusätzlich die Abwehrlage.

> Bei der Ernährung HIV-Infizierter bzw. AIDS-Kranker muss auch auf eine optimale Deckung des Bedarfs an verschiedenen **Mikronährstoffen** geachtet werden. Dies betrifft insbesondere die Vitamine A, C, E, B_{12}, B_6 und Folsäure, Zink und Selen.

In manchen Studien fand sich bei einem Drittel der Patienten ein Mangel an **Vitamin B_{12}** und **Folsäure,** wahrscheinlich als Folge einer unzureichenden Resorption, möglicherweise auch durch einen Mangel an Transportproteinen verursacht.

Die Ursache des oft bereits im Frühstadium nachweisbaren **Vitamin-B_6-Mangels** ist unklar. Da ein Vitamin-B_6-Mangel sowohl die humorale als auch die zellvermittelte Immunabwehr verringert, wird von manchen Autoren eine gezielte Supplementierung empfohlen.

Nicht eindeutig geklärt ist ebenfalls die Ursache des relativ häufig zu beobachtenden Mangels an **Selen** und **Zink.** Ein Selendefizit wird mit kardialen Komplikationen AIDS-Kranker in Verbindung gebracht.

Es gibt Hinweise darauf, dass sich mit **besonders zusammengesetzten Formeldiäten** mit hohem Anteil an ω-3-Fettsäuren, einem speziellen sog. enterotrophen Eiweißhydrolysat als Proteinquelle und hoher β-Carotin-Konzentration eine bessere Gewichtsstabilisierung, bessere körperliche Leistungsfähigkeit und kürzere stationäre Behandlungszeiten erreichen lassen als mit einer konventionellen nährstoffdefinierten Formeldiät [50].

3.4.3 Enteritis regionalis (Morbus Crohn)

Ätiologie Der Morbus Crohn ist eine Erkrankung unbekannter Ätiologie, die sich im gesamten Verdauungstrakt, von der Mundhöhle bis zum Anus, manifestieren kann, sich jedoch **vorwiegend im Ileum** und **Kolon** findet. Histologisch sind epitheloidzellige, nicht verkäsende Granulome mit Riesenzellen charakteristisch.

Obwohl der Morbus Crohn bereits 1932 beschrieben wurde, ist die Ätiologie nach wie vor unbekannt. Die Tatsache, dass die Erkrankung bis Ende der 50er-Jahre extrem selten war und seit dieser Zeit in allen westlichen Industrieländern erheblich an Häufigkeit zugenommen hat (Abb. 3-12), veranlasste zu der Annahme, dass die nach dem Ende des 2. Weltkrieges einsetzenden **Änderungen in der Ernährung** eine wesentliche oder gar die Ursache für die Häufigkeitszunahme sei. Dieser Hinweis, dass Ernährungsfaktoren wahrscheinlich einen wesentlichen pathogenetischen Faktor darstellen, veranlasste zu der Annahme, dass bei einer **genetischen Prädisposition** ein nicht näher bekannter Ernährungsfaktor zur Manifestation des Morbus Crohn führt.

Zucker und Ballaststoffe. Der nach Kriegsende einsetzende zunehmende Verzehr von **Zucker** und **Weißmehlprodukten** und der zunehmend **geringere Ballaststoffverzehr** wurden als mögliche begünstigende Faktoren bei der Entstehung des Morbus Crohn diskutiert [147, 196]. Die Hypothese von der Bedeutung der raffinierten Kohlenhydrate wurde durch die Tatsache gestützt, dass Patienten mit Morbus Crohn signifikant mehr Zucker verzehren, als die Durchschnittsbevölkerung (Abb. 3-13).

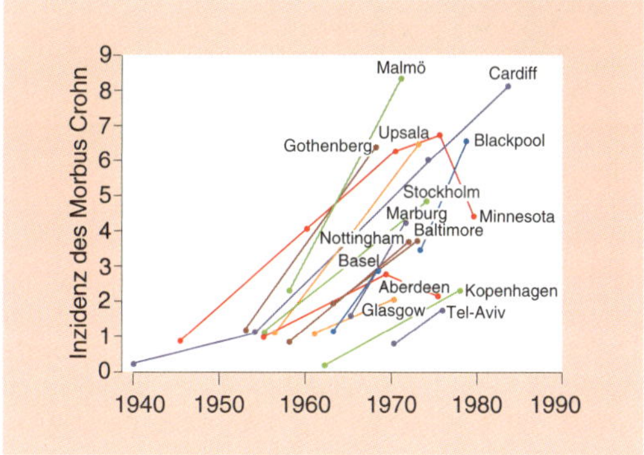

Abb. 3-12 Änderungen der Inzidenz des Morbus Crohn in unterschiedlichen Regionen [250].

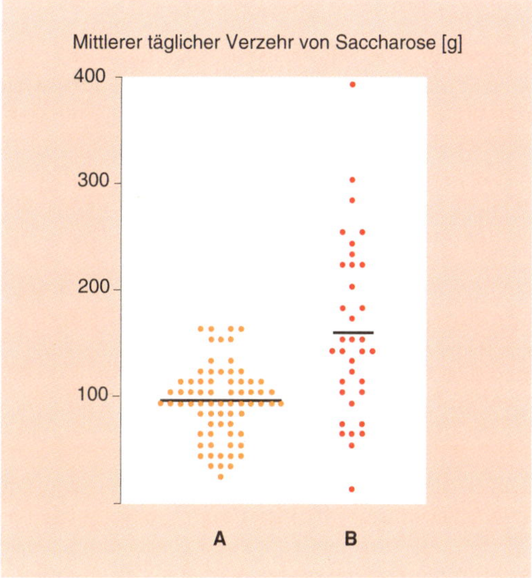

Abb. 3-13 Mittlere tägliche Zufuhr von Saccharose bei Gruppe A = gesunde Kontrollen (n = 70) und bei Gruppe B = Patienten mit Morbus Crohn (n = 35) [147].

In der Mehrzahl der Studien, die einen **hohen Zuckerverzehr** bei Patienten mit Morbus Crohn nachwiesen, konnte gezeigt werden, dass der Verzehr auch bereits vor Beginn der Symptomatik hoch war und nicht erst als Folge der Krankheit erhöht wurde [134]. Ob der hohe Zuckerkonsum die Entstehung der Krankheit letztlich begünstigt, ist sehr fraglich.

Als möglicher Wirkmechanismus von Zucker wird bei der Pathogenese des Morbus Crohn eine erhöhte Permeabilität der Mukosa für Antigene als Folge einer erhöhten Osmolarität sowie Änderungen der Zusammensetzung und Funktion der Darmflora diskutiert. Die bekannte vermehrte Ausscheidung von sekundären Gallensäuren könnte eine Folge der Beeinflussung der Darmflora sein [117]. Als Argument gegen die Bedeutung des Zuckerkonsums wird angeführt, dass der Morbus Crohn in den Ländern mit dem höchsten Pro-Kopf-Verbrauch an Zucker – Saudi-Arabien und Marokko – extrem selten ist.

Gehärtete Speisefette. Sehr spekulativ sind die Überlegungen über die Bedeutung sog. **chemisch aufbereiteter Speisefette,** insbesondere von Margarine, für die Pathogenese des Morbus Crohn. Diese Hypothese stützt sich auf die positive Korrelation zwischen Morbus-Crohn-Inzidenz und Margarineverzehr.

So hat beispielsweise Schweden mit dem höchsten Pro-Kopf-Verzehr von Margarine in Europa (18,2 kg/Jahr) die höchste Morbus-Crohn-Inzidenz, während in Frankreich bei einem geringen Margarineverbrauch (3,7 kg/pro Person im Jahre 1979) der Morbus Crohn selten ist.

Durch Bestimmung des Anteils an **transungesättigten Fettsäuren** im Unterhautfettgewebe bei Patienten mit Morbus Crohn und Gesunden konnte gezeigt werden, dass der Verzehr von chemisch aufbereiteten Fetten bei an Morbus Crohn Erkranken höher liegt. Hiermit ist für das untersuchte Kollektiv bewiesen, dass die zur Diskussion stehenden Fette offenbar von Kranken mit Morbus Crohn häufiger als von Gesunden verzehrt werden.

Auch tierexperimentelle Befunde stützen die Annahme, dass chemisch aufbereitete, insbesondere gehärtete Nahrungsfette die Darmschleimhaut pathomorphologisch so verändern, dass Parallelen zum Morbus Crohn denkbar erscheinen [215].

Carrageen. Aufgrund von Ergebnissen tierexperimenteller Befunde wird diskutiert, dass das sulfatierte Polysaccharid Carrageen die Krankheitsentstehung fördert. Dieser Lebensmittelzusatzstoff dient bei der Lebensmittelherstellung als Stabilisator und Geliermittel. Im Tierversuch lassen sich mit dieser aus Seealgen hergestellten Substanz Darmwandschäden induzieren, die morphologische Ähnlichkeiten mit denen bei chronisch-entzündlichen Darmerkrankungen des Menschen aufweisen. Der hohe Sulfatanteil könnte beim bakteriellen Abbau auf dem Wege über eine gesteigerte Sulfidbildung (vgl. Kap. 3.5.5) wirksam werden [195].

Mykoplasmen. Es wurde weiterhin die Hypothese aufgestellt, dass **Mykoplasmen** bzw. Mykobakterien im Darmlumen zusammen mit langkettigen Fettsäuren und Cholesterin **Antigene** bilden, die in Mukosazellen eindringen und dort immunologische, mit der Entstehung des Morbus Crohn im Zusammenhang stehende Reaktionen auslösen.

Der positive therapeutische Effekt fettfreier chemisch-definierter Formeldiäten wird hiermit erklärt.

Darmflora. Es besteht kein Zweifel mehr daran, dass die Darmflora sowohl die Entstehung als auch den Verlauf der chronisch entzündlichen Darmerkrankungen Morbus Crohn und Colitis ulcerosa (s. Kap. 3.5.5) mit bestimmt. Hierfür spricht die von der Norm abweichende Zusammensetzung der Darmflora, insbesondere der mukosalen, aber auch der luminalen, sowie eine Verringerung der Bifidumbakterien [81]. Die Darmmukosa befindet sich mit Hilfe des darmassoziierten Immunsystems und der Barrieremechanismen in einem ständigen Zustand der Abwehr gegenüber den Mikroorganismen und Antigenen im Darmlumen („physiologische Entzündung"). Dieses Gleichgewicht zwischen potenziellen Noxen und Abwehrmechanismen der Mukosa kann durch Fehlreaktionen des Immunsystems gestört werden. Es resultieren die für den Morbus Crohn typischen pathologischen Entzündungsreaktionen gegen Keime der physiologischen Darmflora. Es wird angenommen, dass neben genetischen auch Umweltfaktoren am Zustandekommen dieser Fehlreaktion beteiligt sind. Diskutiert werden ein Rückgang von Infekten und Parasitenbefall sowie später Erstkontakt mit pathogenen Darmkeimen und Verzehr steriler Nahrung bei geringem Verzehr fermentierter Lebensmittel etc. (vgl. Hygienehypothese, Kap. 3.4.10). Hiermit wäre auch die Häufigkeitszunahme des Morbus Crohn in den Industrieländern während der letzten 50 Jahre erklärt (vgl. Abb 3-13). Weiterhin ergeben die Vorstellungen zur Ätiologie eine Basis zur Erklärung des therapeutischen Effektes von Pro- und Präbiotika (Lit. bei [274]).

Die Barrierefunktion des Darms und das darmassoziierte Immunsystem werden wesentlich durch die bakterielle Besiedlung im frühen Säuglingsalter bestimmt (vgl. Probiotika, Kap. 2.2.3). Eine optimale Besiedlung mit weit über 90% Bifidobakterien erfolgt ausschließlich nur unter Ernährung mit Muttermilch. In diesem Zusammenhang sind Ergebnisse älterer Untersuchungen zu sehen, in denen gezeigt wurde, dass eine Ernährung mit Kuhmilch in der frühen Säuglingsphase im Erwachsenenalter mit einer höheren Rate an chronisch entzündlichen Darmerkrankungen einhergeht [23].

Weitere diskutierte Ernährungsfaktoren. Antikörper gegen Saccharomyces cerevisiae (Bäckerhefe) sind spezifische Marker für den Morbus Crohn, nicht hingegen für die Colitis ulcerosa. Sie finden sich bei ca. 60–70% der Fälle mit Morbus Crohn und bei deren Verwandten ersten Grades in ca. 25%. Bei Gesunden ohne familiäre Beziehung zu Kranken mit Morbus Crohn sind sie extrem selten zu finden. Diese Antikörper werden nicht als sekundäres Phänomen – wie z.B. als Folge einer gesteigerten Mukosapermeabilität – angesehen. Eine Beziehung zur Ätiologie der Erkrankung ist wenig wahrscheinlich [273, 305].

Inerte anorganische Mikropartikel. Das sind zum Beispiel Titandioxid und Aluminiumsilikat. Diese Stoffe gelangen über Staub oder auch als Zusätze in Lebensmitteln und Pharmaka in den Verdauungstrakt. Sie finden sich im Lymphgewebe distaler Darmabschnitte und werden als mögliche auslösende Ursachen für entzündliche Reaktionen wie z.B. den Morbus Crohn diskutiert [184].

Klinik Beim Morbus Crohn ist am Darm eine Neigung zur **Stenose- und Fistelbildung** zu verzeichnen. Der Krankheitsbeginn ist meist schleichend, wobei abdominelle Beschwerden, Diarrhöen, Gewichtsabnahme und Fieberschübe die ersten Symptome sind. In seltenen Fällen kann die Erkrankung auch weite Teile des Dünndarms erfassen und dadurch ein **Malabsorptionssyndrom** als Folge auftreten.

Unabhängig von der Ausdehnung des Krankheitsprozesses und dem Nachweis der typischen Kriterien einer Malabsorption finden sich bei Patienten mit Morbus Crohn oft Zeichen einer **Mangelversorgung von energiereichen und essentiellen Nährstoffen**, vgl. Tab. 3-6. Die Ursachen der Mangelversorgung sind:

- ungenügende Nahrungszufuhr aufgrund von Appetitmangel, Erbrechen oder Angst vor dem Essen, weil nach den Mahlzeiten vermehrt abdominelle Beschwerden auftreten,
- eine gestörte Resorption, z.B. nach Resektion von Teilen des Dünndarmes bzw. bei ausgedehntem Befall des Dünndarms,
- ein erhöhter Bedarf,
- ein vermehrter intestinaler Eiweißverlust.

Nach einer zusammenfassenden Darstellung der in der Literatur mitgeteilten Befunde von Hodges und Thomson [125] kann sich bei Patienten mit Morbus Crohn ein Mangel besonders an Folsäure, Vitamin A, D, B_{12}, Eisen, Zink und Protein einstellen, nach Angaben anderer Untersucher auch an Kalzium.

Als Folge der häufigen Mangel- und Fehlernährung sowie des chronisch-entzündlichen Prozesses findet sich bei an Morbus Crohn Erkrankten häufig ein reduzierter **Antioxidantienstatus.** Unter dem zusätzlichen Verzehr einer mit antioxidativen Nährstoffen angereicherten Formeldiät während eines Zeitraumes von drei Monaten kam es zu einer signifikanten Verbesserung mit Steigerung der Plasmakonzentration an Selen, Vitamin C, E und der Aktivität an Superoxiddismutase. Ob eine solche Verbesserung den Krankheitsverlauf positiv beeinflusst, wurde in Studien bisher nicht untersucht [96].

Beeinträchtigungen der Dünndarmpassage durch Stenosen können eine vermehrte bakterielle Besiedlung mit der Entwicklung eines **Blind-loop-Syndroms** zur Folge haben. Der vermehrte enterale Eiweißverlust kann bei großflächiger, entzündlicher und ulzeröser Alteration der Dünndarm- und Dickdarmschleimhaut zu einer schwer wiegenden Mangelversorgung mit Protein führen.

In Tabelle 3-6 sind die in der Literatur mitgeteilten Angaben über die Häufigkeit von Mangeler-

Tabelle 3-6 Häufigkeit [%] von Mangelernährung bei chronisch entzündlichen Darmerkrankungen [66 a].

	Morbus Crohn	Colitis ulcerosa
Gewichtsverlust	60–75	20–60
Hypalbuminämie	25–80	25–50
negative N-Bilanz	65–70	–
Anämie	60–80	60
Eisen	40	80
Vitamin B_{12}	50	5
Folsäure	40–50	30–40
Vitamin D	25–75	35
Zink	20–40	–
Kalzium	13	–
Magnesium	15–30	
Kalium	5–20	

nährung bei Patienten mit chronisch-entzündlichen Darmerkrankungen dargestellt.

Da sich die Mangelversorgung bzw. suboptimale Versorgung mit essentiellen Nährstoffen meist nicht durch eine klare, leicht fassbare klinische Symptomatik zu erkennen gibt, ist anzunehmen, dass viele der angegebenen Beschwerden und Missempfindungen Folgen der unterschiedlich ausgeprägten Mangelernährungszustände sind. Bei Kindern verzögert der schlechte Ernährungszustand das Längenwachstum. Bei den in 50–70 % der Fälle im Laufe der Erkrankung erforderlichen Darmresektionen ist der postoperative Verlauf verlangsamt.

Bei der Interpretation von Mangelernährungszuständen sind auch **Effekte von Pharmaka,** die bei der Morbus-Crohn-Behandlung häufig eingesetzt werden, zu diskutieren. So gibt es Hinweise darauf, dass **Prednisolon** die Entwicklung eines Mangels an Zink, Vitamin C, B_6 und E begünstigt. **Salazosulfapyridin** hemmt wahrscheinlich die Resorption von Folsäure und kann somit zur Entwicklung des Folsäuremangels beitragen (Lit. bei [125]).

Unter der Norm liegende Serumzinkkonzentrationen werden beim aktiven Morbus Crohn relativ häufig beobachtet. In seltenen Fällen kommt es zu ausgeprägten klinischen Zeichen, die sich auf parenterale Zinkgabe schnell zurückbilden. In seltenen Fällen entsteht als Folge des Zinkmangels eine Akrodermatitis enteropathica. Die Ursache der **Mangelversorgung mit Zink** ist nicht eindeutig geklärt. Eine unzureichende Zufuhr mit der Nahrung, eine gestörte intestinale Resorption, vermehrter Bedarf und gesteigerter Verlust mit dem Fäzes werden diskutiert (Lit. bei [119]). Die bei Morbus Crohn häufig gesteigerte Permeabilität der Darmmukosa begünstigt das Auftreten von Rezidiven. Unter oraler Supplementierung mit Zink kann die Permeabilität signifikant verringert werden. In einer orientierenden Studie sank die Rezidivrate unter Supplementierung mit Zink [286].

Die Serum- und Gewebekonzentration von **Selen** scheint bei Morbus-Crohn-Kranken relativ häufig unter der Norm zu liegen, auch dann, wenn die Konzentration von Zink und Kupfer normal ist [123].

Bei Patienten mit einer chronisch-entzündlichen Darmerkrankung ist häufig eine **erniedrigte Knochendichte** vorhanden, die zu einer gesteigerten Häufigkeit von Frakturen führt [25]. Ursachen dafür sind:

- Steroidtherapie,
- mangelnde körperliche Aktivität, eine unzureichende Zufuhr von Kalzium und Vitamin D mit der Nahrung,
- eine Malabsorption je nach Ausdehnung des Morbus Crohn.

Ernährungstherapie* Aufgrund der unklaren Ätiologie chronisch-entzündlicher Darmerkrankungen fehlen Ansätze für eine gezielte kausale Therapie. Der Ernährungszustand Morbus-Crohn-Kranker ist häufig unzureichend (s. Tab. 3-6). Dadurch werden sowohl das Befinden der Patienten als auch der Krankheitsverlauf negativ beeinflusst.

Wegen einer häufig unterhalb der Empfehlungen liegenden Vitamin-D-Zufuhr mit der Nahrung, einer vergleichsweise geringen Sonnenlichtexposition und niedriger 25-Hydroxy-Vitamin-D-Spiegel im Plasma wird insbesondere während der Wintermonate eine Vitamin-D-Supplementation mit 1000 IU pro Tag empfohlen [308].

Die bis Anfang der 70er Jahre des vorigen Jahrhunderts bei Morbus Crohn und Colitis ulcerosa häufig verordnete **„Darmschonkost"** oder **„Colitis-Diät"** basierte, wie die bereits besprochene „Ulkus-Diät" auf dem Schonprinzip. Sie war ballaststoffarm, enthielt wenig Gewürze, Fett etc. Ihr therapeutischer Effekt wurde niemals bewiesen.

Obwohl es, wie später ausgeführt wird, Lebensmittelunverträglichkeiten bei beiden Erkrankungen gibt und das **Meiden spezieller Lebensmittel** Bestandteil der Therapie sein kann, gibt es keine Gründe dafür, pauschale Verbotslisten aufzustellen, durch die die Patienten unnötig bei der Kostzusammenstellung eingeengt werden.

> Wenn keine besonderen Komplikationen vorliegen, wird mit einer leichten Vollkost ernährt.

Kommt es beim Morbus Crohn aufgrund von Stenosen zu Passagebehinderungen, so ist eine **ballaststoffarme Kost** indiziert. Besteht bei einem ausgedehnten Morbus Crohn eine Steatorrhö, so kann durch **fettarme, eiweißreiche Kost** ein Rückgang der Steatorrhö erzielt werden und somit auch eine Rückbildung der durch die Steatorrhö ausgelösten Symptome. Will man, um eine ausreichende Energiezufuhr zu gewährleisten, das Nahrungsfett nicht einschränken, so ersetzt man

* Deutsche Morbus Crohn/Colitis ulcerosa-Vereinigung (DCCV e.V.), Paracelsus-Straße 15, 51375 Leverkusen (Selbsthilfegruppe).

es, dem Ausmaß der Steatorrhö entsprechend, durch MCT.

Häufig kommt es bei Kindern zu **Wachstumsstörungen,** deren Ursache in erster Linie in einer unzureichenden Deckung des Bedarfs an Energie und essentiellen Nährstoffen zu sehen ist. Zur Normalisierung der Wachstums- und Reifungsprozesse plädierte man früher für eine frühzeitige Resektion des erkrankten Darmabschnitts. Heute ist bekannt, dass es bei einer optimalen Deckung des Energie- und Nährstoffbedarfs in der überwiegenden Zahl der Fälle zu einer Normalisierung kommt. Das gelingt in vielen Fällen mit Hilfe einer enteralen oder parenteralen künstlichen Ernährung.

Abbildung 3-14 demonstriert das Verhalten des Körpergewichts, der Serumalbuminkonzentration und der Hämoglobinkonzentration sowie die Abnahme der Blutsenkungsgeschwindigkeit bei 15 Patienten mit Morbus Crohn im Alter von 6–20 Jahren unter ausschließlicher Ernährung mit Elementardiät bzw. in der 2. Behandlungsphase unter der Kombination Elementardiät + Normalkost. Diese deutliche Befundbesserung, die in der Mehrzahl der Fälle mit einem Wiedereinsetzen des Längenwachstums einhergeht, war ausschließlich auf die Verbesserung des Ernährungszustandes zurückzuführen. Dieser positive Effekt einer optimalen Ernährung auf das Längenwachstum wurde auch von einer Reihe weiterer Untersucher beobachtet.

Künstliche Ernährung

Eine der Möglichkeiten, die Aktivität des Morbus Crohn und der Colitis ulcerosa zu reduzieren und eine Remission einzuleiten, ist die ausschließliche **parenterale Ernährung** bzw. die ausschließliche Ernährung mit einer **Formeldiät.**

Die Ergebnisse der in der Literatur mitgeteilten Therapiestudien sind zwar überwiegend positiv, unterscheiden sich jedoch in der Höhe der **Ansprechrate, Dauer** einer erzielten Remission und auch dem **therapeutischen Wert** im Vergleich zur medikamentösen Standardbehandlung mit Corticoiden und Salazosulfapyridin bzw. 5-ASA. Die Gründe dafür sind unterschiedliche Kriterien zur Bewertung des Therapieerfolges, zum Teil sehr kleine Fallzahlen in Studien und unterschiedliche Aktivität der Erkrankung bei Behandlungsbeginn bzw. nicht einheitliche Lokalisationen und Ausdehnungen der Erkrankung, insbesondere beim Morbus Crohn.

Nach einer zusammenfassenden Bewertung mehrerer Studien kommt es unter totaler parenteraler Ernährung als einziger Therapie zwei bis drei Wochen nach Behandlungsbeginn bei 64% der Kranken zu einer **Remission.** Bei ausschließlicher Lokalisation der Erkrankung im Dünndarm bzw. Dünn- und Dickdarm spricht diese Therapie am besten an, während ihr bei ausschließlichem Befall des Kolons offenbar keine Bedeutung zukommt. Eine Remissionsdauer von etwa einem Jahr fand sich in manchen Studien nur bei 30, in anderen bei bis zu 85% (Lit. bei [101]).

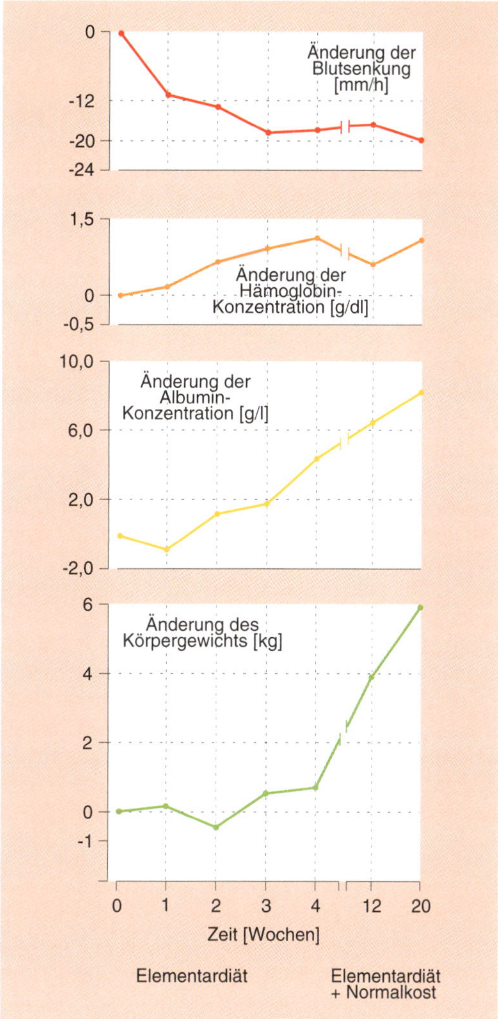

Abb. 3-14 Das Verhalten von Körpergewicht und Laborparametern bei Morbus Crohn (n = 15) (nach [158]).

Die Behandlungsergebnisse bei Morbus Crohn und Colitis ulcerosa mit ausschließlicher parenteraler Ernährung bzw. ausschließlicher Ernährung mit Formeldiäten sind identisch. Bei parenteraler Ernährung ist jedoch mit einer vergleichsweise hohen Rate an **Komplikationen**, insbesondere Kathetersepsis und Thrombosen der Vena subclavia, zu rechnen. Daher sollte der Behandlung mit Formeldiäten der Vorzug gegeben werden.

Die ersten Therapiestudien mit Formeldiäten (enteralen bilanzierten Diäten) erfolgten mit **chemisch definierten Formen** (Elementardiäten, Astronautenkost), primär mit Aminosäuren als Proteinkomponente, später auch mit Oligopeptiden (vgl. Kap. 18.3). Remissionen wurden je nach Versuchsanordnung in 60–70% der Fälle bei Morbus Crohn des Dünndarmes und Colitis ulcerosa bei einer Therapiedauer von 2–6 Wochen erzielt. Bei Kindern ist oft eine längere Therapiedauer erforderlich. Die Höhe der Energiezufuhr richtet sich nach Bedarf und Verträglichkeit. Sie liegt meist zwischen 2000 und 3000 kcal/Tag. Für diesen therapeutischen Effekt wird die Zufuhr von Nährstoffen in kleinmolekularer gut resorbierbarer Form mitverantwortlich gemacht. Trotzdem verglich man ihre Wirkung mit der einer nährstoffdefinierten (polymeren) Formeldiät. Die Frage, ob beide Diäten in ihrer Wirkung identisch sind, wurde lange kontrovers diskutiert. Da die Mehrzahl der vergleichenden Studien jedoch keinen Unterschied ergab, geht man heute von einem identischen Effekt aus. Da **nährstoffdefinierte Formeldiäten** wesentlich preisgünstiger sind und aufgrund des vergleichsweise guten Geschmackes nicht wie chemisch definierte Diäten per Sonde verabreicht werden müssen, wird heute fast ausschließlich die nährstoffdefinierte Variante eingesetzt.

Auf welchen pathophysiologischen Mechanismen der positive therapeutische Effekt der parenteralen bzw. enteralen künstlichen Ernährung beruht, ist unbekannt. Da ein reiner Placeboeffekt mit dem in etwa 25% der Fälle bei Morbus Crohn zu rechnen ist, wegen der hohen Remissionsrate ausscheidet, müssen **hemmende Effekte auf die chronische Entzündung** angenommen werden.

Folgende Faktoren werden diskutiert:

- ein positiver Effekt des verbesserten Ernährungszustandes auf den Krankheitsverlauf,
- quantitative und qualitative Änderungen der Intestinalflora,
- Verminderung der Antigenbelastung des Darms,
- Normalisierung der gestörten Mukosapermeabilität,
- positive Effekte einer „Ruhigstellung" des Darms,
- positive Effekte einer völligen bzw. weitgehend fehlenden oralen Fettzufuhr (nicht zutreffend für nährstoffdefinierte Formeldiäten),
- spezifische Effekte bestimmter Inhaltsstoffe von Formuladiäten wie etwa Glutamin, Arginin etc. (Lit. bei [220]).

Für keine der genannten möglichen Erklärungen liegen Beweise vor.

Wenig wahrscheinlich ist, dass **Nahrungsantigene** für die Aktivität der Erkrankung verantwortlich sind. Die von manchen Autoren belegte Unverträglichkeit bestimmter Lebensmittel geht nicht mit entsprechender Antikörperbildung einher. Antikörper gegen Bäckerhefe lassen sich zwar bei Patienten mit Morbus Crohn relativ häufig nachweisen, finden sich aber mit gleicher Häufigkeit auch bei anderen Erkrankungen der Gastrointestinalorgane (Lit. bei [138]).

Sowohl chemisch definierte Formeldiäten mit geringem Fettgehalt als auch Diäten mit **geringem Gehalt an Linolsäure,** aber hohem Anteil an einfach ungesättigten Fettsäuren haben einen besseren therapeutischen Effekt als Kostformen mit einem hohen Linolsäureanteil. Manche Autoren diskutieren deshalb auch eine **geringe Produktion** von **proinflammatorischen Eicosanoiden** (vgl. Kap. 1.3.7) als Wirkprinzip von Formeldiäten. Aus Linolsäure wird im Organismus **Arachidonsäure,** die Ausgangssubstanz für Entzündungsmediatoren, insbesondere von Leukotrien B_4, gebildet. Bei einer fettarmen Ernährung bzw. beim weitgehenden Fehlen dieser Fettsäure in der Nahrung würde die Synthese proinflammatorischer Eicosanoide reduziert [86].

Das Ziel, weniger proinflammatorische Eicosanoide zu synthetisieren, liegt auch den Therapieversuchen mit Fischöl **(ω-3-Fettsäuren)** zugrunde.

Als sicher gilt, dass die verschiedenen Varianten der künstlichen Ernährung, abgesehen von einer Verbesserung des Ernährungszustandes, den Krankheitsverlauf in der akuten Phase positiv beeinflussen und Remissionen herbeiführen können.

Die für die Praxis wichtige Frage, ob mit der medikamentösen Standardtherapie (Corticoide + Salazosulfapyridin bzw. 5-Aminosalicylsäure) oder durch künstliche Ernährung häufiger lang anhaltende Remissionen zu erzielen sind war bei nicht einheitlichen Ergebnissen vergleichender Therapiestudien lange Zeit ungeklärt.

Die Metaanalyse der Ergebnisse von acht randomisierten kontrollierten Studien an insgesamt 413 Patienten mit akutem Schub eines Morbus Crohn ergab, dass **Corticosteroide** in der Behandlung des **akuten Schubes effektiver** sind als die enterale Ernährung mit einer Formeldiät (Abb. 3-15) [103].

Die vergleichende Untersuchung des therapeutischen Effektes von chemisch definierten und nährstoffdefinierten **Formeldiäten** in fünf Studien

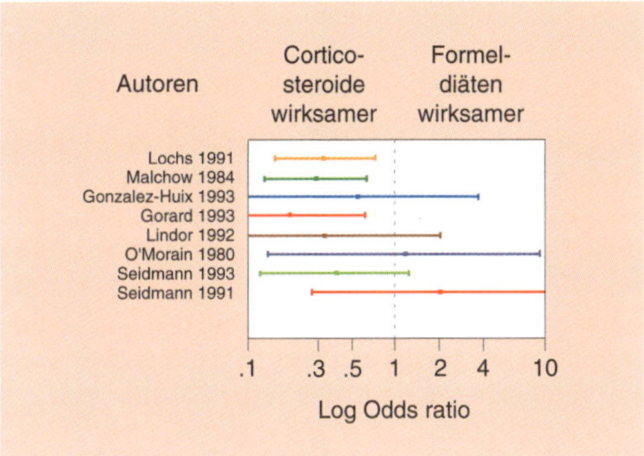

Abb. 3-15 Ergebnisse randomisierter kontrollierter vergleichender Studien zum therapeutischen Effekt einer ausschließlichen Ernährung mit Formeldiät bzw. Corticosteroiden bei Patienten mit aktivem Morbus Crohn. Dargestellt ist die jeweilige Odds Ratio und das 95%-Konfidenzintervall. Werte < 1 sprechen für eine Überlegenheit der Corticosteroidtherapie, Werte > 1 für eine Überlegenheit der Therapie mit Formeldiät [103].

an insgesamt 134 Kranken ergab keinen Vorteil einer der beiden Formeldiät-Varianten. Die Autoren weisen darauf hin, dass die enterale künstliche Ernährung wegen ihres **positiven Effektes auf das Wachstum** trotzdem bei Kindern und Jugendlichen eine günstige Alternative zur Therapie mit Corticosteroiden ist [103].

Auch zwei weitere Metaanalysen, bei denen 16 bzw. 7 Studien ausgewertet wurden, kamen zu dem Ergebnis, dass eine Remission unter Behandlung mit Steroiden mit größerer Wahrscheinlichkeit zu erzielen ist als mit Formeldiäten, wobei der Effekt von Peptiddiäten ungünstiger war als der von Diäten, hergestellt mit freien Aminosäuren (elemental diet) [85, 204].

Aufgrund der Bedeutung von Glutamin für den Stoffwechsel der Darmmukosa unter Stressbedingungen (vgl. Kap. 1.5 u. 18.3.3) wurde untersucht, ob es unter einer mit **Glutamin** angereicherten nährstoffdefinierten Formeldiät bei Kindern schneller zur Remission kommt als unter Gabe einer Diät mit üblichem Aminosäuremuster. Ein positiver Effekt war nicht nachweisbar [3].

Etwa 30 % aller Patienten, die wegen eines akuten Morbus Crohn mit Corticosteroiden behandelt werden, bleiben corticoidabhängig, d. h. es kommt zu einem Rezidiv, sobald das Medikament abgesetzt bzw. reduziert wird. Ein wesentliches Risiko für Patienten, die von **Corticosteroiden abhängig** sind, ist die Osteoporose. Eine Supplementierung der normalen Kost mit einer chemisch- oder nährstoffdefinierten Formeldiät (etwa 35–50 % der Energiezufuhr vor Beginn der Supplementierung) ermöglicht in über 50 % der Fälle das Absetzen der Steroide bei Fortbestehen der Remission [304].

Fischöl, Nachtkerzenöl (ω-3-Fettsäuren, γ-Linolensäure)

Bei chronisch-entzündlichen Darmerkrankungen finden sich in der Mukosa und in der Rektumspülflüssigkeit erhöhte Konzentrationen der **Entzündungsmediatoren** Leukotrien B_4, Prostaglandin E_2 und Thromboxan A_2. Darüber hinaus ist die Konzentration von Arachidonsäure in der Mukosa erhöht. Mit nachlassender Entzündungsaktivität verringert sich die Konzentration der genannten Eicosanoide.

Die in Nachtkerzenöl reichlich enthaltene **γ-Linolensäure** wird im Organismus in Di-homo-γ-Linolensäure umgewandelt, die wiederum mit Arachidonsäure um das Enzym Cyclooxygenase konkurriert. Ein hohes Angebot an γ-Linolensäure bedeutet folglich eine verminderte Synthese von Prostaglandinen der Serie 2, während die der Serie 1 vermehrt synthetisiert werden (vgl. Abb. 1-11). Das vermehrt synthetisierte **Prostaglandin E_1** erhöht das intrazelluläre zyklische AMP, das wiederum die Phospholipase inhibiert und somit die Freisetzung von Arachidonsäure aus Zellmembranen hemmt.

Auch die im Fischöl enthaltene **Eicosapentaensäure** konkurriert zusammen mit Arachidonsäure sowohl um Cyclooxygenase als auch um Lipoxygenase. Dies führt zu einer vermehrten Bildung von **Prostaglandin I_3**, Thromboxan A_3 und Leukotrien B_5 bei gleichzeitig verminderter Synthese von Leukotrien B_4. Prostaglandin I_3 wirkt **antiinflammatorisch.** Der proinflammatorische Effekt von Thromboxan A_3 und Leukotrien B_5 ist deutlich geringer als der von Thromboxan A_2 und Leukotrien B_4 [102].

Aufgrund dieser Beziehungen zwischen der Konzentration von mehrfach ungesättigten Fettsäuren in der Zellmembran und der Synthese von Eicosanoiden mit unterschiedlicher proinflammatorischer Aktivität wurde bei den beiden chronisch-entzündlichen Darmerkrankungen Morbus Crohn und Colitis ulcerosa versucht, über ein **Beeinflussung der Eicosanoidsynthese** einen therapeutischen Effekt zu erzielen.

Die in der Literatur mitgeteilten Ergebnisse von Therapiestudien sind nicht einheitlich. Eine vergleichende Untersuchung mit Fischöl, Nachtkerzenöl und Olivenöl (Placebo) an 43 Patienten mit einer Colitis ulcerosa ergab während einer Beobachtungszeit von sechs Monaten **keine Unterschiede** in der Stuhlfrequenz, dem rektalen Blutabgang, dem endoskopischen Bild und den histologischen Veränderungen in der Rektumschleimhaut. Nachtkerzenöl hatte im Vergleich zu dem als Placebo gegebenen Olivenöl lediglich einen signifikanten Effekt auf die Stuhlkonsistenz [102].

Andere Autoren fanden in doppelblind-placebokontrollierten und offenen Studien **signifikante Verbesserungen** sowohl der Krankheitsaktivität als auch des histologischen Befundes [10, 260, 282].

In der deutschen Crohn-Studie IV konnte, nachdem bei 204 Patienten eine Remission (CDAI < 150) mit Corticosteroiden erzielt worden war, durch anschließende Gabe eines Fischölpräparates (3-mal 2 Kapseln zu je 1 g ω-3-Fettsäuren) im Vergleich zu Placebo keine signifikant längere Remission erzielt werden [190]. Während in dieser Studie der remissionserhaltende Effekt bei vorausgegangener Therapie des akuten Schubes mit einem Corticosteroid untersucht wurde, behandelten italienische Autoren in einer doppelblind-placebokontrollierten Studie an 78 Patienten, die bei Studienbeginn während der letzten drei Monate ohne medikamentöse Therapie einen CDAI < 150 aufwiesen, mit einem ω-3-Fettsäurepräparat, das mikroverkapselte freie ω-3-Fettsäuren enthielt. Die Tagesdosis an ω-3-Fettsäuren betrug 2,7 g. Ein Rezidiv wurde definiert als Anstieg des CADI um mehr als 100 Punkte bzw. ein Wert um mehr als 150 Punkte während einer Dauer von zwei Wochen. In der mit ω-3-Fettsäuren behandelten Gruppe kam es bei 28%, in der Placebogruppe bei 69% zum Auftreten eines Rezidivs [21]. Diese sich widersprechenden Studienergebnisse könnten Folge der in der erstgenannten Untersuchung vorausgegangenen Therapie mit Corticosteroiden sein.

Überprüft wurde der Einfluss des Fettersatzstoffes **Olestra** (vgl. Kap. 1.3.6) in Form der in den USA im Handel befindlichen Produkte während vier Wochen bei über 80 Patienten mit Morbus Crohn bzw. Colitis ulcerosa. Im Vergleich zum Verzehr der mit Fett hergestellten Produkte fand sich weder eine Beeinflussung klinischer noch laborchemischer Parameter [331].

Ballaststoffreiche und an raffinierten Kohlenhydraten arme Kost

Die Hypothese, dass der in westlichen Industrieländern seit Jahrzehnten steigende Konsum an raffinierten Kohlenhydraten (Zucker, Weißmehl etc.) und der gleichzeitig rückläufige Verzehr von Ballaststoffen für die Häufigkeitszunahme an Morbus Crohn verantwortlich ist, und die Beobachtung, dass Morbus-Crohn-Kranke vergleichsweise viel Zucker verzehren, waren der Anlass zur Durchführung einer Reihe von Therapiestudien mit Kostformen, die arm an raffinierten Kohlenhydraten sind und einen relativ hohen Ballaststoffanteil haben.

Erste englische und deutsche Studien an kleinen Kollektiven verliefen positiv. Ballaststoffreiche Kost wird gut vertragen; außerdem waren Rezidivraten und die Schwere auftretender **Rezidive geringer** [115].

Gemessen am Aktivitätsindex (CDAI) kam es unter zuckerfreier Ernährung zu einer deutlich positiven **Beeinflussung des Krankheitsverlaufes** [35, 36].

Negativ verlief eine in England durchgeführte Multicenter-Studie an 352 Patienten mit inaktivem bzw. nur gering aktivem Morbus Crohn. Unter einer ballaststoffreichen Ernährung und arm an raffinierten Kohlenhydraten kam es während einer Beobachtungszeit von zwei Jahren zu **keiner signifikanten Änderung** des Krankheitsverlaufes im Vergleich zur Kontrollgruppe [248].

Obwohl dieses negative Ergebnis einer Studie mit sehr großer Fallzahl allgemein als ausreichender Beweis angesehen wird, dass zuckerarme, ballaststoffreiche Kostformen keinen positiven Effekt auf den Krankheitsverlauf bei Morbus Crohn haben, wird von den Kritikern auf Folgendes hingewiesen: Die in die Studie eingebrachten Patienten zeigten einen **sehr benignen Krankheitsverlauf**, sodass sie nicht repräsentativ für das Gesamtkollektiv der Morbus-Crohn-Kranken sind. Weiterhin fand sich in dieser Studie unter ballaststoffreicher, zuckerarmer Ernährung eine deutlich geringere Rate an erforderlichen operativen Eingriffen und an Krankenhauseinweisungen, die zwar statistisch nicht signifikant war, aber trotzdem nach Ansicht der Kritiker auf einen positiven therapeutischen Effekt hinweist [117].

Ausgehend von den Studien und Überlegungen des Österreichers Lutz [190] und des Engländers Cleave (Lit. bei [118]) über den möglichen positiven Effekt kohlenhydratarmer Kostformen auf den Verlauf chronisch-entzündlicher Darmerkrankungen wurde im Rahmen der deutschen Crohn-Studie versucht, den **remissionserhaltenden Effekt** einer kohlenhydratarmen Ernährung im Vergleich zu einer Normalkost zu überprüfen. Empfohlen wurde eine Reduktion der täglichen Kohlenhydratzufuhr auf 84 g. Abgesehen von einem Trend zur Remissionsverlängerung, konnte im Vergleich zur Kontrollgruppe kein Effekt der diätetischen Maßnahme festgestellt werden. Es muss bei der Interpretation der Ergebnisse jedoch berücksichtigt werden, dass nur ein geringer Prozentsatz der Patienten in der Lage war, die kohlenhydratarme Diät während 12 Monaten ausreichend konsequent zu realisieren [186].

Ausschlussdiät (exclusion diet)

Mitte der 80er Jahre des vorigen Jahrhunderts wurden erstmals Ergebnisse klinischer Studien über **Intoleranzen gegenüber bestimmten Lebensmitteln** bei Crohn-Kranken mitgeteilt [116, 248]. Nach Elimination der die Symptomatik verstärkenden Lebensmittel kam es bei sonst freier Kostwahl zu langen beschwerdefreien Intervallen und vergleichsweise geringen Rückfallraten [116].

Lebensmittel, die am **häufigsten Beschwerden** verursachten, waren Weizen mit 69%, Milch und Milchprodukte mit 48%, Hefe mit 31%, Mais mit 24% und Bananen, Tomaten, Wein und Eier mit je 14%.

Während manche Autoren ähnlich positive klinische und auch laborchemische Besserungen bei Meiden von intoleranzauslösenden Lebensmitteln (vor allem Getreideprodukten, Milchprodukten und Hefe) fanden [247], konnten andere Nachuntersucher den therapeutischen Effekt einer „Exclusion diet" nicht bestätigen [223].

Vom Wert der Ausschlussdiät überzeugte Kliniken haben feste Schemata entwickelt, nach denen die eine Intoleranz auslösenden Lebensmittel **ermittelt** werden. Nach Erreichen einer Remission unter Ernährung mit einer chemisch definierten Formeldiät (Elementardiät) werden nach bestimmten Regeln Lebensmittel ausgetestet und in den Kostplan aufgenommen [157].

Grundsätzlich sind Lebensmittelunverträglichkeiten bei Patienten mit chronisch-entzündlichen Darmerkrankungen häufiger als bei Gesunden.

Bei einer Befragung von 132 Patienten mit chronisch-entzündlicher Darmerkrankung (41% Morbus Crohn, 69% Colitis ulcerosa, 6% nicht klassifizierbare Colitis) gaben 65% an, eines oder mehrere Lebensmittel nicht zu vertragen. In einer Gruppe gesunder Kontrollpersonen lag der Anteil von Lebensmittelintoleranzen nur noch bei 14%. Intoleranzen waren bei Morbus Crohn und Colitis ulcerosa gleich häufig. Vorausgegangene Operationen, Krankheitsaktivität oder Lokalisation der Erkrankung beeinflussten das Ausmaß der Intoleranzen [15].

Da die Intestinalflora in die dem Morbus Crohn und der Colitis ulcerosa zugrunde liegenden pathophysiologischen Mechanismen involviert ist, lassen sich durch Änderung des intestinalen Bakterienspektrums mit Antibiotika, mit **Pro- und Präbiotika** und wahrscheinlich auch mit einer ausschließlichen Ernährung mit Formeldiät – ähnlich wie bei der Colitis ulcerosa beschrieben (vgl. Kap. 3.5.5) – Remissionen erzielen. Mögliche Wirkmechanismen von Pro- und Präbiotika kommen nach derzeitigem Kenntnisstand durch Beeinflussung, des intestinalen Immunsystems zustande. Ergebnisse kontrollierter Therapiestudien stehen noch aus [274, 275].

Ob den von manchen Untersuchern bei Morbus-Crohn-Kranken gemessenen erhöhten IgG- und IgA-**Antikörpern gegen Bäckerhefe** (Saccharomyces cerevisiae) und dem beobachteten Rückgang der Krankheitsaktivität bei Meiden von Hefe, eine therapeutische Bedeutung zukommt, muss in weiteren Untersuchungen geklärt werden [17].

3.4.4 Einheimische Sprue (nichttropische Sprue, Zöliakie, Erwachsenen-Zöliakie, glutensinduzierte Enteropathie, idiopathische Steatorrhö)

Ätiologie Bei dieser Erkrankung, die im Erwachsenenalter meist als einheimische Sprue und im Säuglings- und Kindesalter als Zöliakie bezeichnet wird, handelt es sich, wie seit den Untersuchungen des holländischen Pädiaters Dicke aus dem Jahre 1950 bekannt ist, um eine durch **Getreideeiweiß** aus Weizen, Roggen und Gerste ausgelöste Dünndarmerkrankung. Das in den genannten Getreidearten enthaltene Klebereiweiß Gluten ist auch in Tritikale, einer Kreuzung aus Weizen und Roggen und in alten, dem Weizen nahe stehenden Getreidesorten vorhanden, die zunehmend in der alternativen Ernährung verwendet werden. Dazu gehören Dinkel bzw. Grünkern, Zweikorn (Emmer) und Einkorn. Einen hohen Glutengehalt hat weiterhin Kamut, eine uralte, bereits im alten Ägypten bekannte Weizensorte, die weltweit wieder zunehmend angebaut wird. Es gilt als sicher, dass Haferprotein entgegen früherer Ansicht keine Sprue auslöst.

Die Getreideeiweiße verlieren ihre krank machende Eigenschaft bei peptisch-tryptischer Verdauung im Magen-Darm-Trakt nicht.

Von den bei der Verdauung entstehenden Spaltprodukten besitzen jedoch lediglich folgende vorwiegend aus Prolin und Glutamin bestehenden Polypeptide eine die Dünndarmmukosa schädigende Eigenschaft:

- Gliadin aus Weizeneiweiß,
- Secalin aus Roggeneiweiß,
- Hordein aus Gersteneiweiß.

Zusammenfassend werden diese Peptide als Prolamine bezeichnet.

Es wird derzeit diskutiert, dass die eine Sprue auslösenden Peptide eine **lektinähnliche Wirkung** besitzen [163]. Lektine sind Proteine pflanzlichen oder tierischen Ursprungs, die Bindungen mit Mono- oder Oligosacchariden von Glykoproteinen oder Glykolipiden eingehen. Hierdurch werden **membrantoxische Eigenschaften** erklärt.

Zwei weitere Möglichkeiten einer **Dünndarmschädigung** durch die genannten Getreideeiweiße werden diskutiert:

- In der Dünndarmmukosa fehlt eine spezifische Peptidase, unter deren Einfluss bei der peptisch-tryptischen Verdauung der genannten Getreideeiweiße anfallende toxische Poly-

peptide abgebaut werden. Die sich in den Mukosazellen des Dünndarmes anhäufenden toxischen Peptide schädigen die Schleimhaut und lösen somit die Erkrankung aus.
- Bei der gluteninduzierten Enteropathie handelt es sich um eine immunologische Erkrankung mit Antikörperbildung gegen Polypeptide, die bei der peptisch-tryptischen Verdauung von Getreideeiweiß anfallen. Die Schädigung der Darmwand ist Folge einer **Antigen-Antikörper-Reaktion.**

Die letztgenannte Vorstellung ist in neuerer Zeit durch eine Reihe immunologischer und klinischer Befunde gestützt worden und dürfte der Erkrankung zugrunde liegen. Die bei der Sprue/Zöliakie regelmäßig nachweisbaren Autoantikörper gegen das körpereigene Endomysium (Ig-anti-Endomysium) und gegen die Gewebetransglutaminase (tTG) sprechen für eine autoimmune Komponente (Endomysium ist eine bindegewebige Schicht, die glatte Muskulatur umgibt). Weiterhin kommt es zur Antikörperbildung gegen Gliadin (IgA-anti-Gliadin) [330].

> Bei einem erheblichen Teil der Patienten kommt es offenbar krankheitsauslösend bereits in der **frühen Säuglingsphase** zu einer **Sensibilisierung gegen Gluten.** Die Deutsche Gesellschaft für Kinderheilkunde empfiehlt deshalb, glutenhaltige Lebensmittel erst ab dem 4. Lebensmonat an Säuglinge zu verfüttern.

Genetische Voraussetzungen begünstigen die Entstehung der Erkrankung. Angehörige der weißen Bevölkerungsgruppe erkranken bevorzugt. In Mitteleuropa kommt auf ca. 1000 Einwohner eine Erkrankung. Bei etwa 10% der Kranken ist die Familienanamnese (Verwandte 1.Grades) positiv. Unter monozygoten Zwillingen besteht eine Konkordanz in 75%. Die Krankheit kommt nicht in Japan, Schwarzafrika und Indien vor.

Screening-Untersuchungen in verschiedenen europäischen Ländern ergaben mit einer Erkrankungshäufigkeit von 1:100 bis 1:200 eine deutlich höhere Erkrankungsrate als bisher angenommen. In nordeuropäischen Ländern liegt die Prävalenz wesentlich höher als in südeuropäischen. Die **Erkrankungshäufigkeit** beträgt beispielsweise in Irland 1:300.

Im Kindesalter ist die Zöliakie bei Mädchen häufiger als bei Jungen. Im Erwachsenenalter beträgt das **Geschlechterverhältnis** etwa 1:1, wenn man die oligosymptomatischen Verlaufsformen einbezieht. Personen mit dem Gewebemuster HLA-B8 und HLAS-DR3 erkranken häufiger.

Die genetische Prädisposition ist auch dafür verantwortlich, dass bestimmte Erkrankungen wie **Diabetes mellitus** und **Down-Syndrom** häufig mit der Zöliakie assoziiert vorkommen.

Klinik Je nach Ausmaß der Zottenatrophie geht die Erkrankung mit einer mehr oder weniger ausgeprägten Malabsorption einher. Symptome eines voll ausgebildeten Krankheitsbildes sind:
- Diarrhö – es werden u.U. bis zu 10 voluminöse breiige bis dünnflüssige Stühle pro Tag abgesetzt,
- Gewichtsabnahme,
- abdominelle Beschwerden und Blähsucht,
- weiterhin eine Reihe von Mangelerscheinungen als Folge des Malabsorptionssyndroms wie:
  - pellagraähnliche Hautpigmentierungen,
  - Rhagaden an den Mundwinkeln,
  - trockene, spröde Haut,
  - hochgradige Anämie als Folge eines Eisen-, Vitamin-B_{12}- und Folsäuremangels,
  - tetanische Beschwerden als Folge eines Kalziummangels etc.

Dem nicht seltenen **Mangel an Selen** kommt möglicherweise wegen der höheren Malignomhäufigkeit bei Spruekranken eine Bedeutung zu, da eine Mangelversorgung an diesem Spurenelement die **Entstehung von Malignomen** begünstigen soll [124].

Diagnostik Da die klinische Symptomatik nicht immer voll ausgeprägt ist und starke Gewichtsabnahme, massive Diarrhöen etc. nur bei etwa 40% der Fälle im Vordergrund stehen, wird bei diskreter, durch eine Glutenunverträglichkeit ausgelöste intestinale Symptomatik **(oligosymptomatische Verlaufsform)** nur selten bzw. relativ spät an das Vorliegen einer Sprue/Zöliakie gedacht. **Diagnostische Lücken** zwischen den ersten Symptomen und der exakten Diagnosestellung betragen nicht selten mehr als 10 Jahre [194].

Aufgrund der klinischen Symptomatik wird die Diagnose nur bei etwa 10% der Fälle gestellt. Hinweise auf eine nicht mit dem Vollbild der einheimischen Sprue/Zöliakie einhergehende Verlaufsform (asymptomatische oder latente Sprue) sind Gedeihstörungen bei Kleinkindern, ungeklärte Anämien als Folge einer Eisen-, Folsäure- oder Vitamin-B_{12}-Malabsorption, eine Osteoporose durch Kalzium- und/oder Vitamin-D-Mangel, Aphthen der Mundschleimhaut, neurologische Störungen etc.

Beschrieben wurden auch Fälle mit unklarer Diarrhö, Gewichtsverlust, refraktärer Eisenmangelanämie etc., bei denen sich keine bzw. nur sehr diskrete morphologische Veränderungen der

Dünndarmschleimhaut und überwiegend keine Endomysiumantikörper fanden, sich aber unter einer streng glutenfreien Kost die Symptomatik völlig zurückbildete [298a].

Die Symptomatik einer atypisch verlaufenden Sprue kann mit dem Beschwerdebild eines Reizdarmsyndroms (vgl. Kap. 3.5.1) einhergehen. Die Nachuntersuchung von 300 Patienten mit der Diagnose Reizdarmsyndrom (nach den Rom-II-Kriterien) ergab bei 14 die Diagnose einheimische Sprue [263].

Zur exakten **Sicherung der Diagnose** bedarf es des Nachweises der Zottenatrophie (flache Mukosa) beim unbehandelten Patienten. Zudem wird gefordert, dass sich die Zotten unter striktem Meiden von Gluten vollständig normalisieren.

Diese strengen Kriterien wurden aufgrund neuerer Erkenntnisse gelockert. Es finden sich auch Sprue-/Zöliakie-Patienten ohne ausgeprägte histologische Veränderungen der Darmschleimhaut, deren Beschwerden, diskrete morphologische und serologische Abweichungen sich unter glutenfreier Kost normalisieren. Diese Fälle werden als **latente** oder **stille Sprue/Zöliakie** bzw. als Borderline-Enteropathie bezeichnet [298a].

Zirkulierende Antikörper gegen Gliadin, Endomysium und Gewebetransglutaminase gehören zur Sicherheit der Diagnose zumal eine Zottenatrophie auch andere Ursachen wie tropische Sprue, IgG-Mangelsyndrom, intestinales Lymphom etc. haben kann. Die Titerhöhe korreliert mit der Aktivität der Erkrankung und dem Ausmaß der Mukosaveränderungen. Antikörper werden unter diätetischer Behandlung negativ, wenn keine Diätfehler vorliegen.

Alle **Laboruntersuchungen** zum Nachweis eines Malabsorptionssyndroms (vgl. Diagnostik, Kap. 3.4), insbesondere die Fettbilanz und der D-Xylose-Test, fallen bei der voll ausgebildeten Erkrankung hoch pathologisch aus.

Ernährungstherapie* Da es sich bei der einheimischen Sprue/Zöliakie um eine mit Zottenatrophie und folglich Störungen der Nährstoffresorption einhergehende, durch Proteine bestimmter Getreidesorten ausgelöste Dünndarmerkrankung handelt, muss die Therapie in der **Elimination dieser Proteine** bestehen. Nicht erlaubt sind Weizen, Roggen, Gerste, Emmer, Dinkel, Einkorn, Kamut und Grünkern. Die Prolamine aus Hafer unterscheiden sich von denen der genannten Getreidearten bzw. Produkte. Die Bedeutung von Hafer wird später besprochen.

Erlaubt sind Mais, Hirse, Buchweizen, Reis, Quinoa und Amaranth, aber auch reine Stärkepräparate aus den verbotenen Getreidearten. Quinoa und Amaranth, Kulturpflanzen der Andenvölker, gehören botanisch nicht zur Familie der Gräser. Sie werden auch als Pseudozerealien bezeichnet.

Da bestimmte Aminosäuresequenzen in den bei der peptisch-tryptischen Verdauung der Getreideeiweiße anfallenden Prolamine für die toxische Wirkung verantwortlich sind, wird versucht mit gentechnologischen Verfahren die Proteine so zu modifizieren, dass die krank machende Wirkung entfällt. Dabei dürfen die Proteine nicht so modifiziert werden, dass sich die Backeigenschaften der Kleberproteine verändern.

Unter streng glutenfreier Kost schwindet bei der Mehrzahl der Kranken die Symptomatik prompt. Ein **Nichtansprechen** innerhalb von etwa acht Wochen ist häufig die Folge unbewusster oder bewusster Diätfehler.

Da die **Glutentoleranz** von Patient zu Patient variiert, muss immer bedacht werden, dass bei ausgeprägter Intoleranz auch Spuren von Gluten, wie sie etwa in Weizenstärke enthalten sein können, die Darmschädigung unterhalten.

In Einzelfällen ist über **Verunreinigungen** von natürlicherweise glutenfreien Mehlen durch Weizen oder Roggen in Mengen bis zu 5% oder sogar 10% berichtet worden. Die Hauptursache für diese Kontaminationen liegt in den Mühlen, in denen neben glutenfreier Ware auch glutenhaltiges Getreide gemahlen wird. Vor allem bei Buchweizen konnten solche Glutenkontaminationen festgestellt werden [70].

Selten sind die Fälle mit typischer klinischer Symptomatik und Schleimhautmorphologie, die nicht auf glutenfreie Diät, jedoch in aller Regel auf **Glucocorticoide** ansprechen **(unclassified sprue).** Ebenfalls werden selten Fälle beobachtet, die auf eine glutenfreie Kost nur dann ansprechen, wenn weitere proteinreiche Lebensmittel wie etwa Ei, Geflügel, Milch etc. gemieden werden [14].

Eine weitere für die Praxis wichtige Frage betrifft das **konsequente Beibehalten** einer streng gluten-

* Deutsche Selbsthilfegruppen:
- Zöliakie-Gesellschaft e.V., Filderhauptstraße 61, 70599 Stuttgart
- Österreichische Arbeisgemeinschaft Zöliakie, Anton-Baumgartner-Straße 44/C5/2302, 1230 Wien, www.go.to/zoeliakie
- Schweizerische Interessengemeinschaft für Zöliakie, Sekretariat, Birmannsgasse 20, 4055 Basel, www.zoeliakie.ch

freien Kost dann, wenn sich die Glutentoleranz (etwa während der Pubertät) verbessert, und bei mäßigem Verzehr glutenhaltiger Lebensmittel keine abdominelle Symptomatik auftritt.

Nachdem bereits ältere Studien Hinweise darauf gaben, dass Spruekranke bei Nichteinhalten einer Diät in höherem Maße **Malignome** entwickeln, konnte in einer Studie von Holmes [129] eindeutig belegt werden, dass Mund-, Pharynx- und Ösophaguskarzinome sowie Non-Hodgkin-Lymphome bei Spruekranken dann signifikant häufiger auftreten, wenn glutenhaltige Lebensmittel nicht konsequent unabhängig von der klinischen Symptomatik gemieden werden. Dies gilt auch für die atypischen Verlaufsformen.

Die **Dermatitis herpetiformis Duhring** (vgl. Kap. 12.4) geht wie die Sprue mit einer Zottenatrophie einher. Die Malabsorption ist meist geringer ausgeprägt. Eine Steatorrhö findet sich in 30–50% der Fälle. Unter konsequenter glutenfreier Diät bilden sich sowohl die morphologischen Dünndarmschleimhaut- als auch Hautveränderungen zurück. Die medikamentöse Therapie der Hauterkrankung kann in etwa 50% der Fälle abgesetzt, bei einer weiteren Gruppe erheblich reduziert werden (Lit. bei [8, 182]).

Die einschneidendste Änderung der Essgewohnheit besteht im Verwenden von Backwaren, die entweder aus dem Mehl **nichtzöliakieauslösender Getreidearten** wie Mais, Reis und Hirse oder Sojabohnen und aus reinen Stärkeprodukten hergestellt sind. Zubereitungen aus reiner Stärke sind die gebräuchlichsten. Hierbei dient als Ersatz für das Klebereiweiß, durch das normalerweise die Stärkekörner im Gebäck zusammengehalten werden, ein Zusatz von Eiereiweiß oder Johannisbrotkernmehl.

Seitdem radioimmunologische Methoden zum **Nachweis kleiner Gliadinmengen** zur Verfügung stehen, weiß man, dass auch in Weizenstärke, die normalerweise empfohlen wird, noch so viel Getreideeiweiß enthalten ist, dass dadurch u.U. klinische Symptome ausgelöst werden können. Während eine Scheibe Weißbrot (ca. 30 g) 1,25 g Gliadin enthält, finden sich in einer entsprechenden Menge von gliadinfreiem Brot, das unter Verwendung von Weizenstärke hergestellt wurde, noch 0,2–0,4 g Gliadin.

In einer Untersuchung an zehn Spruekranken, die unter strenger glutenfreier Diät mit aus **Weizenstärke** hergestelltem, sog. glutenfreiem Brot nicht völlig symptomfrei waren, kam es bei vier Kranken unter einer Diät frei von Weizenstärkeerzeugnissen zu einem völligen Schwinden der Beschwerden. Erneuter Verzehr des mit Weizenstärke hergestellten sog. glutenfreien Brotes löste die gleiche Symptomatik, insbesondere Diarrhöen wieder aus [54].

Von manchen Autoren wird dem **Hafer** nur eine geringe toxische Wirkung beigemessen. Bei Expositionsversuchen verzehrten Spruekranke, die unter glutenfreier Kost symptomfrei waren, Haferprodukte. Weder die klinische Symptomatik und die Laborbefunde noch die Struktur der Darmzotten änderten sich nach dem Verzehr. 50–60 g Haferflocken täglich wurden von Kindern mit Zöliakie ohne Beeinträchtigung der intestinalen Funktion toleriert [69, 135]. Trotz dieser Befunde empfiehlt die Deutsche Zöliakiegesellschaft wegen möglicher Kontaminationen mit glutenhaltigem Mehl, auf Haferprodukte zu verzichten.

Eine kritische Zusammenstellung von **Ernährungsempfehlungen** für Spruekranke findet sich bei Campbell [47]. Hier werden weitere Untersuchungen zur Frage der Toxizität von Haferproteinen diskutiert. Weiterhin finden sich Hinweise auf Buchweizen, Hybriden aus Weizen und Roggen und aus Getreide hergestellte alkoholische Getränke. Aus Malzextrakt hergestellte Produkte enthalten geringe Mengen an Gerstenprotein (Malz wird aus gekeimter Gerste hergestellt).
Positive Therapieeffekte werden mit glutenfreier Kost auch bei **Stomatitis aphthosa** erzielt, wenn sie mit einer Zottenveränderung einhergeht [84].

Neben dem Meiden der krankheitsauslösenden Getreideeiweiße muss bei der Herstellung der Diät das jeweilige **Ausmaß der Resorptionsstörung** berücksichtigt werden.

Da bei der gluteninduzierten Enteropathie besonders die Fett- und die Milchzuckerresorption beeinträchtigt sind, wird man, bis eine eindeutige Besserung der Resorptionsfunktion unter glutenfreier Diät eingetreten ist, insbesondere das **Fett**, in manchen Fällen auch die **Milchzuckerzufuhr** reduzieren müssen. Dadurch wird der Heilungsprozess zwar nicht begünstigt, es kommt aber zu einer **Verminderung subjektiver Beschwerden** wie Diarrhö, Blähsucht etc. In dem Maß, in dem sich die Fett- und Milchzuckerresorption unter der Diättherapie normalisieren, kann die glutenfreie Kost hinsichtlich der Nährstoffrelation – und dies gilt insbesondere für den Fettgehalt – der Normalkost angeglichen werden.

Während der Phase, in der die Fettausnutzung noch erheblich verringert ist und damit der Energiebedarf unzureichend gedeckt wird, kann der teilweise Ersatz des Nahrungsfettes durch **MCT** (vgl. Kap. 3.6.5) sowohl die Steatorrhö und damit die subjektiven Beschwerden mildern als auch die Energiebilanz verbessern.

Da von den Disaccharidasen der Dünndarmmukosa die Aktivität der Lactase bei der Sprue in erster Linie herabgesetzt ist, entwickelt sich ein **sekundäres Lactasemangelsyndrom.** Milch und Milchprodukte müssen daher in der Mehrzahl der Fälle in der ersten Krankheitsphase gemieden werden.

Die Herstellung einer glutenfreien Kost, einschließlich des Aufwandes für spezielle Diätprodukte, geht mit einer erheblichen **finanziellen Mehrbelastung** einher [117].

3.4.5 Tropische Sprue

Ätiologie In tropischen Ländern, insbesondere in Indien und in der Karibischen See, nicht hingegen bei der Bevölkerung Afrikas, ist die tropische Sprue eine relativ häufige Erkrankung. Hierbei handelt es sich ebenfalls um eine mit einem **hochgradigen Malabsorptionssyndrom** einhergehende Dünndarmerkrankung.

Die **Ursache** dieser Erkrankung – sie wird nicht durch Getreideproteine ausgelöst – ist **unbekannt.** Diskutiert werden Nahrungsmittelallergene, der Mangel an verschiedenen Vitaminen, Infektionen mit Pilzen, Bakterien oder Viren.

Möglicherweise ist die durch bakterielle Kontamination von Nahrung und Trinkwasser ausgelöste **tropische Enteropathie** eine Vorstufe der tropischen Sprue.

Klinik Diese Form der Enteropathie geht mit der gleichen Symptomatologie wie die einheimische Sprue mit Diarrhö, Leistungsminderung, Gewichtsabnahme, durch Folsäuremangel bedingter Anämie etc. einher.

Bei den meist hohen Außentemperaturen sind die Kranken, insbesondere durch den hohen Wasser- und Elektrolytverlust mit den Fäzes gefährdet.

Ernährungstherapie Eine spezielle diätetische Therapie gibt es nicht. Die medikamentöse Behandlung wird durch Wasser- und Elektrolytsubstitution unterstützt und die Ernährung dem Ausmaß der Malabsorption angepasst.

3.4.6 Lactasemangelsyndrom (Lactosemalabsorption, Milchzuckerunverträglichkeit)*

Ätiologie und Klinik Aufgrund des Mangels von Lactase, dem milchzuckerspaltenden Enzym Disaccharidase der Dünndarmschleimhaut, kommt es zu einer Unverträglichkeit des Milchzuckers (vgl. Kap. 3.4, Physiologie). Man unterscheidet drei Formen des Lactasemangels:

- einen primären (angeborenen) Lactasemangel, der bereits beim Säugling zu Diarrhöen führt,
- den erworbenen Lactasemangel des Erwachsenen,
- einen sekundären Lactasemangel.

Primärer Lactasemangel. Bei den Erwachsenen vieler Bevölkerungsgruppen liegt in einem hohen Prozentsatz die Lactaseaktivität in der Dünndarmmukosa so niedrig, dass Milch oder milchzuckerhaltige Milchprodukte, in geringer Menge verzehrt, eine abdominelle Symptomatik auslösen.

> Bei einer Untersuchung in den USA wiesen ca. 75% der Afroamerikaner eine Lactaseaktivität auf, die weit unterhalb des für Amerikaner europäischer Herkunft als normal angesehenen Bereiches lag. Ähnliche Befunde wurden bei Asiaten und Angehörigen anderer ethnischer Gruppen erhoben. Bei Amerikanern nordeuropäischer Herkunft fand sich eine erniedrigte Lactaseaktivität nur in 5–15%.
>
> Nach Dahlqvist [63] besteht bei etwa 90% der erwachsenen Weltbevölkerung ein Lactasemangel (vgl. Tab. 3-4).

Das aus Glucose und Galaktose bestehende Disaccharid Lactose findet sich ausschließlich in der Milch von Säugetieren. Die Lactosekonzentration beträgt in der Milch von der Kuh und vom Schaf 4,8 g, von der Ziege 4,1 g und vom Menschen 7,0 g pro 100 ml. Nach dem Abstillen bildet sich die Lactaseaktivität in der Dünndarmmukosa zurück. Das erklärt den Lactasemangel im Erwachsenenalter bei bis zu 90 % der Weltbevölkerung [63].

Es muss angenommen werden, dass vor langer Zeit das **Persistieren der Lactaseaktivität** im Darm des Erwachsenen durch **Mutation** entstanden ist und sich wegen der dadurch bedingten besseren Ernährungschance bei bestimmten Bevölkerungsgruppen insbesondere in Nordeuropa durchgesetzt hat.

Der **erworbene Lactasemangel** des Erwachsenen kann sich bei bis dahin normaler Milchzuckerverträglichkeit aufgrund unbekannter Ursachen (Schädigung der Mukosa durch Virusinfekte wird diskutiert) einstellen.

Der **sekundäre Lactasemangel** ist die Folge einer primären Erkrankung des Dünndarms. So kommt es regelmäßig bei der einheimischen Sprue zu einer Milchzuckerunverträglichkeit, die sich dann wieder zurückbildet, wenn die Grundkrankheit therapiert wird. Nicht selten entwickelt sich ein Lactasemangel auch nach Magenresektion, be-

* Selbsthilfeorganisation für Patienten mit Lactoseintoleranz und Milcheiweißunverträglichkeit, Oeserstr. 33, 65924 Frankfurt.

dingt durch die unphysiologische Belastung des Dünndarms.

Ist die Aktivität vermindert, so gelangt der mit der Nahrung aufgenommene Milchzucker – eine Aufspaltung in die beiden Monosaccharide Glucose und Galaktose, und eine anschließende Resorption der Monosaccharide bleibt aus – in tiefere, bakteriell besiedelte Darmabschnitte. Hier erfolgt ein **bakterieller Abbau** zu Milchsäure, Essigsäure, Kohlendioxid, Wasserstoff (vgl. Abb. 3-10) etc. Diese bakterielle Aufspaltung der Lactosemoleküle in kleinere Moleküle hat eine Steigerung des osmotischen Drucks und damit einen **Wassereinstrom** ins Darmlumen zur Folge. Zusätzlich wirken die organischen Säuren irritierend auf die Darmschleimhaut und fördern die Peristaltik. Diese **Peristaltiksteigerung** hat zusammen mit dem Wassereinstrom ins Darmlumen eine **Diarrhö** zur Folge.

Eine abdominelle Symptomatik lässt sich beim Lactasemangel oft mit geringen Lactosemengen auslösen. In **Expositionsversuchen,** bei denen den Patienten nicht bekannt war, dass sie Milchzucker aufnahmen, kam es bei einem Teil der Probanden bereits nach Aufnahme von 5 g Lactose, das entspricht etwa einem halben Glas Kuhmilch, zu einer abdominellen Symptomatik. Nach Gabe von 15 g Milchzucker kam es bei drei Viertel der Patienten zu einer Symptomatik [107].

Die Tatsache, dass die klinische Symptomatik nicht unbedingt mit der Lactaseaktivität korreliert, wird mit einer unterschiedlich schnellen Dünndarmpassage und mit Unterschieden in der bakteriellen Besiedlung des Darms erklärt.

In seltenen Fällen stehen nicht die intestinalen Symptome, sondern Muskelschmerzen, Kopfschmerzen, Abgeschlagenheit und Neigung zu Tachykardie im Vordergrund. Erklärt wird diese Symptomatik mit der vermehrten bakteriellen Produktion toxischer Metaboliten, die beim Übertritt großer Mengen an Lactose in tiefere Darmabschnitte entstehen [297].

Häufig soll ein Lactasemangel mit dem **irritablen Kolon** vergesellschaftet sein. Wahrscheinlicher ist jedoch, dass die Diagnose irritables Kolon gestellt wird, bevor als Ursache der abdominellen Beschwerden ein Lactasemangel ausgeschlossen wurde.

So fand sich bei 70 Patienten mit der Diagnose irritables Kolon durch Untersuchung mit dem H_2-Atemtest in über 24% ein Lactasemangel als Ursache der Symptomatik, während sich bei 35 gesunden Kontrollpersonen nur in 5,7% entsprechende laborchemische Hinweise ergaben [30].

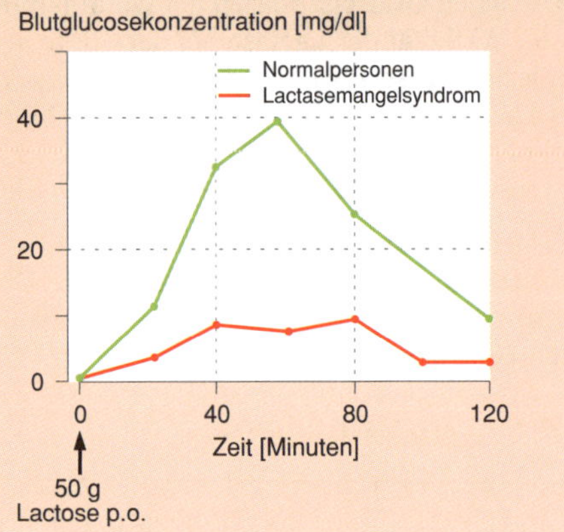

Abb. 3-16 Das Verhalten der Blutglucosekonzentration bei einer gesunden Versuchsperson und einem Patienten mit einem Lactasemangelsyndrom nach oraler Gabe von 50 g Milchzucker.

Wichtig ist es ebenfalls, bei **Totalkolektomierten** auf einen bestehenden Lactasemangel zu achten, da es bei der Kombination von Anus praeter mit Lactasemangel zu starken Mazerationen der Haut in der Umgebung des Stomas kommen kann.

Abbildung 3-16 zeigt das Verhalten der **Blutglucosekonzentration** nach oraler Gabe von 50 g Milchzucker bei einem Kranken mit Lactasemangel und bei einem Gesunden.

Bei Patienten mit Lactasemangel findet sich gehäuft eine **Osteoporose** (vgl. Kap. 8.1). Als Ursache werden eine verminderte Aufnahme von Kalzium mit der Nahrung bei Einhalten einer milchzuckerfreien Diät – Milch und Milchprodukte gehören zu den kalziumreichsten Nahrungsmitteln – und eine verminderte Resorption von Kalzium bei völligem Fehlen von Milchzucker in der Nahrung diskutiert.

Nach Angaben der nationalen Verzehrstudie liegt die mittlere tägliche Kalziumaufnahme Erwachsener in unserem Land mit 700 bis 800 mg unter der empfohlenen Zufuhr (vgl. Kap. 1.8.2).

Milchzucker verbessert die Kalziumresorption beim Gesunden.

Untersuchungen von Cochet u. Mitarb. [56] mit der Doppelisotopentechnik bei Gesunden und Patienten mit Lactasemangel ergaben, dass die **Kalziumresorption** bei beiden Gruppen gleich ist, wenn Kalzium zusammen mit einer milchzuckerfreien Testmahlzeit verabreicht wird. Enthält die Testmahlzeit hingegen Milchzucker, so wird bei Gesunden das Ausmaß der

Kalziumresorption gesteigert, bei vorhandenem Lactasemangel hingegen vermindert.

Welche Mechanismen diesem Phänomen zugrunde liegen, ist noch unbekannt.

Ernährungstherapie Dem Ausmaß des Lactasedefizits entsprechend, muss der Verzehr von Milchzucker reduziert werden. In der überwiegenden Zahl der Fälle besteht nur ein relativer Mangel an Disaccharidase, sodass kleine Mengen lactosehaltiger Lebensmittel toleriert werden. Da Milchzucker nur in Milch und mit bzw. aus Milch hergestellten Produkten enthalten ist, lässt sich eine **milchzuckerfreie bzw. reduzierte Kost** grundsätzlich leicht realisieren.

Die Tatsache, dass Milchpulver bei der Herstellung vieler Nahrungsmittel zugesetzt wird, kann jedoch, insbesondere bei ausgeprägter Intoleranz, das Einhalten einer lactosefreien Diät erschweren.

Obwohl in **fermentierten Milchprodukten** (Jogurt, Kefir, Sauermilch etc.) noch relativ viel Milchzucker enthalten ist (Tab. 3-7), werden sie von Personen mit einem Lactasemangel meist gut toleriert [167].

Die nach der Magenpassage stattfindende enzymatische Spaltung des Disaccharids gilt als Grund für die Beliebtheit fermentierter Milchprodukte in den Ländern des Mittleren Ostens und in Afrika, wo z.T. trotz eines Lactasemangels große Mengen Milch in fermentierter Form regelmäßig verzehrt werden.

Kalzium wird aus Jogurt gleich gut resorbiert wie aus Milch. Es kann folglich die Milch in Form von Jogurt als optimale **Kalziumquelle** von Patienten mit Lactasemangel genutzt werden. Milch ist mit 1 g/l das kalziumreichste Lebensmittel.

Kalzium aus Milch und Milchprodukten hat eine **hohe Bioverfügbarkeit.** Werden Milch und Milchprodukte beim Lactasemangelsyndrom konsequent gemieden, so resultiert eine mittlere tägliche Kalziumaufnahme von nur etwa 300 mg bei einer wünschenswerten Zufuhr von etwa 1000 mg/Tag.

Die zur **Osteoporoseprophylaxe** dringend gebotene Normalisierung der Kalziumversorgung kann, wenn man den Weg der Substitution mit einem Kalziumpräparat nicht gehen will, durch vermehrten Verzehr von Sauermilchprodukten und bestimmten Käsesorten erreicht werden (vgl. Kap. 2.2.3 u. Abb. 2-8).

Ist die Lactoseintoleranz – wie es mehrheitlich der Fall ist – nicht besonders ausgeprägt, so kann durch **langsame Steigerung** der täglichen Milchzuckerzufuhr das Kolon, in dem es als Folge des bakteriellen Abbaus zu den die Beschwerden verursachenden pathophysiologischen Reaktionen (vgl. Abb. 3-10) kommt, an eine höhere Milchzuckerzufuhr adaptiert werden. Als Grund für die Toleranzsteigerung gilt eine **Anpassung der Darmflora.**

In einer Untersuchung an 20 Patienten wurde während 10 Tagen die auf drei Einzeldosen aufgeteilte Gesamtmenge von 0,6 auf 1,0 g Lactose pro kg Körpergewicht pro Tag gesteigert. Es kam hierunter zu einer Verringerung sowohl der klinischen Symptomatik als auch der Wasserstoff-Exhalation um 50% [121].

Eine Induktion der Lactaseaktivität in der Dünndarmmukosa ist durch steigende Zufuhr von Milchzucker nicht möglich.

Bei Personen mit Milchzuckerunverträglichkeit wird durch **Substitution** mit einer **aus Mikroorganismen** gewonnenen **β-Galaktosidase** (Lactase) die Toleranz verbessert bzw. normalisiert. Die im Handel erhältlichen Präparate enthalten entweder Lactase aus Kluyveromyces lactis mit einem Wirkoptimum bei neutralem pH und 37 °C oder Lactase aus Aspergillus niger bzw. Aspergillus oryzae mit einem pH-Optimum im sauren Bereich und einem Temperaturoptimum von 55 °C.

Der **klinische Effekt** dieser aus Pilzen gewonnenen β-Galaktosidasen ist gut. Es gibt jedoch eine Subgruppe, die auf die übliche, von den Herstellern angegebene Dosierung nicht ausreichend anspricht [238]. Lactasepräparate können entweder der Milch oder dem Milchprodukt vor dem Verzehr in flüssiger Form zugesetzt oder als Tablette zusammen mit dem lactosehaltigen Lebensmittel genommen werden [179].

Weiterhin kann durch Hydrolyse des Milchzuckers eine **lactosereduzierte Milch** hergestellt werden. Bei einer zur Gewährleistung eines guten

Tabelle 3-7 Gehalt an Milchzucker [g/100 g] in Milch und Milchprodukten (nach [243]).

Milch	4,8
Quark (mager)	4,1
Jogurt (natur)	4,0
Jogurt (mit Zusatz von Magermilchpulver)	5,3
Schmelzkäse (schnittfähig)	8,9
Rahmfrischkäse	3,4
Weich-, Schnitt-, Hartkäse (z. B. Edamer, Camembert, Emmentaler)	0,0

Geschmacks erforderlichen Restmenge an Lactose kann hiermit der Kalziumbedarf bei mittelgradig ausgeprägtem Lactasemangel gedeckt werden. In der Bundesrepublik wird lactosereduzierte Milch im Handel angeboten.

3.4.7 Enterales Eiweißverlustsyndrom (exsudative Enteropathie, eiweißverlierende Enteropathie, Eiweißdiarrhö, idiopathische Hypoproteinämie)

Ätiologie Beim Gesunden treten Plasmaproteine durch die Darmschleimhaut ins Darmlumen aus. Dieser **physiologische enterale Eiweißverlust** liegt weit unterhalb der Menge täglich neu synthetisierter Plasmaproteine. Wird der Übertritt von Plasmaeiweißen ins Darmlumen bei **pathologischen Wandveränderungen** so weit gesteigert, dass er die Syntheserate überschreitet, so kommt es zu einer Abnahme der zirkulierenden Plasmaproteine.

Ursachen eines krankhaften Eiweißverlustes ins Darmlumen können Lymphstauungen, Lymphfisteln, entzündliche, ulzeröse und tumoröse Schleimhautveränderungen im gesamten Gastrointestinaltrakt sein.

Klinik Der Abfall der Plasmaproteine hat eine Verringerung des onkotischen Druckes und damit, je nach Ausmaß der Hypoproteinämie, eine **Ödembildung** zur Folge.

Ernährungstherapie Ist bei der exsudativen Enteropathie eine kausale Therapie nicht möglich, so muss versucht werden, durch eine **Verringerung des Lymphdrucks** die Menge der in das Darmlumen austretenden Lymphe zu reduzieren.

Da während der Resorption von Fetten langkettiger Fettsäuren der Lymphdruck und somit auch der Übertritt von Lymphe in das Darmlumen steigt, kann man rein symptomatisch durch **fettarme Diät** den Verlust von Plasmaproteinen ins Darmlumen reduzieren.

Das langfristige Einhalten einer extrem fettarmen Diät – und nur hiermit ist oft ein ausreichender therapeutischer Effekt zu erzielen – ist schlecht zu praktizieren. Daher empfiehlt es sich, je nach Ausmaß des enteralen Eiweißverlustes das übliche Nahrungsfett vollständig oder teilweise durch **MCT** zu ersetzen. Da mittelkettige Fettsäuren mit dem Pfortaderblut abtransportiert werden, steigt während ihrer Resorption der Lymphdruck nicht an.

> Ersetzt man bei Kranken mit exsudativer Enteropathie LCT durch MCT, so sistiert der Lymphaustritt ins Darmlumen, und es kommt zu einem Anstieg der Plasmaproteine.
>
> Des Weiteren bildet sich die bei der exsudativen Enteropathie meist gleichzeitig bestehende Steatorrhö zurück.

3.4.8 Chologene Diarrhö (vgl. Kap. 3.4.14 Kurzdarmsyndrom)

Ätiologie und Klinik Wird der enterohepathische Kreislauf der Gallensäuren dadurch unterbrochen, dass der Resorptionsort der Gallensalze, das terminale Ileum, durch Resektion oder pathologische Wandveränderungen ausfällt, so treten die **Gallensalze ins Kolon** über und werden mit dem Stuhl ausgeschieden. Das hat zur Folge, dass der Gesamtgehalt des Organismus an Gallensäuren (Gallensäurepool) abnimmt und sich die Gallensalzausscheidung mit der Gallenflüssigkeit verringert.

Bei zunehmender Verringerung der Gallensalzkonzentration in der Gallenflüssigkeit kann die kritische Grenze für die Mizellenbildung **(kritische mizellare Konzentration)** unterschritten werden. Die Folge ist eine verminderte Ausnutzung des **Nahrungsfettes** und **fettlöslicher Vitamine.**

Die in das Kolon übertretenden Gallensalze wirken peristaltiksteigernd und verringern die Resorption von Wasser im Kolon, was eine **Diarrhö** zur Folge hat.

Beim Ausfall des terminalen Ileums sind die Oxalsäureausscheidung im Harn und damit die Gefahr der **Oxalsäuresteinbildung** erhöht. Als Ursache für den vermehrten Anfall von Oxalsäure werden diskutiert:

- eine bakterielle Umwandlung von Glycin (tritt mit Gallensalzen vermehrt ins Kolon über) in Glyoxalat, das nach der Resorption in der Leber zu Oxalsäure umgewandelt wird.
- Als Folge der gestörten Fettresorption verbinden sich Kalziumionen mit Fettsäuren zu unlöslichen Kalkseifen.

Dadurch nimmt die Kalziumkonzentration im Dünndarm ab und das Kalzium bildet mit der Oxalsäure, die mit der Nahrung aufgenommen wird, wesentlich weniger unlösliches Kalziumoxalat, als dies beim Gesunden der Fall ist. Die Folge ist eine **intensivere Resorption** freier Oxalsäure. Die praktische Konsequenz aus letztgenannter Erklärung wäre eine oxalsäurearme Ernährung zur Vorbeugung gegen Oxalatsteine.

Auch bei der **pouch-analen Anastomose** kommt es zu Funktionsstörungen im Sinne einer chologenen Diarrhö. Bei diesem Verfahren zur operativen Reservoirbildung wird zur Einhaltung der Kontinenz bei totaler Kolektomie die krankheitstragende Mukosa des Rektumstumpfes entfernt. Aus einer dreifach gefalteten Schlinge des terminalen Ileums wird ein Beutel (pouch) gebildet und im Becken mit dem Analkanal anastomosiert.

Wahrscheinlich kommt es durch eine **bakterielle Besiedlung dieses Reservoirs** und sich entwickelnde morphologische Veränderungen der Schleimhaut zu Störungen der Gallensäurerückresorption und auch der Vitamin-B_{12}-Resorption durch die in das Reservoir einbezogene Schleimhaut des terminalen Ileums.

Ernährungstherapie Wegen der beim Ausfall des terminalen Ileums gesteigerten Oxalsäureresorption und der dadurch bedingten Gefahr einer Oxalatsteinbildung müssen Nahrungsmittel mit hohem **Oxalsäuregehalt** gemieden werden. Hoch ist der Oxalsäuregehalt in Rote Bete (gekocht) mit ca. 110 mg, in Spinat mit 570 mg, in Rhabarber (gekocht) mit ca. 540 mg und in Kakaopulver mit 620 mg pro 100 g (vgl. Kap. 5.9).

Tritt bei der chologenen Diarrhö aufgrund eines Mangels an Gallensalzen eine Steatorrhö auf, sollte das Nahrungsfett durch MCT ersetzt werden.

3.4.9 Fructose- und Sorbitmalabsorption, Glucose-Galaktose-Malabsorption

Ätiologie und Klinik Die Fructosemalabsorption darf nicht mit der hereditären Fructoseintoleranz verwechselt werden (vgl. Kap. 4.7.3).

Die mit der Nahrung aufgenommenen bzw. durch enzymatische Spaltung im Darmlumen anfallenden Monosaccharide werden mit Hilfe spezifischer Transportproteine in bzw. durch die Dünndarmschleimhautzellen transportiert. Der GLUT-5-Transporter ist bevorzugt für die Fructoseresorption verantwortlich. Beeinträchtigungen dieses Transportsystems, angeboren oder erworben, gehen mit einer Fructosemalabsorption einher [310]. Die Transportkapazität wird durch Sorbit blockiert und durch Glucose stimuliert. Das aus Glucose und Fructose bestehende Disaccharid Saccharose wird folglich bei Fructosemalabsorption relativ gut resorbiert.

Da Glucose die Fructoseresorption begünstigt, gleicht in vielen Obstsorten, in denen beide Monosaccharide enthalten sind, möglicherweise der Glucoseanteil die reduzierte Fähigkeit zur Fructoseresorption aus.

Fast alle Personen mit einer Fructosemalabsorption haben auch eine entsprechende Störung der Sorbitresorption. Bei der Fructose-Sorbit-Malabsorption kommt es in gleicher Weise wie bei der Milchzuckerunverträglichkeit (vgl. Kap. 3.4.6) in tieferen Darmabschnitten zu einem bakteriellen Abbau der Kohlenhydrate mit der daraus resultierenden Symptomatik.

Häufig treten bei der Fructosemalabsorption **depressive psychische Störungen** auf. Als Ursache wird eine gleichzeitige Resorptionsstörung für Tryptophan, die Ausgangssubstanz für die Serotoninsynthese, angenommen (vgl. Kap. 11.11). Die Plasmaspiegel von Tryptophan sind bei der Fructosemalabsorption erniedrigt. Die hieraus resultierende verringerte Serotoninsynthese begünstigt den bei depressiven Stimmungen häufigen „Süßhunger". Der Anstieg der Insulinkonzentration im Serum nach Zuckerverzehr wirkt an der Blut-Hirn-Schranke positiv auf die Tryptophanaufnahme in das ZNS [180].

Diagnostik Bei der Abklärung sog. funktioneller abdomineller Beschwerden findet sich in einem hohen Prozentsatz nach oraler Fructose- bzw. Sorbitgabe ein pathologisches Ergebnis des H_2-Atemtests als Hinweis auf eine **unzureichende Resorption** dieses Monosaccharides bzw. Zuckeralkohols. Zur Sicherung der Diagnose gehört folglich immer der Ausschluss einer Kohlenhydratmalabsorption.

Untersucher in den USA fanden bei gesunden Versuchspersonen nach oraler Gabe von 10 g Sorbit bei 4% der weißen und 32% der nichtweißen Probanden Intoleranzerscheinungen in Form von abdominellen Missempfindungen, Blähungen und Diarrhö.

Schwere Diarrhöen in der **Neugeborenenperiode** können nur in seltenen Fällen durch eine angeborene Störung des aktiven Transportes von Glu-

Tabelle 3-8 Fructose- und Sorbitgehalt von Obst und Obstsäften.

	Fructose [g/100 g]	Sorbit [g/100 g]
Rosinen	31,6	ca. 0,8
Pflaumen (getrocknet)	9,4	6,6
Weintrauben	7,5	0,2
Birnen	6,7	2,2
Äpfel	6,0	0,5
Traubensaft	8,3	keine Angaben
Apfelsaft	6,4	0,6

cose und Galaktose der Dünndarmschleimhaut bedingt sein. Die Resorption des Monosaccharids Fructose ist bei den Säuglingen intakt.

Ernährungstherapie Industriell hergestellte Produkte mit einem Zusatz von Fructose bzw. Sorbit, z. B. „zuckerfreie" Süßwaren sowie Obstsorten mit einen besonders hohen Fructose- bzw. Sorbitanteil (Tab. 3-8) sollten gemieden werden.

3.4.10 Intestinale Allergie, Lebensmittelallergie (Enteritis allergica, Gastrointestinopathia allergica)

Ätiologie und Klinik Allergien sind krank machende Überempfindlichkeiten gegen primär körperfremde Substanzen.

Lebensmittelallergien nehmen in den westlichen Industrieländern an Häufigkeit zu. Als Ursache hierfür wird neben einer sehr frühen **Allergenexposition** im Säuglingsalter z. B. in Form von Medikamenten, Kosmetika, exotischen Früchten etc. die sog. **„Hygienehypothese"** diskutiert. Die genannte Hypothese wird zunehmend durch Fakten belegt, anerkannt und mit Erfolg für neue vorbeugende und therapeutische Maßnahmen genutzt.

Die Hygienehypothese besagt, dass sowohl die bakterielle Besiedlung des Intestinaltraktes im frühen Säuglingsalter als auch die Häufigkeit von Infektionskrankheiten in der Jugend entscheidend für die Entwicklung einer optimalen Immunabwehr und die Häufigkeit allergischer Erkrankungen im späteren Leben sind. Hinweise auf die Bedeutung dieser beiden Fakten geben die epidemiologischen Befunde. So sind allergische Erkrankungen dann seltener, wenn Kinder auf Bauernhöfen im Kontakt mit Haustieren aufwachsen, wenn sie häufig fermentierte Lebensmittel mit noch lebenden Mikroorganismen verzehren etc. [245]. Die Intestinalflora von Säuglingen in Estland, die im Vergleich zu Kindern in Schweden noch unter „natürlichen" Bedingungen aufwachsen, hatte einen Monat nach der Geburt einen höheren Anteil an Lactobazillen und weniger Clostridium difficile in der Darmflora [276]. Die Barrierefunktion des noch unreifen Darmes und damit die Penetration von mit der Nahrung aufgenommen Antigenen wird entscheidend von der primären Besiedlung des Darms im frühen Säuglingsalter mitbestimmt (vgl. Kap 2.2.3). Das Gleiche gilt für die Funktion des intestinalen Immunsystems für die Entwicklung von Toleranzmechanismen gegenüber oral aufgenommenen Antigenen, aber auch für die residente Darmflora. Für diese Homöostase sind T-Lymphozyten und T-Helferzellen verantwortlich, die suppressive Cytokine, z. B. Interleukin 10 und Transforming growth factor β produzieren. Diese Homöostase garantiert den Erhalt der Toleranz gegenüber dem massiven Antigenangebot im Darmlumen. Befunde sprechen dafür, dass über die Immunantwort der Darmschleimhaut auch die Immunreaktionen der übrigen Schleimhäute und der Haut mitbestimmt werden [132].

Bei der Lebensmittelallergie entwickelt der Patient spezifische Abwehrreaktionen gegen einen oder mehrere Inhaltsstoffe (Antigene) eines Lebensmittels.

Die Abwehrreaktion besteht in der Entwicklung von Antikörpern oder zellulären Abwehrreaktionen, die bei Kontakt mit dem Allergen reagieren. Dabei werden Mediatorsubstanzen (Histamin, Bradikinin, Leukotriene und Prostaglandine) freigesetzt, die für die klinische Symptomatik verantwortlich sind.

Die Bindungsstellen der Allergene, an denen die spezifischen Antikörper binden, werden als Epitope bezeichnet. Man unterscheidet Sequenzepitope, die auf der Aminosäuresequenz, und Konformationsepitope, die auf der räumlichen Struktur beruhen. Bei Nahrungsmittelallergien kommt den Sequenzepitopen die größere Bedeutung zu, da die Struktur der Konformationsepitope häufig bei der Verdauung zerstört wird.

Man unterscheidet **Allergien** vom **Sofort-Typ** und Allergien vom Spät-Typ. Bei Ersteren tritt die Symptomatik innerhalb von 10–20 Minuten nach Kontakt mit dem Antigen auf. Bei Allergien vom **Spät-Typ** kommt es erst nach 6–24 Stunden oder noch später zur Ausbildung der klinischen Symptomatik.

Allergische Reaktionen können in vier Gruppen aufgeteilt werden (Tab. 3-9):

- Bei den Allergien vom Typ I–III beruht die allergische Reaktion auf der **Bildung von Antikörpern,** die im Blutserum nachweisbar sind.
- Beim Typ IV bestehen **zelluläre Abwehrreaktionen von Lymphozyten gegen die entsprechenden Allergene.**

Lebensmittelallergien sind überwiegend **IgE-vermittelt (Typ I).** Es erkranken überwiegend Atopiker, d. h. Personen mit einer genetischen Disposition. Zur Gruppe der Atopiker zählen etwa 20 % der europäischen Bevölkerung. Leiden weder Eltern noch Geschwister an einer allergischen

Tabelle 3-9 Allergische Reaktionen nach Coombs und Gesell.

Typ	Immunreaktion	Reaktionszeit
I	IgE	sofort
II	IgG, IgM	unterschiedlich
III	IgG, IgM	6–8 Stunden
IV	T-Lymphozyten	12–48 Stunden

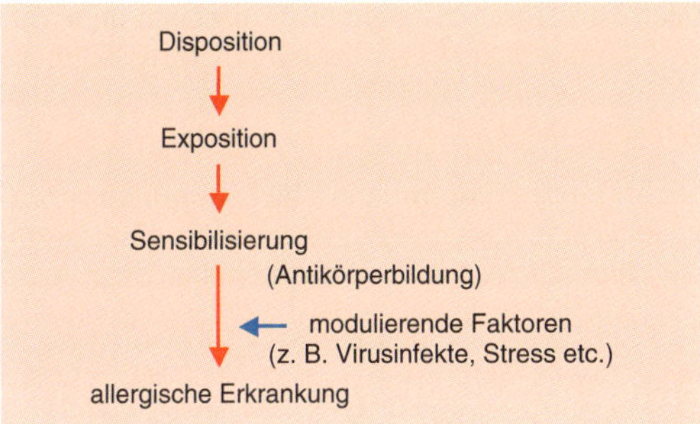

Abb. 3-17 Voraussetzungen und Phasen der Entwicklung einer Allergie.

Erkrankung, so ist das Erkrankungsrisiko am geringsten. Ist ein Elternteil erkrankt, liegt das Risiko zwischen 20 und 40%, sind beide Eltern erkrankt, beträgt das Risiko 40–60% bzw. bis zu 80%, wenn das Manifestationsorgan bei beiden identisch ist.

Vorhandene Disposition bedeutet nicht, dass es auch zu einer Sensibilisierung kommen muss. Bei der Beurteilung von Laborwerten muss beachtet werden, dass nicht jede Antikörperbildung auch eine allergische Erkrankung zur Folge hat. Wie Abbildung 3-17 zeigt, müssen **modulierende Faktoren** wie Infekte, Belastungssituationen etc. hinzukommen.

Darüber hinaus kann sich bei Allergenelimination nach 2–3 Jahren **wieder eine Toleranz** einstellen, obwohl sowohl die spezifischen IgE-Antikörper im Plasma häufig weiter nachweisbar sind und der Prick-Test an der Haut positiv ist. Die Häufigkeit, mit der die klinische Überempfindlichkeit verloren geht, ist wesentlich vom auslösenden Allergen abhängig. Nuss-, Erdnuss- und Fischallergien bilden sich selten, eine Kuhmilchallergie in einem hohen Prozentsatz zurück. Mit zunehmendem Lebensalter kann sich sowohl die Organmanifestation, z.B. vom Gastrointestinaltrakt zum Bronchialsystem, als auch das Allergen, z.B. von der Kuhmilch zu Gräserpollen oder Hausstaub, ändern.

Klinik Da es sich bei der Lebensmittelallergie überwiegend um eine **Reaktion vom Sofort-Typ** handelt, treten die klinischen Symptome wie Nesselfieber, Durchfall, abdominelle Schmerzen, Brennen in der Mundhöhle, Übelkeit, Asthma bronchiale etc. bis hin zum anaphylaktischen Schock in den ersten 10–30 Minuten nach Verzehr des Lebensmittels auf.

Bei manchen Patienten besteht sowohl eine IgE- als auch eine IgG-vermittelte Allergie, sodass sich an die Sofortreaktion mehr oder weniger ohne Übergang die Reaktion des verzögerten Typs anschließt. Somit kann die **Symptomatik über mehrere Stunden** bestehen. Weiterhin kann bei der intestinalen Allergie eine **zeitliche Verzögerung durch die Passagezeit** hinzukommen. Während es in der Mundhöhle, im Ösophagus und Magen unmittelbar nach dem Verzehr des eine Allergie auslösenden Lebensmittels zu Beschwerden kommt, entwickeln sich die Symptome am Darm wegen der erforderlichen Passagezeit erst später.

Die **Organmanifestationen** sind unterschiedlich. Nach einer Auswertung von 142 gesicherten Fällen verteilte sich die Manifestation wie folgt:

- 47% auf die Haut (Urtikaria, Quincke-Ödem, Juckreiz),
- 24% auf die oberen und unteren Atemwege (Larynxödem, Asthma, Rhinitis),
- 19% auf den Gastrointestinaltrakt (Erbrechen, Bauchkrämpfe, Diarrhö) und
- 10% auf Herz-Kreislauf-Organe (Schock, Präschock) [325].

Organmanifestationen außerhalb des Orogastrointestinaltraktes werden in den jeweiligen Kapiteln besprochen.

Die **Diagnose** einer Lebensmittelallergie exakt zu sichern, bereitet trotz methodischer Fortschritte oft große Schwierigkeiten.

Leicht zu diagnostizieren sind die seltenen **IgG-vermittelten akuten allergischen Reaktionen,** vor allem ausgelöst durch Fisch, Ei, Nüsse – speziell Erdnüsse – die sowohl mit einer Urtikaria als auch mit gastrointestinalen Symptomen wie Diarrhö, Erbrechen und abdominellen Krämpfen einhergehen.

Werden eine allergische Sofortreaktion auslösende Lebensmittel **versehentlich** verzehrt – dies geschieht in den USA immer wieder bei der dort häufigen Erdnussallergie –, so kann es zu **lebensgefährlichen allergischen Reaktionen** mit Schock, Glottisödem etc. kommen [28].

Als **Methoden** zur Diagnostik seien hier die Doppelblindexposition, Hauttests und Antikörpernachweis mit dem Radio-allergo-sorbent-Test (RAST) genannt (zu diagnostischen Details wird auf Lehrbücher der Allergologie und den Arbeitskreis „Diätetik in der Allergologie" [77] verwiesen).

Eine **latent vorhandene Lebensmittelallergie** kann sich u.U. nur bei Hauttests zeigen, ohne Reaktionen im Gastrointestinaltrakt auszulösen, wie dies Ergebnisse einer Untersuchung von May und Block [198] in Tabelle 3-10 zeigen. In allen veröf-

Tabelle 3-10 Vergleich zwischen Ergebnissen von Hauttests und doppelblind verabreichten Testmahlzeiten bei Nahrungsmittelallergie (nach [198]).

Nahrungsmittel	positiver Hauttest	positive Reaktion auf Testmahlzeit
Erdnuss	26	12
Hühnerei	19	10
Kuhmilch	17	7
Sojabohnen	10	2
Weizen	5	0
Erbsen	5	0
Fisch	4	0
Tomaten	3	0
Schokolade	2	0
Muscheln	1	0
Orangen	1	0
Reis	1	0
Erdbeeren	1	0
Kartoffeln	0	0

Tabelle 3-11 Prozentuale Beteiligung der Nahrungsmittel bei 600 Nahrungsmittelallergosen (nach [316]).

Nahrungsmittel	%
Kuhmilch	42,0
Hühnerei	
klar	14,5
gelb	9,0
gelb und klar	9,7
Fisch	11,0
Zitrusfrüchte	4,5
Hülsenfrüchte	2,5
Pferdefleisch	1,5
Fleisch	1,3
Gemüse	1,0
Zwiebeln	1,0
Sonstiges (Nüsse, Schokolade)	2,0

fentlichten Listen von Lebensmittelallergien stehen **Kuhmilch** und **Eiklar** an der Spitze (Tab. 3-11).

Nicht selten finden sich bei einem Patienten **Allergien gegen verschiedene Lebensmittel.** Die Zahl der allergenpotenten Lebensmittelbestandteile, die mit einer gemischten Kost aufgenommen werden, wird unter Einbeziehung von Farbstoffen, Emulgatoren, Gewürzen etc. mit etwa 120 angegeben.

Biologisch verwandte Lebensmittel enthalten oft gleiche sog. Allergenkerne, sodass verschiedene Lebensmittel die Allergiesymptomatik bei einem Kranken auslösen können. Beispielsweise wird eine intestinale Allergie gegenüber Fischeiweiß oder Zitrusfrüchten nicht etwa nur nach dem Verzehr einer Fisch- bzw. Zitrusfruchtsorte, sondern nach allen oder zumindest mehreren Sorten ausgelöst.

Nicht selten werden allergische Reaktionen besonders dann in ausgeprägter Form beobachtet, wenn das Allergen zusammen mit **Alkohol** verzehrt wird.

In der Praxis muss häufiger daran gedacht werden, dass nicht nur Zitrusfrüchte, Fisch, Eier und Milch, sondern auch Gemüse, Gewürze, Nüsse etc. Allergien auslösen können.

So fand sich in dem bereits genannten Kollektiv von Lebensmittelallergikern von Wüthrich, im Gegensatz zu den Angaben in Tabelle 3-11 **Rohgemüse** (Sellerie, Karotten, Fenchel, Petersilie, Spargel) als allergieauslösendes Lebensmittel mit 50% an erster Stelle, gefolgt von Hühnerei mit 19% und Milch bzw. Käse mit 17%.

Häufig sind ausschließlich **Kontaktallergien** der Mundschleimhaut, ausgelöst durch Haselnüsse oder verschiedene Obstsorten, insbesondere Äpfel **(Apfel-Kontakturtikaria-Syndrom),** eine Form der Lebensmittelallergie, die sich insbesondere bei Personen mit einer Allergie gegen **Pollen von Frühjahrsblühern** findet. Sie äußert sich meist als Juckreiz an den Lippen und der Gaumenschleimhaut (Endourtikaria, orales Allergiesyndrom) nach dem Genuss der rohen Früchte, während die Überempfindlichkeit nach dem Verzehr hitzebehandelter Früchte nicht mehr besteht [326].

Von großer praktischer Bedeutung ist die Birkenpollen- und Gräserpollenallergie. Die allergenen Strukturen dieser Pollen sind im Pflanzenreich weit verbreitet. Folglich können z.B. IgE-Antikörper gegen Birkenpollen **Kreuzallergien** gegen Äpfel, Nüsse, Sellerie, Karotten etc. auslösen **(Birkenpollen-assoziierte Nahrungsmittelallergie)**.

Schwer zu diagnostizieren sind Überempfindlichkeitsreaktionen nach dem Verzehr von **Gewürzen.**

Relativ häufig ist eine **Sellerieallergie,** die insbesondere bei **Beifußpollenallergikern** gefunden wird.

Wüthrich und Hofer [326] konnten in 87% bei Sellerieallergie eine Beifußpollensensibilisierung nachweisen. In 42% der Fälle fand sich zusätzlich eine allergische Reaktion auf Karotten, in 26% auf Kümmel, 16% auf Petersilie, 13% auf Fenchel, 10% auf Paprika und 3% auf Anis. Bei dieser als **„Sellerie-Beifuß-Gewürz-Syndrom"** bezeichneten Lebensmittelallergie fand sich eine klinische Symptomatik in 39% der Fälle an der Haut, 26% im Bereich der Atemwege, 6% im Bereich des Magen-Darm-Traktes und 29% an den Herz-Kreislauf-Organen.

> In zunehmendem Maße müssen auch **importierte Lebensmittel** in die diagnostischen Bemühungen einbezogen werden.

So werden in zunehmendem Maße allergische Reaktionen nach dem Verzehr von Mangofrüchten, Pistazien, Sesam und Sojaprodukten beobachtet [104].

Als **„versteckte Allergene"** bezeichnet man nicht erkannte, allergieauslösende Nahrungsbestandteile in komplex zusammengesetzten Lebensmitteln aus dem Handel (bei **Fertigerzeugnissen** müssen Zutaten ab einem bestimmten Gewichtsanteil im Zutatenverzeichnis nicht aufgeführt werden) oder in fertig zubereiteten Speisen. So können bei bestehender Sensibilisierung geringe, beim Verzehr nicht erkennbare Zusätze von Erdnüssen, Haselnüssen, Soja, bestimmten Gewürzen, Milchprotein etc. schwerste anaphylaktische Reaktionen auslösen [306].

Bei einer **polyvalenten Sensibilisierung** – hierbei kommt es zur Antikörperbildung gegen verschiedene Allergene – entwickeln sich klinische Symptome der Nahrungsmittelallergie oft nur dann, wenn verschiedene Allergene zusammen verzehrt werden, und nicht nach dem Verzehr nur eines Lebensmittels, obwohl dagegen Antikörper vorhanden sind. Dies bezeichnet man als **kumulativen Effekt** bei polyvalenter Sensibilisierung.

Von großer praktischer Bedeutung ist die **atopische Dermatitis** bei Kindern, die in etwa 60 % der Fälle mit einer Nahrungsmittelüberempfindlichkeit in Verbindung steht (vgl. Kap. 12.2). Gelingt es, das auslösende Lebensmittel zu erkennen und konsequent aus der Kost zu eliminieren, so lässt sich bei den Kindern eine weitgehende Symptomfreiheit erreichen. Die fünf **häufigsten,** eine atopische Dermatitis auslösenden bzw. aggravierenden **Lebensmittel** sind: Ei, Milch, Soja, Weizen und Erdnüsse.

> Das konsequente Meiden fremder, potenziell allergener Proteine bei Hochrisiko-Kindern in den ersten sechs Lebensmonaten reduziert das Risiko einer Lebensmittelallergie in den ersten Lebensjahren. Wichtig ist es, Kinder über vier bis sechs Monate konsequent zu stillen (Breast is best!).

Ein **Zufüttern von Milchprodukten** vor dem Einschießen der Muttermilch auf Entbindungsstationen soll vermieden werden. Säuglinge aus Familien mit einem bekannten Allergierisiko sollten eine **Beikost** möglichst spät, auf keinen Fall vor dem 4. bis 6. Lebensmonat erhalten.

Steht Muttermilch nicht zur Verfügung, so sollte der Proteinbedarf durch Einsatz **stark hydrolysierter Proteinpräparate** erfolgen. Da die Allergenaktivität eines Proteins von bestimmten Aminosäuresequenzen abhängig ist, kann die allergene Potenz des Proteins durch Veränderungen der Molekülstruktur aufgehoben werden. Dies kann durch Hitzebehandlung oder enzymatische Spaltung erfolgen.

> Die **Herstellung hypoallergener Säuglingshydrolysatnahrung** erfolgt durch enzymatische Spaltung. Sie enthalten Di-, Tri- und Oligopeptide sowie in geringerem Umfang auch langkettige Proteinanteile. Je weitgehender die enzymatische Spaltung vorgenommen wurde, umso größer ist die Reduktion der Allergenaktivität des ursprünglichen Proteins.

Bei der Betreuung der Kinder muss berücksichtigt werden, dass Lebensmittelallergien im Kindes- und Jugendalter **spontan verschwinden** können. Mit fortschreitendem Lebensalter wird u. U. die Toleranz gegenüber primär die Überempfindlichkeitsreaktion auslösenden Lebensmitteln normalisiert. In einer Langzeituntersuchung konnte gezeigt werden, dass von insgesamt 121 als Allergen identifizierten Lebensmitteln 38 nach einem Jahr keine Reaktionen mehr auslösten.

> Da das Einhalten einer Eliminationsdiät meist sehr schwierig ist, wird empfohlen, in Abständen von 1–3 Jahren mit Hilfe von **Provokationstests** die Überempfindlichkeit bei den jeweiligen Patienten zu überprüfen [262].

Pseudoallergie

Pseudoallergische Reaktionen zeigen das gleiche **klinische Bild wie Typ-I-Allergien.** Sie werden nicht durch spezifische Antikörper oder sensibilisierte Zellen, sondern dosisabhängig durch Substanzen ausgelöst, die in Lebensmitteln enthalten sein können. Der auf anamnestischen Angaben beruhende Verdacht auf eine pseudoallergische Reaktion wird durch Provokationstests überprüft.

Eine Reihe verschiedener **Substanzen** können Pseudoallergien auslösen. Bei Patienten mit Asthma, Urtikaria oder chronischer Rhinopathie können manche in Lebensmitteln und Genussmitteln enthaltene **Farbstoffe** und **Konservierungsmittel** wie Benzoesäure und Sulfit für einen Schub verantwortlich sein. Das Gleiche gilt für Acetylsalicylsäure und auch andere **nichtsteroidale Antiphlogistika.**

Auch die in Lebensmitteln vorhandenen **Salicylate** können pseudoallergische Reaktionen auslösen.

> Besonders hoch ist der natürliche Salicylatgehalt in Beerenfrüchten, Orangen, Aprikosen, Ananas, Gurken, Oliven, Weintrauben und Wein.

Auch die nach Verzehr von Erdbeeren und anderen Obstarten u.U. auftretende Urtikaria ist eine Pseudoallergie, ausgelöst durch Histaminliberatoren.

Eine weitere Substanzgruppe sind die **biogenen Amine.** Sie entstehen durch Decarboxylierung aus Aminosäuren. Decarboxylasen finden sich sowohl in tierischen als auch in pflanzlichen Geweben sowie in Mikroorganismen. Der Gehalt an biogenen Aminen ist deshalb in mikrobiell hergestellten Lebensmitteln in oft hoher Konzentration enthalten:

- Hefeextrakt,
- bestimmte Käsesorten,
- Sauerkraut,
- Rotwein etc.,
- aber auch in bakteriell kontaminierten verdorbenen Lebensmitteln.

Pseudoallergische Reaktionen werden auch durch **Histamin** ausgelöst.

Durch bakterielle Decarboxylasen können hohe Histaminkonzentrationen im Fleisch bestimmter Fischarten, die reich an Histidin sind, entstehen. Der Genuss solchen Fischfleisches führt zu der als **Scombroid-Vergiftung** bezeichneten Erkrankung.

Histamin entsteht auch während des Reifungsprozesses in Rohwurst und findet sich zusammen mit anderen Aminen in Käse, Wein, Sauerkraut etc., d.h. Lebensmitteln, die unter **Verwendung von Mikroorganismen** hergestellt werden.

Ernährungstherapie Die diätetische Behandlung besteht in der **Elimination des Allergens.**

Häufig werden nach einer Phase der strengen Elimination **kleine Mengen** des Antigens **toleriert,** sodass die Diät gelockert werden kann [327]. Insbesondere bei Kindern verliert sich oft nach ein bis zwei Jahren der Allergenelimination die Allergie.

Werden Säuglinge mit einer Lebensmittelallergie gestillt, so muss die Mutter das entsprechende Allergen meiden [13].

Im Kindesalter ist die **Kuhmilchallergie** von großer praktischer Bedeutung. Sie findet sich in 1–2% in den ersten beiden Lebensjahren. Die Symptomatik kann sofort nach dem Verzehr oder erst nach mehr als einer Stunde in Form von abdominellen Beschwerden und Urtikaria auftreten.

> Kinder mit Kuhmilchallergie sollen besonders konsequent diätetisch betreut werden, da sich bei fortgesetzten Allergenexpositionen **zusätzlich Allergien gegen andere Nahrungsmittel** entwickeln können.

So konnte in einem hohen Prozentsatz eine gleichzeitige Allergie gegen Soja- und Weizenprotein nachgewiesen werden [307].

Immer wieder wird die Frage diskutiert, ob Nahrungsmittelallergien die Ursache einer **Migräne** sein können (vgl. Kap. 11.1).

Bei Kindern, die an Migräne litten, konnte mit Hilfe einer allergenarmen Suchdiät (bestehend aus einer Sorte Fleisch, z.B. Lamm oder Huhn, einem Kohlenhydratträger, z.B. Reis oder Kartoffeln, einer Obst- und Gemüsesorte und einem Polyvitaminpräparat), der die üblichen Nahrungsmittel in bestimmten Zeitabständen zugesetzt wurden, in 93% der Fälle ein **Nahrungsallergen** ermittelt werden.

Nach Elimination aus der Kost traten Kopfschmerzen nicht mehr auf. Häufig wurde eine Migräne ausgelöst durch Milch, Eier, Schokolade, Orangen, Weizen, Benzoesäure, Käse, Tomaten und den Lebensmittelfarbstoff Tartrazin [85].

> Die Elimination eines Allergens aus der Kost ist dann schwierig, wenn es nur **in Spuren** in vielen Nahrungsmitteln vorkommt und schwer erkennbar ist.

Dies gilt beispielsweise für Nickel, das als Allergen bei der Nickeldermatitis u.U. aus der Nahrung eliminiert werden muss (Tab. 3-12). Bei einer Nickelkontaktsensibilisierung, die im Epikutantest nachgewiesen wurde, kann über eine nickelarme Diät und eine nachfolgende Provokation mit 2,5 mg Nickel festgestellt werden, ob oral aufgenommenes Nickel einen Einfluss auf den Hautzustand hat. Die meisten Patienten mit einer Sensibilisierung auf Nickel tolerieren nickelhaltige Lebensmittel, lediglich in einigen wenigen Fällen verursachen stark nickelhaltige Speisen ein Aufflammen des Ekzems [77].

Ein weiteres Beispiel ist die Salicylsäure.

Schwierigkeiten bereitet die Allergenkarenz auch dann, wenn das Allergen bei der Nahrungszubereitung – dies gilt besonders für Restaurants und für Fertigprodukte – **allgemein eingesetzt** wird (beispielsweise Soja oder Gewürze).

Nicht selten lässt sich die Allergenität eines Lebensmittels durch **Hitzedenaturierung** reduzieren oder völlig beseitigen.

(Prophylaxe und Therapie allergischer Erkrankungen mit Probiotika siehe Kap. 2.2.3 u. 12.2)

Tabelle 3-12 Nickelarme Diät (nach [143]).

Erlaubt	Verboten
alle Fleischsorten Geflügel Fisch, außer Hering Eier Milch Jogurt Butter Margarine Käse 1 mittelgroße Kartoffel/Tag geringe Mengen von: Blumenkohl Weißkohl Karotten Gurken Kopfsalat polierter Reis Weißmehl (keine Vollgetreideprodukte) frische Früchte (außer Birnen) Kaffee Wein Bier	Konserven und saure Speisen, die in rostfreiem Stahl gekocht wurden Heringe Austern Spargel Bohnen Pilze Zwiebeln Mais Spinat Tomaten Erbsen Vollkornmehl frische und gekochte Birnen Rhabarber Tee Kakao Schokolade Backpulver

3.4.11 A-β-Lipoproteinämie (Akanthozytosis)

Bei dieser angeborenen Erkrankung fehlt die Fähigkeit, β-Lipoproteine zu synthetisieren, sodass in den Dünndarmschleimhautzellen **keine Chylomikronen** (vgl. Abb. 1-7) gebildet werden können. Es resultiert eine Steatorrhö als Folge des gestörten Fettabtransports aus dem Dünndarm.

3.4.12 Blind-loop-Syndrom

Ätiologie und Klinik Kommt es im Dünndarm zu einer Stagnation des Darminhaltes, z. B. in Divertikeln oder vor Stenosen, wie sie sich z. B. beim Morbus Crohn häufig entwickeln oder auch in blinden Schlingen nach operativen Eingriffen, so kann sich die Darmflora exzessiv vermehren. Diese **unphysiologische Dünndarmbesiedlung** hat zur Folge, dass Bakterien Gallensäuren dekonjugieren, d. h., es entstehen aus Gallensalzen freie Gallensäuren.

Während im gesunden Dünndarm die Keimzahl unter 10^3/ml liegt, ist ab einer Keimzahl von 10^5/ml mit der **Bildung freier Gallensäuren** in größerem Umfang zu rechnen. Diese freien Gallensäuren verhindern die Mizellenbildung und damit die Fettresorption im Darm.

Eine weitere Beeinträchtigung der Nährstoffnutzung betrifft das **Vitamin B_{12}.** Die Bakterien entnehmen für ihren eigenen Bedarf der Ingesta so viel Vitamin B_{12}, dass es zu Mangelerscheinungen in Form einer Anämie kommen kann.

Ernährungstherapie Nur wenn die bakterielle Besiedelung nicht durch operative Beseitigung der blinden Schlingen oder durch antibiotische Behandlung vermieden werden kann, muss dem Ausmaß der Steatorrhö entsprechend **Nahrungsfett durch MCT** ersetzt werden. Weiterhin sind bei ausgeprägter Steatorrhö u. U. **fettlösliche Vitamine,** v. a. Vitamin D, zu substituieren. Bei ausgeprägter lange anhaltender Keimbesiedelung muss weiterhin Vitamin B_{12} parenteral substituiert werden.

3.4.13 Cronkhite-Canada-Syndrom

Das Cronkhite-Canada-Syndrom ist eine sehr seltene Erkrankung, die mit profusen Durchfällen, Gewichtsverlust, intestinalem Eiweißverlust und hochgradiger Malabsorption einhergeht. Ursache ist eine erworbene Polyposis des gesamten Verdauungstraktes, vorwiegend von Magen und Kolon. Die sehr schlechte Prognose kann durch intensive parenterale Ernährung und Gabe von Elementardiät verbessert werden [64].

3.4.14 Zustand nach Dünndarmresektion (Kurzdarmsyndrom), chologene Diarrhö

Pathophysiologie Die häufigsten Indikationen für ausgedehnte Dünndarmresektionen sind:

- im Erwachsenenalter Mesenterialinfarkte, Morbus Crohn und Unfälle,
- im frühen Kindesalter die nekrotisierende Enterokolitis, der Volvulus und die Dünndarmatresie.

Im Verhältnis von Energiezufuhr mit der Nahrung und dem Energiebedarf ist die Länge des Dünndarmes bzw. die für die Resorption zur Verfügung stehende Darmoberfläche beim Kleinkind geringer als beim Erwachsenen. Ausgedehnte Dünndarmresektionen werden deshalb schlechter toleriert.

Wenn beim Erwachsenen mehr als 50% der Gesamtlänge reseziert werden, kommt es zu **Beeinträchtigungen der Nährstoffresorption.** Mit hochgradiger Malabsorption und **Mangelernährung** muss ab einer Resektion von mehr als 75% des Dünndarmes gerechnet werden.

Klinik Die klinische Symptomatik, insbesondere die Zahl der Stuhlentleerungen, aber auch das Ausmaß der Resorptionsstörungen und die daraus resultierenden Mangelerscheinungen werden wesentlich davon bestimmt, ob das **terminale Ileum** als Ort der Gallensalzrückresorption (enterohepatischer Kreislauf der Gallensäuren) und der Vitamin-B_{12}-Resorption, aber auch die **Ileozökalklappe erhalten** bleiben.

Auch der Erhalt der **Ileozökalklappe** und des Kolons dienen der Stabilisierung des Wasser- und Elektrolythaushaltes, der Reduktion von Diarrhöen und der Optimierung der Energiebedarfsdeckung. Bei Wegfall der Ileozökalklappe kommt es zu einer Beschleunigung der Dünndarmpassage.

Das Ausmaß der Malabsorption hängt außerdem von der individuell **unterschiedlichen Adaptation des Restdarmes** ab. Hieraus ist bereits ersichtlich, dass sich die klinische Symptomatik und das therapeutische Vorgehen von Fall zu Fall erheblich unterscheiden.

Es werden postoperativ **drei Phasen** unterschieden:

- Unmittelbar nach Resektion kommt es zu einer etwa zwei Wochen, z.T. auch länger dauernden **Phase der Hypersekretion** mit erheblichem Flüssigkeits- und Elektrolytverlust. Durch parenterale Flüssigkeits-, Elektrolyt- und Nährstoffzufuhr muss diese Phase bei ständiger Kontrolle der Serumelektrolytkonzentration überbrückt werden.
- Es folgt die **Phase der Adaptation,** während deren sich der hohe Flüssigkeitsverlust deutlich reduziert. Sie dauert bis maximal 12 Monate.
- Phase drei: **Stabilisation** mit deutlichem Rückgang der Diarrhö und der Steatorrhö.

Durch Zottenhyperplasie und Steigerung der Enzymaktivität in der Dünndarmmukosa verbessert sich nach Resektion die Resorptionskapazität im Restdarm.

Dieser Vorgang der Adaptation wird durch parenterale Ernährung bzw. Ernährung mit chemisch definierten Formeldiäten verzögert, jedoch durch Gabe einer Kost mit **intakten Proteinen** und Fetten langkettiger Fettsäuren gefördert. Grund hierfür ist die Tatsache, dass der ins Darmlumen sezernierte **Epidermal growth factor** und der **Transforming growth factor** α unter parenteraler Ernährung von den im Darmlumen vorhandenen proteolytischen Pankreasenzymen zerstört wird. Gleichzeitig verzehrtes Protein blockiert die proteolytischen Enzyme und verhindert so den weitgehenden Abbau der Wachstumsfaktoren.

Da chemisch definierte Formeldiäten keine intakten Proteine enthalten, werden auch unter ihrer Gabe die für die Aufrechterhaltung und das Wachstum der intakten Dünndarmmukosa erforderlichen Faktoren zerstört [234].

Die Adaption des Restdarmes ist weiterhin abhängig von dem in der Dünn- und Dickdarmwand gebildeten Hormon Glucagon like protein (GLP2). Bei gleichzeitiger Resektion des Kolons ist folglich die Chance einer optimalen Adaption geringer. Das Gleiche gilt für ausgedehnte Dünndarmresektionen, wenn die kritische Grenze für ausreichende GLP2-Synthese unterschritten ist [138].

Je nach Ausmaß und Ort der Resektion wird auch die Sekretion **gastrointestinaler Hormone,** die unter physiologischen Bedingungen nach Kontakt der Schleimhaut mit Speisebrei freigesetzt werden, reduziert. Eine verminderte Sekretion von GIP hat eine Hypersekretion des Magens und eine unzureichende Freisetzung von Sekretin und Cholecystokinin, eine herabgesetzte Kontraktion der Gallenblase und verminderte Sekretion von Pankreasenzymen zur Folge.

Bei sehr geringer Restlänge des Dünndarms (very short bowel syndrome) kommt den beim bakteriellen Abbau von Ballaststoffen und Stärke im Kolon anfallenden **kurzkettigen Fettsäuren,** die in erheblichem Umfang resorbiert werden, als energieliefferndes Substrat eine Bedeutung zu (vgl. Kap. 1.11). Auch diese Befunde unterstreichen den Wert eines intakten Kolons beim Kurzdarmsyndrom [255].

Das Kolon ist entgegen früherer Ansicht in der Lage, nicht nur kurzkettige-, sondern auch mittelkettige Fettsäuren, wie sie bei der diätetischen Therapie in Form von MCT eingesetzt werden, zu resorbieren (vgl. Kap. 1.3.4). In vergleichenden Untersuchungen an Kurzdarmpatienen mit einer Jejuno- oder Ileostomie, d.h. ohne Kolon, und solchen mit intaktem Kolon konnte gezeigt werden, dass der Einsatz von LCT durch MCT bei intaktem Kolon die Energieversorgung hochsignifikant verbessert, während die Gabe von MTC bei fehlendem Kolon nur einen geringen positiven Einfluss hat [137]. Auch dieser Befund zeigt, wie wichtig es ist, bei ausgedehnter Dünndarmresektion das Kolon so weit als möglich zu erhalten.

Bei **ausgedehnten Dünndarmresektionen** mit Restlängen, die keine ausreichende Nährstoffbedarfsdeckung gewährleisten und folglich einer dauernden parenteralen Ernährung bedürfen, konnte die Adaption wesentlich durch eine Kombination einer kohlenhydratreichen, fettarmen Diät mit der Gabe von L-Glutamin (0,6 g/kg/Tag) und Wachstumshormon (0,14 mg/kg/Tag) verbessert werden [44].

In diesem Zusammenhang sei darauf hingewiesen, dass der vermehrte Übertritt fermentierbarer Kohlenhydrate ins Kolon auch eine **neurologische Symptomatik** (Verwirrtheit, Gedächtnisverlust, Gangunsicherheit, Sehstörungen etc.), wahrscheinlich bedingt durch bakterielle Synthese der vom Menschen nicht metabolisierbaren D(-)Milchsäure, zur Folge haben kann (Literatur bei [74]).

Bei Kindern mit Kurzdarmsyndrom fand sich bereits 2 bis 3 Wochen nach der Resektion in den Fäzes eine extreme Vermehrung von Milchsäurebakterien, insbesondere Lactobacillus acidophilus und Lactobacillus fermentum, Bakterien, die in der Lage sind, aus Glucose sowohl L- als auch D-Milchsäure zu synthetisieren.

> Es wird empfohlen, bei der eingeschränkten Resorptionskapazität des Dünndarmes für Kohlenhydrate die Zufuhr so zu wählen, dass ein größerer Übertritt dieses Ausgangssubstrats für die Milchsäuresynthese ins Kolon verhindert wird [31].

Bei weitgehendem **Ausfall des terminalen Ileums** treten unphysiologische Mengen an Gallensalzen ins Kolon über, hemmen hier die Wasserrückresorption und begünstigen so die Diarrhö **(chologene Diarrhö).** Da die Leber den Verlust von Gallensäuren nicht komplett durch Synthesesteigerung kompensieren kann, sinkt die Gallensalzkonzentration in der Gallenflüssigkeit. Die Folge ist eine **unzureichende Ausnutzung von Nahrungsfett** und **fettlöslichen Vitaminen.**

Der Gallensäureverlust hat weiterhin eine enterale Hyperoxalurie mit der Gefahr der Nierensteinbildung zur Folge. Ursache der **Oxalurie** ist einerseits die bei geringer Gallensalzkonzentration im Darmlumen verzögerte Resorption von Fettsäuren, die mit Kalzium unlösliche Kalkseifen bilden. Bei gesteigerter Bindung von Kalzium an Fettsäuren wird mehr freie, mit der Nahrung aufgenommene Oxalsäure resorbiert, da weniger Kalzium zur Bindung von Oxalsäure zu wasserunlöslichem Kalziumoxalat zur Verfügung steht. Mit markierter Oxalsäure konnte gezeigt werden, dass die unter Normalbedingungen bei 10% liegende Resorption oral aufgenommener Oxalsäure bei gleichzeitig bestehender Steatorrhö auf über 40% gesteigert wird.

Mit den Gallensalzen gelangt darüber hinaus vermehrt **Glycin** ins Kolon, das nach bakterieller Umwandlung in Glyoxylat in der Leber in Oxalsäure umgewandelt wird. Möglicherweise steigert auch die hohe Gallensalzkonzentration im Kolonlumen noch die Permeabilität der Kolonmukosa für Oxalatanionen.

Ernährungstherapie Das praktische Vorgehen ist sowohl vom **Ausmaß** als auch **Ort der Resektion** und vom zeitlichen Abstand nach der Operation abhängig.

Wie bereits ausgeführt, kann **bis zu einer Resektion von 50**% des Dünndarms der Verlust an Resorptionskapazität durch Adaption des Restdarms ausgeglichen werden, sodass keine Malabsorption resultiert. Mit zunehmendem Ausmaß der Resektion verringert sich die Möglichkeit einer optimalen oralen Deckung des Nährstoff-, Energie- und Wasserbedarfs.

Werden **mehr als 75**% **des Dünndarms reseziert,** so resultiert bei oraler Ernährung in aller Regel eine ausgeprägte Malabsorption und Malnutrition [100].

> Hierbei muss berücksichtigt werden, dass die Resorption nicht nur von der verbliebenen Restlänge bestimmt wird, sondern auch davon, ob Jejunum oder Ileum erhalten bleibt, ob die Ileozökalklappe verbleibt, gleichzeitig eine partielle oder totale Kolektomie erfolgt etc.

Bei der oralen Ernährung von Patienten mit Kurzdarmsyndrom muss eine Vielzahl von Fall zu

Fall **variierender Voraussetzungen** berücksichtigt werden. So z. B., dass:

- unter physiologischen Bedingungen die Nährstoffresorption nach Passage von ca. 150 cm des proximalen Dünndarms abgeschlossen ist,
- folglich Nährstoffe nur in geringer Menge in den distalen Darm gelangen,
- sich die Wasser- und Elektrolytresorption in den verschiedenen Segmenten signifikant unterscheidet,
- zeitlich zu kurzer Kontakt des Speisebreis mit der Duodenal- und Jejunalschleimhaut die Pankreas- und Gallensekretion verringert etc.

Bei **Resektion des Jejunums** wird die Nährstoffresorption vom Ileum übernommen. Besonders ungünstig bezüglich der Stabilisierung der Wasser- und Elektrolytbilanz ist eine Dünndarmresektion in Kombination mit **Kolektomie,** da die hohe Reservekapazität des Kolons für die Wasser- und Elektrolytresorption entfällt und therapeutisch schwer beeinflussbare Diarrhöen resultieren. **Kolektomie** und **Verlust der Ileozökalklappe** beschleunigen weiterhin die Dünndarmpassage.

Bei **intaktem Kolon** ist die Tendenz zur Diarrhö gering, vorausgesetzt die Gallensäurerückresorption ist bei intaktem terminalem Ileum erhalten. Die Ausscheidung der im Restdarm nicht genutzten Kohlenhydrate wird durch ein intaktes Kolon aufgrund der hier stattfindenden bakteriellen Fermentation zu kurzkettigen Fettsäuren und deren Resorption durch die Kolonschleimhaut weitgehend kompensiert. Diese Nutzung von Energielieferanten hat zur Folge, dass Patienten mit Kurzdarmsyndrom bei intaktem Kolon unter kohlenhydratreicher Ernährung eine **weniger große parenterale Energiezufuhr** zum Ausgleich der Energiebilanz benötigen. Da die kurzkettigen Fettsäuren weiterhin die Natrium- und Wasserresorption im Kolon fördern, verringert sich die Neigung zu Diarrhöen [53]. Nur bei weitgehend erhaltenem Kolon werden oral aufgenommene MCT ausreichend utilisiert.

Vermehrter **Gallensalzübertritt ins Kolon** – Gallensalze hemmen hier die Wasserresorption – ist die Ursache der chologenen Diarrhö. **Ab einer Resektion von etwa 100 cm des terminalen Ileums** kommt es als Folge des vermehrten Gallensäureverlustes und der Verringerung des Gallensäurepools zu einer Abnahme der Gallensalzkonzentration der Gallenflüssigkeit mit Unterschreiten der kritischen mizellären Konzentration und folglich zur Steatorrhö.

Diese kurze Darstellung der Pathophysiologie zeigt, welche komplexen Störungen bei der Ernährung von Patienten mit Kurzdarmsyndrom zu berücksichtigen sind.

Bei einer Restlänge des Dünndarms von etwa 30–50 cm muss auf Dauer parenteral ernährt werden **(heimparenterale Ernährung).**

Ab 60–80 cm (> 15–20 % der Dünndarmlänge) wird mit der oralen Ernährung so früh wie möglich begonnen, um die maximale **Adaptation des Restdarms** schnell zu erreichen. Einige Details wurden bereits einleitend besprochen.

Es konnte gezeigt werden, dass Formeldiäten mit leicht resorbierbaren Komponenten **(semielemental diet)** im Vergleich zu einer normalen Kost offenbar keine Vorteile bieten.

Unterschiedlich wird die Frage der **Flüssigkeitsrestriktion** während der Mahlzeiten beurteilt. Manche Autoren empfehlen, zur Mahlzeit keine zusätzliche Flüssigkeit aufzunehmen und den Wasserbedarf durch Gabe einer isotonen Flüssigkeit eine Stunde nach der Mahlzeit zu decken. Durch diese Maßnahme wird offenbar die bei den Patienten beschleunigte Magenentleerung und Dünndarmpassage nicht noch zusätzlich beschleunigt.

> Der Ersatz von 50–75 % der Triglyceride langkettiger Fettsäuren durch Fette mittelkettiger Fettsäuren **(MCT)** führt zu einer Verringerung des Wasserverlustes mit dem Stuhl und zu einer allgemeinen Verbesserung des Ernährungszustandes.

Wie bereits erwähnt, soll die parenterale Ernährung in der unmittelbaren postoperativen Phase zur **Stimulation der Adaptation des Restdarms** so schnell wie möglich durch orale Ernährung ergänzt werden. In dem Maße, in dem eine ausreichende orale Bedarfsdeckung möglich ist, wird die parenterale Ernährung reduziert. Es ist letztlich bei gleichzeitiger totaler Kolektomie eine ausschließlich orale Ernährung ab einer Restlänge von 110–115 cm (gemessen ab Treitzschem Band) und bei intaktem Kolon ab 50–70 cm möglich.

> Unter oraler Ernährung ist die Adaptation des Restdarms nach 2–3 Monaten abgeschlossen.

Ist die Adaptation nicht ausreichend bzw. die **Restlänge** zu gering, so muss, um eine ausreichende Bedarfsdeckung (Wasser, Mineralstoffe und Spurenelemente sind besonders zu beachten) zu gewährleisten, die **orale Ernährung mit parenteraler Ernährung kombiniert** werden.

Möglicherweise kann der Prozess der Adaptation durch ein vermehrtes Angebot von Glutamin verbessert und beschleunigt werden.

Vergleichende Untersuchungen zur Höhe der Nährstoffzufuhr bei Patienten mit Kurzdarmsyndrom ergaben im Vergleich zu Kontrollen von Gesunden eine dem Ausmaß der Malabsorption angepasste Steigerung. Hieraus ist zu schließen, dass der Organismus versucht, die unzureichende intestinale Ausnutzung spontan durch Steigerung der Nahrungsaufnahme zu kompensieren. (Weitere Einzelheiten zum praktischen Vorgehen bei [237].)

Chirurgische Maßnahmen bei Kurzdarmsyndrom

Etwa zwei Patienten pro 1 Million Einwohner müssen jährlich wegen einer Malabsorption auf Dauer parenteral ernährt werden.

Neben einer erheblichen Beeinträchtigung der Lebensqualität besteht die **Gefahr der Kathetersepsis** und einer **cholestatischen Lebererkrankung.** Deshalb werden als Alternative chirurgische Methoden diskutiert und in gewissem Umfange angewandt. Eine Möglichkeit ist die **Dünndarmtransplantation.** Beim derzeitigen Stand ist sie jedoch wegen hoher Morbidität und Mortalität nur dann indiziert, wenn eine parenterale Ernährung auf Dauer nicht möglich ist.

Entwickelt wurden darüber hinaus **Operationstechniken zur Verlängerung der Passagezeit** und damit auch der Kontaktzeit zwischen Ingesta und resorbierender Darmoberfläche, z.B. Verfahren zur:

- Wiederherstellung der Ileozökalklappenfunktion,
- Einschaltung antiperistaltischer Dünndarmsegmente mit einer oral gerichteten Peristaltik,
- Koloninterposition, mit der aufgrund der langsamen Kolonperistaltik die Ingesta zeitlich verzögert in den Restdarm transportiert wird,
- Vergrößerung der Resorptionsfläche.

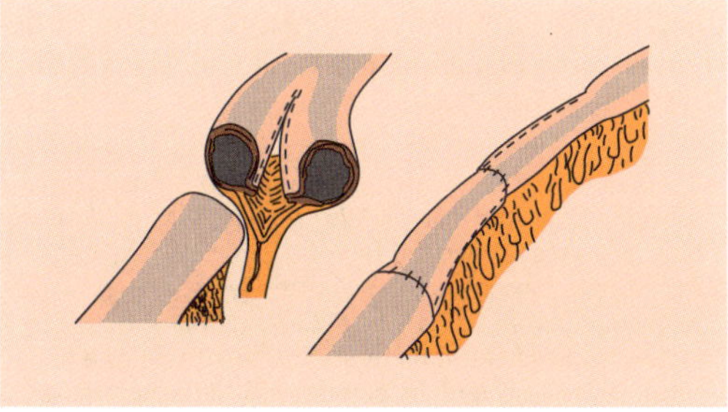

Abb. 3-18 Darmverlängerung nach Längsspaltung.

Über positive Ergebnisse, d.h. orale Ernährung bei vorher erforderlicher parenteraler Ernährung, wurde von der Dünndarmverlängerung nach Längsspaltung (Abb. 3-18) berichtet [292].

3.5 Dickdarm

Physiologie und Pathophysiologie Lange sah man die **Aufgabe des Kolons** lediglich darin

- Wasser und Mineralstoffe zu resorbieren und
- die nicht verwertbaren Reste der Nahrung in bestimmten Zeitabständen auszuscheiden.

Die Untersuchungen der letzten zwei Jahrzehnte haben jedoch eindeutig gezeigt, dass das Organ zusätzlich über eine wesentliche **Funktion** verfügt. Diese besteht darin, Energie aus den im Dünndarm nicht verwertbaren Nahrungsbestandteilen wie Ballaststoffen, resistenter Stärke etc. zu gewinnen. Das geschieht mit Hilfe der anaeroben Darmflora (Fermentation).

Die Kenntnis der Darmflora (vgl. Kap. 1.10) ist der Schlüssel zum Verständnis sowohl der Physiologie des Organs als auch der Ätiologie vieler Dickdarmerkrankungen.

Vergleicht man Stuhlgewicht und Elektrolytgehalt der Fäzes von Gesunden und von Patienten mit einer Ileostomie, so ergibt sich das **Ausmaß der Wasser-** und **Elektrolytresorption.** Beim Gesunden beträgt das mittlere Stuhlgewicht 150–200 g/Tag, bei einem Natriumgehalt von 5 mmol, während der durch ein Ileostoma entleerte Stuhl im Mittel ein Gewicht von 400–1000 g und einen Natriumgehalt von 50–200 mmol hat.

Abgesehen von Wasser und Elektrolyten werden im Kolon **Nährstoffe** nur in geringem Ausmaß resorbiert. Dass sind die bei der Fermentation von Kohlenhydraten anfallenden kurzkettigen Fettsäuren (vgl. Kap. 1.11.4) sowie die mittelkettigen Fettsäuren, wenn sie in Form von MCT gezielt in größerer Menge verzehrt werden (vgl. Kap. 3.4.14).

Von großem praktischem Interesse ist die Frage, inwieweit von der Darmflora synthetisierte Vitamine **(enterale Vitaminsynthese)** resorbiert werden und an der Vitaminbedarfsdeckung beteiligt sind. Die Darmflora kann praktisch alle Vitamine der **B-Gruppe** und aus der Gruppe der fettlöslichen Vitamine das **Vitamin K** synthetisieren.

Wegen mangelnder Fähigkeit der Kolonschleimhaut zur Resorption und der Tatsache, dass die Vitamine intrabakteriell fixiert sind, ist die **Nutzung** der enteral synthetisierten Vitamine gering. Es gibt jedoch Hinweise darauf, dass z.B. enteral synthetisiertes Vitamin B_{12} bei rein vegetarischer Ernährung in bedarfsdeckender Menge resorbiert wird (vgl. Kap. 20).

Tiere, die regelmäßig Coprophagie betreiben, wie etwa kleine Nagetiere, decken einen wesentlichen Teil des Vitamin-B-Bedarfs durch orale Aufnahme von Kot.

Beim Abbau der **Ballaststoffe** (vgl. Kap. 1.11) durch die Dickdarmflora entstehen in erster Linie Kohlendioxid, Methan, Wasserstoff und kurzkettige Fettsäuren. Ein Teil der Gase wird resorbiert, gelangt auf dem Blutweg zur Lunge und wird mit der Ausatmungsluft ausgeschieden.

Die Konzentration von **Methan** und **Wasserstoff** in der Ausatmungsluft steigt etwa 3–4 Stunden nach dem Genuss von stark zur Gasbildung neigenden Nahrungsmitteln, wie z.B. Bohnen, an, sodass man durch Analyse der Ausatmungsluft Rückschlüsse auf das Ausmaß der **intestinalen Gasproduktion** ziehen kann. Welchen großen Schwankungen die intestinale Gasproduktion des Gesunden bei verschiedenartig zusammengesetzter Nahrung unterliegt, ergaben Versuche, bei denen unter nichtblähender Kost eine Produktion von 18 ml und unter einer Diät, vorwiegend aus Bohnen bestehend, eine Gasproduktion von etwa 172 ml/Std. gemessen wurde.

Aus Untersuchungen, bei denen sowohl Wasserstoff als auch Methan in das Kolon freiwilliger Versuchspersonen instilliert wurden, kann man schließen, dass etwa 2% des im Dickdarm produzierten Wasserstoffs und Methans resorbiert und mit der Ausatmungsluft ausgeschieden werden.

Methanproduzierende Keime sind offenbar beim Gesunden nicht regelmäßig im Darm vorhanden. Systematische Untersuchungen gesunder Erwachsener haben gezeigt, dass Methan nur bei 22 bis maximal 70% in der Ausatmungsluft nachweisbar ist. Regionale und auch an die jeweilige Bevölkerungsgruppe gebundene Faktoren scheinen den Prozentsatz der Methanproduzenten zu bestimmen. Methanproduzierende Keime katabolisieren Stoffwechselprodukte der Intestinalflora wie Acetat und Wasserstoff (Abb. 3-19).

Hieraus erklärt sich die Tatsache, dass nach oraler Gabe des im Dünndarm nicht resorbierbaren Disaccharids Lactulose (vgl. Kap. 3.5.1, Obstipation), das im Kolon bakteriell abgebaut wird, in der Ausatmungsluft die Wasserstoffkonzentration in dem Maße abnimmt, wie die Methankonzentration ansteigt (Abb. 3-20).

Wie bereits bei der bakteriellen Methansynthese aus Wasserstoff und Kohlendioxid besprochen,

Methanproduktion

$$4\,H_2 + CO_2 \longrightarrow CH_4 + 4\,H_2O$$

Sulfatreduktion

$$4\,H_2 + SO_4^{2-} \longrightarrow S^{2-} + 4\,H_2O$$

Homoacetogenesis

$$2\,CO_2 + 4\,H_2 \longrightarrow CH_3COOH + 2\,H_2O$$

Abb. 3-19 Reaktionsgleichungen der beiden wesentlichen Wasserstoffmetabolismen: Methanproduktion, Sulfatreduktion.

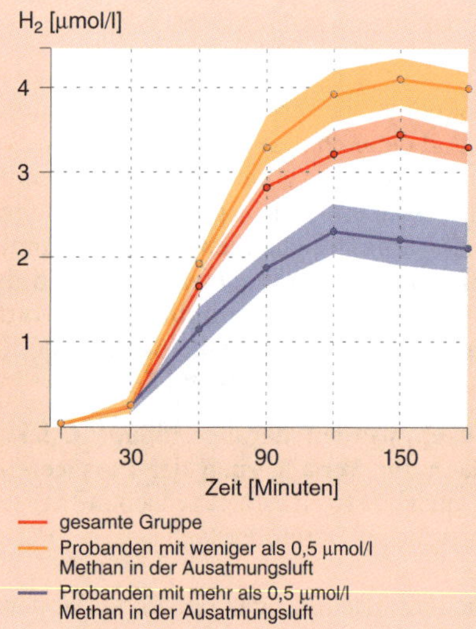

Abb. 3-20 Anstieg der Wasserstoffkonzentration in der Ausatmungsluft über den Nüchternwert bei Gesunden nach oraler Gabe von 33 g Laktulose (n = 100) (nach [27]).

kann der bei der Fermentation anfallende Wasserstoff wiederum einem bakteriellen Metabolismus unterliegen (vgl. Abb. 3-20). Dies ist neben der besprochenen Methanproduktion die **Sulfatreduktion zu Sulfid.** Wegen der erheblichen Zytotoxizität von Schwefelwasserstoff werden Beziehungen zur **Entstehung der Colitis ulcerosa** diskutiert (vgl. Kap. 3.5.5).

Bei dem bakteriellen Wasserstoffmetabolismus werden 4 Mol Wasserstoff zur Bildung von je 1 Mol Methan bzw. Schwefelwasserstoff benötigt. Es wird folglich das Ausgangsvolumen auf ein Fünftel reduziert. Es wäre folglich denkbar, dass bei Patienten mit erheblicher Flatulenz die Ursache nicht in einer übermäßigen Gasproduktion, sondern in einem verminderten Wasserstoffkatabolismus zu suchen ist (Lit. bei [52]).

Die **kurzkettigen Säuren,** die, wie bereits besprochen, z.T. resorbiert werden können, erhöhen den osmotischen Druck im Darmlumen, wodurch der Wassergehalt des Darminhalts erhöht wird, und senken weiterhin den pH-Wert im Darmlumen.

Beides, Wasserretention und damit Volumenzunahme und Senkung des pH-Wertes, wirken peristaltiksteigernd.

In extremer Form manifestieren sich die Folgen des intestinalen Kohlenhydratabbaus beim **Lactasemangelsyndrom** (vgl. Kap. 3.4.6). Reicht die Lactaseaktivität der Dünndarmmukosa nicht aus, um den mit der Nahrung aufgenommenen Milchzucker zu hydrolysieren und somit in die beiden resorbierbaren Monosaccharide Galaktose und Glucose zu überführen, so kommt es bei Übertritt des Disaccharids in das Kolon zu einem stürmischen **bakteriellen Abbau** des Zuckers, der die Entleerung eines sauren, mit Gasblasen durchsetzten, dünnflüssigen Stuhls zur Folge hat.

Der bakterielle Abbau von Ballaststoffen im Kolon und die möglichen Änderungen in der Zusammensetzung der Intestinalflora in Abhängigkeit von Art und Menge der verzehrten Ballaststoffe werden in Kapitel 1.11 behandelt.

Der bakterielle **Kohlenhydratabbau** wird als **Gärung**, der bakterielle **Eiweißabbau als Fäulnis** bezeichnet.

Der **bakterielle Eiweißabbau** ist von großer praktischer Bedeutung, da hierbei z.T. toxische Substanzen entstehen, die nach ihrer Resorption in der Leber entgiftet werden müssen.

So können durch Desaminierung und gleichzeitige Reduktion der Aminosäuren Ammoniak und die entsprechende Fettsäure entstehen. Aus aromatischen Aminosäuren entwickeln sich **toxische Verbindungen,** die nach der Resorption und dem Abtransport mit dem Pfortaderblut bei intakter Funktion der Leber entgiftet werden. Bei einer hochgradig gestörten Leberfunktion gelangen diese jedoch in den Körperkreislauf und können zu **Vergiftungserscheinungen** führen. Toxische Abbauprodukte entstehen insbesondere aus den Aminosäuren Tryptophan und Tyrosin, worauf später eingegangen wird.

Aus dem im Darm bakteriell abgebauten Bilirubin entsteht Sterkobilin, das für die charakteristische **Farbe des Stuhls** verantwortlich ist. Wird der Galleabfluss ins Duodenum unterbrochen, z.B. bei einem Gallensteinverschluss, so nimmt der Stuhl eine weißgraue Farbe an (sog. acholischer Stuhl).

Die Farbe des Stuhls kann weiterhin durch die Art der Nahrung verändert werden. Bei Säuglingen ist der Stuhl unter Muttermilchernährung goldgelb und unter Kuhmilchernährung braun.

Während beim Säugling bis zu 5 Stühle pro Tag abgesetzt werden, variiert die Zahl der Stuhlentleerungen beim Erwachsenen erheblich. Sie liegt meist bei 1–2 Entleerungen pro Tag. Erst weniger als 2–3 spontane Stuhlentleerungen pro Woche gelten als Obstipation.

Auffallend ist der enge **zeitliche Zusammenhang** zwischen Nahrungsaufnahme und Stuhlentleerung. In einer Strafanstalt – wegen des geregelten Tagesablaufs eignet sich eine solche Anstalt für Untersuchungen zu dieser Frage besonders – wurde bei den Insassen der Zeitpunkt von über 8000 Stuhlentleerungen in Relation zur Nahrungsaufnahme registriert. Hierbei ergab sich, dass die Mehrzahl der Stuhlentleerungen morgens, unmittelbar nach dem ersten Frühstück erfolgte, während sich weitere Häufigkeitsgipfel nach den übrigen Mahlzeiten fanden. Dieser seit langem bekannte sog. **gastrokolische Reflex** ist möglicherweise durch eine Peristaltiksteigerung im Enddarm unter dem Einfluss des nach Nahrungsaufnahme freigesetzten Gastrins bedingt.

Die **Menge** des pro 24 Stunden abgesetzten Stuhls schwankt beim Gesunden zwischen 150 und 200, maximal 300 g und ist weitgehend von der Art und Menge der aufgenommenen Nahrung abhängig.

In erheblichem Maße werden die Verweildauer der Fäzes im Kolon, das Stuhlgewicht und die Konsistenz vom Ballaststoffanteil der Nahrung mitbestimmt.

Zu rund 70 % bestehen die Fäzes aus Wasser. Ein großer Teil der Trockensubstanz (10–15 %) sind Bakterien.

Im Dickdarminhalt werden 400 bis 500 verschiedene Arten von **Bakterien** und **Pilzen** gefunden. Im Vordergrund steht eine Reihe gut bekannter Mikroorganismen aus der Gruppe der Bacteroides-Bakterien (anaerobe, gramnegative Stäbchen), der Bifido-Bakterien und Eubakterien, der anaeroben Kokken, der Enterobakterien, Enterokokken, Lactobazillen, der anaeroben und aeroben Sporenbildner und einige mehr.

Der **anaerobe Anteil** der Darmflora überwiegt bei weitem (das Verhältnis anaerober Keime zu aeroben Keimen in den Fäzes beträgt etwa 1000 : 1). Unsere Kenntnis von der Darmflora betrifft vorwiegend die Endabschnitte des Verdauungstraktes; über die Flora der physiologisch aktiven Zonen des Dünndarmes ist verhältnismäßig wenig bekannt. (Weitere Information zur Darmflora siehe Kap. 1.10 u. 2.2.3)

Die **Nährstoffe,** die sich, abgesehen von den bereits besprochenen Vitaminen, in der höchsten Konzentration im Stuhl finden, sind **Fettsäuren bzw. Neutralfette.** Der Gesunde scheidet bis maximal 7 g Fett pro Tag mit dem Stuhl aus. Dieses Fett ist jedoch nur zu einem geringen Prozentsatz nicht ausgenutztes Nahrungsfett. Im Wesentlichen stammt es aus abgeschilferten Darmepithelien und aus Bakterien oder wurde in tieferen Darmabschnitten von der Darmwand ins Darmlumen sezerniert. Eine Erhöhung der täglichen Stuhlfettausscheidung findet sich als Ausdruck einer gestörten Nährstoffausnutzung bei fortgeschrittenen Erkrankungen von Pankreas und Dünndarm.

Die **Stickstoffausscheidung** mit den Fäzes beträgt beim gesunden Erwachsenen maximal 2 g/24 Std.

Von den ins Darmlumen sezernierten **Enzymen** lassen sich insbesondere Trypsin und Chymotrypsin im Stuhl nachweisen. Die Aktivität dieser Enzyme in den Fäzes ist bei einer exokrinen Insuffizienz der Bauchspeicheldrüse verringert.

3.5.1 Funktionsstörungen

Funktionsstörungen des Kolons – sie betreffen im Wesentlichen die **Motilität** – finden sich bei der Bevölkerung westlicher Industrieländer äußerst häufig.

Ist ausschließlich die Dickdarmpassagezeit verzögert und damit die Stuhlfrequenz unterhalb der Norm liegend, handelt es sich um eine **Obstipation.**

Gehen Motilitätsstörungen mit abdominellen Missempfindungen, Schmerzen, einem Wechsel zwischen Obstipation und Diarrhö, Flatulenz, in seltenen Fällen mit einer vermehrten Schleimsekretion etc. einher, so wird die Funktionsstörung als **irritables Kolon** bezeichnet. Es konnte gezeigt werden, dass bei Patienten mit irritablem Kolon häufig zusätzlich die Funktion weiterer Gastrointestinalorgane, insbesondere des Ösophagus, des Magens und des Dünndarms gestört ist. Die englische Bezeichnung Irritable bowel syndrome (Reizdarm) ist deshalb zutreffender.

Obwohl die Ätiologie der Kolonfunktionsstörungen nicht einheitlich ist, besteht kein Zweifel daran, dass **Ernährungsfaktoren** eine wesentliche Bedeutung zukommt.

Obstipation

Den Begriff Obstipation zu definieren, bereitet Schwierigkeiten. Viele subjektive Komponenten gehen mit in den Begriff ein.

> In aller Regel spricht man dann von Obstipation, wenn der Darm seltener als alle 2–3 Tage spontan entleert wird.

Eine funktionelle Obstipation liegt aufgrund der Rom-II-Kriterien [71] dann vor, wenn die in Tabelle 3-13 genannten Kriterien gegeben sind. Nach diesen Kriterien definiert sich die Obstipation nicht nur aufgrund der Zahl an Stuhlentleerungen, sondern auch nach subjektiven Eindrücken wie unzureichende Entleerung, Beschwerden bei der Defäkation etc.

Es werden zwei Formen der Obstipation unterschieden:

- Die sog. **spastische Obstipation** geht mit einem erhöhten Dauertonus der Kolonwand, aber einer Verringerung der Propulsionen, d. h. einem verzögerten Weitertransport des Darminhaltes einher (slow transit constipation). Die Zahl der Propulsionen nach einer Mahlzeit ist verringert. Der Stuhl zeigt bei dieser Form der Obstipation häufig eine schafkotförmige Beschaffenheit.
- Bei der **rektalen Form** oder **Dyschezie** ist die Reizschwelle der den Defäkationsreiz auslösenden Rezeptoren in der Rektumwand erhöht. Für diese Verringerung des Defäkationsreizes bei normaler Transitzeit im Kolon werden verschiedene Ursachen, z. B. unterdrückter Stuhldrang in der Kindheit und Jugend etc. verantwortlich gemacht. Als **Anismus** wird eine paradoxe Kontraktion der Afterschließmusku-

Tabelle 3-13 Definition der funktionellen Obstipation nach den Rom-II-Kriterien.

Innerhalb der letzten 12 Monate während wenigstens 12 Wochen (die nicht zusammenhängen müssen) zwei oder mehr der folgenden Symptome:

- Pressen bei mehr als 25% der Stuhlgänge
- harter Stuhlgang bei mehr als 25% der Stuhlgänge
- Gefühl der unvollständigen Entleerung bei mehr als 25% der Stuhlgänge
- Gefühl der anorektalen Obstruktion bei mehr als 25% der Stuhlgänge
- manuelle Unterstützung, um eine Defäkation zu ermöglichen, bei mehr als 25% der Stuhlgänge
- weniger als 3 Stuhlgänge pro Woche

latur bei Beginn des Pressens bezeichnet. Anhaltender Stuhldrang führt zu fortwährendem Pressen und erschwert die Defäkation.

Die **Ursachen** für beide Formen der Obstipation sind mannigfaltig. Auslösend wirken

- psychische Fehlhaltungen,
- ballaststoffarme Ernährung,
- das bewusste Unterdrücken des Defäkationsreizes,
- die voreilige Einnahme von Laxanzien etc.

Die **seltenen organischen Ursachen** einer Obstipation, wie stenosierend wachsende Malignome, Darmstenosen nach vorausgegangener Strahlentherapie etc., müssen, bevor die Diagnose einer Funktionsstörung gestellt wird, ausgeschlossen werden.

Nach Angaben des Ernährungsberichtes der Deutschen Gesellschaft für Ernährung für 1980 sind etwa 30% der Bevölkerung der Bundesrepublik obstipiert.

Exakte Angaben über die **Stuhlfrequenz** bei Gesunden fehlen weitgehend. Mitteilungen in der Literatur beziehen sich meist auf nicht für die Durchschnittsbevölkerung repräsentative Personengruppen.

Nach einer bei über 800 Männern und 1000 Frauen in Bristol/England durchgeführten Befragung, hatten 40% der Männer und 31% der Frauen regelmäßig täglich eine und 7% der Männer bzw. 4% der Frauen zwei oder drei Stuhlentleerungen. Ein Drittel der Frauen hatte seltener als einmal täglich und 1% der Frauen nur einmal pro Woche oder seltener eine spontane Stuhlentleerung. Insgesamt neigten Frauen häufiger zu Obstipation als Männer [114].

Die bei Gesunden mit röntgendichten Markern gemessene **Kolontransitzeit** war bei Männern mit 30±2 Stunden signifikant kürzer als bei Frauen mit 41±3 Stunden. Das Rauchen hatte lediglich bei Männern einen Einfluss auf die Transitzeit. Sie lag bei den Rauchern im Mittel bei 40±5 und den Nichtrauchern bei 26±2 Stunden. Weder in dieser noch in anderen Studien fand sich eine eindeutige Abhängigkeit der Transitzeit vom Lebensalter [201].

Bei vielen Menschen besteht eine übertriebene Angst vor den möglichen Folgen einer Obstipation, woraus oft eine voreilige Einnahme von **Laxanzien** resultiert. Es wird angenommen, dass bei Obstipation toxische Substanzen in großer Menge aus dem Dickdarm resorbiert werden und schädigende Auswirkungen auf den Gesamtorganismus haben.

Hinweise auf diesen **„Horror autotoxicus"**, die Furcht vor einer Selbstvergiftung durch fäkulentes Material, finden sich bereits in alten medizinischen Schriften, so in der von A. von Haller über die Obstipation aus dem Jahre 1765: Es wird fauliges Wasser von den Fäzes resorbiert, das das Blut mit ranziger Substanz füllt, welche Fieber, Blutung, Auszehrung und Krankheit erzeugt.

Die **Kolonpassagezeit** und **Auslösung des Defäkationsreizes** ist wesentlich vom Stuhlvolumen und damit von der Höhe des Ballaststoffverzehrs (vgl. Abb. 1-37) abhängig. Die in westlichen Industrieländern vergleichsweise **geringe Ballaststoffzufuhr** gilt als Hauptursache der in diesen Ländern häufigen Obstipation.

In einer Reihe von Studien konnte gezeigt werden, dass sich bei kontinuierlicher Steigerung des Stuhlgewichts die intestinale Passagezeit verkürzt. Diese inverse Beziehung gilt bis zu einem Stuhlgewicht von etwa 200 g/Tag. Eine weitere Steigerung geht mit keiner wesentlichen zusätzlichen Verkürzung der Darmpassagezeit einher [280].

Die regelmäßige Einnahme von **Laxanzien** setzt einen Circulus vitiosus in Gang, der über eine Vermehrung des intestinalen Kalium-, Natrium- und Wasserverlustes und eine Gewöhnung die Obstipation noch verstärkt.

Darüber hinaus können eine Reihe von laxierend wirkenden Substanzen über Schädigungen intramuraler Nervenplexus Schäden am Darm mit sich bringen. Sie setzen die Ansprechbarkeit der Darmwand auf physiologische Entleerungsmechanismen herab.

Ernährungstherapie Die Obstipation ist kein neuzeitliches Problem.

Schon vor über 150 Jahren kannte man ihre Ursachen und auch die kausale Therapie, wie ein Auszug aus dem Buch „Die Kunst, gut zu verdauen und von Unterleibsbeschwerden freyzubleiben" aus dem Jahre 1827 zeigt: Von der Hartleibigkeit und dem Durchfall: Mittel dagegen: Die Hartleibigkeit ist, besonders bey vornehmen und solchen Personen, welche viel sitzen, lange schlafen und dabey gut leben, viel rothen, herben Wein, oder starken Thee trinken, viel mehlichte, trockene Speisen genießen und wenig wäßrige Getränke trinken, ein sehr häufiges Übel. Viele dieser Menschen haben nur zwey, drey bis vier Tage eine Oeffnung, und dann gewöhnlich mit vieler Beschwerde. Sie suchen sich oft im Purganzen zu helfen und machen das Übel noch ärger, weil die Purganzen schwächen und den Darmcanal austrocknen. Das sicherste und gründlichste Mittel, diesem Übel abzuhelfen, ist eine Veränderung der Lebensart und Vermeidung der angeführten Ursachen. Vorzüglich ist solchen Personen anzurathen, früh aufzustehen, viel Wasser zu trinken und sich mehr an weiches, saftiges Gemüse, gekochtes Obst u. dgl. als an trockene, mehlichte Speisen und Fleisch zu halten. Statt des Thee's ist es besser, einige Tassen guten Kaffeh mit wenig Milch zu trinken...

Da an der Bedeutung des geringen Ballaststoffverzehrs für die in westlichen Industrieländern häufige Obstipation kein Zweifel besteht, kann diese Funktionsstörung nur durch **Steigerung des Ballaststoffanteils** in der Kost therapiert werden (vgl. Abb. 1-39).

Ballaststoffreiche Nahrung, insbesondere Ballaststoffe mit hohem Pentoseanteil, erhöhen, bedingt durch das große Wasserbindungsvermögen, das **Stuhlvolumen** (vgl. Abb. 1-39 u. 1-40). Je größer das Stuhlvolumen, umso geringer ist der intrakolische Druck. Dass eine ballaststoffreiche Ernährung insbesondere dann, wenn Ballaststoffe in Form von **Weizenkleie** (Ballaststoffanteil ca. 45%) verzehrt werden, den intrakolischen Druck verringert, wurde wiederholt, insbesondere bei der Divertikulose, durch systematische Druckmessungen belegt (Abb. 3-21).

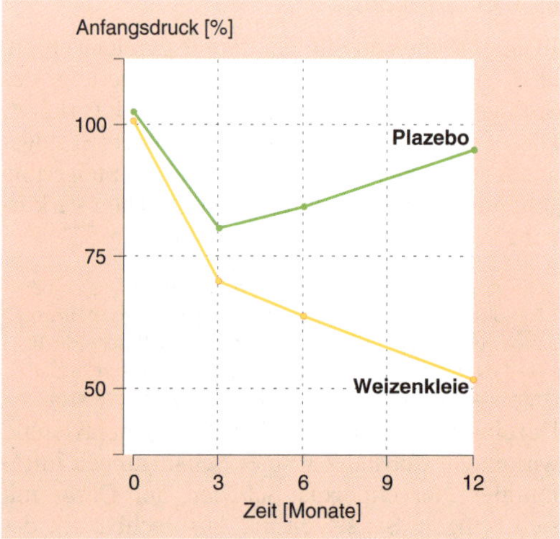

Abb. 3-21 Das Verhalten des Drucks im Kolonlumen bei 75 Patienten mit Divertikulose unter Langzeitbehandlung mit Weizenkleie bzw. Placebo (nach [312]).

Zwischen der **Höhe des intrakolischen Drucks** und der **Passagezeit im Kolon** besteht eine inverse Beziehung, d.h. die Verweildauer der Fäzes im Kolon ist umso länger, je höhere Druckwerte im Kolonlumen herrschen. Dies wurde beispielsweise mit Hilfe von Kapseln mit radioaktivem Inhalt (Abb. 3-22) belegt [159].

Die **Verkürzung der intestinalen Transitzeit** unter ballaststoffreicher Ernährung ist zwar in erster Linie, aber nicht ausschließlich Folge des **hohen Stuhlvolumens.** Auch verschiedene beim bakteriellen Abbau von Ballaststoffen im Kolon entstehende Substanzen wirken beschleunigend auf die Intestinalpassage. Zu diskutieren sind insbesondere **pH-Änderungen** als Folge einer Produktion niedermolekularer organischer Säuren und **Änderungen des osmotischen Drucks** im Darmlumen als Folge der bakteriellen Aufspaltung großmolekularer Substanzen in kleinmolekulare.

Diese die Transitzeit verkürzenden Mechanismen entsprechen im Wesentlichen denen beim Zustandekommen einer Diarrhö beim Lactasemangel oder bei exokriner Pankreasinsuffizienz.

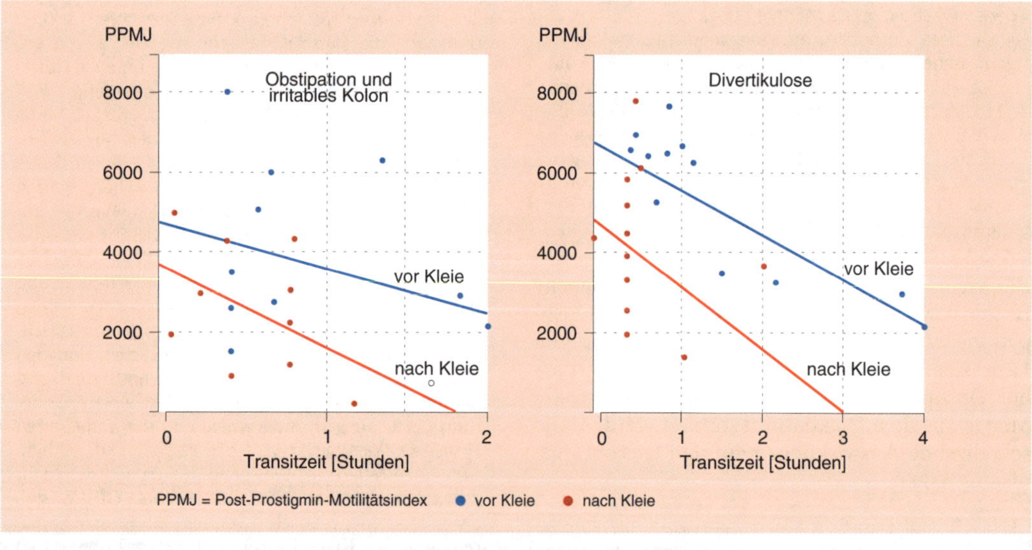

Abb. 3-22 Beziehung zwischen intrakolischem Druck und intestinaler Transitzeit vor und nach Behandlung mit Weizenkleie bei Obstipation, irritablem Kolon und Divertikulose (nach [159]).

Die Menge an **Weizenkleie,** die zur Normalisierung der Darmentleerung erforderlich ist, muss vom Patienten selbst ermittelt werden. Sie liegt im Allgemeinen zwischen 15 und 40 g täglich.

Steigern gesunde Versuchspersonen den Verzehr von Ballaststoffen aus Weizenkleie mit dem ersten Frühstück von 0,3 g/Tag über 5,6, 9,5, 11,2, 19,0 auf maximal 28,4 g/Tag, so findet sich eine lineare Beziehung zwischen der Menge an verzehrtem Ballaststoff und der Höhe des Stuhlgewichtes bzw. Stuhlvolumens. Im Mittel führt die Steigerung der Ballaststoffaufnahme um 1 g zu einer Erhöhung des täglichen Stuhlgewichtes um 2,7 g.

Auch bei der spastischen und habituellen Obstipation im **Säuglings-** und **Kleinkindalter** lassen sich mit einem ballaststoffreichen Vollkorn-Milchbrei gute Effekte erzielen. Bei 86% der Kinder kam es innerhalb von 8 Tagen zu einer deutlichen Besserung der Symptomatik. Bei der habituellen Obstipation nahm die Stuhlfrequenz von 1,4/Woche auf 7,4/Woche zu, während sich bei der spastischen Obstipation vorwiegend die Stuhlkonsistenz änderte. Die Verträglichkeit des ballaststoffreichen Breis war gut [19].

Abdominelle Beschwerden in Form von Flatulenz und krampfartigen Schmerzen können unter Weizenkleie in der Initialphase auftreten, schwinden aber fast immer nach wenigen Tagen.

In seltenen Fällen berichten Obstipierte über eine Zunahme der Obstipation unter Kleie.

Dass Weizenkleie einen ausgezeichneten therapeutischen Effekt bei der Obstipation hat, ist seit langem bekannt. Über erste exakte Untersuchungen und Bemühungen, den Wirkmechanismus zu erklären, berichten Cowgill und Andersen 1932 in einer Arbeit mit dem Titel: „Laxative effect of wheat bran and washed bran in healthy men". Die Weizenschrotdiät nach v. Noorden – täglich 200–300 g Weizenschrot, zusätzlich morgens nüchtern Pflaumensaft mit einem Zusatz von Milchzucker – dürfte im Wesentlichen aufgrund des Kleieanteils in vielen Fällen eine Normalisierung der Darmentleerung bewirken.

Justus v. Liebig, obwohl Chemiker, berichtet in „Chemische Briefe" 1859 Folgendes zum Problem Kleie und Funktion der Intestinalorgane: „Die Absonderung der Kleie vom Mehl ist eine Sache des Luxus und für den Ernährungszweck eher schädlich als nützlich. Im Altertum, bis zur Kaiserzeit, kannte man kein gebeuteltes Mehl. In Deutschland wird in vielen Gegenden, namentlich in Westphalen, die Kleie mit dem Mehl zu dem sog. Pumpernickel verbacken, und es gibt kein Land, in welchem die Verdauungswerkzeuge der Menschen sich in besserem Zustand befinden. Die Grenzen des Niederrheins und Westphalens lassen sich an der ganz besonderen Größe der Überreste genossener Mahlzeiten erkennen, welche Vorübergehende an Hecken und Zäunen hinterlassen, und es sind diese ausgezeichneten Dokumente des Verdauungswerthes, welche den Ärzten in England vielleicht die Idee eingeflößt haben, den englischen Großen Brod aus ungebeuteltem Mehl zu empfehlen, welches in vielen Häusern einen Bestandtheil des Frühstückes ausmacht." – Hiernach wurde den „Großen" in England offenbar bereits um die Mitte des 19. Jahrhunderts kleiereiches Brot zur Regulierung der Darmentleerung empfohlen.

Bei dem häufig zur Therapie der Obstipation eingesetzten **Leinsamen** erhebt sich immer wieder die Frage, ob das hierin enthaltene **Glykosid Linamarin** toxische Wirkungen entfalten kann. Durch enzymatische Spaltung wird aus Linamarin Blausäure freigesetzt. In einer Reihe von Untersuchungen konnte die Unbedenklichkeit der zur Therapie und Prophylaxe eingesetzten Mengen von Leinsamen belegt werden [265].

In Leinsamenbrot finden sich höhere Blausäurekonzentrationen bei Verwendung von geschrotetem als bei Verwendung von ungeschrotetem Leinsamen. Die Blausäure entsteht während des Backvorgangs.

Eine Neubildung von Cyanwasserstoff nach abgeschlossenem Backprozess wurde nicht beobachtet [39].

Pflaumen haben, wie seit langem bekannt ist, einen laxierenden Effekt. Als Ursache wird sowohl die nach Angabe mancher Autoren in den Früchten enthaltene laxierend wirkende Substanz Diphenylisatin als auch eine magnesiumhaltige Substanz diskutiert.

Eine weitere Möglichkeit, die Obstipation zu behandeln, besteht in der Gabe des synthetischen Disaccharids **Lactulose.**

Dieses Disaccharid (β-Galaktosidofructose) wird im Dünndarm nicht abgebaut und gelangt somit in den Enddarm, wo es bakteriell abgebaut wird. In gleicher Weise wie beim Lactasemangel beschrieben, kommt es zu einem laxierenden Effekt. Insbesondere bei alten, chronisch obstipierten Patienten wurden mit dieser Substanz bei individueller Dosierung **gute Therapieerfolge** beobachtet.

Die laxierende Wirkung von **Inulin,** einem weiteren im Dünndarm nicht abbaubaren Kohlenhydrat (vgl. Kap. 2.2.3), beruht auf dem gleichen Mechanismus. Möglicherweise ist am Zustandekommen der laxierenden Wirkung im höheren Lebensalter zusätzlich der Effekt von Inulin auf die Bifidobakterien beteiligt. Das alterstypische Keimspektrum im Kolon (vgl. Abb. 1-33) wird durch Verzehr von Inulin „normalisiert" [161]. Eine Reihe klinischer Studien, die bereits im Kapitel 2.2.3 erwähnt wurden, sprechen dafür, dass auch probiotische Mikroorganismen in Form fermentierter Milchprodukte die Obstipation positiv beeinflussen. Ergebnisse großer vergleichender Untersuchungen fehlen.

Die eingangs zitierte, bereits vor über 150 Jahren gemachte Beobachtung, dass **Kaffee** der Obstipation entgegenwirkt, wurde mit moderner Methodik bestätigt. Die **Stimulation der Kolonmotilität** durch 450 ml schwarzen Kaffee (Koffeingehalt 150 mg) entspricht der einer gemischten Mahlzeit und ist um 60 % stärker als die einer gleichen Menge Wasser und um 23 % stärker als entkoffeinierter Kaffee [239].

Reizdarmsyndrom (irritable bowel syndrom)

Ätiologie So wie unter dem Begriff funktionelle Dyspepsie (vgl. Kap. 3.3.1) im Oberbauch lokalisierte Beschwerden ohne nachweisbare organische Ursache zusammengefasst werden, so fasst man unter der Bezeichnung Reizdarmsyndrom entsprechende vom Dünn- und Dickdarm ausgehende Beschwerden zusammen. Die früher für das gleiche Syndrom benutzten Begriffe irritables Kolon, spastisches Kolon, Colitis mucosa etc. weisen darauf hin, dass die Symptomatik überwiegend vom Kolon ausgeht.

Die **Ätiologie** ist unbekannt. Wahrscheinlich können verschiedene Faktoren auslösend wirken. Nicht selten findet sich eine ängstliche Grundhaltung mit Neigung zu Depressionen und Phobien. Neue immunhistiochemische Untersuchungen der Darmschleimhaut zeigen bei einem Teil der Patienten eine Beteiligung des mukosalen Immunsystems und entzündliche Veränderungen möglicherweise als Folge vorausgegangener initiierender Darminfekte.

Klinik Trotz der sehr inkonstanten Symptomatik stehen in der Mehrzahl der Fälle bestimmte Symptome im Vordergrund. So kann man einen zur Obstipation neigenden Typ, einen Diarrhö-Typ und eine Schmerz-Flatulenz-Typ unterscheiden.

Ein weiteres relativ seltenes Symptom ist die vermehrte Schleimproduktion im Kolon, die mit dem Absetzen reiner Schleimstühle (deshalb die alte Bezeichnung Colitis mucosa und Colica mucosa) einhergehen kann.

In einer Reihe von Untersuchungen konnte gezeigt werden, dass die der Obstipation bzw. Diarrhö zugrunde liegenden Störungen auch am Ösophagus, Dünndarm und an den Gallenwegen nachweisbar sind.

Häufig wird von den Patienten angegeben, dass manche Nahrungsmittel Beschwerden auslösen oder verstärken. Dies sind insbesondere Kaffee, alkoholische Getränke, Milch, rohes Obst und gebratene Speisen. Eine Untersuchung von 21 Patienten mit abdominellen Beschwerden bei irritablem Kolon ergab in 14 Fällen eine **Intoleranz** gegen ein oder mehrere Lebensmittel und Getränke. Die Symptome wurden am häufigsten ausgelöst durch Weizen, Milchprodukte, Kaffee, Tee und Zitrusfrüchte. Immunologische Ursachen für diese Intoleranz konnten nicht nachgewiesen werden.

Diagnostik Die Diagnose kann nur nach Ausschluss organischer Abdominalerkrankungen gestellt werden. Es wurde immer wieder versucht, bei der sehr variablen und oft inkonstanten Symptomatik Diagnosekriterien aufzustellen. Bei allen Schwierigkeiten gelten derzeit die sog. „Rom-Kriterien" als die brauchbarsten [71].

Rom-Kriterien des Reizdarmsyndroms:

- mindestens drei Monate anhaltende oder wiederkehrende abdominelle Schmerzen, die
  - gemildert werden durch eine Stuhlentleerung,
  - verbunden sind mit Änderungen der Stuhlfrequenz,
  - verbunden sind mit Änderungen der Stuhlkonsistenz,
- Zutreffen der folgenden zwei Angaben:
  - geänderte Stuhlfrequenz (> 3-mal täglich oder < 3-mal pro Woche),
  - geänderte Form des Stuhles,
  - geänderte Stuhlentleerung (mit starkem Pressen, plötzlichem Stuhldrang, Gefühl der unvollständigen Entleerung),
  - Schleimbeimengung,
  - geblähtes Abdomen.

Studien in verschiedenen westlichen Industrieländern als auch in China ergaben eine für das Reizdarmsyndrom typische Symptomatik bei 11 bis 14 % der gesunden Durchschnittsbevölkerung [293].

Bis zu 50 % aller Patienten, die einen Gastroenterologen aufsuchen, leiden an einem Reizdarmsyndrom. Bei 50 % der Betroffenen beginnt die Symptomatik vor dem 35. Lebensjahr.

Messungen der **Motilität** und **myoelektrischen Aktivität** des Kolons nach dem Verzehr einer Mahlzeit ergaben eine vom Energiegehalt der Mahlzeit abhängige Steigerung der Kolonaktivität. Hieraus erklärt sich die immer wieder zu beobachtende **Überempfindlichkeit** gegenüber Speisen mit **hohem Fettanteil.**

Bei einem Teil der Patienten werden die abdominellen Beschwerden, Durchfälle oder Flatulenz durch den Verzehr von Lebensmitteln, reich an **Fructose** und **Sorbit** (vgl. Kap. 3.4.9), dies sind beispielsweise Apfel- und Birnensaft oder Getränke, die mit Fruchtzucker gesüßt wurden, ausgelöst [165].

Auch bei der **unspezifischen Diarrhö im Kleinkindalter** (toddler's diarrhoea) muss an eine Fructose-Sorbit-Malabsorption gedacht werden [166].

Wegen des hohen Fructose- und Sorbitgehaltes von Apfelsaft wird dieser etwa im Vergleich zu Traubensaft, der überwiegend Glucose enthält, besonders schlecht toleriert.

Die beim Reizdarmsyndrom häufig geklagte Flatulenz dürfte durch Motilitätsstörungen mitbedingt sein. Hierfür spricht die Tatsache, dass ins Duodenum insufflierte Luft bei diesen Patienten verzögert am Anus austritt, Intestinalgase also länger im Darm verweilen und sich folglich hier ansammeln. Hinweise gibt es auch darauf, dass gastrointestinale Infekte, wie z.B. eine Reisediarrhö oder eine Campylobacter-Enteritis das Reizdarmsyndrom auslösen können. In bis zu 30% finden sich Intestinalinfekte als Initialereignis. Nervale Fehlfunktionen werden für anorektale Störungen verantwortlich gemacht (Lit. bei [46]).

Es gibt keine Hinweise dafür, dass das Reizdarmsyndrom durch einen geringen **Ballaststoffgehalt** der Kost ausgelöst wird. Bei einem Teil der Patienten scheint jedoch der relative Mangel an Ballaststoffen mit am Zustandekommen der abdominellen Symptomatik, besonders wenn die Obstipation im Vordergrund steht, beteiligt zu sein.

Ernährungstherapie Da bei insgesamt unklarer Ätiologie viele Befunde dafür sprechen, dass für Subgruppen unterschiedliche auslösende Faktoren verantwortlich sind, kann es **keine einheitliche Therapie** beim irritablen Kolon geben. Grundsätzlich wird die Beurteilung therapeutischer Maßnahmen durch eine hohe Ansprechrate von 40–70% auf Placebo erschwert.

Es gibt Belege dafür, dass die Symptomatik des irritablen Kolons bei einem Teil der Patienten durch bestimmte Lebensmittel bzw. Nährstoffe ausgelöst wird. Gelingt es, die auslösenden Faktoren zu erkennen, so besteht die Therapie in ihrer Elimination **(exclusion diet).**

Durch gezielte Befragung und zeitweise Meiden mit anschließendem Wiedereinführen in den Kostplan wurden Lebensmittel als auslösende Ursache der abdominellen Symptomatik in einem hohen Prozentsatz erkannt. Durch anschließendes Meiden in der Kost besserte sich die Symptomatik in rund 50% bei insgesamt 200 untersuchten Patienten.

Intoleranzerscheinungen fanden sich nach dem Verzehr von Milch und Milchprodukten, Pilzen und Weizenerzeugnissen in etwa 30–35%, Eiern, Kaffee und Schokolade in etwa 20–30%, Nüssen, Zitrusfrüchten, Tee, Hafererzeugnissen in etwa 10–20% etc.

Der **Wirkmechanismus** ist unbekannt. Eine Nahrungsmittelallergie als Ursache der abdominellen Symptomatik wurde ausgeschlossen. Die H_2-Konzentration in der Ausatmungsluft und die Histaminkonzentration im Plasma lagen im Normbereich. Eindeutig erhöht war jedoch die mit einer speziellen Methode im Rektumlumen gemessene **PGE_2-Konzentration**.

Als beschwerdeauslösend werden weiterhin **Fructose** und **Sorbit** diskutiert. Das Monosaccharid und der Zuckeralkohol finden sich sowohl in Früchten und Fruchtsäften als auch in industriell hergestellten Produkten. Bei systematischen Untersuchungen von Patienten mit irritablem Kolon fanden sich Beweise dafür, dass Fructose und Sorbit bei einer Subgruppe für das Zustandekommen der Symptomatik verantwortlich ist. Negative Ergebnisse sind wahrscheinlich methodisch bedingt. Bei konsequentem Meiden der beiden Kohlenhydrate schwindet die Symptomatik.

Häufig wird eine **ballaststoffreiche Kost** oder der regelmäßige Verzehr von Weizenkleie empfohlen. Eine Reihe kontrollierter Studien konnte jedoch einen positiven Effekt nicht bestätigen. Ein Behandlungsversuch ist dann angezeigt, wenn die Obstipation im Vordergrund steht. Wichtig ist eine langsame Steigerung der Kleiedosis bis etwa 30 g/Tag (Lit. bei Camilleri 2001).

Flatulenz

Die **Menge an intestinalem Gas** hat am Zustandekommen von nicht organisch bedingten abdominellen Beschwerden, so auch beim irritablen Kolon, eine wesentliche Bedeutung. **Folgende Gase** finden sich im Verdauungstrakt: Stickstoff, Sauerstoff, Kohlendioxid, Wasserstoff, Methan (alle geruchlos) und Spuren weiterer oft geruchsaktiver Gase. Letztere werden zusammen mit Wasserstoff, Kohlendioxid und Methan von der Intestinalflora gebildet, während Sauerstoff und Stickstoff durch Luftschlucken in den Verdauungstrakt gelangen.

Flatulenz ist häufiger ein Gegenstand von Scherzen als von wissenschaftlichen Untersuchungen, deshalb sind die Kenntnisse über die Bildung und Entleerung von Darmgasen beim Gesunden nur gering. Die Untersuchung gesunder Personen während einer Woche unter normaler Ernährung ergab im Mittel 10 Gasentleerungen pro Tag. Wurden während einer weiteren Woche pro Tag zusätzlich 10 g des unverdaulichen und folglich ins Kolon übertretenden Disaccharids Lactulose gegeben, so erhöhte sich die Häufigkeit im Mittel auf 19 Entleerungen pro Tag.

Gestützt wird diese Annahme durch das Ergebnis einer Untersuchung an Patienten mit irritablem Kolon und Kontrollpersonen, bei denen in einer Kammer zur Ganzkörperkalorimetrie unter einer üblichen Mischkost bzw. einer Ausschlussdiät (exclusion diet) die Wasserstoff- und Methanproduktion gemessen wurde.

Die Ausschlussdiät war wie folgt zusammengesetzt: Fisch und Fleisch außer Rindfleisch erlaubt, Milchprodukte durch Soja ersetzt, alle Getreidearten außer Reis verboten.

Während sich unter beiden Kostformen bei den Kontrollpersonen keine Unterschiede ergaben, war bei Patienten mit irritablem Kolon unter Normalkost im Vergleich zur Ausschlussdiät die intestinale Gasproduktion, insbesondere die von Wasserstoff, gesteigert. Unter der Ausschlussdiät kam es sowohl zu einer Senkung der Gasproduktion als auch zu einer Verminderung der abdominellen Symptomatik.

Die Autoren kommen zu dem Schluss, dass die Symptomatik des irritablen Kolons Folge einer speziell zusammengesetzten Intestinalflora und einer vermehrten intestinalen Gasproduktion ist [156].

Während Alter und Geschlecht keinen Einfluss hatten, entleerten manche Personen eindeutig häufiger Darmgase, ein Befund, der die individuell **unterschiedliche Neigung** zur Flatulenz bestätigt. Als Ursache werden Unterschiede in der gasbildenden Darmflora angenommen [94].

Magengas besteht fast ausschließlich aus Stickstoff und Sauerstoff, da es durch Luftschlucken aufgenommen wird.

Wasserstoff und Methan werden nur von der **Kolonflora** gebildet, wobei während der Dünndarmpassage nicht verdaute und resorbierte Kohlenhydrate und nur in geringem Umfang auch Aminosäuren als Substrat dienen, d.h., je mehr **Kohlenhydrate** ins Kolon gelangen, desto intensiver ist die intestinale Gasproduktion.

Da bei Gesunden neben Ballaststoffen auch ein gewisser Anteil der mit der Nahrung aufgenommenen Stärke (resistente Stärke) nicht quantitativ im Dünndarm utilisiert wird **(physiologische Stärkemalabsorption)** (vgl. Kap. 1.11.1) und in den Dickdarm gelangt, steht der Kolonflora unter üblicher Ernährung ausreichend Substrat zur Gasbildung zur Verfügung.

Es kann davon ausgegangen werden, dass nach dem Verzehr von 50 g Kohlenhydraten in Form folgender Nahrungsmittel unterschiedliche Mengen an Stärke den Dünndarm passieren und in das Kolon übertreten: Reis weniger als 5%, glutenfreies Mehl weniger als 5%, Mais 5%, Kartoffeln 5–10%, Weizen 10% und Hafer 15%.

Die bei gleicher Ernährung individuell unterschiedlich hohe intestinale Gasproduktion wird mit Unterschieden in der Zusammensetzung der Darmflora erklärt.

Therapie Daraus ergeben sich zwei Ansätze zur Therapie. Erstens Reduktion fermentierbarer Kohlenhydrate und zweitens der Versuch, die Intestinalflora mit Hilfe von Probiotika zu modifizieren. Eine wirksame Reduktion des Substratangebotes lässt sich nur schwer realisieren. Die zunehmende Kenntnis sowohl über die Bedeutung der Intestinalflora für die Darmfunktion als auch der Möglichkeiten, die Flora mit Hilfe von Pro- und Präbiotika (vgl. Kap. 1.10.3 u. 2.2.3) zu beeinflussen, hat zu neuen Therapieansätzen geführt. Nachdem gezeigt werden konnte, dass Lactobacillus plantarum nach oraler Zufuhr die Kolonmukosa besiedelt und die Zahl gasproduzierender Keime, insbesondere von Clostridien, reduziert, wurden 60 Patienten mit einem nach den Rom-Kriterien gesicherten Reizdarm doppelblind placebokontrolliert mit Lactobacillus plantarum in Form eines Haferpräparates behandelt. In der Verumgruppe kam es schnell zu einem signifikanten Rückgang der Flatulenz [217]. Auch andere Autoren berichten über eine positive Wirkung von Lactobacillus plantarum auf die Symptomatik beim Reizdarmsyndrom, während eine kontrollierte Studie mit Lactobacillus casei GG negativ verlief (Lit. bei [192]).

Über **abdominelles Völlegefühl** und Blähungen ohne nachweisbare auslösende Ursachen, klagen aufgrund von Befragungen 10–25% der gesunden Bevölkerung (Frauen häufiger als Männer).

Typisch für diese Funktionsstörung ist das Fehlen der Symptomatik morgens nach dem Erwachen. Während des Tages stellt sich die Symptomatik zunehmend ein.

Während kleine Mahlzeiten die Beschwerden kaum beeinflussen, findet sich **nach großen voluminösen Mahlzeiten** eine deutliche Beschwerdezunahme. In der prämenstruellen Phase ist die Symptomatik oft am meisten ausgeprägt.

Das beim irritablen Kolon häufig geklagte Völlegefühl geht mit einer messbaren Zunahme des Bauchumfangs einher, ohne dass sich immer eine vermehrte Gasansammlung im Darm nachweisen lässt. Der zugrunde liegende Pathomechanismus ist letztlich unbekannt. Wirksame diätetische Maßnahmen sind nicht bekannt. Neben einer Lactoseintoleranz wurden Fälle von Weizen- und Roggenunverträglichkeit ohne nachweisbare Zeichen einer Sprue als auslösende Ursache gefunden, sodass mit einer entsprechenden Diät die Symptomatik positiv beeinflusst werden konnte (Lit. bei [287]).

Pneumatosis cystoides intestinalis

In sehr seltenen Fällen ist Flatulenz die Folge dieses, mit vermehrter intestinaler Gasbildung, Durchfällen und Tenesmen einhergehenden Krankheitsbildes. Es finden sich multiple Gasansammlungen in der Darmwand, die endoskopisch als zystische Vorwölbungen der Schleimhaut sichtbar werden.

Die Ätiologie ist weitgehend unbekannt. Die vermehrte Wasserstoffkonzentration in der Ausatmungsluft weist auf eine vermehrte intestinale Gasbildung hin. Eine kausale Therapie ist nicht bekannt.

Unter einer die bakterielle Gasproduktion reduzierenden **ballaststoffarmen Ernährung** kann die Symptomatik deutlich vermindert werden [51].

3.5.2 Fehlbesiedelung des Kolons

Bakterielle, virale und Pilzfehlbesiedelung des Darms

Insbesondere nach Gabe von **Breitbandantibiotika** und durch die hierdurch initiierte **Änderung der Intestinalflora** kommt es häufig zu länger anhaltenden abdominellen Beschwerden und Diarrhöen. Nicht selten ist dafür eine massive Vermehrung von Clostridium difficile verantwortlich. Es kann besonders bei abwehrgeschwächten Patienten auch eine Candida-albicans-Besiedlung des Enddarmes Ursache einer Diarrhö sein.

Ursache akuter Diarrhöen im Säuglings- und Kleinkindalter sind in erster Linie Infektionen mit **Rotaviren.**

Ernährungstherapie Die bereits seit Jahrzehnten diskutierte Prophylaxe und Therapie intestinaler Infekte und bakterieller Fehlbesiedelungen mit **probiotischen Lactobazillen** wurde in neuerer Zeit zunehmend wissenschaftlich abgesichert. Die ernährungsmedizinisch relevanten Fakten sind in Kapitel 2.2.3 ausführlich dargestellt.

Candida-albicans-assoziierte Beschwerden (Candida hypersensitivity syndrome, Candidiasis-related complex)

Anfang der 80er Jahre erschienen in den USA zwei populärwissenschaftliche Bücher [62, 298], in denen die Autoren postulierten, dass eine Besiedelung des Gastrointestinaltraktes mit Candida albicans häufig Ursache eines als Candida hypersensitivity syndrome bezeichneten Beschwerdekomplexes sei.

Die Autoren gehen davon aus, dass Antibiotika, weitere Medikamente, hoher Zucker- und Alkoholkonsum etc. eine solche Pilzbesiedelung begünstigen. Anhänger dieser Vorstellung glauben, dass **Candidatoxine** oder weitere Stoffwechselprodukte den Organismus auf nicht näher bekannte Weise, wie etwa Schwächung des Immunsystems, schädigen und für eine Vielzahl von Befindensstörungen, Beschwerden und Erkrankungen verantwortlich sind. Als weitere mögliche Schädigung durch Candida albicans wird eine Alkoholsynthese, insbesondere von Fuselölen aus Kohlenhydraten (Autobrewery syndrome) angeführt.

Die Liste der mit der Candida-albicans-Besiedelung in Verbindung gebrachten Erkrankungen ist umfangreich und betrifft überwiegend solche, die sich entweder **diagnostisch nur schwer sichern** lassen, oder solche, die **therapeutisch schwer beeinflussbar** sind. Diese Tatsache erhöht bei unkritischen Ärzten und Patienten, die z. T. lange, aber vergebens nach Beschwerdelinderung suchen, verständlicherweise die Attraktivität.

Folgende **Beschwerden** und **Erkrankungen** werden mit der Candida-albicans-Besiedelung des Gastrointestinaltraktes in Verbindung gebracht:
- Müdigkeit und Lethargie,
- Kopfschmerzen,
- Angst,
- Stimmungsschwankungen,
- schlechtes Gedächtnis,
- Hautsymptome wie Juckreiz, Brennen,
- kalte Hände und Füße,
- Beschwerden im Bereich des Muskel- und Skelettsystems wie Muskelschmerzen, Schwächegefühl, Gelenkschmerzen,
- Beschwerden im Bereich der Augen, Ohren und Nase wie tränende Augen, Augenbrennen, Ohrenschmerzen, Jucken im Bereich der Nase,
- Beschwerden im Bereich des Gastrointestinaltraktes wie trockener Mund, Blähungen, Sodbrennen, abdominelle Schmerzen, Diarrhö, Obstipation,

- Beschwerden im Urogenitalbereich wie verschiedene Missempfindungen im Bereich der Vagina, Menstruationsunregelmäßigkeiten, Prostatitis, Impotenz, häufiger Harndrang etc.

Obwohl die sehr komplexen Zusammenhänge zwischen der Intestinalflora und dem menschlichen Organismus nur lückenhaft bekannt sind, betrachtet die überwiegende Zahl der Mikrobiologen und Gastroenterologen das Syndrom der Candida-albicans-assoziierten Beschwerden als **rein spekulativ** und **völlig unbewiesen.**

In umfangreichen Untersuchungen konnte gezeigt werden, dass mindestens 75 % der mitteleuropäischen Bevölkerung kommensal mit Hefen besiedelt ist [210].

> Der Nachweis von Candida albicans im Stuhl wird beim derzeitigen Kenntnisstand wie folgt beurteilt: Candida albicans gehört bei der mitteleuropäischen Bevölkerung praktisch zur **normalen Darmflora.** Der Nachweis in Fäzes ist nicht mit einer Candida-albicans-Infektion des Darmes oder gar mit einer Darmmykose gleichzusetzen und erfordert bei immunkompetenten Personen keine therapeutischen Maßnahmen [271].

Dass es **bei verminderter immunologischer Abwehr** zu einer pathologischen Vermehrung von Candida albicans und der Entwicklung einer Mykose des Darmes kommen kann, steht außer Zweifel. Candida albicans ist ein **opportunistischer Pilz,** der bei stark reduzierter immunologischer Abwehr die Schleimhaut durchdringen und sich über Blut- und Lymphgefäße im gesamten Organismus ausbreiten kann (Candidasepsis).

Unseriöse, auf Sensation zielende Berichte in den Medien und eine große Zahl an oberflächlichen unsachlichen Publikationen in der Laienpresse haben zu einer erheblichen **Verunsicherung der Bevölkerung** geführt. In den USA wurde bereits früh der auch für andere Außenseitermethoden gültige Vorwurf erhoben, man stelle die Behauptung auf, der Verzehr von Zucker vermehre die Besiedelung mit Candida albicans im Gastrointestinaltrakt und diese Vermehrung schwäche das Immunsystem und schädige eine Reihe von Organsystemen, ohne Ergebnisse vergleichender Therapiestudien vorzulegen [22].

Keine der wenigen kontrollierten Studien bestätigt die Spekulationen um die Candida-albicans-assoziierten Beschwerden. Dies gilt beispielsweise für das chronische Müdigkeitssyndrom, für dessen Entstehung eine Candida-albicans-Besiedelung des Darmes angenommen wurde [242], und für Depressionen sowie prämenstruelle Beschwerden. Negativ verlief auch eine Studie an Patienten mit irritablem Kolon [209]. (Mögliche Bedeutung einer Candida-albicans-Besiedelung des Verdauungstraktes für den Verlauf von Hautkrankheiten siehe Kap. 12.3.)

Ernährungstherapie Die Kombination eines Antimykotikums mit einer sog. **„Anti-Pilz-Diät"** soll die Pilzbesiedelung im Gastrointestinaltrakt beseitigen bzw. einer Neubesiedelung vorbeugen.

Grundprinzip der „Anti-Pilz-Diät" ist die Reduzierung von Zucker, süßen Früchten und zuckerhaltigen Getränken. Bevorzugt verzehrt werden sollen Salate, Gemüse, Vollgetreideprodukte und Kartoffeln [246]. Dadurch soll über eine geringe Pilzbesiedelung des oberen Gastrointestinaltraktes, insbesondere der Mundhöhle, der Nachschub an Keimen für den Darm unterbrochen werden.

> Es liegen weder Beweise für die Existenz der Candida-assoziierten Beschwerden noch für die Beeinflussung der Candidabesiedelung des Orogastrointestinaltraktes mit der genannten Diät vor.

> In einer Untersuchung an 28 gesunden Versuchspersonen wurde der tägliche Zuckerkonsum anhand von Ernährungsprotokollen ermittelt und die Candida-albicans-Besiedelung der Mund- und Rachenschleimhaut bzw. des Kolons durch Untersuchung der Rachenspülflüssigkeit und der Fäzes untersucht. Candida albicans konnte in 78,6% in der Rachenspülflüssigkeit und 71,4% in den Fäzes nachgewiesen werden.
>
> Eine Beziehung zwischen der Höhe des ermittelten Zuckerverzehrs und dem Candida-albicans-Nachweis bzw. der Zahl der Keime pro ml Untersuchungsmaterial fand sich nicht.
>
> Auch der zusätzliche Verzehr 110 g raffinierter Kohlenhydrate (10% Glucose, 37% Saccharose, 3% Fructose, 50% Dextrin) hatte keinen Einfluss auf den Candida-albicans-Nachweis in der Rachenspülflüssigkeit bzw. den Fäzes [311].

Da keinerlei Beweise für das Syndrom vorliegen, hat das Statement der American Academy of Allergy and Immunology von 1985 weiter Gültigkeit: „Das Konzept ist spekulativ und unbewiesen. Teile der empfohlenen Therapie, insbesondere die orale Langzeitbehandlung mit Antimykotika, sind gefährlich."

3.5.3 Kolondivertikulose

Ätiologie Divertikel des Kolons finden sich mit zunehmendem Alter insbesondere bei Männern. Es handelt sich hierbei um kleine, sackförmige Ausstülpungen der Kolonwand, die sich meist multipel entwickeln und vorwiegend im Bereich des Sigmas und des Colon descendens lokalisiert sind.

Als **Ursache** der Divertikulose wird der geringe Ballaststoffgehalt der Kost in westlichen Industrienationen diskutiert. Dieser vermutete Kausalzusammenhang wird durch folgende Fakten gestützt: Die Divertikulose findet sich in Ländern mit noch „ursprünglicher" Ernährung und folglich einem hohen Ballaststoffanteil extrem selten. Wird die Ernährung auf die in den westlichen Ländern übliche ballaststoffarme Kost umgestellt, so entwickeln sich Divertikel mit gleicher Häufigkeit wie in den westlichen Industrieländern.

In den Ländern mit einer zurzeit sehr **hohen Divertikulosehäufigkeit,** so etwa der Bundesrepublik, waren, wie man alten Sektionsprotokollen entnehmen kann, noch um die Jahrhundertwende, einer Zeit mit vergleichsweise hohem Ballaststoffverzehr, Divertikel extrem selten.

Versuchstiere entwickeln bei ausschließlicher Fütterung eines halbsynthetischen ballaststofffreien Futters Divertikel, während dies bei Gabe eines üblichen Futters nicht der Fall ist.

Bei Patienten mit Divertikulose finden sich relativ **hohe intraluminäre Druckwerte** im Kolon, die sich dann normalisieren, wenn regelmäßig die sehr ballaststoffreiche Kleie verzehrt wird (s. Abb. 3-21).

Es wird angenommen, dass der als Folge eines Ballaststoffmangels hohe intrakolische Druck die Schleimhaut im Bereich von **„Schwachstellen"** der Kolonwand ausstülpt. Diese schwachen Stellen im Gefüge der Kolonwand sind die Durchtrittsstellen der von der Serosa in Richtung Mukosa ziehenden Gefäße, wie es schematisch in Abbildung 3-23 dargestellt ist. Auf dem Divertikelgrund berühren sich demnach Mukosa und Serosa. Der Divertikelhals, der im Bereich der Muskelschicht liegt, wird durch die Muskulatur eingeengt, wodurch ein Stagnieren des Divertikelinhalts begünstigt wird.

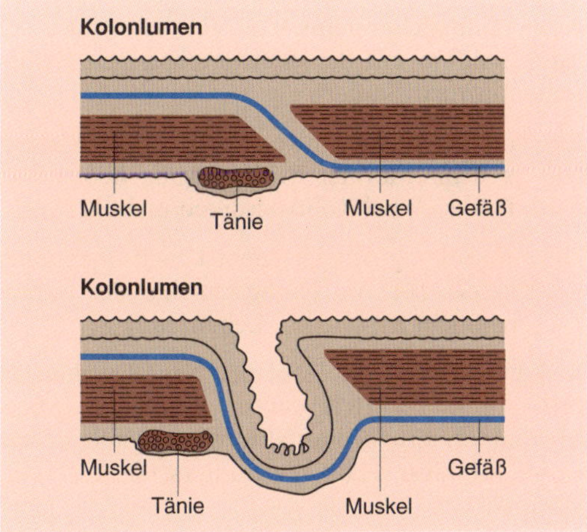

Abb. 3-23 Schema der Divertikelentstehung. Auf der oberen Bildskizze Querschnitt durch das normale Kolon. Auf dem unteren Bildabschnitt ist es durch eine Muskellücke zur Ausstülpung des Divertikels gekommen. Das Gefäß wurde mitausgestülpt und verläuft in der Divertikelkuppe.

Die **Häufigkeit** von Divertikeln wird mit zunehmendem Lebensalter größer. In den westlichen Industrienationen finden sie sich ab dem 60. bis 70. Lebensjahr bei 40–50 % der Durchschnittsbevölkerung.

Klinik Die **Divertikulitis** ist eine Entzündung der Divertikelwand, die mit Schmerzen und Fieber einhergeht. Sie kann als Peridivertikulitis auf die Umgebung übergreifen.

Eine **Perforation** von Divertikeln als Folge entzündlicher Wandveränderungen führt zur Peritonitis oder zu lokalen Abszessbildungen. Die meist älteren Patienten sind durch diese Komplikationen in hohem Maße gefährdet.

Ernährungstherapie Ausgehend von der Tatsache, dass die intraluminale Drucksteigerung als Folge eines geringen Ballaststoffverzehrs Ursache der Kolondivertikulose ist, wurde versucht, die bei einem Teil der Patienten geklagten abdominellen Beschwerden durch den regelmäßigen Verzehr von Weizenkleie bzw. einer **ballaststoffreichen Kost** zu therapieren.

Entsprechende Studien ergaben, dass es bei der Mehrzahl der Patienten während des Verzehrs von Weizenkleie zu einem Schwinden der abdominellen Symptomatik und auch einem Rückgang der Komplikationsrate, insbesondere in Form der Divertikulitis, kommt. Berücksichtigt werden muss bei der Beurteilung des **Therapieerfolges,** dass sich der positive Effekt erst **nach etwa zwei bis vier Wochen** einstellt, eine Zeit, die auch verstreicht, bis unter täglichem Kleieverzehr der bei der Divertikulose gesteigerte intrakolische Druck sinkt.

Abbildung 3-22 veranschaulicht die im Kolon gemessenen Druckwerte bei zwei Kollektiven Divertikulosekranker, von denen eines mit und eines ohne Verzehr von Weizenkleie kontrolliert wurde. Der positive therapeutische Effekt wird auf die intrakolische Drucknormalisierung zurückgeführt [312].

Vergleichende Untersuchungen mit Kleie unterschiedlicher Partikelgröße haben gezeigt, dass der erwünschte therapeutische Effekt in erheblichem Maße von der **Partikelgröße der Kleie** abhängig ist.

Grobe Kleiepartikel mit einem Durchmesser von mehr als 1 mm haben die beste Wirkung [278].

3.5.4 Analfissur und solitäres Rektumulkus

Analfissuren – schmerzhafte Einrisse im Analkanal mit schlechter Heilungstendenz – werden mit den verschiedensten Verfahren (lokale Salbenbehandlung, Bougierung, Spaltung, Exzision etc.) behandelt.

In einer vergleichenden Studie an über 100 Patienten konnte gezeigt werden, dass Fissuren unter Gabe von Weizenkleie in Kombination mit Sitzbädern schnell bzw. schneller abheilen als unter üblicher Lokalbehandlung mit Salben [136].

Die Ätiologie des solitären **Rektumulkus** ist unbekannt. Es wird angenommen, dass chronische Verletzungen und ischämische Reaktionen der Schleimhaut, ausgelöst durch harte Stuhlballen, wesentlich an der Entstehung beteiligt sind.

Von dieser Vorstellung ausgehend waren bei der therapeutisch schwer beeinflussbaren Erkrankung Behandlungsversuche mit einer ballaststoffreichen Diät nahe liegend. In einer Therapiestudie kam es im Mittel nach ca. 10 Monaten unter einer ballaststoffreichen Kost mit Vollkornprodukten, Weizenkleie, reichlich Obst und Gemüse in über 70% der Fälle zu einem Abheilen der Ulzera [37].

3.5.5 Colitis ulcerosa

Ätiologie Die Colitis ulcerosa ist eine mit Geschwürbildungen einhergehende Entzündung der Kolonschleimhaut. Sie kann sowohl das gesamte Organ als auch nur bestimmte Abschnitte befallen, wobei das Rektum immer mit betroffen ist. Nur auf das Rektum begrenzt, bezeichnet man sie als Proktitis.

Ähnlich wie bei der Enteritis regionalis (Morbus Crohn, vgl. Kap. 3.4.3) ist auch die Ursache der Colitis ulcerosa unbekannt. Die derzeit vorliegenden Befunde sprechen dafür, dass bei einer **genetischen Prädisposition,** wie bereits beim Morbus Crohn beschrieben, immunologische Fehlreaktionen gegen die eigene Darmflora wesentlich für die Entstehung und den Verlauf der Erkrankung verantwortlich sind. Da die Colitis ulcerosa in Populationen mit hoher Ballaststoffzufuhr vergleichsweise selten ist, wurde auch ihnen eine Bedeutung bei der Pathogenese zugeschrieben.

Ballaststoffe, insbesondere die wasserlöslichen, und auch die resistente Stärke werden von der Intestinalflora zu kurzkettigen Fettsäuren abgebaut, von denen dem **n-Butyrat** eine entscheidende Bedeutung im Stoffwechsel der Kolonzyten zukommt. Eine länger anhaltende geringe Produktion an kurzkettigen Fettsäuren schädigt die Kolonschleimhaut sowohl funktionell als letztlich auch morphologisch [267].

Epidemiologische Studien belegen für die Zeit vor dem Krankheitsbeginn einen signifikant geringeren Verzehr von Früchten, der entscheidenden Quelle wasserlöslicher Ballaststoffe [241].

Während die kurzkettigen Fettsäuren protektiv wirken, schädigen die bei der **bakteriellen Degradation schwefelhaltiger Aminosäuren** anfallende Sulfide (s. Abb. 3-19) die Schleimhaut. Es wird angenommen, dass bei vermehrter Bildung bzw. ungenügender Detoxifikation Schleimhautschäden entstehen, denen u. U. eine Bedeutung bei der Entstehung der Colitis ulcerosa bzw. ihrem Verlauf zukommt.

Gestützt wird diese Vorstellung durch Ergebnisse erster Therapiestudien. Patienten mit Colitis ulcerosa wurde empfohlen, unter Beibehalten der medikamentösen Therapie Lebensmittel reich an **schwefelhaltigen Aminosäuren** wie Eier, Käse, Milch, Nüsse, Kohlgemüse etc. zu **meiden.** Unter dieser Ernährungsumstellung kam es zu einer eindeutigen Reduktion der Krankheitsaktivität und Abnahme der Zahl an akuten Schüben der Colitis ulcerosa [251].

Diskutiert wird ebenfalls die Bedeutung **nutritiver Allergene,** insbesondere von Milcheiweiß, für die Pathogenese der Colitis ulcerosa. Nach Befunden von Whorwell u. Mitarb. [319] erkrankten Personen, die als Säuglinge nicht gestillt wurden, häufiger an Colitis ulcerosa. Als mögliche Ursache hierfür wird eine **frühkindliche Sensibilisierung gegen Kuhmilchproteine** bzw. eine Alteration der Intestinalflora mit Sensibilisierung gegen Bakterienantigene diskutiert.

Ein von der Norm abweichendes Essverhalten, wie es beim Morbus Crohn häufig beobachtet wird, fand sich bei Kolitiskranken nicht [295].

Die Erkrankung tritt in jedem Lebensalter, auch bei Kindern auf. Am häufigsten liegt der **Beginn** zwischen dem 20. und 40. Lebensjahr.

In Japan beträgt die Zahl der **Neuerkrankungen** pro Jahr nur 5–10% der in westlichen Industrieländern. Ernährungsfaktoren sind möglicherweise für diese Häufigkeitsunterschiede verantwortlich.

Eine Studie an 100 Kolitiskranken ergab im Vergleich zu einer Kontrollgruppe ein signifikant höheres Erkrankungsrisiko unter einer westlich orientierten Ernährung im Vergleich zur traditionellen japanischen Kost [175].

Klinik Das **Hauptsymptom** sind unter krampfartigen Schmerzen abgesetzte, blutig-schleimige Stühle. Hierdurch bedingte Blut-, Mineralstoff- und Wasserverluste führen zu Anämie, Hypoproteinämie und Störungen des Elektrolythaushaltes (vgl. Tab. 3-6).

Eine besonders stürmische Verlaufsform ist die sog. **fulminante Kolitis,** bei der die Gefahr der Kolonperforation und einer Lähmung des Kolons (toxische Kolondilatation) besteht. Die Sterblichkeit ist bei dieser mit ausgedehnten tiefen Geschwürbildungen einhergehenden Verlaufsform sehr groß. Die einzige Erfolg versprechende Maßnahme ist oft nur die operative Entfernung des Kolons.

Wesentlich häufiger ist jedoch die **chronisch-rezidivierend verlaufende Form,** bei der die entzündlichen Wandveränderungen unter medikamentöser Behandlung weitgehend abheilen. Nach einem oft Monate dauernden beschwerdefreien Intervall kommt es wieder zu dem Vollbild der Kolitis mit blutigen Durchfällen.

Ähnlich wie beim immer wiederkehrenden Magengeschwür besteht bei der über Jahre in Schüben verlaufenden Colitis ulcerosa eine erhöhte **Gefahr der Karzinomentstehung.**

Ernährungstherapie

Bis Mitte der 60er Jahre des vorigen Jahrhunderts glaubte man, den Verlauf der Erkrankung mit einer sog. **Kolitisdiät** positiv beeinflussen zu können. Diese Diät wurde weder exakt definiert noch wurde ihr Effekt durch Therapiestudien belegt. Unter „Kolitisdiät" verstand man eine nach den allgemein recht verschwommenen Vorstellungen über eine **„Schonkost"** mit geringem Anteil an Ballaststoffen, weitgehend frei von Gewürzen etc. hergestellte Kost.

Die meisten kritischen Autoren plädieren daher nur noch für eine ballaststoffarme Kost während der akuten Phase der Colitis ulcerosa und empfehlen während der symptomfreien bzw. symptomarmen Zeit eine leichte Vollkost.

Ausgehend von der Tatsache, dass sich bei der Colitis ulcerosa häufig Antikörper gegen Milchproteine finden, wurden in den 60er Jahren des vorigen Jahrhunderts Therapiestudien mit **milcheiweißfreier Diät** durchgeführt. Obwohl bei einem Teil der Kranken sowohl morphologische als auch klinische Besserungen erzielt werden konnten [324], fand die milcheiweißfreie Diät nie breitere Anwendung. Bei Kenntnis der bereits genannten neuen Befunde über eine Bedeutung sulfatreduzierender Bakterien und schwefelhaltiger Aminosäuren [251] finden diese positiven Ergebnisse u. U. eine neue Erklärung.

Die Frage, ob Milch und Milchprodukte aufgrund eines bei Colitis ulcerosa häufigeren Lactasemangels schlechter toleriert werden, wird in der Literatur unterschiedlich beantwortet. Die Mehrzahl der Untersucher fand einen **Lactasemangel** nicht häufiger als in der Durchschnittsbevölkerung und warnt vor dem Meiden von Milch als optimalem Kalziumlieferanten [24].

Ob eine kohlenhydratarme Kost den Verlauf der Colitis ulcerosa günstig beeinflusst, wie von manchen Untersuchern angenommen wird, kann, da entsprechend groß angelegte Therapiestudien fehlen, nicht sicher beurteilt werden (Lit. bei [190]).

In gleicher Weise wie beim Morbus Crohn lassen sich bei der Colitis ulcerosa mit ausschließlicher **parenteraler Ernährung** bzw. Ernährung mit einer **Formeldiät** Remissionen erzielen.

Nach einer Zusammenfassung der in der Literatur mitgeteilten 11 Studien über den therapeutischen Effekt der parenteralen Ernährung kann davon ausgegangen werden, dass sich in etwa 60 % der Fälle eine Remission erzielen lässt. Wie beim Morbus Crohn kam es auch bei der Colitis ulcerosa in rund 40 % der Fälle innerhalb eines Jahres wieder zu einem Rezidiv.
Identisch sind auch die Therapieerfolge mit **Formeldiäten** bei Morbus Crohn und Colitis ulcerosa. Wegen der bekannten Komplikationen der parenteralen Ernährung, insbesondere Kathetersepsis und Thrombosen der Vena subclavia, ist auch bei der Colitis ulcerosa der enteralen künstlichen Ernährung in jedem Falle der Vorzug zu geben. Metaanalysen zur vergleichenden Bewertung von medikamentöser Therapie und künstlicher Ernährung, denen beim Morbus Crohn entsprechend, liegen nicht vor.

Die pathophysiologischen Grundlagen zur Therapie mit **ω-3-Fettsäuren** und **γ-Linolensäure** bei den beiden chronisch-entzündlichen Darmerkrankungen und die Ergebnisse bisher vorliegender Therapiestudien wurden beim Morbus Crohn dargestellt (vgl. Kap. 3.4.3).

Nachdem in einigen Kurzzeitstudien von etwa drei Monaten Dauer ein remissionserhaltender Effekt von **ω-3-Fettsäuren** gezeigt wurde, verlief eine doppelblind-placebokontrollierte Studie an 64 Patienten mit 5,1 g **ω-3-Fettsäuren** pro Tag während einer Beobachtungszeit von zwei Jahren negativ. Die kumulative Rückfallrate während der Gesamtdauer war unter **ω-3-Fettsäuren** und Placebo gleich hoch. Hingegen konnte auch in dieser Studie während der ersten drei Monate ein signifikanter Effekt von ω-3-**Fettsäuren** auf die Remissionsrate nachgewiesen werden [183].

Zur Abwehr von Mikroorganismen im Bereich der geschädigten Schleimhaut synthetisieren Leukozyten in großem Umfang freie Sauerstoffradikale. Hierdurch kommt es im Gewebe zu einem Missverhältnis zwischen pro- und antioxidativen Substanzen (**„oxidativer Stress"**), der mit einer Schädigung von Proteinen und Lipiden einhergeht. Welche Bedeutung dem oxidativen Stress bei der Unterhaltung von Entzündungsreaktionen bei chronisch entzündlichen Darmerkrankungen zukommt und ob ein positiver therapeutischer Effekt mit **Antioxidantien** erzielt werden kann, bedarf der Untersuchung [105].

Ausgehend von der Tatsache, dass die beim bakteriellen Abbau von Ballaststoffen anfallenden **kurzkettigen Fettsäuren** in erheblichem Umfang resorbiert werden und besonders n-Butyrat ein wesentliches **energieliefferndes Substrat der Kolonmukosa** ist, wurde angenommen, dass eine Störung des Butyratstoffwechsels der Kolonozyten in die Genese der Colitis involviert sei und dass sich ein erhöhtes Angebot dieser Fettsäure im Lumen positiv auf den Krankheitsverlauf auswirkt.

Die Instillation von n-Butyrat ins Darmlumen bei Patienten mit einer Colitis ulcerosa des Enddarmes (Proktosigmoiditis) bestätigte diese Annahme. Es kam sowohl klinisch als auch aufgrund der mikroskopischen Schleimhautbefunde im Vergleich zu einer Kontrollgruppe zu signifikanten Besserungen [267].

Da die gestörte Immuntoleranz gegenüber der eigenen Darmflora wahrscheinlich wesentlicher Bestandteil der Pathogenese chronisch entzündlicher Darmerkrankungen ist, quantitative und qualitative Änderungen des Spektrums der Intestinalflora durch ausschließliche Ernährung mit Formeldiäten oder parenterale Ernährung sowie Behandlung mit Antibiotika den Verlauf positiv beeinflussen können, ist es nahe liegend, dass auch **probiotische Mikroorganismen** ähnliche Effekte haben. An tierexperiementellen Modellen chronisch entzündlicher Darmerkrankungen konnten positive Effekte geziegt werden (Lit bei [274]). In einer Pilotstudie an Patienten mit Colitis ulcerosa in Remission, die eine Langzeitbehandlung mit 5-Aminosalizylsäure (5-ASA) nicht tolerierten, wurde mit einer Mischung verschiedener probiotischer Keime (Bifidobakterien, Laktobazillen, Streptokokken) behandelt. Der remissionserhaltende Effekt entsprach dem mit 5-ASA [302].

3.5.6 Totale Kolektomie, Ileostoma, pouch-anale Anastomose, Pouchitis*

Bei totaler Kolektomie mit Ileostoma können **verschiedene Lebensmittel** individuell unterschiedliche Beschwerden auslösen. Jeder Patient muss durch Selbstbeobachtung erkennen, welche Lebensmittel **Intoleranzen** zur Folge haben.

Befragungen bei Selbsthilfegruppen ergaben ernährungsabhängige Beschwerden in 8,5% bei Männern und 15,9% bei Frauen, wobei die abdominelle Symptomatik in 40–60% der Fälle durch gebratenes Fleisch, Fisch, Bohnen, Erbsen, Kohlgemüse und Rhabarber ausgelöst wurde.

Der oft erhebliche **Wasserverlust** aus dem Ileostoma kann, ähnlich wie es bei der Cholera der Fall ist, durch orale **Gabe von Glucose** (die Wasserresorption wird gesteigert) verringert werden. Mit 150 g Glucose/Tag wurde eine Reduktion des Wasserverlustes um etwa 1 l beobachtet.

Besteht bei Patienten mit Ileostoma gleichzeitig ein **Lactasemangel** (vgl. Kap. 3.4.6), so kann es durch die vermehrte Entleerung dünnflüssigen Darminhaltes zu schweren Mazerationen der Haut in der Umgebung des Stomas kommen. Konsequentes Meiden von Milchzucker ist erforderlich.

Die Zahl der **Bakterien** im neoterminalen Ileum ist mit Werten bis zu 10^7 Keimen pro Gramm erheblich erhöht. Die Folge ist ein vermehrter **Verbrauch an Vitamin B_{12}** durch die Darmflora, was mit einem pathologischen Vitamin-B_{12}-Resorptionstest (Schilling-Test) in 10–30% und den klinischen Zeichen des B_{12}-Mangels in 3–9% der Patienten einhergeht (Lit. bei [53]).

Eine Möglichkeit, die Kontinenz nach totaler Kolektomie zu erhalten, ist die Anlage eines Beutels (pouch) aus Schlingen des terminalen Ileums als kontinente Ileostomie oder pouch-anale Anastomose. Zu den als **Pouchitis** bezeichneten entzündlichen Wandveränderungen kommt es in Abhängigkeit von den Diagnosekriterien je nach Studie in 7 bis über 30% der Fälle. Führendes Symptom ist die Diarrhö, gelegentlich mit Blutbeimengungen. Die Pouchitis findet sich überwiegend nach Kolektomie wegen Colitis ulcerosa.

Mögliche **Ursachen** sind eine unzureichende bakterielle Synthese kurzkettiger Fettsäuren aus Kohlenhydraten bzw. eine bakterielle Fehlbesiede-

* Deutsche Ileostomie-Colostomie-Urostomie-Vereinigung (ILCO), e.V. Kepser Straße 50, 85356 Freising (Selbsthilfegruppe).

lung. Da das terminale Ileum und damit der Ort der Vitamin-B_{12}-Resorption zur Anlage des Reservoirs dient, kann bei lang dauernder Pouchitis die Versorgung mit Vitamin B_{12} beeinträchtigt sein. Häufige Diarrhöen können weiterhin mit Störungen des Wasser- und Elektrolythaushaltes einhergehen. Für die bakterielle Fehlbesiedlung als Ursache der Pouchitis spricht die Wirksamkeit der antibiotischen Therapie. Die Rückfallrate ist jedoch, wahrscheinlich als Folge einer erneuten Fehlbesiedlung nach Absetzen der Therapie, hoch. In einer placebokontrollierten Studie wurden Patienten mit einem Rückfall nach antibiotischer Therapie mit einer Kombination von acht physiologischen probiotischen Mikroorganismen während neun Monaten behandelt. Nur in 15% der Fälle kam es zu einem Rückfall (Lit. bei [266]). Zu einem Rückgang der entzündlichen Schleimhautveränderungen und der klinischen Symptomatik sowie einem Anstieg kurzkettiger Fettsäuren im Stuhl kam es weiterhin unter Gabe des Präbiotikums Inulin [314].

3.5.7 Akute Appendizitis

Epidemiologische Untersuchungen von Burkitt und Trowell [41, 42] weisen auf eine mögliche inverse Beziehung zwischen der Höhe des **Ballaststoffverzehrs** und der Häufigkeit der akuten Appendizitis hin. In Teilen der Welt mit einer noch ursprünglichen ballaststoffreichen Ernährung ist diese akut-entzündliche Darmerkrankung extrem selten, in Industrieländern mit vergleichsweise geringem Ballaststoffverzehr hingegen wesentlich häufiger.

Die Bedeutung von Ernährungsfaktoren für diesen Unterschied wird immer wieder in Frage gestellt, und die in den verschiedenen Regionen der Welt sehr unterschiedliche ärztliche Versorgung der Bevölkerung wird als wahrscheinlichere Erklärung diskutiert [298].

3.5.8 Kolorektale Adenome und Karzinome

In über 90% der Fälle entwickeln sich kolorektale Karzinome aus benignen Schleimhauttumoren, den meist als Polypen bezeichneten Adenomen **(Adenom-Karzinom-Sequenz).**

Von den sich histologisch durch einen villösen, tubulären oder tubulovillösen Aufbau unterscheidenden Adenomen besitzen die villösen die höchste maligne Potenz. Das Risiko der malignen Entartung nimmt mit dem Durchmesser der Adenome zu.

> Sowohl die **Entstehung** der Adenome als auch das **Wachstum** und letztlich die **maligne Entartung** werden in erheblichem Maße durch **Ernährungsfaktoren** mitbestimmt. Als begünstigende Ernährungsfaktoren gelten:
> - hoher Fett- und Fleischverzehr,
> - geringer Verzehr von Obst, Gemüse und ballaststoffreichen Vollgetreideprodukten.

Kolorektale Adenome sind in Ländern mit geringer Kolon- und Rektumkarzinomhäufigkeit, z.B. in asiatischen und südamerikanischen Ländern, selten, während sie sich in westlichen Industrieländern mit zunehmendem Lebensalter häufiger finden.

In westlichen Industrieländern ist das kolorektale Karzinom die häufigste maligne Erkrankung der Gastrointestinalorgane. Es tritt bevorzugt im höheren Lebensalter auf. Der Beginn der Erkrankung ist sehr symptomarm, was die für eine radikale operative Entfernung – nur dieses Vorgehen besitzt Aussicht auf Heilung – erforderliche Frühdiagnose erschwert.

Klinik Häufige, auf ein kolorektales Karzinom hinweisende **Symptome** sind der Wechsel zwischen Obstipation und Diarrhö, Teerstühle oder Blutabgang mit dem Stuhl, Inappetenz, Schwächegefühl und Anämie.

Epidemiologische Studien haben gezeigt, dass sich die **Häufigkeit des Magen- und die des kolorektalen Karzinoms** entgegengesetzt verhalten. In Regionen mit hoher Rate an Magenkarzinomen finden sich vergleichsweise selten kolorektale Karzinome und umgekehrt. Wahrscheinliche Ursachen für dieses inverse Verhalten sind **Ernährungsfaktoren** (vgl. Kap. 16).

3.5.9 Barrierefunktion und Translokation

> Eine optimale Funktion der Darmmukosa schützt vor einem Übertritt von Bakterien, allergenen Substanzen und Endotoxinen aus dem Darmlumen in die Lymphe und in das Pfortaderblut.

Diese Barrierefunktion (Schrankenfunktion, Mukosablock) des Darms ist von einer Vielzahl von Faktoren, insbesondere einer normalen Zellproliferation und immunologischen Abwehrfunktion des Darms abhängig.

Wesentliche **Voraussetzung** für die Aufrechterhaltung dieser Funktion ist wiederum ein ausreichendes Angebot an Substrat für den Energiestoffwechsel der Mukosazellen. Hierbei kommt den beim Abbau von Ballaststoffen im Kolon entstehenden kurzkettigen Fettsäuren, insbesondere dem **Butyrat** (vgl. Kap. 1.11.4) eine wesentliche Bedeutung für den Stoffwechsel der Kolonschleimhaut zu. Eine entsprechende Bedeutung für die Mukosa der Dünndarmschleimhaut, aber auch der **Kolonschleimhaut** kommt dem mit der Nahrung aufgenommenen bzw. im Organismus synthetisierten **Glutamin** zu.

Im **Hungerzustand,** bei ausschließlich parenteraler Ernährung bzw. ausschließlicher Ernährung mit chemisch definierten Formeldiäten **(Elementardiät),** kann die Barrierefunktion herabgesetzt sein, da ein optimales Substratangebot von der Lumenseite her nicht gegeben ist.

In **Stressphasen** sinkt die **Glutaminkonzentration** im Gewebe und Plasma (vgl. Kap. 18.3.3) und kann nur durch gezielte Supplementierung im Normbereich gehalten werden.

Die herabgesetzte Barrierefunktion begünstigt den als **Translokation** bezeichneten Übertritt von Bakterien und von Endotoxinen aus dem Darmlumen in die Blut- bzw. Lymphbahn.

> Insbesondere in tierexperimentellen Untersuchungen konnte eine gestörte Barrierefunktion mit Übertritt von Darmbakterien in mesenteriale Lymphknoten bzw. in die Zirkulation bewiesen werden.

Die Barrierefunktion wird auch durch Gabe von **Zytostatika** beeinträchtigt.

> Bei Versuchstieren ist eine Translokation unter Gabe von Zytostatika in ausgeprägtem Maße dann nachweisbar, wenn das Futter frei von Glutamin und Ballaststoffen ist. Durch Zusatz der genannten Aminosäure und des wasserlöslichen Ballaststoffes Pektin, bei dessen bakteriellem Abbau kurzkettige Fettsäuren gebildet werden, lässt sich die Translokation mit Nachweis von Kolibakterien in den mesenterialen Lymphknoten weitgehend verhindern.

> Vermutlich schützt eine optimale Deckung des in Stressphasen erhöhten Bedarfs an **Glutamin** (vgl. Kap. 18.3.3) und eine enterale Ernährung mit ausreichendem Anteil an bakteriell abbaubaren **Ballaststoffen** die Darmmukosa vor Schädigungen.

> An Patienten unter zystotatischer Therapie bei metastasierendem Karzinom konnte beispielsweise gezeigt werden, dass die Glutaminkonzentration in Duodenalbiopsien im Vergleich zum Ausgangswert bei parenteraler Zufuhr von Glycyl-L-glutamin signifikant ansteigt, während es in der nicht mit Glutamin versorgten Kontrollgruppe signifikant unter den Ausgangswert abfiel [66].

Die große Bedeutung der Intestinalflora für die Aufrechterhaltung der Barrierefunktion wird in Kapitel 2.2.3 und die Bedeutung der Flora für die Entstehung allergischer Erkrankungen (Hygienehypothese) in Kapitel 3.4.10 besprochen.

3.6 Exokrines Pankreas

Physiologie und Pathophysiologie Der exokrine Drüsenanteil bildet die Hauptmasse der Bauchspeicheldrüse. In den Azinuszellen werden die Enzyme synthetisiert und zum Teil in Form sog. Zymogengranula gespeichert.

Bei Kontakt der Duodenalschleimhaut mit Speisebrei werden die beiden, das exokrine Pankreas stimulierenden Hormone, **Cholezystokinin-Pankreozymin** (CCK-PZ) und Sekretin an die Blutbahn gegeben. CCK-PZ stimuliert die ekbolische Pankreasfunktion, d.h. die Abgabe von Enzymen in den Bauchspeichel, während **Sekretin** die Sekretion von Wasser, Bicarbonat und Elektrolyten (hydrokinetische Funktion) stimuliert.

Folgende **Zymogene** (Pro-Enzyme) werden sezerniert: Trypsinogen, Chymotrypsinogen A und B, Procarboxypeptidase A und B, Proelastase, Prokollagenase. Als **aktive Enzyme** werden sezerniert: α-Amylase, Lipase, Ribonuklease, Desoxyribonuklease und Phospholipase. Die Aktivierung des Trypsinogens erfolgt durch die von der Darmschleimhaut gebildete Enteropeptidase, Enterokinase bzw. durch bereits im Darmlumen vorhandenes aktives Trypsin. Das aktive Trypsin aktiviert weiterhin sämtliche übrigen ins Darmlumen sezernierten Zymogene.

Die Aufgabe des **Bicarbonats** besteht darin, den aus dem Magen übertretenden Chymus zu neutralisieren und einen pH-Wert von etwa 7,5–8,0 zu gewährleisten. In diesem pH-Bereich sind die Pankreasenzyme optimal wirksam.

Nach Stimulation der Drüse steigt die Aktivität der Enzyme im Pankreassaft parallel an (sog. **Parallelsekretion),** d.h. das Verhältnis der Enzymaktivitäten zueinander ist bei unterschiedlich stark stimulierter Sekretion immer gleich.

Kommt es im Rahmen einer Bauchspeicheldrüsenerkrankung, wie dies insbesondere bei der chronischen Pankreatitis der Fall ist, zu einem zunehmenden Untergang von exokrin aktivem Gewebe, so bleibt aufgrund einer **großen Reservekapazität** des Organs die Nährstoffverdauung noch lange Zeit ausreichend (Abb. 3-24).

Die zuerst auftretenden **Insuffizienzerscheinungen** sind durch einen Mangel an Lipase bedingt und betreffen folglich die **Fettverdauung.**

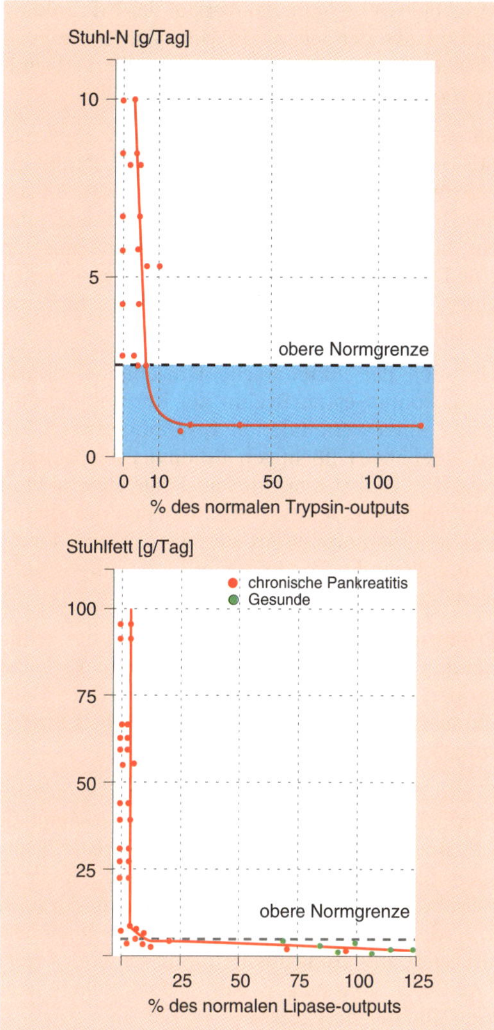

Abb. 3-24 Das Verhältnis zwischen Lipase- bzw. Trypsin-output bei Gesunden und bei Kranken mit chronischer Pankreatitis. Erst ab einem Enzym-output von weniger als 10% der Norm kommt es zu einer vermehrten Fett- und Stickstoffausscheidung mit dem Stuhl (nach [67]).

Aus Untersuchungen an teilpankreatektomierten Kranken weiß man, dass sich erst dann eine Verdauungsinsuffizienz als Folge eines Mangels an sezernierten Pankreasenzymen (exokrine Pankreasinsuffizienz) einstellt, wenn mehr als 80% des Organs ausgefallen sind.

Das mit der Nahrung aufgenommene **Fett** wird im Dünndarm unter dem Einfluss der Gallensalze und der bei der Fettspaltung anfallenden Spaltprodukte **emulgiert.** Die hierbei entstehende feintropfige Verteilung des Fettes in Wasser bietet eine **große Angriffsfläche für Lipase,** die nur von der Wasser-Öl-Zwischenphase her Triglyceride hydrolysieren kann.

Bei der **Hydrolyse der Triglyceride** entstehen, obwohl die Pankreaslipase vorwiegend in α-Position veresterte Fettsäuren hydrolysiert, folgende Spaltprodukte: α-, β-Diglyceride, β-Monoglyceride, freie Fettsäuren und Glycerin.

Die Verdauung der mit der Nahrung aufgenommenen **Stärke** erfolgt unter dem Einfluss der α-Amylase. Wird in der Mundhöhle die Nahrung ausreichend eingespeichelt und der Chymus im Magen nur langsam angesäuert, so können als Folge der langen Einwirkung von α-Amylase des Speichels (Ptyalin) beim Übertritt der Nahrung in das Duodenum bis zu 50% der aufgenommenen Stärke hydrolysiert sein. Die **Pankreasamylase** mit einem pH-Optimum von 7,1 spaltet ebenso wie die Speichelamylase nur die **1,4-α-glykosidischen,** nicht hingegen die 1,6-α-glykosidischen **Bindungen.** Bei der Stärkehydrolyse unter dem Einfluss von α-Amylase entstehen Maltose, Isomaltose und Glucose.

Die Geschwindigkeit der Stärkehydrolyse ist abhängig von der bei verschiedenen Pflanzen unterschiedlichen Größe der Stärkekörner und weiterhin davon, ob die Stärke einer Hitzeeinwirkung unterzogen wurde oder nicht. Insgesamt läuft der Stärkeabbau sehr schnell ab, besonders im Vergleich zur Hydrolyse der Neutralfette (resistente Stärke, siehe Kap. 1.11.1).

Der **Abbau der Proteine** erfolgt bis zu Aminosäuren bzw. Peptiden. Die Proteasen werden eingeteilt in **Endopeptidasen** und Exopeptidasen. Erstgenannte spalten die Eiweißmoleküle in der Mitte der Molekülkette. Neben dem Pepsin des Magens gehören das Trypsin und das Chymotrypsin zu den Endopeptidasen. **Exopeptidasen** greifen vom Ende der Peptidkette her an. Erfolgt die Hydrolyse vom Carboxylende her, so spricht man von Carboxypeptidasen, und erfolgt sie vom Aminoende her, so bezeichnet man sie als Aminopeptidasen.

3.6.1 Akute Pankreatitis

Die akute Pankreatitis ist eine plötzlich einsetzende, intravitale Selbstverdauung **(Autodigestion)**, ausgelöst durch eine Aktivierung von inaktiven, gespeicherten Verdauungsenzymen (Zymogenen).

Ätiologie Welche Faktoren eine solche Enzymaktivierung auslösen und welches der im Pankreas gespeicherten Zymogene primär aktiviert wird und den Selbstverdauungsprozess einleitet, ist nicht bekannt.

Unterschieden werden die **ödematöse** und die hämorrhagisch-nekrotisierende **Verlaufsform,** von denen die Erstgenannte meist unkompliziert verläuft, während die **hämorrhagisch-nekrotisierende Form** je nach Ausdehnung der Nekrosen als Folge von Schock, Niereninsuffizienz etc. mit einer hohen Mortalität einhergehen kann.

Gallensteine und **Alkoholmissbrauch** sind neben einigen seltenen Ursachen die wichtigsten auslösenden Faktoren für eine akute Pankreatitis.

In Statistiken wird **Alkohol** als auslösende Ursache mit unterschiedlicher Häufigkeit angegeben. Verantwortlich hierfür sind möglicherweise die regional unterschiedlichen Trinkgewohnheiten. Wie Alkohol die Autodigestion initiiert, ist unklar. Bei einem Teil der Fälle entsteht die Pankreatitis auf dem Boden einer **alkoholinduzierten Hypertriglyzeridämie,** die wahrscheinlich über eine durch Mikrozirkulationsstörungen induzierte Hypoxie die Autodigestion des Organs in Gang setzt [80].

Es gibt Befunde, die dafür sprechen, dass es sich bei der sog. akuten alkoholischen Pankreatitis in etwa 90% der Fälle um den akuten Schub einer chronischen Pankreatitis handelt und die akute Pankreatitis ohne zugrunde liegende chronische Pankreatitis selten ist [277].

Pathogenese Die Pathogenese der akuten Pankreatitis ist nach wie vor weitgehend unbekannt.

Ob die sehr komplexen ätiopathogenetischen Abläufe primär zur ödematösen Verlaufsform und von hier aus zur hämorrhagisch-nekrotisierenden Form mit möglichem tödlichen Ausgang führen, oder beide Verlaufsformen von Beginn an getrennt und unterschiedlich verlaufen, ist unbekannt.

Am häufigsten scheint der Krankheitsprozess durch einen **Reflux von Gallenflüssigkeit** oder **Duodenalinhalt** über den Ductus pancreaticus ins Pankreas ausgelöst zu werden.

Es gibt Hinweise darauf, dass **freie Radikale (oxidativer Stress)** an der Entstehung der akuten Pankreatitis beteiligt sind und auch möglicherweise die Umwandlung der ödematösen in die hämorrhagisch-nekrotisierende Pankreatitis begünstigen.

Es sprechen weiterhin Befunde dafür, dass eine suboptimale Versorgung des Organismus mit den antioxidativ wirkenden Nährstoffen Vitamin A, C, E, Carotin und Selen **(„Radikalfänger")** die pathophysiologischen, durch freie Radikale begünstigten Mechanismen bei der Entstehung der Pankreatitis fördert.

Möglicherweise kann der Verlauf der Erkrankung durch Gabe der genannten Mikronährstoffe positiv beeinflusst werden. Erste kontrollierte Therapieversuche verliefen positiv (Lit. bei [299]).

Klinik Das klinische Bild der akuten Pankreatitis ist abhängig vom Ausmaß der Pankreaszerstörung. Im Vordergrund stehen ein heftiger, plötzlich einsetzender Oberbauchschmerz und ein Blutdruckabfall (Schock). Zusätzlich kann sich eine Darmlähmung (Ileus) entwickeln, es kann zu einer Beeinträchtigung der Nierenfunktion mit Oligurie und Anurie etc. kommen.

Da auch der inkretorische Drüsenanteil erfasst wird, kommt es zu Beginn der Erkrankung aufgrund einer verminderten Insulinfreisetzung oft zu einer meist flüchtigen **Erhöhung der Blutglucose.** Ein Diabetes mellitus als Folge einer akuten Pankreatitis ist selten. Nach Abheilen der akuten Pankreatitis normalisiert sich die exokrine Funktion vollständig, sodass keine Verdauungsinsuffizienz zurückbleibt.

Ernährungstherapie In etwa 80% der Fälle handelt es sich um milde bis moderate Verlaufsformen, die keiner besonderen diätetischen Maßnahmen, insbesondere keiner künstlichen Ernährung bedürfen.

Nach Abklingen der Schmerzen, weitgehender Normalisierung der Amylase- und Lipaseaktivität i.S. und Normalisierung der Darmperistaltik erfolgt ein **langsamer Kostaufbau.** Je nach Ausmaß der abdominellen Beschwerden wird im Abstand von wenigen Tagen, beginnend mit Tee, eine **überwiegend aus Kohlenhydraten** bestehende Kost (Weißbrot, Marmelade, mit Wasser zubereiteter Getreidebrei etc.) gegeben.

Bei guter Toleranz werden eiweißreiche, weitgehend fettfreie Lebensmittel (Magerquark, Geflügelfleisch etc.) und erst als Letztes Fett in steigender Menge, der Kost zugesetzt.

Bei schweren Verlaufsformen kann es als Folge einer Hyperkatabolie zu einer erheblichen Abnahme des Körpergewichtes und einem hohen Proteinverlust in das retroperitonale Gewebe kommen. Der Energiebedarf kann auf 8000 kcal/Tag ansteigen. Wird, wie es früher die Regel war, in solchen Fällen über Tage nicht bzw. nur unzureichend ernährt, so verschlechtert sich bei zunehmender Malnutrition die Prognose. In einer Reihe kontrollierter Studien wurde der Vorteil einer frühen parenteralen bzw. enteralen künstlichen Ernährung belegt. Bestehen keine Kontraindikationen, so sollte mit der intragastralen oder enteralen Zufuhr einer Formeldiät über eine Verweilsonde bereits 48 Stunden nach Klinikaufnahme der Vorzug gegeben werden. Wird trotz langsamer Steigerung der Dosis einer nährstoffdefinierten Formeldiät (manche Autoren beginnen mit einer chemisch definierten Diät) die enterale Ernährung nicht toleriert, so wird parenteral mit Glucose, Aminosäuren und Fett ernährt. Die parenterale Fettzufuhr ist nur bei bestehender Hypertriglyzeridämie kontraindiziert (Lit. bei [301]).

Der günstigere Verlauf unter möglichst früher enteraler Ernährung wird im Wesentlichen mit einer besseren Integrität der Darmmukosa und folglich geringeren Translokation von Keimen aus dem bakteriell besiedelten Darm erklärt. Hierfür spricht die Tatsache, dass die häufigste Todesursache schwerer akuter Pankreatitiden die Infektion der Nekrosen ist, wobei das Erregerspektrum dem der Darmflora entspricht (Lit. bei [297]).

Nach Abheilen einer akuten Pankreatitis sind weitere diätetische Maßnahmen nicht erforderlich. Die exokrine Funktion des Organs normalisiert sich wieder völlig. Zu achten ist lediglich auf eine **Alkoholkarenz.**

3.6.2 Chronische Pankreatitis und exokrine Pankreasinsuffizienz

Ätiologie

Die chronische Pankreatitis geht mit einem fortschreitenden Gewebeuntergang einher, der letztlich zur exokrinen und endokrinen Pankreasinsuffizienz führt.

Die häufigste Ursache ist der **chronische Alkoholmissbrauch.** Er ist in 70–80% der Fälle die Ursache der Erkrankung.

Aufgrund epidemiologischer Studien in Frankreich, den USA und Südafrika muss davon ausgegangen werden, dass **regelmäßig mindestens 50 g Alkohol pro Tag** aufgenommen werden müssen, damit es zu einer Organschädigung kommt. In der Mehrzahl der Fälle betrug der Alkoholkonsum jedoch mehr als 150 g pro Tag (Tab. 3-14).

In seltenen Fällen fand sich eine **besondere Empfindlichkeit** des Organs gegenüber Alkohol, sodass bereits Dosen von ca. 20 g pro Tag ausreichen, um eine chronische Pankreatitis zu induzieren [16]. Diese großen individuellen Unterschiede in der Empfindlichkeit lassen daran denken, dass ein Teil der ätiologisch unklaren Fälle (idiopathische Pankreatitis) auch alkoholinduziert sind.

Möglicherweise sind **kongenitale Faktoren** für die individuell sehr unterschiedliche Empfindlichkeit gegenüber chronischer Alkoholzufuhr verantwortlich. So fand sich ein **erhöhtes Pankreatitisrisiko** bei Personen der Blutgruppe 0 und beim Vorhandensein bestimmter HLA-Antigene [204].

Auch **Ernährungsfaktoren** wurden als Grund dafür diskutiert, dass trotz hohen Alkoholkonsums nur etwa 5–10% an einer chronischen Pankreatitis erkranken. Einige Untersucher fanden einen gleichzeitig hohen Fett- und Proteinverzehr, andere ein Defizit an den Spurenelementen Selen und Zink, ein Befund, der mit einer ungenügenden Abwehr freier Radikale **(oxidativer Stress)** in Verbindung gebracht wird (Lit. bei [203]).

Die **Zeitdauer** des Alkoholmissbrauchs bis zum Auftreten der ersten, auf eine chronische Pankreatitis hinweisenden Symptome, schwankt in der Regel zwischen 5 und 10 Jahren.

Die für die Praxis wichtige Frage, inwieweit der **Krankheitsverlauf durch Alkoholabstinenz** noch beeinflussbar ist, lässt sich nicht einheitlich beantworten.

Ein **Stillstand** des chronisch entzündlichen, mit einer kontinuierlichen Verminderung der exkretorischen und inkretorischen Funktion einhergehenden Prozesses lässt sich im Allgemeinen nur dann erreichen, wenn der Alkoholkonsum in einer sehr frühen Krankheitsphase eingestellt wird.

Tierexperimentelle Befunde, morphologische Veränderungen am erkrankten Pankreas und Kenntnisse über die Sekretion des Organs unter Alko-

Tabelle 3-14 Durchschnittlicher Alkoholgehalt und wahrscheinliche potentiell kritische Tagesdosis (80 g Äthylalkohol) einiger alkoholischer Getränke.

Art des Getränkes	Alkoholgehalt [Volumen %]	Alkoholgehalt [g/l]	Menge mit 80 g Äthylalkohol
Bier	4– 7	32– 55	1,4–2,5 l
Wein	6–10	48– 80	1–1,7 l
Wermutwein	15–18	118–144	0,5–0,7 l
Spirituosen	25–45	200–355	0,2–0,4 l

holeinwirkung geben uns Einblick in den **Ablauf der Krankheitsentstehung.**

Chronische Alkoholeinwirkung beeinflusst die Funktion des exokrinen Pankreas. Es resultiert eine Erhöhung der Proteinkonzentration im Pankreassaft. Die Folge hiervon sind Präzipitationen von Eiweiß im Gangsystem, die letztlich zu Gangverschlüssen führen, die wiederum entzündliche Gewebsreaktionen, gefolgt von Parenchymverlust und Fibrosierung, verursachen.

Auch **chronische Gallenwegsinfekte,** meist auf dem Boden einer Cholelithiasis, können die Ursache einer chronischen Pankreatitis sein.

Klinik Das häufigste **Symptom** ist der Oberbauchschmerz. Mit zunehmender Insuffizienz des Organs stellen sich zusätzlich durch eine Maldigestion bedingte Symptome wie Blähungen, Durchfall, Steatorrhö und Gewichtsabnahme ein.

Wird eine hochgradige Verdauungsinsuffizienz nicht behandelt, so kann sich infolge der ungenügenden Nährstoffausnutzung eine hochgradige Abmagerung, die sog. **pankreatogene Kachexie,** entwickeln. Von der Vielzahl der Pankreasenzyme ist die Lipaseaktivität am ehesten so weit verringert, dass sie nicht mehr ausreichend ist für eine normale Verdauung des mit der Nahrung aufgenommenen Fettes. Es kommt somit bei der chronischen Pankreatitis relativ früh zu einer **Steatorrhö.**

Bis sich eine exokrine Insuffizienz und damit eine vermehrte Ausscheidung nicht ausgenutzter Nährstoffe mit dem Stuhl einstellt, müssen, da das Organ über eine **große Reservekapazität** verfügt, etwa 80 % des Drüsengewebes durch den entzündlichen Prozess zerstört sein. Abbildung 3-24 demonstriert, dass es erst ab einem Lipase- bzw. Trypsinoutput von weniger als 10 % der Norm zu einer vermehrten Fett- bzw. Stickstoffausscheidung mit dem Stuhl kommt.

Auch die bei der exokrinen Pankreasinsuffizienz **reduzierte Bicarbonatsekretion** limitiert den Verdauungsprozess. Wie Abbildung 3-25 zeigt, werden die **Pankreasenzyme** dann, wenn der aus dem Magen ins Duodenum übertretende saure Speisebrei als Folge einer verminderten Bicarbonatsekretion der Bauchspeicheldrüse nicht mehr ausreichend neutralisiert werden kann, **ab einem pH-Wert von weniger als 4,0 inaktiviert.** Bei der chronischen Pankreatitis wird, wie aus der Darstellung ersichtlich ist, eine optimale Neutralisation nicht zu allen Zeiten nach der Nahrungsaufnahme erreicht.

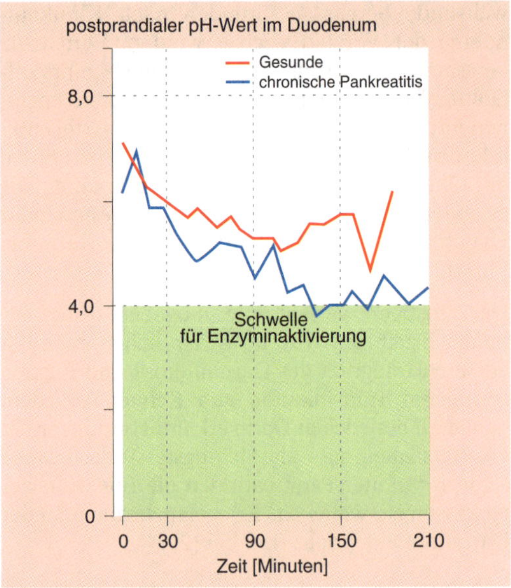

Abb. 3-25 Das Verhalten des pH-Wertes im Duodenum nach Nahrungsaufnahme bei Gesunden und bei Kranken mit chronischer Pankreatitis; der zur Enzymaktivierung führende pH-Bereich ist dargestellt (nach [67]).

Bei weit fortgeschrittener chronischer Pankreatitis entwickelt sich auch eine **Insuffizienz der Langerhans-Inseln,** d. h. eine Mindersekretion an Insulin und Glucagon. Den Diabetes mellitus als Folge eines Untergangs von Pankreasgewebe oder nach einer teilweisen bzw. totalen operativen Entfernung des Organs bezeichnet man – im Gegensatz zu dem genetisch bedingten – als sekundären oder **pankreopriven Diabetes.** Da hierbei sowohl die Insulin- als auch die Glucagonproduktion verringert ist, kommt es wegen der infolge Glucagonmangels verminderten Gluconeogenese nach Gabe von Fremdinsulin leicht zu **hypoglykämischen Reaktionen.**

Eine Sonderform ist die **tropische chronische Pankreatitis,** die in Afrika und Teilen Südostasiens häufig bei Kindern und Jugendlichen beobachtet wird. Bei ihr steht nicht der Oberbauchschmerz, sondern die exkretorische Pankreasinsuffizienz im Vordergrund der Symptomatik. Als Ursache werden neben einem **Proteinmangel** bestimmte Inhaltsstoffe der häufig verzehrten Cassavafrucht diskutiert [203].

Die Annahme, dass den Alkaloiden aus Cassava eine Bedeutung zukommt, wird nicht von allen Untersuchern geteilt. Auffällig ist die hohe Prävalenz in sozioökonomisch niedrigen Schichten. Häufig finden sich Defizite an Vitamin C und Selen. Cocktails aus Methionin und Antioxidantien lindern die Schmerzen und hemmen die Progredienz. Diese Befunde sprechen dafür, dass neben Cassava weitere Ernährungsfaktoren an der Entstehung der Pakreasschädigung beteiligt sind. Bei der tropischen Pankreatitis entwickelt sich bei einem hohen Prozentsatz ein Pankreaskarzinom.

Ernährungstherapie Ausgehend von der Vorstellung, eine fett- und proteinreiche Ernährung begünstige die Entstehung der chronischen Pankreatitis, wurde lange Zeit eine fettarme, leicht aufschließbare Kost empfohlen, um damit den Verlauf der Erkrankung positiv zu beeinflussen. Die Fettreduktion wurde weiterhin mit dem sich früh einstellenden Defizit an Lipasen und der hieraus resultierenden Steatorrhö begründet. Dass eine Fettreduktion den Verlauf der Erkrankung positiv beeinflusst, wurde jedoch nie bewiesen. Beim Vorliegen einer Steatorrhö kann, wenn man auf eine Fermentsubstitution verzichten will, versucht werden, durch Fettreduktion die Stuhlfettausscheidung zu verringern.

Eine mäßige Steatorrhö bis zu einer maximalen täglichen Stuhlfettausscheidung von etwa 15 g verursacht in der Regel keine vermehrte abdominelle Symptomatik, insbesondere keine Diarrhö. Ebenfalls nicht wesentlich reduziert ist die Ausnutzung fettlöslicher Vitamine (vgl. Abb. 1-23). Sie kann folglich toleriert werden. Kann bei Fettreduktion der Energiebedarf nicht ausreichend gedeckt werden oder treten auch bei mäßiger Steatorrhö vermehrt abdominelle Beschwerden auf, so sollte mit einem mikroverkapselten Pankreasfermentpräparat, das reich an Lipase ist, substituiert werden. Bei diesen Präparaten liegt das Pankreatin in säureresistenten 2 bis 3 mm im Durchmesser messenden Mikrokapseln vor, die eine optimale Durchmischung mit dem Speisebrei im Magen gewährleisten, ohne dass es zu einer Lipaseinaktivierung kommt. Werden die Pankreasenzymextrakte ungeschützt als Tablette oder Pulver zur Mahlzeit verabreicht, so kommt es im Mittel zu einer Lipaseinaktivierung von etwa 95 %. Um eine Reduktion der Fettausscheidung auf weniger als 15 g pro Tag zu erreichen, sind in der Regel ca. 25 000–40 000 FIP (Fédération-Internationale-Pharmaceutique-Einheiten) pro Hauptmahlzeit erforderlich. Für kleinere fettärmere Zwischenmahlzeiten reichen 10 000 FIP-Einheiten Lipase. Erfolgt unter der genannten Enzymsubstitution und Fettreduktion keine ausreichende Rückbildung der Steatorrhö, so kann das eine Folge einer nicht ausreichenden Neutralisation des aus dem Magen ins Duodenum übertretenden, im sauren pH-Bereich liegenden Speisebreies bei verminderter Bicarbonatsekretion des Pankreas sein. In solchen Fällen reduziert man die Säuresekretion im Magen mit einem H_2-Blocker bzw. Protonenpumpenhemmer.

Die exakteste Ermittlung der **optimalen Fettmenge** einer Diät ist unter den Bedingungen der Fettbilanz möglich (Abb. 3-26). Man ermittelt die tägliche Fettausscheidung mit dem Stuhl bei bekannter Fettaufnahme. Schwindet die Steatorrhö unter Gabe eines ausreichend hoch dosierten Pankreasfermentpräparates zu den Mahlzeiten nicht, so wird die Menge des Nahrungsfettes so weit reduziert, bis die Stuhlfettausscheidung im Bereich der Norm liegt oder der Norm nahe kommt.

> Bei der **Auswahl der Nahrungsfette** ist zu berücksichtigen, dass die Verdauung umso besser ist, je niedriger der Schmelzpunkt liegt.
>
> Neben der Ermittlung einer optimalen täglichen Fettmenge muss darauf geachtet werden, dass die Nahrung gleichmäßig **über den Tag verteilt** angeboten wird und dass schwer aufschließbare, **ballaststoffreiche pflanzliche Nahrungsmittel gemieden** werden.

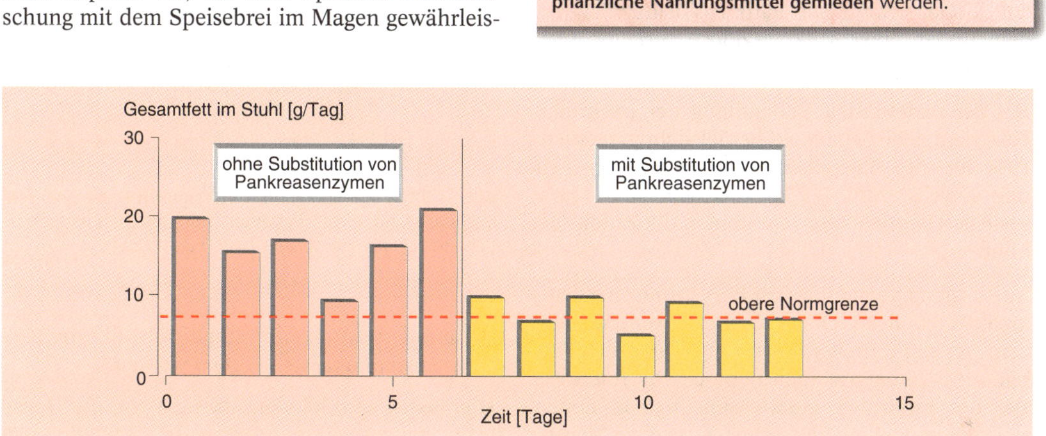

Abb. 3-26 Tägliche Fettausscheidung mit dem Stuhl bei einem Kranken mit exokriner Pankreasinsuffizienz als Folge einer chronischen Pankreatitis bei einer täglichen Fettzufuhr von 90–100 g.

Die verbliebene Restfunktion des Organs, die Enzymsubstitution und die Diät gewährleisten bei der Mehrzahl der Kranken mit Pankreasinsuffizienz einen **ausreichenden Ernährungszustand** ohne wesentliche Beeinträchtigung durch abdominelle Beschwerden, Blähungen und Diarrhöen.

Alkohol ist bei chronischer Pankreatitis streng zu meiden.

Die gleichen diätetischen Maßnahmen wie bei der exokrinen Insuffizienz als Folge einer chronischen Pankreatitis sind auch bei der Insuffizienz als Folge einer **Teilsekretion** des Organs anzuwenden.

In den seltenen Fällen, in denen sich eine Steatorrhö durch Reduktion des Fettanteils in Kombination mit einer Pankreasfermentsubstitution nicht ausreichend beseitigen lässt, gilt ein teilweiser Ersatz des Nahrungsfettes durch **MCT** (vgl. Kap. 3.6.5) als angezeigt.

Das Ergebnis einer kontrollierten Studie an Patienten mit einer ausgeprägten exkretorischen Pankreasinsuffizienz – mittlere Fettausscheidung im Stuhl über 20 g/Tag – stellt den Sinn des MCT-Einsatzes in Frage. Beim Vergleich von LCT und MCT ohne Pankreasfermentsubstitution lag die Stuhlfettausscheidung, wie zu erwarten, unter Gabe von LCT eindeutig höher. Wurde jedoch mit einem potenten mikroverkapselten Enzympräparat ausreichend hoch substituiert, so bestand zwischen der Stuhlfettausscheidung nach Gabe der beiden Fette kein Unterschied [45].

Bei Kranken mit ausgeprägter exokriner Pankreasinsuffizienz, die sich mit den genannten diätetischen und medikamentösen Maßnahmen nicht in eine ausgeglichene Energie- und Nährstoffbilanz bringen lassen, ist die zusätzliche Gabe einer **chemisch definierten Formeldiät** angezeigt. Über entsprechende Beobachtungen wurde insbesondere bei Kindern mit einer Pankreasinsuffizienz auf dem Boden einer Mukoviszidose berichtet (vgl. Kap. 3.6.4).

Bei der diätetischen Behandlung der exokrinen Pankreasinsuffizienz muss berücksichtigt werden, dass die pro Tag ausgenutzte Menge an Fett und Eiweiß (Abb. 3-27) in erheblichem Maße gesteigert werden kann, wenn man die Zufuhr erhöht.

In Zusammenhang mit den bei chronischer Pankreatitis häufigen Oberbauchbeschwerden nach dem Verzehr fettreicher Nahrung sind die in Abbildung 3-28 dargestellten Befunde von Interesse. Bei der exokrinen Pankreasinsuffizienz finden sich eine schnellere **Entleerung fettreichen Mageninhaltes** und niedrigere pH-Werte im Magen als bei Pankreasgesunden, ein Befund, der sich dann

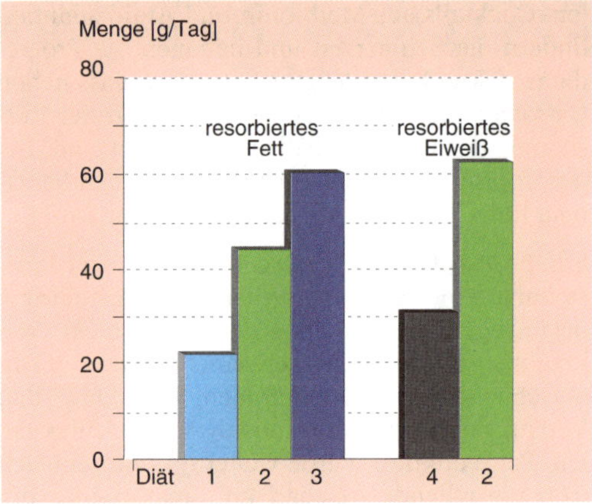

Abb. 3-27 Ausnutzung von Fett und Eiweiß bei Pankreasteilresektion in Abhängigkeit von der Zufuhr.
Diät 1: 44 g Fett, 123 g Protein.
Diät 2: 102 g Fett, 118 g Protein.
Diät 3: 208 g Fett, 98 g Protein.
Diät 4: 106 g Fett, 61 g Protein.

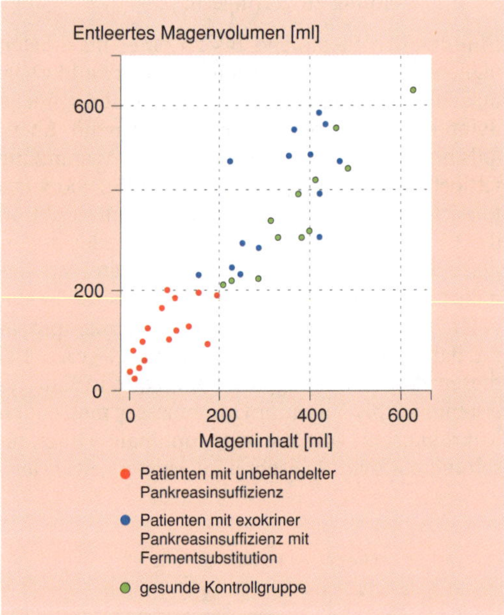

Abb. 3-28 Mageninhalt 60 Minuten nach Gabe einer fettreichen Mahlzeit bei Patienten mit unbehandelter bzw. behandelter Pankreasinsuffizienz (nach [185]).

normalisiert, wenn zur fetthaltigen Nahrung Pankreasenzympräparate gegeben werden.

Hieraus ist zu schließen, dass die von der Darmwand mitgesteuerte **hormonelle Regulation der Magenentleerung** dann gestört ist, wenn keine ausreichende Hydrolyse der Fette im Darmlumen stattfindet. Abdominelle Beschwerden nach dem Verzehr fettreicher Nahrung bei chronischer Pankreatitis sind somit möglicherweise durch eine beschleunigte Magenentleerung mitbedingt.

Da eine normale exokrine Pankreasfunktion die Voraussetzung für die intestinale Ausnutzung **fettlöslicher Vitamine** ist, besteht die Gefahr einer Mangelversorgung mit diesen Vitaminen.

Bei einer Untersuchung von Dutta u. Mitarb. [73] an 15 Patienten mit exokriner Pankreasinsuffizienz auf dem Boden einer chronischen Alkoholpankreatitis wurde bei 6 Kranken eine **Mangelversorgung mit fettlöslichen Vitaminen** nachgewiesen.

Eine Unterversorgung fand sich insbesondere für die Vitamine A und E. Auch bei Kindern mit einer exkretorischen Pankreasinsuffizienz auf dem Boden einer Mukoviszidose kann es zu klinischen Zeichen eines Mangels an fettlöslichen Vitaminen kommen. So wurden Fälle mit neurologischen Funktionsstörungen durch einen **Vitamin-E-Mangel** und Störungen der Skelettmineralisation auf dem Boden einer **D-Hypovitaminose** beobachtet [43, 111].

Bei exkretorischer Pankreasinsuffizienz ist auch die **Vitamin-B_{12}-Resorption** (vgl. Kap. 1) reduziert. Verantwortlich hierfür ist wahrscheinlich die verminderte proteolytische Aktivität im oberen Dünndarm und der niedrigere pH-Wert als Folge einer verminderten Bicarbonatsekretion des Pankreas. Bei niedrigem pH-Wert hat Vitamin B_{12} eine höhere Affinität zum R-Protein (Cobalophilin). Durch Proteolyse wird das Vitamin aus seiner Bindung an R-Protein freigesetzt, um sich dann an den proteolyseresistenten Intrinsic factor anzulagern.

Eine optimale **Pankreasenzymsubstitution** normalisiert die bei der exkretorischen Pankreasinsuffizienz reduzierte Vitamin-B_{12}-Resorption.

Pankreatogener Diabetes

Je nach Stadium der Erkrankung kommt es auch zu einer Beeinträchtigung der endokrinen Funktion des Pankreas, d.h. zu einem Diabetes mellitus. Je nach Krankheitsdauer findet sich in untersuchten Kollektiven ein Diabetes in 30–70% der Fälle. Die Langerhans-Inseln sind relativ resistent und werden oft erst nach jahrelanger nachweisbarer exokriner Insuffizienz des Pankreas in ihrer Funktion beeinträchtigt. Da bei dem fortschreitenden fibrosierenden Prozess sowohl die Alpha- als auch die Betazellen geschädigt werden, nimmt nicht nur die Insulin-, sondern auch die die Glukagonsekretion ab. Dadurch wird die Einstellung, insbesondere auf Insulin erschwert, da bei reduzierter bzw. fehlender Glukagonsekretion die Neigung zu Hypoglykämie groß ist. Tödliche Hypoglykämien sind folglich nicht selten.

Totale Pankreatektomie

Eine besonders exakte diätetische Betreuung und Pankreasenzymsubstitution ist nach der totalen operativen Entfernung des Pankreas, der totalen Pankreatektomie, erforderlich.

Diät, **Pankreasenzym**- und **Insulinsubstitution** gewährleisten, wie Abbildung 3-29 als Beispiel zeigt, auch bei völligem Fehlen des Organs nach einer gewissen Zeit der Adaptation ein normales Körpergewicht.

80–100 g Fett werden bei hoch dosierter Pankreasenzymgabe meist ausreichend utilisiert. Eine völlige Normalisierung der Stuhlfettausscheidung lässt sich jedoch nicht erreichen. Bei dieser weitgehend normalen Ausnutzung des Nahrungsfettes ist auch die **Versorgung** des Organismus **mit fettlöslichen Vitaminen** gewährleistet, wie durch Vitamin-A-Bestimmungen im Serum und Kontrolle der Blutgerinnung als Maß für die Vitamin-K-Resorption gezeigt werden konnte.

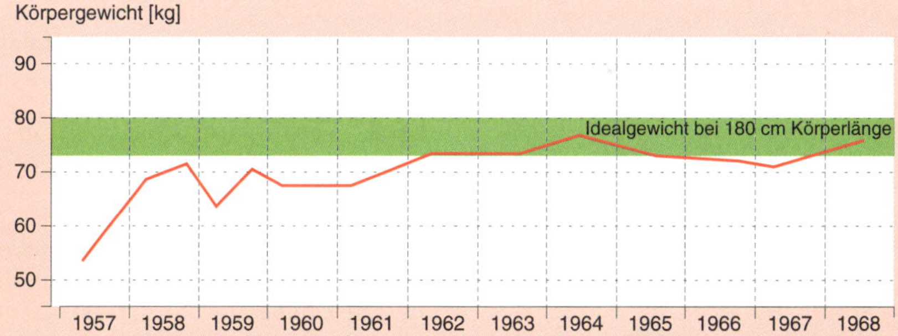

Abb. 3-29 Verhalten des Körpergewichts bei einem total pankreatektomierten Mann unter Pankreasferment- und Insulinsubstitution und einer Diät mit ca. 2700 Kalorien täglich bei einer täglichen Fettzufuhr von 80–100 g.

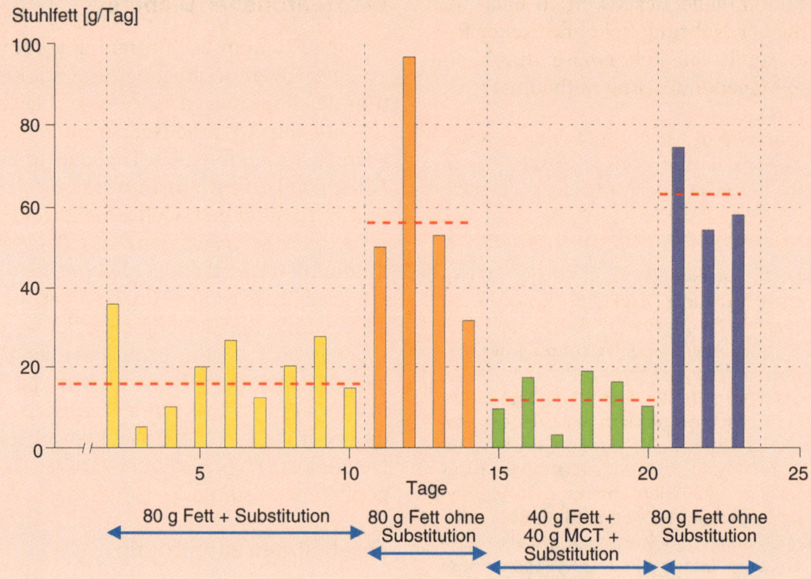

Abb. 3-30 Tägliche Fettausscheidung mit dem Stuhl bei totaler Pankreatektomie unter einer täglichen Fettzufuhr von 80 g mit und ohne Pankreasfermentsubstitution und bei teilweisem Ersatz des Nahrungsfettes durch MCT.

Ein teilweiser Ersatz des Nahrungsfettes durch **MCT** verbesserte die Fettbilanz im vorliegenden Falle nicht wesentlich (Abb. 3-30).

Auch bei der totalen Pankreatektomie wird, wie bei der Therapie der chronischen Panreatitis bereits besprochen, davon ausgegangen, dass eine optimale Pankreasfermentsubstitution den Einsatz von MCT meist überflüssig macht.

Es ist bekannt und wird auch an dem in Abbildung 3-26 dargestellten Befund demonstriert, dass es bei totaler Pankreatektomie ohne Fermentsubstitution nie zu einer hundertprozentigen Ausscheidung des mit der Nahrung aufgenommenen Fettes im Stuhl kommt. Verantwortlich hierfür ist eine **nichtpankreatische lipolytische Aktivität,** die sich im Magen- und Duodenalsaft nachweisen lässt. Die Lipase wird im Magen, möglicherweise auch in der Mundhöhle, sezerniert. Ihre Bildung kann offenbar bei exkretorischer Pankreasinsuffizienz kompensatorisch gesteigert werden [40].

Die **Ausnutzung von Eiweiß** und **Stärke** ist dann, wenn es unter Substitution mit den handelsüblichen Pankreasenzympräparaten zu einer weitgehenden Normalisierung der Fettausnutzung kommt, nur wenig oder nicht herabgesetzt, sodass ihre Zufuhr mit der Nahrung frei gewählt werden kann.

Pankreasfisteln

Die meist nach operativen Eingriffen am Pankreas, seltener nach Pankreatitis oder Trauma auftretenden Pankreasfisteln, können wegen des oft erheblichen Verlustes von Wasser, Elektrolyten und Enzymen den Ernährungszustand erheblich reduzieren.

Unter einer konsequenten **oralen Nahrungskarenz** bei **ausschließlicher parenteraler Ernährung,** einschließlich der Gabe von Fettemulsionen kommt es zu einer erheblichen Verringerung des Austritts von Pankreassekret als entscheidende Voraussetzung für das Abheilen der Fisteln.

Mit einem spontanen Fistelschluss nach 20 bis 30 Tagen kann in 80–90% der Fälle gerechnet werden. Durch gleichzeitige Gabe des die Sekretion hemmenden Hormons **Somatostatin** wird die Abheilung beschleunigt.

3.6.3 Ernährungsfaktoren und Entstehung von Pankreaserkrankungen

Seit langer Zeit diskutiert, aber nur schwer zu belegen ist die Annahme, dass Ernährungsfaktoren die Entstehung sowohl der akuten und chronischen Pankreatitis als auch des Pankreaskarzinoms begünstigen. Ein Hinweis auf einen solchen möglichen Kausalzusammenhang bei der **akuten**

Pankreatitis ist die Tatsache, dass sie in Notzeiten vergleichsweise selten beobachtet wird. Ursache dafür könnten die mit einer Hypertriglyzeridämie (Typ IV und V, vgl. Kap. 4.5) einhergehenden Fettstoffwechselstörungen sein, die in ihrer Manifestation durch eine **hyperkalorische Ernährung** begünstigt werden.

> Im Tierversuch ließen sich besonders an Hunden schwere Verlaufsformen der Pankreatitis experimentell dann auslösen, wenn die Tiere fettreich ernährt wurden.
> Eine internationale, in 16 Ländern durchgeführte Studie ergab eine positive Korrelation zwischen der Fett-, Protein- und Gesamtenergiezufuhr und der Häufigkeit akuter Pankreatitiden.

Dieses Ergebnis stimmt mit der allgemeinen Erfahrung überein, dass die akute Pankreatitis bei **Adipösen** häufiger vorkommt.

Auch bei der häufig durch Alkohol induzierten chronischen Pankreatitis scheinen neben hereditären auch Ernährungsfaktoren begünstigend zu wirken. Untersuchungen in Frankreich und Brasilien ergaben bei Kranken mit chronischer **Alkoholpankreatitis** im Vergleich zu Kontrollpersonen einen signifikant höheren Eiweiß- und Fettverzehr, sodass angenommen wird, ein hoher Anteil dieser beiden Nährstoffe in der Kost begünstige die Entwicklung der Alkoholpankreatitis.

Die Häufigkeit des **Pankreaskarzinoms** hat im Laufe der letzten 60 Jahre in den westlichen Industrieländern kontinuierlich zugenommen. Es nimmt jetzt nach Bronchial-, Dickdarm- und Brustkrebs die 4. Stelle ein. In den USA betrug beispielsweise die Inzidenz im Jahre 1920 2,9, im Jahre 1979 9,0 und liegt derzeit bei 10/100 000 der Bevölkerung pro Jahr [109].

Es ist nahe liegend anzunehmen, dass **Umwelt-** und insbesondere **Ernährungsfaktoren** für die Häufigkeitszunahme verantwortlich sind (vgl. Kap. 16).

3.6.4 Mukoviszidose

Ätiologie und Klinik Die Mukoviszidose **(zystische Pankreasfibrose)**, eine Erbkrankheit, bei der Drüsen mit äußerer Sekretion (Bauchspeicheldrüse, Schweißdrüsen, Drüsen der Bronchialschleimhaut etc.) ein pathologisch zusammengesetztes, zähflüssiges Sekret produzieren, hat überwiegend Bedeutung für die Kinderheilkunde. Während die Patienten früher im Kinderalter verstarben, beträgt bei den derzeitigen Behandlungsmöglichkeiten die mittlere Lebenserwartung mehr als 30 Jahre (Abb. 3-31). Die 1936 erstmals beschriebene Erkrankung beruht auf einem mittlerweile aufgeklärten Gendefekt auf Chromosom 7.

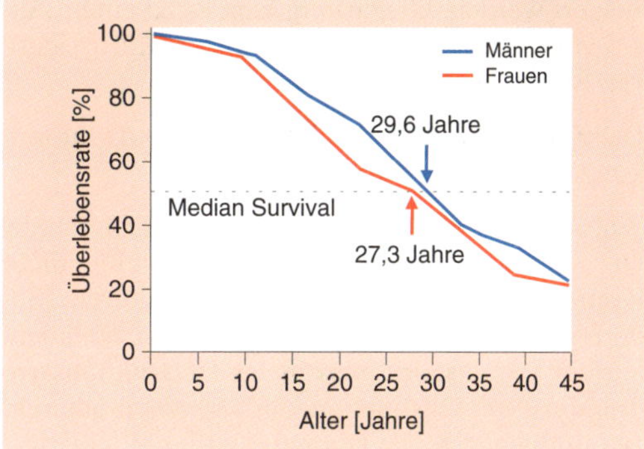

Abb. 3-31 Überlebenskurven für weibliche und männliche Patienten mit zystischer Pankreasfibrose. Daten des Patientenregisters der amerikanischen CF-Foundation, 1993 (zit. nach [168]).

Nach dem Abstillen der Kinder kommt es als Ausdruck einer exokrinen Pankreasinsuffizienz zu Durchfällen. Die Stühle enthalten reichlich Fett. Ursache der Insuffizienz des exokrinen Pankreas ist eine Verlegung der Pankreasgänge mit zähem Schleim und hierdurch bedingt eine **zystische Degeneration** des Organs.

Die unterschiedlich stark ausgeprägte **exkretorische Insuffizienz** des Pankreas geht, abgesehen von einer z. T. erheblichen Steatorrhö, auch mit einer **verminderten Ausnutzung fettlöslicher Vitamine** und von Carotinoiden einher. Die Resorption wasserlöslicher Vitamine ist bis auf die des ebenfalls von der exkretorischen Pankreasfunktion abhängigen Vitamins B_{12} (vgl. Kap. 1) normal.

Eine vermehrte Produktion zähflüssigen Bronchialsekretes führt zur Verlegung kleinster Bronchien und begünstigt bakterielle Infekte der Lunge.

> Als Folge der **chronischen Bronchialinfekte** fallen so viele freie Radikale an, dass sich das **Defizit an Antioxidantien** besonders ungünstig auswirkt.

Da mit großer Wahrscheinlichkeit dem Vitamin E als Schutz vor oxidativen Schäden des Lungengewebes bei zystischer Fibrose eine besondere Bedeutung zukommt, wurde die Konzentration an diesem fettlöslichen Vitamin in Erythrozyten untersucht. Sie lag bei fast allen Patienten unterhalb des Normbereiches.

Nach einer **Supplementierung** mit **100 mg Vitamin E** täglich normalisierten sich die Konzentrationen [227]. Auch durch Supplementierung von **β-Carotin** (0,5 mg β-Carotin pro kg KG/Tag) konnte die β-Carotin-Konzentration im Plasma und in bestimmten Lipoproteinfraktionen signifikant gesteigert werden. Gleichzeitg kam es zu einem Abfall von Parametern, die als Indikator für oxidativen Stress dienen [320].

Der Schweiß zeigt höhere Natrium- und Chloridkonzentrationen.

Während es bei Neugeborenen durch Eindickung von Dünndarmsekret zu einem **Mekoniumileus** kommen kann, entwickelt sich bei älteren Kindern und Erwachsenen bei einem Teil der Patienten ein sog. **distales intestinales Obstruktionssyndrom,** das mit Obstipation, abdominellen Schmerzen und einer Subileussymptomatik einhergeht.

Der Energiebedarf der Kinder liegt deutlich über den Empfehlungen für entsprechende Altersgruppen.

Im Mittel müssen zur Bedarfsdeckung zusätzlich 15% zur Kompensation der exkretorischen Pankreasinsuffizienz und 10–20% zur Kompensation des Energiemehrbedarfs infolge der pulmonalen Komplikationen (erschwerte Atmung, Hustenattacken etc.) berechnet werden, sodass der **Energiebedarf** um etwa 35% über dem altersentsprechenden Bedarf liegt und um etwa 50% höher sein muss, wenn eine Gewichtszunahme erzielt werden soll [178].

Bei einer **Subgruppe** von 10–15% wird das exokrine Pankreas nur **geringgradig geschädigt,** sodass es zu keiner relevanten Funktionseinbuße und somit keiner Steatorrhö kommt. Charakteristisch für diese Variante ist weiterhin eine geringe Beeinträchtigung der Lungenfunktion, eine niedrigere Elektrolytkonzentration im Schweiß und eine späte Manifestation der klinischen Symptomatik, was insgesamt eine bessere Prognose zur Folge hat [253].

Ernährungstherapie*

Die unbehandelte Mukoviszidose geht mit einer erheblichen **Verzögerung der körperlichen Entwicklung** einher. Die Ursache der unter der Norm liegenden Körperlänge und das geringere Körpergewicht wurde früher von vielen Autoren in einer genetischen Abnormität bei dieser Erkrankung gesehen und meist nicht als Folge unzureichender Ernährung interpretiert [95].

Corey et al. [69, 70] in Toronto konnten jedoch eindeutig zeigen, dass gezielte diätetische Maßnahmen zu einer weitgehend normalen körperlichen Entwicklung führen. Die bis zum Bekanntwerden dieser Studien empfohlene fettarme Diät deckte nur etwa 80–90% des Energiebedarfs der Kinder.

* Deutsche Gesellschaft zur Bekämpfung der Mukoviszidose e.V., Bendenweg 101, 53121 Bonn (Selbsthilfegruppe).

In den genannten Untersuchungen wurde versucht, durch einen **hohen Anteil an Fetten langkettiger Fettsäuren** in der Diät den Energieverlust in Form von Fett mit dem Stuhl zu kompensieren. Mit einem Fettanteil von 40% an der Gesamtenergiezufuhr kann mit einer solchen Kost im Mittel eine Energieaufnahme von 113% der empfohlenen Energiezufuhr erreicht werden (Lit. bei [95, 225]).

Eine weitgehend optimale Nutzung des oral aufgenommenen Fettes erfordert eine hoch dosierte, sich an der Stuhlfettausscheidung orientierende **Subsitution mit Pankreasenzympräparaten** [189].

Trotz Verwendung mikroverkapselter säureresistenter Pankreasenzympräparate werden noch etwa 20% und mehr des Nahrungsfettes und hiermit ein Teil der fettlöslichen Vitamine mit dem Stuhl ausgeschieden. So ist es immer noch schwierig, bei dem hohen Energiebedarf eine ausgeglichene Energiebilanz zu erreichen. Die Enzymsubstitution ist offenbar wegen **schlechter Bioverfügbarkeit der Präparate** schwierig. Es sind im Vergleich zur exkretorischen Pankreasinsuffizienz anderer Genese extrem hohe Dosen erforderlich, um eine einigermaßen zufrieden stellende Ausnutzung zu erreichen (Lit. bei [168]). Der trotz exkretorischer Pankreasinsuffizienz hohe Anteil von 40% der Energie in Form von Fett bei nur 40% Energie in Form von Kohlenhydraten und 20% Energie in Form von Eiweiß hat neben der möglichst optimalen Deckung des Energiebedarfs den Vorteil, dass bei der hohen Deckung des Energiebedarfs durch Fett relativ wenig Kohlendioxid anfällt. Dadurch wird das Atemminutenvolumen und folglich die Atemarbeit bei der ohnehin reduzierten Lungenfunktion vergleichsweise wenig belastet (vgl. Kap 10.3 u. 18.3.3).

Wie bereits angedeutet, lassen sich die einen vermehrten oxidativen Stress anzeigenden Laborparameter durch **Substitution von Vitamin C, Vitamin E und β-Carotin** reduzieren (Lit. bei [321], weitere Informationen bei [309]).

3.6.5 Die Bedeutung von Triglyceriden mittelkettiger Fettsäuren (MCT) für die diätetische Behandlung gastroenterologischer Erkrankungen

Der teilweise Ersatz von Fetten langkettiger Fettsäuren (LCT) durch Fette mittelkettiger Fettsäuren (MCT) (vgl. Abb. 1-7) bei einer Reihe gastroenterologischer Erkrankungen beruht auf folgenden Eigenschaften der MCT:

- MCT werden unter dem Einfluss von Pankreaslipase schneller im Dünndarm hydrolysiert als LCT.
- Die Gegenwart von Gallensalzen ist für die Resorption von MCT nicht erforderlich.
- MCT können als intakte Moleküle resorbiert und anschließend in der Darmwand hydrolysiert werden.
- Der Dünndarm hat eine größere Resorptionskapazität für MCT als für LCT.
- Mittelkettige Fettsäuren werden über das Pfortaderblut und nicht über die intestinale Lymphe abtransportiert.
- Eine Chylomikronenbildung ist zum Abtransport von MCT aus der Darmwand nicht erforderlich.
- Mittelkettige Fettsäuren werden schneller im Gewebe oxidiert als langkettige Fettsäuren.

Bei den mit einem Malassimilationssyndrom einhergehenden gastroenterologischen Erkrankungen ist vorwiegend die **Ausnutzung des Nahrungsfettes** vermindert. Dadurch gelangen nichtresorbiertes Fett und Fettspaltprodukte in tiefere Darmabschnitte, wo sie über eine Stimulation der Peristaltik die Darmpassage beschleunigen und abdominelle Beschwerden auslösen.

Darüber hinaus kommt es je nach Ausmaß der Fettresorptionsstörung zu einer **negativen Energiebilanz** und damit zur Gewichtsabnahme.

Eine Möglichkeit durch diätetische Maßnahmen die genannten Nebenwirkungen zu beeinflussen, besteht in dem Ersetzen des üblichen, vorwiegend aus Triglyceriden langkettiger Fettsäuren (LCT) bestehenden **Nahrungsfettes durch Triglyceride mittelkettiger Fettsäuren (MCT).**

MCT eignen sich für die diätetische Behandlung bei Maldigestion wie auch bei Malabsorption, da sie sowohl bei einem Mangel bzw. Fehlen von Lipase und Gallensalzen im Darmlumen als auch bei einer gestörten Funktion der Dünndarmschleimhaut noch ausgenutzt werden.

Die Folge des Abtransports mittelkettiger Fettsäuren mit dem Pfortaderblut ist ein geringerer Lymphaustritt ins Darmlumen und damit ein geringerer intestinaler Eiweißverlust bei der exsudativen Enteropathie. **Indiziert** sind MCT wegen des geringen Austritts von Lymphe aus den Lymphgefäßen auch beim Chylothorax und bei der Chylurie [12].

Vergleichende Untersuchungen zur Wirkung von Fetten mittel- und langkettiger Fettsäuren auf die **Gallenblasenkontraktion** und die hierdurch bedingte Abgabe von Gallenflüssigkeit an den Dünndarm haben gezeigt, dass MCT einen vergleichsweise geringen Effekt haben.

Die nach MCT geringere Gallensalzkonzentration im Darmlumen dürfte auch die bei Darmerkrankungen häufige **Diarrhö** positiv beeinflussen. Das trifft insbesondere für die chologene Diarrhö zu [176].

Bei der praktischen Anwendung von MCT, die als Öl und Margarine im Handel ist, muss beachtet werden, dass der **Energiegehalt** im Unterschied zu 39,1 kJ/g (9,3 kcal/g) bei LCT nur 34,9 kJ/g (8,3 kcal/g) beträgt. MCT sollten, da sie bei stärkerem Erhitzen (über 200 °C) zerfallen, den Speisen nach dem Kochen oder Braten zugesetzt werden.

Der Ersatz von LCT durch MCT muss langsam erfolgen, da bei plötzlicher Verabreichung großer Mengen MCT Nebenwirkungen, vor allem abdominelle Schmerzen, Erbrechen und Kopfschmerzen, auftreten können. Bei **langsamer Steigerung** der Tagesmenge werden 100–150 g MCT beschwerdefrei toleriert.

Der **Bedarf an essentiellen Fettsäuren** muss durch zusätzliche Gabe eines entsprechenden Fettes bzw. den Zusatz eines solchen Fettes zu der aus MCT hergestellten Margarine gedeckt werden.

Fettlösliche Vitamine werden bei Gabe von MCT ausreichend resorbiert [148]. (Praktische Hinweise zum Gebrauch von MCT siehe Kap. 1.3).

3.7 Leber und Gallenwege*

Physiologie und Pathophysiologie Die Leber ist das **zentrale Stoffwechselorgan.** Sie

- synthetisiert Aminosäuren, Gallensalze, Cholesterin, Phospholipide und Proteine,
- baut Aminosäuren ab, speichert Nährstoffe, insbesondere Glykogen und Vitamine, und
- entgiftet mit der Nahrung zugeführte und im Organismus entstehende Toxine.

Außerdem besitzt die Leber eine **exokrine Funktion,** die darin besteht, Gallenflüssigkeit zu produzieren und über das intra- und extrahepatische Gallengangsystem ins Duodenum auszuscheiden.

Neben diesen an die eigentlichen Leberzellen gebundenen Funktionen finden sich in der Leber ebenso wie in Lymphknoten und Milz retikuloendotheliale Zellen (Kupffersche Sternzellen), mit denen das Organ auch an der **allgemeinen Abwehrfunktion** beteiligt ist.

Im Folgenden sollen die für die Ernährungsphysiologie und das Verständnis diätetischer Maßnahmen bei Lebererkrankungen wichtigsten Par-

* Kapitel von Walter Burghardt bearbeitet.

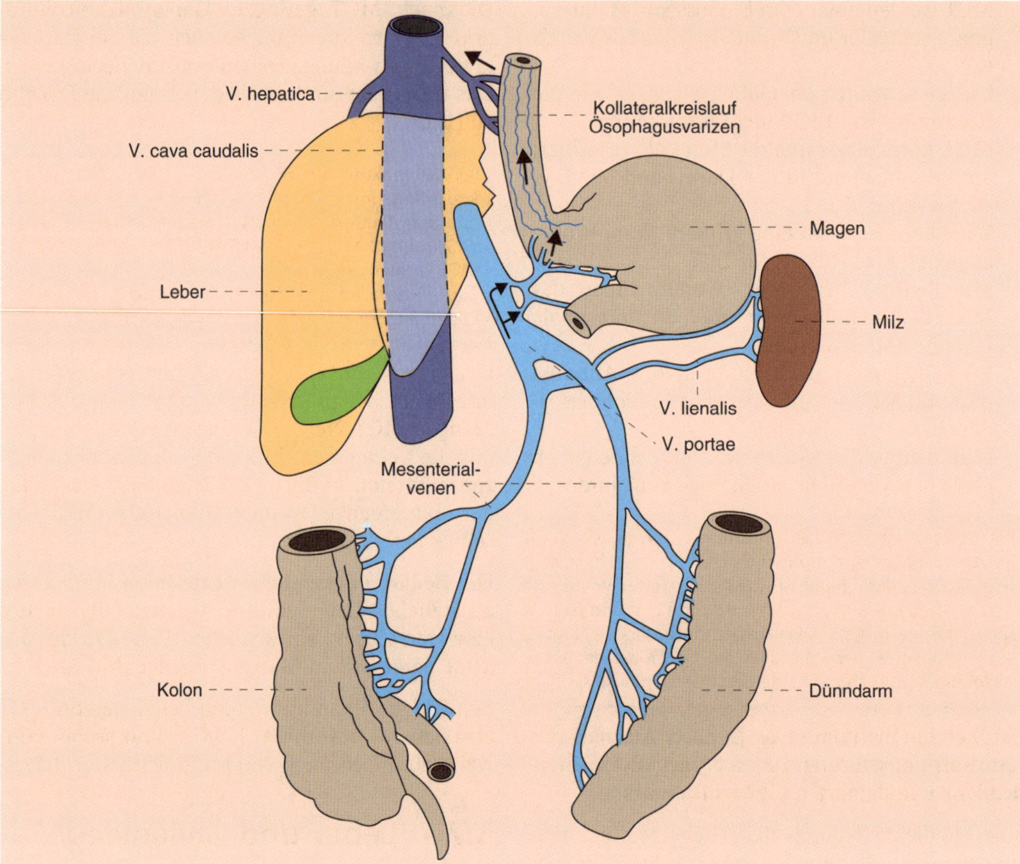

Abb. 3-32 Schematische Darstellung des Pfortaderkreislaufs und eines Kollateralkreislaufs zwischen Pfortader und unterer Hohlvene (Vena cava caudalis).

tialfunktionen besprochen werden (Details müssen in Lehrbüchern der Physiologie und Pathophysiologie nachgelesen werden).

Das vom Dünn- und Dickdarm zurückströmende venöse Blut sammelt sich zusammen mit dem venösen Blut von Magen, Milz und Pankreas in der **Pfortader** (Vena portae), die zur Leber zieht und nach einer Aufteilung in ein Kapillarsystem die Leber wieder als **Lebervene** verlässt, ein Gefäß, das in die untere **Hohlvene** mündet (Abb. 3-32).

Mit dem Pfortaderblut werden sämtliche resorbierten **Nährstoffe,** außer den wenigen, die auf dem Lymphweg abtransportiert werden – insbesondere die Triglyceride langkettiger Fettsäuren in Form von Chylomikronen – und die im Darm produzierten und resorbierten **Toxine** zur Leber transportiert. Die mit dem Pfortaderblut zur Leber gelangenden Nährstoffe werden zum Teil schon beim ersten Durchgang durch das Organ eliminiert und in den Stoffwechsel eingeschleust. Das Gleiche gilt für die insbesondere beim bakteriellen Eiweißabbau im Darm anfallenden Toxine, die somit nicht in den Körperkreislauf gelangen.

Die anflutenden Monosaccharide Glucose, Fructose und Galaktose werden zum Teil in **Glykogen** umgewandelt und gespeichert. Dieser Umwandlungsvorgang läuft bei Fructose etwa doppelt so schnell ab wie bei Glucose. Die Fähigkeit der Leber und der Muskulatur, das Polysaccharid Glykogen zu speichern, ist jedoch relativ gering.

Beim Erwachsenen beträgt die maximal **gespeicherte Menge** etwa 300–400 g. Entsprechend schnell sind bei Nahrungskarenz die Glykogendepots aufgebraucht. Glykogen als hydrophile Substanz kann nur zusammen **mit Wasser** in der Zelle gelagert werden. Speicherglykogen enthält daher nur etwa 4–8 kJ/g (1–2 kcal/g).

Fett eignet sich wesentlich besser zur **Energiespeicherung,** da es als hydrophobe Substanz ohne gleichzeitige Einlagerung von Wasser in der Zelle gespeichert werden kann.

> Nach Mobilisierung der Glykogendepots hat das Organ die Möglichkeit, durch **Gluconeogenese**, insbesondere aus Aminosäuren und Glycerin, Glucose zu bilden und für die Energiegewinnung zur Verfügung zu stellen.

Eine wichtige Funktion kommt der Leber im **Proteinstoffwechsel** zu. Eine Eiweißspeicherung, vergleichbar der von Glykogen oder Vitamin A, erfolgt nicht.

> Lebt der Organismus jedoch unter Eiweißmangelbedingungen, so kommt es zuerst in der Leber schnell zu einer **Mobilisation von Proteinen** und folglich zu einer Verringerung des Proteingehaltes und des Lebergewichts, bevor der Eiweißgehalt anderer Organe bzw. des Plasmas abnimmt.

Die mit dem Pfortaderblut zur Leber transportierten Aminosäuren werden, soweit sie nicht der Proteinsynthese dienen, durch **nichtdehydrierende Desaminierung** oder durch **Transaminierung** in α-Ketosäuren überführt. Durch oxidative Decarboxylierung entstehen aus ihnen Fettsäure-CoA-Thioester. In dieser Form können sie entweder zur Energiegewinnung zu Kohlendioxid und Wasser oxidiert oder in Ketonkörper, Fettsäuren oder Glucose umgewandelt werden. Die Reaktion wird durch eine Dehydrase mit Pyridoxalphosphat als Coenzym katalysiert. Die Transaminierung erfolgt mit Hilfe spezifischer Enzyme, der sog. Transaminasen. Das Coenzym dieser Enzyme ist Pyridoxalphosphat (vgl. Vitamin B_6, Kap. 1.7.2).

Das bei der **Desaminierung** von Aminosäuren und bei der Eiweißfäulnis im Darm anfallende **Ammoniak** wird im Blut gelöst. Beim Gesunden erreicht es eine Serumkonzentration von etwa 80 µg/100 ml. Steigt die Ammoniakkonzentration im Serum wesentlich über diesen Wert an, so wirkt es neurotoxisch. (Mit dem klinischen Bild neurologischer Störungen korreliert die arterielle Ammoniakkonzentration eher als die venöse; bei der Laboranalyse ist eine rasche Verarbeitung der Blutprobe wesentlich.) Während die Bedeutung des Ammoniaks, dessen Konzentration im Blut bei der fortgeschrittenen Leberzirrhose ansteigt, für die Entstehung des Leberkomas zuletzt nur nachgeordnet gesehen wurde, weisen die aktuellen pathophysiologischen Erkenntnisse zur hepatischen Enzephalopathie dem Ammoniak wieder eine stärkere Rolle zu. Ammoniak führt zusammen mit anderen Neurotoxinen zum entscheidenden Gliaödem, welches eine gravierende Störung der neuronalen Kommunikation nach sich zieht [110].

> Die **Elimination des Ammoniaks** aus dem Körper erfolgt in Form von Harnstoff, der in der Leber aus Ammoniak und Kohlendioxid synthetisiert wird.

Bei der Harnstoffsynthese, auch **Harnstoffzyklus** oder nach seinen Entdeckern Krebs-Henseleit-Zyklus genannt, wird Ornithin durch Anlagern von NH_3 und CO_2 in Citrullin und dieses durch Anlagern eines weiteren Moleküls NH_3 in Arginin umgewandelt. Durch Spaltung des Argininmoleküls unter dem Einfluss des Enzyms Arginase entsteht wieder die Ausgangssubstanz Ornithin, während die beiden in den Zyklus eingeschleusten Ammoniakmoleküle in Form von Harnstoff abgespalten werden. NH_2-Lieferant bei der Umwandlung von Ornithin in Citrullin ist Carbamylphosphat und bei der Umwandlung von Citrullin in Arginin Asparaginsäure.

Neben dieser katabolen Funktion im Eiweißstoffwechsel hat die Leber auch eine **anabole Funktion.** Sämtliche **Plasmaproteine** – mit Ausnahme der Immunglobuline – und die Gerinnungsfaktoren werden ausschließlich in der Leber synthetisiert.

Ist die **Leberfunktion gestört**, so kommt es entsprechend dem Ausmaß der Schädigung zu einer **Verringerung der Plasmaproteine**, die sich besonders bei den Plasmaalbuminen deutlich bemerkbar macht. Darüber hinaus führt eine Leberzellschädigung zu einer Verringerung der Lipoproteinkonzentration im Serum und zu einem **Abfall der Gerinnungsfaktoren.**

Die Aufgabe der Leber im **Fettstoffwechsel** (vgl. Abb. 1-7) besteht darin, Fettsäuren aus dem Plasma aufzunehmen, zu reverestern und in Form von Triglyceriden an Lipoproteine gebunden wieder ans Blut abzugeben, Fettsäuren zu metabolisieren und zu synthetisieren. Als Ausgangssubstanz dient das beim Abbau von Kohlenhydraten und Aminosäuren anfallende Acetyl-CoA. Der Organismus kann neben gesättigten auch einfach ungesättigte Fettsäuren (Monoensäuren) synthetisieren, nicht hingegen Fettsäuren mit zwei und mehr Doppelbindungen (Polyensäuren).

Aus der Gruppe der **Lipide** werden in der Leber weiterhin Phospholipide und Cholesterin synthetisiert.

Eine ernährungsphysiologisch bedeutsame Funktion der Leber ist auch die **Speicherung** bestimmter Nährstoffe, insbesondere der Vitamine A, D, E, K, B_{12} und des Glykogens. Vor allem die **fettlöslichen Vitamine** werden in erheblichem Ausmaß gespeichert. Die angelegten Depots können dann, wenn keine Zufuhr mit der Nahrung erfolgt, über lange Zeit eine normale Konzentration des Vitamins im Serum aufrechterhalten und den Bedarf decken.

Von praktischer Bedeutung sind die Vitamin-B_{12}-Depots der Leber.

Wird die Resorption des mit der Nahrung aufgenommenen **Vitamins B_{12}** infolge einer Magenresektion (und damit durch Wegfall der Intrinsic-factor-Produktion) oder einer Resektion des terminalen Ileums (und somit durch den Verlust des Resorptionsortes) unmöglich bzw. stark eingeschränkt, so stellen sich erst nach mehreren Monaten Vitamin-B_{12}-Mangelerscheinungen ein. In der Zwischenzeit wird der Vitamin-B_{12}-Bedarf durch Mobilisieren der Vitamin-B_{12}-Depots in der Leber gedeckt.

Gallesekretion

Die Gallenflüssigkeit wird von den Leberzellen sezerniert und über das intra- und extrahepatische Gallengangsystem zum Duodenum transportiert. Ihre **Hauptbestandteile,** deren Konzentrationen großen Schwankungen unterliegen, sind neben Wasser und Elektrolyten **Gallensalze, Bilirubin, Cholesterin** und **Phospholipide.** Pro Tag werden vom Erwachsenen maximal 1000–1200 ml Gallenflüssigkeit produziert. Bei den Gallensalzen handelt es sich um die Natrium- und Kaliumsalze der an Glycin (Glykokoll) bzw. Taurin gekoppelten Gallensäuren.

Unterschieden werden die sog. **primären Gallensäuren,** die in der Leber aus Cholesterin synthetisiert werden, und die **sekundären Gallensäuren,** die durch bakteriellen Abbau im Darm aus den primären Gallensäuren entstehen. Primäre Gallensäuren sind Cholsäure und Chenodesoxycholsäure. Im Darm entsteht aus der erstgenannten Desoxy- und aus der letztgenannten Lithocholsäure.

Die mit der Gallenflüssigkeit ins Darmlumen gelangenden Gallensalze werden im Duodenum und Jejunum, dem Ort, an dem sie ihre Aufgabe bei der Fettresorption erfüllen, nicht resorbiert. Erst im unteren Ileum, dem Dünndarmabschnitt, der unter Normalbedingungen nicht mehr an der Ausnutzung des Nahrungsfettes beteiligt ist, werden die Gallensalze rückresorbiert und mit dem Pfortaderblut wieder zur Leber transportiert.

Dieser **enterohepatische Kreislauf** der Gallensäuren hat zur Folge, dass vom **Gallensäurenpool,** der beim Erwachsenen etwa 3–4 g beträgt, pro 24 Stunden nur etwa 15–20 % mit dem Stuhl ausgeschieden werden.

Messungen mit radioaktiv markierten Gallensäuren haben ergeben, dass der Gallensäurenpool etwa zweimal pro Mahlzeit und etwa achtmal pro 24 Stunden rezirkuliert. Mehr als 99 % der Gallensäuren befinden sich in diesem Ausscheidungs- und Rückresorptionskreislauf, woraus sich ergibt, dass die Gallensäurekonzentration im Serum des Gesunden nur sehr gering ist.

Bei einem Ausfall des terminalen Ileums, dem alleinigen Resorptionsort von Gallensäuren, z. B. nach operativer Entfernung oder bei einer hochgradigen Wanderkrankung dieses Darmabschnittes, kommt es zu einer kompletten oder teilweisen **Unterbrechung des enterohepatischen Kreislaufs.** Die nun einsetzende unphysiologisch hohe Gallensalzausscheidung mit dem Stuhl führt zu einer **Poolverringerung** und einer Beeinträchtigung der Fettverdauung und -resorption (vgl. chologene Diarrhö, Kap. 3.4.8).

Der zweite Hauptbestandteil der Gallenflüssigkeit ist das **Bilirubin.** Diese Substanz, die für die charakteristische Färbung der Gallenflüssigkeit verantwortlich ist, entsteht beim **Abbau des Hämoglobins.**

Nur ein geringer Anteil des Bilirubins, das sog. frühmarkierte Bilirubin, so genannt, weil bei Inkorporationsversuchen ^{14}C in dieser Fraktion sehr früh nachweisbar ist, stammt nicht aus dem Hämoglobin zirkulierender Erythrozyten, sondern aus dem **Knochenmark** und dem **Abbau von Zytochrom.**

Cholesterin wird in der Leber aus Acetyl-CoA synthetisiert und sowohl ins Blut als auch in die Gallenflüssigkeit abgegeben. Die pro Tag mit der Gallenflüssigkeit in den Darm ausgeschiedene Menge an Cholesterin liegt bei etwa 1 g. Es dient in der Leber als Ausgangssubstanz für die **Gallensäuresynthese** und in verschiedenen inkretorischen Drüsen als Grundstoff für die **Hormonsynthese.**

Der vierte der genannten Hauptbestandteile der Gallenflüssigkeit, die **Phospholipide,** wird ebenfalls in der Leber synthetisiert. Das Verhältnis der einzelnen Gallenbestandteile zueinander ist von großer Wichtigkeit für die Stabilität der Lösung, wobei den Phospholipiden eine besondere Bedeutung zukommt.

Kristallisieren Gallensalze, Bilirubin oder Cholesterin aus, so bilden sich **Gallensteine.**

Die Ernährung hat einen deutlichen Einfluss auf die Konzentration der Einzelkomponenten und damit die Stabilität der Gallenflüssigkeit. Epidemiologische und klinisch-experimentelle Befunde belegen die Bedeutung der Ernährung für die Zusammensetzung der Gallenflüssigkeit und damit das Risiko der Gallensteinbildung (s. Kap. 3.7.9).

3.7.1 Virushepatitis (Hepatitis infectiosa, akute Hepatitis)

Ätiologie Virushepatitiden gehören weltweit zu den häufigsten Infektionskrankheiten. Mittlerweile konnten folgende Erreger der Hepatitis identifiziert werden: Hepatitis-A-Virus (HAV), Hepatitis-B-Virus (HBV), Hepatitis-C-Virus (HCV), Hepatitis-D-Virus (HDV) und das Hepatitis-E-Virus (HEV). Serologische Nachweis- und Differenzierungsverfahren stehen zur Verfügung. Andere Hepatitis-Viren (Hepatitis-GB-Viren A–C [HGBV], Hepatitis-G-Virus [HGV] u.a.) spielen derzeit klinisch keine Rolle.

Hepatitisviren können sowohl **oral aufgenommen** als auch **parenteral übertragen** werden. Mit Ausscheidungen (Speichel, Harn, Stuhl) von Hepatitiskranken verunreinigtes Wasser und verunreinigte Nahrung infizieren auf oralem Wege, während virushaltige Blutkonserven und nicht ausreichend sterilisierte Instrumente und Spritzen meist für die parenterale Übertragung verantwortlich sind.

Die große **Widerstandsfähigkeit** der Hepatitisviren gegen Hitze und Trockenheit begünstigt das oft epidemieartige Auftreten der Krankheit.

> Neben der mit ausgedehnter Nekrotisierung von Lebergewebe einhergehenden fulminanten Hepatitis besteht das **wesentliche Risiko** in der Entwicklung einer chronischen Hepatitis mit der **Leberzirrhose als Spätfolge.**
>
> Daneben besteht besonders bei den chronischen Hepatitiden B und C ein erhöhtes Risiko, ein **primäres Leberkarzinom** zu entwickeln.

Übergänge in eine chronische Hepatitis wurden bei der akuten Hepatitis A und E nicht beobachtet. Mit einer Chronifizierung der akuten Hepatitis B muss bei perinataler Infektion in 90%, bei Säuglingen und Kleinkindern in 30–70% und bei (immunkompetenten) Erwachsenen in 5–10% gerechnet werden. Bei der Hepatitis C beträgt das Risiko der Chronifizierung sowohl bei parenteraler Übertragung (Posttransfusionshepatitis, etwa 50% der Fälle) als auch bei sporadischer Infektion (etwa 45% der Fälle) bis über 80%, Kinder sind eher weniger gefährdet.

Insbesondere Infektionen mit Hepatitis-C-Viren lassen nicht selten in der Frühphase klinische Auffälligkeiten völlig vermissen.

Das HDV benötigt zu seiner Replikation das HBV als Helfervirus. Insbesondere die **Superinfektion** einer bereits chronischen Hepatitis B mit HDV geht meist mit einem raschen Fortschreiten der chronischen Lebererkrankung einher und ist prognostisch ungünstig.

> Abgesehen von der Übertragung von Hepatitisviren mit Trinkwasser und Lebensmitteln bestehen keine Beziehungen zur Ernährung.

Klinik Die akute Hepatitis beginnt meist mit einem **uncharakteristischen Vorstadium,** das sich durch „grippeähnliche" Symptome auszeichnet.

Anschließend kommt es zum eigentlichen **Ikterus,** bedingt durch einen Übertritt des Gallenfarbstoffes Bilirubin in die Blutbahn. Das **Allgemeinbefinden** ist in der Mehrzahl der Fälle nur bei Krankheitsbeginn durch Inappetenz, Druckgefühl im rechten Oberbauch, gelegentliches Erbrechen, selten auch Hautjucken und geringe Körpertemperaturerhöhung beeinträchtigt.

Es gibt Hinweise darauf, dass sich eine fulminante Hepatitis mit Leberzerfallskoma in Bevölkerungsguppen mit überwiegend schlechtem Ernährungszustand häufiger entwickelt [150].

Ernährungstherapie Mit einer leichten Vollkost soll die optimale Deckung des Energie- und Nährstoffbedarfs gewährleistet werden. Insbesondere die in der Frühphase der Erkrankung **häufigen Intoleranzen** sind zu berücksichtigen. Früher propagierte spezielle Kostformen (Leberschonkost) sind ohne Wert.

3.7.2 Chronische Hepatitis

> Als chronische Hepatitis bezeichnet man eine über mindestens sechs Monate bestehende, häufig langsam fortschreitende und mit einem ständigen Untergang von Leberzellen einhergehende Entzündung der Leber.

Ätiologie Eine chronische Hepatitis entsteht auf dem Boden einer Hepatitis B, C oder D, von Autoimmunvorgängen, toxischen Einwirkungen oder erblichen Stoffwechselerkrankungen.

Klinik Die **Symptome** – Leistungsminderung, Druckgefühl im rechten Oberbauch, Inappetenz – sind uncharakteristisch. Ein Ikterus kann fehlen.

Obschon viele chronische Hepatitiden blande verlaufen und später ausheilen können, andere aber bis zur Zirrhose oder zum hepatozellulären

Karzinom fortschreiten, wird die früher übliche Unterscheidung in eine chronisch persistierende und eine chronisch aggressive Verlaufsform heute nicht mehr vorgenommen. Vielmehr zielt die histopathologische Untersuchung des Lebergewebes darauf ab, neben Hinweisen zur Krankheitsätiologie das Ausmaß von Entzündungen und Fibrosierung zu beschreiben und so eine klassifizierende und prognostische Aussage zu machen.

Ernährungstherapie Es gelten die gleichen Regeln wie bei der akuten Hepatitis.

> Ausgehend von der Tatsache, dass Vitamin E im Tierversuch vor Leberschäden durch oxidativen Stress schützt und sich bei Patienten mit schwerer Verlaufsform einer Virushepatitis niedrige Vitamin-E-Plasmakonzentrationen finden, wurden 23 Patienten mit einer chronischen Hepatitis C, die nicht auf eine α-Interferontherapie ansprachen, in einer doppelblind-placebokontrollierten Studie während 12 Wochen mit 2x täglich 400 I.U. α-Tocopherol behandelt. Bei 11 von 23 Patienten verbesserten sich die Aktivitätsparameter signifikant.

Das Ergebnis spricht dafür, **Vitamin E,** das in der genannten Dosierung untoxisch ist, als supportive Therapie in das Behandlungskonzept einzubeziehen [120].

3.7.3 Leberzirrhose

> Bei einem langsam fortschreitenden Untergang von Leberzellen mit einem Einsprossen von Bindegewebe an deren Stelle entwickelt sich eine Leberzirrhose.

Ätiologie Die Ursache des Zelluntergangs kann eine chronische Hepatitis, ein lang dauerndes Einwirken von Noxen, z.B. Alkohol (Alkohol und Leberzirrhose siehe Kapitel „Fettleber"), eine Schädigung der Leber durch chronische Cholangitis und seltene Stoffwechselerkrankungen sein. Daneben ist in den letzten Jahren das Krankheitsbild der nicht alkoholischen Steatohepatitis (NASH) als abzugrenzende bedeutsame ursächliche Entität herausgestellt worden (s.u.). Bei einem geringen Prozentsatz lässt sich eine Ursache nicht ermitteln (sog. kryptogenetische Zirrhose).

Proteinmangel hat wahrscheinlich eine konditionierende Rolle bei der Entstehung chronischer Lebererkrankungen, d.h. leberschädigende Einflüsse führen dann, wenn gleichzeitig Eiweißmangel besteht, besonders häufig zu Schädigungen des Organs. In einer retrospektiven Fallkontrollstudie wurde diese immer wieder betonte Bedeutung einer optimalen Eiweißzufuhr bestätigt [254]. Das relative Risiko, eine Zirrhose zu entwickeln, war nicht nur positiv mit der Höhe des **Alkoholkonsums,** sondern auch negativ mit der Proteinzufuhr korreliert. Die Autoren fanden darüber hinaus mit steigendem **Fettkonsum** ein zunehmendes Zirrhoserisiko. Auch tierexperimentelle Befunde stützen die Annahme, dass hoher Fettverzehr das Risiko einer alkoholinduzierten Leberschädigung steigert.

Die konditionierende Rolle des Eiweißmangels ist eine Erklärung dafür, warum in vielen Ländern mit einer unzureichenden Proteinversorgung die Zahl chronischer Lebererkrankungen, insbesondere der Leberzirrhose, überdurchschnittlich hoch ist.

Die häufigsten **leberschädigenden Noxen,** die zusammen mit einem Proteinmangel zur chronischen irreversiblen Lebererkrankung führen, sind:

- Toxine von Schimmelpilzen, die in tropischen Ländern häufig auf Nahrungsmitteln wachsen – das bekannteste ist das Aflatoxin (Toxin des Aspergillus flavus), das besonders auf Erdnüssen gefunden wird,
- Toxine von Parasiten,
- Pflanzengifte,
- Hepatitisviren etc.

So konnte z.B. nachgewiesen werden, dass eine große Zahl der Kinder, die wegen eines Eiweißmangels (Kwashiorkor) ein aflatoxinhaltiges eiweißreiches Erdnusserzeugnis erhielten, an Leberzirrhose erkrankten [205].

Klinik Das klinische Bild wechselt je nach Erkrankungsstadium. Zu Beginn entspricht die Symptomatik meist der einer chronischen Hepatitis.

Die zunehmende Vermehrung von Bindegewebe hat eine Beeinträchtigung des Blutdurchflusses durch das Organ zur Folge, was zu einem Druckanstieg im gesamten Pfortaderstromgebiet führt. Diese zunehmende **portale Hypertension** führt zu einer Beeinflussung der Resorptionsfunktion des Darms, was sich insbesondere in Form einer Blähsucht als Folge mangelhafter Gasresorption äußert.

Des Weiteren kommt es bei dem Druckanstieg zu einem Missverhältnis zwischen onkotischem und hydrostatischem Druck, was einen Flüssigkeitsaustritt aus der Pfortaderstrombahn in die Bauchhöhle **(Aszites)** zur Folge hat. Die auch als hydropische Dekompensation bezeichnete Aszitesbildung ist ein **prognostisch ungünstiges Zeichen.** Ein Jahr nach dem Nachweis dieser Flüssigkeitsansammlung in der Bauchhöhle leben nur noch etwa 50% und nach fünf Jahren nur noch 18% der Patienten.

Da bei der fortgeschrittenen Leberzirrhose die Albuminsynthese in der Leber und damit die Albuminkonzentration im Serum herabgesetzt sind, verringert sich der kolloidosmotische Druck im Gefäßlumen, was wiederum die Aszitesbildung begünstigt. Ein weiterer, die Aszites- und Ödembildung begünstigender Faktor ist die renale Natrium- und Wasserretention als Folge von sich einstellenden neurohumoralen Dysregulationen. Der mangelnde Abbau vasodilatierender Substanzen im Körper führt zu einer Weitstellung des peripheren Gefäßsystems. In zentralen Körperabschnitten gelegene Druck- und Volumenrezeptoren registrieren ein vermindertes „effektives" Blutvolumen und führen zu einer Aktivierung des sympathikoadrenalen Systems (Freisetzung von Noradrenalin und Adrenalin), des Renin-Angiotensin-Aldosteron-Systems und des antidiuretischen Hormons (ADH). Diese aktivierten neurohormonalen Systeme führen an der Niere schon direkt oder als Folge einer Vasokonstriktion zu einer Natrium- und Wasserretention. Dies geschieht bei Vorliegen einer Leberzirrhose frühzeitig, d.h. lange vor dem klinischen Auftreten von Aszites und Ödemen.

> Diese sehr komplexen Ursachen von Aszites- und Ödembildung sind die Basis der Natrium- und Wasserrestriktion, zwei wesentlichen Säulen der Aszitestherapie.

Bedingt durch die partielle Blockierung des Blutabflusses aus dem Pfortadergebiet durch die Leber über die Lebervene in die untere Hohlvene, entwickeln sich Umwegkreisläufe (**Kollateralkreisläufe** – vgl. Abb. 3-32), d.h., kleinste Gefäßverbindungen mit einem beim Gesunden nur geringen Blutdurchfluss, die das Pfortaderstromgebiet unter Umgehung der Leber mit der unteren Hohlvene verbinden, erweitern sich.

Die wichtigste Gefäßverbindung dieser Art besteht im Kardiagebiet des Magens bzw. im unteren Ösophagus. Erweitern sich diese **Anastomosen,** so entwickeln sich relativ dünnwandige, prall mit Blut gefüllte Gefäße im Ösophagus und oberen Magenanteil – Ösophagus- bzw. Fundusvarizen –, die leicht einreißen und zu einem großen Blutverlust bzw. einer tödlichen Blutung führen können. **Varizen** treten bei ca. 70% aller Zirrhosekranken auf. Das mittlere **Blutungsrisiko** liegt, wenn kein Blutungsereignis vorausging, bei 30% mit einer Mortalität von 50% innerhalb der ersten sechs Wochen nach Blutung. Das Risiko, an einer Varizenblutung bei Leberzirrhose zu sterben, wird insgesamt mit 35% angegeben.

Abgesehen von diesen vorwiegend mechanisch bedingten Komplikationen der Zirrhose kommt es mit fortschreitendem Parenchymuntergang zu einer **Beeinträchtigung der verschiedenen Funktionen** der Leber, zu

- einer verminderten Synthese von Gerinnungsfaktoren, was zu einer Blutungsneigung führt,
- einer verminderten Albuminsynthese, was eine Ödementstehung und insbesondere eine Aszitesbildung begünstigt, und,
- was in Beziehung zur diätetischen Therapie von großer Wichtigkeit ist, einem Nachlassen der Entgiftungsfunktion.

Entwickelt sich eine **Insuffizienz der Entgiftungsmechanismen,** so resultiert ein Anstieg der Ammoniakkonzentration und verschiedener beim bakteriellen Eiweißabbau im Darm anfallender toxischer Substanzen (Ammoniak, Phenole, Indole, Amine) im Blut. Eine ungenügende Entgiftung dieser Stoffe und damit ihr **Konzentrationsanstieg** im Blut wird durch **portokavale Umwegkreisläufe,** wie sie sich bei der fortgeschrittenen Leberzirrhose meist in Form von Ösophagusvarizen entwickeln, begünstigt, da hierdurch das vom Darm kommende Blut die Leber zum Teil umgeht.

Ammoniak und die übrigen **Abbauprodukte des Eiweißes** bewirken ab einer bestimmten Konzentration im Blut eine Funktionsstörung des Gehirns, die sog. **hepatoportale Enzephalopathie,** die letztlich zu einer tiefen Bewusstlosigkeit, dem **Coma hepaticum,** führt. Weiterhin sind am Zustandekommen der Enzephalopathie Änderungen im Muster der freien Plasmaaminosäuren beteiligt, ein Befund, der Ansätze für eine diätetische Behandlung bietet.

Bei chronisch Leberkranken findet sich eine **Erhöhung der aromatischen** Aminosäuren Tyrosin und Phenylalanin, weiterhin von Glutaminsäure, Methionin und gelegentlich Cystein, bei einem **Abfall der verzweigtkettigen Aminosäuren** Valin, Leucin und Isoleucin. Beim Lebergesunden beträgt die molare Relation der verzweigtkettigen Aminosäuren Valin, Leucin und Isoleucin zu den aromatischen Aminosäuren Phenylalanin und Tyrosin (Fischer-Index) etwa 3, während diese Relation beim schweren Leberkoma auf etwa 1 abfällt. Die Tiefe des Komas korreliert mit dem Ausmaß dieser **Relationsverschiebung.**

Aromatische Aminosäuren sind Vorstufen von Neurotransmittern. Die Zunahme der aromatischen Aminosäuren im Plasma beruht auf ihrer verminderten Aufnahme und Metabolisierung in der Leber. Der **Ursache** der geringen Konzentration an verzweigtkettigen Aminosäuren, die nicht in der Leber, sondern vorzugsweise in der Muskulatur umgesetzt werden, ist nicht sicher bekannt. Möglicherweise ist die Konzentrationsverminderung Folge einer verstärkten Aufnahme dieser Aminosäuren in die Muskulatur aufgrund des bei der Leberzirrhose erhöhten Insulinspiegels.

Da sowohl die verzweigtkettigen als auch die aromatischen Aminosäuren über ein gemeinsames Transportsystem die Blut-Hirn-Schranke passieren, kommt es als Folge der Konzentrationsverschiebung im Plasma auch zu einer entsprechenden **Konzentrationsverschiebung im Hirngewebe.** Hieraus resultieren eine Reihe pathobiochemischer, zum Teil noch nicht völlig geklärter Reaktionen, so z.B. eine vermehrte Produktion von Serotonin und die Bildung sog. falscher Neurotransmitter, wie beispielsweise Oktopamin.

Die derzeit diskutierten, der **hepatischen Enzephalopathie** zugrunde liegenden **pathophysiologischen Mechanismen** können wie folgt zusammengefasst werden:

Bei zunehmender Einschränkung der Leberfunktion sinkt im Plasma die Konzentration der in der Leber synthetisierten Substanzen, während die Konzentration der in der Leber metabolisierten steigt.
Daraus resultiert:

- Eine Schädigung der Blut-Hirn-Schranke durch zirkulierende Toxine. Die Folge ist der Übertritt toxischer Substanzen ins Gehirn, die unter physiologischen Bedingungen die Blut-Hirn-Schranke nicht passieren. Weiterhin kommt es zu einem vermehrten Transport neutraler Aminosäuren, während die Passage von Glucose, Ketonkörpern und basischen Aminosäuren abnimmt.
- Durch das geänderte Substratangebot ändert sich im Gehirn sowohl die Synthese als auch der Katabolismus von Neurotransmittern.
- Das verminderte Angebot an energielieferndem Substrat, insbesondere von Glucose, stört den Energiestoffwechsel [83].

In jüngster Zeit steht im Mittelpunkt der pathophysiologischen Betrachtung der hepatischen Enzepathologie ein geringgradiges chronisches Gliaödem mit gestörter Astrozytenfunktion und gestörter glioneuronaler Kommunikation. Diese Astrozytenschwellung kann verursacht werden durch die bekannten Nerotoxine, vornehmlich Ammoniak, aber auch durch gastrointestinale Blutungen, Infektionen, Medikamente (Sedativa, vornehmlich der Benzodiazepingruppe, Diuretika), Elektrolytimbalanzen (Hyponatriämie), metabolische Azidosen und vermehrte orale Proteinzufuhr. Ammoniak wirkt direkt toxisch oder über eine Glutaminanhäufung in den Zellen. Neben gestörten Transportmechanismen spielen auch eine vermehrte Expression von zerebralen Benzodiazepinrezeptoren und eine gesteigerte Bildung von Stickoxiden (NO) eine Rolle. Damit könnte eine veränderte Permeabilität der Blut-Hirn-Schranke erklärt werden [110].

Das Vorstadium des Coma hepaticum ist das **Praecoma hepaticum** mit Bewusstseinstrübung, gesteigerter Muskelerregbarkeit und einem charakteristischem Zittern der ausgestreckten Hand (flapping tremor). Je nach Bewusstseinslage werden **vier Komastadien** unterschieden (Tab. 3-15).

Zur **Quantifizierung** der hepatischen Enzephalopathie wurde eine Reihe von Testverfahren entwickelt, die ohne technischen Aufwand durchgeführt werden können. Hiermit ist es möglich, sowohl das Ausmaß der zerebralen Funktionsbeeinträchtigung semiquantitativ zu messen, als auch den Therapieerfolg zu objektivieren. So beruht beispielsweise der sog. **Trail making test** darauf, Zahlen bzw. Buchstaben in der exakten Reihenfolge durch Linien miteinander zu verbinden. Die für den Test erforderliche Zeit wird in Sekunden gemessen. Ein Beispiel für den von Conn [59] angegebenen Test findet sich in Abbildung 3-33.

Als sog. hepatische **Minimalenzephalopathie** – latente oder subklinische Enzephalopathie – wird eine mit üblichen klinischen Untersuchungsmethoden noch nicht fassbare frühe Phase bezeichnet. Sie lässt sich bei 60–70% der bei üblichen Routineuntersuchungen unauffälligen Zirrhosekranken mit Hilfe spezieller psychometrischer Untersuchungsverfahren nachweisen. Es finden sich Hinweise auf eine gestörte praktische Intelligenz. Konzentrationsstörungen und Beeinträchtigungen des räumlichen Sehens. An apparativer neurophysiologischer Diagnostik kommen die Elektroenzephalographie (EEG) und die Ablei-

Tabelle 3-15 Stadien des Coma hepaticum.

Komastadium	Bewusstseinslage
I	Verlangsamung, verwaschene Sprache, müde
II	Patient schläft, noch orientiert
III	Somnolenz, Patient noch erweckbar, kann nicht mehr artikulieren
IV (tiefes Koma)	Patient reagiert nicht mehr sicher auf Schmerzreize

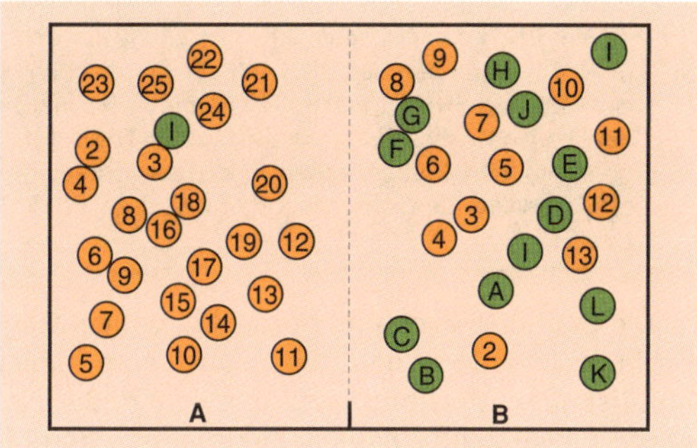

Abb. 3-33 Test zur semiquantitativen Bestimmung des Ausmaßes einer hepatitischen Enzephalopathie (trail making test) (nach [59]).

tung visuell evozierter Potentiale (VEP) zum Einsatz. Nach jüngsten Untersuchungen gilt insbesondere die Bestimung der kritischen Flimmerfrequenz bei der Untersuchung mit Lichtimpulsen als zuverlässiges Verfahren. Durch diese Störungen der Hirnfunktion kann es zu Beeinträchtigungen alltäglicher Verrichtungen, auch der Fahrtauglichkeit, kommen.

Um die **Gefahr einer Blutung aus Ösophagusvarizen** zu beseitigen bzw. zu verringern, kann man zur Druckentlastung im Pfortaderstromgebiet operativ Verbindungen zwischen der Pfortader oder ihren Zubringern und der unteren Hohlvene anlegen.

Das bekannteste und effektivste Verfahren ist die operative **portokavale Anastomose,** eine direkte Verbindung zwischen Pfortader und unterer Hohlvene.

Während die Verfahren zur Anlage einer operativen portokavalen Anastomose wegen hoher Komplikationsraten nur noch selten zur Anwendung kommen, bedient man sich zunehmend des **transjugulären intrahepatischen portosystemischen Stent-Shunts (TIPS).** Hierbei wird via Jugularvene eine Lebervene sondiert, von hier aus intrahepatisch ein Pfortaderast punktiert, der Verbindungsweg dilatiert und mit einem Metallstent dauerhaft offen gehalten. Eine TIPS-Anlage wird häufig bei therapierefraktärem Aszites und der Gefahr rezidivierender Ösophagusvarizenblutungen zur Überbrückung der Zeitspanne zwischen dem Stellen der Indikation zur Lebertransplantation und dem von mehreren, nicht kalkulierbaren Faktoren abhängigen Zeitpunkt der Transplantation gewählt.

Durch beide Verfahren werden zwar die Blutungsgefahr und die Aszitesbildung verringert, jedoch die Gefahr zentralnervöser toxischer Schädigungen in Form der **hepatoportalen Enzephalopathie** erhöht, da das vom Darm kommende venöse Blut nicht mehr das Restvermögen des Organs zur Entgiftung voll ausnutzt.

Die bei der fortgeschrittenen Leberzirrhose und nach Anlegen einer portokavalen Anastomose ungenügende Entgiftung der im Pfortaderblut enthaltenen toxisch wirkenden Substanzen führt nach einer bestimmten Zeit zu einer oft erheblichen Beeinflussung der Gehirnfunktion, die sich in dem bereits genannten flapping tremor, Gangunsicherheit, Desorientiertheit, deliranten Zustandsbildern, Halluzinationen etc. äußert.

Ernährungstherapie*

Die Ziele der Ernährungstherapie bei fortgeschrittener Leberzirrhose sind:

- einer Mangelernährung vorzubeugen bzw. bereits bestehende Defizite auszugleichen,
- die Leberfunktion, wenn möglich, durch optimale Ernährung und Elimination von Noxen (insbesondere Alkohol) zu verbessern,
- einer hepatoportalen Enzephalopathie vorzubeugen bzw. sie zu therapieren und
- der Entwicklung von Komplikationen der Leberzirrhose, wie Aszites- und Ödembildung, Ösophagusvarizenblutungen etc. entgegenzuwirken.

Auch bei den chronischen Lebererkrankungen wird so lange mit einer leichten Vollkost ernährt, bis eine der genannten Indikationen ein spezielles, auf pathophysiologischen Erkenntnissen beruhendes diätetisches Vorgehen erforderlich macht.

Der Krankheitsverlauf ist neben vielen anderen Faktoren auch vom Ernährungszustand abhängig.

Wegen häufig bestehender **Anorexie** ist die spontane Energiezufuhr nur bei etwa 40% der Patienten ausreichend.

> Durch unzureichende Energiezufuhr wird der Proteinkatabolismus gefördert und die Entgiftungsfunktion für Ammoniak und weitere neurotoxische Substanzen verringert.

Es fand sich eine enge Beziehung zwischen der mittleren täglichen Energieaufnahme und der Letalität (Abb. 3-34) [202].

Die Vorstellungen über die diätetische Behandlung von Lebererkrankungen haben sich im Laufe

* DVL-Vereinigung zur Förderung und Unterstützung chronisch Leberkranker e.V., Bertha-von-Stuttner-Straße 30, 40595 Düsseldorf (Selbsthilfegruppe).

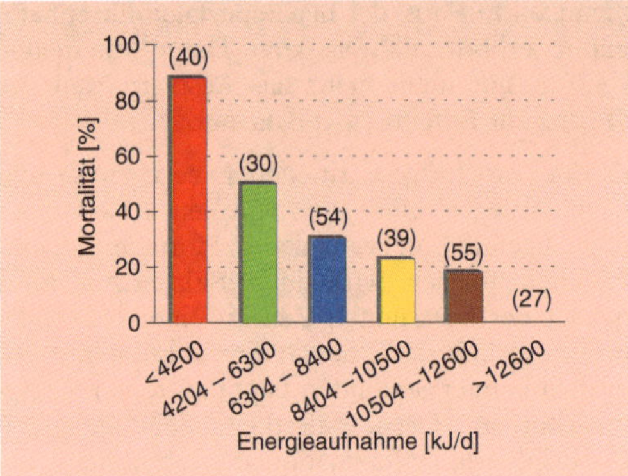

Abb. 3-34 Beziehung zwischen Letalität und täglicher Energieaufnahme bei Patienten mit Alkoholhepatitis und Zirrhose [202].

der letzten Jahrzehnte mehrmals geändert. Es ist ein Beispiel dafür, wie wenig wissenschaftlich abgesichert bis etwa Anfang der sechziger Jahre die Kostformen waren, die zur Behandlung von Erkrankungen empfohlen und auch weltweit praktiziert wurden.

Bis Anfang der 40er Jahre des vorigen Jahrhunderts gab man sowohl bei akuten als auch bei chronischen Lebererkrankungen eine fett- und eiweißarme, vorwiegend kohlenhydrathaltige Kost. Die Amerikaner Patek und Post [222] waren die Ersten, die von dieser allgemein anerkannten Ernährungsform abgingen und mit einem groß angelegten Versuch das Verhalten von Leberfunktionsproben und den klinischen Verlauf bei Leberzirrhotikern unter der bis dahin üblichen, die Kohlenhydrate bevorzugenden Diät und – im Vergleich dazu – einer neu zusammengestellten, eiweiß- und fettreichen Kostform kontrollierten.

Die erprobte Diät enthielt neben einem Vitamin-B-Präparat und einem Leberextrakt 140 g Eiweiß, 175 g Fett und 365 g Kohlenhydrate täglich. Unter dieser **hochkalorischen, eiweiß- und fettreichen Diät** kam es zu einer weniger ausgeprägten Aszitesbildung, einer Verlängerung der Überlebenszeit, einer Besserung von Laborparametern und einer Verbesserung des Allgemeinbefindens.

Bei der Beurteilung dieser Ergebnisse muss berücksichtigt werden, dass es sich bei den von Patek und Post behandelten Leberzirrhotikern vorwiegend um Alkoholiker in primär schlechtem Ernährungszustand handelte. Zwei Möglichkeiten bieten sich an, die positiven Ergebnisse dieser Diätstudie zu erklären:

- Die in der Zeit von Patek empfohlene Diät deckte den Bedarf an essentiellen Nährstoffen, insbesondere an Eiweiß, mit Sicherheit auch den an einigen Vitaminen nicht. Die Umstellung auf eine eiweißreiche, hochkalorische Diät bedeutet somit eine **optimale Deckung des Nährstoffbedarfs.** Diese Umstellung von unzureichender auf optimale Ernährung war die alleinige Ursache des positiven therapeutischen Effektes.
- Im Vergleich zur Diät mit Schwergewicht auf den Kohlenhydraten enthielt die von Patek angegebene ein Mehr an Eiweiß, Fett und Vitaminen. Es wäre denkbar, dass eine dieser drei in hoher Dosis aufgenommenen Komponenten einen den Therapieerfolg erklärenden **pharmakodynamischen Effekt** besäße.

Von diesen den Therapieerfolg erklärenden Möglichkeiten wurde in den folgenden Jahren immer nur diskutiert, die hohe, weit über dem Bedarf liegende Eiweißzufuhr habe bei akuten und chronischen Lebererkrankungen einen positiven Effekt. Beobachtungen, die gezeigt hatten, dass die Leber unter Proteinmangelbedingungen schädigende Einflüsse (Hepatitis, Alkohol etc.) weniger gut toleriert, bestärkten die Annahme, mehr Eiweiß, als dem Bedarf entspricht, habe einen therapeutischen und protektiven Effekt.

Aus dieser Vorstellung heraus resultiert die Ansicht, eine **eiweißreiche Kost** habe bei Lebererkrankungen einen positiven therapeutischen Effekt. Dass die Diät, unter der Patek und Post die positiven Behandlungserfolge sahen, nicht nur eiweißreich, sondern auch fettreich war – der Fettanteil betrug 175 g/Tag, der Pro-Kopf-Verbrauch in Westdeutschland liegt während der letzten Jahre bei etwa 130 g/Tag –, wurde verschwiegen.

In den folgenden Jahren wurde der Fettanteil von Empfehlung zu Empfehlung ständig verringert. Die **extreme Beschränkung des Fettanteils** in der Diät erschwerte das Herstellen einer schmackhaften und abwechslungsreichen Kost. Es resultierte hieraus die Empfehlung, Magerquark in großen Mengen zu verzehren, da dies die einzige Möglichkeit war, größere Mengen an tierischem Eiweiß unter vertretbarem finanziellen Aufwand, und ohne die Fettzufuhr gleichzeitig erhöhen zu müssen, in die Diät einzubauen.

Gibt es nun gesicherte Hinweise gegen eine im Bereich der üblichen Norm (100–130 g/Tag) liegende Fettaufnahme bei akuten und chronischen Lebererkrankungen, wobei vorerst die Fettleber ausgeklammert werden soll? Die Antwort lautet, dass alle Therapievergleiche, die bisher bekannt wurden, dafür sprechen, dass Fett den Ablauf einer Lebererkrankung nicht ungünstig beeinflusst. Dies gilt sowohl für akute als auch für chronische Lebererkrankungen.

Bei einem solchen Therapievergleich, bei dem Kranken mit akuter Hepatitis entweder eine fettarme Diät mit 50 g Fett/Tag oder eine Diät mit 150 g Fett/Tag gegeben wurde, zeigte sich sogar in der Gruppe mit **hoher Fettzufuhr** eine bessere

Heilungstendenz. Entsprechende Vergleichsuntersuchungen mit fettarmen und fettreichen Diäten wurden auch an chronisch Leberkranken vorgenommen, ohne dass sich unter den Kostformen mit normalem Fettanteil eine negative Beeinflussung hätte nachweisen lassen (die einleitend zitierten Befunde von Rotily et al. [254] beziehen sich auf die mögliche Bedeutung von Fett für die Entstehung der alkoholinduzierten Zirrhose).

Aufgrund dieser Untersuchungsbefunde, die keinen Vorteil, sondern nur Nachteile der fettarmen Diät erkennen lassen, äußerten sich die amerikanischen Hepatologen Chalmers u. Davidson [49] wie folgt zur üblichen Leberdiät: „It results in an unpalatable low caloric diet that discourages the patient from taking the one ‚medicine' really important for him – food." Empfiehlt man dem Leberkranken also eine Diät mit stark reduziertem Fettanteil – solche Diätempfehlungen haben auch heute noch vereinzelt Anhänger –, so resultiert daraus zwangsläufig eine wenig schmackhafte Kostform (Lit. bei [150]).

Energie- und Nährstoffbedarf. Eine Fehl- und Mangelernährung als Folge ungünstiger sozialer Bedingungen, insbesondere bei Alkoholikern, Anorexie und einer Reihe krankheitsspezifischer Stoffwechselstörungen, sind die Ursache für die bei fortgeschrittener Leberzirrhose häufige, den Krankheitsverlauf negativ beeinflussende **Mangelernährung.** Nach den vorherrschenden Komponenten der Mangelernährung spricht man von einer Protein-Kalorien-Malnutrition [212]. Die primäre Mangelernährung durch die zu geringe spontane Nahrungsaufnahme – insbesondere Alkoholkranke sind durch fehlende Zufuhr von Nicht-Alkohol-Energieträgern gefährdet – wird sekundär aggraviert durch die Veränderungen des Metabolismus von Makro- und Mikronährstoffen. Mit einer direkten Alkoholwirkung hängen Schädigungen des intestinalen Epithels und Mangelzustände von Vitaminen (A, B_1, B_6, C, D, Folsäure) und Spurenelementen (Zink, Kupfer, Selen) zusammen (Übersicht bei [283]).

Etwa 20% der Zirrhotiker haben eine hypermetabole und 30% eine hypometabole Stoffwechsellage (Abb. 3-35). Der Energieverbrauch ist nicht abhängig von der Ursache, der Aktivität oder dem Stadium der Zirrhose. Es gibt keine, für die klinische Praxis geeignete Methode, um die Abweichung des Energiebedarfs von der Norm exakt zu ermitteln.

Die **Ausnutzung des Nahrungsfettes** ist bei etwa 40% der chronisch Leberkranken gestört. Das Ausmaß der Steatorrhö unterliegt großen Schwankungen (Abb. 3-36). Die Steatorrhö ist wahrscheinlich am Zustandekommen von abdominellen Beschwerden nach der Nahrungsaufnahme beteiligt.

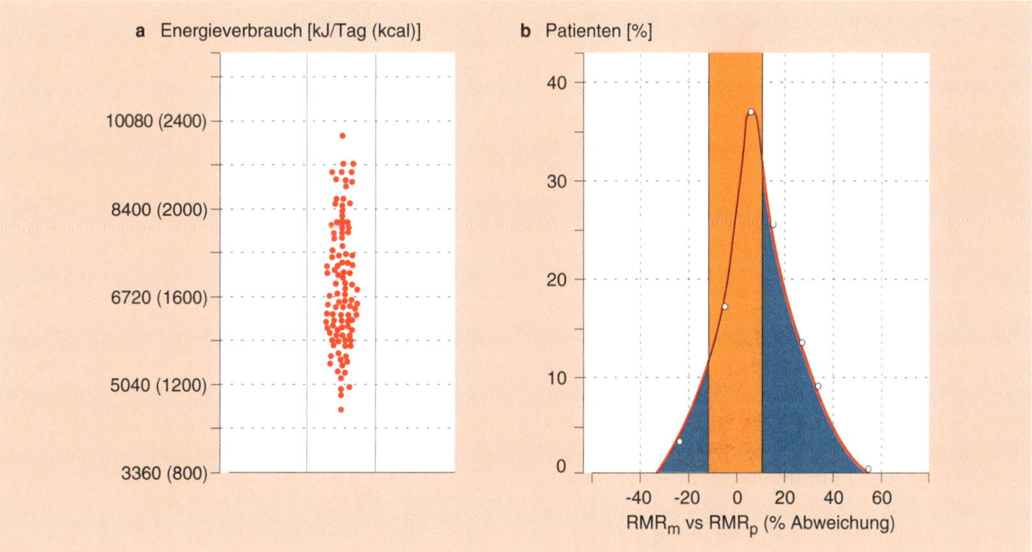

Abb. 3-35 Ruheenergieverbrauch (RMR) bei 123 klinisch „stabilen" Patienten mit Leberzirrhose (a) und prozentuale Verteilung der Abweichung der gemessenen Werte von den nach Harris Benedict vorhergesagten Werten (b).
RMR_p = nach Harris Benedict vorhergesagter Ruheenergieverbrauch
RMR_m = kalorimetrisch ermittelter Ruheenergieverbrauch (nach [211]).

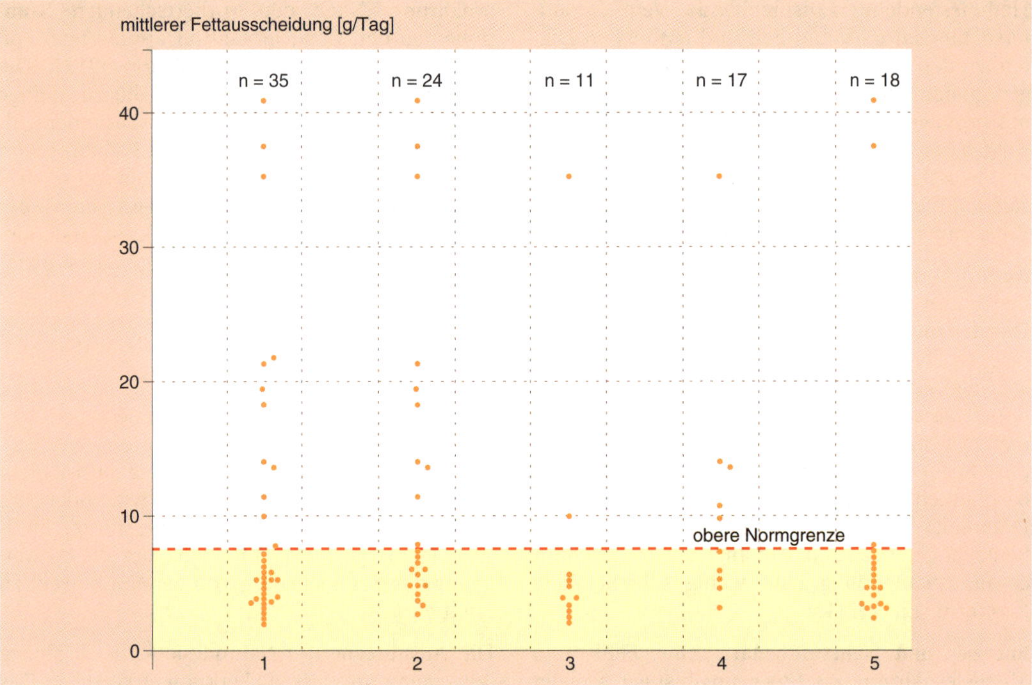

Abb. 3-36 Mittlere tägliche Stuhlfettausscheidung bei Leberzirrhotikern. 1. Gesamtkollektiv, 2. Zirrhosen mit akutem Schub, 3. Zirrhosen ohne akuten Schub, 4. Zirrhosen mit portaler Hypertension, 5. Zirrhosen ohne portale Hypertension (nach [151]).

Tabelle 3-16 Ernährung bei chronischen Leberkrankheiten: GASL-Leitlinien (mod. nach [233]).

Klinische Konstellation	Nicht-Eiweiß-Energie (kcal/kg/d)	Eiweiß/Aminosäuren (g/kg/d)
Fettleber	25	1,2
Alkoholhepatitis	30–40	1,2–1,5
Kompensierte Zirrhose	25–35	1,0–1,2
Malnutrition	35	1,5
Enzephalopathie I–II	25–35	0,5/1,0–1,2*
Enzephalopathie III–IV	25–35	1,0**

* Bei Eiweißintoleranz Verwendung von Supplementen mit verzweigtkettigen Aminosäuren.
** Bei Verwendung von mit verzweigtkettigen Aminosäuren angereicherten Lösungen.

Der **Proteinbedarf** ist bei Leberzirrhotikern aufgrund eines unökonomischen Eiweißstoffwechsels gesteigert. Das Bilanzminimum liegt mit 0,75 g/kg Körpergewicht/Tag höher als beim Gesunden. Eine eindeutig positive Stickstoffbilanz wird erst ab einer Zufuhr von etwa 1,2 g Eiweiß/kg Körpergewicht/Tag erreicht (Lit. bei [211]), bei schwerer Malnutrition sind Proteinzufuhrraten bis über 1,5 g/kg indiziert (Literatur bei [211 und 233], Tab. 3-16).

Es bestehen sehr **komplexe Störungen des Kohlenhydrat- und Fettstoffwechsels** mit Insulinresistenz, Hyperinsulinämie, reduzierter hepatischer Glucoseaufnahme und verminderten Glykogendepots. Die Gluconeogenese findet vorwiegend aus dem Pool zirkulierender Aminosäuren und aus Substraten des Proteinstoffwechsels statt.

Bei bis zu 40% der Patienten mit Leberzirrhose liegt eine diabetische Stoffwechsellage vor.

Aufgrund mangelnder Glykogenreserven in Leber und Skelettmuskulatur kommt ein Zirrhosepatient nach bereits kurzer Nüchternphase in die Situation des Hungerstoffwechsels mit gesteigerter

Fettverbrennung [250]. Lange Nüchternphasen sollten vermieden werden, eine Tatsache, auf die gerade auch im Klinikalltag kaum Rücksicht genommen wird. Eine abendliche Spätmahlzeit kann die Sickstoffbilanz signifikant verbessern [288].

Die Mangelernährung ist im Einzelfall phänotypisch schwierig zu erkennen, einfache, am Krankenbett anwendbare Score-Systeme (z. B. der „Subjective-Global-Assessment-Score") oder anthropometrische Messgrößen (Body-Mass-Index, Hautfaltendicke, Armumfang) bieten jedoch ausreichende diagnostische Sicherheit. Ergänzend können ein laborchemisches Screening und die bioelekrische Impedanzanalyse (BIA) eingesetzt werden. Bis zu zwei Drittel der Patienten mit Leberzirrhose, unabhängig von der Ätiologie der Erkrankung, sind von einer Mangelernährung betroffen, die bis zum Vollbild des Marasmus führen kann [211]. Das Ausmaß der Mangelernährung korreliert mit dem Schweregrad der Lebererkrankung (definiert z. B. nach der Child-Pugh-Klassifikation) und bestimmt ganz wesentlich auch die Prognose des Patienten. Unterernährung und Energiemangel führen zu Immuninkompetenz, vermehrten infektiösen Komplikationen und schließlich vermehrter Letalität [233].

Durch Ernährungsintervention kann die Prognose des Patienten im Hinblick auf Morbidität und Mortalität verbessert werden. Dies lässt sich besonders gut am Schicksal von Patienten belegen, die bei terminaler Lebererkrankung eine Organtransplantation erhalten. Die 1-Jahres-Überlebensrate beträgt bei Patienten mit schlechtem präoperativem Ernährungsstatus 50 %, bei Patienten mit gutem Ernährungszustand dagegen 90 % [272].

Generell gilt: Lässt sich unter Berücksichtigung der häufigen **Anorexie** der Energie- und Nährstoffbedarf mit einer leichten Vollkost nicht decken, so ist eine künstliche Ernährung bei Bevorzugung der enteralen Ernährung indiziert.

Indikationen für eine **parenterale Ernährung** ergeben sich bei akuten und auch chronischen Lebererkrankungen vergleichsweise selten. Ist bei der Leberzirrhose eine parenterale Ernährung indiziert, so erfolgt die Höhe und die Relation der Nährstoffzufuhr nach den allgemeinen Grundsätzen der parenteralen Ernährung und dem jeweiligen durch den Grad der Leberschädigung gegebenen Funktionszustand des Organs.

Ernährung bei Ösophagusvarizen und nach Varizensklerosierung

Es ist schwierig, das **individuelle Blutungsrisiko** bei Ösophagusvarizen abzuschätzen. Die Höhe des intravarikösen Druckes, nicht aber des Pfortaderdruckes, ist offenbar wesentlich für das Blutungsrisiko mitverantwortlich. Immer wieder wird empfohlen, eine mechanische Läsion der Varizen durch feste Nahrungsbestandteile zu vermeiden. Das Gleiche gilt für Blutungskomplikationen nach einer Ösophagusvarizensklerosierung. Exakte kontrollierte Studien zur Bedeutung der **Nahrungskonsistenz** für das Blutungsrisiko sind nicht bekannt.

Selbst für eine eventuell erforderliche enterale Ernährung mittels nasogastraler oder nasoenteraler Sonden ergibt sich bei Vorliegen von Ösophagusvarizen kein erhöhtes Blutungsrisiko.

Nachdem die endoskopische Varianztheraphie heute vorwiegend mit Gummibandligaturen und weniger mit der klassischen Sklerosierung durchgeführt wird, ist zu beachten, dass nach erfolgter Multibandligatur für einige Tage eine weiche Kost zu bevorzugen ist.

> Der Verzehr voluminöser Mahlzeiten erhöht, unabhängig von der Nahrungszusammensetzung, den intravarikösen Druck [281]. Hieraus ist die Empfehlung **kleiner, wenig voluminöser Mahlzeiten** zu folgern.

Bei äthyltoxischer Leberzirrhose kommt es unter **Alkoholkarenz** nicht nur zu einer Verbesserung der Synthese- und Exkretionsfunktion des erkrankten Organs, sondern auch zu einer signifikanten Abnahme des Pfortaderdrucks und einer Verkleinerung der Ösophagusvarizen [162]. In einer vergleichenden Studie fand sich **nach Sklerosierungsbehandlung** unabhängig davon, ob eine Normalkost oder eine pürierte Kost verzehrt wurde, ein identisches Blutungsrisiko [153].

Prophylaxe und Therapie der Enzephalopathie

Wenn bei fortgeschrittener Leberzirrhose die Restfunktion des Organs nicht mehr ausreicht, die Substanzen zu eliminieren, die an der Entstehung einer Enzephalopathie beteiligt sind **(Neurotoxine),** so besteht die Indikation für spezielle diätetische Maßnahmen. Sie bestehen darin, die **Proteinzufuhr** bei Wahl bestimmter eiweißreicher Lebensmittel so zu dosieren, dass die für die hepatische Enzephalopathie charakteristische neuropsychiatrische Symptomatik (s. Tab. 3-15) schwindet.

In der Praxis wird wie folgt vorgegangen: Ist eine orale Ernährung möglich (Patienten im Stadium IV werden parenteral ernährt), so erfolgt primär eine **Reduktion der Eiweißzufuhr** auf etwa 25 g/

Datum	Schriftproben	Koma-Stadium	Blutammoniak (Norm 30-120 µg NH_3-N/100 ml)	freie Phenole (Norm 0,5-1 mg/100 ml)
18.3.	Ngl Walter erste [illegible] Universität Hamburg	II	193	1,8
26.3.	Nagel Walter heut ist [illegible]	I	144	1,5
31.3.	Nagel Walter heute ist Montag	0	94	0,6
1.4.	Nagel Walter heute ist Dienstag	0	78	0,6

Abb. 3-37 Schriftproben während verschiedener Stadien eines Leberkomas (nach [214]).

Tag (0,35–0,4 g/kg/Körpergewicht). Eine eiweißfreie Ernährung, die den endogenen Eiweißabbau stimulieren würde, ist entgegen früheren Empfehlungen nicht angezeigt. Lediglich nach Blutungen mit erheblichem Übertritt von Eiweiß in den Gastrointestinaltrakt wird einige Tage eiweißfrei ernährt.

In dem Maße, in dem sich die für die Enzephalopathie typische Symptomatik zurückbildet, wird die Proteinzufuhr im Abstand von drei bis vier Tagen um etwa 10 g erhöht.

Der Trail-Test (s. Abb. 3-33), die Schriftprobe (Abb. 3-37) und die Serum-Ammoniakkonzentration sind **Hilfen zur Beurteilung des Therapieerfolges.** Stellen sich bei einer gewissen Proteinmenge erneut Intoxikationserscheinungen ein, so ist die **Toleranzgrenze** überschritten, d.h. diese tägliche Eiweißmenge darf bei dem derzeitigen Entgiftungsvermögen der Leber weder erreicht noch überschritten werden.

Proteine werden je nach Herkunft unterschiedlich toleriert.

Bereits in den 60er Jahren des vorigen Jahrhunderts konnte gezeigt werden, dass sich bei Patienten mit hepatischer Enzephalopathie die Symptomatik schneller zurückbildet, wenn als **Proteinquelle** Milch und Käse anstatt Fleisch gewählt wird [82]. In vergleichenden Therapiestudien wurde weiterhin gezeigt, dass pflanzliche im Vergleich zu tierischen Proteinen besser toleriert werden [74]. Erklärt werden die Unterschiede mit dem unterschiedlichen Gehalt an verzweigtkettigen bzw. aromatischen Aminosäuren.

Da **pflanzliche Proteine** in Form einer ballaststoffreichen Kost verzehrt werden, kann der durch mehrere Studien belegte positive Effekt nicht nur auf der unterschiedlichen Aminosäurezusammensetzung von pflanzlichen und tierischen Proteinen beruhen. Es muss der Einfluss von Ballaststoffen auf die Bildung und Resorption toxischer Proteinabbauprodukte im Kolonlumen in die Überlegung einbezogen werden.

Verschiedene Effekte der **Ballaststoffe** auf Stoffwechselvorgänge im Kolon reduzieren den Einstrom von Neurotoxinen ins Pfortaderblut. Es wird durch Verkürzung der Kolonpassagezeit (vgl. Abb. 1-39) die Zeit zur Produktion und Resorption von Substanzen reduziert. Beim bakteriellen Abbau fermentierbarer Ballaststoffe werden **kurzkettige Fettsäuren** gebildet (vgl. Kap. 1.11). Die hierdurch bedingte **Erniedrigung des pH-Wertes** hat eine Verschiebung des Reaktionsgleichgewichtes vom diffusionsfähigen Ammoniak (NH_3) zu dem nicht frei permeablen Ammoniumion (NH_4^+) zur Folge. Durch eine **„saure Darmdialyse“** wird vermehrt Ammonium mit den Fäzes ausgeschieden.

Ein großes Angebot an fermentierbaren Ballaststoffen bedeutet **gesteigertes Bakterienwachstum.** Als Stickstoffquelle für die Proteinsynthese dienen den Bakterien Ammoniak und andere stickstoffhaltige Verbindungen, die somit der Resorption und dem Übertritt ins Pfortaderblut entzogen werden.

Darüber hinaus geht der vermehrte Übertritt von Ballaststoffen ins Kolon mit **Verschiebungen im Spektrum der Darmflora** einher. Keimgruppen, die Proteine metabolisieren und stickstoffhaltige neurotoxische Substanzen synthetisieren, werden reduziert (Lit. bei [300]).

Der wiederholt bewiesene therapeutische Effekt des synthetischen Disaccharids **Lactulose** (4-β-Galaktosido-1,4-D-Fructose) beruht auf dem gleichen Wirkprinzip.

Da neben den genannten neurotoxischen Substanzen auch eine **Aminosäureimbalance** mit einer Verringerung der verzweigtkettigen und einer Konzentrationserhöhung der aromatischen Aminosäuren im Plasma an der Entstehung der hepatischen Enzephalopathie mitbeteiligt ist, wird versucht, durch orale und parenterale Zufuhr verzweigtkettiger Aminosäuren, der Enzephalopathie entgegenzuwirken.

Obwohl kontrollierte Untersuchungen mit unterschiedlichen Studienprotokollen keine einheitlich positiven Ergebnisse brachten, zeigten zusammenfassende Auswertungen der in der Literatur mitgeteilten Studien, dass die **parenterale Gabe verzweigtkettiger Aminosäuren** den Grad der hepatischen Enzephalopathie reduziert und gleichzeitig dazu beiträgt, die bei den häufig fehlernährten Patienten negative Stickstoffbilanz auszugleichen.

Auch die Überlebensrate der Patienten konnte in gut kontrollierten Studien signifikant gebessert werden [6]. Bei Patienten mit stabiler Leberzirrhose und einer latenten Enzephalopathie konnten unter oraler Langzeitbehandlung mit verzweigtkettigen Aminosäuren signifikante Besserungen der psychomotorischen Leistungsfähigkeit gezeigt werden [231].

Gesicherte und ungesicherte Therapieoptionen bei portosystemischer Enzephalopathie sind in Tabelle 3-17 zusammengefasst.

Generell wird bei Patienten mit Enzephalophatiegefährdung die Eiweißtoxizität oft überschätzt. Mangelernährung (Protein-Kalorien-Malnutrition) begünstigt per se die hepatische Enzephalopathie. Ihr Ausgleich sollte zunächst mit ausreichender Proteinzufuhr angestrebt werden.

Erst bei Auftreten von Eiweißintoleranzerscheinungen ist eine entsprechende Restriktion angezeigt. Im Falle der enteralen Ernährungstherapie ist Standardnahrung ohne teure Komponenten aus verzweigkettigen Aminosäuren vielfach ausreichend.

Prophylaxe und Therapie von Aszites und Ödemen

Wie bereits ausgeführt, sind mehrere pathophysiologische Mechanismen an der Entstehung von Aszites und Ödemen bei Leberzirrhose beteiligt:

- portale Hypertonie,
- Erniedrigung des kolloidosmotischen Druckes als Folge einer Verringerung der Albuminkonzentration und
- vermehrte Natrium- und Wasserretention infolge eines sekundären Hyperaldosteronismus.

Auf dem letztgenannten Teilfaktor beruht die Therapie mit **natriumarmer Diät,** mit der es möglich ist, in 10–20 % der Fälle (in Kombination mit Bettruhe) den Aszites ausreichend zu therapieren. Die Aszitesbehandlung kann, bevor Diuretika zum Einsatz kommen, mit einer streng natriumarmen Kost, die nur 1 g Kochsalz/Tag (= 17 mmol Natrium) enthält, begonnen werden.

Diese sehr strenge Reduktion der Natriumzufuhr ist selbst unter stationären Bedingungen **schwierig zu realisieren.** Reduziert man die tägliche Kochsalzaufnahme auf 1 g, so hat die erforderliche Auswahl der Lebensmittel zwangsläufig eine **Verringerung der Eiweißzufuhr** auf etwa 60 g/Tag zur Folge. Wegen der genannten Schwierigkeiten kommt meist die natriumarme Kost mit 3 g Kochsalz (= 50 mol Natrium) täglich zur Anwendung.

Unter **ambulanten Bedingungen** sind weitere Zugeständnisse an die üblichen Ernährungsgewohnheiten erforderlich. Empfohlen wird zumindest eine natriumreduzierte Kost mit 6 g Kochsalz (= 100 mol Natrium) täglich.

> Häufig gelingt es nicht oder nicht in ausreichendem Maße, den Aszites allein mit einer kochsalzarmen Diät auszuschwemmen, sodass die Kombination mit einem **Diuretikum** erforderlich wird.

Tabelle 3-17 Gesicherte und ungesicherte Therapien bei hepatischer Enzephalopathie (mod. nach [110]).

Gesichert	Ungesichert	Fraglich
Pflanzliches Eiweiß	Lactulose oral	Lactobazillen
Eiweißrestriktion	Neomycin	Levodopa
Lactuloseeinlauf	Metronidazol	Bromocriptin
Ornithinaspartat	Rifamixin	Ornithinketoglutarat
Benzoat	Zink	HP-Eradikation
VKAS* oral	VKAS* i. v.	
Transplantation	Flumazenil	

* VKAS: verzweigtkettige Aminosäuren

Der **Verlust von Körpergewicht** sollte bei einem gleichzeitigem Vorliegen von Aszites und Ödemen 1 kg/Tag und bei einem ausschließlichen Aszites 0,5–0,75 kg/Tag nicht übersteigen. Dies entspricht der Resorptionskapazität des Peritoneums. Brüske medikamentöse Versuche der Aszitesausschwemmung können durch intravasale Volumendepletion zum Nierenversagen infolge Ausbildung eines hepatorenalen Syndroms führen.

Die Bedeutung der **Flüssigkeitsrestriktion** während der Aszitesbehandlung wird nicht einheitlich beurteilt. Mehrheitlich wird sie beim Vorliegen einer Verdünnungshyponatriämie mit einer Serum-Natriumkonzentration von weniger als 130 mmol/l gefordert.

Etwa 5% aller Patienten haben einen sog. „schwer beeinflussbaren Aszites". In solchen Fällen ist u. U. die Anlage eines TIPS oder **peritoneovenösen Shunts** zu diskutieren.

3.7.4 Fettleber

Ätiologie und Klinik

Man spricht von einer Fettleber, wenn histologisch die Leberzellen in über 50% verfettet sind.

Ab einem Fettanteil von 5–6% des Leberfeuchtgewichts wird das Fett in den Leberzellen mikroskopisch sichtbar. Ab etwa 10% Fettanteil am Feuchtgewicht spricht man von mäßiger und ab etwa 20% von ausgeprägter Fettleber. In Extremfällen kann der Fettanteil 50% des Feuchtgewichts erreichen.

Die **Ursache** einer Fettleber können neben hyperkalorischer Ernährung und Alkoholabusus eine Eiweißmangelernährung, Hyperlipoproteinämie sowie verschiedene Drogen und einige seltene Noxen sein.

Mastfettleber

Bei der als Folge **hyperkalorischer Ernährung** sich entwickelnden sog. Mastfettleber kommt es aufgrund einer gesteigerten **Neusynthese von Triglyceriden** – Ausgangssubstanz sind insbesondere Kohlenhydrate – zu einer dem Ausmaß der Fettsucht entsprechenden Fetteinlagerung in die Leber.

Da je nach Statistik und Definition des Begriffs Fettsucht 30–40% der erwachsenen Durchschnittsbevölkerung in den westlichen Industrienationen fettsüchtig sind, ist die Mastfettleber die häufigste Form der Fettleber. Auch die sog. **diabetische Fettleber** ist hier einzuordnen.

Pathogenetisch spielen die Stoffwechselveränderungen des Metabolischen Syndroms, insbesondere Insulinresistenz und Adipositas eine entscheidende Rolle.

Die Mastfettleber ist bei Normalisierung des Körpergewichts **voll reversibel** und geht nicht in die Zirrhose über.

Alkoholische Fettleber und Leberzirrhose

Die alkoholische Fettleber entwickelt sich bei chronischem Alkoholabusus, nicht hingegen bei intermittierender Alkoholzufuhr (Wochenendtrinker, Quartalssäufer). Werden täglich 160 g reiner Alkohol, das entspricht etwa 2 l Wein, aufgenommen, so findet sich bereits nach drei Wochen eine Fettleber. In 30–50% aller Fälle ist der **chronische Alkoholabusus** die Ursache einer Fettleber.

Insbesondere die Erhebungen von Péquignot [226] in Frankreich und Lelbach [181] in Deutschland geben Auskunft über die Beziehung zwischen der Menge des zugeführten Alkohols bzw. der Zeitdauer der Alkoholeinwirkung und der Wahrscheinlichkeit, mit der sich eine alkoholische Zirrhose entwickelt.

Als kritische Dosis wird eine Zufuhr von 160 g reinem Äthylalkohol pro Tag angegeben. Während es bei dieser Tagesdosis bei einer Verzehrdauer von weniger als sechs Jahren zu keiner Zirrhose kommen soll, entwickelt sich dann, wenn mehr als 160 g über 12–13 Jahre aufgenommen werden, bei jedem Vierten und ab einem Alkoholabusus in der genannten Höhe während einer Zeitdauer von 22 Jahren bei jedem Zweiten eine Zirrhose.

Eine Steigerung der Alkoholdosis kann die Zeitspanne bis zur Entwicklung einer Zirrhose verkürzen.

Bedenklich ist eine tägliche Alkoholzufuhr zwischen 80 und 160 g insbesondere, wenn zusätzlich **Noxen** auf die Leber einwirken.

Während nach diesen älteren Untersuchungen ein regelmäßiger Alkoholkonsum von weniger als 80 g/Tag bei Männern und 60 g/Tag bei Frauen als weitgehend unbedenklich galt, haben neuere von Péquignot in Frankreich durchgeführte Erhebungen gezeigt, dass bei regelmäßigem Verzehr die **Unbedenklichkeitsgrenze niedriger** liegt, und zwar für Männer bei 60 g und für Frauen bei etwa 20–30 g reinem Alkohol täglich.

Bei Männern erhöht sich die Zirrhosehäufigkeit ab einem regelmäßigen täglichen Verzehr von reinem Alkohol von 60 g wie folgt: bei 61–80 g/Tag Verdoppelung, bei 101–120 g/Tag Steigerung um das Zehnfache und ab 240 g/Tag Steigerung um das Hundertfache.

Die Leberschäden stellen sich ein, wenn die genannten Alkoholmengen **während mehrerer Jahre**

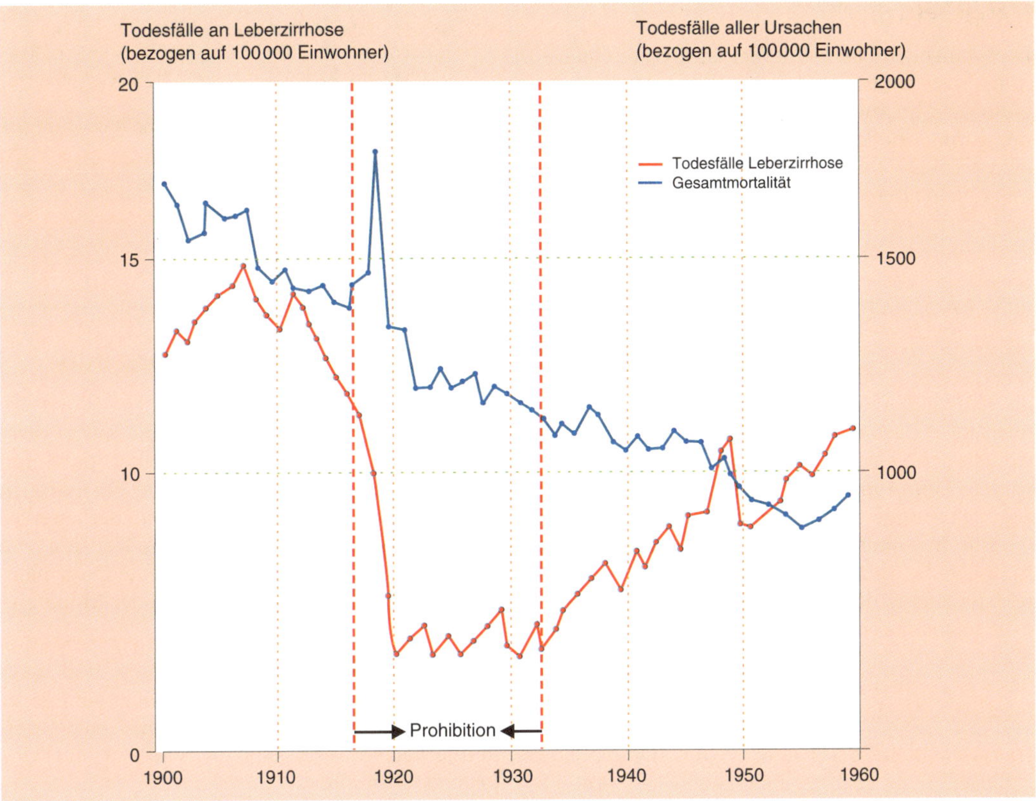

Abb. 3-38 Todesfälle aller Ursachen und an Leberzirrhose, bezogen auf 100 000 Einwohner in den Vereinigten Staaten (nach Klatskin, G., zit. nach [84]).

– die Zeitspanne unterliegt erheblichen Schwankungen – aufgenommen werden.

Abbildung 3-38 demonstriert die Beziehung zwischen dem Ausmaß der Zirrhosehäufigkeit und der Höhe des Alkoholkonsums am Beispiel des Alkoholverbots in den USA. In Abbildung 3-39 ist sowohl die Zahl der Todesfälle durch Leberzirrhose als auch der mittlere Pro-Kopf-Verbrauch von Alkohol in der Bundesrepublik Deutschland während einer Zeitspanne von 30 Jahren dargestellt.

Unklar ist die oft diskutierte Frage der individuell unterschiedlich hohen **Resistenz** gegenüber Alkohol. Viele Menschen trinken während vieler Jahre große Alkoholmengen, ohne dass sich eine Zirrhose entwickelt. Als Ursache für die individuell unterschiedliche Empfindlichkeit gegenüber der Noxe Alkohol werden **unterschiedliche Aktivitäten von Isoenzymen der Alkoholdehydrogenase** in der Leber diskutiert.

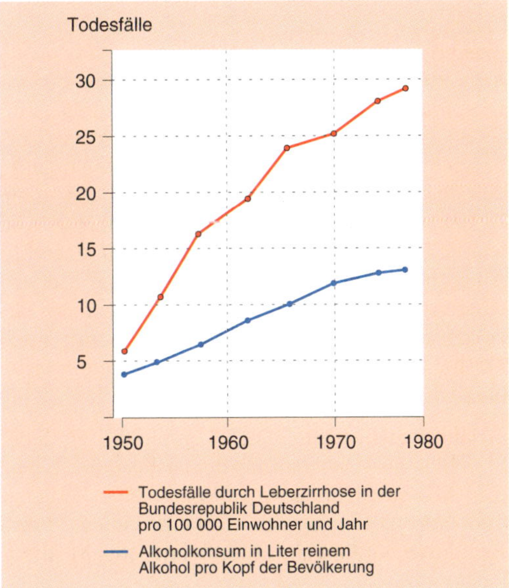

Abb. 3-39 Todesfälle durch Leberzirrhose und Alkoholkonsum pro Kopf der Bevölkerung in der Bundesrepublik Deutschland (nach [130]).

Mangelfettleber

Die Mangelfettleber – hierbei ist die Fetteinlagerung Folge eines lang anhaltenden Mangels an biologisch hochwertigem Eiweiß – hat in Europa nur geringe praktische Bedeutung. Sie ist in einem Großteil der Entwicklungsländer mit einer unzureichenden Eiweißbedarfsdeckung die häufigste Ursache der Fettleber. Sie entwickelt sich insbesondere bei Kindern, die wegen des in der Wachstumsphase erhöhten Eiweißbedarfes oft unter extremen **Proteinmangelbedingungen** leben.

Neben der Fettleber entwickeln sich unter solch ungünstigen Ernährungsbedingungen, bei denen die Kohlenhydratzufuhr meist ausreichend ist oder sogar zu hoch liegt, während tierisches Eiweiß in der Nahrung völlig oder weitgehend fehlt, weitere **Symptome des Proteinmangels** wie verzögerte geistige und körperliche Entwicklung, erhöhte Infektanfälligkeit etc. Das Krankheitsbild ist unter der Bezeichnung **Kwashiorkor** bekannt (entsprechend dem Mehlnährschaden). Ernährt man solche durch Proteinmangel schwerstgeschädigten Kinder optimal, so bildet sich die Fettleber ohne Restschäden – es bleiben lediglich diskrete fibrotische Veränderungen – zurück.

Hauptsymptome der Fettleber sind: Druck- und Völlegefühl im rechten Oberbauch, gelegentlich Schmerzen, die sich selten bis zu Koliken steigern können, Leistungsminderung und Alkoholintoleranz.

> Nach Beseitigung der auslösenden Ursachen schwindet die Fetteinlagerung.

Die Frage eines Übergangs der nichtalkoholischen Fettleber in eine **Zirrhose** wird kontrovers beurteilt. Viele Befunde sprechen jedoch dafür, dass insbesondere die Mastfettleber bei langem Bestehen in eine Fetthepatitis, Fettfibrose und letztlich in eine Fettzirrhose übergehen kann [2]. Auch bei hochgradig übergewichtigen Kindern wurden Fetthepatitiden als Vorstufe einer Fettzirrhose beobachtet [208]. Dadurch würde auch die bei Adipösen höhere Mortalitätsrate an Leberzirrhosen erklärt werden [329].

Ernährungstherapie Die Therapie der Fettleber besteht in der Ausschaltung der auslösenden Noxe, d. h. **Alkoholabstinenz** bei alkoholischer Fettleber und Normalisierung des Körpergewichtes durch **Reduktion der Energiezufuhr** bei der sog. Mastfettleber.

> Die früher vertretene Vorstellung, man könne bei der Fettleber durch eine drastische Verringerung des Nahrungsfettes eine Mobilisierung des in der Leber eingelagerten Fettes erzielen – es wurden Diäten mit 30–50 Fett/Tag empfohlen –, muss als überholt angesehen werden.

> Eine kohlenhydratreiche, fettarme Ernährung begünstigt die Fetteinlagerung in die Leber, während eine Verschiebung der **Kohlenhydrat-Fett-Relation** zugunsten des Fettes der Fetteinlagerung entgegenwirkt und die Mobilisation von eingelagertem Fett bei der Fettleber fördert [228].

3.7.5 Alkoholische Steatohepatitis (ASH)

Ätiologie Es handelt sich um eine mit vorwiegend zentrolobulär gelegenen Nekrosezonen und polymorphkernigen entzündlichen Reaktionen an der Leber einhergehende **Fettleberhepatitis,** ausgelöst durch den regelmäßigen Konsum von 80–160 g Äthanol (bei Frauen liegt die Dosis niedriger) während mehrerer Wochen oder Monaten.

Klinik Die mit Ikterus, Fieber, Lebervergrößerung, beidseitiger Parotisschwellung und typischen laborchemischen Veränderungen einhergehende Erkrankung hat bei hospitalisierten Kranken je nach Statistik eine zwischen 20 und 65 % liegende Mortalität.

Ein erheblicher Teil der Patienten ist in schlechtem Ernährungszustand, der noch verstärkt wird durch eine krankheitsbedingte Anorexie, Übelkeit und Erbrechen. Im Vordergrund der Malnutrition steht der **Proteinmangel,** der wiederum mit dem Ausmaß der morphologischen Veränderungen an der Leber und auch der Mortalität positiv korreliert.

Ernährungstherapie Ergebnisse von Therapiestudien mit hochkalorischer kohlenhydrat- und aminosäurereicher künstlicher Ernährung (sowohl enteral als auch parenteral) sind nicht einheitlich. Wesentliche Gründe hierfür sind die unterschiedlichen Schweregrade der Erkrankung bei zum Teil bereits vorliegendem zirrhotischem Umbau der Leber. Obwohl der Ernährungszustand durch künstliche Ernährung eindeutig gebessert wird, liegen Beweise für einen signifikanten Rückgang der Mortalität noch nicht vor (Lit. bei [1]).

Die prognostische Bedeutung des Ernährngszustandes selbst ist für Patienten mit Akoholhepatitis durch Studien hingegen belegt [202]. Bei Mangelernährung resultieren erhöhte Morbidität und erhöhte Mortalität. Die erforderliche gesteigerte Energie- und Eiweißzufuhr kann bei unzureichender oraler Nährstoffaufnahme durch Sonden- und Trinknahrung sichergestellt werden [232].

Es besteht kein erhöhtes Risiko der Entwicklung einer hepatischen Enzephalopathie, eine generelle Empfehlung zum Einsatz von Nährstofflösungen, die mit verzweigtkettigen Aminosäuren angereichert sind, besteht nicht. Eine Steroidtherapie ist dem ernährungstherapeutischen Ansatz nicht überlegen. Bezüglich anderer medikamentöser Behandlungsoptionen siehe [283].

3.7.6 Nichtalkoholische Steatohepatitis (NASH)

Ätiologie und Pathophysiologie In den letzten Jahren bekommt das Krankheitsbild der nicht alkoholischen Steatohepatitis als eigenständige Krankheitsentität zunehmend Bedeutung (Erstbeschreibung der Erkrankung durch Ludwig [191]). In vielen Aspekten entspricht es der früheren Fettleberhepatitis. Es bestehen naturgemäß enge Beziehungen zur einfachen Fettleber ohne Entzündung wie auch zur alkoholischen Steatohepatitis. Die meisten Patienten zeigen eine Hepatomegalie und gering bis mäßig vermehrte Transaminasenaktivitäten, sind im Übrigen aber asymptomatisch. Eine Unterscheidung zwischen reiner Fettleber und nichtalkohlischer Fettleberhepatitis gelingt nach dem klinischen Bild im Allgemeinen nicht. Viele Personen mit zufällig entdeckter Leberenzymentgleisung ohne äthyltoxische Belastung sind hier einzuordnen.

Beim **Ursachenspektrum** der NASH führen die Erkrankungen des Metabolischen Syndroms (Typ-2-Diabetes mit Insulinresistenz, Übergewicht/Adipositas, Fettstoffwechselstörungen), es bestehen jedoch noch viele Unklarheiten.

Die **Pathophysiologie** der Erkrankung ist nicht vollständig aufgeklärt. Diskutiert werden der Einfluss toxischer Metabolite des Stoffwechsels wie auch eine ursächliche Vulnerabilität der Fettleber gegenüber anderen endogenen und exogenen Noxen (sog. Second-Hit-Hypothese). Histologisch gleicht das Bild weitgehend dem einer alkoholischen Fettleber mit Entzündung, Zelluntergängen und Fibrose. NASH ist eine auch prognostisch ernst zu nehmende Erkrankung: 50 % der Patienten entwickeln eine Fibrose, etwa 15 % eine Zirrhose (Übersicht bei [294]).

Diagnose Die Diagnose einer NASH wird bevorzugt im fünften und sechsten Lebensjahrzehnt gestellt, in großen Serien von Leberbiopsien beträgt die Prävalenz 10 %. NASH ist eine der häufigsten Ursachen der kryptogenen Leberzirrhose. Definitionsgemäß sind ein relevanter Alkoholgenuss (über 40 g pro Woche) und andere Arten chronischer Lebererkrankungen auszuschließen.

Ernährungstherapie Von ernährungsmdizinischer Seite kann lediglich eine vorsichtige Gewichtsreduktion und eine optimale Einstellung von Diabetes mellitus und Dyslipoproteinämie gefordert werden. Daten aus kontrollierten ernährungsmedizinischen Studien liegen derzeit nicht vor [232].

3.7.7 Hämochromatose (Siderophilie)

Ätiologie und Klinik Es handelt sich um eine mit einer gesteigerten Eisenresorption einhergehende **Störung des Eisenstoffwechsels.** Die Ursache der überschießenden Eisenresorption ist noch weitgehend unbekannt.

Es kommt zu einer hochgradigen **Einlagerung von Eisen** in Form von Hämosiderin und Ferritin in die Leber, weiterhin in das Pankreas, den Herzmuskel, in Drüsen mit innerer Sekretion, die Haut etc. Als **Folge** der unphysiologisch hohen Eiseneinlagerung entwickeln sich entzündliche Gewebereaktionen, die an der Leber und am Pankreas einen zirrhotischen Umbau zur Folge haben.

Die wahrscheinlich **autosomal-dominant vererbte Erkrankung** findet sich bei Männern häufiger als bei Frauen.

Abzugrenzen ist die idiopathische Hämochromatose von der **nutritiven Hämochromatose,** der kein angeborener Stoffwechseldefekt zugrunde liegt. Sie entwickelt sich unter extremen Ernährungsbedingungen mit hoher Eisen- und niedriger Proteinzufuhr. Diese Form der Eisenspeicherkrankheit wird insbesondere bei Bantus in Südafrika, die eine sehr eisenreiche Nahrung aufnehmen, gefunden. Auch hierbei entwickelt sich als Folge der Eisenablagerung im Gewebe häufig eine Leberzirrhose.

Ernährungstherapie Eine eisenarme Diät lässt sich, da Eisen in einer Vielzahl von Lebensmitteln enthalten ist, mit der zur Erzielung eines therapeutischen Effekts erforderlichen Konsequenz nicht praktizieren. Auf diätetische Maßnahmen wird deshalb bei der Hämochromatose verzichtet.

3.7.8 Morbus Wilson

Ätiologie und Klinik Es handelt sich um eine **rezessiv vererbbare Störung des Kupferstoffwechsels** mit erhöhter Kupfereinlagerung in Organe, insbesondere in die Leber, das Gehirn, die Nieren und die Kornea.

Folgen der unphysiologischen Kupfereinlagerung können die Entwicklung einer Leberzirrhose bzw. degenerative Hirnveränderungen sein. **Ursache**

der Kupferstoffwechselstörung ist ein Mangel an dem Trägerprotein für Kupfer im Serum, dem Zöruloplasmin, einem α_2-Globulin.

Ernährungstherapie* Mit der Nahrung werden täglich 2–5 mg Kupfer aufgenommen. Hiervon werden ca. 30 % resorbiert. Besonders kupferreich sind Seefrüchte, Innereien, Nüsse, Rosinen, Pilze und Kakao. Der **Kupfergehalt** ist besonders niedrig in Milch und Milchprodukten, Zucker, Mehl, frischem Obst.

Patienten mit einem Morbus Wilson sollten durch Meiden kupferreicher Lebensmittel eine relativ **kupferarme Diät** einhalten.

Die Zugabe von **Kaliumsulfid** zur Nahrung kann die intestinale Ausnutzung des mit der Nahrung aufgenommenen Kupfers weiter vermindern, da sich nach Zusatz dieses Salzes unlösliches Kupfersulfid bildet [284].

Auch mittels Zinkverbindungen (Acetat, Glukonat) kann ein durch effektive Initialtherapie (z. B. mit Penicillamin) kupferdepletierter Organismus vor neuerlicher Kupferakkumulation geschützt werden [268]. Eine Lebertransplantation korrigiert die Erkrankung ursächlich und macht weitere spezifische kupferverarmende Maßnahmen überflüssig.

3.7.9 Gallenwegserkrankungen

Ätiologie Die häufigste Erkrankung der extrahepatischen Gallenwege ist das **Gallensteinleiden.**

Ändert sich die Konzentration von Gallensalzen, Bilirubin, Cholesterin oder Phospholipiden in der Gallenflüssigkeit, so kann es zu einer Auskristallisation von Bilirubin oder Cholesterin, oft zusammen mit Kalziumsalzen, und somit zur Steinbildung kommen.

Weitere auslösende Ursachen können Entzündungen der Gallenblasenwand und eine verlängerte Verweildauer der Gallenflüssigkeit in der Blase sein. Bei Frauen entwickeln sich häufiger Gallensteine als bei Männern. Schwangerschaften, wahrscheinlich auch Ovulationshemmer und im Klimakterium oft eingenommene Östrogene fördern die Gallensteinbildung.

Die Zahl der sich bildenden Steine ist unterschiedlich und reicht vom Solitärstein bis zur prall mit kleinen Steinen gefüllten Gallenblase. Es gibt eine Reihe von Hinweisen darauf, dass die Gallensteinhäufigkeit in den westlichen Industrieländern seit Beginn dieses Jahrhunderts, aber insbesondere seit dem Ende des Zweiten Weltkrieges erheblich zugenommen hat. Aufgrund von Autopsiebefunden entwickeln Frauen bis zum 70. Lebensjahr in 30–60 % der Fälle Gallensteine.

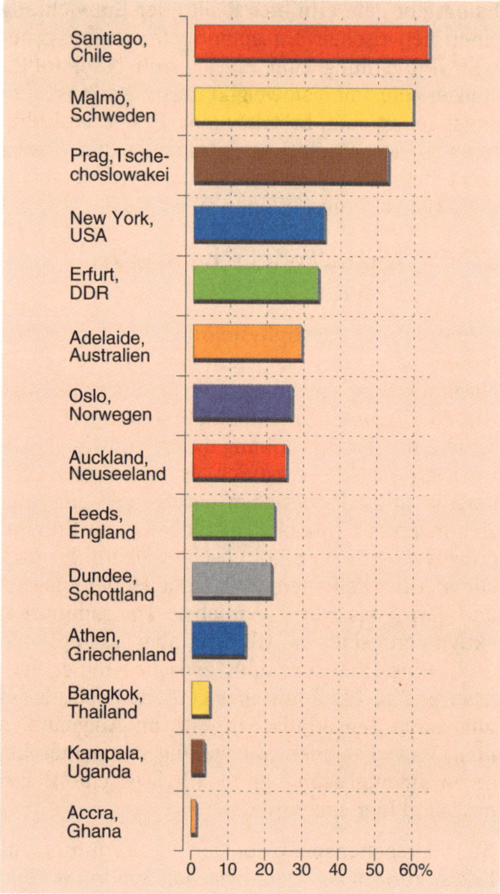

Abb. 3-40 Bei Autopsien festgestellte Gallensteinhäufigkeit 70- bis 79-jähriger Frauen in 14 Ländern nach Veröffentlichungen seit 1951 (nach [116]).

Abbildung 3-40 zeigt, dass die **Gallensteinhäufigkeit** in verschiedenen Ländern unterschiedlich hoch ist. Länder mit hohem Lebensstandard haben eine hohe und sog. Entwicklungsländer mit einem niedrigen Standard eine niedrige Prävalenz. Die Tatsache, dass offenbar **steigender Lebensstandard** mit einer Zunahme der Gallensteinhäufigkeit einhergeht, berechtigt zu der Annahme, dass die sich mit dem Lebensstandard **ändernden Ernährungsgewohnheiten** für die zunehmende Gallensteinhäufigkeit mitverantwortlich sind.

* Morbus Wilson e.V., Meraner Straße 17, 83024 Rosenheim (Selbsthilfegruppe).

Die Frage, ob eine hyperkalorische Ernährung oder eine Kost reich an Fett oder an raffinierten Kohlenhydraten bzw. arm an Ballaststoffen die Entstehung von Cholesteringallensteinen begünstigt, lässt sich schwer beantworten. Erstens ändern sich bei einer **Umstellung der Ernährung,** etwa von einer fettarmen auf eine fettreiche, zwangsläufig auch andere Parameter wie die Höhe der Gesamtenergiezufuhr, Menge und Art der Kohlenhydrate etc. Des Weiteren geht die Umstellung auf eine „westliche Ernährung" immer mit Änderungen anderer Lebensgewohnheiten, wie etwa Verringerung der körperlichen Aktivität etc. einher.

Trotz aller Schwierigkeiten kommt eine große Zahl von Untersuchungen zu dem Ergebnis, dass der Wechsel von einer Kost, die reich an Ballaststoffen, arm an Fett und raffinierten Kohlenhydraten ist, zu einer sog. „Westlichen Kost" die Entstehung von Cholesterinsteinen fördert. Gestützt wird diese Ansicht z. B. durch **epidemiologische Untersuchungen,** die in Japan durchgeführt wurden und die eindeutig eine Zunahme der Häufigkeit von Cholesterinsteinen seit Übernahme westlicher Ernährungsgewohnheiten nach dem Zweiten Weltkrieg zeigen.

Darüber hinaus konnte gezeigt werden, dass Gallensteine bei Personen mit **Übergewicht** häufiger vorkommen und Gallensteinträger im Vergleich zu Kontrollpersonen ohne Steine eine höhere Energiezufuhr haben. Die Cholesterinkonzentration in der Gallenflüssigkeit steigt mit zunehmendem Ausmaß des Übergewichts, sodass bei Adipösen die entscheidende Voraussetzung zur Steinentstehung, eine Übersättigung der Gallenflüssigkeit mit Cholesterin, begünstigt wird. Eine Reduktion des Körpergewichts hat einen Rückgang der Cholesterinkonzentration zur Folge.

Hierbei muss jedoch beachtet werden, dass während der Phase der **Körpergewichtsreduktion** das Risiko der Gallensteinbildung aufgrund von zwei Effekten gesteigert werden kann. So kommt es unter Diäten mit sehr niedrigem Energiegehalt (very low calorie diets, vgl. Kap. 4.1) aufgrund des extrem niedrigen Fettgehalts und der hierdurch bedingten geringen Stimulation der Gallenblasenkontraktion aufgrund der Stase zu einer **vermehrten Steinbildung** (Lit. bei [160]). Weiterhin steigt die Cholesterinkonzentration in der Gallenflüssigkeit während der Körpergewichtsreduktion durch Mobilisation von Cholesterin aus dem Fettgewebe.

Insbesondere das häufige Auf und Ab des Körpergewichtes mit immer wieder praktizierten und mit schneller Gewichtsabnahme einhergehenden „Diätkuren" zur Gewichtsreduktion dürfte das Risiko der Cholelithiasis erheblich steigern.

Auch die weltweit zur Senkung der Serumcholesterinkonzentration empfohlenen **Diäten mit hohem Anteil an mehrfach ungesättigten Fettsäuren** steigern aufgrund einer Reihe von Untersuchungen das Risiko der Steinbildung. Ob hierfür ausschließlich der höhere Anteil an mehrfach ungesättigten und der geringere Anteil an gesättigten Fettsäuren verantwortlich ist oder ob auch das Verhältnis von Pflanzensterinen zu Cholesterin eine Rolle spielt, ist ungeklärt.

In der Los-Angeles-Veterans-Administration-Studie wurden beispielsweise die Autopsiebefunde von Männern ausgewertet, die über Jahre eine cholesterinspiegelsenkende Diät einhielten bzw. eine übliche amerikanische Kost verzehrten. In der Gruppe mit cholesterinspiegelsenkender Diät fanden sich in 34% und in der Kontrollgruppe lediglich in 14% Gallensteine [285].

Mehrfach ungesättigte Fettsäuren der **ω-3-Gruppe** unterscheiden sich wahrscheinlich von denen der ω-6-Reihe. In Versuchen mit **Fischöl** (ca. 9 g ω-3-Fettsäuren pro Tag) fand sich eine Erniedrigung der Cholesterinkonzentration der Gallenflüssigkeit [28].

Eine hohe orale Cholesterinzufuhr (5 Eier täglich) hatte bei Frauen mit nachweisbaren Gallensteinen eine signifikante Steigerung der Cholesterin- und Abnahme der Gallensalzkonzentration in der Gallenflüssigkeit zur Folge, während sich die genannten Parameter bei Frauen mit steinfreier Gallenblase nicht veränderten. Der Befund spricht dafür, dass auch eine **cholesterinreiche Ernährung** das Gallensteinrisiko steigert [155].

Alkohol, von dem bekannt ist, dass er die HDL-Konzentration im Serum steigert, hat offenbar auch einen Effekt auf die Cholesterinkonzentration in der Galle. Nach einer Untersuchung von Thornton und Mitarbeiter [296] senkt Alkohol in einer Menge von 40 g/Tag signifikant die Cholesterinkonzentration in der Gallenflüssigkeit, wodurch die Wahrscheinlichkeit der Auskristallisation von Cholesterin verringert wird. Kurze Zeit nach der Unterbrechung des regelmäßigen Alkoholkonsums stellt sich die ursprüngliche Cholesterinkonzentration in der Gallenflüssigkeit wieder ein.

Zu einer **Auskristallisation** von Cholesterin in der Gallenflüssigkeit kommt es bei einem Missverhältnis zwischen den für die Löslichkeit des Cholesterins verantwortlichen Gallensalzen und dem Cholesterin.

Die Gallenflüssigkeit wird sowohl bei einem Zuviel an Cholesterin als auch bei im Normbereich liegender Cholesterinkonzentration lithogen, d.h.,

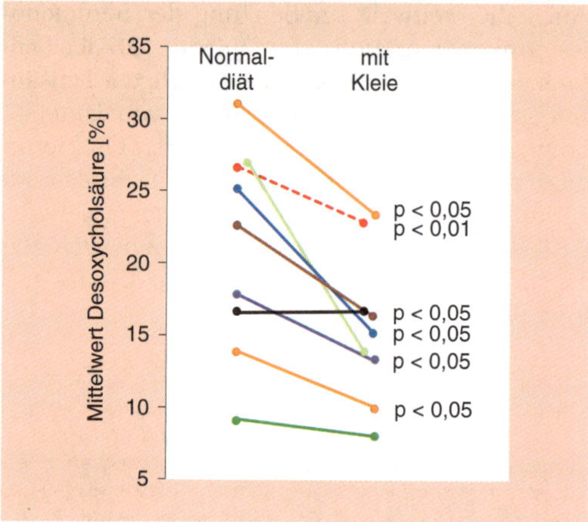

Abb. 3-41 Einfluss von Weizenkleie auf den Anteil von Desoxycholsäure am Gallensäurepool. Ergebnisse aus neun Studien [113].

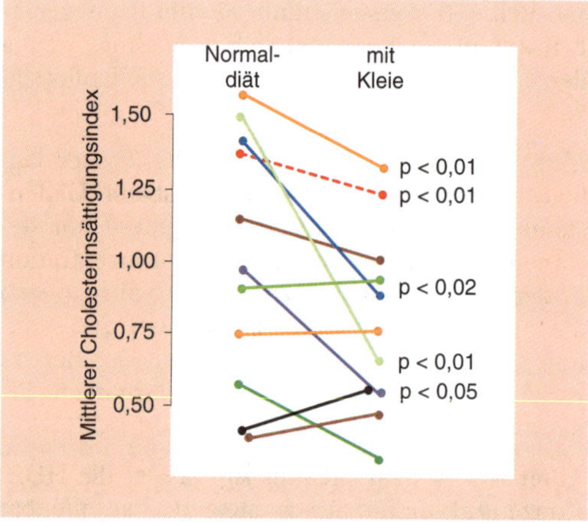

Abb. 3-42 Einfluss von Weizenkleie auf den Cholesterin-Sättigungsindex der Blasengalle. Ergebnisse von zehn Studien. Index > 1,0 bedeutet Cholesterinsättigung. Risiko der Auskristallisation [113].

sie neigt zur Auskristallisation von Cholesterin, wenn die Gallensalzkonzentration erniedrigt ist.

Im Tierversuch kommt es unter einer **ballaststofffreien Ernährung,** reich an Zucker und Stärke, zu einer Verminderung der Gallensalzsynthese in der Leber und folglich zu einer **lithogenen Gallenflüssigkeit.**

Untersuchungen zur Frage, ob eine **ballaststoffreiche Kost** beim Menschen einen positiven Effekt auf die Cholesterin-Gallensalz-Relation in der Gallenflüssigkeit hat, kamen zu folgendem Ergebnis: Bei Gallensteinträgern mit erhöhter Cholesterinkonzentration in der Gallenflüssigkeit fällt die Cholesterinkonzentration, wenn 6 Wochen lang täglich 20–40 g Weizenkleie verzehrt werden.

Dieser **positive Effekt** kommt aufgrund von Untersuchungen mit markierten Gallensäuren wie folgt zustande: Weizenkleie vermindert die Resorption von Desoxycholsäure, die im Kolon durch bakteriellen Umbau aus Cholsäure gebildet wird (Abb. 3-41). Die Konzentration von Desoxycholsäure im Serum und im Lebergewebe sinkt folglich. Da Desoxycholsäure die Synthese von Chenodesoxycholsäure hemmt, kommt es als Folge der verminderten Resorption dieser sekundären Gallensäure zu einer gesteigerten Synthese von Chenodesoxycholsäure. Letztgenannte Gallensäure hemmt wiederum das Schlüsselenzym der Cholesterinsynthese in der Leber, die Hydroxymethylglutaryl-CoA-Reduktase (HMG-CoA-Reduktase), und folglich die Cholesterinsynthese (Abb. 3-42).

Damit wird sowohl eine Erklärungsmöglichkeit für die zunehmende Häufigkeit an Cholesteringallensteinen in den westlichen Industrieländern als auch gleichzeitig ein Hinweis auf eine mögliche Prophylaxe aufgezeigt. Auch tierexperimentelle Untersuchungen stützen die Vorstellung, dass eine ballaststoffarme Kost die Gallensteinentstehung fördert.

Da sich die Zusammensetzung der Gallenflüssigkeit bei Versuchspersonen, die 6 Wochen lang 112 bzw. 16 g Saccharose verzehrten, nicht änderte, muss angenommen werden, dass in der modernen Ernährung nicht dem hohen Anteil an raffinierten Kohlenhydraten, sondern dem geringen **Ballaststoffgehalt** die entscheidende Bedeutung für die Steinentstehung zukommt [315].

Gestützt wird die Vorstellung, dass ballaststoffreiche, relativ fettarme Kostformen vor der Steinentstehung schützen, durch Untersuchungen an **Vegetarierinnen.** Von Pixley u. Mitarb. [230] wurden 632 Frauen im Alter zwischen 40 und 69 Jahren zum Ausschluss von Gallensteinen sonographiert. 130 der untersuchten Frauen waren Vegetarierinnen. Bei 25% der Nichtvegetarierinnen und nur 12% der Vegetarierinnen konnten Gallensteine nachgewiesen werden.

Leguminosen erhöhen die Cholesterinkonzentration der Gallenflüssigkeit und begünstigen mit großer Wahrscheinlichkeit die Entstehung von Cholesteringallensteinen.

20 gesunde Versuchspersonen verzehrten bei isokalorischer Ernährung mit konstanter Nährstoffaufnahme während je einem Monat in der Kontrollphase keine und in der Versuchsphase 120 g Leguminosen täglich.

In der Versuchs- und Kontrollphase unterschied sich die Zusammensetzung der Gallenflüssigkeit signifikant. Die Cholesterinkonzentration stieg unter Leguminosen an und die Phospholipidkonzentration sank.

Zusätzlich nahm die Serumcholesterinkonzentration – überwiegend die LDL-Fraktion – unter Leguminosen im Mittel um 9% ab. Die Ursache dieses Effekts ist unbekannt. Möglicherweise sind **Saponine,** die mit mehr als 6% in Leguminosen enthalten sind, dafür verantwortlich.

In Tierversuchen konnte unter Gabe von Saponinen eine Steigerung der Cholesterinkonzentration in der Gallenflüssigkeit nachgewiesen werden (Lit. bei [219]).

Klinik **Beschwerden** verursachen Steine insbesondere dann, wenn sie durch eine heftige Kontraktion der Gallenblasenwand in den engen Hals der Blase oder den Choledochus getrieben werden und sich hier einklemmen. Ein Verschluss des Choledochus durch einen Stein führt zum **Verschlussikterus,** d.h. der Abfluss der Gallenflüssigkeit in den Darm wird verlegt, und die sich zurückstauende Gallenflüssigkeit tritt in die Blutbahn über. Die **Folge** ist eine gestörte Resorption von Fett und fettlöslichen Vitaminen. Letzteres führt schnell zu einem Vitamin-K-Mangel, was wiederum Gerinnungsstörungen auslöst.

Als **Gallenblasen-Sludge** wird die sonographisch nachweisbare eingedickte und damit echogene Galle im Lumen der Gallenblase bezeichnet. Es handelt sich um ein frühes sonographisch fassbares Stadium der Gallensteinentstehung, das auf kleinsten Cholesterin- und Bilirubinkristallen beruht. Die häufigste Ursache der Sludge-Entstehung sind Motilitätsstörungen der Gallenblase, z.B. bei langfristigem Fasten und parenteraler Ernährung, bei denen der physiologische Stimulus für die Gallenblasenmotorik fehlt.

Die übrigen Erkrankungen der extrahepatischen Gallenwege sind, abgesehen von Karzinomen, vorwiegend bakteriell-entzündliche Erkrankungen der Gallenblase **(Cholezystitis)** und der Gallenwege **(Cholangitis).** Eine länger bestehende Cholangitis, die oft durch Gallensteine unterhalten wird, kann die Leber schädigen und zur sog. cholangitischen oder sekundären biliären Zirrhose bzw. zu einer Schädigung des Pankreas führen.

Eine Sludgebildung in den Gallengängen sowie eine steinunabhängige Entzündung der Gallenwege wird gelegentlich bei kritisch kranken Patienten auf Intensivstationen beobachtet. Hier spielen einerseits Durchblutungsstörungen eine Rolle (Gallenwegsystem als Schockorgan), andererseits die häufig zugunsten einer parenteralen Nahrungszufuhr aufgegebene enterale Ernährung. Stets sollte also eine enterale Nahrungszufuhr angestrebt werden.

Ernährungstherapie Nur große Fettmengen können durch plötzliche Kontraktion der Gallenblase und eine hierdurch bedingte Austreibung von Steinen, eine Kolik auslösen. Ein im Normbereich liegender Fettgehalt der Kost hat keine negativen Effekte.

Nach Cholezystektomie sind besondere diätetische Maßnahmen nicht erforderlich.

Für eine fettarme, sog. Galleschonkost, wie sie früher empfohlen wurde, gibt es keine Indikation. Hierfür sprechen alle bisher durchgeführten Untersuchungen, mit denen der therapeutische Wert einer fettarmen Galleschonkost bewiesen werden sollte.

Der wiederholt gemachte Versuch, die Häufigkeit abdomineller Beschwerden nach dem Genuss von Fett und ballaststoffreichem Gemüse mit nachweisbaren Erkrankungen der extrahepatischen Gallenwege zu korrelieren, schlug immer fehl.

Price befragte 142 Frauen im Alter zwischen 50 und 70 Jahren zu Nahrungsmittelunverträglichkeiten und Beschwerden nach Fettverzehr und korrelierte die Angaben mit der Häufigkeit röntgenologisch nachweisbarer, pathologischer Befunde an den Gallenwegen. Hierbei ergab sich, dass dyspeptische Beschwerden von 53% in der Gruppe mit normalem Cholezystogramm und von 50% in der Gruppe mit pathologischem Röntgenbefund der Gallenblase angegeben wurden. Eine reine Fettintoleranz fand sich bei normalem Gallenblasenbefund in 28% und bei pathologischem Befund nur in 4% der Fälle (Lit. bei [149]).

Zu entsprechenden Ergebnissen an insgesamt 1000 Patienten kamen andere Autoren, die ebenfalls keine positive Korrelation zwischen pathologischen Röntgenbefunden an der Gallenblase und dyspeptischen Beschwerden bzw. Nahrungsmittelunverträglichkeiten fanden.

Mogadam u. Mitarb. [207] untersuchten mit Ultraschall den Einfluss von Testmahlzeiten mit mehr als 30 bzw. weniger als 15 g Fett auf die Gallenblasenkontraktion. Hierbei fanden sich keine Unterschiede, sodass die Autoren zu dem Schluss kamen, dass der fettarmen Diät zur Vermeidung von Beschwerden bei Cholelithiasis keine Bedeutung zukommt (vgl. auch Kap. 3.1).

Zusammenfassend lässt sich sagen, dass sämtliche Bemühungen, den Wert einer Gallenschonkost durch Vergleichsuntersuchungen zu beweisen, fehlschlugen. Hieraus ergibt sich, dass es eine spezielle Diät für die Erkrankungen der Gallenwege nicht gibt.

Dem Kranken sollte eine ausgewogene Ernährung in Form **leichter Vollkost** empfohlen werden.

Literatur

1 Achord, J.L.: Review of alcoholic hepatitis, and its treatment. Amer. J. Gastroent. 88 (1993) 1822–1831.

2 Adler, M., F. Schaffner: Fatty liver hepatitis and cirrhosis in obese patients. Amer. J. Med. 67 (1979) 811.

3 Akobeng, AK, V. Miller, J. Stanton: Double-blind randomized controlled trial of glutamine-enriched polymetric diet in the treatment of active Crohn's disease. J. Pediatr Gastroenterol Nutr 30 (2000) 78–84.

4 Aldoori, W.H., E. Giovannucci, M.J. Stampfer, E.B. Rimm, A.L. Wing, W.C. Willet: A prospective study of alcohol, smoking, caffeine, and the risk of duodenal ulcer in men. Epidemiology 8 (1997) 420–424.

5 Aldoori, W.H., E.I. Giovannucci, M.J. Stampfer, E.B. Rimm, A.L. Wing, W.C. Willet: Prospective study of diet and the risk of duodenal ulcer in men. Am. J. Epidemiol. 145 (1997) 42–50.

6 Alexander, W.F., E. Spindel, R.F. Harty, J.J. Cerda: The usefulness of branched chain amino acids in patients with acute or chronic hepatic encephalopathy. Amer. J. Gastroent. 84 (1989) 91–96.

7 Allard, J.P., E. Aghdassi, J. Chau, I. Salit, S. Walmsley: Oxidative stress and plasma antioxidant micronutrients in humans with HIV infection 1–3. Amer. J. Clin. Nutr. 67 (1998) 143–147.

8 Andersson, H., H. Mobacken: Dietary treatment of dermatitis herpetiformis. Europ. J. Clin. Nutr. 46 (1992) 309–315.

9 Arnbjörnsson, E.: Acute appendicitis and dietary fiber. Arch. Surg. 118 (1983) 868.

10 Aslan, A., G. Triadafilopoulus: Fish oil fatty acid supplementation in active ulcerative colitis: A double-blind, placebo-controlled, crossover study. Amer. J. Gastroent. 87 (1992) 432–437.

11 Babka, J.C., D.O. Castell: On the genesis of heartburn – The effects of specific foods on the lower esophageal sphincter. Dig. Dis. Sci. 18 (1973) 391.

12 Bach, A.C., V.K. Babayan: Medium chain triglycerides: an update. Amer. J. Clin. Nutr. 36 (1982) 950.

13 Bahna, S.L.: Management of food allergies. Ann. Allergy 53 (1984) 678.

14 Baker, A.L., I.H. Rosenberg: Refractory sprue: Recovery after removal of non-gluten dietary proteins. Ann. Intern. Med. 89 (1978) 505–508.

15 Ballegaard, M., A. Bjergstrøm, S. Brøndum, E. Hylander, L. Jensen, K. Ladefoged: Self-reported food intolerance in chronic inflammatory bowel disease. Scand. J. Gastroenterol. 32 (1997) 569–571.

16 Bank, S.: Chronic pancreatitis: Clinical features and medical management. Amer. J. Gastroent. 81 (1986) 153–167.

17 Barclay, G.R., H. McKenzie, J. Pennington, D. Parratt, C.R. Pennington: The effect of dietary yeast on the activity of stable chronic Crohn's disease. Scand. J. Gastroent. 27 (1992) 196–200.

18 Barker, P.G., R.E. Barry, A.E. Read: Defection of continuing gluten ingestion in treated coeliac patients. Brit. Med. J. I (1975) 486.

19 Becker, M., R. Roßkamp: Therapie der Obstipation mit Weizenkleie im Säuglings- und Kleinkindesalter. Mschr. Kinderheilk. 135 (1987) 525.

20 Beer, W.H., A. Fan, C.H. Halsted: Clinical and nutritional implications of radiation enteritis. Amer. J. Clin. Nutr. 41 (1985) 85.

21 Belluzzi, A., C. Brignola, M. Campieri, A. Pera, S. Boschi, M. Miglioli: Effect of an enteric-coated fish-oil preparation on relapses in Crohn's disease. N. Engl. J. Med. 334 (1996) 1557–1560.

22 Bennett, J.E.: Searching for the yeast connection. New Engl. J. Med. 323 (1990) 1766–1767.

23 Bergstrand, O., G. Hellers: Breast-feeding during infancy in patients who later develop Crohn's disease. Scand. J. Gastroent. 18 (1983) 903.

24 Bernstein, C.N., M. Ament, L. Artinian, J. Ridgeway, F. Shanahan: Milk tolerance in adults with ulcerative colitis. Amer. J. Gastroent. 89 (1994) 872–877.

25 Bernstein C., J. Blanchard, W. Leslie, A. Wajda, B. Yu: The incidence of fracture among patients with inflammatory bowel disease. Ann Intern Med 133 (2000) 795–799.

26 Berr, F., J. Holl, D. Jüngst: ω-3-mehrfach ungesättigte Fettsäuren in der Nahrung senken die Cholesterinsättigung der Galle bei Gallensteinleiden. Hepatology 16 (1992) 960–967.

27 Bjørneklett, A., E. Jenssen: Relationships between hydrogen and methane production in man. Scand. J. Gastroent. 17 (1982) 985.

28 Bock, S.A., F.M. Atkins: The natural history of peanut allergy. J. Allergy Clin. Immunol. 83 (1989) 900–904.

29 Bodemar, G., A. Walau, G. Lundquist: Food stimulated acid secretion measured by intragastric titration with bicarbonate in patients with duodenal and gastric ulcer disease and in controls. Scand. J. Gastroent. 15 Suppl. 63 (1980) 108.

30 Böhmer C.J.M, H.A.R.E. Tuynman: Disaccaridintoleranz oder irritabler Darm? The clinical relevance of lactose malabsorption in irritable bowel syndrom. Eur. J. Gastroenterol. Hepatol. 8 (1996) 1013–1016.

31 Bongaerts, G.P.A., J.J.M. Tolboom, A.H.J. Naber, W.J.K. Sperl, R.S.V.M. Severijnen, J.A.J.M. Bakkeren, J.L. Willems: Role of bacteria in the pathogenesis of short bowel syndrome-associated D-lactic acidemia. Microbial Pathogenesis 22 (1997) 285–293.

32 Booth, C.C.: Pathophysiologie der Dünndarmresorption. Internist 7 (1966) 197.

33 Born, P., W. Barina, T. Vierling: Fructose- und Sorbitmalabsorption. Dtsch. Med. Wschr. 115 (1990) 598.

33a Braden, B., W. Lemcke, F. Caspary: Nichtinvasive Funktionsdiagnostik aus der Atemluft mit ^{13}C-Atemtests. Dsch. Ärztebl. 100 (2003) 2631–2635.

34 Born, P., W. Kamenisch, S. Müller, F. Paul: Fructosemalabsorption – Normalisierung durch Glucosezugabe. Verdauungskrankheiten 9 (1991) 239–241.

35 Brandes, J.W., H. Lorenz-Meyer: Zuckerfreie Diät. Eine neue Perspektive zur Behandlung des Morbus Crohn? Eine randomisierte, kontrollierte Studie. Z. Gastroent. 19 (1981) 1.

36 Brandes, J.W., H.A. Körst, K.P. Littmann: Zuckerfreie Diät als Langzeit- bzw. Intervallbehandlung in der Re-

missionsphase des Morbus Crohn – eine prospektive Studie. Leber, Magen, Darm 12 (1982) 225.

37 Brandt-Grädel, V. van den, K. Huibregtse, G.N.J. Tytgat: Treatment of solitary rectal ulcer syndrome with high-fiber diet and abstention of straining at defecation. Dig. Dis. Sci. 29 (1984) 1005.

38 Breumelhof, R., H.J. van Wijk, C.D. van Es, A.J.P.M. Smout: Food impaction in nutcracker esophagus. Dig. Dis. Sci. 35 (1990) 1167–1171.

39 Brümmer, J.M.: Leinsamen – seine Qualitätsmerkmale und sein möglicher Gehalt an Blausäure im Brot. Brot und Gebäck 23 (1969) 170.

40 Bruno, M.J., E.B. Haverkort, G.N.J. Tytgat, D.J. van Leeuwen: Maldigestion associated with exocrine pancreatic insufficiency: Implications of gastrointestinal physiology and properties of enzyme preparations for a cause-related and patient-tailored treatment. Amer. J. Gastroenterol. 90 (1995) 1383–1393.

41 Burkitt, D.P., H.C. Trowell: Appendicitis. In: Refind carbohydrate food and disease. Academic Press, New York 1975.

42 Burkitt, D.P.: The aetiology of appendicitis. Brit. J. Surg. 59 (1971) 695.

43 Bye, A.M.E., D.P.R. Muller, J. Wilson, V.M. Wright, M.B. Mearns: Symptomatic vitamin E deficiency in cystic fibrosis. Arch. Dis. Childh. 60 (1985) 162.

44 Byrne, T.A., R.L. Persinger, L.S. Young, T.R. Ziegler, D.W. Wilmore: A new treatment for patients with short-bowel syndrome. Growth hormone, glutamine and a modified diet. Ann. Surg. 222 (1995) 243–254.

45 Calliari, S., L. Benini, C. Sembenini, B. Gregori, V. Carnielli, I. Vantini: Medium-chain triglyceride absorption in patients with pancreatic insufficiency. Scand. J. Gastroenterol. 31 (1996) 90–94.

46 Camilleri, M.: Management of the irritable bowel syndrome. Gastroenterology 120 (2001) 652–668.

47 Campbell, J.A.: Foods for patients with celiac disease. Canad. Med. Ass. J. 127 (1982) 963.

48 Carriere, F., J.A. Barrowman, R. Verger, R. Laugier: Secretion and contribution to lipolysis of gastric and pancreatic lipases during a test meal in humans. Gastroenterology 105 (1993) 876–888.

49 Chalmers, T.C., C.S. Davidson: Survey of recent therapeutic measures in cirrhosis of liver. New Engl. J. Med. 240 (1949) 449.

50 Chlebowski, R.T., G. Beall, M. Grosvenor, L. Lillington, N. Weintraub, C. Ambler, E.W. Richards, B.C. Abbruzzese, M.A. McCamish, F.O. Cope: Long-term effects of early nutritional support with new enterotropic peptide-based formula vs. standard enteral formula in HIV-infected patients: Randomized prospective trial. Nutrition 9 (1993) 507–512.

51 Christl, S.U., W. Scheppach, H. Kasper: Pneumatosis cystoides intestinalis. Dtsch. Med. Wschr. 121 (1996) 195–199.

52 Christl, S.U., W. Scheppach, H. Kasper: Wasserstoffmetabolismus im Dickdarm – Physiologie und klinische Bedeutung. Z. Gastroenterol. 33 (1995) 408–413.

53 Christl, S.U., W. Scheppach: Metabolic consequences of total colectomy. Scand. J. Gastroenterol. 32 (1997) 20–24.

54 Ciclitira, P.J., R. Cerio, H.J. Ellis, D. Maxton, J.M. Nelufer, J.M. Macartney: Evaluation of a gliadine-containing gluten-free product in coeliac patients. Human Nutr. 39 C (1985) 303.

55 Classen, M.: Neubewertung der herkömmlichen Behandlung des unkomplizierten Ulkus-duodeni-Leidens. Med. Ernährung 12 (1971) 30.

56 Cochet, B., A. Jung, M. Griessen, P. Bartholdi, P. Schaller, A. Donath: Effects of lactose on intestinal calcium absorption in normal and lactosedeficient subjects. Gastroenterology 84 (1983) 935.

57 Cohen, S.: Pathogenesis of coffee-induced gastrointestinal symptoms. New Engl. J. Med. 303 (1980) 122.

58 Colombel, J.F., A. Cortot, C. Neut, C. Romond: Yoghurt with bifidobacterium longum reduces erythromycin-induced gastrointestinal effects. Lancet 2 (1987) 43.

59 Conn, H.O.: Trailmaking and numberconnection tests in the assessment of mental state in portal systemic encephalopathy. Dig. Dis. Sci. 22 (1977) 541.

60 Corey, M.L.: Longitudinal studies in cystic fibrosis. In: Sturgess, J.M. (ed.): Perspectives in cystic fibrosis. Imperial Press, Toronto 1980.

61 Corey, M.L., K. Gaskin, P. Durie, H. Levinson, G. Forstner: Improved prognosis in CF patients with normal fat absorption. J. Pediat. Gastroent. Nutr. 3, Suppl. 1 (1983) 99.

62 Crook, W.G.: The yeast connection: a medical breakthrough. Jackson, Tenn. Professional Books 1983.

63 Dahlqvist, A.: Digestion of lactose. In: Delmont, J.: Milk intolerances and rejection. Karger, Basel 1983.

64 Daniel, E.S., S.L. Ludwig, K.J. Lewin, R.M. Ruprecht, G.M. Rajacich, A.D. Schwabe: The Cronkhite-Canada-Syndrome. An analysis of clinical and pathologic features and therapy in 55 patients. Medicine 61 (1983) 293.

65 Davids, H., A. Iburg: Richtig essen nach Kehlkopfoperation. TRIAS Verlag, Stuttgart 2002.

66 Decker-Baumann, Ch., S. Frohmüller, K. Buhl, A. v. Herbay, P.M. Schlag: Reduction of chemotherapy induced gastrointestinal side effects with parenteral glutamine supplementation in patients with metatstatic colecteral carcinoma. Clin. Nutr. 15 (1996) 8.

66a Depew, W.T.: The role of the nutritional support on inflammatory bowel disease. Can. J. Gastroent. 4, Suppl. (1990) 30 A.

67 DiMagno, E., V.L.W. Go, W.H.J. Summerskill: Relations between pancreatic enzyme outputs and malabsorption in severe pancreatic insufficiency. New Engl. J. Med. 288 (1973) 813.

68 Dismukes, E., J. Wade, Y. Lee, K. Dockery, D. Hain: A randomized, double-blind trial of Nystatin therapy for the candidiasis hypersensitivity syndrome. New Engl. J. Med. 323 (1990) 1717–1723.

69 Dissanayake, A.S., S.C. Truelove, R. Whittehead: Lack of harmful effect of oats on small-intestinal mucosa in coeliac disease. Brit. Med. J. II (1974) 189.

70 Drewes, H.: Glutenfreie Ernährung und freier Warenverkehr in der Europäischen Union. Verdauungskrankheiten 14 (1996) 104–107.

71 Drossmann, D.A., E. Corazziari, N.J. Talley, W.G. Thompson, W.E. Whitehead: Rome II: a multinational consensus documents on junctional gastrointestinal discorders. Gut (1999) 45 (suppl II) 1–81.

72 Duroux, Ph., P. Bauerfeind, C. Emde, H.R. Koelz, A.L. Blum: Early dinner reduces nocturnal gastric acidity. Gut 30 (1989) 1063.

73 Dutta, K., P. Bustin, M. Russel, S. Costa: Deficiency of fatsoluble vitamins in treated patients with pancreatic insufficiency. Ann. Intern. Med. 97 (1982) 549.

74 Editorial: The colon, the rumen, and D-lactic acidose. Lancet 336 (1990) 599–600.

75 Editorial: The mechanism of acid secretion. Nutr. Rev. 54 (1968) 701.

76 Egger, J., C.M. Carter, J. Wilson, M.W. Turner, J.E. Sothill: Is migraine food allergy? Lancet II (1983) 865.

77 Ehlers, I., C. Binder, A. Constien, S. Jeß, S. Plank-Habibi, F. Schocker, C. Schwandt, A. Werning: Eliminationsdiäten bei Nahrungsmittelallergie und anderen Unverträglichkeitsreaktionen aus der Sicht des Arbeitskreises „Diätetik in der Allergologie". Allergologie 23 (2000) 512–516.

78 Executive Committee of the American academy of allergy and immunology: Candidiasis hypersensitivity syndrome. J. Allergy Clin. Immunol. 78 (1986) 271–273.

79 Farah, D.A., E. Calder, L. Benson, J.F. Mackenzie: Specific food intolerance: Its place as a cause of gastrointestinal symptoms. Gut 26 (1985) 164.

80 Farmer, R.: Hyperlipoproteinemia and pancreatitis. Amer. J. Med. 54 (1973) 161–165.

81 Favier, C., C. Neut, C. Mizon, A. Cortot, J.F. Colombei, J. Mizon: Fecal b-D-Galactosidase production and bifidobacteria are decreased in Crohn`s Disease. Dig. Dis. Sc. 42 (1997) 817–822.

82 Fenton, J.C.B., P.L. Humpherson: Milk- and cheese diet in portalsystemic encephalopathy. Lancet I (1966) 164.

83 Ferenci, P., A. Püspök, P. Steindl: Current concepts in the pathophysiology of hepatic encephalopathy. Europ. J. Clin. Invest. 22 (1992) 573–581.

84 Ferguson, R., M.K. Basu, P. Asquith, W.T. Cooke: Jejunal mucosal abnormalities in patients with recurrent aphthous ulceration. Brit. Med. J. I (1976) 11.

85 Fernandez-Banares, F., E. Cabre, M. Esteve-Comas, M.A. Gassul: How effective is enteral nutrition in inducing clinical remission in active Crohn's disease? A meta-analysis of the randomized clinical trials. J. Parenter. Enter. Nutr. 19 (1995) 356–364.

86 Fernandez-Banares, F., E. Cabre, F. Gonzales-Huix, M.A. Gassull: Enteral nutrition as primary therapy in Crohn's disease. Gut Suppl. 1 (1994) 55–59.

87 Filippini, L.: Leberschäden durch Alkohol. Goldmann, München 1971.

88 Fletcher, J., A. Wirz, K.E.L. McColl: Unbuffered highly acidic gastric juice exists at the gastroesophageal junction after a meal. Gastrenterology (2001) 121: 775–783.

89 Fox, A.D., J.A. De Paula, S.A. Kripke: Glutamine-supplemented elemental diets reduce endotoxemia in a lethal model of enterocolitis. Surg. Forum 39 (1988) 46.

90 Fox, A.D., S.A. Kripke, J.A. De Paula: Effect of a glutamine-supplemented enteral diet on methotrexate-induced enterocolitis. J. Parent. Ent. Nutr. 12 (1988) 325.

91 Fox, A.D., S.A. Kripke, J.M. Berman: Reduction of the severity of enterocolitis by glutamine-supplemented enteral diets. Surg. Forum 38 (1987) 43.

92 Fraser-Moodie, C.A., B. Norton, C. Gornall, S. Magnago, A.R. Weale, G.K. Holmes: Weight loss has an independent beneficial effect on symptoms of gastrooesophageal reflux in patients who are overweight. Scand. J. Gastroenterol 34 (4) (1999) 337–340.

93 Funch-Jensen, P., M.J. Oster: Influence of food intake and postural changes on gastroesophageal sphincter pressure in patients with reflux esophagitis and in controls. Scand. J. Gastroent. 17 (1982) 279.

94 Furne, J.K., M.D. Levitt: Factors influencing frequency of flatus emission by healthy subjects. Dig. Dis. Sc. 41 (1996) 1631–1635.

95 Gaskin, K.J.: The impact of nutrition in cystic fibrosis: a review. J. Pediat. Gastroent. Nutr. 7, Suppl 1 (1988) 12.

96 Geerling, B.J., A. Badart-Smook, C. van Deursen, C. van Houwelingen, M.G.V.M. Russel, R.W. Stockbrügger, R.J.M. Brummer: Nutritional supplementation with N-3 fatty acid and antioxidants in patients with Crohn's disease in remission: Effects on antioxidant status and fatty acid profile. Inflam. Bowel Dis. 6 (2000) 77–84.

97 Gesellschaft zur Förderung der Lufthygiene und Silikoseforschung e.V.: Umwelthygiene, Jahresbericht 1991/92, Band 24. Albers, Düsseldorf 1992.

98 Gorbach, S.L., T. Chang, B. Goldin: Successful treatment of relapsing clostridium difficile colitis with lactobacillus G.G. Lancet 2 (1987) 1519.

99 Gorbach, S.L., T.A. Knox, R. Roubenoff: Interactions between nutrition and infection with human immunodeficiency virus. Nutr. Rev. 51 (1993) 226–234.

100 Green, J.H., R.V. Heatley: Nutritional management of patients with short-bowel syndrome. Nutrition 8 (1992) 186–190.

101 Greenberg, G.R.: Nutritional management of inflammatory bowel disease. Sem. Gastroint. Dis. 4 (1993) 69–86.

102 Greenfield, S.M., A.T. Green, J.P. Teare, A.P. Jenkins, N.A. Punchard, C.C. Ainley, R.P.H. Thompson: A randomized controlled study of evening primrose oil and fish oil in ulcerative colitis. Aliment. Pharmacol. Ther. 7 (1993) 159–166.

103 Griffiths, A.M., A. Ohlsson, P.M. Sherman. L.R. Sutherland: Meta-analysis of enteral nutrition as a primary treatment of active Crohn's disease Gastroenterology 108 (1995) 1056–1067.

104 Grimm, I.: Sesam und Soja – seltene Allergene? Allergologie 7 (1984) 133.

105 Grisham, B.: Oxidants and free radicals in inflammatory bowel disease. Lancet 344 (1994) 859–861.

106 Guandalini, S., L.Pensabene, M. Abu Zikri, J. Amil Dias, L. Gobio Casali, H. Hoekstra, S. Kolacek, K. Massar, D. Micetic-Turk, A. Papadopoulou, J. Salazar de Sousa, B. Sandhu, H. Szajewska, Z. Weizman: Lactobacillus GG administered in oral rehydration solution to Children with acute diarrhea: a multicenter European trial. J. Pediatr. Gastrenterol. Nutr. 30 (2000) 54–60.

107 Gudmand-Høyer, E.: Disaccharidase deficiencies. Chemical and nutritional significance and dietary consequences. In: Kasper, H.: Aktuelle Probleme der klinischen Diätetik. Thieme, Stuttgart 1978.

108 Guignard, J.-P.: Potassium in Coca Cola. Lancet I (1983) 474.

109 Haddock, G., D.C. Carter: Aetiology of pancreatic cancer. Brit. J. Surg. 77 (1990) 1159–1166.

110 Häussinger, D.: Hepatische Enzephalophathie. Z. Gastroenterol (2002) 43–45.

111 Hanly, J.G., M.J. McKenna, C. Quigley, R. Freaney: Hypovitaminosis D and response to supplementation in older patients with cystic fibrosis. Quart. J. Med. (N.S.) 56 (1985) 377.

112 Haugwitz, K., E. Claupein: Mehrkosten bei glutenfreier Ernährung: Ernährungs-Umschau 40 (1993) 449–451.

113 Heaton, K.W.: Gallstones. In: Dietary fiber in human nutrition. 2nd ed. by G.A. Spiller, CRC Press Boca Raton, Ann Arbor, London – Tokyo 1993.

114 Heaton, K.W., J. Radvan, H. Cripps, R.A. Mountford, F.E.M. Braddon, A.O. Hughes: Defecation frequency

and timing, and stool form in the general population: a prospective study. Gut 33 (1992) 818–824.
115 Heaton, K.W., J.R. Thornton, P.M. Emmett: Treatment of Crohn's disease with an unrefined carbohydrate, fibre-rich diet. Brit. Med. J. II (1979) 764.
116 Heaton, K.W.: Dietary fibre in relation to cholesterol and bile acid metabolism and to the pathogenesis of gallstones. In: Kasper, H.: Aktuelle Probleme der klinischen Diätetik. Thieme, Stuttgart 1978.
117 Heaton, K.W.: Dietary sugar and Crohn's disease. Canad. J. Gastroent. 2 (1988) 41.
118 Heaton, K.W.: T.C. Cleave and the fiber story. J. Royal Nav. Med. Serv. 66 (1980) 5.
119 Hendricks, K.M., W.A. Walker: Zinc deficiency in inflammatory bowel disease. Nutr. Rev. 46 (1988) 401.
120 von Herbay, A., W. Stahl, C. Niederau, H. Sies: Vitamin E improves the health status of patients suffering from viral hepatitis C: a randomized, doubleblind, placebocontrolled study. Free Rad. Res. 27 (1997) 599–605.
121 Hertzler, R., D.A. Savaiano: Colonic adaption to daily lactose feeding in lactose maldigesters reduces lactose intolerance. Amer. J. Clin. Nutr. 64 (1996) 232–236.
122 Hilton, E., H.D. Isenberg, P. Alperstein, K. France, M.T. Borenstein: Ingestion of yoghurt containing lactobacillus acidophilus as prophylaxis for candidal vaginitis. Ann. Intern. Med. 116 (1992) 353–357.
123 Hinks, L.J., K.D. Inwards, B. Lloyd, B. Clayton: Reduced concentrations of selenium in mild Crohn's disease. J. Clin. Pathol. 41 (1988) 198.
124 Hinks, L.J., K.D. Inwards, B.J. Lloyd, B.E. Clayton: Body content of selenium in coeliac disease. Brit. Med. J. 288 (1984) 1862.
125 Hodges, P.E., A.B.R. Thomson: Nutritional status of patients with Crohn's disease. Part 1 and 2. J. Canad. Diet. Ass. 43 (1982) 194.
126 Hoekstra, J.H., A.A.M.W. van Kempen, C.M.F. Kneepkens: Apple juice malabsorption: fructose or sorbitol? J. Pediat. Gastroent. Nutr. 16 (1993) 39–42.
127 Hogan, W.J., V. de Andrade, D.H. Winship: Ethanol-induced acute esophageal motor dyspepsia. J. Appl. Physiol. 32 (1972) 755.
128 Holdsworth, D., J. Mansfield: Nutrition – support or specific therapy? Europ. J. Gastroent. Hepatol. 6 (1994) 93–99.
129 Holmes, G.K.T., P. Prior, M.R. Lane, D. Pope, R.N. Allan: Malignancy in coeliac disease – effect of a gluten free diet. Gut 30 (1989) 333–338.
130 Hoppe-Seyler, P.: Leberschädigung durch Alkohol. Z. Allgemeinmed. 60 (1984) 291.
131 Isolauri, E., M. Juntunen, T. Rautanen, P. Sillanaukee, T. Koivula: A human lactobacillus strain (lactobacillus casei sp strain GG) promotes recovery from acute diarrhea in children. Pediatrics 88 (1991) 90–97.
132 Isolauri, E., P.V. Kirjavainen, S. Salminen: Probiotics: a role in the treatment of intestinal infection and inflammation? Gut (2000) 50 (Suppl III): 54–59.
133 Jain, N.K., D.B. Rosenberg, M.J. Ulahannan, M.J. Glasser, C.S. Pitchumoni: Sorbitol intolerance in adults. Amer. J. Gastroent. 80 (1985) 678–681.
134 Järnerot, G., I. Järnmark, K. Nilsson: Consumption of refined sugar by patients with Crohn's disease, ulcerative colitis or irritable bowel syndrome. Scand. J. Gastroent. 18 (1983) 999.
135 Janatuinen, E.K., T.A. Keppainen, R.J.K. Julkunen, V.-M. Kosma, M. Mäki, M. Heikkinen, M.I.J. Uusizupa: No harm from five year ingestion of oats in celiac diseas. Gut 50 (2002) 332–335.
136 Jensen, S.L.: Treatment of first episodes of acute anal fissure: Prospective randomised study of lignocaine treatment versus hydrocortisone treatment or warm sitz baths plus bran. Brit. Med. J. 292 (1986) 1167.
137 Jeppesen, P.B., Mortensen P.B.: The influence of a preserves colon on the absorption of medium chain fat in patients with small bowel resection. Gut (1998) 43: 478–483.
138 Jeppesen, P.B., C.M. Blosch, J.B. Lopansri, E.L. Sanguinetti, L. Demchshyn, P.B. Mortensen: Effects of ALX-0600 in SBS patients. Clin. Nutr. 20 Suppl III (2001) 27.
139 Johnson, L.R.: The trophic action of gastrointestinal hormones. Gastroenterology 70 (1976) 278.
140 Johnston, D.A., K.G. Wormsley: The effect of food on ranitidine-induced inhibition of nocturnal gastric secretion. Aliment. Pharmacol. Ther. 2 (1988) 507.
141 Jones, V.A., P. McLanghlan, M. Shorthouse, E. Workman, J.O. Hunter: Food intolerance: A major factor in the pathogenesis of irritable bowel syndrome. Lancet II (1982) 1115.
142 Jones, V.A., R.J. Dickinson, E. Workman, A.J. Wilson, A.H. Freeman, J.O. Hunter: Crohn's disease: Maintenance of remission by diet. Lancet II (1985) 177.
143 Kaaber, K., N.K. Veien, J.C. Tjell: Low nickel diet in the treatment of patients with chronic nickel dermatitis. Brit. J. Derm. 98 (1978) 197.
144 Kalfarentzos, F.E., D. Karavias, M. Karatzas, A. Alevizatos, A. Androulakis: Total parenteral nutrition in severe acute pancreatitis. J. Amer. Coll. Nutr. 10 (1991) 156–162.
145 Kalfarentzos, F., J. Kehagias, N. Mead, K. Kokkons, C.A. Gogos: Enteral nutition is superior to parenteral nutrition in severe acute pancreatitis: results of an randomized prospective trial. Brit. J. Surg. 84 (1997) 1665–1669.
146 Kao, C.H., Y.J. Ho, S.P. Chang Lai, K.K. Liao: Evidence for decreased salivary function in patients with reflux esophagitis. Digestion 60 (3) (1999) 191–195.
147 Kasper, H., H. Sommer: Dietary fiber and nutrient intake in Crohn's disease. Amer. J. Clin. Nutr. 32 (1979) 1898.
148 Kasper, H., H.A. Kühn: Der Einfluß von Triglyceriden mittelkettiger Fettsäuren auf die Vitamin-A-Resorption beim Menschen. Klin. Wschr. 46 (1968) 1227.
149 Kasper, H., H.A. Kühn: Neue Aspekte der diätetischen Behandlung von Leber- und Gallenwegserkrankungen. Med. Ernährung 11 (1970) 52.
150 Kasper, H.: Die diätetische Behandlung bei Leber- und Gallenkrankheiten. In: Kühn, H.A., H. Wernze: Klinische Hepatologie. Thieme, Stuttgart 1979.
151 Kasper, H.: Die Nährstoffbedarfsdeckung und -resorption bei Leberzirrhotikern. In: Aktuelle Berichte aus dem Gebiet der Verdauungs- und Stoffwechselkrankheiten. Thieme, Stuttgart 1971.
152 Kaufmann, S.E., M.D. Kaye: Induction of gastro-esophageal reflux by alcohol. Gut 19 (1978) 336.
153 Kaufmann, T., G. Strohmeyer: Einfluß der Nahrungsbeschaffenheit auf Blutungskomplikationsrate und Frühergebnis der endoskopischen Sklerosierungsbehandlung von Oesophagusvarizen. Z. Gastroent. 29 (1991) 116–120.
154 Keller, U.: Partielle Fructose-Intoleranz oder Fructose-Malabsorption? Dtsch. Med. Wschr. 116 (1991) 677.

155 Kern, F.: Effects of dietary cholesterol on cholesterol and bile acid homeostasis in patients with cholesterol gallstones. J. Clin. Invest. 93 (1994) 1186–1194.
156 King, T.S., M. Elia, J.O. Hunter: Abnormal colonic fermentation in irritable bowel syndrome. Lancet 352 (1998) 1187–1189.
157 King, T.S., J.T. Woolner, J.O. Hunter: Review article: the dietary management of Crohn's disease. Aliment. Pharmacol. Ther. 11 (1997) 17–31.
158 Kirschner, B.S., O. Voinchet, I.H. Rosenberg: Growth retardation in inflammatory bowel disease. Gastroenterology 75 (1978) 504.
159 Kirwan, W.O., A.N. Smith: Kolonic propulsion in diverticular disease, idiopathic constipation, and the irritable colon syndrome. Scand. J. Gastroent. 12 (1977) 331.
160 Klawansky, S., T.C. Chalmers: Review of alcoholic hepatitis, and its treatment. Amer. J. Gastroent. 88 (1993) 1822–1831.
161 Kleese, B., B. Sykura, H. Zunft, M. Blaut: Effects of inulin and lactose on fecal microflora, microbial activity and bowel habit in elderly constipated persons. Am. J. Clin. Nutr. 65 (1997) 1397–1402.
162 Klein, C.P., J.F. Kalk, D. Müthing, C.G. Klein: Einfluß von Alkohol auf die Haemodynamik der Pfortader bei nutritiv-toxischer Leberzirrhose. Dtsch. Med. Wschr. 118 (1993) 89–93.
163 Kluge, F., H.K. Koch, E. Köttgen, W. Gerok: Glutensensitive Enteropathie im Lichte neuer klinischer und pathogenetischer Aspekte. Klin. Wschr. 61 (1983) 669.
164 Kluthe, R., P. Fürst, H. Hauner, E. Hund-Wissner, H. Kasper, G. Kotthoff, H. Rottka, M. Schade, J.G. Wechsler, A. Weingard, M. Wild, G. Wolfram: Das Rationalisierungsschema 2000. Aktuel Ernaehr Med (2000) 25: 263–270.
165 Kneepkens, C.M.F., C. Jakobs, A.C. Douwes: Applejuice, fructose and chronic non-specific diarrhoea. Europ. J. Pediat. 148 (1989) 571–573.
166 Kneepkens, C.M.F.: What happens to fructose in the gut? Scand. J. Gastroent. 24, Suppl. 171 (1989) 1–8.
167 Kolars, C., M.D. Levitt, M. Aouji, D.A. Savaiano: Yoghurt – an autodigesting source of lactose. New Engl. J. Med. 310 (1984) 1.
168 Koletzko, S.: Pankreasbeteiligung bei Cystischer Fibrose. Z. Gastroenterol. (Suppl. 1) (1997) 143–159.
169 Kotler, D.P., A.R. Tierney, J. Wang, R.N. Pierson jr.: Magnitude of body-cell-mass depletion and the timing of death from wasting in AIDS. Amer. J. Clin. Nutr. 50 (1989) 444–447.
170 Kotler, D.P., J. Wang, R.N. Pierson jr.: Body composition studies in patients with the acquired immunodeficiency syndrome. Amer. J. Clin. Nutr. 42 (1985) 1255–1265.
171 Kotler, D.P.: Gastrointestinal manifestations of HIV infection and AIDS. In: DeVita, V.T., S. Hellmann, S.A. Rosenberg (eds): AIDS: Etiology, diagnosis, treatment, and prevention. 3. ed. Lippincott, Philadelphia (1992) 259–283.
172 Kratzsch, K.H., W. Rosch, H.J. Günter: Nahrungsmittelunverträglichkeiten bei gastroenterologisch Kranken und Gesunden. Z. Ges. Inn. Med. 27 (1972) 105.
173 Kumar, N., A. Kumar, S.L. Broor, J.C. Vij, B.S. Aanand: Effect of milk on patients with duodenal ulcers. Brit. Med. J. 293 (1986) 666.
174 Kupka, R., W. Fawzi: Zinc nutrition and HIV infection. Nutr. Rev. 60 (2002) 69–79.
175 Kurata, J.H.: Dietary and other risc factors of ulcerative colitis. Scand. J. Gastroenterol. 19 (1994) 166–171.
176 Ladas, S.D., P.E.T. Isaacs, G.M. Murphy, G.E. Sladen: Comparison of the effects of medium and long chain triglyceride containing liquid meals on gall bladder and small intestinal function in normal man. Gut 25 (1984) 405.
177 Lagergren, J., R. Bergström, A. Lindgren, O. Nyrén: Symptomatic gastroesopageal reflux as a risk factor for esophageal adenocarcinoma. N. Engl. J. Med. 340 (1999) 825–831.
178 Laing, S.C.: The nutritional management of children with cystic fibrosis. Human Nutr.: Appl. Nutr. 40 A (1986) 24.
179 Lami, F., C. Callegari, M. Tatali, L. Graziano, G. Guidetti, D.M. Miglioli, L. Barbara: Efficacy of addition of exogenous lactase to milk in adult lactase deficiency. Amer. J. Gastroenterol. 83 (1988) 1145–1149.
180 Ledochowski, M., B. Sperner-Unterweger, B. Widner, D. Fuchs: Fructose malabsorption is associated with early signs of mental depression. Eur. J. Med. Res. 3 (1998) 295–298.
181 Lelbach, W.K.: Leberschäden bei chronischem Alkoholismus. Acta Hepatosplenol. 13 (1966) 319.
182 Leonard, J., G. Haffenden, W. Tucker, J. Unsworth, F. Swain, R. McMinn, J. Holborow, L. Fry: Gluten challenge in dermatitis herpetiformis. New Engl. J. Med. 308 (1983) 816.
183 Loeschke, K., B. Ueberschaer, A. Pietsch, E. Gruber, K. Ewe, B. Wiebecke, W. Heldwein, R. Lorenz: n-3 fatty acids only delay early relapse of ulcerative colitis in remission. Digest. Dis. Sc. 41 (1996) 2087–2094.
184 Lomer, M.C.E., R.S.J. Harvey, S.M. Evans, R.P.H. Thompson, J.J. Powell: Efficacy and tolerability of a low microparticle diet in a double blind, randomized, pilot study in Crohn's disease. Europ. J. Gastroentero. Hepta. (2001) 13: 101–106.
185 Long, W.B., J.B. Weiss: Rapid gastric emptying of fatty meals in pancreatic insufficiency. Gastroenterology 67 (1974) 920.
186 Lorenz-Meyer, H., P. Auber, C. Nicolay, B. Schulz, J. Purrmann, W.E. Fleig, C. Scheurlen, I. Koop, V. Pudel, L. Carr: Omega-3 fatty acids and low carbohydrate diet for maintenance of remission in Crohn's disease. A randomized controlled multicenter trial. Scand. J. Gastroenterol. 31 (1996) 778–785.
187 Lorenz-Meyer, H., J. Purrmann, C. Scheurlen, M. Scheurlen, W.E. Fleig, P. Bauer, C. Maschler, B. Schulz, L. Carr: Ergebnisse der Studie zur Erhaltung der Remission bei M. Crohn mit O-3-FS bzw. einer kohlenhydratarmen Kost. Z. Gastroent. 30 (1992) 654.
188 Loyd, D.A., I.T. Borda: Food induced heartburn: Effect of osmolality. Gastroenterology 80 (1981) 740.
189 Luder, E., M. Kattan, J.C. Thornton, K.M. Koehler, R.J. Bonforte: Efficacy of a nonrestricted fat diet in patients with cystic fibrosis. Amer. J. Dis. Child. 143 (1989) 458.
190 Lutz, W.: Zuckerfreie Diät: Eine neue Perspektive zur Behandlung des Morbus Crohn? Z. Gastroent. 19 (1981) 196.
191 Ludwig, J., T.R. Viggiano, D.B. McGill, B.J. Oh: Nonalcoholic steatohepatitis: Mayo Clinic experiences with a hitherto unnamed disease. Mayo. Clin. Proc. 55 (1980) 434–438.
192 Madden, J.A.J., J.O. Hunter: A review of the role of the gut microflora in irritable bowel syndrome and the

effects of probiotics. Brit. J. Nurt. 88 Suppl I (2002) 67–72.
193 Madsen, T., L. Wallin, S. Boesby, H. Larson: Esophageal peristalsis in normal subjects. – Influence of pH and volume during imitated gastroesophageal reflux. Scand. J. Gastroent. 18 (1983) 513.
194 Maire, R., Ch. Meyenberger, J. Altorfer, R. Ammann, R. Flury, P. Greminger, W. Vetter: Wie manifestiert sich die oligo- und asymptomatische nichttropische Sprue? Schweiz. Med. Wschr. 122 (1992) 1957–1960.
195 Marcus, R., J. Watt: Seaweeds and ulcerative colitis in laboratory animals. Lancet 2 (1969) 489–490.
196 Martini, G.A., J.W. Brandes: Increased consumption of refined carbohydrates in patients with Crohn's disease. Klin. Wschr. 54 (1976) 367.
197 Matthews, S.B., A.K. Campbell: When sugar is not so sweet. Lancet 355 (2002) 1330.
198 May, C.D., S.A. Block: A modern clinical approach to food hypersensitivity. Allergy 33 (1978) 166.
199 Mayer, E.M., C.J. Grabowski, R.S. Fisher: Effects of greater doses of alcohol upon esophageal motor function. Gastroenterology 75 (1978) 1133.
200 McArther, K., D. Hogan, J.I. Isenberg: Relative stimulatory effects of commonly ingested beverages on gastric acid secretion in humans. Gastroenterology 83 (1982) 199.
201 Meier, R., C. Beglinger, J.P. Dederding, B. Meyer-Wyss, M. Fumagalli, A. Rowedder, J. Turberg, R. Brignoli: Alters- und geschlechtsspezifische Normwerte der Dickdarmtransitzeit bei Gesunden. Schweiz. Med. Wschr. 122 (1992) 940–943.
202 Mendenhall, C.L., T.E. Moritz, G.A. Roselle, T.R. Morigan, B.A. Nemchausky, C.H. Tamburro, E.R. Schiff, C.J. McClain, L.S. Marsano, J.I. Allen, A. Samanta, R.E. Weesner, W. Henderson, P. Gartside, T.S. Chen, S.W. French, A. Chedid: A study of oral nutritional support with oxandrolone in malnourished patients with alcoholic hepatitis: Results of a department of veterans affairs cooperative study. Hepatology 17 (1993) 564–576.
203 Mergener, K., J. Baillie: Chronic pancreatitis. Lancet 350 (1997) 1379–1385.
204 Messori, A., G. Trallori, G. D'Albasio, M. Milla, G. Vannozzi, F. Pacini: Defined-formula diets versus steroids in the treatment of active Crohn's disease. Scand. J. Gastroenterol. 31 (1996) 267–272.
205 Mezey, E.: Liver disease and nutrition. Gastroenterology 74 (1978) 770.
206 Middleton, S.J.A. Coley, J.O. Hunter: The role of faecal Candida albicans in the pathogenesis of food-intolerant irritable bowel syndrome. Postgrad. Med. J. 68 (1992) 453–454.
207 Mogadam, M., J. Albarelli, S.W. Ahmed, E.J. Grogan, V.J. Mascatello: Gallbladder dynamics in response to various meals: is dietary fat restriction necessary in the management of gallstones? Amer. J. Gastroent. 79 (1984) 745.
208 Moran, J.R., F.K. Ghisham, S.A. Halter, H.L. Greene: Steatohepatitis in obese children, a cause of chronic liver dysfunction. Gastroenterology 78 (1983) 374.
209 Mostad, S.B., J. Overbaugh, D.M. DeVange, M.J. Welch, B. Chohan, K. Mandaliya, P. Nyange, H.L. Martin, J. Ndinya-Achola, J.J. Bwayao, J.K. Kreis: Hormonal contraception, vitamin A deficiency, and other risk factors for shedding of HIV-1 infected cells from the cervix and vagina. Lancet 350 (1997) 922–927.
210 Müller, J.: Besonderheiten von Pilz-Keimträgern als Dauerausscheider. Zbl. Hyg. 194 (1993) 162–172.
211 Müller, M.J., H.U. Lautz, O. Selberg, H. Canzler und F. W. Schmidt: Ernährung bei chronischen Leberkrankheiten. Dtsch. Med. Wschr. 116 (1991) 909–916.
212 Müller, M.J., H.U. Lautz, B. Plogmann, M. Bürger, J. Körber, F.W. Schmidt: Energy expenditure and substrate oxidation in patients with cirrhosis: impact of cause, clinical staging and nutritional state. Hepatology 15 (1992) 782–794.
213 Murphy, D.W., D.O. Castell: Chocolate and heartburn: Evidence on increased esophageal acid exposure after chocolate ingestion. Amer. J. Gastroent. 83 (1988) 633.
214 Müting, D.: Pathogenese und Therapie der portalen Enzephalopathie. Dtsch. Med. Wschr. 96 (1971) 1403.
215 Nagel, E., S. Schattenfroh, S. Bühner, M. Bartels, E. Guthy, R. Pichlmayr: Tierexperimentelle Untersuchungen zu ultrastrukturellen Veränderungen der Lamina propria des Ileums durch Nahrungsfette und deren Vergleich zur Zytopathologie beim Morbus Crohn. Z. Gastroent. 31 (1993) 727–734.
216 Nebel, O.T., D.O. Castell: Inhibition of the lower esophageal sphincter by fat – a mechanism for fatty food intolerance. Gut 14 (1973) 270.
216a Nilsson, M., R. Johnsen, W. Ye, K. Hveem, J. Lagergren: Obesity and estrogen as risk faktors for gastroesophageal reflux symptoms. J. Amer. Med. Ass. 290 (2003) 66–72.
217 Nobaek, S., M.L. Johansson, G. Molin, S. Ahrne, B. Jeppson: Alternation of intestinal microflora is associated with irritable bowel syndrome. Amer. J. Gastroenterol. 95 (2000) 1231–1238.
218 o.V.: Fat content of very low calorie diets and gallstone formation. J. Amer. Med. Ass. 268 (1992) 873.
219 o.V.: Dietary beans: A risk factor for cholesterol gallstones? Nutr. Rev. 47 (1989) 369.
220 O'Morain, C.: Nutrition and Crohn's disease: An overview. Canad. J. Gastroent. 4 (1990) 400–403.
221 Osmon, K.L., D.C. Balfour, G.K. Wharton: The effect of common dietary proteins on gastric secretion. Amer. J. Gastroent. 28 (1957) 432.
222 Patek, A.J., J. Post: Treatment of cirrhosis of liver by nutrious diet and vitamin-B-supplements. J. Clin. Invest. 20 (1941) 481.
223 Pearson, M., K. Teahon, A.J. Levi, I. Bjarnason: Food intolerance and Crohn's disease. Gut 34 (1993) 1783–1787.
224 Pehl, C., A. Pfeiffer, B. Wendl, H. Kaess: The effect of decaffeination of coffee on gastrooesophageal reflux in patients with reflux disease. Aliment. Pharmacol. Ther. 11 (1997) 483–486.
225 Pencharz, P.B.: Energy intakes and lowfat diets in children with cystic fibrosis. J. Pediat. Gastroent. Nutr. 2 (1983) 400.
226 Péquignot, G.: zit. nach Thaler, H.: Alcohol consumption and diseases of the liver. Nutr. Metabol. 21 (1977) 186.
227 Peters, S.A., F.J. Kelly: Vitamin E supplementation in cystic fibrosis. J. Ped. Gastroenterol. Nutr. 22 (1996) 341–345.
228 Philippen, R., K. Oette, H. Frotz, V.T. Gheorghiu: Kohlenhydratarme, fettangereicherte Diätbehandlung der idiopathischen Fettleber. Leber, Magen, Darm 1 (1971) 146.

229 Pisters, P.W., Ranson J.H.: Nutritional support for acute pancreatitis. Surg. Gynecol. Obstet. 175 (1992) 275–284.
230 Pixley, W.S., D. Wilson, K. McPherson, J. Mann: Effect of vegetarianism on development of gall-stones in women. Brit. Med. J. 291 (1985) 11.
231 Plauth, M., E.-H. Egberts, W. Hamster, M. Török, P.H. Müller, O. Brand, P. Fürst, W. Dölle: Long-term treatment of latent portosystemic encephalopathy with branched-chain amino acids. A double-blind placebo-controlled crossover study. J. Hepatol. 17 (1993) 308–314.
232 Plauth, M., P. Ferenci, E. Holm, S. von Dahl, J. Kondrup, M.L. Müller, W. Nolte: DGEM-Leitlinie Enterale Ernährung: Hepatologie. Aktuel. Ernaehr. Med. 28, Suppl. I (2003) 87–92.
233 Plauth, M., A. Weimann, E. Holm, M.J. Müller: Leitlinien der GASL zur Ernährung bei Leberkrankheiten und Lebertransplantation. Z. Gastroenterol. 37 (1999) 301–312.
234 Playford, R.J., A.C. Woodman, P. Clark, P. Watanapa, D. Vesey, P.H. Deprez, R.C.N. Williamson, J. Calam: Effect of luminal growth factor preservation on intestinal growth. Lancet 341 (1993) 843–848.
235 Pochart, P., P. Marteau, Y. Bouhnik, I. Goderel, P. Bourlioux, J.-C. Rambaud: Survival of bifidobacteria ingested via fermented milk during their passage through the human small intestine: an in vivo study using intestinal perfusion. Amer. J. Clin. Nutr. 55 (1992) 78–80.
236 Prosiegel, M., E. Wagner-Sonntag, M. Scheicher: Neurogene Schluckstörungen. Akt. Neurologie 24 (1997) 194–203.
237 Rabast, U.: Kurzdarmsyndrom – Ursachen, Pathophysiologie und Ernährungstherapie. Ernährungs-Umschau 42, Sonderheft (1995) 30–36.
238 Rao, D.R.: Oral supplements to improve lactose digestion and tolerance. Food Sc. Technol. Internat. 3 (1997) 87–92.
239 Rao, S.S.C., K. Welcher, B. Zimmerman, P. Stumbo: Is coffee a colonic stimulant? Eur. J. Gastroenterol. Hepatol. 10 (1998) 113–118.
240 Reid, G., A.W. Bruce, J.A. McGroarty, K.-J. Cheng, J.W. Costerton: Is there a role for lactobacilli in prevention of urogenital and intestinal infections? Microbiol. Rev. 3 (1990) 335–344.
241 Reif, S., I. Klein, F. Lubin, M. Farbstein, A. Hallak, T. Gilat: Pre-illness dietary factors in inflammatory bowel disease. Gut 40 (1997) 754–760.
242 Renfro, L., H.M. Feder, Th. Lane, P. Manu, D.A. Matthews: Yeast connection among 100 patients with chronic fatigue. Amer. J. Medicine 86 (1989) 165–168.
243 Renner, E., A. Renz-Schauen: Nährwerttabellen für Milch und Milchprodukte. Renner, Gießen 1992.
244 Richter, J.E.: Oesophageal motility disorders. Lancet 358 (2001) 823–825.
245 Riedler, L., W. Eder, G. Oberfeld, M. Schreuer: Austrian children living on a farm have less hay fever, asthma and allergie sensitization. Clin. Exp. Allergy (2000) 30: 194–200.
246 Rieth, H.: Mykosen, Anti-Pilz-Diät, Notamed Verlag, Melsungen 1994.
247 Riordan, A.M., J.O. Hunter, R.E. Cowan, J.R. Crampton, A.R. Davidson, R.J. Dickinson, M.W. Dronfield, I.W. Fellows, S. Hishon, G.N.W. Kerrigan, H.J. Kennedy, R.C.M. MacGouran, G. Neale, J.H.B. Saunders: Treatment of active Crohn's disease by exclusion diet: east anglian multicentre controlled trial. Lancet 342 (1993) 1131–1143.
248 Ritchie, J.K., J. Wadsworth, J.F. Lennard-Jones, E. Rogers: Controlled multicentre therapeutic trial of an unrefined carbohydrate, fibre rich diet in Crohn's disease. Brit. Med. J. 295 (1987) 517.
249 Robin, A.P., R. Campbell, C.K. Palani, K. Liu, P.E. Donahue, L.M. Nyhus: Total parenteral nutrition during acute pancreatitis: clinical experience with 156 patients. Wld J. Surg. 14 (1990) 572–579.
250 Romijn, J.A., E. Endert, H.P. Sauerwein: Glucose and fat metabolism during shortterm starvation in cirrhosis. Gastroenterology 100 (1991) 731–737.
251 Roediger, W.E.W.: Decreased sulphur aminoacid intake in ulcerative colitis. Lancet 351 (1998) 1555.
252 Rose, J.D.R., G.M. Roberts, G. Williams, J.F. Mayberry, J. Rhodes: Cardif Crohn's disease jubilee: the incidence over 50 years. Gut 29 (1988) 346–351.
253 Rosenstein, B.J.: Genotype-phenotype correlations in cystic fibrosis. Lancet 343 (1994) 746–747.
254 Rotily, M., J.P. Durbec, P. Berthézène, H. Sarles: Diet and alcohol in liver cirrhosis: a case-control study. Europ. J. Clin. Nutr. 44 (1990) 595–603.
255 Royall, D., T., Wolever, K.N. Jeejeebhoy: Evidence for colonic conservation of malabsorbed carbohydrate in short bowel syndrome. Amer. J. Gastroent. 87 (1992) 751–756.
256 Rumessen, J.J., E. Gudmand-Hoyer: Functional bowel disease: the role of fructose and sorbitol. Gastroenterology 101 (1991) 1452–1453.
257 Rydning, A., A. Berstad: Dietary aspects of peptic ulcer disease. Scand. J. Gastroent. 20, Suppl. (1985) 29.
258 Saavedra, J.M., N.A. Baumann, I. Qung, J.A. Perman, R.H. Yolken: Feeding of bifidobacterium bifidum and streptococcus thermophilus to infants in hospital for prevention of diarrhoea and shedding of rotavirus. Lancet 344 (1994) 1046–1049.
259 Salmon, P.R., S.S. Fredail, H.P. Wurzner, R.F. Harvey, A.E. Read: Effect of coffee on human lower esophageal function. Digestion 21 (1981) 69.
260 Salomon, P., A.A. Kornbluth, H.D. Janowitz: Treatment of ulcerative colitis with fish oil ω-3-fatty acid: an open trial. J. Clin. Gastroent. 12 (1990) 157–161.
261 Sami, A., P. Atikison, C. Ghent, J. Duff, W. Wall, S. Williams, E. Seidman, D. Grant: Small bowel transplantation. A life-saving option for selected patients with intestinal failure. Dig. Dis. Sc. 41 (1996) 875–883.
262 Sampson, H.A., S.M. Scanlon: Natural history of food hypersensitivity in children with atopic dermatitis. J. Pediat. 115 (1989) 23.
263 Sanders, D.S., M.J. Carter, D.P. Hurlstone, A. Pearce, A.M. Ward, M.A. McAlindon, A.J. Lobo: Association of adult coeliac disease with irritable bowel syndrom: a case-control study in patients fulfilling ROME II criteria referred to secondary care. Lancet 358 (2001) 1504–1508.
264 Sarles, H., J. Sahel: Die chronische Pankreatitis. In: Forell, M.M.: Handbuch der Inneren Medizin. Springer, Berlin – Heidelberg – New York 1976.
265 Sarles, H.: Etiopathogenesis and definition of chronic pancreatitis. Dig. Dis. Sci. 31 (1986) 91–107.
266 Sartor, R.B.: Probiotics in chronic pouchitis: Restoring luminal microbial balance. Gastroenterology 119 (2000) 305–306.

267 Scheppach, W., J.G. Müller, F. Boxberger, G. Dusel, F. Richter, H. Bartram, S.U. Christl, C. Dempfle, H. Kasper: Histological changes in the colonic mucosa following irritation with short-chain fatty acids. Europ. J. Gastroenterol. Hepatol. 9 (1997) 163–168.

268 Schmidt, H.H.-J.: Diagnosik und Therapie des Morbus Wilson. Dtsch Arztbl 100 (A) (2003) 192–197.

269 Schrezenmeir, J., G. Uttinger, H. Kasper: Die Behandlung des Dumping-Syndroms mit Guar und Acarbose. Z. Gastroent. 21 (1983) 431.

270 Schulz, V., A. Löffler, T. Pasch, G. Loescheke, J. Busse: Blausäurespiegel im Blut nach Leinsamen, Bittermandeln, Kaliumzyanid und Natriumnitroprussid. Verh. Dtsch. Ges. Inn. Med. 87 (1981) 1189.

271 Seebacher, C.: Candida-Nachweis im Darm – ein Normalbefund oder ein Hinweis auf eine Krankheit? Ärztezeitschrift für Naturheilverfahren 37 (1996) 913–917.

272 Selberg, O., J. Böttcher, G. Tusch, R. Puchlmayr, E. Henkel, M.-J. Müller: Indentification of high- and low-risk patients before liver transplantation: a prospective cohort study of nutritional and metabolic parameters in 150 patients. Hepatology 25 (1997) 652–657.

273 Seibold, F., O. Stich, R. Hufnagl, S. Kamil, M. Scheurlen: Anti-Saccharomyces cerevisiae antibodies in inflammatory bowel disease. Scan. J. Gastrenterol. 36 (2001) 196–201.

274 Shanahan, F.: Crohn's disease. Lancet 359 (2002) 62–69.

275 Shanahan, F.: Probiotics and inflammatory bowel disease: from fads and fantasy to facts and future. Brit. J. Nutr. 88, Suppl 1 (2002) 5–9.

276 Sepp, E., K. Julge, M. Vasar, P. Naaber, B. Bjoksten, M. Mikelsaar: Intestinal microflora of Estonian and Swedish infants. Acta Paediatr 86 (1997) 951–961.

277 Skinazi, F., P. Lévy, P. Bernades: Les pancréatites aiguës alcoolique rélèvent-elles toujors une pancréatite chronique? Gastroenterol. Clin. Biol. 19 (1995) 266–269.

278 Smith, A.N., E. Drummond, M.A. Eastwood: The effect of coarse and fine wheat bran on colonic motility in patients with diverticular disease. Amer. J. Clin. Nutr. 34 (1981) 2460.

279 Souba, W.W., D. Herskowitz, R.M. Salloum, M.K. Chen, T.R. Austgen: Gut glutamine metabolism. J. Parent. Ent. Nutr. 14, Suppl. 4 (1990) 45–50.

280 Spiller, G.A.: Suggestions for a basis on which to determine a desirable intake of dietary fiber. In: Spiller, G.A.: CRC handbook of dietary fiber in human nutrition, 2nd ed. CRC Press, Boca Raton – Ann Arbor – London 1993.

281 Staritz, M., A. Rambow: Messung des hydrostatischen Druckes in Oesophagusvarizen. Dtsch. Med. Wschr. 115 (1990) 382–384.

282 Stenson, W.F., D. Cort, J. Rodgers, R. Burakoff, K. DeSchryver-Kecskemetti, T.L. Gramlich, W. Beeken: Dietary supplementation with fish oil in ulcerative colitis. Ann. Intern. Med. 116 (1992) 609–614.

283 Stickel, F., H.K. Seitz, E.G. Hahn, D. Schuppan: Alkoholische Lebererkrankung – Etablierte und experimentelle Therapieansätze. Z. Gastroenterol. 40 (2003) 333–342.

284 Stremmer, W., G. Strohmeyer: Wilsonsche Krankheit. Dtsch. Ärztebl., 78 (1981) 21–25.

285 Sturdevant, R.A.L., M.P. Pearce, S. Dayton: Increased prevalence of cholelithiasis in men ingesting a serum-cholesterol-lowering diet. New Engl. J. Med. 288 (1973) 24.

286 Sturniolo, G.C., V. Di Leo, A. Ferronato, A. D'Odorico, R. D'Inca: Zinc supplementation tightens "leaky gut" in Crohn`s disease. IBD 7 (2001) 94–98

287 Sullivan, S.N.: Functional abdominal bloating. J. Clin. Gastroent. 19 (1994) 23–27.

288 Swart, G.R., M.C. Zillikens, J.K. van Vuure, J.W. van den Berg: Effect of a late evening meal on nitrogen balance in patients with cirrhosis of the liver. Br. Med. J. 299 (1989) 1202–1203.

289 Teyssen, S., G. Gonzàlez-Calero, M. Schimiczek, M.V. Singer: Maleic acid and succinic acid in fermented alcoholic beverages are the stimulants of gastric acid secretion. J. Clin. Invest. 103 (1999) 707–713.

290 van Thiel, P.H., F.C. Kuipers, R.T. Roskam: A nematode parasitic to herring, causing acute abdominal syndromes in man. Trop. Geogr. Med. 12 (1960) 97.

291 Thomas, F.B., J.T. Steinbaugh, J.J. Frankes, H.S. Mekhjian, J.H. Caldwell: Inhibitory effect of coffee on lower esophageal sphincter pressure. Gastroenterology 79 (1989) 1262.

292 Thompson, H.S.: Growth of neomucosa after intestinal resection. Arch. Surg. 122 (1987) 316–319.

293 Thompson, W.: Irritable bowel syndrome: pathogenesis and management. Lancet 341 (1993) 1569–1572.

294 Tilg, H.: Nicht-alkoholische Steatohepatitis: Epidemiologie, Diagnostik und Therapie. Dtsch Med Wschr 126 (2001) 467–471.

295 Thornton, J.R., P.M. Emmett, K.W. Heaton: Diet and ulcerative colitis. Brit. Med. J. II (1980) 293.

296 Thornton, J., C. Symes, K.W. Heaton: Moderate alcohol intake reduces bile cholesterol saturation and raises HDL-cholesterol. Lancet II (1983) 819.

297 Toouli, J., M. Brooke-Smith, C. Bassi, D. Carr-Locke, J. Teleford, P. Freeny, C. Imrie, R. Tandon: Guidelines for the management of acute pancreatitis. J. Gastroenterol Hepatol 17 (2002) 15–39.

298 Truss, C.O.: The missing diagnosis. Missing Diagnosis. Birmingham, Alab. (1983).

298a Tursi, A., G. Brandimarte: The symptomatic and histologic response to a glutenfree diet in patients with borderline enteropathie. J Clin Gastroenterol 36 (2003) 13–17.

299 Uden, S., D.D. Bilton, L. Nathan, L.P. Hunt, C. Mains, J.M. Braganza: Antioxidant therapy for recurrent pancreatitis: placebo-controlled trial. Aliment. Pharmacol. Ther. 4 (1990) 357.

300 Uribe, M., H. Conn: Dietary management of portal-systemic encephalopathy. In: Conn, H.O., J. Bircher (ed.): Hepatic encephalopathy: Syndromes and therapies. Medi-Ed Press, Bloomington, Illinois 1994.

301 Vartivarian, S., C.B. Smith: Pathogenesis, host resistance, and predisposing factors. In: Bodey, G.P. (ed): Candidiasis: Pathogenesis, diagnosis and treatment. Raven Press, New York (1993) 59–84.

302 Venturi, A., P. Gionchetti, F. Rizzello, R. Johansson, E. Zucconi, P. Brigidi, D. Matteuzzi, M. Campieri: Impact on the composition of the faecal flora by a new probiotic preparation: preliminary data on maintenance treatment of patients with ulcerative colitis. Alim. Pharm. Therapeutics 13 (1999) 1103–1108.

303 Verhamme, M.A.M., C.H.R. Ramboer: Anisakiasis caused by herring in vinegar: a little known medical problem. Gut 29 (1988) 843.

304 Verma, S., C.D. Holdsworth, M.H. Giaffer: Does adjuvant nutritional support diminish steroid dependency in Crohn's disease? Scand J Gastroenterol 26 (2001) 383–388.
305 Vermeire, S., M. Peeters, R. Vlietinck, S. Joosens, E. Den Hond, V. Bulteel, X. Bossuyt, B. Geypens, P. Rutgeerts: Anti-Saccharomyces cerevisiae antibodies (ASCA), phenotypes of IBD and intestinal permeability: A study in IBD families. IBD 7 (2001) 8–15.
306 Vieths, S., K. Fischer, L.I. Dehne, H. Aulepp, H. Wollenberg, K.W. Bögli: Versteckte Allergene in Lebensmitteln. Bundesgesundheitsblatt 6 (1994) 51–60.
307 Visakorpi, J.K.: Milk and soya bean protein allergy. J. Pediat. Gastroent. Nutr. 2, Suppl 1 (1985) 293.
308 Vogelsang, H., P. Ferency, H. Resch, A. Kiss, A. Gangl: Prevention of bone mineral loss in patients with Crohn's disease by long-term oral vitamin D supplementation. Europ. J. Gastroenterol. Hepatol. 7 (1995) 609–614.
309 Wächtershäuser, A., J.G. Bargon, J. Stein: Ernährung bei Mukoviszidose. Ernährungs-Umschau 49 (2002) 380–385.
310 Wassermann, D., J.H. Hoekstra, V. Tolia: Molecular analysis of the fructose transporter gene (GLUT5) in isolated fructose malabsorption. J Clin Invest 98 (1996) 2398–2402.
311 Weig, M., E. Werner, M. Frosch, H. Kasper: Limited effect of refined carbohydrate dietary supplementation on colonization of the gastrointestinal tract of healthy subjects by Candida albicans. Amer. J. Clin. Nutr. 69 (1999) 1170–1173.
312 Weinreich, J.: Zur Therapie von Dickdarmerkrankungen mit pflanzenfasern-ballaststoffreicher Kost: Ergebnisse einer Studie. In: Rottka, J.: Pflanzenfasern-Ballaststoffe in der menschlichen Ernährung. Thieme, Stuttgart 1980.
313 Weiser, H.F., F. Pace, G. Lepsien, S.A. Müller-Lissner, A.L. Blum: Gastroösophagealer Reflux – was ist physiologisch? Dtsch. Med. Wschr. 107 (1982) 366.
314 Welters, C.F.M., E. Heinemann, F.B.J.M. Thunnissen, A.E.J.M. an den Bogaard, P.B. Soeters, C.G.M.I. Baeten: Effect of dietary inulin supplementation an inflammation of pouch mucosa in patients with an lieal pouch-anal anastomosis. 44 (2002) 621–627.
315 Werner, D.P., M. Emmett, K.W. Heaton: Effects of dietary sucrose on factors influencing cholesterol gall stone formation. Gut 25 (1984) 269–274.
316 Werner, M.: Grundlagen der Behandlung nahrungsmittelallergischer Magen-Darm-Erkrankungen. Dtsch. Med. Wschr. 99 (1974) 1775.
317 Wew, R., L. Waterhouse, J. Brealey: A new hypothesis for the aetiology of Crohn's disease – an adjuvant disease? Aust. N.Z.J. Med. 21 (1991) 566.
318 Wew, R.: A new hypothesis for the aetiology of Crohn's disease – evidence from lipid metabolism and intestinal tuberculosis. Postgrad. Med. J. 67 (1991) 666–671.
319 Whorwell, P.J., G. Holdstock, G.M. Whorwell, R. Wright: Bottle feeding, early gastroenteritis and inflammatory bowel disease. Brit. Med. J. I (1979) 382.
320 Winklhofer-Roob, H. Pulh, G. Khoschsorur, M.A. van't Hof, H. Esterbauer, D.H. Shmerling: Enhanced resistance to oxidation of low density lipoproteins and decreased lipid peroxide formation during β-carotene supplementation in cystic fibrosis. Free Rad. Biol. Med. 18 (5) (1995) 849–859.
321 Winklhofer-Roob, M.: Nutritional status in cystic fibrosis: where to go from here? Am. J. Clin. Nutr. 67 (1998) 817–818.
322 Wollager, G.F., H.W. Comfort, O.T. Clagett, A.E. Osterberg: Efficiency of gastrointestinal tract after resection of head of pancreas. J. Amer. Med. Ass. 137 (1948) 838.
323 Workman, E.M., V.A. Jones, A.J. Wilson, J.O. Hunter: Diet in the management of Crohn's disease. Human Nutr. 38 A (1984) 469.
324 Wright, R., S.C. Truelove: A controlled therapeutic trial of various diets in ulcerative colitis. Brit. Med. J. II (1965) 138.
325 Wüthrich, B.: Nahrungsmittelallergien, allergische und pseudo-allergische Erkrankungen durch Nahrungsmittel und Lebensmittelzusätze. In: Zweiter Schweizerischer Ernährungsbericht 1984. Huber, Bern – Stuttgart – Wien 1984.
326 Wüthrich, B., T. Hofer: Nahrungsmittelallergie: Das „Sellerie-Beifuß-Gewürz-Syndrom". Dtsch. Med. Wschr. 109 (1984) 981.
327 Wüthrich, B., T. Hofer: Nahrungsmittelallergien-Therapie. Schweiz. Med. Wschr. 116 (1986) 1401.
328 Yeoh, K.G., J.Y. Kang, R. Guan, C.C. Tan, A. Wee, C.H. Teng: Chili protects against aspirin-induced gastroduodenal mucosal injury in humans. Dig. Dis. Sci. 40 (1995) 580–583.
329 Zelman, S.: The liver in obesity. Arch. Intern. Med. 90 (1958) 141.
330 Zilbauer, M., K.-P. Zimmer: Zöliakie: Mosaiksteine der Pathogenese. Aktuel Ernaer Med 27 (2002) 277-280.
331 Zorich, N.L., M.B. Jones, J.M. Kesler, S.B. Carter, M.A. Sutton, B. Chir, T. Bayless: A randomized, double-blind study of the effect of olestra on disease activity in patients with quiescnet inflammatory bowel disease. Am. J. Med. 103 (1997) 389–399.

4 Erkrankungen des Stoffwechsels

4.1 Adipositas 245
4.2 Metabolisches Syndrom 271
4.3 Magersucht, psychogene Essstörungen 273
4.4 Diabetes mellitus 277
4.5 Hyperlipoproteinämie, Arteriosklerose 299
4.6 Gicht (Arthritis urica) 330
4.7 Seltene, einer diätetischen Behandlung zugängliche Stoffwechselkrankheiten 333

4.1 Adipositas

Abweichungen vom Normgewicht bedingt durch Vermehrung der Körpermasse, vorwiegend des Fettanteils, werden als Fettsucht (Adipositas) bezeichnet.

Bei Vermehrung des Fettgewebes und damit des Körpergewichts über einen gewissen Grenzwert hinaus nimmt die Zahl verschiedener Erkrankungen zu und die Lebenserwartung ab. Daher hat man sich lange darum bemüht, den Körpergewichtsbereich zu ermitteln, der bei einer gegebenen Körperlänge mit dem geringsten Krankheitsrisiko und der größten Lebenserwartung einhergeht.

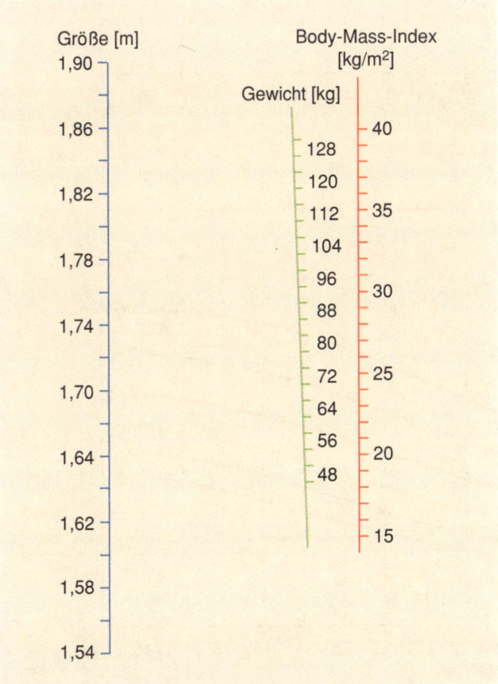

Abb. 4-1 Nomogramm zur Ermittlung des Body-Mass-Index (BMI).

Früher glaubte man, dieses **„Idealgewicht"** aus dem Zahlenmaterial amerikanischer Lebensversicherungsgesellschaften errechnet zu haben. Da die den Berechnungen zugrunde liegenden Daten in den USA, einem Land mit gemischtrassiger Bevölkerung, unter nicht einheitlichen Messbedingungen ermittelt wurden, erwiesen sich die so genannten „Idealgewichte" als unbrauchbar.

Aus der Vielzahl von Formeln zur Errechnung des relativen Körpergewichts – d.h. des auf die Körpergröße bezogenen Gewichts – kommt dem **Body-Mass-Index (BMI)** die größte Bedeutung zu. Dieser international anerkannte und eingeführte Index (auch als Quetelet-Index bezeichnet) berechnet sich wie folgt:

BMI = KG [kg]/KL [m]².

Da der BMI am besten mit der durch direkte Messung ermittelten Fettgewebsmasse des Körpers korreliert, kommt ihm zur Beurteilung des Risikos von Übergewicht und Adipositas eine entscheidende Bedeutung zu.

Mit Hilfe eines **Nomogrammes** (Abb. 4-1) lässt sich der BMI bei bekanntem Körpergewicht und bekannter Körperlänge leicht ermitteln. Größe und Gewicht werden mit einer Geraden verbunden, in deren Fortsetzung sich der Body-Mass-Index ablesen lässt. Entsprechend den Angaben

Tabelle 4-1 Klassifikation der Adipositas mittels Body-Mass-Index (BMI).

Gewichtsklasse	Grad der Adipositas	BMI (kg/m²)
Normalgewicht	0	20–24,9
Übergewicht	I	25–29,9
Adipositas	II	30–39,9
extreme (morbide) Adipositas	III	40+

in Tabelle 4-1 werden Körpergewichtsklassen mit unterschiedlichen Gesundheitsrisiken unterschieden. So steigt beispielsweise die kardiovaskuläre Mortalität nach Ergebnissen der Framingham-Studie ab einem BMI von 24,4 deutlich an.

Aufgrund von Daten großer Lebensversicherungsgesellschaften ist zu berücksichtigen, dass der mit der niedrigsten Mortalität korrelierende BMI-Bereich mit dem Alter ansteigt. Höheres Lebensalter bedeutet einen höheren Normgewichtsbereich.

Die Klassifikation der Adipositas so wie in Tabelle 4-1 dargestellt, basiert auf Daten, die in westlichen Populationen, d.h. bei Kaukasiern ermittelt wurden. Sie können nicht auf andere ethnische Gruppen übertragen werden. So hatten bei gleicher Körperfettmasse, gleichem Alter und Geschlecht Afroamerikaner einen 1,3- und Polynesier einen 4,5fach höheren BMI als Kaukasier. Im Gegensatz hierzu lag der BMI bei Chinesen, Äthiopiern, Indonesiern und Thais um 1,9; 4,6; 3,2 bzw. 2,9 niedriger [52]. Es variiert folglich die Beziehung zwischen dem Erkrankungsrisiko und dem BMI bei den verschiedenen ethnischen Gruppen. So finden sich adipositasassoziierte Erkrankungen wie Diabetes mellitus Typ 2, Hyper-

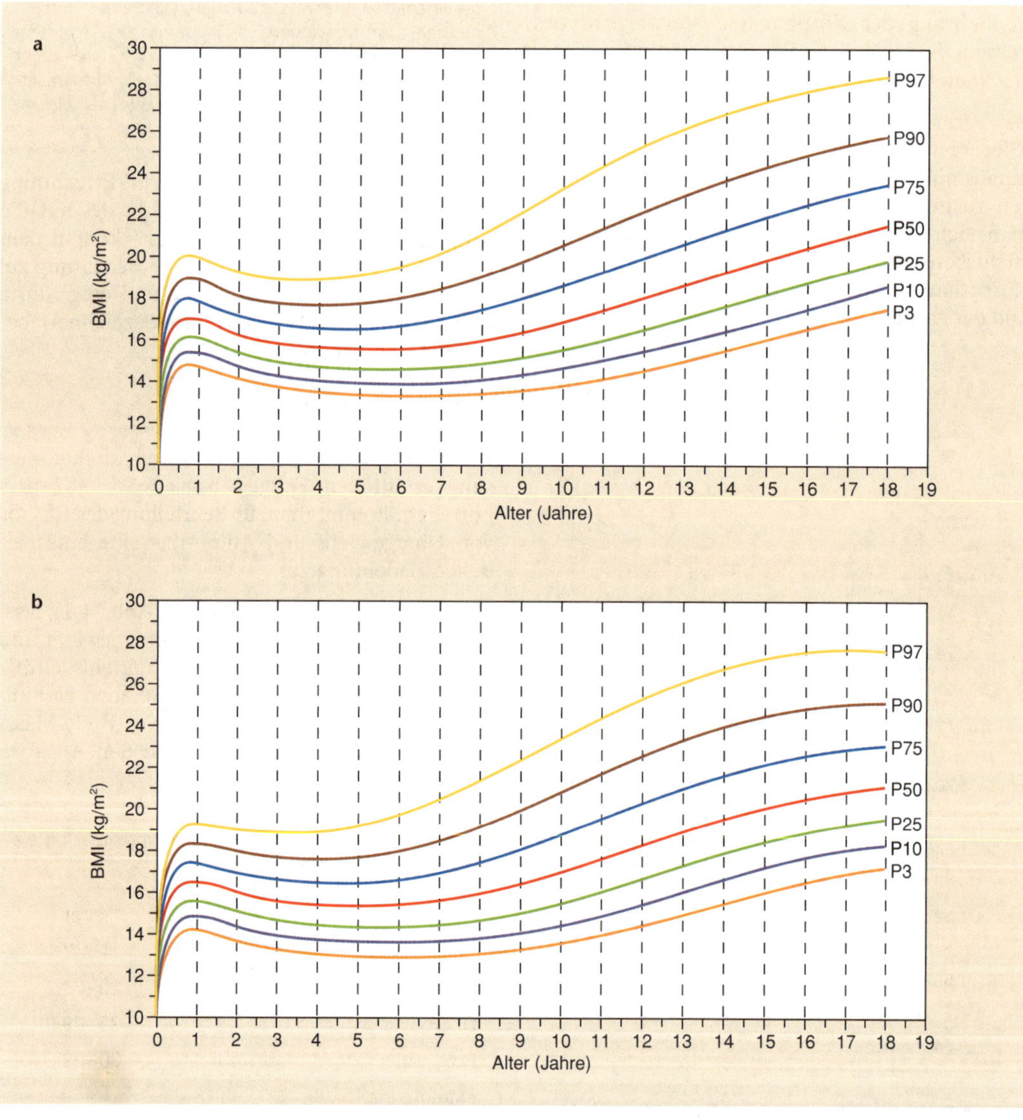

Abb. 4-2 Perzentile für den Body-Mass-Index von Jungen (a) und Mädchen (b) im Alter von 0 bis 18 Jahren [142].

tonie und Fettstoffwechselstörungen bei Asiaten bereits gehäuft unterhalb eines BMI von 25 [52]. Bei Asiaten ist folglich bereits bei einem BMI zwischen 23 und 24,9 eine Therapie des Übergewichts angezeigt.

Die von der WHO für Erwachsene festgelegten Grenzwerte zur Definition von Übergewicht und Adipositas (vgl. Tab. 4-1) können wegen alters- und geschlechtsspezifischer Veränderungen der Körperfettmassen nicht auf Kinder und Jugendliche übertragen werden. Bei Kindern ändert sich altersabhängig das Verhältnis von Muskel- und Knochenmasse zur Fettmasse. Dies ist besonders während der Pubertät ausgeprägt. Bei Jungen entfällt der pubertäre BMI-Anstieg hauptsächlich auf eine Zunahme der Magermasse, bei Mädchen hingegen steigt die Fettmasse an. Um Übergewicht und Adipositas bei Kinder und Jugendlichen in Deutschland definieren zu können, wurden aus Daten von 17 bereits existierenden Studien BMI-Perzentilen berechnet, die es ermöglichen, Unter- und Übergewicht bzw. Adipositas bei Kinder und Jugendlichen bis zum 18. Lebensjahr zu ermitteln. Die „Arbeitsgemeinschaft Adipositas im Kindes- und Jugendalter" empfiehlt in ihren Richtlinien die 90. und 97. Perzentile zur Definition von Übergewicht und Adipositas [142] (Abb. 4-2a und b).

Es wurden eine Reihe weiterer Formeln angegeben, um das „normale" Körpergewicht zu errechnen. Für die Praxis von Bedeutung ist die **Broca-Formel**. Sie lautet:

Broca-Gewicht = Körperlänge [cm] – 100

(Beispiel: Normalgewicht bei einer Körperlänge von 170 cm = 70 kg).

Ein Vorteil des Broca-Gewichts ist die Tatsache, dass es jederzeit ohne Rechenaufwand ermittelt werden kann. Der sog. **Broca-Index** oder das Relativgewicht nach Broca in Prozent wird wie folgt berechnet:

Broca-Index = KG/Broca-Gewicht

(Beispiel: Broca-Gewicht = 70 kg, wirkliches Körpergewicht = 90 kg. Folglich beträgt der Broca-Index 1,3. Entspricht das effektive Körpergewicht dem Relativgewicht nach Broca, so beträgt der Broca-Index 1,0).

Für die Definition des erwünschten relativen Körpergewichts können verschiedene Kriterien herangezogen werden:

- relatives Körpergewicht und Lebenserwartung (Gesamtmortalität),
- relatives Körpergewicht und Begleitkrankheiten (Gesamtmorbidität),
- relatives Körpergewicht und Risikofaktoren.

4.1.1 Häufigkeit

Die **Zahl Adipöser** hat während der letzten Jahrzehnte in den Industrieländern ständig zugenommen und beträgt zur Zeit je nach Statistik und Definition des Begriffs Übergewicht bzw. Fettsucht 30–50 % der Gesamtbevölkerung.

In der Bundesrepublik Deutschland ist jeder zweite Bürger übergewichtig und jeder fünfte adipös (Lit. bei [185]).

Bei Kindern steigt als Folge von Fehlernährung und Bewegungsmangel der Anteil Übergewichtiger gleichermaßen. Jedes fünfte Kind und jeder dritte Jugendliche sind derzeit übergewichtig (Lit. bei [185]).

Langzeitstudien haben gezeigt, dass die Häufigkeit der Adipositas in der Familie und das Ausmaß des Übergewichtes während der Pubertät die bedeutendsten **Prädiktoren** für ein Übergewicht im Erwachsenenalter sind. **Kinder** mit Übergewicht haben im Erwachsenenalter ein zweifach höheres Adipositasrisiko als normalgewichtige Kinder. Die Adipositas im Kindesalter geht mit einer allgemeinen Exzessmorbidität und -mortalität, insbesondere aber vermehrten Herz-Kreislauf-Erkrankungen einher. In einigen Studien wurde belegt, dass häufiges Fernsehen bei Kindern wesentlich für die **positive Energiebilanz** mitverantwortlich ist. Es vermindert die körperliche Aktivität und steigert die Energiezufuhr in Form hochkalorischer Snacks (Lit. bei [227]).

In den USA wird trotz der seit Jahrzehnten laufenden Bemühungen um eine Aufklärung der Bevölkerung mit einer jährlichen Steigerung von 1 % Übergewichtiger bzw. Adipöser gerechnet (Lit. bei [205]).

Beobachtungen in Schwellenländern zeigen, dass die Adipositashäufigkeit zunimmt, sobald der Bevölkerung **Lebensmittel** unbegrenzt und **in verführerischer Vielfalt** zur Verfügung stehen.

4.1.2 Ursachen

Im Laufe der Evolution hat der Mensch eine Reihe sehr komplex regulierter Mechanismen entwickelt, um die Sicherung des Energiebedarfs, eine der Grundvoraussetzungen für das Überleben zu sichern. Da die Gefahr des Nahrungsmangels immer im Vordergrund stand und häufig Phasen unzureichender Energiezufuhr zu überbrücken waren, wurden Mechanismen entwickelt, die ein Überleben während des Mangels gewährleisten, d.h. einen Gleichgewichtszustand zwischen verfügbarer und zur Aufrechterhaltung der Körperfunktionen benötigter Energie, die sog. Energiehomöostase, gewährleisten. Da der Mensch nie während langer, den Stoffwechsel prägender Phasen im Überfluss lebte, wurden kaum Mechanismen zum Schutz vor einer zu hohen Energiezufuhr entwickelt. Die vielfältigen Mechanismen, die der Energiehomöostase zugrunde liegen, sind genetisch fixiert und folglich individuell unterschiedlich ausgeprägt. Personen bzw. Bevölkerungsgruppen, bei denen Energiesparmechanismen besonders ausgeprägt sind –, sie haben in Notzeiten aufgrund der günstigeren Energiehomöostase bessere Überlebenschancen – entwickeln unter den modernen Lebensbedingungen in höherem Maße eine Adipositas und haben folglich eine kürzere Lebenserwartung. Heute kennt man zunehmend die Genlokalisation, die eine Adipositas begünstigt. Der jeweilige Phänotyp ist nur bei wenigen seltenen Formen der Adipositas ausschließlich durch eine bekannte Veränderung der Erbsubstanz bedingt, so z.B. beim Prader-Willi-Syndrom (angeborene stammbetonte Adipositas bei massiver Hyperphagie, Kleinwuchs, reduzierter Intelligenz und hypogonadotropem Hypogonadismus).

Die genannten, aber auch **psychosoziale Faktoren** sind für die positive Energiebilanz und die hieraus resultierende vermehrte Energiespeicherung in Form von Fett verantwortlich.

Trotz einer enormen Zahl klinisch-experimenteller, molekularbiologischer, endokrinologischer und psychologischer Befunde sind die Ansichten über die **komplexen kausalen Mechanismen,** die methodisch zum Teil nur schwer zugänglich sind, nach wie vor uneinheitlich.

Ein elementares Problem ist die **Ermittlung der Energiezufuhr** während eines längeren Zeitraumes. Ernährungsprotokolle, Ernährungsanamnesen, Wiegemethoden etc. sind mit einem großen methodischen Fehler behaftet. Folglich wurde die Frage, ob Adipöse im Vergleich zu Nichtadipösen mehr Energie aufnehmen oder ihre Energieverwertung als Folge bestimmter Stoffwechseleigenschaften effizienter ist, unterschiedlich beurteilt.

Mit doppelt markiertem Wasser lässt sich die Energiebilanz ohne Angaben zur Nahrungsaufnahme ermitteln. Mit Hilfe dieser Methode konnte gezeigt werden, dass Adipöse ihre Energiezufuhr um 20–50% und Nichtadipöse um 10–30% zu niedrig

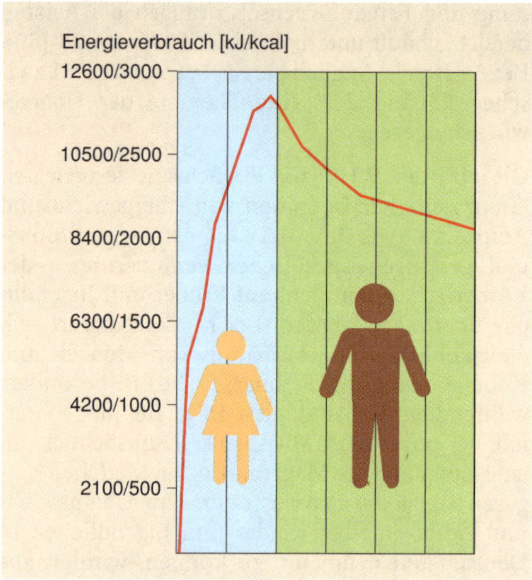

Abb. 4-3 Energiebedarf in Abhängigkeit vom Lebensalter.

einschätzen **(Underreporting)** (Lit. bei [36]). Diese Tatsache muss bei der Interpretation von Studien und bei der Beratung Adipöser, mehr als bisher geschehen, berücksichtigt werden.

Ein weiterer wichtiger, häufig nicht beachteter Faktor ist der bei **zunehmendem Lebensalter geringer werdende Energiebedarf** (Abb. 4-3).

Wird bei zunehmendem Lebensalter die Energiezufuhr nicht reduziert, so kann das Beibehalten der Ernährungsgewohnheiten alleinige Ursache einer Gewichtszunahme sein.

Die erhebliche **interindividuelle Varianz** des Körpergewichtes in einer unter gleichen Bedingungen lebenden Population ist in erheblichem Maße von den eingangs genannten genetischen Faktoren abhängig.

Hierfür sprechen beispielsweise Untersuchungen an **getrennt aufwachsenden eineiigen Zwillingen,** deren BMI sich weitgehend identisch verhält. Der BMI korrelierte mit dem der leiblichen Mutter, nicht aber mit dem der Adoptivmutter und bei Überfütterungsversuchen fand sich bei eineiigen Zwillingen eine identische Gewichtszunahme und auch eine vergleichbare Körperfettverteilung.

Familienuntersuchungen ergaben, dass Kinder adipöser bzw. schlanker Eltern mit unterschiedlicher prozentualer Häufigkeit eine Adipositas entwickeln. Waren beide Eltern adipös bzw. schlank, so fand sich bei 73% bzw. 9% der Kinder eine Adipositas. War ein Partner adipös und einer schlank,

Tabelle 4-2 Adipositas, Fettverteilung und Vererblichkeit (nach [34]).

Adipositastyp	Genetischer Effekt	Charakterisierung
Typ I	25 %	Vermehrung der Gesamtkörperfettmasse (m > 15 %, w > 25 %)
Typ II	30–35 %	Vermehrung des abdominellen und Stammfettes (android-abdomineller Fettverteilungstyp)
Typ III	50 %	Vermehrung des viszeralen Fettdepots
Typ IV	30–35 %	Vermehrung des gluteal-femoralen Fettgewebes (gynoider Fettverteilungstyp)

betrug die Adipositashäufigkeit im Mittel 41 % bei den Kindern.

Aufgrund epidemiologischer Daten kann man die Adipositas in verschiedene Typen mit unterschiedlichem **Fettverteilungsmuster** (Tab. 4-2) und unterschiedlicher Vererblichkeit gliedern [34].

Für diese genetisch bedingte Varianz in der Adipositashäufigkeit und dem Fettverteilungstyp werden verschiedene **Stoffwechselvarianten** verantwortlich gemacht. Dies sind beispielsweise der Ruhe-Nüchtern-Umsatz und die Thermogenesesteigerung nach Nahrungsaufnahme, die zusammen insgesamt etwa 70–80 % des Tagesenergieumsatzes Erwachsener bei leichter körperlicher Arbeit ausmachen.

Beim Vergleich der Werte von Personen mit Normal- und Übergewicht fand sich bei Übergewicht sowohl ein niedriger Ruhe-Nüchtern-Umsatz als auch eine geringe Thermogenese nach Gabe einer Testmahlzeit [189].

Noch unzureichend untersucht ist die Frage, ob die durch Nahrungsaufnahme induzierte **Thermogenese nach Verzehr von Fett,** Kohlenhydraten bzw. Eiweiß unterschiedlich ist. Bei einer entsprechenden Untersuchung konnte gezeigt werden, dass Fett bei übergewichtigen Probanden praktisch keine Steigerung der Wärmeproduktion bewirkt, während Normalgewichtige die Wärmeabgabe nach einer Fettmahlzeit um durchschnittlich 14,4 % steigern.

Nach Verzehr von kohlenhydrat- und proteinreichen Mahlzeiten waren diese Unterschiede zwischen normalgewichtigen und übergewichtigen Probanden nur gering ausgeprägt [262].

Ein weiterer, an dem komplexen System der Gewichtsregulation beteiligter Faktor ist das **sympathische Nervensystem.** Adrenalin steigert die Lipolyse und den Energieumsatz. Die Thermogenese wird durch eine erhöhte Aktivität des sympathischen Nervensystems gesteigert und durch selektive β-Blocker gehemmt.

Bei etwa 30 % der Adipösen fand sich, gemessen an der Plasma- und Urinnoradrenalinkonzentration, eine reduzierte Aktivität des sympathischen **Nervensystems** [295].

Die Bedeutung weitere Hormone für die Regulation der Nahrungsaufnahme, für den Energiestoffwechsel und die Depotfettbildung ist noch lückenhaft. 1994 wurde das Fettgewebshormon Leptin entdeckt. Diese ausschließlich in Fettgewebe gebildete **Signalsubstanz** wird **bei zunehmendem Depotfett** vermehrt synthetisiert. Durch ihre Wirkung auf Zentren im Hypothalamus wirkt sie hemmend auf die Futteraufnahme und steigernd auf die Bewegungsaktivität und den Energieumsatz, somit **hemmend auf eine Vermehrung des Depotfettes.**

Das Leptin fehlt bei einer Mausmutation mit einem defekten ob-Gen. Nach Zufuhr des im Blut normaler Mäuse nachweisbaren Leptins kommt es bei diesen genetisch adipösen Tieren zu einer Abnahme des Köperfettgehalts. Das heißt, dass bei der Maus und auch bei anderen Tieren durch die Wirkung von Leptin auf die zentrale Regulation der Energiehomöostase im Hypothalamus eine unphysiologisch hohe Depotfettbildung verhindert wird. Beim Menschen erhöht sich zwar die Plasmaleptinkonzentration mit Zunahme der Fettdepots, es kommt jedoch zu keiner Wirkung auf die hypothalamischen Zentren und folglich keiner bzw. nur einer unbedeutenden Hemmung der Nahrungsaufnahme. Warum der Hemmeffekt beim Menschen ausbleibt, ist unbekannt. Eine Abnahme der Fettdepots geht jedoch mit niedrigen Leptinkonzentrationen und gesteigertem Hungergefühl einher.

Durch geringes Depotfett und reduzierte niedrige Leptinspiegel werden eine Reihe weiterer endokriner und metabolischer Regulationsmechanismen in Gang gesetzt, die erforderlich sind, um die Energiedepots wieder aufzufüllen. Die überwiegend am

Modell der ob/ob-Maus erhobenen Befunde zeigen beim Leptinmangel eine erniedrigte Körpertemperatur, Hyperphagie, einen reduzierten Energieumsatz sowie reduzierte körperliche Aktivität, Infertilität und einen gesteigerten Parasympathikotonus. Weitere Folgen einer durch Nahrungsmangel ausgelösten Minderung der Leptinplasmakonzentration sind Änderungen der Schilddrüsen- und Nebennierenrindenfunktion sowie der Immunfunktion. All diese Störungen bilden sich unter Leptinsubstitution zurück. Es ist bekannt, dass bei optimal ernährten Frauen der Zeitpunkt der Menarche früher liegt als bei sehr dünnen Frauen und dass extremes Untergewicht die Ovulation hemmt. Bei jungen Männern kommt es in der präpubertären Phase zu einem Anstieg der Plasmaleptinkonzentration (Abb. 4-4).

Ghrelin (**g**rowth **h**ormone **rel**eas**in**g hormone) ist eine weiteres Hormon, das die Nahrungsaufnahme und folglich das Körpergewicht reguliert. Es wird überwiegend von neuroendokrinen Zellen im Fundus des Magens gebildet, sodass nach totaler Gastrektomie die Plasmakonzentration auf 65% abfällt. Weitere Syntheseorte sind der Darm und die Alphazellen des Pankreas. Die Plasmakonzentration steigt während des Fastens und fällt unmittelbar nach Nahrungsaufnahme ab. Hieraus ist zu schließen, dass Ghrelin ein appetitanregendes Hormon ist. Diese Annahme wurde im Tierexperiment und an gesunden Versuchspersonen bestätigt. Mit Ghrelin-Antagonisten könnte u.U. die Nahrungaufnahme und folglich das Körpergewicht reduziert werden. Gegen eine solche mögliche Indikation spricht die Tatsache, dass bei Adipositas die Ghrelinkonzentration ohnehin bereits niedrig liegt [202].

Auch einige Neurotransmitter und Neuropeptide sind in den vielschichtigen Mechanismus der Hunger- und Sättigungsregulation involviert. Ein starker Stimulator für die Nahrungsaufnahme ist z.B. das Neuropeptid Y. Dieses Neuropeptid hat eine appetitanregende Wirkung. Es interagiert mit anderen, die Nahrungsaufnahme beeinflussenden Substanzen. Ein Teil der appetithemmenden Wirkung von Leptin scheint auf einer Hemmung der Neuropeptid-Y-Wirkung und die Appetitsteigerung durch Ghrelin auf einer Stimulation der Neuropeptid-Y-Synthese zu beruhen.

Zwei weitere für die Primärprevention wichtige Fragen im Zusammenhang mit der Ätiologie der

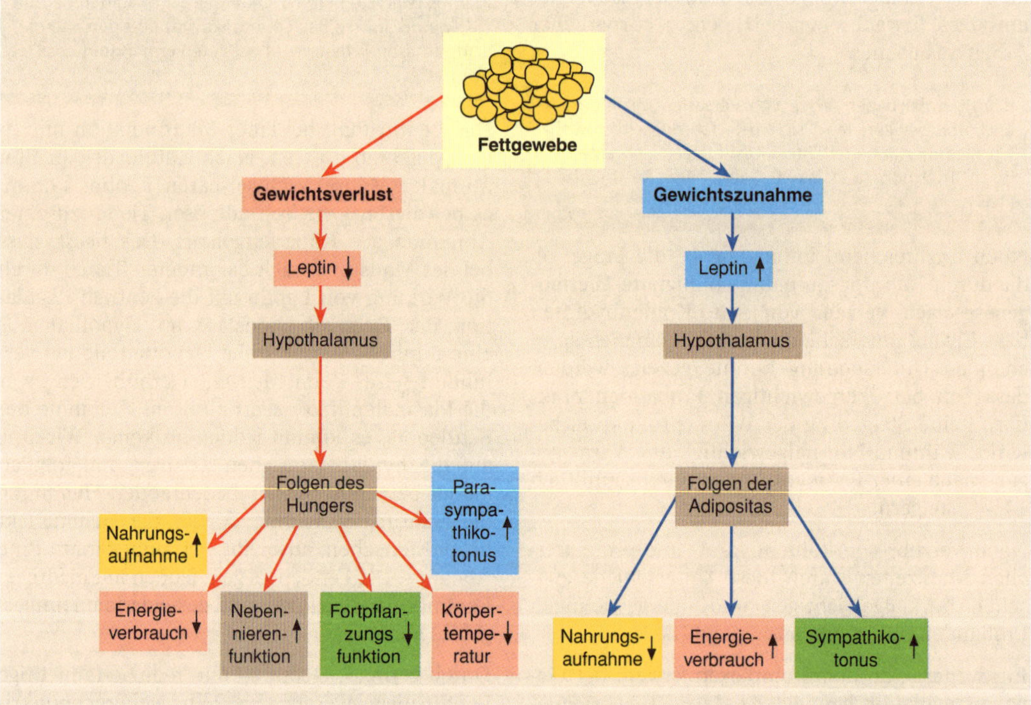

Abb. 4-4 Effekte geringer und gesteigerter Fettspeicherung auf die Leptinproduktion sowie die nachfolgenden regulierenden Impulse auf den Hypothalamus mit Beeinflussung des Energiestoffwechsels, der Nahrungsaufnahme und endokriner und nervaler Regulationsmechanismen.

Adipositas betreffen die **pränatale Prägung** (fetale Programmierung) des Stoffwechsels und die **frühkindliche Ernährung**. Mit beiden sind nicht genetische (epigenetische) Prägungen des Stoffwechsels für lebenslange Krankheitsanlagen, so auch für die Adipositas möglich. Als Belege für diese bisher wenig beachteten und untersuchten Einflüsse gelten Ergebnisse epidemiologischer Untersuchungen, die zeigen, dass Kinder von Müttern mit Schwangerschaftsdiabetes (Gestationsdiabetes) im späteren Leben häufiger adipös sind und einen Diabetes mellitus entwickeln. Erklärt wird dieses Phänomen wie folgt: Beim Gestationsdiabetes hat die Mutter niedrige, der Fötus reaktiv hohe Plasmainsulinspiegel. Hohes Insulin führt in dieser Entwicklungsphase zu einer Fehlprogrammierung der Neuropeptid-Y- und Galaninexpression, wodurch langfristig die Höhe der Nahrungsaufnahme mitbestimmt wird [203]. Das heißt, der Schwangerschaftsdiabetes muss erkannt und therapiert werden, damit es nicht bereits intrauterin zu dieser Weichenstellung kommt. Untersuchungen an großen Fallzahlen in Kanada und Deutschland ergaben, dass gestillte Kinder mit einer geringeren Wahrscheinlichkeit im späteren Leben Adipositas entwickeln. Es muss angenommen werden, dass die Nährstoffrelation bzw. bestimmte Inhaltsstoffe der Muttermilch in der frühen Kindheit prägend auf den Stoffwechsel wirken. Das bedeutet, Stillen in der ersten Lebensphase hat ebenfalls positiv prägende Einflüsse auf den Stoffwechsel des Kindes [139, 10].

Adipösen ist eine gewisse **Bewegungsarmut** eigen, eine Eigenschaft, die offenbar nicht Folge, sondern eine der möglichen Teilfaktoren bei der Entstehung des Fettansatzes ist. Das individuelle körperliche Aktivitätsmuster ist offenbar einer der Faktoren, welche die interindividuell unterschiedliche Neigung zum Fettansatz erklären.

Weiterhin konnte gezeigt werden, dass der Energieverbrauch unabhängig von körperlicher Arbeit und sportlicher Aktivität durch die individuell unterschiedlich ausgeprägte Körpermotorik erheblich mitbestimmt wird und die sehr unterschiedliche Neigung zur Entwicklung von Übergewicht und Adipositas miterklärt [154]. Das Gleiche gilt für die individuell unterschiedliche Fähigkeit, bei einer über dem Bedarf liegenden Energiezufuhr die **Thermogenese** in einem Maße zu steigern, dass keine bzw. nur eine begrenzte Gewichtszunahme erfolgt (nonexercise activity thermogenesis) [153]. Auf diese Möglichkeit einer **Luxuskonsumption** wurde bereits Anfang des vorherigen Jahrhunderts hingewiesen (Lit. bei [86]).

Eine weitere, in der Praxis häufig beobachtete Ursache der Adipositas ist die Appetitsteigerung und Zunahme des Körpergewichts nach **Unterbrechen des Tabakmissbrauchs.** In einer Studie an 5000 Personen hatten Raucher das niedrigste und Exraucher während 10 Jahre nach Beendigung des Abusus das höchste Körpergewicht. Abbruch des Abusus führt während der ersten 10 Jahre bei Männern im Mittel zu einer Gewichtszunahme von 4,4 und bei Frauen von 5,0 kg [69].

Wie im Kapitel 1.9.3 beschrieben, wird bei hohem regelmäßigem Alkoholkonsum rein rechnerisch ein Großteil des täglichen Energiebedarfes durch Alkohol gedeckt. In welchem Ausmaß diese Alkoholzufuhr das Körpergewicht beeinflusst, wird kontrovers diskutiert. Verantwortlich für die sehr unterschiedlichen Angaben zum Einfluss von Alkohol auf das Körpergewicht in der Literatur sind zum Teil methodische Unterschiede und die fehlende Berücksichtigung von Lebensstilfaktoren wie Rauchen, körperliche Aktivität etc. [124 a]. Eine neuere umfangreiche Studie an Männern (n = 7608) in der all diese Faktoren berücksichtigt wurden, kam während einer Beobachtungszeit von 5 Jahren zu folgendem Ergebnis: Der altersadäquate BMI und die Wahrscheinlichkeit für einen BMI in der höchsten Quintile (> 28) korrelierte am Studienbeginn und am Ende der Untersuchung mit der Höhe des Alkoholkonsums. Hierbei nahmen zu Versuchsbeginn schlanke Teilnehmer (BMI < 25) mit größerer Wahrscheinlichkeit zu, als solche mit einem BMI ≥ 25. Es fand sich eine dosisabhängige Beziehung zwischen Alkoholzufuhr und Körpergewicht. Diese Korrelation war besonders bei Nichtrauchern ausgeprägt. Die Autoren kommen zu dem Schluss, dass ein regelmäßiger Alkoholkonsum von mehr als 30 g Alkohol pro Tag eine Gewichtszunahme zur Folge hat [277 a].

Zu den an der Entstehung einer Adipositas beteiligten Faktoren zählen auch psychische Störungen und Abweichungen vom normalen Essverhalten. Es gibt Beweise dafür, dass die **Regulation der Nahrungsaufnahme** durch Hunger, Appetit und Sättigung beim Adipösen gestört ist. Nach Pudel [207] ist die Steuerung dieser drei Gefühle, die beim Normalgewichtigen eine ausgeglichene Energiebilanz gewährleistet, bei übergewichtigen Menschen derart verändert, dass die Energieaufnahme den Energiebedarf übersteigt.

Diese **Appetit-** und **Sättigungsstörung** beruht insbesondere auf einer **erhöhten Außenreizabhängigkeit.** Signale der Umwelt vermögen bei Adipösen Appetit auszulösen. So signalisiert beispielsweise die Uhrzeit bei Adipösen das Verlangen, Nahrung aufzunehmen.

Wird durch eine Trickuhr eine gewohnte Essenszeit vorgetäuscht, so stellt sich Appetit ein, und es erfolgt Nahrungsaufnahme.

Ein weiteres **Experiment**, das die erhöhte „Außenreizabhängigkeit" demonstriert, ist folgendes:

Über mehrere Tage saugen Probanden eine flüssige Nahrung aus einem vor ihnen auf dem Tisch stehenden Glaszylinder. Nach wenigen Tagen haben sie ihre Standardmenge gefunden, die zu ausreichender Sättigung führt. Die experimentelle Anordnung erzeugt während der folgenden Mahlzeit eine Diskrepanz zwischen der Menge, die tatsächlich in den Magen gelangt und der Menge, die der Proband glaubt, getrunken zu haben. Die sichtbare Flüssigkeitssäule im Zylinder wird manipuliert, indem im gleichen Rhythmus, wie der Proband saugt, Flüssigkeit zusätzlich abgepumpt bzw. zugepumpt wird.

Adipöse Probanden orientieren sich wesentlich stärker an der sichtbaren Menge im Zylinder und nicht so sehr am Volumen aufgenommener Nahrung. Sie trinken durchschnittlich 50% mehr bzw. 25% weniger, erleben aber in allen Situationen gleiches Sättigungsgefühl.

Normalgewichtige zeigen lediglich tendenzielle Veränderungen ihrer Nahrungsaufnahme auf den Außenreiz hin. Letztlich können sie aber das Volumen, welches tatsächlich in den Magen gelangt, relativ konstant halten [207].

Bekannt ist weiterhin die durch seelisch-psychische Belastung ausgelöste gesteigerte Nahrungsaufnahme **(hyperphage Reaktion)**, die zum Kummerspeck führt. Man nimmt an, dass das Essen hierbei eine Ersatzhandlung darstellt, wobei der mit dem Essen verbundene Genuss als Kompensation gewählt wird.

Am Zustandekommen einer Überernährung sind mit großer Wahrscheinlichkeit auch **falsche erzieherische Maßnahmen** beteiligt.

Zwingt man ein Kind dann, wenn es angibt, satt zu sein, unter Androhung von Strafe oder durch Versprechen einer Belohnung, seinen Teller leer zu essen, so schaltet man den natürlichen, die Nahrungsaufnahme steuernden Regelmechanismus aus. Es besteht die Gefahr, wie entsprechende Beobachtungen gezeigt haben, dass solche Kinder im späteren Leben die Menge der aufgenommenen Nahrung mehr am zufälligen Angebot als an dem durch Hunger- und Sättigungsgefühl angezeigten Bedürfnis orientieren. (Verhaltenstherapeutische Maßnahmen siehe bei [208].)

Als **latent Adipöse** (oder dünne Dicke!) bezeichnet man Normalgewichtige, die zum gleichen Essverhalten neigen wie Adipöse. Sie halten ihr Körpergewicht nur durch gezügelte, kontrollierte Nahrungsaufnahme im Normbereich.

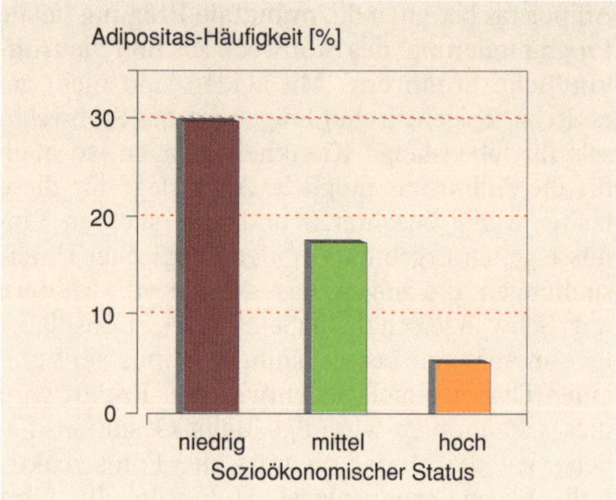

Abb. 4-5 Abnehmende Häufigkeit der Adipositas mit steigendem sozioökonomischen Status (nach [199]).

In diesem Zusammenhang ist die Tatsache von Interesse, dass die Adipositas in den verschiedenen **sozialen Schichten** unterschiedlich häufig vorkommt. Bei entsprechenden statistischen Erhebungen ergab sich eine sechsfach höhere Zahl an adipösen Frauen in sozial niederen Schichten gegenüber den in sozial gehobenen Verhältnissen lebenden (Abb. 4-5).

Von praktisch-klinischer Bedeutung ist auch die Tatsache, dass die Mehrzahl der **Psychopharmaka** über eine **Appetitsteigerung** die Entstehung der Adipositas begünstigt. Dies gilt besonders für Serotonin-Antagonisten. Sie stimulieren das Verlangen nach kohlenhydratreichen, süß schmeckenden Lebensmitteln (Lit. bei [19]).

4.1.3 Relatives Körpergewicht und Lebenserwartung

Übergewicht begünstigt Morbidität und Mortalität.

Aufgrund epidemiologischer Daten prognostisch günstige Bereiche und solche mit beginnender Risikosteigerung abzugrenzen, ist schwierig, sodass nicht selten **voneinander abweichende Angaben** existieren. Die Gründe hierfür liegen überwiegend in sich unterscheidenden Methoden der Datenerhebung, in der fehlenden Berücksichtigung ethnischer Unterschiede, von durchgemachten Erkrankungen, Rauch- und Trinkgewohnheiten etc. Dies trifft auch für die Beziehung zwischen Körpergewicht und Sterblichkeit zu.

So kommt im Gegensatz zu den Angaben in Abbildung 4-6 eine Metaanalyse US-amerikanischer und skandinavischer Daten zu dem Ergebnis, dass die höchste Lebenserwartung bei nichtrauchenden Männern weißer Hautfarbe ab dem 50. Lebensjahr bei einem BMI zwischen 24 und 27 liegt. Dies ist ein Bereich, der nach den geltenden Empfehlungen bereits an der Schwelle zum Übergewicht liegt [267].

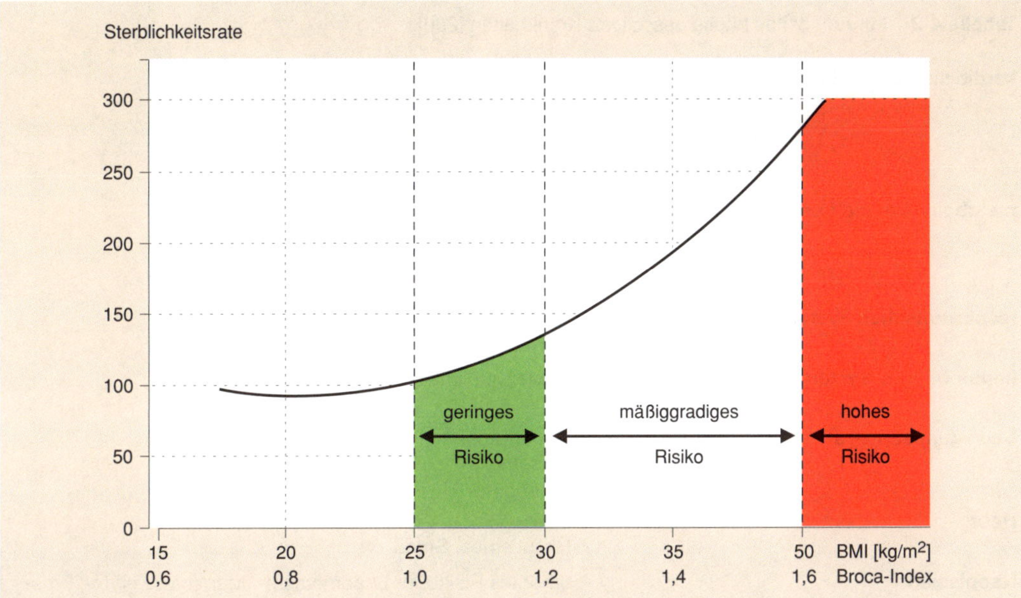

Abb. 4-6 Relative Mortalität (niedrigste Sterblichkeitsrate = 100) in Abhängigkeit vom Körpergewicht nach Daten des „Pooling Project" 1978. BMI = Body-Mass-Index.

Die **negativen Folgen** der Adipositas finden sich bei Männern ausgeprägter als bei Frauen und sind im höheren weniger als im mittleren Lebensalter ausgeprägt.

In den meisten Studien findet sich bei einem unter der Norm liegenden relativen Körpergewicht eine Zunahme der Mortalität (s. Abb. 4-6). Es ist nicht entschieden, ob ein wirklicher Kausalzusammenhang hierfür verantwortlich ist oder ob der Lebensstil, z. B. hoher Zigarettenkonsum oder unerkannte Erkrankungen hierfür verantwortlich sind [146].

Es ist grundsätzlich zu fragen, ob es richtig ist, das optimale Körpergewicht an der Mortalität zu orientieren. Viele zum Tode führende Erkrankungen gehen bereits lange Zeit vor Diagnosestellung mit einem niedrigen Körpergewicht einher. Deshalb sollten bei Studien zur Ermittlung des optimalen Körpergewichts Daten von Personen eliminiert werden, bei denen es bereits fünf Jahre vor ihrem Tode zu einer Gewichtsabnahme kam. Auf das Zigarettenrauchen wurde bereits hingewiesen. Raucher haben im Mittel niedrige Körpergewichte, aber eine höhere Mortalität. In einer Studie, die nur Nichtraucher enthielt und frühe Todesfälle nicht berücksichtigte, ergab sich eine lineare Beziehung zwischen Körpergewicht und Mortalität vom niedrigsten bis zum höchsten BMI ohne Hinweis auf einen U-förmigen Kurvenverlauf [387].

4.1.4 Relatives Körpergewicht und Begleitkrankheiten

Die Adipositas fördert die Entstehung einer Vielzahl von Erkrankungen. Die wichtigsten sind in Tabelle 4-3 zusammengefasst.

Von besonderer praktisch-klinischer Bedeutung ist das **metabolische Syndrom** (Diabetes mellitus Typ 2, Hyperlipoproteinämie und Hypertonie (vgl. Kap. 4.2), das sich auf dem Boden einer **Adipositas** überwiegend **vom androiden Typ** entwickelt. (Die Zusammenhänge zwischen Adipositas und den in Tabelle 4-3 genannten Erkrankungen werden überwiegend bei der Besprechung der einzelnen Erkrankungen behandelt.)

Nach weithin anerkannter klinischer Erfahrung stellt ein Übergewicht von mehr als 20% nach Broca (entspricht einem BMI von 29) eine eindeutige **Indikation zur Gewichtsreduktion** dar. Unter Berücksichtigung des bereits ab einem BMI von 25 steigenden Risikos (s. Abb. 4-6) sollten die Bemühungen um ein Normalgewicht, wenn möglich, bereits früher einsetzen.

Hierbei müssen **psychosoziale Gegebenheiten** berücksichtigt werden. Ein aus medizinischer Sicht optimales Körpergewicht ist für viele extrem schwer zu erreichen und auf Dauer zu stabilisieren. Auch das persönliche Befinden muss bei Empfeh-

Tabelle 4-3 Mit Adipositas häufig assoziierte Krankheiten [289].

kardiovaskuläres System	Hypertonie koronare Herzkrankheit linksventrikuläre Hypertrophie Herzinsuffizienz venöse Insuffizienz
metabolische und hormonelle Funktion	Diabetes mellitus Typ II Dyslipidämien Hyperurikämie gestörte Fibrinolyse
respiratorisches System	Schlafapnoe Pickwick-Syndrom
hepatobiliäres System	Cholezystolithiasis Fettleber
Bewegungsapparat	Gonarthrose Fersensporn Sprunggelenksarthrose
Haut	Intertrigo Hirsutismus, Striae
Neoplasien	erhöhtes Risiko für Endometrium-, Mamma-, Zervix-, Prostata- und Gallenblasenkarzinom (weitere werden diskutiert)
Sexualfunktion	reduzierte Fertilität Komplikationen bei Geburt
psychosoziale Probleme	vermindertes Selbstbewusstsein soziale Isolation, Diskriminierung Partnerprobleme Berufsprobleme
Verschiedenes	erhöhtes Operationsrisiko erschwerte Untersuchungsbedingungen reduzierte Beweglichkeit und Ausdauer

lungen zur Gewichtsreduktion mitberücksichtigt werden (**„Wohlfühlgewicht“**).

Dass übermäßiger Fettansatz schädigend auf den Gesamtorganismus wirkt, ist seit langem bekannt. In vielen alten Schriften äußern sich Ärzte zu diesem Problem.

So schreibt beispielsweise der im 2. Jahrhundert n. Chr. in Rom praktizierende griechische Arzt Soranus von Ephesus: Zahlreiche Ärzte betrachten Fettsucht als einen guten Zustand des Körpers. Diese Ansicht ist jedoch zurückzuweisen. Wir behaupten, dass es nur einen guten Zustand des Körpers gibt, nämlich den, körperlicher Kraft bei geringer Menge an Fett. Fettsucht betrachten wir als krankhafte Erscheinung mit zahlreichen Symptomen, die darauf hinweisen, wie gefährlich diese Erkrankung ist (nach [92]).

Der deutsche Kliniker von Noorden (1900) definierte Anfang des vorigen Jahrhunderts die Fettsucht wie folgt: Fettsucht ist ein Zustand des Körpers, bei dem das Fettgewebe unmäßig entwickelt ist. Aus der übergroßen Fettretention ergeben sich Nachteile für den Gesamtorganismus oder für einzelne seiner Teile und deren Funktion. Fettsucht ist ein krankhafter Zustand, der auch dann gegeben ist, wenn man nur einem sehr fettreichen, aber sonst noch völlig gesunden Körper gegenübersteht, in welchem der Fettbestand und die Weiterentwicklung der Fettleibigkeit die Quelle späteren Unheils ist [178].

4.1.5 Risikofaktor Adipositas

Bei Erwachsenen mit einem Übergewicht über 30% (im Mittel etwa 50%) nach Broca liegen in 9 von 10 Fällen eine oder mehrere Störungen (Hypertonie, Fettstoffwechselstörung, Störung der Glucosetoleranz, Hyperurikämie) vor, die die Entstehung **kardiovaskulärer Erkrankungen** begünstigen.

Da diese Veränderungen durch Gewichtsreduktion gebessert oder „geheilt“ werden können, stellt ein Übergewicht dieses Ausmaßes bereits ohne gezielten Nachweis der genannten Risikofaktoren eine begründete Indikation zur Gewichtsreduzierung dar.

Obwohl sich die mittlere Lebenserwartung in dem Maße reduziert und Risikofaktoren in dem Maße zunehmen, wie das relative Körpergewicht über den Normbereich ansteigt, sind weniger die Fettmasse als die **Fettverteilung** für die Folgeerkrankungen verantwortlich (Abb. 4-7).

Der metabolisch relevante Adipositas-Typ ist die **androide (viszerale) Form.** Diese auch als abdominelle Adipositas bezeichnete Form ist gekennzeichnet durch eine Fettansammlung im Bereich des Stammes, wobei das Fett nicht nur subkutan, sondern auch intraabdominell gespeichert ist („Apfeltyp").

Vergleichsweise gering ist das Gesundheitsrisiko bei der **gynoiden Form** (periphere Adipositas) mit einer Fetteinlagerung im Hüft- und Oberschenkelbereich („Birnentyp").

Der BMI ist ein schlechter Parameter zur Abschätzung des viszeralen Depotfettes.

> Trotz eines im Normbereich liegenden BMI kann der Anteil an viszeralem Fett so hoch sein, dass hieraus ein metabolisches Syndrom (vgl. Kap. 4.2) resultiert.

Zur Quantifizierung des intraabdominellen Fettes eignet sich die Computertomographie (CT). Ein in Nabelhöhe angefertigtes CT erlaubt, die **Relation zwischen subkutanem und intraabdomenellem Fett** zu messen, ein Parameter, der zur Risikoabschätzung Vorteile gegenüber dem BMI bietet (Lit. bei [125]).

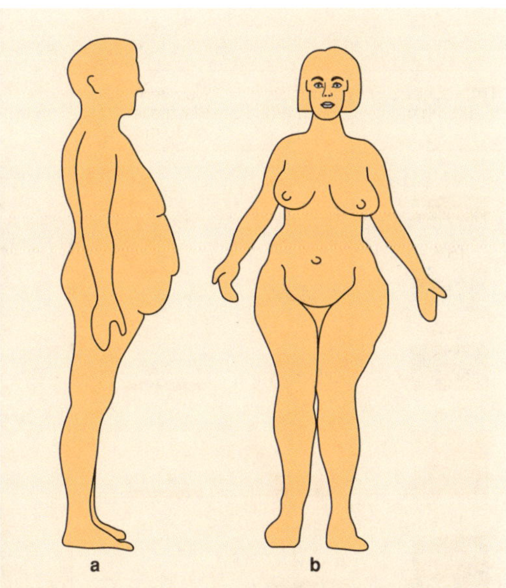

Abb. 4-7 Unterschiedliche Verteilung des Körperfettes. a) androide (abdominelle oder viszerale) Adipositas. b) gynoide (gluteo-femorale oder periphere) Adipositas.

Ein leicht auch in der Praxis verfügbares Maß für die Fettverteilung ist das **Verhältnis von Taillen- zu Hüftumfang** (waist-to-hip-ratio). Ein Umfangsverhältnis von über 1,0 bei Männern und über 0,85 bei Frauen spricht für eine androide (überwiegend intraabdominelle) Fettverteilung.

Taillenumfang:
- bei Frauen:
  - über 80 cm: mäßig erhöhtes Risiko,
  - über 88 cm: deutlich erhöhtes Risiko.
- bei Männern:
  - über 94 cm: mäßig erhöhtes Risiko,
  - über 102 cm: deutlich erhöhtes Risiko.

Herz-Kreislauf-Erkrankungen, Hyperlipoproteinämie

In einer Reihe prospektiver Studien wie beispielsweise der Nurses' Health Study (Abb. 4-8) wurde gezeigt, dass eine positive Korrelation zwischen der Höhe des BMI und dem relativen Risiko von Herz-Kreislauf-Erkrankungen besteht. Dabei ist, wie bereits besprochen, das **viszerale Fett der entscheidende Risikofaktor.** Diese Form der Adipositas begünstigt
- die Hypertriglyzeridämie,
- niedrige HDL-Werte und
- hohe Apo-Lipoprotein-B-Konzentration.

Im Gegensatz dazu ist eine Hypercholesterinämie vergleichsweise selten.

Als kardiovaskuläre Risikofaktoren finden sich weiterhin vermehrt eine Hyperinsulinämie, Hyper-

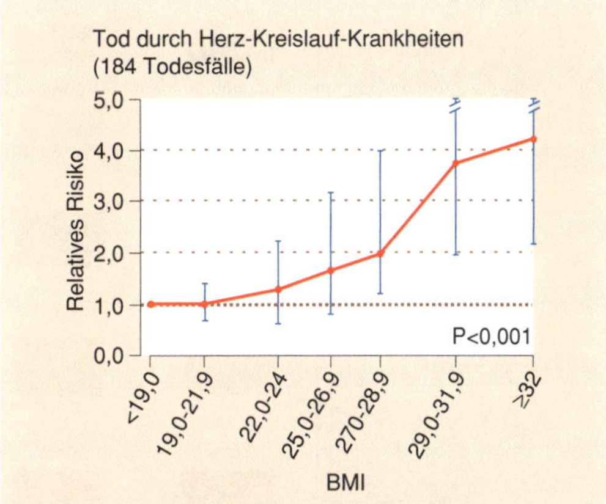

Abb. 4-8 Mortalität in der Nurses' Health Study. 16-jährige Beobachtung von 115 000 US-amerikanischen Krankenschwestern [165].

fibrinogenämie, eine erhöhte Aktivität der Lipoproteinlipase und eine gesteigerte Lipidoxidation.

Die **Hyperinsulinämie,** eine Folge der Insulinresistenz bei vermehrtem abdominellem Fett, verstärkt die negativen Effekte pathologischer Lipidparameter.

Genetische Faktoren sind wesentlich für die Entwicklung einer abdominellen Adipositas und folglich auch für die Insulinresistenz.

Hypertonie

Auch die essentielle Hypertonie zählt zum metabolischen Syndrom, d.h. ihre Manifestation wird durch Übergewicht (s. Abb. 4-10) und hier wiederum eine Vermehrung des viszeralen Depotfettes begünstigt.

> In einer großen US-amerikanischen Studie lag das Hypertonierisiko bei abdomineller Adipositas um den Faktor 2–3 höher [192]. In einer Therapiestudie an adipösen Frauen mit Bluthochdruck korrelierte der therapeutische Effekt nicht mit der Abnahme des BMI, sondern nur mit der Abnahme des intraabdominellen Fettes sowie der Nüchtern-Plasma-Glucosekonzentration und einer Besserung des oralen Glucosetoleranztestes [125].

Das Ergebnis dieser Untersuchung stützt die Vorstellung, dass die **Insulinresistenz bei Adipositas** auch ursächlich für die Entstehung der Hypertonie verantwortlich ist.

Die Hypertonie nimmt wie alle übrigen adipositasassoziierten Folgekrankheiten auch bei Kindern und Jugendlichen zu. Adipöse haben in diesem Lebensalter im Vergleich zu Kontrollen ein etwa dreifach höheres Hypertonierisiko [253].

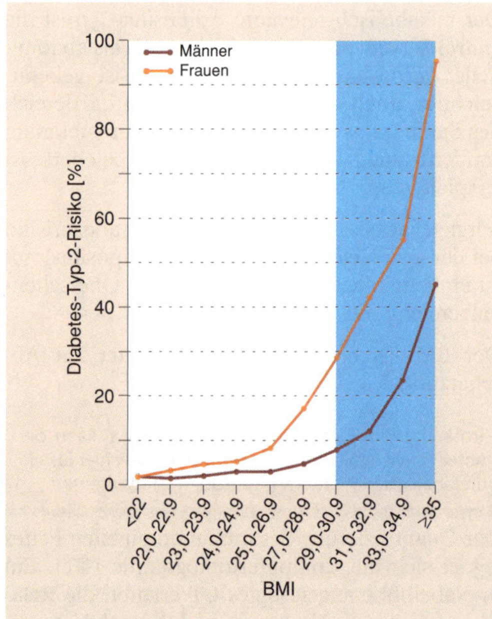

Abb. 4-9 Beziehung zwischen BMI und dem Diabetes-Typ-2-Risiko [206].

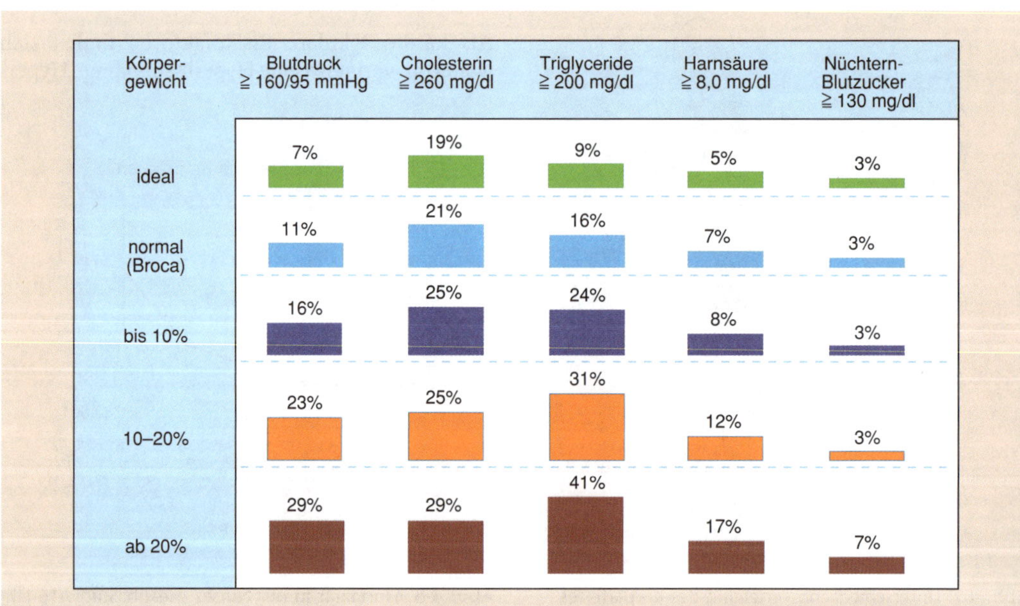

Abb. 4-10 Risikofaktoren in Abhängigkeit vom Körpergewicht bei 30–60-jährigen Männern (zit. nach [236]).

Diabetes mellitus Typ 2

Die Bedeutung des Übergewichtes für Entstehung und Verlauf des Typ-2-Diabetes wird in Abschnitt 4.2 besprochen. Dafür, dass insbesondere die Vermehrung des viszeralen Fettes den entscheidenden Risikofaktor für die Manifestation des Typ-2-Diabetes und für eine verminderte Glucosetoleranz darstellt, sprechen eine Vielzahl epidemiologischer Studien. In den Abbildungen 4-9 und 4-10 sind zur Demonstration der Beziehung zwischen BMI und Diabeteshäufigkeit die Ergebnisse zweier Studien dargestellt.

Adipositasassoziierte Herzinsuffizienz (adipositas related cardiomyopathie)

Unhabhängig vom Blutdruck tritt bei einer Adipositas mit steigendem BMI echokardiographisch eine zunehmende linksventrikuläre Hypertrophie, eine Dilatation und eine gestörte Füllungs- und Pumpfunktion auf, die letztlich eine Herzinsuffizienz zur Folge hat. Bereits in der Framinghan-Studie fand sich bei Adipösen in etwa 55% der Fälle eine Herzinsuffizienz. Die der Erkrankung zugrunde liegenden pathophysiologischen Mechanismen sind unbekannt. Unter einer Reduktion des Körpergewichtes kommt es zur Rückbildung der genannten Funktionsstörungen [290].

Nichtalkoholische Fettleber

Diese Form der Fettleber ist vermehrt bei der Adipositas per magna zu finden. Sie kann in eine Leberzirrhose übergehen. Die erhöhte Insulinresistenz ist offenbar ein wesentlicher ätiologischer Faktor. Ein geringer Alkoholkonsum scheint das Risiko zu verringern [54].

Arteriosklerose

Gemessen an der Wanddicke der Arteria carotis communis beschleunigt die abdominelle Adipositas das Fortschreiten der Arteriosklerose. Bei gleichzeitig hohen LDL-Cholesterinkonzentrationen ist die Progression erwartungsgemäß besonders ausgeprägt [147]. In koronarangiographischen Studien konnte gezeigt werden, dass die bereits bekannte, bei viszeraler Adipositas häufig nachweisbare Hypertriglyzeridämie oft in Verbindung mit erhöhten Nüchternblutzuckerkonzentrationen ein erhebliches Koronarskleroserisiko darstellt. Dabei korrelierte der Wert des Taillenumfanges als Maß für das viszerale (intraabdominale) Fett besser als der BMI mit den morphologischen Veränderungen der Koronarien [26].

Obstruktive Schlafapnoe

Es kommt während des Schlafes zur Obstruktion im oberen Pharynx. Die Ursachen sind u.a. eine starke Muskelrelaxation und ein verstärkter Fettansatz im Halsbereich. Nur etwa 30% der Patienten sind nicht adipös. Es gibt auch Fälle von extremer Adipositas ohne Schlafapnoe. Nach der Obstruktion kommt es zur Hypoxie und zu einem plötzlichen Wiedereinsetzen der Atmung. Die Folgen der Hypoxie sind eine Beeinträchtigung der Hirnfunktion und vermehrte Müdigkeit am Tag mit herabgesetzter Fahrtüchtigkeit. Nur bei einem Teil der Fälle spricht die Schlafapnoe auf eine Gewichtsreduktion an [162].

Ernährungstherapie Jede ausgeprägte Adipositas durchläuft die Phase des geringen Übergewichts. Bereits in dieser Frühphase sollte die Therapie einsetzen. Für die **frühe Kontrolle des Körpergewichts** spricht auch die Tatsache, dass sich bereits in diesem Stadium, wie in Abbildung 4-10 demonstriert wird, negative Auswirkungen auf kardiovaskuläre Risikofaktoren finden.

> Gewichtsabnahmen sollten **kontinuierlich** und **langsam** – etwa während einer Zeit, die der der Gewichtszunahme entspricht – erfolgen.

Ungünstig ist ein **ständiger Wechsel** zwischen hohem und relativ niedrigem Körpergewicht, wobei die Gewichtsabnahme meist durch drastische, kurzzeitige Maßnahmen **(Crash-Diäten)** erfolgt.

So steigt beispielsweise bei sehr schneller Gewichtsreduktion das **Risiko der Gallensteinbildung.** Fettsüchtige haben eine gesteigerte Syntheserate für Cholesterin und häufig eine erhöhte Cholesterinkonzentration in der Gallenflüssigkeit. Die Folge hiervon ist die in einer Vielzahl von Studien belegte höhere Gallensteinrate.

Während der Phase der Gewichtsreduktion kommt es zu einer zusätzlichen **Steigerung der Cholesterinkonzentration** in der Gallenflüssigkeit und damit einer besonderen Gefährdung hinsichtlich der Cholesterinsteinbildung. Eine energie- und fettarme Reduktionskost fördert die Steinbildung weiterhin wegen der **nur geringen Stimulation der Gallenblasenkontraktion.**

Wiederholte Gewichtsreduktionen mit nachfolgendem Wiederanstieg des Körpergewichtes sollten somit im Interesse einer Gallensteinprophylaxe vermieden werden.

In einer prospektiven Studie konnte auch gezeigt werden, dass häufige Reduktionskuren mit anschließend immer wiederkehrendem Anstieg des Körpergewichts die **Gefahr einer koronaren Herz-**

krankheit und damit die Gesamtsterblichkeit steigern [158].

Das Auf und Ab des Körpergewichts bei wiederholten, nur kurze Zeit dauernden Phasen einer Reduktionsdiät (englisch: **yo-yo-dieting,** weight cycling) macht offenbar langfristig eine Gewichtsabnahme immer schwieriger. Darüber hinaus kommt es zwischen den kurzen Diätphasen relativ schnell wieder zu einem Anstieg des Körpergewichts.

Nach Richtlinien der Deutschen Gesellschaft für Adipositasforschung ist eine **Indikation zur Behandlung von Übergewicht** und Adipositas grundsätzlich gegeben, wenn

- der BMI ≥ 30 kg/m² beträgt;
- bei einem BMI zwischen 25 und 29,9 kg/m² übergewichtsbedingte Gesundheitsstörungen und/oder ein abdominales Fettverteilungsmuster und/oder Erkrankungen vorliegen, die durch Übergewicht verschlimmert werden;
- bei einem BMI zwischen 25 und 29,9 kg/m² ein erheblicher psychosozialer Leidensdruck besteht.

Da die vermehrte Depotfettbildung Folge einer positiven Energiebilanz ist, kann die Therapie der Adipositas nur in einer Verringerung der Energiezufuhr oder Steigerung des Energieverbrauchs bestehen.

Der **tägliche Energiebedarf** pro kg Körpergewicht beträgt:

- bei Bettruhe etwa 80–100 kJ (20–25 kcal),
- bei leichter körperlicher Tätigkeit 130 kJ (32 kcal),
- bei mittelschwerer körperlicher Tätigkeit 150 kJ (37 kcal) und
- bei schwerer körperlicher Tätigkeit 160–200 kJ (40–50 kcal).

Da 1 kg Fettgewebe ca. 29,29–31,38 kJ (7000 bis 7500 kcal) entspricht, muss die tägliche Energiezufuhr dann, wenn das Körpergewicht um 1 kg verringert werden soll, während etwa sieben Tagen um 4180 kJ (1000 kcal) unter dem täglichen Bedarf liegen.

Die **klinische Erfahrung** zeigt, dass sich bei der Mehrzahl der Adipösen diese vorausberechnete Gewichtsreduktion nicht erreichen lässt. Grund hierfür ist eine bei einem Teil der Patienten geringere **nahrungsinduzierte Thermogenese** (spezifisch-dynamische Wirkung), die bei Gesunden etwa zwischen 8 und 15 % des täglichen Energieverbrauchs schwankt.

Der Grundumsatz reduziert sich unter hypokalorischer Ernährung individuell unterschiedlich. Diese **Adaptation,** die bei Adipösen besonders ausgeprägt sein kann, erklärt die immer wieder zu beobachtende Diskrepanz zwischen Energiezufuhr mit einer Reduktionsdiät und effektiver Gewichtsabnahme (Lit. bei [212]).

Bevor diese Erklärung angezeigt ist, müssen **Diätfehler** und **passagere Wasserretentionen** als Ursache für das Nichtansprechen der diätetischen Maßnahme ausgeschlossen sein. Auf die Schwierigkeit, die Höhe der Energiezufuhr exakt zu erfassen (sog. underreporting) wurde bereits in Kap. 4.1.2 hingewiesen.

Zum **Verständnis des Gewichtsverhaltens** unter Gabe einer Reduktionskost muss zusätzlich folgendes berücksichtigt werden: Liegt die Energiezufuhr mit der Nahrung unter dem täglichen Energiebedarf, so hat der Organismus die Möglichkeit, das **Energiedefizit aus Glykogen, Eiweiß und Fett** zu decken. Alle drei Substanzen binden in der Zelle Wasser in unterschiedlichem Ausmaß.

Abzüglich des Wassers beträgt der **Energiegehalt**

- 17 kJ (4 kcal)/g Glykogen,
- 17 kJ (4 kcal)/g Eiweiß und
- 38 kJ (9 kcal)/g Fett.

Da jedoch Glykogen und Eiweiß die vierfache Menge Wasser binden, Fett aber nur die 0,5fache Menge, so ergibt sich für die drei genannten Energielieferanten einschließlich des gebundenen Wassers ein Energiegehalt von 0,8/g Glykogen, 0,8/g Körpereiweiß und 6/g Körperfett.

Hieraus resultiert, je nachdem, ob vorwiegend Glykogen bzw. Eiweiß oder Fett zur Energiebedarfsdeckung mobilisiert werden, ein völlig unterschiedliches Gewichtsverhalten.

Bei einem **Energiedefizit** von 4180 kJ/Tag (1000 kcal) kommt es dann, wenn die fehlende Energie lediglich aus Eiweiß und Glykogen gedeckt wird, zu einer Reduktion des Körpergewichtes von 1250 g, hingegen bei ausschließlicher Deckung des Energiedefizites aus Fett zu einer Abnahme von 167 g/Tag.

Unter Berücksichtigung des unterschiedlichen Energiegehalts und der unterschiedlichen Wasserbindung erklärt sich auch das in der **Initialphase** der Körpergewichtsreduktion relativ schnelle und das etwa ab dem 10. Behandlungstag relativ langsame Abnehmen des Körpergewichts.

Ist z. B. die Energiebilanz mit 2100 kJ/Tag (500 kcal) negativ, so ist vom 1. bis zum 8. Behandlungstag u. U. mit einer täglichen Gewichtsreduktion von etwa 600 g zu rechnen, da während dieser Zeit die Glykogendepots entleert werden. Würde ab dem 10. Behandlungstag etwa der Fehlbetrag von 2100 kJ (500 kcal) täglich durch Mobilisation von Depotfett gedeckt, so wäre nur noch eine tägliche Gewichtsreduktion von etwa 80 g zu erwarten.

Obwohl Diagnostik und kausale Therapie so einfach erscheinen, sind die **Langzeitergebnisse** in der Fettsuchtbehandlung in hohem Maße unbefriedigend.

Die **Ursache** dafür, dass das Stabilisieren des durch Verringerung der Energiezufuhr erreichten Körpergewichts so schwierig ist, wird durch die genannte **Adaption an einen geringeren Energiebedarf** miterklärt. Es kann folglich das am Ende einer Phase der Gewichtsabnahme erreichte Gewicht nur dann beibehalten werden, wenn die Energiezufuhr dem vergleichsweise geringen Bedarf entspricht.

Dass es schwierig ist, ohne Reduktion der Energiezufuhr, nur durch **vermehrte körperliche Aktivität** ein über der Norm liegendes Körpergewicht zu normalisieren, demonstriert Tabelle 4-4.

Es ist schwierig, den Erfolg von diätetischen Verfahren zu beurteilen und zu bewerten. Eine Zusammenstellung der wichtigsten in der Literatur mitgeteilten Beurteilungskriterien findet sich bei H. Liebermeister [156]. Positive Berichte beziehen sich oft auf das Ergebnis am Ende einer Behandlungsphase. Der Wert eines Therapiekonzeptes kann aber nur am Langzeiterfolg gemessen werden. Wie bereits besprochen, haben kurzfristige Abnahmen des Körpergewichtes keinen Einfluss auf die Entstehung von Folgekrankheiten. Zur Beurteilung ambulanter Reduktionsprogramme schlägt die Deutsche Adipositasgesellschaft zusammen mit drei weiteren Ernährungsgesellschaften folgende Kriterien vor: Ein ambulantes Adipositastherapieprogramm sollte ein Jahr nach Beginn bei mindestens 50 % der Teilnehmer eine Gewichtsabnahme von wenigstens 5 %, bei mindestens 20 % der Teilnehmer eine Gewichtsabnahme von wenigstens 10 % aufweisen (auf der Basis einer Intension-to-treat-Analyse). Neben der Gewichtssenkung ist eine Verbesserung von mit der Adipositas assoziierten Risikofaktoren wie Hypertonie, Dyslipoproteinämie und Diabetes mellitus zu fordern. Weitere Kriterien für ein erfolgreiches Langzeitmanagement sind die Verbesserung des Gesundheitsverhaltens (gesunde Ernährung nach den Empfehlungen der DGE, regelmäßige körperliche Bewegung) sowie die Steigerung der Lebensqualitiät [100].

Folgende **diätetisch-therapeutischen Maßnahmen** stehen zur Verfügung:

- energiereduzierte Mischkost,
- totales Fasten (Nulldiät) und modifiziertes Fasten,
- energiereduzierte Lebensmittel, Füll- und Quellstoffe, Süßstoffe,
- Formeldiäten,
- Diäten mit extremen Nährstoffrelationen.

Wichtig ist es, den Patienten vor Behandlungsbeginn in einem Informationsgespräch über die Risiken der Adipositas und die **Probleme einer langfristigen Stabilisierung** des normalen Körpergewichtes aufzuklären. Hierbei muss als erstes ein **realistisches Zielgewicht** angesteuert werden. Bei einem deutlich über der Norm liegenden Körpergewicht ist es unrealistisch und desillusionierend bei Therapiebeginn das Normalgewicht als Behandlungsziel zu nennen. Oft können bereits mit einer Reduktion von wenigen Kilogramm Begleitkrankheiten wie Diabetes mellitus Typ 2 oder Hypertonie wesentlich gebessert werden.

Folgendes Vorgehen hat sich in der Praxis bewährt:

- **Motivationsgespräche** mit Erklärung der Adipositasrisiken, **Aufklärung** über unsinnige viel versprechende Wunderdiäten, die mit gewisser Regelmäßigkeit in der Laienpresse häufig mit unseriösem, kommerziellem Hintergrund propagiert werden etc.
- Führen eines **Ernährungsprotokolles,** um die bisherigen Ernährungsgewohnheiten und -fehler abschätzen zu können.

Tabelle 4-4 Energieverbrauch bei bestimmten Formen der körperlichen Betätigung in Relation zum Energiegehalt von Schokolade (100 g Vollmilchschokolade entsprechen etwa 2310 kJ = 550 kcal).

	Energieverbrauch/Stunde		entsprechende Menge an Schokolade
	kcal	kJ	g
Wandern	300	1255	55
Radfahren	400	1674	73
Tennisspielen	350	1464	64
Tanzen	240	1004	44
Reiten	240	1004	44

- Empfehlung einer Mischkost mit einer Reduktion der Energiezufuhr um ca. 500 kcal täglich bei gleichzeitiger Steigerung der körperlichen Aktivität. Besprechung der sich aus dem Ernährungsprotokoll ergebenden bisher oft aus Unkenntnis begangenen Diätfehler.
- Je nach Verhalten des Körpergewichtes und Akzeptanz der empfohlenen energiereduzierten Mischkost weitere Reduktion der Energiezufuhr.
- Auf Wunsch des Patienten Besprechung der Möglichkeiten, voll bilanzierte Formeldiäten zumindest in der Frühphase in das Diätkonzept zu integrieren, oder einer **zeitweisen medikamentösen Unterstützung** der diätetischen Maßnahmen unter Hinweis darauf, dass langfristig nur eine dem Energiebedarf angepasste Ernährung sinnvoll ist.

Energiereduzierte Mischkost

Die energiereduzierte Mischkost ist die sinnvollste diätetische Maßnahme zur Reduktion des Körpergewichts. Bei entsprechender Beratung gewährleistet sie eine **ausreichende Deckung des Bedarfs an essentiellen Nährstoffen** und erlaubt es dem Patienten, mehr als dies bei anderen Diätformen der Fall ist, seine Essgewohnheiten hinsichtlich der Qualität trotz Einschränkung der Quantität weitgehend beizubehalten.

Die **Gesamtenergie** wird auf 3300, 4200 oder 6300 kJ (800, 1000 oder 1500 kcal) pro Tag reduziert, wobei die 4200-Kilojoule-Reduktionskost („1000-Kalorien-Reduktionskost“) am häufigsten zur Anwendung kommt. Wenn man von einem mittleren täglichen Gesamtenergiebedarf von 9600 kJ (2300 kcal) ausgeht, so beträgt das **Energiedefizit** bei einer 4200-Kilojoule-Kost mindestens 4200J (1000 kcal) täglich.

Beim strikten Einhalten einer solchen Kostform ist folglich rein rechnerisch ein **Gewichtsverlust** von 1 kg/Woche zu erwarten. Dies entspricht der klinischen Erfahrung, nach der es bei der Mehrzahl der Adipösen im Mittel zu einem Gewichtsverlust von 1–1,5 kg/Woche kommt.

Die **„1000-Kalorien-Mischkost“** wird meist wie folgt zusammengesetzt: ca. 70 g Protein, ca. 40 g Fett und ca. 100 g Kohlenhydrate. Hierbei sollten die Kohlenhydrate, um einen möglichst großen **Fülleffekt** zu erzielen, in Form von Gemüse und Vollkornprodukten gegeben werden. Zucker, Weißmehlprodukte etc. sind zu meiden. Inwieweit durch eine Änderung der Kohlenhydrat-Fett-Relation in einer Reduktionskost der Therapieeffekt optimiert werden kann, wird später diskutiert. Das Gleiche gilt für die Mahlzeitenhäufigkeit.

Die **Erfolgsrate** unter energiereduzierter Mischkost ist, da die Mehrzahl der Patienten eine solche Diät nicht ausreichend lange beibehält, ungenügend. Die Erfahrung einer Vielzahl von Untersuchungen zeigt, dass Langzeiterfolge der kalorienreduzierten Mischkost in der Therapie der Adipositas Grad II–III maximal 10–20 % betragen.

So fanden Janke u. Mitarb. [121], dass von 320 Adipösen 50% nach 4–5 Wochen die Kur bereits abbrachen.

Als **Beschwerden**, die mitbestimmend für das Beenden der Kur waren, wurden angegeben: Hunger, Schwindelgefühl, Schwäche, Zustände von Ohnmacht, nervöse Reizbarkeit, Verstimmung, Magenbeschwerden, Erbrechen, Kopfschmerzen und Durchfälle.

Nach einer Zusammenstellung der in der Literatur angegebenen Erfolge mit energiereduzierter Mischkost, zum Teil in Kombination mit Medikamenten, kam es nur bei 8–29% zu einer Gewichtsreduktion von mehr als 7 kg, während eine Gewichtsreduktion von 15 kg und mehr bei 0–7% erreicht wurde.

„Very low caloric diets“ (VLCD) – Kostformen mit 1674–3348 kJ (400–800 kcal) werden von vielen Untersuchern als besonders effektiv beschrieben. Es gibt jedoch auch Kritiker, die anführen, dass die schnelle Gewichtsabnahme wesentlich durch Verlust von Wasser und möglicherweise auch fettfreier Körpermasse bedingt ist [79].

Unter den Diäten (in aller Regel **Formeldiäten),** die meistens nur etwa 1674 kJ (400 kcal) pro Tag enthalten, werden mittlere Abnahmen des Körpergewichtes von 30 kg bei Männern und 31 kg bei Frauen berichtet, wobei 60 % der Männer und 49 % der Frauen mehr als 18 kg abnehmen.

Totales Fasten

Totales Fasten, auch als **Nulldiät** bezeichnet, ist der weitestgehende therapeutische Schluss aus der Tatsache, dass die Adipositas ein **Bilanzproblem** ist. Bei völligem Nahrungsentzug werden nur Wasser, Vitamine und Mineralstoffe zugeführt.

Die Forderung der optimalen Bedarfsdeckung an essentiellen Nährstoffen wird hinsichtlich des Bedarfs an Eiweiß und essentiellen Fettsäuren nicht erfüllt.

Da der Organismus einen **Minimalbedarf an Protein** hat, wird während des Fastens kontinuierlich Eiweiß, vorwiegend **aus der Muskulatur,** mobilisiert. Aufgrund der Stickstoffausscheidung mit dem Harn wurde die Menge an täglich abgebautem körpereigenem Protein mit 12–25 g berechnet. Da sich bei fehlender Eiweißzufuhr ein **Eiweißsparmechanismus** einstellt, liegt der Abbau körpereigenen Proteins zu Therapiebeginn noch höher.

Bei dem hohen Wasseranteil von ca. 80% der fettfreien Körpermasse kommt es während des totalen Fastens bereits aufgrund des **Eiweißabbaus** zu einem Gewichtsverlust von etwa 80–120 g täglich.

Dieser kontinuierliche Vorgang der Eiweißmobilisierung unter den Bedingungen der Nulldiät kann bei extrem langem Fasten von mehr als 100 Tagen zu **Komplikationen** führen. So wurden, möglicherweise durch den extremen Eiweißmangel bedingt, morphologische Veränderungen am Herzmuskel bei den seltenen Todesfällen, die unter totalem Fasten beschrieben wurden, beobachtet. Weiterhin konnten bei totalem Fasten EKG-Veränderungen als möglicher Ausdruck einer durch Eiweißmangel ausgelösten **Myokardschädigung** von einigen Untersuchern nachgewiesen werden.

In welchem Maße der Organismus in der Lage ist, unter den Bedingungen der Nulldiät den Eiweißbedarf und somit die Mobilisierung von körpereigenem Eiweiß einzuschränken, zeigt die in Abbildung 4-11 dargestellte, mit zunehmender Fastendauer zurückgehende Stickstoffausscheidung im Harn.

Der **Energiebedarf** wird unter den Bedingungen der Nulldiät, abgesehen von den in geringem Ausmaß anfallenden Aminosäuren, aus Neutralfett gedeckt. Es kommt folglich zu einem Anstieg der Konzentration von **freien Fettsäuren** und **Ketokörpern** im Serum. Das Gehirn, das seinen Energiebedarf bei normaler Ernährung weitgehend aus Glucose deckt, stellt sich unter diesen Extrembedingungen auf die Verbrennung von Ketokörpern, insbesondere von β-Oxybuttersäure um.

Beim mehrwöchigen vollständigen Fasten werden etwa 95% des Energiebedarfs durch Fett und nur etwa 5% durch den Abbau von körpereigenem Eiweiß gedeckt.

Von praktischer Bedeutung ist das Verhalten der **Harnsäurekonzentration** im Serum. Da die Fähigkeit der Niere zur Harnsäureausscheidung, offenbar bedingt durch die **Ausscheidung von Ketokörpern,** gehemmt wird, kommt es zu einem Anstieg der Harnsäurekonzentration im Serum. Diese Erhöhung kann bei vorbestehender Gicht zum **Gichtanfall** führen. Eine Kontrolle der Harnsäurekonzentration im Serum und eventuelle Behandlung mit Allopurinol bzw. einem Urikosurikum sind erforderlich.

Um einer **Azidose** vorzubeugen, muss beim totalen Fasten auf eine ausreichende Urinproduktion geachtet werden. Die **Flüssigkeitszufuhr** in Form von kalorienfreien Getränken sollte 3 l/Tag nicht unterschreiten.

Darüber hinaus können sich als **Komplikationen** orthostatische Kreislaufregulationsstörungen, Nausea, Erbrechen und bei längerer Fastendauer Haarausfall, der jedoch reversibel ist, einstellen.

Die **Gewichtsreduktion** ist bei völligem Nahrungsentzug erwartungsgemäß sehr hoch und wird im Mittel für Frauen mit 380 g und für Männer mit 450 g pro Tag angegeben. Trotz des bei lang dau-

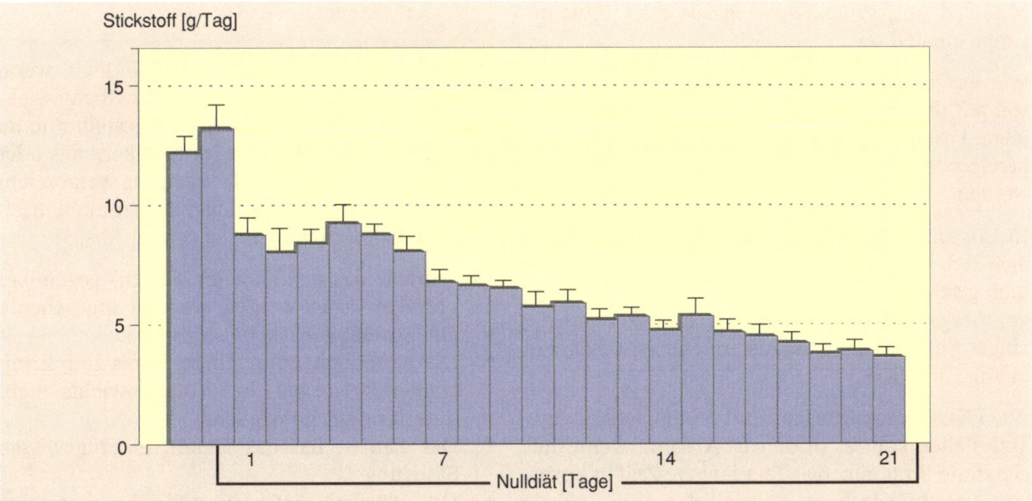

Abb. 4-11 Stickstoffausscheidung im 24-Stunden-Urin ($\bar{x} \pm SD$) von 12 adipösen Frauen während zweitägiger isokalorischer Kost und anschließender 21-tägiger Nulldiät (nach [84]).

erndem Fasten als nicht unbedenklich erscheinenden Verlustes von Körperproteinen wird totale Nahrungskarenz auch für längere Zeiträume – es wurden Fastenkuren von mehr als 200 Tagen beschrieben – gut toleriert.

Grundsätzlich sollten Fastenkuren, insbesondere bei längerer Dauer, nur **unter stationären Bedingungen** erfolgen und eine Zeitdauer von maximal 100 Tagen nicht überschreiten.

Da jede Gewichtsreduktion nur dann sinnvoll ist, wenn das **erreichte Gewicht auch beibehalten** wird und nach Beendigung der Therapie nicht wieder eine Gewichtszunahme erfolgt, muss eine eingehende Unterrichtung bezüglich der nach Beendigung der Fastenkur einzuhaltenen Diät im Sinne einer den Bedarf nicht überschreitenden Nährstoffzufuhr erfolgen.

Die in der Literatur mitgeteilten unterschiedlichen **Langzeiterfolge** – sie schwanken zwischen 0 und 85 % – sind offenbar auf die unterschiedliche Betreuung der Patienten während und nach der Kur zurückzuführen.

Wegen des genannten, relativ hohen Eiweißverlustes, der möglichen Komplikationen und des fehlenden Lernens im Umgang mit einer dem Bedarf angepassten Mischkost, wurde das totale Fasten in der Adipositastherapie verlassen.

Proteinsparendes Fasten

Totales Fasten wurde durch das sog. „proteinsparende Fasten" ersetzt. Weitere Bezeichnungen sind modifiziertes Fasten und im englischsprachigen Schrifttum: Protein-sparing modified fast (PSMF), Modified fast, Protein-sparing fast oder Protein-supplemented fast.

Wie aus den Bezeichnungen zu entnehmen ist, soll mit dieser Form der Behandlung dem bei totalem Fasten nicht unerheblichen **Abbau von körpereigenen Proteinen** (Abb. 4-12) **entgegengewirkt** werden.

In **Bilanzuntersuchungen** konnte gezeigt werden, dass sich bei ausschließlicher Ernährung mit 30 g biologisch **hochwertigem Eiweiß** etwa in Form von Magerquark oder Eiklar nach etwa zweiwöchiger Behandlung eine ausgeglichene Stickstoffbilanz einstellt.

Zu **EKG-Veränderungen** und einer Reihe von Todesfällen kam es in den USA dann, wenn die genannte Proteinmenge über längere Zeit in Form von **Proteinhydrolysaten** verzehrt wurde, wobei Eiweiße geringer biologischer Wertigkeit als Ausgangssubstanzen dienten.

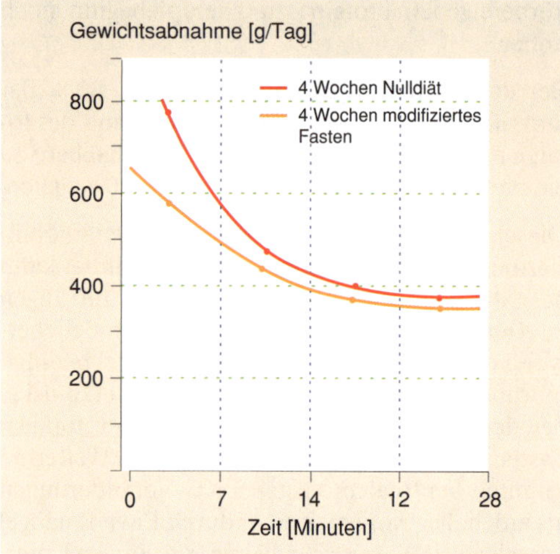

Abb. 4-12 Verlauf der mittleren täglichen Gewichtsabnahme bei 81 Probanden unter Nulldiät und bei 19 Probanden unter modifiziertem Fasten (nach [53]).

Das proteinsparende Fasten in der genannten Form kann aufgrund **gesetzlicher Bestimmungen** mit **industriell hergestellten Formeldiäten** in der Bundesrepublik nicht mehr durchgeführt werden. Nach § 14a der Diätverordnung müssen diätetische Lebensmittel, die zur Behandlung der Adipositas bestimmt sind, folgende Anforderungen erfüllen:

> In einer Tagesration darf der Anteil an biologisch hochwertigem Eiweiß 50 g, der Gehalt an essentiellen Fettsäuren 7 g und der Gehalt an Kohlenhydraten 90 g nicht unterschreiten. Bestimmte Zusätze von Vitaminen und Mineralstoffen sind vorgeschrieben.

Diese Vorschriften sind nicht verbindlich, wenn Mahlzeiten oder eine Tagesration für Übergewichtige nach ärztlicher Anweisung hergestellt und im Rahmen einer Verpflegung im Krankenhaus oder in einer vergleichbaren Einrichtung verabreicht werden, sofern die abweichende Zusammensetzung medizinisch indiziert ist (§ 14a, Abs. 3).

Die **Vorteile** des modifizierten Fastens gegenüber dem totalen Fasten werden wie folgt angegeben:

- Die **Eiweißbilanz** ist ausgeglichen.
- Die Fastenbehandlung braucht bis zum Erreichen des Normal- bzw. Idealgewichts nicht unterbrochen zu werden.
- Der Patient hat das Gefühl einer gewissen Sättigung.
- Das **Allgemeinbefinden** und die allgemeine **Leistungsfähigkeit** während der Behandlung sind deutlich besser als bei der Nulldiät.

- Psychologisch fühlt sich der Patient sehr viel besser durch den „Arzt" behandelt, was ein festeres Vertrauensverhältnis schafft und dem Patienten die Angst nimmt, eventuell doch durch das lange Fasten bleibende Gesundheitsschäden davonzutragen.
- Im Blut bleiben Gesamteiweiß, Albumin und Kreatinin im Gegensatz zum totalen Fasten weitgehend konstant. Hyperlipidämien werden stärker gesenkt, und die Harnsäure steigt weniger stark an [53].

Die mittlere tägliche **Abnahme des Körpergewichts** unterscheidet sich unter modifiziertem Fasten nicht von der bei totalem Fasten (s. Abb. 4-12).

Bei anderen **Varianten** des totalen Fastens werden zur Deckung des Vitamin- und Mineralstoffbedarfs Obstsäfte und Gemüsebrühe mit einem geringen Kohlenhydratanteil gegeben, wie z. B. beim Saftfasten nach Buchinger.

Es muss beachtet werden, dass bei sehr niedriger Energiezufuhr Herzrhythmusstörungen mit plötzlichem Herztod auftreten können.

Selbst dann, wenn die tägliche Proteinzufuhr mit einer sog. Very low caloric diet etwa 130 g beträgt, kann es bei manchen Übergewichtigen zu EKG-Veränderungen kommen. Hierbei handelt es sich um Verlängerungen der QT-Zeit, um ventrikuläre Tachykardien und Kammerflimmern. Diese Veränderungen werden auch als **„hypokalorische EKG-Veränderungen"** bezeichnet. Die Empfindlichkeit des Myokards gegenüber solchen Störungen ist offenbar individuell sehr unterschiedlich.

Es wird angenommen, dass es bei sehr schneller Gewichtsabnahme, auch dann, wenn eine gewisse Eiweißzufuhr erfolgt, bei manchen Personen zu recht erheblichen Mobilisierungen von Körpereiweiß einschließlich Eiweiß aus dem Myokard kommt, die das Organ elektrisch instabil machen (Lit. bei [183]).

Diäten mit extremen Nährstoffrelationen

Seit Ende des 19. Jahrhunderts wird versucht, durch zum Teil extreme Veränderung der üblichen **Kohlenhydrat-Fett-Relation** in Kostformen zur Reduktion des Körpergewichtes die Effektivität zu verbessern. Während bis vor etwa 20 Jahren häufig fettreiche, relativ kohlenhydratarme Diäten empfohlen wurden, sind es derzeit kohlenhydratreiche, fettarme Varianten.

Kohlenhydratarme, relativ fettreiche Reduktionskost

Bereits Mitte und Ende des 19. Jahrhunderts wurde von Harvey in England und von Epstein [51] in Deutschland die Beobachtung gemacht, dass Fettsüchtige dann an Körpergewicht verlieren, wenn die **Kohlenhydrate weitgehend aus der Kost eliminiert** werden, d. h. wenn ohne Limitierung der Gesamtenergiezufuhr eine vorwiegend aus Fett und Eiweiß bestehende Kost aufgenommen wird.

In neuerer Zeit wurde die Frage, ob relativ fettreich, aber kohlenhydratarm zusammengesetzte Kostformen Vorteile bei der Behandlung der Adipositas bieten, erneut untersucht. In vergleichenden bis zu 50 Tage dauernden Therapiestudien konnten die Vorteile einer fettbetonten (ca. 100 g Fett pro Tag), kohlenhydratarmen (ca. 40 g Kohlenhydrate pro Tag) niedrigkalorischen (ca. 1350 kcal pro Tag) Reduktionskost bestätigt werden [210]. Eine solche Kostform hat einen relativ hohen Sättigungseffekt.

Es ist somit die Gefahr eines Abbruchs der Diätbehandlung wegen eines unzureichenden Sättigungswerts der Kost gering. Hat sich der Patient an die zu Beginn ungewohnte Kostzusammenstellung gewöhnt, so kann die Diät bei voller Leistungsfähigkeit beliebig lange beibehalten werden. Weiterhin ist im Vergleich zu einer isokalorischen energiereduzierten Kost die Abnahme des Körpergewichts signifikant höher.

Bei allen bisher mit einer relativ fettreichen Diät Behandelten kam es dann, wenn die Cholesterin- und Triglyceridkonzentration im Serum zu Versuchsbeginn über der Norm lag, während der Behandlung zu einer **Normalisierung der Lipidkonzentration.** Die Befürchtung, eine solche Diät wirke arterioskleroseferdernd, ist somit unbegründet [210].

Dieser seit langem diskutierte **positive Effekt der Kohlenhydratrestriktion** fand wenig Anerkennung und wurde bei der vorherrschenden Ansicht, nur die Fettreduktion sei bei der Adipositastherapie sinnvoll, bisher in klinischen Studien wenig untersucht. Erst neuere vergleichende Therapiestudien bestätigen, dass eine Kohlenhydratrestriktion bei relativ hoher Fett- und Proteinzufuhr während einer Behandlungsdauer von 6 Monaten das Körpergewicht Adipöser in signifikant höherem Maße senken als eine kohlenhydratreiche relativ fettarme Diät [233 a]. In einer der Studien wurden 132 hochgradig Adipöse (BMI > 40) zum Teil mit Diabetes mellitus oder metabolischem Syndrom während 6 Monate entweder mit einer kohlenhydratarmen (Kohlenhydratzufuhr max. 30 g/Tag) Diät ohne Fett- und Proteinlimitierung bzw. einer fettarmen, kohlenhydratreichen, energiereduzierten Diät behandelt. Neben der signifikant höheren Abnahme des Körpergewichtes kam es unter Kohlenhydratrestriktion auch zu einer ausgeprägteren Senkung der Serumtriglyceride, einem deutlicheren Anstieg der Insulinsensitivität und bei Diabetikern zu einer Verbesserung der Diabeteseinstellung [233a). In einer zweiten Studie wurden beide Kostformen während eines Zeitraumes von 12 Monaten an 63 Adipösen verglichen. Die Reduktion des Körpergewichtes war nach 3 und 6 Monaten unter kohlenhydratarmer Ernährung signifikant höher, nach 12 Monaten war der Gruppenunterschied nicht mehr signifikant [70a].

Die **Ursache** dieser intensiveren Gewichtsreduktion bei Kohlenhydratrestriktion ist unbekannt.

Dass es sich lediglich um die Folge einer vermehrten Wasserausscheidung handelt, wie von manchen Autoren angenommen wird, ist nicht wahrscheinlich. Eine solche Mehrausscheidung, insbesondere bedingt durch die bei geringer Kohlenhydratzufuhr einsetzende Glykogenmobilisierung – 1 g Glykogen bindet 3–4 g Wasser – würde allenfalls Gewichtsdifferenzen während einer kurzen, nicht aber einer bis zu 60 Tagen dauernden Versuchszeit erklären.

Eine Reihe von Befunden spricht für eine **Stoffwechselsteigerung** als Ursache der intensiveren Gewichtsreduktion unter Gabe einer kohlenhydratarmen, relativ fettreichen Diät.

So konnten japanische Untersucher an Ratten eine gesteigerte Sauerstoffaufnahme und vermehrte Wärmeproduktion unter fettreicher Ernährung nachweisen (Lit. bei [294]). Bei gesunden, normalgewichtigen Versuchspersonen fand sich unter fettreicher Ernährung eine Steigerung des Energieumsatzes.

Kohlenhydratreduzierte, fettreiche Diäten werden in bestimmten Zeitabständen in der Laienpresse propagiert bzw. in reißerischer Aufmachung in Buchform veröffentlicht. Beispiele sind die sog. **Punkte-Diät** oder **Atkins-Diät.** Hierbei wird der Verzehr von Fett und Eiweiß unbeschränkt empfohlen, die Aufnahme von Kohlenhydraten hingegen stark reduziert. Die Autoren gehen davon aus, dass sich die Gesamtenergiezufuhr bei vorwiegend aus Fett und Eiweiß bestehender Ernährung, unterstützt durch die sich entwickelnde Ketose, in einem Maße reduziert, dass letztlich eine hypokalorische Ernährung und folglich eine Gewichtsreduktion resultiert. Wegen der **unkontrollierten Zufuhr** von Fetten **gesättigter Fettsäuren** und möglicherweise hieraus resultierender Erhöhung der Cholesterinkonzentration im Serum sind solche Diäten **abzulehnen.**

Kohlenhydratreiche fettarme Kostformen

Basis der heute häufig empfohlenen fettkontrollierten, kohlenhydratliberalen Diät sind sowohl epidemiologische Daten, die zeigen, dass das Körpergewicht positiv mit dem Fett- und negativ mit dem Kohlenhydratkonsum korreliert (Lit. bei [98,190]) (Abb. 4-13), als auch Befunde über die De-novo-Synthese von Fettsäuren **(Lipacidogenese)**

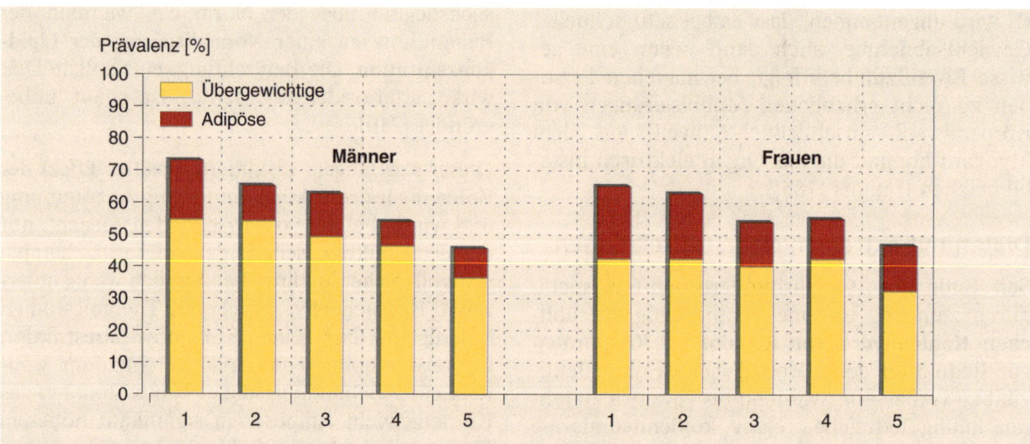

Abb. 4-13 Die Prävalenz von Übergewicht und Adipositas bei 11 626 schottischen Männern und Frauen, gruppiert in Quintilen entsprechend dem Verzehr von Kohlenhydraten (Getreideprodukte, Obst, Gemüse, Saccharose etc.). 1. Perzentile geringster, 5. Perzentile höchster Kohlenhydratverzehr (Chi²-Test: $p < 0{,}001$ für jede Gruppe) (nach Bolton-Smith und Woodward 1994, zit. nach [190]).

aus Kohlenhydraten (vgl. Kap. 1). Hierbei wird als Argument für den nicht limitierten Verzehr kohlenhydratreicher Lebensmittel angeführt, dass eine Umwandlung in Fettsäuren nur dann erfolgt, wenn die Energiebilanz positiv ist und dass die De-novo-Synthese von Fettsäuren mit einem **Energieverlust** von ca. 25% einhergeht (Lit. bei [64, 98]).

In einer Studie an normal- und übergewichtigen Versuchspersonen wurde nach Ermittlung der für die Gewichtskonstanz erforderlichen Energie bei Messung der Kohlenhydrat- und Fettoxidation gezielt mit 50 Energie% Kohlenhydraten bzw. 50 Energie% Fett überernährt. Während der **kohlenhydratreichen Überernährung** kam es zu einem fortlaufenden Anstieg der Kohlenhydratoxidation wie auch des Gesamtenergieverbrauches, wobei allerdings noch zwischen 75 und 85% der überschüssigen Energie gespeichert wurde. Die **fettreiche Überernährung** hatte hingegen kaum einen Einfluss auf die Fettsäureoxidation und den Energieverbrauch. Hierunter wurden zwischen 90 und 95% der zusätzlichen Nahrungsenergie gespeichert. Übergewichtige Versuchspersonen reagierten auf die Überernährungsphasen nur unwesentlich anders als Normalgewichtige.

Das Ergebnis dieser Studie zeigt, dass jede Form der Überernährung zu einer Erhöhung des Körpergewichtes führt. Bei hohem Kohlenhydratanteil kommt es zu einer **Thermogenesesteigerung („Luxuskonsumption“)**, die wahrscheinlich durch den glucoseinduzierten Anstieg des Insulinspiegels vermittelt wird. Hohe Insulinspiegel stimulieren die Sympathikusaktivität und steigern so den Energieverbrauch ([112]).

Auf diesen Befunden basiert die fettreduzierte Mischkost mit 40–80 g Fett pro Tag bei **weitgehender Liberalisierung der Kohlenhydrate.** Die Befürworter weisen darauf hin, dass der bevorzugte Verzehr kohlenhydratreicher Lebensmittel mitbedingt durch das vergleichsweise große Volumen einen **hohen Sättigungseffekt** besitzt und folglich Therapieabbrüche wegen Hungers weitgehend vermieden werden (Lit. bei [63, 64]).

In einer Langzeitstudie von 18 Monaten wurden die Vorteile des genannten Therapieprinzips bestätigt [63].

Um **Langzeiterfolge** zu erreichen, soll bei der fettkontrollierten, kohlenhydratliberalen Strategie auf das Zählen von Kalorien verzichtet werden. Die Anhänger dieses Vorgehens gehen davon aus, dass der **Verzicht auf das Kalorienzählen** – hierdurch waren Diätanleitungen bisher gekennzeichnet – Gegenregulationen vermeidet, die letztlich für das Therpieversagen verantwortlich sind.

Häufig wird die Meinung vertreten, **Zucker** habe im Vergleich zu einer entsprechenden Menge an komplexen Kohlenhydraten einen besonders ungünstigen Effekt bei der Entstehung und Therapie der Adipositas.

Ob im Rahmen einer fettarmen kohlenhydratreichen Reduktionskost die Kohlenhydrate in komplexer Form oder zu einem wesentlichen Teil als Saccharose gegeben werden, beeinflusst das Gewichtsverhalten Adipöser nicht.

Dies wurde in vergleichenden Untersuchungen mit 43% bzw. 4% der Gesamtenergie als Saccharose belegt [259].

Neben diesen für eine Fettrestriktion sprechenden Befunden gibt es auch **Gegenargumente** und Untersuchungsergebnisse, die nicht für ein solches diätetisches Vorgehen sprechen.

So erhielten beispielsweise zwei Gruppen von insgesamt 43 Adipösen unter stationären Bedingungen während sechs Wochen eine mit nur 15 Energie% kohlenhydratarme bzw. mit 45 Energie% kohlenhydratreiche Reduktionskost mit insgesamt 4200 kJ/Tag (1000 kcal/Tag). In beiden Gruppen kam es zur gleichen Gewichtsabnahme bei einer am Versuchsende identischen Körperfettmasse und gleichem Taillen-Hüft-Umfang [85].

Im Widerspruch stehen darüber hinaus epidemiologische Daten. Trotz eines seit Jahren rückläufigen Fettverzehrs in den USA nimmt die Häufigkeit der Adipositas zu.

Wenn die Reduktion des Fettkonsums bei Liberalisierung des Kohlenhydratverzehrs der Schlüssel zur Lösung des Adipositasproblems wäre, dann sollte es hier nicht zu einer kontinuierlichen Zunahme der Adipositas von etwa 1% pro Jahr kommen (Lit. bei [225]), obwohl

- etwa 3 von 4 Erwachsenen regelmäßig fettreduzierte Lebensmittel verzehren,
- 93% der Befragten angeben, den Fettverzehr zu verringern und fettfreie Produkte zur Gewichtsreduktion einzusetzen und
- aufgrund von NHANES IIII (Nutrition Examination Study) der mittlere Fettkonsum zwischen 1976 und 1980 sowie 1988 und 1991 um 11% sank.

Dieses als **„American paradox“** bezeichnete Phänomen wird versucht, mit einem **kompensatorischen Mehrverzehr kohlenhydrat- bzw. eiweißreicher Lebensmittel** zu erklären.

Fettarme Produkte besitzen in den USA mittlerweile eine hohe Geschmacksqualität, sodass sie sich von solchen mit normalem Fettgehalt nicht mehr unterscheiden. Eine weitere Erklärung ist die seit Jahren **zunehmende körperliche Inakti-**

vität, als Ursache einer positiven Energiebilanz trotz diätetischer Maßnahmen.

Führende Epidemiologen versuchen mittlerweile zu beweisen, dass die Betonung der Fettreduktion zur Abnahme des Körpergewichtes falsch ist. Sie weisen darauf hin, dass die Annahme, ein steigender Fettkonsum in Schwellenländern sei die Ursache der dort steigenden Adipositasprävalenz, falsch ist, da eine Vielzahl weiterer Faktoren wie Verringerung der körperlichen Aktivität und eine permanent ausreichende Verfügbarkeit von Lebensmitteln nicht berücksichtigt würden. Es wird weiterhin darauf hingewiesen, dass in europäischen Ländern keine positive Beziehung zwischen dem mittleren nationalen Fettkonsum und dem mittleren BMI bei Männern besteht. Bei Frauen findet sich sogar eine negative Korrelation zwische Fettverzehr und Körpergewicht. Es werden weiterhin eine Reihe experimenteller Studien zitiert, die zeigen, dass sich die Energiezufuhr in Form von Fett und Kohlenhydraten bezüglich der Energiespeicherung gleich verhält. Dies gilt für Langzeitstudien. Ergebnisse von Kurzzeitstudien zeigen meist einen ausgeprägten körpergewichtssteigernden Effekt von Fett, sind aber für die Frage der Adipositasprävention und -therapie nicht von Bedeutung [288].

Anhänger der Vorstellung, dass für Prophylaxe und Therapie von Übergewicht und Adipositas die Energiezufuhr in Form von Fett und Kohlenhydraten gleichzusetzen ist, empfehlen lediglich Fette mit einfach und mehrfach ungesättigten Fettsäuren zu bevorzugen und gesättigte bzw. Transfettsäuren zu reduzieren.

Die genannten Argumente, die den Wert einer Fettrestriktion infrage stellen, werden von anderen Autoren zu widerlegen versucht. Sie führen als Beweis für die Überlegenheit einer Fettreduktion bei limitierter bzw. freier Wahl der Kohlenhydratmenge insgesamt vier Metaanalysen von gut kontrollierten Langzeitstudien an. In den einzelnen Studien lag unter Fettrestriktion der Gewichtsverlust um 2,4 bis 2,79 kg höher als in den Kontrollgruppen mit normaler Fettzufuhr. Für die Reduktion der Fettzufuhr um 1 % wurde eine Abnahme des Körpergewichts von 0,28 kg errechnet [16].

Der Einfluss von Fett auf die Energiebilanz ist, wie sowohl tierexperimentelle als auch Humanstudien zeigen, nicht nur von der Fettmenge, sondern auch von dem Fettsäuremuster abhängig. Nach dem Verzehr mehrfach ungesättigter Fettsäuren kommt es im Vergleich zu gesättigten Fettsäuren zu einem höheren Ruheumsatz und einer höheren nahrungsinduzierten Thermogenese (Lit. bei [16]).

Diskutiert wird auch die Möglichkeit, durch teilweisen Ersatz des üblichen Nahrungsfettes durch **Fette mittelkettiger Fettsäuren (MCT)** die Reduktion des Körpergewichtes zu begünstigen. Der Energiegehalt von MCT beträgt 8,3 kcal/g im Vergleich zu 9,3 kcal/g bei LCT, dem üblichen Nahrungsfett. Ersetzt man LCT teilweise durch MCT, so kommen neben der genannten Differenz im Brennwert zusätzlich bestimmte Stoffwechseleffekte von MCT zur Geltung, die eine körpergewichtsreduzierende Wirkung zur Folge haben [29]. Es fand sich bei adipösen Frauen eine reduzierte Oxidation von langkettigen, nicht aber von mittelkettigen Fettsäuren. Unter Gabe einer Mischung von MCT und LCT lag die Lipidoxidation höher als unter der gleichen Menge an LCT. In einer vergleichenden Studie an übergewichtigen Frauen mit einem BMI > 30 konnte der reduzierende Effekt von MCT auf das Körpergewicht belegt werden. Verglichen wurde das Verhalten des Körpergewichtes und der Körperzusammensetzung unter Gabe einer isoenergetischen Diät (578,4 kcal/Tag), angereichert mit MCT oder LCT. Registriert wurden neben dem Körpergewicht das Appetit- und Sättigungsverhalten, die Ketonkörperkonzentration im Plasma etc. Der günstige Einfluss von MCT auf das Körpergewicht wurde bestätigt. Die MCT-Gruppe zeigte während der ersten zwei Wochen eine signifikant größere Gewichtsabnahme. Der Anteil des Körperfettes am gesamten Gewichtsverlust war im Vergleich zur LCT-Gruppe größer. In der MCT-Gruppe war die Plasmakonzentration an Ketonkörpern höher, das Hungergefühl weniger stark ausgeprägt und das Sättigungsgefühl größer als in der Vergleichsgruppe. Diese Unterschiede waren während der ersten zwei Wochen der Behandlung deutlich, nahmen aber während der dritten und vierten Woche kontinuierlich ab. Die vergleichende Therapiestudie zeigt, dass dann, wenn in einer weit unter dem Energiebedarf liegenden Reduktionsdiät LCT zum Teil durch MCT ersetzt wird, während zwei Wochen eine vermehrte Reduktion des Körperfettes bei geringerem Verlust an fettfreier Körpermasse (proteinsparender Effekt) zu beobachten ist [143]. Aufgrund dieser begrenzt vorliegenden Befunde ist anzunehmen, dass MCT während etwa zwei Wochen im Vergleich zu LCT einen günstigen Effekt auf die Gewichtsreduktion hat. Durch Adaption des Stoffwechsels ist diese Wirkung offenbar nur kurzfristig.

Energiereduzierte Lebensmittel, Ballaststoffe

Ausgehend von der Tatsache, dass die Adipositas die Folge einer zu hohen Energiezufuhr ist, und dass die Empfehlung, die Energiezufuhr in Form einer kalorienreduzierten Mischkost so einzuschränken, dass ein normales Körpergewicht resultiert, nur unzureichend befolgt wird, bemüht man sich, Lebensmittel mit reduziertem Energiegehalt herzustellen, d.h. unter Beibehalten von Geschmack und Aussehen den Energiegehalt eines Lebensmittels durch Zusatz kalorienfreier Stoffe zu reduzieren.

Es wird die **„Energiedichte“** der Nahrung, die in den Industrienationen durch besondere Verarbeitung und Auswahl von Lebensmitteln, insbesondere den zunehmenden Mangel an Ballaststoffen, immer höher wird, durch einen Zusatz von Wasser oder unverdaulichen Füll- und Quellstoffen herabgesetzt.

So ist es z. B. möglich, den **Wassergehalt** von Margarine in einem Ausmaß zu erhöhen, dass ihr Fettanteil auf 40% reduziert wird. Der Energiegehalt einer solchen mit Wasser angereicherten Margarine ist im Vergleich zu dem von Butter oder Margarine um 50% herabgesetzt.

Eine weitere Möglichkeit bietet der Zusatz **unverdaulicher Füllstoffe** oder der **Ersatz von Zucker durch Süßstoff.** Nach dem Lebensmittelgesetz können Natriumalginat, Johannisbrotkernmehl und Guarmehl der Nahrung als unverdauliche Füllstoffe zugesetzt werden.

Unter Berücksichtigung des sehr komplexen Zustandekommens des Sättigungsgefühls ist es fraglich, ob „kalorienfreie“ Füll- und Quellstoffe nur durch ihren **Fülleffekt im Gastrointestinaltrakt,** insbesondere im Magen, wirken. Es ist nahe liegend, anzunehmen, dass auch der Vorgang des Kauens, der **Kontakt der Nahrung** mit Mund- und Pharynxschleimhaut und die **Geschmacks- und Geruchsempfindung** hierbei mitwirken. Dem „Einbau“ dieser Stoffe in Lebensmittel – ohne dass Konsistenz, Geschmack und Aussehen verändert werden – kommt somit sicher eine gewisse Bedeutung zu.

Eine Möglichkeit, den Fettanteil der Kost zu reduzieren, sind die bereits diskutierten **Fettersatzstoffe** (vgl. Kap. 1.3.6). In diesem Zusammenhang muss nochmal darauf hingewiesen werden, dass der Wert fettreduzierter Lebensmittel angezweifelt wird, da der Rückgang des Fettkonsums in einer Bevölkerungsgruppe nicht mit dem erwarteten Effekt auf das Gewichtsverhalten einhergeht. Am eindrucksvollsten ist das Beispiel der USA (American paradox), wo in der Zeit zwischen 1976 und 1991 die Prävalenz des Übergewichts um über 30% anstieg, obwohl der prozentuale Anteil von Fett an der Gesamtenergiezufuhr im Mittel um 10% reduziert wurde [103].

> Wahrscheinlich haben die Ballaststoffe eine größere Bedeutung für die Entstehung der Adipositas als für ihre Therapie.

Nach Heaton [101] begünstigt der Verzehr von stärke- und zuckerhaltigen Lebensmitteln, denen durch industrielle Bearbeitung die Ballaststoffe ganz oder weitgehend entzogen wurden, die Entwicklung der Adipositas. Ein Meiden solcher Produkte, insbesondere von Zucker und kleiearmen Getreideprodukten, wäre folglich die sinnvollste Maßnahme zur Therapie, aber insbesondere zur **Prophylaxe des Übergewichts.** Die Energiezufuhr wird aus folgenden Gründen durch einen hohen **Anteil an Ballaststoffen** in der Nahrung reduziert:

- Aufgrund des von Ballaststoffen eingenommenen Volumens ist der Anteil an verwertbarer Energie geringer, zumal eine Reihe unverdaulicher Kohlenhydrate zusätzlich ein **hohes Wasserbindungsvermögen** haben.
- Nahrung, reich an Ballaststoffen, erfordert ein langes Kauen. Hierdurch kommt es schneller zu einem **Sättigungsgefühl,** da langes Kauen zu einer vermehrten Speichel- und Magensaftsekretion und folglich einer **intensiveren Magenfüllung** führt. Wahrscheinlich sind auch die Verweildauer der Speise in der Mundhöhle und die Länge der Kontaktzeit zwischen Nahrung und Mundschleimhaut mit am Zustandekommen des Sättigungsgefühls beteiligt. So kann man z. B. 330 ml Limonade bzw. Colagetränk (1 Flasche) – das entspricht etwa 670 kJ (160 kcal) – in 1–2 Minuten trinken, während man, um die gleiche Menge an Energie in Form von Obst aufzunehmen, 300 g Äpfel (etwa 2 Stück), 260 g Birnen, 160 g Bananen oder 300 g Pflaumen verzehren müsste.
- Ballaststoffe reduzieren in gewissem Umfang die **Ausnutzung von Nährstoffen** im Intestinaltrakt. So konnte gezeigt werden, dass die Energieausnutzung unter einer ballaststoffarmen Diät 97%, unter einer ballaststoffreichen hingegen 92,5% betrug. Pro Gramm aufgenommener unverdaulicher Kohlenhydrate konnte eine Reduktion der Energieausnutzung um 0,16% erreicht werden.
- Es konnte gezeigt werden, dass dann, wenn **Zucker zusammen mit Ballaststoffen** verzehrt wird, der postprandiale Anstieg der Glucosekonzentration im Serum geringer ist als bei Zuckerverzehr ohne zusätzliche Aufnahme von Ballaststoffen (vgl. Abb. 1-40).

Da die hohe Blutglucosekonzentration hohe Insulinaktivitäten zur Folge hat, Insulin wiederum die Lipolyse hemmt und die Lipogenese fördert, könnte der Mangel an Ballaststoffen auch aufgrund dieses Zusammenhangs die Adipositasentstehung begünstigen.

Die Bedeutung des **glykämischen Index** kohlenhydratreicher Lebensmittel für die Höhe der postprandialen Insulinkonzentration im Serum und das metabolische Syndrom werden im Kapitel 4.4 Diabetes mellitus besprochen.

Ergebnisse der in der Literatur mitgeteilten Therapiestudien mit Ballaststoffpräparaten bzw. Diäten mit unterschiedlich hohem Ballaststoffgehalt sind widersprüchlich. Die Mehrzahl der Untersucher berichtet jedoch über eine **Verringerung des Hungergefühls** unter Gabe eines aus Getreide- und Zitrusballaststoffen bestehenden Präparates bei gesunden Versuchspersonen [221], bzw. über eine signifikant ausgeprägtere Reduktion des Körpergewichts [257]. Dieser positive Effekt konnte mit Präparaten, ausschließlich aus Weizenkleie bestehend, nicht erzielt werden. Insgesamt handelt es sich immer um Kurzzeitstudien mit einer maximalen Länge von drei Monaten.

Formeldiäten

Formeldiäten sind Nährstoffgemische mit konstantem Nährstoffgehalt. Diese industriell hergestellten Lebensmittel kommen in flüssiger Form, als Pulver oder Granulat in den Handel.

Der Vorteil von Formeldiäten liegt in ihrem **konstanten Gehalt von essentiellen Nährstoffen** und Energie, der gewährleistet, dass der Patient, ohne berechnen und wiegen zu müssen, eine gewünschte tägliche Energie- und Nährstoffmenge einhalten kann.

Da Formeldiäten nur wenige Möglichkeiten zur Variation des Geschmacks bieten, werden sie meist nach kurzer Zeit wegen der **Eintönigkeit des Geschmacks** abgelehnt. Ein weiterer Grund zur Ablehnung ist die flüssige oder breiige Konsistenz. Die Tatsache, nicht kauen zu müssen, wird nach einiger Zeit als sehr störend empfunden. Aus den genannten Gründen werden Formeldiäten in der Mehrzahl der Fälle nicht so lange eingehalten, bis es zu einer ausreichenden Gewichtsreduktion gekommen ist.

Die **Nährstoffrelation** und die pro Tag empfohlene Energie- und Nährstoffmenge der im Handel erhältlichen Formeldiäten ist unterschiedlich.

Der Gesetzgeber schreibt in der Verordnung über diätetische Lebensmittel **(Diätverordnung)** die Anforderungen an solche Diäten vor.

(Gesetzliche Bestimmungen zur Herstellung von bilanzierten Diäten siehe „Proteinsparendes Fasten" und Kap. 18.2).

Gute Therapieerfolge wurden mit einem **ganzheitlichen interdisziplinären Langzeittherapieprogramm,** das gemeinsam von Ärzten, Diätassistenten, Psychologen und Physiotherapeuten betreut wird, erzielt. Es besteht aus einem sechsmonatigen Kernprogramm und einem ebenso langen Folgeprogramm.

In den ersten drei Monaten wird bei diesem kommerziellen Diätprogramm – die besten Erfahrungen existieren mit einem Optifast-Programm – ausschließlich mit 750–800 kcal/Tag in Form einer Formeldiät ernährt. Die voll arbeitsfähigen Teilnehmer treffen sich einmal in der Woche für etwa drei Stunden zu einer ärztlichen Besprechung, zu psychologischer Gruppentherapie und Physiotherapie. Im Anschluss an die ausschließliche Ernährung mit einer Formeldiät wird das Einhalten einer kalorienreduzierten Mischkost trainiert.

Die **Erfolge** dieses Programms sind sehr gut. Im Durchschnitt beträgt der Gewichtsverlust bei Frauen mit einem durchschnittlichen BMI von 38 etwa 22 kg, bei Männern mit einem durchschnittlichen BMI von 39 etwa 28 kg in sechs Monaten. Die Langzeiterfolge liegen nach drei bzw. fünf Monaten zwischen 60 und 70 % (Lit. bei [280, 281]).

Mahlzeitenhäufigkeit

Es konnte wiederholt gezeigt werden. dass der Verzehr häufiger kleiner über den Tag verteilter Mahlzeiten (nippleing) günstiger ist als der Verzehr von 2 bis 3 großen Einzelmahlzeiten. Als Erklärung für den günstigeren Effekt bei Verteilung der Gesamtenergie auf mehrere, z. B. fünf kleine Mahlzeiten werden angeführt:

- ein ausgeglichenes Hungerprofil, durch das der Verzehr großer Einzelmahlzeiten verhindert wird,
- keine großen Mahlzeiten in der zweiten Tageshälfte – wie es bei Adipösen häufig der Fall ist –, in der die Tendenz zur Fettspeicherung aufgrund einer zu dieser Zeit höheren Insulinsekretion gesteigert ist, und
- nach großen Einzelmahlzeiten stellt sich oft eine Phase körperlicher Inaktivität mit entsprechend reduziertem Energieverbrauch ein etc. (Lit. bei [134]).

Alkoholkonsum. In manchen Bevölkerungsgruppen werden 5 bis 10 % des täglichen Energiebedarfes durch Alkohol gedeckt. Bei Alkoholikern steigt der Anteil auf bis zu 50 %. Nach Angaben des Ernährungsberichtes der DGE 2000 liegt der Konsum in der Bundesrepublik bei Männern zwischen 25 und 51 Jahren derzeit im Durchschnitt bei 5,9 % und bei Frauen der gleichen Altersgruppe bei 4,0 % der Energiezufuhr. (vgl. Kap. 1.9.3). Wird Alkohol in moderater Menge meist zu den Mahlzeiten konsumiert, so wird dadurch die Aufnahme der übrigen Nahrung nicht reduziert, das heißt, die Alkoholenergie addiert sich zur Energieaufnahme durch die üblichen Mahlzeiten (Alkoholaddition). Die Entsthehung von Übergewicht und Adipositas wird gefördert. Auch epidemiologische Studien bestätigen die positive Beziehung zwischen moderater Alkoholzufuhr und Häufigkeit bzw. Ausmaß des Übergewichtes. Bei exzessivem Alkoholkonsum ändert sich das Essverhalten. Es werden zunehmend weniger „normale" Lebensmittel verzehrt und der Energiebedarf wird weitgehend durch Alkohol gedeckt (Alkoholsubstiution). Die Adipositas ist in solchen Situationen selten und Zeichen der Mangelernährung nehmen zu (vgl. Kap. 1.9.1).

Für die Energiebilanz haben auch die beiden enzymatischen Abbauwege des Alkohols Bedeutung, der Abbau über Alkoholhydrogenase (ADH) und über das mikrosomale äthanoloxidierende System (MEOS) (vgl. Kap. 1.9.1). Bei chronisch hohem Alkoholkonsum wird Alkohol mehrheitlich über das MEOS abgebaut, ein Abbauweg, der letztlich negativ auf die Energiebilanz wirkt und erklärt, warum chronisch hoher Alkoholkonsum trotz hoher Energiezufuhr nicht zu Übergewicht und Adipositas führt (Lit. bei [261, 184).

Koffein. In mehreren Studien wurde eine Steigerung der Thermogenese nach Kaffeekonsum gemessen. Wirksam war lediglich das koffeinhaltige Getränk. Die aufgenommene Dosis betrug etwa 4 mg Koffein/kg Körpergewicht. Beim Vergleich von Personen mit normalem Körpergewicht mit Adipösen lag die Steigerung bei Schlanken signifikant höher [59, 113].

Außenseiterdiäten

Immer dann, wenn Therapieerfolge schwer zu erzielen sind, ist die Zahl der Therapievorschläge groß und Außenseiter mit wissenschaftlich unbegründeten Konzepten, aber auch unseriöse Geschäftemacher finden reichlich Anhänger. So gibt es auch unter Hunderten von Diäten zur Reduktion des Körpergewichts viele, die mit völlig unbegründeten Vorstellungen argumentieren.

> Da die meisten Kostformen nur während kurzer Zeit praktiziert werden, bestehen auch dann, wenn ihre Zusammensetzung aus ernährungsphysiologischer Sicht falsch ist, kaum gesundheitliche Gefahren (Lit. bei [219]).

Chirurgische Therapieverfahren

Befürworter einer operativen Therapie der Adipositas gehen davon aus, dass eine „krankhafte Fettsucht" (engl. morbid obesity) mit einem BMI > 40 mit diätetischen Maßnahmen nicht bzw. nicht ausreichend zu beeinflussen ist. Bei der erheblichen Gefahr hieraus resultierender Erkrankungen ist nach Abwägen der Risiken ein operatives Vorgehen gerechtfertigt.

> Prinzip aller Verfahren ist es, eine negative Energiebilanz ohne aktives Zutun des Patienten zu erreichen.

Nach den Richtlinien der Deutschen Adipositas-Gesellschaft zur Therapie der Adipositas [282] ist eine Indikation zur operativen Therapie extrem übergewichtiger Patienten unter folgenden Kriterien möglich:

- BMI > 40 seit mehr als drei Jahren. Die konservative Therapie möglichst unter ärztlicher Anleitung oder im Rahmen von Selbsthilfegruppen hat sich als erfolglos oder von vorübergehendem Effekt gezeigt.
- Endokrine Ursachen, Alkohol- und Drogenabhängigkeit sind ausgeschlossen.
- Schwerwiegende Stoffwechselerkrankungen, wie ein metabolisches Syndrom oder ein Schlafapnoe-Syndrom, zeigen eine hohe Dringlichkeit für die Gewichtsreduktion und können die Indikation zum operativen Eingriff erhärten.
- Eine endogene Depression ist in der Regel als Kontraindikation zum operativen Eingriff anzusehen, nicht jedoch eine reaktive Depression.
- Im Allgemeinen sollte man vor dem 18. und nach dem 65. Lebensjahr keine operativen Eingriffe zur Gewichtsreduktion durchführen.

Gastroplastik und Magenband

Von allen Maßnahmen mit Eingriffen an den Gastrointestinalorganen, die zum Ziel hatten, die Nährstoffzufuhr bzw. -ausnutzung so zu reduzieren, dass sich eine negative Energiebilanz einstellt, haben sich lediglich **Verfahren zur Reduktion des Magenvolumens** bewährt. Zwei Techniken kommen zur Anwendung:

- die vertikale Gastroplastik und
- das anpassbare Magenband (zu beiden Verfahren gibt es technische Varianten).

Das **Grundprinzip** beider Methoden ist es, entweder mit einer Klammernaht oder mit einem Silikonband einen kleinen Pouch unterhalb der Kardia zu bilden, der über einen sehr engen Verbindungskanal (Durchmesser 10–12 mm) zur Weitergabe des Speisebreies an den Restmagen verfügt (Abb. 4-14). Während zur Anlage der Gastroplastik in der Regel eine Laparotomie erforderlich ist, kann das Silikonband laparoskopisch platziert werden.

Das **anpassbare Silikonband,** mit dem ein Pouch von etwa 20 ml Inhalt gebildet wird, hat den Vor-

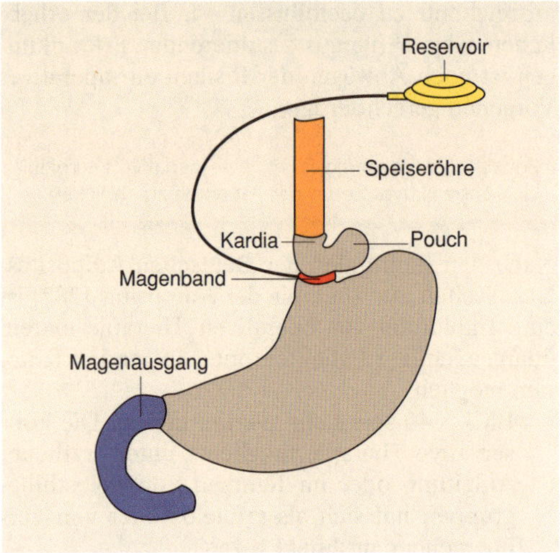

Abb. 4-14 Anpassbares Silikonmagenband. Das Magenband schnürt den Magen subkardial so ein, dass ein kleines Reservoir resultiert. Der Durchmesser des Verbindungskanals in den Restmagen wird über den Füllungszustand des im Band befindlichen aufblasbaren Ballons über den Port gesteuert (nach [117]).

teil, dass mit Hilfe eines an der Innenseite angebrachten zirkulären aufblasbaren Ballons der Durchmesser des Pouchausganges variiert werden kann. Es besteht so die Möglichkeit, über eine **Steuerung der Entleerungsgeschwindigkeit** die Nahrungsaufnahme zusätzlich zu beeinflussen und zu regulieren.

Folgende **Ernährungsregeln** sind nach Anlage eines Magenpouches zu beachten:
- Nahrungsaufnahme einstellen, sobald ein Sättigungsgefühl eintritt.
- Sorgfältig und lange kauen, da keine Partikel verschluckt werden dürfen, die den engen Pouchausgang verlegen.
- Auf ausgewogene Ernährung achten, damit trotz geringer Nahrungszufuhr der Bedarf an essentiellen Nährstoffen gedeckt wird.
- Den Flüssigkeitsbedarf ausschließlich mit kalorienfreien Getränken decken [117].

Nach größeren Statistiken kommt es im Mittel zu einer **Verringerung des Übergewichtes um 50%.**

Langfristig können sich als Folge der unzureichenden Zufuhr mit der Nahrung bzw. von Resorptionsbeeinträchtigungen **Nährstoffdefizite** einstellen. Diese betreffen Vitamine, Mineralstoffe und Eiweiß. Berichtet wird über erniedrigte Serum-Vitamin-B_{12}-Konzentrationen in 25–70% der Fälle. Die Ursachen sind vielschichtig und reichen von unzureichender Zufuhr bis hin zu Störungen der bei diesem Vitamin sehr komplexen Resorption (•vgl. Kap. 1.7.2•). Bei bis zu einem Drittel der Fälle stellt sich ein Folsäuremangel ein, der überwiegend Folge einer unzureichenden Zufuhr mit der Nahrung ist. Berichtet wird darüber hinaus über eine unzureichende Eisenversorgung, insbesondere bei jungen Frauen, über Defizite an Kalium, Magnesium und Vitamin A.

Da es in der unmittelbaren postoperativen Phase bei bis zu einem Drittel der Patienten zu **häufigem Erbrechen** kommt, muss der Elektrolyt- und Wasserhaushalt besonders kontrolliert werden [37, 217].

Medikamentöse Therapie

Bisher nur partiell bekannte nervale und humorale Mechanismen sind wesentlich am Zustandekommen von **Hunger** und **Sättigung** beteiligt. Die Freisetzung von Neurotransmittern und deren Wirkung auf Zentren im Hypothalamus sind wesentliche Bestandteile der dem Hunger- und Sättigungsgefühl zugrunde liegenden, sehr komplexen **Regulationsmechanismen.** Es wird versucht, mit Pharmaka auf diese Abläufe so einzuwirken, dass die Nahrungsaufnahme reduziert und so die Abnahme des Körpergewichts begünstigt wird.

Die **klinische Bedeutung** dieser sog. „Appetitzügler" wird sehr kontrovers beurteilt. Viele Befunde und Ergebnisse vergleichender Therapiestudien sprechen jedoch dafür, dass sie – vorausgesetzt Nebenwirkungen sind eindeutig ausgeschlossen – den Erfolg einer diätetischen Behandlung verbessern können.

Bisher mussten wiederholt zur Adipositasbehandlung zugelassene Medikamente wegen **Nebenwirkungen** vom Markt genommen werden.

Die letzten waren Fenfluramin und Dexfenfluramin, Substanzen, die sowohl die Serotoninausschüttung aus den präsynaptischen Nervenenden steigern als auch die Wiederaufnahme von Serotonin hemmen. Die resultierende Erhöhung von Serotonin im Zentralnervensystem hat eine Verstärkung des Sättigungsgefühls zur Folge.

Die Gründe für das **Verbot** der Substanzen waren die Entwicklung einer pulmonalen Hypertonie bzw. von Herzklappenveränderungen.

Es gibt drei Möglichkeiten, die Adipositastherapie medikamentös zu unterstützen. Dies sind:
- die Beeinflussung der Appetit- und Sättigungsregulation,
- die Stoffwechselsteigerung und
- die Hemmung der intestinalen Nährstoffausnutzung.

Derzeit steht je eine Substanz aus der erst- und letztgenannten Gruppe zur Verfügung, von denen gesundheitsschädigende Nebenwirkungen nicht bekannt sind.

Sibutramin
Es handelt sich um einen Serotonin- und Noradrenalin-Reuptake-Hemmer. Die Substanz und seine beiden aktiven Metaboliten entfalten ihre zentralnervöse Wirkung dadurch, dass sie selektiv die Wiederaufnahme von Serotonin und von Noradrenalin blockieren.

Die Folge ist eine **Verstärkung des Sättigungsgefühles** und damit eine Verringerung der Nahrungsaufnahme. Zusätzlich steigert Sibutramin den Energieverbrauch, indem es die **Thermogenese** durch Steigerung der sympathoadrenergenen Aktivität im braunen Fettgewebe **stimuliert.** Sowohl beim Menschen als auch bei Versuchstieren konnte ein Anstieg des Grundumsatzes gemessen werden. Weiterhin war der bei Abnahme des Körpergewichtes einsetzende Rückgang des Energieverbrauches weniger stark ausgeprägt.

In kontrollierten Studien fand sich bei einer Dosierung bis zu 35 mg täglich eine dosisabhängige Gewichtsreduktion. Als **optimale Dosierung** werden 10–15 mg täglich empfohlen. Während einer Therapiedauer von 24 Wochen lag die Gewichtsabnahme unter Sibutramin um 3–5 kg über der von Placebo. Die durch Sibutramin induzierte Gewichtsreduktion ging mit einer signifikanten Verringerung des Taillen-Hüft-Umfanges und einer Abnahme der Plasmatriglyceride, des Gesamtcholesterins und LDL-Cholesterins einher.

Bei **Typ-2-Diabetikern** kam es mit zunehmender Abnahme des Körpergewichtes zu den erwarteten Verbesserungen von Stoffwechselparametern.

84 % der mit Sibutramin und 71 % der mit Placebo behandelten Patienten gaben Nebenwirkungen an. Die in der Sibutramingruppe am häufigsten geklagten **Nebenwirkungen** betrafen Mundtrockenheit, Appetitlosigkeit, Obstipation und Schlafstörungen [152]. Wegen zum Teil gravierender Nebenwirkungen wie Glaukomanfällen, Blutdruckanstieg, Sehstörungen, Herzrhythmusstörungen bis hin zum Verdacht auf Todesfälle im Zusammenhang mit der Einnahme des Medikamentes wurden neue Überprüfungen gefordert und in Italien Sibutramin bereits vom Markt genommen [12].

Lipaseinhibitoren
Mit diesen Substanzen wird durch partielle Blockade des fettspaltenden Enzyms Lipase eine Fettmaldigestion, vergleichbar der bei der exkretorischen Pankreasinsuffizienz, induziert.

Im Handel befindet sich Tetrahydrolipstatin (Orlistat), unter dessen Einfluss etwa 30 % des mit der Nahrung aufgenommenen Fettes nicht utilisiert, d. h. mit dem Stuhl ausgeschieden werden.

Je höher die Fettzufuhr, umso ausgeprägter ist die **Steatorrhö** und die hiermit **einhergehende Symptomatik** wie Diarrhö und abdominelle Beschwerden.

Will der Patient beschwerdefrei sein bzw. die Symptomatik gering halten, so muss er die Fettzufuhr reduzieren. Die Abnahme des Körpergewichtes unter Einnahme des Lipaseinhibitors resultiert somit sowohl aus der Hemmung der Fettausnutzung als auch aus der zur Vermeidung von Beschwerden erforderlichen Reduktion der Fettzufuhr.

In einer Studie, bei der 3-mal 120 mg Orlistat täglich während sechs Monaten gegeben wurden, kam es im Mittel zu einer Gewichtsabnahme von 8,6 kg im Vergleich zu 3,1 kg unter Placebo [120]. Aus ernährungsmedizinischer Sicht ist die bei jeder Fettmaldigestion reduzierte Ausnutzung sowohl fettlöslicher Vitamine als auch von Carotinoiden bedenklich. In der Literatur finden sich unterschiedliche Angaben zur Erniedrigung dieser Substanzen im Plasma unter Gabe von Orlistat.

4.2 Metabolisches Syndrom

Das gemeinsame Vorkommen von **Adipositas** (insbesondere vom androiden Typ), **Diabetes mellitus Typ 2, Hyperlipoproteinämie** (Hypercholesterinämie bei erniedrigter HDL- und erhöhter LDL-Fraktion, Hypertriglyzeridämie) und **Hypertonie** (in seltenen Fällen auch Gicht) bezeichnet man als metabolisches Syndrom (andere Bezeichnungen sind Syndrom X, tödliches Quartett, Reaven syndrome).

> Patienten mit metabolischem Syndrom sind die klassische Risikogruppe für die Entwicklung einer **vorzeitigen Arteriosklerose.**

Die **Voraussetzungen** für die Entwicklung des Syndroms sind bei gegebener genetischer Disposition und Überernährung die Entwicklung einer androiden (viszeralen) Fettsucht. Die zentrale Bedeutung des viszeralen Fettes ist aus der Tatsache ersichtlich, dass selbst bei normalem BMI die Voraussetzungen für ein metabolisches Syndrom gegeben sind, wenn eine Vermehrung des viszeralen Fettes besteht.

Die Zellen des **viszeralen Fettgewebes** zeichnen sich durch eine unter dem Einfluss lipolytischer Hormone, insbesondere von Katecholaminen, **gesteigerte Lipolyserate** aus. Die hieraus resultierende höhere Fettsäurekonzentration im Serum hat eine Reihe nicht in allen Details bekannter **pathophysiologischer Reaktionen** zur Folge:

- eine gesteigerte Fettsäureoxidation in der Skelettmuskulatur mit hieraus resultierender Verringerung der insulinstimulierten Glucoseaufnahme in die Muskelzellen,
- Begünstigung einer Hyperlipidämie als Folge einer gesteigerten hepatischen VLDL-Synthese,
- Verringerung der hepatischen Insulinclearance (Abb. 4-15).

Von zentraler Bedeutung sind die **muskuläre Insulinresistenz** und der hieraus resultierende Hyperin-

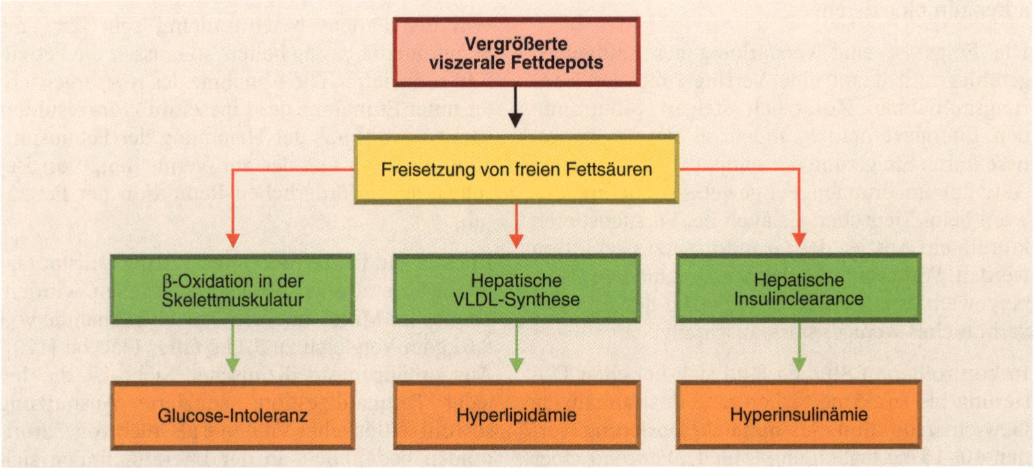

Abb. 4-15 Vermehrte Freisetzung freier Fettsäuren bei androider Fettsucht und ihre zentrale Bedeutung für die Entstehung des metabolischen Syndroms.

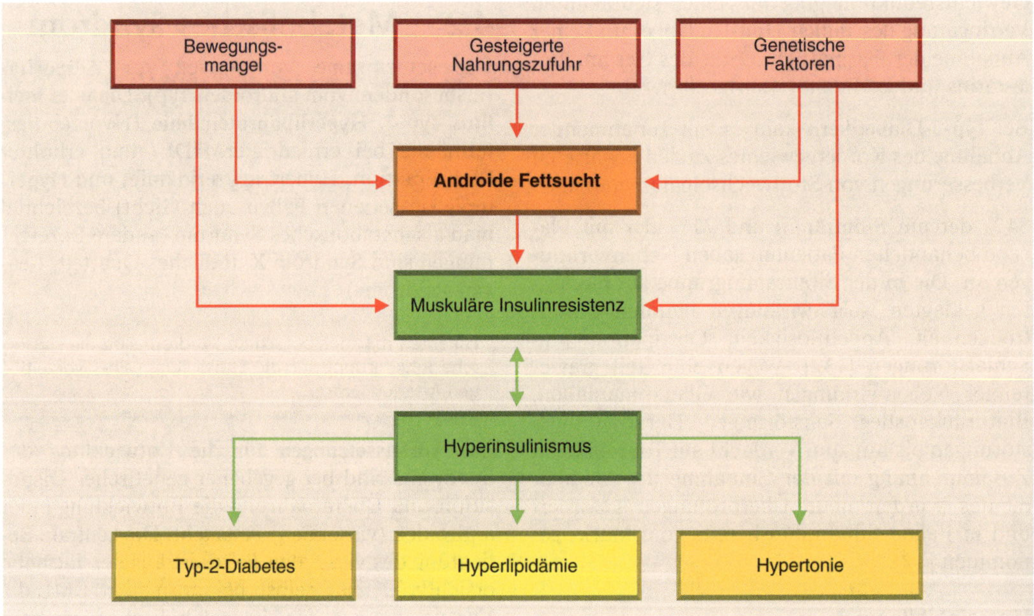

Abb. 4-16 Zusammenhänge zwischen androider Fettsucht, muskulärer Insulinresistenz, Hyperinsulinismus und Entstehung von Typ-2-Diabetes, Hyperlipidämie und Hypertonie.

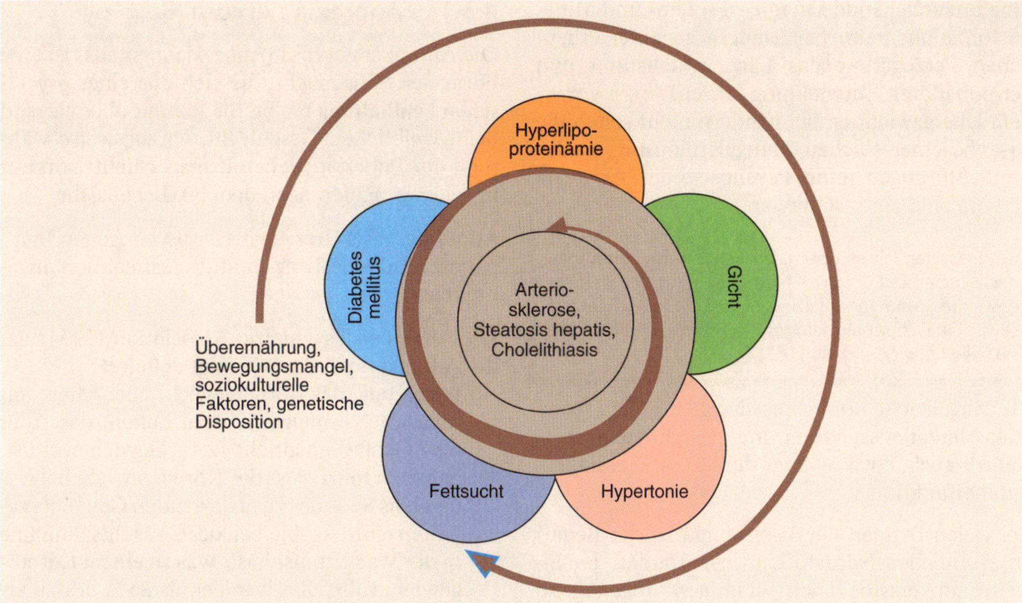

Abb. 4-17 Synopsis des metabolischen Syndroms (nach [95]).

sulinismus [159] (Abb. 4-16). Von Insulinresistenz spricht man, wenn die biologische Antwort auf eine bestimmte Insulinkonzentration geringer ist als erwartet. Trotz dieser Insulinresistenz wird der Glucosestoffwechsel in der Frühphase durch eine gesteigerte Insulinsekretion kompensiert, sodass kein klinisch manifester Diabetes nachweisbar ist. Diese **Hyperinsulinämie** ist die Voraussetzung für die Entstehung des Typ-2-Diabetes, aber auch für alle anderen nicht immer obligat zu dem Syndrom zählenden Störungen.

Die pathophysiologischen Zusammenhänge zwischen Hyperinsulinämie und der Entstehung von Fettstoffwechselstörungen und **Hypertonie** sind nicht ausreichend bekannt. Wahrscheinlich begünstigt die Hyperinsulinämie die renale Natrium- und Wasserrückresorption und induziert so eine Volumenexpansion. Diskutiert werden auch Einflüsse auf die Gefäßwandmuskulatur und die intrazelluläre Kalziumkonzentration, die wiederum die Entstehung einer essentiellen Hypertonie begünstigen. Neben der gesteigerten Lipolyse und der dadurch verursachten Erhöhung der Konzentration freier Fettsäuren kommt auch der erst unvollständig bekannten Rolle des Fettgewebes als endokrines Organ eine Bedeutung beim Zustandekommen des metabolischen Syndromes zu.

Die als Folge der kurz skizzierten pathophysiologischen Mechanismen häufigen Erkrankungen Diabetes mellitus Typ 2, Hyperlipidämie und Hypertonie wurden bereits im Kapitel Adipositas besprochen.

> Neben der genetischen Prädisposition ist die Adipositas als Folge von Überernährung und Bewegungsmangel (Abb. 4-17) der auslösende Faktor. Hiermit ist die Therapie dieses für die **Primärprävention** wichtigen Syndroms vorgegeben.

4.3 Magersucht, psychogene Essstörungen*

Jede negative Energiebilanz führt zu einer Reduktion des Körpergewichts und damit mehr oder weniger schnell zur Magersucht. Die verminderte Nahrungszufuhr kann durch **Nahrungsmangel** oder durch ein **reduziertes Hungergefühl** bei ausreichendem Nahrungsangebot bedingt sein.

Zu Letzterem kann es kommen, wenn das im Hypothalamus gelegene Hungerzentrum durch sklerotische, degenerative, entzündliche, traumatische oder tumoröse Veränderungen geschädigt ist. Man spricht in einem solchen Fall von einer **zerebralen Magersucht.** Möglicherweise handelt es sich bei der Anorexie im Verlauf von Infektions- und Tumorkrankheiten um die Folge einer toxischen Schädigung des genannten Zentrums.

* Adressen zur Beratung s. S. 333.

Eine unzureichende Energie-, Protein- und Mineralstoffzufuhr kann bei **Kindern** zu einer erheblichen Verzögerung des Längenwachstums und der pubertären Entwicklung führen. Angst vor einem Übergewicht ist bei Kindern nicht selten die Ursache einer solchen Mangelernährung. Endokrine Störungen, eine Psychose oder Anorexia nervosa sind auszuschließen.

Bei Einsetzen einer optimalen Ernährung kommt es nach kurzer Zeit zu einer Normalisierung des Körpergewichtes, und innerhalb von 1–3 Monaten setzen sowohl das normale Längenwachstum als auch die sexuelle Entwicklung ein [161, 209].

Zu Magersucht kommt es darüber hinaus beim **Malassimilationssyndrom** und bei **erhöhtem Energieverbrauch,** etwa bedingt durch eine Schilddrüsenüberfunktion.

Bei vielen Formen der Magersucht ist der Bedarf an essentiellen Nährstoffen, insbesondere an Eiweiß und verschiedenen Vitaminen, ungenügend gedeckt, sodass neben der Gewichtsreduktion **Mangelerscheinungen** beobachtet werden.

Lange anhaltende ungenügende Nahrungszufuhr kann zur sog. trockenen Abmagerung oder zu Hungerödemen führen. Die **trockene Abmagerung** entwickelt sich kontinuierlich bis zur ausgesprochenen Kachexie. Subjektive Beschwerden sind die Abnahme körperlicher und geistiger Leistungsfähigkeit, Müdigkeit, Kälteempfindlichkeit, Schwindel, Depressionen und Störungen der Genitalfunktion. Der Gesichtsausdruck wird infolge des Depotfettschwundes greisenhaft, die Haut faltig, fettarm, trocken und braun pigmentiert. Bei einem Teil der Unterernährten entwickelt sich bereits relativ früh und unabhängig von der Höhe der Albuminkonzentration im Serum ein **Hungerödem** (ödematöse Schwellung der Augenlider, des Gesichts, der Hände, der Beine und des Bauches).

Störungen des Essverhaltens

Das Essverhalten ist durch Hunger und Sättigung in Abhängigkeit vom Energiebedarf so reguliert, dass ein im Normbereich schwankendes Körpergewicht resultiert.

Bei **gestörter Kontrolle** des Essverhaltens kommt es zu Abweichungen vom normalen Körpergewicht: bei der **Anorexia nervosa** in Form einer Gewichtsabnahme **und** bei der **Adipositas** steigt das Körpergewicht über den Normbereich an.

Bei der **Bulimia nervosa** schwankt dagegen das Körpergewicht im Normbereich.

4.3.1 Anorexia nervosa

Die Anorexia nervosa (Anorexia mentalis) ist eine Form der Magersucht, die sich aus einer **psychischen Fehlhaltung** ergibt. Sie kommt überwiegend beim weiblichen Geschlecht, vorzugsweise während der Pubertät (Pubertätsmagersucht) vor, nur in seltenen Fällen nach dem 30. Lebensjahr.

Ätiologie Als **Ursache** dieser psychogenen Inappetenz wird eine Trotz- und Protestreaktion angenommen.

Die American Psychiatric Association (1994) hat die Anorexia nervosa wie folgt **definiert:**

A **Weigerung,** das Körpergewicht über einem minimalen Normalgewicht zu halten, das Alter und Größe entspricht (z. B. Gewichtsverlust, der dazu führt, dass das Körpergewicht bei weniger als 85 % des zu erwartenden Gewichts gehalten wird; Ausbleiben der Gewichtszunahme in der Wachstumsphase, was zu einem Körpergewicht führt, das weniger als 85 % des zu erwartenden Gewichts ausmacht).

B Intensive **Furcht** vor einer Gewichtszunahme oder davor, fett zu werden, obwohl Untergewicht besteht.

C Störung in der Art und Weise, in der das eigene Körpergewicht oder die eigene Figur erlebt werden, übermäßiger Einfluss von Körpergewicht oder Figur auf die Bewertung der eigenen Person oder **Leugnung** des Ernstes des gegenwärtigen niedrigen Körpergewichts.

D **Amenorrhö** bei Frauen und Mädchen nach der Menarche, d. h. Ausbleiben von mindestens drei aufeinander folgenden Menstruationszyklen (Amenorrhö wird bei einer Frau angenommen, wenn ihre Periode nur nach Hormongabe, z. B. von Östrogenen, auftritt).

Folgende **Subtypen** werden unterschieden:

- **Restriktiver Typ:** In der gegenwärtigen Phase der Anorexia nervosa hat die/der Betroffene keine regelmäßigen Essanfälle und praktiziert nicht regelmäßig abführendes Verhalten (selbst herbeigeführtes Erbrechen oder Missbrauch von Abführmitteln, Diuretika und Einläufen).
- **Bulimischer Typ (Essanfall/Abführ-Typ):** In der gegenwärtigen Phase der Anorexia nervosa hat die/der Betroffene regelmäßige Essanfälle oder praktiziert regelmäßig abführendes Verhalten (selbst herbeigeführtes Erbrechen oder Missbrauch von Abführmitteln, Diuretika und Einläufen).

In den **Diagnosekriterien** der Weltgesundheitsorganisation 1993 (ICD-10) lauten die Angaben zum Körpergewicht wie folgt:

Tatsächliches Körpergewicht mindestens 15% unter dem erwarteten, entweder durch Gewichtsverlust oder nie erreichtes Gewicht, oder Quetelets-Index (identisch mit BMI) von 17,5 oder weniger.

Klinik Häufig werden abdominelle Beschwerden wechselnder Lokalisation sowie Intensität und Obstipation angegeben. Bei den Kranken besteht eine **hochgradige Abneigung gegen die Nahrung,** die so weit führen kann, dass nach der Nahrungsaufnahme ein Erbrechen provoziert wird.

Die körperliche und geistige Leistungsfähigkeit bleibt trotz eines oft hochgradigen Gewichtsverlustes über lange Zeit erhalten. Die Patienten zeigen sogar meist eine **gesteigerte körperliche Aktivität.**

Die Erkrankung gilt als eine der schwierigsten bei Mädchen im Teenageralter. Je nach Statistik wird eine Letalität von 7–15% angegeben.

Bei Patienten in der **Vorpubertät** kann die erwartete Gewichtszunahme während der Wachstumsperiode ausbleiben.

Die **somatischen Folgen** der Anorexia nervosa unterscheiden sich von denen, die sich unter langfristigem Hunger entwickeln.

In der **Frühphase** werden häufig bei unzureichender Energieaufnahme noch ausreichende Mengen an Protein, Vitaminen und Mineralstoffen zugeführt. Es kommt, mitbedingt durch die hohe körperliche Aktivität primär zu einer erheblichen Reduktion der Körperfettdepots und erst in einer **späteren Krankheitsphase** zur Eiweißkatabolie. Proteinmangel in Kombination mit Elektrolytstörungen wie Hypokalämie, Hypomagnesiämie, Hyponatriämie etc. führen zu EKG-Veränderungen, einer Reihe endokrinologischer und immunologischer Regulationsstörungen etc.

Das Zusammenwirken von Nährstoffdefiziten und endokrinen Störungen führt bei Frauen häufig zu einer Verringerung der Knochendichte und einer erhöhten Frakturrate. Die Bestimmung der Knochendichte in verschiedenen Skelettbereichen ergab bei bis zu 60% der Frauen erniedrigte Dichtewerte [88]. Bei einer über Jahre andauernden Anorexia nervosa liegt die Mortalität signifikant über der der Durchschnittsbevölkerung [105].

Ernährungstherapie Im Vordergrund steht die **Verhaltenstherapie** (ausführliche Darstellung bei [208]).

Aufgabe des Internisten und des Diätassistenten ist es, durch vorsichtiges Steigern der Nahrungszufuhr das Körpergewicht zu stabilisieren und anschließend eine Gewichtszunahme zu erreichen.

4.3.2 Bulimia nervosa

Der Bulimiekranke hat wie der Anorexiekranke Angst vor zu hohem Körpergewicht. Ein weiteres typisches Zeichen dieser Erkrankung sind Phasen mit **exzessiver Nahrungsaufnahme** (Bulimia = Ochsenhunger).

Es wird berichtet, dass manche Kranke innerhalb von 1–2 Stunden 62500 bis 83500 kJ (15000–20000 kcal), meist in Form **hochkalorischer** Süßigkeiten oder Eiscreme, aufnehmen und wieder erbrechen (Lit. bei [96]). Der Kranke versucht, die nach einer Fressphase drohende Gewichtszunahme durch selbst ausgelöstes **Erbrechen** bzw. durch Einnahme von **Laxanzien** zu verhindern und so sein Körpergewicht im Normbereich zu halten. Die Variante, bei der das Einnehmen von Laxanzien und auch von Diuretika sehr ausgeprägt ist, wird auch als **Bulimarexia** oder Binge-purge-syndrome bezeichnet (Lit. bei [96]).

Nach der American Psychiatric Association (1994) wird diese psychische Erkrankung wie folgt definiert:

A Regelmäßige Essanfälle. Ein Essanfall ist durch folgende zwei Merkmale gekennzeichnet:
  - In einem abgrenzbaren Zeitraum (z.B. innerhalb von 2 Stunden) wird eine Nahrungsmenge gegessen, die deutlich größer ist als die Menge, die die meisten anderen Leute im selben Zeitraum und unter den gleichen Umständen essen würden.
  - Während des Essanfalls wird der Verlust der Kontrolle über das Essen empfunden (z.B. das Gefühl, nicht mit Essen aufhören zu können oder nicht im Griff zu haben, wie viel gegessen wird).

B Regelmäßiges **unangemessenes Kompensationsverhalten,** um einen Gewichtsanstieg zu vermeiden, wie selbst herbeigeführtes Erbrechen, Missbrauch von Abführmitteln, Diuretika, Einläufen oder von anderen Medikamenten, Fasten oder exzessiver Sport.

C Die Essanfälle und das unangemessene Kompensationsverhalten treten beide im Durchschnitt **mindestens zweimal pro Woche** für 3 Monate auf.

D Die Bewertung der eigenen Person wird durch Figur und Gewicht übermäßig beeinflusst.

E Die Störung tritt nicht ausschließlich während einer Phase der Anorexia nervosa auf.

Folgende **Subtypen** sind zu unterscheiden:

- **Abführender Typ (purging subtyp):** In der gegenwärtigen Phase der Bulimia nervosa praktiziert die Person selbst herbeigeführtes Erbrechen oder den Missbrauch von Abführmitteln, Diuretika oder Einläufen.

- **Nichtabführender Typ (non-purging subtyp):** In der gegenwärtigen Phase der Bulimia nervosa benutzt die Person ein anderes unangemessenes Kompensationsverhalten wie Fasten oder exzessiven Sport, praktiziert aber nicht regelmäßig selbst herbeigeführtes Erbrechen oder den Missbrauch von Abführmitteln, Diuretika oder Einläufen.

Ätiologie Die **Ursache** des gestörten Essverhaltens ist unbekannt. Nach Ansicht mancher Autoren (Lit. bei [208]) kommt den intensiven und häufigen **Aufklärungskampagnen gegen das Übergewicht** möglicherweise eine Bedeutung zu.

Nach Schätzungen leiden derzeit 1–5 % der weiblichen Bevölkerung zwischen 15 und 35 Jahren an dieser Störung.

Strittig ist, ob eine weitere als **„Binge eating disorder"** bezeichnete Form der Essstörung als neue diagnostische Einheit anerkannt werden soll [68]. Es handelt sich um Essanfälle, die bei Adipösen in bis zu 30 % der Fälle auftreten sollen. Die für die Bulimia nervosa typische „Gegenmaßnahme" (purging), insbesondere das provozierte Erbrechen, fehlen.

Klinik Sowohl bei der Anorexia nervosa als auch bei der Bulimia nervosa kann es zu einer Reihe von **Nebenwirkungen** im Bereich des Verdauungstrakts kommen.

Der häufige Kontakt von Magensäure mit dem Gebiss als Folge des Erbrechens und der oft exzessive Verzehr von kohlenhydratreichen Lebensmitteln begünstigen bei der Bulimie die Entstehung der **Karies.** Darüber hinaus kann es zu einer Überempfindlichkeit der Zähne gegenüber Temperaturschwankungen, sauren Speisen und Getränken kommen („bulimic dental disease").

Schädigungen des **Ösophagus** reichen von der geringgradigen Ösophagitis bis hin zur Ösophagusruptur.

Am Magen kann es sowohl bei der Anorexie als auch bei der Bulimie zu erheblichen **Dilatationen** kommen, die sich in seltenen Fällen auch gleichzeitig am Duodenum und am übrigen Dünndarm nachweisen lassen. Die Ursache dieser Dilatationen ist unbekannt. Röntgenologisch konnte bei 50 % der Patienten mit Anorexia nervosa eine Dilatation des proximalen Duodenums nachgewiesen werden. Die Magenentleerung ist verzögert. Die bei den Kranken nicht selten nachzuweisende Hypokaliämie scheint nicht die einzige Erklärung für dieses Phänomen zu sein.

Funktionsstörungen des Kolons bestehen in einer oft hartnäckigen Obstipation, wahrscheinlich als Folge des geringen Verzehrs von ballaststoffreichen Lebensmitteln, unterstützt durch einen Missbrauch von Laxanzien und Diuretika.

Amenorrhö mit niedrigen Östrogenspiegeln und **Osteoporose** als Folge der unzureichenden Kalzium- und Vitamin-D-Versorgung (in manchen Studien war die Frakturrate bis zum siebenfachen gesteigert) finden sich insbesondere bei der Anorexia nervosa häufig.

Zu wesentlichen Störungen der Leberfunktion kommt es bei beiden Formen eines gestörten Essverhaltens nicht. Geringgradige Erhöhungen der Transaminasen werden häufig beobachtet.

Therapie Auch die Bulimie wird mit **verhaltenstherapeutischen Methoden** behandelt.

4.3.3 Anorexia athletica

Obwohl am Zustandekommen der Anorexia nervosa und Bulimia nervosa verschiedene Faktoren beteiligt sind, kommt offenbar dem sog. **gezügelten Essverhalten,** d. h. der permanenten Einschränkung der Nahrungsaufnahme mit dem Ziel, ein gewünschtes Körpergewicht bzw. eine als ideal angesehene Figur zu erreichen, eine zentrale Bedeutung zu.

Während es sich in beiden Fällen um Folgen psychosomatischer Störungen handelt, ist die Anorexia athletica primär Bestandteil der Bemühungen um **sportliche Höchstleistung.** Bestimmte, das Erzielen von Höchstleistungen begünstigende anthropometrische Gegebenheiten werden durch Änderung des Essverhaltens zu erreichen versucht. Da sich bei vielen Sportlerinnnen die Leistung durch Reduktion des Körpergewichtes steigern lässt, wird die Nahrungsaufnahme eingeschränkt.

Die Erfahrung zeigt, dass sich das primär **sinnvolle diätetische Vorgehen** ab einem gewissen Punkt der Gewichtsreduktion **verselbstständigen** kann, sodass die Sportlerinnen das Vollbild der Anorexia nervosa entwickeln.

Zur **sportmedizinischen Betreuung** gehört die Ernährungsberatung und die Kontrolle des Körpergewichtes, um das Abgleiten einer Anorexia athletica in eine Anorexia nervosa bzw. Bulimia nervosa zu vermeiden (Lit. bei [44]).

4.3.4 Orthorexia nervosa

Als Orthorexia nervosa (abgeleitet von dem griech. „ortho" = richtig, gerade) wird eine Essstörung bezeichnet, die charakterisiert ist durch ein extremes Beachten von Regeln einer gesunden Ernährung. Die Betroffenen leben in ständi-

Tabelle 4-5 Klassifikation- und Diagnosekriterien des Diabetes mellitus.

Klassifikation	Diagnosekriterien
I	**Diabetes mellitus Typ1** Zerstörung der β-Zellen, die zum absoluten Insulinmangel führt, meist immunologische Ursache.
II	**Diabetes mellitus Typ 2** Der Umfang der Störung reicht vom Vorliegen einer Insulinresistenz mit relativem Insulinmangel bis zum Sekretionsdefizit mit Insulinresistenz.
III	Andere, meist **seltene Diabetestypen** wie genetische Defekte der β-Zellfunktion oder Erkrankungen des exokrinen Pankreas, z.B. fortgeschrittene Pankreatitis, Pankreasteilresektion, Hämochromatose etc.
IV	**Gestationsdiabetes** (Schwangerschaftsdiabetes).

ger unbegründeter Angst, den Bedarf an lebenswichtigen Nährstoffen nicht zu decken, Lebensmittel zu verzehren, die der Gesundheit schaden oder Zubereitungsverfahren anzuwenden, die den Wert von Lebensmitteln negativ beeinflussen.

4.3.5 Pica-Syndrom (Pikazismus)

Dieses Syndrom beschreibt **abnorme Essgelüste** und deren Folgen, wie sie bei manchen psychiatrischen Erkrankungen, u.U. auch während der Schwangerschaft, und gehäuft bei verschiedenen ethnischen und sozialen Gruppen beobachtet werden.

Hierzu gehören die regelmäßige orale Aufnahme von Erde (Geophagie), Wäschestärke (Amylophagie) und einer Vielzahl weiterer Substanzen, die nicht zu den Lebensmitteln zählen, wie bestimmte Industrieprodukte (Papier, Seife, Watte etc.) und natürlich vorkommende Substanzen wie Haare, Gras, Sand etc.

Je nach Art und Menge der verzehrten Substanzen kommt es zu **Komplikationen.** So z.B. zum Eisenmangel als Folge einer Hemmung der Eisenresorption bei Amylophagie, Elektrolytstörungen bei der Geophagie, Bezoarbildungen im Magen bei der Trichophagie etc. (Lit. bei [173]).

4.4 Diabetes mellitus*

Ätiologie Diabetes mellitus (Zuckerharnruhr) ist keine einheitliche Erkrankung, sondern eine Gruppe heterogener klinischer Syndrome, die mit einer Störung des Glucosestoffwechsels, aber auch anderer Stoffwechselstörungen einhergehen.

* Deutscher Diabetiker Bund e.V., Bundesgeschäftsstelle, Danziger Weg 1, 58511 Lüdenscheid.

Zugrunde liegen entweder

- eine verminderte oder fehlende Insulinproduktion als Folge von Schädigungen der β-Zellen,
- die Synthese eines strukturell veränderten Insulins oder
- das synthetisierte und sezernierte Insulin kann am Erfolgsorgan nicht bzw. nicht ausreichend wirksam werden.

Die **Folgen** sind ein Anstieg der Blutglucosekonzentration, eine Glucosurie und später Folgen der erhöhten Blutglucosekonzentration an verschiedenen Organsystemen, Fettstoffwechselstörungen etc.

Die Klassifikations- und Diagnosekriterien für den Diabetes mellitus mussten im Laufe der Jahre immer wieder aufgrund neuer Erkenntnisse geändert werden. Derzeit gilt eine Neufassung der Amerikanischen Diabetes-Gesellschaft in Abstimmung mit der WHO aus dem Jahre 1997 [263] (Tab. 4-5). Die neue Klassifikation orientiert sich an ätiologischen Gesichtspunkten und verlässt die frühere, vorwiegend an der Therapie ausgerichtete Einteilung. Auf diese Weise werden die Begriffe wie IDDM (insulin dependent diabetes mellitus) und NIDDM (non insulin dependent diabetes mellitus) eliminiert und ausschließlich durch die Bezeichnung Typ-1- bzw. Typ-2-Diabetes ersetzt.

Klinik Da der Diabetiker die Glucose nicht ausreichend in den Stoffwechsel einschleusen kann, kommt es zu einem **Anstieg der Blutglucosekonzentration** (normal 70–120 mg/dl bzw. 3,89–5,55 mmol/l). Dieser Anstieg der Zuckerkonzentration im Serum hat wiederum eine Erhöhung des osmotischen Drucks und ein Überschreiten der Nierenschwelle für Glucose, die bei etwa 160–180 mg/dl liegt, zur Folge. Ab einer gewissen Konzentration im Blut **(Nierenschwelle)** werden auch solche Stoffe, die unter physiologischen Bedingungen nicht im Harn nachweisbar sind, ausgeschieden, was im vorliegenden Fall zur Zuckerausscheidung, der **Glucosurie,** führt.

Da der Zucker im Harn eine gewisse Menge Wasser als Lösungsmittel benötigt, kommt es zur **Polyurie.** Steigerung des osmotischen Drucks und Wasserverlust über die Niere führen zu einem starken Durstgefühl und damit zu einer **Polydipsie.**

Anlass zur ärztlichen Untersuchung und damit zur Diagnosestellung sind folglich oft Polydipsie und Polyurie. Zusätzlich führen Gewichtsabnahme und die hohe Zuckerkonzentration im Harn und im Gewebe zu erhöhter Infektanfälligkeit, insbesondere zu Harnblasen- und Nierenbeckenentzündungen und entzündlichen Erscheinungen an der Haut wie Furunkel und Karbunkel.

Diagnostik Diagnostische Kriterien des Diabetes mellitus sind:

- Symptome des Diabetes und Plasmaglucose ≥ 200 mg/dl/11,1 mmol/l (Glucose im kapillären Vollblut ≥ 200 mg/dl/11,1 mmol/l) zu einem beliebigen Zeitpunkt des Tages (ohne Rücksicht auf den Zeitpunkt der letzten Mahlzeiteneinnahme) Die klassischen Symptome des Diabetes sind: Polyurie, Polydipsie und ein sonst nicht zu erklärender Gewichtsverlust oder
- Nüchternplasmaglucose ≥ 126 mg/dl/7,0 mmol/l (Glucose im kapillären Volblut ≥ 110 mg/dl/6,1 mmol/l). Nüchtern bedeutet: keine Kalorienzufuhr für wenigstens 8 Stunden oder
- 2-Stunden-Plasmaglucose ≥ 200 mg/dl/11,1 mmol/l (Glucose im kapillären Vollblut ≥ 200 mg/dl/11,1 mmol/l) während eines oGTT, Testdurchführung nach WHO-Richtlinien mit 75 g Glucose (oder äquivalenter Menge hydrolysierter Stärke) aufgelöst in Wasser.

4.4.1 Diabetes mellitus Typ 1

Ätiologie Der Typ-1-Diabetes, früher als jugendlicher Diabetes bezeichnet, **entsteht** durch schädigende Einflüsse auf die β-Zellen des Pankreas, insbesondere durch adenotrope bzw. insulinotrope Viren bei genetischer Prädisposition, und Autoimmunprozesse. Er **beginnt** meist im Kindesalter, kann sich aber grundsätzlich in jedem Lebensalter manifestieren, und findet sich vorwiegend bei der HLA-Konstellation DR4 oder DR3/DR4. (HLA-Antigene – die Abkürzung von **h**uman **l**ymphocytic **a**ntigen – sind Zelloberflächenantigene, die vererbt werden und ähnlich wie das Blutgruppensystem individuelle Zellmerkmale bedingen. Die HLA-Konstellation ist dafür verantwortlich, dass der Organismus keine Antikörper gegen körpereigene Zellen bildet).

Klinik Der Diabetes Typ 1 dieser Ätiologie beginnt akut. Eine weitere **Ursache** beruht offenbar auf einem humoralen und zellvermittelten Autoimmunphänomen. Betroffen sind jüngere Frauen (maximal 35 Jahre). Bei dieser Untergruppe findet sich überwiegend der HLA-Genotyp DR3.

Virusinfekte, verschiedene **toxische Substanzen** und auch **Ernährungsfaktoren** werden für die klinische Manifestation eines Typ-1-Diabetes bei gegebener **genetischer Prädisposition** verantwortlich gemacht.

Die **Inzidenz** ist in den einzelnen Populationen sehr unterschiedlich. Die beiden Extreme sind Finnland mit einer sehr hohen und Japan mit einer niedrigen Erkrankungshäufigkeit. Hierfür können sowohl genetische als auch Umweltfaktoren verantwortlich sein. Dafür, dass beiden Faktoren eine Bedeutung zukommt, spricht die Tatsache, dass bei eineiigen Zwillingen nur in etwa 30 % beide Zwillinge an einem Diabetis mellitus Typ 1 erkranken.

Es gibt eine Reihe von Hinweisen darauf, dass Ernährungsfaktoren für die Manifestation mitverantwortlich sein können.

So fand sich beispielsweise eine positive statistische Korrelation zwischen der Höhe des **Kaffeekonsums** und der Inzidenz an Typ-1-Diabetes. Finnland hat den weltweit höchsten Kaffeeverbrauch pro Kopf der Bevölkerung und gleichzeitig die höchste Rate an Typ-1-Neuerkrankungen jährlich, während Länder mit niedrigem Kaffeekonsum, wie Japan oder Australien, auch sehr niedrige Neuerkrankungsraten aufweisen. Da die Halbwertszeit von Koffein während der Schwangerschaft verlängert ist und Koffein über die Plazenta in den Fötus übertritt, wird eine **intrauterine Schädigung der β-Zellen** als mögliche Ursache eines später auftretenden Typ-1-Diabetes diskutiert [269].

Dass **Kuhmilchproteine** bei fehlendem oder nur kurzem Stillen die Entstehung eines Diabetes mellitus im Kindesalter begünstigen, ist trotz zum Teil widersprüchlicher Befunde wahrscheinlich. So konnte beispielsweise in einer Fall-Kontroll-Studie an 346 diabetischen Kindern und der gleichen Zahl gesunder Kontrollen gezeigt werden, dass die nichtdiabetischen Kinder länger gestillt wurden und folglich später Kuhmilch erhielten, als die Diabetiker.

Bei einer Ernährung mit Kuhmilchprodukten vor dem 8. Lebenstag fand sich eine um mehr als das Doppelte erhöhte Diabeteshäufigkeit [81].

Insgesamt nimmt die Inzidenz des Typ-1-Diabetes zu und der Krankheitsbeginn liegt früher als vor Jahrzehnten. Es wird angenommen, dass die Rate an Neuerkrankungen im Jahre 2010 um 40% höher liegen wird als 1997. In Europa und Israel steigt derzeit die Inzidenz um 3–4%. Dieser Anstieg liegt in manchen osteuropäischen Ländern noch höher. Als Ursache für dieses Phänomen wurden bei der sehr heterogenen polygenetischen Erkrankung verschiedene Umwelteinflüsse als Manifestationsfaktoren diskutiert. Dies sind fehlendes oder zu kurzes Stillen und frühe Ernährung mit Kuhmilch, die Folge häufiger Impfungen, der Rückgang von Infekten im frühen Kindheitsalter und weitere Folgen der modernen Hygiene (vgl. Hygienehypothese, Kap. 3.4.10) [17].

In einer umfangreichen internationalen prospektiven Studie an Neugeborenen mit hohem genetischen Risiko für einen Typ-1-Diabetes soll geprüft werden, ob durch konsequentes Meiden von intaktem Fremdeiweiß während der ersten 8–10 Lebensmonate die Entstehung einer Inselzellautoimmunität und von Typ-1-Diabetes verhindert werden kann. Während der genannten Zeit wird gestillt oder mit einer speziellen Hydrolysatnahrung ernährt.

Experimentelle und epidemiologische Befunde sprechen dafür, dass eine **Vitamin-D-Supplementierung** in der frühesten Kindheit das Risiko der Entstehung eines Diabetes mellitus Typ 1 verringert (siehe Vitamin D, Kap. 1.7.1).

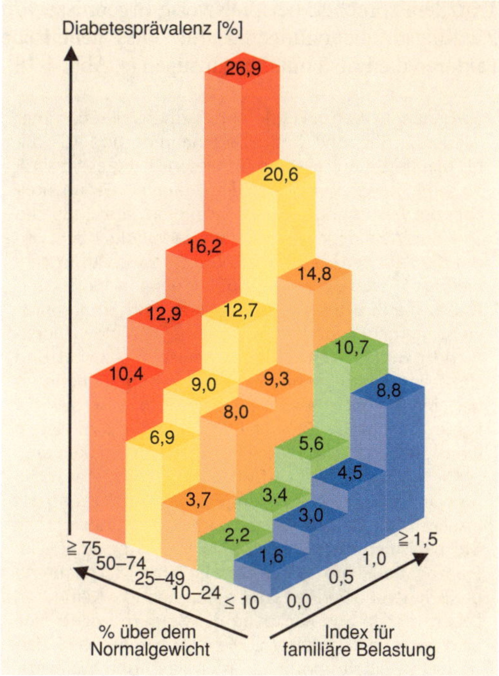

Abb. 4-18 Diabetesprävalenz bei über 30000 weißen Frauen in den USA in Abhängigkeit vom Körpergewicht und von der familiären Belastung [181].

4.4.2 Diabetes mellitus Typ 2

Beim **Typ-2-Diabetes** geht in mindestens 90% der Fälle eine langjährige Adipositas voraus (Abb. 4-18).

Ätiologie Wie bereits beim metabolischen Syndrom besprochen, sind die genetisch bedingte muskuläre und hepatische Insulinresistenz in Verbindung mit einer viszeralen Adipositas die **wesentlichen Ursachen** des Typ-2-Diabetes. Die verminderte Empfindlichkeit gegenüber körpereigenem Insulin führt zu einer **kompensatorischen Hyperinsulinämie.**

Um seine biochemischen Wirkungen entfalten zu können, muss Insulin an membranständige spezifische Rezeptoren, die sog. Insulinrezeptoren, gebunden werden. Die Zahl der Rezeptoren auf der Zelloberfläche wird durch verschiedene Faktoren variiert. Der Plasmainsulinspiegel ist negativ mit der Anzahl peripherer Insulinrezeptoren korreliert, d.h., hohe Insulinspiegel reduzieren die Zahl der Insulinrezeptoren. Dieses Phänomen wird auch als **Down-Regulation** bezeichnet.

Die häufigste **Ursache** für eine solche Down-Regulation ist eine hyperkalorische Ernährung mit der hierdurch bedingten chronisch vermehrten Insulinsekretion. Die Verminderung der Insulinrezeptoren treibt den Insulinbedarf weiter in die Höhe, die steigende Insulinkonzentration im Serum wiederum hat eine noch stärkere Rezeptor-Down-Regulation zur Folge.

Das entgegengesetzte Phänomen, eine Vermehrung der Insulinrezeptoren, wird als **Up-Regulation** bezeichnet. Hierzu kommt es im Hungerzustand und bei körperlicher Aktivität. Wichtige Ansätze für die Therapie des Typ-2-Diabetes, die Normalisierung des Körpergewichts durch verminderte Energiezufuhr und das körperliche Training, finden hier Erklärung.

In der **Phase der Hyperinsulinämie** sind die Normalisierung des Körpergewichtes, Steigerung der körperlichen Aktivität und u.U. die Gabe nichtinsulinotroper Substanzen wie Acarbose und Metformin angezeigt. Diesen folgt die **Phase der Normo- bzw. Hypoinsulinämie.** Erst dann sind insulinotrope Substanzen und später Insulin angezeigt.

Immunologische Erscheinungen und gesicherte Beziehungen zum HLA-System finden sich nicht.

Trotzdem sprechen beispielsweise Ergebnisse von Zwillingsuntersuchungen dafür, dass **genetische Faktoren** die Entstehung begünstigen (s. Abb. 4-18).

So genannte Naturexperimente demonstrieren immer wieder die Tatsache, dass Überernährung und Adipositas **Manifestationsfaktoren** für diesen Diabetestyp sind. So sank beispielsweise, bedingt durch die unzureichende Versorgung mit Lebensmitteln, am Ende des Zweiten Weltkrieges und in den darauffolgenden Jahren die Zahl der Diabetiker in Deutschland auf extrem niedrige Werte. Bei Volksgruppen, etwa in Indien und Afrika, die ihre traditionelle Lebens- und Ernährungsweise aufgeben und bei denen es als Folge zunehmend geringer werdender körperlichen Aktivität und Umstellung auf hochkalorische westliche Ernährung bei einem hohen Prozentsatz zu einem Übergewicht kommt, steigt die Zahl der Diabetiker bis zu der in westlichen Industrieländern bekannten Häufigkeit an.

Die **Adipositas** als Schrittmacher des Diabetes mellitus war den Ärzten bereits lange vor der Entdeckung des Insulins und vor dem Wissen um pathophysiologische Mechanismen des Glucosestoffwechsels bekannt. Der Franzose Bouchard beobachtete im Jahre 1870 während der Belagerung von Paris mit zunehmendem Mangel an Lebensmitteln und Rückgang des Körpergewichts eine Besserung bei Diabetikern. Die in Abbildung 4-19 dargestellte Diabetesmortalität in England und Wales demonstriert den positiven Effekt einer Lebensmittelrationierung auf die Sterblichkeit bei dieser Erkrankung [90].

Auf die seit Jahren zunehmende Häufigkeit von Übergewicht und Adipositas bei Kindern und Judendlichen wurde bereits hingewiesen (vgl. Kap. 4.1.1). Die Folge ist, dass der früher als „Altersdiabetes" bezeichnete Typ-2-Diabetes heute zunehmend in dieser frühen Lebensphase auftritt. In Studien aus den USA wird von einem Anstieg der Häufigkeit um den Faktor 10 in der Zeit von 1982 bis 1994 berichtet und gezeigt, dass im Jahre 1996 ein Drittel aller neu diagnostizierten Fälle von Diabetes mellitus bei Jungendlichen zwischen 10 und 19 Jahren als Typ 2 klassifiziert wurde. In machen Regionen Japans ist als Folge der hohen Adipositasprävalenz der Typ 2 bereits die häufigste Form des Diabetes bei Jugendlichen (Lit. bei [224]).

Eine Variante des Typ-2-Diabetes ist der autosomal-dominant vererbliche **Maturity-onset diabetes of the young (MODY).** Diese Form des Diabetes mellitus manifestiert sich vor dem 25. Lebensjahr. Immunologische Marker oder besondere HLA-Typen finden sich nicht. Diese Form des Diabetes mellitus lässt sich in aller Regel mindestens fünf Jahre ohne Gabe von Fremdinsulin behandeln.

Der **Schwangerschaftsdiabetes** (Gestations-Diabetes-mellitus) tritt erstmals in der Schwangerschaft auf. Adipositas und familiäre Belastung sind begünstigende Faktoren.

Die Deutsche Diabetes-Gesellschaft empfiehlt aufgrund der weitreichenden Akut- und Langzeitfolgen, bei jeder Schwangeren ein Screening auf Gestationsdiabetes entweder mit einem einzeitigen oralen Glucosetoleranztest (oGTT) mit 50 g Glucose oder mit einem zweizeitigen oGTT-Screening mit 50 g und 75 g Glucose durchzuführen. Eine Untersuchung sollte zwischen der 24. und 28. Schwangerschaftswoche erfolgen.

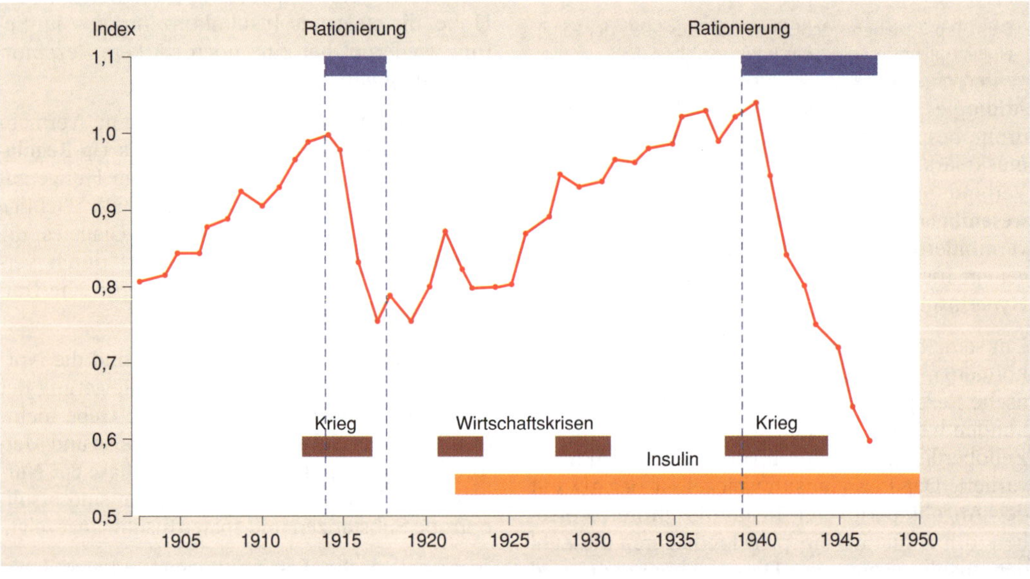

Abb. 4-19 Die Diabetesmortalität in England und Wales in der ersten Hälfte des 20. Jahrhunderts (nach [110]).

Das Screening sollte bereits im ersten Trimenon liegen, wenn einer der folgenden Risikofaktoren vorliegen: BMI über 27 kg/m², Diabetes bei Eltern oder Geschwistern, GDM in einer vorangegangenen Schwangerschaft, Gewicht eines vorangegangenen Kindes über 4500 g, vorangegangene Totgeburt.

4.4.3 Komplikationen des Diabetes mellitus

Die Gefahren für den Diabetiker bestehen im Coma diabeticum, im hypoglykämischen Schock (Coma hypoglycaemicum) und in den sog. diabetischen Spätschäden, die sich vorwiegend am Gefäßsystem abspielen.

Akutkomplikationen

Beim Coma diabeticum unterscheidet man folgende Formen:

- ketoazidotisches hyperosmolares,
- nichtazidotisches hyperosmolares,
- lactazidotisches Koma.

Das Coma diabeticum ist die Folge verschiedener, durch einen Insulinmangel ausgelöster, pathophysiologischer Vorgänge. Dies sind durch verringerten Glucoseverbrauch bedingte **Hyperglykämie** und **Hyperosmolarität** des Blutes.

Darüber hinaus kommt es unter Insulinmangelbedingungen zu einer **Steigerung der Lipolyse** im Fettgewebe, zum Anstieg der freien Fettsäuren im Serum und, bedingt durch den einsetzenden gesteigerten Fettsäureabbau, zu einem vermehrten Anfall von Acetyl-CoA.

Acetyl-CoA wiederum kondensiert zu Acetessigsäure, die zum Teil in β-Hydroxybuttersäure und Aceton umgewandelt wird. Eine weitere Folge des Acetyl-CoA-Anstiegs ist eine **Steigerung der Gluconeogenese,** was wiederum Hyperglykämie und Hyperosmolarität begünstigt.

Die unmittelbaren **Folgen** von Hyperglykämie und Hyperosmolarität sind ein Wasserentzug des Gewebes (Dehydratation) und vermehrter Wasser- und Elektrolytverlust über die Niere. Dehydratation, Elektrolytverschiebungen und durch den Anstieg von β-Hydroxybuttersäure und Acetessigsäure bedingte Azidose sind die wesentlichen, das Zentralnervensystem schädigenden und damit komaauslösenden Faktoren.

Die **häufigste Form** des diabetischen Komas ist die ketoazidotische hyperosmolare Form. Bei älteren Patienten findet sich gelegentlich die nichtazidotische hyperosmolare Form, deren klinische Symptomatik sich kaum von der ketoazidotischen Form unterscheidet.

Die **Lactatazidose** wird meistens ausgelöst durch eine Kreislaufinsuffizienz als Folge eines Infektes. Der Blut-pH-Wert ist unter 7,25 erniedrigt und die Glucosekonzentration im Blut nicht erhöht.

Klinische Zeichen des ketoazidotischen Coma diabeticum sind Benommenheit bis tiefe Bewusstlosigkeit, obstartiger Geruch der Ausatmungsluft, bedingt durch den Acetongehalt, vertiefte Atmung (Kussmaul-Atmung) – die hierdurch erfolgte vermehrte Abgabe von Kohlendioxid dient dem Ausgleich der Azidose –, Produktion großer Harnmengen und Exsikkose.

> Ein Coma diabeticum muss umgehend, insbesondere mit Insulin, parenteraler Wasser- und Elektrolytzufuhr und zum Ausgleich der Azidose mit Bicarbonat behandelt werden.

Die **Komagefahr** ist bei Stresszuständen, die mit einem erhöhten Insulinbedarf einhergehen, so z. B. bei Infektionskrankheiten, starker körperlicher Beanspruchung, operativen Eingriffen etc. besonders groß.

Zu einer **Hypoglykämie** kann es beim Diabetiker dann kommen, wenn er die Insulindosis (oft aus Versehen) steigert, ohne gleichzeitig die Kohlenhydrataufnahme zu erhöhen, oder wenn er bei gleich bleibender Insulindosis die Kohlenhydratzufuhr reduziert. Sinkt die Glucosekonzentration im Serum unter etwa 60 mg/dl, so besteht die Gefahr des **hypoglykämischen Schocks** mit Bewusstlosigkeit, Schweißausbruch und Zittern als Hauptsymptomen.

> Die meisten Diabetiker erkennen den drohenden hypoglykämischen Schock. Hypoglykämie führt zu einer gesteigerten Reizbarkeit, Herzklopfen, gelegentlich Kopfschmerzen etc.
> Bei Wahrnehmung dieser Symptome können sie dem Schock durch die Aufnahme von Zucker vorbeugen (Jeder Diabetiker, insbesondere der zu Hypoglykämien neigende, muss stets Zucker mit sich führen!).

Von der genannten Hypoglykämie des Diabetikers, ausgelöst durch eine unzureichende Abstimmung von Kohlenhydratverzehr und Gabe von Insulin bzw. oralen Antidiabetika oder durch extreme körperliche Belastung, muss die **reaktive Hypoglykämie** (postprandiale Hypoglykämie) abgegrenzt werden. Hierunter versteht man Hypoglykämien, die eine gewisse Zeit nach kohlenhydratreichen Mahlzeiten auftreten.

Unterschieden werden reaktive Hypoglykämien nach Magenresektion, totaler Gastrektomie bzw. Vagotomie (vgl. Kap. 3.3.5), in der Frühphase des

Diabetes mellitus (bevor ein Diabetes manifest wird, findet sich nicht selten eine Tendenz zu Hypoglykämien) und idiopathische Hypoglykämien, bei denen sich eine auslösende Ursache nicht nachweisen lässt. Zum Abfall der Blutglucosekonzentration kommt es bei Magenresezierten meist 2–3 Stunden und bei der diabetischen Form 4–5 Stunden nach der Nahrungsaufnahme.

Zur **differentialdiagnostischen Abgrenzung** der durch reaktive Hypoglykämie ausgelösten Symptomatik und Sicherung der Diagnose bedient man sich eines von Sigstad [248] angegebenen Bewertungsschemas (sog. Sigstad-Score).

Diabetische Spätschäden

Bei lange bestehendem Diabetes mellitus, in seltenen Fällen auch bereits in der Frühphase der Erkrankung, entwickeln sich arteriosklerotische Gefäßveränderungen, die sog. **diabetische Angiopathie.** Befallen sind sämtliche Abschnitte des arteriellen Gefäßsystems, sowohl die Endabschnitte der arteriellen Strombahn (sog. diabetische **Mikroangiopathie)** als auch die großen arteriellen Gefäße.

Die häufigste Komplikation des Typ-2-Diabetes ist die **koronare Herzkrankheit.** Etwa 65% aller Todesursachen entfallen auf diese Gefäßerkrankung. Das Risiko einer Koronargefäßerkrankung liegt je nach Statistik um den Faktor 2–5 über dem der nichtdiabetischen Durschnittbesvölkerung. **Genetische Faktoren** sind wesentlich für die Häufigkeit und das Ausmaß der diabetischen **Makroangiopathie** mitbestimmend. Ein wesentlicher Risikofaktor ist die diabetische Dyslipoproteinanämie. Es findet sich meist ein erhöhtes Gesamtcholesterin, eine Hypertriglyzeridämie und ein erniedrigtes HDL-Cholesterin. Die LDL-Cholesterinkonzentration liegt überwiegend im Normbereich. Bei den LDL des Diabetikers handelt es sich aber meist um kleine, dichte Partikel (smaledense LDL), die aufgrund ihrer Zusammensetzung besonders atherogen sind.

Die Mikroangiopathie manifestiert sich vorwiegend an der Netzhaut (Retina) des Auges als **Retinopathia diabetica** und als **Nephropathia diabetica** (Glomerulosklerose, Kimmelstiel-Wilsonsche Erkrankung) an der Niere. Während die erstgenannte Komplikation bei zunehmender Verschlechterung der Sehkraft zum Erblinden führen kann, geht die diabetische Glomerulosklerose, deren Hauptsymptome Bluthochdruck und Albuminurie sind, mit einer zunehmenden Einschränkung der Nierenfunktion einher und führt letztlich zur Urämie. In den westlichen Industrieländern ist die terminale Niereninsuffizienz als Folge eines Diabetes mellitus zur häufigsten Indikation für die Dialysebehandlung geworden.

Eine Nephropathie kann sich sowohl bei Typ-1- als auch bei Typ-2-Diabetes entwickeln. Beim Typ-1-Diabetes stellt sich diese Komplikation nach 15–20 Jahren Diabetesdauer bei etwa 30–40% der Patienten ein. **Genetische Faktoren** erhöhen auch hier das Erkrankungsrisiko.

Zur Mikroangiopathie kommt es darüber hinaus an den Enden der Extremitäten, insbesondere im Bereich der Zehen. Die Folge ist eine erhebliche Mangeldurchblutung, die letztlich zum Gewebsuntergang, der **Gangrän,** führt.

Eine **exakte Einstellung** des Diabetes mellitus mit Diät und Insulin ist die sicherste Möglichkeit, der Angiopathie vorzubeugen.

Bei immer schlechter Stoffwechsellage fanden sich bei 20-jähriger Diabetesdauer in 91% diabetische Spätschäden, bei immer guter Stoffwechsellage nur in 7% [49]. Neben der **Stoffwechselführung** ist die Häufigkeit und Ausprägung der diabetischen Mikroangiopathie von der **Erkrankungsdauer** abhängig.

Abbildung 4-20 demonstriert am Beispiel der diabetischen Retinopathie die Bedeutung von Erkrankungsdauer und Stoffwechselführung.

Welche **Mechanismen** der Entstehung einer diabetischen Makro- und Mikroangiopathie zugrunde liegen, ist noch nicht in allen Details bekannt.

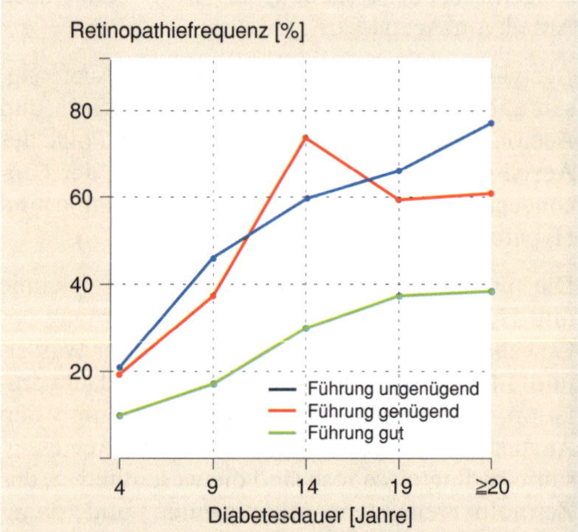

Abb. 4-20 Retinopathiefrequenz in Abhängigkeit von der Diabetesdauer sowie von der Stoffwechseleinstellung. Bei guter Stoffwechseleinstellung betrug die Retinopathiefrequenz 16%, bei genügender 39% und bei ungenügender 51% (nach [22]).

Eine zentrale Bedeutung kommt **irreversiblen Schädigungen langlebiger Moleküle** in Zellen, insbesondere Zellkernen, durch hohe Glucosekonzentrationen zu. Die Bildung der diesen Schädigungen zugrunde liegenden Glykosylierungsprodukte erfolgt proportional zur Glucosekonzentration und zur Dauer erhöhter Glucosekonzentrationen. Aus primär reversiblen Glykosylierungsprodukten entstehen durch chemische Umlagerungsreaktionen über eine Dauer von Jahren irreversible stabile Substanzen, die als sog. **Advanced glycosylation products** bezeichnet werden.

Die **Bildung** dieser im Gewebe akkumulierenden und für die Entstehung der diabetischen Mikroangiopathie wesentlichen Substanzen wird durch verschiedene Faktoren wie etwa Produkte der Lipidperoxidation begünstigt. Hierdurch erklären sich **Einflüsse anderer diabetesassoziierter Stoffwechselstörungen** mit dem Schweregrad diabetischer Komplikationen (Lit. bei [39]).

Von großer klinischer Bedeutung ist die **diabetische Nephropathie (Glomerulosklerose),** an der etwa 6% aller Diabetiker sterben. Beginnt die Erkrankung bereits vor dem 20. Lebensjahr, so ist die Nephropathie in 50% die Todesursache.

Man unterscheidet fünf **Stadien** der diabetischen Nephropathie.

- In den beiden ersten Stadien fehlen noch klinische Zeichen, während eine Mikroalbuminurie bereits bestehen kann.
- Im Stadium III – der beginnenden Nephropathie – ist die Mikroalbuminurie obligatorisch, und in 40% der Fälle findet sich bereits eine Erhöhung des diastolischen Blutdrucks.
- Die klinisch manifeste Nephropathie, das Stadium IV, ist gekennzeichnet durch eine Proteinurie, eine kontinuierliche Abnahme der glomerulären Filtration und in etwa 60% der Fälle durch Hypertonie.
- Das Stadium V ist das der Niereninsuffizienz.

> Von praktischer Bedeutung im Zusammenhang mit der diätetischen Therapie des Diabetes mellitus sind **gastrointestinale Motilitätsstörungen.**

Sie entstehen wahrscheinlich überwiegend als Folge einer Dysfunktion des Nervus vagus im Rahmen einer generalisierten, autonomen Neuropathie. Betroffen sein können alle Abschnitte des Gastrointestinaltrakts.

Am **Magen** führen die Motilitätsstörungen zu **Entleerungsverzögerungen** (Gastroparesis diabeticorum), die wiederum Nausea, Erbrechen, frühzeitiges Sättigungsgefühl etc. auslösen können. Eine schwierige Diabeteseinstellung kann u. U. die Folge einer erheblichen Verzögerung der Magenentleerung sein.

Häufigstes Symptom einer **gestörten Dünndarmfunktion** bei Diabetikern ist eine sporadische, wässrige Diarrhö mit voluminösen Stühlen, die in vielen Fällen nachts auftritt. Die Nährstoffresorption im Darm wird durch diese Passagebeschleunigung offenbar nur unwesentlich beeinflusst.

Am **Kolon** kann es zu ungenügenden Reaktionen der Motilität auf Nahrungsaufnahme kommen, eine Störung, die eine Obstipation zur Folge haben kann. Letztlich ist die bei Diabetikern häufige Stuhlinkontinenz die Folge einer unzureichenden Innervation des Schließmuskels.

Die diabetischen Spätschäden am Auge – **diabetische Retinopathie** und **Makulopathie** – sind die häufigsten Ursachen für ein reduziertes Sehvermögen und Erblindung beim Diabetes. Die Häufigkeit der Retinopathie steigt mit der Dauer des Diabetes (vgl. Abb. 4-20). Die Retinopathie findet sich beim Typ-1-Diabetes nach einer Krankheitsdauer von 15 Jahren in etwa 25% und bei einer Krankheitsdauer von 20 Jahren bei über 50% der Fälle.

> Sowohl bei Typ-1- als auch bei Typ-2-Diabetes ist eine optimale Stoffwechseleinstellung bei normalem Blutdruck die beste Möglichkeit, der diabetischen Retinopathie vorzubeugen.

Das klinische Bild der **diabetischen Neuropathie** variiert je nach Lokalisation und Ausprägung der Nervenschädigung. Die Symptome reichen von Missempfindungen und Hyperästhesien in Extremitäten bis hin zu akut einsetzenden Nackenschmerzen und Sensibilitätsstörungen. Die diffuse motorische Polyneuropathie geht mit generalisierter Muskelatrophie und -schwäche, meist ohne Schmerzen und Sensibilitätsstörungen, einher.

Die **diabetische autonome Neuropathie** geht ebenfalls mit einer sehr variablen Symptomatik von Störungen der Thermoregulation und Schweißsekretion bis hin zu Impotenz, Blasenstörungen, orthostatischer Kreislaufregulationsstörung und gastrointestinalen Symptomen einher.

Der sog. **diabetische Fuß** entwickelt sich als Folge einer diabetischen Neuropathie und peripheren Durchblutungsstörung. An dem neuropathischen, gefühllosen Fuß kommt es durch mechanischen Druck, besonders im Bereich der Fußsohle, der nicht empfunden wird, zu lokalen Ulzerationen. Die meist gleichzeitig herabgesetzte periphere Durchblutung fördert die Ulkusbildung und hemmt das Abheilen.

Ernährungstherapie Ernährungsempfehlungen für Diabetiker sollen helfen, durch eine **ausgeglichene Bilanz zwischen Nährstoffzufuhr und Insulin** (endogen produziert oder Fremdinsulin) bzw. serumglucosesenkenden Medikamenten und körperlicher Aktivität,

- eine möglichst normale Serum-Glucosekonzentration zu gewährleisten,
- die Serumlipidkonzentration soweit als möglich zu normalisieren,
- die Energiezufuhr so zu bemessen, dass bei Erwachsenen ein normales Körpergewicht und bei Kindern eine normale körperliche Entwicklung gewährleistet ist.

Bei Frauen muss der Energiebedarf während Schwangerschaft und Laktation optimal gedeckt werden.

Diese Bilanz muss so beschaffen sein, dass **akute Komplikationen** eines mit Insulin behandelten Diabetes mellitus, wie Hypoglykämien, (durch plötzliche Erkrankungen, z. B. Infekte und vermehrte körperliche Aktivität) und **Spätkomplikationen** (diabetische Mikroangiopathie, Hypertonie, Arteriosklerose etc.) möglichst **vermieden** und die präventiv-medizinischen Erkenntnisse der Ernährungsforschung berücksichtigt werden (in Anlehnung an [72]).

Eine optimale Therapie geht einher mit einer **Normalisierung folgender Messwerte:**

- Blutglucosekonzentration,
- Serumlipidkonzentration,
- HbA_1-Konzentration im Blut.

Ferner sind ein normales Körpergewicht sowie Glucose- und Acetonfreiheit des Harns anzustreben.

Die Ernährungstherapie basiert beim Typ-1- bzw. Typ-2-Diabetes auf unterschiedlichen pathophysiologischen Gegebenheiten. Während beim Typ-1-Diabetes ein kompletter bzw. hochgradiger **Insulinmangel** vorliegt, ist beim Typ-2-Diabetes – dies gilt zumindest für die Anfangsphase der Erkrankung – der Insulinspiegel im Plasma normal oder erhöht. Die Wirkung des Insulins ist jedoch insbesondere als Folge einer Adipositas herabgesetzt. Es besteht eine mehr oder weniger ausgeprägte **Insulinresistenz.**

Diabetes mellitus Typ 1

Die derzeit zur Verfügung stehenden Möglichkeiten zur **Blutzuckerselbstkontrolle,** zur Wahl von Insulinpräparaten mit unterschiedlicher Wirkdauer, der Insulinapplikation mit programmierten Pumpen und der sog. intensivierten Insulintherapie machen es möglich, **individuelle Ernährungsgewohnheiten** (sowohl die Wahl von Lebensmitteln als auch die Zahl und den Energiegehalt der Mahlzeiten) weitgehend selbst zu bestimmen.

> Zur Vermeidung von diabetischen Spätschäden muss durch exaktes Abstimmen von Insulindosis und Kohlenhydratzufuhr eine **weitgehende Normoglykämie** angestrebt werden.

Da der Diabetes mellitus als solches schon mit einem erhöhten Arterioskleroserisiko einhergeht, müssen zusätzlich alle Regeln zur **Vermeidung der Risikofaktoren** Bluthochdruck und **Hyperlipoproteinämie** berücksichtigt werden.

Diabetes mellitus Typ 2

Die mit dem oralen Glucosetoleranztest (oGTT) zu diagnostizierende eingeschränkte Glucosetoleranz (impaired glucose toleranz, IGT) ist ein wesentlicher Risikofaktor für die Entstehung eines Typ-2-Diabetes. Bereits in diesem Vorstadium sollte die Therapie einsetzen. Nach Richtlinien der Amerikanischen Diabetes-Gesellschaft ist eine IGT bei allen Personen < 45 Jahren mit einem Übergewicht (BMI < 25), sowie dann, wenn bei einem Verwandten ersten Grades ein Typ-2-Diabetes vorliegt, auszuschließen. Einzubeziehen in die Vorsorgeuntersuchung sind weiterhin Frauen mit einem Gestationsdiabetes in der Anamnese und Patienten mit Hypertonie bzw. Dyslipoproteinanämie. Dass durch Intervention in diesem Vorstadium die Manifestation eines Typ-2-Diabetes in hohem Maße verhindert werden kann, zeigt beispielsweise die finnische Diabetes-Präventionsstudie [270]. Es wurden insgesamt 5222 Männer und Frauen entweder einer Kontroll- oder Interventionsgruppe zugeteilt. Die Intervention bestand in einer Reduktion des Körpergewichtes, einer Reduktion der Gesamtfettzufuhr sowie der Fette gesättigter Fettsäuren, einer Erhöhung des Ballaststoffverzehrs und Steigerung der körperlichen Aktivität. Bei einer mittleren Versuchsdauer von 3,2 Jahren wurde das Risiko der Diabetesentstehung in der Interventionsgruppe im Vergleich zur Kontrollgruppe um 58 % gesenkt. Die Risikoverringerung korrelierte mit dem Maß der Änderung des Lebensstils.

Ziel der diätetischen Behandlung ist es

- die periphere Insulinempfindlichkeit und damit die Glucoseverwertung zu verbessern,
- durch Verteilung der Kohlenhydrate auf ein erforderliches Maß an Einzelmahlzeiten und Wahl der kohlenhydratreichen Lebensmittel, die Blutglucosekonzentration soweit als möglich zu normalisieren und

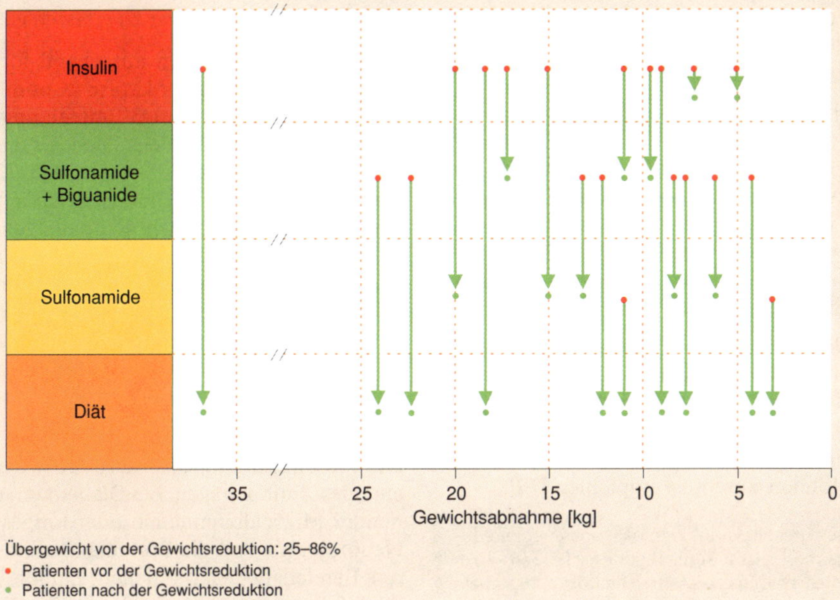

Abb. 4-21 Medikamentöse bzw. diätetische Behandlung von 20 übergewichtigen Diabetikern (14 Frauen und 6 Männer, 38 bis 69 Jahre) in Abhängigkeit von der innerhalb eines Jahres erreichten Gewichtsreduktion (nach [172]).

- wie beim Typ-1-Diabetes Risiken arteriosklerotischer Gefäßerkrankungen zu reduzieren.

Die Bedeutung des **Übergewichts** für die Manifestation des Typ-2-Diabetes wurde bereits dargestellt (vgl. Abb. 4-18). Mehr als 80% aller Typ-2-Diabetiker sind übergewichtig. In einem hohen Prozentsatz wird die Einstellung durch eine Normalisierung oder zumindest Reduktion des Körpergewichts erreicht oder erheblich erleichtert (Abb. 4-21).

Selbst geringe Senkungen des Körpergewichts können, wie Abbildung 4-22 demonstriert, die Glucosetoleranz erheblich verbessern.

Alle diätetischen Möglichkeiten zur **Reduktion des Körpergewichts** können bei adipösen Diabetikern angewandt werden.

Es ist sinnvoll, sehr energiearme Diäten bei Diabetikern nur unter strenger ärztlicher Kontrolle einzusetzen.

Nach Normalisierung des Körpergewichts ist eine dem Bedarf entsprechende, das Normalgewicht garantierende Energiezufuhr zu fordern.

Der **Nährstoff-** und **Energiebedarf** des Diabetikers unterscheidet sich nicht von dem des Stoffwechselgesunden.

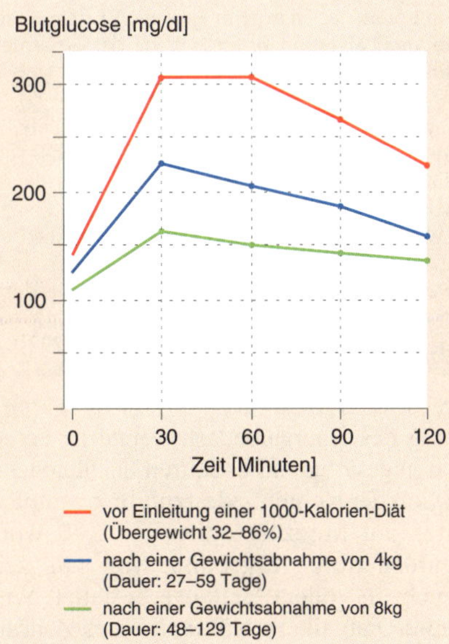

Abb. 4-22 Orale Glucosebelastung (100 g/400 ml Wasser) bei 8 übergewichtigen Diabetikerinnen im Alter von 43–62 Jahren (nach [171]).

Orale Antidiabetika sollten bei Typ-2-Diabetes erst dann eingesetzt werden, wenn sich trotz Reduktion des Körpergewichts keine im Normbereich liegende Blutglucosekonzentration einstellt.

Typ-2-Diabetiker, die mit Insulin behandelt werden, benötigen bei erheblichem **Übergewicht** meist **sehr hohe Insulindosen** und erreichen trotzdem oft keine befriedigende Stoffwechseleinstellung. Bei übergewichtigen Typ-1-Patienten kann durch Gewichtsreduktion häufig der Insulinbedarf gesenkt und insgesamt eine bessere Stoffwechseleinstellung erreicht werden.

Die **Insulinsensitivität** wird, abgesehen von der Reduktion des Körpergewichts, durch einen vergleichsweise hohen Anteil an **einfach ungesättigten Fettsäuren** verbessert. Diese Erkenntnis hat dazu geführt, einen relativ hohen Verzehr von Fetten, reich an Monoensäuren, zu empfehlen [72].

Bevor dieser Effekt bekannt war, galt eine energiereduzierte fettarme, relativ kohlenhydratreiche (60–70% der Gesamtenergie) ballaststoffreiche Kost als **optimale Ernährung** für den Typ-2-Diabetes. Diese Empfehlungen basierten auf der Tatsache, dass unter einer solchen Ernährung die Insulinsensitivität steigt und die Gesamtcholesterin- und LDL-Konzentration im Serum sinkt. Hierbei wurde in Kauf genommen, dass in aller Regel auch die protektive HDL-Fraktion sinkt und die Triglyceridkonzentration in Serum ansteigt.

In einer randomisierten Cross-over-Studie an Typ-2-Diabetikern konnte eindeutig belegt werden, dass eine Kost mit 50% der Energie in Form von Fett mit einem **hohen Anteil an Monoensäuren** (33% der Gesamtenergie) und nur 35% der Gesamtenergie als Kohlenhydrate im Vergleich zu einer kohlenhydratreichen Kost mit 25% der Energie als Fett und 60% als Kohlenhydrate (überwiegend in Form komplexer Kohlenhydrate) einen signifikant günstigeren Einfluss auf Parameter des Kohlenhydrat- und Lipidstoffwechsels hat [76].

In weiteren Studien konnte der positive Effekt eines Austausches von Kohlenhydraten gegen Fette einfach ungesättigter Fettsäuren, insbesondere auf das die Makroangiopathie bei Typ-2-Diabetikern begünstigende Lipoproteinprofil bestätigt werden (Lit. bei [293]).

Die genannten Befunde, die Anlass waren, zur Deckung des Energiebedarfs verstärkt Fette mit einfach ungesättigten Fettsäuren bei gleichzeitiger Reduktion der Kohlenhydratzufuhr zu empfehlen, basierten auf Kurzzeitstudien von 2–6 Wochen. Sie wurden durch Ergebnisse von Langzeitstudien nicht in vollem Umfange bestätigt. Wurden bei Typ-2-Diabetikern während eines Zeitraumes von 6 Monaten 10% der Energie in Form von Monoenfettsäuren entweder durch ballaststoffreiche oder ballaststoffarme Kohlenhydrate ersetzt, so kam es zu keiner Verschlechterung der Blutzucker- bzw. Lipidwerte im Serum [268]. Dieser Befund zeigt erneut, dass der Einfluss von Ernährungsfaktoren auf Stoffwechselparameter in Kurzzeitversuchen nur schwer zu erfassen ist.

Von diesen Ergebnissen ausgehend formulierten die Europäische, Amerikanische und Deutsche Diabetes-Gesellschaft 1995 Empfehlungen für die diätetische Behandlung des Diabetes mellitus, die im Jahre 2000 aktualisiert wurden [266]. Die Grundprinzipien der früheren Empfehlung blieben erhalten. Ergänzt wurden neue Erkenntnisse über die Bedeutung von ungesättigten Fettsäuren, den glykämischen Index kohlenhydratreicher Lebensmittel, die Höhe der Proteinzufuhr und von antioxidativen Nahrungsbestandteilen. Es wird darauf hingewiesen, dass die Ernährungsempfehlung für Diabetiker denen für die gesunde Allgemeinbevölkerung weitgehend entspricht.

Die **Proteinaufnahme** sollte 10–20% der Gesamtenergiezufuhr betragen. Bei Diabetikern mit beginnender Mikroalbuminämie oder fortgeschrittener Nephropathie soll die Proteinaufnahme im unteren Bereich der empfohlenen Zufuhr liegen, jedoch 0,6 g/kg Normalgewicht pro Tag nicht unterschreiten. Das Ausmaß der Albuminämie steigt, wenn eine Proteinzufuhr in Form von tierischem, nicht hingegen von pflanzlichem Eiweiß 20% der Gesamtenergie überschreitet (Lit bei [266]).

Durch Kohlenhydrate und Fette werden 80–90% der Gesamtenergie gedeckt. Davon sollten weniger als 10% auf Fette gesättigter und transungesättigter Fettsäuren entfallen. Bei erhöhtem LDL-Cholesterin kann eine weitere Reduktion auf unter 8% sinnvoll sein. Der Anteil an mehrfach ungesättigten Fettsäuren sollte 10% der Gesamtenergie nicht übersteigen. Diese Empfehlung zur Begrenzung beruht auf einer möglichen erhöhten Lipidoxidation und der möglichen Reduktion von HDL-Cholesterin. Auf eine ausreichende Zufuhr an ω-3-Fettsäuren aus tierischen und pflanzlichen Quellen soll geachtet werden (vgl. Relation von ω-6- zu ω-3-Fettsäuren, Kap. 1.3).

Die Relation zwischen Kohlenhydraten und Fetten einfach ungesättigter Fettsäuren ist in Abhängigkeit vom Ausmaß der Adipositas, der Höhe der LDL- und Triglyceridkonzentration im Serum und dem Verhalten der Blutglucosekonzentration bzw. dem Insulinbedarf individuell festzusetzen.

Die Ergebnisse vergleichender Studien mit hohem Kohlenhydratgehalt bzw. hohem Anteil an einfach ungesättigten Fettsäuren wurden bereits besprochen.

In den Tabellen 4-6 und 4-7 sind die genannten derzeitigen allgemeinen diätetischen Prinzipien bei Diabetes mellitus zusammengefasst [239].

Tabelle 4-6 Allgemeine diätetische Prinzipien bei Diabetes mellitus [239].

Energieaufnahme:	Gewichtsreduktion (von 1–4 kg pro Monat) bei Übergewicht von > 10% des Normalgewichts nach Broca bzw. > 25 kg/m^2 Body Mass Index durch Einsparung von 250–1000 kcal täglich, Zielgewicht individuell vereinbaren
Fettverzehr:	gesättigte Fette < 10% kJ somit wenig tierische Produkte, außer Fisch, monoungesättigte Fettsäuren liberalisiert (Olivenöl) (s. Tab. 4-10)
Kohlenhydratverzehr:	bevorzugt komplexe Kohlenhydrate in Form ballaststoffreicher pflanzlicher Nahrungsmittel mit möglichst intakter Struktur
Proteinverzehr:	übermäßige Eiweißzufuhr meiden (0,8 g/kg KG reichen für die Bedarfsdeckung aus)
Alkoholkonsum:	≤ 30 g täglich immer zusammen mit kohlenhydrathaltigen Mahlzeiten wegen Hypoglykämiegefahr
Kochsalzzufuhr:	< 6 g/Tag (Hypertonie)

Tabelle 4-7 Empfehlungen für die Fettzufuhr bei Diabetikern [239].

gesättigte Fettsäuren	< 10% kJ
mehrfach ungesättigte Fettsäuren	≤ 10% kJ
(ω-3-Fettsäuren	unbegrenzt)
[einfach ungesättigte + KH]	≤ 60–70% kJ
Gesamt-Fett	≤ 30% bei Normalgewicht und Normolipidämie bei LDL ↑ < 40% bei Triglyceriden ↑ (≤ 20% als einfach ungesättigte) Reduktion bei Chylomikronen > 1000 mg/dl
Cholesterin	< 300 mg/Tag *(auch bei LDL ↑, nach EASD)* < 200 mg/Tag bei LDL ↑

Seitdem der **Einfluss von Ballaststoffen** auf die intestinale Resorption und die postprandiale Glucosekonzentration (vgl. Abb. 1-42) näher untersucht wurde, hat die diätetische Behandlung des Diabetes mellitus eine Reihe neuer Impulse erfahren. Untersuchungen an gesunden Versuchspersonen haben ergeben, dass die verschiedensten Ballaststoffe (Guar, Traganth, Methylzellulose etc.) die **postprandiale Glucosekonzentration und Insulinfreisetzung vermindern.**

Die besten Effekte wurden mit **Guar,** einem Polygalaktomannan aus dem Endosperm der in Indien und Pakistan angebauten Guarbohne erzielt (Lit. bei [240]).

Trotz dieser positiven Effekte ließ sich dieser Ballaststoff wegen seiner **hohen Viskosität** und der dadurch bedingten schlechten Akzeptanz nicht in größerem Maße in die praktische Diättherapie einführen.

Ziel der diätetischen Therapie sollte es sein, den **Ballaststoffgehalt** der Kost durch Verwendung von ursprünglichen, nicht raffinierten Lebensmitteln zu erhöhen, um hiermit die Diabeteseinstellung zu verbessern.

In einer Reihe von Studien (Lit. bei [240]) konnte eindeutig belegt werden, dass ballaststoffreiche Diäten **alle Parameter des Kohlenhydratstoffwechsels** von Typ-1- und Typ-2-Diabetikern **verbessern.** Es kommt zu einer positiven Beeinflussung:

- der Nüchtern- und postprandialen Blutzuckerwerte,
- der Glucoseausscheidung im Urin und
- des glykosylierten Hämoglobins (HbA_1).

Bei sulfonylharnstoffabhängigen Diabetikern können die oralen Antidiabetika häufig abgesetzt oder zumindest niedriger dosiert werden, bei insulinpflichtigen Diabetikern, die mehr als 30 E Insulin täglich benötigen, kann die **Insulindosis gesenkt,** bei denen, deren Bedarf unter 30 E täglich liegt, kann auf exogene Insulingaben meist verzichtet werden (Lit. bei [6, 124]).

Da viele Studien zum Wirkeffekt der Ballaststoffe mit Reinsubstanzen, wie z. B. Guar, oder mit supplementierten Lebensmitteln durchgeführt wurden, jedoch oft der Fettgehalt in Versuchs- und Kontrolldiäten nicht identisch war etc., erfolgte während 6 Wochen eine gut kontrollierte Studie an Typ-2-Diabetikern mit Kostformen unterschiedlichen Ballaststoffgehaltes ohne Verwendung von Ballaststoffsupplementen oder Anreicherung mit Ballaststoffen. Die Kontrolldiät enthielt 24 g Ballaststoffe, davon 8 g wasserlöslich. Die Versuchsdiät war in Anlehnung an eine mediterrane Ernährung reich an Obst und Gemüse und hatte einen Ballaststoffgehalt von 50 g pro Tag bei einem Anteil von 25 g wasserlöslichen Ballaststoffen. Unter der ballaststoffreichen Variante mit hohem Anteil an wasserlöslichen Ballaststoffen kam es zu einer signifikanten Verbesserung der Blutglucosekonzentration, einer Verringerung der Glucosurie, einem Abfall der Plasmalipide und der Plasmainsulinkonzentration [42].

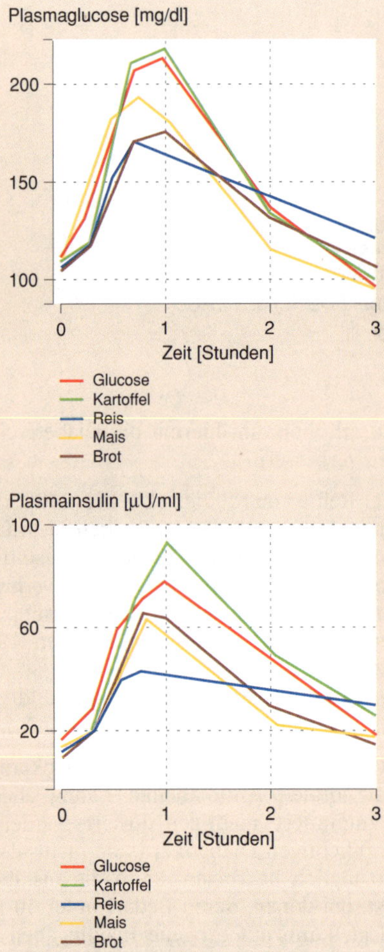

Abb. 4-23 Mittlere Plasmaglucose- und -insulinkonzentration nach dem Verzehr von 50 g Glucose bzw. 50 g Kohlenhydraten in Form verschiedener Lebensmittel bei Diabetikern (nach [196]).

Untersuchungen über den Einfluss von verschiedenen Lebensmitteln auf die **postprandiale Glucosekonzentration** haben gezeigt, dass sich Lebensmittel, unabhängig vom jeweiligen Ballaststoffanteil, sehr unterschiedlich verhalten.

Auf diesen Befund war, unabhängig von der derzeitigen Kenntnis über Ballaststoffe, von Otto u. Mitarb. [196] bereits 1971 hingewiesen worden.

In Abbildung 4-23 sind postprandiale Glucose- und Insulinkonzentrationen nach dem Verzehr von Glucose und verschiedenen kohlenhydratreichen Lebensmitteln dargestellt. Hierbei zeigt sich deutlich die **unterschiedliche Höhe** der Blutglucosekonzentration trotz des Verzehrs gleicher Kohlenhydratmengen.

Dies veranlasste dazu, einen sog. **glykämischen Index** aus der Fläche unter der postprandialen Blutglucosekurve zu ermitteln, wobei der Prozentsatz angegeben wird, der im Vergleich zur Aufnahme der gleichen Kohlenhydratmenge in Form von Glucose resultiert (Tab. 4-8).

Der sich oft erheblich unterscheidende glykämische Index lässt sich nicht allein mit dem **unterschiedlichen Ballaststoffgehalt** erklären. Welche Faktoren im Einzelnen hierfür verantwortlich sind, ist unbekannt. Diskutiert werden **Enzyminhibitoren,** so z.B. α-Amylase-Hemmer, die in Getreide vorkommen, Lectine, Phytate, Tannine, Stärke-Protein- bzw. Stärke-Fett-Verbindungen etc. Vieles spricht auch dafür, dass am Zustandekommen des therapeutischen Effekts Einflüsse von Ballaststoffen auf die **Freisetzung gastroenteropankreatischer Hormone** beteiligt sind.

Der in Abbildung 4-24 dargestellte positive Effekt von **Leguminosen** wurde von Simpson u. Mitarb.

Tabelle 4-8 Glykämischer Index nach [122]).

Lebensmittel	Index [%]
Glucose	100
Saccharose	59
Weißbrot	69
Reis, geschält	72
Spaghetti	50
Linsen	29
Bohnen	36
Äpfel (Golden Delicious)	39
Bananen	62

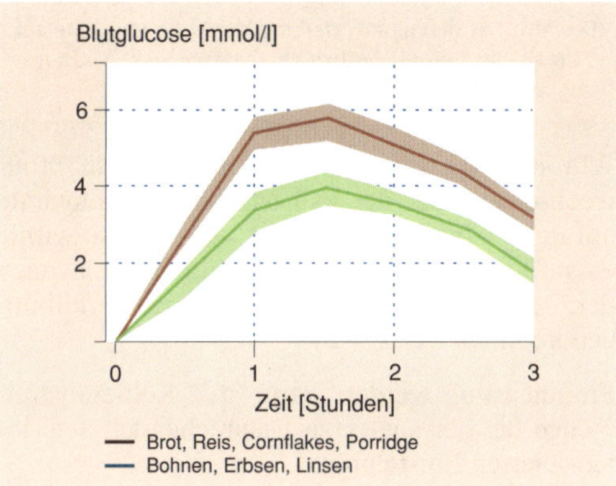

Abb. 4-24 Mittlere Blutglucosekonzentration bei Diabetikern (n = 12) nach dem Verzehr von 50 g Kohlenhydraten (nach [250]).

[250] auf die Brauchbarkeit im Rahmen der diätetischen Diabetesbehandlung überprüft.

In einer randomisierten Studie erhielten 18 nicht insulinabhängige Diabetiker während 6 Wochen eine Diät mit 60% der Energie in Form von Kohlenhydraten, 64% der Kohlenhydrate stammten aus Hülsenfrüchten. Eine Kontrollgruppe erhielt eine traditionelle Diabetesdiät mit 40% der Energie in Form von Kohlenhydraten, 40% in Form von Fett und 20% als Eiweiß. Trotz des hohen Kohlenhydratgehalts war die ballaststoffreiche Kost mit einem hohen Anteil an Leguminosen, gemessen an verschiedenen Laborparametern, der traditionellen Diabetesdiät überlegen.

Wie bereits erwähnt, lässt sich der **unterschiedliche Effekt** der verschiedenen **kohlenhydratreichen Lebensmittel** auf die Blutglucosekonzentration nach dem derzeitigen Stand der Kenntnisse nur unzureichend erklären. Die langsamere Freisetzung und Resorption der Glucose aus den ballaststoffreichen, voluminösen, schwerer aufschließbaren Lebensmitteln im Vergleich zu ballaststoffarmen mit hoher Energiedichte erklärt diesen Effekt nur zum Teil.

Folgende **Beispiele** veranschaulichen die für die Praxis der Diabetestherapie so wichtigen unterschiedlichen Effekte kohlenhydratreicher Lebensmittel auf die Blutglucosekonzentration. Es wird gezeigt, dass ein **ausschließliches Orientieren an der Kohlenhydratmenge unzureichend** ist.

- Erhitztes führt im Vergleich zu rohem Weizenvollkornschrot bei gesunden Versuchspersonen zu signifikant höheren postprandialen Blutzucker- und Insulinkonzentrationen, und bei Typ-2-Diabetikern sind die postprandialen Serumglucosekonzentrationen nach dem Verzehr von rohem Vollkornschrot in Form von Müsli signifikant geringer als unter einem isokalorischen, im Kohlenhydratgehalt gleichen klinikúblichen Frühstück [247].
- Die Bedeutung des **zusammen mit einem kohlenhydratreichen Lebensmittel verzehrten Fettes** und den unterschiedlichen Effekt verschiedener Kohlenhydratträger auf das Verhalten der Blutglucosekonzentration zeigt eine Untersuchung von Wakhloo u. Mitarb. [275].
- In welchem Ausmaß die verschiedenen Komponenten einer Mahlzeit und nicht nur die Menge an Kohlenhydraten den Insulinbedarf von Diabetikern bestimmen, zeigt das Ergebnis folgender Untersuchung von Schrezenmeir u. Mitarb. [241].

  Bei 10 Typ-1-Diabetikern wurde mit der sog. Clamp-Technik der Insulinbedarf nach dem Verzehr folgender Frühstücksvarianten mit gleichem Kohlenhydratanteil und gleichem Energiegehalt bestimmt:
  - englisches Frühstück mit gebratenem Speck, Ei, Zwiebeln und Bohnen,
  - kontinentales Frühstück aus Brötchen mit Butter und Marmelade,
  - Milchfrühstück.

Nach dem englischen Frühstück wurde signifikant weniger Insulin benötigt, um die Blutglucosekonzentration im Normbereich zu halten, als nach dem kontinentalen Frühstück. Der Insulinbedarf des Milchfrühstücks lag zwischen beiden.

Auch das **Ausmaß der mechanischen Zerkleinerung,** etwa beim Kauen, und verschiedene **lebensmitteltechnologische Verfahren** können den intestinalen Stärkeabbau und damit die Höhe der postprandialen Glucosekonzentration erheblich variieren.

So werden Mais-, Reis- und Kartoffelstärke dann wesentlich schneller abgebaut und resorbiert, wenn moderne industrielle Techniken, wie etwa das Extruderverfahren, angewandt werden [35]. Bei Typ-2-Diabetikern war die postprandiale Glucosekonzentration nach dem Verzehr von Brot mit grober Partikelgröße signifikant geringer als nach dem Verzehr von Brot aus fein gemahlenem Mehl [9].

Trotz der genannten unterschiedlichen Effekte kohlenhydratreicher **Lebensmittel** auf die Blutglucosekonzentration und der modifizierenden Einflüsse von Fettgehalt der Nahrung, Art der Zubereitung etc. müssen die Kohlenhydrate, um einen möglichst kontinuierlichen Einstrom der Glucose in die Blutbahn zu erreichen, **über den Tag verteilt** werden. Es können zwei verschiedene Regime, die Lastminderung und Lastabstimmung unterschieden werden. Bei Patienten mit vorhandener, aber eingeschränkter Insulinsekretion bzw. Insulinwirkung (Typ-2-Diabetiker), die weder Insulin noch orale Antidiabetika erhalten, kommt es im Wesentlichen darauf an, die einzelnen Belastungen so gering wie möglich zu halten. Dies gelingt durch eine Verteilung der Nahrung auf möglichst viele (etwa sechs) kleine Mahlzeiten. Der Kohlenhydratgehalt der Mahlzeiten ist nicht von Bedeutung.

Eine **Lastabstimmung** ist dann erforderlich, wenn hypoglykämiesierende Substanzen verabreicht werden. Bei dieser medikamentösen, blutzuckersenkenden Therapie müssen die Blutglucose erhöhenden Mahlzeiten zeitlich und quantitativ auf die Wirkung der blutzuckersenkenden Medikamente abgestimmt werden, um Hypo- bzw. Hyperglykämien zu vermeiden [239].

Bewährt hat sich eine Verteilung der Kohlenhydrate auf 5–6 Mahlzeiten (1. Frühstück, 2. Frühstück, Mittagessen, Vesper, Abendessen, u. U. Spätmahlzeit).

Würde man, wie dies bei der Mehrzahl Stoffwechselgesunder der Fall ist, die Kohlenhydrate auf nur 3 Mahlzeiten pro Tag verteilen, so würde es infolge eines relativen Insulinmangels nach den Mahlzeiten zu starken Blutzuckererhöhungen kommen (Abb. 4-25).

Frei gewählt werden kann die Kohlenhydratmenge bei der später zu besprechenden sog. intensivierten Einstellung.

Entgegen der früher vertretenen Ansicht haben moderate Mengen von **Saccharose,** zusammen mit einer Mahlzeit verzehrt, keinen negativen Effekt auf die Blutglucosekonzentration bei Diabetikern.

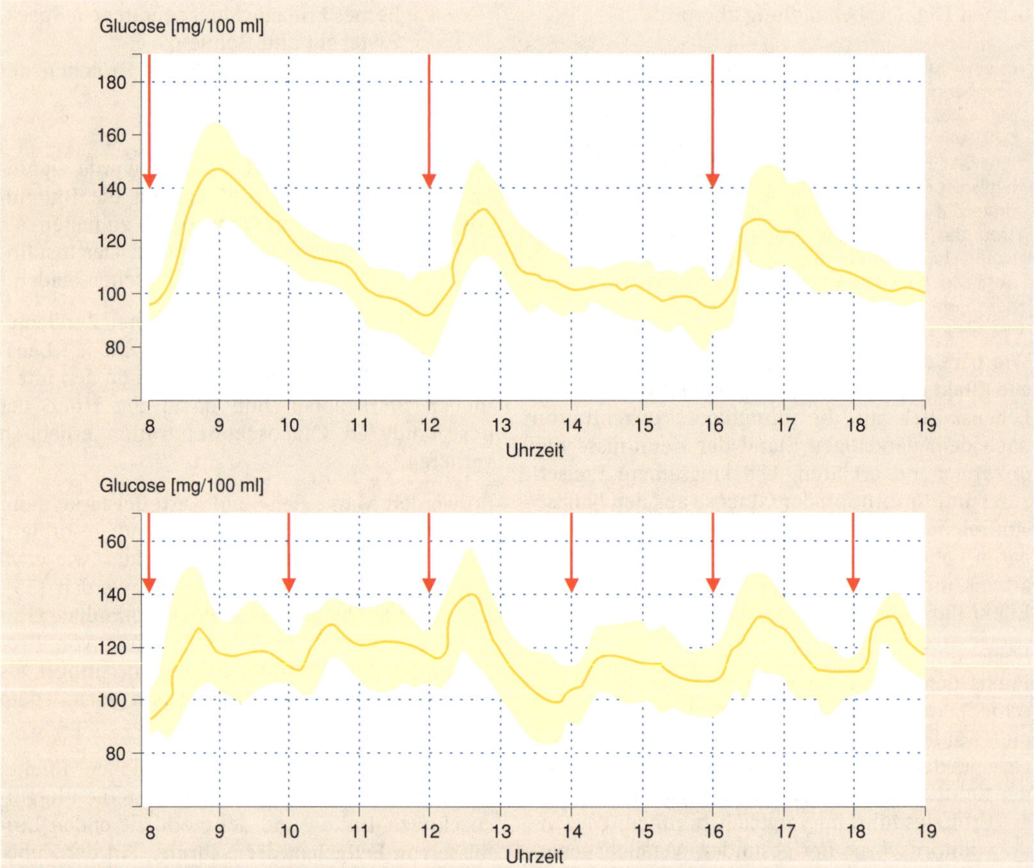

Abb. 4-25 Mediane und 95-%-Vertrauensgrenze der Blutglucose nach Zufuhr von 3 bzw. 6 isokalorischen Mahlzeiten (↓) bei 7 Patienten mit pathologischer Glucosebelastung. 8400 kJ/Tag (= 2000 kcal) verteilt auf 3 bzw. 6 Mahlzeiten (50% Kohlenhydrate, 30% Fett, 20% Eiweiß) (nach [231]).

Tabelle 4-9 Durchschnittliche Zuckergehalte verschiedener Früchte (nach [39], vgl. Tab. 3-8).

	g Zucker/100 g essbarem Anteil Glucose	Fructose	Saccharose
Äpfel	1,8	5,9	2,1
Birnen	1,3	5,6	1,1
Orangen	2,4	2,6	3,2
Mandarinen	1,1	1,3	5,1
Grapefruits	2,1	2,3	2,4
Pfirsiche	1,0	1,1	4,6
Aprikosen	1,1	0,5	5,8
Zwetschgen	2,2	1,2	5,2
Kirschen	6,1	5,4	0,2
Erdbeeren	2,0	2,1	1,1
Himbeeren	1,8	2,0	1,5
Heidelbeeren	2,3	3,3	0,2
Trauben	6,6	6,5	0,5

Sowohl bei Typ-1- als auch bei Typ-2-Diabetikern kam es unter isokalorischen Bedingungen dann, wenn 20 bzw. 25 g Saccharose zusammen mit einer Mahlzeit verzehrt wurden, zu keinen negativen Effekten auf die Blutglucosekonzentration. Auch während einer Beobachtungszeit von sechs Wochen fanden sich keine Veränderungen der HBA_1-Konzentration im Vergleich zur Kontrolldiät [43, 200, 252].

Die Autoren kommen zu dem Schluss, dass geringe Mengen von Zucker, zusammen mit einer ballaststoffreichen Kost verzehrt, den Glucosestoffwechsel von Diabetikern nicht negativ beeinflussen.

Während sich die Amerikanische Diabetesgesellschaft für ein Aufheben der Zuckerrestriktion ausspricht und davon ausgeht, dass die Kohlenhydratmenge wichtiger ist als die Art der Kohlenhydrate, raten Europäische und Deutsche Gremien zu einem moderaten Verzehr, da eine ausgewogene Ernährung zur Vermeidung von Spätschäden von besonderer Bedeutung ist. Würde jede Begrenzung – so wird argumentiert – aufgehoben, so bestünde die Gefahr, dass Zucker in **Form fettreicher Lebensmittel** (Torten, Kuchen, Speiseeis etc.) aufgenommen wird, wodurch das Adipositas- und Arterioskleroserisiko vergrößert würde. Die „Verpackung" des Zuckers in einer ballaststoffreichen Diät, wie sie von den Untersuchern meist gewählt wurde, ist selten gewährleistet.

Die verschiedenen **Obstsorten** haben einen sehr unterschiedlichen Gehalt an Glucose und Saccharose bzw. dem insulinunabhängig verwertbaren Fruchtzucker (Tab. 4-9).

Zuckeraustauschstoffe

Diese Stoffe gehören in die Gruppe der **Süßungsmittel**, wobei sie sich im Gegensatz zu den intensiv schmeckenden Süßstoffen technologisch wie Saccharose verarbeiten lassen und einen **maßgeblichen Energiewert** besitzen. Man bezeichnet sie deshalb auch als **nutritive** Zuckeraustauschstoffe. Synonym werden die Bezeichnungen Zuckersubstitute, Ersatzzucker oder Zuckerzusatzstoffe verwendet [89].

Nach der 1994 vom Ministerrat verabschiedeten **EU-Süßungsmittel-Richtlinie** sind ohne Mengenbegrenzung folgende Zuckeraustauschstoffe zugelassen: E 420 Sorbit, E 421 Mannit, E 953 Isomalt, E 965 Maltit, E 966 Lactit und E 967 Xylit. Nicht zu den Süßungsmitteln im Sinne der EG-Süßungsmittel-Richtlinie gehört der in der Diabetesdiät eingesetzte Zuckeraustauschstoff Fructose (Fruchtzucker). Er ist chemisch gesehen ein Zucker (Monosaccharid) und kein Zusatzstoff.

Die Umsetzung der vorstehend genannten EU-Richtlinien in nationales Recht erfolgt durch die „Verordnung zur Neuordnung lebensmittelrechtlicher Vorschriften über Zusatzstoffe" vom 29. Januar 1998 (BGB 1. I, S. 230).

Die als Zuckeraustauschstoffe bezeichneten Kohlenhydrate, die im Vergleich zur Glucose **langsamer resorbiert** und im Stoffwechsel **insulinunabhängig abgebaut** werden, schmecken süß und eignen sich folglich dazu, den in der Diabetesdiät bis vor wenigen Jahren noch unerwünschten Küchenzucker als Süßmittel weitgehend zu ersetzen. Die genannten Zuckeraustauschstoffe können grundsätzlich – wie sich aus dem Schema in Abbildung 1-2 ergibt – in Glucose umgewandelt werden.

Das **Ausmaß der Resorption** ist jedoch unterschiedlich und zum Teil sehr gering. Nicht resorbierte Zuckeraustauschstoffe gelangen in tiefere bakteriell besiedelte Darmabschnitte, wo sie, wie etwa die Lactose beim Lactasemangelsyndrom (vgl. Abb. 3-10) oder Sorbit und Fructose bei Sorbit- und Fructoseintoleranz (vgl. Kap. 3.4.9), **fermentiert** werden und Diarrhöen und Flatulenz auslösen. Bei großen individuellen Unterschieden bewegen sich die Toleranzschwellen für Einzeldosen bei nicht adaptierten Personen zwischen 10–20 g für Mannit und 70 g für Fructose [89].

Nach Verzehr der am häufigsten eingesetzten Zuckeraustauschstoffe Sorbit und Xylit ist ab einer Dosis von etwa 40 g/Tag mit einem **Anstieg der Blutglucosekonzentration** zu rechnen. Ein Großteil der Patienten entwickelt bei dieser Tagesdosis bereits **intestinale Nebenwirkungen** (vgl. Fructose- und Sorbitintoleranz, Kap. 3.4.9).

Da die Zuckeraustauschstoffe innerhalb des nicht zu Intoleranzerscheinungen führenden Dosisbereichs resorbiert werden, sind sie den übrigen Kohlenhydraten energetisch gleichzusetzen.

Der **Sinn von Zuckeraustauschstoffen** wird zunehmend infrage gestellt. Gegen ihren Einsatz sprechen

- die genannten, relativ häufigen intestinalen Intoleranzen,
- die Tatsache, dass Saccharose in begrenztem Maße eingesetzt werden kann,
- die Begünstigung der Hypertriglyzeridämie, Hyperurikämie und Lactaterhöhung im Serum,
- die Gefahr, dass unter Verwendung von Zuckeraustauschstoffen hergestellte Diabetikersüßwaren ohne Berücksichtigung des Energiehaushaltes verzehrt werden etc.

Diätprodukte für Diabetiker. Bei sog. Diabetikerlebensmitteln handelt es sich überwiegend um Süßwaren, die unter Verwendung von Zuckeraustauschstoffen hergestellt sind. Der Fettgehalt dieser Produkte ist oft vergleichsweise hoch. Die Aufschrift „für Diabetiker geeignet" ist irreführend und suggeriert dem Patienten einen besonderen Nutzen für die Gesundheit und den Krankheitsverlauf. Ihnen kommt in der Praxis keine Bedeutung zu.

Süßstoffe

Eine weitere Möglichkeit zur Befriedigung des „Süßbedürfnisses" des Diabetikers bieten die chemischen Süßstoffe. Nach der EU-Süßungsmittel-Richtlinie aus dem Jahre 1994, die in nationales Recht umgesetzt wurde (vgl. Zuckeraustauschstoffe), sind folgende Süßstoffe zugelassen: E 950 Acesulfam-K, E 951 Aspartam, E 952 Cyclamat, E 954 Saccharin, E 957 Thaumatin, E 959 Neohesperidin DC.

Der Insulinbedarf wird durch Süßstoffe nicht beeinflusst. Die Substanzen Saccharin, Cyclamat und Azesulfam-K liefern keine Energie.

Der Süßstoff **Aspartam** ist ein Dipeptidester, bestehend aus den Aminosäuren Asparaginsäure und Phenylalanin, die mit Methanol verknüpft sind. Diese Bestandteile werden im Organismus verstoffwechselt und liefern 17 kJ/g (4 kcal). Aufgrund der hohen Süßkraft und der geringen Einsatzmenge ist der **Energiegehalt** jedoch praktisch **zu vernachlässigen.**

> Wegen des Phenylalaninanteils soll Aspartam bei Patienten mit einer Phenylketonurie (PKU) (vgl. Kap. 4.7.1) nicht eingesetzt werden.

Die **Süßkraft** der einzelnen Süßstoffe wird von einer Reihe von Faktoren wie Temperatur, pH-Wert etc. beeinflusst und ist somit keine konstante Größe.

Die chemische Struktur, die Süßkraft im Vergleich zu Saccharose, die physikalischen Eigenschaften und der mögliche Beigeschmack bzw. Geschmack bei Überdosierung, sind in Tabelle 4-10 zusammengefasst.

Nach in der Bundesrepublik durchgeführten Befragungen nehmen etwa 70 % aller Diabetiker regelmäßig Süßstoffe. Die Ermittlung des mittleren täglichen Verbrauchs ergab, dass die Mehrzahl weit unterhalb der von der WHO angegebenen Höchstdosis lag.

Tierexperimentelle Befunde, die für eine mutagene und karzinogene Wirkung der Süßstoffe Cyclamat und Saccharin sprachen und zum Teil zum Verbot von Süßstoffen führten, wurden durch neuere Befunde widerlegt.

Vergleichsweise wenig bekannt sind **Thaumatin,** ein Protein aus der westafrikanischen Katemfefrucht und **Neohesperidin** (DC Dihydrochalcon), ein Süßstoff, der durch Hydrierung aus einem in Zitrusfrüchten vorkommenden Flavonoid hergestellt wird.

Die Süßkraft von Thaumatin ist etwa 2000- bis 3000fach höher als die der Saccharose, während Neohesperidin etwa 400- bis 600-mal süßer schmeckt, wobei die **Intensität** sehr von der Zusammensetzung der Nahrung abhängig ist. Beide Süßstoffe haben einen **geschmacksverstärkenden Effekt,** insbesondere auf den bereits vorhandenen Süßgeschmack von Lebensmitteln.

Tabelle 4-10 Eigenschaften von Süßstoffen (Spektrum, 1998).

Süßstoffe / Eigenschaften	Saccharin	Cyclamat	Aspartam	Acesulfam	Thaumatin	Neohesperidin DC
Chemische Struktur/ Zusammensetzung	Benzoesäure-sulfimid	Cyclohexyl-aminosulfonat (Natrium- und Calciumcyclamate)	Dipeptid aus L-α-Asparagin L-Phenylalanin als Methylester	Dihydrooxathiazindioxid-Kalium	Polypeptid-gemisch aus süß schmeckenden Proteinen Thaumatin I und Thaumatin II	Neohesperidin-dihydrochalcon
Süßkraft im Vergleich zu Zucker	450–550	30–35	200	200	2000–3000	400–600
Geschmack	angenehmer Süßgeschmack, in hohen Konzentrationen leicht bitterer Nachgeschmack	angenehmer Süßgeschmack, mit steigenden Konzentrationen leichter Beigeschmack	guter, reiner Süßgeschmack, zuckerähnlich, ohne Beigeschmack	in hohen Konzentrationen leicht bitter-metallischer Beigeschmack	lakritzartiger Beigeschmack	lakritz- bzw. menthol-artiger Beigeschmack
Physikalische Eigenschaften	in heißem Wasser gut löslich, sehr stabil, gut lagerfähig	sehr gut wasserlöslich, stabil	gut wasserlöslich, bei Erhitzen und längerer Lagerung instabil	sehr gut wasserlöslich, hitzestabil	sehr gut wasserlöslich, bei Erhitzen instabil	begrenzt wasserlöslich, hitzestabil

Bei der Wahl uneinheitlicher Versuchsanordnungen wird die Frage nach einer **Beeinflussung des Hungergefühls, der Regulation des Körpergewichts, der kephalischen Insulinsekretion und der Blutzuckerregulation** durch die Süßstoffe Aspartam, Acesulfam, Cyclamat und Saccharin nicht einheitlich beantwortet (Lit. bei [94]). In einer Studie wurden 14 gesunden Versuchspersonen während 18 Tagen die genannten Süßstoffe bzw. Saccharose nach einem Cross-over-Design in wässriger Lösung bei etwa gleicher Süßintensität oder Wasser verabreicht. Die wässrigen Süßstofflösungen bewirkten wie Wasser zu keinem Zeitpunkt statistisch signifikante Veränderungen der Plasmainsulinkonzentrationen. Süßstoffe hatten im Vergleich zu Wasser auch keinen Einfluss auf die maximale Plasmainsulinkonzentration [94].

Broteinheit

Der insulinbedürftige Typ-1-Diabetiker und der auf Injektionen von Fremdinsulin angewiesene Typ-2-Diabetiker müssen die Zufuhr verwertbarer Kohlenhydrate und die Insulindosis so aufeinander abstimmen, dass möglichst permanent eine Normoglykämie besteht. Damit dies realisiert werden kann, muss der Patient den **Kohlenhydratgehalt der Lebensmittel** kennen und in der Lage sein, die **erforderliche Verteilung** auf die Mahlzeiten vorzunehmen.

Um bei dem in Lebensmitteln unterschiedlichen Gehalt an Kohlenhydraten dem Patienten den Umgang mit den verschiedenen Kohlenhydratträgern zu erleichtern und eine von Tag zu Tag weitgehend konstante Zufuhr an Kohlenhydraten zu ermöglichen, wurde bereits vor über hundert Jahren als Bezugseinheit die Weißbroteinheit (WBE) mit 12 g Kohlenhydraten, später in Broteinheiten umbenannt, vorgeschlagen. Andere Autoren bzw. Diabetesgesellschaften setzen eine Broteinheit (BE) bzw. Kohlenhydrateinheit (KE) gleich 10 g Kohlenhydrate.

Eine Broteinheit entspricht der Kohlenhydratmenge einer dünnen Scheibe Brot.

Mit Hilfe von Austauschtabellen kann die einer Broteinheit entsprechende Menge anderer kohlenhydratreicher Lebensmittel entnommen werden, sodass der Patient die Möglichkeit hat, kohlenhydratreiche Lebensmittel wie Brot, Kartoffel, Reis, Obst etc. gegeneinander auszutauschen. Da der Kohlenhydratgehalt der Lebensmittel großen Schwankungen unterliegt, kann die Broteinheit nur der **groben Orientierung** dienen.

Darüber hinaus ist, wie bereits bei der Definition des glykämischen Index besprochen (vgl. Tab. 4-8), der Effekt eines kohlenhydratreichen Lebensmittels auf die Blutglucosekonzentration nicht nur von der Menge an Kohlenhydraten, sondern von vielen anderen, das jeweilige Lebensmittel charakterisierenden Faktoren und von den übrigen **Komponenten einer Mahlzeit** (z. B. dem Fettanteil) abhängig.

Eine Bewertung der Lebensmittel und Mahlzeiten ausschließlich nach dem Gehalt an Broteinheiten/Kohlenhydrateinheiten führt zu einer unzureichenden Berücksichtigung des besonders für die diätetische Behandlung der Typ-2-Diabetiker wichtigen Gesamtenergie- und Fettgehaltes.

Wegen der genannten erheblichen **Schwankungsbreite des Kohlenhydratgehaltes** von Lebensmitteln, der im Mittel 20–30 % beträgt, wird von dem Ausschuss Ernährung der Deutschen Diabetes-Gesellschaft vorgeschlagen, nicht mehr starr an einer Festlegung der Kohlenhydrataustauscheinheiten auf 10 bzw. 12 g Kohlenhydrate festzuhalten und die genannten Schwankungen in höherem Maße zu berücksichtigen.

Beim **praktischen Umgang** mit Kohlenhydrataustauscheinheiten soll Folgendes in höherem Maße bedacht und berücksichtigt werden:

- Kohlenhydrataustauscheinheiten sind irrelevant für Typ-2-Diabetiker mit Übergewicht, d. h. für mehr als 80 % aller Diabetiker.
- Kohlenhydrataustauscheinheiten machen Sinn für die Minorität der insulinbehandelten Diabetiker.
- Die Austauscheinheiten BE und KHE sind nicht als Berechnungseinheiten, sondern als Schätzeinheiten zur praktischen Orientierung von insulinbehandelten Diabetikern anzusehen.
- **Lebensmittelportionen,** die 10–12 g verwertbare Kohlenhydrate enthalten, können **gegeneinander ausgetauscht** werden. Nach praktischer Erfahrung entsprechen solche Lebensmittelportionen praktikablen Größen. Das Einschätzen der Portionen kann orientiert an Küchenmaßen erfolgen.
- Wesentlich zur **Erfolgskontrolle** der richtigen Ernährung bei Diabetes mellitus ist die Bestimmung des Körpergewichts, der Blutglucose-, HBA_1- und Blutfettkonzentration sowie des Blutdrucks [155].

Fett

Die Bedeutung der **Kohlenhydrat-Fett-Relation** und des Fettsäuremusters (insbesondere des Anteils an einfach ungesättigten Fettsäuren) sowohl für die Prophylaxe von diabetischen Spätschäden als auch für die Insulinsensitivität wurde bereits eingangs dargestellt.

Tabelle 4-11 Empfehlungen für die nach jeweiligem Wissensstand optimale Nährstoffrelation einer Diabetes-Diät (modifiziert nach [194]).

Jahr	Kohlenhydrate [%]	Eiweiß [%]	Fett [%]
vor 1921		Hungerkuren	
1921	20	10	70
1950	40	20	40
1971	45	20	35
1986	< 60	12–20	< 30
1994	*	10–20	*
2000	*	10–20	*

* Weniger als 10% Fette gesättigter Fettsäuren, ca.10% Fette mehrfach ungesättigter Fettsäuren bei Einhaltung der wünschenswerten Relation zwischen ω-6- und ω-3-Fettsäuren, restliche Energie je nach Körpergewicht, Triglyceridkonzentration i.S., Verhalten der Blutglucosekonzentration etc. verteilt auf Kohlenhydrate und Fette einfach ungesättigter Fettsäuren.

Aufgrund der speziellen Eigenschaften der **einfach ungesättigten Fettsäuren** wurden die seit Jahrzehnten immer wieder modifizierten Empfehlungen zur Höhe der Gesamtfettzufuhr erneut revidiert. Tabelle 4-11 demonstriert die wechselnden Angaben für die Zusammensetzung der Diabeteskost am Beispiel der amerikanischen Empfehlungen.

Seit der Einführung des Insulins in die Therapie (Bantig und Best entdeckten 1922 Insulin als wesentliches regulierendes Hormon des Glucosestoffwechsels) variierten die **Empfehlungen für die Kohlenhydrat-Fett-Relation** bei konstanter Empfehlung für die Proteinzufuhr je nach Kenntnisstand bis heute.

Beim Einsatz von **Fischöl,** etwa zur Therapie der bei Typ-2-Diabetikern häufigen Hypertriglyzeridämie, ist Vorsicht geboten, da **ω-3-Fettsäuren** die Glucosetoleranz bei Diabetikern verschlechtern können [68].

Der Effekt von **ω-3-Fettsäuren** auf den Lipoproteinstoffwechsel unterscheidet sich offenbar bei Diabetikern und Stoffwechselgesunden.

Bei 10 Männern mit insulinpflichtigem Diabetes mellitus kam es unter Gabe von ω-3-Fettsäuren in Form von Fischöl nach drei Wochen zu einem signifikanten Abfall der Triglyceridkonzentration und zu einem signifikanten Anstieg des Gesamtcholesterins, des LDL- und HDL-Cholesterins, wobei insbesondere die HDL_2-Fraktion anstieg.

Bei Stoffwechselgesunden änderten sich die genannten Parameter nur gering. Keinen Einfluss hatte die Gabe von Fischöl auf die Nüchternblutzuckerkonzentration, die HbA_1-Konzentration und den Insulinbedarf bei Diabetikern [180].

In einer weiteren Studie an insulinbedürftigen Typ-1-Diabetikern kam es unter der Gabe von täglich 7,7 g ω-3-Fettsäuren ebenfalls zu einem signifikanten Abfall der Serumtriglyceridkonzentration bei geringem Anstieg des Gesamtcholesterins und des HDL-Cholesterins ohne signifikante Änderung der LDL-Cholesterinfraktion. Das Verhalten der Blutzuckerkonzentration und die Höhe des Insulinbedarfs wurden nicht signifikant verändert [148].

Eiweiß

Ein vergleichsweise niedriger Eiweißverzehr erleichtert in der Praxis die Realisierung einer fettarmen Diät, da eiweißreiche tierische Lebensmittel wie Käse, Wurst und oft auch Fleisch den Fettverzehr steigern.

Obwohl die bereits genannten Empfehlungen einen Anteil von 10–20% an der Gesamtenergie angeben, lässt sich eine relativ fettarme Kost bei mehr als 15% der Energie in Form von Eiweiß schlecht realisieren.

Ein weiterer wesentlicher Grund für eine relativ niedrige Eiweißzufuhr ist die Tatsache, dass sich die **diabetische Nephropathie** unter einer hohen Eiweißzufuhr schneller entwickelt als unter einer niedrigen Zufuhr.

Auf welchem Wege dieser Effekt zustande kommt, ist nicht bekannt. Möglicherweise begünstigt die unter eiweißreicher Ernährung gesteigerte glomeruläre Filtrationsrate die Entwicklung der Glomerulosklerose. Etwa 30% aller Diabetiker entwickeln nach einer Krankheitsdauer von 5–15 Jahren eine diabtische Nephropathie (diabetische Glomerulosklerose, Kimmelstiel-Wilson-Syndrom). Eine optimale Einstellung der Blutzuckerkonzentration und des Blutdruckes verringert das Erkrankungsrisiko. Je nach Abweichung der Nierenfunktionsparameter von der Norm, dem Ausmaß der Proteinurie, der Serumkreatininkonzentration etc. unterscheidet man 5 Stadien der diabetischen Nephropathie. Das Fortschreiten der Nierenerkrankung kann durch eine moderate Eiweißrestriktion (0,58 mg/kg Körpergewicht/Tag), ohne dass es hierdurch zu Zeichen der Mangelernährung kommt, verzögert werden [140].

Auch in einer Reihe weiterer Studien an insulinpflichtigen Diabetikern mit fortschreitender Niereninsuffizienz konnte unter langfristiger Gabe einer Diät mit einem nur geringen Anteil (40–50 g/Tag) an biologisch hochwertigem Eiweiß ein signifikanter Rückgang der Albuminurie, ein deutlich verzögertes Fortschreiten der Niereninsuffizienz und ein günstigeres Blutdruckprofil nachgewiesen werden [45, 67].

Alkohol

Der Diabetiker kann grundsätzlich Alkohol aufnehmen, wenn er als **Energieträger** berücksichtigt wird. Bei Untersuchungen über den Einfluss von Äthylalkohol auf das Blutzuckertagesprofil von Diabetikern, die mit Insulin bzw. oralen Antidiabetika eingestellt waren, zeigte sich eine **vermehrte Neigung zu Hypoglykämien,** sodass als Ausgleich für den Verzehr der „Alkoholkalorien" keinesfalls „Kohlenhydratkalorien" eingespart werden dürfen.

Wird abends Alkohol in größeren Mengen aufgenommen, so kann sich nach einer nächtlichen, vom Patienten nicht bemerkten Hypoglykämie am Morgen eine **reaktive Hyperglykämie** einstellen.

Wird deren Ursache nicht erkannt, so kommt es zu einer nicht indizierten Erhöhung der Insulindosis. Der Patient muss, um solchen Fehlbeurteilungen vorzubeugen, dann, wenn er nicht auf Alkohol verzichten will, den behandelnden Arzt über seine **Trinkgewohnheiten** informieren [201].

Da die koronare Herzkrankheit die häufigste Todesursache bei Diabetikern ist, wurde im Rahmen der Physicians' Health Study auch untersucht, ob moderater Alkoholkonsum, so wie bei Nichtdiabetikern beschrieben, das koronare Mortalitätsrisiko senkt (vgl. Kap. 1.9 und 4.5.3). Das relative, durch koronare Herzkrankheit bedingte Mortalitätsrisiko fiel sowohl bei Diabetikern als auch den Nichtdiabetikern (Kontrollen) mit steigendem Alkoholkonsum. Die Autoren empfehlen moderate Mengen Alkohol zusammen mit den Mahlzeiten zu konsumieren. Bei guter Einstellung des Diabetes ist keine negative Wirkung auf die Blutglucosespiegel zu erwarten [4].

Chrom

Die Bedeutung dieses Spurenelementes für den Glucosestoffwechsel und möglicherweise auch für den Verlauf des Diabetes mellitus wurde bereits besprochen (vgl. Kap. 1.8.3).

In einer prospektiven Studie an 180 Typ-2-Diabetikern kam es bei den Probanden im Vergleich zu Placebo unter Gabe von 100 µg bzw. 500 µg Chrom 2-mal täglich nach zwei Monaten zu signifikant positiven Effekten auf die Konzentration an HbA_{1c}, Glucose, Insulin und Cholesterin im Serum [7]

Vitamin E

Eine Reihe von Befunden, wie beispielsweise eine vermehrte Lipidoxidation, hohe Konzentrationen an Oxi-LDL etc. sprechen für einen oxidativen Stress bei Diabetes mellitus [226].

Sowohl beim Typ-1- als auch beim Typ-2-Diabetes finden sich **Defizite an Antioxidanzien.** Der erhöhte oxidative Stress begünstigt die **Entwicklung von Spätkomplikationen.** Darüber hinaus wird die Entstehung des Typ-2-Diabetes wahrscheinlich durch ein Defizit an Antioxidanzien gefördert. Den Vitaminen C und E sowie Harnsäure kommt offenbar eine zentrale Bedeutung bei der Aufrechterhaltung des antioxidativen Schutzes zu [169]. Epidemiologische Daten sprechen auch dafür, dass die Höhe der Serumcarotinoidkonzentration die Insulinresistenz und Glucosetoleranz positiv beeinflusst [70].

Dafür, dass **oxidativer Stress an der Pathogenese beteiligt** ist, spricht das Ergebnis einer in Ostfinnland durchgeführten prospektiven Untersuchung an 944 Männern ohne Hinweis auf einen gestörten Glucosestoffwechsel. Nach Bestimmung der Vitamin-E-Konzentration im Plasma fand sich nach vierjähriger Beobachtungszeit bei 45 Männern ein Typ-2-Diabetes bzw. eine eindeutig pathologische Glucosetoleranz. Unter Berücksichtigung aller übrigen Risikofaktoren ergab sich eine eindeutige Beziehung zwischen niedriger Vitamin-E-Plasma-Konzentration und dem Risiko für einen Typ-2-Diabetes. Bei niedrigen Plasmakonzentrationen war das Diabetesrisiko um den Faktor 3,9 erhöht.

Die Untersucher weisen darauf hin, dass Zellen der **Langerhans-Inseln** grundsätzlich eine vergleichsweise geringe Aktivität an antioxidativen Enzymen und geringe Konzentration an antioxidativen Vitaminen aufweisen und somit wahrscheinlich gegenüber freien Radikalen besonders empfindlich sind.

Gestützt wird diese Vermutung durch die Tatsache, dass sich bei Versuchstieren mit Substanzen, die die Bildung freier Radikale begünstigen (Alloxan, Streptozotocin), ein Diabetes mellitus erzeugen lässt.

Aus dem Ergebnis dieser prospektiven Studie wird der Schluss gezogen, dass eine **optimale Versorgung** des Organismus mit Vitamin E mit großer Wahrscheinlichkeit das **Risiko**, an einem Typ-2-Diabetes zu erkranken, **reduziert** [232].

Trotz lückenhafter Kenntnisse über die pathobiochemischen Voraussetzungen **diabetischer Spätschäden** kann davon ausgegangen werden, dass hierbei auch freien Radikalen eine Bedeutung zukommt und folglich eine optimale Versorgung mit Antioxidanzien Spätkomplikationen vorbeugt.

Nicht entschieden ist die Frage, ob sich durch eine Supplementation mit Antioxidantien, insbesondere mit Vitamin E, entscheidende Laborparameter und der Gesamtverlauf des Diabetes mellitus positiv beeinflussen lassen. Dafür, dass einer optimalen Versorgung mit Vitamin E eine protektive Bedeutung zukommt, sprechen Ergebnisse großer prospektiver epidemiologischer Studien, wie z.B. der Nurses' Health Study. Diabetikerinnen in der Quintile mit der höchsten Zufuhr an Vitamin E hatten im Vergleich zu den Patientinnen der niedrigsten Quintile ein um 34% geringeres Risiko einer koronaren Herzerkrankung [226]. Kurzzeitstudien an kleinen Kollektiven sprechen dafür, dass mit pharmakologischen Vitamin-E-Dosen (500–1000 mg/Tag) sowohl die für die Entstehung der Makroangiopathie mitverantwortliche und bei Diabetikern meist erhöhte oxidierte LDL-Fraktion als auch die Menge an glykosylierten Proteinen reduziert ist [41].

Weiterhin lässt sich mit pharmakologischen Vitamin-E-Dosen offenbar die **Insulinwirkung bei Diabetikern verbessern** [198].

Andere Autoren konnten die positiven Effekte nicht bestätigen [74, 213].

Orale Antidiabetika, Fremdinsulin

Eine rein diätetische Einstellung des Diabetes mellitus ist möglich, solange der Organismus die zur Aufrechterhaltung einer im Normbereich liegenden Blutzuckerkonzentration erforderliche Insulinmenge bereitstellt.

Ist dies nicht der Fall, so muss mit oralen Antidiabetika die Insulinsekretion stimuliert bzw. die periphere Glucoseutilisation verbessert oder Insulin durch subkutane Injektion zugeführt werden. Folgende Substanzen mit unterschiedlichen Wirkmechanismen stehen als orale Antidiabetika zur Verfügung:

Sulfonylharnstofftyp

Sulfonylharnstoffe sensibilisieren die β-Zellen und verbessern die verzögerte bzw. verminderte Insulinsekretion. Bei primär gutem Ansprechen kommt es im Laufe der Zeit trotz Dosissteigerung unter Gabe von Sulfonylharnstoffen zu einer Verschlechterung der Stoffwechseleinstellung. Mit einem solchen **Sekundärversagen** ist in 5–10% der Fälle pro Jahr zu rechnen.

Biguanide

Aus dieser Gruppe oraler Antidiabetika ist in Deutschland ausschließlich Metformin (Maximaldosis 3-mal 80 mg täglich) zugelassen. Biguanide fördern die periphere Glucoseverwertung und hemmen bei erhöhten Blutzuckerwerten die Gluconeogenese.

Unter Behandlung mit den genannten oralen Antidiabetika muss der Patient, ähnlich wie bei Insulinbehandlung, eine hinsichtlich Kohlenhydratmenge und Kohlenhydratverteilung starre Diät einhalten.

Glinide (prandiale Glucoseregulatoren)

Beim Gesunden kommt es nach der Nahrungsaufnahme zu einer biphasischen Insulinsekretion. Die erste Phase kontrolliert den unmittelbaren postprandialen Glucoseanstieg. Fällt diese erste Phase der Insulinsekretion beim Typ-2-Diabetes und bei der gestörten Glucosetoleranz aus, so kommt es zu einer unmittelbaren postprandialen Hyperglykämie, einem eigenständigen Risikofaktor für die Arteriosklerose. Die prandialen Glucoseregulatoren Nateglinide und Repaglinide normalisieren die frühe Phase der Insulinsekretion und verhindern die pathologischen postprandialen Blutglucosespitzen.

Die Insulinfreisetzung ist glucoseabhängig. Je höher postprandial die Blutglucosekonzentration steigt, umso ausgeprägter ist die Insulinfreisetzung. Zu dem mahlzeitenbezogenen Blutzuckeranstieg kommt es im Vergleich zu den übrigen oralen Antidiabetika nicht.

Glitazone

Eine Insulinresistenz – das verminderte Ansprechen der Zielorgane auf Insulin – führt langfristig zu einer Entgleisung des Glucosestoffwechsels und zur Manifestation des Typ-2-Diabetes. Der Resistenz liegt eine Verminderung von Transportproteinen zugrunde, die Glucose in die Zelle einschleusen. Meist geht die Insulinresistenz der Manifestation eines Typ-2-Diabetes um Jahre voraus. Glitazone wirken regulierend auf die der gestörten Insulinwirkung zugrunde liegenden intrazellulären Mechanismen ein. Sie verbessern die Nutzung des zirkulierenden Insulins und senken ohne weitere Erhöhung der Insulinspiegel die Blutzuckerkonzentration.

Glucoseresorption verzögernde Substanzen

Zu den oralen Antidiabetika im weiteren Sinne gehören auch Substanzen, die die **intestinale Glucoseresorption verzögern** und folglich die postprandialen Glucosekonzentrationen senken. Dazu gehören **viskositätssteigernde Ballaststoffe,** wie etwa **Guarmehl** (vgl. Kap. 1.11.5), und Substanzen, die kompetitiv Enzyme des intestinalen Kohlenhydratabbaus hemmen. Zur letzteren Gruppe gehört der **α-Glucosidasehemmer Acarbose.**

Acarbose hemmt den Stärkeabbau im oberen Dünndarm und verzögert somit die Glucoseresorption. Die Folge ist eine Abflachung der postprandialen Blutglucosekurve.

Nebenwirkungen sind Meteorismus und abdominelle Missempfindungen, da in Abhängigkeit von der Dosis des Enzymhemmers unverdaute Kohlenhydrate ins Kolon übertreten und dort bakteriell zu organischen Säuren und Intestinalgasen abgebaut werden (vgl. Kap. 1.11.4).

Insulintherapie

Beim Typ-1-Diabetes muss von Krankheitsbeginn an und beim Typ-2-Diabetes dann, wenn mit oralen Antidiabetika eine Normalisierung der Blutglucosekonzentration nicht mehr möglich ist, **Fremdinsulin** injiziert werden. Bei der konventionellen Insulintherapie wird 2-mal täglich ein Intermediär-Insulin oder eine Mischung aus Intermediär- und Normal-Insulin appliziert. Das Wirkprofil des Insulins bestimmt Menge und Verteilung der pro Tag zu verzehrenden Kohlenhydrate.

Die fehlende Möglichkeit, dem jeweiligen Verlangen entsprechend die Nahrungsaufnahme flexibel zu gestalten, bedeutet für den Diabetiker u. U. eine erhebliche Belastung und Minderung der Lebensqualität. Es hat sich deshalb die sog. intensivierte Einstellung **(Basis-Bolus-Konzept)** durchgesetzt.

Ausgehend von der Tatsache, dass die Insulinsekretion des Gesunden in eine basale und eine mahlzeitenabhängige Sekretion unterteilt werden kann, injiziert der Diabetiker morgens und abends je eine Dosis eines **Verzögerungsinsulins** mit langer Halbwertszeit. Mit diesen beiden Injektionen werden etwa 50 % der täglich benötigten Insulinmenge zur Aufrechterhaltung eines **Basisspiegels** appliziert.

Zusätzlich müssen mahlzeitenbezogene und blutzuckerabhängig wechselnde Mengen eines schnell wirksamen **Normalinsulins** etwa 15 Minuten vor der Mahlzeit injiziert werden (Bolus). Die erforderliche Insulinmenge errechnet sich aus dem aktuellen Blutzuckerspiegel, der vor jeder Mahlzeit vom Patienten selbst bestimmt wird, und aus der Menge an Kohlenhydraten in BE, die zur Mahlzeit verzehrt werden soll.

In aller Regel liegt der **Insulinbedarf** morgens am höchsten, sodass 2–3 IE/BE, mittags 1–1,5 IE/BE und abends 1,5–2 IE/BE injiziert werden müssen.

Erhöhte präprandiale Blutzuckerwerte müssen bei der Berechnung der Insulindosis berücksichtigt werden. Im Bereich 100–200 mg/dl kann man pro Einheit Insulin mit einem Blutzuckerabfall von ca. 30 mg/dl rechnen, bei Werten zwischen 200 und 300 mg/dl mit nur 15–20 mg/dl.

Unbedingte Voraussetzung für diese Art der Diabeteseinstellung ist eine **optimale Schulung** des Patienten.

Schwangerschaft

Die Diät der schwangeren Diabetikerin unterscheidet sich nicht von der üblichen Diabetesdiät. In den ersten beiden Trimestern sollte die **Gewichtszunahme** nicht mehr als 1 kg pro Monat und im letzten nicht mehr als 1,5 kg pro Monat betragen.

Hormonelle Faktoren begünstigen Stoffwechselentgleisungen während der Schwangerschaft, wobei wahrscheinlich das von der Plazenta gebildete Chorionwachstumshormon mit einem insulinantagonistischen Effekt für den **Insulinmehrbedarf** im letzten Trimester verantwortlich ist.

Zu Beginn der Schwangerschaft besteht erhöhte Gefahr der Hypoglykämie.

Die diätetische Disziplin und die Überwachung müssen, da sowohl die Frucht als auch die Schwangere erheblich durch die genannten Stoffwechselentgleisungen gefährdet werden können, besonders groß sein (Schwangerschafts-/Gestationsdiabetes, s. Kap. 4.4.2).

Laborchemische Kontrolle der Diabeteseinstellung

Die laborchemischen Möglichkeiten zur Kontrolle der Diabeteseinstellung bestehen in der Bestimmung der Glucosekonzentration im Serum und der Glucoseausscheidung mit dem Harn (12- oder 24-Stunden-Sammelharn).

Während die **Blutglucosebestimmung** nur Auskunft über die momentane Stoffwechselsituation gibt, spiegelt die **Harn-Zucker-Ausscheidung** das Verhalten der Blutglucose während der gesamten Sammelperiode wider.

Eine weitere Möglichkeit zur Kontrolle der Einstellung ist die Bestimmung der **Glykohämoglobinkonzentration** (HbA_1) einer nichtenzymatischen irreversiblen Bindung von Hexosen an Hämoglobin. HbA_1 besteht aus verschiedenen Untergruppen, deren mengenmäßig und diagnostisch wichtigste das HbA_1c ist. Die Konzentration an HbA_1c im Blut ist abhängig von Ausmaß und Dauer der Hyperglykämie und von der Überlebenszeit der Erythrozyten. Sie korreliert positiv mit dem Grad der Hyperglykämie in den **vorausgegangenen drei Monaten** und erlaubt somit eine Aussage zur Einstellung während dieser Zeitspanne.

Je nach Variation der Messmethodik liegen die HbA_1c-Werte bei Gesunden zwischen 5,5 und 8,5%, im Mittel um 7,1%. Bei Diabetikern liegt der prozentuale Anteil auch unter guter Einstellung meist über 7,1%. Ein HbA_1c-Messwert von 9% spricht für durchschnittliche Blutzuckerspiegel um 160 mg/dl innerhalb der vorausgegangenen 4 Wochen.

Für die **Langzeiteinstellung** des Diabetikers sind HbA_1c-Werte unter 9% wünschenswert. Messwerte über 11% sprechen für eine unzureichende Einstellung.

> Unter niedrigen, möglichst nahe am Normbereich liegenden HbA_1c-Konzentrationen ist die Gefahr der Entwicklung diabetischer Spätkomplikationen gering.

Auch **glykosylierte Plasmaproteine** dienen der Beurteilung der Diabeteseinstellung. Insbesondere Albumin geht eine über etwa drei Wochen stabile Verbindung (Fructosamine) mit Glucose ein.

Fructosamine reagieren schneller und empfindlicher auf Veränderungen der Blutglucosekonzentration als das HbA_1. Ihre Bestimmung hat sich zur Beurteilung der Diabeteseinstellung bewährt.

Wesentlich erleichtert und verbessert wurde die Diabeteseinstellung durch die im Laufe der letzten Jahre entwickelten Möglichkeiten der **Blut-** und **Harnzuckerselbstkontrolle.** Hierdurch hat der Diabetiker die Möglichkeit, mit einfach zu handhabenden Methoden bei einem hohen Maß an Exaktheit die Glucosekonzentrationen zu Hause und am Arbeitsplatz, d.h. in der üblichen Alltagssituation, zu bestimmen.

4.5 Hyperlipoproteinämie, Arteriosklerose

Physiologie und Pathophysiologie Das Problem eines **„Normalwertes"** für die Cholesterin- und Triglyceridkonzentration im Serum wurde über Jahre kontrovers diskutiert. Aufgrund der zurzeit vorliegenden Ergebnisse einer Vielzahl epidemiologischer Studien lässt sich Folgendes feststellen: Einen Schwellenwert für beide Lipidkonzentrationen gibt es nicht. Die Beziehungen zwischen der Höhe der Lipidkonzentration im Serum und dem koronaren Risiko sind fließend.

> Empfehlungen für wünschenswerte Lipidkonzentrationen müssen immer in Relation zur Höhe des Risikos einer arteriosklerotischen Gefäßerkrankung gemacht werden, wobei das Zusammenwirken aller Risikofaktoren berücksichtigt werden muss (Abb. 4-26).

In Tabelle 4-12 sind die **Laborparameter** zusammengefasst, die im Rahmen von Routineuntersuchungen die Diagnose einer therapiebedürftigen Fettstoffwechselstörung ermöglichen.

Aufgrund großer Statistiken steigt das **Risiko von koronaren Herzerkrankungen** ab einer Gesamtcholesterinkonzentration von 180 mg/dl linear an.

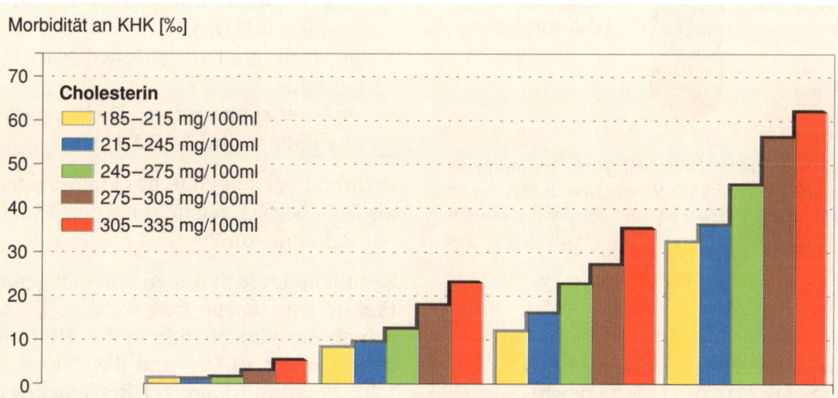

pathologische Glucosetoleranz	0	+	+	+
Zigaretten	0	0	+	+
linksventrikuläre Hypertrophie	0	0	0	+

Abb. 4-26 Die Morbidität an koronaren Herzerkrankungen (KHK) in Abhängigkeit von der Höhe der Serumcholesterinkonzentration und weiterer Risikofaktoren nach Daten der Framingham-Studie [126].

Tabelle 4-12 Bewertung von Gesamtcholesterin- und LDL-Cholesterinkonzentrationen im Serum.

200 mg/dl (< 5,2 mmol/l)	wünschenswertes Cholesterin
200–240 mg/dl (5,2–6,2 mmol/l)	grenzwertig hohes Cholesterin
> 240 mg/dl (> 6,2 mmol/l)	erhöhtes Serumcholesterin
130 mg/dl (> 3,4 mmol/l)	wünschenswertes LDL-Cholesterin
130–160 mg/dl (3,4–4,1 mmol/l)	grenzwertig hohes LDL-Cholesterin
> 160 mg/dl (> 4,1 mmol/l)	erhöhtes LDL-Cholesterin
> 45 mg/dl (> 1,2 mmol/l)	wünschenswertes HDL-Cholesterin
150–200 mg/dl (1,7–2,3 mmol/l)	wünschenswerte Triglyceride

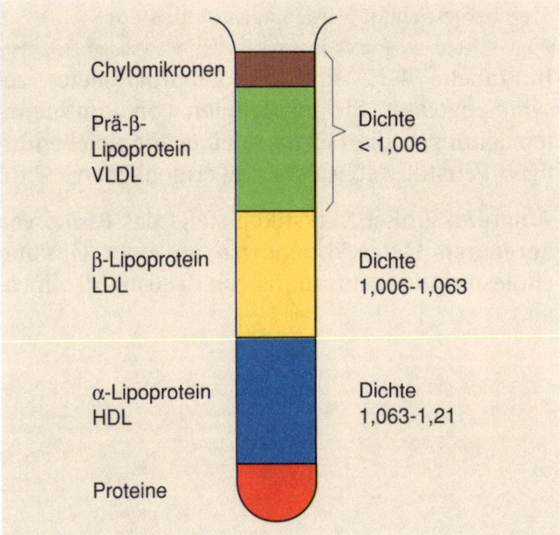

Abb. 4-27 Schematische Darstellung der Trennung von Chylomikronen, Plasmalipoproteinen und Proteinen mit der Ultrazentrifuge. VLDL = Very low density lipoproteins; LDL = Low density lipoproteins; HDL = High density lipoproteins.

Einer **Therapie** bedarf die grenzwertige Hypercholesterinämie insbesondere dann, wenn gleichzeitig weitere Risikofaktoren wie Bluthochdruck, Zigarettenrauchen, Diabetes mellitus und niedrige HDL-Cholesterinkonzentrationen vorliegen.

Retro- und prospektive Studien haben gezeigt, dass neben der Höhe der Gesamtcholesterin- die LDL-Cholesterinkonzentration im Serum mit der Häufigkeit koronarer Herzerkrankungen positiv korreliert, während die Höhe der HDL-Cholesterinkonzentration eine inverse Beziehung zeigt.

Der **wichtigste Risikofaktor** ist die **LDL-Cholesterinkonzentration** im Plasma. Ergebnisse großer epidemiologischer Studien haben gezeigt, dass oberhalb einer LDL-Konzentration von 100 mg/dl bei einer HDL-Konzentration von weniger als 50 mg/dl das Risiko einer koronaren Herzerkrankung steigt. Die Risikosteigerung liegt bei einer LDL-Konzentration von 160 mg/dl bereits um das Drei- bis Vierfache und bei einer LDL-Konzentration von 200 mg/dl und gleichzeitig niedrigem HDL-Cholesterin um den Faktor 20–25 höher.

Die wasserunlöslichen Plasmalipide Cholesterin, Triglyceride und Phosphatide werden als **makromolekulare Komplexe** mit spezifischen Proteinen als sog. **Lipoproteine** im Blut transportiert.

Die Dichte dieser Komplexe zwischen Lipiden und Trägereiweiß muss, da die Dichte der Lipide geringer ist als die der Proteine, immer unter der von reinem Protein liegen. Die **Dichte eines Lipoproteins** wird umso niedriger sein, je höher sein Lipidanteil ist.

Aufgrund der unterschiedlichen Dichte sedimentieren die verschiedenen Lipoproteine bei der Zentrifugation unterschiedlich (Abb. 4-27). Man hat somit die Möglichkeit, mit Hilfe einer Ultrazentrifuge Aussagen über die **quantitative Zusammensetzung** der Lipoproteine zu machen.

Unterschieden werden drei Dichtegrade:

- solche mit hoher Dichte und folglich einem relativ hohen Proteinanteil (high density lipoproteins = HDL),
- mit niedriger Dichte (low density lipoproteins = LDL)
- und mit sehr niederer Dichte (very low density lipoproteins = VLDL).

Während bei den HDL das **Lipid-Protein-Verhältnis** 5:50 beträgt, reicht es bei den VLDL bis zu einer Relation von 99:1.

Sämtliche Lipide können von den genannten vier Fraktionen transportiert werden. Es dominieren jedoch die Phosphatide in der HDL-, die Triglyceride in der VLDL- und das Cholesterin in der LDL-Fraktion. Durch Ultrazentrifugation lässt sich die HDL-Fraktion in drei Unterfraktionen – HDL_1, HDL_2 und HDL_3 – auftrennen. Die HDL_1-Fraktion wird wahrscheinlich durch cholesterinreiche Ernährung gesteigert.

Die Lipoproteine setzen sich aus mehreren strukturchemisch unterschiedlichen **Apolipoproteinen** mit unterschiedlicher Aminosäuresequenz und unterschiedlicher funktioneller Eigenschaft zusammen.

Die **physiologische** und **pathophysiologische Bedeutung** der Apolipoproteine ist noch nicht völlig geklärt. Es besteht jedoch kein Zweifel daran, dass Apolipoproteinen beim Lipidstoffwechsel und auch bei der Atherogenese eine entscheidende Bedeutung zukommt. Sie steuern den Metabolismus der Lipoproteine durch Aktivierung oder Hemmung von Enzymen und sind für die Bindung an spezielle Rezeptoren verantwortlich.

Nach der Resorption von Fettsäuren und deren Reveresterung in der Dünndarmmukosa (vgl. Kap. 1.3) werden aus Triglyceriden, Cholesterin, weiteren Lipiden und speziellen Apolipoproteinen (Apo B-48, Apo A) **Chylomikronen** synthetisiert und an die Lymphe abgegeben. Chylomikronen sind die größten und an Triglyceriden reichsten Lipoproteine (Abb. 4-28).

Nach Übertritt in die Blutbahn werden von HDL im Austausch von Apo A Apolipoprotein C und E auf die Chylomikronen übernommen. Das hierdurch erhaltene Apo C II ist Voraussetzung für die Aktivierung der endothelständigen Lipoproteinlipase, mit deren Hilfe Triglyceride hydrolysiert und freie Fettsäuren für den Zellstoffwechsel zur Verfügung gestellt werden.

Die verbleibenden triglyceridarmen kleinen Reste **(Remnants)** geben nicht mehr benötigtes Apo C und E an HDL ab. Letztlich werden die Chylomikronenremnants mit dem in ihnen transportierten, aus der Nahrung stammenden Cholesterin über Apo-E-Rezeptoren in die Leberzellen aufgenommen.

In der Leber synthetisierte Triglyceride werden zusammen mit Cholesterin als **VLDL** an die Zirkulation abgegeben. Sie enthalten verschiedene Lipoproteine (Apo-B-100, Apo E, Apo C). Endothelständige Lipoproteinlipasen spalten auch aus diesen triglyceridreichen Partikeln Fettsäuren ab. Mit zunehmender Verkleinerung der VLDL-Partikel wird ein Teil der Apolipoproteine auf HDL übertragen.

Es entsteht ein **Lipoprotein intermediärer Dichte (IDL)**, das zum Teil über einen speziellen Rezeptor von Leberzellen aufgenommen wird, während sich ein Teil durch fortschreitende Hydrolyse von Triglyceriden verkleinert, weitere Apolipoproteine abgibt und letztlich in LDL-Partikel übergeht.

Die sehr cholesterinreichen und triglyceridarmen **LDL-Partikel** stehen der Peripherie als Cholesterinlieferanten zur Verfügung. Der Rest bindet mit Hilfe des einzigen verbliebenen Apolipoproteins, dem Apo B-100, an den bereits genannten, auch IDL-aufnehmenden Leberzellrezeptor und wird so aus der Zirkulation eliminiert.

Ist die Aktivität dieses Rezeptors vermindert, so muss es zwangsläufig als Folge einer nur geringen

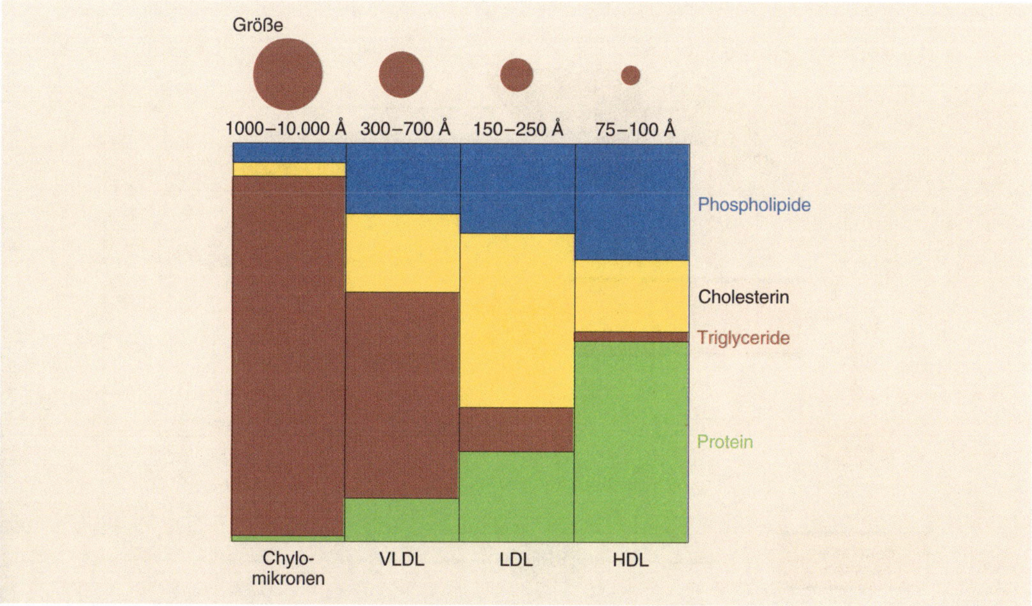

Abb. 4-28 Zusammensetzung der Lipoproteine.

Aufnahme von IDL und LDL durch die Leber zu einem **Anstieg der LDL-Konzentration** im Blut – eine entscheidende Voraussetzung für die Entstehung der Arteriosklerose – kommen.

Die in die Leberzelle aufgenommenen Cholesterinester werden hydrolysiert. Die Konzentration an freiem Cholesterin reguliert die Aktivität des für die Cholesterinsynthese erforderlichen Enzyms HMG-CoA-Reduktase (vgl. Abb. 1-13) und weiterhin die Dichte der IDL- bzw. LDL-Rezeptoren der Leberzellen.

Eine hohe intrazelluläre Konzentration an freiem Cholesterin, etwa durch **hohe Cholesterinzufuhr** mit der Nahrung, verringert die Expression von Rezeptoren an der Leberzelloberfläche und begünstigt somit hohe Serum-LDL-Konzentrationen.

Ein weiterer für die Atherogenese wichtiger LDL-Rezeptor findet sich auf Monozyten, Makrophagen, glatten Muskelzellen und den Endothelzellen der Blutgefäße. Dieser sog. **Scavenger-Rezeptor** kann jedoch nur durch Oxidation oder Acetylierung modifizierte LDL-Partikel aufnehmen. Die in der Arterienwand durch Akkumulation von Cholesterin zu Schaumzellen umgewandelten Makrophagen gelten als Frühläsion der Arteriosklerose.

HDL transportiert das in der Körperperipherie nicht benötigte Cholesterin (die meisten Körperzellen synthetisieren Cholesterin) zur Leber **(zentripetaler Cholesterintransport).** Das hauptsächliche Strukturprotein ist das Apo A-I. Durch Auftrennung in der Ultrazentrifuge lässt sich HDL in die zwei Unterfraktionen HDL-2 und HDL-3 trennen. Diese Aufteilung ist von klinischer Bedeutung, da der antiatherogene Effekt wahrscheinlich ausschließlich auf die HDL-2-Fraktion beschränkt ist. Entsprechende Befunde sind jedoch nicht voll übereinstimmend.

Beim **Lipoprotein (a)** handelt es sich um eine Plasmafraktion, die neben Apo B noch ein spezifisches Apolipoprotein, das Apo (a), enthält. Das Lipoprotein (a) ist sehr cholesterinreich und findet sich in epidemiologischen Studien häufig bei Personen mit koronarer Herzerkrankung. Apolipoprotein (a) findet sich in besonders hoher Konzentration bei Patienten mit einer heterozygoten familiären Hypercholesterinämie. Alle derzeit vorliegenden Befunde sprechen dafür, dass hohe Konzentrationen an diesem Lipoprotein mit einem hohen **kardiovaskulären Risiko** einhergehen.

In Abbildung 4-29 sind die besprochenen wesentlichen Fakten des Cholesterinstoffwechsels in vereinfachter Form dargestellt. Dünndarm und Leber synthetisieren beim Gesunden mehr als 95 % des Körpercholesterins und sind auch die wesentlichen Syntheseorte für Lipoproteine.

Eine Vermehrung der Plasmalipide bzw. Lipoproteine wird als Hyperlipidämie bzw. **Hyperlipoproteinämie** bezeichnet. Symptomatische Hyperlipidämien sind Folgen von Erkrankungen, z. B. Diabetes mellitus, gestörtem Galleabfluss (Cholestase), Hypothyreose etc., während primäre oder familiäre Hyperlipidämien genetisch bedingt sind.

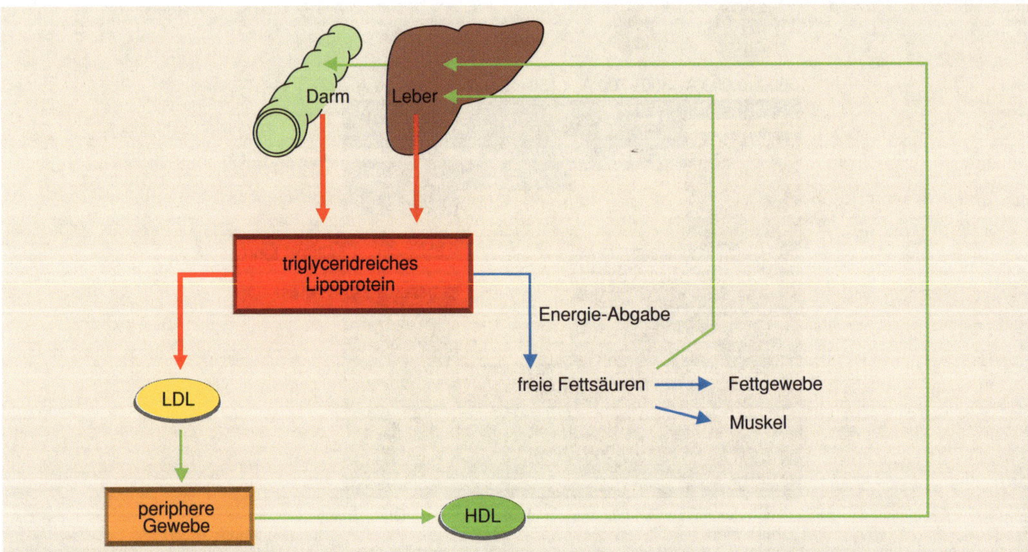

Abb. 4-29 Der hauptsächliche Stoffwechselweg des Cholesterins im Menschen.

Tabelle 4-13 Einteilung der Hyperlipoproteinämien nach Frederickson (n = normal, ↑ = gering erhöht, ↑↑ = stark erhöht).

Typ	Lipoprotein-muster	Plasma	Lipid-konzentration	Symptome	Arteriosklerose-risiko
I	Hyperchylo-mikronämie	milchig trüb	Triglyceride ↑↑ Cholesterin n oder ↑	Hepatospleno-megalie, eruptive Xanthome, abdo-minelle Koliken	gering
IIa IIb	LDL vermehrt LDL + VLDL vermehrt	normal	Triglyceride n Cholesterin ↑↑ Triglyceride ↑ Cholesterin ↑↑	Xanthome, arteriosklerotische Gefäß-veränderungen	sehr groß
III	atypisches LDL + VLDL	klar oder trüb	Triglyceride ↑↑ Cholesterin ↑↑	Xanthome, arteriosklerotische Gefäß-veränderungen	sehr groß
IV	VLDL vermehrt	klar oder trüb	Triglyceride ↑ oder ↑↑	Xanthome, Hepatospleno-megalie, Diabetes mellitus, Pankreatitis	groß
V	Hyperchylo-mikronämie, VLDL vermehrt	trüb	Triglyceride ↑↑ Cholesterin ↑	Xanthome, abdominelle Koliken	gering

Die erstgenannte Gruppe kann kausal durch Heilung der Grundkrankheit behandelt werden, während bei den primären Hyperlipidämien nur eine symptomatische **Therapie** infrage kommt.

Da eine Hyperlipidämie ohne Vermehrung der für die Löslichkeit der Lipide erforderlichen Trägerproteine nicht möglich ist, sollte man die exaktere Bezeichnung Hyperlipoproteinämie (oder Hyperlipoproteidämie) vorziehen.

Je nach Relation der Lipide zueinander und der unterschiedlichen Konzentration der Lipoproteine im Plasma kann man diese Fettstoffwechselstörung in verschiedene, meist auch mit unterschiedlichen klinischen Symptomen einhergehende **Gruppen** einteilen. Nach dem Vorschlag von Frederickson und Levy unterscheidet man fünf Typen, die in Tabelle 4-13 zusammen mit den wichtigsten klinischen Symptomen und den häufigsten Komplikationen aufgeführt werden.

Besonders häufig ist die **Hyperlipoproteinämie des Typs IV.** Sie geht einher mit einer Vermehrung der endogenen, d.h. in der Leber synthetisierten Triglyceride, während das Serumcholesterin normal oder nur mäßig erhöht ist. Arteriosklerotische Gefäßerkrankungen und eine gleichzeitig nachweisbare diabetische Stoffwechsellage sind bei dieser Form häufig. Da die Vermehrung des endogenen Plasmatriglycerids durch eine hyperkalorische, insbesondere kohlenhydratreiche Kost begünstigt wird, werden dem Typ IV zuzuordnende Stoffwechselstörungen auch als **„kohlenhydratinduzierte Hyperlipidämien“** bezeichnet.

Häufig ist weiterhin der **Typ II,** eine Form der Hyperlipoproteinämie, die sehr häufig mit arteriosklerotischen Gefäßerkrankungen einhergeht. Dieser Typ wird unterteilt in den Typ IIa mit einer Vermehrung der LDL-Lipoproteine und folglich einer Erhöhung der Cholesterinkonzentration und den Typ IIb mit einer zusätzlichen Vermehrung der VLDL-Lipoproteine und der Triglyceridkonzentration im Serum.

Die übrigen in Tabelle 4-13 aufgeführten Typen sind zum Teil sehr selten. Die Hyperlipoproteinämien verteilen sich etwa wie folgt auf die verschiedenen Typen:
- Typ IV 50–60 % (–80 %)
- Typ IIb 22–25 %
- Typ IIa 10–15 %
- Typ III 1–5 %
- Typ V 1–5 %
- Typ I extrem selten

Die Einteilung der Hyperlipoproteinämien nach Frederickson wird nicht allen praktischen Bedürfnissen gerecht. Sie unterteilt nicht nach primären und sekundären Fettstoffwechselstörungen, und die Abgrenzung der Typen ist nach heutigem Kenntnisstand relativ willkürlich. In der klinischen Praxis findet diese Einteilung jedoch immer noch Anwendung. Die Einteilung in polygene und monogene Hypercholesterinämie wird derzeit bevorzugt.

4.5.1 Polygene Hypercholesterinämie

Hierunter versteht man die heute häufigste Form der Hypercholesterinämie, wie sie sich bei einer gewissen genetischen Prädisposition unter der in westlichen Industrieländern üblichen **hyperkalorischen, relativ fettreichen Ernährung** bei einem großen Teil der Bevölkerung nachweisen lässt.

Das **laborchemische** Charakteristikum ist eine Erhöhung der LDL-Cholesterinkonzentration auf etwa 70 % des Gesamtcholesterins. Somit entspricht dieser Typ im Wesentlichen dem Typ IIa nach Frederickson. Immer dann, wenn eine familiäre Form der Hyperlipoproteinämie oder eine sekundäre LDL-Erhöhung ausgeschlossen wurde und die Gesamtcholesterinkonzentration 200 mg/dl bei einer Vermehrung des LDL-Cholesterins über 135 mg/dl überschreitet, muss von einer polygenen Hypercholesterinämie ausgegangen werden.

> Diese Form der Fettstoffwechselstörung geht mit einem hohen Arteriosklerose- und Infarktrisiko einher.

4.5.2 Monogene Hypercholesterinämie

Unter dieser Bezeichnung werden drei erbliche Stoffwechseldefekte – die familiäre Hypercholesterinämie, die familiäre Hyperlipidämie Typ III und die kombinierte Hyperlipidämie – zusammengefasst.

Bei der **familiären Hypercholesterinämie** kommt es zu einer erheblichen LDL-Cholesterinerhöhung als Folge eines LDL-Rezeptordefekts.

Die **familiäre Hyperlipidämie Typ III** ist eine erblich bedingte Störung der hepatischen Elimination von Chylomikronen-Remnants, den Restpartikeln der Chylomikronen und von VLDL.

Als **kombinierte Hyperlipidämie** wird eine Hyperlipidämie bezeichnet, der eine Überproduktion von Apolipoprotein B, dem wesentlichen Proteinanteil von VLDL und LDL, zugrunde liegt.

Es handelt sich um eine genetische Störung.

> Herzinfarkte sind bei dieser Form der Hyperlipoproteinämie häufig.

Bei kombinierter Hyperlipoproteinämie ist die Diättherapie nicht ausreichend. **Medikamentöse Behandlung** muss ergänzt werden. Auch bei der familiären Hypercholesterinämie ist die diätetische Therapie nicht ausreichend und muss mit anderen Maßnahmen ergänzt werden.

4.5.3 Arteriosklerose und Herzinfarkt

Die Entstehung dieser progredienten von der Intima ausgehenden degenerativen Veränderung der Arterienwand ist sehr komplex und trotz jahrzehntelanger Bemühungen nur unvollständig bekannt.

Von zentraler Bedeutung für die Entstehung arteriosklerotischer Gefäßveränderungen ist die sog. **endotheliale Dysfunktion.** Nach derzeitiger Vorstellung kommt der Funktion des Endothels – einer Einzellschicht, welche die Oberfläche der Gefäße bedeckt – während der Initialphase der Arterioskleroseentstehung eine zentrale Bedeutung zu. Das Endothel hat sehr kompexe Funktionen. Als endokrines und parakrines Organ ist es wesentlich für die vaskuläre Homöostase verantwortlich. Bedeutsam ist die Freisetzug von Stickstoffmonoxid (NO). Durch NO wird der Tonus der Gefäße reguliert. NO diffundiert aus dem Endothel in die glatte Muskelzelle und bewirkt hier als Antagonist von vasokonstriktiven Faktoren wie Angiotensin II und Endothelin durch Relaxation eine Vasodilation. NO wird durch das Enzym NO-Synthase aus der Aminosäure L-Arginin synthetisiert. Eine Reihe kardiovaskulärer Risikofaktoren wie Hypercholesterinämie, Hypertonie, Zigarettenrauch etc. verringert die biologische Aktivität von NO und führt zu einer Abschwächung der endothelabhängigen Vasodilation (Lit. bei [32]). NO hemmt weiterhin die Leukozytenadhäsion und die Thrombozytenaktivierung. Durch Schädigung des Endothels werden weitere Mediatoren freigesetzt, die eine Adhäsion von Thrombozyten, Monozyten, Lymphozyten etc. und ein Einsprossen von glatten Muskelzellen aus der Media in die Intima zur Folge haben.

Die **Resistenz der Intima** gegenüber Noxen wie Zigarettenrauch, Bluthochdruck, Stress, Diabetes mellitus, Dyslipoproteinämie etc. ist genetisch festgelegt. Hierdurch erklärt sich zum Teil die familiär unterschiedliche Neigung zu arteriosklerotischen Gefäßerkrankungen trotz identischer Risikofaktoren.

Der sehr komplexe Vorgang der Cholesterineinlagerung und letztlich der Plaquebildung läuft über folgende wesentliche Zwischenstufen ab: Monozyten wandern aus der Blutbahn in den subendothelialen Raum, wo sie sich in Makrophagen umwandeln. Oxidiertes LDL wird im Vergleich zu LDL vermehrt über Rezeptoren in die Makrophagen aufgenommen. Während die Aufnahme von LDL über die Rezeptoren einer Feedbackkontrolle unterliegt, ist dies beim Oxi-LDL nicht der Fall. In Makrophagen lagert sich folglich unkontrolliert Cholesterin ein, sodass sie sich in Schaumzellen umwandeln. Eine Anreicherung der Gefäßwand mit Schaumzellen führt zu sog. Fettstreifen (fatty streaks), dem ersten Stadium der Arteriosklerose. Durch Abbau von LDL kommt es zu einer Akkumulation von Lipiden in den Schaumzellen, die zum Teil absterben und durch Bindegewebe ersetzt werden. Die so entstehenden Plaques können rupturieren, eine Thrombusbildung einleiten und dadurch zum Herzinfarkt führen. Beim Zerfall von Makrophagen werden proteolytische Enzyme frei, die die fibröse Abdeckung der Plaques instabilisieren und eine Ruptur begünstigen. Antioxidantien hemmen den Zerfall der Makrophagen und wirken dadurch der Ruptur entgegen.

Auch die LDL lassen sich in zwei Subklassen aufteilen. Sie unterscheiden sich durch Größe und Zusammensetzung der Partikel. Die kleinen dichten LDL gehen mit einem höheren kardiovaskulären Risiko einher. Sie sind anfälliger für eine Oxidation und finden sich häufiger zusammen mit den für das metabolische Syndrom typischen Risikofaktoren. Es gibt Hinweise darauf, dass durch Änderung der Kohlenhydrat-Fett-Relation der Nahrung, durch Reduktion des Körpergewichts und Steigerung der körperlichen Aktivität die Relation zwischen großen und kleinen LDL-Partikeln beeinflusst werden kann.

Es besteht eine Wechselwirkung zwischen NO und dem endothelialen intrazellulären oxidativen Stress. Eine vermehrte Produktion von Sauerstoffradikalen wirkt über eine Hemmung der NO-Effekte begünstigend auf die der Arterioklerose zugrunde liegenden Mechanismen.

Die hier kurz angedeuteten, erst lückenhaft bekannten Fakten zeigen, dass die vasodilatatorische Endotheldysfunktion einen Prädikator für das Auftreten kardiovaskulärer Erkrankungen darstellt und Ansätze für das frühe Erkennen von Risikopatienten sowie für die Prophylaxe der Arteriosklerose aufzeigt. In ersten Studien konnten durch orale Gaben von L-Arginin, dem Substrat der endothelialen NO-Synthese, Verbesserungen der Endothelfunktion belegt werden.

Bereits in den sechziger Jahren des vorigen Jahrhunderts veröffentlichte epidemiologische Studien ergaben eine direkte Beziehung zwischen der Höhe der Gesamtcholesterinkonzentration im Serum und der Häufigkeit arteriosklerotischer Gefäßerkrankungen, insbesondere des Herzinfarktes, in den untersuchten Populationen.

Später konnte gezeigt werden, dass nicht das Gesamtcholesterin, sondern lediglich der Anteil an LDL-Cholesterin das Arterioskleroserisiko steigert, während HDL-Cholesterin eine protektive Wirkung besitzt.

Erst Jahre später wurde erkannt, dass vorwiegend der Anteil an oxidiertem LDL für die Schädigung der Gefäßwand und die Lipideinlagerung verantwortlich ist.

Damit haben sich die **Möglichkeiten einer Ernährungsprophylaxe** noch vergrößert.

Während die Gesamtcholesterinkonzentration und die HDL-LDL-Relation, abgesehen von der genetischen Disposition vom Ausmaß der Überernährung, der Höhe des Fettverzehrs, dem Fettsäuremuster, der körperlichen Aktivität, dem Ballaststoffverzehr etc. abhängig sind, wird das **Ausmaß der LDL-Oxidation** wesentlich von der Zufuhr an Antioxidanzien, insbesondere den Vitaminen E, C und Carotinoiden, bestimmt.

Weitere wichtige Risikofaktoren sind der Bluthochdruck, das Zigarettenrauchen und der Diabetes mellitus.

Das Ausmaß der **arteriosklerotischen Wandveränderungen** und der Zeitpunkt, ab dem sie klinisch in Erscheinung treten, sind von der Zahl der Risikofaktoren, ihrer Intensität und der Zeitdauer der Einwirkung abhängig.

Eine Studie, in der die Beziehung zwischen der Höhe der Gesamtcholesterinkonzentration im Serum in Verbindung mit den Risikofaktoren Rauchen, gestörte Glucosetoleranz und Linksherzhypertrophie (als Folge einer Hypertonie) und der Häufigkeit koronarer Herzerkrankungen als erstes demonstriert wurde, war die Framingham-Studie [126], deren Ergebnisse in Abbildung 4-30 dargestellt sind.

Obwohl bei deutlich über die Norm erhöhtem Gesamtcholesterin auch immer die LDL-Konzentration erhöht ist, lässt sich bei einer weiteren Auswertung von Daten der genannten Framingham-Studie eindeutig zeigen, dass das **Koronarrisiko** mit zunehmendem Anteil an LDL-Cholesterin steigt, während es bei hoher HDL-Cholesterinkonzentration vergleichsweise niedrig ist (s. Abb. 4-30) [126].

Neben dem LDL-Cholesterin, insbesondere in oxidierter Form, gilt das **Lipoprotein (a)** als wesentlicher Risikofaktor für koronare Herzerkrankungen. Die Konzentration dieses, dem LDL ähnlichen cholesterinreichen Lipoproteins, ist in höherem Maße als die der übrigen Lipoproteine **genetisch festgelegt** und lässt sich weder durch diätetische noch durch medikamentöse Maßnahmen wesentlich beeinflussen.

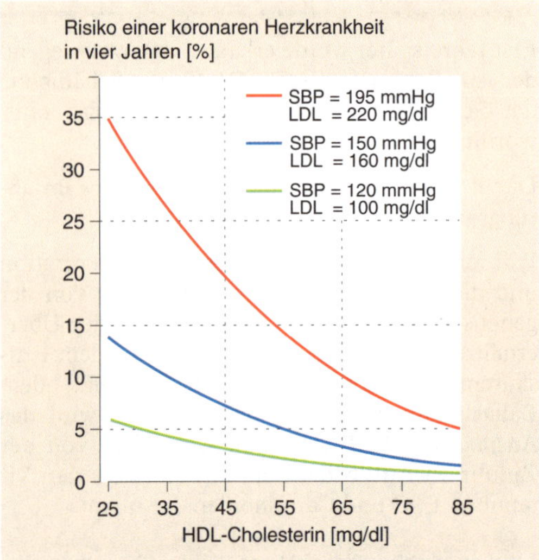

Abb. 4-30 Koronarrisiko in Beziehung zum HDL-Cholesterinspiegel. Untersuchtes Kollektiv: 55-jährige Männer der Framingham-Studie.
Nachbeobachtungszeit: 24 Jahre (SBP = systolischer Blutdruck, LDL = Low-density-Lipoprotein) (nach [86]).

Als **Grenzwerte** für seine Konzentration im Plasma gelten 25–30 mg/dl. In einer Vielzahl von Studien konnte eine ausgeprägte Korrelation zur koronaren Herzerkrankung gezeigt werden, die bei gleichzeitig hohen LDL-Spiegeln besonders hoch ist.

Auch **triglyceridreiche Lipoproteine** erhöhen das atherogene Risiko und müssen entgegen früherer Ansicht therapiert werden. Eine Reihe prospektiver Studien, so z. B. die Prospective Cardiovaskular Munster Study (PROCAM) belegen, dass die Nüchternhypertriglyzeridämie häufig in Kombination mit niedrigem HDL einen unabhängigen kardialen Risikofaktor darstellt [15].

Am häufigsten sind die sekundären Hypertriglyzeridämien als Folge
- eines Alkoholabusus,
- eines nicht optimal eingestellten Diabetes mellitus,
- einer Adipositas (metabolisches Syndrom) etc.

Hyperchylomikronämien als Folge angeborener Fettstoffwechselstörungen (Typ I und V nach Frederickson, vgl. Tab. 4-13) können mit Mikrozirkulationsstörungen und hierdurch bedingter akuter Pankreatitis, koronaren Mangeldurchblutungen, etc. einhergehen.

Die häufigste und schwerwiegendste Folge arteriosklerotischer Gefäßveränderungen ist der **Herzinfarkt.** Hierbei handelt es sich um einen umschriebenen Untergang von Herzmuskelgewebe als Folge einer lokalen Unterversorgung mit Sau-

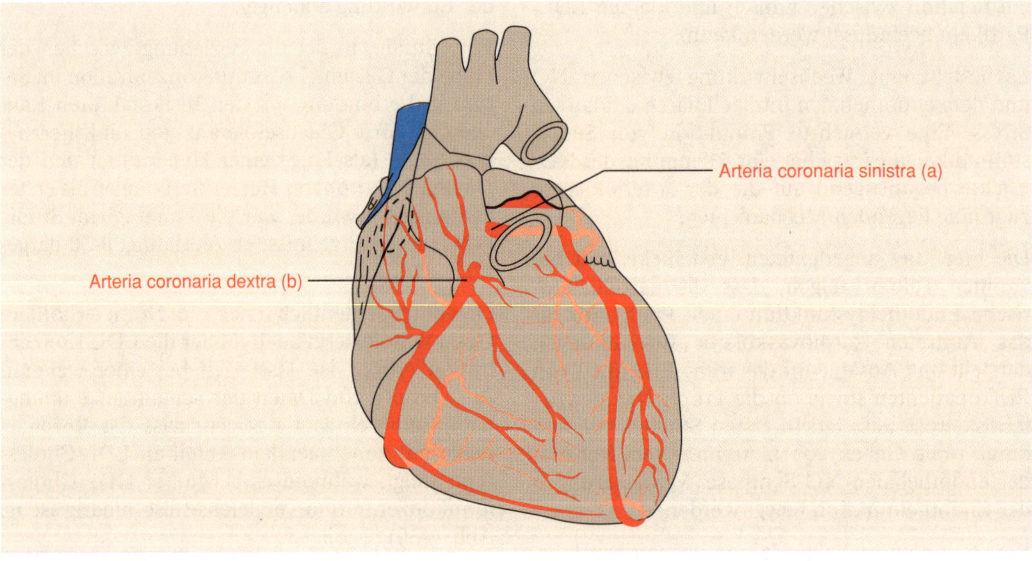

Abb. 4-31 Koronargefäßsystem.
a) linke Koronararterie, b) rechte Koronararterie.

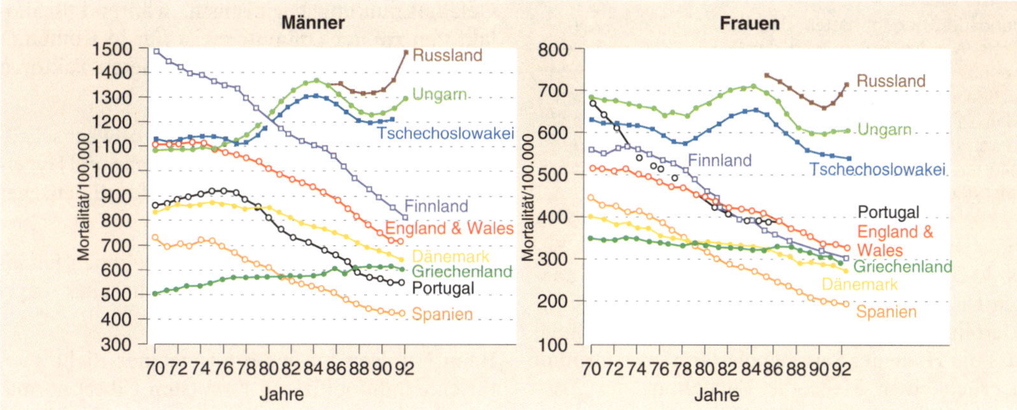

Abb. 4-32 Mortalität an kardiovaskulären Erkrankungen in west- und osteuropäischen Ländern bei Männern und Frauen im Alter von 45–74 Jahren [234].

erstoff (Hypoxie oder Anoxie). Die mangelnde bzw. völlig aufgehobene Sauerstoffversorgung ist meist bedingt durch den thrombotischen Verschluss eines den Herzmuskel versorgenden Gefäßes (Abb. 4-31), wobei sich das Gerinnsel in einem arteriosklerotisch veränderten Gefäßabschnitt entwickelt.

Die **Häufigkeit** des Herzinfarktes ist in den verschiedenen Ländern unterschiedlich. Morbiditäts- und Mortalitätsraten haben eine deutlich unterschiedliche Tendenz. Während die Inzidenz an koronaren Herzerkrankungen in Westeuropa, Nordamerika und Australien seit Jahren kontinuierlich sinkt, steigt sie in den osteuropäischen Ländern einschließlich der früheren Sowjetunion überwiegend bei Männern an (Abb. 4-32).

Der **Rückgang** an koronaren Herzerkrankungen wird auf einen zunehmend geringeren Zigarettenverbrauch, Verbesserung der Ernährung, vermehrte körperliche Aktivität und bessere medikamentöse Therapiemöglichkeiten der Hyperlipoproteinämie und des Bluthochdruckes zurückgeführt.

Genetischen Faktoren kommt offenbar nur eine untergeordnete Bedeutung zu. Hierfür sprechen Ergebnisse epidemiologischer Studien. So erkranken beispielsweise in den USA unter westlichen Lebensbedingungen lebende Japaner gleichermaßen häufig an koronaren Herzerkrankungen wie Amerikaner europäischer Herkunft, während die Infarkthäufigkeit in Japan weit unter der von US-Amerikanern liegt.

Es steht außer Zweifel, dass den Umweltbedingungen, und hierbei wiederum der **Ernährungsweise**, eine entscheidende Bedeutung zukommt.

Ernährungsprophylaxe und Ernährungstherapie

Die Vorstellungen über einen Zusammenhang zwischen Ernährung und Herzinfarkt wurden insbesondere durch folgende Tatsachen und Untersuchungsergebnisse geprägt: Das unfreiwillige Großexperiment des Zweiten Weltkriegs hatte gezeigt, dass in den Ländern mit einer mehrere Jahre dauernden Mangelernährung ischämische Herzerkrankungen praktisch nicht vorkamen, während die Infarktrate in Ländern ohne wesentliche Beeinträchtigung der Lebensmittelversorgung, wie etwa in den USA, unbeeinflusst blieb.

Typisch für die kalorisch knappe Ernährung in Notzeiten ist insbesondere der **geringe Fettverzehr** bei vergleichsweise **hohem Ballaststoff-** und **Stärkeanteil** der Nahrung.

Groß angelegte, weltweit durchgeführte epidemiologische Untersuchungen, insbesondere von Keys [133], hatten ergeben, dass die Rate der ischämischen Herzerkrankungen positiv mit der Höhe des Verzehrs von Fetten gesättigter Fettsäuren und mit der Höhe der Zufuhr von Nahrungscholesterin korreliert. Weiterhin fand sich eine positive Korrelation zwischen Zufuhr von gesättigten Fettsäuren bzw. Cholesterin mit der Nahrung und der Serumcholesterinkonzentration.

Länder mit hoher Sterblichkeit an koronaren Herzerkrankungen haben den höchsten Fett- und Cholesterinverzehr, während Länder mit geringer Sterblichkeitsrate einen vergleichsweise geringen Fettverzehr – in Japan z. B. nur 18–25% der Gesamtenergie im Vergleich zu über 40% in den meisten westlichen Industrieländern.

Eine weitere Stütze für die Annahme, dass **Ernährungsfaktoren** eine wesentliche Bedeutung bei der Entwicklung der Arteriosklerose und folglich auch des Herzinfarktes zukomme, waren tierexperimentelle Befunde, die gezeigt hatten, dass der Arteriosklerose ähnliche Wandveränderungen der Gefäße durch Cholesterinfütterung erzeugt werden können. Darüber hinaus ließen sich bei Untersuchungen an gesunden Probanden eine Erhöhung des Serumcholesterinspiegels durch einen hohen Anteil von Fetten gesättigter Fettsäuren in der Kost und eine Senkung durch Gabe mehrfach ungesättigter Fettsäuren erzielen.

Diese nur stichwortartig wiedergegebenen Befunde führten zusammen mit der Tatsache, dass sich Cholesterin in großer Menge in den arteriosklerotischen Plaques findet, zu der Vorstellung, dass die **Höhe der Serumcholesterinkonzentration** in erheblichem Maße die Entstehung der Arteriosklerose begünstigt. Die Höhe der Serumcholesterinkonzentration hängt, abgesehen von der Menge des mit der Nahrung aufgenommenen Cholesterins, besonders von der Menge des verzehrten Fettes gesättigter Fettsäuren ab.

Die ursprüngliche Vorstellung, dass nur mehrfach ungesättigte Fettsäuren die Serumcholesterinkonzentration senken und die einfach ungesättigten Fettsäuren, insbesondere die im Olivenöl reichlich vorkommende Ölsäure weder steigernd noch senkend wirken, wurde mittlerweile revidiert. Auch die früher vertretene Annahme, dass das Nahrungscholesterin entscheidend die Serumcholesterinkonzentration mitbestimmt, hat sich nicht bestätigt (vgl. Kap. 1.4).

Die während vieler Jahre laufenden Diskussionen um die Bedeutung von **Menge** und **Fettsäuremuster** des mit der Nahrung aufgenommenen Fettes wurden nicht immer frei von Emotionen geführt. Interessengruppen, die entweder am Umsatz von Fetten gesättigter Fettsäuren – vorwiegend tierische Fette – oder mehrfach ungesättigter Fettsäuren – überwiegend Fette pflanzlichen Ursprungs – interessiert waren, erschwerten oft eine sachliche Diskussion.

Als gesichert gilt, wie einleitend bereits ausführlich dargestellt, dass die mit einer hohen Gesamtcholesterinkonzentration einhergehende hohe Konzentration von **LDL-Cholesterin** (in oxidierter Form) einen wesentlichen Risikofaktor für arteriosklerotische Gefäßerkrankungen, und insbesondere den Herzinfarkt, darstellt (s. Abb. 4-26 und 4-30) und dass die Normalisierung dieser Parameter das Risiko senkt.

Risikofaktoren erster Ordnung sind Hypercholesterinämie, Hypertriglyzeridämie, Rauchen und Hypertonie. Risikofaktoren zweiter Ordnung sind Diabetes mellitus, Übergewicht, Bewegungsmangel und Hyperurikämie.

Risikofaktoren **erster Ordnung** können für sich allein die Entwicklung einer arteriosklerotischen Gefäßerkrankung begünstigen, während Risikofaktoren **zweiter Ordnung** meist nur in Kombination mit einem oder mehreren anderen Faktoren wirksam werden.

Die überwiegende Zahl von Fettstoffwechselstörungen (polygene Hypercholesterinämie und Hypertriglyzeridämie) können mit Hilfe **diätetischer Maßnahmen** korrigiert werden.

Lediglich bei der vergleichsweise seltenen familiären Hyperlipoproteinämie sind in aller Regel **Medikamente** erforderlich.

Beim Befolgen folgender allgemeiner Richtlinien für eine fettmodifizierte Kost **(step 1 diet)** normalisieren sich Parameter des gestörten Lipidstoffwechsels in der überwiegenden Mehrzahl der Fälle [214] (Tab. 4-14).

Neben einer **Normalisierung des Fettstoffwechsels** wird mit einer solchen Kostform auch den Risikofaktoren Hypertonie (vgl. Kap. 6) und Diabetes mellitus (vgl. Kap. 4.4) vorgebeugt. Das Nutrition Commitee of the American Heart Association empfiehlt in den Dietary Giudlines 2000 [141] für die Bevölkerung weniger quantitative Angaben zur Nährstoff- und Energiezufuhr, sondern dafür bestimmte Gruppen von Lebensmitteln sowie das Beibehalten eines die Gesundheit fördernden Körpergewichtes, und gibt allgemeine Ernährungshinweise. Ergänzend werden Ratschläge für spezielle Risikogruppen wie Diabetiker, Hyperlipämiker und Personenen mit bereits bestehenden Herz-Kreislauf-Erkrankungen gegeben.

Die den Empfehlungen für eine gesunde Ernährung der DGE weitgehend entsprechenden Ernährungsempfehlungen lauten:

- Allgemeine Empfehlung für eine gesunde Ernährung: Verwende eine Vielzahl von Früchten, Gemüsen, Vollgetreideprodukten, fettarme

Tabelle 4-14 An den Bedarf adaptierte Energiezufuhr (Normalisierung des Körpergewichtes).

Kohlenhydrate	50–60%*
Eiweiß	10–20%*
Fett	<30%*
gesättigte Fettsäuren	7–10%*
einfach ungesättigte Fettsäuren	10–15%*
mehrfach ungesättigte Fettsäuren	7–10%*
Ballaststoffe	ca. 35 g/Tag
Cholesterin	<300 mg/Tag
Kochsalz	<6 g/Tag

* der täglichen Energiezufuhr mit der Nahrung

Milchprodukte, Fisch, Hülsenfrüchte, Geflügel und mageres Fleisch.
- Für ein angemessenes Körpergewicht: Orientiere die Energieaufnahme am Energieverbrauch.
- Für eine wünschenswerte Serumcholesterinkonzentration: Begrenze die Fette mit gesättigten Fettsäuren und ersetze sie durch Fette mehrfach ungesättigter Fettsäuren aus Nüssen, Fisch, Gemüse und Hülsenfrüchten.
- Für einen wünschenwerten Blutdruck: Reduziere den Kochsalz- und Alkoholkonsum, achte auf ein normales Körpergewicht und bevorzuge Gemüse, Früchte und fettarme Milchprodukte.

Diese Ratschläge gelten auch für Kinder ab dem zweiten Lebensjahr.

Im Folgenden werden Einflüsse von Nährstoffen, Genussmitteln und anderen Inhaltsstoffen der Nahrung auf Parameter des Fettstoffwechsels und das Arterioskleroserisiko im Detail besprochen.

Fette

In einer Vielzahl epidemiologischer Studien und Interventionsstudien konnte gezeigt werden, dass ein hoher Verzehr von Fetten gesättigter Fettsäuren mit hohen Serumcholesterinkonzentrationen und vergleichsweise großer Häufigkeit von koronaren Herzerkrankungen einhergeht, während Kostformen mit hohem Anteil an mehrfach ungesättigten Fettsäuren entgegengesetzte Effekte haben.

Das Ergebnis dieser Studien hat zu der **pauschalen Verallgemeinerung** geführt, die besagt, Fette gesättigter Fettsäuren steigern und solche mehrfach ungesättigter Fettsäuren verringern das Arterioskleroserisiko.

Untersuchungen **gesättigter Fettsäuren mit unterschiedlicher Kettenlänge** ergaben, dass nur Triglyceride von Fettsäuren mit mehr als 12 C-Atomen den Cholesterinspiegel steigern. Dies trifft jedoch nicht zu für die Stearinsäure (C 18:0), sondern nur für Laurinsäure (C 12:0), Myristinsäure (C 14:0) und Palmitinsäure (C 16:0). Auch diese drei gesättigten Fettsäuren besitzen einen unterschiedlichen Effekt. Manche Befunde sprechen dafür, dass **Myristinsäure** einen mehr als 4fach höheren cholesterinspiegelsteigernden Effekt besitzt als **Palmitinsäure.**

Stearinsäure verhält sich neutral, d.h., sie hat weder einen cholesterinspiegelsteigernden noch einen -senkenden Effekt.

Diese Befunde zeigen, wie wenig exakt es ist, pauschal alle Fette mit einem hohen Anteil an gesättigten Fettsäuren gleich zu bewerten (Lit. bei [272]). So liegt beispielsweise der Gehalt an Myristinsäure mit 16 und 18% in Palmkern- und Kokosfett sehr hoch, während er in Schweinefett nur ca. 2% beträgt.

Bei den Bemühungen, die Serumcholesterinkonzentration durch eine optimale Relation zwischen gesättigten, einfach ungesättigten und mehrfach ungesättigten Fettsäuren niedrig zu halten, muss Folgendes berücksichtigt werden:

> Der **positive Effekt ungesättigter Fettsäuren** kommt erst dann wesentlich zum Tragen, wenn die Gesamtfettzufuhr die wünschenswerte Menge von etwa 30 Energieprozent überschreitet.
>
> Gelingt es, die **Gesamtfettzufuhr** unter diesen Grenzwert zu senken, so verliert das Fettsäuremuster hinsichtlich der Cholesterinspiegelsenkung an Bedeutung.

Wie der cholesterinspiegelsenkende Effekt der ungesättigten Fettsäuren zustande kommt, ist nicht geklärt. Als **Wirkmechanismus** wird sowohl eine vermehrte Ausscheidung von Steroiden mit der Galle als auch eine Beeinflussung der Cholesterinsynthese im Organismus diskutiert.

Bis vor wenigen Jahren wurde angenommen, **einfach ungesättigte Fettsäuren,** insbesondere die Ölsäure, würden eine Mittelstellung einnehmen, d.h. die Serumcholesterinkonzentration weder steigern noch senken.

Epidemiologische Daten zur Beziehung zwischen der Höhe des Verzehrs von Olivenöl und der Häufigkeit von Herzinfarkten hatten bereits Hinweise darauf gegeben, dass diesem Öl mit seinem Ölsäureanteil von etwa 75% ein positiver Effekt zukommt. Bei der Interpretation dieser epidemiologischen Studien muss berücksichtigt werden, dass in Mittelmeerländern, wo bis zu 30% der Gesamtenergie in Form von Olivenöl aufgenommen wird, mit der sog. **Mediterranean diet** auch weitere protektive Nährstoffe, etwa Vitamin C, Carotin und wasserlösliche Ballaststoffe wie Pektin reichlich verzehrt werden.

Hiervon ausgehend konnte in experimentellen Studien belegt werden, dass ein Ersatz von Fetten gesättigter Fettsäuren durch Fette reich an Ölsäure (z.B. Olivenöl) in gleichem Maße die Serumcholesterinkonzentration senken wie Fette mehrfach ungesättigter Fettsäuren.

> Während die Abnahme des Gesamtcholesterins unter mehrfach ungesättigten Fettsäuren nicht nur die LDL-, sondern auch die HDL-Fraktion betrifft, kommt es unter Olivenöl **nur zu einer Abnahme von LDL-Cholesterin** [19, 76, 174].

Aufgrund der Ergebnisse wird deshalb empfohlen, wenn es nicht gelingt, die in westlichen Industrieländern insgesamt zu hohe Fettzufuhr zu senken, den **Anteil an gesättigten** soweit als möglich **gegen einfach ungesättigte Fettsäuren auszutauschen** [167].

Der p/s-Wert (p/s-factor, polyunsaturated fatty acids/saturated fatty acids), das Verhältnis der mehrfach ungesättigten zu gesättigten Fettsäuren in der Nahrung, hat aufgrund der neuen Erkenntnisse seine praktische Bedeutung weitgehend verloren. Während der Zeit, als man ausschließlich den mehrfach ungesättigten Fettsäuren einen senkenden Effekt auf die Serumcholesterinkonzentration beimaß, sollte der **p/s-Wert** etwa 1,0–1,5 betragen. Das bedeutet, dass pro Gramm gesättigter Fettsäuren 1,0–1,5 mehrfach ungesättigte Fettsäuren mit der Nahrung aufgenommen werden sollten.

Die Höhe der Cholesterin- und Triglyceridkonzentration im Serum, die HDL-LDL-Relation und das Risiko, an einem Herzinfarkt zu erkranken, wird nicht nur von der Höhe des Verzehrs von gesättigten, einfach ungesättigten und mehrfach ungesättigten Fettsäuren der ω-6-Reihe wie etwa der Linolsäure wesentlich mitbestimmt, sondern auch von der Zufuhr an mehrfach ungesättigten Fettsäuren der ω-3-Reihe, im Wesentlichen der **Eicosapentaensäure** (vgl. Kap. 1.3).

In einer Reihe epidemiologischer Studien konnte gezeigt werden, dass die Rate an Herzinfarkten bei den in Grönland lebenden **Eskimos** gering ist, während in Dänemark lebende Eskimos die gleiche Infarktrate aufweisen wie Mitteleuropäer.

Dieser Befund spricht dafür, dass Umweltfaktoren, wahrscheinlich die **Ernährung**, für den Unterschied verantwortlich sind. Es konnte weiterhin gezeigt werden, dass die LDL-, VLDL-Cholesterin- und Triglyceridkonzentration im Plasma bei Eskimos niedriger liegt als bei Dänen bzw. in Dänemark lebenden Eskimos und dass alters- und geschlechtsbedingte Unterschiede in der Lipidkonzentration bei den unter ursprünglichen Umweltbedingungen in Grönland lebenden Eskimos weniger ausgeprägt sind, als dies bei der außerhalb Grönlands lebenden Bevölkerung der Fall ist (Lit. bei [61, 62]).

Darüber hinaus fand sich bei den Ureinwohnern arktischer Regionen eine **deutlich verlängerte Blutungszeit**. Von diesen epidemiologischen Studien ausgehend wurde nach den für die Unterschiede verantwortlichen Ernährungsfaktoren gefahndet.

Die **Kost der Eskimos** ist hochkalorisch, reich an Fett, Cholesterin und tierischem Protein, enthält wenig mehrfach ungesättigte Fettsäuren vom Linolsäuretyp und ist arm an Ballaststoffen. Damit wären alle Voraussetzungen für eine die Arteriosklerose begünstigende Ernährung gegeben. Eine wesentliche Besonderheit ist jedoch der hohe Gehalt an **ω-3-Fettsäuren,** der letztlich für die geringe Häufigkeit arteriosklerotischer Gefäßerkrankungen und die genannten blutchemischen Besonderheiten verantwortlich gemacht wird.

Der **protektive Effekt** dieser Fettsäuren, und hier insbesondere der **Eicosapentaensäure** (C20:5ω-3), die sich vorwiegend im **Fett von Kaltwasserfischen** finden, während sie in Pflanzenfetten und dem Depotfett unserer Haustiere nur in sehr geringer Konzentration vorkommen (Tab. 4-15), wird wie folgt erklärt: Der Mensch bildet aus hoch ungesättigten ω-3-Fettsäuren spezielle Prostazykline, Thromboxane und Leukotriene (Abb. 4-33), die eine Reihe von **antiarteriosklerotischen Wirkungen** besitzen. Sie senken im Serum die Triglycerid-, LDL- und VLDL-Konzentration, erniedrigen den Blutdruck und vermindern die Thrombozytenaggregation.

Zu einer Senkung der Gesamtcholesterinkonzentration kommt es offenbar nur durch Reduktion der LDL-Fraktion bei hohen Ausgangswerten. Hierbei wird die HDL-Fraktion erhöht (Lit. bei [272]).

Der **Thrombozytenaggregation** kommt in der Frühphase der Arterioskleroseentstehung eine zentrale Bedeutung zu, da der Prozess der Gefäßwandschädigung wahrscheinlich mit **Verletzungen des Endothels** beginnt. Hier kommt es zu Anlagerungen von Thrombozyten, die ihrerseits durch Freisetzen bestimmter Substanzen subendotheliale Zellschichten zur Proliferation anregen. Erst daran anschließend kommt es nach der Hypothese des verletzten Endothels zur Einlagerung von Lipiden.

Ein hoher Verzehr von Eicosapentaensäure würde somit über eine **Verminderung der Thrombozytenhaftfähigkeit** der frühesten Phase der Arteriosklerose entgegenwirken.

Diese Erkenntnisse über die Wirkungen der aus Eicosapentaensäure gebildeten **Prostaglandine** und **Leukotriene** haben zusammen mit Ergebnissen bereits genannter epidemiologischer Untersuchungen zu der Vorstellung geführt, dass der in der Kost westlicher Industrieländer sehr niedrige Anteil an ω-3-Fettsäuren wesentlich für die Häufigkeit arteriosklerotischer Gefäßerkrankungen mitverantwortlich ist.

Es wird angenommen, dass der **Urmensch** eine relativ fettarme, aber an ω-3-Fettsäuren relativ reiche Kost verzehrte (vgl. Abb. 2-2), die erst nach dem Sesshaftwerden und dem zunehmenden Verzehr der an ω-3-Fettsäuren armen Fette

Tabelle 4-15 Prozentuale Verteilung von ω-6- und ω-3-mehrfach-ungesättigten-Fettsäuren in tierischen und pflanzlichen Fetten (nach [235]).

	Linolsäure (18:2ω-6)	**Arachidonsäure (20:4ω-6)**	**α-Linolensäure (18:3ω-3)**	**Eicosapentaensäure (20:5ω-3)**	**Gesättigte Fettsäuren**
Viel ω-6-Fettsäuren					
Pflanzenmargarine	40–65	–	0–7	–	18–30
Sonnenblumenöl	20–75	–	1	–	4–20
Maisöl	34–62	–	1	–	8–19
ω-6-Fettsäuren, viel gesättigte Fettsäuren					
Haustiere					
Schwein	5–8	1	1	–	40–60
Schweineleber	14	15	1–2	–	30–50
Rind*	1–5	1	1–7	0,5–1,5	20–70
Geflügel*	15–30	0–2	1–4	–	25–35
Milch*	2–30	–	1–3	0,5–1,5	40–65
Eigelb	10	1,5	–	–	25–35
Butter	1	0	–	–	60
ω-6- und ω-3-Fettsäuren, wenig Fett					
Grüne Blätter, Gemüse	2–5	–	30–60	–	5–12
Wildtiere	1–6	1	1–2	–	40–65
Viel ω-3-Fettsäuren					
Fische					
Makrele	1	1	1	10	35
Hering	2	1	1	5–15	30
Lachs	1–2	1	1	7–15	15
Forelle	5	2	6	5–7	10
Lebertran/Fischöle	2	–	–	10–18	17
Leinöl	–	–	40–65	–	15
Rapsöl	20	–	10	–	8
Olivenöl	10	–	10	–	14
Sojaöl	54	–	8	–	15
Walnussöl	53	–	10	–	10
Perillaöl**	bis 42	–	bis 50	–	ca. 10

* je nach Fütterung mit an Linol- bzw. α-Linolensäure reicher Nahrung.
** Öl aus Samen der Schwarznessel (Perilla frutescens), Anbau in asiatischen Ländern.

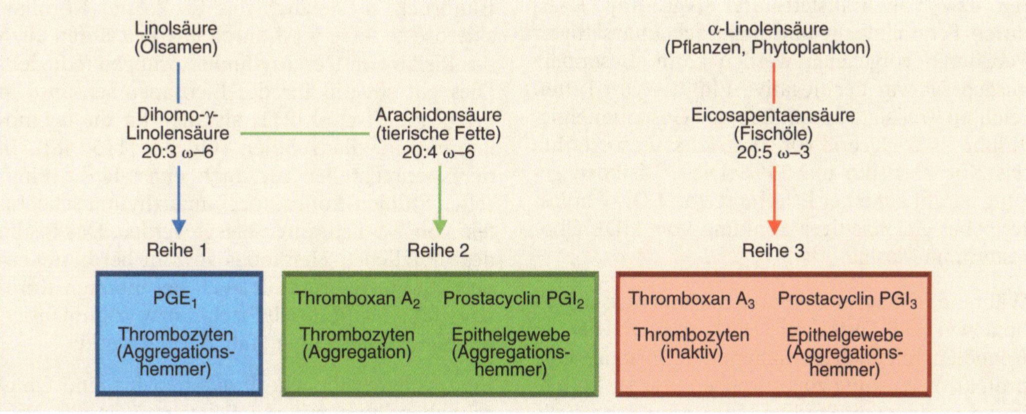

Abb. 4-33 Synthese von Eicosanoiden aus mehrfach ungesättigten Fettsäuren mit unterschiedlichen Effekten auf die Thrombozytenaggregation.

von Haustieren geringer wurde. Unser nach dieser Vorstellung auf einen relativ hohen Verzehr von ω-3-Fettsäuren eingestellter Stoffwechsel hat sich während der vergleichsweise kurzen Zeit, seitdem sich bedingt durch Landwirtschaft und Viehzucht die Ernährung grundlegend änderte, noch nicht umgestellt, woraus sich die Neigung zur Arterioskleroseentwicklung erklärt (Lit. bei [279]).

Es wurde bereits darauf hingewiesen, dass unsere derzeitigen Kenntnisse über die Bedeutung von Ernährungs- und Lebensstilfaktoren bei der Entstehung der Arteriosklerose auf den Daten großer prospektiver epidemiologischer Studien beruhen. In den letzten Jahrzehnten sind mehr als 30 solcher Studien durchgeführt und ausgewertet worden. Wesentlich waren besonders die Ergebnisse der **N**urses' **H**ealth **S**tudy (**NHS**) und **H**ealth **P**rofessionals' **F**ollow-up **S**tudy (**HPFS**).

In die 1976 begonnene NHS wurden 121700 Krankenschwestern aus 11 US-Bundesstaaten im Alter zwischen 30 und 55 Jahren aufgenommen. Mit Fragebögen wurden medizinische Daten, Lebensstilfaktoren und Ernährungsgewohnheiten erfasst. Im Abstand von zwei Jahren erhob man die Daten insbesondere im Hinblick auf kardiovaskuläre Risikofaktoren erneut. In der 1986 begonnenen HPFS wurden im Abstand von vier Jahren bei 51529 Personen – tätig in verschiedenen Bereichen der Medizin – im Wesentlichen die gleichen Daten erfasst.

Die Auswertung der Studie ergab, dass die Gesamtfettzufuhr nicht mit der Höhe des koronaren Risikos korreliert.

Für die Praxis lässt sich der Schluss ziehen, dass der koronaren Herzerkrankung durch möglichst weitgehenden Ersatz der Fette gesättigter Fettsäuren bzw. von Transfettsäuren (vgl. Kap 1.3.3) durch Fette einfach- und mehrfach ungesättigter Fettsäuren vorgebeugt werden kann. Besonders ausgeprägt war der negative Einfluss von Fetten reich an Transfettsäuren. 2% der Gesamtenergiezufuhr als Triglycerid von Transfettsäuren erhöhte das Koronarrisiko um 53%. Diese Risikosteigerung beruht auf einer Erhöhung von LDL-Cholesterin bei gleichzeitiger Senkung von HDL-Cholesterin im Plasma.

Während in den Empfehlungen früher ausschließlich den ω-6-Fettsäuren, insbesondere der in Keimölen reichlich enthaltenen Linolsäure eine protektive Wirkung zugesprochen wurde, konnte in einer Reihe von Studien – dies gilt auch für die NHS und HPFS – gezeigt werden, dass sich dieser günstige Effekt offenbar für ω-3-Fettsäuren in noch höherem Maße nachweisen lässt. Dies gilt sowohl für die im Fischöl reichlich enthaltene Eicosapentaen- und Docosahexaensäure als auch für die in manchen Pflanzenölen, z. B. Raps-, Soja- und Leinsamenöl vorkommende α-Linolensäure. Die ausschießlich in Pflanzenölen vorkommende α-Linolensäure muss in die biologisch wirksame Eicosapentaensäure umgewandelt werden. Aufgrund der Enzymausstattung des Menschen läuft diese Umwandlung im Vergleich zu der bei manchen Tieren nur langsam ab (vgl. Kap. 1.3.7). Wegen der begrenzten Bereitstellung von Eicosapentaensäure aus der pflanzlichen Vorstufe wurde der protektive Effekt oft als gering eingeschätzt. Sowohl die NHS und HPFS als auch andere prospektive epidemiologische Studien haben jedoch eindeutig einen Rückgang der Infarkthäufigkeit und der Infarktletalität in Abhängigkeit von der Höhe des Verzehrs an Triglyzeriden mit hohem α-Linolensäureanteil gezeigt. Sowohl in der NHS und HPFS als auch in einer Reihe weiterer Studien konnte belegt werden, dass ein regelmäßiger hoher Konsum von α-Linolensäure mit einer vergleichsweise niedrigen KHK-Rate einhergeht. Es wurde bereits darauf hingewiesen, dass ω-3-Fettsäuren das Ausgangssubstrat spezieller Prostazykline, Thromboxane und Leukotriene sind, die eine Reihe von antiarteriosklerotischen Wirkungen besitzen. Sie senken die Serumtriglycerid-, LDL- und VLDL-Konzentration, erniedrigen den Blutdruck und vermindern die Thrombozytenaggregation. Zu einer Senkung der Gesamtcholesterinkonzentration kommt es offenbar nur durch Reduktion der LDL-Fraktion bei hohen Ausgangswerten (Lit. bei [115]).

Neben den genannten protektiven Effekten der ω-3-Fettsäuren auf den Lipoproteinstoffwechsel, die Thrombozytenfunktion und den erhöhten Blutdruck, die letzlich das Risiko der Koronarsklerose senken, wird durch ω-3-Fettsäuren auch das Risiko von Herzrhythmusstörungen reduziert. Dies gilt sowohl für die Eicosapentaensäure in Fisch und Fischöl [251] als auch für die α-Linolensäure in Pflanzenölen (Lit. bei [115, 48]). In tierexperimentellen als auch einer Reihe klinischer Studien konnte der antiarrhythmische Effekt von ω-3-Fettsäuren belegt werden. Das Risiko des plötzlichen Herztodes sowohl bei bestehender Koronarsklerose als auch bei intakten Koronargefäßen wird durch Fischöl bzw. α-linolensäurenreiche Pflanzenöle (Tab. 4-16) gesenkt.

Eine weitere mögliche Indikation für eine Langzeitbehandlung mit ω-3-Fettsäuren ist die **Prophylaxe von Restenosierungen** nach perkutaner transluminaler koronarer Angioplastie (PTCA).

Tabelle 4-16 α-Linolensäuregehalt einiger Lebensmittel (nach [48]).

Lebensmittel	α-Linolensäuregehalt (%)
Leinsamenöl	50,8
Sojaöl	7,0
Rapsöl	9,3
Olivenöl	0,6
Maiskeimöl	1,0
Kokosöl	Spuren
Walnüsse geröstet	6,8
Haselnüsse geröstet	0,2
Mandeln geröstet	0,4
Erdnüsse geröstet	Spuren

Die Verringerung der Thrombozytenaggregation, der antiinflammatorische Effekt (vgl. Kap. 1.3.7) und die im Tierversuch nachgewiesene Verminderung der Intimahyperplasie waren die Voraussetzungen für die Durchführung entsprechender Therapiestudien.

Die in der Literatur mitgeteilten Ergebnisse sind diskrepant. Eine Metaanalyse aus dem Jahre 1993 kommt zu einem positiven Ergebnis. In den Studien mit erneuter Koronarangiographie zur Erfolgskontrolle konnte durch Therapie mit Fischöl die Restenoserate im Vergleich zur Kontrollgruppe um etwa 14% herabgesetzt werden. Als tägliche ω-3-Fettsäurendosis werden 3–6,5 angegeben [75].

In einer neueren Studie an 551 Patienten, bei denen 8 g ω-3-Fettsäuren täglich mit Maiskeimöl als Placebo verglichen wurde, konnte dieser positive Effekt nicht bestätigt werden [151].

Positiv war hingegen der Einfluss von ω-3-Fettsäuren bei **Patienten mit einem koronaren Venenbypass.** Von 610 Patienten kam es bei 27% unter Fischöl und bei 33% unter Placebo zu einer Stenosierung des Bypasses [66].

Ausgehend von den eingangs genannten, in Grönland erhobenen epidemiologischen Befunden, die es zusammen mit Ergebnissen experimenteller Studien wahrscheinlich machen, dass ω-3-Fettsäuren das Herzinfarktrisiko senken, wurden die nachfolgenden, auch hier zum Teil zitierten Studien, sämtlich mit **sehr hohen Dosen an Fischöl in Gelatinekapseln,** durchgeführt. Diese Dosen liegen weit über der Menge, die auch bei häufigem und regelmäßigem Fischverzehr aufgenommen werden kann.

Es erhebt sich deshalb die Frage, ob der protektive Effekt nur mit Supplementen oder auch mit entsprechendem Fischanteil einer realistischen Kostform zu erzielen ist. Nach einer Vielzahl weltweit zu dieser Frage durchgeführten Studie verringert ein **regelmäßiger Fischverzehr** von 1–2 Fischmahlzeiten pro Woche bereits das koronare Risiko.

Offen bleibt die Frage, ob dieser positive Effekt lediglich Folge der relativ geringen Aufnahme von ω-3-Fettsäuren oder anderer noch **nicht bekannter Inhaltsstoffe** aus Fisch ist [246].

Epidemiologische Daten aus Holland sprechen dafür, dass regelmäßiger Fischverzehr möglicherweise auch das **Apoplexierisiko** senkt [132].

Studien zur Verringerung von Reinfarkten **(Sekundärprophylaxe)** mit einer Diät, reich an mehrfach ungesättigten ω-6-Fettsäuren, bei geringem Anteil an gesättigten Fettsäuren, verliefen überwiegend negativ. Lediglich dann, wenn zusätzlich der Verzehr von fettem Fisch, reich an ω-3-Fettsäuren, empfohlen wurde, konnte zwei Jahre nach dem Infarkt die Mortalitätsrate um 29% signifikant gesenkt werden (Lit. bei [160]).

Auch mit einer **mediterranen Kost** (reich an Obst, Gemüse etc.) mit besonders hohem Anteil an α-Linolensäure konnte die Rate an Reinfarkten signifikant gesenkt werden. Da die gewählte Kostform möglicherweise verschiedene protektive Bestandteile enthält, lässt sich nicht eindeutig entscheiden, welche Bedeutung dem hohen Gehalt an α-Linolensäure zukommt (Lit. bei [160]).

Eine Expertenrunde fasst die Empfehlungen zur Prophylaxe und Therapie kardiovaskulärer Erkrankung mit ω-3-Fettsäuren wie folgt zusammen:

1 Der Verzehr von fettem Fisch 1- bis 2-mal pro Woche reduziert die Infarkmortalität.
2. Bei Zustand nach Herzinfarkt reduzieren 3 g ω-3-Fettsäuren in Form von Fischöl unabhängig von der übrigen Therapie die kardiale Mortalität.
3. Mit 4 g ω-3-Fettsäuren in Form von Fischöl wird das Risiko des Verschlusses eines koronaren Venenbypasses reduziert und mit 1–4 g/Tag das kardiale Risikoprofil bei bestehender Hyperlipoproteinämie verringert.
4. Es wird zunehmend bestätigt, dass 1% der täglichen Energiezufuhr in Form von α-Linolensäure das Risiko eines Herzinfarktes sowie die Mortalität bei bestehenden Herzerkrankungen reduziert [191].

Eine gewisse Bedeutung kommt den **trans-Fettsäuren** bei der Entstehung arteriosklerotischer Gefäßerkrankungen zu. Die Ergebnisse prospektiver amerikanischer Studien zur Bedeutung der verschiedenen Fettsäuren wurden bereits zitiert. Trans-Fettsäuren entstehen bei der Hydrierung mehrfach ungesättigter Fettsäuren (vgl. Kap. 1.3). Die in Lebensmitteln vorkommenden trans-Fettsäuren sind entweder unter dem **Einfluss von Mikroorganismen** im Pansen von Wiederkäuern oder bei der **Härtung pflanzlicher Öle** entstanden.

Die Zufuhr an trans-Fettsäuren in der Bundesrepublik Deutschland ist gering (vgl. Tab. 1.4 u. Kap. 1.3.3) Da in Schnellimbissrestaurants der USA seit Mitte der 80er Jahre des vorigen Jahrhunderts überwiegend **hydrierte Pflanzenöle** mit einem hohen Anteil an trans-Fettsäuren verwendet werden, kann die Aufnahme in bestimmten sozialen Schichten, die überwiegend diese Restaurants besuchen, 24–35% der Gesamtenergiezufuhr betragen [109].

Verzehren gesunde Versuchspersonen während je drei Wochen eine Testdiät mit 10% gesättigten, einfach ungesättigten bzw. trans-Fettsäuren, so kommt es zu folgenden Änderungen der Cholesterin- und Lipoproteinkonzentration im Serum: Die Gesamtcholesterinkonzentration liegt unter Gabe gesättigter Fettsäuren am höchsten und unter einfach ungesättigten Fettsäuren (Ölsäure) am niedrigsten, während die Cholesterinkonzentration unter trans-Fettsäuren eine Mittelstellung einnimmt.

Entsprechend verhält sich die Konzentration an LDL-Cholesterin. **HDL-Cholesterin** ist unter Gabe von trans-Fettsäure reicher Ernährung **reduziert** und unter den beiden anderen Fettsäuren identisch [174].

Welcher Mechanismus den genannten Effekten von trans-Fettsäure auf Parameter des Fettstoffwechsels zugrunde liegt, ist unzureichend bekannt. Diskutiert werden **negative Einflüsse auf** verschiedene Rezeptoren, insbesondere **den LDL-Rezeptor** (Lit. bei [163]).

Die **Bedeutung der trans-Fettsäuren für das Arterioskleroserisiko** wird bei einem Anteil von max. 4% an der Gesamtenergiezufuhr als gering eingeschätzt. Eine höhere Zufuhr, wie sie etwa bei bestimmten sozialen Schichten der USA nachweisbar ist, dürfte das Arterioskleroserisiko wesentlich beeinflussen.

Andere Autoren [163] sehen in dem seit Jahrzehnten zunehmenden Verzehr von **partiell hydrierten Pflanzenfetten** eine wesentliche Ursache für die hohe Rate an koronaren Herzerkrankungen in den meisten westlichen Industrieländern.

In Kurzzeitversuchen von 3 Wochen kam es beim Ersatz von 10% Triglyceriden gesättigter Fettsäuren (Laurin-, Myristin- und Palmitinsäure) durch das Triglycerid von trans-Fettsäuren zu einem signifikanten Anstieg der Lipoprotein-(a)-Konzentration. Dies ist ein weiterer Hinweis auf mögliche negative Effekte von trans-Fettsäuren [176].

Trotz der seit Jahrzehnten durchgeführten unübersehbaren Zahl an Untersuchungen zur Frage der quantitativ und qualitativ optimalen Zufuhr an Nahrungsfett, gibt es weiterhin offene Fragen und kontroverse Diskussionen. Unstrittig ist der Vorteil einer Verringerung gesättigter Fettsäuren bei niedrigem Anteil an trans-Fettsäuren.

Dies bedeutet zur Verringerung des Arterioskleroserisikos entweder eine fettarme, kohlenhydratreiche oder eine Kost mit einem relativ hohen Anteil an einfach- und mehrfach ungesättigten Fettsäuren mit einer optimalen Relation von ω-3- zu ω-6-Fettsäuren bei moderatem Kohlenhydratanteil zu praktizieren.

Da die erstgenannte Variante mit einer Erniedrigung sowohl der LDL- als auch der HDL-Fraktion bei Erhöhung der VLDL-Lipoproteine einhergeht, ist kein wesentlich positiver Effekt zu erwarten. Im Gegensatz hierzu ist eine Kost mit etwa 30% der Energie überwiegend in Form einfach und mehrfach ungesättigter Fettsäuren praktikabler und geht mit einer Verbesserung der HDL-LDL-Relation einher.

In Anlehnung an die mediterrane Ernährung wird ein Anteil der Ölsäure von 15–16% an der Gesamtenergiezufuhr empfohlen [90, 130].

Nahrungscholesterin

Die Bedeutung des Nahrungscholesterins für die Höhe der Serumcholesterinkonzentration wird widersprüchlich beurteilt. Der entscheidende Grund für die sich zum Teil widersprechenden Versuchsergebnisse ist die Tatsache, dass das Ausmaß der Cholesterinresorption in erheblichem Maße von **Art und Menge** der **gleichzeitig aufgenommenen Nahrung** abhängig ist.

Einer Formeldiät zugesetztes kristallines Cholesterin wird offenbar anders resorbiert als das in Lebensmitteln, etwa Eidotter, Fleisch etc. enthaltene Cholesterin [145]. Darüber hinaus ist der Einfluss des Nahrungscholesterins auf die Höhe der Serumcholesterinkonzentration von der **Ausgangskonzentration des Cholesterins im Serum** abhängig. Die in vielen Studien gefundene direkte Korrelation zwischen Cholesterinzufuhr und Serumcholesterinkonzentration, wie sie in Abbildung 4-34 dargestellt ist, konnte nicht von allen Untersuchern bestätigt werden.

Weitere Einzelheiten über die Beeinflussung der endogenen Cholesterinsynthese durch Nahrungscholesterin und den Einfluss verschiedener Ernährungsfaktoren auf die Resorption des mit der Nahrung aufgenommenen Cholesterins sind in Kapitel 1.4 dargestellt.

Bei **Hypercholesterinämikern** sollte trotz der genannten Widersprüche die tägliche Cholesterinaufnahme 300 mg nicht übersteigen.

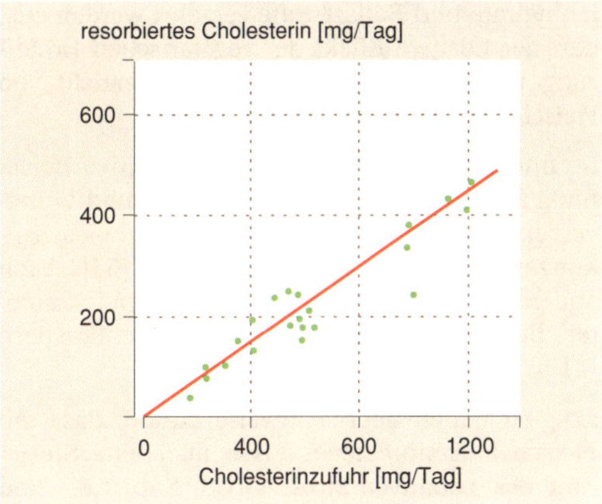

Abb. 4-34 Beziehung zwischen täglicher Cholesterinzufuhr mit der Nahrung und pro Tag resorbierter Menge an Cholesterin beim Menschen (nach [145]).

Da Cholesterin nur in **Lebensmitteln tierischer Herkunft** enthalten ist, wird automatisch mit einer an Fetten gesättigter Fettsäuren armen Diät die Cholesterinzufuhr verringert.

Die kritische Bewertung der in der Literatur mitgeteilten Befunde über eine **Beziehung zwischen Nahrungscholesterin und Serumcholesterinkonzentration** durch Hegstedt [102] ergab, dass innerhalb des für die Praxis relevanten Bereiches von 0–400 mg Cholesterin/4180 kJ (1000 kcal) in aller Regel eine **lineare** Beziehung besteht. Es kann davon ausgegangen werden, dass 1 mg Cholesterin/4180 kJ (1000 kcal)/Tag die Serumcholesterinkonzentration etwa um 0,1 mg/dl erhöht. Das würde bedeuten, dass bei einer Gesamtenergieaufnahme von 10 MJ/Tag (250 kcal) eine Erhöhung der Gesamtcholesterinaufnahme um 100 mg/Tag die Serumcholesterinkonzentration etwa um 4 mg/dl erhöhen würde.

Widersprüchliche Ergebnisse von Studien, insbesondere dann, wenn sie an kleinen Gruppen durchgeführt wurden, können auch Folge des individuell unterschiedlichen Ansprechens auf Nahrungscholesterin sein **(Hypo- und Hyperresponder)** [27]. Zusätzlich muss berücksichtigt werden, dass auch der die Serumcholesterinkonzentration steigernde Effekt von gesättigten Fettsäuren individuell sehr unterschiedlich ist [91].

Phytosterine

Siehe Kapitel 1.4.

Oxycholesterin

In tierischen Lebensmitteln, im Plasma und Gewebe von Mensch und Tier finden sich eine Reihe verschiedener Cholesterinoxidationsprodukte (COPS), deren Bedeutung für die Entstehung der Arteriosklerose nur unzureichend untersucht ist. Aufgrund tierexperimenteller Befunde besitzen einige dieser Substanzen eine **erhebliche gefäßschädigende Wirkung.**

Bei Patienten mit schnell fortschreitender Arteriosklerose der Carotis fanden sich besonders hohe Plasmakonzentrationen. Ein **Defizit an Antioxidantien** begünstigt offenbar die Entstehung von Cholesterinoxidationsprodukten im Organismus [157].

Proteine und proteinreiche Lebensmittel

Die Frage einer Beeinflussung der Serumlipidkonzentration und des Infarktrisikos durch proteinreiche Lebensmittel konzentriert sich auf folgende Punkte:

- Bestehen Unterschiede zwischen tierischem und pflanzlichem Protein?
- Welche Bedeutung kommt dem Muskelfleisch als Lebensmittel, reich an Eisen mit hoher Bioverfügbarkeit, zu?
- Bestehen Unterschiede zwischen rotem Fleisch, z. B. Rindfleisch, und weißem Fleisch (Geflügel)?

Sowohl tierexperimentelle als auch am Menschen erhobene Befunde sprechen für einen **cholesterinspiegelsenkenden Effekt pflanzlicher Proteine** [40].

Positive Berichte existieren insbesondere über das **Sojaprotein.** Der Wirkmechanismus ist unbekannt.

Die unterschiedliche **Lysin-Arginin-Relation** von tierischem Protein bzw. Sojaprotein wird als mögliche Ursache diskutiert [291].

In zwei Studien, in denen gleiche Mengen an tierischem und pflanzlichem Protein in Form von Milch- bzw. Sojaprotein verabreicht wurden, konnte gezeigt werden, dass sich die Serumcholesterinkonzentration bei Probanden mit primär erhöhter Serumcholesterinkonzentration unter Sojaprotein signifikant senkt, während sich dieser Effekt bei Versuchspersonen mit im Normbereich liegender Cholesterinkonzentration nicht nachweisen ließ [71, 177].

Bei einer kritischen Sichtung der zu dieser Problematik vorliegenden Befunde kommen die meisten Autoren jedoch zu dem Schluss, dass pflanzliche Proteine den Serumcholesterinspiegel nur unwesentlich senken. Sie führen die in der Literatur immer wieder mitgeteilten positiven Effekte in erster Linie auf **Begleitsubstanzen pflanzlicher Lebensmittel** wie Pflanzensterine, Fette mit hohem Anteil an ungesättigten Fettsäuren, wasserlösliche Ballaststoffe und den geringen Gehalt an Cholesterin zurück [21, 284].

In einer sechs Monate dauernden Studie verzehrten 70 postmenopausale Frauen pro Tag 40 g Protein entweder als Casein + fettfreies Milchpulver, Sojaprotein mit hohem oder niedrigem Gehalt an Isoflavonen (siehe sekundäre Pflanzenstoffe, Phytoöstrogene, Kap. 1.7.5). Während sich die Gesamtcholesterinkonzentration im Serum in keiner der Gruppen veränderte, kam es in beiden Gruppen unter Sojaprotein unabhängig vom Gehalt an Isoflavonen zu einer signifikanten Zunahme von HDL- und Abnahme von LDL-Cholesterin bei signifikanter Steigerung der LDL-Rezeptoraktivität.

Dieser Befund stützt die Annahme, dass dem unterschiedlichen Aminosäuremuster der Proteine und weniger dem Gehalt an Begleitsubstanzen eine Bedeutung zukommt [23].

Die Herzinfarktrate liegt bei **Vegetariern** niedriger als bei nach Geschlecht, Alter und sozioökonomischem Status vergleichbaren Personen, die Fleisch verzehren.

In einer prospektiven 12 Jahre dauernden Studie, an der über 6000 Vegetarier teilnahmen, lag die standardisierte Mortalitätsrate (die Mortalität der Gesamtbevölkerung = 100) an ischämischen Herzerkrankungen mit 51 bei Fleischessern signifikant über der von 28 bei Vegetariern [264].

Da die vegetarische Ernährung jedoch nicht nur durch den Verzicht auf Fleisch gekennzeichnet ist, sondern Vegetarier vergleichsweise mehr Gemüse, Früchte, Getreideprodukte, Hülsenfrüchte und Nüsse verzehren und folglich die Zufuhr an gesättigten Fettsäuren niedrig und an ungesättigten Fettsäuren höher liegt, insgesamt mehr Kohlenhydrate und Ballaststoffe verzehrt werden etc., darf der positive Effekt der vegetarischen Ernährung **nicht ausschließlich auf den Verzicht von Fleisch** zurückgeführt werden.

So findet sich beispielsweise eine positive Beziehung zwischen der Höhe des Fleisch- und Wurstverzehrs und der Höhe der Gesamtcholesterinkonzentration im Serum (Abb. 4-35) [33]. Auch andere Autoren fanden günstigere Lipidparameter bei Vegetariern als bei Gemischtköstlern [219].

Es gibt jedoch auch Hinweise darauf, dass mit Fleisch aufgenommenes **Eisen** über eine **Steigerung des oxidativen Stresses** (vgl. Kap. 1.8.3 und 16) das Infarktrisiko steigert. Häm- und Myoglobineisen haben im Vergleich zu Eisen pflanzlicher Lebensmittel einen hohen Ausnutzungsgrad. Zusätzlich steigert Fleisch- und Fischverzehr die **Resorption von Nicht-Hämeisen** (vgl. Kap. 1.8.3). Ein regelmäßiger und hoher Fleischverzehr bedeutet folglich optimale Versorgung, u. U. sogar **Überladung des Organismus mit Eisen.**

Ausgehend von einer prospektiven finnischen Studie, bei der sich ein signifikant höheres Infarktrisiko bei Männern mit Serum-Ferritin-Konzentrationen über 200 mg/dl als Ausdruck einer über dem Durchschnitt liegenden Eisenzufuhr fand, wird diskutiert, ob eine Eisenüberladung auf dem Wege über eine vermehrte Freisetzung freier Radikale die Arterioskleroseentstehung fördert [233]. Weitere epidemiologische Studien konnten diesen Verdacht nicht bestätigen [182].

Aufgrund von In-vitro-Untersuchungen muss trotz widersprüchlicher Ergebnisse epidemiologischer Studien eine vermehrte LDL-Oxidation bei Eisenüberla-

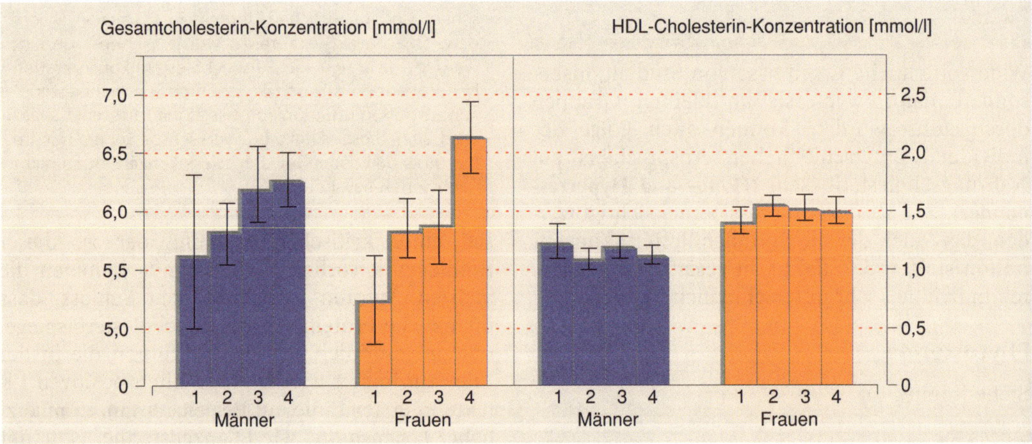

Abb. 4-35 Mittelwerte der Gesamt- und HDL-Cholesterin-Konzentration in Abhängigkeit vom durchschnittlichen Fleisch- und Wurstwarenkonsum (1: höchstens einmal pro Woche, 2: zwei- bis dreimal pro Woche, 3: vier- bis sechsmal pro Woche, 4: täglich) (nach [33]).

dung dann diskutiert werden, wenn die Konzentration an Antioxidanzien im Gewebe nicht optimal ist [193].

Die insbesondere in den USA häufig vertretene Vorstellung, Rindfleisch habe im Vergleich zu Geflügel, unabhängig vom Fettanteil, einen ungünstigeren Effekt auf Serumlipidparameter, wurde in verschiedenen vergleichenden Untersuchungen überprüft. Dann, wenn der Gehalt an Fett gesättigter Fettsäuren identisch war, hatten beide Fleischsorten keine unterschiedliche Wirkung auf die Gesamtcholesterin-, LDL- und HDL-Cholesterin-Konzentration im Serum [242].

Das für die Herzinfarkthäufigkeit charakteristische, seit langer Zeit bekannte **Nord-Süd-Gefälle** gilt auch als Beweis dafür, dass der vegetarisch orientierten Ernährung ein protektiver Effekt zukommt. Als Beweis gilt das Ergebnis der Ende der 50er Jahre begonnenen **Seven-Country-Study** [216].

Rund 12000 Männer aus Italien, Griechenland, Jugoslawien, den Niederlanden, Finnland, USA und Japan wurden während eines Zeitraumes von 15 Jahren beobachtet. Die **Infarktmortalität** lag in Griechenland mit 120 pro 10000 am niedrigsten, während die Infarktsterblichkeit mit 972 pro 10000 in Finnland am höchsten lag. Neben **genetischen Faktoren** werden diese erheblichen Unterschiede insbesondere auf die **Ernährung** zurückgeführt.

Die in Griechenland (Kreta) übliche Ernährung beinhaltet einen vergleichsweise hohen Anteil an Brot, Obst und Gemüse, einen hohen Anteil an einfach ungesättigten Fettsäuren in Form von Olivenöl bei geringem Anteil an Fleisch und tierischen Fetten. Diese **mediterrane Kost** beinhaltet, wie bereits an anderer Stelle ausgeführt, neben der günstigen Fettsäurekomponente eine Reihe weiterer Bestandteile – einschließlich des regelmäßigen Weinkonsums – welche das Arterioskleroserisiko senken.

Die Auswertung der Daten von 80082 Frauen der Nurses' Health Study, die während einer Beobachtungszeit von 14 Jahren erhoben wurden, ergaben keine Hinweis darauf, dass mit steigender Proteinzufuhr das Infarktrisiko zunimmt. Hierbei wurde die Gesamtenergie- und Fettzufuhr berücksichtigt. Es ergab sich jedoch eine Reduktion der Infarkthäufigkeit in dem Maße, in dem die Energie aus Kohlenhydraten durch Energie aus Proteinen ersetzt wurde [115].

Kohlenhydrate

Kontrovers wird die Frage der **kohlenhydratinduzierten Hypertriglyzeridämien** diskutiert. Im Kurzzeitversuch kommt es dann, wenn man den Kohlenhydratanteil der Kost bei isokalorischer Reduktion des Fettanteils erhöht, zu einem individuell unterschiedlich ausgeprägten Anstieg der Serumtriglyceridkonzentration. Dies gilt sowohl für Gesunde als auch für Patienten mit einer Hyperlipoproteinämie vom Typ II–V.

Dieser kohlenhydratinduzierte Anstieg ist jedoch offenbar nur **vorübergehend.** Werden die Probanden über Wochen kontrolliert – entsprechende Untersuchungen wurden beispielsweise bei Gefängnisinsassen in Südafrika durchgeführt –, so schwindet die Hypertriglyzeridämie. Dieser Befund erklärt die Tatsache, dass Bevölkerungsgruppen mit geringem Fett- und hohem Kohlenhydratverzehr niedrigere mittlere Serumtriglyceridkonzentrationen aufweisen als Populationen mit einer umgekehrten Kohlenhydrat-Fett-Relation.

Trotzdem gibt es Hinweise darauf, dass die Gruppe der Hypertriglyzeridämiker nicht homogen ist und möglicherweise einzelne Patienten auch auf Dauer unter hohem Kohlenhydratverzehr hohe Serumtriglyceridkonzentrationen aufweisen.

So können beispielsweise Patienten mit einer **durch Hypertriglyzeridämie induzierten Pankreatitis** über viele Jahre mit einer kohlenhydratarmen Kost gut kontrolliert und frei von erneuten Pankreatitisschüben gehalten werden (Lit. bei [3]).

Bei Typ-IV-Hyperlipoproteinämie kommt es, wie die in Abbildung 4-36 dargestellten Befunde

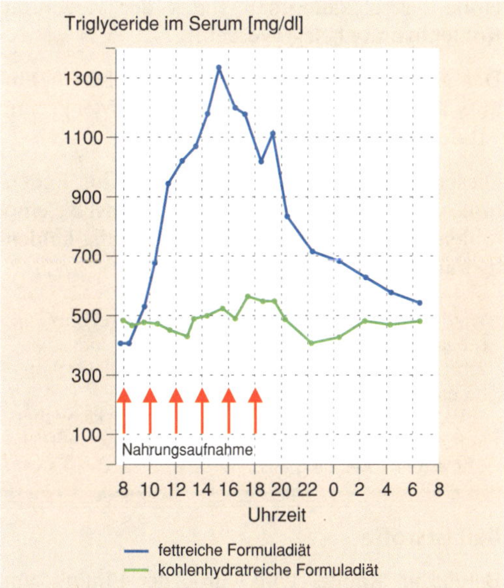

Abb. 4-36 Mittlere Triglyceridkonzentration im Serum (Tagesprofil) bei Hyperlipoproteinämie Typ IV unter isokalorischer kohlenhydratreicher und fettreicher Formeldiät (nach [237]).

zeigen, unter kohlenhydratarmer, fettreicher Ernährung zwar zu niedrigen Triglyceridkonzentrationen in der Nüchternphase, nicht aber nach Nahrungsaufnahme.

Ob die Hypertriglyzeridämie die Entstehung der Arteriosklerose begünstigt, wurde lange Zeit kontrovers diskutiert. Ergebnisse epidemiologischer Untersuchungen sind widersprüchlich. Eine wesentliche Schwierigkeit bei der Interpretation der bei solchen Studien erhobenen Befunde ist die Tatsache, dass die **Hypertriglyzeridämie** nur selten isoliert vorkommt und **meist mit anderen Risikofaktoren vergesellschaftet** ist. Trotzdem gilt es heute als gesichert, dass triglyceridreiche Lipoproteine ebenfalls den arteriosklerotischen Gefäßprozess begünstigen.

Wesentlich für den Einfluss von Kohlenhydraten auf die Lipid- und Lipoproteinkonzentration im Serum ist der **glykämische Index** (vgl. Kap. 4.4) der kohlenhydratreichen Lebensmittel.

Nachdem in prospektiven epidemiologischen Studien gezeigt werden konnte, dass sich unter kohlenhydratreicher Ernährung mit hohem Ballaststoffanteil sowohl das Risiko für koronare Herzerkrankungen als auch für Diabetes mellitus Typ 2 verringert (Lit. bei [73], konnte in einer Langzeitstudie an über 1400 Personen eine signifikant negative Korrelation zwischen der HDL-Cholesterinkonzentration im Serum und der Höhe des glykämischen Index der verzehrten Kohlenhydrate belegt werden.

Der glykämische Index war von größerem **Einfluss auf die HDL-Konzentration** als Menge und Art des Nahrungsfettes [73].

Dieser Befund ist deshalb von praktischer Bedeutung, weil die zur Arterioskleroseprophylaxe empfohlene **fettarme Ernährung** zwangsläufig **kohlenhydratreich** ist.

Werden die Kohlenhydrate überwiegend in Form von Lebensmitteln mit hohem glykämischen Index verzehrt, so werden sowohl LDL- als auch HDL-Cholesterin erniedrigt.

Werden Lebensmittel mit niedrigem glykämischen Index bevorzugt, so bleibt die unerwünschte HDL-Cholesterinabsenkung aus.

Ballaststoffe

Bereits im Kapitel 1.11 wurde der Einfluss von Ballaststoffen auf den Gallensäure- und Cholesterinstoffwechsel dargestellt und darauf hingewiesen, dass vor allem wasserlösliche, von der Kolonflora **leicht fermentierbare Ballaststoffe,** wie etwa Pektin oder Haferkleie, und weniger die wasserunlöslichen, z. B. in der Weizenkleie reichlich vorkommenden Ballaststoffe, die Serumcholesterinkonzentration senken.

Die Empfehlung einer **ballaststoffreichen Ernährung** ist Bestandteil aller Empfehlungen **zur Reduktion des Arterioskleroserisikos.** Sie basieren im Wesentlichen auf den Ergebnissen epidemiologischer Studien, in denen gezeigt wurde, dass Populationen mit einem hohen Verzehr von ballaststoffreichen Lebensmitteln wie Obst, Gemüse und Getreideprodukten, wie etwa die Bevölkerung der Mittelmeerländer **(mediterrane Diät),** Vegetarier oder bestimmte Religionsgruppen, sehr niedrige Serumlipidkonzentrationen und geringe Infarktraten aufweisen.

Da die Ernährung der genannten Bevölkerungsgruppen jedoch nicht nur reich an Ballaststoffen ist, sondern auch einen geringen Fett- und Cholesteringehalt mit meist hohem Anteil an mehrfach und einfach ungesättigten Fettsäuren aufweist, und zusätzlich reich an Antioxidanzien und pflanzlichem Protein ist, wird es schwer, die **Bedeutung einer Komponente,** wie etwa der Ballaststoffe, zu beweisen.

Grundsätzlich ist die Empfehlung einer möglichst ballaststoffreichen Ernährung unabhängig von ihren möglichen spezifischen Effekten **immer sinnvoll,** da sich hiermit zwei wesentliche Forderungen zur Arterioskleroseprophylaxe – eine relativ geringe Energie- und Fettzufuhr – am leichtesten realisieren lassen.

Dass jedoch Ballaststoffe einen **direkten Einfluss auf die Lipid- und Lipoproteinkonzentration** im Serum nehmen, wurde in einer Vielzahl von Untersuchungen belegt.

So kam es nach zweiwöchiger Gabe von je 36 g **Pektin** bzw. **Guarmehl** zu einer mittleren Senkung der Serumcholesterinkonzentration um 36 bzw. 29 mg/dl. Kein Effekt fand sich nach der gleichen Menge **Weizenkleie** [123].

Cholesterinspiegelsenkend wirken sowohl **Hafer-** als auch **Gerstenkleie** und Ballaststoffe aus **Leguminosen.**

Besonders gut untersucht wurde Psyllium. Es hat einen hohen Anteil an wasserlöslichen Ballaststoffen. Werden 10 g in zwei bis drei Einzeldosen täglich in Kombination mit einer fettreduzierten Kost aufgenommen, so kommt zum Effekt der Diät im Vergleich zum Placebo zusätzlich eine Senkung des Gesamtcholesterins um 3–6% und des LDL-Cholesterins um 5–9%. HDL-Cholesterin und Triglyceridkonzentrationen im Serum werden nicht beeinflusst. Wird Psyllium zusammen mit einer typischen fettreichen Ernährung aufgenommen, so liegen die Reduktion des Gesamtcholesterins bei 5–15% und die der LDL-Cholesterinkonzentration bei 8–20%. Wie die Cholesterinsenkung unter wasserlöslichen Ballaststoffen zustande kommt, ist nicht eindeutig geklärt. Wesentlich scheint die vermehrte Gallensäureausscheidung mit den Fäzes zu sein. Die hierdurch erforderliche vermehrte Neusynthese von Gallensäuren aus Cholesterin reduziert den Cholesterinpool. Ein weiterer Effekt beruht auf der bakteriellen Fermentation wasserlöslicher Ballaststoffe im Kolon. Die dabei entstehenden kurzkettigen Fettsäuren werden zum Teil von der Kolonschleimhaut resorbiert und mit dem Pfortaderblut zur Leber transportiert. Propionat hemmt hier die Cholesterinsynthese (vgl. Kap. 1.11.5) (Lit. bei [8]).

Mineralstoffgehalt des Trinkwassers

In den verschiedenen Teilen der Welt wurde die Beziehung zwischen der Rate an arteriosklerotischen Gefäßerkrankungen und dem **Härtegrad** des Trinkwassers untersucht. Hierbei fanden sich niedrigere Raten an arteriosklerotischen Gefäßerkrankungen in Gegenden mit hartem Trinkwasser.

Da sich hartes und weiches Wasser insbesondere durch die **Kalziumkonzentration** unterscheiden, wird diesem Mineral die größte Bedeutung als protektivem Faktor beigemessen (Abb. 4-37).

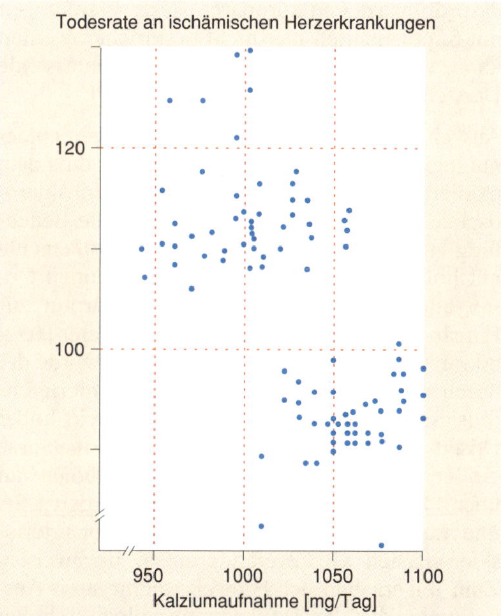

Abb. 4-37 Beziehung zwischen der täglichen Kalziumaufnahme und der Todesrate an ischämischen Herzerkrankungen (nach [136]).

Unterschiedlich hoch sind jedoch auch die Konzentrationen anderer Mineralstoffe. So wird z.B. vermutet, dass die in weichem Wasser höhere Konzentration von **Blei** – nach Befunden aus England enthält hartes Wasser im Durchschnitt 23,6 ppm und weiches Wasser 33,5 ppm Blei – **arterioskleroseförderndd** wirkt.

Auch eine Untersuchung in verschiedenen Regionen Schwedens bestätigt die inverse Beziehung zwischen dem Härtegrad des Trinkwassers und der Infarkthäufigkeit. Aufgrund der hier erhobenen Daten wird ein möglicher protektiver Effekt der mit dem Härtegrad korrelierenden **Magnesiumkonzentration** im Trinkwasser diskutiert [93]. Auch das Ergebnis einer Fallkontrollstudie an über 850 Infarktpatienten bestätigte, dass hohe Magnesiumkonzentrationen im Trinkwasser mit einer signifikant geringeren Infarktmortalität einhergehen. Das Trinkwasser der Quartile mit dem geringsten Risiko hatte eine Magnesiumkonzentration von ≥ 9,8 mg/l [229].

Sollten sich die Beziehungen zwischen dem Härtegrad des Trinkwassers und der Arterioskleroseentwicklung bestätigen, so wäre eine **künstliche Enthärtung** des Trinkwassers **abzulehnen.** Es hat jedoch nicht an kritischen Stellungnahmen gegen einen solchen Kausalzusammenhang gefehlt [109].

Antioxidanzien

Entgegen früherer Ansicht ist nicht die Konzentration von Gesamtcholesterin oder HDL-Cholesterin, sondern das **oxidierte LDL-Cholesterin** wesentlicher Risikofaktor für die Arteriosklerose. Aufgrund cytotoxischer Eigenschaften schädigt es Endothelien, stimuliert die Freisetzung chemotaktischer Faktoren, die eine Anlagerung von Monozyten und deren Umwandlung in Makrophagen begünstigen. Oxidiertes LDL hemmt weiterhin die positiven Wirkungen des von den Endothelzellen gebildeten NO.

Über LDL-Rezeptoren der Makrophagen in der Gefäßwand werden in erster Linie oxidierte LDL-Partikel aufgenommen. Sie wandeln Makrophagen in die für die frühe Arteriosklerose typischen **Schaumzellen** um. Substanzen, die LDL vor einer Oxidation durch freie Radikale schützen, den Antioxidanzien, kommt folglich eine zentrale Bedeutung zu. Oxidativ modifiziertes LDL besitzt noch weitere atherogene Effekte (vgl. Kap. 4.5.3)

Die für den Schutz der LDL-Partikel entscheidenden Antioxidanzien sind neben einer Reihe körpereigener Substanzen wie Superoxiddismutase, Katalase, Glutathionperoxidase etc., Substanzen, die mit der Nahrung aufgenommen werden, wie Vitamin E, Carotinoide und Flavonoide.

Aufgrund ihrer Funktion als **Radikalfänger** schützen sie die mehrfach ungesättigten Fettsäuren in den LDL-Partikeln vor Oxidation und verhindern damit die Entstehung von oxidiertem LDL. Sie blockieren auf einer entscheidenden, sehr frühen Stufe den sehr komplexen Prozess der Arterioskleroseentwicklung.

Das ebenfalls als Antioxidans wichtige **Vitamin C** hat die Aufgabe, das beim Abfangen freier Radikale oxidierte Vitamin E zu reduzieren und so wieder als aktives Vitamin E zur Verfügung zu stellen.

Ergebnisse epidemiologischer Studien stimmen in diesem durch biochemische und tierexperimentelle Studien belegten Konzept über die Bedeutung von Antioxidanzien für die Arterioskleroseentstehung überein. So fand sich bei Männern im mittleren Lebensalter aus verschiedenen europäischen Ländern eine inverse Korrelation zwischen der Mortalität an ischämischen Herzerkrankungen und der Vitamin-E-Konzentration im Plasma [80].

In einer multizentrischen fallkontrollierten Studie wurde als Maß für die **Carotinaufnahme mit der Nahrung** die β-Carotin-Konzentration im Fettgewebe bestimmt. Auch hier ergab sich eine inverse Korrelation zwischen dem Infarktrisiko und der Konzentration von Carotin. In der Quintile mit der höchsten Carotinkonzentration lag die Infarkthäufigkeit um 44% niedriger als in der Quintile mit der niedrigsten Carotinkonzentration.

Noch ausgeprägter war der **protektive Effekt bei Rauchern.** Die Risikominderung betrug hier zwischen der höchsten und der niedrigsten Quintile 60% [127].

Möglicherweise ist jedoch die **β-Carotin-Konzentration** im Plasma und Fettgewebe nur ein Indikator für einen hohen Verzehr von Gemüse und Obst, während der koronarprotektive Effekt auf dem hohen Anteil an anderen Substanzen, z.B. einem der bei vielen Untersuchungen **nicht erfassten Carotinoide** beruht. Hierfür spricht das Ergebnis einer Multicenterstudie in 10 europäischen Ländern, bei der sich ein Schutzeffekt des Carotinoids **Lycopin** sichern ließ [138]. Es sind viele Inhaltsstoffe in Obst und Gemüse, deren kardioprotektive Eigenschaften sich bei einem hohen Verzehr dieser Lebensmittel addieren oder potenzieren. Hierfür sprechen Ergebnisse einer Reihe epidemiologischer Studien, z.B. einer großen amerikanischen prospektiven Studie, in der bei 960 Personen in einem Zeitraum von im Mittel 19 Jahren der Einfluss des Ernährungsverhaltens auf die Häufigkeit des Auftretens von bestimmten Erkrankungen bzw. Todesursachen untersucht wurde. Es fand sich eine inverse Beziehung zwischen der Höhe des Obst- und Gemüseverzehrs und der Häufigkeit kardiovaskulärer Erkrankungen, zerebraler Insulte, aber auch der Gesamtmortalität. Bei der Auswertung der Daten wurden weitere Risiko- bzw. Schutzfaktoren wie Rasse, Geschlecht, Rauch- und Trinkgewohnheiten, körperliche Aktivität, Diabetes mellitus, Fettverzehr etc. berücksichtigt [24]. Auch in bereits früher publizierten epidemiologischen Studien wurde der gefäßprotektive Effekt von Obst und Gemüse nachgewiesen (Lit. bei [99]). Wie bereits besprochen, muss davon ausgegegangen werden, dass die protektive Wirkung von Obst und Gemüse darauf beruht, dass die Effekte verschiedener Inhaltsstoffe, insbesondere von Vitaminen, Carotinoiden und sekundären Pflanzenstoffen, die zum Teil sowohl antioxidativ als auch antithrombotisch wirken (vgl. Kap. 1.7.5), und die wasserlöslichen Ballaststoffe wirksam werden. Auf dieser Kombination protektiver Inhaltsstoffe pflanzlicher Lebensmittel und möglichen sich ergebenden synergistischen Effekten beruht die Empfehlung der DGE zum Schutz vor Karzinomen, degenerativen Gefäßerkrankungen, Katarakt und weiteren degenerativen Erkrankungen, 5-mal am Tag Obst und Gemüse zu verzehren.

Vor diesem Hintergrund muss die Frage diskutiert werden, inwieweit die Schutzeffekte auch mit Supplementen, die oft nur eine Substanz oder eine Kombination verschiedener Substanzen in meist sehr hoher Konzentration enthalten, möglich ist. Da die Vielzahl der Beobachtungs-, Fallkontroll- und Interventionsstudien zur Primär- und Sekundärprophylaxe von koronaren Herzerkrankungen mit Supplementen hier nicht besprochen werden kann, wird auf eine kritische zusammenfassende Darstellung und Sichtung verwiesen [99].

Ausgehend von den Ergebnissen einiger epidemiologischer Studien und der Tatsache, dass dem oxidierten LDL bei der Entstehung arteriosklerotischer Gefäßerkrankungen eine zentrale Bedeutung zukommt, werden seit Jahren Supplemente mit hohen, weit über dem Bedarf liegenden Dosen antioxidativer Vitamine und β-Karotin zur Primär- und Sekundärprophylaxe konorarer Herzerkrankungen empfohlen. Mittlerweile wurde der durch einen hohen Werbeaufwand geförderte Enthusiasmus über den vorbeugenden Effekt hoher Dosen an Antioxidanzien gedämpft. Ergebnisse großer randomisierter Interventionsstudien an über 110000 Männern und Frauen in den USA und Europa konnten keinen Schutz vor arteriosklerotischen Gefäßveränderungen nachweisen. Zum Teil ergaben sich Hinweise auf negative Auswirkungen bei der Zufuhr unphysiologisch hoher Dosen an Antioxidanzien sowohl auf die Häufigkeit koronarer Herzerkrankungen als auch auf die Gesamtmortalität [109a]. Eine Metaanalyse von 7 randomisierten Studien bestätigt dieses negative Ergebnis. Es ergab sich unter der Gabe von Vitamin E keine Reduktion kardialer und zerebraler Gefäßerkrankungen und unter der Einnahme von β-Carotin-Supplementen kam es zu einer geringen, aber signifikanten Steigerung der Gesamtmortalität. Die Autoren warnen aufgrund ihrer Ergebnisse vor einer Supplementation mit β-Carotin und Vitamin E [274 a].

Nach derzeitigem Wissenstand ist davon auszugehen, dass mit einer Mischkost, die reich an Obst und Gemüse ist, sowie bei Verwendung von Fetten mit einer optimalen Relation zwischen ω-3- und ω-6-Fettsäuren und hohem Gehalt an α-Tocopherol die für die Arteriosklerose- und Tumorprävention ausreichende Menge an antioxidativen Nährstoffen aufgenommen wird.

Das Hohenheimer Konsensusgespräch zum Thema „Antioxidative Vitamine in der Prävention" [30] kommt zu folgenden Aussagen:

„Plasmakonzentrationen, die als Maß für eine primäre Prävention bei gesunden Erwachsenen angesehen werden, setzen im Wesentlichen eine ausreichende Aufnahme voraus, die durch Ernährung erreichbar sein sollte. Als optimal werden aufgrund von Werten aus Ernährungsstudien beim Erwachsenen folgende **Plasmakonzentrationen** antioxidativer Vitamine angenommen:

- α-Tocopherol > 30 μmol/l,
- Vitamin C > 50 μmol/l und
- β-Carotin > 0,4 μmol/l.

Aus der Beziehung zwischen hohen Plasmawerten und geringer Morbidität bzw. Mortalität an koronaren Herzerkrankungen (das Gleiche gilt für neoplastische Erkrankungen) kann angenommen werden, dass die Plasmakonzentration den für die Prävention dieser Erkrankungen notwendigen individuellen Versorgungsstand hinreichend widerspiegelt: Plasmawerte, die etwa 15–20% unter den präventiven Schwellenwerten liegen, sind mit einer statistischen Verdoppelung des Risikos assoziiert.

Für gesunde Erwachsene, die keinem speziellen oxidativen Stress unterliegen, wird zur Aufrechterhaltung **präventiver Plasmaspiegel pro Tag** eine Zufuhr von:

- ca. 75–150 mg Vitamin C,
- ca. 15–30 mg Vitamin E und
- ca. 2–4 mg β-Carotin vorgeschlagen.

Es können nur Bereiche angegeben werden, da die Reaktion der Plasmakonzentration auf eine gegebene Zufuhr individuell variiert.

Zigarettenraucher haben einen Mehrbedarf an Vitamin C (ca. 50–100 mg/Tag) und β-Carotin, möglicherweise auch an anderen Antioxidanzien wie Vitamin E.

Bei regelmäßigem Verzehr von rohem Obst, insbesondere Zitrusfrüchten, ist die Zufuhr von 75 bis maximal 150 mg **Vitamin C** gewährleistet. Nach der VERA-Studie [107] verzehren jedoch 10–15% der Männer und 15% der Frauen selten Obst und Gemüse; das Gleiche gilt für Raucher und Personen mit chronischem Alkoholabusus.

Der tägliche Zufuhrbereich für **β-Carotin** wird nur bei einer Gemüsezufuhr (insbesondere tief grüne und orangefarbene Gemüsesorten) von 200–250 g/Tag bei einem derzeitigen Durchschnitt von 120 g/Tag sichergestellt.

15–30 mg **Vitamin E** können bei entsprechender Sachkenntnis realisiert werden. Dies erfordert jedoch die Zufuhr von Pflanzenölen, in welchen das Verhältnis von Vitamin E (α-Tocopherol) zu hoch ungesättigten Fettsäuren relativ hoch ist.

Eine optimale Versorgung mit Vitamin E kann erschwert werden, wenn reichlich Fette mit hohem Anteil an mehrfach ungesättigten Fettsäuren bei gleichzeitig geringem Gehalt an α-Tocopherol verzehrt werden. Zum Schutz vor Oxidation ist in polyensäurereichen Fetten eine adäquate Menge an Vitamin E (nach Empfehlung der DGE pro Gramm zweifach ungesättigter Fettsäuren 0,5 mg Vitamin E pro Tag) erforderlich.

Dies bedeutet, dass mit gesteigerter Zufuhr von mehrfach ungesättigten Fettsäuren auch die Aufnahme von Vitamin E gesteigert werden muss, wenn ein optimaler Schutz vor freien Radikalen gewährleistet sein soll.

Manche Fette, reich an mehrfach ungesättigten Fettsäuren, verfügen über einen hohen Vitamin-E-Anteil, enthalten sogar mehr von diesem antioxidativen Vitamin, als zu ihrem Schutz vor Oxidation erforderlich ist. Sie tragen zu einer **positiven Vitamin-E-Bilanz** bei. Dazu zählen Weizenkeimöl, **Sonnenblumenöl, Haselnussöl etc.**

Andere Fette wie etwa Saffloröl haben eine negative oder ausgeglichene Bilanz wie etwa Maiskeimöl oder Butter (Lit. bei [30]).

Das weltweit, insbesondere in den USA häufig verzehrte **Sojaöl** enthält als Antioxidans überwiegend γ-Tocopherol mit einer nur sehr geringen Vitamin-E-Wirkung. Reichlicher Verzehr dieses Öles begünstigt folglich eine **negative Vitamin-E-Bilanz** (vgl. Kap. 1.7.1).

Angereicherte Lebensmittel und/oder **Supplemente** sind dann indiziert, wenn sich eine gezielte Ernährung nicht dauerhaft realisieren lässt. Im Falle von Supplementierungen sollte ein **ausgewogenes Verhältnis** der drei antioxidativen Vitamine angestrebt werden. Es wird das Verhältnis Vitamin E: Vitamin C: β-Carotin als 1:2:0,1 vorgeschlagen (z.B. **30 mg Vitamine E, 60 mg Vitamin C, 3 mg β-Carotin täglich**).

Nichtnutritive Wirkstoffe, sekundäre Pflanzeninhaltsstoffe (Phytochemicals, Plantchemicals, Non-nutrient compounds)

Neben den antioxidativen Vitaminen und Carotinoiden finden sich in pflanzlichen Lebensmitteln weitere, früher wenig beachtete und untersuchte Inhaltsstoffe mit antioxidativer Wirkung.

Es sind zu den Polyphenolen gehörende **Flavonoide,** wasserlösliche Substanzen, die sich in Obst, Gemüse, Gewürzen und Genussmitteln wie Wein und Tee finden (Tab. 4-17). Etwa 95% aller in einer holländischen Durchschnittskost enthaltenen Flavonoide entfallen auf Quercetin, Kaempherol, Myricetin, Apigenin und Luteolin. **Quercetin** ist das häufigste Pflanzenphenol in den bei uns üblichen Lebensmitteln.

In der genannten Studie entfielen die im Mittel aufgenommenen Flavonoide zu 61% auf schwarzen Tee, zu 13% auf Zwiebeln und zu 19% auf Äpfel. Die mittlere **Gesamtflavonoidzufuhr** pro Tag lag bei 26 mg.

In einer prospektiven epidemiologischen Studie (Zutphen-Elderly-Studie) an über 800 Männern im Alter von 65–84 Jahren fand sich, unter Berücksichtigung der verschiedenen Risikofaktoren, der Zufuhr von antioxidativen Vitaminen etc. während einer Beobachtungszeit von 5 Jahren eine signifikante inverse Beziehung zwischen der Zufuhr von Flavonoiden und der Mortalität an Herzinfarkt [104].

Auch nach einer Gesamtstudiendauer von 10 Jahren bestätigte sich die genannte inverse Beziehung.

Nicht bestätigt werden konnte der protektive Effekt von Flavonoiden in einer prospektiven amerikanischen Studie. Die Autoren kommen zu dem Schluss, dass die Menge an Flavonoiden – im Mittel etwa 20 mg pro Tag – die typischerweise in den USA aufgenommen werden, keine nachweisbaren Schutzfaktoren darstellen [222].

Tabelle 4-17 Flavonoid-Aufnahmen in verschiedenen Ländern (nach Hertog 1995)

Land	Aufnahme (mg/d)	Hauptquellen
Japan	70	Tee, Zwiebel, Äpfel
Finnland	3	Äpfel, Zwiebel
Niederlande	23	Zwiebel
Italien	34	Rotwein
Kroatien	58	Zwiebel
Griechenland	17	Zwiebel, Äpfel, Wein
USA	12	Zwiebel, Äpfel

In manchen Bevölkerungsgruppen werden mit regelmäßig konsumiertem **Rotwein** relativ große Mengen von Flavonoiden aufgenommen (siehe „French paradox“, Abb. 4-38).

Ergebnisse weiterer Studien zur Beziehung zwischen der Zufuhr an Phytochemicals und der Häufigkeit koronarer Herzerkrankungen aus Finnland, England, Japan etc. waren widersprüchlich. Der zum Teil fehlende Nachweis einer protektiven Wirkung wird mit der Tatsache erklärt, dass Risikofaktoren wie Zigarettenrauchen, hoher Fettkonsum etc. bei der Beurteilung nicht ausreichend berücksichtigt wurde (Lit. bei [129]).

Flavonoide finden sich in Kakao und hieraus hergestellten Produkten. Zur Überprüfung der biologischen Verfügbarkeit und Wirksamkeit im Organismus wurde in einer Studie an gesunden Versuchspersonen unter einer typischen amerikanischen Mischkost mit niedrigem Flavonoidgehalt und einer entsprechenden Kost mit Zusatz von 22 g Kakaopulver und 16 g dunkler Schokolade täglich während 4 Wochen die Wirksamkeit verglichen. Es fand sich unter Gabe von Kakao eine Steigerung der antioxidativen Kapazität des Serums mit eindeutiger Verringerung der LDL-Oxidation und ein Anstieg der HDL-Konzentration im Serum um 4% [277] (vgl. Polyphenole, Kap. 1.7.5)

Die Bedeutung der Phytosterine für die Höhe der Serumcholesterinkonzentration ist in Kapitel 1.4 beschrieben.

Knoblauch

In altägyptischen Schriften aus der Zeit von 1550 v.Chr. wird Knoblauch bereits als Heilmittel bei einer Vielzahl von Erkrankungen genannt. Bis heute gilt Knoblauch als Prophylaktikum und Heilmittel für viele Erkrankungen.

Seit langem wird ihm ein positiver Effekt auf das Gefäßsystem, insbesondere eine **antiarteriosklerotische Wirkung** nachgesagt. Nachdem die Wirkung, wie die vieler pflanzlicher Heilmittel, nie exakt belegt worden war und die Anwendung ausschließlich auf Erfahrung und Spekulation beruhte, wurden in neuerer Zeit zunehmend exakte Therapiestudien durchgeführt.

Die Bewertung der Studienergebnisse wird durch die meist unterschiedlichen Versuchsbedingungen

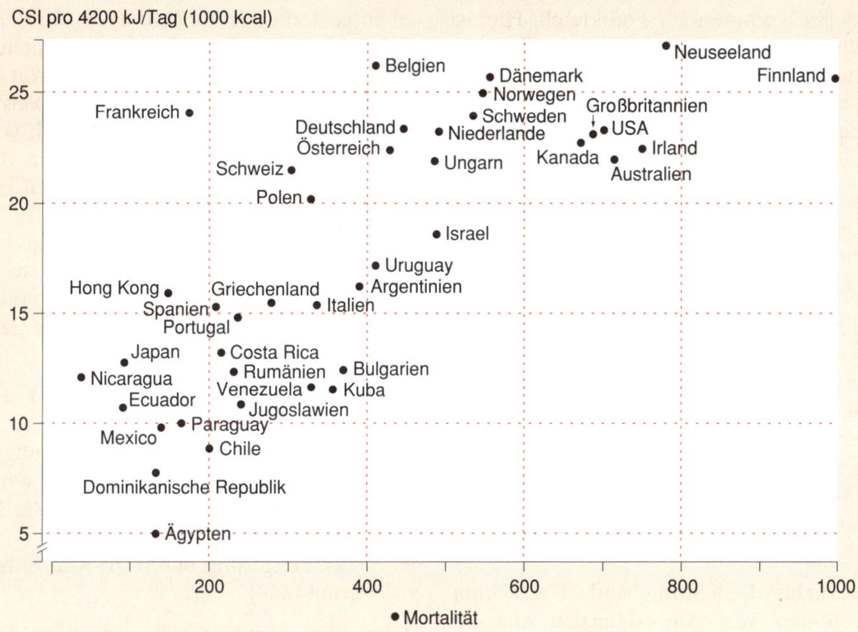

Abb. 4-38 Mortalität pro 100 000 Männer im Alter von 55–64 Jahren in 40 Ländern in Abhängigkeit vom CSI = Index zur Erfassung des Arterioskleroserisikos [CSI = (1,01 x Gramm gesättigte Fette) + (0,05 x mg Cholesterin)] [47].

erschwert. Dies betrifft insbesondere die unterschiedlichen Darreichungsformen von der unbehandelten Zwiebel über Trockenpulver bis hin zu verschiedenen Extrakten.

Knoblauchextrakte besitzen z. B. im Vergleich zu einer unbehandelten Zwiebel bzw. einem schonend hergestellten Trockenpulver nur einen geringen therapeutischen Effekt (Lit. bei [137]).

So kam es beispielsweise in einer Studie bei 50 Männern mit mäßiger Erhöhung der Serumcholesterinkonzentration unter Gabe von 2-mal 300 mg Knoblauchtrockenpulver täglich zu einer signifikanten Senkung der Gesamtcholesterin- und LDL-Cholesterin-Konzentration [1], während in einer weiteren Studie unter ähnlichen Versuchsbedingungen mit Knoblauchöl kein Effekt erzielt werden konnte [26].

Unter Gabe von Knoblauch wurden beschrieben:

- Erniedrigung von Gesamtcholesterin und Triglyceriden,
- Erhöhungen der fibrinolytischen Aktivität,
- eine Verringerung der Thrombozytenaggregation,
- Gefäß erweiternde Wirkungen und Blutdrucknormalisierungen.

Die möglichen **biochemischen Grundlagen** eines prophylaktischen Effektes sind nur unvollständig bekannt. Neben einer nachgewiesenen Hemmung der Cholesterinsynthese in der Leber durch Knoblauchextrakte [245] verringern möglicherweise die in relativ hoher Konzentration enthaltenen Terpene und Phenolverbindungen die Bildung von oxidiertem LDL-Cholesterin.

Während sich Metaanalysen von früheren, unter sehr heterogenen Bedingungen durchgeführten Studien in ihren Aussagen über die Senkung der Serumcholesterin- und Triglyceridkonzentration widersprachen [187], kommt eine neue Metaanalyse, die nur randomisierte, doppeltblind-placebokontrollierte Untersuchungen berücksichtigte, zu einem positiven Ergebnis. In 10 von 13 Studien fanden sich eine signifikante Reduktion der Cholesterinkonzentration im Serum unter einer 8- bis 24-wöchigen Gabe einer Knoblauchzubereitung [255].

Alkohol

Im Kapitel 1.9 wurde die Bedeutung des **moderaten Alkoholkonsums** für die Prophylaxe koronarer Herzkrankheiten bereits ausführlich besprochen. Sowohl retrospektive als auch prospektive Studien (vgl. Abb. 1-32) bestätigen die **Schutzwirkung** [78, 118, 215, 258].

Die vergleichsweise geringe Infarkthäufigkeit in Ländern mit regelmäßigem Weinkonsum wird

u. a. mit der protektiven Wirkung des Alkohols erklärt. Dies gilt besonders für Frankreich. Hier ist der Herzinfarkt trotz eines hohen Verzehrs von gesättigten Fettsäuren und eines hohen Tabakkonsums signifikant niedriger als in vergleichbaren Ländern (s. Abb. 4-38). Dieses Phänomen wird als **„French paradox“** bezeichnet.

Die Tatsache, dass der Wein in Frankreich überwiegend **zum Essen** getrunken wird, wodurch sich die Alkoholresorption verzögert, soll die positive Wirkung noch steigern.

Die Erhöhung der Blutalkoholkonzentration während einer relativ langen Zeitspanne deckt sich zeitlich mit der **Phase der postprandialen Hyperlipidämie.** Da Alkohol Gerinnungsparameter beeinflusst, insbesondere die Thrombozytenaggregation verringert, wird die durch hohen Fettverzehr gesteigerte, arteriosklerotische Gefäßprozesse begünstigende Gerinnungsaktivität reduziert [215].

Von zusätzlicher Bedeutung sind relativ hohe Konzentrationen von **Antioxidanzien** aus der Gruppe der **Polyphenole,** die sich besonders im Rotwein finden. Sie erhöhen die antioxidative Aktivität des Serums (Abb. 4-39) und wirken der Bildung von oxidiertem LDL entgegen [168].

Nach dem Konsum von **Rotwein** im Vergleich zu Weißwein lässt sich ein signifikanter Anstieg der Polyphenolkonzentration und der antioxidativen Aktivität bei gleichzeitiger Abnahme von oxidiertem LDL im Plasma nachweisen. Der gleiche positive Effekt konnte mit einem alkoholfreien Polyphenolextrakt aus Rotwein nachgewiesen werden [175]. Weiterhin fand sich in Untersuchungen an Endothelzellkulturen unter Zusatz von Polyphenolen aus Rotwein eine signifikante Verringerung der Synthese des vasokonstriktorisch wirkenden Peptides Endothelin-1, von dem ein die Koronarsklerose fördernder Effekt bekannt ist. Dieser Hemmeffekt war unter Zugabe von Polylphenolen aus rotem Traubensaft deutlich geringer ausgeprägt, sodass davon auszugehen ist, dass die entscheidenden Wirksubstanzen während der Herstellung des Weines aus den Schalen gelöst werden. [50].

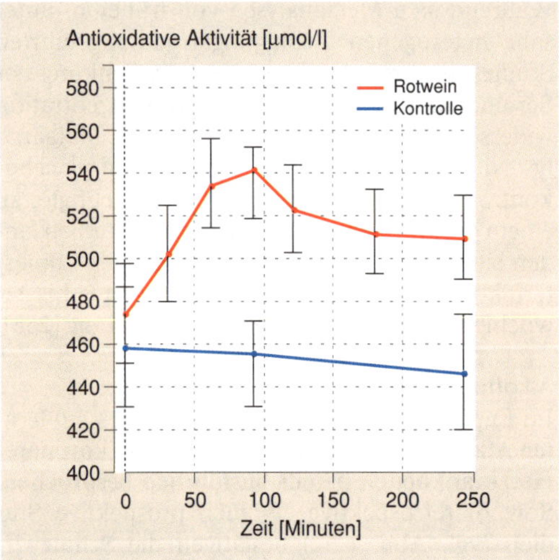

Abb. 4-39 Einfluss von Rotwein (5,7 ml Bordeaux/kg/KG während 30 Minuten) auf die antioxidative Aktivität im Serum bei gesunden Versuchspersonen [168].

Der antiatherogene Effekt von Alkohol wird erklärt mit

- der bereits genannten Beeinflussung von Gerinnungsparametern (Hemmung der Thrombozytenaggregation, Steigerung der fibrinolytischen Aktivität) [220] als auch
- einer Steigerung der HDL-Konzentration im Serum [249].

Obwohl die genannten Eigenschaften der nur im Rotwein in höherer Konzentration vorkommenden Polyphenole dafür sprechen, dass von allen alkoholischen Getränken Rotwein die größte protektive Wirkung zukommt, ist die Diskussion um den unterschiedlichen Schutzeffekt von Wein, Bier und Schnaps noch nicht beendet. Es gibt Hinweise darauf, dass die niedrige Gesamtmortalität und die geringe Rate an Herzkrankheiten sowie Karzinomen bei Weintrinkern im Vergleich zu Bier- und Schnapstrinkern eine Folge von Lebensstilfaktoren ist. Weintrinker gehören überwiegend zu einer höheren sozioökonomischen Schicht, haben eine bessere Ausbildung, sind ernährungsbewusster etc., sodass möglicherweise der Schutzeffekt des Alkohols entscheidend ist und weiteren Inhaltsstoffen nur eine untergeordnete Bedeutung zukommt [20].

Obwohl die protektive Wirkung eines mäßigen Alkoholkonsums unbestritten ist, muss bei den bekannten **Problemen des regelmäßigen Alkoholkonsums** und der Gefahr, eine Abhängigkeit zu provozieren (vgl. Kap. 1.9), sehr kritisch die Frage diskutiert werden, ob Alkoholkonsum im Rahmen der Arterioskleroseprophylaxe propagiert werden darf.

Im Rahmen der Physicians' Health Study konnte prospektiv während fünf Jahren an über 5000 Infarktpatienten auch eine signifikant geringere Gesamtmortalität bei moderatem Alkoholkonsum nachgewiesen werden. Die Autoren schlagen vor, unter Berücksichtigung der Alkoholrisiken den moderaten Konsum mit in die Empfehlungen zur Sekundärprävention einzubeziehen [186].

Koffein und koffeinhaltige Getränke

Das mit Kaffee, Tee und Colagetränken konsumierte Koffein gilt als die weltweit am häufigsten aufgenommene **pharmakologisch aktive Substanz.**

Trotz einer Vielzahl epidemiologischer und experimenteller Studien zur Frage, ob Koffein, und insbesondere das weltweit am häufigsten getrunkene koffeinhaltige Getränk, der Kaffee, die Serumlipidparameter negativ beeinflusst und letztlich das Infarktrisiko steigert, ist diese Frage nicht eindeutig entschieden.

Eine lipidlösliche Fraktion des Kaffees steigert die Konzentration von Gesamtcholesterin, LDL-Cholesterin, Triglyceriden und Apolipoprotein B. Diese Fraktion des Kaffees wird durch **Kaffeefilter** zu mehr als 80% eliminiert [2]. Es handelt sich um **Diterpene,** von denen sich in nicht gefiltertem Kaffee etwa 1–2 g/l finden.

Instantkaffee ist weitgehend frei von diesen, die Serumcholesterinspiegel steigernden Substanzen. Dieser Effekt wurde von verschiedenen Autoren bestätigt.

Die Befunde zeigen, dass der **Art der Zubereitung** des Kaffeegetränkes eine große Bedeutung zukommt. In epidemiologischen Studien wurde diese Tatsache meist nicht ausreichend berücksichtigt, sondern lediglich die Zahl der pro Tag konsumierten Tassen an Kaffeegetränk erfasst.

Die Mehrzahl epidemiologischer Studien spricht aufgrund von zwei Metaanalysen nicht dafür, dass der regelmäßige Kaffeekonsum, bei Berücksichtigung der Tatsache, dass starker **Kaffee- und Zigarettenkonsum** häufig kombiniert sind, das Herzinfarktrisiko steigert [131, 178].

In einer prospektiven, schwedischen Studie an 6765 Männern zwischen 51 und 59 Jahren fand sich keine Beziehung zwischen der Höhe des Kaffeekonsums (überwiegend gefilterter Kaffee) und der Häufigkeit von Herzinfarkten. Lediglich bei starken Kaffeetrinkern (9 Tassen/Tag und mehr) fand sich ein Trend zu einer höheren Infarktrate [228].

Neben dem genannten Unterschied zwischen gefiltertem und nicht gefiltertem Kaffee muss weiterhin berücksichtigt werden, dass **koffeinfreier Kaffee** die LDL- und Apolipoprotein-B-Konzentration mehr steigert als koffeinhaltiger Kaffee [260].

Die Empfehlung für die Praxis lautet beim derzeitigen Wissensstand: Personen mit einem erhöhten Infarktrisiko sollten – falls größere Mengen Kaffee getrunken werden – Filterkaffee bevorzugen, da er vergleichsweise geringe Mengen an Diterpenen enthält [260].

In mehreren Studien fand sich im Vergleich zur Kontrollphase ohne Kaffeekonsum sowohl mit gefiltertem als auch mit ungefiltertem Kaffee ein Anstieg der Homocysteinkonzentration im Serum, ohne dass sich die Serumkonzentration an Folsäure, Vitamin B_6 und B_{12} veränderte. Welcher Inhaltsstoff das bewirkt, ist unbekannt [274]. Da in epidemiologischen Studien nie eine positive Beziehung zwischen der Höhe des Kaffeekonsums und dem Infarktrisiko gefunden wurde, dürfte dem Anstieg keine praktische Bedeutung zukommen.

Der ebenfalls koffeinhaltige **schwarze Tee** hat keinen Effekt auf Parameter des Fettstoffwechsels. Diese Tatsache beweist, dass nicht das Koffein, sondern andere Inhaltsstoffe des Kaffees für die beschriebenen Wirkungen verantwortlich sind.

Hyperhomocysteinämie

Die toxische Aminosäure Homocystein wird im Organismus aus Methionin gebildet. Ihre enzymatische Entgiftung ist von einer ausreichenden Versorgung mit Vitamin B_6, B_{12} und Folsäure abhängig.

Bei der **Homocysteinurie,** einer angeborenen Störung des Homocysteinstoffwechsels, der neben anderen Enzymdefekten in erster Linie ein Mangel an dem Enzym Cystathionin-β-Synthetase zugrunde liegt, kommt es neben einer Reihe weiterer Komplikationen sehr früh zu pathologischen Veränderungen der Arterienwände.

Homocystein schädigt die Gefäßendothelien und steigert die Thrombozytenadhäsion. Es wird auch postuliert, dass Homocystein die Oxidation von Lipiden und Lipoproteinen fördert.

An Personen mit arteriosklerotischen Gefäßerkrankungen erhobene Befunde sprechen dafür, dass eine unabhängig von der genannten Stoffwechselstörung auftretende **Erhöhung der Homocysteinkonzentration** im Serum einen von Hyperlipidämie, Bluthochdruck und Zigarettenrauchen unabhängigen **Risikofaktor für den Herzinfarkt** darstellt [254].

Eine Vielzahl an Befunden stützt die diskutierte Bedeutung von Homocystein als Risikofaktor. So fand sich, wie in Abb. 4-40 dargestellt, bei 30- bis 69-jährigen gesunden Männern aus Ländern mit unterschiedlicher Häufigkeit kardiovaskulärer Erkrankungen eine streng positive Beziehung (r = 0,71) zwischen der mittleren Plasmahomocysteinkonzentration und der Sterblichkeit an koronaren Herzerkrankungen [5].

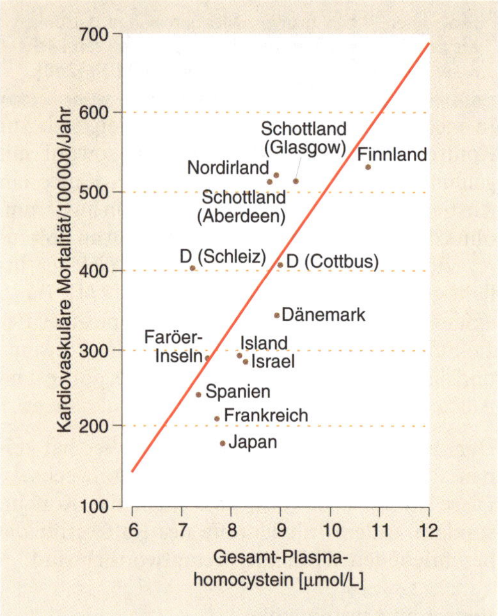

Abb. 4-40 Beziehung zwischen der Plasmahomocysteinkonzentration und der Sterblichkeit an kardiovaskulären Erkrankungen nach Angaben der WHO.

Die **Ursache** der Hyperhomocysteinämie wird in einer unzureichenden Versorgung mit den Vitaminen B_6, B_{12} und Folsäure gesehen (vgl. Kap. 1.7.2). Besonders in höherem Lebensalter findet sich eine inverse Korrelation zwischen der Konzentration der genannten Vitamine und von Homocystein im Serum. Unter Verbesserung der Vitaminversorgung normalisiert sich die Homocysteinkonzentration [244].

Die primär sehr überzeugenden Befunde für die Annahme, Homocystein sei ein unabhängiger Risikofaktor für arteriosklerotische Gefäßveränderungen werden zunehmend, soweit es mäßige Erhöhungen betrifft, aufgrund folgender Befunde angezweifelt: In einigen prospektiven Studien fand sich lediglich eine geringere bzw. fehlende Beziehung zwischen der Homocysteinkonzentration im Serum und der Häufigkeit koronarer Herzerkrankungen. Weiterhin gibt es Hinweise darauf, dass die erhöhte Konzentration an Homocystein Folge einer durch andere Risikofaktoren wie Hypertonie, Zigarettenrauchen etc. ausgelösten Arteriosklerose, insbesondere der Nierengefäße ist. Die durch Gefäßschäden der Niere beeinträchtigte Funktion der Organe geht mit einer geringeren Metabolisierung von Homocystein einher. Die Hyperhomocysteinämie wäre folglich ein Marker und nicht eine der Ursachen der Arteriosklerose [243]. Dass die Homocysteinkonzentration trotz berechtigter Unsicherheiten doch von klinischer Relevanz ist, zeigen Untersuchungen an Patienten nach perkutaner Koronarangioplastie. In einer exakt kontrollierten Studie hatten Patienten unter Substitution mit Folsäure, Vitamin B_6 und B_{12} im Vergleich zur Placebogruppe sowohl niedrigere Plasmahomocysteinkonzentrationen als auch signifikant weniger Restenosen [238].

Ascorbinsäure, Milchfaktor, Lecithin

Der Effekt hoch dosierter Gaben **Ascorbinsäure** auf die Serumlipidkonzentration wird widersprüchlich beurteilt. Eine Reihe von Autoren berichtet über **positive Effekte.**

Unter Gabe von 1 g Ascorbinsäure pro Tag während 10 Wochen wurden signifikante Steigerungen der HDL-Cholesterin-Konzentration und unter bis zu 3 g pro Tag Senkungen der Gesamtcholesterinkonzentration und Steigerungen der HDL-Konzentration im Serum berichtet [11].

Umstritten ist weiterhin der sog. **„Milchfaktor"**.

> Es gibt an Versuchstieren und am Menschen erhobene Befunde, die dafür sprechen, dass ein nicht näher bekannter Bestandteil der Milch einen den Serumcholesterinspiegel senkenden Effekt hat. Die bisher erhobenen Befunde sind jedoch so widersprüchlich, dass derzeit zu diesem hypothetischen Faktor nicht Stellung genommen werden kann [114, 223].
>
> Nach einer kritischen Sichtung der in der Literatur mitgeteilten Befunde senkt **Lecithin** die Serumcholesterinkonzentration nur in dem Ausmaß, in dem mit diesem Phospholipid mehrfach ungesättigte Fettsäuren, insbesondere Linolsäure, aufgenommen werden. Keine Untersuchung spricht dafür, dass Lecithin einen spezifischen, die Serumcholesterinkonzentration senkenden Effekt, hat [137].

L-Arginin

Bei der Besprechung der endothelialen Dysfunktion (vgl. Kap. 4.5.3) wurde bereits auf die NO-Synthese im Endothel und deren Bedeutung für die Entstehung der Arteriosklerose sowie auf die Möglichkeit hingewiesen, durch Gabe von L-Arginin die Syntheserate zu steigern.

Sickstoffmonoxid (NO) wird aus der semiessentiellen Aminsäure L-Arginin durch das Enzym NO-Synthase synthetisiert. NO ist der wirksamste bekannte Vasodilatator. Eine Reihe kardovaskulärer Risikofaktoren wie Tabakkonsum, Hypertonie und Hypercholesterinämie reduzieren die biologische Aktivität von NO und verringern dadurch die Flussgeschwindigkeit in den Gefäßen. NO wirkt weiterhin dem endothelialen oxidativen Stress, einer wesentlichen Komponente der Arterioskleroseentstehung, entgegen (Lit. bei [32]).

Es muss davon ausgegangen werden, dass diese Wirkungen von NO für die Arterioskleroseentstehung wesentlich sind und dass eine Verringerung dieser pathophysiologischen Mechanismen den degenerativen Prozess verlangsamt. Erste Behandlungsversuche mit L-Arginin-Supplementen verliefen positiv. Mit einer üblichen ausgewogenen Mischkost werden täglich etwa 5–6 g L-Arginin aufgenommen. Durch zusätzliche Gabe von 2-mal 3,3 g [170] oder 2-mal 8 g L-Arginin pro Tag [31] – andere Autoren benutzen ähnliche Dosierungen – konnte die klinische Symptomatik bei Claudicatio intermittens der Beine als Folge einer ausgeprägten Arteriosklerose signifikant gebessert werden.

Kritik an diätetischen Maßnahmen zur Verringerung des Infarktrisikos

Nicht ausreichend wurden bei der Interpretation epidemiologischer Studien die genetischen Faktoren, so z. B. der **Apolipoprotein-E-Polymorphismus** und seine Bedeutung für die Arterioskleroseentstehung berücksichtigt. Das Gleiche gilt für die Beurteilung ernährungstherapeutischer Maßnahmen. Es existieren die Isoformen Apo E2, E3 und E4. Apolipoprotein E ist für die Bindung von Chylomikronen, Chylomikronenremnants und anderen Lipoproteinen an Rezeptoren mitverantwortlich.

Bei Untersuchungen von Populationen fanden sich höhere Serumcholesterinkonzentrationen in Kombination mit **Apo E4** und niedrigere mit **Apo E2.** So findet sich beispielsweise bei der Bevölkerung Finnlands, einer Population mit hohen Serumcholesterinkonzentrationen und einem hohen Infarktrisiko, Apo E4 signifikant häufiger als Apo E2, während sich bei der Bevölkerung Japans, mit einer vergleichsweise niedrigen Serumcholesterinkonzentration und niedriger Infarktrate, eine umgekehrte Relation findet. Es gibt Hinweise darauf, dass Personen mit Apo E4 auch bei niedriger Fettzufuhr mit der Nahrung mehr Nahrungscholesterin resorbieren.

Diese Befunde müssen bei der Interpretation epidemiologischer Befunde zur Frage der Beziehung zwischen Fettverzehr, Serumcholesterinkonzentration und Infarkthäufigkeit berücksichtigt werden. Unterschiede in der Infarktinzidenz müssen nicht immer bzw. ausschließlich durch das Ernährungsverhalten, sondern können auch durch genetische Faktoren mitbedingt sein.

Wie in den Abbildungen 4-26, 4-38 und 4-41 dargestellt, wurde in einer Vielzahl von Studien im-

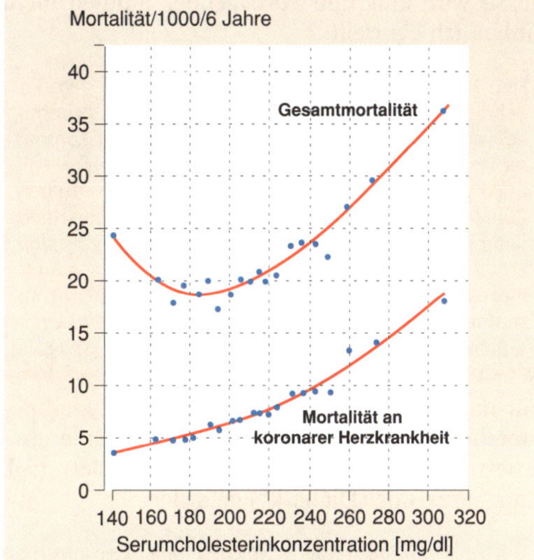

Abb. 4-41 Alterskorrelierte Mortalität bei Männern in Abhängigkeit von der Serumcholesterinkonzentration (Mittelwerte basieren auf Daten von 361 662 Männern des Multiple Risk Factor Intervention Trial) [166].

mer wieder belegt, dass ab einer **Serumcholesterinkonzentration** von etwa **200 mg/dl** das Risiko, an einem Herzinfarkt zu erkranken bzw. zu sterben, steigt. Dies ist eine rein **statistische,** auf Untersuchungsergebnissen großer Kollektive basierende **Aussage.** Sie besagt nicht, dass in jedem Falle eine Reduktion der Serumcholesterinkonzentration das Arterioskleroserisiko reduziert.

Immer wieder vorgebrachte **Argumente gegen eine Therapie** der mäßigen Hypercholesterinämie sind eine höhere Sterblichkeit an nichtkardiovaskulären Erkrankungen, insbesondere Karzinomen, sowie gewaltsamem Tod, und bei medikamentöser Behandlung die zusätzlich hohen Kosten, einschließlich eventueller Nebenwirkungen der Medikamente bei Langzeitanwendung.

> Bei **mäßiger Erhöhung der Gesamtcholesterinkonzentration** (bis etwa 240 mg/dl) sind in erster Linie zusätzliche Risikofaktoren wie Rauchen und Hypertonie zu beseitigen und die allgemeinen Regeln einer gesunden Ernährung bei normalem Körpergewicht zu beachten.

Dies gilt besonders dann, wenn Verwandte ersten Grades an einer koronaren Herzerkrankung leiden.

Ob und wenn ja, ab welchem Ausmaß eine **Senkung der Serumcholesterinkonzentration** (unter diätetischer oder medikamentöser Therapie) die Häufigkeit koronarer Herzerkrankungen, die Infarktmortalität und die Gesamtmortalität beeinflusst, wird aufgrund vorliegender Studien nicht einheitlich beurteilt.

Eine Metaanalyse von 19 Studien kommt zu dem Ergebnis, dass jede Senkung der Cholesterinkonzentration um 1% mit einem Rückgang der Inzidenz koronarer Herzerkrankungen von 2,5% einhergeht.

Wegen der auch bei dieser Analyse nachweisbaren Zunahme der Todesfälle nichtkoronarer Ursache, fand sich bis zu einer Senkung der Cholesterinkonzentration um etwa 8% kein signifikanter Rückgang der Gesamtmortalität. Erst ab einer **Senkung** der Cholesterinkonzentration im Serum um mehr als 8% kam es zu einer signifikanten Abnahme der Gesamtmortalität [111].

Für das praktische Vorgehen bei der Hyperlipoproteinämie wird als erste Maßnahme eine cholesterinspiegelsenkende Diät **(step 1 diet)** (vgl. Kap. „Praxis der Diätetik") gefordert.

Um zu klären, ob mit einer solchen Ernährungsumstellung ein ausreichender Langzeiteffekt zu erzielen ist, wurden 16 Studien (Primär- und Sekundärprävention) mit einer Laufzeit von sechs Monaten und länger ausgewertet.

Die Abnahme der Cholesterinkonzentration schwankte zwischen 0 und maximal 4%. Nur unter wesentlich strengeren, von Hochrisikopatienten praktizierten diätetischen Maßnahmen (weitere Reduktion von Gesamtfett, gesättigten Fettsäuren und Cholesterin), kam es zu einer mittleren Abnahme der Serumcholesterinkonzentration von 6,5 bis 15,5% des Ausgangswerts.

Die Autoren kommen zu dem Schluss, dass mit der sog. step 1 diet, die zur Verringerung des koronaren Risikos erforderliche Senkung der Serumcholesterinkonzentration nicht zu erreichen ist [211].

Andere Autoren [149] kamen aufgrund der Analyse von 41 prospektiven Kohorten- und Interventionsstudien zu einem positiven Ergebnis. Sie fanden während eines Zeitraumes von wenigen Jahren eine Cholesterinspiegelsenkung im Mittel um 23 mg/dl (0,6 mmol/l).

Zur Erreichung dieses Zieles waren umfassende **Aufklärungen der Öffentlichkeit** sowie **Deklarationen des Nährwerts** von Lebensmitteln im Einzelhandel, in Restaurants und Kantinen erforderlich. Diese Senkung des Gesamtcholesterinspiegels um 23 mg/dl würde rechnerisch mit einer Reduktion des Risikos von koronaren Herzerkrankungen bei 40-Jährigen um ca. 50%, bei 50-Jährigen um ca. 40%, bei 60-Jährigen um ca. 30% und ab dem 70. Lebensjahr um ca. 20% verbunden sein. Die Reduktion des Risikos würde sich mit zunehmender Dauer der Cholesterinspiegelsenkung noch weiter steigern.

Nur vier Studien erlaubten detaillierte Aussagen über mögliche unterschiedliche Auswirkungen bei Männern und Frauen. Drei randomisierte Studien ergaben bei Frauen eine signifikante Reduktion koronarer Herzkrankheiten, deren Ausmaß der bei Männern entsprach. In einer Studie konnte kein Effekt bei Frauen nachgewiesen werden.

Ein Beweis für den positiven Effekt diätetischer und medikamentöser Maßnahmen sind angiographisch nachweisbare **Rückbildungen arteriosklerotischer Veränderungen** an den Koronargefäßen.

Bereits lange Zeit bevor die Methode der Angiographie zur Verfügung stand, gab es Hinweise auf eine Rückbildung arteriosklerotischer Wandveränderungen. So fanden sich beispielsweise bei Sektionen von Kriegsgefangenen des Zweiten Weltkrieges, die lange Zeit unter Hungerbedingungen leben mussten, wesentlich weniger arteriosklerotische Veränderungen an der Aorta und den Koronargefäßen, als aufgrund des Lebensalters zu erwarten war.

Auch bei Patienten, die aufgrund verschiedener Grundkrankheiten hochgradig abmagern, finden sich vergleichsweise gering ausgeprägte arteriosklerotische Gefäßveränderungen, sodass eine Rückbildung angenommen werden muss.

Auch die **Rückbildung von Xanthomen** der Haut unter gezielter diätetischer Therapie gibt einen Hinweis darauf, dass eine Mobilisation abgelagerter Lipide grundsätzlich möglich ist.

In der sog. **„Lifestyle Heart-Study"** kam es unter einer auch als **Ornish-Diät** bezeichneten Ernährung mit nur ca. 10% der Gesamtenergie als Fett, einer täglichen Cholesterinzufuhr von 5–7 mg, einem hohen Anteil an Hülsenfrüchten und Vollgetreideprodukten und folglich einer täglichen Ballaststoffzufuhr von 50–70 g, Protein in Form von Magermilchprodukten und Tofu etc. in Kombination mit einer umfassenden Änderung der Lebensweise (Rauchverbot, Stressbewältigungstraining etc.) und körperlichem Training bei 28 Patienten im Vergleich zu 20 Kontrollen mit üblicher Therapie aufgrund von Daten der quantitativen Koronarangiographie zu signifikanten Rückbildungen von Stenosierungen. Insgesamt konnten bei den Teilnehmern der Versuchsgruppe in 82% regressive Veränderungen belegt werden [195].

In einer weiteren Studie wurde während 39 Monaten eine Gruppe ausschließlich diätetisch behandelt, eine weitere erhielt zusätzlich zur fettmodifizierten Diät Cholestyramin und eine dritte Gruppe diente als Kontrolle. Koronarangiographien wurden zu Beginn und nach Versuchsende durchgeführt. Bei der Analyse der koronarangiographischen Befunde zeigte sich eine Progression der koronaren Herzkrankheit bei 46% der Kontrollpatienten, bei 15% der Probanden, die ausschließlich mit Diät und bei 12% derer, die zusätzlich mit Cholestyramin behandelt wurden [278]. Eine Reihe weiterer Studien kamen zu ähnlich positiven Ergebnissen.

Risiko niedriger Serumcholesterinkonzentrationen

In praktisch allen Studien zur Frage der Beziehung zwischen Serumcholesterinkonzentration und Mortalität fand sich ein U-förmiger Verlauf der Mortalitätskurve, das heißt:

- mit zunehmender Cholesterinkonzentration steigt die Mortalität an koronaren Herzerkrankungen und
- bei sehr niedrigen Cholesterinkonzentrationen von etwa 160 mg/dl und weniger steigt die Rate an nicht kardiovaskulären Todesursachen (s. Abb. 4-41).

Die **Gründe** für die vergleichsweise hohe Gesamtmortalität bei niedriger Cholesterinkonzentration sind weitgehend unbekannt. Bestimmte Interessengruppen, die weniger an exakten wissenschaftlichen Daten und einer das Arterioskleroserisiko der Bevölkerung verringernden Information als am Absatz von tierischen Fetten und Eiern interessiert sind, nutzen dieses Phänomen für ihre Werbung und warnen vor dem Risiko einer Senkung des Serumcholesterins.

Andere verharmlosen die erhöhte Mortalität und versuchen, sie ausschließlich mit schwerwiegenden, zur Zeit des Studienbeginns bereits existenten, aber nicht diagnostizierten Erkrankungen, zu erklären.

Anlässlich einer Konferenz des National Heart, Lung and Blood Institute der USA [119] wurden alle weltweit zu dieser Problematik erhobenen Befunde mit folgendem Ergebnis analysiert:

Es kommt bei Männern und Frauen unterhalb einer Serumcholesterinkonzentration von 160 mg/dl aufgrund verschiedener Erkrankungen zu einem **signifikanten Anstieg der nichtkardiovaskulären Mortalität.**

Eventuell präexistente Erkrankungen und Alkohol- und Zigarettenkonsum wurden bei der Interpretation der Befunde berücksichtigt.

Die alterskorrelierte Mortalität lag im Vergleich zu der bei einer Gesamtcholesterinkonzentration von 160–199 mg/dl unterhalb von 160 mg/dl bei Männern als Folge maligner Tumoren um etwa 20% und für eine andere Gruppe – weder kardiovaskulärer noch maligner Erkrankungen (insbesondere Erkrankungen des Respirations- und Gastrointestinaltraktes) – um etwa 40% höher.

Abgesehen von einer geringeren Rate an malignen Tumoren waren die Daten für Frauen denen von Männern vergleichbar. Die Häufigkeit der meisten Erkrankungen nahm mit fallender Cholesterinkonzentration zu. Dass sehr niedrige Cholesterinkonzentrationen im Serum zur Mortalität von verschiedenen Erkrankungen in kausaler Beziehung stehen, wird nicht mehr bezweifelt. Eine Erklärung hierfür gibt es nicht.

Die Autoren weisen auf die Vielzahl von **Funktionen des Cholesterins,** wie Beeinflussung der Fluidität und Permeabilität von Zellmembranen, Beeinflussung von transzellulären Informationsübertragungen etc. hin, **ohne** dass sich bisher konkrete Anhaltspunkte für **Beziehungen zu pathophysiologischen Vorgängen** ergeben.

Serumcholesterin und depressives Syndrom

Kontrovers wird die Frage diskutiert, ob niedrige Serumcholesterinkonzentrationen eine depressive Stimmungslage und, letztlich hierdurch bedingt, die Suizidgefahr begünstigen. Gestützt wird diese Annahme durch eine **höhere Suizidrate** und andere Formen eines gewaltsamen Todes nach **Senkung der Serumcholesterinkonzentration** in primären Interventionsstudien.

Darüber hinaus fanden sich Zeichen eines depressiven Syndroms bei älteren Männern um und über 70 Jahre signifikant häufiger bei niedrigen Serumcholesterinkonzentrationen. Diese inverse Beziehung konnte bei jungen Männern nicht nachgewiesen werden [179].

Solche Beobachtungen wurden von anderen Untersuchern nur zum Teil bestätigt. In einer sechsjährigen prospektiven Studie an nahezu 4000 Männern und Frauen über 65 Jahre fand sich zwar eine Zunahme des depressiven Syndroms mit zunehmendem Lebensalter, jedoch keine inverse Korrelation mit der Serumcholesterinkonzentration [38].

In einer prospektiven placebokontrollierten Studie an 621 Personen mit einer mittleren Gesamtcholesterinkonzentration von 271 mg/dl kam es unter Behandlung mit **Simvastin** während einer Behandlungszeit von 152 Wochen bei einer hoch signifikanten Senkung der Serumcholesterinkonzentration zu keiner mit speziellen Fragebögen erfassbaren Änderung der Gemütsverfassung [276].

Eine Metaanalyse von 40 Studien kam zu dem Schluss, dass die **Depression** als häufigste Ursache von Suiziden selbst **zu niedrigen Cholesterinwerten führt** und dass bei einer entsprechenden Behandlung der Depression die Serumcholesterinkonzentration wieder ansteigt. Hinweise darauf, dass niedrige Cholesterinkonzentrationen im Serum die Ursache für Depressionen sind, ergaben sich nicht [149].

Da hohe Serumcholesterinkonzentrationen auch im höheren Lebensalter das Herzinfarktrisiko noch steigern, besteht offenbar kein Grund dafür, wegen der Gefahr, eine depressive Stimmung auszulösen, auf cholesterinsenkende Maßnahmen zu verzichten.

Für einen möglichen Einfluss der Serumcholesterinkonzentration auf die **Stimmungslage** sprechen auch tierexperimentelle Befunde. Unter einer fett- und cholesterinarmen Ernährung nimmt die Aggressivität von Primaten zu, die zerebrale Serotoninkonzentration und die Zahl von Serotinrezeptoren sinkt.

Nebenwirkungen eines hohen Verzehrs von ω-6-Fettsäuren

Kontrovers wird seit Jahren die Frage diskutiert, ob eine **isolierte Erhöhung des Anteils an Linolsäure** im Rahmen der Arterioskleroseprophylaxe mit unerwünschten Nebenwirkungen, insbesondere einer Erhöhung der Rate an Kolon- bzw. Mammakarzinomen und Gallensteinen einhergeht.

Es konnte gezeigt werden, dass der Verzehr gleicher Mengen von Fetten mit unterschiedlichem Fettsäuremuster sowohl bei Versuchstieren als auch bei Menschen die Karzinogenese im Dickdarm sehr unterschiedlich beeinflusst.

ω-6-ungesättigte Fettsäuren – hierzu gehört die Linolsäure – hatten im Vergleich zu Fetten gesättigter Fettsäuren, dem an Ölsäure reichen Olivenöl bzw. dem an ω-3-Fettsäuren reichen Fischöl einen wesentlich größeren, die Tumorentstehung begünstigenden Effekt. Diese tierexperimentellen Befunde decken sich mit Ergebnissen einiger epidemiologischer Studien [283].

Nach neueren experimentellen Studien ist insbesondere das Verhältnis von ω-3- zu ω-6-Fettsäuren in der Nahrung für die der **Tumorentstehung** zugrunde liegenden Störungen von Zellteilungsmechanismen verantwortlich. Eindeutige Belege für eine Förderung der Entstehung von Kolonkarzinomen durch einen Linolsäureanteil von etwa 10 g pro Tag, wie er derzeit empfohlen wird, liegen nicht vor (WHO-Consensus-Konferenz 1996). Die D-A-CH-Referenzwerte empfehlen 7 % der Nahrungsenergie in Form mehrfach ungesättigter Fettsäuren (Relation ω-6- zu ω-3-Fettsäuren wie 5:1) bei einer Gesamtfettaufnahme von maximal 30 % der Gesamtenergiezufuhr.

Ähnlich ist die Situation beim Mammakarzinom.

Auch hier sprechen tierexperimentelle Studien für einen begünstigenden Effekt einer hohen Fettzufuhr bei einer protektiven Wirkung von ω-3-Fettsäuren. Die Metaanalyse prospektiver epidemiologischer Studien bei der insgesamt 4980 Fälle von Mammakarzinom ausgewertet wurden, ergab jedoch keinen Beweis dafür, dass die Höhe der Gesamtfettzufuhr, der Anteil an gesättigten, einfach ungesättigten oder mehrfach ungesättigten ω-6-Fettsäuren oder die Zufuhr von tierischem oder pflanzlichem Fett für eine Risikoveränderung der Mammakarzinominzidenz verantwortlich ist [116].

Als weiterer möglicher negativer Effekt der polyensäurereichen Ernährung wird eine **vermehrte Gallensteinbildung** diskutiert, nachdem bei Sektionen dann mehr (in 34 %) Gallensteine gefunden wurden – die Gallensteinhäufigkeit in der Kontrollgruppe betrug 14 % –, wenn über längere Zeit eine polyensäure- und phytosterinreiche, cholesterinarme Diät eingehalten wurde.

Erklärt wird die Zunahme von Gallensteinen mit einer die Gallensteinbildung begünstigenden Relationsverschiebung zwischen Cholesterin, Gallensalzen und Phospholipiden in der Gallenflüssigkeit. Nachuntersuchungen verliefen jedoch auch hier negativ, sodass die Frage des genannten Kausalzusammenhanges noch offen ist (vgl. Kap. 3.7.9).

4.6 Gicht (Arthritis urica)

Physiologie und Pathophysiologie Die im Organismus anfallende Harnsäure wird zu etwa 20–30 % über den Darm, der Hauptanteil jedoch über die Niere ausgeschieden. Beim Gesunden liegt die **Harnsäurekonzentration im Serum** zwischen 2 und 7 mg/dl.

Der Harnsäurebestand des Körpers resultiert aus der **Zufuhr** und Ausscheidung. Die Zufuhr zum Harnsäurepool des Organismus erfolgt einerseits aus der endogenen Neusynthese, die bei etwa 350 mg/Tag liegt, und andererseits aus Nahrungspurinen (exogene Purinzufuhr) mit mehr als 300 mg/Tag.

Die Beziehung zwischen der oralen Nukleinsäurezufuhr in Form von RNS bzw. DNS und der **täglichen Harnsäureausscheidung** über die Niere bzw. der Plasmaharnsäurekonzentration ergibt sich aus Abbildung 4-42.

Bei der Gicht handelt es sich um eine **angeborene Harnsäurestoffwechselstörung,** der in etwa 99 % der Fälle eine Störung der renalen Harnsäureausscheidung zugrunde liegt.

Ab einer Harnsäurekonzentration im Serum von mehr als etwa 6,5 mg/dl ist die **Löslichkeitsgrenze** erreicht, d.h., es besteht die Gefahr einer Harnsäureausfällung.

Die erbliche Stoffwechselanomalie kann durch **exogene Faktoren,** wie hyperkalorische Ernährung, exzessiven Genuss von Fleisch, Alkoholabusus etc. klinisch manifestiert werden. Hierfür spricht die Tatsache, dass die Gicht in Notzeiten extrem selten ist.

Klinik Das **Krankheitsbild** der Gicht entsteht durch Ablagerungen der in Form von Natriumurat auskristallisierenden Harnsäure, vorwiegend

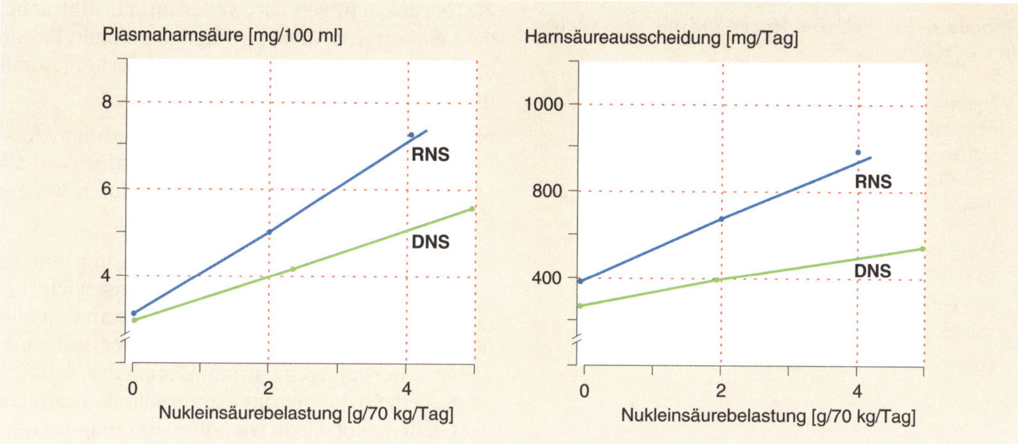

Abb. 4-42 Quantitative Beschreibung der Beziehung zwischen Serumharnsäure bzw. renaler Harnsäureausscheidung und Purinbelastung (als RNS bzw. DNS) bei gesunden jungen Männern (nach [296]).

in Gelenkkapseln und -knorpel, der Ohrmuschel und den Nierentubuli. Die sich in Knoten (Gichtknoten) ablagernden Harnsäurekristalle bezeichnet man als Tophi. Am häufigsten ist die sog. Podagra, eine akute Arthritis urica des Großzehengrundgelenkes.

Das Verhältnis der **Erkrankungshäufigkeit** bei Männern und Frauen beträgt etwa 20:2. Die Gicht, die früher als Krankheit der Reichen und Privilegierten galt, findet sich heute als Folge der allgemeinen kalorischen Überernährung und zunehmenden Verringerung der körperlichen Aktivität in etwa 1–2% der Durchschnittsbevölkerung. Nach der Framingham-Studie erleiden 2,8% aller Männer vor dem 65. Lebensjahr einen Gichtanfall.

Von einer **chronischen Gicht** spricht man dann, wenn es in mehreren Gelenken zu Harnsäureablagerungen, entzündlichen Reaktionen sowie Knorpel- und Knochenzerstörungen mit arthritischen Gelenkveränderungen kommt.

Gefährdet ist der Gichtkranke durch die häufige Nierenbeteiligung (Gichtniere), die zur Niereninsuffizienz bzw. auf dem Weg über einen nephrogenen Hochdruck zur Herzinsuffizienz führen kann.

Abzugrenzen ist von dieser genetisch bedingten Hyperurikämie bzw. Gicht die **symptomatische oder sekundäre Hyperurikämie** als Folge eines vermehrten Zelluntergangs z. B. bei cytostatischer Behandlung maligner Erkrankungen. Auch die durch Abbau der anfallenden Nukleinsäuren hierbei entstehende Harnsäure kann auskristallisieren und einen Gichtanfall auslösen.

Ernährungsprophylaxe und Ernährungstherapie

Die Behandlung der Gicht besteht, abgesehen von der diätetischen Therapie, vorwiegend in der Gabe sog. **Urikosurika,** Substanzen, die die Harnsäureausscheidung über die Niere steigern, und **Xanthinoxidasehemmern,** Stoffen, die das Enzym Xanthinoxidase (vgl. Kap. 1.6) und somit die Harnsäuresynthese hemmen.

Die in westlichen Industrieländern häufige Über- und Fehlernährung begünstigt die Entstehung einer Hyperurikämie und letztlich der Gicht. Dies hat zur Folge, dass bei etwa 29% der Männer in Süddeutschland eine Hyperurikämie (Harnsäurekonzentration im Serum > 7 mg/dl) gefunden wurde und dass etwa 3% aller Männer bis zum 65. Lebensjahr einen Gichtanfall erleiden [87].

Ziel der Ernährungsempfehlungen bei Hyperurikämie und Gicht muss es deshalb sein, durch Normalisierung der Energiezufuhr sowie des Körpergewichtes und durch Verringerung der Purinzufuhr der Harnsäurebildung im Organismus entgegenzuwirken (Tab. 4-18) (Lit. bei [128]).

Da etwa 80% der im Stoffwechsel anfallenden Harnsäure über die Niere eliminiert werden und diese renale Ausscheidung als Folge eines genetischen Defektes reduziert ist, kann nur so ein Anstieg der Serumharnsäure vermieden werden.

Reduziert werden muss die **Gesamtzufuhr von Purinen,** die sich sowohl in tierischen als auch in pflanzlichen Lebensmitteln als Bausteine der RNS, DNS, von Nukleotiden, Nukleosiden etc. finden.

Der **Puringehalt** von rohen Lebensmitteln kann sich durch Lagerung, Zubereitungsverfahren etc.

Tabelle 4-18 Diät bei Hyperurikämie und Gicht (nach [128]).

- Purinreiche Innereien sind ungünstig, ebenso Haut von Fisch, Geflügel und Schwein.
  Fleischmahlzeit nur *einmal* am Tag (max. 125 g). Gemüse (z. B. Hülsenfrüchte) enthalten auch Purine.
  Purinfreie Eiweißquellen: Milch und Ei.
  Kochen ist günstiger als braten.
- Höchstens *eine* Portion eines alkoholischen Getränks zu einer Hauptmahlzeit.
- Übergewicht → Sollgewicht.

ändern. Darüber hinaus werden Purine **unterschiedlich resorbiert** (s. Abb. 4-42), sodass sich das Ausmaß der Harnsäuresynthese nicht unmittelbar aus den in Nährwerttabellen angegebenen Mengen an Nahrungspurinen ableiten lässt.

Ergebnisse neuerer Analyseverfahren ergaben **höhere Purinkonzentrationen in pflanzlichen Lebensmitteln,** als es vielen Angaben in Nährwerttabellen entspricht. Beim Kochen und Braten von Fleisch treten zum Teil erhebliche Mengen an Purinen aus, sodass in den verzehrfertigen Lebensmitteln der Puringehalt deutlich erniedrigt ist.

Zusätzlich konnte gezeigt werden, dass durch thermische Behandlung aus purinhaltigen Substanzen leichter resorbierbare Spaltprodukte entstehen, sodass letztlich der Verlust wieder partiell ausgeglichen wird.

Zu berücksichtigen ist weiterhin die Tatsache, dass die mit der Nahrung aufgenommenen Purine zum Teil **im Körper wieder verwendet** und somit nicht zu Harnsäure abgebaut werden.

Neben der Höhe der Purinzufuhr und dem Ausmaß der Resorption der einzelnen Purine wird die Harnsäurekonzentration im Serum durch **weitere Ernährungsfaktoren** mitbestimmt.

Genannt wurde bereits die Überernährung und die daraus resultierende **Adipositas.** Übergewicht begünstigt aufgrund eines noch nicht bekannten Mechanismus die Entstehung der Hyperurikämie. Neben einer geringen Purinzufuhr mit der Nahrung ist dies ein Grund für das extrem seltene Auftreten der Gicht in Notzeiten. Die **Normalisierung des Körpergewichtes** ist wichtiger Bestandteil der Therapie.

Entgegen früherer Ansicht **steigert Eiweiß die Harnsäureausscheidung** über die Niere und senkt folglich die Serumharnsäurekonzentration.

Nach dem Konsum größerer Mengen **Alkohol** kommt es als Folge einer Hyperlaktazidämie zu einer Verringerung der renalen Harnsäureausscheidung. Berücksichtigt werden muss beim Verzehr alkoholischer Getränke darüber hinaus der Puringehalt von Bier (auch alkoholfreiem Bier).

Gehemmt wird die Harnsäureelimination über die Niere weiterhin durch **Ketonkörper,** wie sie bei sehr **fettreicher Ernährung,** aber insbesondere während des Fastens (vgl. Kap. 4.1.5) vermehrt anfallen.

Von den in Tabelle 4-18 genannten diätetischen Maßnahmen ist die **Reduktion der Purinzufuhr**

Tabelle 4-19 Harnsäuregehalt [mg] in verschiedenen Lebensmitteln pro 100 g, pro 420 kJ (100 kcal) und pro Portion (nach [292]).

	Harnsäure [mg/100 g]	kcal [100 g]	Harnsäure [mg/100 kcal]	Portion [g]	Harnsäure [mg/Portion]
Schweinefleisch	150	289	52	150	225
Rindfleisch	140	154	91	150	210
Kalbfleisch	150	103	146	150	225
Hühnerkeule	160	109	147	150	240
Forelle	200	108	185	200	400
Karpfen	150	120	125	150	225
Bohnen (weiß)	180	279	65	50	90
Bohnen (grün)	42	31	135	150	63
Erbsen	150	67	224	150	225
Schwarzwurzel	70	14	500	150	105
Rosenkohl	60	29	207	150	90
Spinat	50	11	455	200	100
Blumenkohl	45	18	250	150	68
Chinakohl	25	11	227	50	12
Spargel	25	15	167	200	50
Feldsalat	24	10	240	30	7

die wichtigste. Zum besseren Verständnis für den Patienten wird der Puringehalt der Lebensmittel am besten als „Harnsäure“ angegeben (Tab. 4-19).

Bei der Bewertung einzelner Lebensmittel muss berücksichtigt werden, dass auch relativ purinarme Lebensmittel wie manche Gemüse dann, wenn sie in größerer Menge verzehrt werden, eine wesentliche Purinquelle darstellen.

Die Empfehlungen der Tabelle 4-18 können in der Praxis als purinarme Diät mit max. 500 mg Harnsäure/Tag oder 3000 mg Harnsäure/Woche bzw. als streng purinarme Diät mit max. 300 mg Harnsäure/Tag oder 2000 mg Harnsäure/Woche umgesetzt werden [248].

Da insbesondere Fisch, Fleisch, Innereien und Fleischextrakt einen hohen Puringehalt aufweisen, erreicht man bereits durch **Umstellen der Eiweißzufuhr** auf Milch, Milchprodukte und Eier, also eine **ovolaktovegetabile Kost,** eine erhebliche Reduktion der Purinzufuhr. Tee, Kaffee und Kakao kann der Gichtkranke entgegen früherer Ansicht aufnehmen, da die hierin enthaltenen Xanthinbasen offenbar nicht zu einer Harnsäureerhöhung führen.

Wichtig ist weiterhin eine **ausreichende Wasserzufuhr** von etwa 2 l/Tag, damit durch Zunahme der Diurese die Harnsäureausscheidung über die Niere steigt.

4.7 Seltene, einer diätetischen Behandlung zugängliche Stoffwechselkrankheiten*

Von der Vielzahl zum Teil extrem seltener, angeborener Stoffwechselerkrankungen – es handelt sich um **erbliche Enzymdefekte** – ist nur ein kleiner Teil diätetisch behandelbar.

Die Krankheitszeichen entwickeln sich entweder unmittelbar nach der Geburt oder erst nach Monaten. Die **Symptome** sind bedingt durch:

- pathologische Anhäufung der nicht hinreichend abbaubaren Nährstoffe oder ihrer Stoffwechselprodukte
- Unfähigkeit, bestimmte Wirkstoffe im Körper – meist Hormone oder spezifische Proteine (z. B. Gerinnungsfaktoren) – zu synthetisieren
- Bildung atypischer Stoffwechselprodukte, deren Anhäufung im Organismus Schäden auslöst.

Entscheidend ist bei angeborenen Stoffwechselkrankheiten die **Früherkennung.** Die Therapie muss einsetzen, bevor irreversible Schäden entstanden sind.

4.7.1 Phenylketonurie

Eine der häufigsten angeborenen Stoffwechselerkrankungen – in Deutschland ist etwa jedes zehntausendste Neugeborene erkrankt – ist die Phenylketonurie.

Ätiologie und Klinik Die Aminosäure Phenylalanin wird unter dem Einfluss eines Enzymsystems der Leber in **Tyrosin** umgewandelt. Bei der Phenylketonurie ist als Folge eines angeborenen Enzymdefektes die **Umwandlungsrate herabgesetzt.**

Das sich ansammelnde Phenylalanin wird zum Teil in Phenylbrenztraubensäure umgewandelt. Die **Phenylbrenztraubensäure,** u. U. auch die erhöhte Konzentration von Phenylalanin, führt zu einer **Hirnschädigung,** die Schwachsinn zur Folge hat.

Therapie Die **Therapie** besteht in einer phenylalaninarmen Kost, in der alle essentiellen Aminosäuren ausreichend enthalten sind, während der

* **Adressen zur Beratung bei Störungen des Essverhaltens:**
ANAD Selbsthilfe
Anorexia-Bulimia Nervosa e.V.
Ungerer-Straße 32
80802 München

Bundesverband Essstörungen
Kurt-Schumacher-Straße 2
34117 Kassel

Dick u. Dünn
Beratung bei Essstörungen e.V.
Innsbrucker Straße 25
10825 Berlin

Frankfurter Zentrum f. Essstörungen
Hansa-Allee 18
60322 Frankfurt

Adressen zur Beratung bei seltenen Stoffwechselkrankheiten:
„Deutsche Interessengemeinschaft Phenylketonurie und verwandte angeborene Stoffwechselstörungen e.V.“
Geschäftsstelle
Adlerstraße 6
91077 Kleinsendelbach

Arbeitskreis „Pädiatrische Diätetik“ im VDD e.V.
Frau Ursula Kefferpütz-Spiring
Universitätskinderklinik
Joseph-Stelzmann-Str. 9
50931 Köln

Elterninitiative Galaktosämie e.V.
R. Esser
Litauerstr. 5
80997 München

Gehalt an Phenylalanin dem individuellen Bedarf des Kindes angepasst ist.

Eine solche diätetische Behandlung wird ermöglicht durch den Einsatz von **Eiweißhydrolysaten,** aus denen Phenylalanin teilweise entfernt wurde.

Monatliche Kontrollen des Phenylalaninspiegels im Blut sind zur **Überprüfung der Diät** erforderlich. Bei Konzentrationen über 8–10 mg/100 ml muss die Zufuhr an Phenylalanin gesenkt, bei Werten unter 5 mg/100 ml erhöht werden. Bei Konzentrationen über 15 mg/100 ml ist mit bleibenden Hirnschäden zu rechnen.

Der Süßstoff Aspartam besteht zu 56% aus Phenylalanin und darf folglich bei den Patienten nicht verwendet werden (vgl. Kap. 4.4).

Da fast sämtliche tierischen und pflanzlichen Proteine etwa 5% Phenylalanin enthalten, ist das **Realisieren** einer phenylalaninarmen Diät schwierig.

Die **Basis** bilden eiweißarme Produkte wie Stärke aus Weizen, Reis und Mais, Pflanzenöle, milchfreie Margarine, Zucker, Obstsäfte, Bienenhonig etc. Sämtliche eiweißhaltigen Lebensmittel wie Brot, Kartoffeln, Obst, Gemüse etc. müssen mit Hilfe spezieller Lebensmitteltabellen berechnet werden.

Mit Hilfe der **Gentechnologie** ist es möglich, in Zukunft phenylalaninfreie bzw. -arme Gemüse und Obstsorten herzustellen. Hierdurch könnte die Ernährung der Patienten wesentlich abwechslungsreicher gestaltet werden.

Bei konsequenter diätetischer Therapie entwickeln sich die Patienten normal und kommen ins geschlechtsreife Alter.

Kinder von Frauen mit Phenylketonurie **(Maternale Phenylketonurie)** werden oft mit einer durch die Phenylketonurie der Mutter induzierten Schädigung des zentralen Nervensystems und mit Fehlbildungen geboren. Eine konsequente phenylalaninarme Ernährung ab der Konzeption gibt nur einen gewissen Schutz vor einer Schädigung in der Embryonalphase. Der **Phenylalaninembryofetopathie** kann offenbar nur durch eine streng phenylalaninarme Diät bereits zum Zeitpunkt der Konzeption vorgebeugt werden.

In einer internationalen multizentrischen Studie hatten Säuglinge von Müttern, die zum Zeitpunkt der Konzeption unter streng phenylalaninarmer Kost Phenylalaninblutwerte von unter 600 mmol/l aufwiesen, ein normales Geburtsgewicht, einen normalen Kopfumfang und keine Fehlbildungen.

Säuglinge von Müttern mit lockerer Diät, die erst während der Schwangerschaft eine strenge Diät erhielten, hatten unter der Norm liegende Geburtsgewichte und Kopfumfänge. Darüber hinaus fanden sich in dieser Gruppe vermehrt Fehlbildungen.

Aufgrund dieser Studien muss angenommen werden, dass nur eine strenge, vor der Konzeption begonnene Diät eine Phenylalaninembryofetopathie verhindert [58].

4.7.2 Ahornsirupkrankheit

Ätiologie und Klinik Hierbei handelt es sich um einen angeborenen Enzymdefekt, als dessen Folge der **Abbau verzweigtkettiger Aminosäuren** (Valin, Leucin, Isoleucin) gestört ist. Die Ausscheidung der Aminosäuren bzw. ihrer Umwandlungsprodukte mit dem Harn führt zu einem charakteristischen Geruch, der zu der Krankheitsbezeichnung geführt hat.

Ohne Therapie tritt bereits in den ersten Lebenswochen infolge **Schädigung des zentralen Nervensystems** der Tod ein.

Therapie Die **Therapie** mit einer isoleucin-, leucin- und valinarmen Diät muss bereits einsetzen, bevor neurologische Schäden entstanden sind. Da alle biologisch hochwertigen Eiweiße einen hohen Anteil an den genannten Aminosäuren haben, wird versucht, den Eiweißbedarf mit Aminosäuregemischen aus reinen L-Aminosäuren zu decken.

4.7.3 Angeborene Störungen des Kohlenhydratstoffwechsels

Der primäre Lactasemangel (vgl. Kap. 3.4.6) und die Glucose-Galaktose-Malabsorption (vgl. Kap. 3.4.9) wurden bereits besprochen.

Selten beobachtet wird die **Saccharose-Isomaltose-Malabsorption** als Folge eines Mangels entsprechender Disaccharidasen. Da Isomaltose als Spaltprodukt der Stärke nur in geringer Menge anfällt, schwinden die durch den Disaccharidübertritt ins Kolon ausgelösten Diarrhöen unter einer Diät frei von Saccharose (Küchenzucker). Der Stärkegehalt der Diät hat nur bei exzessiv hoher Zufuhr gastrointestinale Symptome zur Folge.

Bei der **Galaktoseintoleranz** (Galaktosämie) fehlen Enzyme, die bei der Umwandlung von Galaktose in Glucose beteiligt sind (vgl. Abb. 1-2). **Galaktose-1-Phosphat,** das sich infolge des genannten Enzymdefektes im Organismus anhäuft, verursacht Leberschäden, Katarakte und eine geistige Retardierung.

Früh einsetzende **galaktosefreie Ernährung** kann die genannten Schädigungen verhindern. Dies bedeutet, da Milch der einzige Galaktoselieferant ist (1 Molekül Milchzucker besteht aus 1 Molekül Glucose und 1 Molekül Galaktose), eine **milchfreie Ernährung.** Industriell hergestellte Milchersatzpräparate ermöglichen eine optimale Ernährung der an dieser Stoffwechselerkrankung leidenden Säuglinge.

Bei der **hereditären Fructoseintoleranz** ist die Aktivität des Enzyms Aldolase B stark reduziert. Dieses Enzym katalysiert den zweiten Schritt der Fructoseassimilation. Die Folge ist eine **Anreicherung von Fructose-1-Phosphat** in der Darmwand, der Leber und den Nieren.

Die **klinische Symptomatologie** besteht je nach Höhe der Fructosezufuhr in Erbrechen, Dystrophie, Hepatomegalie mit späterem Übergang in Zirrhose, Proteinurie etc. (vgl. Kap. 18.4.2). Die Häufigkeit dieser Erkrankung mit einem autosomal-rezessiven Erbgang wird in der Schweiz auf 1:20000 geschätzt. Hiervon ausgehend kann in der Bundesrepublik Deutschland mit 3000 Patienten gerechnet werden (Lit. bei [144]).

Bei den **Glykogenspeicherkrankheiten** (Glykogenosen) handelt es sich um Störungen des Glykogenaufbaus und des Glykogenabbaus. Die Möglichkeit der Blutzuckerregulation durch Mobilisation von Glucose aus Glykogenvorräten ist bei diesen Erkrankungen nicht möglich. Bei der häufigsten Form der Glykogenosen, dem **Typ I (v. Gierke),** ist sowohl die Bereitstellung von Glucose durch Glykogenabbau als auch die Gluconeogenese aus Aminosäuren, Fructose und Galaktose nicht möglich.

Bei diesem Defekt sowohl des Glykogenabbaus als auch der Gluconeogenese muss durch **möglichst kontinuierliche Glucoseapplikation** eine Normoglykämie erreicht werden.

4.7.4 Akute intermittierende hepatische Porphyrie

Ätiologie und Klinik Es handelt sich um eine geschlechtsgebunden dominant vererbte Erkrankung, die Frauen etwas häufiger als Männer befällt und im Allgemeinen in den mittleren Lebensjahren (20. bis 40. Lebensjahr) in Erscheinung tritt.

Ursache ist eine Störung des Porphyrinstoffwechsels. Sie geht einher mit einer vermehrten Synthese von δ-Aminolävulinsäure, woraus wiederum eine gesteigerte Bildung nachfolgender Stoffwechselprodukte, insbesondere von Porphobilinogen resultiert.

Diese Substanzen sind für das Zustandekommen der **Krankheitserscheinungen** – insbesondere kolikartige abdominelle Schmerzen, Erbrechen, Übelkeit, Ileus, neurologische Symptome wie Lähmungen, epileptiforme Anfälle und depressive Zustände – verantwortlich.

Hunger- und Fastenperioden können eine akute metabolische Krise auslösen. Gleichzeitiger Alkoholkonsum potenziert die klinische Symptomatik.

Therapie Zwischen dem Kohlenhydratanteil der Nahrung und der Ausscheidung der Porphyrinvorläufer und Porphyrine besteht eine reziproke Beziehung. Durch eine **hohe Kohlenhydratzufuhr** (Glucose und Fructose) kommt es bei den meisten Patienten zu einem Rückgang der klinischen Symptomatik, wenn die Kohlenhydratzufuhr zu Beginn der Krise erfolgt. Klinische Besserung tritt in der Regel nach 4–6 Tagen ein. Synchron mit der klinischen Besserung kommt es zu einem Abfall in der Exkretion von Porphyrinmetaboliten. Die Glucose- und Fructoseapplikation erfolgt während der Krise intravenös.

Prophylaktisch sollten Kranke mit einer akuten hepatischen Porphyrie kohlenhydratreich ernährt werden.

Akuttherapie 500–600 g Kohlenhydrate pro Tag über Sonde oder intravenös. Bei abnormaler Glucosetoleranz zusätzlich Gabe kleiner Insulindosen.

Prophylaxe Etwa 400 g Kohlenhydrate, 120 g Protein und 50 g Fett pro Tag und Alkoholkarenz (Lit. bei [56, 57]).

4.7.5 Angeborene Störungen des Lipidstoffwechsels

Die sog. primären Hyperlipoproteinämien müssen bereits im Kindesalter diagnostiziert und konsequent behandelt werden, da nur so der früh entstehenden Arteriosklerose vorgebeugt werden kann (vgl. Kap. 4.5).

4.7.6 Angeborene Störungen des Eisen- und Kupferstoffwechsels

Hämochromatose und Morbus Wilson siehe Kapitel 3.7.7 und 3.7.8.

4.7.7 Favismus

Favismus ist eine vorwiegend **im Mittelmeerraum** vorkommende Erbkrankheit. Es findet sich ein Mangel an **Glucose-6-Phosphat-Dehydrogenase** in Erythrozyten. Hierdurch bedingt lösen in der

Saubohne (Vicia faba) enthaltene Substanzen eine hämolytische Anämie aus.

Die **Symptome** sind Übelkeit, Erbrechen, Durchfall, Bauchschmerzen und Schwindelgefühl, in schweren Fällen hämolytische Anämie, Fieber, Oligurie und Anurie. Diese Symptome treten 5–24 Stunden nach der Nahrungsaufnahme auf und sind insbesondere bei Kindern so stark ausgeprägt, dass es nicht selten zu Todesfällen kommt.

Auch der **eingeatmete Blütenstaub der Saubohne** kann die gleiche Symptomatik auslösen.

In Mitteleuropa ist dieser angeborene Enzymdefekt extrem selten (Lit. bei [14]).

4.7.8 Homocysteinurie

Siehe Hyperhomocysteinämie im Kapitel 4.5.

Literatur

1 Adler, A.J., B.J. Holub: Effect of garlic and fish-oil supplementation on serum lipid and lipoprotein concentrations in hypercholesterolemic men. Am. J. Clin. Nutr. 65 (1997) 445–450.

2 Ahola, I., M. Jauhiainen, A. Aro: The hypercholesterolaemic factor in boiled coffee is retained by a paper filter. J. Intern. Med. 230 (1991) 293–297.

3 Ahrens, E.H.: Carbohydrates, plasmatriglycerides and coronary heart disease. Nutr. Rev. 44 (1986) 60–64.

4 Ajani, U.A., J.M. Gaziano, P.A. Lotufo, S. Liu, C.H. Hennekens, J.E. Burning, J.E. Manson: Alcohol consumption and risk of coronary heart disease by diabetes status. Circulation 102 (2000) 500–505.

5 Alfthan, G., A. Aro, K. Gey: Plasma homocysteine and cardiovascular disease mortality. Lancet 349 (1997) 397.

6 Anderson, J.W.: Dietary fiber and diabetes. In: Spiller, G.A., R. Kay: Medical aspects of dietary fiber. Plenum, New York 1980.

7 Anderson, R.A., N. Cheng, N.A. Bryden, M.M. Polansky, N. Cheng, J. Chi, J. Feng: Elevated intakes of supplemental chromium improve glucose and insulin variables in individuals with type 2 diabetes. Diabetes 46 (1997) 1786–1791.

8 Anderson, J.W., L.D. Allgood, A. Lawrence, L.A. Altringer, G.R. Jerdack, D.A. Hengehold, J.G. Morel: Cholesterol-lowering effects of psyllium intake adjunctive to diet therapy in men and woman with hypercholesterolemia: meta-analysis of 8 controlled trials. Amer. J. Clin. Nutr. 71 (2000) 472–479.

9 Arends, J., K. Ahrens, D. Lübke, B. Willms: Physical factors influencing the blood glucose response to different breads in type II diabetic patients. Klin. Wschr. 65 (1987) 469–474.

10 Armstrong, J., J.J. Reilly and the Child Health Information Team: Breatfeeding and lowering the risk of childhood obesity. Lancet 359 (2002) 2003–2004.

11 Aro, A., M. Kyllästinen, E. Kostiainen, C.G. Gref, S. Elfving, U. Uusitalo: No effect on serum lipids by moderate and high doses of vitamin C in elderly subjects with low plasma ascorbic acid levels. Ann. Nutr. Metabol. 32 (1988) 133.

12 Arzneimittelbrief 36 (2002) 86–87.

13 Ascherio, A., W.C. Willett, E.B. Rimm, E.L. Giovannucci, M.J. Stampfer: Dietary iron intake and risk of coronary disease among men. Circulation 89 (1994) 969–974.

14 Askr, A., H. Treptow: Favismus. Akt. Ernährungsmed. 7 (1982) 22–27.

15 Assmann, G.: Hypertriglyceridemia and elevated lipoprotein (a) are the risk factors for major coronary events in middle-aged men. Am. J. Cardiol. 77 (1996) 1179–1184.

16 Astrup, A., B. Buemann, A. Flint, A. Raben: Low-fat diets and energy balance: how does the evidence stand in 2002? Proc. Nutr. Soc. 61 (2002) 299–309.

17 Atkinson, M.A., G.S. Eisenbarth: Type 1 diabetes: new perspectives on disease pathogenesis and treatment. Lancet 358 (2001) 221–229.

18 Avinoah, E., A. Ovnat, I. Charuzi: Nutritional status seven years after Roux-en-Y gastric bypass surgery. Surgery 111 (1992) 137–142.

19 Baggio, G., A. Pagnan, M. Muraca, S. Martini, A. Opportuno, A. Bonanome, G.B. Ambrosia, S. Ferrari, P. Guarini, D. Piccolo, E. Manzato, R. Corrocher, G. Crepaldi: Olive-oil-enriched diet: Effect on serum lipoprotein levels and biliary cholesterol saturation. Amer. J. Clin. Nutr. 47 (1988) 960–964.

20 Barefoot, J.C., M. Grønbœk, R. Feaganes, R.S. McPherson, R.B. Williams, I. Siegler: Alcoholic beverage preference, diet and health habits in the UNC Alumni Heart Study. Amer. J. Clin. Nutr. 76 (2002) 466–472.

21 Barth, C.A., M. Pfeuffer: Dietary protein and atherogenesis. Klin. Wschr. 66 (1988) 135–143.

22 Bartram, P., S. Gerlach, W. Scheppach, F. Keller, H. Kasper: Effect of a single oat bran cereal breakfast on serum cholesterol, lipoproteins, and apolipoproteins in patients with hyperlipoproteinemia type IIa. J. Parent. Ent. Nutr. 16 (1992) 533–537.

23 Baum, J.A., J.W. Erdman, S.M. Potter: Long-term intake of soy protein improves blood lipid levels and increases mononuclear cell low-density-lipoprotein receptor messenger RNA in hypercholesterolemic, postmenopausal women. Amer. J. Clin. Nutr. 68 (1998) 545–551.

24 Bazzano, L.A., J. He, L.G. Ogden, C.M. Loria, S. Vupputuri, L. Myers, P.K. Whelton: Fruit and vegetable intake and risk of cardiovascular disease in US adults: the first national health and nutrition examination survey epidemiologic follow-up study. Amer. J. Clin.Nutr. 76 (2002) 93–99.

25 Bernstein, J.G.: Psychotropic drug induced weight gain: mechanisms and management. Clin. Neuropharmacol. 11 (1988) 194–206.

26 Berthold, H.K., T. Sudhop, K. von Bergmann: Effect of a garlic oil preparation on serum lipoproteins and cholesterol metabolism. J. Amer. Med. Ass. 279 (1998) 1900–1902.

27 Beynen, A.C., M.B. Katan, B.F.M. van Zutphen: Individuelle Unterschiede der Serumcholesterinreaktion auf Änderungen der Ernährungsform. Ernährungsumschau 32 (1985) 356–360.

28 Bibergeil, H.: 3. Int. Donau-Symposium über Diabetes mellitus 1973. Maudrich, Wien 1973.

29 Binnert, C., C. Pachiaudi, M. Beylot, M. Hans, J. Vandermander, Ph. Chantre, J.P. Riou, M. Laville: Influence of human obesity on the metabolic fate of dietry long- and medium-chain triacylglycerols. Am. J. Clin. Nutr. 67 (1998) 595–601.
30 Bisalski, H.K., P. Fürst, H. Böhles, H. Esterbauer, K.F. Gey, H. Kasper, H. Sies, H. Weisburger, G. Hundsdörfer: Antioxidative Vitamine in der Prävention. Dtsch. Ärztebl. 92 B (1995) 979–983.
31 Böger, R.H., S.M. Bode-Böger, W. Thiele, A. Creutzig, K. Alexander, J.C. Fröhloch: Restoring vascular nirtic oxide formation by L-Arginin improves the symptoms of intermittent claudication in patients with peripheral arterial occlusive disease. J. Amer. Coll. Cardiol. 32 (1998) 1336–1344.
32 Bode-Böger, S.M.: Von der Idee zur Therapie: die kardiovaskulären Effekte von L-Arginin. Med. Welt 50 (1999) 91–96.
33 Bodenmann, A., U. Ackermann-Liebrich, U. Keller: Fleischkonsum und Serumcholesterinkonzentration. Dtsch. Med. Wschr. 116 (1991) 1089–1094.
34 Bouchard, C., J.P. Despres, P. Mauriege, M. Marcotte, M. Chagnon, F.T. Dionne, A. Belanger: The genes in the constellation of determinants of regional fat distribution. Int. J. Obesity 15 (1991) 8–18.
35 Brand, J.C., P.L. Nicholson, A.W. Thorburn, A.S. Truswell: Food processing and the glycemic index. Amer. J. Clin. Nutr. 42 (1985) 1192–1196.
36 Bray, G.A., E.E. Ziegler, L.J. Filer: Obesity. In: Present knowledge in nutrition. 7th ed. JLSJ Press, Washington 1996.
37 Brolin, R.E., L.B. Robertson, H.A. Kenler: Weight loss and dietary intake after vertical banded gastroplasty and roux-en-Y gastric bypass. Am. Surg. 220 (1994) 782–790.
38 Brown, S.L., M.E. Salive, T.B. Harris, E.M. Simonsick, J.M. Guralnik, F.J. Kohout: Low cholesterol concentrations and severe depressive symptoms in elderly people. Brit. Med. J. 308 (1994) 1328–1332.
39 Brownlee, M., H.-P. Hammes: „Advanced glycosylated endproducts" in der Pathogenese diabetischer Spätkomplikationen. Diabetes u. Stoffw. 1 (1992) 331–335.
40 Carroll, K.K.: Dietary protein in relation to plasma cholesterol levels and arteriosclerosis. Nutr. Rev. 36 (1978) 1–5.
41 Ceriello, A. et al.: Vitamin E reduction of protein glycosylation in diabetes. New prospect for prevention of diabetic complications? Diabetes-Care 14 (1991) 68.
42 Chandalia, M., A. Garg, D. Lutjohann, K. von Bergmann, M. Grundy, J. Brinkley: Beneficial effects of high dietary fiber intake in patients with type 2 diabetes mellitus. New Engl. J. Med. 342 (2000) 1392–1398.
43 Chantelau, E.A., G. Gösseringer, E.E. Sonnenberg, M. Berger: Moderate intake of sucrose does not impair metabolic control in pump-treated diabetic outpatients. Diabetologia 28 (1985) 204.
44 Clasing, D., B. Herpertz-Dahlmann, K. Marx: Die essgestörte Athletin. Deutsch. Ärztebl. 94 B (1997) 1615–1619.
45 Cohen, D., R. Dodds, G. Viberti: Effect of protein restriction in insulin dependent diabetics at risk of nephropathy. Brit. Med. J. 294 (1987) 795–799.
46 Coldlitz, G.A., W.C. Willet, M.R. Stampfer: Weight as a risk factor for clinical diabetes in women. Am. J. Epidem. 132 (1990) 501–513.
47 Connor, S.L., J.R. Gustafson, S.M. Artaud-Wild: The cholesterol/saturated fat index; an indication of the hypercholesterolemic and atherogenic potential of food. Lancet II (1986) 1229–1232.
48 Connor, W.E.: α-Linlenic acid in health and disease. Amer. J. Clin. Nutr. 69 (1999) 827–828.
49 Constam, G.R.: Zur Spätprognose des Diabetes mellitus. Helv. Med. Acta 32 (1965) 287.
50 Corder, R., A. Douthwaite, D.M. Lees, N.Q. Khan, A.C. Viseu dos Santos, E.G. Wood, M.J. Carrier: Endothelin-1 synthesis reduced by red wine. Nature 414 (2001) 863.
51 Dako, D.Y., K. Trautner, J.C. Somogyi: Der Glucose-, Fructose- und Saccharosegehalt verschiedener Früchte. Schweiz. Med. Wschr. 100 (1970) 897.
52 Deurenberg, P.: Universal cut-off BMI points for obesity are not appropriate. Br. J. Nutr. 85 (2001) 135–136.
53 Ditschuneit, H., H.H. Ditschuneit, J.G. Wechsler: Adipositasbehandlung – Nulldiät oder kalorienreduzierte Diät? Internist 20 (1979) 151–158.
54 Dixon, J.B., P.S. Bhathal, P.E. O'Brian: Non-alcoholic fatty liver disease: Redictors of non-alcoholic steatohepatitis and liver fibrosis in the severely obese. Gastroenterology 121 (2001) 91–100.
55 Dobson, H.M.: The effect of ascorbic acid on the seasonal variations in serum cholesterol levels. Scot. Med. J. 29 (1984) 176.
56 Doss, M., F. Verspohl: Therapie akuter hepatischer Porphyrien. Med. Klin. 74 (1979) 1229.
57 Doss, M.: Therapie und Prophylaxe akuter Porphyrien. Dtsch. Med. Wschr. 104 (1979) 1509–1511.
58 Drogari, E., I. Smith, M. Beasley, J.K. Lloyd: Timing of strict diet in relation to fetal damage in maternal phenylketonuria. Lancet II (1987) 927–930.
59 Dulloo, A., C. Geissler, T. Horton, D. Miller: Normal caffeine consumption: influence on thermogenesis and daily energy expenditure in lean and postobese human volunteers. Am. J. Clin. Nutr. 49 (19989) 44–50.
60 Dwyer, J.H., M. Navab, K.M. Dwyer, K. Hassan, P. Sun, A. Shircore, S. Hama-Levy, G. Hough, X. Wang, Th. Drake, Bairy C.N. Merz, A.M. Fogelman: Oxygenated carotenoid lutein and progression of early atherosclerosis. The Los Angeles Atherosclerosis Study. Sirculation 103 (2001) 2922–2927.
61 Dyerberg, J., H.O. Bang, E. Stoffersen, S. Moncada, J.R. Vane: Eicosapentaenoic acid and prevention of thrombosis and atherosclerosis. Lancet II (1978) 117–119.
62 Dyerberg, J., H.O. Bang: A hypothesis on the development of acute myocardial infarction in Greenlanders. Scand. J. Clin. Lab. Invest 42 (Suppl.) (1982) 161.
62 Ellrott, T., P. Kreuter, F. Hutchinson: 18-Monate-Nachuntersuchung von Teilnehmerinnen einer Studie zum Austausch normaler Lebensmittel durch vergleichbare fettärmere Lebensmittel. Ernährungsumschau 45 (1998) 314–317.
64 Ellrott, T., V. Pudel: Adipositastherapie. Aktuelle Perspektiven. 2. Aufl. Thieme, Stuttgart 1998.
65 Epstein, W.: Die Fettleibigkeit (Korpulenz) und ihre Behandlung nach physiologischen Grundsätzen. Bergmann, Wiesbaden 1883.
66 Eritsland, J., H. Arnesen, K. Grønseth: Effect of dietary supplementation with ω-3 fatty acids on coronary artery bypass graft patency. Am. J. Cardiol. 77 (1996) 31–36.

67 Evanoff, G.V., C.S. Thompson, J. Brown, E.J. Weinmann: The effect of dietary protein restriction on the progression of diabetic nephropathy. Arch. Intern. Med. 147 (1987) 492.
68 Fairburn, C.G., S.L. Welch, P.H. Hay: The classification of recurrent overeating. The „binge eating disorder" proposal. Int J Eating Disorders 13 (1993) 155–159.
69 Flegal, K.M., R.P. Troiano, E.R. Pamuk, R.J. Kuczmarski, S.M. Campbell: The influence of smoking cessation on the prevalence of overweight in the United States. New Engl. J. Med. 333 (1995) 1165–1170.
70 Ford, E.S., J.C. Will, B.A. Bowman, K.M.V. Narayan: Diabetes mellitus and serum carotenoids: Findings from the third national health and nutrition examination survey. Am. J. Epidemiol. 149 (1999) 168–176.
70a Foster, D., H.R. Wyatt, J.O. Hill: A randomized trial of a low-carbohydrate diet for obesity. N Engl. J. Med. 348 (2003) 2082–2090.
71 Forsythe, W.A., M.S. Green, J.J.B. Anderson: Dietary protein effects on cholesterol and lipoprotein concentrations. J. Amer. Coll. Nutr. 5 (1986) 533.
72 Franz, M.J., E.S. Horton, J.P. Bantle, C.A. Beebe, I.D. Brunzell: Nutrition principles for the mangement of diabetes and related complications. Diabetes Care 17 (1994) 490–517.
73 Frost, G., A.A. Leeds, C.J. Doré, S. Madeiros, S. Brading, A. Dornhorst: Glycaemic index as a determinant of serum HDL-cholesterol concentration. Lancet 353 (1999) 1045–1048.
74 Fuller, C.J., M. Chandalia, A. Garg, S.M. Grundy, I. Jialal: RRR-alpha-tocopheryl acetate supplementation at pharmacologic doses decreases low-density lipoprotein oxidative susceptibility but not protein glycerin in patients with diabetes mellitus. Am. J. Clin. Nutr. 63 (1996) 735–759.
75 Gapinski, J.P., J.V. van Ruiswyk, G.R. Heudebert, G.S. Schectman: Preventing restenosis with fish oils following coronary angioplasty. A metaanalysis. Arch. Intern. Med. 153 (1993) 1595–1601.
76 Garg, A., A. Bonanome, S.M. Grundy, Z. Zu-Jung, R.H. Unger: Comparison of high-carbohydrate diet with an high-monounsaturated fat diet in patients with non-insulin-dependent diabetes mellitus. New Engl. J. Med. 319 (1988) 829–834.
77 Garg, A.: High-monounsaturated fat diet for diabetic patients. Is it time to change the current dietary recommendations? Diabetes Care 17 (1994) 242–246.
78 Garg, R., D.K. Wagener, J.H. Madans: Alcohol consumption and risk of ischemic heart disease in women. Arch. Intern. Med. 153 (1993) 1211–1216.
79 Garrow, J.S.: Very low caloric diets should not be used. Int. J. Obes. 13, Suppl. 2 (1989) 145.
80 Gey, K.F., P. Puska, P. Jordan, U.K. Moser: Inverse correlation between plasma vitamin E and mortality from ischemic heart disease in cross-cultural epidemiology. Amer. J. Clin. Nutr. 53 (1991) 326–334.
81 Gimeno, S.G.A., J.M. Pacheco de Souza: IDDM and milk consumption. Diabetes Care 20 (8) (1997) 1256–1260.
82 Ginter, E.: Effect of ascorbic acid on plasma cholesterol in humans in a long-term experiment. Int. J. Vitamin Nutr. Res. 47 (1977) 123.
83 Glauber, H., P. Wallace, K. Griver, G. Brechtel: Adverse metabolic effects of omega-3 fatty acids in non-insulin-dependent diabetes mellitus. Ann. Intern. Med. 108 (1988) 663–668.
84 Göschke, H.: Zur Behandlung der Adipositas mit prolongiertem Fasten. Schweiz. Med. Wschr. 101 (1971) 940–945.
85 Golay, A., A.-F. Allaz, Y. Morel, N. de Tonnac, S. Tankova, G. Reaven: Similar weight loss with low- oder high-carbohydrate diets. Amer. J. Clin. Nutr. 63 (1996) 174–178.
86 Grafe, E.: Ernährungs- und Stoffwechselkrankheiten und ihre Behandlung. 2. Aufl. Springer, Berlin 1958.
87 Gresser, U., B. Gathof, N. Zöllner: Uric acid levels in Southern Germany in 1989. A comparison with studies from 1962, 1971 and 1984. Klin. Wschr. 68 (1990) 1222–1228.
88 Grispoon, S., E. Thomas, S. Pitts, E. Gross: Prevalence and predictive factors for regional osteopenia in womens with anorexia nervosa. Ann. Intern. Med. 133 (2000) 790–794.
89 Großklaus, R.: Gesundheitliche Bewertung der Risiken durch Lebensmittelzusatzstoffe am Beispiel der Zuckeraustauschstoffe. Bundesgesundhbl. 12 (1990) 578–581.
90 Grundy, S.M.: What is the desirable ratio of saturated, polyunsaturated, and monounsaturated fatty acids in the diet? Amer. J. Clin. Nutr. 66 (Suppl. 4) (1997) 988–990.
91 Grundy, S.M., G.L. Vega: Plasma cholesterol responsiveness to saturated fatty acids. Amer. J. Clin. Nutr. 47 (1988) 822.
92 Guggenheim, K.: Soranus of Ephesus on obesity. Int. J. Obes. 1 (1977) 245.
93 Gyllerup, S., J. Lanke, L.H. Lindholm, B. Scherstén: Water hardness does not contribute substantially to the high coronary mortality in cold regions of Sweden. J. Intern. Med. 230 (1991) 487–492.
94 Härtel, B., H.J. Graubaum, B. Schneider: Einfluss von Süßstoff-Lösungen auf die Insulinsekretion und den Blutglucosespiegel. Ernährungs-Umschau 40 (1993) 152–155.
95 Hanefeld, M., W. Leonhardt: Das metabolische Syndrom. Dtsch. Gesund.-Wes. 36 (1980) 545–551.
96 Harris, R.T.: Bulimarexia and related serious eating disorders with medical complications. Ann. Intern. Med. 99 (1983) 800–807.
97 Haskell, W.L., E.L. Alderman, J.M. Fair, D.J. Maron, S.F. Mackey, H.R. Superko, P.T. Williams, I.M. Johnstone, M.A. Champagne, R.M. Krauss, J.W. Farquhar: Effects of intensive multiple risk factor reduction on coronary atherosclerosis and clinical cardiac events in men and women with coronary artery disease. The Stanford Coronary Risk Intervention (SCRIP). Circulation 89 (1994) 975–990.
98 Hauner, H.: Zucker und Adipositas. In: Kluthe, R., H. Kasper: Kohlenhydrate in der Ernährungsmedizin unter besonderer Berücksichtigung des Zuckers. Thieme, Stuttgart 1996.
99 Hauner, H., B.Watzl: Antioxidanzien in der Ernährung und Arteriosklerose. Dtsch. Med. Wschr. 126 (2001) 213–217.
100 Hauner, H., J.G. Wechsler, R. Kluthe, H. Liebermeister, H. Erbersdobler, G. Wolfram, P. Fürst, K.W. Jauch: Qualitätskriterien für ambulante Adipositasprogramme. Aktuel Ernaehr. Med. 25 (2000) 163–165.
101 Heaton, K.W.: Food fibre as an obstacle to energy intake. Lancet II (1973) 1418.

102 Hegsted, D.M.: Serum-cholesterol response to dietary cholesterol: a re-evaluation. Amer. J. Clin. Nutr. 44 (1986) 299–305.

103 Heini, A., R.L. Weinsier: Divergent trends in obesity and fat intake patterns: the American paradox. Am. J. Med. 102 (1997) 259–264.

104 Hertog, G.L, J.M. Feskens, C.H. Hollman, B. Katan, D. Kromhout: Dietary antioxidant flavonoids and risk of coronary heart disease: the Zutphen Elderly Study. Lancet 342 (1993) 1007–1011.

105 Herzog, D.B., D.H. Greenwood, D.J. Dorer: Mortality in eating disorders: a descriptive study. Int. J. Eat. Discord 28 (2000) 20–26.

106 Heseker, H., M. Kohlmeier, R. Schneider: Verbreitung ernährungsabhängiger Gesundheitsrisiken und objektivierbarer Zeichen. Ernährungsbericht (1992) 30–37.

107 Heseker, H., R. Schneider, J. Mochka, M. Kohlmeier, W. Kübler: Vitaminversorgung Erwachsener in der Bundesrepublik Deutschland. Wissenschaftlicher Fachverlag Dr. Fleck, Niederkleen 1992.

108 Heyden, S.: Heutige Einschätzung der trans-Fettsäuren. Fortschr. Med. 112 (1994), 271–273.

109 Heyden, S.: The hard facts behind the hard-water theory and ischaemic heart disease. J. Chron. Dis. 29 (1976) 149.

109a Heyden, S.: Supplementierung mit antioxidativen Vitaminen ohne Wirkung. Aktuel. Ernähr. Med. 28 (2003) 380–384.

110 Himsworth, H.P.: Diet in the aetiology of human diabetes. Proc. Roy. Soc. Med. 43 (1949) 323.

111 Holme, I.: An analysis of randomized trials evaluation the effect of cholesterol reduction on total mortality and coronary heard disease incidence. Circulation 82 (1990) 1916–1924.

112 Horton, T.J., H. Drougas, A. Brachey, G.W. Rees, J.C. Peters, J.O. Hill: Fat and carbohydrate overfeeding in humans: different effects on energy storage. Amer. J. Clin. Nutr. 62 (1995) 19–29.

113 Horton, T.J., C.A. Geissler: Post-prandial thermogenisis with ephedrine, caffeine and aspirin in lean, pre-disposed obese and obese woman. Int. J. Obesity 20 (1999) 91–97.

114 Howard, E.G.: Ischaemic-heart-disease mortality and dietary intake of calcium. Lancet I (1973) 1465.

115 Hu, F.B., M.J. Stampfer, J.E. Manson, E. Rimm, G.A. Colditz, F.E. Speizer, C.H. Hennekens, W.C. Willett: Dietary protein and risk of ischemic heart disease in women. Amer. J. Clin. Nutr. 70 (1999) 221–227.

116 Hunter, D.J., D. Spiegelman, H.-O. Adami et al.: Kohort studies of fat intake and the risk of breast cancer – a pooled analysis. N. Engl. J. Med. 334 (1996) 356–361.

117 Husemann, B.: Extreme Adipositas. Chirurgische Verfahren, Indikation und Ergebnisse. Akt. Ernähr.-Med. 23 (1998) 182–186.

118 Jackson, R., R. Scragg, R. Beaglehole: Alcohol consumption and risk of coronary heart disease. Brit. Med. J. 303 (1991) 211–216.

119 Jacobs, D., H. Blackburn, M. Higgins, D. Reed, J. Iso, G. McMillan, J. Neaton, J. Nelson, J. Potter, B. Rifkind, J. Rossouw, R. Shekelle, S. Yusuf: Report of the conference on low blood cholesterol: mortality associations. Circulation 85 (1992) 1046–1060.

120 James, W.P.T., A. Avenell, J. Broom, K.J. Whitehead: A one-year trial to assess the value of orlistat in the management of obesity. Int. J. Obes. 21 Suppl. 3 (1997) 24–30.

121 Janke, K., A. Engelhardt, G.F. Jung, H. Pilger: Die Behandlung der Fettsucht mit Mischkost und Formuladiät. Dtsch. Med. Wschr. 88 (1963) 2130.

122 Jenkins, D.J.A.: Glycemic index of foods: a physiological basis for carbohydrate exchange. Amer. J. Clin. Nutr. 34 (1981) 362–366.

123 Jenkins, D.J.A., D. Reynolds, A.R. Leeds, A.L. Waller, J.H. Cummings: Hypocholesterolemic action of dietary fiber unrelated to fecal bulking effect. Amer. J. Clin. Nutr. 32 (1979) 2430–2435.

124 Jenkins, D.J.A., R.H. Taylor, T.M.S. Wolever: The diabetic diet, dietary carbohydrate and differences in digestibility. Diabetologia 23 (1982) 477.

124a Jequier, E.: Alcohol intake and body weight: a paradox. Amer. J. Clin. Nutr. 69 (1999) 73–74.

125 Kanei, H., K. Tokunaga, S. Fujioka, S. Yamashita, K. Kemda-Takimura, Y. Mazuzawa: Decrease in intra-abdominal visceral fat may reduce blood pressure in obese hypertensive women. Hypertension 27 (1996) 125–129.

126 Kannel, W.B., W.P. Castelli, T. Gorden, P.M. McNamara: Serum cholesterol, lipoproteins, and the risk of coronary heart disease. The Framingham Study. Ann. Intern. Med. 74 (1971) 1–12.

127 Kardinaal, A.F.M., F.J. Kok, J. Ringstad, J. Gomez-Aracena, V.P. Mazaev, L. Kohlmeier, B.C. Martin, A. Aro, J.D. Kark, M. Delgado-Rodriguez, R.A. Riemersma, P. Van't Veer, J.K. Huttunen, J.M. Martin-Moreno: Antioxidants in adipose tissue and risk of myocardial infarction: the EURAMIC Study. Lancet 342 (1993) 379–384.

128 Kasper, H., M. Wild, I. Husemeyer, H. Rottka, R. Kluthe, H. Quirin, G. Schlierf, H. Schrezenmeir, G. Wolfram: Rationalisierungsschema 1994 der Deutschen Gesellschaft für Ernährungsmedizin (DGEM). Akt. Ernährungsmed. 19 (1994) 227–232.

129 Katan, M.B., P.C.H. Hollman: Dietary flavonoids and cardiovascular disease. Nutr. Metab. Cardiovasc. Dis. 8 (1998) 1–4.

130 Katan, M.B.: High-oil compared with low-fat, high-carbohydrate diets in the prevention of ischemic heart disease. Amer. J. Clin. Nutr. 66 (Suppl. 4) (1997) 974–979.

131 Kawachi, I., G.A. Colditz, C.B. Stone: Does coffee drinking increase the risk of coronary heart disease? Results from a meta-analysis. Brit. Heart J. 72 (1994) 269–275.

132 Keli, S.O., E.J.M. Feskens, D. Kromhout: Fish consumption and risk of stroke: the Zutphen Study. Stroke 25 (1994) 328–332.

133 Keys, A.: The diet and the development of coronary heart disease. J. Chron. Dis. 4 (1956) 364.

134 Kirk, T.R.: Role of dietary carbohydrate and frequent eating in body-weight control. Proc. Nutr. Soc. 59 (2000). 349–358.

135 Klatsky, A.L., M.A. Armstrong, G.D. Friedman: Red wine, white wine, liquor, beer, and risk for coronary artery disease hospitalization. Amer. J. Cardiol. 80 (1997) 416–420.

136 Knox, E.G.: Ischaemic-heart-disease mortality and dietary intake of calcium. Lancet I (1973) 1465.

137 Knuiman, J.T., A.C. Beynen, M.B. Katan: Lecithin intake and serum cholesterol. Amer. J. Clin. Nutr. 49 (1989) 266–268.

138 Kohlmeier, L., J.D. Kark, E. Gomez-Gracia, B.G. Martin: Lycopene and myocardial infarction risk in the euramic study. Amer. J. Epidemiol. 146 (1997) 618–626.

139 Koletzko, B., R. von Kries: Gibt es eine frühkindliche Prägung des späteren Adipositasrisikos? Monatsschrift Kinderheilkunde 1 (2001) 11–18.
140 Kopple, J.D., A.S. Levey, T. Greene et al.: Effect of dietary protein restrictions on nutritional status in the modification of diet in renal disease study. Kidney Int. 52 (1997) 771–791.
141 Krauss R.M., R.H. Eckel: AHA dietary giudelines. Revision 2000: a statement for healthcare professionals from the Nutrition Committee of the American Heart Association. Circulation 102 (2000) 2284–2299.
142 Kronmeyer-Hauschild, K., M. Wabitsch, D. Kunze, F. Geller, H.C. Geiß, V. Hesse, A. von Hippel, U. Jaeger, D. Johnsen, W. Korte, K. Menner, G. Müller, F.M. Müller, A. Niemann-Pilatus, T. Remer, F. Scheafer, H.-U. Wittschen, K. Zabransky, Zellner, A. Ziegler, J. Hebebrand: Perzentile für den Body-mass-Index für das Kindes- und Jugendalter unter Heranziehung verschiedener deutscher Stichproben. Monatsschr. Kinderhkd. 149 (2001) 807–818.
143 Krotkiewski, M.: Value of VLCD supplementation with medium chain triglycerides. Int. J. Obesity 25 (2001) 1393–1400.
144 Kübler, W.: Kongenitale Stoffwechselstörungen. Akt. Ernährungsmed. 1 (1978) 27.
145 Kudchodkar, B.J., H.S. Sodtti, L. Horlick: Absorption of dietary cholesterol in man. Metabolism 22 (1973) 155.
146 Kushner, R.F.: Body weight and mortality. Nutr. Rev. 51 (1993) 127–136.
147 Lakka, T.A., H.M. Lakka, R. Salonen: Abdominal obesity is associated with accelerated progression of carotid atherosclerosis in men. Atherosclerosis 154 (2002) 497–504.
148 Landgraf-Liurs, M.M.C.: Pilot study on omega-3 fatty acids in type I diabetes mellitus. Diabetes 39 (1990) 369.
149 Law, M.R., N.J. Wald, S.G. Thompson: By how much and quickly does reduction in serum cholesterol concentration lower risk of ischaemic heart disease? Brit. Med. J. 308 (1994) 367–373.
150 Law, M.R., S.G. Thompson, N.J. Wald: Assessing possible hazards of reducing serum cholesterol. Brit. Med. J. 308 (1994) 373–379.
151 Leaf, A., M.B. Jorgensen, A.K. Jacobs, G. Cote: Do fish oils prevent restenosis after coronary angioplasty. Circulation 90 (1994) 2248–2257.
152 Lean, M.E.J. Sibutramine – a review of clinical efficacy. Int J Obvesity 21 (1997) 30–36.
153 Levine, J.A., N.L. Eberhardt, M.D. Jensen: Role of nonexercise activity thermogenesis in resistance to fat gain in humans. Science 283 (1999) 212–214.
154 Levine, J.A., S.J. Schleusner, M.D. Jensen: Energy expenditure of nonexercise activity. Am. J. Clin. Nutr. 72 (2000) 1451–1454.
155 Liebermeister, H.: Die Broteinheit – erneut und breiter definiert. Akt. Ernährungsmed. 19 (1994) 188–190.
156 Liebermeister, H.: Adipositas: Ursachen, Diagnostik, moderne Therapieoptionen. Dtsch. Ärzteverlag, Köln 2002.
157 Linseisen, J., G. Wolfram: Origin, metabolism, and adverse health effects of cholesterol oxidation products. Fett/Lipid 100 6 (1998) 211–218.
158 Lissner, L., P.M. Odell, R.B. D'Agostino: Variability of body weight and health outcomes in the Framingham populaton. New Engl. J. Med. 324 (1991) 1839–1844.
159 Löffler, G.: Pathophysiologie des Fettgewebes. Deutsches Ärzteblatt 94 (1997) 1620–1623.
160 Lorgeril, M. de, S. Renaud, N. Mamelle, P. Salen, J.-L. Martin, I. Monjaud, J. Guidollet, P. Touboul, J. Delaye: Mediterranean α-linolenic acid-rich diet in secondary prevention of coronary heart disease. Lancet 343 (1994) 1454–1459.
161 Lucas, A.R.: Undernutrition and growth. New Engl. J. Med. 309 (1983) 550–551.
162 Malhotra, A., D.P. White: Obstructive sleep apnoea. Lancet 360 (2002) 237–245.
163 Mann, G.V.: Metabolic consequences of dietary trans fatty acids. Lancet 343 (1994) 1268–1271.
164 Mansell, P., J.P.D. Reckless: Garlic: Effects on serum lipids, blood pressure, coagulation, platelet aggregation, and vasodilatation. Brit. Med. J. 303 (1991) 379–380.
165 Manson, J.E., W.C. Willet, M.J. Stampfner: Body weight and mortality among women. N. Engl. J. Med. 333 (1995) 677–685.
166 Martin, M.J., W.S. Browner, S.B. Hulley, L.H. Kuller, D. Wentworth: Serum cholesterol blood pressure, and mortality: implications from a cohort of 361662 men. Lancet II (1986) 933–936.
167 Mata, P.: Effect of dietary monounsaturated fatty acids on plasma lipoproteins and apolipoproteins in women. Amer. J. Clin. Nutr. 56 (1992) 77–83.
168 Maxwell, S., A. Cruickshank, G. Thorpe: Red wine and antioxidant activity in serum. Lancet 344 (1994) 193–194.
169 Maxwell, S., H. Thomason, D. Sandler, C. Leguen, M.A. Baxter, G.H.G. Thorpe, A.E. Johnes, A.H. Barnett: Antioxidant status in patients with uncomplicated insulin-dependent and non-insulin-dependent diabetes mellitus. Eur. J. Clin. Invest. 27 (1997) 484–490.
170 Maxwell, A.L., B.E. Anderson, J.P. Cooke: Nutritional therapy for peripheral arterial disease: a double-blind, placebo-controlled, randomized trial of Heartbar. Vascular Med. 5 (2000) 11–19.
171 Mehnert, H.: Diätbehandlung des Diabetes mellitus. Akt. Ernährungsmed. I (1976/77) 6–9.
172 Mehnert, H.: Diätetische und metabolische Probleme der Gewichtsreduktion bei Diabetikern. Dtsch. Med. Wschr. 99 (1974) 1739–1742.
173 Menge, H., A. Lang, H. Cunthe: Pica in Deutschland – Amylophagie als Ursache einer Eisenmangelanämie. Z Gastroenterol. 36 (1998) 635–640.
174 Mensink, R.P., M.B. Katan: Effect of dietary trans fatty acids on high-density and low-density lipoprotein cholesterol levels in healthy subjects. New Engl. J. Med. 323 (1990) 439–445.
175 Mensink, R.P., M.B. Katan: Effect of monounsaturated fatty acids versus complex carbohydrates on high-density lipoproteins in healthy men and women. Lancet I (1987) 122.
176 Mensink, R.P., P.L. Zock, M.B. Katan, G. Hornstra: Effect of dietary cis and trans fatty acids on serum lipoprotein[a] levels in humans. J. Lipid Res. 33 (1992) 1493–1501.
177 Mercer, N.J.H., K.K. Carrol, P.M. Giovannetti: Effects on human plasma lipids of substituting soybean protein isolate for milk protein in the diet. Nutr. Rep. Internat. 35 (1987) 279.
178 Meyers, M.G., A. Basinski: Coffee and coronary heart disease. Arch. Int. Med. 152 (1992) 1767–1772.

179 Morgan, E., L.A. Palinkas, L. Barrett-Connor, D.L. Wingard: Plasma cholesterol and depressive symptoms in older men. Lancet 341 (1993) 75–79.
180 Mori, T.A.: Dietary fish oils increase serum lipids in insulindependent diabetics compared with healthy controls. Metabolism 38 (1989) 404.
181 Morris, R.D.: Obesity and heredity in the etiology of non-insulin-dependent diabetes mellitus in 32662 adult white women. Amer. J. Epidem. 130 (1989) 112–121.
182 Morrison, A.H.I., R.M. Semenciw, Y. Mao, D.T. Wigle: Serum iron and risk of fatal acute myocardial infarctation. Epidemiology 5 (1994) 243–246.
183 Moss, A.J.: Caution very low caloric diets can be deadly. New Engl. J. Med. 102 (1985) 121.
184 Müller, M.J.: Alkohol und Körpergewicht. Z. Gastroenterol 37 (1999) 33–43.
185 Müller, M.J., M. Mast, K. Langnäse: Die „Adipositasepidemie" – Gesundheitsfördrung und Prävention sind notwendige Schritte zu ihrer Eingrenzung. Ernährungs-Umschau 48 (2001) 398–402.
186 Muntwyler, J., C.H. Hennekens, J.E. Buring, J.M. Gaziano: Mortality and light to moderate alcohol consumption after myocardial infarction. Lancet 352 (1998) 1882–1885.
187 Neil, H.A.W., C.A. Silagy, T. Lancester: Garlic powder in the treatment of moderate hyperlipidaemia: a controlled trial and meta-analysis. J. Royal Coll. Phys. 30 (1996) 329–336.
188 Nigdikar, S.V., N.R. Williams, B.A. Griffin, A.N. Howard: Consumption of red wine polyphenols reduces the susceptibility of low-density lipoproteins to oxidation in vivo. Amer. J. Clin. Nutr. 68 (1998) 258–265.
189 Noack, R.: Adipositas und Energieverwertung. Ernährungs-Umschau 39 (1992) 195–199.
190 Noack, R.: Nahrungsfett und Adipositas. Ernährungsumschau 45 (1998) 8–13.
191 Nordoy, A., R. Marchioli, H. Arnesen, J. Videbaek: ω-3 polyunsaturated fatty acids and cardiovascular diseases. Lipids 36 (2001) 127–129.
192 Okosun, I.S., T.E. Prewitt, R.S. Cooper: Abdominal obesity in the United States: Revalence and attributable risk of hypertension. J. Hum. Hypertens 13 (1999) 425–430.
193 o.V.: Are we at risk for heart disease because of normal iron status? Nutr. Rev. 51 (1993) 112–115.
194 o.V.: New recommendations and principles for diabetes management. Nutr. Rev. 52 (1994) 238–241.
195 Ornish, D., S.E. Brown, L.W. Scherwitz, J.H. Billings, W.T. Armstrong, T.A. Ports, S.M. McLanahan, R.L. Kirkeeide, R.J. Brand, K.L. Gould: Can lifestyle changes reverse coronary heart disease? Lancet 336 (1990) 129–133.
196 Otto, U., C. Brinck, L. Niklas: Aktuelle Probleme der Diätbehandlung des Diabetes mellitus. Med. Welt 22 (1971) 819.
197 Palmer, A.J., R. Blacket: Regression of xanthomata of the eyelids with modified fat diet. Lancet I (1972) 66.
198 Paolisso, G. et al.: Pharmacologic doses of vitamin E improve insulin action in healthy subjects and non-insulin-dependent diabetic patiens. Am. J. Clin. Nutr. 57 (1993) 650.
199 Penick, S.B., A.J. Stunkard: Newer concepts of obesity. Med. Clin. N. Amer. 54 (1970) 745.
200 Peterson, D.B., J. Lambert, S. Gerring, T. Darling, R.D. Carter, R. Jelfs, J.I. Mann: Sucrose in the diet of diabetic patients – just another carbohydrate? Diabetologia 29 (1986) 216–220.
201 Petzoldt, R.: Alkohol und Diabetes. Dtsch. Med. Wschr. 110 (1985) 1167–1169.
202 Pinkney, J., G. Williams: Ghrelin gets hungry. Lancet 359 (2002) 1360–1361.
203 Plagemann, A., T. Harcler, A. Rake, K. Melchior, F. Rittel, W. Rohde, G. Dörner: Hypothalamic insulin and neuropeptide Y in the offspring of gestational diabetic mother rats. Neuro Report 9 (1998) 4069–4073.
204 Pooling Project Research Group: Relationship of blood pressure, serum cholesterol, smoking habits, relative weight and ECG abnormalities to incidence of major coronary events. Final Report of the Pooling Project. J. Chron. Dis. 31 (1978) 201–206.
205 Popkin, B.M., C.M. Doak: The obesity epidemic is a worldwide phenomenon. Nutr. Rev. 56 (1998) 106–114.
206 Prentice, A.: Obesity – the inevitable penalty of civilisation? Obesity Matters 1 (1998) 17–20.
207 Pudel, V.: Adipositas – Bilanzproblem oder Verhaltensstörung. Akt. Ernährungsmed. 2 (1976) 47–51.
208 Pudel, V., J. Westenhöfer: Ernährungspsychologie. 2. Aufl. Hogrefe, Göttingen 1998.
209 Pugliese, M.T., F. Lifshitz, G. Grad, P. Fort, M. Marks-Katz: A course of short stature and delayed puberty. New Engl. J. Med. 309 (1983) 513.
210 Rabast, U., H. Kasper: Die Wertigkeit kohlenhydratreduzierter, relativ fettreicher Diät in der Adipositastherapie. Akt. Ernährungsmed. 1 (1976) 68–71.
211 Ramsay, L.E., W.W. Yeo, P.R. Jackson: Dietary reduction of serum cholesterol concentration: time to think again. Brit. Med. J. 303 (1991) 953–957.
212 Ravussin, E., B.A. Swinburn: Pathophysiology of obesity. Lancet 340 (1992) 404–408.
213 Reaven, D., D.A. Herold, J. Barnett, S. Edelmann: Effects of vitamin E on susceptibiliy of low-density lipoprotein and low-density lipoprotein subfraction to oxidation and on protein gycation in NIDDM. Diabetes Care 18 (1995) 807–816.
214 Recommendations of the European Atherosclerosis Society prepared by the International Task Force for Prevention of Coronary Heart Disease: Prevention of coronary heart disease: Scientific background and new clinical guidelines. Nutr. Metab. Cardiovasc. Dis. 2 (1992) 113–156.
215 Renaud, S., M. de Lorgeril: Wine, alcohol, platelets, and the French paradox for coronary heart disease. Lancet 339 (1992) 1523–1526.
216 Renaud, S., M. de Lorgeril, J. Delaye, J. Guidollet, F. Jacquard, N. Mamelle, J.-L. Martin, I. Monjaud, P. Salen, P. Toubol: Cretan Mediterranean diet for prevention of coronary heart disease. Am. J. Clin. Nutr. 61 (1995) 1360–1367.
217 Rhode, B.M., P. Arseneau, B.A. Cooper: Vitamin B_{12} deficiency after gastric bypass surgery for obesity. Amer. J. Clin. Nutr. 63 (1996) 103–109.
218 Richter, V., F. Rassoul, K. Purschwitz, B. Hentschel, W. Rotsch: Lipidscreening auf Bevölkerungsebene und bei Vegetariern. Akt. Ernährungsmed. 18 (1993) 286–290.
219 Richter, W.O.: Adipositas – wie gefährlich sind die Diäten? Fortschr. Med. 111 (1993) 297–480.
220 Ridker, P.M., D.E. Vaughan, M.J. Stampfer, R.J. Glynn, C.H. Hennekens: Association of moderate alcohol consumption and plasma concentration of endoge-

nous tissue-type plasminogen activator. J. Amer. Med. Assoc. 272 (1994) 929–933.
221 Rigaud, D., K.R. Ryttig, A.R. Leeds, D. Bard, M. Apfelbaum: Effects of a moderate dietary fibre supplement on hunger rating, energy input and faecal energy output in young, healthy volunteers. Int. J. Obes. 11 (Suppl. 1) (1987) 73.
222 Rimm, E.B., M.B. Katan, A. Ascherio, M.J. Stampfer, W.C. Willett: Relation between intake of flavonoids and risk for coronary heart disease in male health professionals. Ann. Intern. Med. 125 (1996) 384–389.
223 Roberts, C.C.K., A.S. Truswell, D.R. Sullivan: Milk, plasma cholesterol and controls in nutritional experiments. Atherosclerosis 42 (1982) 323.
224 Rocchini, A.P.: Childhood obesity and a diabetes epidemic. New Engl. J. Med 346 (2002) 854–855.
225 Rolls, B.J., D.L. Miller: Is the low-fat message giving people a license to eat more? J. Amer. Coll. Nutr. 16 (1997) 535–543.
226 Rösen, R., M. Toeller: Vitamin E in diabetes. Int. J. Vitam. Nutr. Res. 69 (1999) 206–212.
227 Rössner, S.: Childhood obesity and adulthood consequences. Acta Paediatrica 87 (1998) 1–5.
228 Rosengren, A., L. Wilhelmsen: Coffee, coronary heart disease and mortality in middle-aged Swedish med: findings from the Primary Prevention Study. J. Intern. Med. 230 (1991) 67–71.
229 Rubenowitz, E., G. Axelsson, R. Rylander: Magnesium in drinking water and death from acute myocardial infarction. Amer. J. Epidemiol. 143 (1996) 456–461.
230 Rühling, K., R. Heller, I. Schauer, U. Schauer, K. Thielmann: Beeinflussung des Plasmalipidstoffwechsels durch Vitamin C. Dtsch. Gesundheitswesen 39 (1984) 231.
231 Sailer, D.: Langzeitglukogramme und Mahlzeitenfrequenz. In: Becker, V.: Gastroenterologie und Stoffwechsel. Witzstrock, Baden-Baden – Brüssel 1974.
232 Salonen, J.T. et al: Increased risk of non-insulin dependent diabetes mellitus at low plasma vitamin E concentrations: a four year follow up study in men. Brit. Med. J. 311 (1995) 1124.
233 Salonen, J.T., K. Nyyssönen, H. Korpela, J. Tuomilehto, R. Seppänen, R. Salonen: High stored iron levels are associated with excess risk of myocardial infarctation in eastern Finnish men. Circulation 86 (1992) 803–811.
233a Samaha, F., N. Iqbal, P. Seshadri: A low-carbohydtrate as compared with a low-fat diet in severe obesity. N Engl. J. Med. 348 (2003) 2074–2081.
234 Sans, S., H. Kesteloot, D. Kromhout on behalf of the task Force: The burden of cardiovascular diseases mortality in Europe. European Heart Journal 18 (1997) 1231–1248.
235 Schacky, V.v., C.W. Siess, R. Lorenz, P.C. Weber: Ungesättigte Fettsäuren, Eicosanoide und Arteriosklerose. Internist 25 (1984) 268–274.
236 Schlierf, G., G. Einans, W. Reinheimer, W. Kahlke: Häufigkeit und Typenverteilung von Hyperlipoproteinämien bei stationären Patienten einer Medizinischen Klinik. Dtsch. Med. Wschr. 97 (1972) 1371–1375.
237 Schlierf, G., W. Reinheimer, V. Stossberg: Diurnal patterns of plasma and free fatty acids in normal subjects and in patients with endogenous (type IV) hyperlipoproteinemia. Nutr. Metabol. 13 (1971) 80.
238 Schnyder, G., M. Roffi, R. Pin: Decreased rate of coronary restenosis after lowering of plasma homoysteine levels. N. Engl. J. Med. 345 (2001) 1593–1600.
239 Schrezenmeir, J.: Ernährung bei Diabetes mellitus. Ein Update nach Revision der Empfehlungen durch die EASD und ADA. Ernährungs-Umschau 43 Sonderheft (1996) 7–14.
240 Schrezenmeir, J., H. Kasper: Ballaststoffe in der Behandlung des Diabetes. Münch. Med. Wschr. 125 (1983) 403–410.
241 Schrezenmeir, J., M.v. Aerssen, F. Tato, S. Tato, T. Strack, H. Kasper, J. Beyer: Unterschiedlicher Insulinbedarf bei verschiedenartigem Frühstück: der Kohlenhydratgehalt ist nicht das alleinige Maß in der diätetischen Therapie des Diabetes. Akt. Endokrin. Stoffw. 6 (1985) 109.
242 Scott, L.W., J.K. Dunn, H.J. Pownall, D.J. Brauchi, M.C. McMann, J.A. Herd, K.B. Harris, J.W. Savell, H.R. Cross, A.M. Gotto: Effects of beef and chicken consumption on plasma lipid levels in hypercholesterolemic men. Arch. Intern Med. 154 (1994) 1261–1267.
243 Scott, J.M.: Homocysteine and cardiovascular risk. Amer. J. Clin. Nutr. 72 (2000) 333–334.
244 Selhub, J., P.F. Jacques, P.W.F. Wilson, D. Rush, I.H. Rosenberg: Vitamin status and intake as primary determinants of homocysteinemia in an elderly population. J. Amer. Med. Ass. 270 (1993) 2693–2698.
245 Sendl, A., M. Schliack, R. Löser, F. Stanislaus, H. Wagner: Inhibition of cholesterol synthesis in vitro by extracts and isolated compounds prepared from garlic and wild garlic. Atherosclerosis 94 (1992) 79–85.
246 Shekelle, R.B., J. Stamler: Fish and coronary heart disease: the epidemiologic evidence. Nutr. Metab. Cardiovasc. Dis. 3 (1993) 46–51.
247 Sichert, W., K.W. von Koerber, C. Leitzmann, H. Lauber: Einfluß von Weizenvollkorn-Zubereitungen auf Blutglucose- und Insulin-Reaktion bei Gesunden und Diabetikern. Wiss. Kongreß Dtsch. Ges. Ernährung 1985.
248 Sigstad, H.: A clinical diagnostic index in the diagnosis of the dumping syndrome. Acta Med. Scand. 188 (1970) 479.
249 Sillanaukee, P., T. Koivula, J. Jokelat, H. Myllyharju, K. Seppä: Relationship of alcohol consumption to changes in HDL-subfractions. Europ. J. Clin. Invest. 23 (1993) 486–491.
250 Simpson, H.C.R., R.W. Simpson, S. Lousley, R.D. Carter, M. Geekie, T.D.R. Hockaday, J.I. Mann: A high carbohydrate leguminous fibre diet improves all aspects of diabetic control. Lancet I (1981) 1–5.
251 Singer, P., M. Wirth: Fischöl vermindert Herzrhythmusstörungen – Bedeutung für die Reduktion von Reinfarkten und plötzlichem Herztod. Med. Welt 54 (2003) 68–74.
252 Slama, G., P. Jean-Joseph, M.J. Haardt, D. Costagliola: Sucrose taken during mixed meal has no additional hyperglycaemic action over isocaloric amounts of starch in well-controlled diabetics. Lancet II (1984) 122–124.
253 Sorof, J., S. Daniels: Obesity hypertension in children: a problem of epidemic proportions. Hypertension 40 (2002) 441–447.
254 Stampfer, M.J., M.R. Malinow, W.C. Willett, L.M. Newcomer, B. Upson, D. Ullmann, P.V. Tishler, C.H. Hennekens: A prospective study of plasma homocyst(e)ine and risk of myocardial infarction in US physicians. J. Amer. Med. Ass. 268 (1992) 877–881.
255 Stevinson, C., M.H. Pittler, E. Ernst: Garlic for treating hypercholesterolemia. A meta-analysis of randomizes clinical trial. Ann. Int. Med. 133 (2000) 420–429.

256 St.-Pierre, J.: Contribution of abdominal obesity and hyperglyzeridemia to impaired fasting glucose and coronary artery disease. Am. J. Cardiol. 90 (2002) 15–18.

257 Stevens, J.: Does dietary fiber affect food intake and body weight? J. Amer. Diet. Ass. 88 (1988) 939.

258 Suh, I., B.J. Shaten, J.A. Cutler, L.H. Kuller: Alcohol use and mortality from coronary heart disease: the role of high-density lipoprotein cholesterol. Amer. Intern. Med. 116 (1992) 881–887.

259 Surwit, R.S., M.N. Feinglos, C.C. McCaskill et al: Metabolic and behavioral effects of a high-sucrose diet during weight loss. Amer. J. Clin. Nutr. 65 (1997) 908–915.

260 Superko, H.R., W. Bortz jr., P.T. Williams, J.J. Albers, P.D Wood: Caffeinated and decaffeinated coffee effects on plasma lipoprotein cholesterol, apolipoproteins, and lipase activity: a controlled, randomized trial. Amer. J. Clin. Nutr. 54 (1991) 599–605.

261 Suter, P.M.: Alkohol und Ernährung. In: Seitz, H.K., C.S. Lieber, U.A. Simanowski: Handbuch Alkohol. 2. Aufl. Ambrosius Barth, Heidelberg 2000.

262 Swaminathan, R., R. King, J. Holmfield, R.A. Siwek, M. Baker, J.K. Wales: Thermic effect of feeding carbohydrate, fat, protein and mixed meal in lean and obese subjects. Amer. J. Clin. Nutr. 42 (1985) 177–181.

263 The Expert Committee on the Diagnosis and Classifikation of Diabetes Mellitus: Report of the expert committee on the diagnosis and classification of diabetes mellitus. Diabetes Care 20 (1997) 1183–1197.

264 Thorogood, M., J. Mann, P. Appleby, K. McPerson: Risk of death from cancer and ischaemic heart disease in meat and non-meat eaters. Brit. Med. J. 308 (1994) 1667–1670.

265 Toeller, M.: Ernährungsempfehlungen für Diabetiker. Stellungnahme der Diabetes and Nutrition Study Group of the European Association for the Study of Diabetes und des Ausschusses Ernährung der Deutschen Diabetes-Gesellschaft. Ernährungs-Umschau 47 (2000) 182–186.

266 Toeller, M.: Ernährungstherapie bei Diabetes mellitus. Akt. Ernähr. Med. 27 (2002) 101-107.

267 Troiano, R.P., E.A. Frongillo jr., J. Sobal, D.A. Levitsky: The relationship between body weight and mortality: a quantitative analysis of combined information from existing studies. Int J. Obesity 20 (1996) 63–75.

268 Tsihilias, E.B., A.L. Gibbs, M.I. McBurney, T.M. Wolever: Comparison of high- and low-glycemic-index breakfast cereals with monounsaturated fat in the long-term dietary managemant of type 2 diabetes. Amer. J. Clin. Nutr. 72 (200) 439–449.

269 Tuomilehto, E., E. Tuomilehto-Wolf, E. Virtala, R. LaPorte: Coffee consumption as trigger for insulin dependent diabetes mellitus in childhood. Brit. Med. J. 200 (1990) 642–643.

270 Tuomilehto, J. et al. for the Finnish Diabetes Prevention Study Group: Revention of type 2 diabetes mellitus by changes in lifestyle among subjects with impaired glucose tolerance. New. Engl. J. Med. 344 (2001) 1243–1350.

271 Ueland, P.M., H. Refsum, S.A. Beresford, S.E. Vollset: The controversy over homocysteine and cardiovascular risk. Amer. J. Clin. Nutr. 72 (2000) 324–332.

272 Ulbricht, T.L.V., D.A.T. Southgate: Coronary heart disease: seven dietary factors. Lancet 338 (1991) 985–992.

273 Urgert, R., M.B. Katan: The cholesterol-raising factor from coffee beans. J. Royal Societay Medicine 89 (1996) 618–623.

274 Urgert, R., T. van Vliet, P.L. Zock, M.B. Katan: Heavy coffee consumption and plasma homocysteine: a randomized controlled trial in healthy volunteers. Amer. J. Clin. Nutr. 72 (2000) 1107–1110.

274a Vivekananthan, P., M.S. Penn, K. Sapp., A. Hsu, E. Topol: Use of antioxidant vitamins for the prevention of cardiovascular disease: meta-analysis of randomised trials. Lancet 361 (2003) 2017–2023.

275 Wakhloo, A.H., J. Beyer, C. Dietrich, G. Schulz: Einfluss von Nahrungsfett auf Blutzuckerspiegel und Insulin-Verbrauch nach Einnahme verschiedener Kohlenhydratträger bei Typ-1-Diabetikern am künstlichen Pankreas. Dtsch. Med. Wschr. 109 (1984) 1589–1594.

276 Wardle, J., J. Armitage, R. Collins, K. Wallendszus, A. Keech, A. Lawson: Randomised placebo controlled trial of effect on mood of lowering cholesterol concentration. Brit. Med. J. 313 (1996) 75–78.

277 Wan, Y., J. Vinson, T. Etherton et al.: Effects of cocoa powder and dark chocolate on LDL oxidative susceptibility and prostaglandin concentrations in humans. Amer. J. Clin. Nutr. 74 (2001) 596–602.

277a Wannamethee, S.G., G. Shaper: Alcohol, body weight, and weight gain on middle-aged men. Amer. J. Clinic Nutr. 77 (2003) 1312–1317.

278 Watts, G.F., B. Lewis, J.N.H. Brunt: Effects on coronary artery disease of lipid-lowering diet, or diet plus cholestyramine, in the St.Thomas' Atherosclerosis Regression Study (STARS). Lancet 339 (1992) 563–569.

279 Weber, P.C., C. v. Schacky, R. Lorenz: Hoch ungesättigte Fettsäuren vom ω-3-Typ. Münch. Med. Wschr. 127 (1985) 681.

280 Wechsler, J.G.: Aktuelle Therapie der Adipositas. Dtsch. Med. Wschr. 122 (1997) 1287–1290.

281 Wechsler, J.G.: Diätetische Therapie der Adipositas. Adipositas 7 (1997) 23–32.

282 Wechsler J.G.: Richtlinien der Deutschen Adipositas-Gesellschaft zur Therapie der Adipositas. Adipositas 8 (1998) 6–28.

283 Weisburger, J.H.: Dietary prevention of colorectal cancer. In: Seitz, H.K., U.A. Simanowski, N.A. Wright (Hrsg.): Colorectal cancer. Springer, Berlin – Heidelberg – New York 1989.

284 West, C.E., A.C. Beynen: Are there artherogenic dietary proteins? In: Barth, C.A., P. Fürst: Wahl der Nahrungsproteine. Dietary protein in clinical nutrition. Bergmann, München 1988.

285 WHO expert committee on diabetes mellitus: Second Report. WHO Techn. Rep. Ser. 646 (1980) 7.

286 WHO Study Group on Diabetes Mellitus. WHO Techn. Rep. Ser. 727 (1985).

287 Willett, W.C., W.H. Dietz, G.A. Colditz: Guidelines for healthy weight. N.E.J. Med. 341 (1999) 427–434.

288 Willett, W.C.: Dietary fat plays a major role in obesity: no. obesity reviews 3 (2002) 59–68.

289 Wirth, A.: Morbidität und Mortalität bei Adipositas. Klinikarzt 5 (1996) 156–162.

290 Wirth, A., A.M. Sharma, H. Schunkert: Kardiomyopathie bei Adipositas – eine Krankheitsentität? Dtsch. Med. Wschr. 125 (2000) 944–949.

291 Wolfe, B.M., P.M. Giovanetti, D.C.H. Cheng, D.C.K. Roberts, K.K. Carroll: Hypolipidemic effect of substituting soybean protein isolate for all meat and dairy pro-

tein in the diets of hypercholesterolemic men. Nutr. Rep. Intern. 24 (1991) 1187–1198.
292 Wolfram, G.: Das moderne Konzept der Ernährung bei Gicht. Akt. Ernährungsmed. 17 (1992) 24–32.
293 Wright, J.: Effect of high-carbohydrate versus high-monounsaturated fatty acid diet on metabolic control in diabetes and hyperglycemic patients. Clinical Nutrition 17 Suppl. 2 (1998) 35–45.
294 Yoshimura, M., S. Hori, H. Yoshimura: Zit. nach: Schönborn, J., V. Eysselein, M. Rabast, H. Kasper: Vergleichende Untersuchung des Stoffwechsels unter kohlenhydrat- und fettreicher Formuladiät. Verh. Dtsch. Ges. Inn. Med. 80 (1974) 1224.
295 Young, J. B., I. A. MacDonald: Sympathoadrenal activity in human obesity: heterogeneity of findings since 1980. Int. J. Obesity 16 (1992) 959–967.
296 Zöllner, N., A. Griebsch, W. Gröbner: Einfluß verschiedener Purine auf den Harnsäurestoffwechsel. Ernährungsumschau 3 (1972) 79–83.

5 Erkrankungen der Niere

5.1	Akute diffuse Glomerulonephritis . . .	346
5.2	Chronische Glomerulonephritis	347
5.3	Nephrotisches Syndrom	347
5.4	Nephropathia gravidarum	348
5.5	Diabetische Nephropathie	348
5.6	Hyperlipoproteinämie, Hyperhomocysteinämie und Defizit an Antioxidantien	349
5.7	Akutes Nierenversagen	349
5.8	Chronische Niereninsuffizienz	350
5.9	Nierensteine (Nephrolithiasis)	357

Physiologie, Pathophysiologie und Klinik Die **Aufgabe** der Niere besteht darin, die Zusammensetzung der extrazellulären Flüssigkeit, insbesondere des Blutplasmas, konstant zu halten. Trotz Resorption von Wasser, Elektrolyten etc. aus dem Darm und des Einstroms von Stoffwechselendprodukten wie Harnstoff, Harnsäure etc. in die Blutbahn wird bei normaler Funktion des Organs ein sehr enger Konzentrationsbereich der gelösten Substanzen gewährleistet.

Die **Harnbereitung** erfolgt durch Filtration, Exkretion und Rückresorption in den Nephronen, den kleinsten Funktionseinheiten der Niere. Aus dem durch die Kapillaren der Bowman-Kapsel fließenden Blut wird der sog. **Primärharn** abfiltriert. Hierbei handelt es sich um ein eiweiß- und zellfreies Filtrat des Blutes.

Damit es zu einer **Filtration** in der Bowman-Kapsel kommt, muss das Blut unter höherem Druck stehen, als es dem kolloidosmotischen Druck des Plasmas entspricht. Sinkt der periphere Blutdruck unter 60 mmHg, so sistiert meist aus dem genannten Grund die Filtration und somit die Harnproduktion.

Pro Tag werden vom Erwachsenen 150–180 l Primärharn in den Glomerula filtriert. Die tatsächliche, **täglich ausgeschiedene Urinmenge** liegt jedoch bei 1–3 l, d.h., in dem Tubulussystem, das sich an die Glomerula anschließt, kommt es zu einer intensiven **Rückresorption.**

Die Tubuluszelle verfügt ebenso wie die Mukosazelle des Darms über die Fähigkeit zur aktiven und passiven Resorption. Eine **passive Rückdiffusion** erfolgt, da der kolloidosmotische Druck in dem die Tubuli umgebenden Kapillarsystem höher ist als in dem eiweißfreien Ultrafiltrat.

Darüber hinaus können die Tubuluszellen aktiv, zum Teil mit Hilfe von **Carrier-Systemen,** unter erheblichem Energieaufwand Substanzen aus dem Filtrat ins Blut zurücktransportieren. Aufgrund dieses Resorptionsvermögens kann die Niere dann, wenn die Wasserzufuhr nur gering ist, den Harn so weit **konzentrieren,** dass er einen höheren osmotischen Druck hat als das Ausgangssubstrat Blut.

Neben der Fähigkeit zu resorbieren können Tubulusepithelien auch Stoffe aus der Blutbahn ins Tubuluslumen sezernieren. Letzteres trifft z.B. zu für Phosphat-, Kalium-, Wasserstoff- und Ammoniumionen.

Die Funktion der Niere unterliegt einer Reihe von **hormonellen Einflüssen.**

So reguliert ein Hormon des Hypophysenhinterlappens, das Adiuretin, die Wasserausscheidung. **Adiuretin** hemmt die Wasserausscheidung durch die Niere. Wird die Wasserzufuhr erhöht, so verringert sich die Hormonabgabe, und es kommt zu einer Steigerung der Wasserausscheidung.

> Verarmt der Körper an Wasser, z.B. infolge geringer Zufuhr, bei hoher Außentemperatur, Wasserverlust über den Darm bei Diarrhö etc., so wird vermehrt Adiuretin gebildet und somit das Harnvolumen reduziert.

Durch Produktion eines höher konzentrierten Harns wird auch bei nur geringer Wasserzufuhr die Ausscheidung harnpflichtiger Substanzen bis zu einer gewissen Grenze gewährleistet.

Bei stark verringerter Adiuretinproduktion, z.B. bei einer Schädigung des Hypophysenhinterlappens durch ein Trauma oder einen Tumor, verliert die Niere die Fähigkeit, den Harn zu konzentrieren. Es kommt zu einer Ausscheidung riesiger Wassermengen (10–20 l/Tag und mehr), dies hat wiederum ein unstillbares Durstgefühl zur Folge. Diese Erkrankung wird als **Diabetes insipidus** bezeichnet.

Einen Einfluss auf die Mineralstoffausscheidung haben Hormone der Nebennierenrinde, die Mineralocorticoide, insbesondere das **Aldosteron**. Diese Hormone verstärken die Natriumrückresorption im Tubulussystem.

Das Ausmaß der Aldosteronproduktion und damit der Natriumrückresorption wird durch Druckrezeptoren reguliert. Bei einer **Hypovolämie** steigt die Aldosteronausschüttung und damit die Wasser- und Natriumrückresorption in der Niere. Hierdurch kommt es zu einer Steigerung der Osmolarität des Plasmas, dies hat wiederum eine vermehrte Adiuretinfreisetzung und somit Wasserrückresorption und Blutvolumenzunahme zur Folge.

Bei einer **Hypervolämie** würde diese Regulation in umgekehrter Richtung ablaufen.

Bereits diese vereinfachte Darstellung lässt erkennen, in welcher Weise die verschiedenen Organfunktionen, in diesem Fall die der Niere, der Drüsen mit innerer Sekretion und des Kreislaufs, miteinander verflochten sind.

Zusammenfassend kann man die **Funktion der Niere** wie folgt beschreiben:

- **Ausscheidung** wasserlöslicher, nicht proteingebundener Substanzen, die entweder im Stoffwechsel entstehen, wie z.B. Harnstoff, Harnsäure etc., oder als körperfremde Substanzen zugeführt werden, wie etwa Pharmaka und deren Metaboliten.
- **Regulation** des Elektrolyt- und Wasserhaushalts und über eine Protonen- und Bicarbonatausscheidung Regulation des Säure-Basen-Haushalts.
  Der pH-Wert des Blutes und der extrazellulären Flüssigkeit liegt ziemlich exakt bei 7,4 und ist nur geringen Schwankungen unterworfen. Sinkt der Blut-pH-Wert unter 7,35, so spricht man von **Azidose** und bei einem Anstieg auf Werte über 7,45 von **Alkalose.** Die Aufnahme saurer und basischer Nahrung, die Bildung von sauren und alkalischen Substanzen im Stoffwechsel und die Salzsäurebildung im Magen sind die wesentlichen Faktoren für einen Abfall bzw. Anstieg des Blut-pH-Wertes (s. Säure-Basen-Haushalt, Kap. 1.8.1).
- **Endokrine Funktionen** der Niere, wie Bildung von Erythropoetin, einem Hormon, das den Reifungsprozess der Erythrozytenvorstufen im Knochenmark beschleunigt und dessen Sekretion von der Sauerstoffsättigung des Blutes abhängig ist die Bildung von 1,25-Dihydroxycholecalciferol (vgl. Kap. 7.1), von Renin und Prostaglandinen.

Aus der großen Zahl von Nierenerkrankungen haben die Folgenden im Zusammenhang mit der diätetischen Behandlung besondere Bedeutung.

5.1 Akute diffuse Glomerulonephritis

Unter dem Begriff „akute Glomerulonephritis" werden pathogenetisch uneinheitliche, **entzündliche Erkrankungen der Glomerula** zusammengefasst.

Sie treten vorwiegend bei Kindern und Jugendlichen im Anschluss an einen Streptokokkeninfekt (Angina, Scharlach etc.) auf. Immunkomplexablagerungen an den glomerulären Kapillaren setzen einen akuten Entzündungsprozess in Gang.

Das **klinische Bild** ist charakterisiert durch Hämaturie, Proteinurie, Ödembildung, Blutdrucksteigerung und infolge Engstellung der Kapillarstrombahn eine Blässe der Haut.

In der Mehrzahl der Fälle heilt die Erkrankung **ohne Restschaden an der Niere** aus.

> Kommt es nicht zur Ausheilung, so entwickelt sich nach unterschiedlich langem Verlauf – bei der **subakuten** Glomerulonephritis in relativ kurzer Zeit, bei der **chronischen Glomerulonephritis** im Laufe von Monaten oder Jahren – eine **Niereninsuffizienz**.

Nach Literaturangaben heilen im Kindesalter 80% der akuten Glomerulonephritiden folgenlos aus, im Erwachsenenalter hingegen nur etwa 65%.

Ernährungstherapie Nach den Empfehlungen von Volhard (1931) wurde die akute Glomerulonephritis in der Anfangsphase mit Nulldiät, d.h. einer Hunger- und Durstkur, behandelt. Dieses lange Zeit anerkannte, diätetisch-therapeutische Vorgehen ist mittlerweile überholt.

Ob sich die durch Immunkomplexablagerungen ausgelösten Veränderungen an der Niere überhaupt durch diätetische Maßnahmen beeinflussen lassen, ist zweifelhaft, zumindest nie exakt bewiesen worden.

> Der Diät kommen bei der Behandlung der akuten Glomerulonephritis zwei Bedeutungen zu:
> Die Zufuhr von Wasser, Eiweiß und Elektrolyten muss bei oligoanurischen Verlaufsformen der Funktion angepasst werden.
> Den Folgen einer verminderten Natriumexkretion, dies sind Hypervolämie und Bluthochdruck, weiterhin eine Ödemneigung, die sich häufig als periorbitales Ödem, seltener als generalisiertes Ödem mit Ergüssen in Pleura- und Bauchhöhle, Hirnödem etc. manifestiert, kann durch eine natriumarme Ernährung entgegengewirkt werden.

In der **akuten Krankheitsphase** ist die Diät „salzlos", maximal 1 g Kochsalz (17 mmol Natrium) pro Tag.

Mit zunehmender **Besserung der Nierenfunktion,** Normalisierung der Harnstoffkonzentration im Serum und Normalisierung der Blutdruckwerte werden Wasser, Eiweiß und Kochsalz zugelegt.

Aus Sicherheitsgründen wird auch dann, wenn weder Ödeme noch Hypertonie oder Harnstoffretention nachweisbar sind, eine **relativ salzarme** (3–4 g Kochsalz/Tag) und **eiweißarme** (etwa 40 g Eiweiß/Tag) **Diät** für eine gewisse Zeit eingehalten.

Die Kochsalzbeschränkung wird so lange beibehalten, bis sich keine Tendenz zur Ödembildung bzw. Hypertonie mehr nachweisen lässt.

5.2 Chronische Glomerulonephritis

Bei der chronischen Glomerulonephritis kommt es zu einer **Sklerosierung von Glomerulumgefäßen** und damit zum Ausfall von Glomerula bzw. Nephronen. Dieser sich langsam fortsetzende Untergang von Funktionseinheiten der Niere führt schließlich zur **Niereninsuffizienz.**

Nur ein Teil der Erkrankungen lässt sich von einer akuten Glomerulonephritis herleiten, während bei anderen die Ätiologie unklar ist.

Neben der langsam zunehmenden Niereninsuffizienz finden sich bei der chronischen Glomerulonephritis eine **Hypertonie** und eine **Albuminurie** unterschiedlicher Intensität.

Eine klinische Symptomatik fehlt oft oder ist nur sehr diskret. Häufig wird die Erkrankung zufällig im Rahmen einer Routineuntersuchung oder bei der Fahndung nach der Ursache einer Hypertonie entdeckt.

Je nach Stadium sind die Nieren als Folge des Gewebsuntergangs verkleinert **(Schrumpfnieren)**.

Laborchemisch findet sich als Zeichen einer eingeschränkten Nierenfunktion eine Erhöhung der **Kreatinin-** bzw. **Harnstoffkonzentration** im Serum.

Eine kausale Therapie der Erkrankung ist nicht bekannt.

Ernährungstherapie Eine spezifische Diät, die den Verlauf der chronischen Glomerulonephritis beeinflusst, ist nicht bekannt.

> Eine frühzeitige **Reduktion der Eiweißzufuhr** verzögert das Fortschreiten und somit die Entwicklung einer Niereninsuffizienz.

Auch bei anderen chronischen Nierenerkrankungen konnte das Fortschreiten einer Niereninsuffizienz durch frühzeitige Eiweißrestriktion verlangsamt werden [34].

Je nach Grad des Bluthochdrucks wird die tägliche Kochsalzzufuhr auf 1 g (17 mmol Natrium) bei schwersten, auf 3–4 g Kochsalz (51–68 mmol Natrium) bei mittelgradigen und leichten Formen reduziert.

Eine **Reduktion der Natriumzufuhr** ist auch je nach Ausmaß der Ödemneigung bei der nephrotischen Verlaufsform erforderlich.

5.3 Nephrotisches Syndrom

Als nephrotisches Syndrom bezeichnet man unabhängig von der Pathogenese eine **Schädigung der Glomerulumschlingen**, die mit einer erhöhten Durchlässigkeit für Plasmaproteine, insbesondere der kleinmolekularen Albuminfraktion, einhergeht. Es können jedoch auch α-, β- und γ-Globuline ausgeschieden werden.

Die **Folge des Eiweißverlustes** ist eine Hypalbuminurie mit Abfall des kolloidosmotischen Drucks im Blut und folglich einer Ödembildung. Im weiteren Verlauf entwickelt sich eine Niereninsuffizienz.

Die **Ursache** eines nephrotischen Syndroms können Infekte, die Glomerulonephritis, Intoxikationen mit Quecksilber, Arsen, Gold und verschiedenen Medikamenten, eine diabetische Glomerulosklerose etc. sein.

Von einem nephrotischen Syndrom spricht man dann, wenn die Proteinurie über 3 g, nach Angaben mancher Autoren über 5 g pro Tag liegt.

Die pro Tag mit dem Harn ausgeschiedene Menge an Eiweiß kann 30 g übersteigen und in seltenen Fällen bis zu 100 g erreichen.

Es kommt zu einer Vermehrung der Lipoproteine im Serum **(sekundäre Hyperlipoproteinämie vom Typ II oder IV)** mit einer Erhöhung der Triglycerid- und Gesamtcholesterinkonzentration. Hierdurch wird das **Arterioskleroserisiko,** wahrscheinlich auch das Fortschreiten der Nierenerkrankung erheblich gefördert. Es besteht folglich eine dringende Indikation zur Behandlung der **Hyperlipoproteinämie** [11].

Ernährungstherapie Bei dem meist hochgradigen renalen Eiweißverlust, der mehr als 30 g/Tag betragen kann, wurde, um den Aminosäurebedarf bei der gesteigerten Proteinsynthese zu decken, bisher eine **eiweißreiche Ernährung** mit 1,5–2,0 g Protein pro kg Körpergewicht täglich empfohlen.

Es wurde davon ausgegangen, dass bei einer Steigerung der renalen Eiweißausscheidung um 4 g/24 Std. eine Erhöhung der oralen Eiweißaufnahme um 10 g erforderlich wird. Da eine Proteinurie bis zu maximal 5 g/24 Std. die Konzentration der Plasmaeiweiße meist nicht beeinträchtigt, wurde bei Proteinurien bis zu dieser Höhe auf eine Erhöhung des Eiweißanteils der Kost verzichtet.

Bei den Bemühungen, den durch Steigerung der Syntheserate bedingten **Mehrbedarf an Eiweiß** zu kompensieren, muss jedoch berücksichtigt werden, dass das Ausmaß der Proteinurie mit der Höhe der Eiweißkonzentration im Plasma steigt **(Clearance-Gesetz).** Infolge der Hypoproteinämie und des hierdurch bedingten Flüssigkeitsaustritts aus der Gefäßbahn entwickelt sich beim nephrotischen Syndrom ein **sekundärer Hyperaldosteronismus.** Die hierdurch gesteigerte Natriumretention macht somit eine Reduktion der Natriumzufuhr erforderlich.

Aufgrund neuerer Erkenntnisse über den Einfluss der Proteinzufuhr, insbesondere in Form von Fleisch, auf das Fortschreiten einer chronischen Niereninsuffizienz muss auch das Diätkonzept beim nephrotischen Syndrom revidiert werden.

In einer Reihe von Untersuchungen konnte gezeigt werden, dass unter einer relativ **proteinarmen Diät** mit täglich 0,8 g Eiweiß pro kg Körpergewicht im Vergleich zu 1,6 g das Ausmaß der Albuminurie bei einer nur unwesentlichen Reduktion der Albuminsynthese geringer war. Unter der vergleichsweise geringen Eiweißzufuhr war der **Albuminkatabolismus** jedoch **signifikant erniedrigt**. Das Fortschreiten der dem nephrotischen Syndrom zugrunde liegenden Nierenerkrankung wird mit großer Wahrscheinlichkeit durch die geringere Eiweißzufuhr verzögert.

Auch in weiteren Studien wurde der positive **Effekt der Proteinrestriktion** bestätigt.

Unter einer strengen Reduktion der Eiweißzufuhr auf nur 0,3 g/kg Körpergewicht bei Supplementierung mit 10–20 g essentiellen Aminosäuren pro Tag kam es bei initial nur wenig eingeschränkter Glomerulumfiltration zu lang dauernden Remissionen, sodass anschließend eine weitgehend normale Ernährung praktiziert werden konnte [43].

Die Proteinzufuhr beim nephrotischen Syndrom muss aufgrund der neuen Erkenntnisse in Abhängigkeit vom Ausmaß der Proteinurie relativ niedrig bemessen sein.

Das **Risiko einer Proteinmangelversorgung** ist hierbei zu berücksichtigen [24, 25].

Bei den Bemühungen um eine ausgeglichene Stickstoffbilanz muss immer auf eine **ausreichende Deckung des Energiebedarfs** geachtet werden.

Zur Behandlung der Hyperlipoproteinämie hat sich eine **streng vegetarische Diät** reich an Sojaprodukten mit niedrigem Fettanteil in Form von einfach- und mehrfach ungesättigten Fettsäuren bei insgesamt relativ niedriger Gesamteiweißzufuhr bewährt. Unter einer solchen Ernährung kam es zu deutlichen **Senkungen der LDL-Cholesterinkonzentration** im Serum und einem Rückgang der Proteinurie [11].

5.4 Nephropathia gravidarum

Es handelt sich um eine **Schwangerschaftskomplikation unbekannter Ursache**, die insbesondere im letzten Drittel der Gravidität auftritt. Andere Bezeichnungen sind Toxämie, Schwangerschaftstoxikose, Spätgestose oder EPH(edema, proteinuria, hypertension)-Gestose.

Die typische Symptomatik besteht in **Hypertonie, Ödemneigung** und **Proteinurie**. Zu dieser renalen Symptomatik können bei der Präeklampsie eine zerebrale Symptomatik mit Kopfschmerzen, Ohrensausen, Sehstörungen etc. und schließlich bei der Eklampsie tonisch-klonische Krämpfe und Bewusstlosigkeit hinzukommen. Der Bluthochdruck ist häufig das erste Symptom.

Ernährungstherapie Natriumarme, flüssigkeitsbilanzierte Ernährung.

5.5 Diabetische Nephropathie

Wie bereits besprochen (vgl. Kap. 4.3) sind etwa 30% aller dialysepflichtigen Patienten chronisch niereninsuffiziente Diabetiker. Rund 50% aller Typ-1-Diabetiker entwickeln im Mittel 20 Jahre nach Diagnosestellung eine Niereninsuffizienz auf dem Boden einer diabetischen Nephropathie [14]. Die diabetische Nephropathie durchläuft verschiedene Phasen bis zum Endstadium der dialysepflichtigen Niereninsuffizienz. Mit regelmäßigen Kontrolluntersuchungen sowohl beim Typ-1- als auch Typ-2-Diabetiker (Nachweis einer Mikroalbuminurie, Augenhintergrundkontrolle, Lipidstatus, Blutdruck etc.) ist eine Früherkennung der Nephropathie möglich. Die Progression wird wesentlich durch eine Hyperglykämie gefördert. Studien haben belegt, dass eine Optimierung der Blutglucosekonzentration die Entstehung der Mikroalbuminurie und deren Übergang in die Proteinurie deutlich verzögert. Eine weitere wichtige Maßnahme, um das Fortschreiten der diabetischen Nephropathie zu verzögern, ist die Therapie des sich früh einstellenden Bluthochdruckes.

Wird eine Mikroalbuminurie diagnostiziert, so sollte ab diesem Zeitpunkt darauf geachtet werden, dass die üblichen Empfehlungen von 0,8 g Eiweiß pro Kilogramm Körpergewicht nicht überschritten werden. Bei Einschränkung der Nierenfunktion (Serum-Kreatinin > 1,5 mg/dl) sollte eine Eiweißreduktion auf 0,6 g pro Kilogramm Körpergewicht erfolgen. Bei deutlicher Reduktion der Proteinzufuhr ist zur Vermeidung einer Katabolie auf eine ausreichende Energiezufuhr zu achten. In Langzeitstudien konnte nachgewiesen werden, dass auch bei fortgeschrittener Niereninsuffizienz die Progression der Nierenschädigung durch konsequentes Einhalten einer eiweißreduzierten Diät verzögert werden kann.

5.6 Hyperlipoproteinämie, Hyperhomocysteinämie und Defizit an Antioxidantien

Die kardiovaskuläre Mortalität bei chronischer Niereninsuffizienz ist gesteigert. Dies gilt insbesondere für Hämodialysepatienten, deren Mortalität als Folge kardiovaskulärer Erkrankungen je nach Statistik fünf- bis zwanzigmal über der der Durchschnittsbevölkerung liegt. Durch Reduktion von Risikofaktoren, wie Hyperlipoproteinämie, Hyperhomocysteinämie, oxidativem Stress etc., muss versucht werden, das Risiko zu minimieren.

Hyperlipoproteinämien (vgl. Kap. 4.5) finden sich häufig bei akutem und chronischem Nierenversagen, nach Nierentransplantationen und beim nephrotischen Syndrom.

Eine wesentliche **Ursache** ist eine Beeinflussung des Lipoproteinabbaus durch Hemmung des Lipoproteinlipasesystems.

Die Lipoproteine sind pathologisch zusammengesetzt. Der Triglyceridgehalt der LDL und VLDL ist erhöht, der Cholesterinanteil der HDL vermindert.

Die Hemmung des Lipoproteinabbaus hat eine Zunahme der Triglyceridkonzentration im Plasma zur Folge. Es überwiegen deshalb Hyperlipoproteinämien vom Typ IV [22].

Von prognostischer und folglich praktischer Bedeutung sind Fettstoffwechselstörungen besonders bei Patienten mit dialysepflichtiger Niereninsuffizienz, bei denen sich in der Mehrzahl eine Hyperlipidämie findet.

Neben den üblichen diätetischen Maßnahmen bei Hyperlipoproteinämien (vgl. Kap. 4.5) haben sich Fette, reich an **ω-3-Fettsäuren** (Fischöl) bewährt.

Neben dem Effekt auf die Hypertriglyzeridämie haben diese mehrfach ungesättigten Fettsäuren eine positive Wirkung auf den Blutdruck und die Fließeigenschaften des Blutes. Unter Gabe von Fischölkapseln kam es bei Patienten mit chronischer Hämodialyse sowohl zu signifikanten Senkungen des systolischen und diastolischen Blutdrucks als auch der Gesamtcholesterin- und Triglyceridkonzentration im Serum [18, 42]. Zu Hyperlipoproteinämie nach Nierentransplantation siehe Kapitel 19.2.

Ein weiterer, die Arteriosklerose begünstigender Risikofaktor bei chronischer Niereninsuffizienz ist die **Hyperhomocysteinämie**. Die toxische Aminosäure Homocystein (vgl. Kap. 1.7.2 und 4.5) wird glomerulär filtriert, im Tubulussystem rückresorbiert und anschließend im Nierenparenchym abgebaut [5]. Unter der Hämodialyse kommt es weiterhin zu einer Erniedrigung der Folsäurekonzentration im Plasma, wodurch zusätzlich zum verminderten Abbau auch die Synthese an Homocystein gesteigert wird. Es ist eine Supplementierung der Vitamine Folsäure, B_6 und B_{12} angezeigt.

In einer prospektiven Studie konnte bei Dialysepatienten mit präexistenter kardiovaskulärer Erkrankung unter täglicher Gabe von 800 IU Vitamin E pro Tag im Vergleich zu einer Placebogruppe die Rate an Herzinfarkten signifikant gesenkt werden. Die mittlere Therapiedauer betrug 519 Tage [4].

5.7 Akutes Nierenversagen

Entwickelt sich innerhalb von Stunden oder wenigen Tagen eine Anurie (24-Stunden-Harnmenge weniger als 100 ml) oder eine Oligurie (24-Stunden-Harnmenge weniger als 400 ml) mit nachfolgender Urämie, so spricht man von einem **akuten Nierenversagen**. Die morphologischen oder funktionellen Veränderungen, die zum Nierenversagen führen, sind voll **reversibel**.

Ursache des akuten Nierenversagens ist ein rascher Abfall der glomerulären Filtrationsrate mit Rückgang der Harnmenge (Oligo- bis Anurie). Es folgt ein Anstieg harnpflichtiger Substanzen im Blut.

Man unterscheidet ein prärenales akutes Nierenversagen als Folge eines Volumenmangels (Blutung, Flüssigkeitsverlust etc.), eines Blutdruckabfalles oder toxischer Schäden (Schwermetalle, pflanzliche und tierische Toxine, wie beispielsweise EHEC [vgl. Kap. 3.4.1] oder Pilztoxine, nephrotoxische Pharmaka) und ein renales bzw. postrenales Nierenversagen.

Während der Zeit der Diureseeinschränkung von 2–3 Wochen ist eine **Dialysebehandlung** erforderlich. Auf die Phase der An- bzw. Oligurie folgt eine Phase der Polyurie mit täglichen Harnmengen von mehreren Litern. Nach etwa einem halben Jahr hat sich im Allgemeinen die Nierenfunktion normalisiert.

Die **metabolischen Störungen** bei akutem Nierenversagen werden von der die Funktionsstörungen auslösenden Grundkrankheit erheblich mitbestimmt. Im Vordergrund steht ein **gesteigerter Proteinkatabolismus** mit vermehrter Aminosäurefreisetzung aus der Skelettmuskulatur und **gesteigerter Gluconeogenese**. Als Folge einer peripheren Insulinresistenz und gesteigerten Gluconeogenese kommt es zur Hyperglykämie.

Ernährungstherapie Die Prognose des akuten Nierenversagens ist bei der sehr heterogenen Ätiologie unterschiedlich. Sie kann in erheblichem Maße durch eine optimale **Deckung des Bedarfs an Energie** und **essentiellen Aminosäuren** verbessert werden. Nach bisher in der Literatur mitgeteilten Studien sinkt die Letalität von 64 % unter ausschließlicher Gabe von Glucose auf im Mittel 42 % unter einer kompletten parenteralen Ernährung.
Patienten mit komplikationslosem Verlauf und normalem Ernährungsstatus, die voraussichtlich binnen 5 Tagen zu einer normalen Ernährung zurückkehren können, benötigen keine spezielle Ernährungstherapie. Bei Vorliegen einer **Mangelernährung** muss jedoch frühzeitig mit einer Ernährungstherapie begonnen werden.

> Um die Funktion des Gastrointestinaltrakts zu erhalten, sollte immer dann, wenn es die klinische Situation erlaubt, enteral ernährt werden [12].

5.8 Chronische Niereninsuffizienz*

Ein **fortschreitender Untergang von Nierengewebe** führt zur chronischen Niereninsuffizienz.

Folge ist ein Anstieg harnpflichtiger Substanzen, insbesondere von Harnstoff, Harnsäure und Kreatinin im Serum. Zusätzlich entwickelt sich eine metabolische Azidose, da die Fähigkeit der Niere, Wasserstoffionen auszuscheiden, abnimmt.

Während des ersten Stadiums, der sog. **vollen Kompensation**, kommt es trotz erheblicher Einschränkungen der Organfunktion bei normaler Eiweißzufuhr zu keinem Anstieg harnpflichtiger Substanzen im Serum.

* Dialysepatienten Deutschlands e.V., Bundesverband, Weberstraße 2, 55130 Mainz.

Steigen Harnstoff- und Kreatininkonzentration im Serum an, ohne dass es hierdurch zu Intoxikationserscheinungen kommt, spricht man von der **kompensierten Retention**.

Erst ab einer Harnstoffkonzentration von etwa 150 mg/dl, wobei sich Appetitlosigkeit und gastrointestinale Beschwerden einstellen, spricht man von der Präurämie, die bei einem weiteren Fortschreiten der Insuffizienz in die **Urämie** übergeht.

Das Ausmaß urämischer Symptome und der Zeitpunkt ihrer Manifestation korrelieren nur locker mit der Harnstoff- und Kreatininkonzentration im Serum. Die urämischen Symptome werden nicht durch diese beiden, sondern durch andere, **beim Eiweißabbau anfallende Substanzen** wie Guanidinessigsäure, Methylguanidin, Phenolderivate, mittelmolekulare, nicht näher identifizierte Peptide etc. ausgelöst.

Erhöhte Eiweißaufnahme und hierdurch bedingte vermehrte Produktion harnpflichtiger Substanzen oder unzureichende Wasserzufuhr, die einen Rückgang der Ausscheidung harnpflichtiger Substanzen zur Folge hat, können zu einem Anstieg dieser Stoffe im Serum und folglich zum Übergang vom Stadium der Kompensation in die **Dekompensation** führen.

Die **klinischen Symptome** des Endstadiums der Niereninsuffizienz, der Urämie, sind:
- entzündlich-toxische Schädigungen der Magen-Darm-Schleimhaut, sog. urämische Gastritis und Enteritis, die mit Erbrechen, Übelkeit und Diarrhö einhergehen,
- Störungen des Zentralnervensystems mit Krampfneigung und psychischen Veränderungen,
- Blutarmut infolge toxischer Schädigung des Knochenmarks,
- entzündliche Veränderungen am Herzen (Perikarditis, Kardiomyopathie),
- entzündliche Veränderungen der Haut,
- starker Juckreiz,
- gestörte Wundheilung,
- Störungen der Funktion endokriner Drüsen (sekundärer Hyperparathyreoidismus, sekundärer Hyperaldosteronismus etc.),
- Atrophie der Skelettmuskulatur,
- Störungen des Arzneimittelstoffwechsels, die eine Änderung in der Dosierung verschiedener Medikamente erforderlich machen, und viele andere mehr.

Gelingt es nicht, die Konzentration harnpflichtiger Substanzen im Serum durch Diät, Diuresesteigerung oder künstliche Niere (Dialyse) zu senken, so kommt es zum Tod im **Coma uraemicum.**

Eine weitere Möglichkeit der Therapie ist die **Nierentransplantation,** die Übertragung einer gesunden menschlichen Niere (vgl. Kap. 19).

Nach Untersuchungen von Brenner u. Mitarb. [7] hat die **Höhe der Eiweißzufuhr** mit der Nahrung einen Einfluss auf das Fortschreiten von chronischen Nierenerkrankungen und ist mitverantwortlich für die sich mit zunehmendem Lebensalter entwickelnde Glomerulosklerose und die hierdurch bedingte Abnahme der glomerulären Filtration.

Nach proteinreicher Ernährung steigen die renale Durchblutung und die glomeruläre Filtration an. Diese Fähigkeit der Niere zur **kurzfristigen Funktionssteigerung** wird mit dem in entwicklungsgeschichtlich früher Zeit phasenweise hohen Proteinverzehr erklärt. Die Niere kann ihre Funktion unter hoher Proteinzufuhr steigern, um die vermehrt anfallenden harnpflichtigen Substanzen zu eliminieren.

Während früher, bevor der Mensch systematisch Ackerbau und Viehzucht betrieb, auf eine Phase hoher in aller Regel eine Phase mit nur geringer Eiweißzufuhr folgte, liegt die Proteinaufnahme derzeit in den westlichen Industrieländern konstant hoch, meist beträgt sie mehr als 100 g/Tag.

Die hierdurch bedingte **permanente Stimulation** der Niere zu einer Höchstleistung soll – hierfür sprechen auch Ergebnisse tierexperimenteller Untersuchungen – den Verlauf chronischer Nierenerkrankungen und die Entwicklung einer Glomerulosklerose negativ beeinflussen.

Wie die durch proteinreiche Ernährung induzierte Hyperfiltration der Niere zustande kommt, ist weitgehend unbekannt. Für eine die Hyperfiltration begünstigende Wirkung spezieller Aminosäuren spricht die Tatsache, dass die Progredienz der Niereninsuffizienz unter **vegetarischem Protein** weniger ausgeprägt ist als unter dem Verzehr von tierischem Protein.

Beide Proteine unterscheiden sich im Wesentlichen durch einen **geringeren Gehalt** pflanzlicher Eiweiße **an Glycin, Arginin, Phenylalanin** und **Methionin** (Lit. bei [15]).

Bei der Ernährung Niereninsuffizienter muss berücksichtigt werden, dass die Bedarfsdeckung mit **Histidin** unzureichend sein kann. Diese Aminosäure ist im frühen Kindesalter essentiell, während der gesunde Erwachsene sie in begrenztem Umfang synthetisieren kann, sodass sie für diese Lebensphase als **semiessentiell** anzusehen ist.

Bei niereninsuffizienten Patienten werden signifikant erniedrigte Plasmakonzentrationen von Histidin gemessen, die durch diätetische Maßnahmen und den Aminosäureverlust bei der Dialyse noch verstärkt werden können. Insbesondere bei chronisch niereninsuffizienten Kindern wurden erhebliche **Histidindefizite** gemessen.

Wird die Aminosäure Histidin Hämodialysepatienten zusätzlich zur Kost in Form von Tabletten verabreicht, so kommt es zu einem Anstieg der Histidinkonzentration im Serum und einem Anstieg der Konzentration an Hämoglobin, Transferrin, Ferritin, Präalbumin etc. [29].

Bei der 2- bis 3-mal pro Woche während mehrerer Stunden durchgeführten Dialyse kann die beim Gesunden kontinuierliche Funktion der Niere, d.h. Regulation der Plasmakonzentration an Elektrolyten und harnpflichtigen Substanzen, des Wasser- und Säure-Basen-Haushaltes etc., nicht in vollem Umfange normalisiert werden.

> Während der Behandlung sowohl mit intermittierender Hämodialyse als auch mit Peritonealdialyse (CAPD = continuous ambulatory peritoneal dialysis) treten nicht nur harnpflichtige Substanzen in das Waschwasser über, sondern auch solche, deren **Entfernung aus dem Blut nicht erwünscht** ist.

Dies gilt insbesondere für Elektrolyte und Aminosäuren, in geringem Ausmaß auch für wasserlösliche Vitamine.

Dem Körper werden während einer zehnstündigen Dialyse etwa 10 g Aminosäuren entzogen.

Ernährungstherapie bei nichtdialysepflichtiger und dialysepflichtiger Niereninsuffizienz Bevor die Kliniker definierte Kenntnisse über Histologie und Pathophysiologie der Niere hatten, war – ähnlich wie bei vielen anderen Erkrankungen – das Schonprinzip die Grundlage der Nierendiät. Da Harnstoff und Kochsalz neben Wasser die mengenmäßig an der Spitze stehenden Bestandteile des Harns sind, glaubte man, das kranke Organ durch eine Reduktion der Wasser-, Eiweiß- und Kochsalzzufuhr zu schonen und den Heilungsprozess so fördern zu können.

Heute ist bekannt, dass Wasser, Harnstoff und Natrium glomerulär filtriert werden und dass die Filtration lediglich vom hydrostatischen Druck in den Glomerulumkapillaren abhängig ist, ohne dass hierbei aktive energieverbrauchende Sekretionsvorgänge ablaufen.

Eine pauschale Kochsalz- und Eiweißrestriktion bei Nierenerkrankungen unter der Vorstellung, hierdurch das Organ zu schonen, entbehrte zur damaligen Zeit einer exakten Grundlage und basierte nicht auf entsprechenden Kenntnissen der

Pathophysiologie. Neuere Untersuchungen haben jedoch gezeigt, dass durch **Eiweißrestriktion** das Fortschreiten chronischer Nierenerkrankungen verzögert wird.

Ziel ernährungstherapeutischer Maßnahmen bei Nierenerkrankungen ist es, die Bildung von harnpflichtigen Substanzen und Urämietoxinen zu minimieren, eine Mangelernährung zu vermeiden und dem Fortschreiten der Nierenerkrankung und ihren Folgekrankheiten entgegenzuwirken.

Eiweißzufuhr

Bereits vor über 70 Jahren wurde von Volhard darauf hingewiesen, dass der Verlauf einer chronischen Niereninsuffizienz durch eine **Reduktion der Eiweißzufuhr** auf 20–30 g/Tag bei ausreichender Deckung des Energiebedarfs positiv beeinflusst wird.

Ausgehend von den bereits genannten Befunden von Brenner u. Mitarb. [7] wurde in einer Reihe von Therapiestudien überprüft, ob mit Hilfe einer Eiweißrestriktion der **Verlauf einer chronischen Niereninsuffizienz** positiv beeinflusst werden kann.

Die Mehrzahl der älteren prospektiven Studien bestätigen den protektiven Einfluss einer Eiweißrestriktion, während neuere Studien den Effekt nicht bzw. nur partiell bestätigen konnten. Als Gründe für die Diskrepanz in den Studienergebnissen werden methodische Unzulänglichkeiten, insbesondere das nicht korrekte Einhalten der verordneten Proteinmenge angegeben.

So konnte durch Verringerung der Proteinzufuhr auf 0,6 g/kg Körpergewicht und bei bereits höhergradig eingeschränkter Funktion auf 0,4 g/kg Körpergewicht in Form einer **laktovegetabilen Kost** während zwei Jahren an einem Kollektiv von 228 Kranken überwiegend mit einer chronischen Glomerulonephritis im Vergleich zur Kontrollgruppe ein signifikant geringerer Funktionsverlust nachgewiesen werden. Entsprechende Befunde wurden auch an Kindern mit fortgeschrittener chronischer Niereninsuffizienz unterschiedlicher Ätiologie erhoben [8, 34].

In einer prospektiven Studie an Typ-I-Diabetikern mit diabetischer Nephropathie und einer Einschränkung des Glomerulumfiltrats auf ein Drittel bis ein Zehntel der Norm kam es unter konventioneller Ernährung nach Umstellung auf eine im Eiweißgehalt stark reduzierte und zur Deckung des Bedarfs an essentiellen Aminosäuren gezielt supplementierte Kost zu keinem weiteren Fortschreiten der Niereninsuffizienz [15]. Auch andere Autoren konnten den positiven Effekt einer Eiweißrestriktion bei diabetischer Nephropathie bestätigen.

Wie bereits besprochen, scheinen **pflanzliche Proteine** aufgrund ihres Aminosäuremusters tierischem Protein überlegen zu sein.

Von manchen Untersuchern wird darauf hingewiesen, dass es bei einer Empfehlung, die Proteinzufuhr auf 0,4–0,6 g/kg Körpergewicht zu reduzieren, zu einer **Proteinmangelversorgung** kommen kann und die Ernährungsumstellung oft eine unzureichende Deckung des Energiebedarfs mit Abnahme des Körpergewichts zur Folge hat (Lit. bei [32]).

Die Gefahr einer Mangelernährung kann wesentlich durch das bei chronischer Niereninsuffizienz **herabgesetzte Geruchsempfinden** begünstigt werden. Diese Beeinträchtigung, die sich bereits bei geringer Funktionseinschränkung der Niere, aber insbesondere ab einer Kreatinin-Clearance von weniger als 50 ml/min. nachweisen lässt, wird in der Praxis wenig bedacht [17].

Derzeit wird für Patienten mit nichtdialysepflichtiger chronischer Niereninsuffizienz bei einem Glomerulumfiltrat von < 25 ml/Min. dann, wenn der Energiebedarf optimal gedeckt ist, eine proteinreduzierte Kost mit 0,6 g Protein pro Kilogramm Körpergewicht empfohlen. Metaanalysen von Langzeitstudien belegen, dass unter einer solchen proteinreduzierten Ernährung, die gleichzeitig mit einer reduzierten Phosphatzufuhr einhergeht, das Fortschreiten der Niereninsuffizienz deutlich verlangsamt wird. Obwohl belegt werden konnte, dass bei einer Proteinzufuhr von 0,75 g/kg Körpergewicht täglich die Erkrankung schneller fortschreitet, sollte diese höhere Proteinzufuhr dann akzeptiert werden, wenn der Patient nicht in der Lage ist, die optimale Proteinrestriktion zu realisieren und die Gefahr besteht, dass hierdurch keine ausreichende Energiezufuhr garantiert werden kann [26].

Ist eine chronische Hämodialyse erforderlich, so muss, um den Bedarf an Aminosäuren optimal zu decken, die Proteinzufuhr 1,2 g/kg Körpergewicht und bei chronischer Peritonealdialyse 1,2-1,3 g/kg Körpergewicht täglich betragen. Mindestens 50% des Proteins sollten biologisch hochwertig sein. Wie bereits erwähnt, ist eine Grundvoraussetzung für das Praktizieren und den Erfolg einer proteinreduzierten Diät die optimale Deckung des Energiebedarfes. Empfohlen werden 35 kcal/kg Körpergewicht bis zum 60. und 30–35 kcal/kg Körpergewicht ab dem 60. Lebensjahr. Die gleiche Energiezufuhr wird für chronisch niereninsuffiziente Patienten im Prädialysestadium empfohlen [26].

Bei chronischer Niereninsuffizienz lassen sich erhebliche **Störungen des Aminosäurestoffwechsels** nachweisen, die wahrscheinlich für eine Reihe pathologischer Stoffwechselvorgänge und klinischer Symptome mitverantwortlich sind. Dies gilt z. B. für

- die Bildung toxischer Substanzen,
- die negative Stickstoffbilanz,
- den Verlust von Skelettmuskulatur,
- die Enzephalopathie,
- Störungen des Kohlenhydratstoffwechsels etc.

Da es bei der Niereninsuffizienz in erster Linie zur Retention der beim Eiweißabbau anfallenden harnpflichtigen Substanzen kommt, muss – wie bereits besprochen – die Eiweißzufuhr mit der Nahrung dem Grad der verbliebenen **Restfunktion der Nieren** angepasst werden, wenn ein Ansteigen der Konzentration harnpflichtiger Substanzen auf wesentlich über der Norm liegende Werte verhindert werden soll.

Abbildung 5-1 demonstriert, dass bei jedem Grad der Nierenfunktionseinschränkung die Höhe der **Harnstoff-Stickstoff-Konzentration im Serum** als Maß für die Konzentration harnpflichtiger Substanzen abhängig ist von der Menge des zugeführten Nahrungseiweißes.

Die Abszisse zeigt als Maß für die Nierenfunktion die mit der Inulinclearance gemessene glomeruläre Filtrationsrate (oben) bzw. die glomeruläre Filtration in Prozent der Norm (unten), und die Ordinate die Harnstoff-Stickstoff-Konzentration im Serum.

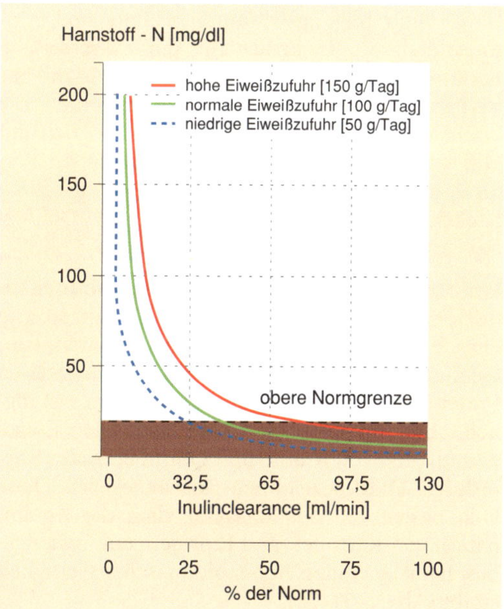

Abb. 5-1 Das Verhalten der Harnstoff-Stickstoff-Konzentration im Serum in Abhängigkeit von der Nierenfunktion bei unterschiedlich hoher Eiweißaufnahme.

Eine im Normbereich liegende Konzentration an Harnstoff-Stickstoff lässt sich mit einer proteinarmen Diät (50 g/Tag) trotz einer Einschränkung der glomerulären Filtration auf etwa 25% noch erreichen, während eine eiweißreiche Kost (150 g/Tag) bereits bei einer glomerulären Filtration von weniger als 60% einen Anstieg der Harnstoff-Stickstoff-Konzentration über die Norm zur Folge hat.

Ab einer Serumharnstoffkonzentration von etwa 150 mg/dl, d. h., ab dem Stadium der Präurämie ist mit Beschwerden zu rechnen. Ab diesem Stadium muss die Eiweißzufuhr reduziert werden.

Die Erfahrung hat jedoch gezeigt, dass man bereits bei einer **Harnstoffkonzentration** von etwa **100 mg/dl** die Eiweißzufuhr reduzieren soll, um einen Anstieg in den Bereich zu vermeiden, in dem gastrointestinale Erscheinungen etc. auftreten können. Dies lässt sich mit einer **täglichen Eiweißzufuhr von 35–40 g,** das entspricht etwa 0,5–0,6 g/kg Körpergewicht, erreichen.

Ab einer Harnstoffkonzentration im Serum von mehr als 150 mg/dl muss die Eiweißaufnahme auf jeden Fall beschränkt werden, da sonst der Übergang in die Urämie droht.

Die Substanzen, durch die der Vergiftungszustand der Urämie ausgelöst wird **(Urämietoxine)** sind im Einzelnen nicht genau bekannt (vgl. Kap. 5.7). Kreatinin, Harnstoff und Harnsäure, deren Konzentrationen im Serum dazu dienen, das Ausmaß der Niereninsuffizienz quantitativ zu erfassen, sind weitgehend untoxisch.

Die Bildung von Urämietoxinen wird durch **Reduktion der Eiweißzufuhr** verringert. Unterschreitet man die genannte Eiweißmenge jedoch über längere Zeit, so ist eine ausreichende Deckung des Proteinbedarfs nicht mehr gewährleistet, wenn man sich nicht besonderer diätetischer Maßnahmen und ausgesuchter, **biologisch hochwertiger Proteinträger** bedient.

Nach der Definition von Thomas (1909) gibt die **biologische Wertigkeit des Eiweißes** an, wie viele Teile Körperstickstoff durch 100 Teile Nahrungsstickstoff vertreten werden können.

Gewöhnlich bezieht man sich auf **Vollei als Bezugsprotein** und definiert wie folgt: Die biologische Wertigkeit ist die reziproke Zahl des Minimalbedarfs bei ausgeglichener Bilanz, verglichen mit der Wertigkeit von Vollei, die gleich 100 gesetzt wird.

Tabelle 5-1 gibt eine Zusammenstellung der biologischen Wertigkeit von Proteinen und Proteingemischen, die in der menschlichen Ernährung häufig vorkommen.

Tabelle 5-1 Biologische Wertigkeit von Proteinen und Proteingemischen beim Menschen (Jekat, Kofrányi, zit. nach [27]).

Vollei und Kartoffel	(35%/65%)	137
Vollei und Milch	(71%/29%)	122
Vollei und Weizen	(68%/32%)	118
Bohnen und Mais	(52%/48%)	101
Vollei		100
Kartoffel		90–100
Kuhmilch		84–88
Rindfleisch		83–92
Edamer Käse		85
Schweizer Käse		84
Soja		84
Reis		83
Roggenmehl		76–83
Grünalgen		81
Mais		72–76
Bohnen		73
Weizenmehl		59

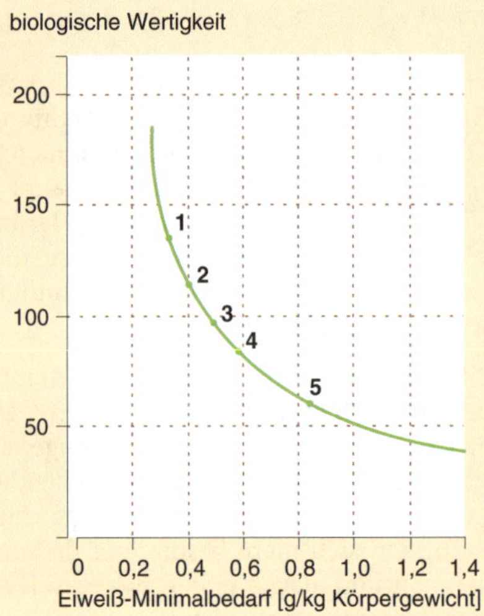

Nahrungsmittel	biologische Wertigkeit	Minimalbedarf Erwachsener [g/kg KG/Tag]	[g/70 kg KG/Tag]
Kartoffel – Ei	137	0,36	25
Vollei – Weizen	118	0,42	29,5
Vollei	100	0,50	35
Reis	83	0,60	42
Weizen	59	0,86	60

Abb. 5-2 Biologische Wertigkeit und Eiweiß-Minimalbedarf (nach [23]). Nach der Graphik lässt sich der Minimalbedarf eines Erwachsenen von 70 kg berechnen (siehe tabellarische Aufstellung).

Eine Erklärung zur zweiten Definition findet sich in Abbildung 5-2. Hieraus ist ersichtlich, dass die biologische Wertigkeit eines Proteins umso höher liegt, je geringer die Proteinmenge pro kg Körpergewicht ist, mit der noch eine ausgeglichene Stickstoffbilanz aufrechtzuerhalten ist.

Wird der Eiweißbedarf mit **Protein niedriger biologischer Wertigkeit** gedeckt, so müssen vergleichsweise große Mengen an Eiweiß verzehrt werden, was wiederum einem **hohen Anfall an toxischen Eiweißabbauprodukten** gleichkommt.

So ist bei ausgeglichener Stickstoffbilanz eine Reduktion der Eiweißzufuhr unter 35–40 g täglich möglich, wenn nach dem Vorschlag von Giovannetti und Maggiore einer weitgehend eiweißfreien, den Kalorienbedarf deckenden Grundkost eine geringe Menge eines Proteins mit sehr hoher biologischer Wertigkeit zur Deckung des Bedarfs an essentiellen Aminosäuren zugesetzt wird (**selektiv-proteinarme Diät**) [16].

Hiermit werden dem Organismus die für die Proteinsynthese erforderlichen **Aminosäuren in einer optimalen Relation** angeboten, sodass nur ein sehr geringer Teil abgebaut wird.

Eine wichtige Voraussetzung dafür, dass keine Aminosäuren zur Energiegewinnung abgebaut werden, ist eine ausreichende Deckung des Energiebedarfs durch Fett und Kohlenhydrate.

Bevor Blutreinigungsverfahren (Hämo- und Peritonealdialyse) als Ersatz für die exkretorische Funktion der Niere in ausreichender Zahl zur Verfügung standen, musste versucht werden, die urämische Intoxikation so lange als möglich mit Hilfe selektiv proteinarmer Kostformen zu verhindern. Nachdem heute die Dialysebehandlung flächendeckend möglich ist, haben diese Diätformen an praktischer Bedeutung verloren.

Während die genannten italienischen Autoren eine den Essgewohnheiten ihres Landes angepasste Diät, bestehend aus eiweißarmen Teigwaren, Fett, Gemüse und als Quelle biologisch hochwertigen Proteins zwei Hühnereiern (12–16 g Eiweiß) täglich, empfahlen, wurde für die deutschen Essgewohnheiten von Kluthe und Quirin eine als „**Kartoffel-Ei-Diät**“ bezeichnete Kost angegeben. Diese Diät basiert auf der Tatsache, dass die Kombination von Kartoffel- und Eiprotein ein Eiweißgemisch mit besonders hoher biologischer Wertigkeit ergibt (Abb. 5-3) [25].

Inwieweit der Proteinbedarf des Körpers durch ein bestimmtes Eiweiß bzw. Eiweißgemisch gedeckt wird, lässt sich mit Hilfe der **Stickstoffbi-**

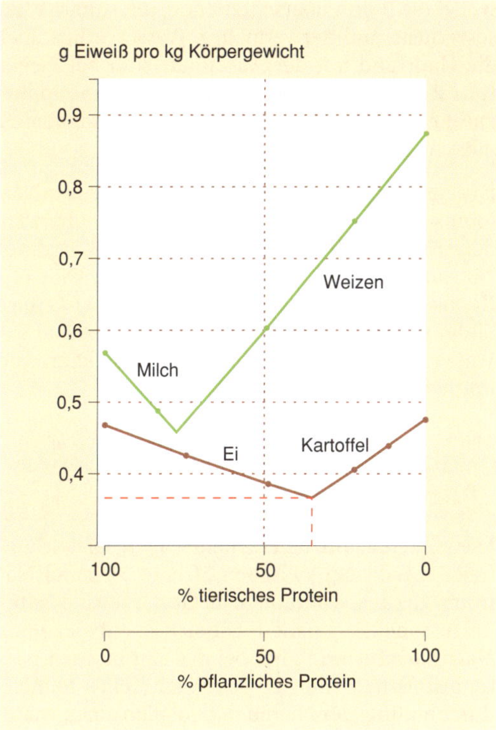

Abb. 5-3 Ermittlung des Minimalbedarfs an Protein beim Menschen. Alleinige Eiweißquelle sind Ei- und Kartoffel- bzw. Milch- und Weizeneiweiß (nach [27]). Aus den dargestellten Messwerten ergibt sich: Die geringste, zur Aufrechterhaltung einer ausgeglichenen Stickstoffbilanz erforderliche Menge an Ei- und Kartoffelprotein von 0,35 g/kg Körpergewicht wird bei einer Mischung von 35% Ei- und 65% Kartoffelprotein erreicht.

lanz ermitteln. Aufgenommene Stickstoffmenge minus der mit dem Stuhl und Urin ausgeschiedenen Stickstoffmenge ergibt die Stickstoffbilanz.

Wird mehr Stickstoff ausgeschieden als aufgenommen, so ist die **Bilanz negativ**, d.h., es wird **körpereigenes Eiweiß abgebaut**.

Liegt die aufgenommene Stickstoffmenge über der ausgeschiedenen, so ist die **Bilanz positiv**, was gleichbedeutend ist mit einer **Eiweißneubildung im Organismus**. Befinden sich Stickstoffzufuhr und -ausscheidung in einem Gleichgewicht, so ist die Differenz gleich Null, d.h., die Bilanz ist ausgeglichen.

> Eine ausgeglichene Stickstoffbilanz ist bei niereninsuffizienten Patienten anzustreben.

Die Eiweißmenge, mit der eine ausgeglichene Stickstoffbilanz erreicht werden kann, hängt von der **Aminosäurezusammensetzung des Nahrungseiweißes** ab. Je mehr Qualität und Quantität der Aminosäuren im Nahrungseiweiß optimale Voraussetzungen für die Synthese körpereigenen Proteins bieten, umso geringer wird die Eiweißmenge sein, mit der sich eine ausgeglichene Stickstoffbilanz erzielen lässt.

> Das bedeutet, die Proteinmenge, mit der sich eine ausgeglichene Stickstoffbilanz erzielen lässt, liegt umso niedriger, je höher die biologische Wertigkeit des Nahrungseiweißes ist.

Manche Eiweißgemische haben eine besonders hohe biologische Wertigkeit, d.h., mit einer relativ geringen Menge der Proteinmischung lässt sich eine ausgeglichene Stickstoffbilanz erzielen. Solche **optimalen Kombinationen verschiedener Nahrungseiweiße** bieten sich als Eiweißquelle für die Diät Niereninsuffizienter an, bei denen eine möglichst geringe Gesamtproteinmenge pro Tag gefordert wird.

Abbildung 5-3 zeigt den **günstigen Ergänzungseffekt von tierischen und pflanzlichen Proteinen**. Während auf der Ordinate die Eiweißmenge in g/kg Körpergewicht angegeben ist, mit der sich eine ausgeglichene Bilanz erzielen lässt, kann auf der Abszisse das jeweilige Mischungsverhältnis der beiden Eiweiße abgelesen werden. Das am jeweiligen Schnittpunkt der beiden Geraden auf der Abszisse angegebene Mischungsverhältnis – es beträgt dann, wenn der Proteinbedarf aus Kartoffel- und Eiereiweiß gedeckt wird, 35% Eiereiweiß und 65% Kartoffeleiweiß – gibt den Minimalbedarf an Protein an.

> Aufgrund dieser Untersuchungen ist von allen bisher untersuchten Eiweißmischungen die Kombination von Kartoffel- und Eiereiweiß in einem Verhältnis von 3:2 das Proteingemisch mit der biologisch höchsten Wertigkeit.

Die bereits genannte „Kartoffel-Ei-Diät“ basiert auf dieser Tatsache [25]. Sinkt das Glomerulumfiltrat unter 3–5 ml/min, so ist die **Grenze für den Einsatz** der „Kartoffel-Ei-Diät“ erreicht. Eine Weiterbehandlung kann nun durch Dialyse erfolgen.

Eine weitere Möglichkeit der eiweißarmen Ernährung bei chronischer Niereninsuffizienz stellt die sog. „**Schwedendiät**“ dar. Hierbei handelt es sich nicht, wie bei der beschriebenen „Kartoffel-Ei-Diät“, um eine selektiv-proteinarme Diät, sondern Eiweiß kann innerhalb des erlaubten Bereiches von 20–25 g/Tag frei gewählt werden. Der Patient hat somit die Möglichkeit, Fleisch, Fisch und Wurst in geringen Mengen zu verzehren und damit die Ernährung abwechslungsreicher zu gestalten. Um den Aminosäurebedarf optimal zu decken, müssen pro Tag zusätzlich 6,5 g essentielle Aminosäuren, etwa das 2- bis 3fache des Minimalbedarfes, in Form von Tabletten eingenommen werden [3].

Welcher der beiden Diäten der Vorzug zu geben ist, muss aufgrund der Akzeptanz entschieden werden.

Wichtig ist, wie bereits erwähnt, dass der **Energiebedarf** (ca. 147 kJ/kg KG = 35 kcal/kg KG) vorwiegend durch Kohlenhydrate optimal gedeckt wird. Ist dies nicht der Fall, so werden die auf den Bedarf abgestellten Proteine bzw. Aminosäuren in mehr oder weniger großem Umfang katabolisiert.

Insbesondere das bei niereninsuffizienten **Kindern** oft stark verzögerte **Längenwachstum** ist in erheblichem Maße Folge einer unzureichenden Deckung des Energiebedarfs und der hieraus resultierenden Rückwirkungen auf die Proteinversorgung. Ausreichende Energiezufuhr hat bei einem hohen Prozentsatz der Kinder eine Normalisierung des Längenwachstums zur Folge.

Die Harnstoffkonzentration im Serum kann bei Kranken mit chronischer Niereninsuffizienz auch durch eine **Erhöhung des Ballaststoffanteils** der Kost gesenkt werden. Wahrscheinlich beruht dieser Effekt auf

- einer vermehrten Stickstoffausscheidung mit den Fäzes und
- einer Änderung der Intestinalflora mit geringerer Ammoniakproduktion im Darmlumen [33].

Flüssigkeits- und Elektrolytzufuhr

Die Fähigkeit der Niere, Wasser auszuscheiden, nimmt mit zunehmender Insuffizienz des Organs ab. Wird dieser Tatsache nicht Rechnung getragen, so können sich infolge eines **Wasseraustritts aus der Kapillarstrombahn** schwere Schädigungen in Form eines Hirn- und Lungenödems einstellen.

> Andererseits muss, um eine maximale Ausscheidung harnpflichtiger Substanzen über die Niere zu erreichen, die Wasserzufuhr so hoch wie möglich sein, da eine vermehrte Wasserausscheidung der tubulären Rückresorption harnpflichtiger Substanzen entgegenwirkt.

Die **tägliche Wasserzufuhr** orientiert sich am Verhalten des Körpergewichts und an der pro 24 Stunden produzierten Harnmenge. Es sollte die pro Tag zugeführte Wassermenge die Menge des 24-Stunden-Harns + 500 ml nicht überschreiten, wobei die Norm überschreitende, intestinale Wasserverluste und der vermehrte Wasserverlust über die Haut und mit der Ausatmungsluft bei Fieber (pro Zentigrad Temperatursteigerung eine Mehrzufuhr von 100 ml Wasser) berücksichtigt werden müssen.

Die **Natrium**- und Kaliumzufuhr kann bei der Niereninsuffizienz nicht pauschal gehandhabt werden. Eine natriumarme (3 g Kochsalz = 51 mmol Natrium/Tag) bzw. streng natriumarme Diät (1 g Kochsalz = 17 mmol Natrium/Tag) ist bei Ödembildung und Hypertonie angezeigt. Besteht ein Wasser- und Elektrolytgleichgewicht, so kann eine normal gesalzene Diät gegeben werden.

> Natriumarme Ernährung kann den chronisch Niereninsuffizienten dann, wenn sie unkontrolliert und ohne Indikation gegeben wird, gefährden.

Der Niereninsuffiziente scheidet auch bei natriumfreier Ernährung zwischen 30 und 80 mmol Natrium/Tag aus, während beim Gesunden die Natriumausscheidung sistiert. Die sich so entwickelnde **Natriumverarmung** hat bei der chronischen Niereninsuffizienz eine Hypovolämie, eine Minderdurchblutung der Nieren und folglich einen weiteren Funktionsrückgang des Organs zur Folge.

Der Urämiker ist infolge der stark verminderten Fähigkeit zur Kaliumausscheidung in hohem Maß durch eine **Hyperkaliämie** gefährdet. Besonders kaliumreiche Lebensmittel sind zu meiden. Durch das Weggießen des Kochwassers von Gemüse bzw. das mehrmalige Wässern von Kartoffeln können etwa zwei Drittel des Kaliumgehalts entfernt werden.

Bei zunehmender Verringerung der Nierenfunktion sinkt die Phosphatelimination und es entwickelt sich eine **Hyperphosphatämie.** Die hieraus resultierende Störung des Kalzium-Phosphat-Produkts führt zur Bildung von Kalziumhydrogenphosphat-Komplexen im Serum und zu deren Ablagerung in verschiedenen inneren Organen, Gefäßen und Weichteilen. Die hierdurch bedingte Hypokalzämie führt zu einer vermehrten Parathormonsekretion, was letztlich das Bild des **sekundären Hyperparathyreoidismus** mit renaler Osteodystrophie zur Folge hat [21].

Es ist bekannt, dass es bei fortgeschrittener chronischer Niereninsuffizienz zu einer **bakteriellen Fehlbesiedelung** des Darmes kommt. Hieraus resultieren eine vermehrte Produktion von Urämietoxinen und eine zusätzliche Verschlechterung des Ernährungszustandes (Lit. bei [38]). Es gibt Hinweise darauf, dass durch Gabe probiotischer

Mikroorganismen diese Fehlbesiedelung reduziert werden kann (vgl. Kap. 2.2.3) und sich als Folge die Konzentration an Dimethylamin und Nitrosodimethylamin im Serum verringert sowie der Ernährungszustand der Patienten bessert [38, 13].

Im **Dialysestadium** ist die Gefahr von Elektrolytstörungen besonders groß. Die **Natriumzufuhr** sollte bei der Hämodialyse auf 60–100 mmol/Tag, das entspricht 1,4–2,4 g Natrium bzw. 3,5–6,0 g Kochsalz/Tag, beschränkt werden. Bei der Peritonealdialyse ist eine Natriumrestriktion nicht erforderlich.

Wegen der bereits genannten Gefahr der Hyperkaliämie, muss bei der Hämodialyse die **Kaliumzufuhr** auf 40–60 mmol/Tag (1,6–2,4 g Kalium) reduziert werden. Bei der Peritonealdialyse kann auch die Kaliumzufuhr großzügiger gehandhabt werden

Weiterhin besteht, wie besprochen bei eingeschränkter Nierenfunktion die Gefahr der **Hyperphosphatämie.** Da der im Dialysestadium erforderliche Verzehr von Lebensmitteln reich an Protein mit hoher biologischer Wertigkeit meist mit einer relativ hohen Phosphatzufuhr einhergeht, müssen häufig **phosphatbindende Substanzen** eingesetzt werden, um die Serumphosphatkonzentration nicht über 1,8 mmol/Tag ansteigen zu lassen.

> Nur eiweißreiche Lebensmittel mit hohem Protein- und vergleichsweise niedrigem Phosphatgehalt sollten verzehrt werden.

Ein Maß für die Relation der beiden Nährstoffe zueinander ist der **Phosphor-Eiweiß-Quotient** (mg Phosphor/g Protein). Einen Phosphor-Eiweiß-Quotienten von 8–9 besitzen Münster- und Harzerkäse, Rind-, Schweine- und Hammelfleisch. Der Quotient von Milch beträgt 20, von Emmentalerkäse 22 und von Schmelzkäse 40.

Die **Phosphatzufuhr** mit der Nahrung sollte zwischen 25 und 39 mmol/Tag (0,8–1,2 g/Tag) liegen (Lit. bei [35]).

Eine große Belastung bedeutet in vielen Fällen die **Beschränkung der Flüssigkeitszufuhr** auf maximal 1,5 l/Tag in den Phasen zwischen den Dialysen. Wird mehr Flüssigkeit zugeführt, so verlängert sich die Dialysedauer und in Extremfällen kommt es zu lebensbedrohlichen Lungen- und Hirnödemen. Langfristig wird aufgrund der **Volumenbelastung** die Entwicklung einer Linksherzinsuffizienz begünstigt.

Beobachtet werden muss auch die Versorgung mit **wasserlöslichen Vitaminen**. Zu einer Mangelversorgung kann es kommen, da sie in gleicher Weise wie Aminosäuren in die Dialyseflüssigkeit übertreten. Weitere Gründe für eine Mangelversorgung sind eine unzureichende Zufuhr mit der Nahrung und möglicherweise eine bei der Urämie gestörte Resorption.

Das nicht seltene Defizit an **Folsäure** geht mit einer Erhöhung der Homocysteinkonzentration im Serum einher (vgl. Kap. 1.7.2).

> Zur Sicherung der Bedarfsdeckung empfiehlt sich die Gabe von Polyvitaminpräparaten ohne Zusätze fettlöslicher Vitamine, v.a. **ohne Vitamin A.**

Die an Trägerproteine gebundenen fettlöslichen Vitamine gehen bei der Dialyse nur in unbedeutendem Umfang verloren.

Bei chronischer Niereninsuffizienz finden sich **Störungen des Vitamin-A- und Vitamin-D-Stoffwechsels.**

So ist die Konzentration von retinolbindendem Protein erhöht, wodurch hohe, zu **toxischen** Nebenwirkungen führende **Vitamin-A-Konzentrationen** im Serum begünstigt werden.

Die Konzentration von biologisch aktivem Vitamin D ist hingegen im Serum chronisch Niereninsuffizienter häufig vermindert. Hieraus resultiert die nicht seltene **Osteomalazie**. Ursache ist neben einer möglicherweise nicht optimalen Deckung des Bedarfs mit der Nahrung eine verringerte Umwandlung des 25-Hydroxy-Vitamin D_3 in 1,25-Dihydroxy-Vitamin D_3 in den erkrankten Nieren (vgl. Kap. 1.7). Aber auch die Bildung von 25-Hydroxy-Vitamin D_3 in der Leber ist bei Niereninsuffizienz offenbar vermindert.

5.9 Nierensteine (Nephrolithiasis)

Ursache einer Auskristallisation und damit einer Steinbildung im Nierenbecken können sein:

- eine erhöhte Konzentration zur Steinbildung fähiger Substanzen im Harn,
- eine Änderung des Harn-pH-Wertes,
- Abflussbehinderung,
- Infekte etc.

Die Steine bestehen meist aus Kalziumphosphat, -urat oder -oxalat, wobei Mischformen wie auch vorwiegend aus einer Substanz bestehende Steine gefunden werden. Weiterhin finden sich Zystin-, Struvit- (auch als „infizierte Nierensteine" bezeichnet, da sie als Folge eines Harnwegsinfektes mit ureaseproduzierenden Bakterien entstehen) und Ammoniumuratsteine.

Folgen der Nierensteine sind (abgesehen von Koliken, die dann entstehen, wenn sich kleine Steine im Harnleiter festsetzen) Wandläsionen und Harnstauungen, die bakterielle Infektionen und damit die Pyelonephritis begünstigen.

Die Therapie von Nierensteinen konnte durch Entwicklung neuer endoskopischer Verfahren und der Lithotripsie in den letzten zwei Jahrzehnten erheblich verbessert werden. Erweitert hat sich auch die Kenntnis über die dem Steinleiden zugrunde liegenden metabolischen Störungen, sodass nach Steinentfernung eine konsequente Rezidivprophylaxe möglich ist. Hierbei kommt der Ernährung eine zentrale Bedeutung zu.

Flüssigkeitszufuhr

Nierensteine entwickeln sich in **Notzeiten** seltener als zu Zeiten mit ausreichender Ernährung, wie die Beobachtungen während des letzten Krieges, der Nachkriegszeit und der anschließenden Phase mit ausreichender Ernährung erneut bewiesen haben. Diese Beziehung zwischen Ernährung und Steinbildung kommt möglicherweise dadurch zustande, dass in Notzeiten die Menge an aufgenommenem Wasser im Vergleich zu der Menge an auszuscheidenden gelösten Harnbestandteilen sehr groß ist.

Bereits Hippokrates war bekannt, dass eine große tägliche Harnmenge der Nierensteinbildung entgegenwirkt.

Bei Nierensteinkranken muss die **Flüssigkeitszufuhr** so bemessen sein, dass mindestens 1,5–2 l, wenn möglich 2,5 l Harn täglich ausgeschieden werden. Hiermit wird eine Verdünnung der steinbildenden Substanzen im Harn erreicht. Zystinsteinpatienten sollten ein tägliches Harnvolumen von mindestens 3,5 l erreichen.

Die **Löslichkeit lithogener Harnbestandteile** ist nicht nur vom Harnvolumen, sondern in hohem Maße auch vom pH-Wert und von inhibitorischen Substanzen abhängig. Diese Faktoren werden von der **Art der Getränke** bestimmt, sodass im Rahmen der Rezidivprophylaxe auch darauf zu achten ist.

Harnneutrale Getränke haben keinen messbaren Einfluss auf den Harn-pH-Wert:
- Leitungswasser,
- bikarbonat- und mineralstoffarme Mineralwässer,
- Früchtetees etc.

Getränke dieser Art kommen unabhängig von der Steinzusammensetzung zur Harndilution zur Anwendung.

Harnalkalisierende Getränke, hierzu zählen insbesondere bikarbonatreiche Mineralwässer und Zitrussäfte, sind bei rezidivierenden Kalziumoxalat- und Harnsäuresteinen angezeigt (Lit. bei [39]).

Harnsäuernde Getränke sind sulfatreiche und hydrogenkarbonatarme Mineralwässer sowie Preiselbeersaft. Sie sind indiziert bei Kalziumphosphat- und Struvitsteinpatienten.

Ungeeignete Getränke für alle Harnsteinpatienten sind alkoholische Getränke, insbesondere Bier und Wein, zuckerhaltige Erfrischungs- und Colagetränke, koffeinhaltiger Kaffee und schwarzer Tee.

Kalziumzufuhr

Eine zentrale Bedeutung kommt der **Kalziumausscheidung** mit dem Harn zu, da Kalzium wesentlicher Bestandteil der Oxalat- und Phosphatsteine ist. Zu einer **erhöhten Urinkonzentration** an Kalzium kommt es bei
- Hyperparathyreoidismus,
- Vitamin-D-Überdosierung,
- körperlicher Inaktivität und dadurch bedingter Mobilisation von Kalzium im Knochen.

Patienten mit idiopathischer Urolithiasis haben bei normaler Kalziumzufuhr mit der Nahrung in 40–60 % eine über der Norm liegende Harn-Kalzium-Ausscheidung (normal bis 300 mg/Tag).

Hierfür scheint eine **gesteigerte intestinale Kalziumresorption** – beim Gesunden werden unter normalen Ernährungsbedingungen etwa 10–25 % des mit der Nahrung aufgenommenen Kalziums resorbiert – verantwortlich zu sein.

Als **Ursache** für diese Resorptionssteigerung wird eine vermehrte Produktion von 1,25-Dihydroxy-Vitamin D_3 diskutiert. Es gibt Hinweise darauf, dass bei über 50 % der Fälle von Nephrolithiasis eine Hyperkalziurie als Folge einer gesteigerten intestinalen Kalziumresorption vorliegt (Lit. bei [1]).

Aufgrund der Tatsache, dass die rezidivierende Nierensteinbildung häufig mit einer Hyperkalziurie einhergeht, wurde der Schluss gezogen, dass eine **Reduktion der Kalziumzufuhr** mit der Nahrung die **Rezidivgefahr verringert.** In einer groß angelegten prospektiven Studie an über 45 000 Männern konnte jedoch diese Annahme **nicht bestätigt** werden. Eine hohe Kalziumzufuhr ging sogar mit einer vergleichsweise geringen Inzidenz an symptomatischen Nierensteinen einher, da bei normaler bzw. hoher Kalziumzufuhr im Darmlumen mehr Kalzium zur Verfügung steht, um

Oxalsäure zu binden und so die Oxalsäureresorption und damit auch ihre Ausscheidung über die Niere zu verringern [10].

Der in den verschiedenen Regionen unterschiedlich hohe **Kalziumgehalt des Trinkwassers** hat offenbar keinen Einfluss auf die Inzidenz kalziumhaltiger Harnsteine. Eine hohe Natriumausscheidung korreliert mit einer hohen Kalzium- und eine hohe Kaliumausscheidung mit einer niedrigen Kalziumausscheidung im Harn. Hoher **Kochsalzkonsum** gilt als ein die Nephrolithiasis begünstigender Faktor [9]. In einer großen prospektiven Studie an Männern mit rezidivierenden Kalziumoxalatsteinen wurde gezeigt, dass eine Ernährung mit reduziertem Anteil an tierischem Protein (52 g/Tag) und an Kochsalz bei normaler Kalziumzufuhr das Risiko von Oxalatsteinen in signifikant höherem Maße senkt als die traditionell verordnete kalziumarme Diät [6]. Es ist bekannt, dass eine hohe Zufuhr an tierischem Protein die Kalziumausscheidung mit dem Harn und das Osteoporoserisiko steigern (vgl. Abb. 8.4).

Möglicherweise hat die **Höhe des Zuckerverzehrs** einen Einfluss auf die Kalziumausscheidung über die Niere.

Untersuchungen an gesunden Versuchspersonen ergaben beim Vergleich der Kalziumausscheidung unter hohem und niedrigem Zuckerverzehr zwar keine Unterschiede in der 24-Stunden-Ausscheidung, in einzelnen Harnportionen wurden jedoch unter zuckerreicher Ernährung sehr hohe Kalziumkonzentrationen gemessen. Da diese Spitzen zeitlich mit der höchsten Oxalsäureausscheidung zusammenfielen, könnte dem hohen Zuckerkonsum eine Bedeutung bei der Nierensteinbildung zukommen.

Oxalsäurezufuhr

Die Oxalsäurezufuhr hat offenbar nur einen **geringen Einfluss** auf den Oxalsäuregehalt des Harns. Etwa 10 % der mit dem Harn ausgeschiedenen Oxalsäure entstammen der Nahrung. Der Oxalsäuregehalt einer Normalkost ist gering.

Die bekanntesten **oxalsäurereichen Nahrungsmittel** sind Kakaoprodukte, Spinat, Rhabarber und Rote Bete. Relativ hoch ist noch der Oxalsäuregehalt von schwarzem Tee und Pfefferminztee.

Tomaten, die immer wieder als oxalsäurereich deklariert werden, gehören zu den oxalsäurearmen Gemüsesorten. Die falsche Information beruht auf einer vor Jahren publizierten fehlerhaften Konzentrationsangabe.

Obwohl nur ein geringer prozentualer Anteil der oral aufgenommenen Oxalsäure resorbiert wird, kommt es nach dem Genuss oxalsäurereicher Lebensmittel zu einer deutlichen Mehrausscheidung von Oxalsäure im Harn. **Kalziumoxalatkristalle** können während dieser Phase vermehrt im Urin nachgewiesen werden.

So kann beispielsweise ein übermäßiger **Kakaokonsum** (100 g Kakao enthalten etwa 400–650 mg Oxalsäure) bei Kindern mit einer Neigung zu Nierensteinbildung die Gefahr der Steinentstehung erhöhen.

Nach einer Untersuchung von Lagemann u. Mitarb. [27] kam es bei Kindern mit Kalziumoxalatsteinen, die an zwei aufeinander folgenden Tagen einen Kakaotrunk mit 30 g Kakaopulver/m² Oberfläche verzehrten, zu einem Anstieg der Oxalatausscheidung von im Mittel 14,5 auf 22 mg im 24-Stunden-Harn.

Oxalsäure **entsteht im Stoffwechsel** als Endprodukt von Glyoxalat (vgl. Kap. 3.4.8). Der Gesunde scheidet pro Tag unter Normalkost weniger als 40 mg mit dem Harn aus.

Erkrankungen des Dünndarms können mit einer vermehrten Oxalsäureresorption bzw. einer Mehrproduktion von Oxalsäure einhergehen und folglich die Ursache einer Hyperoxalurie sein (vgl. Kap. 3.4.14).

Der **Kalziumgehalt** der Nahrung beeinflusst das Ausmaß der Oxalsäureresorption, da sich Kalzium mit Oxalsäure zu dem praktisch unlöslichen und damit nicht resorbierbaren **Kalziumoxalat** verbindet. Eine hohe Kalziumzufuhr vermindert folglich die intestinale Oxalsäureresorption [10].

Die Vorstellung, Oxalsäure entstehe beim Abbau von Ascorbinsäure und die Oxalsäureausscheidung im Harn werde folglich durch eine hohe Zufuhr an Vitamin C gesteigert, beruht auf methodischen Fehlern.

In Untersuchungen an gesunden Versuchspersonen konnte gezeigt werden, dass eine Supplementierung der Kost mit Vitamin C bis zu einer täglichen Zufuhr von 3 × 5 g über 5 Tage, die Oxalsäureausscheidung über die Niere nicht beeinflusst [18].

Es ist bekannt, dass im Kolon Oxalsäure in Abhängigkeit von der Konzentration resorbiert wird. Ein bisher wenig beachteter, die Oxalsäurekonzentration im Kolon und damit das Ausmaß der Resorption mitbestimmender Faktor, ist die Besiedelung mit dem anaeroben Bakterium **Oxalobacter formigenes.** Dieses die Oxalsäure abbauende Bakterium findet sich ab dem 9. Lebensmonat als Bestandteil der normalen Darmflora. Im Alter von 6 bis 8 Jahren lässt sich Oxalobacter formigenes bei fast 100% aller gesunden Kinder nachweisen.

Die Oxalsäurekonzentration im Kolonlumen und folglich das Ausmaß der Oxalurie wird wesentlich durch die Dichte der Besiedelung mit Oxalobacter formigenes mitbestimmt. Unter wiederholter und längerfristiger Behandlung mit **Breitbandantibiotika** kommt es zu einer erheblichen Reduktion bzw. einem Verschwinden dieses Bakteriums im Kolon und folglich einer vermehrten Oxalsäureresorption im Kolon.

Dies ist beispielsweise der Fall bei Patienten mit einer **zystischen Pankreasfibrose** (vgl. Kap. 3.6.4), die wegen rezidivierender Infekte häufig während längerer Zeit mit Antibiotika behandelt werden müssen. Die bei dieser angeborenen Erkrankung bekannte Neigung zur Hyperoxalurie und zu Oxalatsteinen wird als Folge der durch entsprechende Untersuchungen belegten Verminderung einer Besiedelung mit Oxalobacter formigenes erklärt [36].

Phosphatzufuhr

Ein weiteres, in Nierensteinen häufiges Anion ist das Phosphat. Die Urin-Phosphat-Ausscheidung ist von der Höhe der oralen Phosphorzufuhr abhängig. Folgende Lebensmittel haben einen besonders hohen Phosphorgehalt:

- Hart- und Schnittkäse 400–636 mg/100 g
- Leber 306–364 mg/100 g
- Fleisch und Fisch 90–266 mg/100 g
- getrocknete Hülsenfrüchte 378–424 mg/100 g
- Kakao 656 mg/100 g
- Nüsse 290–674 mg/100 g.

Purinzufuhr

Als Folge der geringen Purin- und Eiweißzufuhr sind in Notzeiten sowohl die Gicht (vgl. Kap. 4.6) als auch Harnsäuresteine selten.

Die Auskristallisation von Harnsäure ist vom **Harn-pH-Wert** abhängig. Eine Erhöhung des Harn-pH-Wertes von 5,0 auf 6,5 erhöht die Löslichkeit um das 10fache.

Von großer Wichtigkeit für die Bildung von Harnsäuresteinen ist die Tatsache, dass die meisten purinreichen Lebensmittel, die zu einer Mehrproduktion von Harnsäure führen (vgl. Kap. 4.6) gleichzeitig senkend auf den Harn-pH-Wert wirken.

Die Auskristallisation von Harnsäure wird weiterhin beim Harnsäuresteinbildner durch die bei diesen Patienten niedrigen Harn-pH-Werte („**Säurestarre**“ **um pH 5,5**) begünstigt.

Da die Löslichkeit aller Kristallbildner wesentlich vom Harn-pH-Wert abhängig ist, versucht man insbesondere durch eine **Wahl der Getränke**, die Einstellung des Harns auf den jeweils erwünschten pH-Bereich zu unterstützen.

Proteinzufuhr

In einer Reihe epidemiologischer Studien fand sich eine positive Beziehung zwischen der Höhe des Verzehrs an tierischem Protein und der Häufigkeit von Nierensteinen. Die Erkrankungshäufigkeit ist geringer, wenn überwiegend pflanzliche Proteine verzehrt werden (Lit. bei [30]). Die Ursache hierfür ist eine gesteigerte Kalziumausscheidung mit dem Harn bei hohem Konsum an tierischem Eiweiß und die bereits genannte Hypozitraturie. Eine wesentliche Ursache für die vermehrte Kalziumausscheidung über die Niere dürfte die latente Azidose unter hohem Proteinkonsum (vgl. Abb. 8.4) sein. Das Gleiche gilt für die Hypozitraturie.

Zitronensäurekonzentration im Harn

Die über die Niere ausgeschiedene Zitronensäure hemmt in erheblichem Maße durch Komplexbildung mit Kalzium, Beeinflussung der Konzentration an ionisiertem Kalzium im Harn etc. die Nierensteinbildung (Lit. bei [30]). Nur etwa 2% der über die Niere ausgeschiedenen Zitronensäure entstammen der Nahrung, insbesondere Obst und Gemüse. Der überwiegende Anteil kommt aus dem Intermediärstoffwechsel und wird im Rahmen der Regulation des Säure-Basen-Haushaltes über die Niere ausgeschieden. Unter hoher Zufuhr an tierischem Protein besteht die Tendenz zu einer metabolischen Azidose (vgl. Abb. 8.4) die mit einer reduzierten renalen Ausscheidung an Zitronensäure einhergeht. Diese Hypozitraturie als Folge eines hohen Proteinverzehrs begünstigt die Nierensteinbildung. Die Zitratausscheidung über die Niere lässt sich durch den Konsum alkalisierender Getränke und den Verzehr pflanzlicher Lebensmittel, insbesondere von Obst und Gemüse steigern.

Literatur

1 Alpern, R.J., S. Khashayar: Does hyperphosphaturia underlie hypercalciuria? Lancet 349 (1997) 517–518.

2 Barth, C.A.: Bedeutung von Eiweiß und Aminosäuren für die Ernährung des Menschen. In: Wenger, R., B.M. Brandstetter (Hrsg.): Eiweiß in Nahrung und Ernährung des Menschen. Wiss. Verlagsgesellschaft, Stuttgart 1989.

3 Bergström, J., P. Fürst, B. Josephson, L.O. Norée: Factors affecting the nitrogen balance in chronic uremic patients receiving essential amino acids intravenously or by mouth. In: Kluthe, R., G. Berlyne, B. Burton (eds.): Uremia. Thieme, Stuttgart 1972.

4 Boaz, M., S. Smetana, T. Weinstein, Z. Matas, U. Gafter, A. Iaina, A. Knecht, Y. Weissgarten, D. Brunner, M. Fainaru, M.S. Green: Secondary prevention with antioxidants of cardiovascular disease in endstage renal disease (SPACE): randomised placebo-controlled trial. Lancet 356 (2000) 1213–1218.

5 Bostom, A., J.T. Brosnan, B. Hall, M.R. Nadeau, J. Selhub: Net uptake of plasma homocysteine by the rat kidney in vivo. Atheroscler. 116 (1995) 59–62.

6 Borghi, L., T. Schianchi, T. Meschi, A. Guerra, F. Allegri, U. Maggiore, A. Novarini: Comparison of two diets for the prevention of recurrent stones in idiopathic hypercalciuria. New Engl J Med 346 (2002) 77–84.

7 Brenner, B.M., T.W. Meyer, T.H. Hofstetter: Dietary protein intake and the progressive nature of kidney disease. New Engl. J. Med. 307 (1982) 652.

8 Brouhard, B.H.: The role of dietary protein in progressive renal disease. Amer. J. Dis. Child. 140 (1986) 630.

9 Cirillo, M., M. Laurenzi, W. Panarelli, J. Stamler: Urinary sodium-to-potassium ratio and urinary stone disease. Kidney International 46 (1994) 1133–1139.

10 Curhan, G.C., W.C. Willett, E.B. Rimm, M.J. Stampfer: A prospective study of dietary calcium and other nutrients and the risk of symptomatic kidney stones. New Engl. J. Med. 328 (1993) 833–838.

11 D'Amico, G.: Lipid Changes in the Nephrotic Syndrome: New Insights into Pathomechanisms and Treatment. Klin. Wochenschr 69 (1991) 618–622.

12 Druml, W.: Stoffwechsel und Ernährung bei akutem Nierenversagen. Akt. Ernährungsmed. 19 (1994) 29–39.

13 Dunn, S.R., M.L. Simenhoff, K.E. Ahmed, W.J. Gaughan, B.O. Eltayeb, M.E.D. Fitzpatrick, S.M. Emery, J.W. Ayres, K.E. Holt: Effect of oral administration of freeze-dried Lactobazillus acidophilus on small bowel bacterial overgrowth in patients with end stage kidney disease: reducing uremic toxins and improving nutrition. Int. Dairy J 8 (1998) 554–553.

14 Friedmann, E.A.: Diabetic nephropathy; strategies in prevention and management. Kidney Int. 21 (1982) 780–791.

15 Giovannetti, S., M. Strauch, N. Gretz: Die diätetische Therapie bei chronischer Niereninsuffizienz. Klinikarzt 16 (1987) 405.

16 Giovannetti, S., Q. Maggiore: A low-nitrogen diet with proteins of high biological value for severe chronic uremia. Lancet I (1964) 1000.

17 Griep, M.I., P. van der Niepen, J.J. Sennesael, T.F. Mets, D.L. Massart, D.L. Verbeelen: Odour perception in chronic renal desease. Nephrol. Dial. Transplant. 12 (1997) 2093–2098.

18 Hamazaki, T., R. Nakazawa, S. Tateno: Effects of fish oil rich in eicosapentaenoic acid on serum lipid in hyperlipidemic hemodialysis patients. Kidney Int. 26 (1984) 81.

19 Heckers, H.: Zur diätetischen Therapie und Prävention von Kalziumoxalat-Nierensteinen. Ernährungs-Umschau 40 (1993) 416–420.

20 Heidland, A., N. Teschner, R.M. Schäfer: Diätetische Maßnahmen zur Progressionsverhütung der chronischen Niereninsuffizienz. Springer, Berlin – Heidelberg – New York 1989.

21 Hörl, W.H., M. Hörl, A. Heidland: Fettstoffwechselstörungen bei Nierenkrankheiten. Klin. Wschr. 60 (1982) 327.

22 Kaysen, G.A., G.J. Felts, F.N. Hutchison: Albumin synthesis, albuminuria and hyperlipidemia in nephrotic patients. Kidney Int. 31 (1987) 1368.

23 Kaysen, G.A., G.J. Jiminez, F.N. Hutchinson: Effect of dietary protein intake on albumin homeostasis in nephrotic patients. Kidney Int. 29 (1986) 572.

24 Kluthe, R., H. Quirin: Diätbuch für Nierenkranke, 7. Auflage. TRIAS Thieme Hippokrates Enke, Stuttgart 1993.

25 Kofrányi, E.: Biologische Wertigkeit und Minimalbedarf an Eiweiß bei Gesunden. In: Kluthe, R.: Fortschritte in der Diätetik bei Nierenkrankheiten. Thieme, Stuttgart 1968.

26 Kopple, J. D.: National Kidney Foundation K/DOQI clinical practice guidelines for nutrition in chronic renal failure. Am J Kidney Dis 37 Suppl 2 (2001) 66–70.

27 Lagemann, M., D. Anders, V. Graef, R.H. Bödeker: Einfluß von Kakao auf die Ausscheidung von Oxalat, Zitrat, Magnesium und Kalzium im Urin bei Kindern. Monatsschr. Kinderheilk. 133 (1985) 754.

28 Lederle, R.M., D. Klaus, R. Kluthe, E. Calarasu, M. Förster, H. Haase: Der Einfluß von Histidin auf Anämie und Transfusionsbedürftigkeit bei Dauerdialysepatienten. Verh. Dtsch. Ges. Inn. Med. 90 (1984) 1363.

29 Mackenzie, W., S. Hill, E.A. Tomalis: Treatment of nephrotic adults with a supplemented, very low-protein diet. American Journal of Kidney Diseases 28 (1996) 354–364.

30 Marini, L.A., R.J. Wood: Should dietary calcium an protein be restricted in patients with nephrolithiasis? Nutr. Rev. 58 (2000) 111–117.

31 o.V.: Protein restriction and the progress of renal insufficiency. Nutr Rev 48 (1990) 320.

32 Rampton, D.S., S.L. Cohen, V.B. Crammond, J. Gibbons, M.F. Lipburn, J.Y. Rabet, A.J. Vince, J.D. Wager, O.M. Wrong: Treatment of chronic renal failure with dietary fibre. Clin. Nephrol. 21 (1984) 159.

33 Rosman, J.B., P.M. ter Wee, S. Meyer, T.P.M. Piers-Becht, W.J. Sluiter, J.M. Donker: Prospective randomized trial of early dietary protein restriction in chronic renal failure. Lancet II (1984) 1291.

34 Schmicker, R.: Diätprinzipien bei Dialysepatienten. Akt. Ernährungsmed. 16 (1991) 138–140.

35 Semler, P.: Zur diätetischen Therapie bei chronischer Niereninsuffizienz. Fortschr. Med. 97 (1979) 249.

36 Sidhu, H., S.B. Hoppe, A. Hesse, K. Tenbrock, S. Brömme, E. Rietschel, A.B. Peck: Absence of Oxalobacter formigenes in cystic fibrosis patients: a risk factor for hyperoxaluria. Lancet 352 (1998) 1026–1029.

37 Siener, R., T. Keßler, A. Hesse: Therapie des Kalziumoxalat- und Harnsäuresteinleidens. Dtsch. Ärztebl. 95 C (1998) 1559–1565.

38 Simenhoff, M.L., S.R. Dunn, G.P. Zollner, M.E.D. Fitzpatrick, S.M. Emery, W.E. Sandine, J.W. Ayres: Biomodulation of the toxic an nutritional effects of smal bowel bacterial overgrowth in end-stage kidney disease using freeze-dried Lactobacillus acidophilus. Miner. Electrolyte Metab. 22 (1996) 92–96.

39 Stein, G., H. Sperschneider, R. Fünfstück, C. Haufe: Ursachen und Möglichkeiten der Beeinflussung der Progredienz einer chronischen Niereninsuffizienz. Medizinische Klinik 91 (1996) 148–154.

40 Tepel, M., M. van der Giet, W. Zidek: Praktische Therapie der chronischen Niereninsuffizienz durch Progressionshemmung. Dtsch. Ärztebl. 94 B (1997) 2161–2165.

41 Teschert, W., T. Rossodivita, N. Rolf: Langzeitwirkung einer niedrigdosierten diätetischen Gabe von ω-3-Fettsäuren auf die Dyslipoproteinämie und das Blutdruckverhalten bei chronischen Hämodialysepatienten. Schweiz. Rundschau Med. 77 (1988) 973.

42 Vennegoor, M. A. A. A., T. O. Nunan: The importance of phosphate control in renal failure. Proc. Europ. Dialys. Transplant. Nurs. Ass. 13 (1984) 162.

43 Walser, M., S. Hill, E.A. Tomalis: Treatment of nephrotic adults with a supplemented, very low-protein diet. Amer. J. Kidney Dis. 28 (1996) 354–364.

6 Bluthochdruck (Hypertonie)

Physiologie, Pathophysiologie und Klinik Die Hypertonie ist eine der häufigsten Erkrankungen in den hoch industrialisierten Ländern. Nach Daten der MONICA-Studie lag in der Zeit etwa zwischen 1985 und 1995 nur bei weniger als 40 % der Männer und 60 % der Frauen der Blutdruck im Normbereich (< 130/80 mmHg). Aufgrund umfangreicher prospektiver epidemiologischer Studien, deren Ergebnisse im Laufe der letzten Jahre ausgewertet wurden, war es möglich, zunehmend exaktere Angaben zum Blutdruck-Normbereich zu machen, d. h. Angaben zu dem Bereich, ab dem das Risiko von Folgekrankheiten ansteigt.

Nach einer WHO-Definition aus dem Jahre 1978 galt ein Druck ab 160 mmHg systolisch und 95 mmHg diastolisch als Hochdruck. Als Grenzwerthypertonie wurden Werte zwischen 140 und 159 mmHg systolisch und 90–95 mmHg diastolisch festgelegt.

In der Zwischenzeit haben nationale und internationale Organisationen und Fachgesellschaften diese Klassifikation auf der Basis neuer Erkenntnisse mehrmals korrigiert und modifiziert. Das Joint National Committee on Prevention, Detection, Evaluation, and Treatment of High Blood Pressure (JNC 7 Report) [6] empfiehlt in seinem Report 2003 vier Blutdruckbereiche (Tab. 6-1). Im Vergleich zum Report 6 wurde ein prähypertensives Stadium eingeführt und die Hypertonie je nach Höhe des Druckes in zwei Stadien eingeteilt. Personen im prähypertensiven Stadium haben im Vergleich zu den im Normbereich liegenden ein zweimal höheres Risiko, eine Hypertonie zu entwickeln. Es wird darauf hingewiesen, dass unabhängig von anderen Risikofaktoren eine direkte Beziehung zwischen der Höhe des Blutdruckes und der Entstehung kardiovaskulärer Erkrankungen besteht und dass das Risiko an einem Herzinfarkt, einer Herzinsuffizienz, einem apoplektischen Insult oder einer Niereninsuffizienz zu erkranken, mit zunehmender Höhe und Dauer des Blutdruckes ansteigt. Jeder Anstieg des Blutdruckes um 20 mmHg systolisch oder 10 mmHg diastolisch in dem Blutdruckbereich zwischen 115/75 und 185/110 mmHg verdoppelt die Wahrscheinlichkeit einer kardiovaskulären Erkrankung in der Altersphase zwischen 40 und 70 Jahren (Abb. 6-1).

Bei der Bewertung des Risikos von Folgekrankheiten einer Hypertonie, insbesondere kardiovaskulärer Erkrankungen, muss das Gesamtrisikoprofil beachtet werden. Das Gleiche gilt für die Therapieindikation. Beim Vorhandensein weiterer Risikofaktoren, wie z. B. Diabetes mellitus und Hyperlipoproteinämie, steigt das Risiko für Herz-Kreislauf-Erkrankungen in jedem Stadium der Hypertonie an. In dem „JNC 7 Report" wird die Bedeutung von Lebensstilfaktoren (Tab. 6-2) als die primäre Maßnahme für die Therapie des Blutdruckes besonders betont.

Je nach Ursache unterscheidet man die primäre und sekundäre Hypertonie:

- Von **primärer Hypertonie** oder essentieller Hypertonie spricht man dann, wenn sich keine organische Ursache für die Druckerhöhung nachweisen lässt.
- **Sekundäre Hypertonien** sind bedingt durch Erkrankungen der Nieren, Funktionsstörungen endokriner Drüsen, Gefäßanomalien etc.

Etwa 80 % aller Hypertonien sind **essentiell.** Von den restlichen 20 % entfallen etwa 15 % auf **renale Hypertonien.**

Tabelle 6-1 Klassifizierung des Bluthochdrucks für Erwachsene ab 18 Jahren [6].

Blutdruckklassifikation	RR systolisch (mmHg)	RR diastolisch (mmHg)
Normal	< 120	< 80
Prähypertensives Stadium	120–139	80–89
Hypertonie Stadium 1	140–159	90–99
Hypertonie Stadium 2	≥ 160	≥ 100

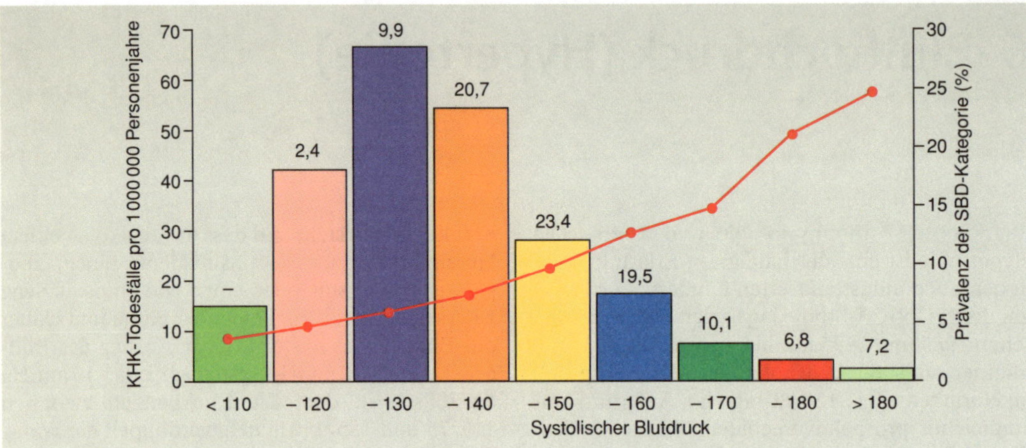

Abb. 6-1 Zusammenhang zwischen der Höhe des systolischen Blutdruckes und der Sterberate an Herz-Kreislauf-Krankheiten. Die Linie gibt die Sterberate pro 10 000 Personenjahre an (linke Ordinate). Die Säulen zeigen die Häufigkeit der jeweiligen Blutdruckkategorie in % (rechte Ordinate). Die Werte am oberen Rand bezeichnen den Prozentsatz aller blutdruckbedingten Todesfälle in den einzelnen Kategorien (Übersterblichkeit oder Attributivrisiko; Referenzkategorie SBD < 110 mmHg) [29].

Tabelle 6-2 Lifestyle-Modifikation bei Hypertonie*.

Modifikation	Empfehlung	Ungefähre Reduktion des syst. Blutdruckwertes
Gewichtsreduktion	Erhaltung eines normalen Gewichtes (BMI 18,5–24,9)	5–20 mmHg pro kg Gewichtsverlust
DASH Ernährungsplan	Eine Diät reich an Früchten, Gemüse und fettarmen Milchprodukten mit einem geringen Anteil an gesättigten Fettsäuren und Gesamtfett.	8–14 mmHg
Natriumreduktion	Reduktion der Natriumaufnahme auf nicht mehr als 100 mEq/l (2,4 g Natrium oder 6 g Natriumchlorid).	2–8 mmHg
körperliche Aktivität	Regelmäßige aerobe körperliche Aktivität z. B. flottes Gehen (mind. 30 Min. pro Tag an fast allen Wochentagen).	4–9 mmHg
moderater Alkoholkonsum	Konsum beschränken: nicht mehr als 2 Drinks am Tag für Männer und 1 Drink pro Tag für Frauen und sehr leichte Personen.	2–4 mmHg

DASH: dietary approaches to stop hypertension

* Um das gesamte kardiovaskuläre Risiko zu reduzieren, sollte mit dem Rauchen aufgehört werden. Die Effekte der einzelnen Maßnahmen sind dosis- und zeitabhängig und können für den Einzelnen auch größer ausfallen [6].

Die häufigsten **Symptome** der Hypertonie sind

- Druckgefühl und Schmerzen im Kopf,
- Müdigkeit und Leistungsminderung,
- Schwindel und
- bei länger bestehender Druckerhöhung Schmerzen in der Herzgegend und Atemnot bei Belastung.

Ein über lange Zeit erhöhter Blutdruck führt zu einer Reihe schwerwiegender **Schäden,** von denen der häufigste eine Schädigung des linken Herzens infolge der Dauerbelastung ist. Darüber hinaus wird die Arteriosklerose mit allen ihren Folgen gefördert (vgl. Kap. 4.5).

Die Ursache der sog. essentiellen Hypertonie ist unbekannt. Eine Engstellung der Arteriolen scheint letztlich die Druckerhöhung auszulösen. Das vermehrte Vorkommen in manchen Familien spricht für eine **erbliche Komponente.** Bei einer vorhandenen Disposition führen verschiedene **Umweltfaktoren** wie hoher Kochsalzverzehr, hyperkalorische Ernährung, aber auch soziale und psychische Faktoren zur Manifestation.

Adipositas

Die Bedeutung der bei genetischer Disposition unter Überernährung entstehenden viszeralen Fettsucht für die Genese der Hypertonie, wurde bereits im Zusammenhang mit der Adipositas (vgl. Kap. 4.1.5) und dem metabolischen Syndrom (vgl. Kap. 4.2) besprochen.

> Bei der Beurteilung des Blutdruckes Adipöser ist auf die exakte Druckmessung zu achten. Wird die Blutdruckmanschette nicht dem Oberarmumfang angepasst, so kommt es zu falschen Messergebnissen. Liegt der Oberarmumfang unter 33 cm, so wird mit einer 13 cm breiten Manschette gemessen. Ab 33 cm Umfang muss die Breite 15 cm und ab einem Umfang von 41 cm 17 cm betragen. Werden diese Regeln nicht beachtet, zeigt das Messgerät oft falsch hohe Werte an.
>
> Da die Region des Handgelenkes bei Übergewichtigen und Adipösen meist im Normbereich liegt, hat sich die Messung am Handgelenk bei dieser Personengruppe bewährt.
>
> Ob, wie bisher angenommen, der Hyperinsulinämie bei der Entstehung des Hochdruckes eine zentrale Bedeutung zukommt, ist nicht eindeutig geklärt. Gegen diese Annahme spricht z.B. die Tatsache, dass hohe Insulinspiegel beim Vorliegen eines insulinproduzierenden Tumors (Insulinom) nicht mit einer Hypertonie einhergehen.

Trotz offener Fragen zur Pathophysiologie der Hypertonie bei Adipositas steht fest, dass die Gewichtsreduktion ohne gleichzeitige Kochsalzrestriktion die entscheidende primäre Maßnahme zur Normalisierung des Blutdruckes darstellt [30]. Bei einer Abnahme des Körpergewichtes um 2 kg kann es bereits zu einer deutlichen Drucksenkung und positiven Änderung pathophysiologischer Vorgänge wie Verminderung der Sympathikusaktivität und der Kochsalzsensibilität, einer Erniedrigung des Plasmainsulinspiegels und der intrazellulären Kalziumkonzentration etc. kommen, die für die Hochdruckentstehung entscheidend sind. Adipöse mit einer mäßigen Hypertonie sind in der Regel ohne Medikamente nur durch Normalisierung bzw. Reduktion des Körpergewichtes zu therapieren.

Die bei hyperkalorischer Ernährung zwangsläufig höhere Kochsalzzufuhr begünstigt zusätzlich die Entstehung einer Hypertonie bei Übergewicht.

Kochsalz

Von allen Ernährungsfaktoren steht die Kochsalz- bzw. Natriumzufuhr seit Jahrzehnten im Mittelpunkt der Diskussion. Dass Kochsalz neben vielen anderen Ernährungsfaktoren bei gegebener genetischer Disposition wesentlich für die Entstehung der Hypertonie mitverantwortlich ist und dass eine Kochsalz- bzw. Natriumrestriktion den systolischen und diastolischen Blutdruck senkt und die Wirkung von Antihypertensiva steigert, wurde in einer Vielzahl von Studien belegt.

Die von nationalen und internationalen wissenschaftlichen Gesellschaften immer wieder geforderte Reduktion der Natriumzufuhr basiert auf diesen Fakten (Lit. bei [19]).

Der **Appetit auf Kochsalz** wird im Laufe des Lebens erworben. Die meisten Naturvölker haben eine sehr niedrige mittlere tägliche Kochsalzzufuhr, die selten 5 g überschreitet. Je niedriger der mittlere tägliche Kochsalzverzehr liegt, umso geringer ist in diesen Populationen die Rate an Hypertonikern.

Erfolgt eine Umstellung auf **westliche Ernährungsweise** und folglich eine Zunahme des Kochsalzverzehrs, so steigt die Hypertonierate (Abb. 6-2). Bei den Bevölkerungsgruppen, denen Kochsalz unbegrenzt zur Verfügung steht, liegt die mittlere tägliche Kochsalzzufuhr zwischen 10 und 20 g (in Extremfällen darüber).

Die Höhe der mittleren täglichen Kochsalzzufuhr in der Bundesrepublik Deutschland lag nach Angaben des Ernährungsberichtes der DGE Anfang der 90er Jahre bei 13,5 g für Männer und 10,0 g für Frauen. Nach Angaben des Robert-Koch-Institutes aus dem Jahre 2002 liegt der Median der Kochsalzzufuhr derzeit bei Männern zwischen 18 und 24 Jahren bei 9,25 g und sinkt mit zunehmen-

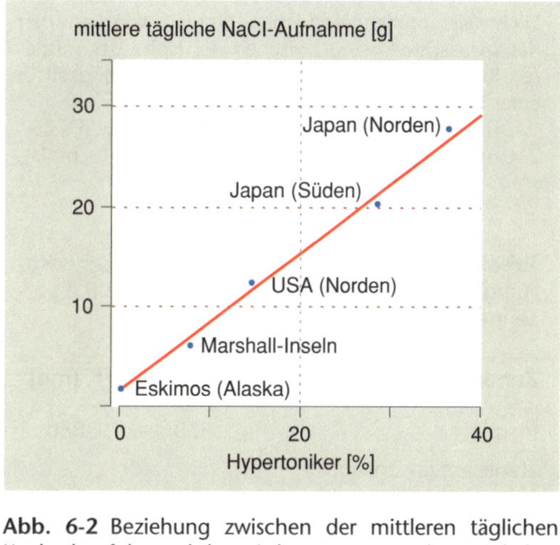

Abb. 6-2 Beziehung zwischen der mittleren täglichen Kochsalzzufuhr und der mittleren prozentualen Häufigkeit der Hypertonie in verschiedenen Bevölkerungsgruppen.

dem Lebensalter auf 7,0 g bei 65- bis 75-Jährigen. Bei Frauen liegen die entsprechenden Werte bei 6,0 bzw. 5,75 g. Nicht erfasst wurde das Zu- oder Nachsalzen von Speisen, sodass der tatsächliche Natrium- bzw. Kochsalzkonsum die hier angegebenen Werte wahrscheinlich übersteigt.

Ein erheblicher Teil der Kochsalzzufuhr erfolgt **„verborgen"** in Form industriell hergestellter Produkte.

In der Bundesrepublik Deutschland werden mit Brot und Backwaren rund 30 %, mit Fleisch und Wurstwaren über 30 % der täglichen Natriumchloridaufnahme zugeführt.

Primär natriumarmen Lebensmitteln, wie z. B. Gemüse, wird bei der Konservierung Kochsalz oft in großer Menge zugesetzt, sodass aus einem primär natriumarmen durch die **industrielle Bearbeitung** ein natriumreiches Lebensmittel werden kann (Tab. 6-3).

Auch in den im Handel erhältlichen Gemüsesäften kann der Kochsalzgehalt mit bis zu 10 g pro Liter hoch sein. Der Natrium- bzw. Kochsalzgehalt in Mineralwässern ist sehr unterschiedlich. Nur solche mit einem Natriumgehalt unter 150 mmol/l gelten als geeignet für Hypertoniker.

Der **Natriumbedarf** des Erwachsenen ist mit 2–3 g Kochsalz pro Tag gedeckt. Die **Geschmacksschwelle** für Kochsalz liegt bei Hypertonikern höher als bei Normotonikern. Eine Erhebung in den USA ergab, dass Hypertoniker stark gesalzene Speisen bevorzugen und folglich mehr als 4-mal so viel Kochsalz verzehren wie eine normotone Kontrollgruppe [35]. Bedingt durch den hohen Kochsalzverzehr, stieg die Wasseraufnahme auf das Doppelte an.

Nicht alle epidemiologischen Studien konnten den Kausalzusammenhang zwischen der Höhe des mittleren Kochsalzverzehrs und der Hypertoniehäufigkeit in einer Population bestätigen.

Dies gilt insbesondere für einen Bereich von 125–250 mmol Natrium pro Tag (7,4–14,8 g Kochsalz), dann, wenn homogene Populationen untersucht wurden [28, 31]. Die Tatsache, dass neben dem Natrium noch eine Reihe **weiterer**, zum Teil nur wenig untersuchter **Ernährungsfaktoren** die Entstehung einer Hypertonie mitbestimmen, muss bei der Interpretation berücksichtigt werden.

Tabelle 6-3 Veränderungen im Natrium- und Kaliumgehalt von Erbsen, berechnet auf je 100 g verzehrfertige Portion.

Zubereitungsform	Na [mg]	K [mg]
frisch	0,9	380
sterilisiert (in Dosen, ohne Gemüsewasser)	230	180
tischfertig serviert, mit Salz und gesalzener Butter	?	?

Experimentelle Befunde sprechen dafür, dass die **Natriumrückresorption** in der Niere durch eine hohe Chloridkonzentration gesteigert wird. **Chlorid** erhöht offenbar auch die Bereitschaft der glatten Gefäßmuskulatur zur Kontraktion. Diese Befunde zeigen, dass, mehr als bisher angenommen, auch den Anionen eine Bedeutung zukommt. Endgültige Aussagen über den pathophysiologischen Mechanismus können jedoch wegen nur unzureichender gezielter Untersuchungen zu dieser Problematik nicht gemacht werden [18, 22].

Zur **Entstehung der Hypertonie** unter hoher Natriumzufuhr bestehen folgende Vorstellungen: Bei essentieller Hypertonie ist die Fähigkeit der Niere, Natrium auszuscheiden, wahrscheinlich auf ein höheres Niveau eingestellt, sodass eine **höhere Natriumretention** und hieraus ein höherer intrazellulärer Natriumgehalt resultiert.

Aus methodischen Gründen lässt sich dieser höhere intrazelluläre Natriumgehalt insbesondere in Erythrozyten nachweisen.

Die Gefäßwandmuskulatur wird von pressorisch wirkenden Substanzen dann, wenn ihr Natriumgehalt hoch liegt, besonders intensiv zur Kontraktion angeregt.

Der **Niere** kommt beim Entstehen der essentiellen Hypertonie eine Bedeutung zu.

Dies wird durch Befunde an spontan hypertensiven Ratten gestützt. Überträgt man Nieren von hypertensiven auf normotensive Ratten bzw. umgekehrt, so entwickelt sich ein Hochdruck bzw. schwindet eine vorhandene Hypertonie.

Das **Ausmaß der Blutdrucksteigerung** unter vermehrter Kochsalzzufuhr ist individuell unterschiedlich. Diese **Variation in der Kochsalzsensitivität** (Abb. 6-3) darf jedoch nicht dahingehend interpretiert werden, dass eine Therapie mit kochsalzreduzierter (natriumreduzierter) Kost nur bei „Salzempfindlichen" angezeigt sei [37].

Eine hohe Kochsalzzufuhr führt praktisch immer zum Bluthochdruck. Das Ausmaß der Drucksteigerung ist jedoch unterschiedlich [16].

Eine hohe Kochsalzsensitivität findet sich beispielsweise bei Afrikanern. So ist bei Afroameri-

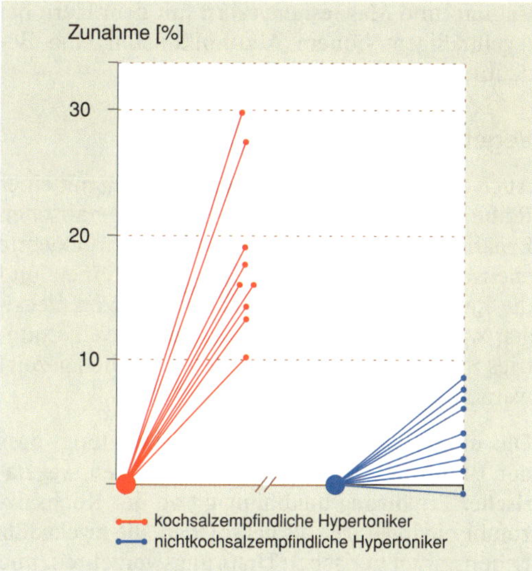

Abb. 6-3 Prozentuale Zunahme des mittleren Blutdrucks bei kochsalzempfindlichen und nichtkochsalzempfindlichen Hypertonikern nach diätetischer Umstellung auf kochsalzreiche Diät [16].

kanern die Hypertonie wesentlich häufiger, wird früher manifest und neigt mehr zur Entwicklung des Stadiums 2 als bei der weißen US-Bevölkerung. Die Folgen sind bei dieser Bevölkerungsgruppe eine um 80% höhere Mortalität an Apoplexie und eine um 320% höhere Rate an hypertoniebedingten fortgeschrittenen Stadien einer Nierenschädigung.

Nutzen und Risiken einer Kochsalzrestriktion

Eine Vielzahl epidemiologischer Studien belegt, dass die Prävalenz von Hypertonie und ihren Folgekrankheiten in Populationen mit hohem Kochsalzkonsum höher liegt. Zusätzlich senkt eine kochsalzarme Ernährung, insbesondere bei älteren Hypertonikern, den Blutdruck signifikant. Trotzdem wird immer wieder in Frage gestellt, ob die von nationalen und internationalen Institutionen empfohlene generelle Senkung der Kochsalzzufuhr auf etwa 6g pro Tag gerechtfertigt ist.

Autoren, die sich aufgrund neuerer Auswertungen epidemiologischer Studien **kritisch** äußern, geben zu bedenken, dass

- wahrscheinlich die individuell optimale Kochsalzzufuhr erheblich variiert,
- die komplex zusammengesetzte Nahrung insgesamt und weniger Einzelkomponenten für die Entstehung bestimmter Erkrankungen und für die Lebenserwartung verantwortlich sind (so steigt beispielsweise die Gesamtenergiezufuhr mit steigender Kochsalzzufuhr) und
- es Hinweise auf **negative Effekte** einer Kochsalzrestriktion gibt.

So ergab beispielsweise eine Auswertung der Daten von 11 348 Personen während etwa 15–20 Jahren in der National Health and Nutrition Examination Study (NHANES I), dass die Gesamtsterblichkeit mit abnehmender Kochsalzzufuhr entgegen der Erwartung signifikant anstieg. Diese **negative Beziehung** ergab sich auch für die Mortalität an Herz-Kreislauf-Erkrankungen [2].

Die Autoren kommen zu dem Schluss, dass das Ergebnis dieser Studie zusammen mit weiteren entsprechenden, in der Literatur mitgeteilten Befunden nicht dazu berechtigt, eine generelle **Empfehlung zur Reduktion der Kochsalzzufuhr auszusprechen.**

Auch die Metaanalyse von 56 Studien zum Einfluss der Kochsalzrestriktion auf das Blutdruckverhalten bei Hypertonikern und Normotonikern ergab **nur bei älteren Hypertonikern einen signifikant blutdrucksenkenden Effekt.** Auch hier kommen die Autoren zu dem Ergebnis, dass es für eine generelle Begrenzung der Kochsalzzufuhr der gesunden Bevölkerung keinerlei wissenschaftliche Basis gibt [26].

Kritiker erkennen die genannten Studienergebnisse, die Zweifel an den derzeitigen Empfehlungen zur Kochsalzzufuhr aufkommen lassen, wegen angeblicher methodischer Mängel und falscher Interpretation nicht an [21, 38].

Kalium, Kalzium, Magnesium

Es gibt eine Reihe klinischer und tierexperimenteller Untersuchungen, die darauf hinweisen, dass die Entstehung der Hypertonie nicht nur von der Höhe der Natriumzufuhr, sondern auch vom **Natrium-Kalium-Verhältnis** in der Nahrung abhängig ist.

Ein in Relation zum Natriumkonsum hoher Kaliumkonsum schwächt die hypertensiogene Wirkung von Natrium ab.

In den Ländern mit hohem Kochsalzkonsum wird durchschnittlich 3- bis 6-mal so viel Natrium wie Kalium mit der Nahrung aufgenommen. Fleischfressende Tiere nehmen 4- bis 5-mal mehr Kalium als Natrium und Pflanzenfresser 12- bis 20-mal mehr Kalium als Natrium auf. Dass in Populationen mit hoher Kaliumzufuhr die essentielle Hypertonie vergleichsweise selten vorkommt, wurde in einer Reihe epidemiologischer Untersuchungen belegt (Lit. bei [11]).

In experimentellen Studien am Menschen konnte die **Bedeutung von Kalium** für die Entstehung der essentiellen Hypertonie ebenfalls belegt werden.

In einer Untersuchung an Normotonikern kam es unter kaliumarmer Ernährung während 9 Tagen bei konstanter Kochsalzzufuhr zu einem signifikanten Anstieg des Blutdrucks. Darüber hinaus reagierten die Versuchspersonen unter Kaliumdepletionen nach Infusion von 2 l einer isotonischen Kochsalzlösung während 4 Stunden mit einem signifikanten Anstieg des arteriellen Blutdrucks, während der Blutdruck in der Versuchsphase mit normaler Kaliumzufuhr unverändert blieb.

Diese Befunde zeigen, dass zumindest im Kurzzeitversuch das Blutdruckverhalten in hohem Maße von der Kaliumzufuhr mit der Nahrung bestimmt wird [20].

Eine Metaanalyse von 19 klinischen Studien zur Frage des Einflusses von Kalium auf die Blutdruckregulation kommt zu dem Ergebnis, dass eine **orale Kaliumsupplementation** den Blutdruck signifikant senkt. Hieraus wird geschlossen, dass eine Erhöhung der Kaliumzufuhr mit der Nahrung einen Beitrag zur Verringerung der Hypertoniehäufigkeit in der Durchschnittsbevölkerung leistet [5].

Auch anderen Elektrolyten, so beispielsweise dem Kalzium und **Magnesium,** kommt wahrscheinlich eine Bedeutung bei der Regulation des Blutdrucks zu.

So konnte z. B. in Therapieversuchen eine eindeutige Drucksenkung durch tägliche Einnahme von 365 mg Magnesium nachgewiesen werden, ein Befund, der auch von anderen Autoren bestätigt wurde [40].

Trotz zum Teil widersprüchlicher Befunde über die Bedeutung von **Kalzium** für die Blutdruckregulation sprechen Ergebnisse großer epidemiologischer Studien dafür, dass eine optimale Kalziumversorgung das Hypertonierisiko verringert.

Insbesondere eine vergleichsweise niedrige Kalziumaufnahme von 400–600 mg/Tag erhöht das Hypertonierisiko (Lit. bei [31]).

Insgesamt sind die positiven Befunde zum Effekt von Kalzium und Magnesium jedoch nicht ausreichend, um eine höhere Zufuhr im Rahmen der Therapie zu empfehlen.

Alkohol

Regelmäßiger Konsum von etwa 30 g Alkohol pro Tag hat einen blutdrucksenkenden, ein deutlich höher liegender Konsum hingegen einen drucksteigernden Effekt.

Unter Reduktion des Alkoholkonsums konnten eindeutige Senkungen des Blutdruckes belegt werden [24].

Die der Blutdrucksteigerung zugrunde liegenden pathophysiologischen Mechanismen sind weitgehend unbekannt. Möglicherweise kommt dem **Kalium-** und **Magnesiumverlust** mit dem Harn bei regelmäßigem hohem Alkoholkonsum eine Bedeutung zu (Lit. bei [17]).

Vegetarische Ernährung

Auch unter der **mediterranen Ernährung** mit einer Reihe Komponenten, wie sie der vegetarischen Ernährung eigen sind, liegen die Blutdruckwerte ebenso wie die Serumlipidkonzentrationen und die Rate an koronaren Herzerkrankungen niedriger, wie dies beispielsweise in der „Seven Countries Study", aber auch in anderen Studien gezeigt werden konnte (Lit. bei [10]).

Die immer wieder gemachte Beobachtung, dass der Blutdruck bei Populationen mit rein **vegetarischer Ernährung** unabhängig von der Kochsalzzufuhr niedriger liegt als bei solchen, die regelmäßig Lebensmittel tierischen Ursprungs verzehren, und dass auch der altersabhängige Blutdruckanstieg ausbleibt, belegt, dass wesentliche Inhaltsstoffe, unabhängig vom Natriumchlorid, die Blutdruckregulation mitbeeinflussen.

Dieser positive Effekt auf das Blutdruckverhalten könnte neben dem höheren Gehalt an Kalium, Magnesium und dem bei Vegetariern meist niedrigeren Körpergewicht auch Folge des **unterschiedlichen Fettsäuremusters** sein.

Die vegetarische enthält ebenso wie die mediterrane Kost im Vergleich zur Mischkost mehr **Ölsäure, α-Linolensäure** und **Linolsäure,** keine bzw. weniger Arachidonsäure und weniger gesättigte Fettsäuren und trans-Fettsäuren.

Obwohl die Ergebnisse von Studien über den Einfluss von einfach ungesättigten Fettsäuren und von mehrfach ungesättigten ω-6-Fettsäuren auf den Blutdruck zum Teil widersprüchlich sind, konnte in einer Reihe von Untersuchungen der **blutdrucksenkende Effekt von Ölsäure** gut belegt werden [10].

Auch die in **Fischöl** in hoher Konzentration vorkommenden **ω-3-Fettsäuren** zeigen dosisabhängig eine Senkung des Blutdrucks bei Hyptertonikern. Zu therapeutisch relevanten Verringerungen kommt es jedoch erst bei einer Aufnahme von etwa 15 g ω-3-Fettsäuren täglich, einer Dosis, die lediglich in Form von Fischöl-Kapseln zugeführt werden kann (Lit. bei [27]).

Dass es unter einer vegetarisch betonten Ernährung bei unveränderter Natriumzufuhr und konstantem Körpergewicht bei Personen mit Blutdruckwerten im obersten Normbereich bzw. mäßiger Hypertonie zu **signifikanten Senkungen des Blutdruckes** kommt, wurde in der DASH-Studie (Dietary Approaches to Stop Hypertension) eindeutig belegt (vgl. Abb. 6-4) [3].

459 Versuchspersonen erhielten während einer dreiwöchigen Vorperiode eine der US-amerikanischen Ernährung entsprechende Kontrolldiät mit wenig Obst, Gemüse und Milchprodukten. Anschließend wurde randomisiert aufgeteilt in folgende drei Gruppen: Fortsetzung der Kontrolldiät, Ernährung reich an Gemüse und Obst (8- bis 10-mal täglich) oder Ernährung mit gleich hohem Obst- und Gemüseanteil bei zusätzlich vermehrtem Verzehr fettarmer Milchprodukte (2- bis 3-mal täglich).

Das in Abbildung 6-4 dargestellte Blutdruckverhalten während der achtwöchigen Versuchsdauer zeigt hoch signifikante Senkungen sowohl des systolischen als auch des diastolischen Blutdruckes, wobei die Kombination von Gemüse, Obst und mageren Milchprodukten den ausgeprägtesten Effekt ergab. Der drucksenkende Effekt der Kombinationsdiät war bei mäßiggradiger Hypertonie ausgeprägter als bei den normotonen Versuchspersonen.

Die Autoren weisen darauf hin, dass die mit diätetischen Maßnahmen erreichte Drucksenkung **dem Ausmaß der medikamentösen Drucksenkung entspricht.**

Die DASH-Diät ist mittlerweile in den USA Bestandteil von offiziellen Ernährungsempfehlungen zur Therapie der Hypertonie (vgl. Tab. 6-2).

In einer Folgestudie [34] wurde an Personen mit und ohne Hypertonie untersucht, ob der blutdrucksenkende Effekt der DASH-Diät durch zusätzliche Reduktion der Natriumzufuhr gesteigert werden kann. Hierzu wurde sowohl in einer Gruppe mit amerikanischer Normalkost als auch in einer Gruppe mit DASH-Diät während 30 Tagen die Natriumzufuhr reduziert. Je eine Gruppe erhielt 150 mmol Natrium = 8,7 g Kochsalz (entspricht der mittleren täglichen Natriumzufuhr in den USA), weitere Gruppen 100 bzw. 50 mmol Natrium pro Tag = 5,8 bzw. 2,9 g Kochsalz. Zu Blutdrucksenkungen kam es bei Personen mit Normo- und Hypertonie sowohl unter einer Natriumrestriktion unter 100 mmol/Tag bei der Gruppe mit amerikanischer Normalkost als auch unter DASH-Diät. Der Effekt der Natriumrestriktion war dosisabhängig am ausgeprägtesten dann, wenn DASH-Diät mit geringer Kochsalzzufuhr kombiniert wurde.

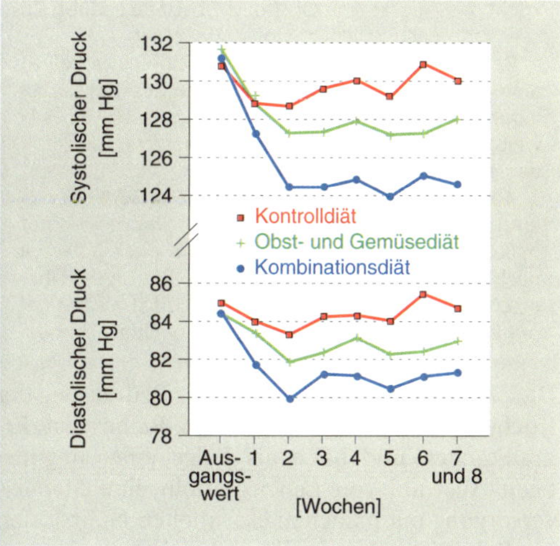

Abb. 6-4 Das Verhalten des mittleren systolischen und diastolischen Blutdrucks unter einer Ernährung reich an Obst und Gemüse bzw. Obst, Gemüse und fettarmen Milchprodukten im Vergleich zu einer Kontrolldiät bei konstanter Natriumzufuhr und konstantem Körpergewicht [3].

Ernährungsprophylaxe und -therapie Wie die bereits besprochenen Ergebnisse mit der DASH (**D**ietary **A**pproaches to **S**top **H**ypertension)-Diät zeigen [3, 34], ist für die Praxis am sinnvollsten eine Kostform reich an Obst, Gemüse, fettarmen Milchprodukten, mit zusätzlichen Vollgetreideprodukten, Geflügel, Fisch, Nüssen, bei geringem Anteil an rotem Fleisch, Süßwaren und süßen Getränken, mit niedrigem Gehalt an Gesamtfett und gesättigten Fettsäuren, in Kombination mit einer moderaten Natriumrestriktion (vgl. Tab. 6-2).

Kochsalzrestriktion Nach Festlegung einer Konsensuskonferenz der Deutschen Akademie für Ernährungsmedizin über den Stellenwert der **Kochsalzrestriktion** in der Prävention und Behandlung der Hypertonie [9] ist das **Ziel** der verminderten Kochsalzzufuhr

- die primäre Prävention der essentiellen Hypertonie und
- die nichtmedikamentöse Behandlung einschließlich der Einsparung blutdrucksenkender Medikamente bei Bluthochdruck.

Neben einer Gewichtsabnahme bei Übergewicht, Einschränkung der Alkoholaufnahme, sowie regelmäßiger körperlicher Aktivität ist aufgrund vieler kontrollierter Therapiestudien die Verringerung der Natriumzufuhr wichtigster Bestandteil der Hochdrucktherapie.

Zur Prävention empfiehlt die Deutsche Gesellschaft für Ernährung für den Erwachsenen eine Zufuhr von 5 g Natriumchlorid (2 g Natrium entsprechend) pro Tag.

Die Kochsalzrestriktion kann erfolgen in Form

- einer streng kochsalzarmen Kost mit bis zu 1 g Kochsalz (17 mmol Natrium),
- einer kochsalzarmen Diät mit bis zu 3 g Kochsalz (51 mmol Natrium) oder
- der mäßig kochsalzarmen Diät mit etwa 6 g Kochsalz (102 mmol Natrium) pro Tag.

Die **streng kochsalzarme Diät** ist relativ schwer zu realisieren. Sie kommt kaum noch zur Anwendung.

Die **mäßig kochsalzarme Kost** ist überwiegend für die ambulante Behandlung u. U. in Kombination mit blutdrucksenkenden Medikamenten oder der DASH-Diät geeignet. Die Verwendung von diätetischen Lebensmitteln mit geringem Kochsalzgehalt kann bei der Herstellung einer natriumarmen Diät hilfreich sein.

Nach der Verordnung für diätetische Lebensmittel [23] dürfen Lebensmittel unter der Bezeichnung **„natriumarm"** bzw. **„kochsalzarm"** nur dann in den Handel gebracht werden, wenn pro 100 g verzehrfertiger Ware weniger als 120 mg Natrium enthalten sind. Der **Grenzwert** für „streng kochsalzarm" liegt bei 40 mg Natrium/100 g Ware.

Nach der derzeit gültigen **Nährwert-Kennzeichnungsverordnung** ist es möglich, bei einigen Lebensmitteln des allgemeinen Verzehrs auf eine Natriumverminderung dann hinzuweisen, wenn festgelegte Höchstwerte des Natriumgehalts nicht überschritten werden (Höchstmenge an Natrium in 100 g verzehrfertigem Lebensmittel bei Brot und Backwaren, Fertiggerichten, Suppen, Soßen, Erzeugnissen aus Fisch etc. 250 mg, Kartoffelerzeugnissen 300 mg, Kochwürsten 400 mg, Käse 450 mg, Brühwürsten und Pökelwaren 500 mg).

Verzichtet man auf besonders kochsalzreiche Lebensmittel und setzt den Speisen bei der Zubereitung kein Kochsalz zu, so entspricht die pro Tag aufgenommene Kochsalzmenge etwa 5–6 g (85–102 mmol Natrium).

Tabelle 6-4 zeigt die von Arab und Mitarb. [4] mit Hilfe von Ernährungsprotokollen bei 20- bis 40-jährigen Heidelberger Frauen und Männern ermittelten Hauptquellen der Kochsalz-(Natrium-) Zufuhr. Die Kenntnis dieser Daten ist eine wesentliche Voraussetzung für die Beratung von Patienten über die Möglichkeiten der Realisierung einer kochsalzarmen Diät.

Eine **streng kochsalzarme Diät** eignet sich, wie bereits erwähnt, wegen der Schwierigkeit, sie exakt herzustellen, und der erheblichen Beeinträchtigung der Geschmacksqualität nur für **kurzfristige Behandlungsperioden unter stationären Bedingungen.** Auch eine Diät mit 3 g Kochsalz stellt wegen des Geschmacksunterschiedes im Vergleich zur Normalkost noch eine erhebliche Anforderung an den Willen und das Durchhaltevermögen des Patienten.

Tabelle 6-4 Hauptquellen für die Zufuhr von Natrium mit Lebensmitteln (nach [4]).

	%	Mittelwert [g/Woche]
Gebäck	31,2	5,73
Fleischwaren	26,2	4,81
Brot	18,5	3,40
Käse	8,6	1,58
Fisch, Fischwaren	4,4	0,80
Fleisch	4,2	0,78
gesamt	93,1	17,10

Pflanzliche Gewürze, Zwiebeln, Pfeffer, Paprika etc. können zur Geschmacksverbesserung in beliebig hoher Menge der Nahrung zugesetzt werden.

Eine gewisse Hilfe sind auch **Kochsalzersatzmittel.** Sie haben einen hohen Kaliumanteil, wodurch die Natrium-Kalium-Relation der Diät zu Gunsten des Kaliums verschoben wird. Wie bereits ausgeführt, kommt offenbar nicht nur der absoluten Natriumzufuhr, sondern auch der Natrium-Kalium-Relation sowohl für die Entstehung als auch für die Therapie der essentiellen Hypertonie Bedeutung zu.

Eine für wenige Tage geeignete weitgehend kochsalzfreie Ernährung lässt sich ohne großen küchentechnischen Aufwand erreichen mit den sog. Kartoffeltagen (1 kg Kartoffeln ohne Salz gekocht pro Tag), Obsttagen (1–1,5 kg Obst pro Tag), Saft- und Rohkosttagen.

Eine besondere Bedeutung kam vor Bekanntwerden potenter Antihypertonika der **Kempner-Reisdiät** zu, die sich nach Angaben des Autors wie folgt zusammensetzt:

250–350 g Reis (trocken, ungekocht) in Wasser oder Fruchtsaft **ohne Zusatz von Kochsalz** und Fett kochen. Enthält das Leitungswasser mehr Natrium als 20 mg/l, so wird der Reis mit destilliertem Wasser gekocht. Als **Zusätze** sind Obst und Obstsäfte erlaubt. Zucker kann nach Belieben zugesetzt werden.

Bei längerer Anwendung ist die Gabe eines **Polyvitaminpräparats** angezeigt. Die tägliche **Gesamtkalorienzufuhr** beträgt etwa 8400 kJ (2000 kcal), bei einer Eiweißzufuhr von etwa 20 g und einer Natriumzufuhr von 150 mg (2,6 mmol Natrium).

Kempner erzielte mit dieser Diät beste Behandlungserfolge. Während von einer Kontrollgruppe mit normaler Kochsalzzufuhr nach einem Jahr noch 50% und nach 3 Jahren nur noch 15% lebten, betrug die Überlebensrate der Hypertoniker unter Reisdiät nach 4 Jahren 83%, während nach einem Jahr noch alle lebten.

Die Annahme, eine moderate Reduktion der Kochsalzzufuhr begünstige eine Reihe von Erkrankungen und hätte als Folge einer ungünstigen Auswahl von Lebensmitteln eine Mangelversorgung mit manchen essentiellen Nährstoffen zur Folge, ist unbegründet und entbehrt jeder wissenschaftlichen Grundlage [39].

Neben der Natriumrestriktion gibt es folgende, **nichtpharmakologische Möglichkeiten** der Hochdruckbehandlung:

Reduktion des Körpergewichts

Nach den Ergebnissen der Intersalt-Studie, bei der weltweit in 52 Zentren über 10000 Männer und Frauen erfasst wurden, war die Korrelation zwischen der Häufigkeit von Adipositas und Hypertonie von allen untersuchten Parametern am ausgeprägtesten [15].

So wie bei den koronaren Herzerkrankungen begünstigt insbesondere der Fettansatz im Abdominalbereich **(androider Fettsuchttyp)** die Hypertonie. Dieser positiven Korrelation entsprechend, konnte in einer Reihe von Studien, unabhängig vom Natrium- und Kaliumgehalt der Nahrung, unter Reduktion des Körpergewichts eine signifikante Senkung des Blutdrucks erreicht werden (Lit. bei [1]). Die Erklärung hierfür ist in den pathophysiologischen Grundlagen des **metabolischen Syndroms** (vgl. Kap. 4.2) zu sehen.

Alkohol

Bei vorausgegangenem regelmäßigem Alkoholkonsum kommt es unter Verringerung des Konsums, unabhängig vom Natrium- und Kaliumgehalt der Diät, zu einer Senkung erhöhter Blutdruckwerte. Dies gilt insbesondere für Personen mit hochgradigem Alkoholkonsum (Lit. bei [1]).

Nahrungsfett

Auf die widersprüchlichen Ergebnisse von Untersuchungen zum Einfluss verschiedener Fettsäuren auf den Blutdruck wurde bereits hingewiesen [27, 36]. Der positive Effekt von Monoensäuren und mehrfach ungesättigten ω-3-Fettsäuren gilt als weitgehend gesichert (Lit. bei [10, 27]).

Vegetarische Ernährung

Die in der Literatur bereits seit Jahrzehnten immer wieder mitgeteilten Befunde zur Blutdrucksenkung unter Kostformen mit einem hohen Anteil an Lebensmitteln pflanzlichen Ursprungs bzw. einer geringen Prävalenz der Hypertonie bei Vegetariern (Lit. bei [1, 32, 33]) wurde erneut durch die bereits besprochenen Studien zur DASH-Diät bestätigt und haben Eingang in die Empfehlungen zur Hochdrucktherapie und -prophylaxe gefunden (vgl. Tab. 6-2)

Koffeinhaltige Getränke

Der Genuss von Kaffee oder Tee – je nach Zubereitung werden mit einer Tasse 50–135 mg Koffein aufgenommen – hat nur einen geringen blutdrucksteigernden Effekt, der mit maximal 10 mmHg während 1–3 Stunden angegeben wird.

> Es besteht somit kein Grund, wenn man von extremen Druckwerten absieht, dem Hypertoniker den Genuss von Kaffee und Tee zu verbieten.

Eine Reihe von Studien spricht dafür, dass der geringgradige blutdrucksteigernde Effekt nur bei koffeinabstinenten Personen nachweisbar ist. Bei regelmäßigem Kaffee- bzw. Teegenuss besteht eine **Toleranz gegenüber Koffein,** sodass sich ein entsprechender blutdrucksteigernder Effekt nicht nachweisen lässt.

Auch die meisten epidemiologischen Studien sprechen dafür, dass Koffein das Risiko, eine Hypertonie zu entwickeln, nicht steigert (Lit. bei [11, 14]).

Ascorbinsäure

Ausgehend von epidemiologischen Studien, in denen eine inverse Korrelation zwischen Ascorbinsäurezufuhr und Hypertonie sowie ihren Folgekrankheiten beschrieben wurde, wurden kontrollierte Langzeitstudien mit 500 mg Ascorbinsäure täglich per os bei Normo- und Hypertonikern durchgeführt. Es kam zu signifikanten Senkungen des systolischen Blutdruckes. Der dem drucksenkenden Effekt zugrunde liegende Wirkmechanismus ist nicht bekannt [12, 7].

Literatur

1 Alderman, M.H.: Non-pharmacological treatment of hypertension. Lancet 344 (1994) 307–311.

2 Alderman, M.H., H. Cohen, S. Madhavan: Dietary sodium intake and mortality: the National Health and Nutrition Examination Survey (NHANES I). Lancet 351 (1998) 781–785.

3 Appel, L.J., Moore, T.J., Obarzanek, E., Vollmer, W.M., Svetkey, L.P., Sacks, F.M., Bray, G.A., Vogt, T.M., Cutler, J.A., Windhauser, M.M., P.-H. Lin, Karanja, N.A Clinical Trial of the Effects of Dietary Patterns on Blood Pressure. New Engl. J. Med. 336 (1997) 1117–1124.

4 Arab, E., B. Schellenberg, G. Schlierf: Nutrition and health survey of young men and women in Heidelberg. Ann. Nutr. Metab. 26, Suppl. 1 (1982) 1.

5 Cappuccio P., A. MacGregor: Does potassium supplementation lower blood pressure? A meta-analysis of published trials. J. Hypertens 9 (1991) 465–473.

6 Chobanian, A.V., G.L. Bakris, H.R. Black, W.C. Cushman, L.A. Green, J.L. Izzo, D.W. Jones, B.J. Materson, S. Oparil, J.T. Wright, E.J. Roccella: The seventh report of the joint national committee on prevention, detection, evaluation and treatment of high blood pressure. The JNC 7 Report. J Amer Med Ass 289 (2003) 2534–2573.

7 Duffy, S.J., N. Glokce, M. Holbrook, A. Huang, B. Frei, J.F. Keaney, J.A. Vita: Treatment of hypertension with ascorbic acid. Lancet 354 (1999) 2050–2051.

8 Dycker, T., P.O. Wester: Effect of magnesium on blood pressure. Brit. Med. J. 286 (1983) 1847.

9 Erste Konsensuskonferenz der Deutschen Akademie für Ernährungsmedizin: Stellenwert der Kochsalzrestriktion in der Prävention und Behandlung der Hypertonie. Akt. Ernährungsmed. 19 (1994).

10 Espino-Montoro, A., J. Lopez-Miranda, P. Castro, M. Rodriguez, F. Lopez-Segura, A. Blanco, J.A. Jiminez-Pereperez, J.M. Modovas, F. Perez-Jimenez: Monounsaturated fatty acid enriched diets lower plasma insulin levels and blood pressure in healthy young men. Nutr. Metab. Cardiovasc. Dis. 6 (1996) 147–154.

11 Estler, C.J.: Koffein und Blutdruck. Dtsch. Med. Wschr. 110 (1985) 1671.

12 Fotherby, M.D., J.C. Williams, L.A. Forster: Effect of vitamin C on ambulatory blood pressure and plasma lipids in older persons. J Hypertens 18 (2000) 411–415.

13 Heyden, S.: The hard facts behind the hard-water theory and ischaemic heart disease. J. Chron. Dis. 29 (1976) 149.

14 Holzgreve, H.: Kaffee bei Hypertonie? Dtsch. Med. Wschr. 99 (1974) 2373.

15 Intersalt Cooperative Research Group: Intersalt: an international study of electrolyte excretion and blood pressure. Results for 24 hour urinary sodium and potassium excretion. Brit. Med. J. 297 (1988) 319–328.

16 Kawasaki, T., C.S. Delea, F.C. Bartter, H. Smith: The effect of high-sodium and low-sodium intakes on blood pressure and other related variables in human subjects with idopathic hypertension. Amer. J. Med. 64 (1978) 193–198.

17 Keul, J., D. König: Alkohol und Kreislauf in: Kluthe, R., H. Kasper: Alkoholische Getränke und Ernährungsmedizin. Thieme, Stuttgart (1998) 32–39.

18 Kluthe, R., L. Kist, C. Ummenhofer, P. Brecht: Müssen natriumhaltige Getränke bei der natriumdefinierten Ernährung berücksichtigt werden? Akt. Ernährungsmed. 14 (1989) 81.

19 Kluthe, R.: Die Salzindustrie ist mächtig. Wir essen zuviel Salz. Allgemeinarzt 24 (2002) 1580–1584.

20 Krishna, G.G.: Increased blood pressure during potassium depletion in normotensive men. New Engl. J. Med. 320 (1988) 1177.

21 Kumanyika, S.K., Cutler J.A.: Dietary sodium reduction: is there cause for concern? J. Amer. Coll. Nutr. 16 (1997) 192–203.

22 Kurtz, T.W., H.A. Al-Bander, R.C. Morris: „Salt-sensitive" essential hypertension in men. Is the sodium ion alone important? New Engl. J. Med. 317 (1987) 1043.

23 Lebensmittelrecht, Bundesgesetze und -verordnungen über Lebensmittel und Bedarfsgegenstände. C.H. Beck, München 1983.

24 Maheswaran, R., J.D. Gill, P. Davies, D.G. Beevers: High blood pressure due to alkohol. A rapidly reversible effect. Hypertension 17 (1991) 787–792.

25 Mensink, G.: Beitrag zur Gesundheitsberichterstattung des Bundes. Was essen wir heute? MuK. Medien- und Kommunikations GmbH, Berlin 2002.

26 Midgley, J.P, A.G. Matthew, C.M.T. Greenwood, A. Gordon Logan: Effect of reduced dietary sodium on blood pressure. A meta-analysis of randomized controlled trials. JAMA 275 (1996) 1590–1597.

27 Morris, M.C.: Dietary fats and blood pressure. J. Cardiovasc. Risk 1 (1994) 21–30.

28 Oertl, R., W. Vetter: Hypertonie und Ernährung. Internist 29 (1988) 270.

29 o.V. : Leitlinien für die Prävention, Erkennung, Diagnostik und Therapie der arteriellen Hypertonie der Deutschen Liga zur Bekämpfung des hohen Blutdruckes e.V. (Deutsche Hochdruckliga). Dtsch Med Wochenschr 126 (2001) 201–238.

30 Reisin, E., R. Abel, M. Modan, D.S. Silverberg, H.E. Eliahou, B. Modan: Effect of weight loss without salt restriction on the reduction of blood pressure in overweight hypertensive patients. N Engl J Med 298 (1978) 1–6.

31 Reusser, M.E., D.A. McCarron: Micronutrient effects on blood pressure regulation. Nutr. Rev. 52 (1994) 367–375.

32 Rouse, I.L., L.J. Beilin, B.K. Armstrong, B. Vandongen: Blood-pressure-lowering effect of a vegetarian diet: controlled trial in normotensive subjects. Lancet I (1983) 5.

33 Sacks, F.M.: Dietary facts and blood pressure: a critical review of the evidence. Nutr. Rev 47 (1989) 291.

34 Sacks, F.M., L.P. Svetkey, W.M. Vollmer, L.J. Appel, G.A. Bray, D. Harsha, E. Obarzanek, P.R. Conlin, E.R. Miller, D.G. Simons-Morton, N. Karanja, P.H. Lin for the DASH-Sodium Collaborative Research Group: Effects on the blood pressure of reduced dietary sodium and the dietary approaches to stop hypertension (DASH) diet. New Engl J Med 344 (2001) 3–10.

35 Schechter, P.J., D. Horwitz, R.I. Henkin: Sodium chloride preference in essential hypertension. J. Amer. Med. Ass. 225 (1973) 1311.

36 Singer, P.: Neue Gesichtspunkte bei der Behandlung von arterieller Hypertonie und Hyperlipoproteinämien mit mehrfach ungesättigten Fettsäuren. Akt. Ernährungsmed. 11 (1986) 29.

37 Ummenhofer, C., R. Kluthe: Definition von „Salzsensitivität". Dtsch. Med. Wschr. 119 (1994) 49–57.

38 Wardener, H.E. de, G.A. MacGregor: Sodium intake and mortality: Lancet 351 (1998) 1508.

39 Wardener, H.E. de, N.M. Kaplan: On the assertion that a moderate restriction of sodium intake may have adverse health effects. Amer. J. Hypertension 6 (1993) 810–814.

40 Witteman, C.M., D.E. Grobbee, F.H.M. Derkx, R. Bouillon, A.M. de Bruijn, A. Hofman: Reduction of blood pressure with oral magnesium supplementation in women with mild to moderate hypertension. Amer. J. Clin. Nutr. 60 (1994) 129–135.

7 Erkrankungen des Myokards

7.1 Ödem 373
7.2 Myokardinsuffizienz 374
7.3 Kardiale Kachexie 375
7.4 Rhythmusstörungen 375

Physiologie, Pathophysiologie und Klinik Die **Aufgabe des Herzens** besteht darin, die Zirkulation des Blutes aufrechtzuerhalten und damit die Voraussetzungen für einen optimalen Gasaustausch in Lunge und Gewebe, ein ausreichendes Angebot an Substraten für den Gewebsstoffwechsel und den Abtransport und die Ausscheidung von Stoffwechselendprodukten zu gewährleisten.

Kleinstlebewesen, z.B. Einzeller, nehmen aus dem umgebenden Medium Wasser, Elektrolyte etc. per diffusionem durch die Zellmembran auf und geben Stoffwechselendprodukte in gleicher Weise an die Umgebung ab. Bei den höher organisierten, vielzelligen Lebewesen erfolgt dieser Stoffaustausch zwischen der Zelle und **dem zirkulierenden Blut.**

Das in einem geschlossenen Gefäßsystem zirkulierende Blut hat im Bereich seiner Endaufzweigungen, dem **Kapillarsystem,** getrennt durch die dünne, aus Endothelzellen bestehende Kapillarwand, Kontakt mit jeder einzelnen Zelle.

Das zirkulierende Blut transportiert Nährstoffe und Sauerstoff vom Darm bzw. von der Lunge zu den Zellen und nimmt hier Endprodukte des Zellstoffwechsels, aber auch synthetisierte Hormone, Proteine etc. auf.

Eine „Reinigung", d.h. **Entfernung der Stoffwechselendprodukte** aus dem Blut, erfolgt in der Lunge, in der Kohlendioxid abgegeben wird, in der Leber, in der toxische Substanzen, wie Ammoniak, aus dem Darm stammende Produkte des Eiweißabbaus etc., entgiftet werden, und in der Niere, in der Stoffwechselendprodukte, wie Harnstoff, Harnsäure und im Überschuss aufgenommenes Wasser, Elektrolyte etc., ausgeschieden werden.

Zwischen dem Blutplasma und dem Interzellulärraum findet ein ständiger **Flüssigkeitsaustausch** statt, d.h., Wasser und kleinmolekulare gelöste Substanzen können sowohl aus den Kapillaren austreten als auch wieder in das Kapillarlumen einströmen. Unter physiologischen Bedingungen halten sich Austritt und Rückstrom die Waage.

Übersteigt der Flüssigkeitsaustritt den Rückstrom in das Gefäßlumen, so entwickelt sich ein **Ödem**. Übersteigt der Rückstrom den Flüssigkeitsaustritt, so kommt es zu einer Gewebsaustrocknung **(Exsikkose)**.

Das **Gleichgewicht im Flüssigkeitstransport** ist von verschiedenen Größen abhängig. Die wichtigsten sind

- der Blutdruck in der Kapillare (hydrostatischer Druck),
- der Gewebsdruck und
- der kolloidosmotische Druck des Plasmas.

Der **hydrostatische Druck** verringert sich vom arteriellen zum venösen Teil der Kapillaren hin, während der von außen wirkende **Gewebsdruck** und der **kolloidosmotische Druck** weitgehend konstant bleiben bzw. der kolloidosmotische Druck gering zunimmt.

Misst man die im Bereich der Kapillaren auf das Plasma wirkenden Kräfte, so ergibt sich etwa die in Abbildung 7-1 angegebene Größenordnung.

Im arteriellen Schenkel der Kapillarstrombahn treten infolge Überwiegens des hydrostatischen Drucks Wasser und niedermolekulare Substanzen aus der Gefäßbahn aus, während mit zunehmendem Druckabfall in den Kapillaren des venösen Schenkels der kolloidosmotische Druck des Plasmas größer wird als der hydrostatische Druck. Folglich strömt Flüssigkeit wieder zurück in die Kapillaren.

Dieser Flüssigkeitsaustausch durch die Kapillarwand befindet sich **beim Gesunden** im Gleichgewicht, wobei noch ergänzt werden muss, dass ein Teil der aus der Blutbahn austretenden Flüssigkeit in Form der Lymphe abfließt, die sich in größeren Lymphgefäßen vereinigt und schließlich wieder in das Venensystem einmündet.

7.1 Ödem

Zu einem Ödem und somit einem Überwiegen der Kräfte, die einen Flüssigkeitsaustritt zur Folge haben, kann es kommen, wenn der intrakapillare Druck steigt.

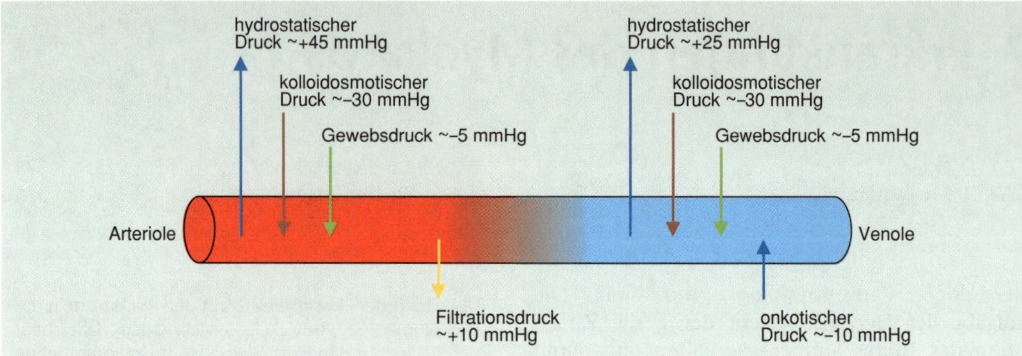

Abb. 7-1 Schematische Darstellung der den Flüssigkeitsaustritt und -rückstrom im Bereich der Kapillaren regulierenden Faktoren.

Dies geschieht beispielsweise bei der **Herzinsuffizienz,** bei der der Rückfluss venösen Blutes zum Herzen verringert ist, folglich der venöse Druck steigt und den Rückstrom von Flüssigkeit aus dem Gewebe in die Kapillarstrombahn herabsetzt.

Ein weiteres Beispiel ist die Drucksteigerung im Pfortaderkreislauf bei der **Leberzirrhose,** wobei es aufgrund des gleichen Mechanismus zu einem Flüssigkeitsaustritt, in diesem Falle in Form des Aszites, in die freie Bauchhöhle kommt.

Eine weitere Ursache intravasaler Druckerhöhung kann eine vermehrte Natrium- und Wasserretention z.B. bei **gesteigerter Aldosteronproduktion** sein, die ebenfalls eine Steigerung des intravaskulären Drucks zur Folge hat.

Zur Ödembildung kommt es bei einer Verringerung des kolloidosmotischen Drucks, z.B. bedingt durch eine Hypalbuminämie bei Leberzirrhose, enteralem Eiweißverlust, nephrotischem Syndrom etc.

Auch direkt an der Kapillare angreifende Schädigungen können durch Permeabilitätssteigerung zur Ödembildung führen, wie dies z.B. bei Entzündungen und allergischen Reaktionen der Fall ist.

7.2 Myokardinsuffizienz

Die Myokardinsuffizienz führt zur inadäquaten Pumpleistung des Herzens. Ihre wesentlichen **Ursachen** sind

- die koronare Mangeldurchblutung als Folge arteriosklerotischer Gefäßveränderungen,
- eine langjährige myokardiale Druckbelastung durch Hypertonie,
- Myokarditiden,
- die dilatative Kardiomyopathie,
- Herzklappenfehler und
- pharmakologisch-toxikologische Schädigungen des Herzmuskels.

Zu den toxischen Myokardschädigungen gehört auch die im Rahmen der Ernährungsmedizin besonders interessierende **alkoholische Kardiomyopathie,** die sich aus bisher unbekannter Ursache bei etwa 1% der chronischen Alkoholiker entwickelt. Alte Bezeichnungen für dieses Krankheitsbild sind „Münchner Bier-Herz“ und „Tübinger Wein-Herz“.

Wichtigste **Symptome der Herzinsuffizienz** sind:

- blaurote Verfärbung der Haut **(Zyanose),** insbesondere des Gesichts, der Lippen und der Fingerspitzen als Folge des geringen Sauerstoffgehalts im peripheren Blut
- **Atemnot (Dyspnoe),** bedingt durch einen Rückstau des Blutes vor dem linken Herzen und damit in der Lunge
- **Stauungsleber** – Vergrößerung der Leber infolge vermehrter Blutfüllung –, besonders bei einer Insuffizienz des rechten Herzens, wobei es zu einer ungenügenden Weiterbeförderung des venösen, zum Herzen zurückströmenden Blutes kommt
- eine **Stauung venösen Blutes** in der Magen- und Darmwand, was zu Völlegefühl, Blähungen, Inappetenz etc. führt
- ein **Austritt von Flüssigkeit** aus der Gefäßbahn in Form von Ödemen, Aszites und Pleuraergüssen als Folge einer Steigerung des hydrostatischen Drucks im venösen Teil der Kapillarstrombahn (vgl. Abb. 7-1).

Alle diese Insuffizienzerscheinungen **verstärken sich bei körperlicher Belastung.**

Die **molekularen Mechanismen,** die dem fortschreitenden Myokardumbau, der letztlich zur Dysfunktion führt, zugrunde liegen, sind sehr vielschichtig und nur zum Teil bekannt. Involviert sind

- eine Mehrproduktion des vasokonstriktiv wirkenden Endothelins,
- proinflammatorische Cytokine etc. und
- eine Verminderung der antioxidativen Kapazität mit hierdurch bedingten Zeichen von chronisch oxidativem Stress.

Erniedrigte Plasmakonzentrationen an antioxidativen Vitaminen und erste Hinweise auf eine positive Wirkung von Antioxidanzien wie Vitamin E und Coenzym Q10 sprechen für die Bedeutung freier Radikale bei der Entstehung der Herzmuskelinsuffizienz (Lit. bei [4]).

7.3 Kardiale Kachexie

Bei einem hohen Prozentsatz der Patienten mit chronischer kongestiver Herzinsuffizienz entwickelt sich eine Kachexie. Zwischen 50 und 60% aller Patienten weisen eindeutige Zeichen der Mangelernährung und den für die Kachexie typischen **Verlust von fettfreier Körpermasse** auf. Der Verlust fettfreier Körpermasse betrifft nicht nur die Skelettmuskulatur, sondern alle Organe einschließlich des Herzmuskels.

Die **Diskrepanz zwischen Energiezufuhr und Energiebedarf** beruht im Wesentlichen auf Inappetenz, gestörter intestinaler Ausnutzung als Folge eines durch Stauung bedingten Darmwandödems und gesteigertem Energiebedarf bei vermehrter Atemarbeit und gesteigertem Sympathikotonus.

Von manchen Untersuchern wurden erhöhte Konzentrationen von **Tumornekrosefaktor** und **Interleukin-1** gemessen. Beide Cytokine begünstigen die Entwicklung einer Kachexie, insbesondere durch Hemmung der Nahrungsaufnahme und Begünstigung kataboler Stoffwechselvorgänge [3].

Kinder mit **kongenitalen Herzfehlern** werden zwar mit normalem Körpergewicht geboren, zeigen aber anschließend eine deutlich unter der Norm liegende Zunahme des Körpergewichts. Auch hier werden sowohl unzureichende Energiezufuhr als auch vermehrter Energiebedarf für die Mangelernährung verantwortlich gemacht [2].

Eine **Optimierung des Ernährungszustandes,** oft unter Anwendung einer Nasogastralsonde, ist häufig in der prä- und postoperativen Phase erforderlich. Wichtige Grundsätze hierbei sind **langsames Steigern einer hochkalorischen Diät,** Vermeiden einer zu hohen Wasserzufuhr, Kochsalzrestriktion und Kontrolle des Elektrolytstoffwechsels.

Der Energiebedarf kann nach großen operativen Eingriffen erheblich gesteigert sein.

7.4 Rhythmusstörungen

Im Kapitel 4.5 (Ernährungsprophylaxe und -therapie) wurde bereits darauf hingewiesen, dass durch eine optimale Zufuhr an ω-3-Fettsäuren nicht nur das Risiko der Koronarsklerose, sondern auch das von Herzrhythmusstörungen als häufige Ursache des plötzlichen Herztodes reduziert wird. Dies gilt sowohl für die in Fischöl reichlich vorkommende Eicosapentaen- und Docosahexaensäure, als auch für die in einigen Pflanzenölen reichlich vorkommende α-Linolensäure.

Im Tierversuch konnte gezeigt werden, dass sich experimentelle Arrhythmien weniger gut auslösen lassen, wenn die Tiere mit Fetten, reich an mehrfach ungesättigten Fettsäuren, anstelle von gesättigten Fettsäuren gefüttert werden.

Hierbei ist der protektive Effekt von **ω-3-Fettsäuren** signifikant ausgeprägter als der von ω-6-Fettsäuren. Es wird vermutet, dass die Einlagerung mehrfach ungesättigter Fettsäuren in Zellmembranen des Myokards für den Effekt verantwortlich ist.

Möglicherweise ist die in epidemiologischen Studien gezeigte geringe Mortalität an koronaren Herzkrankheiten bei Männern, die regelmäßig Fisch verzehren, auch zum Teil Folge eines besseren Schutzes gegenüber akuten Arrhythmien (Lit. bei [6]).

Für einen antiarrhythmischen Effekt von ω-3-Fettsäuren sprechen die Ergebnisse einer Reihe weiterer epidemiologischer Untersuchungen (Lit. bei [5]). Eine der wesentlichen Studien zu dieser Fragestellung ist die Lyon-Heart-Study [1], in der im Rahmen der Sekundärprophylaxe nach dem ersten Herzinfarkt 506 Patienten in zwei Gruppen eingeteilt entweder mit einer α-Linolensäure-reichen mediterranen Diät oder der üblichen „Step-one-Diet“ der American Heart Association behandelt wurden. Nach einer Studiendauer von vier Jahren wiesen die Probanden unter mediterraner Diät eine um 70% geringere Inzidenz für Herztod und nichttödlichen Reinfarkt auf, obwohl zwischen den beiden Gruppen keine Unterschiede bei den Plasmalipiden und -lipoproteinen bestanden. Einschränkend muss bedacht werden, dass der entscheidende Unterschied beider Kostformen zwar der hohe Anteil an α-Linolensäure in der mediterranen Diät war, dass sich die Diäten aber auch in anderer Hinsicht unterschieden.

Ernährungstherapie und -prophylaxe Eine **Wasserretention** in der Blutbahn bzw. in Form von Ödemen ist nur möglich, wenn Natriumionen retiniert werden. 8 g Kochsalz (136 mmol Natrium) „binden" etwa 1 l Wasser.

Verringert man die Natriumzufuhr bzw. erhöht man mit Hilfe von Diuretika die Natriumausscheidung über die Niere, so erreicht man eine Ausschwemmung der Ödeme.

Es empfiehlt sich demnach, wie bei der Hypertonie besprochen, eine mehr oder weniger strenge **Beschränkung der Natriumzufuhr.**

Auch hier hat die Möglichkeit, die Kochsalzausscheidung medikamentös zu steigern, dazu geführt, dass die streng kochsalzarme Diät nicht mehr eingesetzt wird. Wird die Natriumzufuhr reduziert, so kann die Wasserzufuhr normal belassen werden, da Wasser ohne Natrium auch bei Herzinsuffizienz ausgeschieden wird.

Eine Diätform mit niedrigem Natriumgehalt ist die sog. **Karell-Diät,** bei der der Patient lediglich 800 ml Milch/Tag erhält. Dies entspricht einer Kochsalzaufnahme von etwa 1 g (17 mmol Natrium).

Eine noch niedrigere Natriumzufuhr erreicht man mit den bei der Hochdrucktherapie bereits besprochenen **Kempner-Reistagen.** Diese und ähnliche natriumarme Kostformen, wie Obst- und Safttage etc., hatten vor Einführung der Diuretika in die Therapie eine große praktisch-klinische Bedeutung.

Da der Bedarf an Energie und essentiellen Nährstoffen hiermit nicht gedeckt wird, fördern sie die Entstehung einer **kardialen Kachexie.** Die Annahme, der mit der Reduktion der fettfreien Körpermasse bei der Kachexie einhergehende geringere Sauerstoffverbrauch würde sich bei kardialer Insuffizienz positiv und eine durch gezielte diätetische Maßnahmen erreichte Vermehrung der fettfreien Körpermasse entsprechend negativ auf die Gesamtsituation der Patienten auswirken, hat sich nicht bestätigt.

Es sollte deshalb versucht werden, falls erforderlich auch mit künstlicher Ernährung, unter Verwendung von **natriumarmen Formeldiäten** bzw. Infusionslösungen der Kachexie entgegenzuwirken. Ob spezielle Aminosäuremischungen, insbesondere ein vermehrtes Angebot an verzweigtkettigen Aminosäuren, Vorteile bieten, ist noch nicht endgültig entschieden (Lit. bei [3]). In Studien zur Verringerung des plötzlichen Herztodes als Folge von Rhythmusstörungen, wurden Fischölkapseln mit 2 g Eicosapentaen- und Docosahexaensäure oder etwa 3 g α-Linolensäure pro Tag verabreicht. In der Lyon-Heart-Study kam eine spezielle Margarine mit einem Anteil von 10–11 % α-Linolensäure und Olivenöl zur Herstellung von Dressings und Saucen ausschließlich zur Anwendung.

Literatur

1 de Lorgeril, M., S. Renaud, N. Mamelle, P. Salen, J.L. Martin, I, Monjaud, J. Guidollet, P. Iouboui: Mediterranean alpha-linolenic acid-rich diet in secondary prevention of coronary heart disease. Lancet 343 (1994) 1454–1459 und CIRCAZ 99 (1999) 779–785.

2 Forchielli, M.L., R. McColl, W.A. Walker, C. Lo: Children with congenital heart disease: A nutrition challenge. Nutr. Rev. 52 (1994) 348–353.

3 Freeman L.M., R. Roubenoff: The nutrition implications of cardiac cachexia. Nutr. Rev. 52 (1994) 340–347.

4 Givertz, M.M. W.S. Colucci: New targets for heart-failure therapy: endothelin, inflammatory cytokines, and oxidative stress. Lancet 352 (1998) 34–38).

5 Leaf, A.: Diet and sudden cardiac death. J Nutrit Health Aging 5 (2001) 173-178.

6 McLennan, P.L., M.Y. Abeywardena, J.S. Charnock: Reversal of the arrhythmogenic effects of long-term saturated fatty acid intake by dietary ω-3 and ω-6 polyunsaturated fatty acids. Amer. J. Clin. Nutr. 51 (1990) 53.

8 Erkrankungen des Skeletts und der Gelenke

8.1 Osteoporose 377
8.2 Rheumatische Gelenkerkrankungen .. 385
8.3 Arthrosen 388

8.1 Osteoporose*

Pathophysiologie und Klinik Die Weltgesundheitsorganisation definiert die Osteoporose wie folgt:

> Es handelt sich um eine systemische Skeletterkrankung, die durch eine niedrige Knochenmasse und Verschlechterung der Mikroarchitektur, d. h. Auflockerung der Knochenbälkchenstruktur und Herabsetzung der Stabilität des Knochengewebes gekennzeichnet ist. Die Folge sind Zunahme der Knochenbrüchigkeit und erhöhtes Frakturrisiko.

Man unterscheidet primäre und sekundäre Osteoporosen nach der Ursache, die der Kalziummobilisation zugrunde liegt.

Die **primäre Osteoporose** entwickelt sich schicksalsmäßig mit zunehmendem Lebensalter (senile Osteoporose). Sie wird bei Frauen wesentlich durch den Östrogenmangel in der Menopause gefördert.

Bei der **sekundären Osteoporose** sind die Ursachen eindeutig. Wesentliche auslösende Faktoren sind eine Behandlung mit Corticosteroiden, endokrine Erkrankungen wie Morbus Cushing und Hypogonadismus, körperliche Immobilisation, gestörte intestinale Ausnutzung des mit der Nahrung aufgenommenen Kalziums bei den mit einer Maldigestion oder Malabsorption einhergehenden Erkrankungen des Gastrointestinaltrakts etc.

> Die Diagnostik basiert wesentlich auf der Knochendichtemessung (Osteodensitometrie), mit der eine exakte Aussage über den Gehalt des Knochens an Kalzium-Hydroxylapatit möglich ist. Gemessen werden sollte an den Knochen mit dem höchsten Frakturrisiko. Am häufigsten angewandt wird das Röntgen-Absorptiometrie-Verfahren DXA, mit dem die Abschwächung energiereicher Strahlen beim Durchtritt durch das Knochengewebe gemessen wird. Je geringer die Knochenmasse, umso weniger wird die Strahlung abgeschwächt. Das Ergebnis der Dichtemessung gibt jedoch keine Auskunft über die für die Stabilität wichtige Struktur des Knochens, insbesondere die Struktur der Knochenbälkchen (Spongiosa).

Wie bereits ausführlich dargestellt (vgl. Kap. 1.8), verfügt der Organismus über **Regelmechanismen,** die auch dann eine im Normbereich liegende Serumkalziumkonzentration gewährleisten, wenn die Aufnahme mit der Nahrung unzureichend ist.

Eine vermehrte Sekretion von **Parathormon** steigert die Kalziumresorption in den Nierentubuli und verringert so den Kalziumverlust mit dem Harn. Das genannte Hormon steigert weiterhin die Bildung von 1,25-Dihydroxycholecalciferol in der Niere, wodurch die Kalziumresorption im Darm gesteigert wird.

Kann wegen eines zu geringen Kalziumgehalts der Nahrung mit Hilfe dieser Mechanismen keine im Normbereich liegende Serumkalziumkonzentration aufrechterhalten werden, so kommt es über eine Stimulation von Osteoklasten durch Parathormon zu einer **Mobilisation von Kalzium aus dem Knochen,** der sowohl die Aufgabe eines Stützorgans als auch die eines Mineralstoffdepots hat.

> Eine optimale Kalziumzufuhr mit der Nahrung ist folglich eine der Voraussetzungen für einen optimalen Kalksalzgehalt der Knochen.

Unter dem Einfluss von Östrogen lagern **Frauen** während der Pubertät Kalzium in der Corticalis der **langen Röhrenknochen** ein. Dies dient als Depot und kann während der Schwangerschaft und Stillzeit mobilisiert werden. Hierdurch wird einer möglichen Unterversorgung mit Kalzium während dieser Phasen vorgebeugt. Unter Rückgang der Östrogenkonzentration während der Menopause werden diese **physiologischen Kalziumdepots** wieder mobilisiert.

Aus Abbildung 8-1 ist ersichtlich, dass die **Ernährung** nur einer der die Knochendichte bestimmen-

* Bundesselbsthilfeverband für Osteoporose e.V., Kirchfeldstr. 149, 40215 Düsseldorf.

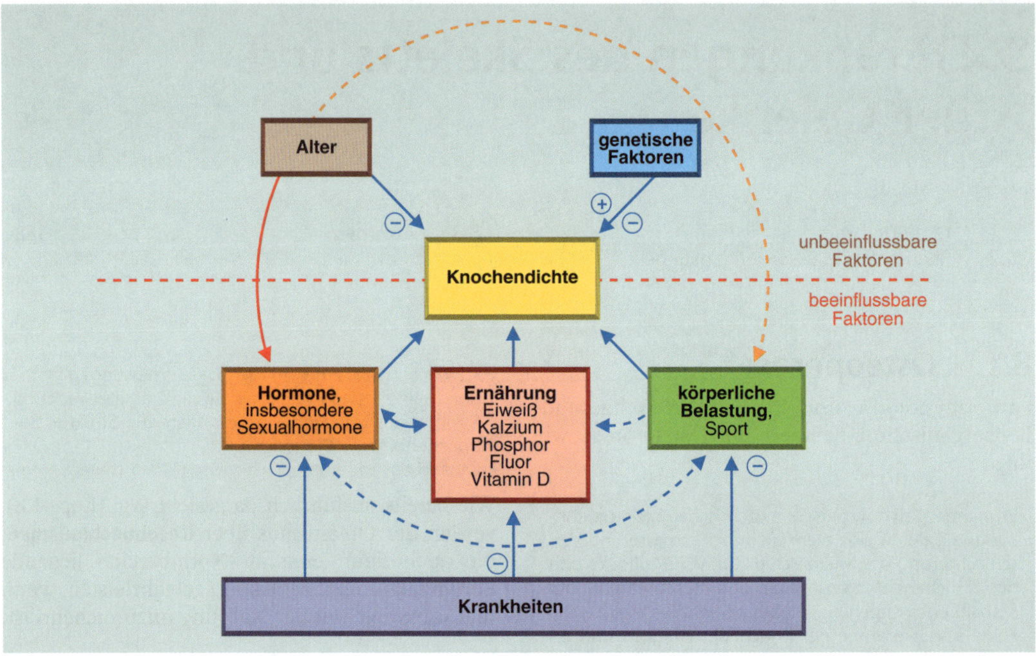

Abb. 8-1 Beeinflussbare und nicht beeinflussbare Faktoren für den Aufbau und den Erhalt des Knochens (nach [54]).

den Faktoren ist. So sind beispielsweise **genetische Faktoren** dafür verantwortlich, dass die Osteoporose bei manchen Bevölkerungsgruppen trotz vergleichsweise geringer Kalziumzufuhr mit der Nahrung selten ist.

So liegt der Mineralstoffgehalt der Knochen von afroamerikanischen Frauen um bis zu 10% über dem von Frauen europäischer Herkunft. Zusätzlich retinieren Afrikaner prozentual mehr des mit der Nahrung aufgenommenen Kalziums. Dies ist ein wesentlicher Grund für die bei Afrikanern weniger ausgeprägte Osteoporose und geringere Frakturrate.

Auch in der mitteleuropäischen Bevölkerung gibt es Personen mit einem genetisch bedingten sehr hohen und sehr geringen Osteoporoserisiko. Verantwortlich hierfür ist ein spezielles Gen, welches bei geringerem Osteoporoserisiko für eine um das Sechsfache höhere Knochendichte verantwortlich ist.

Körperliche Belastung schützt vor einer Kalziummobilisation und verzögert folglich die altersbedingte Abnahme der Knochendichte. Die **Häufigkeit der Osteoporose** in westlichen Industrieländern ist durch die heute geringe körperliche Aktivität mitbedingt [74].

Dem altersbedingten physiologischen Abbau von Knochensubstanz kommt eine entscheidende Bedeutung zu. Den höchsten Kalksalzgehalt und folglich die höchste mechanische Stabilität hat das Skelett zwischen dem 20. und 30. Lebensjahr **(„peak bone mass“).** Ab diesem Zeitpunkt ist die Aufbauphase beendet, d.h., es überwiegt der den Knochen abbauende Prozess der Osteoklasten gegenüber dem der aufbauenden der Osteoblasten (Abb. 8-2).

Hieraus resultiert ein am trabekulären Knochen beginnender Abbau, der sich später auch an der Kompakta fortsetzt. Aufgrund dieses **physiologi-**

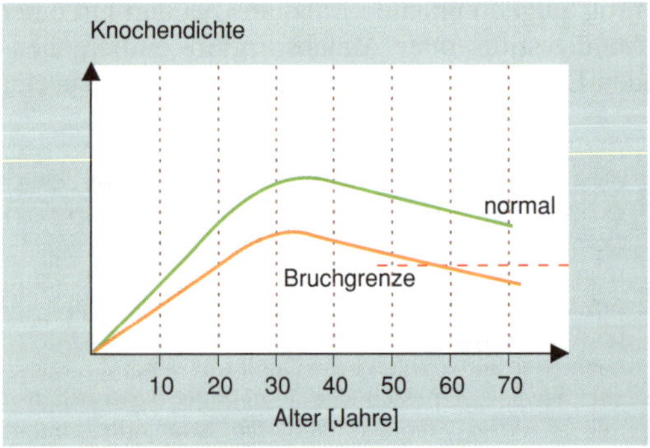

Abb. 8-2 Das Verhalten der Knochendichte mit normaler und unzureichender „peak bone mass“ um das 30. Lebensjahr.

schen Abbaus verliert das Skelett etwa 1% seiner Masse pro Jahr. Dieser Prozess der Verminderung der Knochendichte, der letztlich zu einer erheblichen **Steigerung der Frakturgefahr** führt, kann dann, wenn er begonnen hat, nur noch unwesentlich durch eine Steigerung der oralen Kalziumzufuhr beeinflusst werden.

Die **Prophylaxe** besteht darin, durch eine optimale Kalziumzufuhr mit der Nahrung in der Phase des Knochenaufbaus für einen maximalen Mineralstoffgehalt zu sorgen.

Bei hohen Ausgangswerten verstreicht vergleichsweise lange Zeit, bis die Stabilität relevant reduziert ist.

In Abbildung 8-2 ist das **Verhalten der Knochendichte** in den verschiedenen Lebensphasen dargestellt. Nur dann, wenn etwa bis zum 30. Lebensjahr eine optimale Kalksalzeinlagerung im Skelettsystem erfolgte, kann verhindert werden, dass die **Frakturgrenze** – dies gilt wegen des in der Menopause beschleunigten Abbaus von Knochenmasse insbesondere für Frauen – erreicht wird.

Die Osteoporose **manifestiert** sich dann, wenn keine Prophylaxe betrieben wird, etwa 10 Jahre nach Beginn der Wechseljahre. Sie betrifft überwiegend den trabekulären Knochen der Wirbel und führt letztlich zu **Wirbeldeformierungen,** vor allem Keilwirbelbildungen mit Verkrümmung und Verkürzung der Wirbelsäule. In Europa finden sich bei 10–20% aller Frauen und Männer zwischen dem 50. und 80. Lebensjahr Wirbelfrakturen [49]. Hieraus ist die große **praktisch-klinische Bedeutung** der Osteoporose ersichtlich.

Da die Rückenmuskulatur zusammen mit der Wirbelsäule eine Funktionseinheit bildet, kommt es als Folge der Wirbeldeformierungen zu **Fehlbelastungen der Rückenmuskulatur,** woraus Schmerzen (die fälschlich oft als „Rheumatismus" bezeichnet werden) resultieren.

Die senile Osteoporose betrifft auch **Männer.** Sie ist zusätzlich charakterisiert durch einen Schwund von Knochensubstanz im Bereich der Röhrenknochen, wodurch die Frakturbereitschaft etwa am Schenkelhals oder Radius erhöht wird. In Abbildung 8-3 ist die altersabhängige Inzidenz an distalen Radius- und Schenkelhalsfrakturen der britischen Bevölkerung dargestellt.

Ernährungsprophylaxe und Ernährungstherapie

Früher wurde die Osteoporose mit der für sie charakteristischen klinischen Symptomatik und der Entwicklung des typischen Rundrückens **(Witwenbuckel)** bei Frauen im höheren Lebensalter als unabwendbar angesehen.

Seitdem die der Osteoporose zugrunde liegenden pathophysiologischen Mechanismen weitgehend bekannt sind (s. Abb. 8-1), gibt es **Erfolg versprechende** Möglichkeiten sowohl der Prophylaxe als auch der Therapie. Hierbei kommt der Ernährung eine zentrale Bedeutung zu.

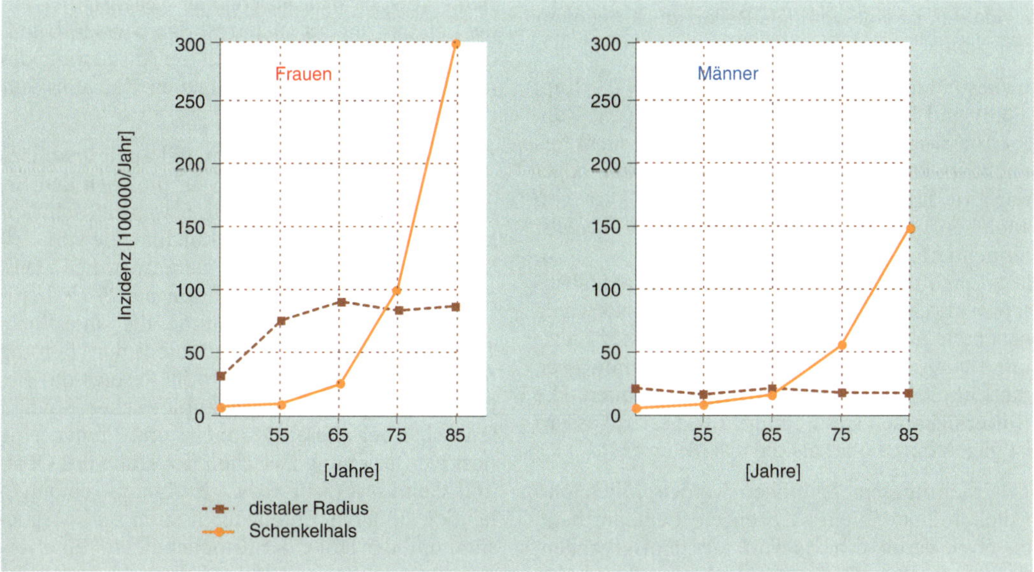

Abb. 8-3 Inzidenz an distalen Radius- und Schenkelhalsfrakturen in der britischen Bevölkerung (nach [12]).

Kalzium

Es besteht eine negative Korrelation zwischen der Höhe der Kalziumzufuhr mit der Nahrung und der Häufigkeit von Oberschenkelhalsfrakturen als Folge einer Osteoporose im Alter. Der Knochenabbau in der Menopause kann unter **optimaler Kalziumzufuhr,** insbesondere dann, wenn gleichzeitig **Östrogene** substituiert werden, deutlich verlangsamt werden [42, 46, 56, 57].

Seitdem die Bedeutung der Kalziumzufuhr für das Erreichen einer optimalen „peak bone mass“ und damit auch für die Stabilität des Knochens im höheren Lebensalter bekannt ist, wurden die **Empfehlungen** für die Kalziumzufuhr mit der Nahrung neu festgesetzt.

> Die D-A-CH-Referenzwerte empfehlen folgende tägliche Zufuhr: Kinder der Altersstufen 1 bis 4 Jahre 600 mg. Es folgt eine stufenweise Steigerung, sodass in der Altersstufe 13 bis 14 Jahre 1200 mg zugeführt werden sollten. Für Jugendliche und Erwachsene zwischen 15 und 19 Jahren werden 1200 mg und ab dem 19. Lebensjahr 1000 mg empfohlen [54].

Diese Kalziumzufuhr lässt sich – wenn auf Supplemente verzichtet werden soll – nur bei einem hohen Verzehr von Milchprodukten realisieren. Die im Vergleich zu früheren Empfehlungen höheren Zufuhrempfehlungen werden damit begründet, dass durch die zunehmend steigende mittlere Lebenserwartung die Osteoporose und deren Folgekrankheiten zunehmen.

Mit 120 mg/100 g ist **Milch** das kalziumreichste Lebensmittel. Ohne Verzehr von Milch und Milchprodukten ist eine optimale Bedarfsdeckung nicht möglich.

Insbesondere beim **Lactasemangel** (vgl. Kap. 3.4.6) und bei der **Milcheiweißallergie** (vgl. Kap. 3.4.10) wird die empfohlene Zufuhr nicht erreicht. In solchen Fällen sind **mit Kalzium angereicherte Fruchtsäfte,** Kalziumsalze in Form von Tabletten oder beim Lactasemangel der Verzehr fermentierter Milchprodukte (vgl. Kap. 2.2.3), laktosereduzierte Milch bzw. eine Lactasesubstitution angezeigt. Eine weitere, in der Praxis wenig beachtete Möglichkeit zur Optimierung der Kalziumversorgung sind **kalziumreiche Mineralwässer,** die 150–500 mg Kalzium pro Liter enthalten. Die **Bioverfügbarkeit** von Kalzium aus diesen Wässern ist gleich bzw. höher als die aus Milch [29].

In Ernährungsempfehlungen werden Milch und Milchprodukte ihrem Kalziumgehalt entsprechend gleich bewertet, d. h., es wird davon ausgegangen, dass sie in ihrer Wirkung auf die Knochendichte und damit im Rahmen der Osteoporoseprophylaxe alle gleich wirksam sind. Bei kritischer Betrachtung ist diese nur am Kalziumgehalt gemessene Gleichsetzung jedoch nicht korrekt. Es wird – und dies gilt insbesondere für viele Käsesorten – der hohe Gehalt an Kochsalz, Polyphosphat und Protein und die hierdurch bedingte vermehrte Kalziumausscheidung über die Niere nicht bedacht, sodass u. U. kein positiver Effekt auf die Knochendichte resultiert.

Auch kann der Kalziumgehalt bei der Herstellung von Käse dann, wenn die Milchproteine mit Säure gefällt werden, sehr niedrig und der Natriumgehalt sehr hoch sein. Dies gilt beispielsweise für Hüttenkäse (cottage cheese).

Ein guter Kenner der Osteoporoseproblematik hat einmal gesagt, dass bei dem Bemühen um die Prophylaxe der gesteigerten Kalziumausscheidung über die Nieren mehr Beachtung geschenkt werden sollte als einer optimalen Zufuhr [72].

Kleinkinder resorbieren bis zu 75 %, Erwachsene nur etwa 20–40 % des oral aufgenommenen Kalziums.

> Das Ausmaß der **Kalziumresorption** wird von den übrigen Inhaltsstoffen der Nahrung mitbestimmt.

Insbesondere bei hohem Verzehr von **Vollgetreideprodukten** konnte eine Verringerung der Kalziumresorption nachgewiesen werden. Hierbei ist nicht sicher, ob dieser Effekt durch Getreideballaststoffe oder die in der Kleie reichlich enthaltene Phytinsäure bedingt ist (vgl. Kap. 1.1.5).

Beim Verzehr **oxalsäurereicher Lebensmittel** bildet sich unlösliches, nicht resorbierbares Kalziumoxalat, sodass auch hierdurch die Ausnutzung des mit der Nahrung aufgenommenen Kalziums verringert wird.

Auch weitere Faktoren, zum Teil auch unabhängig von der Ernährung, sind für die nach den Ergebnissen mancher Studien extremen Schwankungen der Resorption von Kalzium, die von < 10 bis > 60 % betragen kann, verantwortlich. Dies gilt für die Serumkonzentration an 25-Hydroxi-Vitamin-D und Parathormon, die intestinale Transitzeit, die Höhe des Fettanteils der Nahrung (geringer Fettanteil verringert die Resorption) etc. [73]. In prospektiven epidemiologischen Studien fand sich bei älteren Männern und Frauen eine positive Beziehung zwischen der Höhe des Obst- und Gemüseverzehrs bzw. der hiermit einhergehenden höheren Zufuhr an Kalium und Magnesium und der Höhe der Knochendichte. Eine vergleichsweise hohe Zufuhr beider Mineralstoffe ging mit einer relativ geringen Abnahme der Kno-

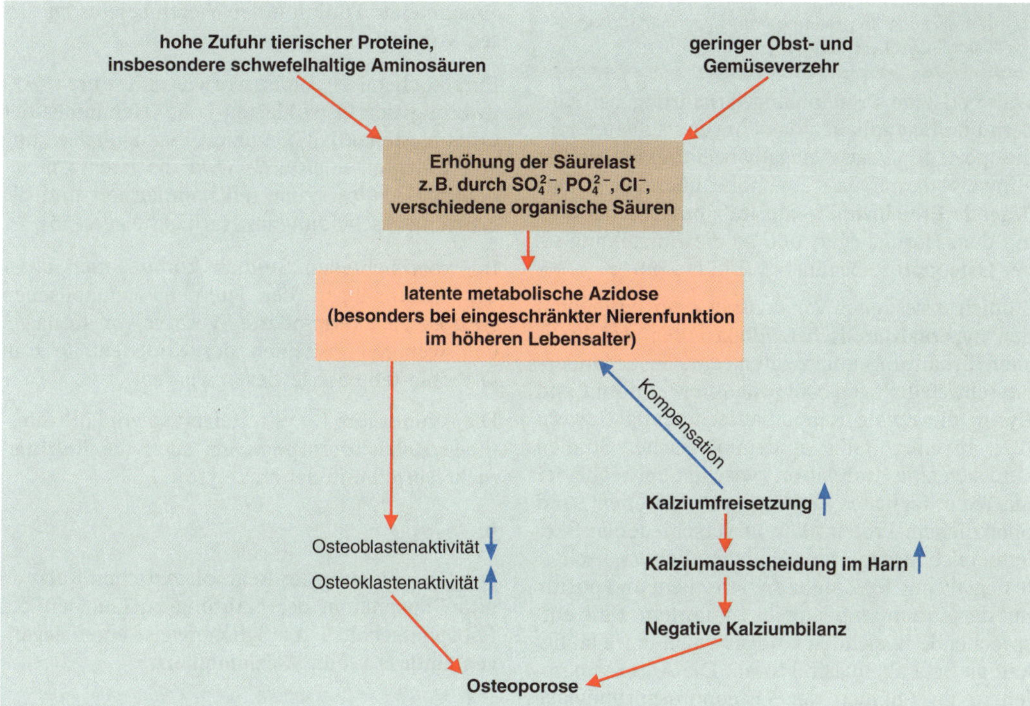

Abb. 8-4 Beziehungen zwischen der Ernährung, dem Säure-Basen-Haushalt und der Osteoporoseentstehung.

chendichte im Bereich des Schenkelhalses einher. Erklärt wird dieser positive Effekt mit der Verringerung der renalen Kalziumausscheidung bei hoher Kaliumzufuhr und der Alkalisierung des Harns bei hohem Obst- und Gemüsekonsum (Abb. 8-4) [69].

Sowohl im Tierversuch als auch an gesunden Versuchspersonen konnte gezeigt werden, dass **Präbiotika** (vgl. Kap. 2.2.3), wie Lactulose, Oligofruktose, Transgalactooligosaccharide etc., die intestinale Kalziumresorption signifikant steigern. Da es nicht zu einer Zunahme der Kalziumausscheidung mit dem Harn kommt, wird die Retention gesteigert. Es wird angenommen, dass die vermehrte bakterielle Synthese kurzkettiger Fettsäuren die Voraussetzung für die Kalziumresorption verbessert [59, 33].

Obwohl im Rahmen der Osteoporoseprophylaxe der Kalziumzufuhr in den ersten drei Lebensjahrzehnten die entscheidende Bedeutung zukommt, kann auch im höheren Lebensalter der physiologische Abbau von Knochenmasse durch ausreichende orale Kalziumzufuhr verzögert werden.

So konnte durch vergleichende Bestimmung der Knochendichte bei Frauen in der Menopause, unter Supplementierung der Kost mit Kalziumsalzen, eine signifikante Verzögerung des Knochenabbaus nachgewiesen werden [19].

Proteine

Der im höheren Lebensalter nicht seltene Proteinmangel begünstigt Schenkelhalsfrakturen und verschlechtert deren Prognose. Gründe hierfür sind

- eine Reduktion der Muskelmasse (Sarkopenie, vgl. Kap. 2.3.2) mit Beeinträchtigung der Bewegungskoordination und
- eine ungenügende mechanische Abpolsterung des Gelenkbereiches.

Proteindefizit im höheren Lebensalter geht darüber hinaus mit einer **geringeren Konzentration an Insulin-like growth factor-I** (IGF-I) im Plasma einher. Dies wiederum hat negative Effekte auf den Muskelstoffwechsel und auf Immunmechanismen.

In einer placebokontrollierten Studie an Patienten mit Schenkelhalsfraktur (mittleres Lebensalter 81 Jahre) konnte gezeigt werden, dass eine Optimierung der Proteinversorgung durch zusätzliche Gabe von 20 g Eiweiß täglich sowohl die Plasmakonzentration an IGF-I erhöht als auch den Heilungs- und Rehabilitationsprozess signifikant beschleunigt [61].

Während eine **Proteinmangelernährung** bei Kindern und Jugendlichen das Längenwachstum und die „peak bone mass“ negativ beeinflussen, gibt es Hinweise darauf, dass eine hohe, **über dem Bedarf liegende Proteinzufuhr** die Kalziumausscheidung mit dem Harn steigert und so die Entstehung einer Osteoporose begünstigt (Lit. bei [68]).

Studien an gesunden Versuchspersonen bestätigten den **hyperkalziuretischen Effekt** einer proteinreichen Ernährung und zeigten, dass insbesondere die **schwefelhaltigen Aminosäuren** Methionin und Cystin die renale Kalziumausscheidung steigern [27]. In einer Reihe epidemiologischer Studien fand sich eine Korrelation zwischen der Höhe der mittleren täglichen Zufuhr an tierischem und pflanzlichem Protein. Die in verschiedenen Skelettbereichen gemessene Knochendichte korrelierte negativ mit der Zufuhr an tierischem und positiv mit der Zufuhr an pflanzlichem Protein. Eine entsprechende Beziehung fand sich auch zur Häufigkeit an Schenkelhalsfrakturen. Die Autoren empfehlen im Rahmen der Osteoporoseprophylaxe den Verzehr tierischer zu Gunsten pflanzlicher Proteine zu reduzieren [23, 45, 63]. Zugrunde liegt dem akzelerierenden Effekt der hohen Zufuhr an tierischem Protein eine vermehrte Kalziumausscheidung mit dem Harn als Folge einer gesteigerten Kalziummobilisation aus dem Skelett. Diese Freisetzung von Kalzium ist Folge einer latenten Azidose (vgl. Kap. 1.8.1), bedingt durch eine vermehrte Bildung saurer Stoffwechselprodukte (acid load), insbesondere von Sulfationen, die beim Abbau schwefelhaltiger Aminosäuren anfallen.

Im Kurzzeitversuch lassen sich bei gesunden Versuchspersonen unter Gabe einer Kostform, welche die Säurelast erhöht, im Vergleich zu einer Kost (ergänzt durch ein bikarbonatreiches Mineralwasser), unter der es zu einem Basenüberschuss kommt, der Blut- und Harn-pH-Wert senken. Die erhöhte Säurelast steigert die Harnkalziumausscheidung im Vergleich zu der alkalisierenden Kostform unter diesen Versuchsbedingungen um 74% ohne Steigerung der intestinalen Kalziumresorption, d.h. durch Mobilisation von Kalzium aus dem Skelett [13]. Die derzeitige Vorstellung über den die Osteoporose fördernden Effekt einer Ernährung reich an tierischem Protein wurde in Abbildung 8-4 darzustellen versucht. Man geht davon aus, dass sich unter einer Ernährung mit hohem Anteil an tierischem Protein bei geringem Obst- und Gemüseverzehr eine sog. latente Azidose einstellt. Die mit zunehmendem Lebensalter abnehmende Funktion der Nieren begünstigt diesen Vorgang.

Physikochemisch, aber vorwiegend durch Aktivierung der Osteoklasten- und Hemmung der Osteoblastenaktivität, kommt es zur Freisetzung von Kalzium. Hierdurch wird die latente metabolische Azidose zum Teil kompensiert und die Kalziumausscheidung im Harn gesteigert [55].

In experimentellen Studien konnte auch unter den Bedingungen der latenten metabolischen Azidose eine verminderte Synthese von Kollagen und weiteren Proteinen der Knochenmatrix in Osteoblasten nachgewiesen werden.

Die Aminosäure L-Lysin steigert sowohl die intestinale **Kalziumresorption** als auch die **Kalziumrückresorption** in der Niere [16].

Phosphat

Die Verschiebung der Relation zwischen Kalzium und Phosphat in der Nahrung zu Gunsten des Phosphatgehalts hat möglicherweise einen **negativen Einfluss auf die Kalziumbilanz.**

Der im Tierversuch durch hohe Phosphatzufuhr ausgelöste **sekundäre Hyperparathyreoidismus** konnte auch in Untersuchungen am Menschen weitgehend bestätigt werden.

Der unter hoher Phosphatzufuhr zu erwartende Knochenabbau wurde jedoch nicht bestätigt. Das früher empfohlene Verhältnis von Kalzium zu Phosphor wie 1 : 1 wurde folglich revidiert (Lit. bei [75]).

In den D-A-CH-Referenzwerten [54] wird darauf hingewiesen, dass im Vergleich zu Kalzium die vorhandene Datenbasis zur Aufstellung von Zufuhrempfehlungen für Phosphor spärlich ist. Eine tägliche Zufuhr von etwa 700 mg wird für Erwachsene empfohlen. Wegen des vermehrten Knochenwachstums und der Gewebeneubildung in der Pubertät und Adoleszenz soll die Zufuhr auf etwa 1250 mg pro Tag erhöht werden. Wie bereits erwähnt wird darauf hingewiesen, dass eine höhere Phosphatzufuhr mit der Nahrung entgegen früherer Ansicht den Knochenabbauprozess nicht erhöht und folglich kein bestimmtes Kalzium-Phosphor-Verhältnis in der Nahrung eingehalten werden muss.

Alkohol

Die Aussagen über den Einfluss von Alkohol auf den Mineralsalzgehalt des Skeletts sind widersprüchlich. Die Tatsache, dass die in der Literatur mitgeteilten Befunde an Kollektiven mit sehr unterschiedlich hohem Alkoholkonsum erhoben wurden, ist wahrscheinlich für die uneinheitlichen Befunde verantwortlich.

So konnte mit Hilfe der Knochendichtemessung sowohl bei Männern als auch bei Frauen bei insgesamt **mäßigem Alkoholkonsum** in Abhängigkeit von der Dosis ein Anstieg des Knochenmineralstoffgehalts nachgewiesen werden [34].

Andere Autoren fanden bei **langjährigem chronischen Alkoholismus,** zum Teil wurde bei den Kranken bereits histologisch eine Leberzirrhose belegt, einen erheblichen Verlust von Knochenmasse [66].

Wahrscheinlich kommt es beim lang dauernden hochgradigen Alkoholmissbrauch zum Zusammenwirken verschiedener, den Knochenstoffwechsel negativ beeinflussender Faktoren:

- Alkohol hemmt bei höherer Dosierung die Aktivität von Osteoblasten.
- Die Deckung des Bedarfs an essentiellen Nährstoffen kann bei Alkoholikern unzureichend sein.
- Alkoholinduzierte Leberschäden gehen mit Störungen des Vitamin-D-Metabolismus einher.
- Bei Alkoholikern finden sich mäßiggradige Erhöhungen der Parathormonkonzentration im Serum etc. (Lit. bei [68]).

Kaffee

Die Mitteilungen über die Bedeutung von Kaffee und Koffein als Risikofaktoren für die Osteoporose sind widersprüchlich. Es konnte jedoch gezeigt werden, dass Kaffee sowohl die Kalzium- als auch die Magnesiumausscheidung mit dem Harn steigert [39].

Darüber hinaus konnte bei Frauen nach der Menopause dann, wenn sie über Jahre regelmäßig mindestens 2–3 Tassen Kaffee tranken, eine **verminderte Knochendichte** nachgewiesen werden. Dies war insbesondere dann der Fall, wenn die Kalziumzufuhr mit der Nahrung niedrig oder grenzwertig war [6, 8, 31].

Vitamin K

Tierexperimentelle Befunde und die Tatsache, dass die Skelettbildung in utero unter Einnahme eines Vitamin-K-Antagonisten gestört sein kann, weisen darauf hin, dass Vitamin K für die Synthese von Proteinen im Knochen erforderlich ist, denen bei der **Einlagerung von Kalziumapatit** eine zentrale Bedeutung zukommt.

Eine optimale Bedarfsdeckung mit Vitamin K ist Voraussetzung für die ausreichende Synthese von **Osteocalcin,** einem nicht zum Kollagen gehörenden, von den Osteoblasten gebildeten Protein der extrazellulären Knochenmatrix, das bis zu 20% des Proteins im Knochen ausmacht. Obwohl die Funktion dieses Proteins noch nicht im Detail bekannt ist, weiß man, dass seine Konzentration mit steigender Aktivität der Osteoblasten im Knochen ansteigt. Vermehrte Osteocalcinsynthese geht mit einer gesteigerten Einlagerung von Kalziumsalzen im Knochen einher.

Vitamin K wird für die Bildung der **γ-Carboxyl-Glutaminsäure** benötigt. Diese Aminosäure ist Bestandteil sowohl von Gerinnungsfaktoren als auch von Osteocalcin. Die γ-Carboxyl-Glutaminsäure ermöglicht die Kalziumanlagerung sowohl an Gerinnungsfaktoren als auch in Form von Kalziumapatit an Osteocalcin.

Wird bei **unzureichender Deckung** des Vitamin-K-Bedarfs bzw. unter Therapie mit Antikoagulanzien vom Cumarintyp nicht ausreichend γ-Carboxyl-Glutaminsäure gebildet, so lässt sich im Plasma **nichtcarboxyliertes Osteocalcin** nachweisen. Seine Konzentration korreliert sowohl mit dem Ausmaß des Vitamin-K-Mangels als auch mit dem Grad der Osteoporose.

In klinischen Studien konnte gezeigt werden, dass eine hohe Konzentration an nichtcarboxyliertem Osteocalcin und auch niedrige Vitamin-K-Konzentrationen im Plasma sowohl mit einer niedrigen Knochendichte als auch mit einer höheren Rate an Frakturen einhergehen. Unter Supplementierung mit Vitamin K kam es zu einer Abnahme der Konzentration an nichtcarboxyliertem Osteocalcin (Lit. bei [24]).

Ergebnisse von Studien zum **Einfluss einer Langzeitbehandlung mit Antikoagulanzien** sind nicht einheitlich. Während manche Autoren keinen Einfluss auf die Knochendichte fanden [58] konnte in anderen Studien eine Reduktion der Knochendichte um 10% im Wirbelsäulenbereich gemessen werden (Lit. bei [24]). Bei der Beurteilung solcher Studien muss jedoch berücksichtigt werden, dass eine Langzeitbehandlung mit Antikoagulanzien überwiegend bei Patienten mit koronarer Herzerkrankung erfolgt, deren körperliche Aktivität – ebenfalls ein Faktor, der die Osteoporose begünstigt – verringert ist.

Gestützt wird die **Bedeutung einer optimalen Vitamin-K-Zufuhr für die Osteoporoseprophylaxe** durch die Nurses Health Study. Bei Frauen zwischen 38 und 74 Jahren fand sich eine inverse Beziehung zwischen der Vitamin-K-Zufuhr mit der Nahrung und dem Risiko einer Hüftfraktur. Diese Beziehung ließ sich jedoch nur bei den Frauen **ohne Östrogensubstitution** nachweisen [24].

Bei Patienten mit Wirbel- bzw. Schenkelhalsfrakturen fanden sich deutlich unter der Norm liegende Vitamin-K-Konzentrationen im Serum (Lit. bei [64]).

Vermutlich haben ältere Menschen zur Erhaltung einer optimalen Knochendichte einen höheren Vitamin-K-Bedarf, als für die optimale Synthese von Gerinnungsfaktoren erforderlich ist.

Vitamin D

In den D-A-CH-Referenzwerten [54] werden für Kinder ab einem Jahr und für Erwachsene 5 µg Vitamin D pro Tag empfohlen. Ab dem 65. Lebensjahr soll die tägliche Zufuhr 10 µg betragen.

Hohes Lebensalter begünstigt eine **Vitamin-D-Unterversorgung** aus folgenden Gründen:

- Abnahme des für die 1,25-Dihydroxycholecalciferolsynthese erforderlichen Enzyme 1-α-Hydroxylase in der Niere,
- Abnahme der Kalziumresorption im Darm wegen zunehmender Resistenz der Enterozyten gegen 1,25-Dihydroxycholecalciferol,
- geringere Vitamin-D-Synthese in der Haut wegen unzureichender UV-Exposition und
- altersbedingter Abnahme der Vitamin-D-Syntheseleistung in der Haut.

Von allen Ernährungsfaktoren kommt der optimalen Versorgung mit Kalzium und Vitamin D die größte praktische Bedeutung zu.

Wie sehr die Optimierung der Zufuhr dieser beiden Nährstoffe das Frakturrisiko beeinflusst, zeigt Abbildung 8-5. 3270 bzw. 1634 gesunde Frauen (mittleres Lebensalter 84 ± 6 Jahre) wurden prospektiv während 18 Monaten mit 1,2 g Kalzium + 20 µg Vitamin D_3 supplementiert bzw. erhielten ein Placebo. In der supplementierten Gruppe lag am Versuchsende die Häufigkeit an Schenkelhalsfrakturen um 43 % und die Zahl an nicht die Wirbelsäule betreffende Frakturen um 32 % niedriger als in der Placebogruppe [14].

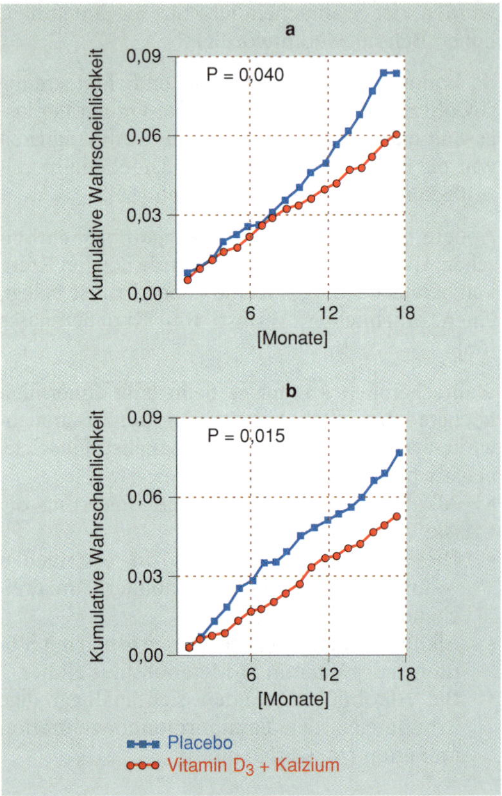

Abb. 8-5 Kumulative Wahrscheinlichkeit einer Schenkelhalsfraktur (a) bzw. Fraktur außerhalb der Wirbelsäule (b) bei postmenopausalen Frauen unter Kalzium- und Vitamin-D_3-Supplementation bzw. Placebo [14].

Defizite an Vitamin D sind im höheren Lebensalter häufig (vgl. Tab. 2-2). Eine Verbesserung der Bedarfsdeckung steigert nicht nur die **Knochenmasse,** sondern verbessert auch die **Muskelfunktion.** Hierdurch wird die Sturzgefahr bei Gangunsicherheit und damit das Risiko von Schenkelhalsfrakturen reduziert. Es ist allgemein anerkannt, dass die hohe Rate an Schenkelhalsbrüchen bei Betagten durch eine Optimierung der Kalzium- und Vitamin-D-Versorgung wesentlich reduziert würde.

Fluorid

Fluorid aktiviert die Osteoblasten und steigert so die Knochenmasse. Die Osteoporoseprävalenz von Senioren in Orten mit unterschiedlichem Fluoridgehalt des Trinkwassers unterscheidet sich jedoch nicht (Lit. bei [75]).

Kochsalz

Hoher Kochsalzverzehr geht mit einer **gesteigerten renalen Kalziumausscheidung** einher. Nach Angaben neuseeländischer Autoren würde sich bei einer Verringerung der Kochsalzzufuhr auf 4–5 g/Tag der renale Kalziumverlust bei Männern um 32 % und bei Frauen um 27 % verringern und somit zur Osteoporoseprophylaxe beitragen [9].

Phytoöstrogene

Östrogene haben einen knochenprotektiven Effekt. Der Abfall der endogenen Östrogenproduktion nach der Menopause geht folglich mit einer beschleunigten Abnahme des Knochenmineralgehaltes einher. In den letzten Jahren wird zunehmend untersucht, ob Pflanzeninhaltsstoffe mit einer östrogenähnlichen Wirkung (Phytoöstrogene, vgl. Kap. 1.7.5) in gleicher Weise oder ähnlich wie endogene Östrogene den Knochenstoffwechsel beeinflussen und der Osteoporoseentstehung entgegenwirken.

In einer Reihe von Studien an postmenopausalen Frauen wurde unter Zufuhr von Isoflavonen aus Soja eine höhere Knochendichte bzw. ein geringerer Knochenabbau dokumentiert. Als optimale Tagesdosis werden 80–120 mg empfohlen [7]. Andere Untersucher konnten den positiven Effekt nicht bestätigen [71]. Bei peri- und postmenopausalen Frauen, die Sojaproteine im Austausch gegen tierische Proteine verzehrten, fand sich im Laufe von sechs Monaten eine Verringerung des Knochenabbaus bzw. eine Zunahme der Knochendichte. Dieser positive Effekt wird sowohl auf den hohen Gehalt an Phytoöstrogenen als auch auf den im Vergleich zu tierischem Protein geringen Anteil an schwefelhaltigen Aminosäuren zurückgeführt [12].

Schwangerschaft und Stillzeit

Die D-A-CH-Referenzwerte berücksichtigen den **erhöhten Kalziumbedarf** während der Schwangerschaft und der Stillzeit. Trotz erhöhter Zufuhr mit der Nahrung kommt es jedoch zu einer **Mobilisation aus dem Skelett.** An jungen stillenden Frauen konnte während sechs Monaten eine Abnahme der Knochendichte von 5–7% im Bereich der Wirbelsäule und der Hüfte gemessen werden. Nach Beendigung der **Laktation** wird das Skelettdepot schnell wieder aufgebaut. Während der **Schwangerschaft** kommt es nur zu einer geringen Kalziummobilisation.

Der Mehrbedarf wird wesentlich durch eine **gesteigerte intestinale Resorption** ausgeglichen. Durch eine Kalziumsupplementation wird die Mobilisation aus dem Skelett sowohl während der Schwangerschaft als auch während der Laktation nur wenig beeinflusst. Das Gleiche gilt für den Kalziumgehalt der Muttermilch.

Es gibt keinerlei Hinweise darauf, dass wiederholte Schwangerschaften und Stillphasen das Risiko einer Osteoporoseentstehung erhöhen (Lit. bei [21]).

Das Sprichwort: „**Ein Kind, ein Zahn**" wurde in einer dänischen Zwillingsstudie bestätigt. Es fand sich eine negative Korrelation zwischen der Zahl der Kinder und der Zahl an Zähnen. Das heißt, hohe Geburtenzahl geht mit einem vermehrten Verlust an Zähnen einher. Diese Beziehung war **abhängig vom Sozialstatus.** Frauen der niedrigen sozialen Gruppe verloren pro Kind einen und Frauen der oberen sozialen Schicht pro 2 Kinder einen zusätzlichen Zahn [15].

Fasten und Anorexia nervosa

Die durch Fasten induzierte metabolische Azidose (vgl. Abb. 8-4) steigert den renalen Kalziumverlust. Liegt während längerer Zeit, wie etwa bei der Anorexia nervosa, die Energiezufuhr unter dem Bedarf, so stellt sich selbst bei einer täglichen Kalziumzufuhr von 1500 mg eine negative Kalziumbilanz ein. Bei der Anorexia nervosa entwickelt sich weiterhin in der Mehrzahl der Fälle ein Östrogenmangel, der zusätzlich eine Reduktion des Knochenmineralgehaltes fördert (Lit. bei [76]).

8.2 Rheumatische Gelenkerkrankungen

Ätiologie und Klinik Die den rheumatischen Erkrankungen zugrunde liegenden **immunologischen Mechanismen** sind nur unzureichend bekannt.

Für die entzündlichen Reaktionen an den Gelenken, die mit Schwellung, Rötung, Schmerzen und Überwärmung einhergehen, sind Eicosanoide und Cytokine als **Entzündungsmediatoren** wesentlich mitverantwortlich.

Aufgrund der Erfahrung sowohl von Patienten als auch von Ärzten wird seit langer Zeit angenommen, dass die Ernährung sowohl die Entstehung als auch den Verlauf rheumatischer Erkrankungen mit beeinflusst.

Ernährungstherapie

Unspezifische Lebensmittelintoleranz, Fasten, vegetarische Ernährung

Bereits seit Anfang des 20. Jahrhunderts gibt es Hinweise auf **Lebensmittelintoleranzen als Ursache** der rheumatischen Arthritis (ohne Sicherung der Diagnose nach derzeitigen Anforderungen) mit Berichten über eine Heilung bzw. wesentliche Besserung nach konsequenter Elimination dieser Lebensmittel. Es handelte sich um Fleisch, Milchprodukte, Gewürze, Getreide etc.

Die Ursache der Intoleranzen blieb unbekannt. Hinweise auf allergische Reaktionen ergaben weder eine Suche nach spezifischen IgE-Antikörpern noch Intrakutantests. Diskutiert wurden **unbekannte Triggermechanismen** als Auslöser für die entzündliche Reaktion [18].

Es beantworteten beispielsweise 140 „Rheumakranke" (überwiegend chronische Polyarthiritis, aber auch Weichteilrheumatismus, Morbus Bechterew und Arthrosen) die Frage nach den die Symptomatik verschlimmernden Lebensmitteln mit:

- 61-mal durch Fleisch- und Wurstwaren
- 52-mal nach Verzehr hoch raffinierter Kohlenhydrate (Zucker und Weißmehlprodukte)
- 68-mal nach Genussmitteln (Alkohol, Kaffee, Tee, Nikotin)
- 27-mal durch tierische Fette und Milchprodukte.

Die Befragten glaubten, eine Besserung des Leidens beobachtet zu haben:

- 40-mal nach betont pflanzlicher Kost
- 36-mal nach zeitweisem Nahrungsverzicht bzw. maßvoller Ernährung
- 57-mal nach hohem Rohkostanteil der Nahrung
- 25-mal nach dem Verzehr von Vollkornprodukten
- 17-mal nach dem Verzehr sog. naturbelassener Fette und Vollmilchprodukte [34].

In einer zusammenfassenden Darstellung von Lützner [40] werden eigene Erfahrungen und die anderer Autoren mit Fasten, Rohkost und sog. vegetabiler Vollwertkost zusammengefasst. Es wird darauf hingewiesen, dass Buchinger im Jahre 1919 nach zweimaligem Fasten von einer schweren invalidisierenden Polyarthritis genas und bis zu seinem 88. Lebensjahr nie mehr einen rheumatischen Schub hatte.

An Fallberichten wird der positive Effekt des Fastens und der vegetarischen Ernährung demonstriert. Der Autor weist darauf hin, dass immer nur Einzelne das hohe Maß an Konsequenz und Geduld für eine bei rheumatischen Erkrankungen erforderliche Langzeitdiätetik aufbringen.

In einer Cross-over-Studie an 13 Kranken mit primär chronischer Polyarthritis wurde der **Effekt des totalen Fastens** untersucht. Hierbei konnte sowohl laborchemisch als auch klinisch ein signifikant positiver Effekt des Fastens belegt werden [70].

Auch in anderen Studien wurde der positive Effekt sowohl des Fastens [50] als auch der vegetarischen Ernährung [36] bestätigt.

Der positive Effekt des Fastens und der vegetarischen Ernährung auf den entzündlichen Gelenkprozess ist Folge der **fehlenden Arachidonsäurezufuhr** mit der Nahrung und der hieraus resultierenden **Änderung im Eicosanoidstoffwechsel** [4].

Änderungen des Arachidonsäurestoffwechsels und einer verminderten Synthese von Entzündungsmediatoren, insbesondere von Leukotrien B_4, kommt eine zentrale Bedeutung beim Zustandekommen des therapeutischen Effekts sowohl beim Fasten als auch bei einer Ernährung, reich an Fisch, zu. Dies zeigten bereits ältere experimentelle Studien an Patienten mit rheumatoider Arthritis [28].

Negativ war hingegen das Ergebnis einer sehr exakten Studie, bei der während 10 Wochen an Patienten mit primär chronischer Polyarthritis eine in der amerikanischen Laienpresse häufig empfohlene und gelobte Diät – frei von Zusatzstoffen, Konservierungsmitteln, ohne Früchte, rotes Fleisch, Molkereiprodukte und Gewürze – untersucht wurde [51].

Therapie mit Fetten, reich an ω-3-Fettsäuren (Fischöl)

Die positive Wirkung von Fasten und vegetarischer Ernährung bei entzündlichen Gelenkerkrankungen ist, wie bereits dargestellt, auf eine **verminderte Synthese von Entzündungsmediatoren** zurückzuführen.

Ausgehend von diesen Erfahrungen und der Kenntnis über die Möglichkeiten, den Eicosanoidstoffwechsel durch **Änderung der Relation zwischen ω-3- und ω-6-Fettsäuren** in der Nahrung zu beeinflussen (vgl. Kap. 1.3), wurden Therapiestudien mit Fetten, reich an ω-3-Fettsäuren, durchgeführt.

In akut entzündeten Gelenken finden sich die Eicosanoide Thromboxan A_2, Prostaglandin E_2 und Leukotrien B_4 als wesentliche Entzündungsmediatoren. Sie werden unter dem Einfluss der Enzyme Lipoxygenase und Cyclooxygenase aus Arachidonsäure gebildet (vgl. Abb. 1-12). Je mehr **Arachidonsäure als Ausgangssubstrat** zur Verfügung steht, umso mehr der genannten Eicosanoide werden synthetisiert.

Da sich Arachidonsäure ausschließlich in tierischen Lebensmitteln findet, werden mit der in westlichen Industrieländern üblichen Kost etwa 200–400 mg/Tag, mit einer vegetarisch orientierten Kost hingegen nur etwa 50 mg/Tag aufgenommen.

Besonders **reich an Arachidonsäure** sind Eigelb mit 300 mg, Schweineschmalz mit 1700 mg, Thunfisch mit 280 mg, Kuhmilch (3,5 % Fett) mit 4 mg und Kalbfleisch mit 53 mg/100 g Lebensmittel [3].

Da Arachidonsäure im Vergleich zu anderen Fettsäuren weniger schnell verstoffwechselt wird, reichert sie sich in Zellmembranen schneller an. Sowohl beim totalen Fasten als auch unter vegetarischer Ernährung kommt es bereits nach wenigen Tagen zu einer Verringerung der Arachidonsäurekonzentration in den Blutlipiden.

Der bereits genannte positive Effekt von Fasten und vegetarischer Ernährung wird im Wesentlichen mit der hieraus resultierenden geringeren Synthese der den Entzündungsprozess fördernden Eicosanoide erklärt.

Die bei vegetarischer Ernährung meist **hohe Zufuhr an Linolsäure** wirkt sich zusätzlich positiv aus. Obwohl diese mehrfach ungesättigte Fettsäure grundsätzlich durch Kettenverlängerung und Desaturierung in Arachidonsäure umgewandelt werden kann (vgl. Abb. 1-12), läuft diese Umwandlung bei hoher Linolsäurezufuhr (mehr als 10 g/Tag) nur in geringem Umfange ab, da Linolsäure das für die Kettenverlängerung erforderliche Enzym δ-6-Desaturase hemmt [3].

Fischöl

Die Fette bestimmter Fischarten (vgl. Tab. 1-3) sind reich an ω-3-Fettsäuren, insbesondere an **Eicosapentaensäure.** Unter dem Einfluss von Lipoxygenase und Cyclooxygenase entstehen aus Eicosapentaensäure die Eicosanoide der Serie 3 (vgl. Abb. 1-12).

Eicosapentaensäure hemmt kompetitiv die Umwandlung von Arachidonsäure in Eicosanoide und vermindert so, wie dies unter nichtsteroidalen Antiphlogistika geschieht, die Synthese proinflammatorischer Substanzen.

Je geringer der Verzehr von Arachidonsäure – etwa mit einer vegetarischen Kost – umso effektiver hemmt Fischöl die Synthese der Entzündungsmediatoren.

Die Dosierung der Eicosapentaensäure ist folglich wesentlich von der zur Verfügung stehenden Arachidonsäure abhängig. Der therapeutische Effekt ist umso größer, je geringer die Arachidonsäurezufuhr bereits vor Behandlungsbeginn war.

In welch hohem Maße der therapeutische Effekt der ω-3-Fettsäuren von der gleichzeitigen Zufuhr an Arachidonsäure abhängig ist, wurde in einer achtmonatigen Studie an Patienten mit rheumatoider Arthritis demonstriert. Verglichen wurden klinische und laborchemische Parameter einer Gruppe unter üblicher Mischkost mit denen einer Gruppe unter einer vegetarisch orientierten Kost, deren Gehalt an Arachidonsäure unter 90 mg, im Mittel bei 49 mg pro Tag lag. Die Patienten beider Gruppen erhielten täglich pro 10 kg Körpergewicht eine Fischölkapsel mit einem Gehalt an ω-3-Fettsäuren von 245 mg (überwiegend Eicosapentaen- und Docosahexaensäure). Als Placebo diente Maiskeimöl. Der positive Effekt von Fischöl war gemessen an der Schwellung und Schmerzhaftigkeit der befallenen Gelenke signifikant besser unter Gabe einer arachidonsäurearmen Ernährung. Signifikant günstiger war weiterhin das Verhalten der die Aktivität der Erkrankung charakterisierenden Laborparameter [5].

Frühere Studien waren oft im Ergebnis nicht übereinstimmend. Abgesehen von einer unterschiedlichen Dosierung der ω-3-Fettsäuren dürfte hierfür das Nichtbeachten der Arachidonsäurezufuhr sowohl während der Studie als auch in der Zeit vor Versuchsbeginn, in der Arachidonsäure im Körperfett angereichert wurde, verantwortlich sein [37, 38, 65, 67].

Grundsätzlich lässt sich der gleiche Hemmeffekt auch mit der in manchen Pflanzenölen (Leinöl, Rapsöl, Sojaöl) vorkommenden α-**Linolensäure** erreichen. Die Umwandlung in Eicosapentaensäure läuft jedoch beim Menschen ähnlich wie die von Linolsäure in Arachidonsäure nur sehr langsam ab.

Dihomo-γ-Linolensäuren

Wie Abbildung 1-12 zeigt, handelt es sich um ein **Zwischenprodukt** bei der Umwandlung von Linolsäure in Arachidonsäure. Präformiert wird Dihomo-γ-Linolensäure nur mit wenigen Fetten, so z. B. mit Nachtkerzenöl, Borretschöl und Öl aus Samen schwarzer Johannisbeeren, aufgenommen.

Bei einer über 10 g/Tag liegenden Zufuhr an Linolsäure ist die Umwandlung in Arachidonsäure gering, sodass sich die Dihomo-γ-Linolensäure bei oraler Gabe der genannten Öle im Organismus anreichert und für die Synthese von Eicosanoiden der Serie 1 vermehrt zur Verfügung steht.

Insbesondere **PGE_1** hat, wie in experimentellen Studien gezeigt werden konnte, eine **antiinflammatorische Wirkung.**

Hierauf beruhen Therapieversuche bei rheumatischen Gelenkerkrankungen. Die Behandlungsergebnisse sind nicht einheitlich. Es wird sowohl über positive [30] als auch über fehlende Wirkung [51] auf entzündliche Gelenkprozesse berichtet.

Antioxidanzien

Die pathobiochemischen Prozesse, die der vermehrten Synthese von Entzündungsmediatoren zugrunde liegen, werden auch durch antioxidative Vitamine und antioxidativ wirkende Enzymsysteme, zu deren Synthese die **Spurenelemente Selen** und **Zink** erforderlich sind, beeinflusst.

So aktivieren beispielsweise die unter dem Einfluss von freien Radikalen gebildeten Lipidperoxide Phospholipase A_2, die wiederum Arachidonsäure aus der Lipidmembran der Zellen freisetzt.

Eine optimale Versorgung mit den Vitaminen A, E, C und den Spurenelementen Selen und Zink verringert die Bildung von Entzündungsmediatoren.

Die pro Tag erforderliche Menge an **Vitamin E** liegt offenbar weit über der empfohlenen Zufuhr von 12 bis 15 mg/Tag. Hierfür spricht die bei 50–60 % der Patienten mit chronischer Polyarthritis nachweisbare Mangelversorgung mit Vitamin E [35]. **Megadosen** von bis zu 1,2 g α-Tocopherol/Tag wurden empfohlen (Lit. bei [3]).

Zur Gewährleistung eines optimalen antioxidativen Potentials ist eine **ausreichende Konzentration** sämtlicher genannter **Vitamine** und **Metalloproteine** erforderlich. Die Substitution einer der genannten Substanzen, etwa von Vitamin E oder von

Selen, kann die klinische Symptomatik nur dann beeinflussen, wenn alle übrigen Komponenten in ausreichender Konzentration vorhanden sind.

Als Folge des chronisch entzündlichen Prozesses ist der **Bedarf an Antioxidanzien** bei rheumatischen Erkrankungen gesteigert. Dies dürfte die Ursache dafür sein, dass 50–60% der Patienten mit chronischer Polyarthritis nicht ausreichend mit Vitamin E versorgt sind [35].

Finnische Autoren fanden in einer 20 Jahre dauernden prospektiven Studie niedrige Vitamin-E-, β-Carotin- und Selenkonzentrationen im Serum bei den Personen, die eine rheumatoide Arthritis entwickelten.

Dieser Befund wird als Hinweis darauf interpretiert, dass eine unzureichende Versorgung mit antioxidativen Mikronährstoffen das Risiko, an einer rheumatoiden Arthritis zu erkranken, steigert [32].

Trotzdem wurde bisher nur vereinzelt über positive therapeutische Effekte einer Supplementation mit Vitamin E, C, β-Carotin und Selen berichtet. Die Dosierungen lagen weit über dem mit der Ernährung Erreichbaren [2, 43].

Der aktivierten Arthrose liegen pathobiochemische Mechanismen, ähnlich wie bei der chronischen Polyarthritis, zugrunde, sodass gleiche therapeutische Prinzipien wie bei der rheumatischen Erkrankung indiziert sind.

Zusammenfassend lässt sich beim derzeitigen Wissensstand sagen, dass der Bedarf an Antioxidanzien bei Patienten mit chronischer Polyarthritis höher liegt als bei Gesunden und durch die übliche Ernährung meist nicht ausreichend gedeckt wird.

8.3 Arthrosen

Ätiologie und Klinik Arthrosen sind degenerative Gelenkerkrankungen, die mit einer Zerstörung des hyalinen Knorpels und reaktiven Knochenwucherungen einhergehen.

Der hyaline Gelenkknorpel besteht aus Knorpelzellen (Chondrozyten) und einer Matrix, die sich zu 50% aus Kollagen und zusätzlich aus Proteoglykanen und Wasser zusammensetzt. Kollagen gehört zu den Skleroproteinen. Ein Drittel seiner Aminosäuren entfallen auf Glyzin und etwa 22% auf Prolin und Hydroxyprolin. Cystein fehlt völlig. Von den schwefelhaltigen Aminosäuren ist lediglich Methionin in geringer Menge enthalten.

Grundbausteine des Kollagens sind Polypeptidketten, von denen drei zu einer Tripelhelix angeordnet sind, deren Quervernetzung eine dreidimensionale Struktur ergibt. Diese Strukturen sind für die Stabilität und Funktion des Knorpels entscheidend.

Bei der Arthrose (Arthrosis deformans) kommt es altersbedingt und/oder ausgelöst durch mechanische Überbelastung etwa bei der Adipositas oder einer Stellungsanomalie zu degenerativen Veränderungen der Matrix, gefolgt von einer Höhenabnahme und einem Elastizitätsverlust des Knorpels mit Verringerung des Gelenkspaltes, Veränderungen des subchondralen Knochens sowie entzündlichen Reaktionen der Gelenkinnenhaut.

Am häufigsten betroffen sind die Knie-, Hüft- und Wirbelgelenke. In den USA wurde die Häufigkeit der Arthrose wiederholt im Rahmen großer epidemiologischer Studien erfasst. So fanden sich beispielsweise in dem United States Health Examination Survey (HES I) bei 79% der Männer und 86% der Frauen zwischen 75 und 79 Jahren Arthrosen im Bereich der Hände. Die National Health and Nutrition Examination Study (NHANES I) ergab bei 8% der Männer und 18% der Frauen zwischen 75 und 79 Jahren arthrotische Veränderungen im Bereich der Kniegelenke. In der Framingham-Studie lag dieser Prozentsatz für Personen zwischen 63 und 94 Jahren bei 33% (zit. nach [22]). In einer englischen Studie fand sich bei 10% der Bevölkerung über 55 Jahren eine die Funktion der Kniegelenke beeinträchtigende Arthrose. Die Beschwerden wurden bei einem Viertel der Patienten als hochgradig eingestuft [52].

Im Vordergrund der klinischen **Symptomatik** steht der Schmerz. Von einer aktivierten Arthrose spricht man dann, wenn es zu zusätzlichen entzündlichen Reaktionen an der Gelenkinnenhaut kommt.

Ernährungstherapie

Körpergewicht

Arthrosen im Bereich der Knie- und Wirbelgelenke entwickeln sich häufig als Folge der permanenten mechanischen Mehrbelastung bei Adipositas. Die **Normalisierung des Körpergewichts** ist die wichtigste prophylaktische und therapeutische Maßnahme.

Kollagen-Hydrolysate

Seit langer Zeit gilt in der Volksmedizin der Verzehr von Knochen und Knorpel bzw. hieraus hergestellten Zubereitungen als Heilmittel bei Erkrankungen und Beschwerden der Gelenke. Bereits bei Hildegard von Bingen (um 1100) finden sich Anleitungen zur Herstellung von Suppen aus Knochen und Knorpel zur Behandlung von Schmerzen in Gelenken und Gliedern.

Heute stehen für die Prophylaxe und Therapie der Arthrose Kollagen-Hydrolysate zur Verfügung. Dies sind die relativ großmolekulare Gelatine mit ca. 100 000 Da, die bei Zugabe von Wasser geliert, und ein durch enzymatische Hydrolyse weiter aufgespaltenes Kollagen mit ca. 3000 Da. Letztgenanntes Hydrolysat ist wasserlöslich. Kollagen bzw. die beiden Hydrolysate werden aus Haut (Schweineschwarte, Rinderspalt) und Knochen von zum menschlichen Verzehr freigegebenen Schlachttieren gewonnen.

Aufgrund der bereits genannten Aminosäurezusammensetzung hat Kollagen eine sehr geringe biologische Wertigkeit, sodass sein Beitrag zur Deckung des Proteinbedarfes unbedeutend ist. Sein therapeutischer Effekt bei degenerativen Gelenkerkrankungen beruht nach derzeitigem Kenntnisstand auf dem Aminosäuremuster bzw. speziellen beim intestinalen Abbau anfallenden Peptiden.

In den letzten Jahrzehnten wurden die eingangs genannten Erfahrungen der Volksmedizin in klinischen Studien bestätigt.

Dem Kliniker stehen zur Objektivierung des therapeutischen Effektes von Kollagen-Hydrolysat bei der Arthrose nur wenige Messparameter zur Verfügung. Beurteilt wird die Wirkung in erster Linie anhand der Schmerzintensität, der Reduktion des Analgetikagebrauches und des Ausmaßes der Bewegungseinschränkung befallener Gelenke.

In einer bereits vor etwa 10 Jahren durchgeführten Studie wurde ein Kollagen-Hydrolysat mit Hühnereiweiß als Kontrollprotein an 52 Patienten mit degenerativen Hüft- und/oder Kniegelenkserkrankungen verglichen. 10 g der Testsubstanz wurden während jeweils 60 Tage in randomisierter Reihenfolge bei einem behandlungsfreien Intervall von ca. zwei Monaten verabreicht. Als Bewertungskritierien dienten Anlauf-, Nacht-, Belastungs- und Bewegungsschmerz sowie die Druckdolenz über dem Gelenkspalt des betroffenen Gelenkes, die mit Hilfe eines Schmerz-Scores zusammenfassend beurteilt wurden, und weiterhin die Reduktion des Analgetikabedarfes. Die Endauswertung ergab unter Gelatine im Vergleich zu Hühnereiweiß eine signifikante Besserung der genannten Prüfparameter [1].

Zu einem positiven Ergebnis kam weiterhin eine nichtplacebokontrollierte Anwendungsstudie in über 50 Zentren. Therapiert wurde mit täglich 7 g Kollagen-Hydrolysat mit einem Zusatz von 1,8 g L-Cystein in 100 g während 6 bis maximal 15 Monaten. Auswertbar waren die Daten von 359 Patienten, die überwiegend an einer Gonarthrose und/oder Koxarthrose litten. Als Beurteilungskriterien dienten ein Schmerz-Score (0 [keine Schmerzen] bis 9 [unerträgliche Schmerzen]) und die Gehstrecke. Der mittlere Schmerz-Score verringerte sich unter Therapie im Mittel um etwa 64 %. Bei einem Großteil der Patienten konnte zusätzlich die Gehstrecke verlängert werden [62]. Andere Untersucher kommen zu entsprechend positiven Ergebnissen. So konnte z. B. in einer placebokontrollierten Studie an über 90 geriatrischen Patienten mit arthrotisch-degenerativen Befunden an den großen Gelenken unter Zufuhr von 10 g Kollagen-Hydrolysat täglich nach 6 Monaten neben einem Rückgang der Beschwerden auch eine signifikante Verbesserung der Bewegungsumfänge in den betroffenen Gelenken dokumentiert werden [11].

Der therapeutische Effekt von Kollagen-Hydrolysat gilt aufgrund der kurz skizzierten Befunde und weiterer, hier nicht aufgeführter klinischer Studien als gesichert. Die erforderliche tägliche Dosis liegt bei 10 g Kollagen-Hydrolysat. Es handelt sich um eine Langzeitbehandlung. Zur positiven Wirkung auf Schmerzen und Mobilität der befallenen Gelenke kommt es erst nach längerer Therapiedauer. Da zur Behandlung der Beschwerden bei Arthrose neben physiotherapeutischen Maßnahmen lediglich die besonders im höheren Alter mit Nebenwirkungen behafteten nichtsteroidalen Antiphlogistika und lokale Injektionen von Glucocorticoid-Kristallsuspensionen zur Verfügung stehen, bietet die Behandlung mit Kollagen-Hydrolysat eine völlig nebenwirkungsfreie Alternative.

Dass eine deutlich über der mittleren Zufuhr mit der Nahrung liegende orale Kollagen- bzw, Gelatinezufuhr einen aufgrund ihrer Zusammensetzung primär nicht zu erwartenden Effekt auf den Proteinstoffwechsel hat, zeigt die positive Wirkung auf das Wachstum und die Stabilität der Nägel und Haare. Diese im Gegensatz zu dem chondroprotektiven Effekt methodisch besser fass- und messbaren Effekte wurden sowohl in einer Reihe tierexperimenteller als auch in Humanstudien belegt [25, 44].

Auch bei Pferden konnte durch Gabe von 50 g Kollagen-Hydrolysat täglich eine signifikante Zunahme der Knorpeldicke im Fesselgelenk und ein schnelleres Wachstum des Hufhornes belegt werden [26].

Die zusätzlich zu einer den Bedarf an essentiellen Aminosäuren deckenden Kost gegebene Dosis von 10 g Kollagen-Hydrolysat hat keinerlei Nebenwirkungen. Da schwefelhaltige Aminosäuren praktisch fehlen, ist auch nicht mit einer Beeinträchtigung des Säuren-Basen-Haushaltes zu rechnen (vgl. Kap. 1.8.1). In den USA haben Kollagen-Hydrolysate den GRAS-Status.

Der dem Therapieeffekt zugrunde liegende **Wirkmechanismus** ist nicht eindeutig bekannt. Diskutiert wird ein unter bestimmten Bedingungen erhöhter Bedarf an kollagenaffinen Aminosäuren Prolin und Glycin [10].

Im Vordergrund der Diskussion steht jedoch die Annahme, dass spezielle bei der Verdauung von Kollagen anfallende Peptide resorbiert werden, auf dem Blutweg den Knorpel erreichen und hier positiv auf die Matrix wirken. Gestützt wird diese Annahme durch tierexperimentelle Studien, in denen radioaktiv markierte Peptide nach oraler Verabreichung im Gelenkknorpel nachgewiesen werden konnten [47]. In Studien an Chondrozytenkulturen konnte weiterhin mit immuncytochemischer Technik gezeigt werden, dass eine Inkubation von Chondrozyten mit Kollagen-Hydrolysat dosisabhängig die Kollagensynthese steigert [48]. Da bei der Kollagendigestion im Darm anfallende Peptide resorbiert und in den Gelenkknorpel transportiert werden [47] und diese Peptide weiterhin die Kollagensynthese in den Chondrozyten steigern und damit die Bereitstellung eines wesentlichen Bestandteils der Knorpelmatrix verbessern, ergibt sich ein logisches Konzept zum Verständnis der positiven klinischen Befunde.

Literatur

1 Adam, M.: Welche Wirkung haben Gelatinepräparate? Therapie der Osteoarthrose. Therapiewoche 41 (1991) 2456–2461.

2 Adam, O., K. Krämer: Antioxidantientherapie bei chronischer Polyarthritis. Med. Klin. 90, Suppl. I (1995) 27–31.

3 Adam, O.: Entzündungshemmende Ernährung bei rheumatischen Erkrankungen. Ernähr-Umsch 41 (1994) 222–225.

4 Adam, O.: Ernährung als adjuvante Therapie bei chronischer Polyarthritis. Z. Rheumatol. 52 (1993) 275–280.

5 Adam, O: Anti-inflammatory effects of a low arachidonic acid diet and fish oil in patients with rheumatoid arthritis. Rheumatol Int 23 (2003) 27–36.

6 Barger-Lux, M.J., R.P. Heaney, M.R. Stegman: Effects of moderate caffeine intake on the calcium economy of premenopausal women. Amer. J. clin. Nutr. 52 (1990) 722–725.

7 Barnes, S., F. Branca et al.: Phytoestrogens in food and bone health. Ann Nutr Metab 45 (2001) 217–234.

8 Barrett-Connor, E., J.C. Chang, S.I. Edelstein: Coffee-associated osteoporosis offset by daily milk consumption: The Rancho Bernardo Study. J. Amer. Med. Assoc. 271 (1994) 280–283.

9 Beard, T.C.: Greenhouse effect, renal calculi, and salt. Lancet (1990) 412.

10 Beuker, F., P. Stehle, M. Ritsch, H. Theel: Der Einfluss regelmäßiger Gelatine-Substitution auf den Aminosäurespiegel im Blutplasma. Ernährungs-Umschau 40 (1993) 64.

11 Beuker, F., J. Rosenfeld: Die Wirkung regelmäßiger Gelatine-Hydrolysat-Gaben auf chronisch-degenerative Schäden am Stütz- und Bewegungssystem. Int. J. Sportmed. Suppl 1 (1996) 1–88.

12 Brynin, R.: Soy and its isoflavones: a review of their effects on bone density. Altern Med Rev 7 (2002) 317–327.

13 Buclin, T., M. Cosma, M. Appenzeller, A.F. Jacquet, L.A. de Costerd, J. Biollaz, P. Burckhardt: Diet acids and alkalis influence calcium retention in bone. Osteoporos Int 12 (2001) 493-499.

14 Chapuy, M.C., M.E. Arlot, F. Dubœuf, J. Brun, B. Crouzet, S. Arnaud, P.D. Delmas, P.J. Meunier: Vitamin D_3 and calcium to prevent hip fractures in elderly women. New Engl. J. Med. 327 (1992) 1637–1642.

15 Christensen, K., D. Gaist, B. Jeune, J.W. Vaupel: A tooth per child? Lancet 352 (1998) 204.

16 Civitelli, R., D.T. Villareal, D. Agnusdei, P. Nardi, L.V. Avioli, C. Gennari: Dietary L-Lysine and calcium metabolism in humans. Nutrition 8 (1992) 400–405.

17 Cooper, C.: Osteoporosis – an epidemiological perspective: a review. 82 (1989) 753–757.

18 Darlington, L.G.: Does food intolerance have any role in the aetiology and management of rheumatoid disease? Ann. Rheum. Dis. 44 (1985) 801–804.

19 Dawson-Hughes, B., G.E. Dallal, E.A. Krall, L. Sadowski, N. Sahyoun, S. Tannenbaum: A controlled trial of the effect of calcium supplementation on bone density in postmenopausal women. New Engl. J. Med. 323 (1990) 878–883.

20 Deutsche Gesellschaft für Ernährung: Empfehlungen für die Nährstoffzufuhr. 5. Überarbeitung. Umschau, Frankfurt 1991.

21 Eisman, J.: Relevance of pregnancy and lactation to osteoporosis? Lancet 352 (1998) 504.

22 Ettinger, W.H., M.A. Davis: In: Hazzard, W.R., R. Andres, E.L. Bierman, J.P. Blass (Hrsg.): Principles of Geriatric Medicine and Gerontology. 2nd ed. McGraw-Hill Information Services Company, New York 1990.

23 Frassetto, L.A., K.M. Todd, R.C. Morris, A. Sebastian: Worldwide incidence of hip fracture in elderly women: relation to consumption of animal and vegetable foods. J Gerontol A Biol Sci Med Sci 55 (2000) 585–592.

24 Feskanich, D., P. Weber, W.C. Willett, H. Rockett, S.L. Booth, G.A. Colditz: Vitamin K intake and hip fractures in women: a prospective study. Amer. J. Clin. Nutr. 69 (1999) 74–79.

25 Gehring, W., M. Gloor: Verbesserung der Nagelqualität durch Gelatine. Akt. Dermatol. 18 (1992) 364–366.

26 Goodspeed, J, J.P. Baker, H.J. Casada, N.J. Walker: Effects of gelatin on hoof development in horses. J Anim Sci 31 (1970) 201–206.

27 Groneuer, K.J., H. Glane, G. Rösner, E. Zierden: Untersuchungen zum Einfluß eines alimentären Proteinüberschusses auf den Calciumversorgungszustand. Akt. Ernährungsmed. 10 (1985) 126–132.

28 Hafström, I., B. Ringertz, H. Gyllenhammar, J. Palmblad, M. Harms-Ringdahl: Effects of fasting on disease activity, neutrophil function, fatty acid composition, and leukotriene biosynthesis in patients with rheumatoid arthritis. Arth. Rheum. 31 (1988) 584–592.

29 Halpern, G.M., J. van de Water, A.-M. Delabroise: Comparative uptake of calcium from milk and a calcium-rich mineral water in lactose intolerant adults: Implications for treatment of osteoporosis. Amer. J. Prev. Med. 7 (1991) 379–383.

30 Hansen, T.M., A. Lerche, V. Kassis, I. Lorenzen, J. Sondergaardt: Treatment of rheumatoid arthritis with prostaglandin E_1 precursors cis-linoleic acid and γ-linolenic acid. Scand. J. Rheumatol. 12 (1993) 85–88.

31 Harris, S.S., B. Dawson-Hughes: Caffeine and bone loss in healthy postmenopausal women. Amer. J. Clin. Nutr. 60 (1994) 573–578.

32 Heliovaara, M., P. Knekt, K. Aho, R.K. Aaran, G. Alfthan, A. Aromaa: Serum antioxidants and risk of rheumatoid arthritis. Ann. Rheum. Dis. 53 (1994) 51–53.

33 van den Heuvel, G.H.M, M.H.C. Schoterman, T. Muijs: Transgalactooligosaccharides stimulate calcium absorption in postmenopausal women. J Nutr 130 (2000) 2938–2942.

34 Holbrook, T.L., E. Barrett-Connor: A prospective study of alcohol consumption and bone mineral density. Brit. Med. J. 306 (1993) 1506–1509.

35 Honkanen, V., Y.T. Konttinen, H. Mussalo-Rauhamaa: Vitamin A, E, zinc and retinol binding protein in rheumatoid arthritis. Clin. Exp. Rheumatol. 7 (1989) 465–469.

36 Kjeldsen-Kragh, J., M. Haugen, C.F. Borchgrevink, E. Laeruöm, M. Eek, P. Mowinkel, K. Hovi, O. Forre: Controlled trial of fasting and one year on a vegetarian diet in rheumatoid arthritis. Lancet I (1991).

37 Kremer, J.M., A.V. Michalek, I. Lininger: Effects of manipulations of dietary fatty acids on clinical manifestations of rheumatoid arthritis. Lancet I (1985) 184.

38 Kremer, J.M., W. Jubiz, A. Michalek: Fish oil fatty acid supplementation in active rheumatoid arthritis, a double-blind controlled crossover study. Ann. Intern. Med. 106 (1987) 497.

39 Kynast-Gales, S.A., L.K. Massey: Effect of caffeine on circadian excretion of urinary calcium and magnesium. J. Amer. Coll. Nutr. 13 (1994) 467–472.

40 Lützner, H., D. Schwiedergoll: Problem Rheuma und Ernährung. Ergebnisse einer Umfrageaktion. mobil 6 (1983).

41 Lützner, H.: Aktive Diätetik des rheumatischen Formenkreises. Phys. Med. Reha. 20 (1979) 115.

42 Matkovic, V., K. Kostial, I. Simonovic, R. Buzina, R. Brodarec, B.E.C. Nordin: Bone status and fracture rates in two regions of Yugoslavia. Amer. J. Clin. Nutr. 32 (1979) 540.

43 McAlindon, T.E., P. Jacques, Y. Zhang, M.T. Harinan, P. Aliabadi, B. Weissman, D. Rush, D. Levy, D.T. Felson: Do antioxidant micronutrients protect against the development and progression of kee osteoarthritis? Arth. Rheum. 39 (1996) 648–656.

44 Morganti, P., S.D. Randazzo: Nutrition and hair. J. Appl. Cosmeteol. 2 (1984) 41–49.

45 New, S.A., S.P. Robins, M.K. Campbell, J.C. Martin, M.J. Garton, C. Bolton-Smith, D.A. Grubb, S.J. Lee, D.M. Reid: Dietary influences on bone mass and bone metabolism: further evidence of a positive link between fruit and vegetable consumption and bone health? Am J Clin Nutr 71 (2000) 142–151.

46 Nilas, L., C. Christiansen, P. Rdbro: Calcium supplementation and postmenopausal bone loss. Brit. Med. J. 189 (1984) 1103.

47 Oesser, S., M. Adam, W. Babel, J. Seifert: Oral administration of ^{14}C labeled gelatin hydrolysate leads to an accumulation of radioactivity in cartilage of mice (C57/BL). J Nutr 129 (1999) 1891–1895.

48 Oesser, S., J. Seifert: Stimulation of type II collagen biosynthesis and secretion in bovine chondrocytes cultured with degraded collagen. Cell Tissue Res 311 (2003) 393–399.

49 O'Neill, T.W., D. Felsenberg, J. Varlow, C. Cooper, J.A. Kanis, A.J. Silman, Group, a.t.E.V.O.S.: The prevalence of vertebral deformity in European men and women: the European vertebral osteoporosis study. J. Bone Miner. Res. 11 (1996) 1010–1018.

50 Palmblad, J., B. Hafstrom, B. Ringertz: Antirheumatic effects of fasting. Rheum. Dis. Clin. North Am. 17 (1991) 351–354.

51 Panush, R.S., R.L. Carter, P. Katz, B. Kowsari, S. Longley, S. Finnie: Diet therapy for rheumatoid arthritis. Arth. Rheum. 26 (1983) 462.

52 Peat, G., R. McCaney, P. Croft: Knee pain and osteoarthritis in older adults: a review of community burden and current use of health care. Ann Rheum Dis 60 (2001) 91–97.

53 Quadflieg, K.H.: Gelantine – chondro-protektive Wirkung eines Nahrungsergänzungsmittels? Aus: Saller, R., H. Feiereis: Erweiterte Schulmedizin. Hans Marseille Verlag GmbH, München 1997.

54 Referenzwerte für die Nährstoffzufuhr. 1. Aufl. Umschau/Braus Verlag, Frankfurt 2000.

55 Remer, T.: Influence of nutrition on acid-base balance – metabolic aspects. Europ J Nutr 40 (2001) 214–220.

56 Riis, B.J., C. Christiansen: Does calcium potentiate the bone-preserving effect of oestrogen treatment in early post-menopausal women by a change in vitamin D metabolism? Maturitas 6 (1984) 65.

57 Riis, B.J., K. Thomsen, C. Christiansen: Does calcium supplementation prevent postmenopausal bone loss? A double-blind, controlled clinical study. New Engl. J. Med. 316 (1987) 173.

58 Rosen, H.N., L.A. Maitland, W. Suttie, W.J. Manning, R. Glynn, S.L. Greenspan: Vitamin K and maintenance of skeletal integrity in adults. Amer. J. Med. 94 (1993) 62–68.

59 Scholz-Ahrens, K.E., J. Schrezenmeir: Inulin, oligofructose and mineral metabolism – experimental data and mechanism. Br J Nutr 87 Suppl 2 (2002) 179–186.

60 Schürch, M.-A., R. Rizzoli, D. Slosman, L. Vadas, P. Vergnaud, J.-P. Bonjour: Protein supplements increase serum insulin-like growth factor-I levels and attenaute proximal femur bone loss in patients with recent hip fracture. Amer. Coll. Phys. 128 (1998) 801–809.

61 Scott, P.J.: Evening primose oil – can therapeutic claims be justified? Current Therapeutics 26 (1985) 13–19.

62 Seeligmüller, K, K.H. Happel: Kann eine Gelatine/L-Cystin-Mischung die Kollagen- und Proteoglykansynthese stimulieren? Therapiewoche 39 (1989) 3153–3157.

63 Sellmeyer, D.E., K.L. Stone, A. Sebastian, S.R. Cummings Research Group: A high ratio of dietary animal to vegetable protein increases the rate of bone loss and the risk of fracture in postmenopausal women. Amer J Clin Nutr 73 (2001) 118–122.

64 Shearer, M.J.: Vitamin K. Lancet 345 (1995) 229–234.

65 Skölstam, L., O. Börjesson, A. Kjällman, B. Seiving, B. Akesson: Effect of six months of fish oil supplementation in stable rheumatoid arthritis. A double-blind, controlled study. Scand. J. Rheumatol. 21 (1992) 178–185.

66 Spencer, H., N. Rubio, E. Rubio, M. Indreika, A. Seitam: Chronic alcoholism. Frequently overlooked cause of osteoporosis in men. Amer. J. Med. 80 (1986) 393–397.

67 Sperling, R.I., M. Weinblatt, J.L. Robin: Effects of dietary supplementation with marine fish oil on leukocyte lipid mediator generation and function in rheumatoid arthritis. Arth. Rheum. 30 (1987) 988.

68 Toss, G.: Effect of calcium intake vs. other life-style factors on bone mass. J. intern. Med. 231 (1992) 181–186.

69 Tucker, K.L., M.T. Hannan, H. Chen, L.A. Cupples, P.W.F. Wilson, D.P. Kiel: Potassium, magnesium, and fruit and vegetable intakes are associated with greater bone mineral density in elderly men and women. Amer J Clin Nutr 69 (1999) 727–736.

70 Uden, A.M., L. Trang, N. Venizelos, J. Palmblad: Neutrophil functions and clinical performance after total fasting in patients with rheumtoid arthritis. Ann. Rheumat. Dis. 42 (1983) 45.

71 Wangen, K.E., A.M. Duncan, B.E. Merz-Demlow, X. Xu, R. Marcus, W.R. Phipps, M.S. Kurzer: Effects of soy isoflavones on marker of bone tunrover in premenopausal and postmenopausal women. J Clin Endocrinol Metab 85 (2000) 3043-3048.

72 Weinsier, R.L., C.L. Krumdieck: Dairy foods and bone health: examination of the evidence. Amer J Clin Nutr 72 (2000) 681–689.

73 Wolf, R.L., J.A. Cauley, C.E. Baker, R.E. Ferrell, M. Charron, A.W. Caggiula, L.M. Salamone, R.P. Heaney, L.H. Kuller: Factors associated with calcium absorption efficiency in pre- and perimenopausal women. Amer J Clin Nutr 72 (2000) 466–471.

74 Ziegler, R: Osteoporosis and ageing. Hospimedica (1991) 40–45.

75 Zittermann, A.: Pathogenese und Prävention der postmenopausalen Osteoporose. Ernähr-Umsch 44 (1997) 51–57.

76 Zittermann, A., P. Stehle: Beeinflussung des Calcium- und Knochenstoffwechsels durch exogene Faktoren. Ernähr-Umsch 47 (2000) 465-471.

9 Schilddrüse

Physiologie, Pathophysiologie, Epidemiologie und Klinik In der Schilddrüse werden aus der Aminosäure Tyrosin und Jod über Zwischenstufen die **Schilddrüsenhormone Thyroxin** (Tetrajodthyronin = T_4) und **Trijodthyronin** (T_3) gebildet. T_4 kann durch Dejodierung in das stärker stoffwechselwirksame T_3 umgewandelt werden.

Über 99% der Schilddrüsenhormone liegen im Blut an thyroxinbindende Proteine gebunden vor. Ihre Freisetzung erfolgt durch eine proteolytische Abspaltung. **Biologisch wirksam** ist nur das freie Hormon.

Eine entscheidende Voraussetzung für die sehr vielschichtig regulierte Synthese und Abgabe von Schilddrüsenhormon in die Blutbahn ist die **ausreichende Deckung des Jodbedarfes.**

Der Jodmangel ist weltweit der häufigste Nährstoffmangel. Ein Defizit an diesem Spurenelement geht mit einer Vielzahl von Folgekrankheiten einher. Das Spektrum reicht von fetalen Entwicklungsstörungen mit Beeinträchtigungen der zerebralen Funktion Neugeborener, bis hin zur Kropfbildung im Erwachsenenalter mit Einengung der Luftröhre.

Bei einem **Jodmangel** kommt es durch Aktivierung eines intrathyreoidalen Wachstumsfaktors zur Hypertrophie und Hyperplasie der Thyreozyten.

Während hierdurch primär eine normale Produktion der Schilddrüsenhormone erreicht wird, kommt es bei anhaltendem Jodmangel zu regressiv-zystischen Veränderungen und **Adenombildung,** dem funktionslosen **„kalten" Knoten.**

Darüber hinaus können sich bei lange bestehendem Jodmangel aus autonomen Schilddrüsenzellen **„heiße" Knoten** entwickeln, die unabhängig von übergeordneten Regulationszentren Thyroxin sezernieren und die häufigste **Ursache der Hyperthyreose** darstellen.

Strumen entwickeln sich überwiegend in der Wachstums- und Pubertätsphase, während der Schwangerschaft und der Stillzeit.

Frauen erkranken häufiger als Männer. Deutschland ist ein **Jodmangelgebiet** (vgl. Kap. 1.8) mit einer regional unterschiedlich hohen Strumahäufigkeit.

In Deutschland leiden mehr als 20 Millionen Menschen an einer behandlungsbedürftigen Jodmangelstruma, die bei ausreichender Jodversorgung vermeidbar gewesen wäre. Derzeit hat sich die Jodversorgung verbessert, wenn auch die von der WHO geforderten 150–300 μg Jodid pro Tag noch nicht erreicht werden [3].

Ernährungsprophylaxe Jodsalze wurden am Ende der letzten Eiszeit in erheblichem Maße durch Schmelzwasser aus unseren Böden ausgeschwemmt. Pflanzliche Lebensmittel und Trinkwasser sind folglich relativ arm an Jod. Bei der hieraus resultierenden geringen Jodaufnahme unserer Nutztiere sind auch tierische Lebensmittel relativ jodarm.

Jodreich sind Seefische und andere aus dem Meer stammende Lebensmittel. Milch und Eier können, so wie es auch beim Spurenelement Selen der Fall ist, reich an Jod sein, wenn mit Jodsalzen angereicherte Futtermittel verfüttert werden.

> Einem Jodmangel und damit einer Strumaentwicklung kann durch regelmäßigen Verzehr von Seefisch (2-mal pro Woche) und durch Verwendung von jodiertem Speisesalz vorgebeugt werden (vgl. Abb. 1-27) (Lit. bei [6]).

Aufgrund einer Verordnung aus dem Jahr 1989 kann in der Bundesrepublik Deutschland **jodiertes Speisesalz** sowohl im Haushalt als auch in Einrichtungen der Gemeinschaftsverpflegung und bei der Lebensmittelherstellung verwendet werden.

Trotz dieser positiven Entwicklung in den Bemühungen um eine Optimierung der Jodversorgung der deutschen Bevölkerung besteht, wie in Kapitel 1 beschrieben, **noch** bei einem hohen Prozentsatz der Bevölkerung ein **Zufuhrdefizit.**

Im Ernährungsbericht der DGE 2000 wird darauf hingewiesen, dass sich die Versorgung mit Jod in den letzten 15 Jahren zwar verbessert hat, dass aber trotzdem im Mittel nur etwa zwei Drittel der empfohlenen Zufuhrmenge erreicht werden.

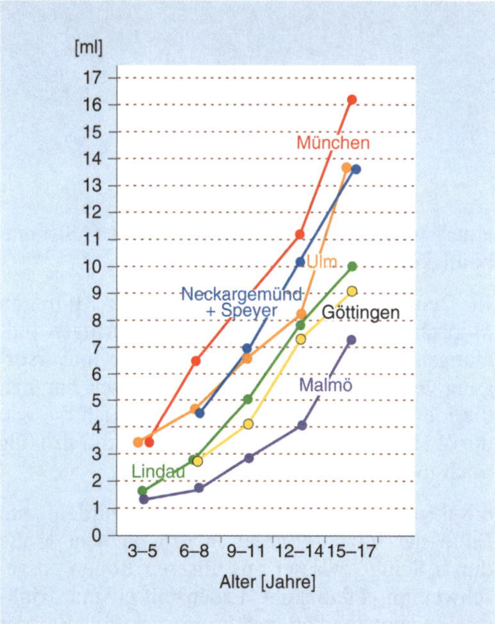

Abb. 9-1 Sonografisch gemessene mittlere Schilddrüsenvolumina (rechter plus linker Lappen) bei Kindern und Jugendlichen im Alter von 3–17 Jahren in der Bundesrepublik Deutschland im Vergleich zu gleichaltrigen Kindern aus Schweden [2].

In der Bundesrepublik Deutschland gehören Schilddrüsenerkrankungen nach wie vor zu den häufigsten chronischen Leiden im Kindes- und Jugendalter. Bei sonographischen Schilddrüsenuntersuchungen konnten in München bei 30% der Schulkinder und in Göttingen bei 16% der 6- bis 16-jährigen Kinder eine Struma nachgewiesen werden, für die überwiegend ein alimentärer Jodmangel als Ursache anzusehen war.

Diesen Angaben liegt eine **WHO-Definition** zugrunde, die besagt, dass eine Schilddrüsenvergrößerung dann als **„Struma"** anzusehen ist, wenn die Seitenlappen der Schilddrüse größer sind als die Endglieder der Daumen der untersuchten Person.

Wie sehr sich das **Schilddrüsenvolumen als Indikator** für die Jodversorgung von Kindern und Jugendlichen in der Bundesrepublik Deutschland von dem in Ländern mit einer günstigeren Jodversorgung unterscheidet, demonstriert Abbildung 9-1 [2].

Der „Arbeitskreis Jodmangel" formuliert die **Risiken eines Jodmangels im Kindesalter** wie folgt:

- Es ist bereits ein Risikofaktor für die Einnistung des befruchteten Eies. Fortpflanzungsstörungen sind in Jodmangelgebieten häufiger als in ausreichend mit Jod versorgten Gebieten.

Tabelle 9-1 Risiken eines Jodmangels von der Eieinnistung (Implantation) bis zur Pubertät.

Lebensalter	Risiko
befruchtetes Ei	Fertilitätsstörung infolge gestörter Eieinnistung
Fötus	Anstieg der Rate von Aborten, Totgeburten, Fehlbildungen
	Extremer Jodmangel während der Schwangerschaft verursacht Kretinismus, schwere Fehlentwicklungen des Kindes mit Oligophrenie, Minderwuchs und typischen Stigmata wie niedrige Stirn und Skelettfehlbildungen sowie neurologische Störungen
Frühgeborene	Entwicklungsverzögerung (auch ohne Struma!)
Neugeborene	endemischer Kretinismus Struma connata Syndrom der hyalinen Membranen (Atemnotsyndrom) Störung der Gehirnreifung („unreifes EEG) Verzögerung der Skelettreifung (50%) Hördefekte
Säugling, Kind	Entwicklungsverzögerung
	Zurückbleiben des Wachstums
	Hörstörungen
Jugendliche(r)	Pubertätsstruma
	Störung der neurologischen und psychischen Entwicklung (psychische und koordinative Störungen)
	Lern- und Merkschwierigkeiten
	potenzielles Arterioskleroserisiko (Anstieg des LDL- und Gesamtcholesterins)

- Schwangere sollten nach Feststellung der Schwangerschaft täglich 200 µg Jodid in Tablettenform einnehmen, ebenso stillende Mütter für den Zeitraum des Stillens.
- Entscheidend für die Jodversorgung des Säuglings ist der Jodgehalt der Muttermilch bzw. der Flaschennahrung. Die industriell hergestellte Säuglingsmilch enthält, je nach Fabrikat, etwa 50–150 µg Jod/1000 ml trinkfertiger Nahrung. Damit wird der Bedarf gedeckt.
- Kleinkinder, Kinder und Jungendliche sollten regelmäßig Milch und Seefisch verzehren, dazu Brot und Backwaren sowie Fleisch und Fleischprodukte bevorzugen, die mit Jodsalz hergestellt wurden.

Die Risiken eines Jodmangels in den verschiedenen Altersstufen sind in Tabelle 9-1 zusammengefasst [1].

Der Rückgang der Kropfhäufigkeit in der Schweiz ist ein **Beweis für die Wirksamkeit der Kochsalzjodierung**. Einige Kantone akzeptierten diese Empfehlung sofort, andere folgten in unterschiedlichen Zeitabständen bis zum Jahre 1952.

Die Effektivität der Supplementierung des Speisesalzes lässt sich an der Häufigkeit der Wehrdienstbefreiung wegen eines Kropfes bei 19-jährigen Männern belegen. Eine Abnahme der Kropfhäufigkeit erfolgte in den Kantonen zeitlich der Einführung der Jodierung entsprechend versetzt [5].

Nebenwirkungen sind durch Verzehr von jodiertem Speisesalz nicht zu erwarten. Insbesondere werden keine Schilddrüsenerkrankungen induziert.

Es können jedoch noch kompensierte, aber nicht mehr reversible Erkrankungen wie der Morbus Basedow, das autonome Adenom frühzeitiger manifest und so einer gezielten Behandlung zugeführt werden (Lit. bei [4]).

Literatur

1 Hesse, V., F. Manz: Empfehlungen zur Vermeidung eines Jodmangels im Säuglings-, Kindes- und Jugendalter. Eine Information des Arbeitskreises Jodmangel, Groß-Gerau 1997.

2 Homoki, W.M. Teller: Konservative Strategien in der Therapie von Schilddrüsenerkrankungen im Kindesalter. Monatsschr. Kinderheilkd 138 (1990) 115–120.

3 Schumm-Draeger, P.M., F. Grünwald: Jodmangelstruma. Dtsch Ärztbl 100 (2003) 427–428.

4 Seif, F.: Hyperthyreosen nach jodhaltigem Speisesalz? Dtsch. Med. Wschr. 116 (1991) 794–795.

5 Supersaxo, Z., B. Selz, P. Hasler, H.J. Wespi, T. Abelin, H. Bürgi: Ist die Kochsalzjodierung noch nötig? Neuere Untersuchungen über die Jodversorgung in der Schweiz. Schweiz. Med. Wschr. 121 (1991) 317–323.

6 Zietz, B., N. Brückner: Die Strumaprophylaxe mit Jodid. Akt. Ernährungsmed. 19 (1994) 12–17.

Weitere Literatur siehe Kapitel 1.8.

10 Lunge

10.1 Chronisch-obstruktive Lungenerkrankungen (chronic obstructive pulmonary disease = COPD) 397
10.2 Asthma bronchiale 398
10.3 Mukoviszidose 399

Physiologie, Pathophysiologie und Klinik In der Lunge erfolgen die Oxygenierung des Blutes und die Abgabe von Kohlendioxid aus dem venösen Blut. Die in Ruhe von der Atemmuskulatur für In- und Exspiration benötigte Energie entspricht etwa 2% des Gesamtenergieverbrauchs.

Sowohl Mangelernährung als auch Adipositas können die Lungenfunktion beeinträchtigen und die Entstehung von Erkrankungen der Respirationsorgane begünstigen.

Mangelernährung

Auch die Funktion primär gesunder Respirationsorgane wird bei Malnutrition geschädigt. Dies betrifft sowohl die Atemmuskulatur als auch die Abwehrmechanismen gegenüber verschiedenen Noxen. Die Folge ist eine **erhöhte Infektanfälligkeit** und ein meist protrahierter Verlauf von Pneumonien.

Da die große, für den Gasaustausch zur Verfügung stehende Oberfläche in hohem Maße den **schädigenden Einflüssen inhalierter Noxen,** insbesondere freier Radikale, z. B. beim Zigarettenrauchen, ausgesetzt ist, findet sich in der Flüssigkeitsschicht auf der Oberfläche des Respirationstrakts eine hohe Konzentration an **Antioxidanzien.**

Eine besondere Bedeutung kommt hierbei der **Ascorbinsäure** zu. Eine optimale Konzentration dieses Vitamins verbessert die Abwehrlage der Respirationsorgane und damit die pulmonale Funktion [8].

Auch von anderen Untersuchern wurde bestätigt, dass eine hohe Vitamin-C-Zufuhr mit der Nahrung und hohe Plasmakonzentrationen mit signifikant **besseren Lungenfunktionsparametern** einhergehen [19] als auch vor der Entwicklung einer chronischen respiratorischen Insuffizienz schützen.

Dieser Schutzeffekt betrifft nicht nur Raucher [22]. Da **Zigarettenrauch** reich an freien Radikalen ist, die die Zellpermeabilität steigern und Entzündungsreaktionen induzieren, ist der Bedarf an Antioxidanzien besonders hoch. Bei Zigarettenrauchern, die vier Tage nicht rauchten, kam es als Beweis für den hohen Bedarf an Antioxidanzien bereits zu einem signifikanten Anstieg der Plasmakonzentrationen an Vitamin C, α-Carotin, β-Carotin und γ-Tocopherol, nicht hingegen an α-Tocopherol [6].

Eine protektive Wirkung hat darüber hinaus **Magnesium:**

- Es hat eine entscheidende Bedeutung bei der Aufrechterhaltung elektrischer Potenzialdifferenzen an Zellmembranen,
- es wirkt relaxierend auf die glatte Muskulatur der Bronchien und damit bronchodilatatorisch,
- es stabilisiert Mastzellen etc.

Personen mit einer nur geringen Magnesiumzufuhr mit der Nahrung entwickeln mit höherer Wahrscheinlichkeit ein **Asthma** und **andere obstruktive Lungenerkrankungen** [5].

Malnutrition und die hierdurch verringerte immunologische Abwehr steigern die Häufigkeit pulmonaler Infekte bei Kindern im Vorschulalter. Die häufigen, mit hoher Mortalität einhergehenden **entzündlichen Erkrankungen der Atemwege** in Entwicklungsländern sind wesentlich hierdurch mitbedingt. Der bei Malnutrition zwangsläufig auch unzureichenden Versorgung mit Zink kommt bei der bekannten Bedeutung des Spurenelementes für die Infektabwehr (vgl. Kap. 1.8.2) hierbei eine wesentliche Bedeutung zu.

Durch Supplementierung mit 10 mg Zink konnte bei 6 bis 25 Monate alten Kindern die Morbidität signifikant gesenkt werden [24].

Bei lang anhaltenden Zuständen von Unterernährung entwickeln sich auch bei jungen Individuen **Lungenemphyseme** als Folge einer herabgesetzten mechanischen Belastbarkeit des Lungengewebes.

Der Verlust von Muskelmasse bei Schwerkranken mit langfristigem Proteindefizit führt auch zu einer **Reduktion der Atemmuskulatur,** die besonders das Zwerchfell betrifft, auf das etwa 50% der Muskelarbeit bei In- und Expiration entfallen.

Hierdurch wird die bei Hypoxie erforderliche vermehrte Atemarbeit erschwert.

Epidemiologische Studien ergaben eine wesentlich höhere Mortalität an Lungenerkrankungen bei Männern (in einem hohen Prozentsatz Zigarettenraucher) mit sehr niedrigem Körpergewicht [25].

Adipositas

Übergewicht beeinträchtigt rein **mechanisch** die Atemfunktion. Darüber hinaus kommt es bei hochgradiger Adipositas zu **Fettinfiltrationen der Atemmuskulatur** und durch intraabdominelle Fettmassen zu einer **eingeschränkten Zwerchfellbeweglichkeit,** wodurch die Atemexkursionen beeinträchtigt werden (vgl. Tab. 4-3).

Zusätzlich führt die größere Gesamtkörpermasse zu einem **vermehrten Sauerstoffverbrauch** und einer **höheren Kohlendioxidproduktion,** sodass letztlich aufgrund mehrerer von der Adipositas abhängiger Faktoren eine Ateminsuffizienz resultiert [9].

Die **obstruktive Schlafapnoe** wurde im Kapitel 4.1.5 besprochen.

Fortgeschrittene Stadien werden als **Hypoventilationssyndrom (Pickwick-Syndrom)** bezeichnet. Die Patienten neigen nachts zu intermittierenden Obstruktionen der oberen Luftwege. Es kommt zu Hypoxie und Hyperkapnie. Die Patienten erwachen und die normale Atemtätigkeit setzt wieder ein.

Da es jede Nacht zu mehreren solcher Attacken kommt, ist ein **chronischer Schlafmangel** mit Somnolenz am Tage die Folge. Gelegentlich sind solche Zustände lebensbedrohlich, da sie ernste Herzrhythmusstörungen auslösen können.

Erfolgt eine Gewichtsreduktion, so können bleibende Schädigungen am Herzen verhindert werden.

10.1 Chronisch-obstruktive Lungenerkrankungen (chronic obstructive pulmonary disease = COPD)

Unter dieser Bezeichnung werden chronische Bronchitiden mit Asthma und oft zusätzlichem Emphysem zusammengefasst. **Klinisch** steht eine vermehrte Schleimproduktion mit oft ausgeprägter Atemnot im Vordergrund. Die Patienten halten mit meist extremer Atemanstrengung unter chronischer Atemnot eine normale arterielle CO_2- und O_2-Sättigung aufrecht. Wichtigster **auslösender Faktor** ist das Zigarettenrauchen.

Mit dem Fortschreiten der Erkrankung kommt es zu einem **Verlust von Körpergewicht** und Muskelmasse.

Die Ursache ist eine negative Energie- und Proteinbilanz, d.h., es besteht eine katabole Stoffwechsellage. Verschiedene Faktoren sind hierfür verantwortlich. Dies sind die vermehrt zu leistende Atemarbeit, eine oft ausgeprägte Inappetenz, die Schwierigkeit, bei Atemnot gleichzeitig vermehrt Nahrung aufzunehmen, um den Mehrbedarf zu kompensieren, mögliche negative Effekte von Medikamenten etc.

Beim Vergleich der **Energie-** und **Nährstoffzufuhr** mit anthropometrischen Parametern zur Beurteilung des Ernährungszustandes ergab sich bei der Mehrzahl der Patienten eine über den Empfehlungen für Gesunde liegende Energiezufuhr mit der Nahrung. Die trotzdem existierende Mangelernährung war Folge eines **vermehrten Energiebedarfs,** der im Mittel mit 10600 kJ/Tag (2535 kcal) bestimmt wurde.

Bestimmungen des Ruheumsatzes mit der indirekten Kalorimetrie ergaben sowohl bei mangelernährten Patienten mit chronisch-obstruktiver Lungenerkrankung als auch bei solchen, die sich noch in einem normalen Ernährungszustand befanden, einen signifikant **erhöhten Ruheumsatz.** Die Gewichtsabnahme war aufgrund der Messwerte sowohl Folge eines Verlustes von subkutanem Fett als auch von fettfreier Körpermasse [12, 28].

Diese sehr plausible Vorstellung zur Genese erklärt den Gewichtsverlust, der sich fast ausschließlich bei den **Patienten mit einem Emphysem,** nicht hingegen bei denen mit chronischer Bronchitis findet, nur unvollständig. Weiterhin kommt es unter einer gezielten Steigerung der Energie- und Nährstoffzufuhr nicht zu der erwarteten Besserung des Ernährungszustandes, sodass **weitere ätiologische Faktoren** anzunehmen sind.

Eine wesentliche Bedeutung kommt offenbar der vermehrten **Freisetzung von Cytokinen,** insbesondere von TNF-α (Kachexin) zu. Die Konzentrationserhöhung dieses Cytokins findet sich nur bei den Patienten mit eindeutiger Malnutrition [23].

Die Höhe der Mortalität bei chronisch-obstruktiven Lungenerkrankungen korreliert mit dem Ausmaß des Gewichtsverlusts. Die Abnahme des Körpergewichts stellt offenbar, unabhängig von Parametern der Lungenfunktion, einen selbstständigen Risikofaktor dar [29].

Neben einer **genetischen Disposition** sind, wie bereits erwähnt, mit der Atemluft aufgenommene **Noxen** für die Entstehung verantwortlich.

Die Schleimhaut des Respirationstraktes verfügt über einen **Schutzmechanismus** gegenüber inhalierten Substanzen, die freie Radikale freisetzen. Insbesondere Zigarettenrauch belastet aufgrund des hohen Gehaltes an freien Radikalen das antioxidative Abwehrsystem in einem solchen Maß, dass der **Bedarf an Vitamin C** höher liegt als beim Nichtraucher. Die Deutsche Gesellschaft für Ernährung empfiehlt deshalb für Raucher eine um 40 mg/Tag höhere Zufuhr. In den USA werden für Nichtraucher 60 mg, für Raucher 100 mg Vitamin C/Tag empfohlen. Wahrscheinlich reicht eine solche Erhöhung der Vitamin-C-Zufuhr nicht aus, um den durch Zigarettenrauchen ausgelösten Mehrbedarf zu kompensieren.

Bei entsprechenden Untersuchungen wurden bei Zigarettenrauchern 150 mg/Tag benötigt, um die Serumkonzentration zu erzielen, die Nichtraucher mit 60 mg/Tag Vitamin C erreichen [21].

Weitere Noxen sind die Luftverschmutzung, insbesondere mit Schwefeldioxid und Staubpartikeln, und chronische Infekte der oberen Luftwege.

Ernährungstherapie Die respiratorische Insuffizienz begünstigt auf dem Boden einer chronisch-obstruktiven Lungenerkrankung – aber auch anderer Erkrankungen wie beispielsweise interstitieller Lungenerkrankungen – die Entwicklung einer Mangelernährung. Die Mangelernährung wiederum verschlechtert die respiratorische Funktion und begünstigt die Infektanfälligkeit der Lunge. Daher erhebt sich die Frage, ob mit einer **Verbesserung des Ernährungszustandes** die Gesamtsituation der Patienten zu verbessern ist.

In einer großen Zahl entsprechender Untersuchungen ließ sich bei einem gewissen Prozentsatz der Kranken die respiratorische Funktion durch **künstliche Ernährung** bessern.

So fand sich beispielsweise unter parenteraler Ernährung während 2–4 Wochen in 37% der Fälle eine Verbesserung des maximalen Exspirationsdrucks und in 12% eine signifikante Zunahme der Körperzellmasse [13]. Andere Untersucher kamen zu entsprechenden Ergebnissen [26].

Bei den Bemühungen um eine Verbesserung des Ernährungsstatus durch künstliche Ernährung muss die **Nährstoffrelation** beachtet werden. Der respiratorische Quotient von Glucose beträgt 1,0 und bei der Lipacidogenese, d.h. bei der Umwandlung von Glucose in Fett 8,7. Da der respiratorische Quotient für Fett nur 0,7 beträgt, bedeutet dies eine vermehrte CO_2-Produktion und damit **vermehrte Atembelastung bei hoher Glucosezufuhr.**

Diese **unterschiedliche CO_2-Produktion** und das hieraus resultierende Problem einer vermehrten Atemarbeit wird noch durch den um bis zu 50–70% über der Norm liegenden Energiebedarf bei chronisch-obstruktiver Lungenerkrankung vergrößert.

Bei der im Vergleich zur Norm erforderlichen hyperkalorischen Ernährung beträgt das **Atemminutenvolumen** rein rechnerisch unter ausschließlicher Deckung des Energiebedarfs mit Kohlenhydraten bei einem um das 1,5fache erhöhten Ruheumsatz 10,8 l.

Werden 50% des Gesamtenergiebedarfs durch Fett gedeckt, so würde sich das Atemminutenvolumen um 6 l, das entspricht 45%, **reduzieren** [15].

Auch bei eingeschränkter Lungenfunktion in der Entwöhnungsphase vom Respirator hat es sich bewährt, die unterschiedlich hohe CO_2-Produktion zu berücksichtigen, wenn sich die Kohlenhydrat-Fett-Relation bei gleichem Energiegehalt ändert (Lit. bei [10]).

10.2 Asthma bronchiale

Beim Asthma bronchiale handelt es sich um eine durch Entzündung bzw. spezifische Reize ausgelöste, anfallsweise mit Atemnot einhergehende chronische Erkrankung der Atemwege.

Überwiegend das Ausatmen wird durch Verkrampfen der Bronchialmuskulatur behindert.

Je nach auslösender Ursache kann man **allergische** und **nichtallergische Formen** unterscheiden. Wie bereits im Zusammenhang mit der Lebensmittelallergie (vgl. Kap. 3.4.10) besprochen, **manifestieren** sich diese allergischen Reaktionen auch in Form von Rhinitis, Larynxödem und Asthma bronchiale an den oberen und unteren Luftwegen. Auch **pseudoallergische Reaktionen** können ein Asthma auslösen. Die Schwierigkeiten, Lebensmittelallergene zu erkennen, wurden bereits dargestellt (vgl. Kap. 3.4.10).

In einer Reihe von Studien konnte unter Anwendung exakter Diagnostik gezeigt werden, dass die Zahl der durch Allergene in Lebensmitteln ausgelösten Erkrankungen an Asthma bronchiale relativ gering ist. Hierbei kommt dem **doppelblind-placebokontrollierten Suchtest** (double-blind, placebo-controlled food challenges = DPCFCs) die entscheidende Bedeutung zu (Lit. bei [18]).

Aufgrund epidemiologischer Studien begünstigen folgende Faktoren die Entstehung der Erkrankung:

- eine westliche Lebensweise,
- das Leben in Großstädten,
- fehlendes oder nur kurzzeitiges Stillen und
- Zigarettenrauch [3].

Stillen ist, wie Langzeitstudien belegen, von erheblicher **vorbeugender Wirkung,** sowohl für allergische Erkrankungen der Respirationsorgane als auch der Haut. Je länger die Stillphase, umso geringer die Erkrankungswahrscheinlichkeit bei Kindern und Jugendlichen [20].

Die Hygienehypothese (vgl. Kap. 3.4.10) erklärt die heute häufigen allergischen Erkrankungen im Bereich der Respirationsorgane. So ergab die Untersuchung einer finnischen Geburtenkohorte von ca. 60 000 Kindern (Jahrgang 1987), dass die per Sectio geborenen Kinder im Vergleich zu den vaginal geborenen signifikant häufiger an Asthma bronchiale erkrankten und häufiger positive Allergietests aufwiesen [14]. Wird der natürliche Geburtsweg umgangen, so fehlt die Primärbesiedlung des Gastrointestinaltraktes durch vaginale und perianale Keime der Mutter. Per Sectio entbundene Kinder erwerben die Keimbesiedlung aus der Krankenhausumgebung.

Die häufig geäußerte Vermutung, dass **Milch** und **Milchprodukte** Asthmaanfälle bei Erwachsenen auslösen, konnte in gezielten Untersuchungen nicht bestätigt werden. Diese Gruppe von Lebensmitteln sollte nur dann gemieden werden, wenn eindeutige Befunde vorliegen [30].

Vitamin C, Vitamin E und β-Carotin

Auf die Bedeutung von Vitamin C für den antioxidativen Schutz im Bereich der Bronchialschleimhaut wurde bereits hingewiesen. Es gibt Befunde, die dafür sprechen, dass Entstehung und Intensität des **exogen-allergischen Asthmas** auch von der Versorgung mit dem antioxidativen Vitamin abhängig ist.

Unter Vitamin-C-armer Ernährung ist das Risiko, Asthma zu entwickeln, gesteigert [11].

Auch bei der Entstehung des **Anstrengungsasthmas** (exercise-induced-asthma) kommt der Vitamin-C-Versorgung offenbar eine Bedeutung zu.

In placebokontrollierten Versuchen, in denen vor einer siebenminütigen körperlichen Belastung 2 g Ascorbinsäure gegeben wurden, konnte bei etwa 50% der Patienten ein **vorbeugender Effekt** belegt werden [7].

In Untersuchungen an 2500 9- bis 11-jährigen Kindern waren Lungenfunktionsparameter bei hohem und regelmäßigem Verzehr von Obst am günstigsten, ohne dass hierfür ausschließlich die Vitamin-C-Zufuhr verantwortlich gemacht werden konnte (Lit. bei [4]).

Wahrscheinlich kommt auch den Carotinoiden eine Protektivbedeutung zu. Für β-Carotin konnte ein Schutzeffekt, gemessen an Lungenfunktionsparametern bei Rauchern belegt werden. Das Gleiche gilt für Vitamin E [1, 2].

Mehrfach ungesättigte Fettsäuren

ω-3-Fettsäuren haben über ihren Einfluss auf den Eicosanoidstoffwechsel einen hemmenden Effekt auf die Synthese von Entzündungsmediatoren, die Freisetzung verschiedener Cytokine etc.

Positive Wirkungen auf allergische und chronisch-entzündliche Erkrankungen sind folglich denkbar.

In Ländern, wie z. B. Japan, mit einer im Vergleich zu westlichen Ländern wesentlich günstigeren Relation von ω-6- zu ω-3-Fettsäuren in der Nahrung liegt die Häufigkeit von Asthmaerkrankungen bei Kindern deutlich niedriger. Es wird folglich diskutiert, dass die in westlichen Populationen zunehmende Prävalenz allergischer Erkrankungen auch durch diese ungünstige Fettsäurerelation mit bedingt ist. In verschiedenen Studien konnte der positive Effekt von ω-3-Fettsäuren auf die Entstehung und den Verlauf von Asthma bronchiale bei Kindern bestätigt werden (Lit. bei [17]).

Kochsalz

Sowohl Ergebnisse epidemiologischer Studien als auch von Interventions- und klinisch-experimentellen Studien sprechen dafür, dass **hoher Kochsalzkonsum** die Häufigkeit des Asthmas in Populationen steigert und auch bei einzelnen Patienten die Symptomatik verstärkt.

Insgesamt sind die Ergebnisse von Studien jedoch widersprüchlich. Im Tierversuch fand sich unter hoher Natriumzufuhr eine gesteigerte Kontraktion der Bronchialmuskulatur (Lit. bei [7, 18]).

10.3 Mukoviszidose

Diese Erbkrankheit, bei der von Drüsen äußerer Sekretion ein zähflüssiges Sekret produziert wird, wurde im Kapitel 3.6.4 abgehandelt.

Die ernährungsmedizinischen Fragen stehen im Zusammenhang mit der exkretorischen Pankreasinsuffizienz und der durch chronisch-entzündliche Veränderungen der Lunge bedingten **Freisetzung der Cytokine,** die wiederum den Stoffwechsel des Gesamtorganismus beeinflussen.

Eine trotz hoch dosierter Pankreasfermentsubstitution **nicht optimale Fettausnutzung** hat niedrige Vitamin-E- und Carotinoidkonzentrationen im Plasma und damit ein **Defizit an Antioxidanzien** zur Folge (vgl. Kap. 3.6.4). Da bei dem meist chronischen, endobronchialen bakteriellen Infekt vermehrt reaktive Sauerstoffverbindungen gebildet werden, muss bei den Patienten versucht werden, durch **Substitution** das Defizit an nutritiven Antioxidanzien auszugleichen.

Oxidativer Stress gilt als ein Teilfaktor der fortschreitenden Schädigung von Lungengewebe bei Mukoviszidosepatienten.

Das häufig deutlich unter dem Normbereich liegende **Körpergewicht** ist sowohl Folge der exkretorischen Pankreasinsuffizienz als auch einer vermehrten Freisetzung von TNF-α sowie verschiedener Interleukine. Hierdurch werden **Anorexie** und **Katabolie** begünstigt.

Gelingt es nicht, mit herkömmlichen diätetischen Maßnahmen in Kombination mit einer Pankreasfermentsubstitution den Ernährungszustand zu verbessern, so ist eine Ernährung über Nasogastralsonde oder PEG bzw. eine **parenterale Ernährung** angezeigt. Da eine künstliche Ernährung während relativ langer Zeit indiziert ist, empfiehlt sich die PEG.

In einer Langzeitstudie von im Mittel 14,5 Monaten kam es bei guter Toleranz der Ernährung über eine PEG bei den insgesamt 53 Patienten zu einer signifikanten Gewichtszunahme und einer Stabilisierung der Lungenfunktionsparameter. Bei einem Großteil der Patienten ermöglichte diese Verbesserung des Ernährungszustandes und die Stabilisierung der Lungenfunktion die Aufnahme in ein Transplantationsprogramm [27].

Literatur

1 Antwerpen, V.L. van, A.J. Theron, G.A. Richards, C.A. van der Merwe, R. van der Walt, R. Anderson: Relationship between the plasma levels of Beta-Carotene and lung functions in cigarette smokers. Int. J. Vit. Nutr. Res. 65 (1995) 231–235.

2 Antwerpen, V.L. van, A.J. Theron, G.A. Richards, K.J. Steenkamp, C.A. van der Merwe, R. Anderson: Vitamin E, pulmonary functions and phagocyte-mediated oxidative stress in smokers and non-smokers. Free Rad. Biol. Med. 18 (1995) 935–941.

3 Becklake, M.R., P. Ernst: Environmental factors. Lancet 350 Suppl 2 (1997) 10–13.

4 Bonn, D.: Fresh fruit improves lung function. Lancet 350 (1997) 120.

5 Britton, J., I. Pavord, K. Richards, A. Wisniewski, A. Knox, S. Lewis, A. Tattersfield, S. Weiss: Dietary magnesium, lung function, wheezing, and airway hyperreactivity in a random adult population sample. Lancet 344 (1994) 357–362.

6 Brown, A.J.: Acute effects of smoking cessation on antioxidant status. J. Nutr. Biochem. 7 (1996) 29–39.

7 Cohen, H.A., I. Neuman, H. Nahum: Blocking effect of vitamin C in exercise-induced asthma. Arch. Pediatr. Adolesc. Med. 151 (1997) 367–370.

8 Cross, C.E., A. van der Vliet, C.A. O'Neill, J.P. Eiserich: Reactive oxygen species and the lung. Lancet 344 (1994) 930–933.

9 Douglas, N.J, O. Polo: Pathogenesis of obstructive sleep apnoea/hypopnoea syndrome. Lancet 344 (1994) 653–655.

10 Hartig, W., H.K. Biesalski, W. Drumel, P. Fürst, A. Weimann: Ernährungs- und Infusionstherapie. 8. Aufl. Thieme, Stuttgart 2004.

11 Hatch, G.E.: Asthma, inhaled oxidants and dietary antioxidants. Amer. J. Clin. Nutr. 61 (3S) (1995) 625–630.

12 Hunter, A.B., M.A. Carey, W. Larsh: The nutritional status of patients with chronic obstructive pulmonary disease. Amer. Rev. Respir. Dis. 124 (1981) 376–381.

13 Kelly, S.M., A. Rosa, S. Field: Inspiratory muscle strength and body composition in patients receiving total parenteral nutrition therapy. Amer. Rev. Respir. Dis. 130 (1984) 33–37.

14 Kero, J.: Mode of delivery and asthma – is there a connection? Pediatr Res 52 (2002) 6–11.

15 Kinney, J.M.: Nutrition and ventilation. Intake 2 (1989) 21.

16 Knox, D: Salt and asthma: a hight salt diet may make asthma worse in men. Brit. Med. J. 307 (1993) 1159–1160.

17 Mermer, C., J. Mercola: ω-3s and childhood asthma. Thorax 57 (2002) 281-282.

18 Monteleone, C.A., A.R. Sherman: Nutrition and asthma. Arch. Intern. Med. 157 (1997) 23–34.

19 Ness, A.R., K.T. Khaw, S. Bingham, N.E. Day: Vitamin C status and respiratory function. Eur. J. Clin. Nutr. 50 (1996) 573–579.

20 Saarinen, U.M., M. Kajosaari: Breastfeeding as prophylaxis against atopic disease: prospective follow-up study until 17 years old. Lancet 346 (1995) 1065–1069.

21 Schectman, G., J.C. Byrd, R. Hoffmann: Ascorbic acid requirements for smokers: analysis of a population survey. Amer. J. Clin. Nutr. 53 (1991) 1466–1470.

22 Schwartz, J., T. Weiss: Relationship between dietary vitamin C intake and pulmonary function in the first national health and nutrition examination survey (NHANES I). Amer. J. Clin. Nutr. 59 (1994) 110–114.

23 Sridhar, K.: Why do patients with emphysema lose weight? Lancet 345 (1995) 1190–1191.

24 Sunil, S., R.E. Black, S. Jalla, S. Mazumdar, A. Sinha, M.K. Bhan: Zinc supplementation reduces the incidence of acute lower respiratory infections in infants and preschool children: A double-blind, controlled trial. Pediatrics 102 (1998) 1–5.

25 Wannamethee, G., A.G. Shaper: Body weight and mortality in middle aged British men: Impact of smoking. Brit. Med. J. 299 (1989) 1497–1502.

26 Whittaker, J.S., C.F. Ryan, P.A. Buckley, J.D. Road: The effects of refeeding on peripheral and respiratory muscle

function in malnourished chronic obstructive pulmonary disease patients. Amer. Rev. Respir. Dis. 142 (1990) 283–288.
27 Williams, S. G. J., F. Ashworth, A. McAlweenie, S. Poole, M. E. Hodson, D. Westaby: Percutaneous endoscopic gastrostomy feeding in patients with cystic fibrosis. Gut 44 (1999) 87–90.
28 Wilson, D. O., M. Donahoe, R. M. Rogers, B. E. Pennock: Metabolic rate and weight loss in chronic obstructive lung disease. J. Parent. Ent. Nutr. 14 (1990) 7–11.
29 Wilson, D. O., R. M. Rogers, E. C. Wright, N. R. Anthonisen: Body weight in chronic obstructive pulmonary disease. Amer. Rev. Respir. Dis. 139 (1989) 1435–1438.
30 Woods, R., J. M. Weiner, M. Abramson, F. Thien, E. H. Walters: Do dairy products induce bronchoconstriction in adults with asthma? J. Allergy Clin. Immunol. 101 (1998) 45–50.

11 Neurologische Erkrankungen, Verhaltensstörungen, zerebrale Leistungsfähigkeit

11.1 Migräne, vasomotorischer Kopfschmerz . . . 402
11.2 Multiple Sklerose . . . 404
11.3 Morbus Parkinson . . . 406
11.4 Morbus Alzheimer . . . 407
11.5 Apoplektischer Insult . . . 408
11.6 Vaskuläre Demenz, Multiinfarkt-Demenz . . . 410
11.7 Epilepsie . . . 410
11.8 Hyperkinetisches Syndrom (minimale zerebrale Dysfunktion) . . . 411
11.9 Chronisches Müdigkeitssyndrom (chronic fatigue syndrome) . . . 413
11.10 Zerebrale Leistungsfähigkeit . . . 413
11.11 Stimmung, Schlafstörungen, Appetit und Sättigung, Depressionen . . . 414

11.1 Migräne, vasomotorischer Kopfschmerz*

Ätiologie und Klinik

Migräne ist ein periodisch auftretender, meist einseitiger Kopfschmerz, der häufig mit einer Reihe weiterer Symptome, wie Erbrechen, Schwindel, Flimmerskotom etc., einhergeht.

Seine **Häufigkeit** in westlichen Industrieländern wird mit 8% angegeben. Kinder ab dem 11. Lebensjahr erkranken bereits in etwa 5% der Fälle.

Die **Ätiologie** ist nicht sicher bekannt. Wahrscheinlich sind Störungen der zerebrovaskulären Regulation für die Erkrankung verantwortlich, bei der sich in 50–60% der Fälle eine genetische Prädisposition findet.

Die **Symptomatik** kommt wahrscheinlich aufgrund folgender **pathophysiologischer Mechanismen** zustande:

Über einen Triggermechanismus kommt es zu einer Stimulation des Sympathikus mit Vasokonstriktion intrakranieller Äste der Arteria carotis. Die hierdurch ausgelöste Verringerung der zerebralen Durchblutung induziert eine Gegenregulation. Es werden Substanzen (Neurokinine) freigesetzt, die sowohl die Schmerzschwelle herabsetzen, als auch über eine Vasodilatation die Durchblutung wieder normalisieren (Lit. bei [53]).

* Deutsche Migräne- und Kopfschmerzgesellschaft, Pfauenstraße 6, 79215 Elsach-Oberprechtal – Migräne-Liga e.V., Westerwaldstraße 1, 65462 Ginsheim-Gustavsburg.

Als **Trigger** wirken neben den hier zu diskutierenden Ernährungsfaktoren

- psychischer Stress,
- Ovulationshemmer,
- Übermüdung,
- hormonelle Umstellungen bei der Menstruation etc.

Es steht außer Zweifel, dass die **Ernährung** bei einem Teil der Patienten der auslösende Faktor ist. Über die Bedeutung einzelner Inhaltsstoffe und über die Wirkmechanismen bestehen unterschiedliche Auffassungen.

Aufgrund von Anamnesen, Expositionsversuchen und der prophylaktischen Wirkung von Eliminationsdiäten ist von folgenden, der Ernährungsprophylaxe zugrunde liegenden Triggermechanismen auszugehen:

Ernährungsprophylaxe und Ernährungstherapie

Tyramin und Phenylethylamin

Beide Substanzen setzen Katecholamine aus Vesikeln des sympathischen Terminalretikulums frei und wirken so indirekt als **Sympathikomimetika.**

Tyramin findet sich in sehr unterschiedlichen Konzentrationen in Käse (je nach Dauer und Art der Fermentation zwischen 70 und 1400 µg/g), Wein (Riesling 0,6; Sherry 3,6; Chianti 25,4 µg/ml) und in einigen Obst- und Gemüsearten (z. B. Tomaten 4, Bananen 7, Avocado 23 µg/g). Bei Personen mit Neigung zu Migräne konnte mit 25 mg Tyramin die typische Symptomatik ausgelöst werden.

Ein weiteres vasoaktives Amin, das **Phenylethylamin,** findet sich ebenfalls in fermentierten Käsesorten (z. B. Cheddarkäse 13 µg/g). Eine wesentliche Quelle ist weiterhin Kakao (Bitterschokolade 12 µg/g, Milchschokolade 6 µg/g). Bereits mit 3 mg lassen sich bei entsprechender Prädisposition Migräneattacken auslösen.

Beiden Substanzen kommt eine erhebliche Bedeutung zu, dies zeigt die Tatsache, dass bei einer Befragung von 500 Patienten mit nahrungsinduzierter Migräne **Schokolade** mit 75 % und **Käse** mit 48 % am häufigsten als auslösendes Lebensmittel genannt wurden.

Auch das biogene Amin **Histamin** kann unter bestimmten Voraussetzungen Kopfschmerzen und weitere Symptome auslösen. Es findet sich in unterschiedlicher Konzentration in einer Vielzahl von Lebensmitteln, wie Wein, Bier, manchen Käse- und Wurstsorten etc.

Besonders reich an Histamin sind **Rotweine.** Die Konzentration liegt im Vergleich zu Weißwein um das Zwanzig- bis Zweihundertfache höher [33].

Es gibt Hinweise darauf, dass bei Personen, die auf vasoaktive Amine mit Migräne reagieren, die Aktivität des Enzyms **Monoaminooxidase** erniedrigt ist.

Migräneattacken nach eiweißreicher Ernährung (z. B. Milch und Käse) und nach Behandlung mit Antibiotika und nachfolgender Fehlbesiedlung des Kolons, sind möglicherweise durch vasoaktive Amine ausgelöst, die intestinal unter dem Einfluss **bakterieller Decarboxylasen** entstehen (Lit. bei [15, 29]).

Lebensmittelallergie

Ob Allergien möglicherweise durch die bei der Mastzelldegranulation freigesetzten vasoaktiven Amine Migräne auslösen, wird kontrovers beurteilt. Eine Reihe klinischer Studien und auch der Nachweis von Antikörpern im Serum bei Patienten, deren Symptomatik nach dem Verzehr bestimmter Lebensmittel auftritt, sprechen für einen Kausalzusammenhang (Lit. bei [53]).

Insbesondere bei Kindern konnte in kontrollierten Studien nach Elimination von Nahrungsantigenen bzw. unter einer sog. **oligoantigenen Kost** ein Ausbleiben von Migräneanfällen belegt werden. Manche Autoren fanden zusätzlich positive Effekte auf eine gleichzeitig bestehende Epilepsie, auch hyperkinetische Verhaltensstörungen, Asthma, Ekzeme etc. besserten sich [11, 20].

> Eine oligoantigene Diät besteht aus einer Sorte Fleisch, einem kohlenhydratreichen Lebensmittel, wenigen, möglichst zu einer Pflanzenfamilie zählenden Gemüsesorten und einer Sorte Obst. Bei Beschwerdefreiheit wird pro Woche ein Lebensmittel (aus einer Liste von 10 häufig Migräne auslösenden Lebensmitteln, wie Hafer, Rindfleisch, Weizen, Käse, Kuhmilch, Ei, Fisch, Orange etc.), das täglich verzehrt werden muss, in den Kostplan integriert.

Da die Diäten einen erheblichen **Placeboeffekt** besitzen können, muss ein so ermitteltes wahrscheinliches Antigen zum endgültigen Beweis in einem **Doppelblind-Provokationsversuch** getestet werden [11].

Hypoglykämien

Niedrige Blutzuckerwerte beeinflussen den Tonus der zerebralen Gefäße. Unregelmäßige Nahrungsaufnahme, reaktive Hypoglykämien nach dem Verzehr großer Mengen an Zucker etc. können folglich die Ursache einer Migräne sein (Lit. bei [16]).

Kältereiz

Lokaler Kältereiz der Rachen- bzw. Mundschleimhaut kann vasomotorische Reaktionen an den zerebralen Gefäßen auslösen, die wiederum eine Migräneattacke induzieren („ice cream headache") (Lit. bei [6, 16]).

Koffein

Aus Anamnesen von Migränepatienten ist bekannt, dass der Konsum koffeinhaltiger Getränke, insbesondere von Kaffee, Beziehungen zu Migräneattacken haben kann. Wahrscheinlich wirkt Koffein über eine vermehrte Freisetzung von Adrenalin und Noradrenalin.

Migräneauslösend ist oft der **plötzliche Entzug** von Koffein, z. B. beim Umstellen von normalem auf koffeinfreien Kaffee.

Auch die sog. „Wochenendmigräne" kann Folge eines Koffeinentzugs sein. Wenn am Arbeitstag viel und regelmäßig Kaffee getrunken wird und die Zufuhr am Wochenende durch langes Schlafen (möglicherweise unterstützt durch eine geringgradige Hypoglykämie bei Wegfall oder spätem Frühstück) unterbrochen wird, kann eine Migräneattacke ausgelöst werden [13, 29].

Natriummonoglutamat

Diese Substanz, die als Trigger für die Migräne gilt, wird Speisen zur **Geschmacksverstärkung** zugesetzt.

Während sie ursprünglich fast ausschließlich in der chinesischen Küche eingesetzt wurde, findet sich Glutamat heute in einer Vielzahl von **Fertig-**

produkten wie Trockensuppen, Fleisch-, Fisch- und Gemüsekonserven, Salatdressings, Gewürzmischungen etc. Es entfaltet seine geschmacksverstärkende Wirkung **vorwiegend in herzhaften Speisen,** denen es in einer Menge von 0,2–0,8% zugesetzt wird.

Ausgehend von der japanischen Esskultur wird neben den vier bekannten Geschmacksrichtungen süß, sauer, salzig und bitter noch eine weitere als „umani“ bezeichnete beschrieben. Übersetzt bedeutet es köstlich, abgerundet. Natriumglutamat und weitere Glutaminsäureverbindungen (E 620–E 625) sind wesentlich für diese Geschmackseigenschaft verantwortlich.

In etwa 30% der Fälle soll es nach dem Verzehr von Glutamat zu dem als **China-Restaurant-Syndrom** bezeichneten, mit Schwächegefühl, Herzklopfen, Tränenfluss, Schweißausbruch, Muskelzuckungen, Übelkeit etc. einhergehenden Beschwerdebild kommen. Die Symptomatik tritt während des Essens oder etwa eine halbe Stunde danach auf.

Unabhängig von diesem Beschwerdenbild kann Natriummonoglutamat bei entsprechender Prädisposition Migräneattacken auslösen. Wegen des breiten Einsatzes bei Fertigprodukten wird ihm in den USA von manchen Autoren eine große Bedeutung für die Migräneprophylaxe beigemessen [65].

Die genannte, weit verbreitete Einschätzung von Glutamat als Auslöser einer neurologischen Symptomatik ist wissenschaftlich nicht ausreichend abgesichert.

Expertenkomitees der WHO und der amerikanischen Gesundheitsbehörden kommen zu dem Schluss, dass ein Zusammenhang zwischen dem Glutamatgehalt der Nahrung und dem Auftreten von Beschwerdebildern in wissenschaftlichen Untersuchungen **nicht bestätigt** werden konnte. Ein Expertenkomitee deutscher Ernährungswissenschaftler, Lebensmittelchemiker etc. kommt zu dem gleichen Schluss, dass Natriumglutamat, auch in hohen Dosen Lebensmitteln zugesetzt, keine spezifischen Nebenwirkungen aufweist.

Es wird jedoch einschränkend darauf hingewiesen, dass es offensichtlich selten Menschen gibt, die auf Glutamat reagieren [5].

Weitere Substanzen

Es gibt Hinweise darauf, dass **hoher Kochsalzkonsum** und der Verzehr von Fleischwaren, die unter Verwendung von **Natriumnitrit** hergestellt wurden, eine Migräne auslösen, ohne dass der Wirkmechanismus bekannt ist (Lit. bei [53]).

Auch **Alkohol** wirkt vasodilatativ und kann Migräneanfälle auslösen. Bei der Bewertung alkoholischer Getränke muss jedoch auch der oft hohe Gehalt an Tyramin berücksichtigt werden. Das ebenfalls in alkoholischen Getränken vorkommende Histamin begünstigt in erster Linie die Entstehung des **Cluster-Kopfschmerzes,** eine Variante der Migräne [29].

Möglicherweise fördert auch der Süßstoff **Aspartam** bei besonders prädisponierten Personen die Entstehung von Kopfschmerz [57].

Durch Gabe von **ω-3-Fettsäuren** kann die Häufigkeit und Intensität von Migräneattacken wahrscheinlich reduziert werden [45].

> Das Gleiche gilt für **Vitamin B_2.** In einer randomisierten Doppelblindstudie an 55 Migränepatienten zeigte sich unter Gabe von 400 mg Riboflavin täglich eine signifikante Verringerung der Migräneanfälle [63].

Die Beurteilung sowohl therapeutscher als auch prophylaktischer Maßnahmen wird durch den bei der Migräne sehr hohen, bei etwa 30% (maximal bei 70%) liegenden Placeboeffekt erschwert.

Eine **Glutenüberempfindlichkeit** mit Erhöhung der Gliadin-Antikörper kann eine Reihe neurologischer Dysfunktionen unklarer Ätiologie wie zerebellare Dysfunktionen, periphere Neuropathien und Kopfschmerzen zur Folge haben. Nur in 35% der Fälle finden sich morphologische, für eine einheimische Sprue typische Veränderungen an der Dünndarmschleimhaut. Gastrointestinale Symptome fehlen meist. Unter glutenfreier Ernährung bildet sich die Symptomatik zurück [27].

11.2 Multiple Sklerose*

Ätiologie und Klinik

> Die multiple Sklerose ist eine degenerative Erkrankung des Zentralnervensystems, die sowohl chronisch progressiv verläuft als auch mit intermittierenden Schüben einhergeht.

Der sehr **variable Verlauf** mit Phasen des Stillstandes und der Remission erschwert die Beurteilung von Therapieverfahren.

Obwohl die Erkrankung in jedem Lebensalter beginnen kann, treten die ersten Symptome meist im frühen Erwachsenenalter auf.

* Selbsthilfe: Deutsche Multiple-Sklerose-Gesellschaft – Bundesverband e.V., Wahrenwalder Straße 205–207, 30165 Hannover.

Charakteristische **Frühsymptome** sind Parästhesien, vorübergehende Sehstörungen, Schwächegefühl etc. Der meist schubweise Krankheitsverlauf mit Phasen deutlicher Rückbildung der Symptomatik erschwert sowohl die Diagnostik als auch die Beurteilung von Therapieverfahren.

Die **Ätiologie** ist unbekannt. Autoimmunreaktionen, die wahrscheinlich durch bisher unbekannte Umweltfaktoren getriggert werden, sind für die chronisch entzündlichen Reaktionen des Zentralnervensystems verantwortlich.

Epidemiologische Studien gaben sehr früh Hinweise darauf, dass die multiple Sklerose in Populationen mit **hohem Fettverzehr,** insbesondere hohem Verzehr von tierischen Fetten, reich an gesättigten Fettsäuren, häufig auftritt (Lit. bei [71]).

Diese epidemiologischen Daten und die Tatsache, dass die Phospholipidfraktion des zerebralen Myelins von Multiple-Sklerose-Kranken vergleichsweise geringe Konzentrationen von ω-6-Fettsäuren enthält, waren wesentliche Gründe für Therapieversuche mit **fettmodifizierten Kostformen.**

Ernährungstherapie

Evers-Diät

Über Jahrzehnte kam in Deutschland die von Evers inaugurierte Kostform zur Anwendung. Diese Diät, die auch heute noch Anhänger hat, **basiert** nicht auf pathophysiologischen und pathobiochemischen Kenntnissen, sondern auf der Vorstellung, die Erkrankung sei eine durch alimentäre Noxen erzeugte Stoffwechselerkrankung, die durch diätetische Maßnahmen, insbesondere bei geringem Schweregrad, positiv beeinflusst werden kann.

Nach Schwere und Krankheitsdauer unterteilt Evers die multiple Sklerose in 3 Gruppen, wobei die Schwere sich insbesondere nach der Störung der Gangfunktion orientiert.

Für die von ihm empfohlene **Rohkostdiät** – nach seiner Ansicht ist der Mensch aufgrund seiner Gebissbeschaffenheit von Natur aus ein Früchte- und Wurzelesser – hat Evers [69] folgende Leitsätze aufgestellt:

- Lebensmittel sollen so frisch und natürlich wie möglich ohne vorherige Anwendung von Denaturierungsprozessen verzehrt werden. Genussmittel wie Kaffee, Tee, Kakao und Nikotin sind verboten. Erlaubt sind gelegentlich naturreine Weine und Branntwein. Gewürze wie Pfeffer und Salz sind ebenso wie Zucker zu meiden.
- Die Diät soll sich zusammensetzen aus frisch gekeimtem Roggen und Weizen, groben Haferflocken, Vollkornbrot, Wurzelgemüse und Knollen (Rüben, Steckrüben, Zwiebeln etc.), Obst und Schalenfrüchten. Von tierischen Produkten werden empfohlen: rohe Milch, Sahne, Butter, Quark, Honig, rohe Eier.
- Grundsätzlich soll jedes Lebensmittel möglichst in seinem **Naturzustand** verzehrt werden. Nach Rückgang der Symptomatik sind an tierischen Produkten rohes Hackfleisch, roher Schinken und roher Speck zusätzlich erlaubt. Verboten sind sämtliche aus Zucker und Weißmehl hergestellten Produkte.

> Diese Form der diätetischen Behandlung hat lange Zeit eine große Zahl von Anhängern gefunden. Obwohl beispielsweise der Neurologe Nonne schreibt: „Wir sahen bei den von uns untersuchten, mehrere Jahre regelmäßig kontrollierten Fällen mehr Remissionen, tiefergehende Remissionen und länger dauernde Remissionen, als man es sonst bei größerem und großem Material zu sehen pflegt, und auch anderen Klinikern, die über positive Eindrücke berichten, fehlen exakte Belege für den therapeutischen Effekt der von Evers angegebenen Diät."

Bei kritischer Überprüfung aller mitgeteilten Behandlungsergebnisse wird heute allgemein die Evers-Diät als **obsolet** angesehen. Selbst die von Evers mitgeteilten Zahlen über die **Behandlungserfolge liegen innerhalb der Quote von Spontanremissionen** (die Häufigkeit von Spontanremissionen wird bei der multiplen Sklerose mit 40–60 % angegeben (Lit. bei [8]).

Möglicherweise kann die multiple Sklerose durch hohe Zufuhr von **Linolsäure** (17–23 g/Tag) positiv beeinflusst werden. Als Wirkmechanismus wird eine vermehrte Synthese immunsuppressiv wirkender Prostaglandine diskutiert [18].

Im Zusammenhang mit diesen Befunden interessiert die exakte **Zusammensetzung der Evers-Diät.** Die insgesamt sehr energie- und **fettreiche Kost** enthält aufgrund des hohen Anteils an Vollgetreide, Nüssen und Pflanzenölen auch **große Mengen an mehrfach ungesättigten Fettsäuren.** Aufgrund einer eigenen Berechnung werden den Patienten mit dieser Kostform zwischen 14 650 und 16 750 kJ/Tag (3500–4000 kcal) mit einem Gesamtfettanteil von etwa 200 g und einem Anteil an mehrfach ungesättigten Fettsäuren (überwiegend Linolsäure) von 25–30 g angeboten.

> Es wird derzeit diskutiert, dass eine geringe Zufuhr von mehrfach ungesättigten Fettsäuren bei relativ hoher Zufuhr von gesättigten Fettsäuren für die Entstehung der Erkrankung mitverantwortlich sei und der Verlauf u. U. durch **Verschiebung der Fettsäurerelation** zu Gunsten der mehrfach ungesättigten Fettsäuren zu verbessern sei.

Polyensäurereiche Diät

Zwei kontrollierte Doppelblindstudien über die Wirksamkeit von ungesättigten Fettsäuren der **ω-6-Gruppe** (Sonnenblumen- und Nachtkerzenöl) ergaben eine statistisch signifikante Abnahme der Anfallsschwere bei Patienten, die ihrer Kost die genannten Öle zusetzten. In einer dritten Studie konnte der positive Effekt dieser diätetischen Maßnahme nicht beobachtet werden. Bei einer anschließenden gemeinsamen Auswertung der Daten aller drei Studien zeigte sich jedoch eine statistisch gesicherte Abnahme der Progredienz bei den behandelten Patienten [18].

Zu einem positiven Ergebnis kam auch eine in den USA während 34 Jahren an 144 Patienten durchgeführte Langzeitstudie. Das Nahrungsfett wurde von im Mittel 125 g/Tag zu Therapiebeginn durch Meiden von Vollmilch, Butter, Fett und Fleisch etc. auf 20–30 g/Tag reduziert. Zusätzlich erhielten die Patienten pro Tag 5 g Lebertran und 10–40 g Pflanzenöl (kein Kokos- und Palmöl). Insgesamt 60–90 g Protein/Tag wurden in Form von Fisch, Meeresfrüchten, Magermilch, gekochtem Puten- und Hühnerfleisch etc. zugeführt.

Als Vergleichsgruppe dienten die Patienten, denen es nicht gelang, die vorgeschriebene niedrige Fettzufuhr zu realisieren.

Sowohl bei geringem, mittlerem als auch schwerem Grad der neurologischen Behinderung war bei den Patienten, welche die verordnete Diät einhielten, das Fortschreiten der Erkrankung und auch die Sterberate an multipler Sklerose signifikant geringer. Den größten Nutzen hatten die Patienten mit nur geringer neurologischer Behinderung zum Zeitpunkt des Versuchsbeginns [71].

11.3 Morbus Parkinson

Ätiologie und Klinik

Als Folge degenerativer Veränderungen der melaninhaltigen Zellen in der Substantia nigra kommt es zum Untergang der Verbindungen zum Neostriatum. Der Untergang dieser Verbindungen hat einen **Dopaminmangel im Neostriatum** zur Folge.

Neben der **genetisch** bedingten Erkrankung mit dominantem Erbgang kann ein Parkinson-Syndrom durch vaskuläre, toxische oder entzündliche **Schädigungen** ausgelöst werden. Etwa 3 % der Bevölkerung erkranken nach dem 65. Lebensjahr an einem Morbus Parkinson (Lit. bei [58]).

Wesentliche klinische **Symptome** sind kleinschrittiger Gang, Verarmung von Gestik und Mimik, Tonuserhöhung der Muskulatur, Tremor der Hände, Beine und evtl. des Kopfes etc.

Zu den vegetativen Störungen gehören Spasmen der glatten Muskulatur von Magen, Darm und Harnblase mit Obstipation und Harnretention. Das Auftreten der Erkrankung im fortgeschrittenen Alter spricht gegen eine genetische und für eine umweltbedingte Ursache. Es gibt Ergebnisse epidemiologischer Studien, die dafür sprechen, dass ein hoher Kaffeekonsum das Erkrankungsrisiko verringert. Der protektive Inhaltsstoff im Kaffee scheint das Koffein zu sein [58].

Ernährungstherapie Patienten mit Parkinson-Erkrankung haben meist ein niedriges Körpergewicht als Folge eines durch den Tremor und den erhöhten Muskeltonus bedingten **vermehrten Energieverbrauchs** [41].

Eine Studie an 45 Patienten ergab bei 58 % der Kranken einen Verlust von Körpergewicht seit Krankheitsbeginn, wobei 22 % mehr als etwa 13 kg an Gewicht verloren hatten. Bei 29 % lag der BMI unter 20.

Ursachen der Gewichtsabnahme waren bei 67 % die motorischen Störungen und die hieraus resultierenden Schwierigkeiten bei der Nahrungsaufnahme und -zubereitung bzw. beim Schlucken. Ein weiterer Grund für eine verminderte Nahrungsaufnahme war bei 56 % die hochgradige, für die Erkrankung typische Obstipation.

Im Plasma lagen die Konzentrationen an Eisen, Albumin, Vitamin A, E und Zink signifikant unter der von entsprechenden Kontrollpersonen [1].

Auch die Empfehlung, proteinreiche Lebensmittel nicht während des Tages, sondern nur am späten Abend zu verzehren, begünstigt die Mangelernährung.

Grund für diese Ernährungsempfehlung ist die Tatsache, dass das Nahrungsprotein die **Bioverfügbarkeit von L-Dopa der medikamentösen Standardbehandlung** erheblich beeinflusst. Das Befolgen dieser Ernährungsempfehlung gewährleistet eine weitgehend konstante Wirkung des Medikamentes während des Tages und damit eine gute Beeinflussung der Symptomatik.

Beim **Meiden proteinreicher Lebensmittel während des Tages** kommt es bei vielen Kranken zwangsläufig zu einer erheblichen Verringerung der Zufuhr an essentiellen Nährstoffen [35].

Mit entsprechender Beratung muss versucht werden, die Gefahren einer unzureichenden Zufuhr von Energie und Nährstoffen als Folge dieser Ernährungsumstellung zu vermeiden.

Da **freien Radikalen** bei der Entstehung der Erkrankung möglicherweise eine Bedeutung zukommt, wurde mit Hilfe von Fragebögen bei jeweils etwa 50 Männern mit

Morbus Parkinson bzw. befreundeten Gesunden Kontrollen versucht, retrospektiv während 20 Jahren die Zufuhr an **antioxidativen Vitaminen** mit der Nahrung zu erfassen. Hierbei ergab sich keinerlei Hinweis darauf, dass Unterschiede in der Aufnahme an entsprechenden Vitaminen und Carotinoiden bestehen [61].

Das Ergebenis von Langzeitstudien mit hohen pharmakologischen Vitamin-E-Dosierungen ergab nur wenig Hinweise darauf, dass sich der Verlauf der Erkrankung mit diesem Antioxidans positiv beeinflussen lässt [22, 23, 52, 67].

11.4 Morbus Alzheimer

Ätiologie und Klinik

Ein allgemeiner Verlust von Hirnsubstanz, besonders eine frontotemporal betonte Rinden- und Marklageratrophie ist die **Ursache** der Alzheimer-Demenz, die u. U. bereits im 5. Lebensjahrzehnt beginnt.

Etwa 8% der Bevölkerung entwickelt nach dem 65. Lebensjahr eine Demenz. Mit steigendem Lebensalter verdoppelt sich die Prävalenz alle fünf Jahre. Der Morbus Alzheimer ist bei etwa 60% der Fälle Ursache der Demenz. Vaskuläre Veränderungen sind bei etwa 20% und eine Kombination von Morbus Alzheimer und der vaskulären Form bei weiteren 10% für die Demenz verantwortlich.

Die Demenzkriterien nach ICD-10 sind:

1. Abnahme des Gedächtnisses und anderer kognitiver Fähigkeiten, charakterisiert durch eine Verminderung der Urteilsfähigkeit und des Denkvermögens,
2. kein Hinweis auf einen vorübergehenden Verwirrtheitszustand,
3. Störung von Affektkontrolle, Antrieb oder Sozialverhalten (mit emotionaler Labilität, Reizbarkeit, Apathie oder Vergröberung des Sozialverhaltens) sowie
4. Dauer der unter 1. genannten Störungen mindestens 6 Monate

Die Alzheimer-Demenz ist **charakterisiert** durch Schwindelgefühl, Merkfähigkeitsstörungen, allgemeine Leistungsschwäche und später durch neurologische Herdsymptome, wie aphasische, apraktische Störungen, anfallsweise auftretende Gangstörungen mit Muskeltonuserhöhung und im späteren Stadium Veränderungen der Persönlichkeitsstruktur. Die Ätiologie ist unbekannt. Diskutiert werden neben genetischen und immunologischen Faktoren in zunehmendem Maße auch Einflüsse der Ernährung.

Ernährungsprophylaxe und Ernährungstherapie

Die Ätiologie der mit einer Amyloidablagerung im Gehirn einhergehenden Alzheimer-Erkrankung ist nur in Ansätzen bekannt. Neben genetischen Faktoren – der Morbus Alzheimer findet sich beispielsweise signifikant häufiger bei Personen mit der Apolipoprotein-E4-Variante (vgl. Kap. 4.5.3) – sind immunologische und chronisch-entzündliche Vorgänge an der Entstehung beteiligt. Es gibt weiterhin zunehmend epidemiologische und klinische Studien, die belegen, dass auch Ernährungsfaktoren und hier insbesondere verschiedene Vitamine Einfluss auf Entstehung und Krankheitsverlauf nehmen. Im Vordergrund stehen Befunde, die dafür sprechen, dass bei einem Defizit an Antioxidantien Zellmembranen durch freie Radikale geschädigt werden. Entstehung und Schwere der Erkrankung sollen hierdurch wesentlich mitverursacht werden. Experimentelle Befunde sprechen dafür, dass eine für die Erkrankung typische **Amyloidbildung** unter dem Einfluss freier Radikale abläuft und dass dieser Prozess durch Antioxidanzien wie Vitamin C, E und β-Carotin unterbrochen werden kann.

Im Plasma sowohl von Kranken mit einem Morbus Alzheimer als auch von Kranken mit einer Multiinfarkt-Demenz, konnten im Vergleich zu Kontrollgruppen signifikant erniedrigte Konzentrationen von verschiedenen **Carotinoiden** und an **Vitamin E** nachgewiesen werden. Die Vitamin-A-Konzentration im Plasma war lediglich beim Morbus Alzheimer, nicht bei der Multiinfarkt-Demenz, erniedrigt.

Die Autoren diskutieren, dass diese geringen Konzentrationen von antioxidativ wirkenden Substanzen möglicherweise das Fortschreiten degenerativer Prozesse begünstigen [79].

Auch die Ergebnisse der „Rotterdam-Studie" sprechen für einen positiven Einfluss antioxidativer Vitamine. Über 5000 Personen (mittleres Lebensalter 67,7 Jahre) wurden nach Erfassen der Zufuhr an Antioxidantien während sechs Jahren mit verschiedenen Testverfahren untersucht. Das Erkrankungsrisiko an Morbus Alzheimer war beim Vergleich der niedrigsten mit der höchsten Tertile für die Vitamin-E-Aufnahme signifikant um 43% und für die Vitamin-C-Aufnahme um 34% erniedrigt [19].

Wegen des hohen Gehaltes an Lipiden und Lipoproteinen ist Nervengewebe besonders anfällig für eine Oxidation durch freie Sauerstoffradikale. Ein Missverhältnis zwischen reaktiven Sauerstoffspezies und Antioxidantien im Liquor cerebrospinalis gilt folglich als Cofaktor für die Entstehung und Progression der Alzheimer-Demenz. Alzheimer-Kranke wurden zur Klärung der Frage, ob durch Supplementierung der Gehalt an Antioxidantien im Liquor erhöht werden kann, während eines Monats mit 400 mg Vitamin E und 1000 mg

Vitamin C täglich supplementiert. Es stieg die Vitaminkonzentration im Liquor signifikant an und es kam ebenfalls zu einer signifikanten Abnahme der Autooxidation von Liquor-Lipoproteinen in vitro. Der Befund stützt die Annahme einer verminderten Lipidperoxidation im Nervengewebe unter optimaler Versorgung mit antioxidativen Vitaminen [37].

Dafür, dass Schäden durch freie Radikale den Alterungsprozess am Gehirn und auch den Verlauf des Morbus Alzheimer mitbestimmen, spricht auch das Ergebnis einer prospektiven Studie an Alzheimer-Patienten mit **pharmakologischen Vitamin-E-Dosen.** Es konnte die **Progredienz** der Erkrankung, z. B. gemessen am Zeitpunkt der Einweisung in ein Pflegeheim, signifikant **verzögert** werden [60]. Auch in weiteren Studien konnte der positive Effekt der Vitamine E und C belegt werden (Lit. bei [49]).

Neben diesen Befunden, die für eine unzureichende Versorgung mit den antioxidativen Vitaminen E und C bzw. einen prophylaktischen Effekt einer Supplementierung mit hohen Dosen dieser Vitamine sprechen, gibt es Studien, nach denen sich sowohl im Plasma als auch im Liquor niedrige Konzentrationen an Vitamin B_{12}, zum Teil auch an Folsäure und Vitamin B_6 finden. Mögliche negative Einflüsse auf verschiedene Stoffwechselfunktionen werden diskutiert. Da jedoch bei Alzheimer-Kranken ebenfalls erhöhte Homocysteinkonzentrationen im Plasma gemessen wurden, ist eine vaskuläre Beteiligung an der Demenz nahe liegend (Lit. bei [49]). Auch in einer prospektiven Studie an Personen (mittleres Lebensalter 76 Jahre) mit intakter kognitiver Funktion, konnte während einer Beobachtungszeit von im Mittel acht Jahren gezeigt werden, dass mit steigender Plasmakonzentration an Homocystein die Zahl an Demenzerkrankungen, insbesondere aber an Alzheimer-Erkrankungen zunahm. Die Autoren empfehlen eine optimale Versorgung mit Folsäure zur Prophylaxe im höheren Lebensalter [66].

Ein weiterer Ernährungsfaktor, der aufgrund epidemiologischer Daten sowohl die Häufigkeit der Demenz im höheren Lebensalter, aber auch das Risiko, an Morbus Alzheimer zu erkranken, reduziert, ist der moderate Alkoholkonsum. Während frühere Studien über einen protektiven Effekt von Rotwein berichteten, konnte in weiteren Studien, so auch der bereits zitierten „Rotterdam-Studie", kein Unterschied zwischen der Art der alkoholischen Getränke gefunden werden [59]. Zusammenfassend kann davon ausgegangen werden, dass bei gegebener genetischer Prädisposition verschiedene Ernährungsfaktoren das Risiko, an Morbus Alzheimer zu erkranken, mitbestimmen.

Die mögliche Bedeutung des mit der Nahrung aufgenommenen **Aluminiums** wurde bereits im Kapitel 1.8 besprochen.

11.5 Apoplektischer Insult

Klinik, Epidemiologie und Ätiologie

Es handelt sich um ein klinisch definiertes Syndrom mit sich schnell entwickelnden Symptomen, ausgelöst durch den **Funktionsverlust eines umschriebenen Hirnbereiches.** Die Folgen der Hirnschädigung können zum Tode führen oder sich mehr oder weniger schnell komplett oder inkomplett zurückbilden.

Die **Ätiologie** ist unterschiedlich. Man unterscheidet im Wesentlichen ischämische und hämorrhagische Insulte, wobei etwa 80 % auf die ischämische Variante entfallen. Folgende Faktoren **begünstigen** die Entstehung eines Schlaganfalles:
- Bluthochdruck,
- Diabetes mellitus,
- Zigarettenrauchen,
- Vorhofflimmern,
- Hypercholesterinämie,
- Erhöhung der Homocysteinkonzentration im Plasma etc.

Hieraus ist bereits ersichtlich, dass der Ernährung im Rahmen der Prophylaxe eine entscheidende Bedeutung zukommt. Auch die in den einzelnen Populationen unterschiedliche Häufigkeit der Erkrankung ist wesentlich Folge der unterschiedlichen Lebens- und Ernährungsbedingungen (Abb. 11-1).

Epidemiologische Studien zeigen in den westlichen Industrieländern und Japan seit über 50 Jahren einen **Rückgang** der Insulthäufigkeit, während die Zahl in osteuropäischen Ländern steigende Tendenz aufweist (Lit. bei [73]). Als wesentliche Ursache des positiven Trends wird eine **optimalere Hochdrucktherapie** angesehen.

Im Rahmen des Multiple risk factor intervention trial hatten 40 % aller Insulte einen systolischen Blutdruck von über 140 mmHg.

Aufgrund der umfangreichen Intersalt-Studie besteht eine streng **positive Korrelation** zwischen der Höhe sowohl des systolischen als auch der des diastolischen **Blutdrucks** und der **Mortalität** an apoplektischem Insult.

Rein rechnerisch kann davon ausgegangen werden, dass eine mittlere Senkung des systolischen Blut-

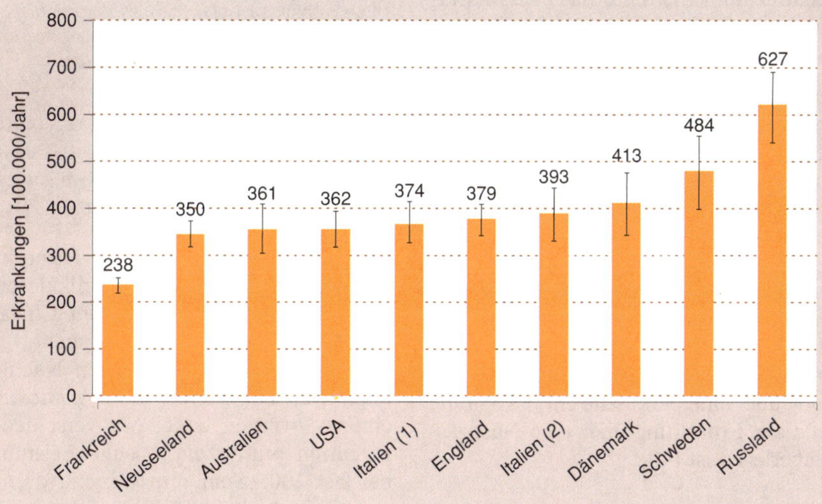

Abb. 11-1 Altersstandardisierte Zahl an Schlaganfällen unterschiedlicher Ätiologie pro Jahr und 100 000 Einwohner im Alter zwischen 45 und 84 Jahren in vergleichbaren Städten verschiedener Länder.

drucks in der Gesamtbevölkerung um 2 mmHg die Mortalität um 6%, eine Senkung um 3 mmHg um 8% und eine Senkung um 5 mmHg um 14% reduziert [70].

Die ursächlichen Zusammenhänge zwischen Risikofaktoren und apolplektischem Insult sind nicht so gut durch prospektive Studien abgesichert, wie dies beim Herzinfarkt der Fall ist. Dennoch sprechen die Mehrzahl der Befunde dafür, dass folgende Maßnahmen dem Schlaganfall vorbeugen:

- eine Normalisierung des Blutdruckes,
- eine optimale Einstellung des Diabetes mellitus,
- eine Senkung des LDL-Cholesterins im Plasma und
- eine Normalisierung der Plasmahomocysteinkonzentration (Lit. bei [75]).

Eine Reihe von Studien sprechen auch für den **protektiven Effekt**

- eines moderaten Alkoholkonsums und
- eines reichlichen Verzehrs von Obst und Gemüse [10, 50].

Die Empfehlung von Ernährungsgesellschaften, 5-mal am Tag Obst und Gemüse zu essen, reduziert aufgrund des hohen Anteils an antioxidativen Vitaminen, Folsäure, sekundären Pflanzenstoffen, wasserlöslichen Ballaststoffen, Kalium etc. nicht nur das Herzinfarkt-, Blutdruck-, Adipositas- und Karzinomrisiko, sondern auch das vergleichsweise wenig genannte Apoplexierisiko [10, 50, 56]. Welch hohe Bedeutung den Inhaltsstoffen in pflanzlichen Lebensmitteln, insbesondere zur Vorbeugung des ischämischen Insultes zukommt, wurde eindeutig durch die Auswertung der Daten von insgesamt über 115 000 Frauen und Männern der Nurses Health Study und Health Professionals' Follow-up Study (Beobachtungsdauer 14 bzw. 8 Jahre) belegt. Unter Berücksichtigung aller Risikofaktoren, wie Alter, Rauchen, BMI, körperliche Aktivität etc., fand sich eine signifikant inverse Korrelation zwischen der Höhe des Obst- und Gemüseverzehrs und dem Apoplexrisiko. Die Erhöhung um eine Portion dieser Lebensmittel pro Tag ging rechnerisch mit der Verringerung des Risikos um 6% einher. Den größten protektiven Effekt hatten Kohlgemüse, grünes Blattgemüse, Zitrusfrüchte und Früchte sowie Gemüse mit hohem Vitamin-C-Gehalt [34].

Wie bereits erwähnt, sind die Risikofaktoren für die koronare Herzerkrankung und den apoplektischen Insult weitgehend identisch. Epidemiologische Studien zeigen auch, dass der Rückgang der Infarktmortalität in den untersuchten Populationen konform mit dem Rückgang an zerebralen Insulten abläuft. Eine Ausnahme macht lediglich das Nahrungsfett. Während der Verzehr von Fetten gesättigter Fettsäuren positiv mit der Herzinfarkthäufigkeit korreliert, findet sich dieser negative Einfluss beim Insult in einer Reihe von Studien nicht bzw. ist sogar negativ. Die Ursache dieses unterschiedlichen Einflusses ist unbekannt.

Sowohl epidemiologische als auch eine Reihe von Interventionsstudien sprechen dafür, dass eine Erhöhung des Anteiles von α-Linolensäure an der

Gesamtfettsäurezufuhr nicht nur das Herzinfarktrisiko, sondern auch das Risiko der zerebrovaskulären Mortalität senkt (Lit. bei [56]).

Da die Häufigkeit einer **Dysphagie** in der Frühphase nach einem zerebralen Insult zwischen 30 und 45% liegt und sich auch bei einem Teil der Patienten unter der Therapie nicht bzw. nicht ausreichend zurückbildet, ist die Gefahr einer Malnutrition und Dehydration groß. Es ist deshalb die Indikation für eine künstliche Ernährung über Nasogastral-Sonde bzw. für eine perkutane endoskopische Gastrostomie ausreichend früh zu stellen (vgl. Kap. 18.3). In einer randomisierten, prospektiven Studie konnte gezeigt werden, dass die Ernährung über eine perkutane endoskopische Gastrostomie der Ernährung über eine Nasogastral-Sonde überlegen ist [48].

11.6 Vaskuläre Demenz, Multiinfarkt-Demenz

Es handelt sich um die Folgen einer durch Ischämie ausgelösten Anoxie umschriebener Hirnbereiche mit wechselnden neurologischen und psychischen Veränderungen.

Nach dem Morbus Alzheimer gilt die vaskuläre Demenz als häufigste Ursache der Demenz im höheren Alter.

Eine **Variante** der vaskulären Demenz ist die **subkortikale vaskuläre Enzephalopathie.** Sie ist charakterisiert durch einen fortschreitenden Gedächtnisverlust, Gangunsicherheit und Inkontinenz.

Diabetes mellitus und **Hypertonie** begünstigen die Entstehung zerebraler Gefäßveränderungen entscheidend.

Da die Ernährung sowohl die Entstehung als auch den Verlauf dieser beiden Erkrankungen wesentlich beeinflusst und diätetische Maßnahmen fester Bestandteil der Therapie sind, kann letztlich der vaskulären Demenz durch gezielten Einsatz ernährungsmedizinischer Maßnahmen vorgebeugt werden [69].

Der **Homocysteinkonzentration** im Plasma kommt sowohl für die Entstehung der zerebralen Makro- als auch für die der Mikroangiopathie eine entscheidende Bedeutung zu.

In einer vergleichenden Studie an Patienten mit **zerebraler Makro-** und **Mikroangiopathie** konnte gezeigt werden, dass in der Gruppe mit subkortikaler vaskulärer Enzephalopathie im Vergleich zur Gruppe mit zerebraler Makroangiopathie die Homocytsteinkonzentration signifikant höher lag. Im Vergleich zu einer Kontrollgruppe waren auch die Plasmakonzentrationen an Vitamin B_6 und B_{12}, nicht hingegen an Folsäure, bei den Patienten mit subkortikaler vaskulärer Enzephalopathie signifikant erniedrigt.

Die Autoren schließen aus den Befunden, dass bei Risikopatienten durch entsprechende **Vitaminsupplementation** der Entstehung bzw. dem Fortschreiten der Erkrankung vorgebeugt werden kann [24].

Da bei neurodegenerativen Hirnerkrankungen Schädigungen durch freie Radikale eine Bedeutung zukommt, wurde in dem Chicago Health and Aging Projekt auch untersucht, ob das Fortschreiten des altersabhängigen Nachlassens der kognitiven Fähigkeiten durch Antioxidantien beeinflusst werden kann. Mit verschiedenen Testverfahren wurde die geistige Leistungsfähigkeit bei fast 3000 Senioren während drei Jahren gemessen und mit der Zufuhr an Antioxidantien aus Lebensmitteln und Supplementen verglichen. Während die Aufnahme an Vitamin C, A und Carotinoiden keinen Einfluss auf die Testergebnisse hatte, kam es unter hoher, über dem Bedarf liegender Vitamin-E-Zufuhr zu einer signifikant geringeren Abnahme der geistigen Leistungsfähigkeit [47].

Hinweise gibt es auch darauf, dass die Höhe der Zufuhr an Makronährstoffen, wie beispielsweise Protein und Alkohol die kognitive Leistungsfähigkeit im höheren Lebensalter beeinflusst (Lit. bei [68a]). Eine inverse Korrelation fand sich weiterhin zwischen der Höhe des Verzehrs an einfach ungesättigten Fettsäuren und der Abnahme der kognitiven Hirnfunktion im höheren Alter [68a].

11.7 Epilepsie

Ätiologie und Klinik Der epileptische Anfall ist ein Symptom, das bei einer Vielzahl morphologischer und metabolischer zerebraler Affektionen auftreten kann.

Häufige **Ursachen** sind frühkindliche Hirnschäden, Hirntraumata, chronische Intoxikationen etc. Bei einem Teil der Kranken lässt sich eine Ursache nicht ermitteln (genuine Epilepsie).

Bestimmte Faktoren wie Schlafentzug, Alkoholgenuss, fieberhafte Infekte etc. können einen epileptischen **Anfall auslösen.**

Ernährungstherapie

Ketogene Diät

Bereits seit den 20er Jahren des vorigen Jahrhunderts ist bekannt, dass eine durch Fasten induzierte Ketoazidose die **Anfallsbereitschaft** bei der Epilepsie **reduziert.**

Den gleichen Effekt hat die sich unter einer sehr fettreichen (bis über 80% der Energie), kohlenhydratarmen Ernährung entwickelnde Ketoazidose. Mit der klassischen, in US-amerikanischen Kinderkliniken entwickelten ketogenen Kost werden bei Kindern, die nicht bzw. nicht ausreichend auf eine antikonvulsive Therapie ansprechen, 90% der Energie in Form von Fett zugeführt. Das Verhältnis von Fett zu Protein + Kohlenhydraten, bezogen auf das Gewicht, beträgt 4:1. Vitamin- und Mineralstoffsupplemente werden ergänzt. Je nach Ausmaß der Ketose und Effekt auf die Krampfbereitschaft wird die Nährstoffrelation zu Gunsten von Proteinen und Kohlenhydraten verschoben. Nicht alle Patienten sprechen auf diese diätische Maßnahme an. Von 21 Kindern, die zwei Jahre therapiert wurden, waren 30% anfallsfrei, 35% gebessert und 35% sprachen nicht auf die Diät an. Insbesondere die unzureichende Deckung des Proteinbedarfes hemmt bei einem Teil der Kinder das Wachstum und die körperliche Entwicklung [74]. Da solche fettreichen Kostformen nicht über längere Zeit praktikabel sind, wurde versucht, das übliche Nahrungsfett weitgehend durch das besonders **ketogene MCT** (vgl. Kap. 1.3) zu ersetzen.

Das Ausmaß der Ketoazidose unter 60 Energieprozent MCT entspricht etwa der unter 75 Energieprozent üblichem Nahrungsfett. Mit MCT-Emulsionen war es möglich, bei etwa 50% der Kinder, die nicht bzw. nicht ausreichend auf eine antikonvulsive Therapie ansprachen, einen positiven Effekt zu erzielen (Lit. bei [68].

Oligoantigene Diät

Mit der bereits besprochenen Kostform (vgl. Kap. 11.1) schwand bzw. reduzierte sich die Anfallsbereitschaft dann, wenn die Epilepsie mit einer Migräne bzw. einem hyperkinetischen Syndrom (vgl. Kap. 11.8) kombiniert war, nicht hingegen dann, wenn die genannten Begleiterkrankungen fehlten [20].

Glutenfreie Diät

Von verschiedenen Untersuchern wurden Beziehungen zwischen Epilepsie und der **einheimischen Sprue bzw. Glutenüberempfindlichkeit** (vgl. Kap. 11.1) beschrieben, insbesondere dann, wenn sich intrazerebrale Kalzifizierungen nachweisen ließen. In manchen Studien konnte bei einem Drittel der Patienten unter glutenfreier Ernährung die Zahl der Krampfanfälle auf etwa 50% reduziert werden (Lit. bei [17]).

In der Literatur finden sich immer wieder Hinweise auf eine Beziehung zwischen Glutenüberempfindlichkeit und verschiedenen neurologischen Erkrankungen **ohne Nachweis** klinischer und morphologischer Zeichen einer Sprue.

So konnten bei einer Gruppe von Patienten mit einer diagnostisch ungeklärten neurologischen Symptomatik bei 57% **Gliadin-Antikörper** nachgewiesen werden, während sich entsprechende Antikörper in einer Kontrollgruppe nur bei 12% fanden. Möglicherweise ist die Hypersensitivität gegen Gluten **Ausdruck einer immunologischen Fehlregulation,** die zu unterschiedlichen klinischen Manifestationen führen kann:
- zur klassischen einheimischen Sprue (Zöliakie),
- zur Dermatitis herpetiformis und
- möglicherweise zu einer Reihe neurologischer Erkrankungen [26].

Vitamin E

Unter Therapie mit Antikonvulsiva ist die Vitamin-E-Konzentration im Plasma häufig reduziert. Es gibt Hinweise darauf, dass diese Verringerung der Vitamin-E-Konzentration die Anfallsbereitschaft steigert und eine Supplementierung mit Vitamin E die Zahl und Intensität epileptischer Anfälle verringert (Lit. bei [42]).

11.8 Hyperkinetisches Syndrom (minimale zerebrale Dysfunktion)

Ätiologie und Klinik

Das hyperkinetische Syndrom ist eine Verhaltensstörung bei Kindern, die mit motorischer Unruhe, Konzentrationsschwierigkeiten, Impulsivität im Denken und Handeln, Leistungs- und Kontaktstörungen, Stimmungs- und Affektlabilität einhergeht (Lit. bei [72]).

Über 60% sind noch im Erwachsenenalter auffällig. Das Verhaltensmuster kann sich ändern, sodass die Hyperaktivität in eine **Hypoaktivität** umschlägt. Psychosomatische Störungen, Suizide, Drogen- und Alkoholmissbrauch etc. finden sich gehäuft.

Exakte Angaben über die **Häufigkeit** des hyperkinetischen Syndroms fehlen. Nach Schätzungen sind in Mitteleuropa etwa 4–6% aller Schulkinder betroffen. Die Ätiologie ist unbekannt.

Eine der **möglichen Ursachen** sind Lebensmittelunverträglichkeiten. Drei Vorstellung werden diskutiert und sind die Basis entsprechender Empfehlungen zur Ernährungstherapie:

1. Nach Ansicht von Feingold in den USA ist das Syndrom Folge des Verzehrs von **Farb- und Konservierungsstoffen.** Eine besondere Bedeutung wird den Salizylaten beigemessen [25].
2. Die sog. **„Phosphat-Theorie"** wurde in Deutschland von der Apothekerin Hertha Hafer aufgrund von Beobachtungen und Erfahrungen an ihrem eigenen Kind aufgestellt. Unter Laien fand diese Vorstellung und die hieraus zu ziehenden therapeutischen Konsequenzen viele Anhänger. Die Selbsthilfegruppe „Arbeitskreis überaktives Kind" (früher „Phosphatliga") verbreitet die Vorstellung der Autorin [28, 36].
3. Die dritte Hypothese basierte auf der Annahme, das hyperkinetische Syndrom sei Folge einer **Lebensmittelallergie.** Als Allergene kommen nach dieser Hypothese sowohl Farb- und Konservierungsstoffe als auch natürliche Inhaltsstoffe der Lebensmittel infrage [21].

Ernährungsprophylaxe und -therapie Kontrollierte, doppelblind durchgeführte Studien, basierend auf der Vorstellung von Feingold, bestätigen die Hypothese nicht. Lediglich einzelne Patienten zeigten nach **Elimination von Salizylaten** und von Lebensmittelzusatzstoffen einen Rückgang der Symptomatik.

Die Anhänger der Phosphathypothese empfehlen das **Weglassen aller künstlichen Phosphatzusätze,** wobei es sich überwiegend um anorganisches Phosphat in Form von Dinatrium-dihydrogen-diphosphat handelt. Zu meiden sind zusätzlich Lebensmittel, die reich an natürlichem Phosphat sind.

Nach Empfehlung von Frau Hafer sind sämtliche Halbfertig- und **Fertiggerichte** und **Lebensmittelzusatzstoffe** zu meiden. Auf Milch, das Lebensmittel mit besonders hohem Phosphatgehalt, muss ebenfalls **verzichtet** werden. Sehr fetthaltiger Käse ist in geringen Mengen erlaubt. Zucker und Süßigkeiten (obwohl frei von Phosphat) sind im Idealfall zu meiden. **Erlaubt** sind Kartoffeln, Gemüse, Fleisch, Weizen- und Roggenmehl, Reis, Teigwaren, Fisch, Butter, Obst, in reduzierten Mengen Honig etc.

Zum **Erfolg** dieser phosphatreduzierten Kost macht die Autorin folgende Angaben: „Wenn unsere absolut gesunde Kost vom ersten Tag an korrekt eingehalten wird, merkt man bei kleinen Kindern ab dem 3. oder 4. Tag eine erstaunliche Veränderung. Bei älteren Kindern kann es länger dauern. Das Kind ist sehr viel ruhiger, kann zuhören, antwortet vernünftig auf Fragen, schläft gut ein."

Während auch die Anhänger fast ausschließlich über positive Ergebnisse berichten [36], konnte in einer unter klinischen Bedingungen an 35 Kindern mit standardisierter Verhaltensbeobachtung und mit gezielten Testverfahren kein Effekt der phosphatarmen Diät nachgewiesen werden [72]. Im Doppelblindversuch konnten die Autoren akute Verschlechterungen sowohl durch Gabe von Phosphat als auch durch Gabe von Placebo auslösen.

Die einzige Diät, mit der bisher unter kontrollierten doppelblinden Bedingungen eine signifikante Besserung des Verhaltens bei hyperaktiven Kindern beobachtet werden konnte, ist die auf der Allergie-Hypothese basierende sog. **oligoantigene Diät** (vgl. Kap. 11.1 u. 11.7).

Die Autoren ernähren die Kinder zu Beginn während 3–4 Wochen mit einer Kost, die aufgrund ihrer Erfahrung mit großer Wahrscheinlichkeit frei von Allergenen ist. Daran anschließend werden Lebensmittel im Abstand von einigen Tagen der Basisdiät zugesetzt. Solche, die reproduzierbar ein hyperkinetisches Verhalten auslösen, werden später konsequent gemieden.

Nach der Erfahrung an 62 Patienten wurden folgende Lebensmittel und Lebensmittelzusatzstoffe **besonders häufig ermittelt:**
- Farb- und Konservierungsmittel in 79%,
- Kuhmilch in 64%,
- Schokolade in 59%,
- Weintrauben in 50%,
- Weizen in 49%,
- Zitrusfrüchte in 45%,
- Käse in 40%,
- Ei in 39%,
- Erdnüsse in 32% etc. [21].

Aufgrund dieser Befunde kann angenommen werden, dass mit den wissenschaftlich nicht begründeten diätetischen Maßnahmen nach den Empfehlungen von Feingold und Hafer in Einzelfällen entscheidende Lebensmittel aus der Kost eliminiert wurden. Positive Einzelergebnisse (Fallbeschreibungen) und die negativen Ergebnisse an Gruppen von Patienten wären hierdurch zu erklären.

Die oligoantigene Diät ist offenbar auch **bei anderen Störungen des kindlichen Verhaltens wirksam.**

So konnte bei acht Kindern mit **Migräne** und 13 Kindern mit hyperkinetischem Syndrom, bei denen zusätzlich eine Enuresis bestand, in 12 Fällen ein völliges Schwinden der **Enuresis** unter oligoantigener Diät beobachtet werden. Bei einem Teil der Kinder konnte durch Wiedereinführen der als antigen ermittelten Lebensmittel die Enuresis wieder provoziert werden [2].

Auch die immer wieder geäußerte Vermutung, ein **hoher Verzehr von Zucker** und **Süßwaren** könne die Symptomatik eines hyperkinetischen Syndroms auslösen oder verstärken, konnte in gezielten Untersuchungen, bei denen große Mengen von Zucker (3 g/kg) verabreicht wurden, mit Hilfe von psychologischen Tests nicht bestätigt werden [43].

Das Gleiche gilt für die Behauptung, **Zucker** und auch der **Süßstoff Aspartam** würden die kognitive Leistungsfähigkeit und das Verhalten von Kindern, insbesondere solchen mit einem hyperkinetischen Syndrom negativ beeinflussen.

Alle Ergebnisse exakter vergleichender Untersuchungen waren negativ [77].

11.9 Chronisches Müdigkeitssyndrom (chronic fatigue syndrome)

Klinik und Ätiologie

Es handelt sich um eine über mindestens sechs Monate persistierende Müdigkeit ohne erkennbare Ursache, meist kombiniert mit Schwächegefühl, Unwohlsein, Depressionen, Konzentrationsstörungen etc.

Frauen erkranken häufiger als Männer.

Die **Ursache** dieser Störung ist unbekannt. Diskutiert werden in erster Linie chronische virale Infekte bzw. postinfektiöse Zustände. Wie häufig bei ätiologisch unklaren Erkrankungen, so werden auch hier Beziehungen zur Ernährung, besonders Lebensmittelallergien, Vitaminmangelzustände etc., diskutiert.

Ernährungstherapie Wie bei allen ätiologisch unklaren Erkrankungen und Symptomen so gibt es auch hier eine Vielzahl von Vorschlägen für Kostformen und Supplemente, die jeder exakten Basis entbehren und bei denen in Einzelfällen bzw. kleinen unkontrollierten Studien angeblich Erfolge erzielt wurden.

So konnten die Therapieeffekte mit **Folsäure** und **Vitamin B_{12}** in kontrollierten Studien nicht bestätigt werden.

Das Gleiche gilt für die Gabe von mehrfach ungesättigten Fettsäuren der ω-3- und ω-6-Reihe. Es wurde angenommen, sie könnten die der Erkrankung möglicherweise zugrunde liegenden, durch Virusinfekte ausgelösten Störungen des Fettstoffwechsels, korrigieren (Lit. bei [46, 62]).

Aus der Gruppe der Mineralstoffe und Spurenelemente werden am häufigsten **Zink, Magnesium, Selen und Kalzium** empfohlen.

Nach Ansicht mancher Untersucher verstärken bestimmte Lebensmittel bzw. Lebensmittelinhaltsstoffe die Symptomatik. Ihre Elimination soll die Beschwerden reduzieren.

Wie bei fast allen ungelösten medizinischen Problemen, so wird auch beim chronischen Müdigkeitssyndrom immer wieder eine Besiedlung des Darms mit **Candida albicans** als Ursache diskutiert und zur Beseitigung der Pilzbesiedlung eine spezielle Kostform, weitgehend frei von Zucker (vgl. Kap. 3.5.2), empfohlen.

Eine als **„rotation diet"** bezeichnete Kostform basiert auf der Vorstellung, durch Schonung bestimmter „Enzymsysteme" die Symptomatik positiv zu beeinflussen. Erreicht wird diese Schonung dadurch, dass Lebensmittel und Lebensmittelinhaltsstoffe, die an einem Tag verzehrt werden, an den drei Folgetagen nicht wieder aufgenommen werden dürfen. Erst am 5. Tag darf eine Wiederholung stattfinden.

Empfohlen wird auch, zur **„Schonung des Immunsystems"** Lebensmittelzusatzstoffe, Konservierungsmittel und Süßstoffe zu meiden [46].

11.10 Zerebrale Leistungsfähigkeit

Kontrovers wird seit langem die Frage diskutiert, ob die suboptimale Deckung des Bedarfs an **essentiellen Nährstoffen,** und hier insbesondere an **Vitaminen,** die zerebrale Leistungsfähigkeit und das seelisch-psychische Befinden negativ beeinflussen und ob ein Ausgleich dieses klinisch nicht fassbaren Defizits Leistungsfähigkeit und Befinden verbessert.

In unmittelbarem Zusammenhang hiermit steht die Frage, ob bei bereits ausreichender Bedarfsdeckung eine **zusätzliche Zufuhr** an essentiellen Nährstoffen – auch hier werden insbesondere Vitamine diskutiert – messbare Einflüsse auf Leistungsfähigkeit und Befinden hat.

Während bei ausgeprägten Vitaminmangelzuständen schwerste Störungen im Verhalten, in der Befindlichkeit und in kognitiven Funktionen typisch sind, ist es schwierig, bei **nur mäßig ausgeprägtem Mangel** an Vitaminen bzw. bei suboptimaler Versorgung kausale Beziehungen zu psychischen Veränderungen herzustellen.

An Gruppen, bei denen durch wiederholte Bestimmung von Vitaminkonzentrationen im Serum bzw. anderer von der Vitaminversorgung abhängiger Laborparameter eine unzureichende Versorgung mit Vitamin

B_1, B_2, B_{12}, E, C und Folsäure belegt war, fanden sich abhängig vom Grad der Unterversorgung **ungünstige psychometrische Befunde.**

Unter Gabe von entsprechenden **Supplementen** konnten Verbesserungen der Befindlichkeit und von psychischen Leistungsparametern dokumentiert werden. Hingegen fand sich bei **Probanden mit ausreichender Vitaminversorgung** durch zusätzliche Gabe von Vitaminsupplementen keine weitere Verbesserung der Befindlichkeit bzw. von Leistungsparametern [30].

Mit pharmakologischen Dosen von bis zu 300 mg Vitamin B_1, 600 mg Vitamin B_6 und 600 µg Vitamin B_{12} pro Tag konnte andererseits bei Schützen im Vergleich zu Placebo eine signifikante Steigerung der Treffsicherheit erzielt werden. Der Befund zeigt, dass auch bei Gesunden ohne Hinweise auf eine Mangelernährung, hohe, weit über dem Bedarf liegende Dosen an **B-Vitaminen** die zerebrale Leistungsfähigkeit verbessern können. Der diesem positiven Effekt zugrunde liegende Wirkmechanismus ist unbekannt [7].

Widersprüchlich sind die Ergebnisse von Studien über den Einfluss von **Multivitamin- und Mineralstoffsupplementen** auf die mit verschiedenen Tests bestimmte Leistungsfähigkeit gesunder Schulkinder mit einer weitgehend ausreichenden Deckung des Vitamin- und Mineralstoffbedarfs durch die Nahrung. Positive Ergebnisse [4] konnten von Nachuntersuchern nicht bestätigt werden [14].

In epidemiologischen Studien an **älteren Personen** zwischen 65 und 90 Jahren konnte gezeigt werden, dass eine bessere kognitive Funktion mit einer „optimalen Ernährung" korreliert, die

- relativ arm an gesättigten Fettsäuren und Cholesterin,
- reich an Kohlenhydraten, Ballaststoffen, Vitaminen (insbesondere Folsäure, Vitamin C, E und β-Carotin) und an den Mineralstoffen Eisen und Zink ist.

Andere Autoren kamen zu ähnlichen Ergebnissen [51].

Nicht geklärt ist die Frage, ob die günstige Nährstoffzufuhr Ursache der besseren kognitiven Funktion ist und ob ältere Personen mit noch guter zerebraler Leistungsfähigkeit eine bessere Ernährung wählen.

Dass **freie Radikale** den Alterungsprozess begünstigen, gilt als weitgehend gesichert (vgl. Kap. 2.3.1).

Es kann folglich angenommen werden, dass Beeinträchtigungen der zerebralen Funktion als Folge altersbedingter Hirnveränderungen mit optimaler Antioxidanzienzufuhr vorgebeugt werden kann.

Gestützt wird diese Annahme durch eine Untersuchung an 442 Gesunden im Alter von 65–94 Jahren, bei denen bereits 22 Jahre vor Eintritt in eine Langzeitstudie die Plasmakonzentration an antioxidativen Vitaminen bestimmt wurde. Die mit verschiedenen Testverfahren ermittelte zerebrale Leistungsfähigkeit zeigte eine signifikante Beziehung zur Höhe sowohl der Vitamin-C- als auch der β-Carotin-Konzentration im Plasma. Gute Testergebnisse korrelierten positiv mit hohen Konzentrationen der genannten Antioxidanzien [54].

Als gesichert gilt, dass ein **längerfristiger Eisenmangel,** besonders während der beiden ersten Lebensjahre, die zerebrale Leistungsfähigkeit irreversibel schädigen kann [38].

Eine seit Jahrzehnten kontrovers diskutierte Frage betrifft den **Einfluss von Zucker** auf das Verhalten und die kognitive Leistungsfähigkeit von Kindern.

Die Metaanalyse von 16 in der Literatur mitgeteilten exakten Studien zu dieser Fragestellung ergab, dass Zucker weder das Verhalten noch die kognitive Leistungsfähigkeit von Kindern beeinflusst.

Die Autoren weisen darauf hin, dass nicht ausgeschlossen werden kann, dass Zucker möglicherweise bei einer kleinen Subgruppe einen Einfluss hat [76].

11.11 Stimmung, Schlafstörungen, Appetit und Sättigung, Depressionen

Eine Vielzahl weiterer zentralnervöser Funktionen wird von der Art der Ernährung bzw. der Zufuhr bestimmmter Nähr- und Inhaltsstoffe der Nahrung beeinflusst. Die Kenntnisse über solche Zusammenhänge sind meist lückenhaft, vieles ist nur **unzureichend durch wissenschaftliche Befunde abgesichert.**

Dass die zentrale Regulation der Stimmung auch von der Ernährung beeinflusst wird, ist aufgrund der Alltagserfahrung seit langem bekannt. So schreibt der Göttinger Physiker und Philosoph G.C. Lichenberg (1742–1799): „Die Speisen haben vermutlich einen sehr großen Einfluss auf den Zustand des Menschen, wo er jetzo ist. Der Wein äußert seinen Einfluss mehr sichtbar, die Speisen tun es langsamer, aber vielleicht ebenso gewiß."

So können beispielsweise zerebrale Funktionen durch die Aufnahme von Präkursoren von Neurotransmittern mit der Nahrung beeinflusst werden. Dies gilt besonders für das **Serotonin** (5-Hydroxytryptamin) und seine Präkursor-Aminosäure **Tryptophan.** Bei einer Reihe psychischer Störungen, so z.B. bei **Depressionen,** wurden niedrige Serotoninkonzentrationen im Serum gemessen. Über Besserungen der depressiven Stimmungslage und der häufig mit ihr kombinierten Schlafstörungen nach Gabe von Tryptophan wurde wiederholt berichtet [3].

Die sehr komplexe Schlafregulation ist unter anderem abhängig von dem Neurotransmitter Serotonin.

Ausgehend von der Annahme, dass Schlafstörungen auch durch einen Serotoninmangel bedingt sein können, wurde versucht, **Schlafstörungen** durch orale Gabe der Präkursor-Aminosäure Tryptophan zu beeinflussen. Hierbei zeigte sich, dass unter oraler Gabe von 2 g Tryptophan abends Schlafstörungen in über 70% der Fälle gut beeinflussbar sind [64].

Die **Biosynthese** von Serotonin ist abhängig von der Konzentration an Tryptophan im Extrazellulärraum des Zentralnervensystems. Diese wiederum wird bestimmt durch die Höhe der oralen Aufnahme der Aminosäure, aber auch zusätzlich durch den Protein- bzw. Kohlenhydratanteil der Nahrung.

Aufgrund tierexperimenteller Befunde steht fest, dass eine **kohlenhydratreiche, proteinarme Ernährung** die Tryptophan- und auch die Serotoninkonzentration im Gehirn erhöht.

Auch **Fett** begünstigt die Serotoninsynthese. Die postprandial im Plasma anflutenden Fettsäuren verdrängen Tryptophan aus seiner Albuminbindung, sodass im Gehirn vermehrt Tryptophan für die Serotoninsynthese zur Verfügung steht.

Auch die seit Jahrhunderten bekannten Einflüsse des Fastens auf die Psyche, Stimmung, Hungergefühl etc. sind wesentlich durch Einflüsse auf den Serotoninstoffwechsel bedingt (Lit. bei [31]).

Tryptophan passiert die Blut-Hirn-Schranke bei **gleichzeitigem Kohlenhydratverzehr** leichter, da langkettige, neutrale Aminosäuren und Tryptophan mit Hilfe des gleichen Carriers in das Zentralnervensystem transportiert werden. Unter der nach Kohlenhydratverzehr gesteigerten Insulinfreisetzung ist die Aufnahme neutraler Aminosäuren in die Muskulatur gesteigert. Hierdurch konkurrieren sie in geringerer Konzentration mit Tryptophan um die Passage durch die Blut-Hirn-Schranke. Bei gesunden jungen Erwachsenen ergab eine Befragung einen signifikanten Zusammenhang zwischen Stimmungstief und dem Verlangen nach süß schmeckenden Kohlenhydraten. 97% der weiblichen und 68% der männlichen Befragten bestätigten diesen Heißhunger (im englischen als „craving" bezeichnet) auf süße, kohlenhydratreiche Produkte. Es ist nahe liegend anzunehmen, dass diesem Verhalten die genannte Beziehung zur Serotoninproduktion aufgrund des beschriebenen Mechanismus zugrunde liegt [12]. Zu diesen Beobachtungen passen die bei der Fructose-Sorbit-Malabsorption häufig beobachteten, mit einem „Süßhunger" einhergehenden depressiven psychischen Störungen (vgl. Kap. 3.4.9). Ursache ist eine gleichzeitig verminderte Tryptophanresorption mit hieraus resultierenden geringeren Plasmatryptophankonzentrationen.

Serotonin hat eine deutlich **appetitsuppressive Wirkung.** Aufgrund von Ergebnissen tierexperimenteller Studien kann angenommen werden, dass dieser Hemmeffekt von Serotonin wesentlich für die **Regulation der Nahrungsaufnahme** mitverantwortlich ist.

Die Gabe der Präkursor-Aminosäure Tryptophan zeigte bei Versuchspersonen dosisabhängig eine **Abnahme der Energiezufuhr.** Hierbei war eine Dosis von 2 g Tryptophan wirksam. Unter dieser Dosierung fand sich im Vergleich zu Placebo bereits eine um 13% reduzierte spontane Energieaufnahme. Die Befunde sprechen somit dafür, dass eine Stimulation des zentral nervösen serotoninergen Systems die Nahrungsaufnahme reduziert.

Es gibt darüber hinaus Hinweise darauf, dass die vermehrte Serotoninproduktion zu einem erhöhten Kohlenhydratkonsum führt, der sich dann selbst über eine konsekutive Erhöhung serotoninerger Aktivität terminiert [40].

Das bei manchen Adipösen ausgeprägte Verlangen nach kohlenhydratreichen, insbesondere süßen Lebensmitteln **(Kohlenhydrat-Hunger),** lässt sich mit den Wechselbeziehungen zwischen Kohlenhydratzufuhr und Serotoninproduktion erklären.

Bei den Adipösen, die etwa die Hälfte der Energie in Form von kohlenhydratreichen Zwischenmahlzeiten aufnehmen, schwindet das ausgeprägte Verlangen nach süßen, kohlenhydratreichen Lebensmitteln, wenn eine die Serotoninfreisetzung stimulierende Substanz, wie etwa **Fenfluramin** gegeben wird.

Die Tatsache, dass bei vielen Menschen Angst, Spannungsgefühl und eine depressive Stimmung dann schwinden, wenn sie Kohlenhydrate, überwiegend in Form von Zucker aufnehmen, wird als Folge der vermehrten Serotoninfreisetzung im Zentralnervensystem gedeutet [78]. Die Ergebnisse einer großen Zahl gezielter Untersuchungen konnten den positiven Effekt einer hohen Kohlenhydratzufuhr auf die Stimmung bzw. den antidepressiven Effekt nicht bzw. nur wenig überzeugend belegen (Lit. bei [39]).

Auch die meisten Medikamente mit antidepressiver Wirkung haben eine Steigerung der Serotoninkonzentration im Gehirn zur Folge.

Hinweise gibt es weiterhin auf einen Zusammenhang zwischen Lipidstoffwechsel und Depression.

Es wird diskutiert, dass das Missverhältnis zwischen ω-6- und ω-3-Fettsäuren in unserer Nahrung (relativ hoher Konsum an ω-6- bei zunehmend geringerer Aufnahme an ω-3-Fettsäuren) (vgl. Kap. 1.3.2) für die Häufigkeitszunahme der Depression seit Anfang des vorigen Jahrhunderts mitverantwortlich ist. Das Fettsäurespektrum des Nahrungsfettes bestimmt die Zusammensetzung der Lipidmembran von Zellen im Zentralnervensystem und beeinflusst so Abgabe und Aufnahme von Serotonin in die Zellen. Bei Personen, die an Depressionen leiden, fanden sich eine Reihe von Abweichungen sowohl im Lipid- als auch im Zinkstoffwechsel. Unter einer Therapie mit Antidepressiva kam es zu keiner Normalisierung dieser Parameter [44]. Gestützt wird die Bedeutung von ω-3-Fettsäuren für die Entstehung psychiatrischer Erkrankungen durch epidemiologische Studien, in denen sich eine inverse Korrelation zwischen der Zufuhr langkettiger ω-3-Fettsäuren und der Häufigkeit von Depressionen fand. Weiterhin fand sich unter oraler Gabe eines aus Rinderhirn hergestellten Präparates mit einem Anteil von 29% Docosahexaensäure eine Besserung des Beschwerdebildes bei Depression und an gesunden Studenten kam es unter Supplementierung mit der gleichen ω-3-Fettsäure zu einer signifikanten Verringerung des agressiven Verhaltens. All diese Befunde stützen die Annahme, dass eine optimale Relation zwischen ω-3- und ω-6-Fettsäuren in der Nahrung die Hirnfunktion positiv beeinflusst (Lit. bei [9]).

Literatur

1 Abbott, R.A.: Diet, body size and micronutrient status in Parkinson's disease. Europ. J. Clin. Nutr. 46 (1992) 879–884.

2 Arshad, S.H.: Effect of allergen avoidance on development of allergic disorders in infancy. Lancet 339 (1992) 1493–1497.

3 Askar, A.: Serotonin und Tryptamin. Herkunft, Stoffwechsel und Funktion im menschlichen Organismus. Akt. Ernähr. Med. 4 (1978) 125–131.

4 Benton, D., G. Roberts: Effect of vitamin und mineral supplementation on intelligence of a sample of schoolchildren. Lancet (1988) 140–143.

5 Biesalski, H.K., K.H. Bässler, J.F. Diel, H.F. Erbersdobler, P. Fürst, W. Hammes, O. Kempski, W. Müller, H. Steinhart: Na-Glutamat – Eine Standortbestimmung. Akt. Ernähr. Med. 22 (1997) 169–178.

6 Bird, N., E.E. MacGregor, M.I.P. Wilkinson: Ice cream headache – site, duration and relationship to migraine. Headache 32 (1992) 35–38.

7 Bonke, D., B. Nickel: Improvement of fine motoric movement control by elevated dosages of vitamin B_1, B_6 and B_{12} in target shooting. In: Walter, P., G. Brubacher, H. Stähelin (eds.): Elevated dosage of vitamins benefits and hazards. Huber, Toronto – Lewiston – New York – Bern – Stuttgart 1989.

8 Bronisch, F.W.: Multiple Sklerose. Enke, Stuttgart 1975.

9 Bruinsma, K.A., D.L. Taren: Dieting, essential fatty acid intake, and depression. Nutr Rev 58 (2000) 98–108.

10 Camargo, C.A.: Moderate alcohol consumption and stroke. Stroke 20 (1989) 1611–1626.

11 Carrter, C.M., J. Egger, J.F. Soothill: Dietary management of severe childhood migraine. Hum. Nutr.: Appl. Nutr. 39 A (1985) 294–303.

12 Christensen, L., L. Pettijohn: Mood and carbohydrate cravings. Appetite 36 (2001) 137–145.

13 Couturier, E.G.M., R. Hering, T.J. Steiner: Weekend attacks in migraine patients: Caused by caffeine withdrawal? Cephalalgie 12 (1992) 99–100.

14 Crombie, I.K., J. Todman, G. McNeill, C. du V. Florey, I. Menzies, R.A. Kennedy: Effect of vitamin and mineral supplementation on verbal and non-verbal reasoning of schoolchildren. Lancet 335 (1990) 744–747.

15 Diamond, S., F.G. Freitag, G.D. Solomon, E. Millstein: Migraine headache. Postgrad. Med. 81 (1987) 174–183.

16 Diamond, S., J. Prager, F. Freitag: Diet and headache, is there a link? Postgrad. Med. 79 (1986) 279–286.

17 Dickey, W.: Epilepsy, cerebral calcifications, and coeliac disease. Lancet 344 (1994) 1585–1586.

18 Dworkin, R.H., D. Bates, J.H.D. Millar, D.W. Paty: Linoleic acid and multiple sclerosis: a re-analysis of three double blind trials. Neurology 34 (1984) 1441–1445.

19 Engelhart, M.J., M.I. Geerlings, A. Ruitenberg, J.C. van Swieten, A. Hofman, J.C.M. Witteman, M.M.B. Breteler: Dietary intake of antioxidants and risk of Alzheimer disease. J Amer Med Ass 287 (2002) 3223–3229.

20 Egger, J., C.M. Carter, J.F. Soothill, J. Wilson: Oligoantigenic diet treatment of children with epilepsy and migraine. J. Pediatr. 114 (1989) 51–58.

21 Egger, J., C.M. Carter, P.J. Graham, G. Gumley, J.F. Soothill: Controlled trial of oligoantigenic treatment in the hyperkinetic syndrome. Lancet I (1985) 540.

22 Factor, S.A., W.J. Weiner: Retrospective evaluation of vitamin E therapy in Parkinson's disease. Ann. N.Y. Acad. Sci. 570 (1989) 441–442.

23 Fahn, S.A.: A pilot trial of high-dose alpha-tocopherol and ascorbate in early Parkinson's disease. Ann. Neurol. 32 (1992) 128–132.

24 Faßbender, K., O. Mielke, T. Bertsch, B. Nafe, S. Fröschen, M. Hennerici: Homocysteine in cerebral macroangiography and microangiopathy. Lancet 353 (1999) 1586–1587.

25 Feingold, B.F.: Hyperkinesis and learning disabilities linked to artificial food flavours and colors. Amer. J. Nurs. 75 (1975) 797–803.

26 Hadjivassiliou, M., A. Gibson, G.A.B. Daviers-Jones, A.J. Lobo, T.J. Stephenson, A. Milford-Ward: Does cryptic gluten sensitivity play a part in neurological illness? Lancet 347 (1996) 369–371.

27 Hadjivassiliou, M., R.A. Grünewald, M. Lawden, G.A.B. Davies-Jones, T. Powell, C.M.L. Smith: Headache and CNS white matter abnormalities associated with gluten sensitivity. Neurology 56 (2001) 385–388.

28 Hafer, H.: Die heimliche Droge Nahrungsphosphat. Kriminalistik Verlag, Heidelberg 1984.

29 Hanington, E.: Migraine. In: Lessof, M.H.: Clinical reactions to food. Wiley & Sons 1983.

30 Heseker, H., W. Kübler, J. Westenhöfer, V. Pudel: Psychische Veränderungen als Frühzeichen einer subop-

timalen Vitaminversorgung. Ernährungs-Umschau 37 (1990) 87–91.
31 Huether, G., S. Schmidt, E. Rüther: Essen, Serotonin und Psyche. Dtsch Ärztebl 95 C (1998) 377–379.
32 Iso, H., D.R. Jacobs, D. Wentworth, J.D. Neaton, J.D. Cohen: Serum cholesterol levels and six-year mortality from stroke in 350,977 men screened for the multiple risk factor intervention trial. New Engl. J. Med. 320 (1989) 904–910.
33 Jarisch, R., F. Wandtke: Wine and headache. Internat. Arch. Allergy. Immunol. 110 (1996) 7–12.
34 Joshipura, K.J., A. Ascherio, J.F. Manson: Fruit and vegetable intake in relation to risk of ischemic stroke. JAMA 282 (1999) 1233–1239.
35 Kempser, P.A., M.L. Wahlqvist: Dietary factors in the management of Parkinson's disease. Nutr. Rev. 52 (1994) 51–58.
36 Klemm, U.: Zur Therapie schwer verhaltensgestörter Hyperkinetiker (nach Hertha Hafer). Erfahrungsheilk. 9 (1985) 125.
37 Kontush, A., U. Mann, S. Arlt, A. Ujeyl, C. Lührs, T. Müller-Thomsen, U. Beisiegel: Influence of vitamin E and C supplementation on lipoprotein oxidation in patients with Alzheimer's disease. Free Radic Biol Med 31 (2001) 345–354.
38 Krieger Hurtado, E., A. Hartl Claussen, K.G. Scott: Early childhood anemia and mild or moderate mental retardation. Amer. J. Clin. Nutr. 69 (1999) 115–119.
39 Kurzer, M.S.: Women, food, and mood. Nutr. Rev. 55 (1997) 268–276.
40 Lehnert, H., J. Beyer, H.K. Biesalski, D.H. Hellhammer: Bedeutung des zentralnervösen Systems für die Pathogenese der Adipositas. Akt. Ernährungsmed. 16 (1991) 232–240.
41 Levi, S.: Increased energy expenditure in Parkinson's disease. Brit. Med. J. 301 (1990) 1256–1257.
42 Levy, S.L.: The anticonvulsant effects of vitamin E: A further evaluation. Canad. J. Neurol. Sci. 19 (1992) 201–203.
43 Mahan, L.K., M. Chase, C.T. Furukawa, S. Sulzbacher, G.G. Shapiro, W.E. Pierson, C.W. Biermann: Sugar „allergy" and childrens's behaviour. Ann. Allergy 61 (1988) 453.
44 Maes, M., A. Christophe, J. Delanghe: Lowered ω-3 polyunsaturated fatty acids in serum phospholipids and cholesteryl esters of depressed patients. Psychiatry Res 22 (85) (1999) 275–291.
45 McCarren, T., R. Hitzemann, R. Smith, R. Kloss, C. Allen, C.J. Glueck: Amelioration of severe migraine by fish oil (ω-3) fatty acid. Amer. J. Clin. Nutr. 41 (1985) 874.
46 Morris, D.H., J. Stare: Unproven diet therapies in the treatment of the chronic fatigue syndrome. Arch Fam Med 2 (1993) 181–186.
47 Morris, M.C., D.A. Evans, J.L. Bienias, C.C. Tangney, R.S. Wilson: Vitamin E and cognitive decline in older persons. Arch Neurol 59 (2002) 1125–1132.
48 Norton, B., M. Home-Ward, M.T. Donnelly, R.G. Long, G.K.T. Holmes: A randomised prospective comparison of percutaneous endoscopic gastronomy and nasogastric tube feeding after acute dysphagic stroke. BMJ 312 (1996) 13–16.
49 Nourhashemi, F., S. Gillette-Guyonnet, S. Andrieu, A. Ghisolfi, P.J. Ousset, H. Grandjean, A. Grand, J. Pous, B. Vellas, J.L. Albarede: Alzheimer's disease: protective factors. Amer J Clin Nutr 71 (Suppl) (2000) 643–649.
50 O'Keli, S., M.G.L. Hertog, E.J.M. Feskens, D. Kromhout: Dietary flavonoids, antioxidant vitamins and incidence of stroke. The Zutphen Study. Arch. Int. Med. 156 (1996) 637–642.
51 Ortega, R.M., A.M. Requejo, P. Andrés, A.M. López-Sobaler, M.E. Quintas, M.R. Redondo, B. Navia, T. Rivas: Dietary intake and cognitive function in a group of elderly people. Amer. J. Clin. Nutr. 66 (1997) 803–809.
52 Parkinson Study Group: Impact of deprenyl and tocopherol treatment on Parkinson's disease in TATATOP subjects not requiring levodopa. Ann. Neurol. 39 (1996) 29–36.
53 Perkin, J.E., J. Hartje: Diet and migraine: A review of the literature. J. Amer. Diet. Ass. 83 (1983) 459–463.
54 Perrig, W.J., P. Perrig, H.B. Stähelin: The relation between antioxidants and memory performance in the old and very old. J. Amer. Geriatr. Soc. 45 (1997) 718–724.
55 Quirin, H.: Pain and vitamin B_1, therapy. Bibliotheca Nutr. Dieta. 38 (1986) 110–111.
56 Renaud, S.C.: Diet and stroke. J Nutr Health Aging 5 (2001) 167–172.
57 Renwick, A.G.: Acceptable daily intake and the regulation of intense sweeteners. Food Addit. Contamin. 7 (1990) 463.
58 Ross, G.W., R.D. Abbott, H. Petrovitch, D.M. Morens, A. Grandinetti: Association of coffee and caffeine intake with the risk of Parkinson's disease. J Amer Med Ass 283 (2000) 2674–2679.
59 Ruitenberg, A., J.C. van Swieten, J.C.M. Witteman, K.M. Metha, C.M. van Duijn, A. Hofman, M.M.B. Breteler: Alcohol consumption and risk of dementia: the Rotterdam Study. Lancet 359 (2000) 281–286.
60 Sano, M., C. Ernesto, R.G. Thomas, M. Klauber, K. Schafer, M. Grundmann, P. Woodbury, J. Growdon, C.W. Cotman, E. Pfeiffer, L.S. Schneider, L.J.A. Thal: Controlled trial of selegilin, alpha-tocopherol, or both as treatment for Alzheimer's disease. New Engl. J. Med. 336 (1997) 1216–1222.
61 Scheider, W.L., L.A. Hershey, J.E. Vena, T. Holmlund, J.R. Marshall, J.L. Freudenheim: Dietary antioxidants and other dietary factors in the etiology of Parkinson's disease. Movement Disorders 12 (1997) 190–196.
62 Schmitz, S., H. Tesch, H. Bohlen, A. Engert, V. Diehl: Das chronische Müdigkeitssyndrom („Chronic Fatigue Syndrome", CFS). Med. Klinik 89 (1994) 154–159.
63 Schneider-Helmert, D.: L-Tryptophan als physiologisches Schlafmittel. Akt. Ernährungsmed. 7 (1982) 47–48.
64 Schoenen, J., J. Jacquy, M. Lenaerts: Lie'ege, Belgium. Effectiveness of high-dose riboflavin in migraine prophylaxis. A randomzed controlled trial. Neurology 50 (1998) 466–470.
65 Scopp, A.L.: MSG and hydrolyzed vegetable protein induced headache: Review and case studies. Headache 31 (1991) 107–110.
66 Seshadri, S., A. Beiser, J. Selhub, et al.: Plasma homocysteine as a risk factor for dementia and Alzheimer's disease. New Engl J Med 346 (2002) 476–483.
67 Shoulson, J.: The Parkinson study group, effects of tocopherol and deprenyl on the progression of disability in early Parkinson's disease. New Engl. J. Med. 328 (1993) 176–183.
68 Sills, M.A., W.I. Forsythe, D. Haidukewych, A. MacDonald, M. Robinson: The medium chain triglyceride diet and intractable epilepsy. Arch. Dis. Childhood 61 (1986) 1168–1172.

68a Solfrizzi, V., F. Panza, F. Torres, F. Mastroianni, A. Del Parigi, A. Venezia, A. Capurso: High monounsaturated fatty acids intake protects against age-related cognitive decline. Neurology 52 (1999) 1563–1569.
69 Stähelin, H.B.: Senile dementia in relation to nutritional factors. In: Somogyi, J., D. Hötzel: Nutrition and Neurobiology. Bibliotheca Nutr. Dieta 38 (1986) 136–144.
70 Stamler, R.: Implications of the INTERSALT study. Hypertension Suppl. I 17 (1991) 16–20.
71 Swank, R.L., B.B. Dugan: Effect of low saturated fat diet on early and late cases of multiple sclerosis. Lancet 336 (1990) 37–39.
72 Walther, B., E. Dietrich, J. Spranger: Verändert Nahrungsphosphat neuropsychologische Funktionen und Verhaltensmerkmale hyperkinetischer und impulsiver Kinder? Monatsschr. Kinderheilkd. 128 (1980) 382.
73 Warlow, C.P. Epidemiology of stroke. Lancet 352 (suppl. III) (1998) 1–4.
74 Williams, S., C. Basualdo-Hammond, R. Curtis, R. Schuller: Growth retardation in children with epilepsy on the ketogenic diet: A retrospective chart review. J Am Diet Ass 102 (2002) 405–407.
75 Wolf, P.A.: Prevention of stroke. Lancet 352 (1998) 15–18.
76 Wolraich, M.L., D. Wilson, J.W. White: The effect of sugar on behavior or cognition in children. Jama 274 (1995) 1617–1621.
77 Wolraich, M.L., S.D. Lindgren, P.J. Stumbo, L.D. Stegink: Effects of diets high in sucrose or aspartame on the behaviour and cognitive performance of children. New Engl. J. Med. 330 (1994) 301–307.
78 Wurtman, R.J.: Behavioural effects of nutrients. Lancet I (1983) 1145–1147.
79 Zaman, Z., S. Roche, P. Fielden, P.G. Frost, D.C. Niriella, A.C.D. Cayley: Plasma concentrations of vitamins A and E and carotenoids in Alzheimer's disease. Age and Ageing 21 (1992) 91–94.

12 Erkrankungen der Haut

12.1 Maligne Hauttumoren 419
12.2 Neurodermitis (atopische Dermatitis, atopisches Ekzem, endogenes Ekzem) 420
12.3 Psoriasis 422
12.4 Dermatitis herpetiformis Duhring . . . 424
12.5 Acne vulgaris 424
12.6 Urtikaria (Nesselsucht) 425
12.7 Sklerodermie 426
12.8 Mangelernährung 426
12.9 UV-induziertes Erythem 426

12.1 Maligne Hauttumoren

Aufgrund epidemiologischer und tierexperimenteller Untersuchungen fördern die unter **intensiver UV-Bestrahlung** der Haut vermehrt gebildeten **freien Radikale** sowohl die vorzeitige Alterung des Organs als auch die Entstehung von Malignomen.

Hieraus ergibt sich die Frage, inwieweit durch eine Optimierung der Zufuhr an **Antioxidanzien** den UV-induzierten Hautschäden vorgebeugt werden kann.

In Untersuchungen an gesunden Versuchspersonen konnte gezeigt werden, dass eine achttägige orale Supplementierung mit 2 g Vitamin C + 100 IU Vitamin E täglich die durch UV-Bestrahlung ausgelöste Reaktion der Haut im Vergleich zu Placebo signifikant verringert [11]. Auch eine Supplementierung mit 30 mg β-Carotin täglich während 10 Tagen zeigte einen entsprechenden Schutzeffekt.

Trotz dieser Belege für einen Schutzeffekt **fehlen eindeutige Beweise** dafür, dass unter Supplementierung mit nutritiven Antioxidanzien das Risiko der Entstehung UV-induzierter Malignome der Haut signifikant gesenkt wird.

In einer prospektiven placebokontrollierten Studie an über 1800 Patienten mit Zustand nach erfolgreich therapierten Malignomen (ohne Melanome) konnte während 5 Jahren bei täglicher Gabe von 50 mg β-Carotin im Vergleich zu Placebo **keine Schutzwirkung** belegt werden (Lit. bei [32]).

Auch an kleineren Fallzahlen konnte keine Beziehung zwischen der β-Carotinzufuhr mit der Nahrung bzw. der β-Carotinkonzentration im Serum und dem Hautkarzinomrisiko nachgewiesen werden (Lit. bei [32]).

In Arizona wurden über 2000 Patienten mit UV-induzierten Präkanzerosen bzw. therapierten Karzinomen der Haut während 5 Jahren mit 25 000 IU Vitamin A täglich bzw. Placebo behandelt. Es kam zu einer signifikanten Verringerung der **Spindelzellkarzinome**, während die Häufigkeit der **Basaliome** unbeeinflusst blieb [28].

Eine weitere Studie spricht dafür, dass die regelmäßige Einnahme von Multivitaminpräparaten, die überwiegend die Vitamine A, C und E enthalten, das Risiko, an einem Basaliom zu erkranken, reduziert [40]. Auch weitere Studien zur Frage einer Beziehung zwischen der Zufuhr von antioxidativen Vitaminen und der Entstehung von Basaliomen sind widersprüchlich (Lit. bei [8]).

Da die UV-Exposition aufgrund vorliegender Daten zwar als häufigste, nicht aber als einzige Ursache der Basaliome angesehen wird, werden weitere Umweltfaktoren diskutiert. Einige Studien an kleinen Fallzahlen ergaben widersprüchliche Befunde zur Bedeutung der Gesamtfettzufuhr und bestimmter Fettsäuren. Eine Auswertung der Daten von über 4300 Männern der Health Professionals Follow-up Study, die acht Jahre beobachtet wurden, ergab keinen Hinweis darauf, dass eine niedrige Gesamtfettzufuhr bei hoher Zufuhr von ω-3-Fettsäuren sowie von Vitamin A, C, D, E, Carotin oder Folsäure das Risiko verringert. Es fand sich jedoch ein signifikant geringeres Basaliomrisiko bei hoher Zufuhr an einfach ungesättigten Fettsäuren und geringer Aufnahme an Folsäure. Eine Erklärung für die unerwartete Beziehung zur Folsäurezufuhr können die Autoren nicht geben [8].

Auch das **Risiko der Melanomentwicklung** wird offenbar durch die Ernährung nicht beeinflusst.

Mitteilungen über erhöhte Konzentrationen an **mehrfach ungesättigten Fettsäuren** in den Triglyceriden des subkutanen Fettgewebes bei Melanomkranken und die daraus gefolgerte Annahme, hoher Verzehr polyensäurereicher Fette würde das Risiko der Melanomentwicklung steigern, konnten nicht bestätigt werden. Es war der Verzehr von Fetten mit einem hohen Gehalt an Polyensäuren bei Patienten und Kontrollen identisch.

Spekulationen um eine Bedeutung des **Alkoholkonsums**, der Zufuhr an **Vitamin E** und **D** fanden ebenfalls keine Bestätigung (Lit. bei [32]). Auch für den diskutierten Schutzeffekt von **Selen** gibt es keine Beweise.

In einer Multicenterstudie wurden über 1300 Patienten mit einem Basaliom bzw. Spindelzellkarzinom in der Vorgeschichte bis zu 6 Jahre unter einer Supplementierung mit 200 µg Selen täglich bzw. Placebo beobachtet. Die Gabe von Selen hatte **keinen Einfluss** auf die Zahl neu auftretender Hauttumoren [6].

12.2 Neurodermitis (atopische Dermatitis, atopisches Ekzem, endogenes Ekzem)

Ätiologie und Klinik

Als Atopie wird eine genetische Disposition zur Entwicklung von Überempfindlichkeitsreaktionen der Haut und Schleimhäute mit dem vermehrten Auftreten von Ekzemen, Asthma bronchiale und allergischer Rhinopathie bezeichnet. Bei vorhandenen Erbanlagen bedarf es für die Manifestation einer atopischen Dermatitis bestimmter Provokationsfaktoren (Allergene, Infekte, emotionale Belastungen etc.).

Die befallenen Hautpartien sind rau und trocken. Das im Vordergrund stehende Symptom ist der **Juckreiz**.

Die Neurodermitis beginnt meist bereits im Säuglingsalter. Die Hauterscheinungen können sich mit zunehmendem Lebensalter zurückbilden, können jedoch auch während des gesamten Lebens bestehen bleiben.

Die **Prävalenz** des atopischen Ekzems wird in westlichen Industrieländern mit mindestens 10% bei Kindern und 0,5–12% bei Erwachsenen angegeben. Seit Jahren ist eine erhebliche Häufigkeitszunahme vorwiegend in **sozial höheren Schichten** der Bevölkerung zu beobachten.

Neben der **höheren Allergenexposition** (vgl. Kap. 3.4.10) werden weitere sich seit Jahren abzeichnende **Änderungen im Ernährungsverhalten** zusammen mit **frühzeitigen Impfungen** gegen virusbedingte Infektionskrankheiten für die Häufigkeitszunahme diskutiert.

So fanden sich in einer schwedischen Studie allergische Erkrankungen bei Kindern, die nach anthroposophischen Vorstellungen ernährt und medizinisch versorgt wurden, nur in 13% im Vergleich zu 25% bei einem Kontrollkollektiv. Besonders hingewiesen wird auf den bei anthroposophischer Lebensweise mit 63% häufigen Verzehr **fermentierter Gemüse**, die lebende Milchsäurebakterien enthalten, ein Lebensmittel, das in der Kontrollgruppe nur von 4,5% der Kinder verzehrt wurde. Insbesondere der in fermentiertem Gemüse vorkommende **Lactobazillus plantarum** könnte für diese positive Wirkung mitverantwortlich sein [1].

Die Ätiopathogenese der Erkrankung ist noch nicht völlig geklärt. Für eine Beteiligung gestörter Immunfunktionen sprechen laborchemische Befunde, insbesondere eine Erhöhung der IgE-Serumspiegel. In diesem Zusammenhang ist auch die Bedeutung der Darmflora, das Problem der Primärbesiedelung des Darmes beim Neugeborenen und die hiermit eng verknüpfte Funktion des Darmes als größtes Immunorgan des Körpers sowie die Barrierefunktion der Darmmukosa zu sehen.

Weiterhin findet sich ein Defizit an dem Enzym δ-6-Desaturase. Als Folge kommt es zu einem Defizit an γ-Linolensäure, einer Fettsäure, deren Bedeutung für die Therapie später besprochen wird.

Das **Atopierisiko** wird durch Stillen reduziert.

In einer prospektiven Studie, in der Kinder von der Geburt bis zum 17. Lebensjahr kontrolliert wurden, war die Prävalenz der Atopie bei den nicht bzw. wenig gestillten signifikant erhöht. Dies betraf sowohl das atopische Ekzem, die Lebensmittelallergie als auch allergiebedingte allergische Reaktionen an den Atmungsorganen [33].

Auch konnte gezeigt werden, dass eine allergenarme Ernährung während des letzten Schwangerschaftsdrittels und während der Stillperiode das Risiko einer atopischen Dermatitis in den ersten 12 Lebensmonaten senkt [5, 41].

Das bereits genannte Enzym **δ-6-Desaturase** ist für die Umwandlung von Linolsäure in γ-Linolensäure erforderlich (vgl. Abb. 1-11). γ-Linolensäure ist die Vorstufe der Dihomo-γ-Linolensäure, der Ausgangssubstanz von Prostaglandin E_1.

Für eine Verringerung des Enzyms δ-6-Desaturase spricht die Tatsache, dass in den Plasmaphospholipiden von Atopikern erhöhte Linolsäurekonzentrationen und um etwa 50% reduzierte γ-Linolensäurekonzentrationen gefunden werden.

Es gibt Hinweise darauf, dass **Prostaglandin E_1** wesentliche **immunregulatorische Wirkungen in der Haut** zukommen. Ein Mangel an diesem Prostaglandin ist – so wird angenommen – in der frühen Säuglingsphase für die Ausreifung des zellulären Immunsystems mitverantwortlich.

Der Mangel hat eine lebenslange Funktionsschwäche der T-Suppressor-Lymphozyten mit unzureichender Kontrolle der B-Lymphozyten und überschießender IgE-Synthese zur Folge.

Die **Therapie** der atopischen Dermatitis mit Ölen, reich an γ-Linolensäure, beruht auf dieser Annahme [25].

Auch die Gabe von **ω-3-Fettsäuren** und die hierdurch verminderte Freisetzung proinflammatorischer Mediatoren aus Arachidonsäure, insbesondere von Leukotrien B_4, kann (ähnlich wie bei rheumatischen Gelenkerkrankungen, vgl. Kap. 8.2) positiv auf die Symptomatik wirken.

Unter täglich 10 g Fischöl, entsprechend 3 g ω-3-Fettsäuren, kam es im Vergleich zu Olivenöl nach 12 Wochen zu einer signifikanten Besserung der klinischen Symptomatik [3].

Da bei gegebener Veranlagung manche Lebensmittel als Trigger wirken, können bei einem Teil der Patienten die Hauterscheinungen durch **Elimination bestimmter Lebensmittel** positiv beeinflusst werden.

Als Trigger wird auch ein intestinaler Hefepilzbefall, insbesondere mit **Candida albicans**, diskutiert (vgl. Kap. 3.5.2). Bei Patienten mit Neurodermitis, aber auch mit anderen allergischen Erkrankungen, wurden besonders hohe Hefepilzkonzentrationen in den Fäzes gefunden [19].

Ernährungstherapie Um Lebensmittel mit möglichen Triggereigenschaften zu eliminieren, wurden verschiedene Kostformen vorgeschlagen, die insbesondere folgende Lebensmittel nicht enthalten:

- Milch,
- Milchprodukte,
- Eier,
- Schweinefleisch,
- Fisch,
- Geflügel,
- Nüsse,
- Lebensmittelfarbstoffe etc. [17, 31].

Es kann davon ausgegangen werden, dass etwa 60 % aller Fälle von Neurodermitis im Kindesalter durch eine **Überempfindlichkeit gegenüber bestimmten Lebensmitteln** ausgelöst und unterhalten werden. Langzeitbeobachtungen zeigen, dass diese Überempfindlichkeiten mit zunehmendem Lebensalter spontan schwinden können.

Am längsten bleiben in aller Regel die Reaktionen auf Ei, Milch, Soja, Weizen und Erdnüsse bestehen [34].

Neben IgE-vermittelten Allergien beruhen die Überempfindlichkeiten auch auf **pseudoallergischen Reaktionen.** Als Auslöser pseudoallergischer Reaktionen wurden bisher eine Reihe von Lebensmittelfarbstoffen, Konservierungsstoffe, Antioxidanzien und natürlich in Lebensmitteln vorkommende Substanzen identifiziert [12]. In klinischen Studien konnten mit pseudoallergenfreien Kostformen positive Effekte bei Kindern mit Neurodermitis erzielt werden.

In den seltenen Fällen, bei denen alle therapeutischen Bemühungen fehlschlagen, kann durch ausschließliche Ernährung mit einer **chemisch-definierten Formeldiät** (vgl. Kap. 18) mit letzter Sicherheit eine Überempfindlichkeit gegenüber einem Lebensmittel bzw. einem Inhaltsstoff der Nahrung weitgehend ausgeschlossen werden. Aufgrund vorliegender Erfahrung muss mit einer solchen Formeldiät etwa 3–4 Wochen ausschließlich ernährt werden.

Jede orale Aufnahme möglicher, die Erkrankung begünstigender Substanzen, die etwa in Zahnpasta, Medikamenten etc. enthalten sein könnten, müssen eliminiert werden.

Kinder unter fünf Jahren reagieren oft mit **osmotischer Diarrhö** auf chemisch definierte Formeldiäten. Nach entsprechender Verdünnung mit Wasser sistieren die Durchfälle.

Schwinden die Hauterscheinungen unter ausschließlicher Ernährung mit Formeldiät, so erfolgt ein **Kostaufbau,** bei dem im Abstand von etwa 4–6 Tagen jeweils ein Lebensmittel eingeführt wird. Durch entsprechende Kontrollen des Hautbefundes lassen sich so die Lebensmittel erkennen, die eine Überempfindlichkeitsreaktion auslösen [9, 10].

Weitere Ansätze zur Therapie ergeben sich aus den neuen Erkenntnissen über den **Einfluss von probiotischen Lactobazillen** auf die Funktion der Darmmukosa (vgl. Kap. 2 u. 3.4.9).

Das Spektrum der Intestinalflora ist wesentlich mitverantwortlich für die Funktion der Mukosabarriere und folglich sowohl für den Übertritt allergenpotenter Nahrungsbestandteile als auch für eine Optimierung der Funktion des intestinalen Immunsystems und die Entwicklung einer oralen Immuntoleranz gegenüber allergenpotenten Substanzen. Dafür, dass einer postnatal optimalen Besiedelung des Darmes aufgrund der genannten Zusammenhänge eine große Bedeutung für die Entstehung immunologischer und allergischer Krankheiten zukommt, sprechen eine große Zahl epidemiologischer Befunde, so z. B. die unterschiedliche Häufigkeit von atopischen Erkrankungen und von Typ-1-Diabetes bei Kindern aus hoch industrialisierten Ländern und Drittweltländern, bei Kindern, die in Großstädten und solchen, die auf dem Land aufwachsen oder bei Kindern, die vaginal bzw. per Sectio entbunden wurden (Lit bei [37]).

Hiervon ausgehend wurden eine Reihe klinischer Studien durchgeführt, die bestätigen, dass probiotische Mikroorganismen, wie sie in probiotischen Lebensmitteln enthalten sind, so auf die Mukosafunktion einwirken, dass hiermit der Neurodermitis vorgebeugt bzw. ihr klinischer Verlauf positiv beeinflusst werden kann. In einer placebokontrollierten randomisierten Studie wurde der Einfluss von Lactobacillus GG, einem physiologischen Darmbewohner, bei Neugeborenen mit einer genetischen Prädisposition zu atopischen Erkrankungen wie folgt geprüft: Litt mindestens ein Familienmitglied, Mutter, Vater oder ein Geschwisterkind an einem atopischen Ekzem, allergischer Rhinitis oder Asthma, so nahm die Mutter zwei bis vier Wochen vor der Entbindung entweder ein Placebo oder eine Kapsel mit Lactobacillus GG (10^{10}CFU) ein. Die Neugeborenen erhielten bis zu sechs Monate postnatal entweder Placebo oder ebenfalls Lactobacillus GG. Eine Kontrolluntersuchung der Kinder am Ende des zweiten Lebensjahres ergab eine um 50% geringere Zahl an atopischer Dermatitis in der Verumgruppe. Während in der Placebogruppe 46% erkrankten, waren es unter Gabe von Lactobacillus GG nur 23% [21].

Neben dem vorbeugenden Effekt verringern probiotische Laktobazillen auch den Verlauf der Erkrankung. Bei Untersuchungen der Auswirkungen einer hypoallergenen Diät auf die klinische Symptomatik, war der Effekt dann signifikant ausgeprägter, wenn der Diät Lactobacillus GG zugesetzt wurde. Weiterhin sank im Stuhl signifikant die Konzentration an α_1-Antitrypsin und an TNF-α [24].

Diese Befunde stützten die bereits genannten Spekulationen um eine **Bedeutung lebender Milchsäurebakterien** in fermentiertem Gemüse.

Vitamin E senkt bei Atopikern die erhöhten Immunglobulin-E-Spiegel. Von diesem Befund ausgehend wurden 96 Patienten mit täglich 400 IU Vitamin E bzw. Placebo behandelt. Bei über 50% kam es unter Vitamin E zu einer Besserung bzw. zum Verschwinden der Symptome. Die primär deutlich erhöhten IgE-Spiegel verringerten sich um im Mittel 62% [38].

Autoren, die dem intestinalen Hefepilzbefall eine ätiologische Bedeutung beimessen, empfehlen eine kohlenhydratarme, insbesondere zuckerfreie Ernährung **(„Antipilzdiät")** in Kombination mit einem oralen Antimykotikum [26]. Dass mit einer solchen Kostform die Besiedelung des Darmes mit Candida albicans reduziert werden kann, wurde nie bewiesen (vgl. Kap. 3.5.2). In der Laienpresse und von Außenseitern wird häufig behauptet, Küchenzucker (Saccharose) verstärke die Symptomatik bei Neurodermitis, während die im Honig und süßem Obst enthaltenen Monosaccharide ohne Einfluss seien. Da eine wissenschaftliche Begründung bzw. Ergebnisse entsprechender Studien fehlen, wurde unter stationären Bedingungen untersucht, ob Saccharose im Vergleich zu dem Süßstoff Aspartam die Symptomatik gemessen an dem sog. Scorad (Index zur Beurteilung der Krankheitsaktivität) beeinflusst. Die Patienten erhielten während der zehntägigen Untersuchung eine Kost frei von Saccharose und von Monosacchariden. Am 7. und 9. Versuchstag erhielten sie 100 g Saccharose bzw. als Kontrolle 200 mg Aspartam, gelöst in einem Getränk. Es wurde keine Veränderung des Scorads festgestellt [13].

12.3 Psoriasis

Ätiologie und Klinik

Es handelt sich um eine chronisch entzündliche, proliferative Erkrankung der Haut mit charakteristischen scharf begrenzten, mattroten, schuppigen Plaques, überwiegend im Bereich der Streckseiten der Gelenke und der Kopfhaut.

Neben der häufigen Psoriasis vulgaris gibt es weitere Verlaufsformen. Die **Prävalenz** in West- und Mitteleuropa wird mit 1,5–3% angegeben. Die **Ätiologie** ist unbekannt.

Bei **genetischer Prädisposition** werden eine Reihe **auslösender Faktoren** für die Manifestation der Erkrankung diskutiert:

- physischer und psychischer Stress,
- Infektionen,
- bestimmte Pharmaka,
- Nikotin- und Alkoholabusus,
- hormonelle Umstellungen in der Pubertät, Gravidität oder Menopause etc.

Ähnlich wie bei der Neurodermitis wird auch bei der Psoriasis ein intestinaler Hefepilzbefall, insbesondere mit **Candida albicans,** als mögliche auslösende Ursache diskutiert [26].

Die mehrfach ungesättigte Fettsäure **Arachidonsäure** ist in freier Form in der psoriatrischen Haut um das etwa 20fache erhöht. Damit steht das Ausgangssubstrat für die **Synthese entzündungsfördernder Eicosanoide** (vgl. Abb. 1-12) in hoher Konzentration zur Verfügung.

Die Arachidonsäure wird bei gesteigerter Aktivität von Phospholipase A_2 aus dermalen Phospholipiden freigesetzt.

Die vermehrte Synthese von Entzündungsmediatoren aus Arachidonsäure ist die Basis für den therapeutischen Einsatz von **ω-3-Fettsäuren (Fischöl).**

Ernährungstherapie Wie bei vielen ätiologisch unklaren und folglich einer kausalen Therapie nicht zugängigen Erkrankungen, so gibt es auch bei der Psoriasis bereits seit über 200 Jahren eine Vielzahl von Vorschlägen zur diätetischen Therapie, die überwiegend auf Spekulationen, Erfahrung und persönlicher Meinung beruhen, deren Wirkung aber nie im exakten Therapievergleich überprüft wurde.

Über zum Teil spektakuläre Rückbildung der Effloreszenzen wird unter totalem Fasten, proteinarmen und proteinreichen Kostformen, vegetarischer Ernährung, glutenfreier Kost, fettarmen und fettreichen Diäten, kaliumarmen, kochsalzarmen, kaliumreichen, ansäuernden und alkalisierenden Kostformen etc. berichtet [15].

Unter all diesen völlig **unterschiedlich zusammengesetzten Kostformen** wurden zum Teil spektakuläre Remissionen erzielt. Da dieser positive Effekt bei völlig heterogen zusammengesetzten Kostformen nicht auf einem einheitlichen pathobiochemischen Mechanismus beruhen kann, wird angenommen, dass die **plötzliche Änderung der Ernährung** beim Befolgen einer der Diätvorschriften als **unspezifischer Reiz** wirkt und im Sinne einer „Umstimmung" den Krankheitsvorgang positiv beeinflusst [39].

Diese Vorstellung entbehrt jedoch einer exakten wissenschaftlichen Basis. Bereits in den 20er Jahren des vorigen Jahrhunderts berichtete v. Noorden über die positive Wirkung der als **„Zick-Zack-Kost"** beschriebenen Umstimmungsdiät [29].

Therapie mit Fetten, reich an ω-3-Fettsäuren

Aufgrund epidemiologischer Untersuchungen ist die Psoriasis bei **Eskimos**, die im Rahmen ihrer traditionellen Ernährung große Mengen an ω-3-Fettsäuren aufnehmen, sehr selten [20, 22], während sie unter westlichen Ernährungsgewohnheiten wesentlich häufiger an der Schuppenflechte erkranken [4].

Diese epidemiologischen Daten veranlassten, zusammen mit den bereits genannten Änderungen der Fettsäurekonzentration in der Haut bei Patienten mit Schuppenflechte, zu **Therapiestudien** mit dem an ω-3-Fettsäure reichen Fischöl. Es wurden Mitte der 80er Jahre im letzten Jahrhundert die ersten Therapieergebnisse mit Fischöl veröffentlicht.

Die Autoren berichteten über leichte bis mäßige Besserung der Hauterscheinungen (Rückgang der Schuppung, des Erythems und der Hautdicke) bei 8 von 13 Patienten. Fünf Kranke zeigten keinen Effekt. Die während acht Wochen gegebene Dosis an Fischöl, **5 g Eicosapentaensäure** entsprechend, lag weit über der Menge, die durch vermehrten Fischverzehr erreicht werden kann [42].

Sowohl in dieser als auch in Folgestudien, bei denen es mit wenigen Ausnahmen zu entsprechend positiven Ergebnissen kam, wurde die Gabe von Fischöl mit einer **fettarmen Kost** kombiniert, um die Zufuhr an ω-6-Fettsäuren, insbesondere an Arachidonsäure, gering zu halten.

Während die ersten Therapiestudien nur an relativ kleinen Fallzahlen durchgeführt wurden, bestätigte eine finnische Untersuchung an 80 Kranken den positiven Effekt von ω-3-Fettsäuren bei der Psoriasis. Bei Patienten mit nur geringen Hauterscheinungen war der Behandlungserfolg deutlich besser als bei schweren Verlaufsformen. Von 34 Patienten mit einer **Psoriasis arthropathica** kam es bei 16 zu einer signifikanten Besserung der meist ausgeprägten Gelenkschmerzen. Nur bei zwei Kranken zeigte sich keinerlei Einfluss auf die Gelenkbeschwerden [23].

Während alle bisher veröffentlichen Therapiestudien mit Fischöl nur bei einem Teil der Kranken einen überwiegend mäßigen Therapieerfolg zeigten, verlief eine **Kombinationsbehandlung von Fischöl mit UVB-Fototherapie** eindeutig positiv.

In der doppelblind-placebokontrollierten Studie wurde Fischöl mit **Olivenöl** verglichen. Die Fischölgruppe zeigte in Kombination mit UVB-Bestrahlung im Vergleich zur Placebogruppe einen signifikanten Abfall der TBSA (total body surface area), d.h. der von Psoriasis befallenen Körperoberfläche. Eine entsprechende vergleichende Studie, in der die Kombination mit einer topischen Corticoidtherapie verglichen wurde, verlief hingegen negativ [18].

Während alle bisher genannten Studien mit Fischöl bzw. Eicosapentaensäureestern durchgeführt wurden, verglichen englische Autoren das Verhalten der Hauterscheinungen unter dem Verzehr von fettarmem bzw. fettreichem Fisch. Der regelmäßige Verzehr von **fettem Fisch** (Makrelen, Lachs, Hering etc.), einer Gesamtmenge von 1–2 g Eicosapentaensäure entsprechend, hatte im Vergleich zum Verzehr von fettarmem Fisch eine signifikante Besserung der Hauterscheinung zur Folge [7].

Fasten

Während längerer Hungerphasen, z.B. am Ende des Zweiten Weltkrieges und in Gefangenenlagern, wurden überwiegend Rückbildungen der Effloreszenzen beobachtet. Das Gleiche gilt für das gezielte Heilfasten etwa nach Buchinger und Schroth (Lit. bei [15]).

Alkohol

Eine große Zahl von Studien zeigt im Vergleich zu gesunden Kontrollen bei Psoriasiskranken einen vermehrten Alkoholkonsum. Aufgrund gezielter Befragungen muss davon ausgegangen werden, dass es in bis zu 20% der Fälle unter vermehrtem Alkoholkonsum zu einer Exazerbation der Erkrankung kommt (Lit. bei [15]).

Zuckerfreie Diät

Ausgehend von der Überlegung, dass bei einem Teil der Patienten ein intestinaler Hefepilzbefall, insbesondere mit **Candida albicans**, für die Manifestation der Psoriasis verantwortlich ist, wird eine sog. **„Antipilzdiät"**, d.h. eine kohlenhydratarme Kost, frei von Zucker, empfohlen. Eindeutige Beweise für einen Kausalzusammenhang zwischen der Hefepilzbesiedelung und der Entstehung der Psoriasis bzw. für den therapeutischen Effekt der genannten diätetischen Maßnahme liegen bisher nicht vor [26] (•vgl. Kap. 3.5.2•).

Hinweise gibt es auch auf eine mögliche Bedeutung der **Glutenüberempfindlichkeit**. Bei Psoriasiskranken mit primär nicht erkannter Sprue kam es unter glutenfreier Kost zu einer weitgehenden Rückbildung der Effloreszenzen. Bei der Psoriasis finden sich häufiger Gliadinantikörper, zum Teil auch diskrete morphologische Veränderungen der Duodenalschleimhaut, und unter glutenfreier Kost kam es bei einem Teil der Patienten zu einer klinischen Besserung [27].

12.4 Dermatitis herpetiformis Duhring

Ätiologie und Klinik Die meist zwischen dem 2. und 4. Lebensjahrzehnt auftretende Erkrankung geht mit **papulovesikulären, stark juckenden Hauteffloreszenzen** an den Streckseiten der Extremitäten, überwiegend im Bereich der Ellenbogen- und Kniegelenke, in der Gesäßregion und über dem Sakrum und den Schultern, einher.

Mit großer Wahrscheinlichkeit sind **autoimmunologische Mechanismen** mit einer Kreuzreaktion zwischen Glutenin, einer hoch molekularen Glutenkomponente, und Elastin (mit dem Kollagen verwandtes Strukturprotein, Hauptbestandteil der elastischen Fasern) der Haut für diese Erkrankung verantwortlich [2].

Etwa zwei Drittel der Patienten zeigen eine ausgeprägte **spruetypische Schleimhautveränderung** am Dünndarm mit subtotaler oder partieller Zottenatrophie (vgl. Kap. 3.4.4). In den übrigen Fällen sind die Veränderungen weniger deutlich, lassen sich aber durch hohe Glutengabe induzieren.

Genetische Faktoren sind an der Entstehung mitbeteiligt. Die Erkrankung findet sich in den verschiedenen Populationen unterschiedlich häufig. Asiaten und Afrikaner erkranken seltener als Europäer.

Ernährungstherapie Sowohl die Dünndarm- als auch die Hautveränderungen bilden sich unter **glutenfreier Ernährung** zurück. Kommt es unter der Diät zu keiner ausreichenden Rückbildung der Hauterscheinungen, so kann doch die **medikamentöse Therapie** mit Dapsone erheblich reduziert werden.

Es gibt Hinweise darauf, dass die Hauterscheinungen unter oraler Jodzufuhr exazerbieren, sodass möglicherweise auch dem **Meiden besonders jodreicher Lebensmittel** und von jodiertem Speisesalz eine gewisse Bedeutung zukommt.

Während der therapeutische Effekt einer glutenfreien Diät klinisch erst relativ spät in Erscheinung tritt, kommt es unter ausschließlicher Ernährung mit einer **chemisch definierten Formeldiät** sehr schnell zu einer Befundbesserung. Dieser zeitliche Unterschied veranlasste zu der Annahme, dass Gluten lediglich die Barrierefunktion der Darmschleimhaut schädigt und so den Durchtritt für andere Proteine erhöht, die letztlich für die Hauterscheinungen verantwortlich sind.

> Eine ausschließliche Ernährung mit chemisch definierten Formeldiäten ist dann indiziert, wenn wegen Unverträglichkeitserscheinungen eine Dapsone-Therapie bei akuter Exazerbation nicht toleriert wird (Lit. bei [32]).

12.5 Acne vulgaris

Ätiologie und Klinik Die Akne ist eine der häufigsten Hauterkrankungen. Sie entwickelt sich in der Pubertät als Folge der **hormonellen Umstellung** und der hierdurch bedingten Änderung sowohl der Talgdrüsenfunktion als auch der Zusammensetzung ihres Sekretes. Bei gegebener **genetischer Prädisposition** sind weitere Faktoren an der Manifestation beteiligt.

Ob auch bestimmte Lebensmittel und Inhaltsstoffe der Nahrung zu den **Manifestationsfaktoren** zu zählen sind, wird widersprüchlich beurteilt. In der Literatur findet sich eine Vielzahl von Hinweisen auf sog. **aknegene Lebensmittel**, die alle auf Befragungen und der allgemeinen Praxiserfahrung beruhen.

Schüler mit Akne gaben zu 42% an, dass aufgrund ihrer eigenen Erfahrung bestimmte Lebensmittel die Akne begünstigen. An erster Stelle wurden **Fett** und **Schokolade** genannt.

Aufgrund einer umfangreichen Literaturübersicht werden folgende Lebensmittel am häufigsten für die Entstehung und das Ausmaß der Hauterkrankung mitverantwortlich gemacht:

- Schweinefleisch,
- Wurst,
- Seefisch,
- Käse,
- Vollmilch,
- Schweineschmalz,
- Nüsse,
- Margarine und andere Speisefette,
- gebratene Nahrungsmittel,
- Schokolade, Süßigkeiten,
- süßes Gebäck,
- scharfe Gewürze,
- Kaffee und
- alkoholische Getränke [14].

Obwohl aufgrund der praktischen Erfahrung immer wieder Schokolade als wesentlicher auslösender bzw. aggravierender Faktor genannt wird, konnte in einer gezielten Untersuchung an 65 Patienten mit Akne durch exzessiven Verzehr von Schokolade weder eine Verschlimmerung der Akne noch eine Änderung in der Zusammensetzung des Hauttalges festgestellt werden (Lit. bei [32]).

Ernährungstherapie Es gibt weder eindeutige pathobiochemische noch klinische Befunde als Basis für eine allgemein gültige Kostform zur Behandlung der Akne. Aufgrund der Tatsache, dass ein Großteil der Patienten durch Eigenbeobachtung Lebensmittel erkennt, die negativ auf die Hauterkrankung wirken, muss davon ausgegangen werden, dass im Einzelfall die Elimination bestimmter Lebensmittel den Krankheitsverlauf günstig beeinflusst.

12.6 Urtikaria (Nesselsucht)

Ätiologie und Klinik

> Die typische Hauterscheinung der Urtikaria ist die Quaddel. Diese umschriebene, kurzfristig auftretende Schwellung der Haut ist die Folge eines Flüssigkeitsaustritts aus Blutgefäßen ins Gewebe.

Das Bild entspricht der Hautreaktion nach Kontakt mit einer Brennnessel. Die **Quaddelbildung** geht meist mit Brennen und einem Juckreiz einher. Als chronische Urtikaria bezeichnet man Quaddelbildungen, die länger als zwei Wochen bestehen.

Nahrungsmittelallergien können sich, wie bereits bei der intestinalen Nahrungsmittelallergie (vgl. Kap. 3.4.10) beschrieben, an verschiedenen Organen manifestieren. Der **häufigste Manifestationsort** ist die Haut, wo die krank machende Überempfindlichkeit unter dem Bild der Urtikaria, des Quincke-Ödems und von Hautjucken in Erscheinung tritt.

Neben den bereits genannten allergischen Reaktionen an der Schleimhaut des Gastrointestinaltrakts können folgende Körperbereiche reagieren:

- Bronchialschleimhaut mit Asthma,
- die Augenbindehaut mit einer Konjunktivitis,
- die Nasenschleimhaut mit einer Rhinitis
- und das Innenohr, besonders im Kindesalter, mit einer serösen Otitis media, gefolgt von Beeinträchtigungen der Hörfunktion [30].

> Allergische Reaktionen finden sich überwiegend an der **Haut** und den **Schleimhäuten**, da diese als Grenzflächenorgane in besonderem Maße mit immunkompetenten Zellen ausgestattet sind.

Während sich allergische Reaktionen als Folge einer **Antigen-Antikörper-Reaktion** (meist Antikörper vom IgE- und IgG-Typ) mit Freisetzung von Mediatoren wie etwa Histamin entwickeln, werden **Pseudoallergien** unmittelbar dosisabhängig durch bestimmte Substanzen ausgelöst (vgl. Kap. 3.4.10).

Die molekularen Mechanismen, die der pseudoallergischen Reaktion zugrunde liegen, sind noch weitgehend unbekannt. Synonym wird im deutschsprachigen Raum auch der Ausdruck **„Intoleranz“** gebraucht.

Das **klinische Bild** pseudoallergischer Reaktionen entspricht dem von allergischen Reaktionen. In Lebensmitteln häufig enthaltene Substanzen, die pseudoallergische Reaktionen auslösen bzw. im Zusammenhang mit der Neurodermitis von Bedeutung sind, wurden bereits im Kapitel 3.4.10 besprochen.

Ernährungstherapie Bei der Urtikaria gilt es, die für eine Allergie bzw. Pseudoallergie verantwortlichen Lebensmittel bzw. **Substanzen** zu **erkennen**, um sie anschließend, wie bei der intestinalen Allergie besprochen (vgl. Kap. 3.4.10), **aus der Kost** zu **eliminieren.**

Bei chronischer Urtikaria kommt es unter einer strengen **Kartoffel-Reis-Wasser-Diät** innerhalb weniger Tage zu Beschwerdefreiheit. Spricht ein Patient innerhalb von fünf Tagen nicht auf diese Maßnahme an, so scheiden Nahrungsbestandteile als auslösende Ursache für die Urtikaria weitgehend aus (Lit. bei [19]) (Nickeldermatitis, vgl. Kap. 3.4.10).

12.7 Sklerodermie

Bei der **progressiv-systemischen Sklerodermie** kommt es in ca. 50% der Fälle zu einer Mitbeteiligung der Gastrointestinalorgane. Die morphologischen und funktionellen Störungen betreffen zu 75% den Ösophagus, zu 50% den Dünndarm, zu 50–70% das Anorektum und je etwa zu 70% Magen und Kolon. Eine Neuropathie des gastrointestinalen Nervensystems hat **Störungen der Peristaltik** zur Folge, die sich in einer Gastroparese, Obstipation und als Folge der langen Verweildauer des Speisebreis im Dünndarm in einer bakteriellen Fehlbesiedelung mit Störung der Nährstoffausnutzung äußern.

Eine wirksame medikamentöse oder diätetische Therapie ist nicht bekannt. Im fortgeschrittenen Stadium muss zur Vermeidung einer Malnutrition parenteral ernährt werden.

12.8 Mangelernährung

Mangel an Vitaminen, Mineralstoffen und Spurenelementen gehen zum Teil mit charakteristischen Hautveränderungen einher. Die wichtigsten sind:

- **Vitamin-A-Mangel:** Vitamin A ist von Bedeutung für die Funktion epithelialer Gewebe (alte Bezeichnung: Epithelschutzvitamin). Mangel hat trockene, pigmentierte, hyperkeratotische Haut und Störungen der Schweißdrüsenfunktion zur Folge.
- **Vitamin-C-Mangel:** Wegen der Bedeutung für die Kollagensynthese kommt es bei einem Mangel zu Wundheilungsstörungen, Follikelhyperkeratosen und Gingivitis.
- **Nikotinsäure-(Niacin-)Mangel:** Im Organismus kann Niacin und Niacinamid aus der essentiellen Aminosäure Tryptophan dann synthetisiert werden, wenn Vitamin B_6 zur Verfügung steht. Bei tryptophan- und niacinarmer Ernährung entwickelt sich die Pellagra. Insbesondere bei überwiegender Ernährung mit dem tryptophanarmen Mais kann sich eine Pellagra entwickeln (vgl. Kap. 1.7.2).
- **Zinkmangel** (vgl. Kap. 1.8.3): Das sich bei chronischem Zinkmangel entwickelnde Krankheitsbild der Akrodermatitis enteropathica ist charakterisiert durch Hautveränderungen im Bereich der Körperöffnungen und der Akren. Darüber hinaus finden sich diffuser Haarausfall, Konjunktivitis, Glossitis.

Veränderungen an der Haut sind relativ wenig beachtete Komplikationen **psychogener Essstörungen**. In einer klinischen Studie an 24 Patienten mit Anorexia nervosa (vgl. Kap 4.3.1) fanden sich anteilmäßig folgende Veränderungen:

- Xerose: 58%
- Körpergeruch im Bereich der Haare: 50%
- Veränderungen der Nägel: 46%
- Cheilitis: 42%
- Akne: 42%
- Gingivitis: 33%
- Akrozyanose: 29%
- Hypertrichosis: 25%

Bei einer Differenzierung nach Subtypen der Erkrankung fanden sich beim bulimischen Typ Körpergeruch, Akne, Gingivitis, Nagelveränderungen und ein generalisierter Pruritus besonders häufig [36].

12.9 UV-induziertes Erythem

Der photooxidative Stress beruht auf der Bildung reaktiver Sauerstoffspezies unter dem Einfluss der UV-Bestrahlung. Die Folge sind chemische Veränderungen von Lipiden, Proteinen und DNA, die an der Haut unmittelbar nach Einwirkung der Noxe ein Erythem und als Langzeitschädigung eine Beschleunigung der Alterungsvorgänge in der Haut, Malignome etc. und am Auge die Entstehung der Katarakt und der Makuladegeneration verursachen bzw. begünstigen. Das Ausmaß der akuten Schädigung, die Intensität des Erythems, lässt sich, wie in verschiedenen Studien gezeigt werden konnte, durch hoch dosierte orale Zufuhr antioxidativer Vitamine und von Carotinoiden reduzieren. Dies gilt sowohl für eine Kombination der Vitamine C und E [11] wie auch für Carotinoide, insbesondere für das in Tomaten reichlich vorkommende Carotinoid Lycopin [35].

Literatur

1 Alm, J.S., J. Swartz, G. Lilja, A. Scheynius, G., Pershagen: Atopy in children of families with an anthrophosophic lifestyle. Lancet 353 (1999) 1485–1488.

2 Bödvarsson, S., I. Jónsdóttir, J. Freysdóttir, J.N. Leonard, L. Fry, H. Valdimarsson: Dermatitis herpetiformis – an autoimmune disease due to crossreaction between dietary glutenin and dermal elastin? Scand. J. Immunol. 38 (1993) 546–550.

3 Bjørnebœ, A., E. Søyland, G-E A. Bjørnebœ, G. Rajka, C.A. Drevon: Effect of ω-3 fatty acid supplement to patients with atopic dermatitis. J. Intern. Med. 225 (1989) 233–236.

4 Burton, J.L.: Dietary fatty acids and inflammatory skin disease. Lancet I (1989) 27–31.

5 Chandra, R.K., S. Puri, A. Hamed: Influence of maternal diet during lactation und use of formula feeds on development of atopic eczema in high risk infants. Brit. Med. J. 299 (1989) 228–230.

6 Clarc, L.C., G.F. Combs, B.W. Turnbull, E.H. Late, D.K. Chalker, J. Chow, L.S. Davis, R.A. Glover, G.F. Graham, E.G. Gross, A. Krongrad, J.L. Lesher, H.K. Park, B.B. Sanders, C.L. Smith, J.R. Taylor: Effects of selenium supplementation for cancer prevention in patients with carcinoma of the skin. J. Amer. Med. Ass. 276 (1996) 1957–1963.

7 Collier, P.M., A. Ursell, K. Zaremba, C.M. Payne, R.C. Staughton, T. Sanders: Effect of regular consumption of oily fish compared with white fish on chronic plaque psoriasis. Europ. J. Clin. Nutr. 47 (1993) 251–254.

8 van Dam, R.M., Z. Huang, E. Giovannucci, E.B. Rimm, D.J. Hunter, G.A. Colditz, M.J. Stampfer, W.C. Willet: Diet and basal cell carcinoma of the skin in a prospective cohort of men. Amer J Clin Nutr 71 (2000) 135–141.

9 David, T.J., E.R. Waddington, R.H.J. Stanton: Nutritional hazards of elimination diets in children with atopic eczema. Arch. Dis. Childh. 59 (1984) 323–325.

10 Devlin, J., T. David, R.H. Stanton: Elemental diet for refractory atopic eczema. Arch. Dis. Childh. 66 (1991) 93–99.

11 Eberlein-König, B., M. Placek, B. Przybilla: Protective effect against sunburn of comines systemic ascorbic acid (vitamin C) and d-α-Tocopherol (vitamin E). J. Amer-Acad. Dermatol. 38 (1998) 45–48.

12 Ehlers, I., B.M. Henz, T. Zuberbier: Diagnose und Therapie pseudo-allergischer Reaktionen der Haut durch Nahrungsmittel. Allergologie 19 (1996) 270–276.

13 Ehlers, I., M. Worm, W. Sterry, T. Zuberbier: Sugar ist not aggravating factor in atopic dermatitis. Dermatologie, Venerologie und Acta Dermato-Venereologica 81 (2001) 282–284.

14 Fahrenberger, A., C. Leitzmann: Akne und Ernährung. Ernährungs-Umschau 29 (1982) 3–6.

15 Glas, C.: Psoriasis und Ernährung. Inaugural-Dissertation. Med. Fakultät der Universität Würzburg 1994.

16 Gollnick, H.P.M., W. Hopfenmüller, C. Hemmes, S.C. Chun, C. Schmid, K. Sundermeier, H.K. Biesalski: Systemic beta carotene plus topical UV-sunscreen are an optimal protection against harmful effects of natural UV-sunlight: results of the Berlin – Eilath study. Eur. J. Dermatol. 6 (1996) 200–205.

17 Graham, P., S.P. Hall-Smith, J.R. Harris, M.L. Price: A study of hypoallergenic diets and oral sodium cromoglycate in the management of atopic eczema. Brit. J. Dermat. 110 (1984) 457–467.

18 Gupta, A.K., C.N. Ellis, D.C. Tellner, T.F. Anderson, J.J. Voorhees: Double-blind, placebo-controlled study to evaluate the efficacy of fish oil and low-dose UVB in the treatment of psoriasis. Brit. J. Dermat. 120 (1989) 801–807.

19 Häberle, M.: Salicylate und biogene Amine – natürliche Inhaltsstoffe von Nahrungsmitteln als Auslöser von Pseudoallergien. Ernährungs-Umschau 34 (1987) 287–296.

20 Horrobin, D.F.: Low prevalences of coronary heart disease (CHD), psoriasis, asthma and rheumatoid arthritis in Eskimos: are they caused by high dietary intake of eicosapentaenoic acid (EPA), a genetic variation of essential fatty acid (EFA) metabolism or a combination of both? Medical Hypotheses 22 (1987) 421–428.

21 Kalliomäki, M., S. Salminen, H. Arvilommi, P. Kero, P. Koskinen, E. Isolauri: Probiotics in primary prevention of atopic disease: a randomised placebo-controlled trial. Lancet 357 (2001) 1076–1079.

22 Kromann, N., A. Green: Epidemiological studies in the Upernavik district, Greenland. Act. Med. Scand. 208 (1980) 401–406.

23 Lassus, A., A.L. Dahlgren, M. Halpern, J. Santalahti, H.P. Happonen: Effects of dietary supplementation with polyunsaturated ethyl ester lipids (Angiosan) in patients with psoriasis and psoriasis arthritis. Internat. Res. J. Internat. Med. Res. 18 (1990) 68–73.

24 Majamaa, H., E. Isolauri: Probiotics: A novel approach in the management of food allergy. J. Allergy Clin. Immunol. 99 (1997) 179–185.

25 Melnik, B., G. Plewig: Ein neues Konzept zur Ätiopathogenese und Prävention der Atopie. Hautarzt 40 (1989) 685–692.

26 Menzel, J.: Hauterkrankungen und Störungen der Darmökologie. notabene medic 8 (1991) 332–336.

27 Michaëlsson, G., W. Kraaz, B. Gerdén, E. Hagforsen, G. Hjelmquvist, L. Lööf, O. Sjöberg, A. Scheynius: Increased lymphocyte infiltration in duodenal mucosa from patients with psoriasis and serum IgA antibodies to gliadin. Brit. J. Dermatol. 133 (1995) 896–904.

28 Moon, T.E., N. Levine, B. Cartmel: Effect of retinol in preventing squamous cell skin cancer in moderate-risk subjects: a randomized double-blind, controlled trial. Cancer Epidemiology, Biomarkers and Prevention 6 (1997) 949–956.

29 Noorden von, C., H. Salomon: Handbuch der Ernährungslehre. Band 1. Springer, Berlin 1920.

30 Nsouli, T.M., S.M. Nsouli, R.E. Linde, F. O'Mara, R.T. Scanlon, J.A. Bellanti: Role of food allergy in serous otitis media. Ann. Allergy 73 (1994) 215–219.

31 Price, M.L.: The role of diet in the management of atopic eczema. Hum. Nutr. Appl. Nutr. 38 A (1984) 409–415.

32 Racket, S.C., M. Rothe, M. Grant-Kels: Diet and dermatology. The role of dietary manipulation in the prevention and treatment of cutaneous disorders. J. Amer. Acad. Derm. 29 (1993) 447–461.

33 Saarinen, U.M., M. Kajosaari: Breastfeeding as prophylaxis against atopic disease: prospective follow-up study until 17 years old. Lancet 346 (1995) 1065–1069.

34 Sampson, H.A., S.M. Scanlon: Natural history of food hypersensitivity in children with atopic dermatitis. J. Pediat. 115 (1989) 23–27.

35 Stahl, W., U. Heinrich, S. Wiseman, O. Eichler, H. Sies, H. Tronnler: Dietary tomato paste protects against ultraviolet light-induced erythema in humans. J Nutr 131 (2001) 1449–1451.

36 Strumia, R., E. Varotti, E. Manzato, M. Gualandi: Skin signs in Anorexia nervosa. Dermatology 203 (2001) 314–317.

37 Tedeschi, A., L. Airaghi: Common risk factors in type 1 diabetes and asthma. Lancet 357 (2001) 1622–1623.

38 Tsoureli-Nikita, E., J. Hercogova, T. Lotti, G. Menchini: Evaluation of dietary intake of vitamin E in the treatment of atopic dermatitis: a study of the clinical course and evaluation of the immunoglobulin E serum levels. Int J Dermatol 41 (2002) 146–150.

39 Urbach, E.: Skin diseases, nutrition and metabolism. Grune and Stratton, New York 1946.

40 Wei, Q., G.M. Matanoski, E.R. Farmer, P. Strickland, L. Grossman: Vitamin supplementation and reduced risk of basal cell carzinoma. J. Clin. Epidemiol. 47 (1994) 829–836.

41 Zeiger, R.S., S. Heller, M.H. Mellon, A.B. Forsythe, R.D. O'Connor, R.N. Hamburger, M. Schatz: Effect of combined maternal and infant food-allergen avoidance on development of atopy in early infancy: a randomized study. J. Allergy Clin. Immunol 84 (1989) 72–89.

42 Ziboh, V.A., K.A. Cohen, C.N. Ellis, C. Miller, T.A. Hamilton, K. Kragballe, C.R. Hydrick, J.J. Voorhees: Effects of dietary supplementation of fish oil on neutrophil and epidermal fatty acids. Modulation of clinical course of psoriatic subjects. Arch. Derm. 122 (1986) 1277–1282.

13 Erkrankungen des Auges

13.1 Katarakt (grauer Star) 429
13.2 Makuladegeneration 430

Die mittlere Lebenserwartung nimmt in den westlichen Industrieländern seit Jahrzehnten zu. Degenerative Erkrankungen der Herz-Kreislauf-Organe, der Gelenke, des Zentralnervensystems etc. nehmen folglich zu. Am Auge zählen zu den in Zunahme begriffenen degenerativen Erkrankungen die Katarakt und die senile Makuladegeneration. Bei der Hälfte aller 75-Jährigen finden sich Trübungen der Augenlinse. Die Katarakt ist die häufigste Sehstörung im Alter. Eine senile Makuladegeneration findet sich bei etwa 7 % aller über 75-Jährigen. In den hoch industrialisierten Ländern ist sie die häufigste Ursache für Erblindung. Beide Erkrankungen bedeuten bereits heute eine erhebliche ökonomische Belastung.

Bei der Entstehung beider Erkrankungen kommt der Ernährung eine wesentliche Bedeutung zu.

13.1 Katarakt (grauer Star)

Ätiologie und Klinik Linsentrübungen können verschiedene **Ursachen** haben. Am häufigsten ist die Cataracta senilis, der Altersstar, der bei vielen Menschen im 6. Lebensjahrzehnt beginnt. Die Patienten klagen über Nebelsehen, erhöhte Blendempfindlichkeit und zunehmende Sehverschlechterung. Eine weitere häufige Ursache der Katarakt ist der Diabetes mellitus.

Obwohl der graue Star **chirurgisch optimal behandelt** werden kann, gibt es Hinweise darauf, dass weltweit etwa 17 Millionen Menschen als Folge einer Katarakt erblinden.

Der Möglichkeit, Linsentrübungen **zu verhindern** bzw. ihre **Entstehung zu verzögern,** kommt deshalb eine große praktische Bedeutung zu.

Die Entstehung der Katarakt ist multifaktoriell. Freien Sauerstoffradikalen und folglich der Versorgung mit Antioxidantien kommt hierbei eine zentrale Bedeutung zu.

Die in der Linse unter physiologischen Bedingungen, aber insbesondere bei UV-Licht-Exposition entstehenden **freien Sauerstoffradikale** sind offenbar in erheblichem Maße am Mechanismus der Linsentrübung beteiligt.

Antioxidanzien, wie Vitamin C, E, Carotinoide, Glutathion, Superoxyddismutase, Katalase und die selenabhängigen Glutathionperoxidase, kommt eine wesentliche Schutzfunktion zu.

Die Tatsache, dass die **Vitamin-C-Konzentration** in der Linse höher liegt als im Plasma, spricht für die Bedeutung einer hohen Antioxidanzienkonzentration zur Aufrechterhaltung einer stabilen Struktur der Linsenproteine. Es erfolgt eine Konzentrationssteigerung entgegen einem Konzentrationsgefälle.

> Ergebnisse epidemiologischer Studien sprechen dafür, dass eine optimale Versorgung mit antioxidativen Nährstoffen das Risiko der Kataraktentwicklung verringert (Lit. bei [11]).

Eine Auswertung von Daten der Nurses' Health Study ergab, dass Frauen, die während 13–15 Jahren beobachtet wurden und Linsentrübungen aufwiesen, einen niedrigeren Alkoholkonsum hatten als Frauen ohne diese degenerative Veränderung der Linsen.

Subgruppen, wie beispielsweise Frauen unter 60 Jahren, zeigten deutliche und signifikant positive Beziehungen zur Zufuhr an Vitamin C, Carotinoiden und Folsäure. So lag das Risiko einer Linsentrübung bei diesen Frauen, die mehr als 362 mg Vitamin C täglich aufnahmen, im Vergleich zu der Gruppe, die weniger als 140 mg aufnahm um 57 % niedriger.

Der ebenfalls bei dieser Subgruppe nachweisbare protektive Effekt von Carotinoiden und Folsäure wurde durch Rauchen reduziert bzw. aufgehoben [13].

Aus der Gruppe der Carotinoide kommt Lutein und Zeaxanthin eine zentrale Bedeutung zu. Nur diese beiden Carotinoide finden sich sowohl in der Retina, der Makula als auch in der Linse (Lit. bei [8]), sodass ihnen offenbar eine besondere Schutzfunktion zukommt. In einer Doppelblindstudie an Patienten mit einer senilen Katarakt wurde die Wirkung einer Supplementation mit 15 mg Lutein (6–7 mg pro Tag, entspricht etwa 100 g Spinat), 100 mg Vitamin E oder Placebo dreimal wöchentlich im Zeitraum von 2 Jahren auf das Sehvermögen geprüft. Zu einem positiven Effekt kam es unter Gabe von Lutein, nicht hingegen unter Vitamin E [8].

Wahrscheinlich begünstigt auch eine **suboptimale Versorgung mit Vitamin B_2** (Riboflavin) die Entstehung der senilen Katarakt (Lit bei [4]). Auswertungen weiterer epidemiologischer Studien, wie z.B. der „Blue Mountains Eye Study" mit über 2000 Teilnehmern zwischen 49 und 97 Jahren, ergaben weitere Hinweise auf mögliche, die Kataraktentstehung beeinflussende Ernährungsfaktoren. So fanden sich weniger Linsentrübungen bei hohem Verzehr von mehrfach ungesättigten Fettsäuren, Ballaststoffen und Protein, während die Prävalenz mit der Höhe der Gesamtfettzufuhr stieg. Die Höhe der Zufuhr an Vitamin A, β-Karotin und anderen Carotinoiden war mit einer niedrigen Prävalenz assoziiert. Es fanden sich Hinweise darauf, dass eine optimale Zufuhr an Vitamin A, Protein, Niacin, Thiamin und Riboflavin besonders vor einer zentralen Trübung schützt [5].

Da aufgrund epidemiologischer Daten die Kataraktinzidenz in Populationen mit **hohem Milchkonsum** und **hoher Lactasepersistenz** im Erwachsenenalter (vgl. Kap. 3.4.6) besonders hoch ist, wird weiterhin diskutiert, dass die Resorption großer Mengen an Galaktose, insbesondere, wenn sich mit zunehmendem Lebensalter die Aktivität galaktosemetabolisierender Enzyme verringert, die Entwicklung der senilen Katarakt begünstigt [3, 9].

Ernährungstherapie Trotz der genannten epidemiologischen Hinweise auf eine protektive Wirkung antioxidativer Vitamine, von bestimmten Carotinoiden und anderen Nährstoffen fehlen noch eindeutige Ergebnisse von Langzeitstudien, die zu gezielten Ernährungsempfehlungen berechtigen. An den positiven Auswirkungen einer optimalen Versorgung mit Antioxidantien besteht jedoch kein Zweifel.

13.2 Makuladegeneration

Ätiologie und Klinik Die senile Makuladegeneration ist in westlichen Industrieländern die **häufigste Erblindungsursache in höherem Lebensalter.**

Von Bedeutung für den degenerativen Prozess sind die unter Lichteinwirkung vermehrt entstehenden **freien Radikale.** Sie oxidieren die in der Makula in hoher Konzentration vorkommenden mehrfach ungesättigten Fettsäuren.

Eine hohe Aktivität an Glutathionperoxidase, Superoxiddismutase und Katalase schützt, zusammen mit antioxidativen Vitaminen, vor Gewebeschädigungen durch die **freien Radikale.**

Aufgrund von Ergebnissen epidemiologischer Studien schützt eine **optimale Zufuhr an Antioxidanzien** mit der Nahrung im Alter zwischen 45 und 75 Jahren vor der Entwicklung degenerativer Makulaveränderungen.

Ein hoher Verzehr von Früchten und Gemüse mit einem hohen Anteil an Carotin und Vitamin C wirkt offenbar protektiv (Lit. bei [11]).

In einer amerikanischen Multicenterstudie wurde die Zufuhr von antioxidativen Vitaminen und von Carotinoiden bei 356 Fällen von Makuladegeneration mit der von 520 gesunden Kontrollpersonen verglichen. Eine hohe Zufuhr der **Carotinoide Lutein und Zeaxanthin** (z.B. in Spinat enthalten), nicht hingegen von anderen Carotinoiden, insbesondere β-Carotin, ging mit einem vergleichsweise geringen Erkrankungsrisiko einher.

Die Quintile mit der höchsten Aufnahme dieser Carotinoide hatte ein um 43% **geringeres Risiko,** an einer altersbedingten Makuladegeneration zu erkranken, als die Personen in der niedrigsten Quintile.

Keine statistisch signifikanten Einflüsse hatte die Zufuhr an Vitamin A, E und C mit der Nahrung [12].

Das **Fortschreiten** einer bereits bestehenden trockenen, altersbedingten Makuladegeneration konnte in einer Doppelblindstudie unter Gabe deutlich über dem Bedarf liegender Vitamindosen (200 IE Vitamin E, 20 000 IE β-Carotin, 750 mg Vitamin C + 50 µg Selen) gehemmt werden [1].

Die Konzentration von **Zink** ist in der Makula und anderen Abschnitten des Auges hoch. Dem Spurenelement kommt als Bestandteil von Metalloenzymen, z.B. Retinol-Dehydrogenase und Katalase eine zentrale Bedeutung im Stoffwechsel der Retina zu.

Eine Studie an 3640 Personen im Alter von 55 bis 80 Jahren zeigte, dass die Einnahme von Antioxidantien in Kombination mit Zink einen Schutz vor altersabhängiger Makuladegeneration bietet.

Die Studienteilnehmer erhielten täglich 500 mg Vitamin C, 400 IE Vitamin E, 15 mg β-Carotin und 80 mg Zinkoxid über einen Zeitraum von durchschnittlich 6,3 Jahren. In die Studie wurden Personen einbezogen, bei denen bereits eine Makuladegeneration (in unterschiedlichen Schweregraden) vorlag.

Es zeigte sich, dass die Gabe von Antioxidantien in Kombination mit Zink das Fortschreiten der Erkrankung vermindert. Die Autoren kommen zu dem Schluss, dass Personen, die ein erhöhtes Risiko für eine Makuladegeneration haben bzw. bereits betroffen sind, eine Supplementierung mit

Antioxidantien und Zink in Erwägung ziehen sollten [2].

Es gibt Hinweise darauf, dass weitere **ernährungsabhängige Faktoren** das Risiko der Makuladegeneration steigern. So z. B.
- hohe Serumcholesterinkonzentration,
- Übergewicht und
- hoher Fettkonsum (Lit. bei [7]).

Ausgehend von der Annahme, **Alkohol** steigere das Risiko, wurde in NHANES-1 (National Health and Nutrition Examination Survey) die Höhe des Alkoholkonsums mit der Häufigkeit der Makuladegeneration korreliert. Es fand sich, entgegen der Vermutung, ein **protektiver Effekt** ähnlich wie bei der koronaren Herzerkrankung (vgl. Kap. 4.5.3). Insbesondere regelmäßiger Alkoholkonsum in Form von Wein ging mit einem um mehr als 50 % geringeren Risiko einher [7].

Ernährungstherapie Siehe Kapitel 13.1.

Literatur

1 Age-Related Macular Degeneration Study Group: Multicenter ophthalmic and nutritional age-related macular degeneration study – antioxidant intervention and conclusions. J. Amer. Optom. Assoc. 67 (1996) 30–49.

2 Age-Related Eye Disease Study Research Group: A randomized, placebo-controlled, clinical trial of high-dose supplementation with vitamins C and E, beta carotene, and zinc for age related macular degeneration and vision loss. Arch Ophthalmol 119 (2001) 1417–1436.

3 Birlouez-Aragon, I., P. Scalbert-Menanteau, L. Ravelontseheno, G. Cathelineau, G. Abitbol: Milk consumption and cataract formation. In: Aurricchio, S., G. Semenza (eds.): Common food intolerances 2: Milk in human nutrition adult-type hypolactasia. Dyn Nutr Res 3. Karger, Basel (1993) 40–51.

4 Bunce, G. E.: Evaluation of the impact of nutrition intervention on cataract prevalence in China. Nutr. Rev. 52 (1994) 99–101.

5 Cumming, R., P. Mitchell, W. Smith: Diet and cataract: The blue mountains eye study. Opthalmalogy 107 (2000) 450–456.

6 Newsome, D. A., M. Swartz, N. C. Leone, R. C. Elston, E. Millert: Oral zinc in macular degeneration. Arch. Ophthalmol. 106 (1988) 192–198.

7 Obisesan, T. O., R. Hirsch, O. Kosoko, L. Carlson, M. Parrott: Moderate wine consumption is associated with decreased odds of developing age-related macular degeneration in NHANES-1. J. Amer. Geriatr. Soc. 46 (1998) 1–7.

8 Olmedilla, B., F. Granado, I. Blanco, M. Vaquero: Lutein, but not α-Tocopherol, supplementation improves visual function in patients with age-related cataracts: A 2-y double-blind, placebo-controlled pilot study. Nutrition 19 (2003) 21–24.

9 Rinaldi, E., C. Costagliola, L. Albini, G. De Rosa, G. Auricchio: High frequency of lactose absorbers among adults with idiopathic senile and presenile cataract in an population with a high prevalence of primary adult lactose malabsorption. Lancet I (1984) 355–357.

10 Rouhiainen, P., H. Rouhiainen, J. T. Salonen: Association between low plasma vitamin E concentration and progression of early cortical lens opacities. Amer. J. Epdimiol. 144 (1996) 496–500.

11 Sarma, U., E. Brunner, J. Evans, R. Wormald: Nutrition and the epidemiology of cataract and age-related maculopathy. Europ. J. Clin. Nutr. 48 (1994) 1–8.

12 Seddon, J. M., U. A. Ajani, R. D. Sperduto, R. Hiller, N. Blair, T. C. Burton, M. D. Farber, E. S Gragdudas, J. Haller, D. T. Miller, L. A. Yannuzzi, W. Willett: Dietary carotenoids, vitamins A, C and E, and advanced age-related macular degeneration. J. Amer. Med. Ass. 272 (1994) 1413–1420.

13 Taylor, A., P. Jacques, L. Chylack jr., S. Hankinson, P. Khu, G. Rogers, J. Friend, W. Tung, J. Wolfe, N. Padhye, W. Willet: Long-term intake of vitamins and carotenoids and odds of early age-related cortical and posterior subcapsular lens opacities. Am J Clin Nutr 75 (2002) 540–549.

14 Zahngesundheit und Ernährung

14.1 Karies 432
14.2 Parodontalerkrankungen 435
14.3 Halitose 435

Nährstoffmangel während der Zahnentwicklung kann hypoplastische Veränderungen am Dentin und am Schmelz zur Folge haben. Im Vergleich zum Skelett ist jedoch die Gefahr einer Schädigung durch Mangelernährung während der Entwicklungsphase gering.

14.1 Karies

Die Zahnkaries ist eine durch mehrere Ernährungsfaktoren (Abb. 14-1) mitbestimmte, mikrobielle Erkrankung. Es lassen sich **karieshemmende** und **kariesfördernde Ernährungseinflüsse** unterscheiden.

Derzeit nimmt die **Karieshäufigkeit** in westlichen Industrieländern ab. Nach einem WHO-Bericht reduzierte sich die Karieshäufigkeit am permanenten Gebiss von Kindern während einer Zeitspanne von 10–15 Jahren um 30–50% [16].

Die letzte bundesweite Studie aus den Jahren 1997 und 1998, die Deutsche Mundgesundheit III (DMS III), ergab bei 12-Jährigen im Durchschnitt in 41,8% der Fälle ein naturgesundes Gebiss. In den alten Bundesländern lag der Anteil bei 48,4% und in den neuen bei nur 23,2%. Geschlechtsspezifische Unterschiede fanden sich nicht. Je höher die Schulbildung und der Solzialstatus der Eltern, umso größer ist die Wahrscheinlichkeit eines naturgesundes Gebisses. Die angegebene prozentuale Karieshäufigkeit findet sich in der genannten Altersgruppe sehr unterschiedlich verteilt. Es gibt sog. Kariesrisikogruppen mit einem besonders hohen Anteil kariöser Defekte. Als Ursache hierfür werden eine geringe Bereitschaft zu regelmäßiger ärztlicher Kontrolle, Ernährungsfehler und mangelhafte Zahnpflege verantwortlich gemacht. Bei der Suche nach Ursachen eines erhöhten Kariesrisikos muss weiterhin berücksichtigt werden, dass es unabhängig von exogenen Faktoren kör-

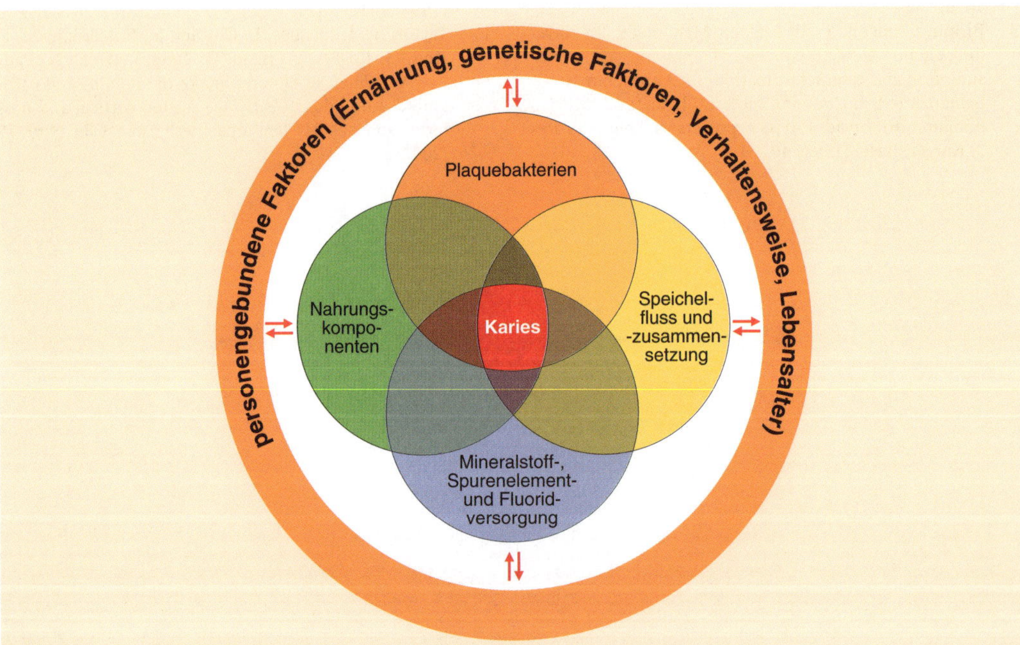

Abb. 14-1 Die Kariesentstehung beeinflussende Faktoren und ihre Interaktionen [9].

pereigene Abwehrmechanismen gibt, die individuell unterschiedlich ausgeprägt sein können. So hemmen z.B. bestimmte Bestandteile des Speichels die Adhäsion kariogener Bakterien auf der Zahnoberfläche.

Die Gründe für den Kariesrückgang sind nicht eindeutig bekannt. Eine bessere **Versorgung mit Fluor** in Kombination mit einer besseren **Mundhygiene** wird als wesentliche Ursache diskutiert.

Fluorid

Der wesentliche karieshemmende Faktor ist Fluorid. Von Bedeutung sind weiterhin Kalzium und Phosphat als Hauptbestandteile der Zahnhartsubstanz. Fluorid ist als **wesentlicher Bestandteil des Schmelzminerals** für die Stabilität des Zahnschmelzes und damit nur für die Resistenz gegenüber kariogenen Noxen verantwortlich.

> Der Schmelz kann nur bis zum Zahndurchbruch über Blut- und Gewebeflüssigkeit mit Fluorid versorgt werden. Nach dem Zahndurchbruch erfolgt die Versorgung über die Zahnoberfläche [12, 14].

Die **Bioverfügbarkeit** des mit der Nahrung aufgenommenen Fluorids ist sehr unterschiedlich. Während Fluorid aus Natriumfluoridlösung unter Versuchsbedingungen zu annähernd 100% resorbiert wird, beträgt die Resorption beispielsweise aus Knochenmehltabletten nur 6%.

Hierbei spielen die Fluoridbindungen und das gleichzeitige Vorhandensein **resorptionshemmender Nahrungsbestandteile,** wie Aluminium, Magnesium und Kalzium, eine entscheidende Rolle. Man kann davon ausgehen, dass etwa 40–70% des mit fester Nahrung aufgenommenen Fluorids resorbiert werden [13].

> Von der Deutschen Gesellschaft für Ernährung, der Deutschen Gesellschaft für Mund-, Zahn- und Kieferheilkunde und anderen Organisationen werden je nach Alter 0,25–1,0 mg Fluorid pro Tag empfohlen, wobei sich diese Empfehlung nicht auf Fluorid in fester Nahrung, sondern auf Fluorid im Trinkwasser bzw. in Fluoridsupplementen bezieht.

Von den üblichen Getränken hat insbesondere **schwarzer Tee** einen hohen Fluoridgehalt. Teeaufguss kann bei Verwendung von ca. 1,0 g Tee pro 1 l Wasser bis zu 3 mg Fluorid enthalten.

Das in etwa 80% der Gemeinden der Bundesrepublik Deutschland genutzte **Trinkwasser** hat eine Fluoridkonzentration von maximal 0,25 ppm und ist damit besonders fluoridarm. Diese Befunde zeigen, dass große Teile der Bevölkerung in der Bundesrepublik Deutschland mit Wasser versorgt werden, das keine kariesprophylaktische Wirkung besitzt.

Nur in wenigen Regionen liegen die Konzentrationen mit mehr als 1 ppm über dem als optimal erachteten Bereich. Mit einer **Fluoridierung des Trinkwassers** wäre eine optimale Versorgung mit Fluor und damit ein wesentlicher Beitrag zur Kariesprophylaxe möglich.

Fluorid entfaltet seine kariesschützende Wirkung in der Mundhöhle durch folgende **Mechanismen:**

- Es **beeinflusst die Plaquebildung,** das heißt, die Aggregation und Kohäsion von Mikroorganismen am Zahnschmelz wird gestört.
- Es **hemmt den Zuckerabbau** und damit die Säureproduktion in den Zahnbelägen.
- Es **„härtet" den Zahnschmelz** durch dessen chemische Umbildung. Durch die Einlagerung von Fluorionen, die gegen Hydroxylionen ausgetauscht werden, wird die Säurelöslichkeit des Zahnschmelzes reduziert.
- Es **fördert die Remineralisation** von Zahnschmelz, das heißt, es versucht zum Teil mit großem Erfolg, Säuretraumen an der Schmelzoberfläche zu heilen [7].

Bei **unphysiologisch hoher Fluoridzufuhr,** etwa in Gegenden mit einer Fluoridkonzentration im Trinkwasser über 1 ppm kann es zu einer **Dentalfluorose** kommen. Hierbei handelt es sich um Störungen der Ultrastruktur des Schmelzes, die sich während der Schmelzbildungsphase entwickeln.

Je nach Höhe der Fluoridzufuhr gibt es unterschiedliche Schweregrade. Makroskopisch findet man auf der Zahnoberfläche unscharf begrenzte, meist weiße Flecke. Hochgradige Dentalfluorose geht mit einer **Beeinträchtigung der mechanischen Belastbarkeit** des Schmelzes einher.

Kohlenhydrate

Neben dem Fluor kommt den Kohlenhydraten in der Nahrung eine entscheidende Bedeutung bei der **Kariesentstehung** zu.

Auf der Zahnoberfläche findet sich auch nach Reinigung der Zähne ein überwiegend aus grampositiven Streptokokken bestehender **bakterieller Belag,** der sich dann, wenn vergärbare Kohlenhydrate angeboten werden, schnell zu einer sog. **Plaque** entwickelt. Um an der Zahnoberfläche anzuhaften, synthetisieren die Bakterien extrazellulär bestimmte Glucane (aus Glucoseeinheiten linear oder verzweigt aufgebaute Polysaccharide) mit Hilfe des Enzyms Glucosyltransferase. Eine Reihe pflanzlicher Polyphenole, z.B. aus schwarzem Tee, Äpfeln etc., hemmen dieses Enzym und reduzieren so die Haftfähigkeit und damit die Plaquebildung [1].

Die Bakterien einer Plaque nutzen Zucker – neben Saccharose auch Glucose, Fructose, Lactose und Maltose – zur Energiegewinnung, wobei **organische Säuren** (Acetat, Lactat, Propionat etc.) entstehen.

Von den Zuckern hat **Saccharose** die größte Bedeutung, da sie am häufigsten verzehrt wird und zusätzlich die **höchste Kariogenität** besitzt. Streptococcus mutans, der wichtigste Keim in den Plaques, entwickelt bei Gegenwart von Saccharose seine volle Virulenz. In den Plaques finden sich weitere, bisher nur wenig untersuchte Streptokokken, die nicht zur Spezies S. mutans gehören. Sie tolerieren tiefere pH-Bereiche.

Eine Vielzahl epidemiologischer Untersuchungen hat die Bedeutung des Zuckerverzehrs für die Kariesentstehung belegt.

> Es besteht jedoch keine direkte Beziehung zwischen Kariesentstehung und Gesamtmenge des verzehrten Zuckers, sondern nur zu dessen Kontaktzeit mit der Zahnoberfläche, d.h. mit den Bakterien, die Zucker in organische Säuren abbauen.

Wegen der Bedeutung der Verweildauer spricht man von der **oralen Zucker-Clearance,** d.h. der Zeit vom Ende der Mahlzeit bis zu dem Zeitpunkt, an dem die Zuckerkonzentration in der Mundhöhle wieder erreicht ist, die vor Beginn der Mahlzeit herrschte.

Diese Clearance hängt von einer Vielzahl von Faktoren ab, wie

- Gebissbeschaffenheit,
- Art der verzehrten Lebensmittel und Speisen, insbesondere ihrer Klebrigkeit, Speichelsekretion etc. (Lit. bei [14]).

Reicht die **neutralisierende Wirkung des alkalischen Speichels** nicht mehr aus, um auf der Zahnoberfläche einen pH-Wert von mehr als 5,7 zu gewährleisten, so kommt es zu einer **Demineralisation des Schmelzes** und damit zum Beginn der Karies.

Stärke kann von den Plaque-Bakterien nicht abgebaut werden. Erst die nach Hydrolyse durch Speichelamylase entstehende **Maltose** wirkt kariogen.

Gezielte Untersuchungen an Stärkeprodukten, die einer unterschiedlichen **Wärmebehandlung** unterzogen wurden, haben jedoch gezeigt, dass hierdurch die enzymatische Spaltbarkeit von Stärke zu Maltose, Maltotriose, Glucose und niedermolekularen Dextrinen erheblich gesteigert wird.

> Die Spaltprodukte dienen Mikroorganismen der Mundhöhle als Substrat, sodass letztlich die **Kariogenität von Lebensmitteln reich an Stärke** durch Wärmebehandlung steigt.

Stärke hat in unverarbeitetem Getreide bzw. Mehl eine semikristalline Struktur, die unter Einfluss von Wärme und Wasser zunehmend in eine **gelatinierte Form** übergeht. In dieser Form ist das Stärkemolekül enzymatisch wesentlich besser spaltbar.

Lange Zeit wurde die Frage der Kariogenität von Stärke im Vergleich zu Zucker kontrovers diskutiert. Inzwischen steht fest, dass auch Stärke, insbesondere dann, wenn das stärkehaltige Lebensmittel aufgrund hoher Haftfähigkeit lange in der Mundhöhle verweilt, in erheblichem Maße kariogen wirkt. Mit einer Methode, die es erlaubt, nach dem Verzehr eines Lebenmittels qualitativ und quantitativ den Stärkeabbau bis hin zu den organischen Säuren zu messen, wurde gezeigt, dass die Säureproduktion nach dem Verzehr von Zucker nach 30 Minuten signifikant absinkt und nach maximal einer Stunde abgeschlossen ist, während sie nach dem Verzehr von stärkehaltigen Lebensmitteln wesentlich länger, weit über zwei Stunden bestehen bleibt. Die potenzielle Kariogenität der Stärke war abhängig von der Herkunft. Kartoffel- und Weizenstärke waren z.B. wirksamer als Maisstärke [8].

Wie groß die Bedeutung von lang andauerndem und häufigem Kontakt der Zahnoberfläche mit bakteriell abbaubaren Kohlenhydraten ist, zeigt die sog. **„Zuckertee-Karies“,** die sich dann entwickelt, wenn Kleinkinder unkontrolliert mit Zucker gesüßten Tee mit der Saugerflasche aufnehmen.

Ein weiteres Beispiel ist die sog. **„Bäckerkaries“,** eine bei Bäckern häufig beobachtete Gebisszerstörung als Folge des berufsbedingten häufigen Zuckerverzehrs.

Untersuchungen an keimfreien Tieren zeigen, dass nicht der Kontakt der Zahnoberfläche mit Kohlenhydraten, sondern nur die beim bakteriellen Abbau entstehenden **organischen Säuren** den Zahnschmelz zerstören. Ohne Bakterien in der Mundhöhle lässt sich auch bei regelmäßigem Verzehr von Zucker keine Karies auslösen.

Obwohl die Bedeutung von Zucker für die Kariesentstehung als ausreichend gesichert gilt, weisen neuere epidemiologische Untersuchungen darauf hin, dass die **Höhe des Zuckerverzehrs** die

Karieshäufigkeit in einer Population nicht ausreichend erklärt. In den westlichen Industrieländern lässt sich, wie bereits erwähnt, seit Mitte der 70er Jahre des vorigen Jahrhunderts ein zum Teil deutlicher Rückgang der Karieshäufigkeit beobachten, obwohl der Zuckerverzehr konstant und zum Teil sogar steigend ist.

Diese Befunde sprechen dafür, dass der seit Jahren **besseren Versorgung mit Fluoriden** und der **besseren Mundhygiene** eine größere Bedeutung zukommt als dem Zuckerkonsum. Über fluoridhaltige Zahnpasten, Kaugummis, Gelees etc. werden heute hohe Fluoriidkonzentrationen mit der Zahnoberfläche in Kontakt gebracht.

Hierdurch kommt es zu **kariesverhütenden Remineralisationen** bei beginnender Karies und zu **Schmelzhärtungen,** die in erheblichem Maße das Kariesrisiko verringern [17].

Organische Säuren

Auch die in **Früchten** und **Fruchtsäften** zum Teil in relativ hoher Konzentration vorkommenden organischen Säuren besitzen ein **Demineralisationspotenzial.**

> Diese Fähigkeit, Mineralstoffe aus der Zahnsubstanz zu lösen, ist bei Zitronen- und Apfelsäure besonders hoch und übersteigt die Aggressivität der von Plaque-Bakterien produzierten Säuren [4].

Zu Säureerosionen kommt es auch beim wiederholten Kontakt der Zähne mit **Magensäure.** Dies ist von großer praktisch-klinischer Bedeutung bei häufigem Erbrechen, wie etwa der Bulimie (vgl. Kap. 4.3.2).

Remineralisation

Im Vordergrund des Interesses stehen die die Kariesentstehung fördernden Einflüsse der Ernährung, während die antikariogenen Inhaltsstoffe der Nahrung, abgesehen vom Fluorid, nur wenig diskutiert werden. So schwinden beispielsweise durch **Remineralisation** die oberflächlichen Läsionen dann wieder, wenn ein Gleichgewicht zwischen der De- und Remineralisation hergestellt wird.

> Der Verzehr von Käse fördert die Remineralisation.

Neben dem hohen Gehalt an Kalzium und Phosphat werden hierfür auch der hohe Anteil an Fett und Casein verantwortlich gemacht (Lit. bei [17]). Weiterhin finden sich in Milch und Käse bestimmte Caseinopeptide, die hemmend auf die Adhäsion von Streptokokken an der Zahnoberfläche wirken [15], sodass neben der Remineralisation auch die bakterielle Säurebildung auf der Zahnoberfläche reduziert wird.

In Untersuchungen an gesunden Versuchspersonen konnte gezeigt werden, dass der nach Verzehr von Zucker niedrige pH-Wert in der Plaque dann schnell wieder in den neutralen Bereich zurückkehrt, wenn Käse gekaut wird. Weiterhin konnte gezeigt werden, dass Käse den Speichelfluss stimuliert und sowohl den Speichel-pH-Wert innerhalb von 2 Minuten auf etwa 7,5 wie auch die Kalziumkonzentration in der Plaque erhöht (Lit. bei [6]).

14.2 Parodontalerkrankungen

Auch die entzündlichen Parodontalerkrankungen entstehen unter dem Einfluss der Mikroorganismen in Plaques und sind folglich von der Ernährung abhängig.

So eindeutige Beziehungen zum Zuckerkonsum wie bei der Karies lassen sich jedoch nicht nachweisen. Entzündungen des Zahnfleisches **(Gingivitis und Parodontitis)** werden offenbar durch einen Mangel bzw. eine suboptimale Versorgung mit **Vitamin C** begünstigt.

Niedrige Ascorbinsäurekonzentrationen im Gewebe gehen mit ungenügender Bildung von Kollagen und einer herabgesetzten chemotaktischen Aktivität der polymorphkernigen Leukozyten einher. Durch Optimierung der Vitamin-C-Konzentration kann die Abheilung solcher entzündlichen Zahnfleischerkrankungen begünstigt werden [2, 9, 10].

14.3 Halitose

Schlechter Mundgeruch (Halitose) entsteht in über 90 % der Fälle durch die **bakterielle Zersetzung organischer Substanzen** in der Mundhöhle. Die größte Rolle spielen dabei

- beim Proteinabbau anfallende flüchtige Schwefelverbindungen,
- kurzkettige Fettsäuren.

Die genannten geruchsaktiven Gase werden vermehrt bei mangelnder Mundhygiene und bei der Besiedelung von **Parodontaltaschen mit gramnegativen anaeroben Bakterien** gebildet.

An der Bildung unerwünschter Gase können auch Bakterienbeläge auf dem hinteren Drittel der Zunge beteiligt sein.

Dem Speichel kommt eine entscheidende Bedeutung bei der **Regulierung der bakteriellen Besiedelung** der Mundhöhle zu. Unzureichende Speichelproduktion (Xerostomie) im hohen Alter, als Medikamentennebenwirkung oder nach Röntgenbestrahlung der Speicheldrüsen geht oft mit bakterieller Fehlbesiedelung und Geruchsbildung einher.

Dafür, dass Erkrankungen und Funktionsstörungen des Magens bei der Entstehung der Gase eine Bedeutung zukommt, gibt es keine Belege. Lediglich große, **mit Speiseresten gefüllte Divertikel** und zerfallende Tumoren können selten die Ursache einer Halitose sein.

Literatur

1 Akio, Y., T. Kanda, M. Tanabe, F. Matsudaira, J. G. Oliveira Cordeiro: Inhibitory effects of apple polyphenols and related compounds on cariogenic factors of mutans streptococci. J Agric Food Chem 48 (2000) 5666–5671.

2 Aurer-Kozelj, J.: The effect of ascorbic acid supplementation on periodontal tissue ultrastructure in subjects with progressive periodontitis. Internat. J. Vit. Nutr. Res. 52 (1982) 333.

3 Burt, B., A. M. Szpunar: The Michigan Study: The relationship between sugars intake and dental caries over three years. Internat. Dental J. 44 (1994) 230–240.

4 Grenby, T. H., A. Phillips, T. Desai, M. Mistry: Laboraty studies of the dental properties of soft drinks. Brit. J. Nutr. 62 (1989) 451.

5 Honkala, E., H. Tala: Total sugar consumption and dental caries in Europe – an overview. Internat. Dental J. 37 (1987) 185.

6 Kashket, S., D. P. De Paola: Cheese consumption and the development and progression of dental caries. Nutr Rev 60 (2002) 97–103.

7 König, K. G.: Karies und Parodontopathien. Ätiologie und Prophylaxe. Thieme, Stuttgart 1987.

8 Linke, H. A. B., L. H. Birkenfeld: Clearance and metabolism of starch foods in the oral cavitiy. Ann Nutr Metab 43 (1999) 131–139.

9 Meyle, J.: Ascorbinsäurespiegel bei marginaler Parodontitis. Dtsch. Zahnärztl. Z. 41 (1986) 320.

10 Nakamoto, T.: The role of ascorbic acid deficiency in human gingivitis – a new hypothesis. J. Theor. Biol. 108 (1984) 163.

11 Navia, J. M.: Carbohydrates in human nutrition: The importance of food choice in a high carbohydrate diet. Amer. J. Clin. Nutr. 59 Suppl (1994) 719–727.

12 Naylor, M. N.: Nutrition and dental decay. Proc. Nutr. Soc. 43 (1984) 257.

13 Schraitle, R., G. Siebert: Neue Bewertung der Fluoridzufuhr mit der Nahrung. Ernährungs-Umschau 33 (1986) 153.

14 Schraitle, R., G. Siebert: Zahngesundheit und Ernährung. Hanser, München – Wien 1987.

15 Schüpbach, P.: Incorporation of caseinoglycomacropeptide and caseinophosphopeptide into the salivary pellicle inhibits adherence of mutans streptococci. J Dent Res 75 (1996) 1779–1788.

16 WHO: Changing patterns of oral health and implications for oral health manpower. Part 1. Int. Dent. J. 35 (1985) 235–251.

17 Wiedemann, W.: Kohlenhydrate, Karies und die Erkrankung des Zahnhalteapparates. In: Kluthe, R., H. Kasper: Kohlenhydrate in der Ernährungsmedizin unter besonderer Berücksichtigung des Zuckers. Thieme, Stuttgart 1996.

15 Schwangerschaft und gynäkologische Erkrankungen

15.1 Prävention von Neuralrohrdefekten . 437
15.2 Funktionen der Gastrointestinalorgane und des Stoffwechsels 438
15.3 Gestosen 440
15.4 Prämenstruelles Syndrom und Dysmenorrhö 441
15.5 Gestationsdiabetes 441
15.6 Gynäkologische Karzinome 442

Schwangere und stillende Frauen sind eine der am meisten durch Mangel- und Fehlernährung gefährdeten Gruppen einer Gesellschaft. Fehlernährung während der Schwangerschaft begünstigt die Entstehung von Erkrankungen der Schwangeren, steigert das Risiko von Komplikationen der Schwangerschaft sowie der normalen Entwicklung des Fötus und prägt pränatal bereits das Risiko für Erkrankungen des Neugeborenen im Erwachsenenalter (fetale Programmierung) wie z. B. für die Adipositas oder Hypertonie (vgl. Kap. 4.1.2). Sowohl Mangelernährung wie auch eine über dem Bedarf liegende Energiezufuhr müssen vermieden werden.

15.1 Prävention von Neuralrohrdefekten

Diese Fehlbildung gehört zu den häufigsten und schwerwiegendsten. Nachdem eine Vielzahl von Untersuchungen einen Kausalzusammenhang zwischen Folsäuremangel und dieser Fehlbildung wahrscheinlich gemacht hatte, wurde die **Bedeutung der Folsäure** für die Vermeidung von Neuralrohrdefekten in prospektiven kontrollierten Studien bewiesen.

So wurden beispielsweise aus 33 Zentren in 7 Ländern 1817 Frauen ausgewählt, bei denen wegen einer vorangegangenen Fehlbildung in einer erneuten Schwangerschaft ein erhöhtes Risiko für einen Neuralrohrdefekt bestand. Mittels Zufallsverteilung wurden vier Gruppen gebildet, die entweder 4 mg Folsäure pro Tag, eine Mischung der Vitamine A, D, B_1, B_2 oder ein Placebo erhielten.

Bei 1195 erneuten Schwangerschaften wurden 27 Neuralrohrdefekte beobachtet, hiervon 6 in einer Folsäuregruppe und 21 in den beiden anderen Gruppen, die keine Folsäure erhielten. Das entspricht einem 72%igen protektiven Effekt der Folsäuresubstitution. Nachweisbare Schädigungen durch die hohe Folsäuregabe traten nicht auf.

Die Autoren kommen zu dem Schluss, dass Folsäuregaben, noch vor einer Schwangerschaft, dann indiziert sind, wenn es bei einer vorausgegangenen Schwangerschaft zu einer fehlgebildeten Frucht kam [22].

Inzwischen ist die Bedeutung von Folsäure zur Vermeidung von Neuralrohrdefekten allgemein anerkannt.

In Deutschland werden jährlich etwa 800 Kinder mit einem Neuralrohrdefekt geboren. Mindestens die Hälfte dieser Fehlbildungen könnte durch eine verbesserte Versorgung der Mütter mit dem B-Vitamin Folsäure verhindert werden.

Das Neuralohr schließt sich während der Embryonalentwicklung zwischen dem 22. und 28. Tag der Schwangerschaft und somit noch **bevor die Schwangerschaft bekannt ist.** Aus diesem Grunde muss schon vor einer möglichen Schwangerschaft auf eine adäquate Folsäureversorgung geachtet werden.

Es wird deshalb empfohlen, dass Frauen mit Kinderwunsch zusätzlich zur normalen Nahrung pro Tag 0,4 mg Folsäure in Form einer Tablette einnehmen.

Ein Supplement wird deshalb empfohlen, weil eine entsprechende Folsäureaufnahme mit folsäurereichen Lebensmitteln nur schwer zu realisieren ist [13, 25].

Frauen, die bereits ein Kind mit Neuralrohrdefekt haben, sollten vor einer erneuten Schwangerschaft präventiv Folsäure in Höhe von 4 mg pro Tag supplementieren. Entsprechende Empfehlungen werden in Deutschland bisher kaum umgesetzt. So sind laut Bundesgesundheitssurvey von 1998 gerade einmal 23 % der Frauen im Alter von 18 bis 40 Jahren über den positiven Effekt von Folsäure in der Schwangerschaft informiert.

Das Risiko, dass aufgrund von Unkenntnis und mangelnder Sorgfalt die empfohlene Folsäureprophylaxe nicht erfolgt, ist groß.

Die Food and Drug Administration der **USA** hat ausgehend von der Schwere der Fehlbildungen und der Tatsache, dass ein Folsäuredefizit zusätzlich auch das Risiko von Herz-Kreislauf-Erkrankungen steigert (vgl. Kap. 4.5.3) die **Anreicherung von Mehl** für Back- und Teigwaren sowie Reis mit Folsäure angeordnet. Hiermit ist eine Optimierung der Folsäureversorgung in hohem Maße gewährleistet.

> Gewarnt wird vor Multivitaminpräparaten, da die Nebenwirkungen der anderen Vitamine nicht abgeschätzt werden können [1].

Bestimmungen der Folsäuremetaboliten im Harn Schwangerer ergaben einen signifikanten Anstieg der Abbauprodukte im zweiten Trimester mit Rückkehr zur Norm nach der Entbindung. Aufgrund der vermehrten Ausscheidung errechnet sich ein **Mehrbedarf an Folsäure** von etwa 200–300 g/Tag für schwangere Frauen [21].

Hinweise auf eine Zunahme von Fehlgeburten unter Supplementierung mit Folsäure wurden nicht bestätigt [14].

15.2 Funktionen der Gastrointestinalorgane und des Stoffwechsels

Die **hormonelle Umstellung** während der Schwangerschaft geht mit Änderungen von Funktionen der Gastrointestinalorgane und des Stoffwechsels einher, die bei der Ernährung zu berücksichtigen sind.

Eine **Gingivahyperplasie** kann Zahnfleischblutungen und Gingivitis mit Beschwerden beim Kauen zur Folge haben.

Das Schwangerschaftschutzhormon Progesteron, das den Uterus ruhig stellt, **dämpft** auch **die Motilität** von Magen, Gallenblase, Dünn- und Dickdarm. Darüber hinaus wird der **Tonus des unteren Ösophagussphinkters herabgesetzt.** Eine Reihe gastrointestinaler Beschwerden, die zum Teil im Zusammenhang mit der Nahrungsaufnahme stehen, werden hierdurch erklärt, so z. B. das im letzten Drittel der Schwangerschaft häufige **Sodbrennen** als Folge eines gastroösophagealen Refluxes (vgl. Kap. 3.2.1).

Die in der Schwangerschaft häufig auftretende **Übelkeit** und das **Völlegefühl** sind durch Motilitätsstörungen des Magens und Dünndarms mitbedingt.

Folge der vermehrten Progesteronsekretion ist darüber hinaus die in der Schwangerschaft häufige **atonische Obstipation.**

> Der Obstipation kann durch eine ballaststoffreiche Kost und reichlich Flüssigkeitszufuhr vorgebeugt werden.

Während es in der Frühschwangerschaft in etwa 70–80 % der Fälle zu Übelkeit und Erbrechen kommt, entwickelt sich eine **Hyperemesis gravidarum,** d. h. nicht beeinflussbares Erbrechen und Übelkeit mit Wasser und Elektrolytimbalance, Gewichtsabnahme und unzureichender Deckung des Nährstoffbedarfes bei etwa 2 % aller Schwangerschaften.

Lässt sich das Erbrechen nicht medikamentös beeinflussen, so sind mit Hilfe der **künstlichen Ernährung** eine Korrektur der Wasser- und Elektrolytimbalance und eine Beseitigung der Ketose angezeigt [26].

Insbesondere im ersten Schwangerschaftsdrittel ist die **Insulinsekretion** gesteigert. Auf eine ausreichende Kohlenhydratzufuhr muss deshalb, zur Vermeidung hypoglykämischer Reaktionen, geachtet werden.

Die besonders in der zweiten Schwangerschaftshälfte einsetzende **Zunahme des Körpergewichts** ist sowohl durch eine Zunahme des Gesamtkörperwassers als auch durch das Gewicht des Fötus, des Fruchtwassers, der Plazenta und des vergrößerten Uterus bedingt.

Zusätzlich nehmen auch die **Fettdepots** um etwa 1,5 bis 3,5 kg zu. Diese Energiereserve wird durch den zusätzlichen Energiebedarf von etwa 2930 bis 4200 kJ/Tag (700–1000 kcal) während der Stillzeit wieder mobilisiert [24].

Der Anstieg des Körpergewichtes ist weiterhin durch eine Zunahme des Gesamtkörperwassers bedingt. Die hormonell induzierte Zunahme des Körperwassers ist verantwortlich für die physiologischen sog. **Schwangerschaftsödeme,** die von den akut entstehenden, mit Proteinurie und Hypertonie kombinierten Ödemen im Rahmen einer Gestose zu unterscheiden sind.

Auf eine **ausreichende Flüssigkeitszufuhr** in der Schwangerschaft ist zu achten.

> Auch bei Schwangerschaftsödemen ist eine Flüssigkeitsreduktion nicht indiziert, da es sich um eine physiologische Reaktion auf die gesteigerte Östrogenbildung handelt.

Im Einzelfall kann die Wasserretention durch gelegentliche Obst-Reis-Tage und eine Kochsalzrestriktion verringert werden. Gaben von Diuretika sind kontraindiziert.

Tabelle 15-1 Mittlerer prozentualer Anteil an Komplikationen während der Schwangerschaft bei normalgewichtigen (n) und fettsüchtigen (f) Frauen (nach [2]).

	n	f
Ödeme, Varizen	18,3	48,9
Hypertonus	7,8	32,5
Gestose	2,4	21,2
Diabetes, Glukosurie	5,2	10,3
Thrombose	5,5	10,1
Albuminurie	3,7	13,9
Blutungen in der Schwangerschaft	5,9	8,6

Ein **normales Körpergewicht** verringert die Rate an Komplikationen während der Schwangerschaft, wie die Werte in Tabelle 15-1 demonstrieren. Zusätzlich liegt bei normalem Körpergewicht die Zahl der Komplikationen während der Geburt und im Wochenbett niedriger als bei Adipösen (Lit. bei [16, 18]).

Energie- und Nährstoffbedarf, Alkohol und Koffein

Während der Schwangerschaft steigt der Bedarf an essentiellen Nährstoffen und in geringem Umfang auch der an Energie. Bei Zugrundelegen eines Körpergewichts von 60 kg und einer Körpergröße von 165 cm liegt bei leichter Berufsarbeit der **tägliche Energiebedarf** ab dem 4. Schwangerschaftsmonat zwischen 9600 und 10500 kJ/Tag (2300–2500 kcal).

Der **Eiweißbedarf** steigt, da Proteine für das Wachstum der Frucht, der Plazenta etc. benötigt werden. Die wünschenswerte Eiweißmenge pro Tag, wobei biologisch hochwertiges Eiweiß bevorzugt werden soll, liegt ab dem 4. Monat bei 1,3 g/kg Körpergewicht [10].

Die **Kohlenhydratzufuhr** sollte während der Schwangerschaft relativ hoch sein, da der Fötus den Energiebedarf überwiegend durch Glucose deckt. Etwa 40 % der Blutglucose werden von der Plazenta aufgenommen. Bereits geringe Hungerzustände können folglich während der Schwangerschaft eine Hypoglykämie und Ketose auslösen.

Die **Fettzufuhr** sollte den üblichen Empfehlungen (vgl. Kap. 1.3) entsprechen. Auf die Bedeutung der ω-3-Fettsäuren wurde im Kapitel 1.3.2 hingewiesen.

Über den Einfluss von **trans-Fettsäuren** auf die Entwicklung des Föten und Neugeborenen ist nur wenig bekannt. Trans-Fettsäuren passieren die Plazenta. In Tierversuchen fanden sich kein teratogener Effekt und keine negative Wirkung auf das Wachstum des Fötus [11].

Von den Mineralstoffen sind Kalzium und Eisen von besonderer Bedeutung. Nach Angaben der D-A-CH-Referenzwerte soll die tägliche Kalziumzufuhr bei Schwangeren und Stillenden 1000 mg betragen. Bei einem Alter der Schwangeren unter 19 Jahren werden 1200 mg empfohlen. Da die durchschnittliche tägliche Kalziumaufnahme der deutschen Bevölkerung weniger als 1 g pro Kopf beträgt, empfiehlt es sich, während der Schwangerschaft Kalzium zusätzlich zur Nahrung aufzunehmen. Die Besonderheiten des Kalziumstoffwechsels während der Schwangerschaft und Stillzeit wurden im Kapitel 8.1 besprochen.

Obwohl die mittlere **tägliche Eisenaufnahme** in Westdeutschland etwa 13 mg/Tag beträgt, die Eisenresorption im Darm bei Schwangeren gesteigert ist und der Eisenverlust mit dem Menstrualblut während der Schwangerschaft wegfällt, entwickelt sich bei einem Teil in der Spätschwangerschaft eine **Eisenmangelanämie,** die eine zusätzliche Eisenzufuhr in Form eines Medikaments erforderlich macht.

Während die ernährungsbedingte Anämie als Folge eines Mangels an Eisen, Vitamin B_{12} und Folsäure in den Entwicklungsländern sehr häufig ist und als wesentliche Ursache für die mütterliche Mortalität angesehen wird, gibt es **keine gesicherte Begründung** für die bei uns meist routinemäßig empfohlene **Eisensupplementation** ab dem 2. Trimenon (Lit. bei [3]).

Die Bundesrepublik Deutschland ist ein Jodmangelgebiet. Die für Schwangere und Stillende **empfohlene Jodzufuhr** von 230 bzw. 260 µg pro Tag wird häufig nicht erreicht.

Der Arbeitskreis Jodmangel fordert deshalb, dass jede Frau nach Feststellung einer Schwangerschaft täglich 200 µg oder 1-mal wöchentlich 1,5 mg Jod in Form einer Tablette nimmt.

Jodmangel kann bereits beim Ungeborenen zu schweren körperlichen und geistigen Schäden bis hin zum Kretinismus führen.

Erhöht ist auch der **Bedarf an Vitaminen,** insbesondere an denen des B-Komplexes. Der häufige Mangel an **Folsäure** ist neben dem bereits genannten Eisenmangel Ursache der nicht seltenen Schwangerschaftsanämie [15].

Hohe Vitamin-A-Zufuhr während der Schwangerschaft muss wegen der Gefahr teratogener Schäden vermieden werden. Obwohl die geringste noch teratogen wirkende Dosis nicht sicher bekannt ist, wird davon ausgegangen, dass eine Zufuhr von 25 000–50 000 IU/Tag bereits mit Schäden einhergehen kann.

Gewarnt werden muss auch vor der kritiklosen Einnahme von **Multivitaminpräparaten** [2].

Das Bundesgesundheitsamt rät allen Frauen, die schwanger sind oder dies nicht mit Sicherheit ausschließen können, auf den Genuss von **Leber** aller Tierarten zu verzichten, da mit sehr hohen Vitamin-A-Konzentrationen in den Lebern von Schlachttieren gerechnet werden muss. In den D-A-CH-Referenzwerten wird zur Frage der teratogenen Wirkung von Vitamin A und zum Verzehr von Leber wie folgt Stellung genommen:

Nicht gesichert ist, ob es auch bei hoher Zufuhr von präformiertem Vitamin A, wie es in Lebensmitteln (z. B. Leber) in teilweise hoher Konzentration vorliegt, zu Schäden in der Entwicklung des Ungeborenen kommen kann. Daher sollten Frauen, bei denen eine Schwangerschaft vorliegen könnte bzw. geplant wird, zusätzlich zur Aufnahme mit der Nahrung Vitamin-A-Mengen über 3 mg Retinol (entsprechend 10 000 IE) zu Beginn (1. Drittel) der Schwangerschaft nicht mehrfach wiederholt aufnehmen. Eine Portion (ca. 125 g) Leber enthält in aller Regel das 5- bis 10fache, in Extremfällen (abhängig von der Fütterung) mehr als das 20fache dieser Menge Retinol. Durch den Verzehr anderer Lebensmittel und durch vorschriftsmäßig dosierte Multivitaminpräparate sind Überschreitungen der genannten sicheren Vitamin-A-Mengen nicht zu befürchten.

Unterernährung

Unterernährung verzögert die Menarche und die Ovulation. Hochgradiger Gewichtsverlust wie etwa bei der Anorexia nervosa (vgl. Kap. 4.3), geht mit einer **Amenorrhö** und folglich Sterilität einher. Auch bereits weniger ausgeprägter Gewichtsverlust, etwa bei Einhalten einer Reduktionskost, kann eine Amenorrhö zur Folge haben.

In dem Maße, in dem der BMI sinkt, steigt das **Risiko der Infertilität.** Die Fruchtbarkeit ist bei einem BMI im oberen Normbereich am höchsten.

In Notzeiten mit hochgradiger Unterernährung sinkt die Fertiliät in der Gesamtbevölkerung, die Geburtsgewichte sind niedrig und die Zahl an **Fehlbildungen** ist vergleichsweise hoch.

Alkohol

In der Frühschwangerschaft kann vermehrter Alkoholkonsum den Föten schädigen **(embryofetales Alkoholsyndrom,** vgl. Kap. 1.9). Während der gelegentliche mäßige Alkoholkonsum nach dem 3. Schwangerschaftsmonat als unproblematisch angesehen wird, ist es – da exakte Daten über bereits schädigende Alkoholdosen fehlen – empfehlenswert, vor der Konzeption und in der Frühschwangerschaft alkoholische Getränke **konsequent zu meiden.**

Alkohol steigert darüber hinaus die Rate an **Fehlgeburten.**

Während einige Studien bereits für eine Erhöhung der Abortrate unter moderatem Alkoholkonsum (etwa ein alkoholisches Getränk pro Tag) sprechen, konnte an großen Fallzahlen von mehr als 5000 Schwangerschaften erst ab drei alkoholischen Getränken pro Woche während des ersten Trimesters eine erhöhte Rate an Fehlgeburten festgestellt werden [27].

Koffein

Eine für die Praxis wichtige Frage betrifft den Einfluss des Kaffeekonsums auf die Schwangerschaft. Die US Food and Drug Administration empfahl 1980 schwangeren Frauen, den Kaffeekonsum zu reduzieren.

Es gibt Hinweise darauf, dass intensives Kaffeetrinken **niedrige Geburtsgewichte** zur Folge hat.

In einer großen Studie an über 1200 Schwangerschaften wurde dies bestätigt.

Unter Berücksichtigung aller anderen möglichen Einflussfaktoren ergab sich dann eine intrauterine **Wachstumsverzögerung,** wenn pro Tag mehr als 300 mg Koffein in Form von Kaffee aufgenommen wurden [12].

In einer weiteren Studie ergab sich eine signifikant höhere Rate von **Fehlgeburten** bei einer Koffeinzufuhr von mehr als 120 mg/Tag im Vergleich zu einer nur geringen Aufnahme von 48 mg/Tag.

Es gibt auch Hinweise auf eine mögliche Fehlbeurteilung des Koffeinkonsums bei der Interpretation epidemiologischer Studien. Bei Frauen mit Übelkeit in der Frühschwangerschaft ist die Rate an Fehlgeburten geringer. Andererseits wird der Kaffeekonsum von diesen Schwangeren wegen der Übelkeit eingestellt bzw. reduziert.

15.3 Gestosen

Man unterscheidet die **Frühgestose** in der Frühschwangerschaft, sie geht einher mit Übelkeit und Erbrechen, was meist morgens auftritt, und die **Spätgestose** oder Schwangerschaftstoxikose in der zweiten Schwangerschaftshälfte. Weil die Spätgestose mit Ödemen, Proteinurie und Hypertonie einhergeht, wird sie auch als EPH-Gestose bezeichnet. Da die Hypertonie das eigentliche Alarmsymptom ist, spricht man auch von schwangerschaftsinduzierter Hypertonie oder Gestationshypertonie. Die unterschiedlich schwer verlaufende Spätgestose kann mit zunehmender neurologischer Symptomatik letzlich in die **Eklampsie** mit tonisch-klonischen Krämpfen, Zyanose, Bewusstlosigkeit etc. übergehen.

Die Ätiologie von Gestosen und Eklampsie ist weitgehend unbekannt. Störungen in der Interaktion zwischen plazentarem und mütterlichem Gewebe kommt eine Bedeutung zu. Endothelschädigende Faktoren wie erhöhte Serumtriglycerid-, LDL- und Homocysteinkonzentrationen finden sich vermehrt bei der Gestose und begünstigen offenbar die Entstehung der Erkrankung. Weiterhin gibt es Hinweise darauf, dass eine vermehrte Bildung freier Radikale an der Gefäßschädigung beteiligt ist. Dies wird durch den vorbeugenden Effekt einer Supplementierung mit den Vitaminen C und E bei Patientinnen mit einem erhöhten Eklampsierisiko bestätigt [6].

Eine strenge **Kochsalzrestriktion,** wie sie früher empfohlen wurde, gilt als ungerechtfertigt und wird als negativ für den Verlauf der Schwangerschaft abgelehnt.

Der **erhöhte Bedarf an Vitaminen und Mineralstoffen** ist zu berücksichtigen. Dies gilt insbesondere für die bereits erwähnten antioxidativen Vitamine. Eine hoch dosierte Supplementierung mit 1000 mg Vitamin C und 400 IU Vitamin E pro Tag zur Prophylaxe der Eklampsie erscheint sinnvoll [6].

Möglicherweise kommt **ungesättigten Fettsäuren** als Vorstufen der Prostaglandinsynthese eine Bedeutung zu (Lit. bei [20]).

Eine **hohe Kalziumzufuhr** senkt den Blutdruck während der Schwangerschaft und verringert die Häufigkeit der Präeklampsie.

In prospektiven Studien kam es unter einer Supplementation mit 1,5–2,0 g Kalzium/Tag zu einer Abnahme der Inzidenz an Präeklampsien um im Mittel 50% [5].

15.4 Prämenstruelles Syndrom und Dysmenorrhö

Die dem prämenstruellen Syndrom zugrunde liegenden **pathophysiologischen Mechanismen** sind nur unzureichend bekannt.

Im Vordergrund der **Beschwerden,** die sich in den letzten Tagen vor Beginn einer Menstruation einstellen, stehen

- Kopfschmerzen,
- Spannungsgefühl in den Brüsten,
- Neigung zu Unterschenkelödemen,
- eine depressive Verstimmung etc.

Eine Reihe von **Ernährungsfaktoren** wird mit der Entstehung des prämenstruellen Syndroms und seiner therapeutischen Beeinflussung in Verbindung gebracht.

Der positive Effekt von **γ-Linolensäure** in Form von Nachtkerzenöl, für den kleine unkontrollierte Studien sprachen, konnte in einer placebokontrollierten Untersuchung an 27 Frauen nicht bestätigt werden [8]. Auch in weiteren kontrollierten Studien konnte kein therapeutischer Effekt von Nachtkerzenöl gesichert werden [19].

Nicht gesichert ist auch der Effekt von **Magnesiumsupplementen.** Jedenfalls fanden sich keine signifikanten Differenzen in der während des gesamten Zyklus mehrmals bestimmten Serum-Magnesium-Konzentration bei Frauen mit und ohne prämenstruellem Syndrom [7].

Widersprüchlich sind auch Ergebnisse von Studien mit **Vitamin B_6.** Die Metaanalyse von neun prospektiven randomisierten placebokontrollierten Studien kam jedoch zu dem Resultat, dass hohe Dosen sowohl die Symptomatik als auch die oft begleitenden Depressionen positiv beeinflussen [28].

Prämenstruelle Schwellungen, Schmerzen und Spannungsgefühl in der Brust (zyklische Mastopathie) können durch **Reduktion der Fett- und Steigerung der Kohlenhydratzufuhr** positiv beeinflusst werden.

Bei 21 Frauen, die während fünf Jahren unter entsprechender Symptomatik litten und deren Beschwerden auf die übliche Therapie nicht ansprachen, reagierten auf eine Reduktion der Fettzufuhr auf 15% der Gesamtenergie bei entsprechender Steigerung der Kohlenhydratzufuhr positiv. Der Wirkmechanismus ist unklar [4].

Unklar sind auch die pathophysiologischen der **Dysmenorrhö** zugrunde liegenden Mechanismen. Involviert sind die aus ω-6-Fettsäuren synthetisierten Eicosanoide. Der Relation zwischen ω-6- und langkettigen ω-3-Fettsäuren in der Nahrung kommt folglich eine Bedeutung zu. In Fettgewebsbiopsien von Frauen mit Dysmenorrhö war die Relation der beiden Fettsäuren zueinander zu Gunsten der ω-6-Fettsäuren verschoben. In einer vergleichenden Therapiestudie kam es unter Gabe von ω-3-Fettsäuren in Form von Fischöl zu einem signifikanten Rückgang der Symptomatik [9].

15.5 Gestationsdiabetes

Der Schwangerschaftsdiabetes (Gestationsdiabetes) wurde bereits im Kapitel 4.4.2 besprochen.

Es handelt sich um eine erstmals in der Schwangerschaft aufgetretene oder diagnostizierte Erkrankung. Diese Definition schließt auch die Möglichkeit einer Erstmanifestation eines Typ-1- oder Typ-2-Diabetes ein. Das Gleiche gilt für bereits präkonzeptionell manifeste aber nicht diagnostizierte Fälle von Diabetes. Adipositas und familiäre Belastung sind begünstigende Faktoren. Der Gestationsdiabetes – eine der häufigsten Schwangerschaftskomplikationen – geht mit einem erhöhten Risiko für Präklampsie/Eklampsie, schwangerschaftsinduzierte Hypertonie und Harnwegsinfekte einher.

15.6 Gynäkologische Karzinome

Mamma-, Endometrium-, Ovarial- und Zervixkarzinom siehe Kapitel 16.

Literatur

1 ACOG Committee on Obstetrics: Maternal and fetal medicine, folic acid for the prevention of recurrent neural tube defects. Intern. J. Gynecol. Obstet. 42 (1993) 75–77.

2 ACOG Committee Opinion: Committee on Obstetrics: Maternal and fetal medicine. Vitamin A supplementation during pregnancy. Intern. J Gynecol. Obstet. 40 (1993) 175.

3 Bergmann, R.L., R. Huch, K.E. Bergmann, J.W. Dudenhausen: Ernährungsprävention während der Schwangerschaft. Dtsch. Ärztebl. 94 (1997) 2–8.

4 Boyd, N.F., P. Shannon, V. Kriukov, E. Fish, G. Lockwood, V. McGuire, M. Cousins, L. Mahoney, L. Lickley, D. Tritchler: Effect of a low-fat high-carbohydrate diet on symptoms of cyclical mastopathy. Lancet II (1988) 128–132.

5 Carroli, G., L. Duley, M. Belizán, J. Villar: Calcium supplementation during pregnancy: a systematic review of randomised controlled trials. Brit. J. Obstet. Gynecol. 101 (1994) 753–758.

6 Chappell, L.C., P.T. Seed, A.L. Briley, F.J. Kelly, R. Lee, B.J. Hunt, K. Parmar, S.J. Bewley, A.H. Shennan, P.J. Steer, L. Poston: Effect of antioxidants on the occurence of pre-eclampsia in women at increased risk: a randomised trial. Lancet 354 (1999) 810–816.

7 Chuong, C., B. Dawson: Magnesium levels in premenstrual syndrome. Nutr. Res. 14 (1994) 1623–1634.

8 Collins, A.: Essential fatty acids in the treatment of premenstrual syndrome. Obst. Gyn. 81 (1993) 93–98.

9 Deutch, B., J. Bonefeld, E. Jorgensen, J.C. Hansen, et al.: Menstrual discomfort in Danish women reduced by dietary supplements of ω-3 PUFA and B12 (fish oil or sea oil capsules). Nutr Res 20 (2000) 621–623.

10 Deutsche Gesellschaft für Ernährung: Empfehlungen für die Nährstoffzufuhr. 5. erw. Überarbeitung. Umschau Verlag, Frankfurt 1991.

11 Dickson, J.H.: Trans fatty acids: infant and fetal development. Report of an expert panel on trans fatty acids and early development. Amer. J. Clin. Nutr. 66 (1997) 715–763.

12 Fensten, A., B. Erkenazi, B. Windham, G.C, Swann, S.H.: Caffeine consumption during pregnancy and fetal growth. Amer. J. Publ. Hlth 81 (1991) 458–461.

13 Gemeinsame Empfehlungen der Deutschen Gesellschaft für Ernährung, Gynäkologie und Geburtshilfe, Humangenetik, Kinderheilkunde und Jugendmedizin sowie Neuropädiatrie, vorbereitet von der Ernährungskomission der Deutschen Gesellschaft für Kinderheilkunde und Jugendmedizin durch Berthold Koletzko und Rüdiger von Kries: Prävention von Neuralrohrdefekten durch Folsäurezufuhr in der Frühschwangerschaft. Der Frauenarzt 35 (1994) 1007–1010.

14 Gindler, J., Z. Li, R.J. Berry, J. Zheng, A. Correa, X. Sun, L. Wong, L. Cheng, J.D. Erickson, Y. Wang, Q. Tong: Folic acid supplements during pregnancy and risk of miscarriage. Lancet 350 (2001) 796–800.

15 Hages, M.: Bedeutung einer Folsäuresubstitution während der Schwangerschaft. Geburtsh. Frauenheilk. 49 (1989) 523.

16 Hüter, K.A.: Ernährung in der Schwangerschaft. Dtsch. Med. J. 21 (1979) 1027.

17 Infante-Rivard, C., A. Fernández, R. Gauthier, M.D. Rivard: Fetal loss associated with caffeine intake before and during pregnancy. J. Amer. Med. Assoc. 270 (1993) 2940–2943.

18 Johannigmann, J., B.J. Klose: Zur Betreuung adipöser Gravider. Med. Welt 23 (1972) 594.

19 Khoo, S.K., C. Munro, D. Battistutta: Evening primrose oil and treatment of premenstrual syndrome. Med. J. Aust. 153 (1990) 189–192.

20 Lippert, T.H.: Ernährung bei Schwangerschaftsgestose. Ernährungs-Umschau 32 (1985) 80.

21 McPartlin, J., A. Halligan, M. Scott, M. Darling, D.G. Weir: Accelerated folate breakdown in pregnancy. Lancet 341 (1993) 148–149.

22 Medical Research Council Vitamin Study: Prevention of neural tube defects. Lancet 338 (1991) 131–137.

23 Narod, S.A., S. De Sanjose, C. Victoria: Coffee during pregnancy: a reproductive hazard? Amer. J. Obstet. Gynecol. 164 (1988) 1109–1114.

24 Quaas, L.: Ernährung in der Schwangerschaft. Akt. Ernährungsmed. 15 (1990) 87–90.

25 Rinke, U., B. Koletzko: Prävention von Neuralrohrdefekten durch Folsäurezufuhr in der Frühschwangerschaft. Dtsch. Ärztebl. 91 A (1994) 30–37.

26 Ven, van de, J.M.: Nasogastric enteral feeding in hyperemesis gravidarum. Lancet 349 (1997) 445.

27 Windham, C.C., J. von Behren, L. Fenster, C. Schaefer, S.H. Swan: Moderate maternal alcohol consumption and risk of spontaneous abortion. Epidemiology 8 (1997) 509–514.

28 Wyatt, K., P.W. Dimmock, P.W. Jones, P.M.S. O'Brien: Efficacy of vitamin B_6 in the treatment of premenstrual syndrome: systemativ review. Brit. Med. J. 318 (1999) 1375–1381.

16 Ernährung und Tumorentstehung

16.1 Einleitung 443
16.2 Substanzen und Substanzgruppen mit fördernden und hemmenden Einflüssen auf die Karzinogenese ... 446
16.3 Organtumoren 454

16.1 Einleitung

Die Entstehung bösartiger Tumoren ist von drei Faktoren abhängig

- Alter,
- Disposition und
- Exposition.

Je höher das **Lebensalter,** umso häufiger entwickeln sich maligne Tumoren.

Die **Disposition** ist in erster Linie **erblich bedingt**. Es gibt Familien mit einer über dem allgemeinen Durchschnitt liegenden Häufigkeit bestimmter Organtumoren. Die hierfür verantwortlichen spezifischen Strukturen im Genom (Onkogene, Tumorsuppressorgene etc.) sind zum Teil bekannt. Zu malignen Tumoren disponieren aber auch **bestimmte Erkrankungen** wie etwa Gallensteine für das Gallenblasenkarzinom, Colitis ulcerosa für das Kolonkarzinom oder Fisteln für den Hautkrebs.

Die **Exposition** umfasst alle **Umweltfaktoren**, die Einfluss auf die Tumorentstehung nehmen.

Ein wesentlicher Umweltfaktor ist die Ernährung.

Bereits Galen war davon überzeugt, dass die Ernährung für die Entstehung bösartiger Tumoren mitverantwortlich ist.

Erste systematische epidemiologische Untersuchungen zu dieser Frage stammen aus der Mitte des 19. Jahrhunderts von dem englischen Arzt Alfred Haviland. Er fand vermehrt Krebserkrankungen in sumpfigen Flussniederungen und glaubte, dass dem Wasser eine Bedeutung bei der Tumorentstehung zukomme (Lit. bei [84]).

Auch in Deutschland wurde schon Anfang des vorigen Jahrhunderts darauf hingewiesen, dass der **Wohlstand** und die hiermit verbundene Art, sich zu ernähren, mitverantwortlich sind für die Krebshäufigkeit. Damalige Beobachtungen sprachen dafür, dass die reiche Klasse häufiger an Krebs stirbt und dass **hoher Fleischverzehr** die Tumorentstehung begünstigt. Die Erfahrung hatte bereits damals gezeigt, dass Mitglieder von Mönchsorden, die sich eine sehr „strenge Kost" und „große Kasteiungen" auferlegten, fast keine bösartigen Tumoren entwickeln [124].

Die Untersuchung des Zusammenhangs zwischen Ernährung und Krebsrisiko ist nicht einfach, da die verfügbaren methodischen Instrumente sehr ungenau sind. Als wichtigste der verwendeten Methoden sind zu nennen: epidemiologische Untersuchungen beim Menschen, Tierversuche, In-vitro-Versuche, Ernährungsinterventionsstudien. Davon erbringt lediglich die letztgenannte Methode verlässliche Erkenntnisse, da die tatsächliche Wirkung einer empfohlenen Maßnahme nur durch eine kontrollierte Ernährungsumstellung erkennbar wird. Dennoch wurden bislang erst wenige Ernährungsinterventionsstudien durchgeführt. Tier- und In-vitro-Versuche können zwar zur Untersuchung der Krebsentstehung eingesetzt werden und sind bei Untersuchungen der zellbiologischen und histopathologischen Aspekte der Karzinogenese von großem Nutzen gewesen, doch lassen sich daraus keine verlässlichen Informationen über die Ursachen von Krebs beim Menschen gewinnen. Damit bleibt als letzte der genannten Methoden die epidemiologische Untersuchung beim Menschen. Am verlässlichsten lassen sich Belege mit gut strukturierten Kohortenstudien mit einer Verlaufskontrolle von 10 bis 20 Jahren erbringen [50].

In neuerer Zeit wurden eine Vielzahl epidemiologischer, klinischer und experimenteller Untersuchungen zur Frage der Ernährung und Krebsentstehung durchgeführt.

Beim derzeitigen Kenntnisstand geht man davon aus, dass der komplexe Vorgang der Tumorentstehung in mehreren zeitlich unterschiedlich langen Stufen abläuft.

Ernährungsfaktoren können in den verschiedenen Phasen modulierend auf diesen Vorgang einwirken.

In Abbildung 16-1 wurde versucht, diesen vielschichten Ablauf vereinfacht darzustellen.

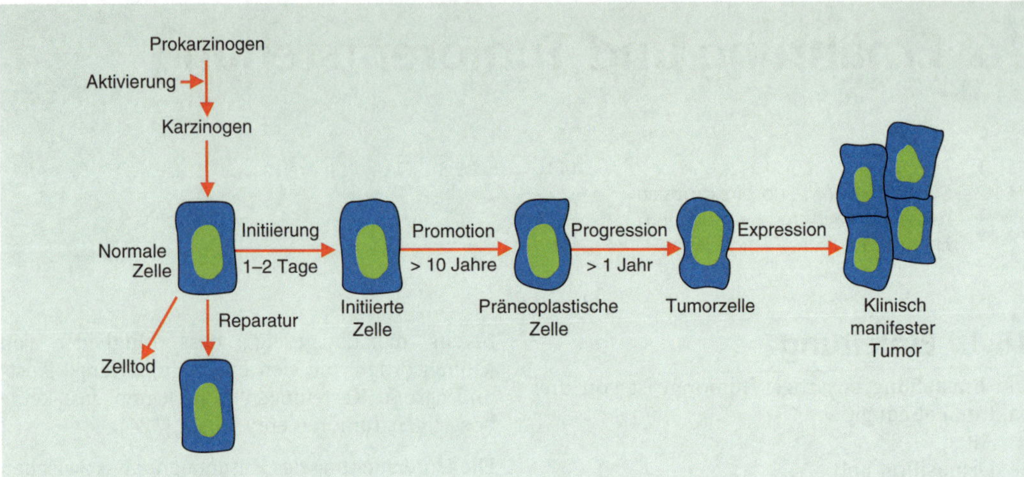

Abb. 16-1 Phasen der Tumorentwicklung.

Primär muss die für die Erbinformation und eine geregelte Zellteilung verantwortliche DNA im Zellkern durch chemische, physikalische oder virale Einflüsse modifiziert werden. Diese als **Initiierung** bezeichneten molekularen Veränderungen der DNA können, wenn die genotoxische Schädigung eine ruhende Zelle trifft, durch **DNA-Repairmechanismen** wieder korrigiert werden.

Trifft die Noxe Zellen in der Teilungsphase, so kommt es nicht zu den genannten Reparaturvorgängen. Bei einer **Mitosesteigerung**, etwa bei chronischen Entzündungen, intensiver UV-Bestrahlung der Haut etc. ist die Gefahr einer Initiierung durch Karzinogene folglich besonders groß. Die für diese erste Phase der Tumorentstehung – die Initiierung – verantwortlichen Substanzen wirken **dosisunabhängig**, d.h., kleinste Mengen eines Karzinogens können bereits das Genom einer Zelle so verändern, dass sich hieraus eine Tumorzelle entwickeln kann.

Initiierte Zellen werden mit verschiedenen Kontrollmechanismen am Wachstum gehindert. Die **Wachstumskontrolle** erfolgt von den umliegenden, nicht initiierten Zellen über interzelluläre Verbindungen (gap junctions). Erst wenn diese das unkontrollierte Zellwachstum hemmenden Kontrollmechanismen durch sog. Promotoren ausgeschaltet werden, beginnt das unkontrollierte Wachstum der initiierten Zelle.

Promotoren besitzen folglich selbst keine genotoxischen Eigenschaften, sind jedoch in der Lage, initiierte Zellen zum Wachstum und damit zur Tumorbildung zu stimulieren. Sie stellen einen selektiven Wachstumsstimulus für initiierte Zellen dar und ermöglichen ihre **klonale Expansion**. Am Ende der Promotionsphase steht die **präneoplastische Zelle**.

Der letzte Schritt in Richtung Tumorentstehung ist die **Progression**. Hierdurch wird die prämaligne Zelle in eine **invasiv wachsende Tumorzelle** umgewandelt. Die Zelle verliert hierdurch die Fähigkeit der Differenzierung, sodass letztlich Tumorzellen u.U. keinerlei Eigenschaft der Ausgangszelle mehr besitzen. Je entdifferenzierter eine Tumorzelle ist, umso schneller wächst sie.

Es besteht derzeit kein Zweifel mehr daran, dass der Ernährung bei dem multifaktoriellen, sehr komplexen, meist während vieler Jahre über verschiedene Vorstufen ablaufenden Prozess der Tumorentstehung eine zentrale Bedeutung zukommt.

Hierbei muss berücksichtigt werden, dass **Komponenten** unserer extrem komplex zusammengesetzten Nahrung sowohl die Entstehung bestimmter Organtumoren **begünstigen** als auch vor ihrer Entstehung **schützen** können.

Weiterhin ist zu bedenken, dass Einflüsse der Umwelt und die genetische Prädisposition bei den einzelnen Organtumoren unterschiedlich groß sind. Abbildung 16-2 demonstriert, dass manche Tumoren ausschließlich bzw. überwiegend aufgrund genetischer Prädispositionen, andere wiederum vorwiegend als Folge von Umwelteinflüssen entstehen.

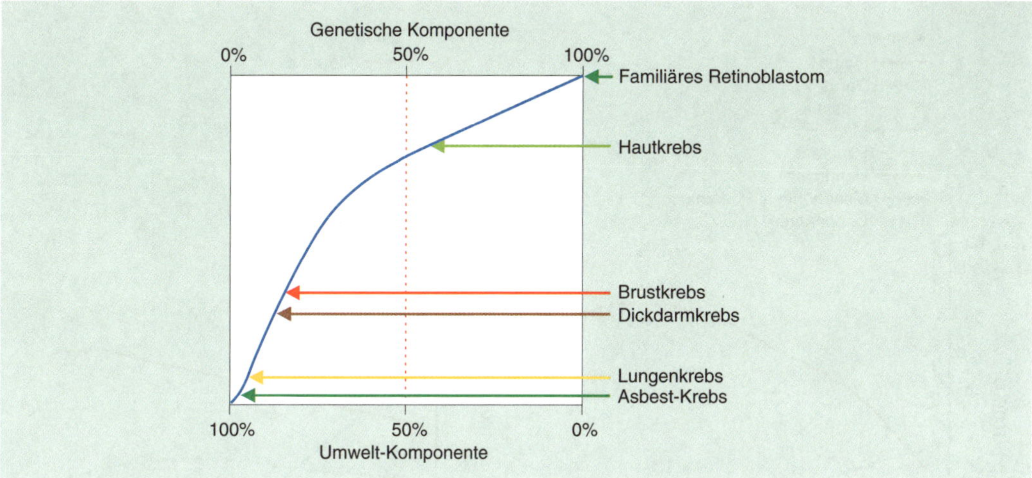

Abb. 16-2 Die unterschiedliche Bedeutung von Umwelt- und Erbfaktoren für die Entstehung maligner Tumoren beim Menschen (Harnden, modifiziert nach [46]).

Ergebnisse epidemiologischer Studien zeigen, dass die bei uns **häufigsten malignen Tumoren** überwiegend **umweltbedingt** sind. So nimmt die Häufigkeit des kolorektalen Karzinoms – dies gilt in gewissem Umfange auch für das Mammakarzinom, Prostatakarzinom und einige andere Tumoren – dann zu, wenn die traditionelle Ernährung (meist fettarm und reich an pflanzlichen Lebensmitteln) durch eine in westlichen Industrieländern übliche Kost ersetzt wird.

Beispiele hierfür sind in den **USA lebende Japaner und Afrikaner,** die nach der Einwanderung und Übernahme US-amerikanischer Lebens- und Ernährungsgewohnheiten bereits in der zweiten Generation das gleiche Tumorrisiko aufweisen wie US-Amerikaner.

Zur Beurteilung der Frage, in welchem Maße genetische oder Umweltfaktoren das Risiko der Tumorentstehung bestimmen, sind Untersuchungen an ein- oder zweieiigen (monozygoten und dizygoten) Zwillingen besonders geeignet. Eine skandinavische Studie an fast 45 000 Zwillingspaaren kam zu dem Ergebnis, dass Umweltfaktoren die entscheidende Bedeutung für die Entstehung sporadischer Tumoren zukommt. Ein relativ großer Einfluss der genetischen Disposition fand sich für das Prostata-, Magen-, Mamma- und kolorektale Karzinom. So war beispielsweise dann, wenn ein eineiiger Zwilling an Magenkrebs erkrankte, das Erkrankungsrisiko des Geschwisters, ebenfalls an einem Magenkarzinom zu erkranken, um den Faktor 9,9 erhöht. Eine entsprechende Steigerung des Tumorrisikos fand sich bei dizygoten Zwillingen nicht [72].

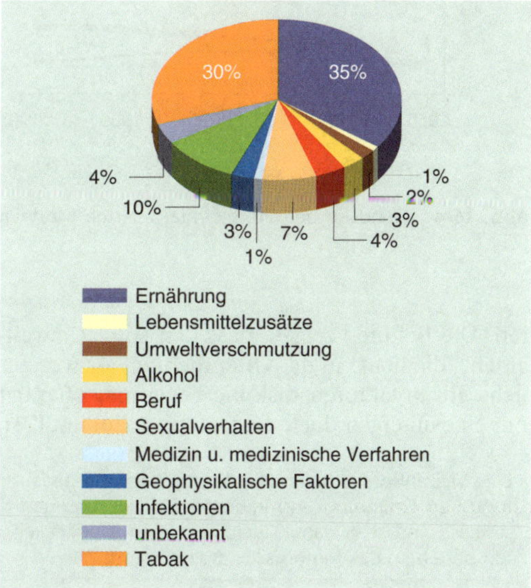

Abb. 16-3 Geschätzte Bedeutung von Risikofaktoren für die Krebsentstehung in den USA (nach [21]).

Anfang der 80er Jahre des vorigen Jahrhunderts wurde bei sehr kritischer Bewertung wissenschaftlicher Befunde geschätzt, dass die **Ernährung** mit 35 % und das **Rauchen** mit 30 % für die Tumorentstehung in den USA verantwortlich sind (Abb. 16-3). Eine erneute Auswertung epidemiologischer Daten Anfang der 90er Jahre des vorigen Jahrhunderts kam zu einem identischen Ergebnis. Dieser Schätzwert, der auch heute noch als gültig angesehen wird, bezieht sich auf alle Tumo-

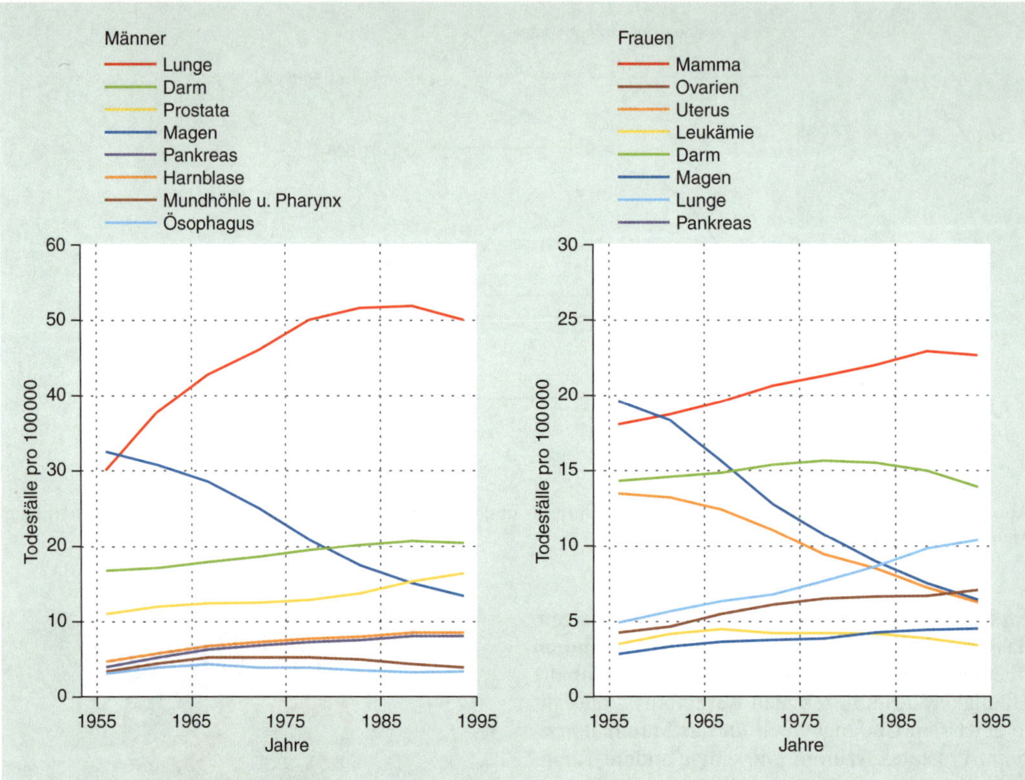

Abb. 16-4 Trends in der altersstandardisierten Mortalitätsrate für Malignome in den EU-Ländern von 1955 bis 1994 [71].

ren. Die Befunde zeigen, dass den sog. **„Umweltgiften“**, die heute in der Öffentlichkeit als wesentliche Risikofaktoren diskutiert werden, offenbar nur eine untergeordnete Bedeutung zukommt [21].

> Eine Vielzahl neuer Befunde stützt die zentrale Bedeutung von Ernährung und Rauchen für die Tumorentstehung und zeigt damit, welche großen Möglichkeiten bestehen, das Tumorrisiko zu verringern.

Die Mortalität an bestimmten Organtumoren in einer Population ist nicht konstant. Sie variiert in dem Maße, in dem sich die Lebensweise, insbesondere die Ernährungs- und Rauchgewohnheiten ändern. In gewissem Umfang geht auch eine Verbesserung der Frühdiagnostik und Therapie mit ein. Die in Abbildung 16-4 dargestellten altersstandardisierten Daten der WHO-Mortalitätsstatistik der 15 EU-Länder für die Zeit zwischen 1955 und 1994 zeigen ab 1988 eine geringe Abnahme der Tumorgesamtmortalität. Die seit Jahren rückläufige Mortalitätsrate für das Magenkarzinom hat sich fortgesetzt, während der seit Jahrzehnten zu beobachtende Anstieg bei einigen Tumoren ein Plateau erreichte. Eine eindeutige weitere Zunahme der Mortalität fand sich lediglich für das Bronchialkarzinom der Frau [71].

Berücksichtigt man die enormen Kosten, die Tumordiagnostik und -therapie verursachen, so erscheint es unverständlich, dass die Bevölkerung über die Möglichkeiten der **Prophylaxe** nur wenig informiert wird und dass sich andererseits bei entsprechender Kenntnis nur eine geringe Bereitschaft dazu findet, durch Nichtrauchen und sinnvolle Ernährung vorzubeugen.

16.2 Substanzen und Substanzgruppen mit fördernden und hemmenden Einflüssen auf die Karzinogenese

Aus der Vielzahl von Substanzen, die in den verschiedensten Phasen der Tumorentstehung fördernd oder hemmend in den sehr komplexen

Ablauf eingreifen, sollen einige für die Praxis wichtige kurz besprochen werden.

Mykotoxine

Eine große praktische Bedeutung kommt karzinogen wirkenden Pilztoxinen (Mykotoxinen), insbesondere den **Aflatoxinen** aus Aspergillus flavus zu. Der Pilz wächst auf pflanzlichen Lebensmitteln wie Erdnüssen, Getreide etc. bei Lagerung unter feuchtwarmen Bedingungen. Mit 10 µg/Tag lassen sich bei Ratten bereits Lebertumoren auslösen. Nach Angaben der WHO/FAO soll die **obere Toleranzgrenze** von 30 µg/kg bei Lebensmitteln nicht überschritten werden.

Jede auf unsachgemäß gelagerten Lebensmitteln erfolgende **Schimmelbildung** kann mit der Produktion von karzinogen wirkenden Giftstoffen einhergehen.

Neben den Aflatoxinen gibt es weitere karzinogene Mykotoxine, die mit Lebensmitteln aufgenommen werden können.

> Ob auch die bei der Käsezubereitung zur Anwendung kommenden **Edelpilzrassen** menschenpathogene Toxine enthalten, wird diskutiert. Alle bisher vorgenommenen Untersuchungen verliefen jedoch negativ.

Besonders häufig finden sich Aflatoxinbildner auf geschnittenem und verpacktem **Brot**. Grundsätzlich sollte der Schimmelbildung auf Brot eine größere Beobachtung geschenkt werden, da jederzeit hier mit Aflatoxinbildnern zu rechnen ist. Das Toxin kann durch **Diffusion** innerhalb weniger Tage in tiefere Schichten eindringen, sodass es durch das Entfernen von Schimmelstellen allein nicht beseitigt wird.

Mykotoxine können auch über **kontaminierte Futtermittel** in die Milch gelangen (Tab. 16-1).

Tabelle 16-1 Natürliches Vorkommen karzinogener Mykotoxine in Lebensmitteln (nach [31]).

Toxin	Lebensmittel
Aflatoxine	Getreide (außer Roggen), Mais, Reis, Nüsse, Mandeln, Pistazien, Kürbiskerne, Brot, Fleischwaren; Futtermittel → Milch, Leber, Eier
Sterigmatocystin	Weizen, Reis, Pekanüsse, Brot, Käse; Futtermittel → Milch
Luteoskyrin	Reis, Gerste
Rugulosin	Reis, Gerste
Citrinin	Weizen, Roggen, Gerste, Hafer
Penicillinsäure	Weizen, Gerste, Mais, getrocknete Bohnenkerne, Futtermittel

Eine besondere Gefahr stellen sog. **„Schimmelmüslis“** dar.

Nach der seit 1977 für die Bundesrepublik gültigen **Aflatoxinverordnung** sind Lebensmittel mit einem bestimmten Gehalt an Aflatoxinen vom Verzehr auszuschließen und ihre Verwendung zur Herstellung von Lebensmitteln ist zu untersagen. **Höchstmengen** werden für Lebensmittel festgesetzt, die **besonders häufig** Aflatoxin enthalten; dies sind Erd-, Wal-, Hasel-, Paranüsse, Pistazien, Mandeln, Aprikosen- und Pfirsichkerne, Kokosraspel, Mohn, Sesam, Getreide sowie ausschließlich hieraus hergestellte Erzeugnisse [31, 33, 82].

Diese Verordnung wurde 1990 novelliert und regelt nun alle Lebensmittel. Der zulässige Höchstwert für Aflatoxin B_1 wurde von 5 µg/kg auf 2 µg/kg und der Höchstwert für die Summe der Aflatoxine B_1, B_2, G_1 und G_2 von 10 µg/kg auf 4 µg/kg gesenkt (Lit. bei [27]).

Ochratoxine werden von verschiedenen Aspergillus- und Penicilliumarten gebildet. Sie wirken
- nephrotoxisch,
- teratogen,
- karzinogen und
- immunsuppressiv.

In Ländern der gemäßigten Zone wurden Ochratoxine in verschiedenen Lebens- und Futtermitteln (Getreide, Getreideprodukte, Kaffee, Bier, Schweinefleisch, Hülsenfrüchte, Gewürze, Wein etc.) nachgewiesen. Es erfolgt ein **Übertritt in die Muttermilch** [52].

Polyzyklische aromatische Kohlenwasserstoffe

Die karzinogenen polyzyklischen aromatischen Kohlenwasserstoffe (polycyclic aromatic hydrocarbons = PAHs) haben nach heutiger Einschätzung für den Menschen eine geringere Bedeutung als vor Jahren angenommen wurde [123]. Sie entstehen bei der unvollständigen Verbrennung und beim Hocherhitzen von organischem Material und folglich auch beim Braten, Grillen und Rösten von Lebensmitteln. Auch nicht hitzebehandelte pflanzliche Lebensmittel wie Blattgemüse, Obst etc. können über die Luft mit PAH kontaminiert werden.

> **Benzpyren** ist die bekannteste Substanz aus dieser Gruppe. Es wird als **„Leitsubstanz“** bestimmt, um eine Information über den Gehalt an polyzyklischen aromatischen Kohlenwasserstoffen zu haben.

Der **Gehalt** in tierischen Lebensmitteln ist geringer als der in pflanzlichen Lebensmitteln.

In **tierischen Lebensmitteln** ist wiederum der Gehalt in erheblichem Maße von der Art der Verarbeitung abhängig. So ist der Gehalt in **geräucherten Fleischerzeugnissen** großen Schwankungen unterworfen, wobei die Art des Räucherverfahrens ausschlaggebend ist.

Benzpyren entsteht z.B. beim Grillen über offenem Feuer. Die Konzentration im Grillgut wird vom Brennmaterial, von der Dauer der Hitzeeinwirkung, aber auch von der Menge des in die Glut abtropfenden Fettes bestimmt. Die im Qualm enthaltenen polyzyklischen aromatischen Kohlenwasserstoffe schlagen sich auf dem Grillgut nieder. In der äußeren Schicht von Fleisch und Wurst wurden nach dem Grillen über Holzkohlefeuer bis zu 200 µg/kg Benzpyren gemessen. Nur sehr geringe Mengen der Substanz entstehen dann, wenn Horizontal- oder Vertikalgrillgeräte benutzt werden.

Der Gehalt an Benzpyren in Gemüse, insbesondere in **Blattgemüse**, schwankt je nach Entfernung der für die Verunreinigung der Luft verantwortlichen nächstgelegenen Industrieanlage.

Bei einer **gemischten Ernährung** wurden um 1980 täglich etwa 3 µg Benzpyren aufgenommen, wovon der überwiegende Anteil aus pflanzlichen Nahrungsmitteln stammte. So konnten in Kopfsalat 12, in Spinat 20, in Weizen- und Roggenbrot 1–1,6 µg/kg der karzinogenen Substanz nachgewiesen werden.

Im Vergleich hierzu fanden sich in geräuchertem Fleisch und Fisch folgende **Benzpyrenkonzentrationen**: Schinken 3,2, gebratenes oder gegrilltes Fleisch 0,2–0,6, geräucherter Lachs 2,1 und auf dem Holzkohlengrill zubereitetes Fleisch 50,4 µg/kg (Lit. bei [100]).

Die Belastung der Nahrung mit PAH ist als Folge besserer Produktionsverfahren und einer intensiveren Lebensmittelüberwachung seit Jahren rückläufig [123].

Pyrolyseprodukte

Als Pyrolyseprodukte werden Mutagene und Karzinogene bezeichnet, die bei der **Hitzeeinwirkung auf eiweißreiche Lebensmittel,** insbesondere beim Braten und Grillen von Fleisch und Fisch entstehen.

Diese mutagenen und genotoxischen Substanzen gehören zur Stoffklasse der **heterozyklischen Amine**. Mit ihnen konnten bei verschiedenen Tierspezies Mamma-, Kolon-, Pankreas- und Harnblasenkarzinome induziert werden.

Die Bildung dieser Substanzgruppe kann verhindert bzw. vermindert werden, wenn Fleischgerichte mit Hilfe der Mikrowelle zubereitet werden (Lit. bei [120]).

Welche Rolle Pyrolyseprodukte bei der Entstehung gastrointestinaler Karzinome beim Menschen spielen, ist nicht sicher bekannt (Lit. bei [99]).

In einer schwedischen Fallkontrollstudie, bei der die Zufuhr an heterocyclischen Aminen mit gebratenem Fleisch bestimmt wurde, fand sich kein Hinweis darauf, dass unter den hier üblichen Zubereitungs- und Ernährungsbedingungen die mit Fleischgerichten zugeführte Menge das Risiko an Kolon-, Rektum-, Harnblasen- und Nierenkarzinom erhöht.

Die Autoren gehen davon aus, dass die nur selten erreichte bzw. überschrittene Menge von maximal 1900 µg täglich das Tumorrisiko nicht erhöht [2].

N-Nitrosoverbindungen

Zu dieser Substanzgruppe gehören die N-Nitrosamine, die stärksten bisher bekannten Karzinogene. Da mit Vertretern dieser Substanzgruppe bei einer Vielzahl von Tieren Tumoren ausgelöst werden können, gilt es als sicher, dass **Nitrosamine** auch beim Menschen als Karzinogene wirken.

Abbildung 16-5 zeigt den **chemischen Aufbau** von Nitrosaminen. Sie werden überwiegend aus Nitrit und einer weiteren, stickstoffhaltigen Komponente, meist einem sekundären Amin, gebildet (Nitrosierungsreaktion) (vgl. Abb. 16-9).

Amine finden sich weit verbreitet in Lebensmitteln. Hoch ist die Konzentration in fermentierten Produkten, so z.B. in Käse.

Nitrit kann durch Reduktion (meist bakteriell) von Nitrat gebildet werden. Nitrat wiederum wird mit der Nahrung aufgenommen. Hohe **Nitratgehalte** finden sich in verschiedenen Gemüsesorten, insbesondere in Spinat, Rote Bete, verschiedenen Kohlarten und vielerorts im **Trinkwasser** dann, wenn es aus geringer Bodentiefe stammt, sich Sickergruben in der Nähe der Brunnen befinden bzw. im Einzugsgebiet von Brunnen große Mengen von nitrathaltigem Dünger zur Anwendung kommen.

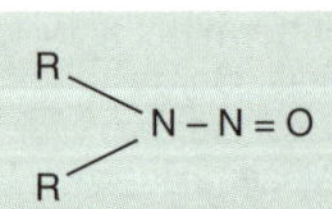

Abb. 16-5 Chemischer Aufbau von Nitrosaminen.

Epidemiologische Untersuchungen, insbesondere in Südamerika und England, haben gezeigt, dass eine **Korrelation zwischen der Zahl an Magenkarzinomen und der Höhe des Nitratgehaltes im Trinkwasser** besteht.

Ausgehend von der Tatsache, dass **Carotinoiden** eine wichtige Bedeutung bei der Tumorprophylaxe zukommt, wird zur Optimierung der Carotinzufuhr der **reichliche Verzehr von Gemüse** empfohlen.

Da hiermit eine **steigende Nitrataufnahme** einhergeht, muss durch **adäquate Anbaubedingungen** ein möglichst geringer Nitratgehalt gewährleistet werden.

Untersuchungen der **Gesamtaufnahme** einschließlich der Getränke ergaben für Deutschland im Mittel 104 mg/Tag. Bei niedrigem Gemüsekonsum (bis 150 g/Tag) waren es im Mittel 61, bei mittlerem Konsum 115 und bei hohem Konsum 152 mg Nitrat. Beim überwiegenden Verzehr stark nitratspeichernder Gemüse wie Blattsalat, Spinat, Radieschen, Rettich etc. kann die Nitrataufnahme erheblich über den genannten Mittelwerten liegen.

Da die hohe Nitrataufnahme mit Gemüse gleichzeitig mit einer hohen Zufuhr der Nitrosierungsinhibitoren Vitamin C, Vitamin E, Polyphenolen etc. einhergeht, kommt es offenbar nicht zur vermehrten Bildung von N-Nitrosoverbindungen.

Hierfür sprechen auch epidemiologische Studien, nach denen ein hoher Gemüsekonsum eher mit einer geringen Tumorhäufigkeit korreliert. Ein FAO/WHO-Expertenkommitee hat festgestellt, dass es keine Hinweise für einen Zusammenhang zwischen Nitratexposition und Krebsrisiko gibt und folglich **Nitrat** als **nicht genotoxisch** eingestuft (Lit. bei [20]).

Eine teilweise Umwandlung von Nitrat in Nitrit findet nach dem Verzehr bakteriell kontaminierter Speisen im Magen statt **(endogene Nitrosaminbildung)**.

Nitrit ist zusammen mit Kochsalz Bestandteil des **Nitritpökelsalzes**. Es hat einige erwünschte Einflüsse auf Fleischerzeugnisse. So erzeugt es die charakteristische rote, kochstabile Farbe und das typische Pökelaroma. Nitrit hemmt darüber hinaus das Wachstum von Clostridium botulinum und die Oxydation von Fetten.

Das Ausmaß der Nitrosaminbildung ist vom **pH-Wert** abhängig. Erst ab einem pH-Wert von 4 werden größere Mengen gebildet. Das Optimum der Nitrosaminbildung liegt etwa bei pH 3.

Darüber hinaus gibt es **Katalysatoren**, die die Nitrosierungsreaktion fördern – hierzu gehört möglicherweise der Äthylalkohol –, aber auch die bereits erwähnten Substanzen, die die Nitrosierungsreaktion hemmen oder gar verhindern.

Diese **Hemmwirkung** beruht meist darauf, dass die hemmenden Substanzen mit Nitrit reagieren und somit Substrat für die Nitrosaminbildung beseitigen. Zu den Inhibitoren gehören Ammoniumchlorid, Phenole, Ascorbinsäure, Tannine und andere Substanzen.

Von praktischer Bedeutung ist die Hemmwirkung durch **Ascorbinsäure,** da diese als Nährstoff ohne Bedenken Lebensmitteln zugesetzt werden kann, in denen eine Nitrosaminbildung stattfindet.

Neben den genannten endogenen Nitrosaminen nimmt der Mensch **Nitrosamine mit der Nahrung** auf. Eine groß angelegte systematische Untersuchung von Lebensmitteln und Getränken in Westdeutschland ergab, dass bei einem gewissen Teil Konzentrationen oberhalb der Nachweisbargrenze von 0,5 ppb (ppb = parts per billion) liegen.

Die **höchsten Konzentrationen** wurden in gepökeltem Speck und Schinken und somit in Fleischwaren, die mit Nitrit und/oder Nitrat behandelt waren, gefunden [24, 119].

Beim Zubereiten von Fisch und Fleisch entstehen unter der **Hitzeeinwirkung** verschiedene Nitrosamine, die jedoch zu 50–80 % unter der Hitzeeinwirkung flüchtig sind und somit letztlich nur noch in relativ niedriger Konzentration im Lebensmittel verbleiben.

Auch hier ist offenbar die Zubereitung mit Mikrowellengeräten günstiger.

Gewarnt wird vor dem Verzehr von Zubereitungen, bei denen Käse mit einem hohen Gehalt an Aminen, zusammen mit nitrit-/nitratreichen Lebensmitteln wie Salami, Schinken oder Spinat erhitzt wird.

Gezielte Untersuchungen entsprechender Speisen bestätigen den vermuteten, relativ hohen Gehalt an N-Nitrosaminen jedoch nicht [122].

Übergewicht und Adipositas

In Tierversuchen wurde bereits 1930 gezeigt, dass hochkalorische **fettreiche Ernährung** die **Inzidenz** experimenteller Haut- und Mammatumoren steigert und dass durch Energierestriktion bei ausreichender Deckung des Bedarfes an essentiellen Nährstoffen die Tumorrate sinkt.

Energierestriktion verringert die Insulinkonzentration und die Onkogenexpression, darüber hinaus steigert sie die Aktivität an antioxidativen Enzymen und fördert den DNA-Repair [67].

Die Ergebnisse einer großen Zahl epidemiologischer Studien ergaben überwiegend Hinweise darauf, dass auch beim Menschen das **Tumorrisiko** in Abhängigkeit vom Ausmaß des **Übergewichtes** steigt. In der Mehrzahl der Studien konnte eine **direkte Beziehung** zwischen der Höhe des Körpergewichtes und dem Tumorrisiko gezeigt werden [17].

Bestätigt wurde die Beziehung zwischen Adipositas bzw. Übergewicht und Tumorentstehung erneut durch Ergebnisse einer großen prospektiven Kohortenstudie an über 900000 US-Amerikanern, die mit 57 Jahren in die Studie eintraten und während 16 Jahren kontrolliert wurden. Unter Berücksichtigung zusätzlicher das Tumorrisiko beeinflussender Faktoren (confounder), wie Rasse, Bildungsgrad, Alkohol- und Tabakkonsum, Ernährungsgewohnheiten etc., ergab sich mit steigendem BMI eine Erhöhung des Tumorrisikos. Bereits bei einem BMI zwischen 25,0 und 29,9 fand sich eine höhere Tumorsterblichkeit für Kolon-, Mamma-, Pankreas- und Nierenkarzinome. Personen mit einem BMI ≥ 40 hatten gegenüber den Teilnehmern mit Normalgewicht (BMI 18,5-24,9) ein um 52% für Männer und 62% für Frauen erhöhtes Tumormortalitätsrisiko. Bei beiden Geschlechtern war das Risiko für Tumoren folgender Organe signifikant erhöht: Ösophagus, Kolon, Rektum, Leber, Gallenblase und Niere. Für Männer bestand zusätzlich das Risiko, an einem Magen- oder Pankreaskarzinom, und für Frauen, an einem Mamma- Uterus-, Zervix- oder Ovarialkarzinom zu versterben. Zusammenfassend kommen die Autoren zu dem Schluss, dass in den USA bei über 50-jährigen Übergewichtigen und Adipösen bei 14% der Männer bzw. 20% der Frauen, die an einem malignen Tumor versterben, das über die Norm erhöhte Körpergewicht verantwortlich ist [14].

Die kausalen für das Tumorrisiko verantwortlichen Mechanismen sind nicht eindeutig bekannt. Diskutiert werden Besonderheiten des Sexualhormon- und Insulinstoffwechsels sowie der Einfluss des vermehrten Körperfettes auf die Bildung verschiedener Wachtumsfaktoren.

Alkohol

Obwohl der Äthylalkohol als Reinsubstanz keine karzinogene Wirkung besitzt, erkranken Alkoholiker überdurchschnittlich häufig an Karzinomen.

Da **Alkohol selbst nicht genotoxisch** wirkt, wird angenommen, dass folgende Faktoren für die statistisch positive Korrelation zwischen der Höhe des Konsums alkoholischer Getränke und der Häufigkeit verschiedener Organtumoren verantwortlich sind:

- die häufige Fehlernährung bei hohem Alkoholkonsum,
- die nicht seltene Kombination von Alkohol- und Tabakmissbrauch,
- der Karzinogengehalt mancher alkoholischer Getränke (z.B. Nitrosamine) und
- die unter regelmäßigem Alkoholkonsum gesteigerte Aktivität des Enzyms Cytochrom P-450 und die hierdurch bedingt vermehrte Umwandlung von Karzinogenvorstufen in aktive Karzinogene.

Alkohol wirkt induzierend auf mikrosomale Enzyme, insbesondere ein spezifisches Cytochrom P-450. Da mehr als 90% aller Karzinogene primär als inaktive Cokarzinogene vorliegen, die erst durch das genannte mikrosomale Enzymsystem in Karzinogene überführt werden müssen, kommt dem regelmäßigen Alkoholkonsum eine entscheidende **Bedeutung bei der Tumorinduktion** zu [73].

Dies gilt vor allem für **Karzinome der Mundhöhle,** des **Larynx** und **Ösophagus**, wobei ein potenzierender Effekt durch Tabakrauch belegt werden konnte (Abb. 16-6) (Lit. bei [113]).

Epidemiologische Untersuchungen weisen darüber hinaus auf einen Zusammenhang zwischen Alkoholkonsum und Auftreten von Tumoren des Rektums, des Pankreas und der Brustdrüse hin (vgl. Pankreas- u. Mammakarzinom). Regelmä-

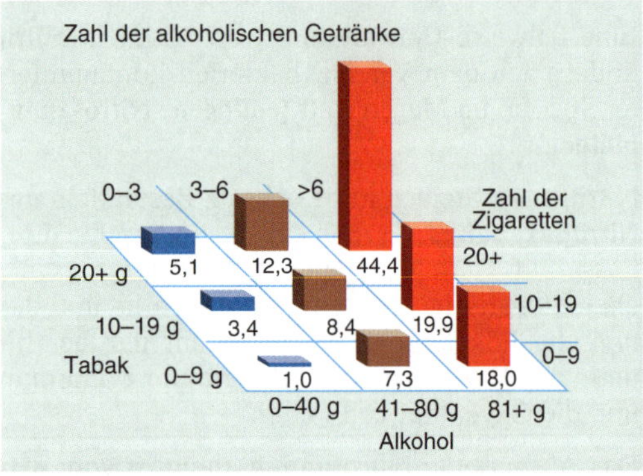

Abb. 16-6 Relatives Ösophaguskarzinomrisiko in Korrelation zum täglichen Alkohol- und Tabakkonsum. Das Risiko, ein Ösophaguskarzinom zu entwickeln, ist 44,4-mal größer, wenn mehr als 80 g reiner Alkohol und mehr als 20 Zigaretten täglich konsumiert werden, verglichen mit Abstinenzlern (nach Tyns u. Masse, zit. nach [113]).

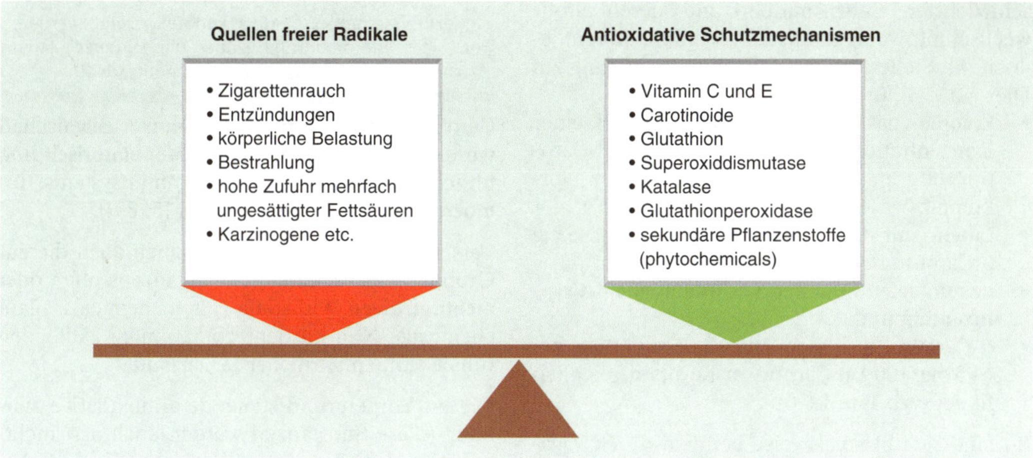

Abb. 16-7 Balance zwischen prooxidativen Faktoren und antioxidativen Substanzen und Enzymen.

ßiger Genuss alkoholischer Getränke steigert die Inzidenz des Rektumkarzinoms um das Dreifache.

Nach einer großen amerikanischen prospektiven Studie betrug die Rate an **Rektumkarzinomen** bei Abstinenzlern $41{,}1/10^5$ Personen pro Jahr gegenüber $120{,}9/10^5$ Personen pro Jahr bei Personen mit einem regelmäßigen Alkoholkonsum von etwa 1 l Bier pro Tag.

Für das **Pankreaskarzinom** konnte in entsprechenden Studien ein ca. 5fach höheres Risiko bei regelmäßigem Alkoholkonsum nachgewiesen werden [73].

Antioxidative Mikronährstoffe

Vergleiche Kapitel 1.7.3 und Kapitel 4.5.3 (Antioxidanzien und Phytochemicals).

Am Zustandekommen von Erkrankungen wie malignen Tumoren, Arteriosklerose, Katarakt etc. sind Schäden an verschiedenen Zellbestandteilen wie Zellmembranen und DNA durch sog. **freie Radikale** beteiligt.

Als freie Radikale werden Atome, Moleküle oder Ionen mit einem oder mehreren unpaaren Elektronen bezeichnet. Sie **entstehen** unter physiologischen und pathophysiologischen Bedingungen wie Phagozytose, der Einwirkung von UV-Licht, Zigarettenrauch, verschiedenen Medikamenten etc. und schädigen Zellstrukturen und biochemische Strukturen durch Oxidation.

Pflanzliche und tierische Organismen verfügen über sehr komplexe **Schutzmechanismen** vor Schäden durch freie Sauerstoffradikale. Unter physiologischen Bedingungen besteht ein ausgewogenes Verhältnis zwischen prooxidativen Faktoren und diesem Schutzsystem aus Antioxidanzien (Abb. 16-7).

Von einem **„oxidativen Stress“** wird dann gesprochen, wenn diese Balance zuungunsten der Schutzmechanismen verschoben ist. Die Definition lautet:

> Oxidativer Stress ist die Dysbalance zwischen Oxidation und Reduktion zu Gunsten der Oxidation bzw. die Dysbalance zwischen Radikal-Belastung, durch Umweltnoxen und der rückläufigen Aufnahme an nutritiven Antioxidanzien [101].

Ziel muss eine **ausgeglichene Balance** zwischen prooxidativen und antioxidativen Faktoren sein (s. Abb. 16-7). Dies wird erreicht durch

- eine optimale Zufuhr an **antioxidativ wirkenden Substanzen** (Vitamin E, C, Carotinoide, Flavonoide, Polyphenole) (vgl. Kap. 1.7.4),
- wahrscheinlich weitere Nahrungskomponenten und
- die Funktion des **endogenen Schutzsystems** (Enzyme, spezielle Proteine und Thiole wie z. B. Glutathion).

Eine große Bedeutung kommt den **Carotinoiden** zu (vgl. Kap. 1.7.1). Bisher wurden etwa 500 Carotinoide identifiziert, von denen sich bei unseren Ernährungsbedingungen etwa 40 im Plasma nachweisen lassen. Am besten untersucht ist die antioxidative und antikarzinomatöse Wirkung von **β-Carotin**.

Anderen, weniger bekannten Substanzen dieser Stoffgruppe, deren Konzentration in den verschiedensten Lebensmitteln und deren Stoffwechsel nur wenig untersucht wurden, kommt jedoch mit Sicherheit ebenfalls eine Bedeutung zu. Dies gilt z. B. für

- **Lycopin**, das mit etwa 3 mg/100 g bei einer Konzentration von nur etwa 0,5 mg β-Carotin/100 g in Tomaten besonders reich vorkommt,
- **Lutein** mit etwa 10 mg/100 g bei nur 5 mg β-Carotin/100 g in Spinat,
- das in vielen Früchten vorkommende **β-Cryptoxanthin** und
- **α-Carotin**, das sich mit 2–3 mg/100 g bei 4–5 mg/100 g β-Carotin in Karotten reichlich findet (vgl. Tab. 1-7).

So fand sich beispielsweise bei dem durch Zigarettenrauch induziertem Bronchialkarzinom eine inverse **Korrelation des Tumorrisikos** sowohl zur β-Carotin- als auch zur α-Carotin- und Luteinzufuhr [59].

Eine zunehmende Zahl an epidemiologischen und klinischen Beobachtungen spricht dafür, dass eine optimale Zufuhr an diesen antioxidativ wirkenden Mikronährstoffen die Wahrscheinlichkeit, an bestimmten Organtumoren zu erkranken, reduziert.

So finden sich z. B. **Zervixdysplasien** dann häufiger, wenn die Serumspiegel an β-Carotin und Vitamin C niedrig liegen.

Leukoplakien der Mundschleimhaut, die unter der Einwirkung bestimmter Noxen entstehen und gut einer routinemäßigen Kontrolle unterzogen werden können, bilden sich unter Gabe von 20–60 mg β-Carotin zurück, um dann wieder nachweisbar zu werden, wenn das Carotin abgesetzt wird.

> Die **optimale Zufuhr** an antioxidativ wirkenden Vitaminen liegt wahrscheinlich deutlich über der Dosis, die derzeit zur sicheren Verhütung von Mangelerscheinungen empfohlen wird [8, 34, 108].

Die tägliche Zufuhr an antioxidativen Vitaminen und Carotin, die nach derzeitigem Wissensstand ausreichend vor oxidativem Stress schützt, wurde im Kapitel 4.5 besprochen.

Der **protektive Effekt** von Carotinoiden beruht nicht nur auf der **antioxidativen Eigenschaft**. Sie fördern auch die bereits besprochene über die sog. gap junctions vermittelte **Wachstumskontrolle** intakter Zellen über initiierte Zellen und wirken so der Promotion entgegen.

> In experimentellen Studien konnte gezeigt werden, dass der Informationsfluss über diese interzellulären Verbindungen unter Einfluss von Carotin steigt.

Carotine mit und ohne Provitamin-A-Eigenschaft wirken darüber hinaus **immunmodulatorisch** und fördern so die Fähigkeit des Immunsystems, Tumorzellen zu zerstören (Lit. bei [6, 89]).

Verschiedene Angriffspunkte haben auch die zur Gruppe der sekundären Pflanzenstoffe oder **nichtnutritiven Wirkstoffe** (Phytochemicals, plant chemicals, Non-nutrient compounds) zählenden Inhaltsstoffe **pflanzlicher Lebensmittel**.

Die im Vordergrund stehende antioxidative Wirkung (diese Substanzen werden auch als „nichtnutritive Antioxidanzien“ bezeichnet) wurde bereits im Zusammenhang mit der LDL-Oxidation besprochen (vgl. Kap. 4.5, Ernährungsprophylaxe und Ernährungstherapie).

Epidemiologische und experimentelle Studien sprechen dafür, dass vielen bisher unbeachteten Substanzgruppen in unseren pflanzlichen Lebensmitteln eine ganz wesentliche **antikarzinogene Bedeutung** zukommt. Einige dieser Gruppen sind:

- Flavonoide,
- Phytate,
- Cumarine,
- Terpene,
- Lignane,
- Isothiocyanate etc.

> Besonders **reich an** diesen **sekundären Pflanzenstoffen** sind Knoblauch, Kohlgewächse, Süßholzextrakte (Lakritze), Sojabohnen, Ingwer, Karotten, Sellerie, Zwiebeln, Zitrusfrüchte etc. (Lit. bei [15, 118]).

Vielseitige protektive Effekte hat **Resveratrol**, eine Substanz, die reichlich in den Schalen von **Weintrauben** und mit 1,3–3 mg/l im **Rotwein** vorkommt.

Resveratrol hemmt Vorgänge in Zellen, die zur Initiierung, Promotion und Progression bei der Tumorentstehung von Bedeutung sind.

Es **hemmt** das Enzym **Cyclooxigenase** und reduziert so die Umwandlung von Arachidonsäure in proinflammatorische Prostaglandine, die das Tumorzellwachstum stimulieren und die Immunkontrolle unterdrücken.

Die **thrombozytenaggregationshemmende Wirkung** ist bei der Prävention der koronaren Herzerkrankung von Bedeutung [78] (s. Kap. 16.3.1).

Es wird in Zukunft möglich sein, durch **gezielte Züchtung** die Konzentration an diesen Substanzen in Pflanzen zu erhöhen und Lebensmittel bzw. Gerichte gezielt so zu konzipieren, dass ein **Optimum an protektiven Substanzen** enthalten ist und hiermit eine gezielte Prophylaxe betrieben werden kann **(„designer foods")**.

Definierte Inhaltsstoffe von Lebensmitteln mit therapeutischen und prophylaktischen Eigenschaften (auch als **Nutraceuticals** bezeichnet) werden in Zukunft vermehrt von der pharmazeutischen Industrie hergestellt und als Einzelsubstanz bzw. als Kombination besonders zur **Prophylaxe** angeboten werden.

Die **Konzentration** an nichtnutritiven Wirkstoffen in Blättern bzw. Früchten verschiedener Sorten ein und derselben Art unterliegen **großen Schwankungen**. Dies trifft z. B. zu für das **Quercetin**, den Vertreter der Flavonoide, der in unseren Obst- und Gemüsearten am häufigsten vorkommt.

Zwiebeln haben mit Abstand den höchsten Quercetingehalt mit etwa 350 mg/kg Frischgewicht.

Die **Flavonoide** finden sich überwiegend in den **dem Licht ausgesetzten Teilen der Pflanze**, so z. B. den äußeren Blättern von Kopfsalat. Der in Gewächshäusern angebaute Salat hat im Vergleich zum Freilandanbau nur einen sehr niedrigen Gehalt an Quercetin.

Der protektive Effekt der auch als Phytochemicals bezeichneten sehr unterschiedlichen chemischen Substanzen **(Chemoprävention)** beruht auf sehr **verschiedenen Mechanismen**. Abgesehen von der antioxidativen Wirkung hat die große Zahl an chemisch zum Teil sehr unterschiedlichen Inhaltsstoffen pflanzlicher Lebensmittel mit antikarzinogenen Eigenschaften sehr **unterschiedliche Angriffspunkte**.

> Die unter dem Begriff „blocking agents" zusammengefassten Stoffe verhindern, dass Karzinogene mit der DNA von Zellen reagieren bzw. sie erreichen, während die „suppressing agents" die Weiterentwicklung initiierter Zellen zu Tumorzellen blockieren.

Die erstgenannten sog. **„blocking agents"** verhindern die Umwandlung inaktiver Vorstufen von Karzinogenen in die aktiven Karzinogene oder sie aktivieren Enzymsysteme, die in der Lage sind, Karzinogene abzubauen.

Karzinogene, die erst einer **metabolischen Aktivierung** bedürfen, sind beispielsweise Aflatoxine, Nitrosamine, polyzyklische aromatische Kohlenwasserstoffe, heterozyklische Amine etc.

Zu den „blocking agents" gehören Terpene, Indole, Phenole, Flavone, Tannine, Cumarine etc.

Sog. **„suppressing agents"** finden sich beispielsweise in Kohlgemüse, Knoblauch und Zitrusfrüchten. Zu dieser Gruppe gehören Proteaseinhibitoren, Terpene, aromatische Isothiocyanate etc. (Lit. bei [117]).

Folsäure

Folsäure ist essentiell für die DNA- und RNA-Synthese. Viele Befunde sprechen dafür, dass diesem für Methylierungsreaktionen wichtigen wasserlöslichen Vitamin eine Bedeutung bei der **Regulation der Genexpression** zukommt.

Epidemiologische Befunde sprechen dafür, dass die Entstehung von Malignomen an Zervix, Kolon, Lunge, Ösophagus und Gehirn durch niedrige Folsäurekonzentration im Plasma bzw. in Geweben begünstigt wird.

Es wird auch diskutiert, dass der **protektive Effekt** eines hohen Obst- und Gemüseverzehrs nicht nur auf der hiermit verbundenen hohen Carotinoid- und Vitamin-C-Zufuhr, sondern auch auf der hohen Konzentration an Folsäure in vielen Obst- und Gemüsesorten beruht (Lit. bei [43]).

Kalzium

Experimentelle Studien sprechen für ein **niedriges Kolonkarzinomrisiko** bei hoher, über 1 g pro Tag liegender Kalziumzufuhr mit der Nahrung. Da Kalzium nur zu etwa 30 % resorbiert wird, gelangen relativ große Mengen ins Kolon.

Der **protektive Effekt** beruht wahrscheinlich auf dem Binden prokarzinogener Substanzen, z. B. sekundärer Gallensäuren an Kalzium (Lit. bei [115]).

An Patienten mit Kolonadenomen in der Anamnese, deren Kolonkarzinomrisiko erhöht und deren Proliferationsaktivität der Schleimhaut gesteigert ist, kam es unter einer **fettarmen, kalziumreichen (ca. 1200 mg/Tag) Ernährung** während eines Jahres zu einer signifikanten **Verringerung der Proliferationsaktivität** bestimmter Marker in der Kolonschleimhaut, zwei sicheren Indikatoren für eine gesteigerte Bereitschaft zur Karzinombildung [53].

In einer Metaanalyse aus dem Jahre 1996, in der 24 Untersuchungen vergleichend ausgewertet wurden, konnte ein Schutz durch hohe Kalziumzufuhr nicht gesichert werden [7]. Dagegen ergab eine 1999 veröffentlichte prospektive Studie, in der der Einfluss von 3 g Kalziumcarbonat täglich im Vergleich zu Placebo auf die Rekurrenz von Kolonadenomen bei über 900 Patienten untersucht wurde, ein positives Ergebnis [4].

Selen

Eine große Zahl epidemiologischer Studien zeigt eine inverse Korrelation zwischen der Höhe der **Selenzufuhr mit der Nahrung** bzw. der Serum-Selen-Konzentration und dem Risiko, an einem Malignom zu erkranken.

In einer prospektiven Studie an über 1300 Patienten mit therapiertem Spindelzellkarzinom bzw. Basaliom der Haut, fand sich während sechs Jahren unter täglicher Supplementierung mit 200 µg Selen im Vergleich zu Placebo zwar kein Einfluss auf das erneute Auftreten von Hauttumoren (vgl. Kap. 12.1), es verringerte jedoch signifikant die Zahl an **Prostatakarzinomen** um 63%, an **kolorektalen Karzinomen** um 58% und an **Bronchialkarzinomen** um 46% [18].

Selen ist **Cofaktor** des zum Schutz vor oxidativem Stress wichtigen Enzyms **Glutathionperoxidase** (s. Abb. 16-7).

Unter optimaler Selenversorgung verbessern sich darüber hinaus **immunologische Abwehrmechanismen**. Selen fördert wahrscheinlich den enzymatischen Abbau von Cokarzinogenen und wirkt als **„suppressing agent"** (Lit. bei [98, 107]).

Eisen

Es gibt Befunde, die dafür sprechen, dass eine Eisenüberladung des Organismus, etwa als Folge eines **hohen Fleischverzehrs**, über die vermehrte **Bildung freier Radikale** (vgl. Kap. 4.5.3) das Karzinomrisiko steigert.

Neben experimentellen Befunden spricht für einen solchen Kausalzusammenhang

- die hohe Rate an Leberkarzinomen bei Patienten mit Hämochromatose (vgl. Kap. 3.7.7),
- das vermehrte Auftreten von Lungen- und Intestinalkarzinomen bei Arbeitern im Eisenbergbau und
- die immer wieder nachzuweisende positive Korrelation zwischen Verzehr von Fleisch mit hohem Gehalt an Myoglobin und der Häufigkeit des Kolonkarzinoms (Lit. bei [65, 93]).

ω-3-Fettsäuren

Epidemiologische Studien an Populationen mit **hohem Fischverzehr** und folglich hoher Zufuhr an ω-3-Fettsäuren ergaben niedrige Inzidenzen an einer Reihe chronischer Erkrankungen wie Arteriosklerose, Psoriasis, multiple Sklerose, Hypertonie, chronische Polyarthritis und maligne Tumoren, sodass ein protektiver Effekt der ω-3-Fettsäuren diskutiert wird.

In einer Fall-Kontroll-Studie mit über 10 000 histologisch gesicherten Karzinomen und ca. 8000 gesunden Kontrollen wurde die inverse Beziehung zwischen Fischkonsum und der Häufigkeit von Mundhöhlen-, Pharynx-, Ösophagus-, Magen-, Pankreas-, Larynx- und Ovarialkarzinom bestätigt. Als Ursache dieses offenbar protektiven Effektes eines regelmäßigen Fischkonsums werden die vermehrte Zufuhr an ω-3-Fettsäuren, Vitamin A und D diskutiert [26].

Tierexperimentell fand sich ein **Hemmeffekt** auf die Entstehung von Mamma-, Pankreas-, Kolon- und Prostatatumoren [16].

An der Kolonschleimhaut des Menschen lässt sich ein positiver Einfluss auf die als präneoplastischer Tumormarker geltende Zellproliferation nachweisen.

Diese **protektive Wirkung** des an ω-3-Fettsäuren reichen Fischöls kommt wahrscheinlich durch quantitative und qualitative Änderungen der Eicosanoidsynthese zustande [5].

Tierexperimentelle Studien geben Hinweise auf einen protektiven Effekt von Milchfett, wobei die antikarzinogene Wirkung überwiegend der konjugierten Linolsäure (vgl. Kap. 1.3.3), aber auch bestimmten Phospholipiden und dem Gehalt an Buttersäure zugesprochen wird. Ergebnisse von Humanstudien liegen nicht vor [86].

Weitere Substanzgruppen wie Ballaststoffe, Fette etc. werden im Zusammenhang mit den Organtumoren diskutiert, für deren Entstehung sie wahrscheinlich von entscheidender Bedeutung sind.

16.3 Organtumoren

Die Basis derzeitiger Kenntnisse über den Einfluss der Ernährung auf die Tumorentstehung sind **epidemiologische Befunde**.

Ausgehend von der Tatsache, dass sich die Prävalenz vieler Organtumoren in unterschiedlichen Regionen bzw. Bevölkerungsgruppen (z. B. Religionsgemeinschaften), aber auch bei Änderung der Ernährungsgewohnheiten oft erheblich unterscheidet, gab erste Hinweise auf mögliche **Kausalzusammenhänge** und veranlasste dazu, mit tierexperimenteller, biochemischer und klinisch-experimenteller Methodik mögliche Kausalzusammenhänge wissenschaftlich zu belegen (vgl. Abb. 16-3).

Ziel dieser Bemühungen ist es, auf der Basis gesicherter Kausalzusammenhänge Ernährungsempfehlungen für die Prophylaxe zu formulieren.

Der Nachweis dieser zu fordernden sicheren Kausalzusammenhänge ist äußerst schwierig und letztlich nur durch Interventionsstudien zweifelsfrei zu erbringen. Da solche Studien meist nicht realisiert werden können, beruhen viele Aussagen auf weniger beweiskräftigen epidemiologischen Daten, ergänzt durch Ergebnisse experimenteller Studien. Dies hat ein gewisses Maß an Unsicherheit und widersprüchlicher Bewertung zur Folge. In der Monographie „Food, nutrition and the prevention of cancer: a global perspective" des World Cancer Research Fund werden deshalb die Beweise (evidence) für einen protektiven oder akzellerierenden Effekt als „überzeugend", „wahrscheinlich", „möglich" und „unzureichend" bewertet (World Cancer Research Fund 1997 [125]).

16.3.1 Ösophagus, Oropharynx und Larynx

Es besteht kein Zweifel daran, dass **Alkohol** – insbesondere in Form konzentrierter alkoholischer Getränke – das Risiko, an einem Ösophaguskarzinom zu erkranken, erheblich steigert. Das Gleiche gilt für Karzinome von Oropharynx und Larynx.

Das Ergebnis einer Studie, die den genannten Kausalzusammenhang belegt und gleichzeitig sehr eindringlich demonstriert, wie die **Kombination Alkohol und Tabakrauch** wirkt, ist in Abbildung 16-6 dargestellt.

Alkoholiker decken einen erheblichen Teil des **Energiebedarfs durch Alkohol**. Dadurch ist der Verzehr von Gemüse und Früchten und folglich die Aufnahme von Vitamin C und Carotin meist gering. Da die Gefahr einer genotoxischen Schleimhautschädigung bei Rauchern besonders groß ist, kommt der Versorgung mit diesen Substanzen ein entscheidender Schutzeffekt zu (Lit. bei [64, 96]).

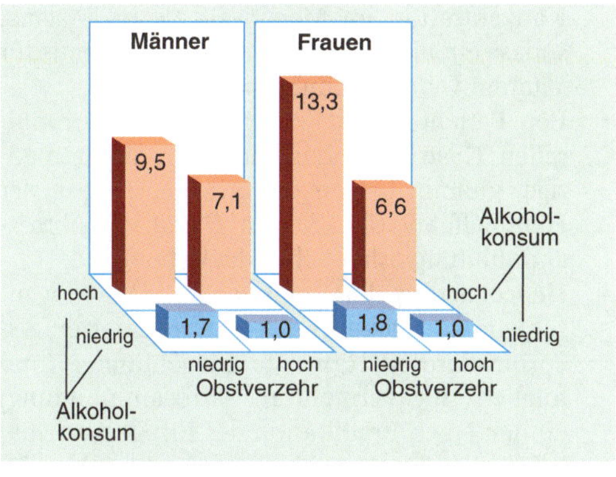

Abb. 16-8 Einfluss des regelmäßigen bzw. seltenen Verzehrs von Obst und Gemüse bei Rauchern mit hohem bzw. mäßigem Alkoholkonsum auf das relative Ösophaguskarzinomrisiko [114].

Die in Abbildung 16-8 dargestellte inverse Korrelation zwischen der Höhe des Verzehrs von **Obst und Gemüse** und der Häufigkeit des Ösophaguskarzinoms bei Rauchern wurde auch in anderen Studien belegt (Lit. bei [64]).

Ähnliche Risikoprofile wie beim Ösophaguskarzinom wurden bei Karzinomen der Mundhöhle, des Rachenraumes und Kehlkopfes nachgewiesen.

> Es zeigt sich immer wieder ein erhöhtes Risiko bei hohem und regelmäßigem Alkoholkonsum in Kombination mit Zigarettenrauchen bei gleichzeitig geringem Verzehr von Obst und Gemüse.

Epidemiologische Befunde sprechen dafür, dass der Schutzeffekt eines hohen Obst- und Gemüseverzehrs nicht nur auf den hohen Gehalt an Vitamin C und Carotinoiden zurückzuführen ist, sondern auch auf die hierin enthaltenen **sekundären Pflanzenstoffe**.

> So fand sich in einer prospektiven dänischen Studie an über 15000 Männern und 13000 Frauen bei einer mittleren Beobachtungszeit von 13,5 Jahren dann eine signifikante Steigerung des Risikos an einen Oropharynxkarzinom oder einem Ösophaguskarzinom zu erkranken, wenn regelmäßig Alkohol in Form von **Bier** oder **Schnaps** getrunken wurde.
>
> Beim Konsum der gleichen Menge an Alkohol überwiegend in Form von **Wein,** lag das Karzinomrisiko signifikant niedriger. Als Erklärung für diesen Unterschied wird der hohe Gehalt an **Resveratrol** im Wein, einem sekundären Pflanzenstoff, mit nachgewiesener Hemmwirkung auf die Initiierung, Promotion und Progression von Tumoren diskutiert [45].

Die gemachten Aussagen zum Ösophaguskarzinom beziehen sich ausschließlich auf das Plattenepithel- und nicht auf das Adenokarzinom, bei dem Alkohol- und Tabakkonsum ursächlich offenbar keine Rolle spielen.

In der Dritten Welt gibt es Regionen mit hoher Prävalenz des Ösophaguskarzinoms (in manchen Provinzen Zentralchinas erkranken bis zu 33% der Männer und 20% der Frauen an Ösophaguskarzinom!) bei niedrigem Alkohol- und Tabakkonsum.

Hier sind die entscheidenden **begünstigenden Faktoren** niedriger Verzehr von frischem Obst und Gemüse, Mangelversorgung mit Riboflavin, Vitamin A und Zink und **chemisch-physikalische Noxen** durch Verzehr extrem heißer Speisen und Getränke und den Verzehr zerriebener, fester Samenschalen von Granatapfel, Hirse etc. (Lit. bei [64]).

Auf eine seit Jahren in den hoch industrialisierten Ländern nachweisbare Zunahme des Adenokarzinoms sowohl im unteren Ösophagus als auch im Bereich der Kardia wurde bereits hingewiesen (vgl. Kap. 3.2.1). Neben dem dort genannten Reflux werden für dieses Phänomen zunehmend Ernährungsfaktoren verantwortlich gemacht. Epidemiologische Studien geben Hinweise auf eine mögliche Bedeutung des hohen Fettkonsums und einer hohen Energiezufuhr. Ein niedriges Adenokarzinomrisiko fand sich bei hoher Zufuhr an Ballaststoffen, Niacin, Vitamin B_6, Eisen, Zink und dem Karotinoid Lutein (Lit. bei [68). Eine schwedische Fall-Kontroll-Studie an sämtlichen Personen des Landes unter 80 Jahren untersuchte das Ernährungsverhalten bei Patienten mit einem Adeno- und Plattenepithelkarzinom des Ösophagus und einem Adenokarzinom der Kardia in der Zeit zwischen 1995 und 1997. Die Ballaststoffaufnahme wurde getrennt für Ballaststoffe aus Getreide und aus Obst und Gemüse erfasst. Die Auswertung ergab eine Abnahme der Adenokarzinomhäufigkeit der Kardia mit steigender Zufuhr an Getreideballaststoffen. Dieser protektive Effekt war beim Adenokarzinom des unteren Ösophagus nur gering (statistisch nicht signifikant) nachweisbar. Die Zufuhr an Getreideballaststoffen hatte keinen Einfluss auf die Häufigkeit des Plattenepithelkarzinoms. Eine überzeugende Erklärung für den positiven Effekt von Getreideballaststoffen – Ballaststoffe aus Obst und Gemüse zeigten keine Korrelation – haben die Autoren nicht [110].

Dass die Ernährung sowohl das Ösophagus- als auch Magenkarzinomrisiko mitbestimmen, ergab auch eine Studie an 1000 Patienten mit Plattenepithelkarzinom des Ösophagus und mit Adenokarzinom im Bereich der Kardia, des mittleren und des distalen Magenabschnitts. Während die Aufnahme an Nährstoffen pflanzlichen Ursprungs, wie β-Carotin, Folsäure, Vitamin C und B_6, signifikant invers mit dem Risiko aller vier Tumorlokalisationen korrelierte, korrelierten Nährstoffe tierischen Ursprungs (Cholesterin, tierisches Eiweiß etc.) positiv [77].

16.3.2 Magenkarzinom

Weltweit ist das Magenkarzinom die zweithäufigste tumorbedingte Todesursache. Die Prävalenz liegt in China und Japan besonders hoch, während sie in den westlichen Industrieländern seit Jahrzehnten rückläufig ist (s. Abb. 16-4). In den USA liegt die jährliche Todesrate bei 5,2 und in Japan bei 90 pro 100 000 Einwohnern [121]. Auf die Tatsache, dass in den letzten Jahren in den westlichen Ländern die Inzidenz an Kardiakarzinomen steigt, wurde bereits bei der Besprechung des Ösophaguskarzinoms und im Kapitel 3.2.1 hingewiesen.

Die Häufigkeit von **Magen-** und **Kolonkarzinomen** in Populationen verhält sich in aller Regel **gegenläufig**. In dem Maße, in dem sich der Lebensstil dem eines westlichen, hoch industrialisierten Landes anpasst, nimmt die Häufigkeit des Magenkarzinoms (intestinaler Typ) ab und die Häufigkeit des kolorektalen Karzinoms zu (s. Abb. 16-4).

Welche Faktoren für dieses in einer Vielzahl epidemiologischer Studien immer wieder gezeigte **Phänomen** verantwortlich sind, ist nicht eindeutig geklärt.

Auf die mögliche Bedeutung von **Nitrosaminen**, die sowohl mit der Nahrung aufgenommen als auch im Magen gebildet werden können, wurde bereits hingewiesen.

Die Tatsache, dass ein hoher Verzehr von Früchten, Gemüse und Vollgetreideprodukten mit einer vergleichsweise niedrigen Magenkarzinomhäufigkeit einhergeht, lässt sich mit dem hohen Anteil an **Vitamin C und E** erklären, die beide die Nitrosaminbildung im Magen hemmen (Abb. 16-9).

Die **Bedeutung von Vitamin C** für die Entstehung des Magenkarzinoms hat durch folgende Befunde weitere Bestätigung erlangt:

- Bei **intakter Magenschleimhaut** findet sich im Nüchternzustand eine höhere Vitamin-C-Konzentration im Magensaft als im Plasma, sodass ein aktiver Sekretionsmechanismus für Vitamin C angenommen werden muss.
- Bei Patienten mit einer **chronisch-atrophischen Gastritis** finden sich signifikant niedrige Vitamin-C-Konzentrationen, sodass der Hemmeffekt von Vitamin C auf die Nitrosaminbildung erheblich reduziert ist.
- **Helicobacter-pylori-Infektionen** der Magenschleimhaut gehen mit einer reduzierten Ascorbinsäuresekretion ins Magenlumen (und folglich mit vermehrter Nitrosaminbildung) einher. Nach Eradikation des Erregers normalisiert sich die Ascorbinsäurekonzentration im Magensaft (Lit. bei [59, 104]).

Abbildung 16-10 demonstriert die Beziehung zwischen Helicobacter-pylori-Besiedelung der Ma-

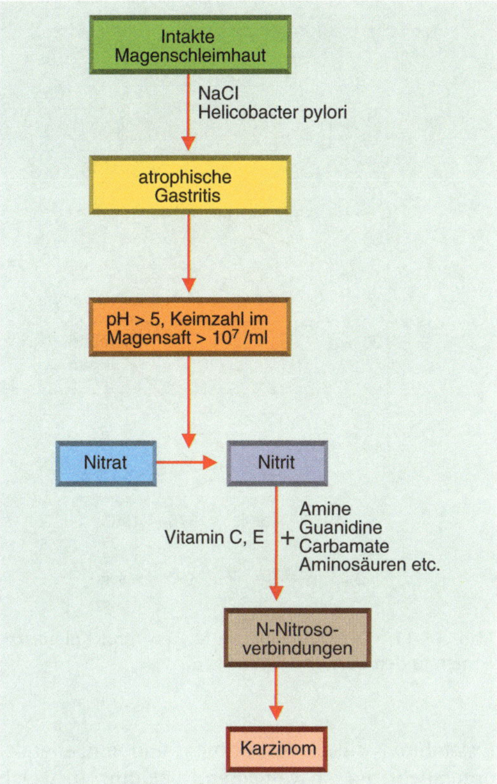

Abb. 16-9 Bildung von Nitrosoverbindungen im Magen. Mögliche begünstigende und hemmende Einflüsse von Kochsalz, Nitrat, Vitamin C und Vitamin E.

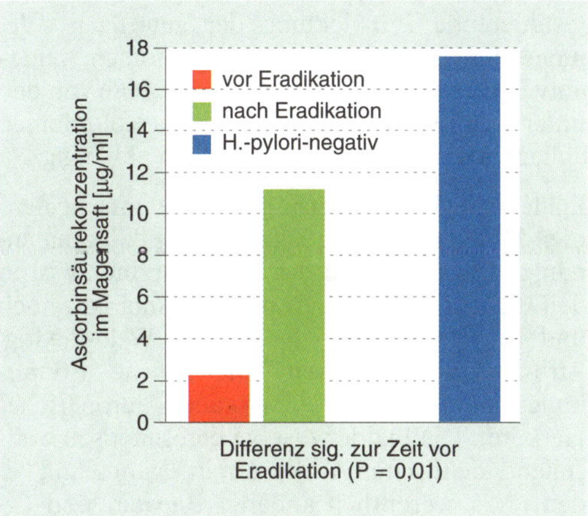

Abb. 16-10 Einfluss der Helicobacter-pylori-Eradikation auf die Ascorbinsäurekonzentration im Magensaft [3].

genschleimhaut und der für die Hemmung der Nitrosierungsreaktion wichtigen Vitamin-C-Konzentration im Magensaft [3].

Dass die aktive Sekretion von Vitamin C in das Magenlumen bei Helicobacter-pylori-Infektion gehemmt ist, konnte auch an Patienten mit **präkanzerösen Schleimhautläsionen** (chronische Gastritis, chronisch-atrophische Gastritis, intestinale Metaplasien etc.) demonstriert werden. Nach achttägiger Gabe von 750 mg Vitamin C täglich kam es bei signifikantem Anstieg der Plasmakonzentration zu keiner Änderung der Vitamin-C-Konzentration im Magensaft [94].

Es gibt eine Vielzahl von Hinweisen darauf, dass neben dem Vitamin C auch **anderen Antioxidanzien** ein protektiver Effekt zukommt.

Im Rahmen der Iowa Women's Study konnte an etwa 34 600 Frauen während einer Beobachtungszeit von sechs Jahren gezeigt werden, dass die Höhe der mit einer semiquantitativen Methode bestimmten Zufuhr an Carotinoiden, überwiegend α- und **β-Carotin,** negativ mit dem Magenkarzinomrisiko korreliert [128].

Experimentelle Befunde stützen auch die Annahme, dass der Vorgang der Karzinogenese in der Magenschleimhaut durch eine optimale Versorgung mit Antioxidanzien gehemmt wird.

So konnte nach dreimonatiger Gabe von 20 mg β-Carotin bzw. sechsmonatiger Gabe von 55 mg **Vitamin E** täglich im Vergleich zu Placebo eine Abnahme der **Ornithin-Decarboxylase-Aktivität** in der Magenschleimhaut von Patienten mit atrophischer Gastritis um 50 bzw. 18 % gemessen werden [10]. Die Aktivität dieses Enzyms gilt als **präneoplastischer Tumormarker**. Sie ist bei präkanzerösen Veränderungen der Ösophagus-, Magen- und Kolonschleimhaut erhöht.

Ein hoher Verzehr von **Kochsalz**, der aufgrund epidemiologischer Studien positiv mit der Höhe der Magenkarzinominzidenz korreliert, könnte die Malignomentwicklung wie folgt begünstigen:

Es gibt Hinweise darauf, dass sich eine atrophische Gastritis unter hoher Kochsalzzufuhr häufiger entwickelt (s. Abb. 16-9).

Darüber hinaus konnte in experimentellen Studien gezeigt werden, dass Karzinogene die **Schleimhautbarriere der Magenmukosa** dann besonders leicht durchdringen, wenn hohe Kochsalzkonzentrationen im Magen vorliegen (Lit. bei [57, 100, 120]).

Eine zentrale Bedeutung kommt – wie bereits erwähnt – der durch ungenügende Trinkwasser- und Lebensmittelhygiene begünstigten **Helicobacter-pylori-Infektion** (vgl. Kap. 3.3.2) zu. In Populationen, die zu 100 % mit Helicobacter infiziert sind, liegt das Magenkarzinomrisiko um das Sechsfache höher als in Populationen ohne Helicobacter-pylori-Infektionen.

Sowohl die sehr hohe Rate an Magenkarzinomen in den meisten südamerikanischen, osteuropäischen und asiatischen Ländern als auch der dramatische Rückgang der Magenkarzinomhäufigkeit in westlichen Industrieländern, wird, außer mit den bereits erwähnten Ernährungsfaktoren, auch mit der **unterschiedlichen Durchseuchung** der Bevölkerung mit Helicobacter pylori erklärt. Es gibt jedoch auch Populationen z. B. in Afrika mit einer hohen Rate an Helicobacter-pylori-Infektionen bei gleichzeitig geringer Zahl an Magenkarzinomen. Diese Tatsache zeigt, wie komplex der Vorgang der Karzinogenese ist. Erklärt wird die Diskrepanz mit der unterschiedlichen Produktion zytotoxischer Substanzen verschiedener in bestimmten Regionen vorherrschender Helicobacter-Stämme oder einem relativ geringen Kochsalzkonsum, wie es beispielsweise in bestimmten Regionen Afrikas der Fall ist. Es gibt Hinweise darauf, dass die Kombination einer Helicobacter-pylori-Infektion mit einer hohen Kochsalzkonzentration im Magen die Karzinogenese begünstigt. Hierdurch würden auch epidemiologische Befunde erklärt werden, die auf eine Korrelation zwischen Magenkarzinomhäufigkeit und Kochsalzkonsum hinweisen (Lit. bei [91]).

In der Mehrzahl epidemiologischer Studien korrelierte eine niedrige Magenkarzinominzidenz sowohl mit einem hohen Obst- und Gemüseverzehr als auch mit hohen Vitamin-C- und Carotinplasmakonzentrationen (Lit. bei [64]).

Dafür, dass wahrscheinlich **auch weiteren Inhaltsstoffen pflanzlicher Lebensmittel** eine protektive Bedeutung zukommt, sprechen Hinweise auf eine negative Beziehung zwischen der Höhe des Verzehrs von **Knoblauch, Zwiebeln** und **Lauch** und der Magenkarzinomhäufigkeit.

Insbesondere eine holländische prospektive Kohortenstudie belegte eine streng inverse Beziehung zwischen dem Verzehr von Zwiebeln und der Magenkarzinominzidenz [21]. Hinweise auf eine protektive Wirkung finden sich auch für das kolorektale, Prostata-, Mamma- und Larynxkarzinom (Lit. bei [28]).

Lauchgewächse enthalten eine Reihe sekundärer Pflanzenstoffe mit antibakterieller, antimutagener und antikarzinogener Eigenschaft, die für diese protektive Wirkung verantwortlich sein können.

16.3.3 Kolonkarzinom

Das in den hoch industrialisierten westlichen Industrieländern häufigste Karzinom des Gastrointestinaltrakts ist das Kolonkarzinom (Abb. 16-11). Zusammenhänge zwischen Ernährung und der

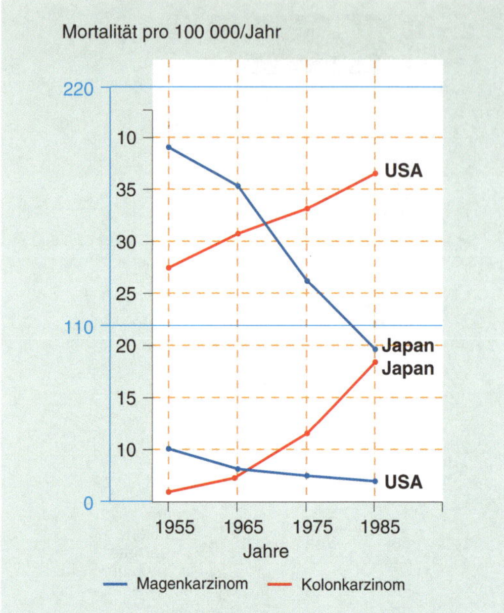

Abb. 16-11 Die Mortalität an Magen- und Kolonkarzinomen in den USA und Japan [126].

Entstehung dieses Karzinoms sind eingehendst untersucht. Es ist weitgehend bekannt, in welch komplexer Weise sowohl die **Ernährung** als auch die von ihr abhängige **Darmflora** die **Funktion der Kolonmukosa** beeinflussen.

Störungen von Zellteilungsvorgängen, die hieraus resultierende Entwicklung der **gutartigen Adenome (Polypen)**, die sich zu Karzinomen weiterentwickeln können, sind in hohem Maße von den unter dem Einfluss der Darmflora im Kolonlumen ablaufenden Stoffwechselvorgängen abhängig.

Epidemiologische Studien gaben die entscheidenden Hinweise auf mögliche Kausalzusammenhänge. Die **Häufigkeit** des Kolonkarzinoms ist in den Industriestaaten Europas und Amerikas hoch und in den Ländern der Dritten Welt niedrig. Afro-Amerikaner haben eine gleiche Erkrankungshäufigkeit wie Amerikaner europäischer Herkunft. Die Inzidenz ist bei den genetisch weitgehend identischen Afrikanern in Uganda und bei den unter wesentlich anderen Umwelt- und Ernährungsbedingungen lebenden Afrikanern in Johannesburg um ein Vielfaches niedriger.

Migrationsstudien zeigen, dass die Karzinominzidenz des Gastlandes in der 2. bis 3. Generation erreicht wird; Beispiele sind nach Hawaii eingewanderte Japaner und in die USA emigrierte Polen.

Bestimmte **Religionsgemeinschaften** mit vegetarischer Ernährungsweise, z. B. die 7-Tage-Adventisten in Kalifornien oder die Mormonen, weisen eine niedrige Inzidenz des Kolonkarzinoms auf (Lit. bei [64]).

All dies sind Indizien dafür, dass **Umweltfaktoren** in erster Linie für die Kolonkarzinomhäufigkeit in einer Population verantwortlich sind.

Analysiert man die mit einem hohen bzw. niedrigen Kolonkarzinomrisiko einhergehenden **Ernährungsgewohnheiten**, so ergibt sich die in Abbildung 16-12 dargestellte Konstellation.

Kostformen, die im Wesentlichen der **traditionellen Ernährung** der meisten Länder entsprechen (s. Abb. 16-11) – hoher Anteil an komplexen Kohlenhydraten, Ballaststoffen und Antioxidanzien, bei vergleichsweise geringem Verzehr von Fett, höherem Anteil an ω-3-Fettsäuren, geringerer Zufuhr an ω-6-Fettsäuren, raffinierten Kohlenhydraten und tierischem Protein – gehen offenbar nur mit **geringer Kolonkarzinomprävalenz** einher.

Aus experimentellen Untersuchungen ist bekannt, dass die in Abbildung 16-12 dargestellten, das Kolonkarzinomrisiko mit großer Wahrscheinlichkeit beeinflussenden Ernährungsfaktoren unterschiedlich auf die Zellproliferation in den Kolonschleimhautkrypten wirken. Alle das Kolonkarzinomrisiko steigernden Faktoren stimulieren die Zellteilungsvorgänge.

Diese als präneoplastischer Tumormarker geltende **Proliferationssteigerung** hat zur Folge, dass sich polypoide Formationen, die sog. **Kolonadenome**, entwickeln. Diese meist als Polypen bezeichneten benignen Kolontumoren sind Vorstufen der Kolonkarzinome **(Adenom-Karzinom-Sequenz)**.

In hohem Maße ist die Intestinalflora in den komplexen, von einer Vielzahl von Faktoren beeinflussten Vorgang der Karzinogenese im Kolon involviert. In tiefere Darmabschnitte übertretende Bestandteile der Nahrung, wie Ballaststoffe, resistente Stärke, Proteine etc., aber auch die von der Fettzufuhr abhängige Menge an Gallensäuren, werden bakteriell degradiert und modifiziert (Abb. 16.13). Die hierbei entstehenden Substanzen haben zum Teil einen akzellerierenden, andere einen hemmenden Einfluss auf die Karzinogenese im Kolon.

Es gilt als gesichert, dass über 90% aller Kolonkarzinome auf dem Boden der genannten benignen Vorstufe entstehen (vgl. Kap. 3.5.8). Die **metabolischen Vorgänge** im Kolonlumen, die letztlich die Zellproliferation beeinflussen, sind zum Teil bekannt.

Im Folgenden werden mögliche Einflüsse von Nährstoffen und Nahrungsbestandteilen auf die Karzinogenese im Kolon besprochen. Dies gilt auch für solche, die diskutiert werden und für deren Bedeutung z. Z. keine Beweise vorliegen.

Fett

Die Häufigkeit des Kolonkarzinoms variiert weltweit in den verschiedenen Ländern etwa um den

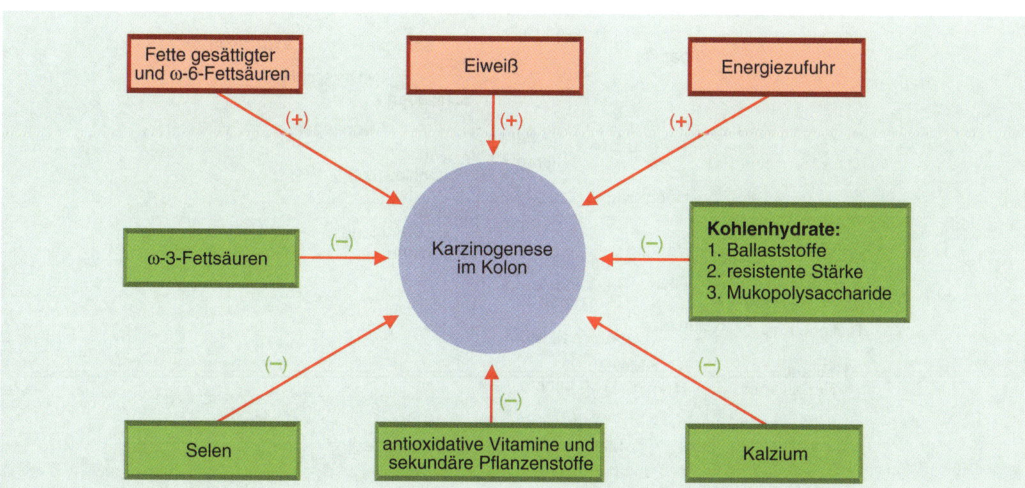

Abb. 16-12 Ernährungsfaktoren mit hemmenden (–) und fördernden (+) Einflüssen auf die Karzinogenese im Kolon des Menschen [97].

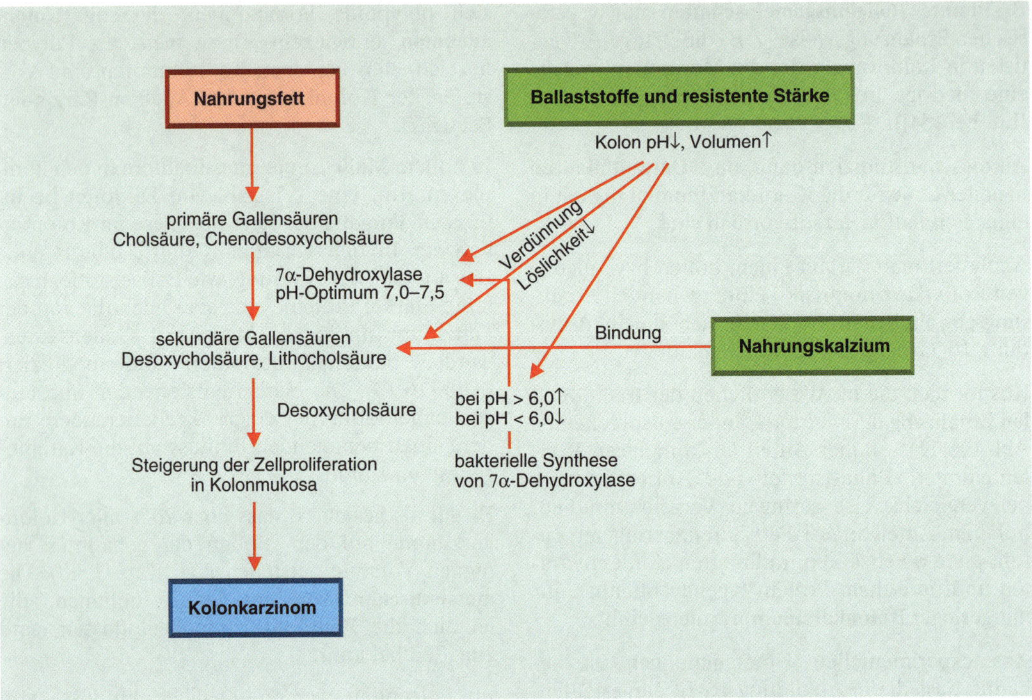

Abb. 16-13 Wirkungen und Wechselwirkungen von Fett, Ballaststoffen, resistenter Stärke und Kalzium auf Stoffwechselvorgänge im Kolonlumen und ihre möglichen Beziehungen zur Genese des Kolonkarzinoms.

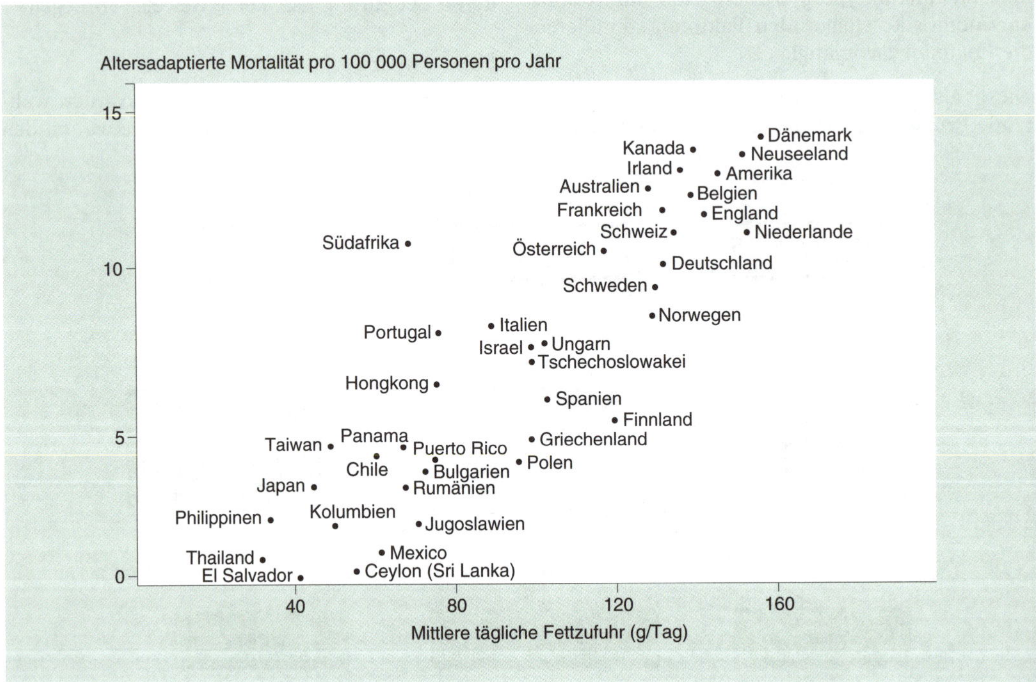

Abb. 16-14 Beziehung zwischen der Höhe des mittleren täglichen Fettverzehrs und der Inzidenz der Kolonkarzinomsterblichkeit ohne Rektumkarzinom (nach [127]).

Faktor 10. Diese **Häufigkeitsunterschiede** korrelieren mit dem mittleren Pro-Kopf-Verbrauch an Fett (Abb. 16-14), sodass es nahe liegend war, den **hohen Fettkonsum** als **wesentlichen Risikofaktor** anzusehen.

Gestützt wird diese Hypothese durch die Tatsache, dass es bei hohem Fettverzehr infolge einer gesteigerten Gallesekretion zu einem vermehrten Übertritt von **Gallensalzen ins Kolon** kommt (s. Abb. 16-13). Die bei der Metabolisierung von Gallensäuren durch Darmbakterien entstehenden **Stoffwechselprodukte**, in erster Linie die sekundären Gallensäuren, Desoxycholsäure und Lithocholsäure, wirken als **Karzinogene** bzw. **Cokarzinogene**.

Möglicherweise ändert sich zusätzlich unter einer fettreichen Ernährung das **Spektrum der Dickdarmflora**, sodass sich Keimgruppen vermehren, die in der Lage sind, Gallensäuren abzubauen (Lit. bei [96, 99]).

Obwohl wie in Abbildung 16-13 dargestellt, eine kausale Beziehung zwischen hohem Fettkonsum und Karzinogenese im Kolon als möglich erscheint, konnte eine zusammenfassende Bewertung einer Vielzahl epidemiologischer Studien die primär angenommene Bedeutung der Gesamtfettzufuhr – hierbei wurde das Fettsäuremuster nicht berücksichtigt – nicht bestätigen (Lit. bei [39]).

Die genannten epidemiologischen Daten zur Bedeutung von Fett als **Risikofaktor** für die Tumorentstehung im Dickdarm beziehen sich auf Fette **gesättigter Fettsäuren** und auf Fette, reich an **mehrfach ungesättigten ω-6-Fettsäuren**. Beim Verfüttern der letztgenannten Fette konnten zumindest tierexperimentell vermehrt Kolontumoren erzeugt werden.

Mehrfach ungesättigte ω-3-Fettsäuren, die vorwiegend im Fischöl enthalten sind, wirken **protektiv.**

Ihr protektiver Effekt beruht mit großer Wahrscheinlichkeit auf der im Vergleich zu ω-6-Fettsäuren **unterschiedlichen Beeinflussung des Eicosanoidstoffwechsels** (vgl. Kap. 1.3.1) (Lit. bei [5]).

Ballaststoffe und resistente Stärke

Die in den 60er und 70er Jahren des vorigen Jahrhunderts weltweit diskutierte „Fiber-Hypothese" ging davon aus, dass die in westlichen Industrieländern vergleichsweise niedrige Ballaststoffaufnahme neben anderen Erkrankungen auch die Entstehung des Kolonkarzinoms begünstigt (vgl. Kap. 1.11.3 u. 1.11.4). Sowohl hiervon ausgehende epidemiologische Studien als auch Ergebnisse experimenteller Untersuchungen schienen diesen Kausalzusammenhang zu beweisen.

Groß angelegte Studien an Bevölkerungsgruppen mit unterschiedlich hoher Zahl an Kolonkarzinomen in Skandinavien ergaben, dass die Kolonkarzinomhäufigkeit positiv mit der **Höhe des Fettverzehrs** und negativ mit dem **Ballaststoffanteil der Kost** korreliert.

Am höchsten war die Zahl an Kolonkarzinomen in einer Population mit hohem Fett- und geringem Ballaststoffverzehr und am geringsten bei niedrigem Fett- und hohem Ballaststoffverzehr. Der negative Effekt eines hohen Fettverzehrs wurde durch gleichzeitige hohe Ballaststoffaufnahme gemindert [61].

Diese **Interaktionen zwischen den einzelnen Ernährungsfaktoren** (s. Abb. 16-13), die eine Klärung kausaler Zusammenhänge sehr erschwert, wird später noch diskutiert.

Die in Kapitel 1.11 besprochene Bedeutung **resistenter Stärke** für die Funktion des Kolons wurde erst relativ spät erkannt. Man kann davon ausgehen, dass eine ballaststoffreiche Ernährung auch reich an resistenter Stärke ist.

Die ins Kolon übertretende Stärke wird bakteriell abgebaut, wobei **Butyrat** in höherer Konzentration entsteht als bei der Fermentation von Ballaststoffen.

Das unter einer an Ballaststoffen und resistenter Stärke reichen Kost, vergleichsweise **geringe Kolonkarzinomrisiko** wird wie folgt erklärt:

- Als Folge einer **kurzen Kolonpassagezeit** (vgl. Abb. 1-39), kurze Kontaktzeit von Karzinogenen mit der Kolonschleimhaut.
- **Verdünnung von Karzinogenen** als Folge des größeren Stuhlvolumens, u.U. Bindung von Karzinogenen an Ballaststoffe. Hierdurch geringerer Kontakt der Karzinogene mit der Kolonschleimhaut.
- **Geringere Produktion von Karzinogenen** als Folge einer Änderung der Intestinalflora bei hohem Angebot an fermentierbarem Substrat.
- Als Stickstoffquelle zur Proteinsynthese entnimmt die sich bei hohem Angebot an fermentierbaren Ballaststoffen und resistenter Stärke stark vermehrende Kolonflora Ammoniak aus dem Darmlumen. Ammoniak wirkt beschleunigend auf das Tumorzellwachstum.
- Bei der bakteriellen Degradation von Kohlenhydraten entstehen im Kolonlumen **kurzkettige Fettsäuren** (vgl. Kap. 1.11). Insbesondere Butyrat normalisiert eine gesteigerte Zellproli-

feration und wirkt so mit großer Wahrscheinlichkeit präneoplastischen Schleimhautveränderungen entgegen. In der Zellkultur hemmt Butyrat das Wachstum von Kolonkarzinomzellen und erhöht in physiologischen Konzentrationen den Differenzierungsgrad maligner Zellen.

Die geschilderten epidemiologischen Daten, die Befunde über die Fermentation von Ballaststoffen und resistenter Stärke und die Kenntnisse über den Einfluss der beim bakteriellen Abbau anfallenden kurzkettigen Fettsäuren auf den Gallensäurestoffwechsel und insbesondere von Butyrat auf die Kolonmukosa etc. ergeben ein **schlüssiges Konzept.**

Trotzdem konnte in einer Reihe epidemiologischer Studien die Beziehung zwischen Ballaststoffzufuhr und Kolonkarzinomrisiko nicht bzw. **nicht eindeutig bestätigt** werden.

So ergab sich beispielsweise in der Nurses' Health Study, in der über 88 000 Frauen während 16 Jahren beobachtet wurden, kein Unterschied in der Kolonkarzinomhäufigkeit zwischen der Gruppe mit der geringsten Ballaststoffzufuhr von im Mittel 9,8 g/Tag und der mit der höchsten Zufuhr von im Mittel 24,9 g/Tag. Das Ergebnis dieser Studie ist nur ein **schwaches Argument** gegen die gängige Einschätzung von Ballaststoffen. Zum einen liegt die Gruppe mit der höchsten Zufuhr immer noch unterhalb der empfohlenen Zufuhr von mindestens 30 g/Tag. Zum anderen wurde die Ballaststoffzufuhr mit nur wenig exakten Fragebögen ohne ausreichende Differenzierung zwischen wasserlöslichen und wasserunlöslichen Ballaststoffen, ohne Berücksichtigung der resistenten Stärke erfasst [32].

Der World Cancer Research Fund 1997 [125] stuft die Bedeutung von Ballaststoffen und resistenter Stärke als „möglich" ein. Die Zweifel an einer wesentlichen Bedeutung der Ballaststoffe für die Karzinogenese im Kolon wurde insbesondere durch Ergebnisse einer europäischen prospektiven epidemiologischen Multicenterstudie widerlegt [9]. Ausgewertet wurden die Daten von 1065 Fällen mit kolorektalem Karzinom aus Ländern in Nord-, Mittel- und Südeuropa. Es fand sich eine signifikant geringere Kolonkarzinomhäufigkeit in der Quintile mit der höchsten im vergleich zu der mit der geringsten Ballaststoffzufuhr. Dieser protektive Effekt war am ausgeprägtesten für die Tumorlokalisation im linken Kolon und am geringsten beim Rektumkarzinom. Die Herkunft der Ballaststoffe war ohne Einfluss auf das Erkrankungsrisiko. Im Vergleich zur bereits zitierten Nurses' Health Study [32] lag hier die niedrigste mittlere Zufuhr (1. Quintile) bei 12,3 und die höchste (5. Quintile) bei 33,1 g/Tag, während die Zufuhr bei den US-Krankenschwestern nur zwischen 9,8 und 24,9 g/Tag schwankte. Dies bedeutet, dass die Ballaststoffzufuhr bei 30 % der Fälle in der europäischen Studie höher lag als die höchste mittlere Zufuhr in der amerikanischen Studie. Die insgesamt niedrige Zufuhr an Ballaststoffen in der amerikanischen Studie wird für den fehlenden Nachweis einer Beziehung zur Karzinogenese im Kolon verantwortlich gemacht. Die Autoren weisen darauf hin, dass eine ballaststoffreiche Ernährung auch mit einer vermehrten Zufuhr an weiteren protektiven Nährstoffen und sekundären Pflanzenstoffen einhergeht, sodass Schutzeffekte nicht ausschließlich auf den hohen Ballaststoffanteil zurückgeführt werden dürfen.

Für den Schutzeffekt einer ballaststoffreichen Ernährung spricht auch eine Studie an etwas 34 000 Personen, die sich einer endoskopischen Untersuchung von Colon descendens, Sigma und Rektum unterzogen und bei denen der Nachweis von Polypen (Adenomen) mit der mittleren täglichen Ballaststoffzufuhr verglichen wurde. Die etwa 3600 Personen mit Adenomen hatten im Vergleich zu den Personen mit negativem endoskopischem Befund eine signifikant geringere Ballaststoffzufuhr. Der Nachweis von Polypen lag bei Teilnehmern mit einer Ballaststoffzufuhr in der höchsten Quintile um 27 % unter der in der niedrigsten Quintile. Diese negative Korrelation war für Ballaststoffe aus Getreide und Obst am ausgeprägtesten. Rektumadenome zeigten keine Beziehung zur Ballaststoffzufuhr [88].

Proteine

Die Ergebnisse epidemiologischer Studien zur Frage, ob ein hoher Proteinverzehr insbesondere in Form von **Fleisch** das Risiko kolorektaler Karzinome erhöht, sind nicht einheitlich.

In einer Reihe von Untersuchungen fand sich eine positive Korrelation zur Höhe des Fleischverzehrs, besonders des Verzehrs von Rindfleisch (Lit. bei [64]).

Epidemiologische Hinweise gibt es darauf, dass lediglich **rotes Fleisch**, nicht hingegen weißes Muskelfleisch, Fisch und pflanzliche Proteine das Risiko steigern.

Schließt man aus, dass diese positive Korrelation durch einen gleichzeitig hohen Fettkonsum bedingt ist, so bieten sich folgende drei Erklärungsmöglichkeiten für das **höhere Karzinomrisiko** an:

- Die beim Braten und Grillen anfallenden, bereits besprochenen **karzinogenen Pyrolyseprodukte** (Lit. bei [64, 120]).
- Die vermehrte **Bildung freier Radikale** im Darmlumen bei Gegenwart von Eisen-(II)-Komplexen als Folge eines hohen Verzehrs von rotem Muskelfleisch (Lit. bei [64, 97]).

- Bei hoher Proteinzufuhr treten vermehrt Proteine, Peptide und Harnstoff als **Ausgangssubstrat für eine bakterielle Ammoniaksynthese** ins Kolonlumen über. Ammoniumionen begünstigen aufgrund experimenteller Befunde die Karzinogenese (Lit. bei [97]).

Die „Recommendations for the Prevention of Cancer“ des World Cancer Research Fund (1998) raten dazu, den Verzehr von „rotem Fleisch“ zu reduzieren und bevorzugt Fisch- und Geflügelfleisch zu verzehren.

Kalzium, Vitamin D, Folsäure, Pflanzensterine
Es gibt Hinweise darauf, dass auch der Gehalt der Nahrung an Kalzium, Vitamin D und Pflanzensterinen die Kolonkarzinomentstehung beeinflusst.

Eine hohe Kalzium- und Vitamin-D-Zufuhr geht – hierfür sprechen eine Reihe epidemiologischer Studien – mit einem vergleichsweise **geringen Risiko** der kolorektalen Krebsentwicklung einher.

Eine hohe orale Kalziumzufuhr verringert die proliferierenden Zellen in Kolonschleimhautkrypten. Dieser Befund könnte den **protektiven Effekt eines hohen Kalziumverzehrs** erklären. Es wird angenommen, dass bei kalziumreicher Ernährung cokarzinogene Gallensäuren in höherem Maße an Kalzium gebunden werden. Weitere Befunde wurden bereits eingangs besprochen.

Auf die Bedeutung der **Folsäure** für die DNA- und RNA-Synthese wurde bereits hingewiesen. Eine optimale Folsäureversorgung fördert auch den **DNA-Repair** (vgl. Abb. 16-1).

In einer Reihe epidemiologischer Studien fand sich ein geringes Kolonkarzinomrisiko bei hoher Folsäurezufuhr, meist in Form von **Supplementen** (Lit. bei [42]).

In der Nurses' Health Study lag die Zahl an Kolonkarzinomen dann signifikant niedriger, wenn während 15 Jahren die tägliche Folsäureaufnahme (Nahrung + Supplemente) über 400 µg im Vergleich zu weniger als 200 µg in der Gruppe mit dem höchsten Risiko lag [42].

Die durch mehrere Studien belegte geringe Häufigkeit kolorektaler Karzinome bei hohem Gemüseverzehr dürfte zum Teil auf dem Gehalt an Folsäure, zusätzlich aber auch auf dem Gehalt an wasserlöslichen Ballaststoffen, an antioxidativen Vitaminen und sekundären Pflanzenstoffen beruhen. Wegen der Vielzahl an Wirkstoffen wurde auch von einem „antikarzinomatösen Cocktail“ in Gemüse gesprochen [107].

Im Tierversuch vermindern auch Pflanzensterine die Rate an experimentellen Kolonkarzinomen. Es war deshalb nahe liegend anzunehmen, dass diese Substanzgruppe auch beim Menschen die Karzinomentstehung im Enddarm mitbeeinflusst.

Bei Vegetariern, Ovolaktovegetariern, Adventisten und Nichtvegetariern – Bevölkerungsgruppen, die unterschiedlich hohe Erkrankungsraten an Dickdarmkrebs aufweisen – finden sich die höchsten Ausscheidungen an **Pflanzensterinen** im Stuhl in den Gruppen mit dem geringsten Karzinomrisiko.

Insbesondere war das Verhältnis von Pflanzensterinen zu Cholesterin umso mehr zu Gunsten der Pflanzensterine verschoben, je geringer das Kolonkarzinomrisiko der untersuchten Gruppe war [83], (Lit. bei [64]).

Bei den Bemühungen, die Bedeutung von Nahrungsbestandteilen für die Entstehung des Kolonkarzinoms zu erklären, muss berücksichtigt werden, dass sie in sehr komplexe, sich gegenseitig hemmende bzw. fördernde Vorgänge involviert sind.

Es darf folglich nie einer der Faktoren isoliert betrachtet werden. So weit es Fette, Ballaststoffe und Kalzium betrifft, wurde versucht, die Vielschichtigkeit der ineinander greifenden Abläufe in Abbildung 16-13 zu veranschaulichen.

Hoher Fettverzehr steigert den Übertritt primärer Gallensäure ins Kolon. Die Umwandlung in **sekundäre Gallensäuren**, von denen wahrscheinlich nur Desoxycholsäure karzinogen bzw. cokarzinogen wirkt, erfolgt unter dem Einfluss des bakteriell synthetisierten Enzyms 7α-Dehydroxylase.

Die bakterielle Synthese des Enzyms ist pH-Wert-abhängig. Sie erfolgt bei pH-Werten unter 6 nur noch in geringem Ausmaß. Die **bakterielle Degradation** von wasserlöslichen Ballaststoffen und Stärke im Kolon senkt den pH-Wert und reduziert folglich die Synthese von 7α-Dehydroxylase. Ein pH-Wert im sauren Bereich liegt zudem außerhalb des pH-Optimums dieses Enzyms.

Darüber hinaus ist die **Löslichkeit freier Gallensäuren** im sauren Milieu reduziert. Neben den positiven Effekten einer ballaststoff- und stärkereichen Ernährung durch Senkung des pH-Wertes im Kolonlumen kommt es zusätzlich durch Vermehrung des Stuhlvolumens und Passagebeschleunigung im Kolon zu einer **verminderten Kontaktzeit** der sekundären Gallensäuren mit der Mukosa.

Das ins Kolon gelangende **Kalzium bindet Gallensäuren**, sodass auch durch diesen Nahrungsbestandteil die Konzentration an Desoxycholsäure reduziert wird.

Diese kurze, vereinfachte Darstellung zeigt, wie sehr der negative Effekt einer Substanz durch Wirkungen anderer modifiziert wird, und wie wichtig es ist, die Ernährung als Ganzes und nicht nur einzelne Nahrungskomponenten zu betrachten.

Kaffeekonsum

Obwohl der Kaffeekonsum in den Ländern mit **hoher Inzidenz** an Kolonkarzinomen besonders hoch liegt, gibt es keinen Hinweis darauf, dass Kaffee für die hohe Erkrankungshäufigkeit mitverantwortlich ist.

Die Metaanalysen der zu dieser Frage vorliegenden epidemiologischen Studien ergaben sogar bei Kaffeetrinkern im Vergleich zu Personen, die keinen bzw. nur selten Kaffee trinken, ein um 24% **niedrigeres Risiko,** an einem kolorektalen Karzinom zu erkranken. Eine eindeutige Erklärung für dieses **Phänomen** ist nicht bekannt [37].

Probiotika

Im Kapitel 2.2.3 wurde bereits besprochen, dass es nahe liegend ist, anzunehmen, dass probiotische Laktobazillen durch den Abbau karzinogener Substanzen, wie heterozyklischer Amine und karzinogener Pyrolyseprodukte, sowie durch Reduktion bestimmter Enzymaktivitäten (s. Abb. 2-9) das Risiko einer malignen Entartung von Kolonschleimhautzellen reduzieren. Weiterhin gibt es Hinweise darauf, dass durch quantitative und qualitative Änderungen der Intestinalflora vermehrt antimutagene und antikarzinogene Substanzen synthetisiert werden und weiterhin durch Verbesserung der immunologischen Abwehr das Tumorrisiko reduziert wird. Die derzeit vorliegenden Befunde basieren überwiegend auf Tierexperimenten (Lit. bei [90]).

16.3.4 Rektumkarzinom

Unterschiedliche Häufigkeiten von Kolon- und Rektumkarzinom in der geographischen und sozioökonomischen Verteilung, der Geschlechtsverteilung sowie dem zeitlichen Verlauf der Inzidenzen machen bei Tumorlokalisationen unterschiedliche Ursachen wahrscheinlich.

Die für den Dickdarmkrebs besprochenen Risikofaktoren, in erster Linie der hohe Fett- und geringe Ballaststoff- und Stärkekonsum, sind nach den meisten Studien nicht bzw. nur gering mit dem Rektumkarzinom assoziiert.

In einer großen Zahl sowohl retrospektiver als auch prospektiver Studien fand sich immer wieder eine positive Korrelation des Mastdarmkrebses zur **Höhe des Alkohol- insbesondere Bierkonsums**. Auch hier sind die Ergebnisse epidemiologischer Studien nicht einheitlich.

Zum Teil konnte bereits bei moderatem Trinken ein erhöhtes Risiko nachgewiesen werden. Nach Daten der Nurses' Health Study und der Health Professionals Study kommt es bereits ab einer Alkoholmenge von mehr als 30 g pro Tag sowohl bei Männern als auch Frauen zu einer Steigerung des Adenom- und Karzinomrisikos im linken Kolon und Rektum um etwa 70%. Eine hohe **Folsäurezufuhr reduziert das alkoholinduzierte Risiko** [40, 41].

Zur möglichen tumorfördernden Wirkung von Bier und/oder Äthanol existieren verschiedene **Hypothesen** hinsichtlich der biologischen Wirkungsweise. Diskutiert wird sowohl ein Effekt flüchtiger **Nitrosamine** in manchen Biersorten als auch die erhöhte Konzentration von **Acetaldehyd in der Rektumschleimhaut** (nicht in der Kolonschleimhaut) nach Alkoholkonsum.

Das Äthanolabbauprodukt Acetaldehyd wirkt zellschädigend und hierdurch wahrscheinlich karzinogen (Lit. bei [64]).

16.3.5 Pankreaskarzinom

Im Kapitel 3.6 wurde bereits darauf hingewiesen, dass die **Häufigkeit** des Pankreaskarzinoms im Laufe der letzten 60 Jahre in den westlichen Industrieländern kontinuierlich **zugenommen** hat (s. Abb. 16-4). Epidemiologische Studien geben keine einheitlichen Hinweise auf mögliche, das Pankreaskarzinom begünstigende Ernährungsfaktoren.

In Japan kam es, ähnlich wie bei vielen anderen Erkrankungen (vgl. Abb. 2-1), nach Übernahme westlicher Ernährungsgewohnheiten zu einer signifikanten Häufigkeitszunahme. Ein Befund der dafür spricht, dass ein **vermehrter Fleisch- und Fettverzehr** bei gleichzeitigem **Rückgang des Gemüseverzehrs** negativ wirkt.

Auch in anderen Studien korrelierte ein hoher Fleisch- und Fettkonsum mit höherem Pankreaskarzinomrisiko. Eine groß angelegte, 9–12 Jahre dauernde Fall-Kontroll-Studie an 25000 Personen kommt zu dem Schluss, dass Personen mit **niedriger Lycopin- und Selenkonzentration** im Serum ein besonders hohes Pankreaskarzinomrisiko aufweisen.

Ein möglicher protektiver Effekt des hohen Obst- und Gemüseverzehrs ließ sich auch in anderen Studien nachweisen. Da aus der großen Zahl der Carotinoide meist nur das β-Carotin bestimmt wird, finden sich keine weiteren Hinweise auf eine mögliche besondere Bedeutung von Lycopin.

Mitteilungen über eine positive Beziehung zwischen der Höhe des **Kaffeekonsums** und dem Risiko an einem Pankreaskarzinom zu erkranken, wurden widerlegt.

Widersprüchlich sind die Mitteilungen in der Literatur über die Bedeutung des **Alkoholkonsums**. Aufgrund der derzeit vorliegenden Studien kann nicht davon ausgegangen werden, dass Alkohol einen eindeutigen Risikofaktor darstellt (Lit. bei [47, 64]).

Epidemiologische Daten sprechen für ein erhöhtes Pankreaskarzinomrisiko nach längerem intensivem Kontakt mit verschiedenen Pestiziden, in erster Linie mit Organochlorverbindungen wie dem Insektizid DDT. Eine höhere Erkrankungsrate fand sich bei Arbeitern in den herstellenden Betrieben und Anwendern in der Landwirtschaft bzw. bei der Malariabekämpfung. Auch tierexperimentelle Befunde sprechen für die karzinogene Wirkung dieser Substanzgruppe. Ob die mittlerweile verbotenen, nur langsam abbaubaren Substanzen über eine Kontamination von Lebensmitteln auch das Erkrankungsrisiko in der Gesamtbevölkerung erhöht haben, ist nicht bekannt (Lit. bei [63]).

16.3.6 Leberzellkarzinom

Das primäre Leberzellkarzinom ist in westlichen Industrieländern selten, in afrikanischen und ostasiatischen Ländern hingegen häufig. Abgesehen von den in diesen Regionen häufigeren Infektionen mit **Hepatitisviren** wird die hohe **Aflatoxinaufnahme** mit der Nahrung als wesentliche Ursache hierfür angesehen.

Da viele krebserzeugende Substanzen erst nach Aktivierung durch mikrosomale Cytochrom-P-450-abhängige Enzyme in aktive Karzinogene überführt werden, kommt der **Induktion mikrosomaler Enzymsysteme durch Alkohol** in der Leber wahrscheinlich eine Bedeutung sowohl für die Entstehung des primären Leberkarzinoms als auch für die anderer Karzinome zu.

Berücksichtigt werden muss jedoch, dass Alkohol auch **Enzymsysteme** induziert, die in der Lage sind, **Karzinogene zu inaktivieren** (Lit. bei [64, 85]).

16.3.7 Mammakarzinom

Inzidenz- und Mortalitätsraten des Mammakarzinoms nehmen in allen westlichen Industrieländern zu. In Japan und anderen ostasiatischen Ländern ist dieser Tumor vergleichsweise selten. Nach der Auswanderung in westliche Industrieländer steigt die Häufigkeit schnell auf das Niveau des Einwanderungslandes an. Ein Beweis für die **Bedeutung der Lebensweise,** insbesondere der Ernährung. Obwohl kaum Zweifel daran besteht, dass die Ernährung das Mammakarzinom mitbestimmt, sind die Ergebnisse epidemiologischer Studien uneinheitlich und widersprüchlich, sodass kein einheitliches Risikoprofil ersichtlich ist.

In Neuseeland und der Bundesrepublik Deutschland liegt die **Sterblichkeitsrate** mit etwa 50/100 000/Jahr am höchsten, während sie in den genannten asiatischen Ländern nur etwa 11/100 000/Jahr beträgt.

Nahrungsfett

Die Höhe der Fettzufuhr, das Fettsäuremuster und die mit der Fettzufuhr ursächlich im Zusammenhang stehende Adipositas gelten als **begünstigende Faktoren**.

Bis auf wenige Ausnahmen fand sich weltweit in einer Vielzahl durchgeführter epidemiologischer Studien eine positive Korrelation zwischen der **Gesamtfettaufnahme** und der altersstandardisierten Mortalitätsrate für das Mammakarzinom.

Dieser immer wieder gefundene statistische Zusammenhang darf jedoch nicht als Beleg für einen Kausalzusammenhang gesehen werden. So haben beispielsweise Bevölkerungsgruppen mit hohem Fettkonsum überwiegend relativ geringe **Geburtenraten**. Berücksichtigt werden muss, dass hohe Geburtenraten sowie häufige und lange **Stillphasen**, wie es in den meisten Entwicklungsländern die Regel ist, das Mammakarzinomrisiko verringern.

Gegen einen Kausalzusammenhang werden auch methodische Mängel vieler epidemiologischer Untersuchungen angeführt.

Bei einer zusammenfassenden Auswertung von sieben prospektiven Studien (Gesamtteilnehmerzahl ca. 337 800 Frauen mit 4980 Erkrankungen an Mammakarzinom) ergab sich bei einer Aufteilung in Quintilen weder für die Zufuhr an Gesamtfett, an gesättigten, einfach ungesättigten und mehrfach ungesättigten Fettsäuren noch für die Zufuhr an pflanzlichen oder tierischen Fetten ein Unterschied zwischen der ersten und fünften Quintile, d. h. der geringsten und der höchsten Fettzufuhr.

Die Ernährungsgewohnheiten der Teilnehmerinnen wurden vor Auftreten des Mammakarzinoms ermittelt [56].

In einer spanischen Studie fand sich ebenfalls keine Beziehung zur Gesamtfettzufuhr. Es ergab sich jedoch eine **inverse Korrelation zum Verzehr von Olivenöl,** einem Fett mit hohem Anteil an der einfach ungesättigten Ölsäure [76].

Auch in einer italienischen Fall-Kontroll-Studie an über 2500 Frauen mit Mammakarzinom fand sich eine niedrige Erkrankungsrate bei hohem Verzehr von Fetten mehrfach ungesättigter Fettsäuren, während der Verzehr von gesättigten Fettsäuren keinen Einfluss hatte.

Die Autoren gehen davon aus, dass die mehrfach ungesättigten Fettsäuren überwiegend in Form von Öl zur Zubereitung von Salat und Gemüse verwandt werden und dass diese pflanzlichen Lebensmittel letztlich für den protektiven Effekt verantwortlich sind und dem Fett lediglich eine **Indikatorfunktion für ein bestimmtes Essverhalten** zukommt [30].

Für eine das Mammakarzinom begünstigende Wirkung von Fett sprechen hingegen experimentelle Studien über den **Einfluss von Fett auf die hormonelle Konstellation** bei Frauen.

An freiwilligen Versuchspersonen konnte gezeigt werden, dass das Hypophysenhormon Prolaktin unter fettreicher Ernährung vermehrt sezerniert wird [49]. Prolaktin wiederum begünstigt die Entstehung des Mammakarzinoms beim Versuchstier und möglicherweise auch beim Menschen.

Auch der von Gregorio u. Mitarb. [44] nachgewiesene negative Effekt eines hohen Fettverzehrs auf die Prognose des Mammakarzinoms wird mit den Einflüssen des Fettverzehrs auf endokrine Regulationsmechanismen, insbesondere den **Östrogenstoffwechsel**, erklärt.

Energiezufuhr und Körpergewicht

Da sich das Mamma- und Endometriumkarzinom signifikant häufiger bei adipösen Frauen findet und die **Adipositas** mit höheren Östrogenkonzentrationen im Plasma einhergeht, muss auch diskutiert werden, dass weniger der hohe Fettverzehr als die insgesamt **hyperkalorische Ernährung** das Risiko erhöht, an diesen Tumoren zu erkranken [61].

Die **Nurses' Health Study**, in der 95000 Frauen über 16 Jahre prospektiv beobachtet wurden, kommt zu folgendem Ergebnis:

Eine von sechs Erkrankungen an Mammakarzinom nach der Menopause könnte verhindert werden, wenn das Körpergewicht nicht **um mehr als 2 kg über das Gewicht im 18. Lebensjahr** ansteigen würde.

Frauen, die mehr als 20 kg an Gewicht zunahmen und nach der Menopause **keine Hormone substituierten**, hatten im Vergleich zu schlanken Kontrollen ein zweifach höheres Risiko an einem Mammakarzinom zu erkranken.

Wie komplex die Beziehungen zwischen Adipositas und dem Karzinomrisiko sind, zeigt die Tatsache, dass ein hoher BMI mit 18 Jahren mit einem vergleichsweise geringen Mammakarzinomrisiko sowohl vor als auch nach der Menopause assoziiert war und dass, wie bereits erwähnt, erst eine später einsetzende Gewichtszunahme das Risiko steigert [54].

Auch die Mehrzahl anderer Untersucher kommt aufgrund epidemiologischer Studien zu dem Ergebnis, dass eine **Adipositas bei jungen Frauen bis etwa 35 Jahre** das Mammakarzinomrisiko nicht steigert, sondern verringert.

Erst ab dem 36. Lebensjahr erhöht sich das Risiko mit steigendem BMI [87].

Selbst das **Geburtsgewicht** zeigt bereits Beziehungen zum Mammakarzinomrisiko, ein Befund, der dafür spricht, dass hormonelle Einflüsse auf den Fötus in utero in die sehr komplexen Beziehungen zwischen Ernährung, Körpergewicht und Karzinogenese involviert sind [81].

Obst- und Gemüseverzehr

Der bereits angedeutete **protektive Effekt** eines hohen **Obst-** und **Gemüseverzehrs** wurde auch in einigen anderen Studien bestätigt [70], wobei eindeutige Befunde für einen Schutz durch die Vitamine C und E fehlen, während es für **Vitamin A**, einschließlich Carotin, positive Hinweise gibt [55].

Eine weitere Erklärung für das vergleichsweise geringe Mammakarzinomrisiko bei hohem Obst- und Gemüseverzehr ist der **Phytoöstrogengehalt** pflanzlicher Lebensmittel. Die Ausscheidung von Phytoöstrogenen mit dem Harn liegt bei Frauen mit Mammakarzinom niedriger als bei Kontrollen [58].

Während die genannten sowie weitere Studien überwiegend für den protektiven Einfluss eines hohen Obst- und Gemüseverzehrs sprechen, konnte dieser positive Effekt in einer statistisch sehr aufwendigen Metaanalyse von acht prospektiven Studien aus den USA und Europa nicht bestätigt werden. Die Analyse basierte auf den Daten von rund 352000 Frauen. Bei ca. 7400 Frauen entwickelte sich ein invasives Mammakarzinom. Um den Einfluss bestimmter, nicht in allen Obst- und Gesmüsesorten vorkommender biologisch aktiver Substanzen zu erfassen, wurden für die Auswertung weiterhin Obst- und Gemüsesorten zu biologisch verwandten Gruppen zusammengefasst. Sowohl mit als auch ohne Aufgliederung in die genannten Gruppen fanden sich keine signifikanten Beziehungen zum Mammakarzinomrisiko. Lediglich ein Trend zu einer geringeren Erkrankungsrate bei hohem Verzehr war nachweisbar [103].

Dafür, dass sich trotz der genannten epidemiologischen Befunde ein hoher Obst- und Gemüsekonsum positiv auswirkt, sprechen Ergebnisse einer prospektiven Studie in der in zurückgestellten Blutproben gesunder Frauen dann die Konzentration an β-Carotin, Lycopin und Gesamtcarotinoiden bestimmt wurde, wenn später ein Mammakarzinom gesichert wurde. Die bei insgesamt 295 Frauene mit Mammakarzinom bestimmten Konzentrationen wurden mit denen einer gleich großen Zahl gesunder Frauen verglichen. Frauen mit der höchsten Konzentration an den genannten Substanzen, die nur mit pflanzlichen Lebensmitteln aufgenommen werden, hatten ein um die Hälfte geringeres Erkrankungsrisiko als Frauen mit der niedrigsten Konzentration. Insgesamt lagen die Konzentrationen der drei bestimmten Substanzen bei den Erkrankten signifikant niedriger als bei den Kontrollen [95].

Alkohol

Alkohol – hierfür spricht die Mehrzahl epidemiologischer Daten – begünstigt das Mammakarzinom.

Nach Ergebnissen einer Metaanalyse muss davon ausgegangen werden, dass eine eindeutige **Dosis-Wirkungs-Beziehung** besteht, wobei sich das Mammakarzinomrisiko um ca. 40 % bei einer täglichen Aufnahme von 12 g Alkohol, um 70 % bei 24 g Alkohol und um etwa 100 % bei 35 g Alkohol/Tag erhöht [74].

> Auch eine weitere Metaanalyse von 50 prospektiven Studien kommt zu einem entsprechenden Ergebnis. Bis zu einer täglichen Alkoholaufnahme von 60 g bestand eine lineare Beziehung zwischen Alkoholzufuhr und dem Tumorrisiko, wobei eine Steigerung um im Mittel 10 g Alkohol pro Tag, das Risiko um 9% erhöhte [102].

Die Tatsache, dass alle Daten an Frauen im höheren Lebensalter erhoben wurden, ist möglicherweise eine Erklärung für die zum Teil sehr unterschiedlichen Ergebnisse epidemiologischer Studien.

Möglicherweise bestimmen Ernährungseinflüsse in einer früheren, mit den vorliegenden Studien nicht erfassten Lebensphase, das Risiko, an einem Mammakarzinom zu erkranken.

16.3.8 Endometriumkarzinom

Die Häufigkeit dieses Karzinoms korreliert weltweit, ähnlich wie das Mammakarzinom, mit der Höhe des **Fettverzehrs**.

In retrospektiven Studien fand sich bei Frauen mit Endometriumkarzinom in 73 % der Fälle ein Übergewicht und in 56 % eine Fettsucht (Lit. bei [61]).

16.3.9 Ovarialkarzinom

Auch hier zeigt die Mehrzahl der Studien eine positive Beziehung zur Höhe des Fett- und eine negative Beziehung zur Höhe des Obst- und Gemüseverzehrs (Lit. bei [64, 92]). Eine vergleichende Auswertung von Ernährungserhebungen bei über 500 Frauen mit Ovarialkarzinom und gesunden Kontrollen ergab keine signifikanten Unterschiede in der Aufnahme antioxidativer Vitamine. Signifikant geringer war bei den Patientinnen vor der Menopause die Zufuhr an Lycopin und nach ihr an α-Carotin, ein Befund, der ebenfalls für einen regelmäßigen Verzehr von Obst und Gemüse spricht [19].

16.3.10 Zervixkarzinom

Die bei den bereits besprochenen gynäkologischen Karzinomen immer wieder nachweisbare positive Korrelation zur Höhe des Fettverzehrs findet sich beim Zervixkarzinom nicht. Da sich bei Patientinnen mit Zervixkarzinom im Vergleich zu Kontrollpersonen immer wieder vergleichsweise niedrige **Vitamin-C-, Vitamin-E- und β-Carotin-Plasma-Konzentrationen** nachweisen lassen, kann auf den protektiven Effekt eines hohen Verzehrs von Obst und Gemüse und an Vitamin-E-reichen Lebensmitteln wie Vollgetreideprodukten, Nüssen, Pflanzenölen etc. geschlossen werden (Lit. bei [64]).

Eine optimale Versorgung mit **Folsäure** schützt vor den eine Zervixdysplasie begünstigenden Noxen. Dies gilt insbesondere für Papillomaviren [13].

16.3.11 Prostatakarzinom

Etwa 40 % aller Männer zwischen 60 und 70 Jahren beherbergen in ihrer Prostata maligne Zellen. Wegen des **relativ langsamen Wachstums** manifestiert sich ein klinisch relevanter Tumor in der Mehrzahl der Fälle nicht. Von großer Bedeutung ist die genetische Prädisposition. Das Erkrankungsrisiko liegt um den Faktor 2–4 höher, wenn nahe Verwandte an Prostatakarzinom erkrankten. Je jünger die erkrankten Familienmitglieder bei Krankheitsbeginn waren, umso höher war das Risiko.

Vorliegende Befunde sprechen dafür, dass die Zahl der **„latenten Karzinome"** weltweit gleich ist und dass die **Ernährung als wesentlicher Umweltfaktor** für die regional unterschiedliche Häufigkeit des invasiven Wachstums von Prostatakarzinomen verantwortlich ist [36].

Dies erklärt die **steigende Inzidenz bei Auswanderern** aus Regionen mit traditioneller Ernährung in Länder mit westlicher Ernährung, wie beispielsweise aus Ostasien in die USA.

Epidemiologische Daten belegen, dass Fette gesättigter und mehrfach ungesättigter Fettsäuren der ω-6-Reihe, nicht hingegen einfach ungesättigte Fettsäuren und mehrfach ungesättigte ω-3-Fettsäuren das Risiko steigern. Eine Bewertung von über 50 retro- und prospektiven Studien kommt zu folgendem Ergebnis:

Hoher Verzehr tierischer Lebensmittel wie rotes Fleisch, Eier, Milchprodukte und Fett begünstigen und der Verzehr von Früchten und Gemüse schützt vor invasiv wachsenden Prostatakarzinomen.

Protektiv wirkt insbesondere das in Tomaten reichlich enthaltene Carotinoid **Lycopin**. Weniger eindeutig sind die Befunde für Vitamin A und β-Carotin. Schützend wirken darüber hinaus eine **Supplementierung mit Vitamin E** und **D** und hoher Konsum von Fisch, reich an ω-3-Fettsäuren [111].

Auch die prospektive Basel-Studie, in der während 17 Jahren fast 3000 Männer beobachtet und untersucht wurden, kommt zu dem Ergebnis, dass niedrige Carotin- und Vitamin-A-Konzentrationen sowie niedrige Vitamin-E-Konzentrationen bei Rauchern das Prostatakarzinomrisiko steigern [25].

Adipositas als Ausdruck allgemeiner Überernährung steigert das Risiko [36].

Aufgrund epidemiologischer Daten und von Ergebnissen prospektiver Studien reduziert auch eine **optimale Versorgung mit Selen** das Risiko eines invasiv wachsenden Prostatakarzinoms (Lit. bei [38]).

Bestimmt man die mittlere tägliche Selenzufuhr anhand der Konzentration in Zehennägeln, so findet sich ein signifikanter Häufigkeitsunterschied an Prostatakarzinomen zwischen der niedrigsten Quintile mit 86 µg/Tag und der höchsten mit 159 µg/Tag.

Die Häufigkeit an invasiven Prostatakarzinomen konnte auch in einer prospektiven Doppelblindstudie unter Supplementierung mit 80–90 µg Selen/Tag gesenkt werden.

16.3.12 Harnblasenkarzinom

Harnblasenkarzinome sind bei Männern viermal häufiger als bei Frauen. Obwohl die Ursache weitgehend unbekannt ist, sprechen Befunde dafür, dass den **mit dem Harn ausgeschiedenen Karzinogenen** eine entscheidende Bedeutung zukommt. Folglich verringert ein hohes Harnvolumen aufgrund des Verdünnungseffektes das Risiko.

Ergebnisse bisher vorliegender Studien sowohl über den Einfluss der Trinkmenge als auch der Art der konsumierten Getränke, insbesondere Kaffee und alkoholische Getränke, auf das Risiko sind nicht einheitlich (Lit. bei [79]).

In einer großen prospektiven Studie an rund 50 000 Personen konnte während 10 Jahren eine eindeutig inverse Beziehung zwischen Trinkmenge und Blasenkarzinomrisiko nachgewiesen werden.

Rechnerisch reduzierte sich das Tumorrisiko um 7% bei jeder Erhöhung der täglichen Trinkmenge um 240 ml. Studienteilnehmer in der Quintile mit der höchsten mittleren Flüssigkeitsaufnahme hatten im Vergleich zur Quintile mit der geringsten Zufuhr ein um 49% geringeres Risiko, wobei der Anteil an alkoholischen Getränken bzw. Kaffee keinen Effekt hatte [79].

In der Annahme, dass den freien Radikalen eine Bedeutung bei der Karzinogenese in der Harnblase zukommt, wurde im Rahmen der Cancer Prevention Study II in den USA der Einfluss einer langfristigen Einnahme von Vitamin-C- und Vitamin-E-Supplementen während 10 und mehr Jahren auf die Mortalität von Harnblasenkarzinom untersucht. Während sich für Vitamin C kein Effekt nachweisen ließ, reduzierte Vitamin E im Vergleich zur Kontrolle die Mortalität um die Hälfte. Besonders ausgeprägt war der Schutzeffekt bei Zigarettenrauchern [60].

16.3.13 Bronchialkarzinom

Das Bronchialkarzinom ist in Deutschland, das Gleiche gilt für die USA und viele andere Länder, die häufigste tumorbedingte Todesursache bei Männern. Bei Frauen nimmt das Bronchialkarzinom seit Jahren an Häufigkeit zu (s. Abb. 16-4).

Der die Entstehung **freier Radikale** begünstigende Zigarettenrauch (vgl. Abb. 16-7) ist der entscheidende Risikofaktor für die Karzinomentstehung (vgl. Abb. 16-3). Dies gilt insbesondere für das Bronchialkarzinom.

In einer großen Zahl epidemiologischer Studien wurde gezeigt, dass bei Zigarettenrauchern das Risiko, an einem Bronchialkarzinom zu erkranken, umso geringer ist, je mehr **Gemüse** und **Obst**

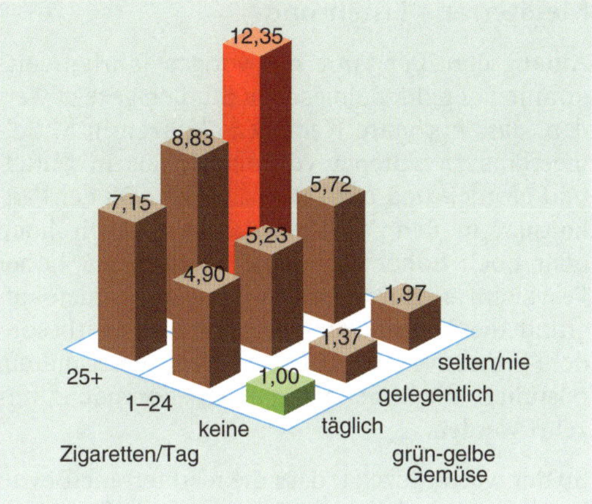

Abb. 16-15 Das relative Bronchialkarzinomrisiko in Abhängigkeit vom Gemüseverzehr und der Zahl pro Tag gerauchter Zigaretten [51].

verzehrt werden, das heißt, je höher die Zufuhr an Antioxidantien ist (Abb. 16-15).

Es fand sich weiterhin eine inverse Korrelation zwischen dem Bronchialkarzinomrisiko und der β-Carotinkonzentration im Serum. Diese hohe Konzentration, ein Indikator für die genannten Essgewohnheiten, wurde zu einer Zeit als die übrigen Carotinoide noch nicht bestimmt wurden, als Beweis dafür interpretiert, dass β-Carotin der entscheidende protektive Bestandteil in Obst und Gemüse ist. Gestützt wurde diese Annahme durch Ergebnisse der Basel-Studie, in der prospektiv während eines Zeitraums von 7 Jahren bei etwa 3000 Männern die Höhe der Plasmakonzentration an β-Carotin, Vitamin E und Vitamin C bestimmt und mit der Krebssterblichkeit in Beziehung gesetzt wurde. Es fand sich, unter Berücksichtigung von Alter und Rauchgewohnheiten, bei den an einem Karzinom Verstorbenen eine signifikant geringere Konzentration an den genannten Nährstoffen im Plasma.

Die an Bronchialkarzinom Verstorbenen hatten bei im Normbereich liegender Vitamin-C- und Vitamin-E-Plasma-Konzentration signifikant niedrigere β-Carotin-Konzentrationen [105].

Bei späteren Auswertungen prospektiver Kohortenstudien wurden auch die Carotinoide, α-Carotin, Lutein, Lycopin und β-Kryptoxanthin mit bewertet. Es fand sich unter Berücksichtigung von Daten mehrerer Studien, dass die Zufuhr an α-Carotin und Lycopin mit einem signifikant niedrigeren Bronchialkarzinomrisiko assoziiert waren. Auch für β-Carotin, Lutein und β-Kryptoxanthin fand sich eine, aber nicht signifikante Assoziation. Die Häufigkeit von Bronchialkarzinomen bei Nichtrauchern lag in der Quintile mit der höchsten α-Carotinaufnahme um 63% niedriger als in der Subgruppe mit der geringsten Zufuhr an diesem Carotinoid [80].

Der in der Frühphase der Untersuchungen angenommene hohe vorbeugende Effekt von β-Carotin veranlasste zu prospektiven Studien mit sehr hohen Dosen β-Carotin (bis zu 50 mg/Tag!) bei Zigarettenrauchern. In sämtlichen Studien kam es entgegen der Erwartung bei den Rauchern zu einer Steigerung der Bronchialkarzinomhäufigkeit, sodass die Studien vorzeitig abgebrochen wurden. Die unerwartet negativen Ergebnisse mit extrem hohen, weit außerhalb des physiologischen Bereiches liegenden β-Carotindosen sprechen nicht gegen die protektive Wirkung einer optimalen Zufuhr mit entsprechenden Lebensmitteln (Lit. bei [48]).

Ergebnisse epidemiologischer Studien zur Bedeutung von **Vitamin C** sind widersprüchlich, während die Mehrzahl der Studien eine inverse Beziehung zwischen der Höhe der **Serumselenkonzentration** und dem Krebsrisiko insgesamt und speziell dem Risiko, an einem Bronchialkarzinom zu erkranken, zeigen (Lit. bei [64]).

Ernährungsprophylaxe Maligne Tumoren sind in westlichen Industrieländern nach Herz-Kreislauf-Erkrankungen die häufigste Todesursache. Diagnostik und die in der überwiegenden Zahl der Fälle nicht mehr zur Heilung führende Therapie verursachen erhebliche Kosten.

Es erscheint unverständlich, dass zwar mit großem Aufwand Programme zur Früherkennung von Tumoren propagiert und in zunehmendem Maße praktiziert werden und weiterhin aufwendige Therapieverfahren, oft ohne wesentliche Lebensverlängerung bei ausreichender Lebensqualität durchgeführt werden, ohne die sinnvollste Maßnahme – die **Prophylaxe** – ernsthaft zu betreiben.

Die in Abbildung 16-3 dargestellte Schätzung, nach der etwa zwei Drittel aller Karzinome als Folge des **Tabakrauchens** und der **Fehlernährung** angesehen werden müssen, hat nach wie vor ihre volle Gültigkeit.

Aufgrund der umfangreichen Daten über Zusammenhänge zwischen Ernährung und Tumorentstehung, die im Wesentlichen in diesem Kapitel kurz dargestellt wurden, reduzieren sich die **Ernährungsempfehlungen** auf wenige, beim derzeit umfangreichen Lebensmittelangebot **leicht zu realisierende** Forderungen.

Sie decken sich weitgehend mit den Empfehlungen zur Prophylaxe von Herz-Kreislauf-Erkrankungen und mit den Empfehlungen der Deutschen Gesellschaft für Ernährung für die Ernährung des Gesunden.

Die hier aufgeführten Ernährungsempfehlungen basieren auf denen der European Organisation for Cooperation in Cancer Preventation Studies (ECP), der International Union of Nutritional Science (UNS) und denen verschiedener amerikanischer Institutionen:

1. **Übergewicht vermeiden.**
   In einer Vielzahl von Studien konnte gezeigt werden, dass die Krebsinzidenz und -mortalität mit dem Ausmaß des Übergewichts zunehmen (Lit. bei [66]). Deshalb ist lebenslang auf ein im Normbereich liegendes Körpergewicht zu achten.
2. **Fettverzehr reduzieren.**
   Weniger als 30% der Gesamtenergie sollen in Form von Fett verzehrt werden.
   Ein niedriger Fettkonsum kann erreicht werden durch Verringerung des Verzehrs von Butter, Margarine, Öl und Dressings; durch die Wahl von mageren Fleisch- und Molkereiprodukten, Fisch und Geflügel.
   Geringer Fettverzehr ist die einfachste Möglichkeit, dem Übergewicht vorzubeugen. Auf eine optimale Relation (1:5) von ω-3- zu ω-6-Fettsäuren ist zu achten.
3. **Obst, Gemüse, stärke- und ballaststoffreiche Lebensmittel (Vollgetreideprodukte) bevorzugen.**
   Das Umsetzen dieser Empfehlung erleichtert sowohl die Normalisierung des Körpergewichts als auch die Reduktion der Fettzufuhr auf unter 30% der Gesamtenergie.
   Die empfohlenen Lebensmittel sind reich sowohl an wasserlöslichen als auch an nichtwasserlöslichen Ballaststoffen. Hierdurch kommt es sowohl zu einer vermehrten bakteriellen Synthese kurzkettiger Fettsäuren im Dickdarmlumen als auch zu einer Erhöhung des Stuhlvolumens mit Verkürzung der intestinalen Transitzeit.
   Obst, Gemüse und Vollgetreideprodukte sind darüber hinaus reich an Antioxidanzien (Vitamin C, E und Carotinoide) und an sekundären Pflanzenstoffen (Phytochemicals).
   Um die für eine optimale Prophylaxe ausreichende Zufuhr an Antioxidanzien zu gewährleisten, empfehlen das National Cancer Institute der USA und die DGE, fünfmal täglich Obst und Gemüse (bevorzugt grün-gelbe Gemüsesorten mit hohem Carotingehalt und Vitamin-C-reiche Obstsorten) zu verzehren (5-a-day for better health) [109]. Die Carotin- und Vitaminzufuhr sollte, wann immer möglich, mit den genannten Lebensmitteln und nicht mit Supplementen erfolgen, da nur so eine optimale Zufuhr an Ballaststoffen und sekundären Pflanzenstoffen möglich ist.
4. **Kochsalzzufuhr** auf 5–6 g pro Tag reduzieren.
5. **Gepökelte, gesalzene** und nach herkömmlicher Art **geräucherte** Lebensmittel meiden.
6. **Schimmelige Lebensmittel** meiden.
7. **Alkoholische Getränke** mäßig trinken oder meiden.

Mediterrane Ernährung

Anfang der 70er Jahre des vorigen Jahrhunderts konnte in epidemiologischen Studien gezeigt werden, dass koronare Herzerkrankungen in Mittelmeerländern seltener vorkommen als in Mittel- und Nordeuropa bzw. Nordamerika. Da der **Fettkonsum in den Mittelmeerländern** gleich hoch oder noch höher lag als in Ländern mit hoher Prävalenz an Koronarerkrankungen, wurden aufgrund dieser epidemiologischen Befunde besondere **protektive Inhaltsstoffe** in den Lebensmitteln postuliert, die in der Mittelmeerregion häufig verzehrt werden.

Später wurde gezeigt, dass die mediterrane Bevölkerung auch seltener an den heute häufigen Karzinomen erkrankt. Dies gilt insbesondere für das Mamma- und Kolonkarzinom.

Die **Ursache** für den günstigen Effekt der mediterranen Ernährung (mediteranean diet), so, wie sie in den 60er Jahren des vorigen Jahrhunderts praktiziert wurde, ist nicht sicher bekannt. Es wird angenommen, dass folgende Faktoren hierfür verantwortlich sind:

- der **hohe Anteil an Getreideprodukten** (je nach Land werden hierdurch 30–60%, in den USA nur 19% der Gesamtenergie zugeführt),
- mit Obst und Gemüse aufgenommene **Antioxidanzien, sekundäre Pflanzenstoffe bzw. Ballaststoffe** und
- möglicherweise positive Einflüsse der im **Olivenöl** in hoher Konzentration vorkommenden Ölsäure (Lit. bei [35]).

Von manchen Autoren wird deshalb sowohl zur Prophylaxe von Herz-Kreislauf-Erkrankungen als auch zur Karzinomprophylaxe eine mediterrane Ernährung, d.h. eine Kost, reich an Getreideprodukten, Obst, Gemüse und Olivenöl bei relativ geringem Anteil an Fleisch und tierischen Fetten, empfohlen.

Für einen **karzinoprotektiven Effekt** der mediterranen Diät spricht die zur Sekundärprophylaxe nach Herzinfarkt bei 405 Patienten während vier Jahren durchgeführte Lyon Diet Heart Study. In dieser randomisierten prospektiven Studie wurde die Versuchsgruppe mit einer an die mediterrane Ernährung adaptierten Kost (Diät 1) und die Kontrolle mit einer Step-1-Diät der American Heart Association (Diät 2) ernährt.

Diät 1 war reich an Brot und Cerealien, Obst, Gemüse, Hülsenfrüchten und Fisch. Der Fleischkonsum war stark reduziert, Butter und Sahne wurden nicht verzehrt. Fett wurde als Olivenöl und in Form einer speziellen Margarine, reich an Ölsäure und α-Linolensäure, aufgenommen. Unter Diät 1 kam es im Vergleich zu Diät 2 zu einer signifikanten Senkung der Mortalität bzw. Morbidität sowohl an Gefäßerkrankungen als auch an Karzinomen [75].

Es muss darauf hingewiesen werden, dass sich die Ernährung auch in den verschiedenen Ländern der Mittelmeerregion ganz erheblich unterscheiden kann und dass es folglich **keine einheitliche mediterrane Ernährung** gibt.

Darüber hinaus kommt es derzeit, bedingt durch Werbung und die Angebote des Handels, zu einer zunehmenden Änderung der Ernährungsgewohnheiten auch in dieser Region mit einem zunehmenden **Trend hin zur „western diet"**.

Literatur

1 Adler, M., F. Schaffner: Fatty liver hepatitis and cirrhosis in obese patients. Amer. J. Med. 67 (1979) 5.
2 Augustsson, K., K. Skog, M. Jägerstadt, P.W. Dickman, G. Steineck. Dietary heterocyclic amines and cancer of the colon, rectum, bladder, and kidney: a population-based study. Lancet 353 (1999) 303–307.
3 Banerjee, S., C. Hawksby, S. Miller, S. Dahill, A.D. Beattie, K.E.L. McColl: Effect of Helicobacter pylori and its eradiction on gastric juice ascorbic acid. Gut 35 (1994) 317–322.
4 Baron, J.A., M. Beach, J.S. Mandel, R.U. van Stolk, R.W. Hale, R.S. Sandler, R. Rothstein, R.W. Summers, D.C. Snover, G.J. Beck, J.H. Bond, E.R. Greenberg: For the calcium polyp prevention study group. New Engl. J. Med. 340 (1999) 101–107.
5 Bartram, H.-P., H. Kasper: Bedeutung mehrfach ungesättigter Fettsäuren bei der Kolonkarzinogenese. Akt. Ernährungsmed. 20 (1995) 31–35.
6 Bendich, A.: Carotenoids and the immune response. J. Nutr. 119 (1989) 112–115.
7 Bergsma-Kadijk, J.A., P. van't Veer, E. Kampman, J. Burema: Calcium does not protect against colectal neoplasia. Epidemiology 7 (1996) 590–597.
8 Biesalski, H.K., H. Böhlers, H. Esterbauer, P. Fürst, F. Gey, G. Hundsdörfer, H. Kasper, H. Sies, J. Weisburger: Antioxidant vitamins in prevention. Consensus statement. Clin. Nutr. 16 (1997) 151–155.
9 Bingham, S.A., N.E. Day, R. Luben, P. Ferrari, N. Slimani, T. Norat, F. Clavel-Chapelon, E. Kesse, A. Nieters, H. Boeing: Dietary fibre in food and protection against colorectal cancer in the European Prospective Investigation into Cancer and Nutrition (EPIC): an observational study. Lancet 361 (2003) 1496–1501.
10 Bukin, Y.V., A. Draudin-Krylenko, E.N. Orlov, Y.P. Kuvshinov, B.K. Poddubny, O.V. Vorobyeva, M.A. Shabanov: Effect of prolonged beta-carotene or DL-alpha-Tocopheryl acetate supplementation on ornithine decarboxylase activity in human atrophic stomach mucosa. Cancer Epidemiol. Biomarkers Prev. 4 (1995) 865–870.
11 Burkitt, D.P., A.R.P. Walker, N.S. Painter: Effect of dietary fiber on stools and transit-times and its role in the causation of disease. Lancet II (1972) 1408.
12 Burkitt, D.P.: Colonic-rectal cancer: Fiber or other dietary factors. Amer. J. Clin. Nutr. 31 (1978) 58.
13 Butterworth, C.E., K.D. Hatch, M. Macaluso, P. Cole, H.E. Sauberlich, S. Soong, M. Borst, V.V. Baker: Folate deficiency and cervical dysplasia. J. Amer. Med. Ass. 267 (1992) 528–533.
14 Calle, E.E., C. Rodriguez, K. Walker-Thurmond, M.J. Thun: Overweight obesity, and mortality from cancer in a prospectively studied cohort of U.S. adults. N Engl J Med 348 (2003) 1625–1638.
15 Caragay, A.B.: Cancer-preventive foods and ingredients. Food Technol. (1992) 65–68.
16 Carroll, K.K.: Biological effects of fish oils in relation to chronic diseases. Lipids 21 (1986) 731.
17 Caroll, K.K.: Obesity as a risk factor for certain types of cancer. Lipids, Vol. 33 (1998) 165–169.
18 Clarc, L., G. Coombs, B. Turnbull, E.H. Slate: Effects of selenium supplementation for cancer prevention in patients with carcinoma of the skin. J. Amer. Med. Ass. 276 (1996) 1957–1962.
19 Cramer, D.W., H. Kuper, B.L. Harlow, L. Titus-Ernstoff: Carotenoids, antioxidants and ovarian cancer risk in pre- and postmenopausal women. Int J Cancer 94 (2001) 128-134.
20 Diehl, J.F.: Schadstoffe in Lebensmitteln – Exposition und Risikobewertung heute. Ernährungs-Umschau 45 (1998) 80–86.
21 Doll, R., R. Peto: The causes of cancer: Quantitative estimates of avoidable risk of cancer in the United States today. J. Natl. Cancer Inst. 66 (1981) 1191–1308.
22 Dorant, E.P. van den Brandt, R.A. Goldbohm, F. Sturmans: Consumption of onions and a reduced risk of stomach carcinoma. Gastroenterology 110 (1996) 12–20.
23 Editorial: Calcium and vitamin D intakes influences the risk of bowel cancer in men. Nutr. Rev. 43 (1985) 170.
24 Editorial: Nitrosamines and cancer. Nutr. Rev. 33 (1975) 19.
25 Eichholzer, M., H.B. Stähelin, K.F. Gey, E. Ludin, F. Bernasconi: Prediction of male cancer mortality by plasma levels of interacting vitamins: 17-year-follow-up of the prospective Basel study. Intern. J. Cancer 66 (1996) 145–150.
26 Fernandez, E., L. Chatenoud, C. La Vecchia, E. Negri, S. Franceschi: Fish consumption and cancer risk. Amer J Clin Nutr 70 (1999) 85-90.
27 Fink-Gremmels: Schimmelpilze in und auf Lebensmitteln. In: Ernährungsbericht der DGE 1996. Druckerei Heinrich GmbH, Frankfurt (1996).
28 Fleischauer, A.T., C. Poole, L. Arab: Garlic consumption and cancer prevention: meta-analyses of colorectal and stomach cancers. Amer J Clin Nutr 72 (2000) 1047-1052.
29 Franceschi, S.: Fat and prostate cancer. Epidemiology 5 (1994) 271–273.
30 Franceschi, S., A. Favero, A. Decarli: Intake of macronutrients and risk of breast cancer. Lancet 347 (1996) 1351–1356.
31 Frank, H.K.: Mykotoxine. In: Schlierf, G.: Ernährung und Krebs. Wiss. Verlagsges., Stuttgart (1983).
32 Fuchs, C.S., E. Giuovannucci, G.A. Colditz, D.J. Hunter, M.J. Stampfer, B. Rosner, F.E. Speizer, W.C. Willett: Dietary fiber and the risk of colorectal cancer and adenoma in women. New Engl. J. Med. 340 (1999) 169–76.
33 Gedek, B.: Kanzerogene Schimmelpilze. Dtsch. Med. Wschr. 97 (1972) 1768.
34 Gey, K.F.: Plasma levels of antioxidant vitamins in relation to ischemic heart disease and cancer. Amer. J. Clin. Nutr. 45 (1987) 1368.

35 Giacosa, A., M.J. Hill: The mediterranean diet and cancer prevention. European Cancer Prevention, Andover Hants 1991.
36 Giles, G., Ireland: Diet, nutrition and prostate cancer. Int. J. Cancer 10 (Suppl.) (1997) 13–17.
37 Giovannucci E.: Meta-analysis of coffee, consumption and risk of colorectal cancer. Amer. J. Epidemiol. 147 (1998) 1043–1052.
38 Giovannucci E.: Selenium and risk of prostate cancer. Lancet 352 (1998) 755–756.
39 Giuovannucci E., B. Goldin: The role of fat, fatty acids, and total energy intake in the etiology of human colon cancer. Amer. J. Clin. Nutr. 66 suppl. (1997) 1564S–71S.
40 Giovannucci E., E. Rimm, A. Ascherio: Alcohol, low-methionine-low-folate diets, and risk of colon cancer in men. J. Natl. Cancer Inst. 87 (1995) 265–73.
41 Giovannucci E., M.J. Stampfer, G.A. Colditz: Folate, methionine and alcohol intake and risk of colorectal cancer. J. Natl. Cancer Inst. 85 (1993) 875–83.
42 Giuovannucci E., M.J. Stampfer, G.A. Colditz, D.J., Hunter, C. Fuchs, B.A. Rosner, F.E. Speizer, W.C. Willett: Multivitamin use, folate and colon cancer in women in the Nurses' Health Study. Ann. Intern. Med. 129 (1998) 517–524.
43 Glynn, S.A., D. Albanes: Folate and cancer: A review of the literature. Nutr. Cancer 22 (1994) 101–119.
44 Gregorio, K.I., L.J.M. Emrich, S. Graham, J.R. Marshall, T. Nemoto: Dietary fat consumption and survival among women with breast cancer. J. Natl. Cancer Inst. 75 (1985) 37.
45 Grønbæk, M., U. Becker, D. Johansen, H. Tønnesen, G. Jensen, T. Sørensen: Population based cohort study of the association between alcohol intake and cancer of the upper digestive tract. Brit. Med. J. 317 (1998) 844–848.
46 Grundmann, E.: Primäre Krebsprävention. Dtsch. Ärztebl. 91 (1994) 1329–1331.
47 Haddock, G., D.C. Carter: Aetiology of pancreatic cancer. Brit. J. Surg. 77 (1990) 1159–1166.
48 Hennekens, C.H., E. Buring, R. Peto: Antioxidant vitamins – benefits not yet proved. New Engl J Med 330 (1994) 1080-1081.
49 Hill, P., E.L. Wynder: Diet and prolactin release. Lancet II (1976) 806.
50 Hill, M.J.: Diet and cancer: a review of the scientific evidence. Europ J Cancer Prev 4 (1995) 3-42.
51 Hirayama, T.: Japanese studies on diet and cancer. In: M.J. Hill, A. Giacosa C.P.J. Caygill: Epidemiology of Diet and Cancer, pp. 17–64. Horwood, New York – London – Toronto 1994.
52 Höhler, D.: Ochratoxin A in food and feed: occurence, legislation and mode of action. Z. Ernährungswiss. 37 (1998) 2–12.
53 Holt. P.R., E.O. Atillasoy, J. Gilman, J. Guss, S.F. Moss, H. Newmark, K. Fan, K. Yang, M. Lipkin: Modulation of abnormal colonic ephithelial cell proliferation and differentation by low-fat dairy foods. J. Amer. Med. Ass. 280 (1998) 1074–1079.
54 Huang, Z., S.E. Hankinson, G.A. Golditz, M.J. Stampfer, D.J. Hunter, J.A.E. Manson, C.H. Hennekens, B. Rosner, F.E. Speizer, W.C. Willett: Dual effects of weight and weight gain on breast cancer risk. J. Amer. Med. Ass. 278 (1997) 1407–1411.
55 Hunter, D.J.: A prospective study of the intake of vitamins C, E and A and the risk of breast cancer. New Engl. J. Med. 329 (1993) 234–240.
56 Hunter, D.J., D. Spiegelman, H.-O. Adami: Cohort studies of a fat intake and the risk of breast cancer – a pooled analysis. New Engl. J. Med. 334 (1996) 356–361.
57 Hwang, H., J. Dwyer, R.M. Russel: Diet, Helicobacter pylori infection, food preservation and gastric cancer risk: Are there new roles for preventative factors? Nutr. Rev. 52 (1994) 75–83.
58 Ingram, D., K. Sanders, M. Kolybaba, D. Lopez: Case-control study of phyto-oestrogens and breast cancer. Lancet 350 (1997) 990–94.
59 International Agency for Research of Cancer, Intestinal Microecology Group: Dietary fiber, transit time, fetal bacteria, steroids and colon cancer in two scandinavian populations. Lancet II (1977) 207.
60 Jacobs, E.J., A.K. Henion, P.J. Briggs, C.J. Connell, M.L. McCullough, C.R. Jonas, C. Rodriguez, E.E. Calle, M.J. Thun: Vitamin C and vitamin E supplement use and bladder cancer mortality in a large cohort of US men and women. Am J Epidemiol 156 (2002) 1002–1010.
61 Jensen, H., J.L. Madsen: Diet and cancer. Acta Med. Scand. 223 (1988) 293–304.
62 Jensen, O.M., R. McLennan, J. Wahrendorf: Diet, bowel function, faecal bowel carcinogenesis. Nutr. Cancer 9 (1986) 67.
63 Ji, B., D.T. Silverman, P.A. Stewart, A. Blair, G.M. Swanson, D. Baris: Occupational exposure to pesticides and pancreatic cancer. Amer J Industrial Med 39 (2001) 92–99.
64 Kasper, H., H.-P. Bartram, W. Scheppach: Tumorentstehung – hemmende und fördernde Effekte von Ernährungsfaktoren. In: Ernährungsbericht der Deutschen Gesellschaft für Ernährung, 1992. Henrich, Frankfurt 1992.
65 Kieffer, F: Wie Eisen und andere Spurenelemente die menschliche Gesundheit beeinflussen: Eine Neubeurteilung alter Erfahrungen. Mitt. Gebiete Lebensm. Hyg. 84 (1993) 48–87.
66 Kritchevsky, D.: Dietary guidelines. The rationale for intervention. Cancer 72, Suppl. (1993) 1011–1014.
67 Kritchevsky, D.: The effect of over- and undernutrition on cancer. Europ. J. Cancer Prev. 4 (1995) 445–451.
68 Kurtz, R.C., Z. Zhang: Gastric cardia cancer and dietary fiber. Gastroenterology 120 (2001) 568-575.
69 Le Marchand, L.: Intake of specific carotenoids and lung cancer risk. Cancer Epidemiol Biomarkers Prevent 2 (1993) 183–187.
70 Levi, F.: Dietary factors and breast cancer risk in Vaud, Switzerland. Nutr. Cancer 19 (1993) 327–335.
71 Levi, F., F. Lucchini, C. La Vecchia, E. Negri: Trends in mortality from cancer in the European Union, 1955–94. Lancet 354 (1999) 740–741.
72 Lichtenstein, P., N.V. Holm, P.K. Verkasalo, A. Iliadou, J. Kaprio, M. Koskenvuo, E. Pukkala, A. Skytthe, K. Hemminki: Environmental and heritable factors in the causation of cancer. New Engl J Med 343 (2000) 78–85.
73 Lieber, C.S., H.K. Seitz, A.J. Garro, T.M. Worner: Alcohol-related diseases and carcinogenesis. Cancer Res. 39 (1979) 2863–2886.
74 Longnecker M.P., J.A. Berlin, M.J. Orza, T.C. Chalmers: A meta-analysis of alcohol consumption in relation to risk of breast cancer. JAMA 260 (1988) 652–656.

75 Lorgeril, M. de, P. Salen, J.-L. Martin, I. Monjaud, P. Boucher, N. Mamelle: Mediterranean dietary pattern in a randomized trial. Arch. Intern. Med. 158 (1998) 1181–1187.

76 Martin-Moreno, J.M., W.C. Willett, L. Gorgojo, J.R. Banegas, F. Rodriguez-Artalejo, J.C. Fernandez-Rodriguez, P. Maisonneuve, P. Boyle: Dietary fat, olive oil intake and breast cancer risk. Internat. J. Cancer 58 (1994) 774–780.

77 Mayne, S.T., H.A. Risch, R. Dubrow, W.H. Chow, M.D. Gammon, T.L. Vaughan, D.C. Farrow, J.B. Schoenberg, J.L. Stanford, H. Ahsan, A.B. West, H. Rotterdam, W.J. Blot, J.F. Fraumeni jr.: Nutrient intake and risk of subtypes of esophageal and gastric cancer. Cancer Epidemiol Biomarkers Prevent 10 (2001) 1055–1062.

78 Meishiang, J., C. Lining, G.O. Udeani, K.V. Slowing, C.F. Thomas, C.W.W. Beecher, H.H.S. Fong, N.R. Farnsworth, A.D. Kinghorn, R.G. Mehta, R.C. Moon, J.M. Pezzuto: Cancer chemoppreventive activity of resveratrol, a Natural Product, Derived from Grapes. Science 275 (1997) 218–220.

79 Michaud, D.S., D. Spiegelman, S.K. Clinton, E.B. Rimm, G.C. Curhan, W.C. Willett, E.L. Giovannucci: Fluid intake and the risk of bladder cancer in men. New Engl. J. Med. 340 (1999) 1390–1397.

80 Michaud, D.S., D. Feskanich, E.B. Rimm, G.A. Colditz, F.E. Speizer, W.C. Willet, E. Giovannucci: Intake of specific carotenoids and risk of lung cancer in 2 prospective US cohorts. Amer J Clin Nutr 72 (2000) 990–997.

81 Michels, K.B., D. Trichopoulos, J.M. Robins, B.A. Rosner, J.A.E. Manson, D.J. Hunter, G.A. Colditz, S.E. Hankinson, F.E. Speizer, W.C. Willett: Birthweight as a risk factor for breast cancer. Lancet 348 (1996) 1542–1546.

82 Mücke, W., H. Schulze: Zum Schutz der Gesundheit von Aflatoxinen in Lebensmitteln. – Festsetzung von Höchstmengen in der Aflatoxinverordnung. Akt. Ernährungsmed. 1 (1976) 23.

83 Nair, P.P., N. Turjman, G. Kessie, B. Calkins, G.T. Goodman, J. Davidovitz, G. Nimmagadda: Diet, nutrition intake and metabolism in populations at high and low risk of colon cancer. Dietary cholesterol, beta-sistosterol, and sigmasterol. Amer. J. clin. Nutr., Suppl. 40 (1984) 927.

84 Oeser, H., P. Koeppe: Epidemiologische Zusammenhänge – kritisch betrachtet. In: Schlierf, G.: Ernährung und Krebs. Wiss. Verlagsges., Stuttgart 1983.

85 Osswald, B., U.A. Simanowski, G. Egerer, M. Hörner, B. Kommerell, H.K. Seitz: Krebsrisiko durch Alkohol. Akt. Ernährungsmed. 16 (1991) 33–40.

86 Parodi, P.W.: Cows' milk fat components as potential anticarcinogenic agents. J. Nutr. 127 (1997) 1055–1060.

87 Peacock, S.L., E. White, J.R. Daling, L.F. Voigt, K.E. Malone: Relation between obesity and breast cancer in young women. Amer. J. Epidemiol. 149 (1999) 339–346.

88 Peters, U., R. Sinha, N. Chatterjee, A.F. Subar, R.G. Ziegler: Dietary fibre and colorectal adenoma in a colorectal cancer early detection programme. Lancet 361 (2003) 1491–1495.

89 Poppel, van, G.: Carotenoids and cancer: An update with emphasis on human intervention studies. Europ. J. Cancer 29A (1993) 1335–1344.

90 Rafter, J.: Lactic acid bacteria and cancer: mechanistic perspective. Brit J Nutr 88 (2002) 89–94.

91 Reed, P.I.: Vitamin C, Helicobacter pylori infection and gastric carcinogenesis. Int J Vitam Nutr Res 69 (1999) 220–227.

92 Risch, H.A., M. Jain, S.D. Marrett, G.R. Howe: Dietary fat intake and risk of epithelial ovarian cancer. J. Nat. Cancer Inst. 86 (1994) 1409–1415.

93 Sahu, C.: Dietary iron and cancer. Environ. Carcino Ecotox. Revs. C10 (2), (1992) 205–237.

94 Sanjosé, S. de, N. Muñoz, G. Sobala, J. Vivas, S. Peraza, E. Cano, D. Castro, V. Sanchez, O. Andrade, D. Tompkins, C.J. Schorah, A.T.R. Axon, M. Benz, W. Oliver: Antioxidants, Helicobacter pylori and stomach cancer in Venezuela. Europ. J. Cancer Prevent. 5 (1996) 57–62.

95 Sato, R., K.J. Helzlsouer, A.J. Alberg: Prospective study of carotenoids, tocopherols, and retinoid concentrations and the risk of breast cancer. Cancer Epidemiol Biomarkers Prev 11 (2002) 451–457.

96 Scheppach, W., H. Kasper: Die Bedeutung von Ernährungsfaktoren für die Entstehung gastrointestinaler Tumoren. Dtsch. Med. Wschr. 113 (1988) 306.

97 Scheppach, W., H. Kasper: Carbohydrates, protein and large bowel cancer. In: Schlierf, G.: Recent Advances in Clinical Nutrition, 3. ed., pp. 107–115. Smith-Gordon, Great Britain 1993.

98 Schrauzer, G.N.: Selen-essentielles Spurenelement und Krebsschutzfaktor. Münch. Med. Wschr. 127 (1985) 731.

99 Seitz, H.K., U.A. Simanowski, N.A. Wright: Colorectal Cancer. Springer, Berlin – Heidelberg – New York 1989.

100 Shamberger, R.J.: Nutrition and cancer. Plenum Press, New York-London 1984.

101 Sies, H.: Oxidative stress: From basic research to clinical application. Amer. J. Med. 91, Suppl 3C (1991) 31–38.

102 Smith-Warner, S.A., D. Spiegelman, S.-S. Yaun et al.: Alcohol and Breast Cancer in Women: A pooled analysis of cohort studies. JAMA 279 (1998) 535–540.

103 Smith-Warner, S.A., D. Spiegelman, S.-S. Yaun, H. Adami, W.L. Beeson, P.A. van den Brandt, A.R. Folsom: Intake of fruits and vegetables and risk of breast cancer. A pooled analysis of cohort studies. J Amer Med Ass 285 (2001) 769–776.

104 Sobola, G.M., C.J. Schorah, M. Sanderson: Ascorbic acid in the human stomach. Gastroenterology 97 (1989) 357.

105 Stähelin, H.B., F. Rösel, E. Buess, G. Brubacher: Cancer, vitamins, and plasma lipids: prospective Basel-study. J. Natl. Cancer Inst. 73 (1984) 1463.

106 Stähelin, H.B., J. Thurneysen, E. Buess: Mortality and causes death in the 20-years follow-up of the Basel study. Schweiz. Med. Wschr. 118 (1988) 1037–1047.

107 Steinmetz, K.A., D. Potter: Vegetables, fruit, and cancer. Cancer causes and control (1991) 427–442.

108 Stich, H.F.: Remission of oral leukoplakias and micronuclei in tabacco/betel quid chewers treated with beta-carotine and with beta-carotine plus vitamin A. Int. J. Cancer 42 (1988) 195.

109 Subar, A.J. Heimendinger, S. Kreb-Smith, B. Patterson, E. Pivonka: 5-a-day for better health: a baseline study of cans, fruit and vegetable consumption. Washington D.C. National Cancer Institute, 1992.

110 Tery, P., J. Lagergren, W. Ye, A. Wolk, O. Nyrén: Inverse association between intake of cereal fiber and risk of gastric cardia cancer. Gastroenterology 120 (2001) 387–391.

111 Tery, P., P. Lichtenstein, M. Feychting, A. Ahlbom, A. Wolk: Fatty fish consumption and risk of prostata cancer. Lancet 357 (2001) 1764–1765.

112 Toniolo, P., E. Riboli, R.E. Shore, S. Pasternack: Consumption of meat, animal products, protein, and fat and risk of breast cancer: a prospective cohort study in New York. Epidemiology 5 (1994) 391–397.

113 Tuyns, A.J., E. Riboli, G. Doornbos: Diet and esophageal cancer in Calvados. Nutr. Cancer 9 (1987) 81–92.

114 Tuyns, A.J.: Protective effect of citrus fruit on esophageal cancer. Nutr. Cancer 5 (1984) 195–200.

115 Vargas, P.A., D.S. Alberts: Clinical trials on colorectal cancer. In: Moon, T.E., M.S. Micozzi: Macronutrients Investigating their Role in Cancer. Dekker, New York – Basel 1989.

116 Wald, N.J.: Serum beta-carotine and subsequent risk of cancer: Results from the BUPA study. Brit. J. Cancer 57 (1988) 428.

117 Wattenberg, L.W.: Inhibition of carcinogenesis by minor dietary constituents. Cancer Res. 52 (1992) 2085–2091.

118 Watzl, G., C. Leitzmann: Bioaktive Substanzen in Lebensmitteln. 2. Aufl. Hippokrates, Stuttgart (1999).

119 Weisburger, J.H.: Role of fat, fiber, nitrate, and food additives in carcinogenesis: a critical evaluation and recommendations. Nutr. Cancer 8 (1986) 47.

120 Weisburger, J.H.: Fleischkonsum, Karzinogenese und Herzkreislauferkrankungen. In: Kluthe, R., H. Kasper: Fleisch in der Ernährung. Thieme, Stuttgart – New York 1994.

121 WHO World Health Report, Geneva. World Health Organization (1997).

122 Wiegler, E., H. Kolb, C. Röhl: Untersuchungen zum Nitrosamingehalt von Pizzen und Toasts. Fleischwirtsch. 74 (1994) 1296–1298.

123 Wild, D.: Entstehung toxischer Stoffe in Lebensmitteln bei deren Be- und Verarbeitung. In: Deutsche Gesellschaft für Ernährung (Hrsg.). Ernährungsbericht 1996. Henrich, Frankfurt/Main (1996) 142–151:

124 Wolff, J.: Die Lehre von der Krebskrankheit – von den ältesten Zeiten bis zur Gegenwart. Fischer, Jena (1913).

125 World Cancer Research Fund. American Institute of Cancer Research: Food, nutrition and the prevention of cancer: a global perspective, 1997. London (1997) W1Y 3FB.

126 Wynder, E.L., Y. Fujita, R.E. Harris, T. Hirayama, T. Hiyama: Comparative epidemiology of cancer between the United States and Japan. Cancer 67 (1991) 746–763.

127 Wynder, E.L.: The epidemiology of large bowels cancer. Cancer Res. 35 (1975) 3388.

128 Zheng, W., T.A. Sellers, T.J. Doyle, L.H. Kushi, J.D. Potter, A.R. Folsom: Retinol antioxidant Vitamins and cancer of upper digestive tract in a prospective cohort study of postmenopausal women. Amer. J. Epidemiol. 142 (1996) 955–960.

17 Ernährung Tumorkranker

17.1 Einleitung 475
17.2 Ursachen der Kachexie 475
17.3 Weitere Symptome bei Tumorerkrankungen 476
17.4 Ernährungstherapie 477

17.1 Einleitung

Im Rahmen des ungelösten Problems der Behandlung maligner Tumoren hat es nicht an Bemühungen gefehlt, mit diätetischen Maßnahmen das Geschwulstwachstum zu hemmen, maligne Tumoren zu heilen und nach operativer bzw. Strahlenbehandlung die Entwicklung von Rezidiven zu vermeiden.

Den sog. **„Krebsdiäten"**, über deren angeblich oft spektakuläre Erfolge in bestimmten Zeitabständen überwiegend in der Laienpresse berichtet wird, liegen keine oder falsch interpretierte exakte wissenschaftliche Befunde zugrunde (vgl. Kap. 21).

Eine **Heilung** und wahrscheinlich auch wesentliche **Beeinflussung** des Tumorwachstums durch diätetische Maßnahmen ist nicht möglich.

Dagegen kann bei der Mehrzahl der Kranken der **Tumorkachexie** entgegengewirkt werden.

> Eine Stabilisierung bzw. Steigerung des Körpergewichts geht in aller Regel mit einer Verbesserung der **Lebensqualität** und des psychischen Zustandes einher.

Die **Lebenserwartung** lässt sich – abgesehen von Einzelfällen – nach Ergebnissen vorliegender Studien durch eine Verbesserung des Ernährungszustandes nicht verlängern.

17.2 Ursachen der Kachexie

Die sehr **komplexe Ursache** der Kachexie ist der Grund für die Schwierigkeit, durch ein vermehrtes Angebot an essentiellen Nährstoffen und Energieträgern einer Tumorkachexie entgegenzuwirken.

Als Kachexie wird ein **Syndrom** mit hochgradiger Gewichtsabnahme bezeichnet. Es ist charakterisiert durch eine **negative Energie-** und **Stickstoffbilanz**.

Während die Abnahme des Körpergewichts beim Hunger überwiegend die Folge einer Mobilisierung von Depotfett ist und die fettfreie Körpermasse weitgehend stabil bleibt, ist dies bei der Kachexie nicht der Fall. Hier kommt es durch eine **Verringerung der metabolisch aktiven fettfreien Körpermasse** zu einer:

- Abnahme der Leistungsfähigkeit,
- Beeinträchtigung der immunologischen Abwehrsituation,
- allgemeinen Verschlechterung des Befindens.

Während es beim Gesunden unter Hungerbedingungen zu einer gewissen Adaptation, etwa durch Drosselung des Energieverbrauchs, an den Mangel kommt, findet beim Tumorkranken **keine Adaptation** statt.

Die der Kachexie zugrunde liegenden **pathophysiologischen Mechanismen** sind nur partiell bekannt. Hormonelle Ursachen scheiden aus, da beim Tumorkranken lediglich die Somatotropinsekretion gesteigert ist, während die Konzentration aller übrigen Hormone wie Thyroxin, Cortisol, Katecholamine etc. normal ist.

Eine wesentliche Ursache der Kachexie ist offenbar, wie auch bei AIDS (vgl. Kap. 3.4.2), eine **vermehrte Freisetzung von Cytokinen**, wobei Interleukin-1 und -6 sowie dem Tumornekrosefaktor-α (Kachektin) die größte Bedeutung zukommt. Diese Cytokine werden sowohl bei Infekten, nach Traumen sowie als Reaktion auf das Tumorwachstum freigesetzt.

Der **Tumornekrosefaktor** ist ein Polypeptid. Nach Injektion beim Menschen und bei Versuchstieren erzeugt er ein der Tumorkachexie ähnliches Bild mit Anorexie, Hypermetabolismus, Lipolysesteigerung, Hemmung der Proteinsynthese, Steigerung der Proteolyse im Skelettmuskel, vermehrter Synthese von Akute-Phase-Proteinen, Hemmung der Albuminsynthese in der Leber etc.

Die Bedeutung der **Interleukine** für die Entstehung der Tumorkachexie ist weniger gut bekannt. Insbesondere Interleukin-1 wirkt anorexigen und steigert die Proteinsynthese in der Leber bei gleichzeitiger Hemmung der Albuminsynthese.

Bei etwa 50 % der Tumorkranken kommt es zu einem Gewichtsverlust, der bei 15 % der Fälle mehr als 10 % des Ausgangsgewichts beträgt. Je nach Lokalisation findet sich eine Kachexie bei den verschiedenen Organtumoren mit unterschiedlicher Häufigkeit (Tab. 17-1).

Zu einem **ausgeprägten Gewichtsverlust** kommt es häufig bei Tumoren des Pankreas, Magens, der Lunge und Ovarien.

Im Gegensatz dazu gehen Malignome der Haut, der Muskulatur, der Mamma etc. **vergleichsweise selten** mit einer Kachexie einher.

Es ist bekannt, dass sehr kleine Tumoren, etwa der Lunge, die weder Schmerzen verursachen noch mit Störungen im Bereich der Gastrointestinalorgane einhergehen, Ursache einer ausgeprägten Gewichtsabnahme sein können.

Tabelle 17-1 Häufigkeit des Gewichtsverlustes onkologischer Patienten bis zum Beginn einer zytostatischen Behandlung (nach [2]).

Tumorart	Prozent der Patienten mit Gewichtsverlust
Akute myeloische Leukämie	40
Bronchialkarzinom	60
Magenkarzinom	80
Mammakarzinom	40
Pankreaskarzinom	80
Prostatakarzinom	60
Sarkome	40

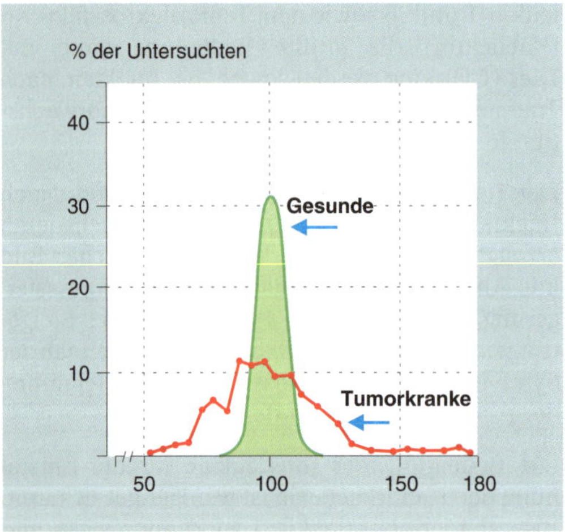

Abb. 17-1 Abweichung des gemessenen vom errechneten Ruheumsatz in Prozent (nach [10]).

Sieht man von Tumoren des Verdauungstraktes ab, bei denen es durch unmittelbare Tumoreinwirkung wie Lumeneinengung etc. zur Behinderung der Nahrungsaufnahme kommen kann, so sind die Ursachen für die Verringerung des Körpergewichts von den genannten sehr komplexen, durch Cytokine bedingten Stoffwechselstörungen ausgelöst.

17.3 Weitere Symptome bei Tumorerkrankungen

Bei einem Teil der Kranken findet sich, wie aus Abbildung 17-1 ersichtlich ist, eine **erhebliche Steigerung des Ruheumsatzes** [10].

Darüber hinaus lassen sich bei Tumorkranken **Steigerungen des Proteinumsatzes** nachweisen. Dabei ist die Syntheserate der Leber gesteigert, die in der Muskulatur verringert.

Die häufig zu beobachtende **Hypalbuminämie** ist weniger eine direkte Folge der Mangelernährung bzw. eines gesteigerten intestinalen Eiweißverlustes bei gastrointestinalen Tumoren als Ausdruck einer verringerten Synthese und eines gesteigerten Metabolismus.

Bei Tumorkranken lassen sich zusätzlich **Steigerungen des Kohlenhydrat- und Fettstoffwechsels** nachweisen, die ebenfalls in das komplexe Geschehen der Kachexieentstehung involviert sind (Lit. bei [6]).

Die Bemühungen um eine Steigerung der Energie- und Nährstoffzufuhr werden häufig durch Änderungen der **Geschmackswahrnehmungen** auf der Zunge mit einer Herabsetzung der Schwelle für bitter und einer Erhöhung der Geschmacksschwelle für süß erschwert (Lit. bei [9]).

Je größer die Tumormasse, umso ausgeprägter und häufiger finden sich Störungen der Geschmacksempfindung. Es gibt Hinweise darauf, dass sich das Ausmaß der Dysgeusie verringert, wenn es gelingt, die gesamte Energiezufuhr zu steigern.

Änderungen der vier Geschmacksempfindungen süß, sauer, bitter und salzig scheinen darüber hinaus mit Abneigungen bzw. Bevorzugungen bestimmter Lebensmittel einherzugehen. Kranke mit einer reduzierten Geschmackswahrnehmung für bitter bevorzugen beispielsweise aus der Gruppe der eiweißreichen Lebensmittel Eier und Käse, während sie Rind- und Schweinefleisch häufig ablehnen (Lit. bei [6]).

Neben den primär vom Tumor ausgehenden Effekten kommt der **anorexigenen und emetischen**

Wirkung der Chemotherapeutika unter Umständen eine zusätzliche Bedeutung bei der Entstehung einer Tumorkachexie zu.

Entsprechende Erhebungen ergaben, dass sich zusätzlich zu den bereits aufgrund der Tumorerkrankung bestehenden Aversionen unter der Chemotherapie in 56% und unter Strahlentherapie in 62% der Fälle vor allem **Abneigungen gegen Fleisch** entwickeln [11].

17.4 Ernährungstherapie

Der Ernährungszustand Tumorkranker kann bei intensiver Ernährungsbetreuung, d.h. Angebot einer Wunschkost, Kontrolle der Nährstoffaufnahme, diätetische Schulung und Motivation von Patienten und Angehörigen, verbessert werden.

Unter einer solchen **„intensivierten oralen Ernährungstherapie"** waren 69% der Patienten mit akuter Leukämie am Ende der cytostatischen Behandlung in einem normalen Ernährungszustand, während der Prozentsatz in einer Vergleichsgruppe ohne entsprechende Betreuung nur 31% betrug [12].

Lässt sich unter oraler Ernährung, bei der Ärzte, Diätassistenten und Pflegepersonal zusammenarbeiten müssen, keine Gewichtszunahme oder mindestens Stabilisierung des Körpergewichtes erreichen, so muss im Einzelfall die Frage der **künstlichen Ernährung** entschieden werden. Hierbei hat immer die **enterale Ernährung** den Vorrang. Behindert der Tumor oder eine lokale Komplikation der Therapie im oberen Verdauungstrakt direkt die Nahrungsaufnahme, so ist in der überwiegenden Zahl der Fälle eine Ernährung über Nasogastrolsonde, perkutane endoskopische Gastrostomie (PEG) oder seltener Feinnadel-Katheter-Jejunostomie angezeigt.

Für die häufig routinemäßig, insbesondere während der Chemotherapie, durchgeführte parenterale Ernährung gibt es keine Indikation.

Selbst bei mangelernährten Patienten ist nicht bewiesen, ob bei Berücksichtigung aller möglichen Komplikationen der parenteralen Ernährung diese Form der künstlichen Ernährung gerechtfertigt ist [1].

Es gibt Hinweise darauf, dass die **rezidivfreie** Phase durch parenterale Ernährung verkürzt wird [5, 7, 13].

Die **operationsbedingte Mortalität und Morbidität** reduziert sich bei Tumorpatienten nur dann, wenn sich das Körpergewicht um mehr als 15% verringert und die Serumalbuminkonzentration weniger als 3,0 g/dl beträgt.

Wegen der **Gefahr der Translokation** (vgl. Kap. 3.5.9) unter cytostatischer Therapie sollte bei einer Indikation zur künstlichen Ernährung immer die enterale Form gewählt werden.

Diskutiert wird, ob **Anreicherungen** von Formeldiäten und auch von Infusionslösungen **mit speziellen Nährstoffen** den Verlauf der Tumorerkrankung positiv beeinflussen.

In tierexperimentellen Studien konnten unter Gabe von Arginin Verbesserungen der unspezifischen immunologischen Abwehr gegenüber Tumoren nachgewiesen werden [4].

Glutamin verbessert die Barrierefunktion der Darmmukosa unter Stressbedingungen und beugt so einer Translokation vor (vgl. Kap. 3.5.9).

Da handelsübliche Infusionslösungen wegen der unzureichenden Stabilität kein Glutamin enthalten, wurde der Einfluss einer Infusionslösung mit Zusatz des stabilen Dipeptids Alanin-Glutamin (vgl. Kap. 18) an hämatologischen Patienten unter cytostatischer Behandlung untersucht.

Die durch die Chemotherapeutika ausgelöste Stomatitis und die als Indikator für einen positiven Effekt auf die Darmschleimhaut gewählte Diarrhö wurden durch Gabe des Dipeptids nicht beeinflusst [15].

Der **Verlauf von Tumorerkrankungen** kann möglicherweise auch durch eine Erhöhung des Anteils an ω-3- bei Verringerung der ω-6-Fettsäuren beeinflusst werden. ω-6-Fettsäuren begünstigen im Tierexperiment das Tumorwachstum und die Metastasierung.

ω-3-Fettsäuren haben weiterhin eine antikachektische Wirkung. Sie hemmen beim Menschen die Synthese der proinflammatorischen Cytokine IL-1 und TNF, die beide in die Entstehung der Kachexie involviert sind. Bei Patienten mit einer mittleren Gewichtsabnahme von 2,9 kg pro Monat beim inoperablen Pankreaskarzinom kam es unter der Gabe einer mit Eicosapentaensäure angereicherten Formeldiät sowohl nach 3 als auch 7 Monaten zu einer Gewichtszunahme und einem signifikanten Abfall des Ruheumsatzes [3, 14].

Eine immer wieder diskutierte Frage betrifft den Einfluss der Ernährung bzw. bestimmter Nährstoffe auf die Überlebensdauer von Tumorkranken. Dies gilt insbesondere für das Mammakarzinom. Die Tatsache, dass Frauen in Japan nach Diagnosestellung länger leben als Frauen in den westlichen Industrieländern wurde als Hinweis auf die positive Wirkung einer relativ fettarmen

Ernährung gedeutet. Die Bewertung von 9 Studien mit fettarmer Ernährung ergab bei 6 Studien eine günstigere Überlebenszeit, die allerdings in 4 Fällen nicht signifikant war. Es fand sich weiterhin ein positiver Einfluss einer hohen Proteinzufuhr auf die Überlebenszeit, während Vitamin-A- und Alkoholzufuhr keinen Effekt hatten [8].

Literatur

1 American College of Physicians: Parenteral nutrition in patients chemotherapy. Ann. Int. Med. 110 (1989) 734.
2 Balkwill, F., R. Osborne, F. Burke: Evidence for tumour necrosis factor/cachectin production in cancer. Lancet II (1987) 1229.
3 Barber, M.D., J.A. Ross, A.C. Voss, M.J. Tisdale, K.C.H. Feaon: The effect of an oral nutritional supplement enriched with fish oil on weight-loss in patient with pancreatic cancer. Brit. J. Cancer 81 (1999) 80-86.
4 Barbul, A.: Arginine and immune function. Nutrition 6 (1990) 53–58.
5 Baron, P.L., W. Lawrence, W.M.Y. Chan: Effects of parenteral nutrition on cell cycle kinetics of head and neck cancer. Arch. Surg. 121 (1986) 1282.
6 Dickerson, J.W.T.: Nutrition in the cancer patient: A review. J. Roy. Soc. Med. 77 (1984) 309.
7 Fischer, J.E.: Editorial: Adjuvant parenteral nutrition in the patient with cancer. Surgery 96 (1984) 578.
8 Holmes, M.D., M.J. Stampfer, G.A. Colditz: Dietary factors and the survival of women with breast carcinoma. Cancer. 86 (1999) 826–835.
9 Kluthe, R., W. Löhr: Nutrition and metabolism in cancer. Thieme, Stuttgart 1981.
10 Knox, L.S., L.O. Crosby, J.D. Feurer: Energy expenditure in malnourished cancer patients. Ann. Surg. 197 (1983) 152.
11 Mattes, R.D., W.J. Curran, J. Alavi, W. Powlis, R. Whittington: Clinical implications of learned food aversions in patients with cancer treated with chemotherapy or radiation therapy. Cancer 70 (1992) 192–200.
12 Ollenschläger, G., K. Konkoll, F. Sander, H. Moll, K. Neumaier, B. Haydous, G. Kotthoff: Orale Ernährungstherapie des internistischen Tumorkranken – ein integraler Bestandteil der supportiven Behandlungsmaßnahmen. Akt. Ernährungsmed. 15 (1990) 66.
13 Shamberger, R.C., M.F. Brennan, J.T. Goodgame: A prospective randomized study of adjuvant parenteral nutrition in the treatment of sarcoma: Results of metabolic and survival studies. Surgery 96 (1984) 1.
14 Wingmore, S., M. Barber, J. Ross: Effect of oral eicosapentaenoic acid on weight loss in patients with pancreatic cancer. Nutrit Cancer 36 (2000) 177–184.
15 Zaanen, van, H.C.T., H. van der Lelie, J.G. Timmer, P. Fürst, H.P. Sauerwein: Parenteral glutamine dipeptide supplementation does not ameliorate chemotherapy-induced toxicity. Cancer 74 (1994) 2879–2884.

18 Künstliche Ernährung

18.1 Einleitung 479
18.2 Ermittlung des Ernährungszustandes (Ernährungsstatus) 479
18.3 Künstliche enterale Ernährung 482
18.4 Parenterale Ernährung 489

18.1 Einleitung

Ein Patient muss künstlich ernährt werden, wenn er nicht essen kann, will oder darf.

- Praktische Beispiele sind **Erkrankungen** der Mundhöhle, des Ösophagus, Zustände von Bewusstlosigkeit etc., bei denen eine Nahrungsaufnahme nicht oder nicht ausreichend möglich ist.
- Gründe für das **Verweigern der Nahrungsaufnahme** sind in erster Linie psychische Erkrankungen, beispielsweise die Anorexia nervosa.
- Ein Patient darf nicht essen nach den meisten **operativen Eingriffen** an den Verdauungsorganen, in der Frühphase einer schweren Verlaufsform der akuten Pankreatitis etc.

Die künstliche Ernährung kann parenteral mit speziellen Nährstofflösungen über einen Venenkatheter oder enteral über eine Sonde erfolgen, mit der flüssige Nahrung in den Magen, das Duodenum oder Jejunum appliziert wird.

Die Indikationen für die enterale und parenterale künstliche Ernährung sind in Abbildung 18-1 schematisch dargestellt.

Bei der **parenteralen Ernährung** werden die Nährstoffe unter Umgehung des Verdauungstraktes, d. h. von Verdauung und Resorption, direkt in die Blutbahn appliziert und so dem Stoffwechsel zugeführt.

Bei der **enteralen künstlichen Ernährung** wird je nach Indikation eine **nährstoff-definierte** bzw. chemisch-definierte Formeldiät gewählt.

Entgegen früherer Ansicht kommt der letztgenannten Formeldiät heute nur noch eine geringe Bedeutung zu.

18.2 Ermittlung des Ernährungszustandes (Ernährungsstatus)

Eine wichtige **Voraussetzung** für die exakte Dosierung von Energieträgern und essentiellen Nähr-

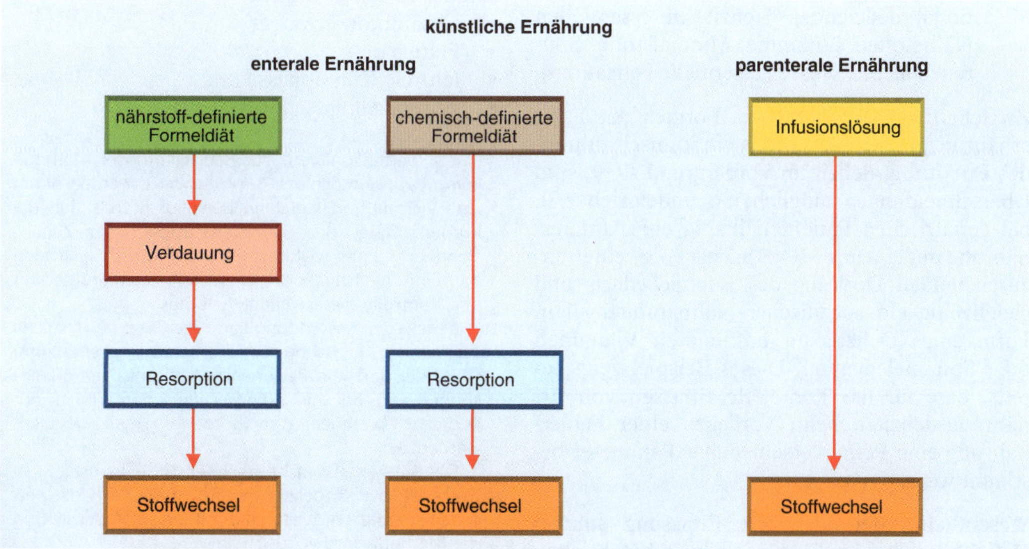

Abb. 18-1 Indikationen für die enterale und parenterale künstliche Ernährung.

stoffen ist die Erfassung des Ernährungszustandes.

Häufig sind zu Beginn der künstlichen Ernährung **Defizite auszugleichen**. In etwa 30–50% der Fälle muss bei hospitalisierten Kranken mit einer mehr oder weniger ausgeprägten Fehlernährung gerechnet werden.

Werden Defizite nicht ausgeglichen, so können **Komplikationen** wie erhöhte Infektanfälligkeit, gestörte Wundheilung etc. den Krankheitsverlauf negativ beeinflussen. In der „DGEM-Leitlinie enterale Ernährung: Ernährungsstatus" [48] wird eine Fehlernährung wie folgt definiert.

Der Oberbegriff Fehlernährung (nutritional deficiencies) fasst alle klinisch relevanten Ernährungsdefizite zusammen.

Dieser Begriff umfasst ausschließlich Mangelzustände, nicht dagegen die Überernährung. Die folgende **Einteilung der Fehlernährung** erfolgt mit dem Ziel, die Diagnostik und Therapie in der klinischen Praxis zu strukturieren und die Terminologie zu vereinheitlichen:

- **Unterernährung** (undernutrition): verringerte Energiespeicher
- **Mangelernährung** (malnutrition):
  - krankheitsassoziierter Gewichtsverlust (unintended weight loss, wasting): signifikanter Gewichtsverlust mit Zeichen der Krankheitsaktivität,
  - Eiweißmangel (protein deficiency): Verrringerung des Körpereiweißbestandes,
  - spezifischer Nährstoffmangel (specific nutritional deficiency): Defizit an essentiellen Nährstoffen (Vitamine, Mineralstoffe, Spurenelemente, Wasser, essentielle Fettsäuren).

Zwischen den verschiedenen Formen der Fehlernährung, bei denen jeweils ein klinisch führendes Ernährungsdefizit im Vordergrund steht, sind Überschneidungen möglich. So findet sich z.B. bei geriatrischen Patienten häufig eine Unterernährung mit einem BMI < 18,5 als Folge einer unzureichenden Deckung des Energiebedarfs und gleichzeitig ein spezifischer Nährstoffmangel in Form eines Defizits an bestimmten Vitaminen oder Spurenelementen. Dieses Beispiel zeigt bereits, dass für das komplette Erfassen von Ernährungsdefiziten beim Vorliegen einer Fehlernährung eine Reihe verschiedener Parameter bestimmt werden muss.

Wesentliche Methoden zur Erfassung solcher Defizite werden im Folgenden kurz beschrieben (weitere Informationen bei [48].

18.2.1 Anthropometrische Messungen

Der am leichtesten zugängige Parameter ist das **Körpergewicht.** Wasserretentionen müssen bei seiner Beurteilung ausgeschlossen werden (BMI und Broca-Index, s. Kap. 4.1).

Zur Beurteilung der Fettdepots und der Muskelmasse eignet sich die Messung der **Hautfaltendicke** mit einem Caliper über dem Musculus triceps in Oberarmmitte und am unteren Pol der Skapula. Da sich beim Menschen ungefähr die Hälfte des Fettes in der Subkutanschicht befindet, stellt die Hautfaltendicke einen für die klinische Praxis ausreichenden Parameter zur Beurteilung des Gesamtkörperfettes dar.

Die **Messgenauigkeit** und **Reproduzierbarkeit** ist bei dieser Methode, insbesondere wenn Messwerte verschiedener Untersucher verglichen werden, nur gering.

18.2.2 Bioelektrische Impedanzanalyse

Bei diesem Verfahren wird ein elektrischer Strom über die an Hand und Fuß angebrachten Elektroden in den Körper geleitet und der Widerstand (Impedanz) gemessen.

Die Größe der wasser- und elektrolythaltigen Kompartimente und das Volumen des Körpers bestimmen den **Widerstand**. Fett leitet den Strom weniger gut als die fettfreie Körpermasse.

Ein Computer mit entsprechender Software, die mit anderen bewährten Methoden validiert wurde, errechnet aufgrund des gemessenen Widerstandes folgende **Größen**:

- Gesamtkörperwasser,
- Fettmasse,
- fettfreie Körpermasse und
- Körperzellmasse [30, 35, 53].

Eine Expertenkonferenz zur Beurteilung der Methode kommt zu dem Schluss: BIA-Messwerte werden durch eine Vielzahl von **Variablen** beeinflusst. Dies sind die Körperhaltung, der Hydrationszustand, der Zeitabstand zur letzten Mahlzeit, Platzierung der Elektroden etc. Eine verlässliche BIA setzt eine **Standardisierung** und **Kontrolle** dieser Variablen voraus.

Bei exakter Anwendung kann die BIA eine nützliche Technik zur Erfassung der Körperzusammensetzung Gesunder und von Personen mit chronischen Erkrankungen sein. Bei stark adipösen Personen können nur begrenzt Aussagen zum Körperfettgehalt gemacht werden.

Die Methode ist **nicht geeignet,** um kurzfristige Änderungen der Körperzusammensetzung bei Einzelpersonen zu erfassen. Weitere Forschung zur Optimierung der Methode wird vorgeschlagen [45].

Höheres Lebensalter und Störungen des Wasser- und Elektrolythaushaltes können die **Messwerte beeinflussen** und müssen bei der **Interpretation** berücksichtigt werden [20].

18.2.3 Methoden zur Beurteilung der Proteinbedarfsdeckung

- **Funktionelle Plasmaproteine:** Gesamteiweiß- und Albuminkonzentration im Serum sind zur Beurteilung der Proteinbedarfsdeckung wenig geeignet. Sie reagieren aufgrund ihrer langen Halbwertszeit erst spät. Zu Konzentrationserniedrigungen kommt es erst dann, wenn ein Proteindefizit über längere Zeit besteht.
  Die akute Situation lässt sich aufgrund der sehr kurzen Halbwertszeiten mit Hilfe der sog. Funktionsproteine wie Präalbumin, retinolbindendes Protein, Transferrin etc. erfassen. Die **sehr kurze Halbwertszeit** dieser Proteine schwankt zwischen etwa 12 Stunden für retinolbindendes Protein und maximal 10 Tage für Transferrin. Die Referenzbereiche liegen bei > 18 µg/dl für Präalbumin, 30–80 µg/dl für retinolbindendes Protein und 200–400 µg/dl für Transferrin.
- **Kreatininindex:**
  Dieser leicht bestimmbare Parameter erlaubt eine grobe Abschätzung der Eiweißkataboline. Der Kreatininindex gibt den prozentualen Anteil der aktuellen renalen Kreatininausscheidung in Bezug zur optimalen Kreatininausscheidung wieder.
  Die optimale Kreatininausscheidung (mg/24 Std.) errechnet man, indem man das optimale Körpergewicht bei Männern mit 22 und bei Frauen mit 17 multipliziert.

$$\text{K.-Index} = \frac{\text{gemess. K.-Ausscheid./24 Std.}}{\text{optim. K.-Ausscheid./24 Std.}} \times 100$$

- **3-Methylhistidinausscheidung:**
  Die mit dem Urin ausgeschiedene Menge an 3-Methylhistidin korreliert mit der Umsatzrate des Muskelgewebes.
  Folglich ist die Ausscheidung dieser Substanz in der Eiweißkatabolie, bedingt durch eine vermehrte Einschmelzung von Strukturprotein, erhöht.
- **Harnstoffproduktionsrate:**
  Da in der Eiweißkatabolie die Harnstoffbildung vermehrt ist, kann man aus der pro 24 Stunden mit dem Harn ausgeschiedenen Harnstoffmenge auf das Ausmaß der Proteinverwertung im Organismus schließen.
- **Immunkompetenz:**
  Die zelluläre Immunkompetenz wird durch das Ausmaß des Eiweißkatabolismus beeinflusst. Bei Unterernährung, aber auch nach schweren Traumen, bei konsumierenden Erkrankungen etc. ist daher die zelluläre Immunkompetenz verschlechtert.
  Durch intrakutane Injektion von 0,1 ml Antigen kann durch Bestimmung des Ausmaßes der Induration nach 24, 48 und 72 Stunden die Immunkompetenz überprüft werden.
  Geeignete immunreaktive Antigene sind Tuberkulin, Candida, Trichophytin, Streptokinase, Streptodornase, Toxoplasmen und Mumps.
  Bei einer Ausdehnung der Hautreaktion von mehr als 5 mm nach einem von mindestens drei applizierten Antigenen gilt die zelluläre Immunaktivität als ungestört.

18.2.4 Indizes zur Beurteilung des Ernährungszustandes

Mangel- und Fehlernährung geht meist mit sehr komplexen pathophysiologischen Veränderungen einher, die das Risiko etwa durch operative Eingriffe, eingreifende medikamentöse Behandlung oder für bestimmte Erkrankungen erheblich erhöhen.

Da einzelne Messgrößen nur wenig in der Lage sind, das **Ausmaß ernährungsbedingter Störungen zu erfassen**, wurden Indizes eingeführt, die sich aus mehreren Parametern errechnen. Grundsätzlich gibt es jedoch keine allgemein gültige Standardmethode, um den Ernährungszustand zu bestimmen.

Die Indizes dienen der **Abschätzung des ernährungsabhängigen Risikos**.

Beispiele solcher Indizes sind:

1. **Prognostic Nutritional Index** (PNI):
   PNI = 158 % – 16,6 (Alb) – 0,78 (THF) – 0,2 (TFN) – 5,8 (HAT)
   Alb = Albumin (mg/dl)
   THF = Tricepshautfalte (mm)
   TFN = Transferrin (mg/dl)
   HT = Durchmesser der immunologischen Hautreaktion auf Mumps oder Candida, der als ‚o' (nichtreaktiv), ‚1' (< 5 mm) und ‚2' (> 5 mm) unterteilt wird.
   Normwert des PNI = 0 %, große Zahlenwerte bedeuten ein erhöhtes Risiko.

2. **Nutritional Risk Index** (NRI):
   NRI in % = (15,9∞Albumin in g/dl) + (0,417∞Körpergewicht in kg)
   Normalwerte des RNI:
   > 97,5 % = normal, 83,5–97,5 % = grenzwertig, < 83,5 = hohes Risiko.

3. Der **Mini Nutritional Assessment** (MNA) ist ein praktisches, nichtinvasives Verfahren zur raschen Beurteilung des potentiellen Risikos der Mangelernährung bei **älteren Personen** [26].
Die Datenerhebung erfolgt durch Ankreuzen auf einem Anamnesebogen. Aus Angaben zu Appetit, Gewichtsverlust, Mobilität, BMI, Hautbeschaffenheit, Zahl der täglichen Mahlzeiten, Lebensmittelauswahl, Armumfang etc. errechnet sich der Gesamtindex, der Auskunft über das Risiko für Unterernährung bzw. einen schlechten Ernährungszustand gibt. Der **Fragebogen** kann in weniger als 10 Minuten ohne ernährungsmedizinische Fachkenntnis ausgewertet werden.
4. Richtlinien zur Beurteilung des Ernährungszustandes von Patienten vor Organtransplantationen siehe Kapitel 19.

18.3 Künstliche enterale Ernährung

Unter der Schirmherrschaft der Deutschen Gesellschaft für Ernährungsmedizin wurde 2003 die „Leitlinie enterale Ernährung" publiziert. Sie basiert auf dem derzeitigen Wissensstand und dient zur Orientierung für den Einsatz der enteralen Ernährung für bestimmter Therapieziele wie Verringerung der Mortalität und Morbidität, Verbesserung der Lebensqualität etc. Die Leitlinie ist in Grundlagenkapitel (Ermittlung des Ernährungszustandes, Zusammensetzung von Trink- und Sondennahrung, Sondentypen, Anlagetechniken etc.) und indikationsspezifische Kapitel (Intensivmedizin, Onkologie, Gastroenterologie, Nephrologie etc.) gegliedert [36].

Die künstliche enterale Ernährung erfolgt über Ernährungssonden, die folgendermaßen eingeführt werden:

- als Nasogastralsonde durch Nase, Rachen und Ösophagus in den Magen,
- Nasoduodenalsonde durch Nase, Rachen, Ösophagus und Magen in das obere Duodenum,
- durch die Bauchdecke als perkutane endoskopisch kontrollierte Gastrostomie (PEG) ebenfalls in das Magen- oder Duodenallumen,
- als Feinnadel-Katheter-Jejunostomie durch die Bauchdecke ins Lumen des oberen Jejunums.

Ernährt wird mit **bilanzierten Diäten (Formeldiäten, Formuladiäten)**. Dies sind Zubereitungen mit exakt definierter Zusammensetzung, die jederzeit ihrer Definition entsprechend hergestellt werden können.

Ihre Produktion erfolgt fast ausschließlich **industriell**. Sie kommen in pulvriger oder flüssiger, selten in fester Form (z.B. verzehrfertige Happen oder Granulat) in den Handel.

Bilanzierte Diäten sind im Sinne des § 1 Abs. 4a der Diätverordnung diätetische Lebensmittel für besondere medizinische Zwecke. Sie sind nach Umsetzung der Richtlinie 1999/21/EG in deutsches Recht als Erzeugnisse definiert,

- „die auf besondere Weise verarbeitet, formuliert und für die diätetische Behandlung von Patienten bestimmt sind,
- sie dienen der ausschließlichen oder teilweisen Ernährung von Patienten mit eingeschränkter, behinderter oder gestörter Fähigkeit zur Aufnahme, Verdauung, Resorption, Verstoffwechselung oder Ausscheidung gewöhnlicher Lebensmittel oder darin enthaltener Nährstoffe oder ihrer Metaboliten oder
- der Ernährung von Patienten mit einem sonstigen medizinisch bedingten Nährstoffbedarf, für deren diätetische Behandlung eine Modifizierung der normalen Ernährung, andere Lebensmittel für eine besondere Ernährung oder eine Kombination aus beiden nicht ausreichen".

Nach § 14b Abs.1 der Diätverordnung muss die Herstellung bilanzierter Diäten auf vernünftigen medizinischen und diätetischen Grundsätzen beruhen. Bilanzierte Diäten müssen sich gemäß den Anweisungen des Herstellers sicher und nutzbringend verwenden lassen und wirksam sein in dem Sinne, dass sie den besonderen Ernährungserfordernissen der Personen, für die sie bestimmt sind, entsprechen. Sie dürfen nur unter ärztlicher Aufsicht verwendet werden.

Zweck der Lebensmittel für besondere medizinische Zwecke kann die ausschließliche oder auch die teilweise Ernährung sein. Dementsprechend werden die bilanzierten Däten unterteilt in:

- **vollständig bilanzierte Diäten** (nutritionally complete)
  - mit einer Nährstoffstandardformulierung oder
  - mit einer für bestimmte Beschwerden spezifischen oder für eine bestimmte Krankheit oder Störung angepassten Nährstoffformulierung, die bei Verwendung nach den Anweisungen des Herstellers die einzige Nahrungsquelle für Personen, für die sie bestimmt sind, darstellen können und
- **ergänzende bilanzierte Diäten** (nutritionally incomplete)
  - mit einer Nährstoffstandardformulierung oder
  - mit einer für bestimmte Beschwerden spezi-

fischen oder für eine bestimmte Krankheit oder Störung angepassten Nährstoffformulierung, die sich nicht für die Verwendung als einzige Nahrungsquelle eignen.

Vollständig bilanzierte Diäten sollen das gesamte Spektrum des Nährstoffbedarfs abdecken, das ggf. an die besonderen Bedürfnisse bei bestimmten Krankheiten angepasst ist, um, falls notwendig, auch zur Langzeitanwendung geeignet zu sein, unabhängig davon, ob sie die einzige Nahrungsquelle des Patienten darstellen. Vollständige bilanzierte Diäten können auch gebraucht werden, um einen Teil des täglichen Nährstoffbedarfs abzudecken oder eine unzureichende Nahrung zu ergänzen. Die Zusammensetzung bilanzierter Diäten ist sehr unterschiedlich, da sie genau auf die Krankheit oder die Störungen, an denen die Patienten leiden, abgestimmt ist.

Die Bilanzierung bezieht sich jedoch nur auf Vitamine, Mineralstoffe und Spurenelemente. Andere Rezepturvorgaben, z.B. hinsichtlich des Gehaltes an Makronährstoffen, Ballaststoffen oder bestimmten essentiellen Fettsäuren, wurden bei diesen Produkten zur enteralen Ernährung von kritisch Kranken nicht vorgenommen.

Ergänzende bilanzierte Diäten sind nicht dazu bestimmt, den Bedarf an allen Nährstoffen zu decken. Sie sind „ernährungsmäßig unvollständig“, weil sie entweder nicht alle Makro- und Mikronährstoffe enthalten oder weil sie alle Makro- und Mikronährstoffe in einem Verhältnis enthalten, das sich nicht für die Verwendung als einzige Nahrungsquelle eignet. Ihre Zielsetzung besteht darin, ein Energie- oder Nährstoffdefizit auszugleichen oder einen Mehrbedarf abzudecken. Sie dienen der Nahrungssupplementierung.

Sowohl bei vollständig bilanzierten als auch bei ergänzenden bilanzierten Diäten darf der Gehalt an Nährstoffen eine festgelegte Höchstmenge nicht überschreiten (in Anlehnung an [25]).

18.3.1 Sondentechnik und Indikationen zur Sondenernährung

Die heute zur Verfügung stehenden dünnlumigen Sonden aus Polyurethan und Silikonkautschuk mit einem Außendurchmesser von 2,5–3 mm sind dauerhaft und behalten ihre Elastizität. Auch bei bewusstseinsklaren Patienten mit erhaltenem Schluckreflex ist das Legen dieser Sonden meist problemlos.

Zu **Fehllagen** mit einer Gefahr für den Patienten kann es nach einer prospektiven Studie in 12% der Fälle kommen, sodass **röntgenologische Kontrollen der Sondenlage** angezeigt sind [49].

Ist das Legen einer nasogastralen bzw. nasoduodenalen Sonde aus technischen Gründen, etwa bei Stenosierungen im Ösophagus, nicht möglich oder toleriert ein Patient die über die Nase eingeführte Sonde nicht, so bietet sich die enterale Sondenernährung über eine **perkutane, endoskopisch kontrollierte Gastrostomie (PEG)** an. Eine PEG ist weiterhin dann indiziert, wenn die künstliche enterale Ernährung länger als etwa 30 Tage indiziert ist.

Bei diesem Verfahren wird der Magen unter gastroskopischer Kontrolle perkutan punktiert und der Ernährungskatheter mittels eines Führungsfadens platziert. Dieses Verfahren hat sich mittlerweile für die **Langzeitsondenernährung** in der Praxis bewährt [30, 65].

Nach den meisten Statistiken kommt die perkutane endoskopische Gastrostomie am häufigsten bei Patienten mit Pharynxkarzinomen zur Anwendung. An zweiter Stelle stehen neurologische Erkrankungen.

> Nach einer Zusammenstellung von 124 Patienten, die im Mittel während 127 Tagen über einen in den Magen implantierten Katheter ernährt wurden, kam es bei 72% der Patienten zu einem Anstieg des Körpergewichts und bei 79% zu einer Verbesserung biochemischer Ernährungsparameter wie Albumin, Präalbumin, Transferrin etc. [12].

Bei der von Delany [19] angegebenen **Feinnadel-Katheter-Jejunostomie** wird bei offenem Abdomen ein dünner Katheter durch eine kleine Stichinzision in das Lumen des oberen Jejunums eingebracht. Der Katheter muss mindestens 10 cm intramural in der Darmwand laufen, bis er die Serosa verlässt und an einer geeigneten Stelle durch die Bauchwand nach außen geführt wird.

Diese Methode hat den **Vorteil**, den Patienten postoperativ ohne besondere Belästigung über die Sonde ernähren zu können. **Indiziert** ist die Applikation der Formeldiät ins Jejunum weiterhin dann, wenn es nach Applikation in den Magen zur Aspiration von Mageninhalt kommt oder wenn bei Schwerkranken die Gefahr einer Magenentleerungsstörung besteht. Die Entfernung des Katheters erfolgt durch einfaches Herausziehen.

Die **wichtigsten Indikationen** für eine künstliche enterale Ernährung sind in Tabelle 18-1 zusammengestellt.

Die **wesentlichen Unterschiede** zwischen den nährstoff- und chemisch-definierten Formeldiä-

Tabelle 18-1 Indikationen zur künstlichen enteralen Ernährung.

1. *Bewusstseinsstörungen:*
   Schädeltrauma, Intoxikationen, Apoplexie usw.
2. *Neurogene Schluckstörungen:*
   Myasthenia gravis, Muskeldystrophien, Bulbärparalyse
3. *Mechanische Behinderung der Nahrungspassage:*
   Operation, Trauma oder Tumor im Bereich von Mundhöhle, Pharynx oder Larynx, Ösophagustumoren oder -stenosen
4. *Gastroenterologische Erkrankungen:*
   chronisch-entzündliche Darmkrankheiten, Frühphase nach ausgedehnter Dünndarmresektion
5. *Respiratorische Insuffizienz:*
   Pulmonale Infekte, chronische Bronchitis usw. mit Intubation oder Tracheotomie
6. *Psychiatrische Krankheiten:*
   Anorexia nervosa, senile Demenz

ten (s. Abb. 18-1) und ihre verschiedenen Einsatzmöglichkeiten wurden bereits besprochen.

Im Folgenden werden noch einige **Modifikationen** der genannten Formeldiäten und spezielle Indikationen ergänzt.

18.3.2 Vollständig bilanzierte Diäten

Die **Bestandteile** vollständig bilanzierter Diäten, früher als nährstoffdefinierte Formeldiäten bezeichnet, sind Maltodextrin oder Stärke, Milch-, Soja- oder Eiereiweiß und Fette langkettiger Fettsäuren. Die **Nährstoffrelation** entspricht den Empfehlungen der Deutschen Gesellschaft für Ernährung für Gesunde.

Vollständig bilanzierte Diäten kommen sowohl ohne als auch mit Zusatz von **Ballaststoffen** zur Anwendung.

Ballaststoffe werden zugesetzt, um die Formeldiäten einer üblichen Normalkost so weit als möglich anzugleichen.

Die meisten im Handel befindlichen Präparate enthalten Ballaststoffe aus Soja, der sich aus etwa 20% **Zellulose** und 80% **Hemizellulose** zusammensetzt. Da dieser Ballaststoff zu etwa 70% von der Intestinalflora fermentiert wird, kann davon ausgegangen werden, dass die für verschiedene physiologische Vorgänge im Kolon wichtigen **kurzkettigen Fettsäuren** (vgl. Kap. 1.11.4) in ausreichender Konzentration zur Verfügung stehen.

Trotz dieser günstigeren Voraussetzungen konnten bisher, gemessen an der Häufigkeit von Diarrhö bzw. Obstipation im Vergleich zu Formeldiäten ohne Ballaststoffzusatz, **keine günstigeren Effekte** auf die Kolonfunktion nachgewiesen werden (Lit. bei [53]).

18.3.3 Vollständig bilanzierte Diäten, angepasst an bestimmte Beschwerden und Erkrankungen

Bei diesen früher als krankheits- bzw. stoffwechseladaptierte Diäten (disease adapted diets) bezeichneten Produkten ist die im Kapitel 18.3.2 genannte Zusammensetzung für den Einsatz bei bestimmten Erkrankungen modifiziert.

Durch Änderung der Nährstoffrelation bzw. Wahl spezieller Kohlenhydrate oder Fette kann die Zusammensetzung von gebrauchsfertiger Flüssignahrung so variiert werden, dass sie bei bestimmten Erkrankungen und Funktionsstörungen **Vorteile** bietet.

Konzipiert wurden

- Formeldiäten mit speziellen, die postprandiale Glykämie weniger beeinflussenden Kohlenhydratkomponenten bzw. einem höheren Anteil an einfach ungesättigten Fettsäuren (vgl. Kap. 4.4) für **Diabetiker**,
- Formeldiäten, bei denen Fette langkettiger weitgehend gegen solche mittelkettiger Fettsäuren (MCT) ausgetauscht wurden, zur Ernährung bei **eingeschränkter Fettverdauung oder Fettresorption**,
- Präparate mit einer zu Gunsten des Fettes verschobenen Kohlenhydrat-Fett-Relation zur Ernährung bei **respiratorischer Insuffizienz** (vgl. Kap. 10) etc.

Auch die Funktion des Immunsystems ist vom Ernährungsstatus abhängig. Daher können Änderungen der Immunantwort auch Ausdruck einer Änderung des Ernährungsstatus sein. Insbesondere findet sich bei Fehlernährung eine Abschwächung der T-Zell-vermittelten Immunität, eine Abschwächung des Komplementsystems, der Phagozytoseaktivität, der mukosalen Antikörpersekretion und der Antikörperaffinität. Ein Mangel an einzelnen Mikronährstoffen, wie z.B. Zink, Selen, Eisen, Kupfer, Vitamin A, C, E, B_6 und Folsäure, beeinträchtigt ebenfalls den Immunstatus. Klinisch spiegeln sich diese Veränderungen in einem erhöhten Infektionsrisiko wider. Indikatoren einer verringerten immunologischen Abwehr sind eine Verminderung der absoluten Lymphozytenzahl und die Reaktion (T-Zell-Reaktion) auf intrakutane Applikation von Standardantigenen (z.B.

Merieux-Hauttest). Eine absolute Lymphozytenzahl < 1200/ml gilt als pathologisch. Werte zwischen 800 und 1200/ml entsprechen einer moderaten, Werte > 800 einer schweren Fehlernährung [48].

Es wird darüber hinaus versucht, mit speziellen Zusätzen und Modifikationen von bilanzierten Diäten die **immunologische Abwehr** während Phasen besonderer Belastung, wie Sepsis, Verbrennungen, Polytrauma, nach operativen Eingriffen, bei Karzinompatienten etc., zu verbessern. Die Gabe spezieller Kostformen, meist Formeldiäten, zur Verbesserung der immunologischen Abwehr, wird als **Immunonutrition** bezeichnet.

Überwiegend tierexperimentelle Befunde sprechen dafür, dass sich die Immunkompetenz durch Zusätze von Arginin, Glutamin, Nukleotiden und ω-3-Fettsäuren verbessern lässt.

Diese positiven experimentellen Befunde berechtigen jedoch nicht, Formeldiäten mit einem Zusatz dieser immunmodulierenden Substanzen in jedem Fall bei kritisch Kranken einzusetzen. Es fehlen derzeit noch Ergebnisse beweisender klinischer Studien, die den erfolgreichen Einsatz der experimentell überprüften Substanzen an den infrage kommenden Patientengruppen belegen [62].

Aufgrund einer kritischen Auswertung derzeit vorliegender Studien wird in kanadischen Richtlinien zur Ernährung kritisch Kranker darauf hingewiesen, dass Arginin keinen Einfluss auf die Mortalität und Häufigkeit von Infektionen hat. Auch für Zusätze von Glutamin, Antioxidantien und ω-3-Fettsäuren im Form von Fischöl sind die Ergebnisse klinischer Studien nicht eindeutig positiv [29].

Arginin

Arginin ist die Ausgangssubstanz zur Bildung von Stickoxid (NO). Experimentelle Befunde sprechen dafür, dass NO **immunregulatorisch** wirkt und unspezifische immunologische Abwehrmechanismen steigert. Darüber hinaus begünstigt Arginin die **Kollagensynthese** und fördert so die Wundheilung.

Die Argininsupplementierung verbessert weiterhin die zelluläre Immunantwort unter anderem durch Erhöhung der Lymphozytenzahl und Steigerung der Aktivität der „Killerzellen“.

Die im Erwachsenenalter nicht essentielle Aminosäure Arginin erhöht bei Meerschweinchen die Überlebensrate nach Verbrennung und verbessert eine Reihe immunologischer Parameter [47]. Bei Ratten verbessert Arginin nach Femurfrakturen eine Reihe immunologischer Laborparameter sowie die Stickstoffbilanz. Zusätzlich ist die durch das Trauma bedingte Abnahme des Körpergewichts geringer als bei Kontrolltieren [5].

Glutamin

Glutamin ist die Aminosäure mit der höchsten Konzentration im Plasma und in der Muskulatur.

Neben vielen anderen Funktionen stimuliert diese Aminosäure in vitro die Lymphozytenproliferation und die Differenzierung von B-Lymphozyten zu antikörpersynthetisierten Zellen. Ob diese experimentellen Befunde für den Menschen, insbesondere während Belastungsphasen, von Bedeutung sind, ist noch unklar.

Von praktisch-klinischer Bedeutung ist jedoch der Einfluss von Glutamin auf die **Barrierefunktion des Darms** und damit auf die Translokation (vgl. Kap. 3.5.9).

Während **Stressphasen** steigt der **Glutaminbedarf**. Die **endogene Bereitstellung**, überwiegend aus der Muskulatur, ist oft unzureichend, um den Mehrbedarf zu decken, sodass daraus niedrige Plasma- und Gewebekonzentrationen resultieren.

Da Glutamin das wesentliche **energieliefernde Substrat der Dünndarmmukosa** darstellt, kommt es unter dem durch Stress ausgelösten Glutaminmangel zu einer Beeinträchtigung der Mukosaintegrität mit der Gefahr eines Durchtritts von Endotoxinen und Keimen in die Lymph- und Gefäßbahn mit nachfolgender Sepsis. Bei 40 Patienten mit einer ausgedehnten Verbrennung bis zu 80% der Körperoberfläche kam es zu einem Abfall der Plasmaglutaminkonzentration. Es wurden zwei vergleichbare Gruppen ab dem 1. Tag per Sonde mit einer Formeldiät ohne bzw. mit Zusatz eines Glutamindipeptides ernährt. In der Gruppe mit Glutaminsupplementation kam es im Vergleich zur Kontrollgruppe sowohl zu einem signifikanten Anstieg des Plasmaglutamins, einer Normalisierung der Darmmukosapermeabilität, einem Abfall der Endotoxinkonzentration im Plasma als auch einer Verkürzung der stationären Behandlung [68].

Nukleotide

Nukleotide wirken **immunstimulatorisch**. Sie regen die Proliferation und Differenzierung von Lymphozyten an.

Wegen des hohen „cell turn over“ der **Darmmukosa** ist der **Nukleotidbedarf** dieses Organs besonders hoch. Ein Mangel kann ebenfalls die Integrität der Mukosa verringern und die Permeabilität für Toxine und Bakterien steigern.

Bei Schwerkranken, insbesondere während ausschließlich parenteraler Ernährung und folglich fehlender oraler Nukleotidzufuhr, kann der gesteigerte Bedarf durch Eigensynthese nicht optimal gedeckt werden (Lit. bei [40]).

ω-3-Fettsäuren

Die für die parenterale Ernährung verwendeten Fettemulsionen sind reich an den immunsuppressiv wirkenden **ω-6-Fettsäuren**.

Nach ihrer Infusion kommt es zu einer vermehrten Synthese des proaggregatorisch und vasokonstriktiv wirkenden Eicosanoids Thromboxan A_2. Zusätzlich werden vermehrt Prostaglandin E_2 und Thromboxan B_4 synthetisiert, **Eicosanoide**, die **immunsuppressiv** und **proinflammatorisch** wirken und die Komplementsynthese hemmen.

Wegen der Konkurrenz um Schlüsselenzyme (vgl. Abb. 1-11) wird unter **Gabe von ω-3-Fettsäuren** die Synthese der genannten proinflammatorischen und immunsuppressiven Eicosanoide der sog. 2er- und 4er-Serie reduziert.

Zusätzlich haben ω-3-Fettsäuren eine Reihe positiver Effekte auf das Immunsystem (Lit. bei [31, 40]).

Klinische Studien, basierend auf den genannten experimentellen Befunden, erbrachten, wie bereits erwähnt, keine einheitlichen Ergebnisse.

Klinische prospektive Studien, in denen Formeldiäten ohne und mit Zusatz von **Arginin, Nukleotiden und ω-3-Fettsäuren** nach Operationen wegen eines **Malignoms am Gastrointestinaltrakt** verglichen wurden, kamen zu positiven Ergebnissen. Als Bewertungskriterien dienten postoperative Komplikationen, die Stickstoffbilanz und mehrere immunologische Parameter [16a, 28a, 53a].

Die präoperative Ernährung von Patienten mit gastrointestinalen Tumoren ergab zwischen Formeldiäten mit Standardzusammensetzungen bzw. Zusätzen von Arginin, ω-3-Fettsäuren und Nukleotiden nach der Operation weder signifikante Änderungen von Immunparametern, noch einen Benefit beim klinischen Verlauf [39a].

Bei Patienten einer Intensivstation, die während der ersten 7 Tage des stationären Aufenthaltes mit einer solchen modifizierten Formeldiät enteral ernährt wurden, konnte in der postoperativen Phase, nach Trauma und bei Sepsis nicht die Zahl der Komplikationen, sondern lediglich die Dauer des stationären Aufenthaltes reduziert werden [9a] (vgl. Kap. 3.4.2 AIDS – Angaben über positive Effekte speziell zusammengesetzter Formeldiäten).

18.3.4 Niedermolekulare Formeldiäten

Weitere Bezeichnungen sind chemisch-definierte Formeldiäten, Elementardiät, Astronautenkost und Peptiddiät. Niedermolekulare Formeldiäten sind wie die im Kapitel 18.3.2 genannten hochmolekularen Diäten zur ausschließlichen Ernährung geeignet. Zusammengesetzt sind sie aus L-Aminosäuren, Oligopeptiden, Maltodextrin, essentiellen Fettsäuren, Mineralstoffen und Spurenelementen ohne Fettanteil.

Sie werden dann eingesetzt, wenn bei **Funktionseinschränkungen der Verdauungs- oder Resorptionsorgane** eine aus hochmolekularen Nährstoffen bestehende Kost nicht ausreichend genutzt werden kann oder wenn durch die „Entlastung" bzw. „Ruhigstellung" von Gastrointestinalorganen mit einem Heileffekt zu rechnen ist.

Die erste bilanzierte Diät dieser Zusammensetzung wurde von der Weltraumbehörde der USA entwickelt. Sie bestand aus L-Aminosäuren, Monosacchariden, Mineralstoffen, Spurenelementen, Vitaminen und essentiellen Fettsäuren. Sie wurde als Elementardiät und, da ursprünglich für Raumfahrer entwickelt, später als **Astronautenkost** bezeichnet.

In dieser ursprünglichen Zusammensetzung kommt sie nicht mehr zur Anwendung. Monosaccharide wurden durch höher molekulare Kohlenhydrate (Maltodextrine) ersetzt und Triglyceride zur Deckung des Bedarfs an essentiellen Fettsäuren in geringer Menge zugesetzt. Da L-Aminosäuren die Geschmacksqualität erheblich mindern, kommen nur noch Diäten, bei denen die Aminosäuren durch niedermolekulare Peptide ersetzt wurden, sog. **Peptiddiäten**, zur Anwendung.

Abgesehen vom Geschmack bietet die Zusammensetzung der derzeit ausschließlich eingesetzten chemisch-definierten Formeldiäten **weitere Vorteile**. Aufgrund der geringeren Osmolarität – als Folge des Ersatzes von Glucose durch Oligosaccharide und L-Aminosäuren durch Oligopeptide – ist die **intestinale Verträglichkeit** besser.

Darüber hinaus werden sowohl Oligosaccharide als auch Oligopeptide schneller resorbiert als Glucose und Aminosäuren.

Zwischen den Disaccharidasen im Bereich des Bürstensaumes der Enterozyten und den für den Monosaccharidtransport in der Mukosazelle verantwortlichen Carrier-Proteinen besteht sowohl eine morphologische als auch eine funktionelle Einheit.

Dies hat zur Folge, dass **Glucose in Form eines Oligosaccharides** schneller resorbiert wird als in Form des Monosaccharides.

Entsprechend ist die Situation bei der **Resorption von Aminosäuren bzw. Oligopeptiden**. Die von Aminopeptidasen im Bereich des Bürstensaumes der Dünndarmschleimhautzellen abhängige Resorption der Oligopeptide läuft schneller ab als die der isolierten Aminosäuren.

Der **Bedarf an Mineralstoffen, Spurenelementen und Vitaminen** wird bei ausschließlicher Ernährung mit einer solchen Formeldiät optimal gedeckt.

Indikationen für chemisch-definierte Formeldiäten und Angaben über ihren Wirkmechanismus befinden sich in den Kapiteln 3.4.3, 3.4.13, 3.5.5, 3.6.1 und 3.6.2.

Es wurde bereits an anderer Stelle darauf hingewiesen, dass sich die ursprünglich in chemisch-definierte Formeldiäten gesetzten **Erwartungen nicht erfüllt** haben. Dies gilt beispielsweise für den Morbus Crohn und das Kurzdarmsyndrom.

18.3.5 Komplikationen der künstlichen enteralen Ernährung

Wird die bilanzierte Diät intragastral verabreicht, so kann es bei Störungen der Magenentleerung zu einer **Regurgitation mit Aspiration** kommen. Deshalb sollte bei Bewusstlosen, bei Patienten mit respiratorischer Insuffizienz und bei schwer kranken, immobilen Patienten auf diese Art der Applikation verzichtet werden.

In szintigraphischen Untersuchungen an Patienten mit einer PEG konnte gezeigt werden, dass es dann vermehrt zu einer **Tonusminderung des unteren Ösophagussphinkters** mit anschließendem Reflux kommt, wenn die **Formeldiät als Bolus** verabreicht wird.

> Um Aspirationen und Pneumonien zu vermeiden sollte die Nahrung kontinuierlich verabreicht werden [15].

Bei der intraduodenalen oder intrajejunalen Ernährung muss, um Intoleranzerscheinungen in Form eines **Dumping-Syndroms vorzubeugen**, eine kontinuierliche Zufuhr, am besten mit einer Pumpe, gewählt werden.

Da bei **intraduodenaler Ernährung** der physiologische Stimulus der Pankreassekretion erhalten bleibt, können aus intaktem Protein, Fett und Kohlenhydraten zusammengesetzte bilanzierte Diäten (nährstoffdefinierte Formeldiäten) verabreicht werden.

Bei der **intrajejunalen Applikation** sollten fettarme oder MCT-haltige bilanzierte Diäten mit Oligopeptiden als Proteinquelle (chemisch-definierte Formeldiäten) gewählt werden, da eine optimale Sekretion des exkretorischen Pankreas bei Instillation einer solchen Diät ins Jejunum nicht gewährleistet ist.

Es gibt jedoch Hinweise darauf, dass bei funktionstüchtigem Dünndarm auch hochmolekulare Diäten nach intrajejunaler Gabe ausreichend utilisiert werden.

> Die Applikation der Formeldiät ins Jejunum ist insbesondere in der postoperativen Phase angezeigt.

Entgegen früherer Auffassung findet sich **nach abdominellen Eingriffen** keine mehrere Tage andauernde Atonie des gesamten Gastrointestinaltrakts, sondern lediglich eine **Entleerungsstörung des Magens** während 1–2 Tagen sowie eine 2–4 Tage dauernde **Dickdarmatonie**.

Der Dünndarm ist voll funktionsfähig, sodass bereits am ersten postoperativen Tag über eine Jejunalsonde gefahrlos ernährt werden kann (Lit. bei [42]).

Komplikationen der Sondenernährung sind:

- Beschwerden im Sinne des **Dumping-Syndroms**, die bei zu hoher Osmolarität der Nahrung bzw. bei Lage der Sondenspitze im Duodenum auftreten können,
- das sog. **„tube feeding syndrome“**. Es tritt selten, insbesondere bei alten Menschen und bei zu geringer Wasserzufuhr, auf. Gekennzeichnet ist dieses Syndrom durch Dehydratation mit einem Anstieg von Harnstoff, Kreatinin und Elektrolyten im Serum. Wird die am Hämatokrit und an der Harnmenge bzw. dem spezifischen Gewicht des Harns erkennbare Dehydratation nicht erkannt und beseitigt, so kommt es zu Bewusstlosigkeit und letztlich zum Übergang ins Koma.

Die **häufigste Komplikation** der künstlichen enteralen Ernährung ist die **Diarrhö**. Je nach Statistik wird sie in bis zu 25 % der Fälle beobachtet (Lit. bei [10]). Eine Ursache lässt sich in vielen Fällen nicht eruieren.

Eine **bakterielle Kontamination** kommt bei exakter Handhabung der industriell hergestellten Diäten kaum noch infrage.

Die derzeit im Handel erhältlichen Formeldiäten sind lactosefrei bzw. enthalten bis auf wenige Ausnahmen nur noch sehr geringe Mengen an Milchzucker, sodass auch eine **Lactoseintoleranz** als Ursache für Diarrhöen ausscheidet.

Wegen der häufig zusätzlichen medikamentösen Behandlung, etwa mit Antibiotika, laxierend wirkenden Substanzen wie magnesiumhaltigen Antazida etc., muss immer eine **medikamentös induzierte Diarrhö** ausgeschlossen werden.

Die beim bakteriellen Abbau anfallenden **kurzkettigen Fettsäuren** stimulieren die Wasser- und Elektrolytresorption im Kolon. Deshalb wird immer wieder angenommen, eine unzureichende Konzentration dieser Fettsäuren im Kolonlumen sei die Ursache der bisher ätiologisch unklaren Diarrhö [10].

Da jedoch, wie bereits besprochen, auch Zusätze leicht fermentierbarer Ballaststoffe zu Formeldiäten die Häufigkeit der Diarrhö nicht eindeutig reduzieren, muss vorerst an diesem sehr einleuchtenden pathophysiologischen Konzept gezweifelt werden [53].

Auch die **Hypalbuminämie** wurde als Ursache der Diarrhö angeschuldigt und empfohlen, vor Beginn einer Ernährung über Sonde, die Albuminkonzentration durch Substitution auf Normalkonzentrationen anzuheben (Lit. bei [61]).

Als Ursache der häufigen Diarrhöen bei ausschließlicher enteraler Sondenernährung mit einer ballaststofffreien Formuladiät werden weiterhin günstige Voraussetzungen für eine Infektion mit Clostridium difficile diskutiert. In einer prospektiven kontrollierten Studie wurden je 92 Kranke einer Intensivstation nicht künstlich ernährt bzw. mit einer Formeldiät ohne Zusatz von Ballaststoffen per Sonde ernährt. Beide Gruppen wurden gleich häufig mit Antibiotika behandelt. Clostridium difficile bzw. das entsprechende Toxin ließ sich signifikant häufiger im Stuhl der mit einer Formeldiät behandelten Gruppe nachweisen. Der Nachweis war besonders dann positiv, wenn die Flüssignahrung distal des Pylorus appliziert wurde. Da Clostridium difficile besonders häufig an den Händen von Pflegepersonal nachweisbar ist, könnte es dadurch zu einer Kontamination der Sonden und folglich der Nahrung kommen. Auch der häufige Übertritt der Keime in den Darm nach intraduodenaler Applikation der Nahrung und damit der Wegfall der Säureeinwirkung im Magen würde diese Vorstellung stützen. Eine weitere Erklärungsmöglichkeit basiert auf der fehlenden Ballaststofffermentation im Darm und damit dem Wegfall kurzkettiger das Wachstum der Keime hemmenden Fettsäuren [9].

Da der Vitamin-K-Gehalt von Formeldiäten zum Teil sehr hoch liegt (mehr als 6 mg/420 kJ), kann die Antikoagulanzienbehandlung mit Cumarinpräparaten erschwert werden. Es empfiehlt sich deshalb bei Patienten, die mit **Antikoagulanzien** behandelt werden, zu Beginn der Ernährung mit einer bilanzierten Diät die Gerinnungsparameter engmaschig zu kontrollieren (Lit. bei [21]).

18.3.6 Enterale versus parenterale künstliche Ernährung

Die parenterale Ernährung ist nach heutigem Kenntnisstand nur dann indiziert, wenn sich eine enterale Ernährung nicht realisieren lässt.

> Die entscheidende Kontraindikation für die enterale Ernährung ist die fehlende Funktionsfähigkeit des Gastrointestinaltrakts.

Das entscheidende Argument für eine enterale Ernährung, dies gilt auch für die frühe postoperative Phase (vgl. Kap. 19), ist die Bedeutung des luminalen Substratangebots für die **Aufrechterhaltung der Barrierefunktion der Darmmukosa**. Sie bestimmt das Ausmaß der bakteriellen Translokation von Keimen aus dem Darmlumen in die Gefäßbahn mit der Gefahr der Sepsis (vgl. Kap. 3.5.9) und des Übertritts von Endotoxinen in die Zirkulation (Abb. 18-2).

Die hierdurch induzierte vermehrte **Freisetzung von Entzündungsmediatoren**, insbesondere von

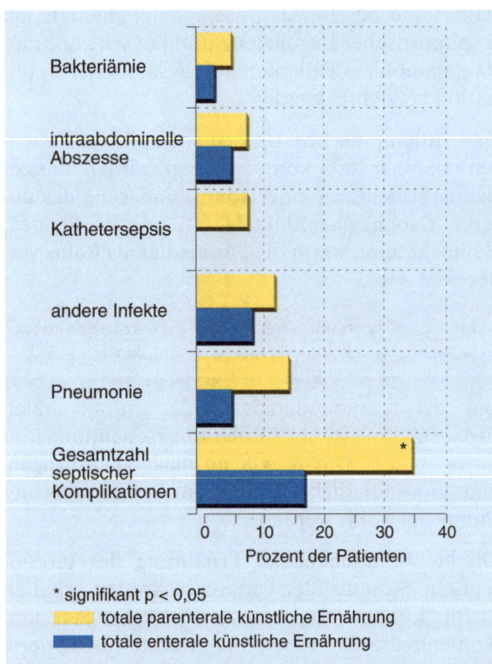

Abb. 18-2 Die Häufigkeit postoperativer septischer Komplikationen unter enteraler bzw. parenteraler künstlicher Ernährung (Metaanalyse der Ergebnisse von acht prospektiven Studien [43]).

Tumornekrosefaktor, hat eine Reihe negativer Wirkungen auf den Intermediärstoffwechsel zur Folge, wie:

- Steigerung der Proteolyse zu Gunsten der Synthese von Akute-Phase-Proteinen und Glucose,
- Verringerung der Albuminsynthese,
- wahrscheinlich auch Freisetzung kontrainsulinärer Hormone etc. (Lit. bei [61]).

Unter parenteraler Ernährung kommt es im Vergleich zu enteraler künstlicher Ernährung auch zu einer signifikanten **Reduktion des darmassoziierten lymphatischen Gewebes** (gut associated lymphoid tissue = GALT). Etwa 50% des immunologisch aktiven Gewebes entfallen auf das GALT, 70–80% aller im Körper synthetisierten Immunglobuline werden durch die Darmmukosa in das Darmlumen sezerniert, wo sie als Schutz vor Bakterien, Viren und anderen pathogenen Substanzen dienen.

In einer großen Anzahl klinischer Studien sowohl an Tumorkranken unter cytostatischer bzw. Strahlentherapie als auch an Patienten in der postoperativen Phase konnte eindeutig belegt werden, dass die Zahl an **postoperativen Komplikationen** (vgl. Abb. 18-2), insbesondere an Infektionen (unabhängig von der bei parenteraler Ernährung nicht seltenen Kathetersepsis), dann signifikant niedriger liegt, wenn nicht parenteral, sondern enteral ernährt wird [43]. Auch in weiteren vergleichenden Studien wurde gezeigt, dass die frühe postoperative enterale Ernährung eindeutig der parenteralen Ernährung überlegen ist [11].

> Auch dann, wenn wegen eingeschränkter Funktion der Gastrointestinalorgane oder aus technischen Gründen eine enterale künstliche Ernährung nicht komplett möglich ist, sollte die parenterale Nährstoffzufuhr mit einer reduzierten enteralen Ernährung kombiniert werden, um den **positiven Effekt des luminalen Substratangebotes** zu nutzen.

18.4 Parenterale Ernährung

Nur dann, wenn sich eine künstliche enterale Ernährung nicht realisieren lässt, ist die parenterale Ernährung indiziert (ausführliche Darstellung der parenteralen Ernährung bei [27]).

Da meist Schwerkranke, deren Energiebedarf den am Grundumsatz orientierten überschreitet (Abb. 18-3), parenteral ernährt werden, spricht man auch von **Hyperalimentation**, obwohl es sich um keine Überernährung im eigentlichen Sinne handelt.

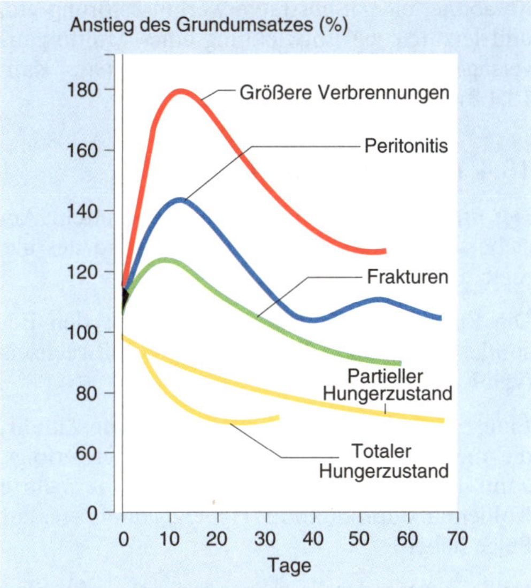

Abb. 18-3 Verhalten des Grundumsatzes bei Hunger und Stress (Lit. bei [37]).

Nährstoffe unter Umgehung des Verdauungstrakts direkt in die Blutbahn zu infundieren, ist **unphysiologisch** (vgl. Abb. 18-1). Nur nach **besonderen Kriterien** hergestellte, zusammengesetzte und verabreichte Lösungen werden ohne Nebenwirkungen toleriert und können den Nährstoff- und Energiebedarf decken.

Da die Möglichkeit einer **Regulation** der Zufuhr durch Appetit- und Sättigungsgefühl **fehlt**, muss die Höhe der Energie- und Nährstoffzufuhr immer der jeweiligen Stoffwechselsituation angepasst werden. Dies zu beachten, ist besonders unter den Stoffwechselbedingungen des Stresses bei kritisch Kranken notwendig.

Die Phasen ausschließlicher parenteraler Ernährung sollten so kurz wie möglich gehalten werden, da es bei oraler Nahrungskarenz zu einer adaptiven Hypoplasie der Dünndarmschleimhaut kommt. Diese Rückbildungsvorgänge werden durch den Stress nach ausgedehnten operativen Eingriffen, einem Polytrauma etc. verstärkt. Die dadurch gestörte Integrität der intestinalen Mukosa begünstigt die Translokation (vgl. Kap. 3.5.9) von Bakterien und Endotoxinen. Es gibt Hinweise darauf, dass eine gesteigerte Translokation in der Postaggressionsphase die Ausschüttung von Entzündungsmediatoren (Tumor-Nekrose-Faktor und Interleukin 1) steigert, wodurch die Entstehung eines „systemic inflammatory response syndrome" (SIRS) mit Steigerung des Ruheumsatzes, der

Katabolie, einer Substratverwertungsstörung etc. und letztlich die Entwicklung eines Multiorganversagens begünstigt wird [28, 18] (vgl. Kap. 18.4.8).

18.4.1 Energiebedarf

Der Energiebedarf ist individuell zu ermitteln. Am sichersten ist die Bestimmung aufgrund des aktuellen Sauerstoffverbrauchs.

Die Energie- und Substratzufuhr muss den Besonderheiten des Postaggressionsstoffwechsels (vgl. Kap. 18.4.9) angepasst werden.

Eine zu hohe, **über dem Bedarf liegende Zufuhr**, die meist in Form von Kohlenhydraten erfolgt, kann negative Folgen wie Fettleber, vermehrte Kohlendioxidproduktion, Hyperglykämie etc. zur Folge haben.

Früher wurde der Energiebedarf Schwerkranker überschätzt und folglich die Energiezufuhr meist zu hoch angesetzt.

> Von Schwerkranken wird eine **kurzfristige hypokalorische** Ernährung besser toleriert als eine hyperkalorische.

Bei Traumen, Verbrennungen, nach Operationen und bei Sepsis liegt der Energiebedarf etwa bei 145–190 kJ/kg Körpergewicht (35–45 kcal) pro Tag.

> Die energetische Relation der Nährstoffe sollte der bei oraler Ernährung entsprechen (Eiweiß : Fett : Kohlenhydrate wie 20 : 30 : 50).

Abweichungen von dieser Relation können im Einzelfall erforderlich sein.

Zur Deckung des Energiebedarfs können grundsätzlich Glucose, Fructose, Äthylalkohol, die Zuckeralkohole Xylit und Sorbit sowie Fett eingesetzt werden.

18.4.2 Kohlenhydrate

In der Praxis kommt überwiegend **Glucose** zur Anwendung.

Die maximale Dosierung sollte bei 5 mg/kg KG/min oder maximal bei 6 g/kg KG/Tag liegen. Die Folge einer Glucoseüberdosierung besteht in einer vermehrten Triglyceridsynthese und hepatischen Fettinfiltration. Dies gilt besonders für den Postaggressionsstoffwechsel, bei dem bedingt durch eine verminderte VLDL-Synthese der Triglyceridabtransport aus der Leber gestört ist. Die zusätzliche Gabe von Insulin verbessert zwar die Glucoseelimination aus dem Blut, nicht aber seine Oxidation, sodass die Triglyceridsynthese steigt.

Für **Fructose**, das Gleiche gilt für **Sorbit**, soll zur Vermeidung von Nebenwirkungen nach Empfehlungen der Arzneimittelkommission der Deutschen Ärzteschaft eine **maximale Tagesdosis** von 3 g/kg Körpergewicht bei einer Infusionsgeschwindigkeit von 0,25 g/kg Körpergewicht und Stunde nicht überschritten werden.

Da eine evtl. vorliegende **hereditäre Fructoseintoleranz** (vgl. Kap. 4.7.3) eines Patienten vor Therapiebeginn oft nicht bekannt ist, kann es nach parenteraler Gabe der beiden Kohlenhydrate durch Akkumulation von Fructose-1-Phosphat in Leber, Niere und Darm zu schweren lebensbedrohlichen Komplikationen kommen.

Die **Symptome** sind Hypoglykämie, Hypophosphatämie, Laktatazidose, Schockzustände etc.

In Deutschland muss mit einer Erkrankung auf 20 000 lebend Geborene gerechnet werden.

> Die Arzneimittelkommission der Deutschen Ärzteschaft empfiehlt aufgrund einer insgesamt negativen Nutzen-Risiko-Bewertung, Fructose und Sorbit zur parenteralen Ernährung nicht mehr einzusetzen.

Es wird darauf hingewiesen, dass dann, wenn Glucose, evtl. ergänzt durch Insulingaben, keine Alternative ist, weiterhin der Zuckeraustauschstoff **Xylit** zur Verfügung steht.

Dieser Zuckeraustauschstoff mündet in den Pentose-Phosphat-Zyklus. Xylit wird schnell und insulinunabhängig in die Zellen aufgenommen, wo eine langsame Verstoffwechselung zu Glucose einen verzögerten, **nur geringen Anstieg der Blutglucosekonzentration** zur Folge hat.

Alkohol wird als Energielieferant praktisch nicht mehr eingesetzt.

Für Sorbit und Xylit gelten **Höchstgrenzen der Zufuhr**, die sich auf 0,25 g/kg Körpergewicht/Std. für Sorbit und 0,125 g/kg Körpergewicht/Std. für Xylit belaufen. Dies entspricht etwa den Umsatzkapazitäten für diese beiden Zuckeraustauschstoffe. Für Fructose liegt die Umsatzkapazität etwa bei 0,25 g/kg Körpergewicht/Std.

Werden Zuckeraustauschstoffe in zu hoher Konzentration parenteral zugeführt, so können sich schwere **toxische Komplikationen** einstellen. Hierbei handelt es sich um dosisabhängige Schädigungen der Leber, des Pankreas, der Nieren und des Gehirns, die offenbar bereits eintreten, bevor hyperosmotische Effekte beobachtet werden.

Weitere negative Effekte sind durch eine Erhöhung der Serumosmolarität und die hierdurch ausgelöste **Diuresesteigerung** bedingt. Es kommt zu einem renalen Natriumverlust mit Hypovolämie, die über einen Abfall des Glomerulumfiltrates ein **Nierenversagen** auslösen kann (Lit. bei [24]).

Als Energiequelle sollten neben Kohlenhydraten immer **Fette** eingesetzt werden.

Dieses sog. **duale Energiesystem** bietet Vorteile, wie z. B.
- eine verbesserte Proteinsynthese,
- geringere hepatische Fetteinlagerung etc.

Da die **oxidative Utilisationskapazität** für Glucose unter den Bedingungen des Postaggressionsstoffwechsels begrenzt ist (s. Kap. 18.4.9), besteht bei der parenteralen Ernährung die **Gefahr eines Überangebotes**.

Nach Auffüllen des Glykogendepots kommt es – wie bereits beschrieben – bei hoher Glucosezufuhr zu einer **Steigerung der Triglyceridsynthese** in der Leber mit der Gefahr einer Fettinfiltration des Organs.

18.4.3 Fette

Eine Möglichkeit, **mit geringer Flüssigkeitsmenge ausreichend Energie zuzuführen,** bieten die Fette. Mit Hilfe von Sojabohnen-Phosphatiden bzw. Ei-Lecithin als Emulgatoren hergestellte **Emulsionen** mit Teilchengröße von maximal 1 µm werden nach intravenöser Infusion ähnlich wie oral aufgenommenes Fett utilisiert und dienen der Deckung des Energiebedarfs.

Da 10- bis 20 %ige Fettemulsionen toleriert werden, ist bei dem großen Energiegehalt des Fettes hiermit das Problem der hohen **Volumenzufuhr** umgangen. Mit 1,8 l einer 10 %igen Fettemulsion können 8400 kJ (2000 kcal) zugeführt werden.

Die **Verträglichkeit** aus Sojaöl hergestellter Fettemulsionen ist gut.

Über die **Höhe der parenteralen Fettzufuhr** und mögliche Kontraindikationen gibt es widersprüchliche Meinungen. Bedenken gegen eine parenterale Fettzufuhr bei bestimmten Erkrankungen haben sich jedoch im Laufe der Jahre weitgehend als unberechtigt erwiesen.

> Meist wird eine **Relation der Energie** in Form von Kohlenhydraten zu der in Form von Fett von **1 : 1** empfohlen.

Die Fettpartikel aus den mit Phospholipiden hergestellten Fettemulsionen werden von den Lipoproteinlipasen der Gefäßendothelien hydrolysiert. Freigesetzte Fettsäuren werden in der Leber reverestert und als VLDL-Partikel an die Blutbahn abgegeben.

Dieser **Klärmechanismus** der parenteral zugeführten Fettpartikel läuft zeitlich so ab wie der von Chylomikronen. MCT-haltige Fettpartikel werden sowohl schneller geklärt als auch oxidiert, die Tendenz zur Hypertriglyzeridämie ist folglich geringer.

Unter intravenöser Gabe von Fettemulsionen müssen **Hypertriglyzeridämien** vermieden werden. Die Triglyceridkonzentration sollte zwischen 200 und 250 mg/dl liegen und maximal 300 mg/dl nicht übersteigen.

Bei septischen Patienten mit **gestörter Fettclearance** kann deshalb MCT von Vorteil sein. Da Lipidpartikel den Gasaustausch in der Lunge hemmen, das RES blockieren und unter Umständen eine akute Pankreatitis induzieren können, ist es wichtig, auf eine **schnelle Elimination** zu achten.

Wie bereits angedeutet, bieten Emulsionen von Fetten mittelkettiger Fettsäuren **(MCT)** gewisse Vorteile. Ihre Elimination aus der Blutbahn und Bereitstellung für die Energiegewinnung erfolgt schneller als bei Fetten langkettiger Fettsäuren.

Eine geringgradige **Ketonämie** nach Infusion MCT-haltiger Fettemulsionen kann durch gleichzeitige Gabe von Glucose vermieden werden.

Mittelkettige Fettsäuren **passieren die Mitochondrienmembran** unmittelbar, während langkettige Fettsäuren zum Eintritt in die Mitochondrien an Carnitin (vgl. Kap. 1.3) gekoppelt werden müssen.

Mittelkettige Fettsäuren können, da sie diesen Kopplungsschritt nicht benötigen, auch dann noch oxidiert werden, wenn der **Carnitinspiegel** in der Zelle niedrig ist [38, 66].

Bei der parenteralen Gabe von Fettemulsionen ist weiterhin zu beachten, dass nach Freisetzung der Fettsäuren aus den Fettpartikeln die **Phospholipide im Plasma** verbleiben. Sie werden durch Makrophagen der Leber eliminiert.

Die Phospholipid-Remnants können Cholesterin binden, sodass es nach hoch dosierter Gabe von Fettemulsionen zu einer **Steigerung der Serumcholesterinkonzentration** kommen kann.

Da mit 20 %igen Fettemulsionen insgesamt weniger Phospholipide zugeführt werden als mit 10 %igen Lösungen, sollten **20 %ige Fettemulsionen** bei der parenteralen Ernährung bevorzugt eingesetzt werden.

Fettemulsionen werden aus Ölen, reich an **ω-6-Fettsäuren**, hergestellt – Ausgangssubstrat für die Synthese der proinflammatorischen Mediatoren Prostaglandin E_2, Thromboxan A_2 und Leukotrien B_4.

Diese Eicosanoide wirken vasokonstriktiv, chemotaktisch auf Granulozyten, Makrophagen und Monozyten und erhöhen die **Thrombozytenaggregation**.

Von einer Reduktion des Anteils an ω-6- und einer Erhöhung des Anteils an ω-3-Fettsäuren wäre somit ein günstiger Effekt auf den Gesamtstoffwechsel Schwerkranker zu erwarten (vgl. Kap. 18.3).

Wird Fett in der genannten Menge zur Energiebedarfsdeckung infundiert, so ist die Deckung des **Bedarfs an essentiellen Fettsäuren,** der mit etwa 10 g Linolsäure pro Tag angegeben wird, **gesichert.**

In vergleichenden Untersuchungen, in denen Schwerkranken zur Deckung des Energiebedarfs ausschließlich Glucose bzw. Glucose + Fett in einer Relation von 3:1 oder 1:3 infundiert wurde, konnte gezeigt werden, dass Art und Relation der energieliefernden Substrate keinen wesentlichen Einfluss auf den Stoffwechsel haben und dass insbesondere der Proteinbedarf hierdurch nicht beeinflusst wird [2].

Die **Relation** der beiden energieliefernden Substrate Kohlenhydrate bzw. Fette kann jedoch bei Kranken mit einer **respiratorischen Insuffizienz** von praktischer Bedeutung sein.

Werden **überwiegend Kohlenhydrate** als energielieferndes Substrat angeboten, liegt die Produktion von Kohlendioxid höher als bei einer entsprechenden Energiegewinnung aus Fett (der **respiratorische Quotient** – das molare Verhältnis des produzierten CO_2 zum verbrauchten O_2 – beträgt bei ausschließlicher Energiegewinnung aus Glucose 1,0 und aus Fett [Tripalmitin] 0,7).

Die Elimination unter hoher Kohlenhydratzufuhr steigert das **Atemminutenvolumen** und folglich die Atemarbeit. Hohe Kohlenhydratzufuhr drosselt die **Fettverbrennung**. Werden Kohlenhydrate bedarfsübersteigend zugeführt, erfolgt eine Umwandlung in Fett, bei der zusätzlich Kohlendioxid entsteht. Der **respiratorische Quotient** steigt auf über 1,0 an.

In klinischen Studien konnte gezeigt werden, dass die Zeichen einer Ateminsuffizienz bei Schwerkranken dann geringer ausgeprägt sind, wenn im Rahmen der parenteralen Ernährung als Energielieferanten Kohlenhydrate und Fett im Verhältnis 1:1 eingesetzt werden. Auch die Umstellung von künstlicher Beatmung auf Spontanatmung ist weniger schwierig, wenn die CO_2-Produktion durch ein höheres Fettangebot reduziert wird [3, 6, 16].

Die praktisch-klinische Bedeutung des vermehrten Fett- und verminderten Kohlenhydratangebotes wird jedoch, abgesehen von der Entwöhnungsphase vom Respirator bei beatmeten Patienten, unterschiedlich beurteilt.

18.4.4 Aminosäuren

Die Deckung des Eiweißbedarfs erfolgt bei der parenteralen Ernährung durch Aminosäuregemische, die neben den zehn essentiellen Aminosäuren auch nichtessentielle als zusätzliche Stickstoffquellen enthalten müssen.

Als optimale **tägliche Aminosäurezufuhr** werden 0,8–1,6 g/kg Körpergewicht angegeben.

Dabei muss berücksichtigt werden, dass die von Rose [50] angegebene strenge Trennung in essentielle und nichtessentielle Aminosäuren nur bedingt gültig ist.

Unter den Bedingungen der parenteralen Ernährung werden nur vier der nichtessentiellen Aminosäuren ausreichend synthetisiert: Asparaginsäure, Glutaminsäure, Serin und Glycin.

Die nach Rose zu den nichtessentiellen Aminosäuren zählenden Aminosäuren Arginin, Histidin, Prolin und Alanin müssen, um eine ausreichende Proteinsynthese sicherzustellen, parenteral zugeführt werden.

Der **Anteil essentieller Aminosäuren** an den Gesamtaminosäuren einer Infusionslösung sollte 45–50 % betragen.

Glycin als unspezifische Stickstoffquelle darf nicht zu hoch dosiert werden, da sich sonst trotz optimaler Zufuhr an essentiellen Aminosäuren eine negative Stickstoffbilanz einstellen kann.

Die strenge Trennung in essentielle und nichtessentielle Aminosäuren nach Angaben von Rose [50] kann nicht mehr aufrechterhalten werden. Dies gilt in besonderem Maße bei den **speziellen pathobiochemischen Voraussetzungen Schwerkranker**, die einer parenteralen Ernährung bedürfen.

Eine Reihe der als nicht essentiell eingestuften Aminosäuren gilt heute als **semiessentiell** oder **bedingt essentiell**. Dies gilt für

- Histidin bei der Niereninsuffizienz,
- Tyrosin und Cystein in der frühen Säuglingsphase und bei Leberinsuffizienz,

- Arginin bei Sepsis, nach Operationen und Traumen (zur Optimierung immunologischer Abwehrmechanismen) und
- Glutamin als wichtigste nichtessentielle Stickstoffquelle ebenfalls in besonderen Belastungsphasen.

Nicht geeignet für die Proteinzufuhr sind **Blutplasma-** oder **Bluteiweißfraktionen**, da sie zum Teil eine lange Halbwertszeit haben und die bei ihrem Abbau frei werdenden Aminosäuren nicht sofort zur Synthese körpereigenen Eiweißes zur Verfügung stehen.

Ungeeignet als Aminosäurequelle sind **Eiweißhydrolysate**. Die in ihnen enthaltenen Peptide werden über die Nieren ausgeschieden. Weiterhin wird die Relation der Aminosäuren zueinander vom Ausgangsprotein bestimmt und entspricht folglich nie dem optimalen, für die parenterale Ernährung erforderlichen Muster.

Wichtig ist eine ausreichende Deckung des Energiebedarfs durch Fett und Kohlenhydrate, damit die infundierten Aminosäuren der Proteinsynthese zugeführt werden.

Wird der Energiebedarf nicht gedeckt, so wird ein gewisser Teil der zugeführten **Aminosäuren zur Energiegewinnung** abgebaut. Es wird daher empfohlen, dass die Gesamtenergie der infundierten Nährstoffe zu ca. 20 % aus Aminosäuren und zu 80 % aus Kohlenhydraten und Fetten stammt.

Die **Menge** an zuzuführenden Aminosäuren, Energiespendern, Vitaminen, Mineralstoffen und Wasser richtet sich nach den üblichen Bedarfsnormen unter Berücksichtigung des eventuellen Mehrbedarfs, bedingt durch die jeweilige Grundkrankheit.

Vollständige Infusionslösungen, auch als **AIO-Lösungen (All-in-one-Lösungen)** bezeichnet, vereinfachen die parenterale Ernährung in der Praxis insbesondere in weniger spezialisierten Krankenhäusern. Diese Mischinfusionslösungen enthalten Aminosäuren und als Energielieferanten sowohl Fett als auch Glucose bzw. Sorbit und Xylit. In klinischen Untersuchungen wurde ihre gute Verträglichkeit bestätigt [32].

18.4.5 Durchführung

In seltenen Fällen, insbesondere nach ausgedehnter Dünndarmresektion (Kurzdarmsyndrom, vgl. Kap. 3.4.14), ist eine **permanente parenterale Ernährung** erforderlich. Hierzu wird ein bleibender Zugang, meist im Bereich der Vena subclavia gelegt **(artificial gut)**, über den der Patient selbst die Infusionslösungen infundieren kann **(heimparenterale Ernährung)**.

Der in die Vena subclavia eingeführte Katheter wird über eine Strecke von 10–15 cm unter die Haut verlagert und dann zwischen Brustwarze und Brustbein aus der Haut herausgeführt [54].

Bewährt haben sich wegen der geringen Komplikationsrate und der einfachen Handhabung **subkutan implantierte Kathetersysteme**, die aus einer Infusionskammer (Port) und einem Silikonkatheter bestehen. Der mit einer Silikonmembran versehene Port wird subkutan implantiert und kann mit einer speziellen Injektionskanüle durch die Haut punktiert werden.

Infusionslösungen, die über die in der Infusionskammer liegende Kanüle appliziert werden, fließen über den in der Vena subclavia implantierten Katheter ab. Bei einer **Lebensdauer des Kathetersystems** von über fünf Jahren kann die selbstschließende Silikonmembran bis zu 2000-mal angestochen werden*.

18.4.6 Mangelzustände bei parenteraler Ernährung

Selten kommt es zu einer Mangelversorgung mit **Zink**. Klinische Zeichen des Zinkmangels sind therapieresistente Durchfälle, Inappetenz, Störungen der Geschmacksempfindung, depressive Verstimmung, Reizbarkeit, verschiedenste Veränderungen der Haut und der Schleimhäute etc. [55].

Bei langfristiger parenteraler Ernährung wurde darüber hinaus eine suboptimale Versorgung mit **Selen**, zum Teil mit schwersten Kardiomyopathien beobachtet [4, 23]. In seltenen Fällen kann es unter langfristiger parenteraler Ernährung auch zu einem **Biotinmangel** kommen.

18.4.7 Komplikationen der parenteralen Ernährung

Neben den genannten Mangelzuständen, die bei engmaschigen Kontrollen entsprechender Laborparameter frühzeitig erkannt werden, können sich bei langfristiger parenteraler Ernährung nicht mit einem Nährstoffdefizit zu erklärende **Erkrankungen** im Bereich der **Leber** und **extrahepatischen Gallenwege** einstellen.

Unter parenteraler Ernährung kommt es vermehrt zur Bildung von **Bilirubin-Cholesterin-Kristallen** in der Gallenflüssigkeit.

* Weitere Informationen bei: Gesellschaft für künstliche Ernährung zu Hause e.V., Harfenstr. 4, 91054 Erlangen

In prospektiven Studien fand sich bei 50% der ausschließlich parenteral Ernährten nach 4 bis 6 Wochen und bei 100% der noch länger parenteral Ernährten Sludge in der Gallenblase. Nach Umstellung auf orale Ernährung schwand der Sludge während etwa 4 Wochen. Bei etwa 40% derer, die Sludge entwickelten, bildeten sich Gallensteine. Die Ursachen von Sludge- und Gallensteinbildung sind nicht völlig geklärt [2, 41, 51].

Leberfunktionsstörungen, die sich laborchemisch durch Hyperbilirubinämie, Anstieg der Transaminasen und der alkalischen Phosphatase belegen lassen, werden unter parenteraler Ernährung relativ häufig beobachtet.

Histologisch findet sich bei den primär Lebergesunden am häufigsten eine Fettleber, weiterhin Leberzellnekrosen, intra- und extrahepatische Cholestasen etc.

In prospektiven Studien konnte gezeigt werden, dass sich hepatische Komplikationen **bei Kindern häufiger** als bei Erwachsenen einstellen. Die biochemischen Parameter waren unter einer glucosereichen Ernährung häufiger von der Norm abweichend als unter einem relativ hohen Lipidanteil an der Gesamtenergiezufuhr. Histologisch wurden Fettlebern unter hoher Glucose- und niedriger Aminosäureinfusion am häufigsten beobachtet. In aller Regel sind die hepatischen Veränderungen **reversibel** [1, 14, 44, 46].

Eine eindeutige Erklärung für diese Funktionsstörungen hat sich bisher nicht finden lassen. Der Nachweis von **Lipofuszin** in Leberzellen wird als mögliche Folge einer Zellschädigung durch freie Radikale interpretiert, wobei zur Diskussion steht, ob diesem toxischen Effekt durch Behandlung mit **Antioxidantien** vorgebeugt werden kann [7].

Immer dann, wenn eine katabole Phase als Folge einer Mangelernährung plötzlich durch ausreichende Nährstoffzufuhr – dies gilt sowohl für die enterale als auch für die parenterale Ernährung – beendet wird, kann es zu schwerwiegenden, als **Refeeding-Syndrom** bezeichneten Stoffwechselstörungen mit multiplen klinischen Erscheinungen kommen.

Beschrieben wurde das Krankheitsbild bereits in den 40er Jahren des vorigen Jahrhunderts aufgrund experimenteller Befunde und Beobachtungen an Personen, die während des Zweiten Weltkrieges im Anschluss an extreme Hungerphasen wieder optimal ernährt wurden.

Als **Nebenwirkung einer hochkalorischen parenteralen Ernährung** bei mangelernährten Kranken hat das genannte Syndrom praktisch-klinische Bedeutung.

Folgende **pathophysiologische Mechanismen** sind Ursache des Refeeding-Syndroms:

- Während der durch Mangelernährung ausgelösten **Katabolie** wird die Energie überwiegend aus Fettsäuren gedeckt. Darüber hinaus kommt es zu einer Reduktion der Muskelmasse durch Proteinmobilisation, zu Wasser- und Elektrolytverlusten etc.
- Bei **wieder einsetzender Ernährung** dient überwiegend Glucose als Energiequelle. Die durch Glucosezufuhr stimulierte Insulinfreisetzung führt zu einem Glucose-, Phosphat-, Wasser- und Elektrolyteinstrom in Körperzellen.
- Dieser Einstrom von Phosphat aus dem extrazellulären in den intrazellulären Raum hat bei dem bereits durch die Katabolie erniedrigten Phosphatpool eine erhebliche **Hypophosphatämie** zur Folge.

Deutlich erniedrigte Serumphosphatkonzentrationen und ihre Folgen (z. B. Abnahme phosphorylierter Intermediärprodukte) sind das **wesentliche Charakteristikum** des Refeeding-Syndroms.

Die genannten pathophysiologischen Mechanismen führen **klinisch** zu

- reduzierter Myokardfunktion bis hin zur kardialen Insuffizienz,
- neuromuskulärer Dysfunktion,
- Störungen der Erythrozyten- und Leukozytenfunktion etc.

Neben einer Hypophosphatämie können sich eine Hypokaliämie und eine Hypomagnesiämie mit entsprechenden klinischen Symptomen entwickeln.

Ein Refeeding-Syndrom kann verhindert werden, indem die Energiezufuhr nur langsam bis zum Erreichen des Bedarfs gesteigert und die Serumelektrolytkonzentration sorgfältig kontrolliert und durch Substitution normalisiert wird (Lit. bei [58]).

18.4.8 Parenterale Ernährung und Darmfunktion

Der Kontakt der Darmschleimhaut mit Speisebrei ist Grundvoraussetzung für eine normale Struktur der Mukosa und die Enzymaktivitäten in den Mukosazellen (vgl. Kurzdarmsyndrom).

Im Hungerzustand reduzieren sich die Höhe der Dünndarmzotten und die Aktivität der Mukosaenzyme. Wird ausschließlich parenteral ernährt, kommt es zu entsprechenden Veränderungen, wobei insbesondere eine **Abnahme der Disaccharidaseaktivität** festgestellt wurde.

Zu ähnlichen Veränderungen kommt es im Tierversuch dann, wenn über längere Zeit ballaststofffreie Formeldiäten verfüttert werden [67].

Welche physikalischen, chemischen, humoralen oder nervalen Signale für die Aufrechterhaltung der optimalen Darmfunktion verantwortlich sind, ist nicht eindeutig bekannt.

Experimentelle Befunde sprechen für eine Mitwirkung von Wachstumsfaktoren, der Hormone Gastrin, Cholecystokinin und Glucagon, weiterhin kommt dem Glutamingehalt der Nahrung möglicherweise eine Bedeutung zu [35] (vgl. Einleitung zu Kap. 18.4).

Aufgrund dieser Befunde sollte eine ausschließlich parenterale Ernährung nur dann erfolgen, wenn sie streng indiziert ist und alle Möglichkeiten einer enteralen Ernährung ausgeschlossen wurden.

Auf die Bedeutung einer optimalen Glutaminzufuhr wurde bereits hingewiesen (vgl. Kap. 3.5.9). **Glutamin** dient den sich schnell teilenden Zellen und hier insbesondere den Enterozyten als wesentliches energielieferndes Substrat und als Stickstoffquelle.

Die Darmschleimhaut nimmt die nichtessentielle Aminosäure sowohl von der Lumenseite her aus der Nahrung als auch aus der Blutbahn auf.

Unter besonderen Belastungen, wie Verbrennung, postoperative Situation, Polytrauma, Bestrahlung etc., übersteigt der Glutaminverbrauch die Syntheserate, sodass Glutamin in solchen Situationen zur semiessentiellen Aminosäure wird.

Als Folge des in Stressphasen **erhöhten Glutaminkatabolismus** sinkt die Plasmakonzentration ab, sodass der Glutaminbedarf der Enterozyten nicht mehr gedeckt werden kann. Dieses Defizit setzt die **Barrierefunktion der Darmschleimhaut** herab, sodass ein vermehrter Übertritt von Bakterien, Pilzen und Endotoxinen aus dem Darmlumen in die Blutbahn resultiert.

Dieser als **Translokation** bezeichnete Vorgang gilt als häufige Ursache einer Bakterien- bzw. Pilzsepsis bei Schwerstkranken (vgl. Kap. 3.5.9).

Im Tierversuch lässt sich das Ausmaß der Translokation unter glutaminfreier oraler bzw. parenteraler Ernährung durch Zusatz von Glutamin sowohl zu Formeldiäten als auch zu parenteral zugeführten Nährstofflösungen signifikant senken.

Da die zur parenteralen Ernährung zur Verfügung stehenden Aminosäurelösungen wegen unzureichender Stabilität kein Glutamin enthalten, ist die Gefahr eines Defizites an dieser Aminosäure unter ausschließlich parenteraler Ernährung besonders groß (Lit. bei [33]).

Seit einigen Jahren gibt es die Möglichkeit, Glutamin in Form eines in wässriger Lösung stabilen Dipeptides parenteral zu verabreichen.

Entsprechende Untersuchungen haben gezeigt, dass etwa **L-Alanin-L-Glutamin-Dipeptid** nach parenteraler Gabe im Organismus schnell hydrolysiert wird und dann beide Aminosäuren dem Stoffwechsel zur Verfügung stehen.

In der postoperativen Phase konnten durch parenterale Zufuhr dieses Dipeptids im Vergleich zur Kontrollgruppe sowohl die Stickstoffbilanz verbessert als auch die Glutaminkonzentration im Muskel gesteigert werden [59].

In einer vergleichenden Studie an parenteral ernährten Patienten einer Intensivstation konnte gezeigt werden, dass die zusätzliche Gabe von Glutamindipeptid vor einer intestinalen Atrophie schützt und damit wahrscheinlich einer Steigerung der Translokation vorbeugt [64].

18.4.9 Postaggressionsstoffwechsel

Bei der Mehrzahl der Kranken, bei denen eine parenterale Ernährung indiziert ist, findet sich als **Stressfolge** (postoperativer Zustand, Trauma, Verbrennungen etc.) eine **herabgesetzte Glucosetoleranz**, sodass es unter parenteraler Glucosezufuhr zu Hyperglykämie und oft erheblichem Verlust von Glucose mit dem Harn kommt.

Ursache der gestörten Glucosetoleranz ist eine Hemmung der Insulinsekretion, bedingt durch die bei Stress freigesetzten Katecholamine und Glucocorticoide. Die Kenntnis dieser **Stoffwechselveränderungen nach Stresseinwirkung** (Postaggressionsstoffwechsel) dient als Basis für die Wahl von Menge und Art der bei der parenteralen Ernährung Schwerstkranker eingesetzten Substrate.

Nach Stresseinwirkung werden folgende, durch hormonelle Regulation gesteuerte Phasen durchlaufen:

- **Initiale katabole Reaktionsphase:** Nach Einwirkung unterschiedlichster Stressoren kommt es nach einer hypothalamisch-hypophysären Reaktion zu einer **Sympathikusstimulation** mit Freisetzung von Katecholaminen, Glucagon, Glucocorticoiden und Wachstumshormonen. Als Folge der Katecholaminfreisetzung wird die Insulinsekretion unterdrückt. Gleichzeitig steigen antiinsulinäre Hormone, insbesondere das Glucagon an.

- **Akutphase** des Postaggressionsstoffwechsels: Es kommt zu einem echten **Insulinmangel**. Bei deutlich gesteigerter Gluconeogenese, vornehmlich aus Aminosäuren, entwickelt sich eine ausgeprägte **Hyperglykämie**. Die Energiegewinnung erfolgt hauptsächlich durch Fettsäureoxidation. Die **Stickstoffausscheidung** im Harn ist als Folge der genannten Gluconeogenese aus Proteinbausteinen in dieser Phase erhöht. Es kommt zu einem Verlust an fettfreier Körpermasse (lean body mass).
- Wenige Tage nach Stresseinwirkung schließt sich die **Stabilisierungs- und Übergangsphase** an: Die Stickstoffausscheidung sinkt als Folge rückläufiger Katabolie, zusätzlich sinken die Blutglucosekonzentration und der gesteigerte Energieumsatz.
- Im Anschluss an diese wenige Tage dauernde Phase kommt die **Rekonstruktions- und Rehabilitationsphase**, die mehrere Wochen bis Monate dauern kann.

Als Folge der genannten hormonellen Konstellation in der Akutphase nach Stresseinwirkung kommt es durch eine vermehrte Gluconeogenese und Glykogenolyse, aber auch bedingt durch Glucoseverwertungsstörungen in der Peripherie zu **erhöhten Blutzuckerspiegeln**, insbesondere dann, wenn zusätzlich parenteral Glucose angeboten wird.

Wesentliche Ursache für die Glucoseverwertungsstörung ist eine **Insulinresistenz** als Folge verminderter Sensitivität der Insulinrezeptoren in der Postaggressionsphase.

Die Bedeutung einer **Anpassung der parenteral zugeführten Glucosemenge** an die Möglichkeit der Glucoseoxidation und das Pro und Contra einer Verwendung der Nicht-Glucose-Kohlenhydrate Fructose, Xylit und Sorbit wurde bereits besprochen (vgl. Kap. 18.4.2).

Die Substratzufuhr mit der meist indizierten parenteralen Ernährung muss an den während der einzelnen Phasen **unterschiedlichen Bedarf** angepasst werden.

Das **ernährungstherapeutische Ziel** beschränkt sich während der Frühphase darauf, die für das Überleben notwendigen Organfunktionen zu erhalten. Erst nach erfolgreicher Therapie der stressauslösenden Ursache mit weitgehender Normalisierung der neurohumoralen Regulationsmechanismen wird der **Wiederaufbau der fettfreien Körpermasse** (Rekonstruktions- und Rehabilitationsphase) zusätzlich Ziel der Ernährungstherapie.

Das **Substratangebot** muss an die stressinduzierte Stoffwechselveränderung angepasst werden. Hierbei dienen Serum-Harnstoff-Konzentration, Harnstoffausscheidung mit dem Urin, Triglycerid- und Glucosekonzentration im Serum etc. als **Orientierungsgrößen**.

Eine, die Utilisationskapazität nicht beachtende Zufuhr an Substraten hat **metabolische Imbalancen** und **Organdysfunktionen** zur Folge.

Es muss bei der Bemessung der Nährstoffzufuhr bedacht werden, dass im **Stressstoffwechsel**, im Gegensatz zum Hungerstoffwechsel die Katabolie durch **neuroendokrine Regulationsmechanismen** bestimmt ist. Im Gegensatz zum Hungerstoffwechsel ist es nicht möglich, die gesteigerte Mobilisierung körpereigener Energie- und Proteinreserven durch exogene Substratzufuhr wesentlich zu verringern.

Die **bedarfsadaptierte Ernährung in der Stressphase** muss die neurohumoral induzierte endogene Bereitstellung von Substraten berücksichtigen. Sie ist folglich gemessen an den Standardempfehlungen **hypoenergetisch**.

Wird dieser von der pathophysiologischen Stoffwechselsituation vorgegebene vergleichsweise geringere Bedarf nicht beachtet und eine **zu hohe Substratzufuhr** gewählt, so resultiert eine gesteigerte Morbidität und Mortalität. Es kommt zu

- einer Steigerung der Thermogenese mit erhöhtem Sauerstoffverbrauch und gesteigerter CO_2-Produktion,
- einem Mangel an energiereichen Phosphaten,
- einer Zunahme der Lipogenese mit Fettleberbildung sowie
- einer Beeinträchtigung der Immunfunktion [57].

Literatur

1 Abad-Lacruz, A., F. Gonzalez-Huix, M. Esteve, F. Fernandez-Banares, E. Cabre, J. Boix, D. Acero, P. Humbert, M.A. Gussull: Liver function test abnormalities in patients with inflammatory bowel disease on artificial nutrition: A prospective randomized study of total enteral nutrition versus parenteral nutrition. J. Parent. Ent. Nutr. 14 (1990) 618–621.

2 Baker, A.L., I.H. Rosenberg: Hepatic complications of total parenteral nutrition. Amer. J. Med. 82 (1987) 489–497.

3 Baker, J.P., A.S. Detsky, S. Stewart, J. Whitwell, E.B. Marliss, K.N. Jeejeebhoy: Randomized trial of total parenteral nutrition in critically ill patients: Metabolic effects of varying glucose-lipid ratios as the energy source. Gastroenterology 87 (1984) 53.

4 Baptista, R.J., B.R. Bistrian, G.L. Blackburn, D.G. Miller, C.D. Champagne, L. Buchanan: Suboptimal sele-

nium status in home parenteral nutrition patients with small bowel resection. J. Parent. Ent. Nutr. 8 (1984) 542.
5 Barbul, A., H.L. Wasserkrug, N.N. Yoshimura: High arginine levels in intravenous hyperalimentation abrogate post-traumatic immune suppression. J. Surg. Res. 36 (1984) 620–624.
6 Bassili, H.R., M. Deitel: Effect of nutritional support on weaning patients off mechanical ventilators. J. Parent. Ent. Nutr. 5 (1982) 161.
7 Berger, H.M., A.L. den Ouden, J.J. Calame: Pathogenesis of liver damage during parenteral nutrition: is lipofuscine a clue? Arch. Dis. Childh. 60 (1985) 774.
8 Billiar, T., R.D. Curran: Kupffer cell and hepatocyte interactions: A brief overview. JPEN 14 (1990) 175–180.
9 Bliss, D.Z., S. Johnson, K. Savik, C.R. Clabots, K. Willard, D.N. Gerding: Acquisition of Clostridium difficile and Clostridium difficile-associated diarrhea hospitalized patients receiving tube feeding. Ann Intern Med 129 (1998) 1012–1019.
9a Bower, R.H., P.T. Lavin, J.J. LiCari, G.O. Jensen, D.R. Hoyt, C.T. van Buren, F.B. Cerra, M.P. Rothkopf, E. Orange, J.M. Daly, B.R. Adelsberg: A modified enteral formula reduces hospital length of stay (LOS) in patients in intensive care units (ICU). Crit. Care Med. 21, Suppl. (1993) 275.
10 Bowling, T.E., A.H. Raimundo, G.K. Grimble, D.B.A. Silk: Reversal by short-chain fatty acids of colonic fliud secretion induced by enteral feeding. Lancet 342 (1993) 1266–1268.
11 Bozzetti, F., M. Braga, L. Gianotti, C. Gavazzi, L. Mariani: Postoperative enteral versus parenteral nutrition in malnourished patients with gastrointestinal cancer: a randomised multicentre trial. Lancet 358 (2001) 1487–1492.
12 Burghardt, W., W. Scheppach, K. Hoffmann, P. Weingartner, B. Kleine, M. Ptok, H. Kasper: Perkutane endoskopische Gastrostomie: Erfahrungen mit 124 Patienten. Akt. Ernähr. Med. 14 (1989) 179.
13 Chandra, R.K.: Immunocompetence in undernutrition. J. Pediat. 81 (1972) 1194.
14 Clarke, P.J., M.J. Ball, M.G.W. Kettlewell: Liver function tests in patients receiving parenteral nutrition. J. Parent. Ent. Nutr. 15 (1991) 54–59.
15 Coben, R.M., A. Weintraub, A.J. Dimarino jr., S. Cohen: Gastroesophageal reflux during gastrostomy feeding. Gastroenterology 106 (1994) 13–18.
16 Covelli, H.D., J.W. Black, M.S. Olsen, J.F. Beekmann: Respiratory failure precipiated by high carbohydrate loads. Ann. Intern Med. 95 (1981) 579.
16a Daly, J.M., M.D. Lieberman, J. Goldfine, J. Shou, F. Weintraub, E.F. Rosato, P. Lavin: Enteral nutrition with supplemental arginine, RNA, and omega-3 fatty acids in patients after operation: Immunologic, metabolic, and clinical outcome. Surgery 112 (1992) 56–67.
17 Deitch, E.A., J. Winterton, M. Li, R. Berg: The gut as a portal entry for bacteremia. Role of protein malnutrition. Ann. Surg. 205 (1987) 681–690.
18 Deitch, E.A.: The role of intestinal barrier failure and bacterial translocation in the development of systernic infection and multiple organ failure. Arch Surg 125 (1990) 403–404.
19 Delany, H.M., N.J. Carnevale, J.W. Garvey: Jejunostomy by a needle catheter technique. Surgery 73 (1973) 786.
20 Deurenberg, P., K. van der Kooij, T. Hulshof: Assessment of body composition by bioelectrical impedance in a population aged. Amer. J. Clin. Nutr. 51 (1990) 3.
21 Dukes, M.N.G.: Side Effects of Drugs. Annual 7, p. 349. Excerpta Medica, Amsterdam 1983.
22 Editorial: Further studies of acute folate deficiency developing during total parenteral nutrition. Nutr. Rev. 41 (1983) 51.
23 Fleming, C.R., J.T. McCall: Selenium deficiency and fatal cardiomyopathy in a patient on home parenteral nutrition. Gastroenterology 83 (1982) 689.
24 Galaske, R.G., M. Burdelski, J. Brodehl: Primär polyurisches Nierenversagen und akute gelbe Leberdystrophie nach Infusion von Zuckeraustauschstoffen im Kindesalter. Dtsch. Med. Wschr. 111 (1986) 978.
25 Großklaus, R.: Ergänzende bilanzierte Diät – eine Alternative zu Arzneimitteln und Nahrungsergänzungsmitteln?
26 Guigoz, Y., B.J. Vallas, P.J. Garry: Mini nutritional assessment: a practical assessment tool for grading the nutritional state of elderly patients. Facts Res. Gerontol. 4 (1994) 15–59.
27 Hartig, W. et al.: Ernährungs- und Infusionstherapie. 8. Aufl. Thieme, Stuttgart 2004.
28 Haw, M.P., S.J. Bell, G.L. Blackburn: Potential of parenteral and enteral nutrition in inflammation and immune dysfunction: A new challenge for dietitians. J. Amer. Diet. Assoc. 91 (1991) 701–706, 709.
28a Kemen, M., M. Senkal, H.-H. Homann, A.K. Birkenbeil, H. Neumann, V. Zumtobel: Influence of arginine, RNA and ω-3 fatty acid supplemented enteral nutrition on acute-phase reaction in cancer patients undergoing major upper gastrointestinal surgery. J. Parent. Ent. Nutr. 17 (1993) 32.
29 Heyland, D.K., R. Dhaliwal, J.W. Dover, L. Gramlich, P. Dodek: Canadian clinical practice guidelines for nutrition support in mechanically ventilated, critically III adult patiens. J Parent Enter Nutr 27 (2003) 355–373.
30 Keymling, M., M. Schroeder, W. Wörner: Erfahrungen mit der perkutanen Gastrostomie. Med. Welt 36 (1985) 1297.
31 Kinsella, I.E.: Dietary lipids, eicosanoids and the immune system. Crit. Care Med. 10 (1990) 94.
32 Kushner, R.F., D.A. Schoeller: Estimation of total body water by bioelectrical impedance analysis. Amer. J. Clin. Nutr. 44 (1986) 417.
33 Lacey, J.M., D.W. Wilmore: Is glutamine a conditionally essential amino acid? Nutr. Rev. 48 (1990) 297.
34 Leutenegger, A., M. Buchmann, A. Frutiger: Vergleichende klinische Untersuchung einer neuen, industriell hergestellten Kombinationslösung (Fett, Kohlenhydrate, Aminosäure) zur vollständigen parenteralen Ernährung chirurgischer Intensivpflegepatienten. Schweiz. Med. Wschr. 114 (1984) 742.
35 Lo, C.W., W.A. Walker: Changes in the gastrointestinal tract during enteral or parenteral feeding. Nutr. Rev. 47 (1989) 193.
36 Lochs, H., H. Lübke, A. Weimann: Leitlinie enterale Ernährung 28 (2003) 1–120.
37 Long, C.L., N. Schaffel, J.W. Geiger: Metabolic response to injury and illness: Estimation of energy and protein needs from indirect calorimetry and nitrogen balance. JPEN (1979) 452.
38 Mascioli, E.A., S. Lopes, S. Randall, K.A. Porter, G. Kater, Y. Hirschberg, V.K. Babayan, B.R. Bistrian, G.L. Blackburn: Serum fatty acid profiles after intravenous medium chain triglyceride administration. Lipids 24 (1989) 793.

39 Matsusue, S., S. Kashihara, H. Takeda, S. Koizumi: Biotin deficiency during total parenteral nutrition. J. Parent. Ent. Nutr. 9 (1985) 760.
39a McCarter, M.D., O.D. Gentilini, M.E. Gomez, J.M. Daly: Preoperative oral supplement with immunonutrients in cancer patients. J. Parent. Ent. Nutr. 22 (1998) 206–211.
40 McClave, S.A., C.C. Lowen, H.L. Snider: Immunonutrition and enteral hyperalimentation of critically ill patients. Digest. Dis. Sci. 37 (1992) 1153–1161.
41 Messing, B., C. Bories, F. Kunstlinger, J.J. Bernier: Does total parenteral nutrition induce gallbladder sludge formation and lithiasis? Gastroenterology 84 (1983) 1012.
42 Miller, B., G. Strohmeyer: Gastrale oder enterale Applikation? Z. Gastroenterologie 23 Suppl. (1985) 36.
43 Moore, F.A., D.V. Feliciano, R.J. Andrassy, A.H. McArdle, F.V. McL. Booth, T.B. Morgenstein-Wagner, J.M. Kellum, R.E. Welling, E.E. Moore: Early enteral feeding, compared with parenteral, reduces postoperative septic complications. The results of a meta-analysis. Ann. Surg. 216 (1992) 172–183.
44 Moukarzel, A.A., M.E. Ament: Home parenteral nutrition in infants and children. In: Rombeau, J.L., M.C. Caldwell: Clinical nutrition parenteral nutrition. 2nd ed. Saunders, Philadelphia (1993) 791–813.
45 National Institutes of Health Technology Assessment Conference Statement: Bioelectrical impedance analysis in body composition measurement. Amer. J. Clin. Nutr. 64 Suppl. 3 (1996) 524–532.
46 O'Keefe, S.J.D.: Parenteral nutrition and liver disease. In: Rombeau, J.L., M.C. Caldwell: Clinical nutrition parenteral nutrition. 2nd ed. Saunders, Philadelphia (1993) 676–695.
47 Pahlke, G.: Bilanzierte Diäten. Bundesgesundheitsblatt 26 (1983) 117.
48 Pirlich, M., A. Schwenk, M.J. Müller: DGEM-Leitlinie enterale Ernährung: Ernährungsstatus. Akt Ernähr Med 28 Suppl 1 (2003) 10-25.
49 Rabast, U.: Lokalisation von Ernährungssonden. Dtsch. Med. Wschr. 110 (1985) 1074.
50 Rose, W.: Amino acid requirements of man. Fed. Proc. 8 (1949) 546.
51 Roslyn, J.J., H.A. Pitt, L.L. Mann: Gallbladder disease in patients on longterm parenteral nutrition. Gastroenterology 84 (1983) 148.
52 Saito, H., O.T. Rocki, S.L. Wang: Metabolic and immune effects of dietary arginine supplementation after burn. Arch. Surg. 122 (1987) 784–789.
53 Scheppach, W., H.-P. Bartram: Experimental evidence for and clinical implications of fiber and artificial enteral nutrition. Nutrition 9 (1993) 399–405.
53a Schilling, J., H. Joller, D. Gyurech, S. Geroulanos: Immunology and outcome of early postoperative enteral nutrition. Clin. Nutr. 12, Spec. Suppl. (1993).
54 Scribner, B.H., J.J. Cole, T.G. Christopher: Long-term total parenteral nutrition. The concept of an artificial gut. J. Amer. Med. Ass. 212 (1970) 457.
55 Seeling, W., H. Heinrich: Zink in der parenteralen Ernährung. Akt. Ernähr. Med. 8 (1983) 172.
56 Segal, K.R., M van Loan, P.I. Fitzgerald, J.A. Hodgdon, T.B. van Itallie: Lean body mass estimation by bioelectrical impedance analysis: a four-site cross-validation study. Amer. J. Clin. Nutr. 47 (1988) 7.
57 Senftleben, U., T. Felbinger, U. Suchner: Pathophysiologie der Substratverwertung im Streßstoffwechsel: Bedeutung einer vollständigen hypoenergetischen Ernährungstherapie. Akt. Ernähr. Med. 23 (1998) 207–223.
58 Solomon, S.M., D.F. Kirby: The refeeding syndrome: A review. J. Parent. Ent. Nutr. 14 (1990) 90.
59 Stehle, P., J. Zander, N. Mertens, S. Albers, C. Puchstein, P. Lawin, P. Fürst: Effect of parenteral glutamine peptide supplements on muscle glutamine loss and nitrogen balance after major surgery. Lancet I (1989) 231.
60 Steinhardt, H.J.: Methoden und Probleme bei der Erfolgskontrolle der enteralen Ernährung mit Formuladiäten. Z. Gastroenterologie 23 Suppl. (1985) 48.
61 Suchner, U., U. Senftleben, J. Askanazi, K. Peter: Enterale Ernährung bei kritisch kranken Patienten. Infusionsther. Transfusionsmed. 20 (1993) 26–37.
62 Suchner, U.: Enterale Immunonutrition: wann, für wen, welche Zukunftsperspektiven gibt es? Akt. Ernähr Med 27 (2002) 205–215.
63 Thonnart, N., B. Cuvelier, M. Bracamonte, P. Denis, M. Richelle, Y.A. Carpentier: Metabolic utilization of LCT vs. mixed MCT/LCT emulsion during intravenous infusion in man. 6th Congress of ESPEN, Milan 1984.
64 Tremel, H., B. Kienle, L.S. Weilemann, P. Stehle, P. Fürst: Glutamine dipeptide – supplemented parenteral nutrition maintains intestinal function in the critically III. Gastroenterology 107 (1994) 1595–1601.
65 Vestweber, K.H., H. Troidl, H. Sommer: Perkutane endoskopische Gastrostomie. Eine neue Technik zur enteralen Ernährung. Dtsch. Med. Wschr. 109 (1984) 1203.
66 Wolfram, G.: Mittelkettige Triglyzeride – nützliche Energieträger in der parenteralen Ernährung. Wien Klin. Wschr. 101 (1989) 300.
67 Young, E.A., L.A. Ciolett, W.B. Winborn: Comparative study of nutritional adaptation to defined diets in rats. Amer. J. Clin. Nutr. 33 (1980) 2106.
68 Zhou, Y., Z. Jiang, Y. Sun, X. Wang, E. Ma, D. Wilmore: The effect of supplemental enteral glutamine on plasma levels, gut function, and outcome in severe burns: a randomized, double-blind, controlled clinical trial. J Parent Enteral Nutr 27 (2003) 241–245.

19 Perioperative Ernährung, Ernährung und Transplantation

19.1 Perioperative Ernährung 499
19.2 Ernährung und Organtransplantation 501

19.1 Perioperative Ernährung

Die perioperative Ernährung hat zum Ziel, präoperativ existierende Defizite auszugleichen und die Nährstoff- und Flüssigkeitszufuhr in der postoperativen Phase in optimaler Weise zu gewährleisten. Entsprechende Untersuchungen haben gezeigt, dass hierdurch die **postoperative Morbidität** und **Mortalität** erheblich verringert werden.

Dies betrifft insbesondere die Wundheilung, Wundinfektion, die Stabilität von Anastomosen und die Rate an postoperativen Infekten.

Der **präoperative Ernährungszustand** ist häufig als Folge der Grundkrankheit reduziert. Verantwortlich sind hierfür:

- eine verminderte Nährstoffaufnahme wegen Inappetenz,
- Schmerzen oder Passagehindernisse im Intestinaltrakt,
- eine unzureichende Nährstoffausnutzung, etwa bei ausgedehntem Morbus Crohn oder einer chronischen Pankreatitis,
- ein vermehrter intestinaler Protein- und Elektrolytverlust, etwa bei der Colitis ulcerosa oder zerfallenen Karzinomen.

So fanden sich nur bei 30% von 50 Kranken mit operablem Magen- und Kolonkarzinom noch im Normbereich liegende **Serumalbuminkonzentrationen**, leicht erniedrigt war die **Albuminkonzentration** bei 42% und deutlich erniedrigt bei 28%. Wesentlich schneller kommt es zu Erniedrigungen von Plasmaproteinen mit einer sehr kurzen Halbwertszeit, wie etwa dem **Transferrin** und bestimmten **Komplementfaktoren**.

Bei chronisch-entzündlichen Darmerkrankungen (Morbus Crohn und Colitis ulcerosa) sind **Häufigkeit** und **Intensität des Defizits** von der Erkrankungsdauer, der Lokalisation (ob proximaler oder distaler Dünndarm), der Ausdehnung und dem Grad der entzündlichen Wandveränderungen abhängig.

In Tierversuchen konnte gezeigt werden, dass die **Reißfestigkeit von Bauchwunden** nach Laparotomie und von Darmanastomosen bei unzureichender Deckung des Proteinbedarfs erheblich abnehmen.

Auch beim Menschen ist die Rate an **postoperativen Komplikationen** wie Anastomoseninsuffizienz, verzögerte Wundheilung etc. umso höher, je ungenügender der Proteinbedarf, etwa gemessen an der präoperativen Serumalbuminkonzentration (besser eignen sich Eiweißfraktionen mit kurzer Halbwertszeit wie Transferrin und Komplementfaktoren), ist.

Ausgehend von diesen Tatsachen wurde häufig, unabhängig vom Grad der Mangelernährung, perioperativ parenteral ernährt.

In großen kontrollierten randomisierten prospektiven Studien konnte jedoch gezeigt werden, dass nur die Gruppe mit **hochgradiger Mangelernährung** (Tab. 19-1) von einer parenteralen Ernährung während einer Zeit von 7 bis 15 Tagen präoperativ profitiert.

> Die Gesamtzahl der **Komplikationen** und die postoperative Mortalität waren in der Kontrollgruppe und der Gruppe mit nur mäßiger Mangelernährung identisch. Zu Infektionen kam es in der Gruppe mit parenteraler Ernährung sogar signifikant häufiger als in der Kontrollgruppe [19].

Wegen des durch experimentelle und klinische Studien belegten **höheren Infektionsrisikos** unter ausschließlicher parenteraler Ernährung (vgl. Kap. 18.3) sollte auch in der perioperativen Phase der **enteralen Ernährung**, wo immer möglich, der Vorzug gegeben werden.

> So war in einer vergleichenden Studie an Patienten mit abdominellem Trauma die Zahl septischer Komplikationen (Pneumonien, intraabdominelle Abszesse, Empyeme, Wundinfektionen) dann signifikant geringer, wenn enteral im Vergleich zu parenteral ernährt wurde [8].

Es ist hinreichend bekannt, dass eine optimale Barrierefunktion der Darmmukosa und folglich ein ausreichender Schutz vor einem Übertritt von

Tabelle 19-1 Richtlinien zur Beurteilung des Ernährungszustandes von Patienten vor Organtransplantation (nach [2]).

Gut ernährt	kein Abbau von Muskulatur kein oder nur minimaler Verlust von subkutanem Fettgewebe Nahrungsaufnahme ausreichend oder grenzwertig unzureichend während weniger als 2 Wochen Körpergewicht (ohne Ödeme und Aszites) nur weniger als 10% unter üblichem Körpergewicht
Gering mangelernährt	geringgradiger Muskelabbau geringgradiger Verlust von subkutanem Fettgewebe unzureichende Nahrungsaufnahme während 2–3 Wochen Körpergewicht (ohne Ödeme und Aszites) 10–20% unter üblichem Körpergewicht körperliche Leistungsfähigkeit suboptimal
Mäßig mangelernährt	mäßiger Muskelabbau deutlicher Verlust von subkutanem Fettgewebe unzureichende Nahrungsaufnahme während mehr als 3–5 Wochen Körpergewicht (ohne Ödeme und Aszites) 20–30% unter üblichem Körpergewicht reduzierte körperliche Leistungsfähigkeit erfordert Hilfe bei den Aktivitäten des täglichen Lebens
Hochgradig mangelernährt	hochgradiger Verlust an Muskulatur hochgradiger Verlust von subkutanem Fettgewebe unzureichende Nahrungsaufnahme während mehr als 5 Wochen Körpergewicht (ohne Ödeme und Aszites) mehr als 30% unter üblichem Körpergewicht körperliche Leistungsfähigkeit stark reduziert, meist bettlägerig

Bakterien und Endotoxinen aus dem Darmlumen in die Blut- und Lymphbahn sowie eine optimale Funktion des darmassoziierten lymphatischen Gewebes (GALT) nur dann gegeben ist, wenn enteral ernährt wird. Die Translokation von Mikroorganismen ist folglich bei fehlendem oder unzureichendem Substratangebot im Darmlumen eine wesentliche Ursache postoperativer Infekte (vgl. Kap. 3.5.9 u. 18.3.2).

Die Gefahr einer Translokation intestinaler Mikroorganismen kann durch die Gabe probiotischer Bakterien reduziert werden. So wurde beispielsweise in einer randomisierten prospektiven Studie an Patienten nach großen abdominalchirurgischen Eingriffen (Lebertransplantation, Magen-, Leber- und Pankreasresektion) die Häufigkeit postoperativer Infektionen unter früher enteraler Ernährung mit einer Formeldiät ohne bzw. mit dem Zusatz von Lactobacillus plantarum verglichen. Nach den viszeralchirurgischen Eingriffen ohne Lebertransplantation lag die Häufigkeit bakterieller Infekte bei Gabe der probiotischen Laktobazillen mit 4% signifikant niedriger als in der Vergleichsgruppe mit 31%. Die Infektionsrate lag in der Hochrisikogruppe der Lebertransplantierten ohne Gabe eines Probiotikums bei 48% und mit Probiotikum bei 13% [16].

Es wurde bereits darauf hingewiesen, dass bei der Dosierung von Nährstoffen nach Traumen und operativen Eingriffen immer die **Substrattoleranz des Patienten** beachtet werden muss und dass eine kurzfristige hypokalorische besser als eine hyperkalorische Ernährung toleriert wird (vgl. Kap. 18).

Auch die pathophysiologischen Mechanismen, die bei der Wahl der Substrate zu beachten sind, wurden dargestellt (vgl. Kap. 18.4). Letztlich muss bei optimaler Deckung des Aminosäurebedarfs und ausreichender Menge an Kohlenhydraten und Fett (**duales Energiesystem**, vgl. Kap. 18.4) der Energiebedarf Schwerverletzter und von Patienten nach großen operativen Eingriffen adäquat gedeckt werden, da nur so ein wesentlicher Abbau von Muskulatur verhindert werden kann.

> Die Ausscheidung von 1 g Stickstoff im Urin entspricht dem Abbau von 6,25 g Protein, etwa 30 g Muskulatur entsprechend.

Muskelverlust führt zu einer Schwächung der Skelett-, Interkostal- und Zwerchfellmuskulatur und erschwert folglich sowohl die Mobilisierung als auch die Atemfunktion der Patienten.

19.2 Ernährung und Organtransplantation*

Die Transplantation von Niere, Leber, Herz und in geringem Umfang Pankreas und Lunge sind etablierte Verfahren. Sie kommen dann zur Anwendung, wenn Endstadien von Erkrankungen mit hochgradiger Beeinträchtigung der Organfunktion erreicht sind oder akute entzündliche bzw. maligne Erkrankungen auftreten, die mit konservativen Therapieverfahren nicht mehr beherrscht werden können.

Indikationen sind für:

- **Lebertransplantation:** Endstadien der Leberzirrhose, der primären biliären Zirrhose, der sklerosierenden Cholangitis, akutes Leberversagen und primäre Lebertumoren,
- **Nierentransplantation:** chronische Niereninsuffizienz bei chronischer Glomerulonephritis oder diabetischer Nephropathie,
- **Herztransplantation:** Endstadien der Kardiomyopathie und ischämischer Herzerkrankungen,
- **Lungentransplantation:** hochgradiges Lungenemphysem, Bronchiektasen, Lungenfibrose etc.,
- **Pankreastransplantation:** schlecht kontrollierbarer Typ-1-Diabetes mit schnell progredienten diabetischen Spätschäden.

Eine weitere Form der Organtransplantation ist die bei bestimmten Formen der Leukose indizierte **Knochenmarktransplantation**.

Bei allen diesen Endstadien chronischer Erkrankungen und auch bei den genannten Akuterkrankungen wie fulminanter Hepatitis oder Leukose bzw. Lebertumoren befinden sich die Patienten überwiegend in einem schlechten Ernährungszustand als Folge der Grunderkrankung und der bis zur Transplantation erforderlichen Therapie, wie z. B.

- Hämodialyse (vgl. Kap. 5.8),
- Proteinrestriktion und Veränderung des Protein-, Kohlenhydrat- und Energiestoffwechsels bei der Leberzirrhose (vgl. Kap. 3.7.3),
- vermehrter Energiebedarf bei pulmonaler Insuffizienz (vgl. Kap. 10.2),
- cytostatische und Strahlenbehandlung bei Leukosen.

* Selbsthilfegruppe Lebertransplantierter Deutschland e.V., Worringer Str. 43, 42119 Wuppertal

* Selbsthilfegruppe Lebertransplantierter Deutschland e.V., Karlsbader Ring 28, 68782 Brühl

Neben dieser **Mangelernährung**, die das Operationsrisiko bereits steigert, müssen zusätzlich die **spezifischen Belastungen durch das Transplantat** und die unmittelbar nach Organübertragung einsetzende Behandlung mit **Immunsuppressiva** berücksichtigt werden.

Die für die Ermittlung des Ernährungszustandes in der klinischen Routine zur Verfügung stehenden Parameter, wie Körpergewicht, anthropometrische Parameter (Trizepshautfaltenmessung, Oberarmmuskelumfang), Harnkreatininausscheidung, Bestimmung von Spurenproteinen etc., sind häufig nicht verwertbar. Gründe sind Aszites, Ödemeinlagerung, Störungen des Proteinstoffwechsels etc. Dies gilt insbesondere für das Endstadium chronischer Lebererkrankungen.

Die **Festlegung des Ernährungszustandes** hat folglich überwiegend aufgrund klinischer Daten zu erfolgen (Lit. bei [5]).

Zur **Abschätzung des Ernährungszustandes** (subjective global assessment) kann man sich der in Tabelle 19-1 wiedergegebenen Richtlinien bedienen [2], nach denen der Ernährungszustand in vier Stufen von normal ernährt bis hochgradig mangelernährt eingeteilt wird.

Ordnet man Patienten vor der Lebertransplantation ohne Maßnahmen zur Verringerung der Mangelernährung diesen Gruppen zu, so ergibt sich postoperativ mit zunehmendem Grad der Mangelernährung eine steigende Verweildauer auf der Intensivstation, am Beatmungsgerät, im Krankenhaus und eine von 0 auf 28% steigende postoperative Mortalität (Tab. 19-2) [14].

> In einer prospektiven Studie an chronisch Leberkranken im Endstadium wurde die Überlebensrate während im Mittel 46 Monaten nach Transplantation ermittelt und mit den vor der Transplantation bestimmten klinischen und laborchemischen Messgrößen korreliert.

Hierbei ergab sich dann eine signifikant verringerte Lebenserwartung, wenn die Körperzellmasse weniger als 35% des Körpergewichts betrug und der Ruheumsatz um mehr als 20% erhöht war. Mit dem so ermittelten **Risikoprofil** lassen sich präoperative Patienten mit hohem (Fünf-Jahres-Überlebensrate 54%) und niedrigem Risiko (Fünf-Jahres-Überlebensrate 88%) ermitteln und so Risikopatienten einer gezielten Therapie zuführen [17].

Intensive Maßnahmen (orale und künstliche enterale und parenterale Ernährung) zur Optimierung des Ernährungszustandes verbessern die Erfolgsaussichten einer Organtransplantation, wie

Tabelle 19-2 Morbidität und Mortalität nach Lebertransplantation in Abhängigkeit vom Ernährungszustand (nach [14]).

Ernährungszustand	n	Mittlere Verweildauer auf einer Intensivstation [Tage]	Mittlere Dauer der künstlichen Beatmung [Tage]	Mortalität [%]
gut	14	3	2	0
gering mangelernährt	13	9	8	8
mäßig mangelernährt	23	29	28	17
hochgradig mangelernährt	18	44	41	28

insbesondere am Beispiel der Lebertransplantation gezeigt wurde [10].

Der das Operationsrisiko unabhängig von der Grundkrankheit erhöhenden **Adipositas** kommt bei der Nierentransplantation eine zusätzliche Bedeutung zu. Übergewichtige haben im Vergleich zu normalgewichtigen Nierenempfängern sowohl eine **höhere perioperative Komplikationsrate** als auch eine höhere Mortalität in den Jahren nach der Transplantation.

Patienten mit einem Übergewicht von mehr als 20% über Broca-Gewicht hatten aufgrund von Ergebnissen mehrerer Studien hochsignifikant verminderte **Vier-Jahres-Funktionsraten der transplantierten Nieren**.

Ein vermehrter **Transplantatverlust** fand sich bei Adipösen besonders in den ersten drei postoperativen Monaten. Die Ursachen dieses negativen Effektes der Adipositas sind nicht bekannt.

> Da Übergewicht als eigenständiger Risikofaktor für die Nierentransplantatfunktion angesehen werden muss, sollte die Wartezeit bis zur Operation immer zur Gewichtsnormalisierung genutzt werden (Lit. bei [13]).

Nach der Transplantation wird der für die Prognose wichtige Ernährungszustand wesentlich von der **immunsuppressiven Therapie** mitbestimmt.

Hohe **Corticoiddosen** in der unmittelbaren Periode nach Transplantation steigern den Proteinkatabolismus und hemmen die Proteinsynthese. Auch durch Ciclosporin, Azathioprin und OKT3 ausgelöste **Nebenwirkungen**, wie Übelkeit, Erbrechen, Diarrhö, Störungen des Kalium- und Magnesiumstoffwechsels etc., können den Ernährungszustand negativ beeinflussen (Lit. bei [5]).

Die Gabe von **Fischöl** nach Nierentransplantation basiert auf tierexperimentellen Untersuchungen, in denen eine **Besserung des immunsuppressiven Effektes** von Cyclosporin gezeigt werden konnte.

> In Langzeitbeobachtungen an Nierentransplantierten fand sich unter Gabe von 6 g Fischöl täglich im Vergleich zur entsprechenden Menge an Kokosnussöl bei gleichzeitiger Therapie mit Cyclosporin und Prednisolon eine signifikant höhere glomeruläre Filtration und ein höherer Plasmadurchfluss.

Zusätzlich war unter Gabe von Fischöl der **Blutdruck signifikant niedriger** und die **Zahl der Abstoßungsreaktionen geringer** [6].

Die Funktion des transplantierten Organs ist auch vom Ausmaß der sog. **postischämischen Schädigung** abhängig. Hierunter versteht man Schädigungen des Organs durch freie Radikale, die bei der Reperfusion entstehen.

Besonders empfindlich für Schädigungen durch Reperfusion ist die Niere. Mit der parenteralen Gabe von **antioxidativen Vitaminen** vor der Transplantation kann im Vergleich zu Kontrollen die Funktion des Transplantates deutlich verbessert werden [15].

Unter der Vorstellung einer noch unzureichenden Funktion der Gastrointestinalorgane erfolgt die Ernährung in der unmittelbaren **postoperativen Phase** parenteral. Diese Begründung ist jedoch nur nach **Knochenmarktransplantation** zutreffend, da die Vorbehandlung der Patienten zu messbaren Beeinträchtigungen der Nährstoffresorption führt.

Trotzdem können in der Peritransplantationsperiode bei diesen Patienten auch mit verschiedenen Variationen der parenteralen Ernährung eine negative Stickstoffbilanz, ein Verlust an Körperzellmasse, ein Abfall der Serumalbuminkonzentration etc. nicht verhindert werden.

Möglicherweise bringt eine **kombinierte enterale-parenterale künstliche Ernährung** Vorteile in dieser Phase [7].

Bei den übrigen Organtransplantationen kann postoperativ ausschließlich enteral über eine **Jejunalsonde** ernährt werden.

In einer vergleichenden Untersuchung an Lebertransplantierten waren die enterale und parenterale Ernährung gleich effektiv. Der enteralen Nährstoffzufuhr sollte wegen der bekannten Vorteile im Vergleich zur intravenösen Zufuhr (vgl. Kap. 18.3) jedoch der Vorzug gegeben werden.

Die Mehrzahl der Transplantierten war ab dem 10. postoperativen Tag in der Lage, oral ausreichend Nahrung aufzunehmen [21].

Nach Herz-, Leber- und Nierentransplantation treten bei 60–80% der Organempfänger **Lipidstoffwechselstörungen** auf.

Wesentliche Ursachen der Posttransplantationshyperlipoproteinämie sind die bei der Mehrzahl der Patienten einsetzende Zunahme des Körpergewichts sowie die **Corticosteroid-** und **Ciclosporin-Therapie**.

Die Hyperlipoproteinämie nach Transplantation begünstigt sowohl die rasche Entwicklung einer **Arteriosklerose** als auch die Entstehung einer **Transplantat-Vaskulopathie**.

Über 50% aller Transplantierten sterben an kardiovaskulären Erkrankungen, für deren Entstehung im Wesentlichen eine Erhöhung des LDL-Cholesterins verantwortlich ist.

Weiterhin begünstigt wird die Entwicklung einer chronischen Transplantat-Vaskulopathie, die sich folgendermaßen manifestiert:

- bei Herztransplantierten in einer rasch fortschreitenden Koronararteriosklerose,
- bei Nierentransplantierten als chronische Abstoßungsreaktion und
- bei Lebertransplantierten als so genanntes „vanishing bile duct syndrome" (Lit. bei [11]).

In verschiedenen Studien konnte unter einer energiereduzierten relativ fettarmen Kost eine **Normalisierung der Lipidkonzentration** erreicht werden (Lit. bei [4, 12]).

Die Pathogenese der sich nach Transplantation häufig entwickelnden Arteriosklerose ist noch weitgehend unbekannt. Da experimentelle Befunde für eine Beteiligung freier Sauerstoffradikale sprechen, wurde in einer prospektiven Doppelblindstudie der vorbeugende Effekt von Vitamin C und E nach Herztransplantation untersucht. Unter Gabe von täglich 2-mal 500 mg Vitamin C und 2-mal 400 IE Vitamin E konnte ein protektiver Effekt auf die Koronarsklerose gezeigt werden [3].

Eine häufige Spätkomplikation nach Knochenmarktransplantation ist das metabolische Syndrom. Die Entstehungsmechanismen sind unbekannt [18].

Mit transplantierten Organen kann eine beim Spender vorhandene **Lebensmittelallergie** auf den Empfänger übertragen werden.

Wahrscheinlich erfolgt dieser **Transfer einer Überempfindlichkeitsreaktion** mit allergenspezifischen Spenderlymphozyten.

Solche Übertragungen wurden sowohl nach Knochenmark- als auch nach Leber- und Nierentransplantationen beobachtet [9, 12].

Literatur

1 Baron, P., J.P. Waymack: A review of nutrition support for transplant patients. Nutr. Clin. Pract. 8 (1993) 12–18.

2 Detsky, A.S., J.R. McLaughlin, J.P. Baker: What is subjective global assessment of nutritional status? JPEN 11 (1987) 8–13.

3 Fang, J.C., S. Kinlay, J. Beltrame, H. Hikiti, M. Wainstein, D. Behrendt, J. Suh, B. Frei: Effect of vitamins C and E on progression of transplant-associated arteriosclerosis: a randomised trial. Lacet 359 (2002) 1108–1113.

4 Grady, K.L., S. Herold: Comparison of nutritional status in patients before and after heart transplantation. J. Heart Transplant. 7 (1988) 123–127.

5 Hasse, J.M.: Nutritional implications of liver transplantation. Henry Ford Hosp. J. 38 (1990) 235–240.

6 Homan van der Heide, J.J.: Effect of dietary fish oil on renal function and rejection in cyclosporine-treated recipients of renal transplants. New England J Medicine 329 (1993) 769–773.

7 Karetzky, M.S.: Nutritional consideration for patients with organ transplants. New Jersey Med. 90 (1993) 321–324.

8 Kudsk, K.A., M.A. Croce, C. Fabian, G. Minard, A. Tolley, H.A. Poret, M.R. Kuhl, O. Brown: Enteral versus parenteral feeding. Effects on septic morbidity after blunt and penetrating abdominal trauma. Ann. Surg. 215 (1992) 503–513.

9 Legendre, C., S. Caillat-Zucman, D. Samuel, S. Morelon, H. Bismuth, J.-F. Bach, H. Kreis: Transfer of symptomatic peanut allergy to the recipient of a combined Liver-and-Kidney transplant. New Engl. Med. 337 (1997) 822–823.

10 Li, S.D., W. Lue, S. Mobarhan, A. Nadir, D.H. van Thiel, A. Hagerty: Nutrition support for individuals with liver failure. Nutr. Rev. 58 (2000) 242–247.

11 Olbricht, C.J.: Lipidstoffwechselstörungen nach Organtransplantation. Dtsch. Ärztebl. 96 C (1999) 300–301.

12 Perez, R.: Managing nutrition problems in transplant patients. Nutr. Clin. Pract. 8 (1993) 28–32.

13 Pfeiffer, T., K. Albrecht, K. Wagner, S. Herget, F.W. Eigler: Der Einfluß der Adipositas auf die Ergebnisse der Nierentransplantation. Med. Klinik 89 (1994) 635–639.
14 Pikul, J., M.D. Sharpe, R. Lownders, C.N. Ghent: Degree of preoperative malnutrition is predictive of postoperative morbidity and mortality in liver transplant recipients. Transplantation 57 (1994) 469–472.
15 Rabl, H., G. Khoschsorur, T. Colombo, P. Petritsch, M. Rauchenwald, P. Koltringer, F. Tatzber, H. Esterbauer: A multivitamin infusion prevents lipid peroxidation and improves transplantation performance. Kidney International 43 (1993) 912–917.
16 Rayes, N., D. Seehofer, A.R. Müller, S. Hansen, S. Bengmark, P. Neuhaus: Einfluss von Probiotika und Ballaststoffen auf die Inzidenz bakterieller Infektionen nach viszeralchirurgischen Eingriffen – Ergebnisse einer prospektiven Studie. Z. Gastroenterol. 40 (2002) 869–876.
17 Selberg, O., J. Böttcher, G. Tusch, R. Pichlmayer, E. Henkel, M.-J. Müller: Identification of high- and low-risk patients before liver transplantation: a prospective cohort study of nutritional and metabolic parameters in 150 patients. Hepatology 25 (1997) 652–657.
18 Taskinen, M., U. Saarinen-Pihkala, L. Hovi, M. Lipsanen-Nyman: Impaired glucose tolerance and dyslipidaemia as late effects after bone-marrow transplantation in childhood. Lacet 356 (2000) 993–997.
19 The Veterans Affairs Total Parenteral Nutrition Cooperative Study Group: Perioperative total parenteral nutrition in surgical patients. New Engl. J. Med. 325 (1991) 525–532.
20 Tucker, J., R.S.C. Barnetson, O.B. Eden: Aotpy after bone marrow transplantation. Brit. Med. J. 290 (1995) 116–117.
21 Wicks, C., S. Somasundaram, I. Bjarnason, I.S. Menzies, D. Routley, D. Potter, K.C. Tan, R. Williams: Comparison of enteral feeding and total parenteral nutrition after liver transplantation. Lancet 344 (1994) 837–840.

20 Vegetarische Kostformen

20.1 Einleitung 505
20.2 Nährstoffversorgung 505
20.3 Vegetarische Ernährung in der Kindheit 507
20.4 Allergien 508
20.5 Ernährungsempfehlungen 508
20.6 Vegetarische Kostformen 508
20.7 Ernährungsmedizinische Bewertung der vegetarischen Ernährung 511
20.8 Umweltverträglichkeit 514

20.1 Einleitung

Vegetarier verzehren aus weltanschaulichen, religiösen oder ernährungsmedizinischen Gründen keine Lebensmittel von toten Tieren, d.h. Fleisch und hieraus hergestellte Produkte, Fisch und tierische Fette, während Eier, Milch und Honig verzehrt werden.

Von dieser häufigsten, auch als **Ovolaktovegetarier** bezeichneten Gruppe unterscheiden sich die **Laktovegetarier**, die nur Milch und Milchprodukte zusätzlich zur Pflanzenkost verzehren, und die strengen Vegetarier, auch Vegans oder **Veganer** genannt, die jeglichen Verzehr von Lebensmitteln tierischen Ursprungs ablehnen, sich also ausschließlich von Pflanzenkost ernähren. Rohköstler verzichten zusätzlich auf das Garen der reinen Pflanzenkost. Es gibt weiterhin Varianten der vegetarischen Ernährung, wo Eier, Milchprodukte und zusätzlich Fisch und/oder Geflügel verzehrt werden, aber auf das Fleisch von Säugetieren verzichtet wird.

Die Anfänge des Vegetarismus gehen weit zurück bis in die Antike. Als erster, bereits von antiken Schriftstellern immer wieder genannter Vertreter einer vorwiegend pflanzlichen Ernährung erscheint Pythagoras (um 570 bis um 480 v. Chr.), der als Stammvater des Vegetarismus in Europa angesehen wird. In seiner nach strengen ethischen Regeln lebenden Gemeinde gab es vermutlich schon ein Gebot, sich allen Fleisches von „beseelten Wesen" strikt zu enthalten. Auch der römische Schriftsteller Seneca forderte wie andere Vertreter der spätantiken Stoa Mäßigkeit und Bescheidenheit gemäß der menschlichen Natur, da alle Maßlosigkeit gerade beim Essen und Trinken Krankheiten erzeuge; zu großer Genuss und Wohlleben raube die Lebenskraft und bringe sittlichen Verfall.

Die religiös-ethisch begründeten Forderungen nach einer bewussten Enthaltsamkeit von animalischer Kost sind nach dem Untergang des Römisches Reiches in dem sich allmählich christianisierenden Abendland durch die aufkommende Klosterbruderschaft oder durch die von den Konzilien verabschiedeten Fastengebote und die bis auf den Fisch fleischlosen Fastenspeisen übernommen worden (zit. nach [36]).

Der Vegetarismus fand im Rahmen der Lebensreformbewegung während des ausgehenden 19. Jahrhunderts in Deutschland zunehmend Anhänger. Heute ernähren sich in Deutschland nach Schätzungen etwa 3 Millionen Menschen (rund 3,5% der Bevölkerung) vegetarisch. Der Anteil liegt innerhalb Europas in Großbritannien mit ca. 7% der Bevölkerung am höchsten (zit. nach [25]).

20.2 Nährstoffversorgung

Ovolakto- und Laktovegetarier decken, wenn ausreichende Mengen an Eiern und Milchprodukten verzehrt werden, den Nährstoffbedarf optimal.

In den im Jahre 2000 veröffentlichten „Dietary Guidlines for Americans" [38] wird darauf hingewiesen, dass bei dem derzeitigen Trend zu einer überwiegend aus Vollgetreide, Hülsenfrüchten, Obst und Gemüse bestehenden Kost bei völligem oder weitgehendem Fehlen tierischer Lebensmittel darauf geachtet werden muss, dass der Bedarf an Eisen, Kalzium, Zink und Vitamin B_{12} aus anderen Quellen gedeckt wird.

20.2.1 Eisen

Die **Deckung des Eisenbedarfs** gestaltet sich schwierig.

Die **wichtigsten Eisenlieferanten** in einer üblichen westeuropäischen Kost sind
- Kalbfleisch (3 mg/100 g),
- Schweinefleisch (2 mg/100 g),
- Rindfleisch (2,5 mg/100 g),
- Leber (8–20 mg/100 g).

Obwohl **pflanzliche Lebensmittel** zum Teil hohe Eisenkonzentrationen besitzen (Haferflocken 4,6 mg/100 g, Vollkornbrot 3,3 mg/100 g, Sojamehl 12 mg/100 g, Nüsse 3–4 mg/100 g) gelten sie, da Eisen hieraus nur unzureichend resorbiert wird (vgl.

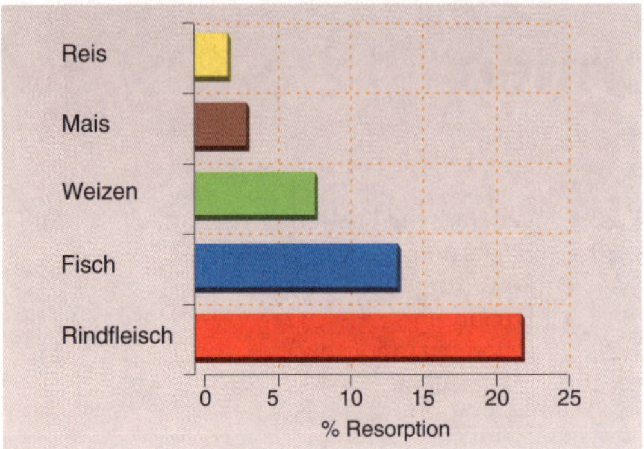

Abb. 20-1 Die mittlere Eisenresorption aus verschiedenen pflanzlichen und tierischen Lebensmitteln (nach [26]).

Kap. 1.8.3) als schlechte Eisenlieferanten (Abb. 20-1).

Das Problem einer **Hemmung der Eisenresorption** durch den in pflanzlicher Kost relativ hohen Anteil an Phytinsäure und der positive Effekt von Vitamin C auf die Eisenresorption wurden im Kapitel „Ballaststoffe" (vgl. Kap. 1.11.5) ausführlich diskutiert.

Trotz der vergleichsweise niedrigen Zufuhr an Eisen mit einer **geringen Bioverfügbarkeit** findet sich ein klinisch relevanter Eisenmangel bei Ovolaktovegetariern sehr selten. Die immer wieder beschriebenen relativ niedrigen Eisenspeicher sind nicht negativ, sondern wahrscheinlich eher positiv (vgl. Kap. 4.5) zu bewerten.

In der Berliner Vegetarierstudie fand sich beim Vergleich der hämatologischen Messgrößen Hämoglobin, Erythrozytenzahl und HbE zwischen Vegetariern und Nichtvegetariern bei Männern kein Unterschied. Bei Frauen lag als Folge des höheren Eisenbedarfs die mittlere Hb-Konzentration mit 13,1 signifikant niedriger als bei Nichtvegetarierinnen mit 13,6 g/dl, während sich Erythrozytenzahl und HbE nicht unterschieden [31].

20.2.2 Vitamin B_{12}

Die Vitamin-B_{12}-reichsten Lebensmittel sind

- Leber mit 39 µg/100 g,
- Fisch mit 8–9 µg/100 g,
- Schweinefleisch mit 0,6–1 µg/100 g,
- Rindfleisch mit 1,0–2,7 µg/100 g.

Dagegen fehlt das **Vitamin B_{12}** in pflanzlichen Produkten ganz.

Strenge Vegetarier decken deshalb ihren Vitamin-B_{12}-Bedarf nicht mit der Nahrung.

Ovolaktovegetarier nehmen das Vitamin mit Milch und Milchprodukten (Milch 0,4 µg/100 g, Quark 0,9 µg/100 g, Camembert und Schnittkäse 1,2–3,1 µg/100 g) und Eiern (0,5–2,0 µg/Stück) auf.

Mangelerscheinungen stellen sich bei strengen Vegetariern trotz niedriger Plasmakonzentrationen selten ein. Diskutiert wird als Erklärung eine Resorption von **enteral synthetisiertem Vitamin B_{12}** im terminalen Ileum.

Hierbei wird davon ausgegangen, dass die Flora des bakteriell besiedelten terminalen Ileums nennenswerte Mengen des Vitamins synthetisiert und dass ausreichende Konzentrationen an **Intrinsic factor** im Lumen des unteren Dünndarms zur Verfügung stehen, um hier für eine **Resorption des bakteriell synthetisierten Vitamin B_{12}** zu sorgen.

Wenn es auch entgegen der Erwartung relativ selten zu einem Vitamin-B_{12}-Mangel kommt, so wird er doch immer wieder bei Veganern beobachtet [3].

Dies gilt z. B. für vegetarisch lebende Hindus, die als Immigranten in England leben. Ausgeprägte allgemeine Abgeschlagenheit, Müdigkeit, Atemnot, Appetitlosigkeit und Gewichtsverlust waren der Anlass zu einer klinischen Untersuchung, bei der sich als Ursache der genannten Symptome eine megaloblastäre Anämie fand. Die Vitamin-B_{12}-Serumspiegel, zum Teil auch die Folsäurekonzentration im Serum, waren erniedrigt. In allen Fällen normalisierten sich die Laborparameter unter einer Substitutionsbehandlung mit Vitamin B_{12} bzw. Folsäure [10].

Wenn auch die für das Vitamin-B_{12}-Defizit typische megaloblastäre Anämie nur selten beobachtet wird, so kommt es doch häufig zu einem Anstieg der toxischen Aminosäure Homocystein (vgl. Kap. 1.7.2 u. 4.5.3). Es fand sich bei Lakto- und Ovolaktovegetariern in 29 %, bei Omnivoren nur in 5 % der Fälle eine Hyperhomocysteinämie. Bei Veganern lag der Anteil mit einer über die Norm erhöhten Homocysteinkonzentration bei 53 % [20].

20.2.3 Protein, Kalzium, Zink, Vitamin D

Bei **Veganern** besteht die Gefahr, dass neben einer unzureichenden Versorgung mit Vitamin B_{12} der Bedarf an Protein, Kalzium, Zink und Vitamin D nicht optimal gedeckt wird.

Es sei jedoch darauf hingewiesen, dass bei einer optimalen Zusammensetzung der Kost – hier liegt die Schwierigkeit, eine streng vegetarische Lebensweise ohne Mangelerscheinungen zu praktizieren – eine ausreichende Deckung des Nährstoffbedarfs und eine **optimale psychische und physische Leis-**

tungsfähigkeit möglich sind. Dies konnte durch Untersuchungen verschiedener streng vegetarisch lebender Populationen gezeigt werden.

Die **Gefahr einer Mangelernährung** ist dann groß, wenn sich die Kost aus nur wenigen pflanzlichen Lebensmitteln zusammensetzt. Je größer der Anteil an Leguminosen, insbesondere an Sojabohnen, verschiedenen Nüssen und sonstigen Samenfrüchten ist, umso geringer ist die Gefahr der Mangelversorgung mit essentiellen Nährstoffen.

Die Untersuchungen von Kofranyi und Jekat [17] haben gezeigt (vgl. Abb. 5-2), dass ausgewählte Kombinationen pflanzlicher Proteine eine **hohe biologische Wertigkeit** haben. So ergibt beispielsweise die **Mischung von Mais- und Bohnenprotein** (56:44) eine derart optimale Ergänzung der in beiden pflanzlichen Lebensmitteln enthaltenen Aminosäuren, dass mit 0,52 g/kg Körpergewicht eine ausgeglichene Stickstoffbilanz als Zeichen einer Deckung des Proteinbedarfs erreicht wird. Von Vollei müssen 0,5 g/kg Körpergewicht zur Deckung des Proteinbedarfs verzehrt werden.

Als Ausdruck eines sekundären Hyperparathyreoidismus finden sich bei Veganern gelegentlich Erhöhungen der alkalischen Phosphatase im Serum. Erhöht ist in diesen Fällen zusätzlich die Parathormonkonzentration im Plasma, während die Konzentration an 25-Hydroxycholecalciferol als Ausdruck eines **Vitamin-D-Mangels** erniedrigt ist. Sobald wieder Vitamin-D-haltige Lebensmittel verzehrt werden, normalisieren sich die genannten Laborparameter [13].

Die wichtigsten Zinklieferanten sind tierische Lebensmittel, insbesondere Fleisch. Zink aus Vollgetreide hat wegen des hohen Gehaltes an Phytin nur eine geringe Bioverfügbarkeit (vgl. Kap. 1.8.3).

20.3 Vegetarische Ernährung in der Kindheit

Die Gefahr einer unzureichenden Bedarfsdeckung besteht insbesondere während der **Kindheit**, einer Lebensphase **mit hohem Bedarf an essentiellen Nährstoffen**. Entsprechende Untersuchungen haben gezeigt, dass es bei Kindern zu Mangelsymptomen kommen kann, wenn aufgrund religiöser Vorstellungen bzw. mangelnder Sachkenntnis keine optimale Kombination von Lebensmitteln gewählt wird.

So finden sich bei Kindern von Anhängern der Sekte Black Hebrews in Israel, insbesondere zwischen dem 5. und 13. Lebensmonat, schwere Zeichen eines Protein-, Vitamin- und Mineralstoffmangels mit Mattigkeit, Anämie, Ödemen, Hypoproteinämie, Hypokalzämie, Osteoporose, Kardiomegalie etc.

In anderen Untersuchungen konnte gezeigt werden, dass das **Längenwachstum** und das **Körpergewicht** bei Kindern unter vegetarischer Ernährung während der ersten beiden Lebensjahre unter dem Durchschnitt liegen. Beide Parameter gleichen sich jedoch in der Zeit zwischen dem 10. und 15. Lebensjahr wieder aus.

Auch Zeichen einer **Rachitis** können sich bei Kindern und Jugendlichen unter streng vegetarischer Ernährung als Folge einer unzureichenden Vitamin-D-Zufuhr einstellen, insbesondere dann, wenn die Umwandlung von Vitamin-D-Vorstufen in der Haut durch mangelndes Sonnenlicht bzw. Pigmentierung der Haut beeinträchtigt wird (vgl. Kap. 1.7.1).

Eine in den USA durchgeführte Untersuchung an Kindern im Vorschulalter, die sich nach den verschiedensten Empfehlungen bis hin zu einer Ernährung nach den Regeln der Makrobiotik (vgl. Kap. 21) ernährten, ergab Folgendes: Bei makrobiotischer Lebensweise betrug die Vitamin-D-Zufuhr nur $^1/_8$ der Recommended Dietary Allowances. Auch die Vitamin-B_{12}-Aufnahme war bei dieser Gruppe am geringsten. Die Eisenzufuhr lag bei allen vegetarisch ernährten Kindern etwa im empfohlenen Bereich. Trotzdem fanden sich bei etwa einem Viertel der Kinder Zeichen einer geringgradigen Eisenmangelanämie, weil, wie bereits erwähnt, die Eisenresorption aus pflanzlicher Nahrung wesentlich geringer ist als aus tierischer.

Die Autoren kommen zu dem Schluss, dass man die gefundenen negativen Effekte einer vegetarischen Kost durch eine gezielte Auswahl der Lebensmittel vermeiden könnte, ohne auf die positiven Effekte der vegetarischen Lebensweise zu verzichten [12].

Von Droese und Kersting [11] wird darauf hingewiesen, dass dann, wenn aus weltanschaulichen Gründen oder im Rahmen einer alternativen Lebensweise **Säuglinge** mit **Pflanzenmilch** ernährt werden, die Gefahr einer Mangelversorgung mit essentiellen Aminosäuren, Kalzium, Eisen und fast allen Vitaminen besteht. Dies trifft insbesondere für die sog. Mandelmilch zu, während entsprechende Präparate aus Sojabohnen den Bedarf an essentiellen Nährstoffen weitgehend decken.

Die Autoren warnen insgesamt davor, Kinder „alternativ" zu ernähren, und weisen darauf hin, „dass der Gesundheitszustand, die Widerstandskraft gegen Infektionen und die spätere Leistungsfähigkeit ausschließlich von einer zweckmäßigen Ernährung im Säuglings- und Kindesalter bestimmt wird".

20.4 Allergien

Da Vegetarier in aller Regel einen erheblichen Teil der Nahrung ohne vorherige Hitzebehandlung verzehren, muss auf die höhere Gefahr der **Lebensmittelallergie** hingewiesen werden (vgl. Kap. 3.4.10).

> Je naturbelassener ein Lebensmittel, umso größer ist seine allergene Potenz. Durch Hitzebehandlung (Kochen, Backen etc.) verlieren viele Lebensmittel ihre antigene Potenz und werden folglich reaktionslos vertragen.

Dies gilt insbesondere für zahlreiche Obstsorten – Stein- und Kernobst, Nüsse – aber auch für Gemüse wie etwa Karotten oder Sellerie und gelegentlich auch für Getreide.

Besonders gefährdet sind **Patienten mit einer Pollenallergie**. Besteht eine Allergie gegen Haselpollen, so findet sich nicht selten eine Allergie gegen Haselnüsse. Patienten mit Gras- und Getreidepollenallergie haben häufig gleichzeitig eine Allergie gegen Getreide, wobei sie insbesondere nach dem Verzehr von rohem Getreide, etwa in Form von Müsli, Symptome entwickeln.

Bei ca. 90% aller Pollenallergiker findet sich gleichzeitig eine Lebensmittelallergie gegen Kräuter, Gemüse, Gewürze oder Früchte (sog. **orales Pollensyndrom**).

20.5 Ernährungsempfehlungen

Die **American Dietetic Association** [2] bewertet die vegetarische Ernährung wie folgt:

- Vegetarische Kostformen decken bei richtiger Planung den Nährstoffbedarf, auch den an Protein, Eisen, Kalzium und Zink.
- Die Deckung des Vitamin-B_{12}-Bedarfs ist dann, wenn Milch und Eier in ausreichender Menge in die Ernährung einbezogen werden, unproblematisch.
- Bei rein vegetarischer Ernährung sollte eine sichere Vitamin-B_{12}-Quelle, z.B. ein Supplement oder ein mit Vitamin B_{12} angereichertes Lebensmittel, in die Kost einbezogen werden.
- Diese Bewertung gilt auch für Kinder, Jugendliche, Schwangere und stillende Frauen dann, wenn ausreichende Quellen für Vitamin B_{12} und D in den Kostplan einbezogen werden.

> Grundsätzlich sollte bei **Kindern** und **Schwangeren** auf eine ausreichende Zufuhr von Kalzium, Eisen, Zink und besonders bei Schwangeren an Folsäure geachtet werden.

Bei Beachtung dieser Regeln bieten vegetarische Kostformen eine Reihe **gesundheitlicher Vorteile**, wobei berücksichtigt werden muss, dass Vegetarier häufig **insgesamt gesundheitsbewusster** sind (weniger rauchen und weniger Alkohol trinken, mehr Wert auf körperliche Aktivität legen etc.).

> So fanden sich bei der Deutschen Vegetarierstudie bei insgesamt 123 Vegetariern, im Vergleich zu einer übliche Mischkost verzehrenden Kontrollgruppe, günstigere Parameter für Blutdruck, Gesamtcholesterin, HDL-Cholesterin, Triglyceride und Harnsäure.
>
> Männliche Nichtvegetarier tranken im Vergleich zu Vegetariern fast die dreifache Menge an alkoholischen Getränken [30, 31].
>
> Auch eine niederländische Studie an Vegetariern in höherem Lebensalter (65–97 Jahre) kommt im Vergleich zu einer entsprechenden Gruppe von Omnivoren zu einem positiven Ergebnis. Es wird jedoch darauf hingewiesen, dass bei Lakto- bzw. Ovolaktovegetariern die Gefahr einer unzureichenden Deckung des Bedarfs an Zink, Eisen und Vitamin B_{12} besteht und dass durch entsprechende Beratung einem Defizit an diesen essentiellen Nährstoffen vorgebeugt werden soll [6, 24].
>
> Auch eine schwedische Studie an Laktovegetariern ergab Hinweise auf eine nicht optimale Deckung des Bedarfs an einigen Spurenelementen. Erniedrigt waren im Vergleich zu Kontrollpersonen die Konzentrationen an Zink, Kupfer und Selen im Plasma, Urin und in den Haaren. Die Autoren vermuten, dass die hohe Zufuhr von Ballaststoffen und Phytat für die niedrigen Konzentrationen mitverantwortlich ist [33].

20.6 Vegetarische Kostformen

Es gibt eine Reihe von **Variationen der vegetarischen Ernährungsweise**, bei denen das Meiden von Fleisch und Fisch mehr oder weniger konsequent gefordert wird. Zum Teil liegt das Hauptgewicht der Ernährungsempfehlung darauf, Lebensmittel so **naturbelassen** wie möglich zu verzehren und den **Fleischkonsum** auf ein **„vernünftiges" Maß** zu beschränken.

20.6.1 Vollwert-Ernährung

Koerber u. Mitarb. [16] fordern in ihrem Buch „Vollwert-Ernährung", Fleisch, Fisch und Eier, die für die Versorgung mit essentiellen Nährstoffen nicht unbedingt notwendig sind, auf das Maß zu reduzieren, wie es **vor ca. 100 Jahren** für die deutsche Durchschnittsbevölkerung **üblich** war, d.h. 1–2 Fleischmahlzeiten, 1 Fischmahlzeit und 1–2 Eier pro Woche. Die Verwendung von Milch und Milchprodukten wird hingegen empfohlen.

> Die sog. **Vollwert-Ernährung** wird wie folgt definiert: Es ist eine überwiegend laktovegetabile Ernährungsweise, bei der gering verarbeitete Lebensmittel bevorzugt werden.

Die **hauptsächlich verwendeten Lebensmittel** sind Vollkornprodukte, Gemüse und Obst, Kartoffeln, Hülsenfrüchte sowie Milch und Milchprodukte, daneben können auch geringe Mengen an Fleisch, Fisch und Eiern enthalten sein.

Etwa die Hälfte der Nahrungsmenge besteht aus unerhitzter Frischkost.

Die **Zubereitung** erfolgt schonend und mit wenig Fett aus frischen Lebensmitteln. Nahrungsmittel mit **Zusatzstoffen** werden gemieden.

Zusätzlich zur Gesundheitsverträglichkeit der Ernährung werden auch die **Umweltverträglichkeit** und die **Sozialverträglichkeit** des Ernährungssystems berücksichtigt.

Erzeugnisse aus ökologischer Landwirtschaft, aus regionaler Herkunft und entsprechender Jahreszeit sind zu bevorzugen. Unverpackte oder umweltschonend verpackte Lebensmittel sowie Produkte, die mit umweltverträglichen Technologien hergestellt oder verarbeitet wurden, werden verwendet.

Mit Vollwert-Ernährung sollen **hohe Lebensqualität** – besonders Gesundheit, Schonung der Umwelt und soziale Gerechtigkeit weltweit gefördert werden [22].

Die Wahrscheinlichkeit, dass eine Nahrung alle essentiellen Bestandteile enthält, ist umso größer, je naturbelassener, d.h. je weniger behandelt die einzelnen Lebensmittel sind.

Nach Ansicht der Autoren geht fast jede Art der Verarbeitung mit einer Verminderung des natürlichen Gehalts an essentiellen Bestandteilen einher.

In Abbildung 20-2 sind die **Bezugssysteme** und die **Ansprüche** der Vollwert-Ernährung dargestellt [20].

Die **Bedenken**, die von einigen Gesellschaften gegen mehrere Grundsätze der Vollwert-Ernährung geäußert wurden, sind im Ernährungsbericht der Deutschen Gesellschaft für Ernährung 1992 [23] wie folgt zusammengefasst:

Besonders die Zuordnung vieler Lebensmittel in der Werteskala – die z.B. **konservierte Lebensmittel** als „weniger empfehlenswert (nur selten verzehren)" kennzeichnet – wird den modernen technologischen Möglichkeiten der Erhaltung wertgebender Inhaltsstoffe nicht gerecht. Unter anderem verursachen solche Zuordnungen schwerwiegende Probleme bei Großverpflegungseinrichtungen.

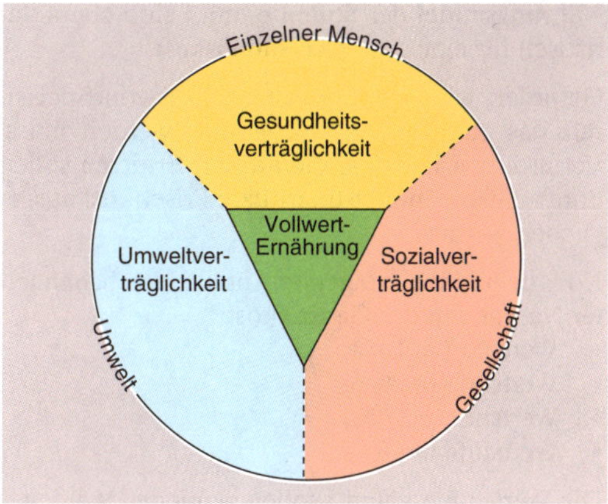

Abb. 20-2 Bezugssysteme und Ansprüche der Vollwert-Ernährung [23].

Umstritten ist auch die **Ablehnung von Zusatzstoffen** und die Bevorzugung von Produkten aus **„ökologischem" Landbau**.

20.6.2 Naturbelassene Nahrung

Die der Vollwert-Ernährung zugrunde liegenden Vorstellungen haben engen Bezug zu den Forderungen von Kollath [18], dessen Empfehlung lautet: „Lasst unsere Nahrung so natürlich wie möglich."

Kollath teilt die Lebensmittel nach einer „natürlichen" Rangordnung in folgende sechs **Wertstufen** ein:

a) natürliche Lebensmittel (Nüsse, Getreide, Früchte, Eier, Milch)
b) mechanisch veränderte Nahrung (Vollkornmehl, Buttermilch, Butter, Molke)
c) fermentativ (enzymatisch) veränderte Nahrung (vergorene Fruchtsäfte, Sauerkraut, Sauermilch, Joghurt, Wein, Bier)
d) erhitzte Nahrung (Vollkornbrot, gekochte Gemüse, gekochte Milch)
e) konservierte Nahrung (chemisch sterilisierte oder gefrorene Früchte und Gemüse, geräuchertes, gesalzenes, gefrorenes Fleisch, Trockenmilch, Weißbrot und Feingebäck)
f) Präparate (Zucker, Stärkepulver, Vitaminmischungen, Fleischextrakt, Branntwein).

Kollath teilt diese sechs Wertstufen weiter ein in **Lebensmittel**, hierzu gehören die Gruppen a, b und c, und in **Nahrungsmittel** mit den Gruppen d, e, f.

Die Nahrung der ersten vier Wertstufen a–d bezeichnet Kollath als **Kulturkost**. Mischungen hieraus, mit Ausnahme einer einseitigen Kost aus tierischen Produkten, gewährleisten nach seiner Ansicht eine vollwertige Ernährung.

Nahrungsmittel der Stufen e und f sind charakteristisch für eine sog. **Zivilisationskost**.

Gefordert wird, bei der Herstellung von Speisen nur das zu erhitzen, was erhitzt werden muss. Verluste von Inhaltsstoffen durch Erhitzen sollen durch entsprechende unerhitzte Frischkost ausgeglichen werden.

Kollath empfiehlt folgende Anteile **hitzebehandelter Nahrung** in der Gesamtkost:
- Wertstufe a: 10%,
- Wertstufe b: 20%,
- Wertstufe c: 30%,
- Wertstufe d: 40%.

Die Wertstufen e und f sollen gemieden werden.

Getreide und Getreideprodukte aus **Vollkorn** sollen bei der Kostzusammenstellung bevorzugt werden. Zucker und hieraus hergestellte Produkte sind völlig zu meiden.

Pflanzliche Lebensmittel sind **zu bevorzugen**, hiervon ein Teil als unerhitzte Frischkost. Fleisch, Fisch und Eier sollten nur gelegentlich Verwendung finden.

Empfohlen werden Roh- bzw. Vorzugsmilch, naturbelassene Fette und Öle (Butter, kaltgepresste Öle). **Genussmittel** sind zu meiden.

Folgende **allgemein gültige Ernährungsregeln** werden empfohlen:
- Von tierischen Lebensmitteln ist die Milch für uns unentbehrlich.
- Obst und Gemüse können ihre ihnen eigenen Werte anscheinend nur entfalten, wenn Getreide und Milch ausreichend vorhanden sind.
- Das Fleisch jeder Art ist diesen Produkten nachzuordnen, ist Zukost und nichts anderes, auf keinen Fall Hauptnahrungsmittel, ebenso wenig die tierischen Fette.
- Iss einfach und mäßig, nicht zu heiß und nicht zu kalt.
- Bevorzuge pflanzliche Kost, einen Teil davon roh.
- Verwende Fleisch nur als gelegentliche Zugabe.
- Vermeide Konserven und Präparate sowie alle bedenklichen und gefährlichen Genussmittel.
- Iss nur, wenn du Hunger hast!
- Kaue gründlich, nimm dir Zeit zum Essen!
- Iss maßvoll und einfach, jedoch vollwertig und abwechslungsreich!
- Es gibt kaum schwer verdauliche Speisen, es gibt aber falsche Zusammenstellungen, falsche Zubereitung und ein Übermaß!
- Zur vollen Nahrungsverwertung gehört ausreichende Bewegung.

20.6.3 Vegetabile Rohkost

Die **vegetabile Rohkost** nach Bircher-Benner [5] setzt sich ausschließlich aus Rohsäften, rohem Obst und Gemüse, Nüssen, Vollkornschrotbrei, rohen Salaten, kaltgepressten Ölen, Kräutern und etwas Honig zusammen.

Nur bei optimaler Auswahl der Proteinlieferanten lässt sich mit einer solchen Kostform eine ausreichende Deckung des Bedarfs an essentiellen Aminosäuren und anderen essentiellen Nährstoffen erreichen.

In einem Vorwort der 1928 erschienenen praktischen Anleitung zu dem Buch **„Das Wendepunkt-Kochbuch"** schreibt der Autor:

„Das Fleisch des getöteten Tieres ist sehr arm an ernährender Energie und Vitaminen. Einige Vitamine werden als Vorräte in gewissen Organen aufgespeichert, z. B. in der Leber, doch wären diese Organe aus anderen Gründen eine ungeeignete Nahrung für den Menschen. Alle Fleischarten, auch Fische und Geflügel, sind schlechte Kraftquellen und führen langsam einen inneren Zerfall der lebenswichtigsten Gewebe des Organismus herbei. Fleisch gibt also nicht Kraft. Der Irrtum rührt von der Reizwirkung der toten Eiweißstoffe und anderer Zerfallsprodukte des Fleisches her. Fleischnahrung vermag keine geschwächte Konstitution zu stärken, keine Krankheit zu heilen, aber es vermag jede Konstitution mit der Zeit zu untergraben und manche Krankheit herbeizuführen ... Wird ein Mensch nur mit geschlachtetem und gekochtem Tierfleisch ernährt, so stirbt er ebenso rasch wie ein völlig Hungernder. Welchen Sinn hat es da, einen großen Teil seines Einkommens für solche Scheinnahrung auszugeben? ... Je länger man die Nahrung kocht, umso schlechter wird ihre Wirkung. Ernährt man die Tiere nur mit lang gekochter Nahrung, so gehen sie zugrunde ... Das weiße Brot, die Semmel und alle Feinmehlgebäcke, das feine Weißmehl aus Weizen, Reis oder Mais, der polierte Reis, der Grieß – alle künstlichen Präparationen, die die Küche verwendet – sind schwer denaturierte Nahrungsmittel. Werden sie zum vorwiegenden Nahrungsmittel eines Menschen, so erkrankt er unfehlbar."

Der Autor kommt zu dem **Schluss**: Eine der Gesundheit förderliche Kostzusammensetzung muss zu einem großen Teil, zumindest **50%, aus ungekochter Nahrung** bestehen.

Auch bei Berücksichtigung des Kenntnisstands der damaligen Zeit belegen diese Aussagen, dass hier mehr **Glaube** und **Fanatismus** als wissenschaftliche Erkenntnisse zur Basis einer Ernährungsempfehlung gemacht wurden.

In einer Zeit, in der viele Menschen aus **Verunsicherung**, aber auch auf der **Suche** nach einer **Gesundheit**, Leistungsfähigkeit und Wohlbefinden verbessernden und fördernden Ernährung sind, findet auch die Rohkost zunehmend Anhänger.

Die Arbeitsgruppe Rohkost (Gießen) hat über 800 Anhänger dieser alternativen Ernährungsform befragt und untersucht, um **Aussagen**

- zum sozioökonomischen Status,
- zur Zusammensetzung der Kost,
- zur Deckung des Nährstoffbedarfes und
- zum Gesundheitszustand der Rohköstler machen zu können.

Einbezogen wurden Personen mit **mindestens 70% Rohkostanteil** an der Ernährung. Es ergab sich für Rohköstler ein deutlich über dem Durchschnitt liegendes Einkommens- und Bildungsniveau. Unter den verschiedenen Varianten wurde die **vegane Rohkost** am häufigsten praktiziert. Weiterhin gibt es die Rohkost mit Fleisch- bzw. Ei- und Milchverzehr, die Obst-Gemüse-Rohkost, die Obstrohkost etc.

Wenn die **Gesamtnährstoffzufuhr mit Obst und Gemüse** erfolgt, kann die Deckung des Energiebedarfes schwierig sein. Es bestand ein signifikanter Zusammenhang zwischen dem Rohkostanteil und dem **Körpergewicht**. 70% der Rohköstler lagen im Bereich des Normgewichtes, 30% hatten mäßiges bis ausgeprägtes Untergewicht.

Bei Frauen traten mit steigendem Rohkostanteil **Störungen der Menstruation** auf. Bei etwa 30% der Frauen unter 45 Jahren bestand eine Amenorrhö.

Laborparameter zur Beurteilung der **Eisenversorgung** waren mit zunehmendem Rohkostanteil und zunehmender Dauer der Rohkosternährung häufiger von der Norm abweichend [21].

Das **Ergebnis** dieser Studie demonstriert die Schwierigkeit, mit ausschließlichem bzw. überwiegendem Verzehr von Rohkost den Energie- und Nährstoffbedarf optimal zu decken.

Dass es durch Erhitzen von Lebensmitteln nicht nur zu Nährstoffverlusten, sondern auch zu einer erheblichen Verbesserung der Bioverfügbarkeit kommen kann, zeigt beispielsweise die unterschiedliche Resorption von β-Karotin und Lycopin aus erhitzten bzw. rohen Möhren oder Tomaten (vgl. Kap. 1.7).

20.7 Ernährungsmedizinische Bewertung der vegetarischen Ernährung

Es besteht kein Zweifel daran, dass mit einer sinnvoll zusammengesetzten laktovegetarischen bzw. ovolaktovegetarischen Kost oder der sog. Vollwert-Kost **präventiv-medizinische Erkenntnisse** leichter zu realisieren sind als mit einer üblicherweise praktizierten Mischkost.

Dies betrifft aufgrund des geringen Anteils an gesättigten und des meist hohen Anteils an mehrfach ungesättigten ω-6- und ω-3-Fettsäuren und des höheren Gehalts an Ballaststoffen, antioxidativen Vitaminen und sekundären Pflanzeninhaltsstoffen (Phytochemicals) besonders die **Prophylaxe von Herz-Kreislauf-Erkrankungen** (vgl. Kap. 6 u. 7) und **Karzinomen** (vgl. Kap. 16).

Die Interpretation der durch epidemiologische Untersuchungen belegten unterschiedlichen Morbiditäts- und Mortalitätsraten bei Vegetariern und Nichtvegetariern ist schwierig, da sich in diesen beiden Gruppen die **Lebensweise** in aller Regel nicht nur auf dem Gebiet der Ernährung, sondern auch anderweitig unterscheidet und Vegetarier meist **grundsätzlich gesundheitsbewusster** sind.

Insbesondere **Religionsgemeinschaften**, wie etwa Sieben-Tage-Adventisten, Trappisten, Hindus etc., die wegen ihrer weitgehend vegetarischen Lebensweise oft untersucht wurden, konsumieren wenig oder keinen Alkohol und koffeinhaltige Getränke und rauchen seltener als die sich „normal" ernährende Durchschnittsbevölkerung.

20.7.1 Beeinflussung des Stoffwechsels

Bei Vegetariern liegt die **Gesamtcholesterin-**, die **LDL-** und die **Apo-Lipoprotein-B-Konzentration** niedriger als bei Vergleichskollektiven unter Mischkost. Darüber hinaus ist der proportionale Anteil des HDL-Cholesterins am Gesamtcholesterin bei Vegetariern höher.

Als **Ursache** hierfür muss eine Reihe von Faktoren diskutiert werden, insbesondere

- die meist geringere Gesamtenergieaufnahme,
- der geringere Verzehr von Cholesterin sowie von Fetten gesättigter Fettsäuren,
- der höhere Ballaststoffverzehr (Abb. 20-3) und
- der höhere Anteil der Kost an sekundären Pflanzeninhaltsstoffen.

Möglicherweise hat auch die **Aminosäurerelation in pflanzlichen Proteinen,** besonders bei primär hoher Cholesterinkonzentration im Serum, einen die Serumcholesterinkonzentration senkenden Effekt (vgl. Kap. 4.5).

Es konnte zusätzlich gezeigt werden, dass pflanzliche Lebensmittel, so z. B. Gerste, Hafer, Weizen, Knoblauch etc., aber auch die oft als „Wunderheilmittel" angebotene, in ostasiatischen Ländern viel benutzte Ginseng-Wurzel, **Substanzen enthalten, die das Enzym HMG-CoA-Reduktase hemmen**

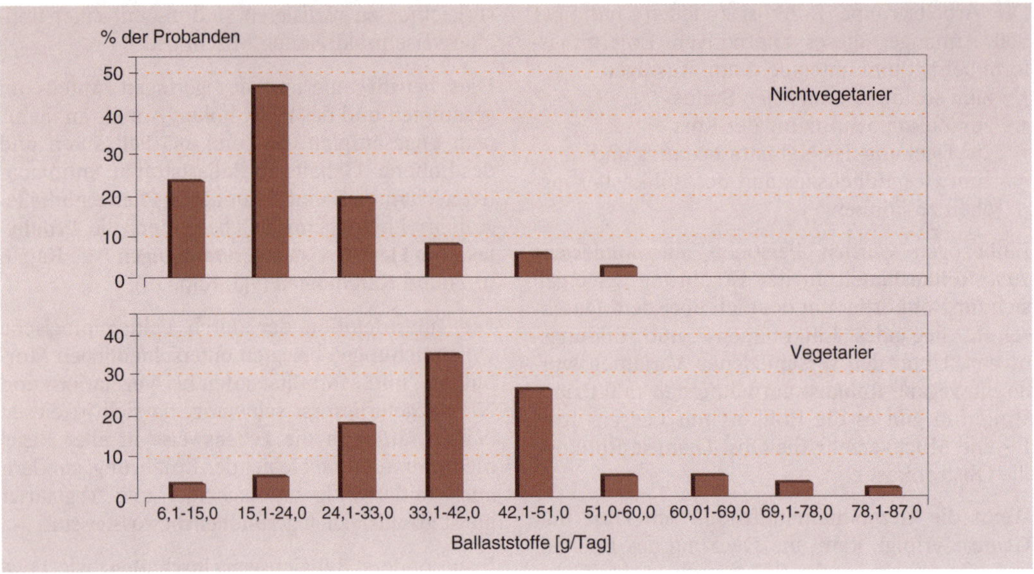

Abb. 20-3 Mittlerer täglicher Ballaststoffverzehr bei Vegetariern (n = 56) und Nichtvegetariern (n = 264) in England (Grearetol, zit. nach [4]).

und so die **Cholesterinsynthese** verringern (vgl. Abb. 1-13) [28].

Niedriger liegen bei Vegetariern weiterhin die **Blutdruckwerte**, obwohl, wie einige Studien zeigten, die Natriumausscheidung im Harn als Maß für die Natriumzufuhr mit der Nahrung meist gleich hoch liegt wie bei Kontrollkollektiven.

Signifikant höher fand sich hingegen die Kaliumausscheidung. Der vergleichsweise **hohen Kaliumzufuhr** mit vegetarischer Kost kommt möglicherweise eine wesentliche Bedeutung für die häufiger im Normbereich liegenden Blutdruckwerte zu. Dass eine vegetarische Kost unabhängig von der Kochsalzzufuhr blutdrucksenkend wirkt, wurde durch die DASH-Studie eindeutig belegt (vgl. Kap. 6).

Die vegetarische Lebensweise ist für Patienten mit Hyperlipoproteinämie und Bluthochdruck eine der sinnvollsten therapeutischen Maßnahmen [32, 33].

Die Autoren fanden unter dieser Ernährungsform signifikant niedrigere Serumcholesterin-, LDL- und Triglyceridkonzentrationen. Das **mittlere Körpergewicht** und die Hautfaltendicke lagen niedriger als bei einem entsprechenden Vergleichskollektiv unter üblicher nordamerikanischer Kost.

Bei 19- bis 30-jährigen Vegetariern war im Vergleich zu Nichtvegetariern die **Zahl Adipöser** geringer und die Konzentration an Gesamtcholesterin, LDL-Cholesterin und Triglyceriden im Serum niedriger. Darüber hinaus lagen bei Vegetariern die Plasmakonzentrationen an Vitamin C und E höher als bei Nichtvegetariern [19].

In einer englischen prospektiven Studie wurden über 6000 Vegetarier mit einer entsprechenden Zahl von Nichtvegetariern während 12 Jahren verglichen.

Vegetarier hatten signifikant **niedrigere Gesamtmortalitätsraten** und eine niedrigere Mortalität an ischämischen Herzerkrankungen und Karzinomen. Wurde beim Vergleich der Lebensstil (Rauchen, Körpergewicht, soziale Klasse) mit berücksichtigt, so fand sich für die Mortalität an koronaren Herzerkrankungen kein signifikanter Unterschied, während die Signifikanz für die Tumormortalität auch unter Einbeziehung dieser Faktoren bestehen blieb.

Die Autoren kommen zu dem Schluss, dass die niedrigere Infarktrate bei den von ihnen untersuchten Vegetariern nicht in dem Meiden von Fleisch, sondern in der **insgesamt gesundheitsbewussteren Lebensführung** zu sehen ist [37].

Das Ergebnis dieser Studie steht im Gegensatz zu den meisten übrigen Untersuchungen, aufgrund deren die unterschiedliche Ernährung für das höhere koronare Risiko bei Nichtvegetariern verantwortlich ist (mögliche Bedeutung von **Nahrungseisen bei hohem Fleischkonsum**).

In einer schwedischen Studie wurden Duplikate einer 24-Stunden-Kost von Laktovegetariern analysiert und mit den schwedischen Empfehlungen für die tägliche Nährstoffzufuhr bzw. der mittleren täglichen Nährstoffaufnahme durch die Durchschnittskost in Schweden verglichen.

Hierbei ergab sich, dass die vegetarische Kostform den Empfehlungen für eine optimale Nährstoffzufuhr in höherem Maße gerecht wurde als die schwedische Durchschnittskost.

So enthielt die laktovegetarische Kost nur 35% der Energie in Form von Fett mit einem hohen p/s-Quotienten, die Cholesterinzufuhr betrug die Hälfte der in schwedischer Durchschnittskost, die Proteinaufnahme lag gering über den Empfehlungen, die empfohlenen Mengen der Mineralstoffe Kalzium, Magnesium, Natrium, Kalium, Eisen, Zink, Kupfer und Selen waren enthalten und der Ballaststoffanteil lag dreimal höher als in der schwedischen Durchschnittskost.

Die bei Vegetariern und Veganern niedrigere Rate an **koronaren Herzerkrankungen** wird als Folge der ernährungsbedingten Minderung der Risikofaktoren Hyperlipoproteinämie, Bluthochdruck und Hyperurikämie gedeutet.

So fanden sich während einer 11-jährigen Beobachtungszeit bei 3000 vegetarisch lebenden Trappisten 3- bis 4-mal weniger koronare Herzerkrankungen als bei fleischessenden Benediktinern. Entsprechende Ergebnisse wurden bei Sieben-Tage-Adventisten erhoben [14].

Bei einer an rund 11 000 Personen über 10 Jahre durchgeführten prospektiven Studie fand sich eine signifikant geringere Mortalität an koronaren Herzerkrankungen bei Vegetariern im Vergleich zu Nichtvegetariern. Dieser Unterschied war bei Männern besonders ausgeprägt [9].

20.7.2 Einflüsse auf den Gastrointestinaltrakt

Der vergleichsweise **hohe Ballaststoffanteil** der vegetarischen Kost (Tab. 20-1) hat eine Reihe weiterer positiver Effekte, insbesondere im Bereich des Gastrointestinaltrakts.

So konnte gezeigt werden, dass die Häufigkeit der **Kolondivertikulose** (vgl. Kap. 3.5.3) bei Vegetariern in der Regel niedriger liegt (s. Tab. 20-1).

Wie bereits im Kapitel 16 ausführlich dargestellt, besteht kein Zweifel mehr daran, dass Ernährungsfaktoren das Risiko der Entstehung maligner Tumoren in hohem Maße mitbestimmen.

Die bisherigen Erkenntnisse haben eine Reihe nationaler und internationaler Gremien dazu veranlasst, **Ernährungsempfehlungen zur Krebsprophylaxe** zu formulieren.

Für den protektiven Effekt einer Ernährung reich an pflanzlichen Lebensmitteln, ohne Fleisch und tierisches Fett spricht eine Reihe epidemiologischer Studien.

So korreliert die Höhe des **Verzehrs von tierischem Protein** positiv mit der Kolonkarzinomhäufigkeit. In anderen Studien fand sich eine entsprechende Korrelation mit dem Verzehr von Rindfleisch.

Ein **hoher Verzehr von Gemüse**, nach manchen Untersuchungen speziell Kohlgemüse, korreliert negativ mit der Häufigkeit kolorektaler Karzinome (vgl. Kap. 16).

Ergebnisse epidemiologischer Studien sprechen auch dafür, dass eine hohe Zufuhr an **Carotinoiden** in Form von Früchten und Gemüsen mit einer niedrigen Tumorhäufigkeit – von besonderem Interesse ist die inverse Korrelation zwischen der Häufigkeit des Bronchialkarzinoms und der Carotinaufnahme – einhergeht. Auch für Vitamin C konnte ein solcher Schutzeffekt wahrscheinlich gemacht werden (vgl. Kap. 16).

Es gilt **trotz zum Teil widersprüchlicher Befunde** als weitgehend gesichert, dass der vergleichsweise hohe Gehalt einer vegetarischen Kost an **Ballaststoffen** das Risiko der Kolonkarzinomentstehung senkt.

Sowohl epidemiologische als auch experimentelle Befunde sprechen dafür, dass nur im Kolon bakteriell abbaubare Ballaststoffe wie Pektin oder die im Dünndarm nicht hydrolysierte Stärke **(resistente Stärke)** diesen protektiven Effekt besitzen. Dies würde bedeuten, dass die bakteriell wenig abbaubaren Ballaststoffe aus Kleie keinen bzw. nur einen geringen Schutzeffekt besitzen, während Früchte, Gemüse und stärkereiche Lebensmittel günstig wirken.

Weitere Einzelheiten zum **Wirkmechanismus der Ballaststoffe** – das Gleiche gilt auch für Kalzium

Tabelle 20-1 Mittlerer täglicher Ballaststoffverzehr bei Vegetariern und Nichtvegetariern in Beziehung zur Häufigkeit der Kolondivertikulose (nach [8]).

Art des Ballaststoffes	Nichtvegetarier mit Divertikulose	Nichtvegetarier ohne Divertikulose	Vegetarier mit Divertikulose	Vegetarier ohne Divertikulose
Gesamt	19,5 ± 6,6	22,7 ± 8,6	22,7 ± 9,5	42,7 ± 9,9
Getreide	6,5 ± 5,0	9,3 ± 7,1	10,9 ± 7,2	18,0 ± 6,3
Gemüse	9,7 ± 3,8	9,4 ± 5,3	7,8 ± 4,4	13,9 ± 4,7
Früchte	2,3 ± 1,7	2,6 ± 2,1	8,7 ± 2,8	8,7 ± 4,0

und Selen – werden im Kapitel 16 ausführlich erläutert.

Auch die in westlichen Industrieländern bei einem hohen Prozentsatz der Bevölkerung nachweisbaren **Cholesteringallensteine** (vgl. Kap. 3.7.9) finden sich bei Vegetariern seltener.

Hierfür dürften ebenfalls der den lithogenen Index der Gallenflüssigkeit positiv beeinflussende, hohe Ballaststoffanteil der vegetarischen Kost (vgl. Kap. 1.11) und der vergleichsweise geringe Fettverzehr verantwortlich sein.

Gestützt wird die Vorstellung, dass ballaststoffreiche, relativ fettarme Kostformen vor der Steinentstehung schützen, durch Untersuchungen an Vegetarierinnen.

Von Pixley u. Mitarb. [27] wurden 632 Frauen im Alter zwischen 40 und 69 Jahren zum Ausschluss von Gallensteinen sonographiert. 130 der untersuchten Frauen waren Vegetarierinnen. Bei 25% der Nichtvegetarierinnen und 12% der Vegetarierinnen konnten Gallensteine nachgewiesen werden.

Nierensteine bildeten sich bei Vegetarierinnen vergleichsweise selten. Der Grund ist der neutrale bzw. leicht alkalische pH-Wert des Harns [7, 29].

Zusammenfassend lässt sich feststellen, dass vegetarische Kostformen, insbesondere in Form der ovolaktovegetabilen Kost, bei entsprechender Auswahl der Lebensmittel eine optimale Deckung des Nährstoffbedarfs gewährleisten.

Darüber hinaus geht eine solche Ernährungsweise mit einer Reihe positiver präventiver Effekte einher.

Unwissenschaftliche Spekulationen und extreme Forderungen, die häufig von Anhängern bestimmter Varianten des Vegetarismus vertreten werden, sind nicht selten der Grund für pauschale Ablehnung und schaden der kritischen Diskussion und der Anerkennung des Positiven an dieser Kostform.

20.8 Umweltverträglichkeit

Abschließend sei noch darauf hingewiesen, dass der **hohe Verzehr von Fleisch**, aber auch von Milchprodukten und Eiern in den westlichen Industrieländern mit dazu beiträgt, den Hunger in der sog. Dritten Welt zu fördern.

Bei den Bemühungen um eine Lösung der **Welternährungsprobleme** muss die Tatsache mehr Beachtung finden, dass zur Erzeugung tierischer Nahrungsmittel ein hoher Einsatz an Futtermitteln erforderlich ist.

Hierdurch entstehen hohe sog. **Veredelungs-** oder **Transformationsverluste**, weil das Tier bis zu 90% der aufgenommenen Pflanzennahrung zur Erhaltung seines eigenen Stoffwechsels benötigt und nur etwa einen Anteil von 10–15% in Körpersubstanz umwandelt.

Zur Erzeugung von 4,18 kJ (1 kcal) tierischer Lebensmittel sind durchschnittlich 29 kJ (7 kcal) aus Futtermitteln erforderlich.

Zur Erzeugung von 1 kg tierischem Protein müssen im Durchschnitt 7 kg pflanzliches Protein eingesetzt werden, von denen 5 kg direkt der menschlichen Ernährung zugute kommen könnten.

Einem Rind müssen 21 kg Eiweiß zugeführt werden, um 1 kg Eiweiß in Form von Fleisch zu erzeugen.

Entsprechende Berechnungen besagen, dass dann, wenn der Nutztierbestand der USA auf die Hälfte verringert würde, Getreide in einer Menge eingespart würde, um das Nahrungsdefizit der Entwicklungsländer vierfach zu decken.

Hoher Verzehr von tierischen Lebensmitteln erfordert mehr **Ackerfläche** als der Verzehr pflanzlicher Lebensmittel.

Bei der **modernen Nutztierhaltung** werden in zunehmendem Maße nicht mehr Pflanzen verfüttert, die für die menschliche Ernährung ungeeignet sind, sondern das für die menschliche Ernährung hochwertige und in den meisten Entwicklungsländern fehlende **Getreide** und auch **Soja**.

Dadurch steigen die **Weltmarktpreise** für Produkte, die Völkern in der Dritten Welt als Ernährungsbasis dienen, in einem Ausmaß, dass sie von den devisenschwachen Ländern nicht mehr in ausreichender Menge gekauft werden können.

Milchpulver aus der Überproduktion westlicher Industrieländer zur Minderung des Proteindefizits an Entwicklungsländer zu verschenken, ist sicher eine der ungeeignetsten Möglichkeiten, Ernährungsprobleme zu lösen (Lit. bei [34]).

Literatur

1 Abdulla, M., K.O. Aly, I. Andersson, N.G. Asp: Nutrient intake and health status of lactovegetarians: Chemical analyses of diets using the duplicate portion sampling technique. Clin. Nutr. 40 (1984) 325.

2 American Dietetic Association, Position of The American Dietetic Association: Vegetarian diets. J. Amer. Diet. Assoc. 93 (1993) 1317–1319.

3 Antony, A.C.: Vegetarianism and vitamin B-12 (cobalamin) deficiency. Amer J Clin Nutr 78 (2003) 3–6.

4 Binghams, S., J.H. Cummings: Sources and intakes of dietary fiber in man. In: Spiller, G., R. McPherson Kay: Medical aspects of dietary fiber. Plenum Books, New York – London 1980.

5 Bircher, R.: Ende der Lebensreform oder Aufstieg? In: Wendepunkt 1973. Bircher-Benner-Verlag, Erlenbach (Schweiz).

6 Brants, H.A.M., M.R.H. Löwik, S. Westenbrink, K.F.A.M. Hulshof, C. Kistemaker: Adequacy of a vegetarian diet at old age (Dutch nutrition surveillance system). J. Amer. Coll. Nutr. 9 (1990) 292–302.

7 Brockes, J.G., A.J. Levitt, S.M. Crutbers: The effect of vegetable and animal proteine diets on calcium urate and oxalate excretion. Brit. J. Urol. 54 (1982) 590.

8 Brodribb, A.J.M.: Dietary fiber in diverticular disease of the colon. In: Spiller, G.A.S., R. McPherson Kay: Medical aspects of dietary fiber. Plenum Books, New York – London 1980.

9 Burr, M.L., B.K. Butland: Heart disease in British vegetarians. Amer. J. Clin. Nutr. 48 Suppl. 90 (1988).

10 Chanarin, I., V. Malkowska, A.M. O'Hea, M.G. Rinsler, A.B. Price: Megaloblastic anaemia in a vegetarian Hindu community. Lancet II (1985) 1168.

11 Droese, W., M. Kersting: Probleme der Säuglings- und Kinderernährung heute. Ernähr Umsch 31 (1984) 3.

12 Dwyer, J.T., W.H. Dietz, E.M. Andrews, R.M. Suskind: Nutritional status of vegetarian children. Amer. J. Clin. Nutr. 35 (1982) 204.

13 Gain, T.: Vitamin-D-Mangel bei vegetarischer Ernährung. Dtsch. Med. Wschr. 114 (1989) 1177.

14 Goodloe, M.H.: The association of dietary factors and coronary heart disease in Trappist and Benedictine monks. Diss. 1969. Zit. nach Waldner, H.G.: Vegetarismus – Pro und Kontra. Hochschulverlag, Freiburg 1980.

15 Koebnick, C., S. Dornes, P. Furhmann, K. Kwanbunjan, C. Strassner, C. Leitzmann: Ernährungs- und Gesundheitsverhalten von Menschen mit überwiegender Rohkost-Ernährung (unveröffentlicht).

16 Koerber, K.W. v., T. Männle, C. Leitzmann: Vollwert-Ernährung, 7. Aufl. Haug, Heidelberg 1993.

17 Kofranyi, E., F. Jekat: Bilanzversuche an Menschen zur Bestimmung der biologischen Wertigkeit von Nahrungsproteinen. Z. Physiol. Chem. 335 (1964) 166.

18 Kollath, W.: Die Ordnung unserer Nahrung, 12. Aufl. Haug, Heidelberg 1986.

19 Krajcovicova-Kudlackova, M., R. Simoncic, A. Bederova, R. Ondreicka, J. Klvanova: Selected parameters of lipid metabolism in young vegetarians. Nutr. Metabol. 38 (1994) 331–335.

20 Krajcovicova-Kudlackova, M., P. Blazicek, J. Kopcova, A. Bederova, K. Babinska: Homocysteine levels in vegetarians versus omnivores. Ann Nutr Metabol 44 (2000) 135–138.

21 Kwanbunjan, K., C. Strassner, S. Dörnes, C. Leitzmann: Eisenstatus von Rohköstlern. Z Ernährungswiss 35 (1996) 90.

22 Leitzmann, C., K.W.v. Koerber, T. Männle: Die Gießener Formel – Definition der Vollwert-Ernährung. UGB-Forum 10 (1993) 109.

23 Leitzmann, C., W. Kübler: Vollwert-Ernährung. In: Ernährungsbericht der Deutschen Gesellschaft für Ernährung 1992. Heinrich, Frankfurt 1992.

24 Löwik, M.R.H., J. Schrijver, J. Odink, H. van den Berg, M. Wedel: Long-term effects of a vegetarian diet on the nutritional status of elderly people (Dutch nutrition surveillance system). J. Amer. Coll. Nutr. 9 (1990) 600–609.

25 Leitzmann, C., M. Keller, A. Hahn: Alternative Ernährungsformen. Hippokrates, Stuttgart 1999.

26 Martinez-Torres, C., M. Layrisse: Nutritional factors in iron deficiency: Food iron absorption. In: Callender, S.T. (ed.): Clinics in haematology. Vol. 2. Saunders, London – Philadelphia – Toronto 1973.

27 Pixley, W.S., D. Wilson, K. McPherson, J. Mann: Effect of vegetarianism on development of gall-stones in women. Brit. Med. J. 291 (1985) 11.

28 Quereshi, A.A., W.C. Burger, D.M. Peterson, C. Elson: Suppression of cholesterol by plant constituents: Review of Wisconsin contributions to NC-167. Lipids 20 (1985) 817.

29 Robertson, W.G., M. Peacock, P. Heyburn, F. Hanes: Should recurrent calcium oxalate stone formers become vegetarians? Brit. J. Urol. 51 (1979) 427.

30 Rottka, H., E. Hermann-Kunz, B. Hahn, H.-P. Lang: Berliner Vegetarier-Studie – Erste Mitteilung. Lebensmittelverzehr, Nährstoff- und Energieaufnahme im Vergleich zu Nichtvegetariern. Akt. Ernährungsmed. 13 (1988) 161–170.

31 Rottka, H., W. Thefeld: Gesundheit und vegetarische Ernährungsweise. Akt. Ernährungsmed. 9 (1984) 209–215.

32 Sacks, F.M., B. Rosner, E.H. Kass: Blood pressure in vegetarians. Amer. J. Epidemiol. 100 (1974) 390.

33 Sacks, F.M., W.P. Castelli, A. Donner, E.H. Kass: Plasma lipids and lipoproteins in vegetarians and controls. New Engl. J. Med. 292 (1975) 1148.

34 Spitzmüller, E.M., K. Pflug-Schönfelder, C. Leitzmann: Ernährungsökologie, Essen zwischen Genuß und Verantwortung. Haug, Heidelberg 1993.

35 Srikumar, T.S.: Trace element status in healthy subjects switching from a mixed to a lactovegetarian diet for 12 mo. Amer. J. Clin. Nutr. 55 (1992) 885–890.

36 Teuteberg, H.J.: Zur Sozialgeschichte des Vegetarismus. In: Vierteljahrschrift für Sozial- und Wirtschaftsgeschichte 81 (1994) Heft 1.

37 Thorogood, M., J. Mann, P. Appleby, K. McPherson: Risk of death from cancer and ischaemic heart disease in meat and non-meat eaters. Brit. Med. J. 308 (1994) 1667–1670.

38 U.S. Departments of Agriculture and Health and Human Services. Nutrition and your health: dietary guidelines for Americans. 5th ed. Washington, DC: USDA 2000.

21 Alternative Kostformen und Außenseiterdiäten

21.1 Einleitung 516
21.2 Makrobiotik 520
21.3 Schnitzer-Kost 522
21.4 Hay'sche Trennkost 522
21.5 Eiweißarme Ernährung nach Wendt 523
21.6 Kohlenhydratarme Kostformen 523
21.7 Diäten zur Therapie maligner Tumoren („Krebsdiäten", „Tumordiäten") 524
21.8 Heilfasten und energiereduzierte Diäten 529
21.9 Weitere Außenseiterdiäten 531

21.1 Einleitung

Für die Energie- und Nährstoffzufuhr, aber auch für die Zufuhr von Ballaststoffen und sekundären Pflanzenstoffen gibt es optimale Bereiche, innerhalb deren ein Höchstmaß an Gesundheit und Leistungsfähigkeit gegeben ist.

Diese **Optimalbereiche** werden von folgenden Faktoren beeinflusst:
- Lebensalter,
- Geschlecht,
- Rasse,
- körperliche Aktivität,
- verschiedenen Umwelteinflüssen wie Klima, chemische Noxen wie etwa Rauchen, seelisch-psychische Belastungen usw.

Nationale und internationale wissenschaftliche Gesellschaften versuchen auf der Basis wissenschaftlicher Erkenntnisse diesen optimalen Bereich zu **definieren** und entsprechende **Empfehlungen** für eine wünschenswerte Zufuhr zu formulieren. Die Tatsache, dass solche Empfehlungen im Abstand weniger Jahre aufgrund neuer Erkenntnisse **modifiziert** werden, zeigt die Schwierigkeit, eine Ernährung zu definieren, die ein Höchstmaß an Lebenserwartung und Gesundheit erwarten lässt.

Beispiele sind die derzeitigen Empfehlungen zur Zufuhr an Antioxidanzien (vgl. Kap. 1.7.1), Folsäure (vgl. Kap. 1.7.2) und Kalzium (vgl. Kap. 1.8.2) oder die neuen Erkenntnisse über die Bedeutung von ω-3-Fettsäuren bzw. die optimale Relation zwischen ω-3- und ω-6-Fettsäuren in der Ernährung (vgl. Kap. 1.3.2).

Dass Kostformen, die die derzeitigen wissenschaftlich gesicherten Ernährungsempfehlungen weitgehend realisieren, mit einer **geringeren Morbidität** einhergehen, konnte in einer Vielzahl epidemiologischer Studien belegt werden. Beispiele sind die **mediterrane** und **ovolaktovegetabile Ernährung** (vgl. Kap. 20.6) oder der mit einem vergleichsweise geringen Karzinomrisiko einhergehende hohe **Gemüse-** und **Obstverzehr** (vgl. Kap. 16).

Eine, dem derzeitigen Wissensstand entsprechende Energie- und Nährstoffzufuhr und optimale Aufnahme von Ballaststoffen und sekundären Pflanzenstoffen lässt sich sowohl mit einer **„normalen" Mischkost**, aber auch mit einer Reihe **alternativer Kostformen** realisieren.

Mögliche Alternativen sind beispielsweise die genannte ovolaktovegetabile oder die mediterrane Ernährung, aber auch weitere Kostformen, die im Folgenden kurz besprochen werden.

Es bestehen jedoch oft fließende Übergänge zu **Außenseiterdiäten**, Kostformen, die langfristig eine **Fehlernährung** zur Folge haben und denen falsche bzw. unbewiesene vorbeugende oder heilende Eigenschaften zugesprochen werden. Die Begriffe alternative Ernährung und Außenseiterdiät werden oft gleichbedeutend benutzt.

Trotz dieser gesicherten Möglichkeiten, sich „richtig" zu ernähren, steigt seit Jahren in allen westlichen Industrieländern die Zahl der Anhänger **wissenschaftlich nicht gesicherter Kostformen**. Den uninformierten, unkritischen und oft naiven nach Wegen zur optimalen Ernährung Suchenden wird wortreich und unter Verwendung geschickter Formulierungen eingeredet, sie könnten sich in besonderem Maße **vor Erkrankungen** schützen bzw. **therapeutische Effekte** erzielen durch:
- das Einhalten bestimmter Nährstoffrelationen,
- das Meiden bzw. Bevorzugen bestimmter Gruppen von Lebensmitteln,
- das Einhalten bestimmter zeitlicher Intervalle zwischen dem Verzehr einzelner Gruppen von Lebensmitteln usw.

Gemeinsam ist diesen Kostformen (Außenseiterdiäten), dass sie auf Spekulationen bzw. falsch interpretierten, wissenschaftlichen Befunden beruhen. Sie stellen Beziehungen zwischen Ernährung und Organfunktionen bzw. der Entstehung von Erkrankungen dar, die jeder wissenschaftlichen Grundlage entbehren.

Manche Kostformen basieren ausschließlich auf **weltanschaulichen Vorstellungen** und verzichten bewusst auf den Versuch einer naturwissenschaftlichen Begründung. Hierzu zählt beispielsweise die **Makrobiotik**, eine mystisch geprägte Ernährungslehre, die auf dem Zen-Buddhismus beruht. Auch das **Ernährungskonzept der Anthroposophen** basiert auf Vorstellungen, die einer wissenschaftlichen Erklärung nicht zugängig sind.

Anhänger und **Befürworter** solcher Kostformen ohne wissenschaftliches Konzept **versprechen** zum Teil weitgehende vorbeugende und therapeutische Effekte, ohne hierfür Beweise vorzulegen. Sie verbergen sich oft zusammen mit anderen außerhalb der wissenschaftlichen Medizin stehenden Verfahren hinter den in der Öffentlichkeit **positiv besetzten Begriffen** wie „unkonventionelle medizinische Verfahren", „Alternativmedizin" oder „Komplementärmedizin" [33].

Sie zählen auch nicht zu den klassischen Naturheilverfahren, deren Vertreter bemüht sind, nur gesichertes Ernährungswissen in ihre Prophylaxe- und Therapiekonzepte zu integrieren [2]. „Die **echten Naturheilweisen** haben nichts zu tun mit den vielen **„alternativen"** oder **„unkonventionellen" Methoden**, die ärztlich-empirisch und wissenschaftlich nicht ausreichend belegt sind, dafür aber nicht selten in geradezu marktschreierischer Weise angepriesen werden" [26].

Eine Stellungnahme des Centers for Disease Control and Prevention und der Food and Drug Administration der USA lautet:

> Alternative Methoden entbehren nicht nur eines wissenschaftlichen Beweises von Wirksamkeit und Sicherheit, sie entbehren auch oft einer plausiblen wissenschaftlichen Basis.

Bereits Anfang der 30er Jahre des vorigen Jahrhunderts werden „**Ernährungssekten** und ihre **Auswüchse**" beklagt [51] und in einem Aufsatz mit dem Titel „Kampf den Nährpfuschern" finden sich die Sätze:

„Es herrscht eine offene und latente feindliche Einstellung gegen alles wissenschaftliche, vor allem deshalb, weil zu seinem Verständnis ein gewisses Maß von Denken nötig ist; dieser Teil des Volkes ... glaubt und dieser kritiklose Glaube artet meist in Fanatismus aus. ... er glaubt an die Weisheit des Kurpfuschers und verachtet und verdächtigt Arzt und ärztliche Wissenschaft ... er glaubt nicht an die Richtigkeit unbedingt bewiesener wissenschaftlicher Forschungsergebnisse, nicht an die Lehren, die von Fachleuten gegeben werden; ungebildet, wie er ist, glaubt er lieber dem auch Ungebildeten, der auch sein Bedürfnis nach Mystischem stillt und hegt gegen den Fachmann, den Wissenschaftler das bekannte Misstrauen des Ignoranten" [55].

Ein **wesentlicher Vorwurf**, der Anhängern solcher Kostformen gemacht wird, betrifft die fehlenden Bemühungen um eine Beweisführung. Die **Verfechter** berufen sich in aller Regel auf langjährige positive Erfahrungen oder auf Schilderungen positiver Einzelbeobachtungen.

Ergebnisse exakter Untersuchungen zur prophylaktischen Wirkung und vergleichende Therapiestudien – und nur diese sind beweisend – werden jedoch **nicht vorgelegt**. Den Beweis für den Wert eines vorbeugenden oder therapeutischen Verfahrens muss immer wieder der liefern, der dies empfiehlt.

Anhänger von nicht anerkannten Ernährungsformen, sowohl für die Prophylaxe als auch für die Therapie, machen oft den Kritikern den Vorwurf, eine Idee abzulehnen, ohne sie überprüft zu haben. Hiermit versuchen sie, die ihnen zufallende **Beweispflicht ihren Kritikern** aufzubürden.

> Insbesondere Universitätskliniken sind nicht in der Lage, die Vielzahl ungesicherter Vorstellungen über therapeutische Diäten zu prüfen.
> Es ist zudem dann, wenn einer Diätempfehlung jegliche Basis fehlt, aus ethischen Gründen eine Erprobung unter klinischen Bedingungen nicht vertretbar.

Große Teile der Bevölkerung sind mit der medizinischen Versorgung unzufrieden und stehen modernen Diagnose- und Therapieverfahren kritisch oder abweisend gegenüber,
- obwohl die medizinische Versorgung der Bevölkerung in den westlichen Industrieländern noch nie so optimal war wie zurzeit,
- die mittlere Lebenserwartung in den letzten Jahrzehnten kontinuierlich gestiegen ist,
- Empfehlungen für eine optimale Ernährung angeboten werden und
- Möglichkeiten von Vorsorgeuntersuchungen zur Verfügung stehen etc.

Eine **ängstliche Selbstbeobachtung** mit der Überbewertung von geringen Beschwerden, die meist mit Methoden der sog. „Schulmedizin" nicht zu beeinflussen sind, nimmt zu.

Während in den USA in den 70er Jahren des vorigen Jahrhunderts noch 61% der Durchschnittsbevölkerung mit dem Gesundheits- und Kräftezustand zufrieden waren, betrug dieser Prozentsatz in den 80er Jahren nur noch 55% (Lit. bei [4]).

Diese Unzufriedenheit begünstigt die **Kommerzialisierung der Gesundheit**, die insbesondere in den USA weit fortgeschritten ist. Zunehmend werden Wege zu mehr Gesundheit und Leistungsfähigkeit gesucht.

In den USA waren vier von zehn Büchern mit der höchsten Auflage im Jahre 1984 solche, die sich mit besonderen Kostformen bzw. mit Fitness befassten.

Trotz aller Fortschritte in der Therapie bleiben **viele Krankheiten** nach wie vor **kaum beeinflussbar**. Dies gilt beispielsweise für einen hohen Prozentsatz der Funktionsstörungen im Bereich der Gastrointestinalorgane, für maligne Tumoren, degenerative Gelenkerkrankungen, allergische Erkrankungen etc.

Das weitgehende Unvermögen, hier erfolgreich zu therapieren, veranlasst viele, nach **Alternativen** zu suchen, wobei zunehmend wissenschaftlich nicht gesicherte Methoden an Attraktivität gewinnen.

Selbst kritische Menschen mit guter Schulbildung sind oft bereit, sich Therapieverfahren zu unterziehen, die außerhalb der wissenschaftlichen Medizin liegen.

Auch die **Nachteile der modernen „Geräte-Medizin"**, die mit Methoden der Chemie und Physik diagnostiziert und therapiert und den persönlichen Kontakt zwischen Patienten und Arzt oft vernachlässigt, begünstigen den Trend zu nicht oder nur unzureichend gesicherten Therapieverfahren.

Bereits in den 20er Jahren des vorigen Jahrhunderts stellte der Psychiater E. Bleuler die Frage: „Warum geht das Publikum noch zum Pfuscher? Weil wir ihm nicht genügen. Und warum genügen wir ihm nicht? Unter anderem, weil er etwas Geheimnisvolles, etwas Besonderes will. Die Macht der Götter, Dämonen und der Zauberer ist nun einmal mit dem Begriff der Krankenheilung verknüpft, seit die Menschheit existiert, und wir können nicht verlangen, dass der Laie sich von solchen **autistischen Gedankenverbindungen** völlig gelöst habe, solange wir selbst mit aller unserer akademischen Bildung noch nicht fähig waren, ganz aus dem **medizinischen Autismus** herauszukommen" [9].

Unkonventionelle Heilmethoden werden besonders häufig bei **Tumorpatienten** angewandt.

In einer anonymen Erhebung bei 161 Tumorkranken gaben 71 an, paramedizinische Heilmittel zu gebrauchen, wobei diätetische und anthroposophische Präparate im Vordergrund standen.

Die Einleitung und Durchführung der Behandlung erfolgte in 60% der Fälle durch den Hausarzt oder einen Heilpraktiker. Eine spezielle Diät kam mit 34% am häufigsten zur Anwendung, gefolgt von einer Vitamintherapie in 18% und Maßnahmen zur Entgiftung und Entschlackung in 17% der Fälle [7].

Die **Basis sog. Außenseiterdiäten** ist, wie bereits ausgeführt, in vielen Fällen falsch, überholt oder spekulativ.

Nicht selten erkennen die Anhänger Fehler und Gefahren in der modernen Ernährung westlicher Industrieländer, die zunehmend von Interessengruppen und deren Werbung bestimmt wird.

Die zur Lösung der sich hieraus ergebenden Probleme angebotenen Alternativen sind meist **für den Laien ansprechend** und verständlich, sodass der über die zunehmende Fehlernährung in der modernen Massengesellschaft nur lückenhaft und zum Teil tendenziös informierte Laie die **emotional vorgetragenen Argumente** akzeptiert.

Er hat aufgrund des durchschnittlichen Ernährungswissens keine Möglichkeit, die ihm bei der Suche nach einer „besseren und gesünderen" Ernährung angebotenen Alternativen ausreichend zu beurteilen.

Viele werden deshalb durch **reißerisch aufgemachte**, viel versprechende, nicht selten auch auf weltanschaulichen oder religiösen Ideen beruhende Empfehlungen leichter überzeugt als durch klare und nüchterne, auf dem neuesten Kenntnisstand beruhende Informationen, wie sie beispielsweise seit vielen Jahren durch die **Deutsche Gesellschaft für Ernährung*** weitergegeben werden.

Der nach einer „besseren" Ernährung Suchende wird oft von der persönlichen Überzeugung und dem **Fanatismus** der Anhänger beeindruckt.

Die als Alternative angebotene Ernährungsform wird als frei von Mängeln dargestellt und hilft nach Aussage der Verfechter, ohne Einschränkung alle Ernährungsprobleme zu lösen.

Vokabeln wie „natürlich", „naturbelassen", „biologisch", „Ganzheit", „Vitalstoffe", „Vollwert" werden oft, ohne nach ihrem Inhalt und ihrer Aus-

* Geschäftsstelle der Deutschen Gesellschaft für Ernährung (DGE): Godesberger Allee 18, 53175 Bonn. Telefon 0228/3776-600, Telefax 0228/3776-800, http://www.dge.de

Tabelle 21-1 Vokabular alternativer und/oder vegetarischer Kostformen (nach [36]).

Begriff	Bedeutung
Vollwert (Ganzheit)	Lebensmittel, die möglichst wenig ver- und bearbeitet sind und somit den vollen ursprünglichen Wert der Nahrung enthalten
Vitalstoffe	alle Stoffe, die zum Leben notwendig sind, d.h. alle Nährstoffe sowie Wasser und noch nicht identifizierte, möglicherweise essentielle Nahrungsinhaltsstoffe
Naturbelassen (natürlich, lebendig)	nicht oder wenig bearbeitete Lebensmittel, auch Rohkost
Rohkost (Frischkost)	pflanzliche (und tierische) Lebensmittel, die unerhitzt verzehrt werden
Kontrollierter Anbau	pflanzliche Lebensmittelproduktion ohne oder mit möglichst geringer Anwendung von Mineraldüngern (besonders Stickstoff) sowie Pestiziden tierische Lebensmittelproduktion ohne oder mit möglichst geringer Anwendung von Futterzusatzstoffen und Tierarzneimitteln
– Organisch-biologisch	Erhaltung der Bodenfruchtbarkeit
– Ökologisch	Umweltschutz im weitesten Sinne
– Biologisch-dynamisch	kosmische Einflüsse

sage zu fragen, als **positive Eigenschaften** ebenso akzeptiert wie „Fäulnis", „Verschlackung", „Vitaminräuber", „Übersäuerung der Gewebe" etc. als **angeblich negative Eigenschaften** und Folgen der üblichen Mischkost.

In Tabelle 21-1 sind einige von den Anhängern alternativer Kostformen häufig benutzte Begriffe einschließlich der von ihnen gegebenen Erklärungen und Inhalte zusammengestellt.

Es muss jedoch betont werden, dass vieles in der sog. alternativen Ernährung sinnvoll ist und eine echte, ernährungsmedizinisch begründbare Alternative zu den Schwächen und Fehlern in der Ernährung westlicher Industrieländer darstellt.

Wissen um diese Form der Ernährung wird sowohl durch Beratung als auch durch Literatur zunehmend in sog. **Bioläden** vermittelt, wo auch entsprechende Lebensmittel – Getreide, Getreideprodukte, Hülsenfrüchte, Nüsse, Müslis, Tees etc. – angeboten werden.

Ein ähnliches Lebensmittelangebot findet sich in **Reformhäusern**, die Anfang des vorigen Jahrhunderts aufkamen und sich aus der sog. Lebensreformbewegung, aus der Naturheil- und vegetarischen Bewegung entwickelten.

Kunden von Reformhäusern und Bioläden gaben als Grund für ihre Ernährungsweise in über 70% an, sie sei gesünder. Weitere Argumente waren: geringere Umweltbelastung, besserer Geschmack, Beitrag zur Beseitigung der ungleichen Verteilung von Nahrung in der Welt und andere ethische Beweggründe [48].

Die Bemühungen um **„naturbelassene Lebensmittel"** basieren nicht immer auf ausreichender Sachkenntnis, wie das Beispiel der kaltgepressten, unraffinierten Pflanzenöle zeigt, die als „wertvoller und gesünder" angesehen werden als raffinierte Speiseöle.

Kaltgepresste Öle werden ohne Wärmezufuhr aus den Ölfrüchten gepresst und anschließend nicht raffiniert, während die üblichen Speiseöle durch Warmpressung und/oder Extraktion aus den Ölfrüchten gewonnen und anschließend einer Reinigung (Raffination) unterzogen werden.

Vergleichende Untersuchungen haben gezeigt, dass die beiden meist als wertbestimmend angesehenen Inhaltsstoffe, **ungesättigte Fettsäuren** und **Tocopherole** nur unwesentlich durch die übliche technische Bearbeitung in ihrer Konzentration reduziert werden. Die Unterschiede liegen häufig im **Bereich der natürlichen Schwankung**.

Im Gegensatz dazu werden **unerwünschte Substanzen anthropogener Herkunft** durch den Vorgang der Raffination praktisch vollständig entfernt, während sie in den kaltgepressten Ölen entsprechend ihrer Konzentration in den Ölsaaten enthalten sind.

So wurden beispielsweise in kaltgepresstem Olivenöl 5,8–6,0 µg 3,4-Benzypren pro kg gefunden, während raffinierte Olivenöle nur Werte zwischen 0,32 und 1,19 µg/kg aufwiesen. Entfernt werden bei der Raffination darüber hinaus Rückstände von Insektiziden, polyzyklische aromatische Kohlenwasserstoffe etc. (Lit. bei [21]).

Unsachlich und irreführend ist oft auch die **Beurteilung von Zucker** (Saccharose), der als „Industriezucker", „Vitamin- und Mineralstoffräuber" bezeichnet und als gesundheitsschädigend dargestellt wird.

Die oberste amerikanische Gesundheitsbehörde, Food and Drug Administration (FDA), hat einen umfassenden Bericht („Evaluation of Health Aspects of Sugars Contained in Carbohydrate Sweeteners") veröffentlicht, in dem aufgrund der vorliegenden wissenschaftlichen Erkenntnisse Zucker bewertet wird.

Die ausführliche Studie ergab, dass der Zuckerverzehr, abgesehen von der Karies (vgl. Kap. 14), **keine nachteiligen gesundheitlichen Folgen** hat.

Dies führte dazu, dass die amerikanische Gesundheitsbehörde 1988 Zucker den **GRAS-Status** zuerkannte („Generally Recognized As Safe").

Diese Stellungnahme darf jedoch nicht dazu benutzt werden, den Verzehr von Zucker zu empfehlen.

Der Verzehr von raffinierten Kohlenhydraten muss so weit als möglich eingeschränkt werden, da hierdurch zwangsläufig die Aufnahme von Ballaststoffen und einer Reihe essentieller Nährstoffe verringert wird.

Eine optimale Aufnahme von Ballaststoffen lässt sich nur dann realisieren, wenn Kohlenhydrate überwiegend in Form ballaststoffreicher Lebensmittel verzehrt werden.

Für die Praxis ist es in erster Linie wichtig, Kostformen nach ihrer **potentiellen Gefahr** für eine **optimale Deckung des Nährstoffbedarfes** zu beurteilen. Darüber hinaus gilt es, die oft völlig realitätsfernen Aussagen zur Prophylaxe und insbesondere zur Therapie zu kennen, um **Patienten aufklären** zu können.

Im Folgenden wird das Für und Wider einiger solcher Kostformen dargestellt.

21.2 Makrobiotik

Bei der Makrobiotik handelt es sich um eine weltanschaulich begründete, überwiegend vegetarische Ernährungsweise, die auf dem aus China stammenden **Zen-Buddhismus** beruht.

Der Begründer der derzeit insbesondere in westlichen Industrieländern viele Anhänger zählenden makrobiotischen Lebensweise ist der japanische Philosoph Ohsawa, der von 1893 bis 1966 lebte. Er verkündete eine Lebenskunst, die zu einem reichen und sinnvollen Leben führen soll.

Wesentlicher Bestandteil dieser Weltanschauung ist die Vorstellung, dass der Mensch Gesundheit, Lebenskraft und geistige und körperliche Aktivität verbessern kann, indem er sich weitgehend von **Pflanzenkost** ernährt.

Vom Tier stammende Lebensmittel werden nicht grundsätzlich abgelehnt. So wird beispielsweise die Tatsache akzeptiert, dass der Mensch aufgrund seines Gebisses von Natur aus dazu imstande ist, tierische Nahrung aufzunehmen.

Aus **Form und Funktion der Zähne** wird Folgendes geschlossen: Von den insgesamt 32 Zähnen sind 8, das sind ¼, zum Zerkleinern von Gemüse bestimmt, 4, das entspricht ⅛, sind Eckzähne zum Zerreißen von Fleisch, und 20, das sind ⅝, sind als Backenzähne vorwiegend zum Zermahlen von Getreidekörnern bestimmt.

Getreide und **Gemüse** sind die wichtigsten Bestandteile der Nahrung.

Der makrobiotischen Ernährungs- und Lebensweise liegt die Vorstellung zugrunde, dass die beiden Elemente Yin und Yang, um ein Gleichgewicht und einen positiven Zustand zu erreichen, immer in einem ausgewogenen Verhältnis vorhanden sein müssen.

Yin und **Yang** stehen für die Gegensätze weiblich und männlich, Winter und Sommer, Passivität und Aktivität.

Jedes Lebensmittel hat ein bestimmtes Verhältnis von Yin und Yang. Das Verhältnis von Yin und Yang ist in **braunem Reis** mit 5:1 für den Menschen besonders günstig. Ein Mensch könnte sich,

Tabelle 21-2 Yang- und Yin-Tabelle. Das Verhältnis Yang:Yin sollte immer 1:5 betragen.

Yang	Yin
Eier++	Rindfleisch++
Hering++	Schweinefleisch++
Kopfsalat+	Spinat+++
Möhren++	Kartoffel+++
Kürbis++	Erbsen++
Zwiebel+	Roggen+
Äpfel++	Hafer+
Kirschen+	Milch++
Weizen+	Honig+++
Reis+	Wein+++

+ = Intensität

Tabelle 21-3 Die verschiedenen makrobiotischen Ernährungsformen.

Stufe	Cerealien	Gemüse	Suppe	tierisches Eiweiß	Salate Früchte	Nachtische	Getränke* Flüssigkeiten
7	100%	–	–	–	–	–	
6	90%	10%	–	–	–	–	
5	80%	20%	–	–	–	–	
4	70%	20%	10%	–	–	–	
3	60%	30%	10%	–	–	–	
2	50%	30%	10%	10%	–	–	
1	40%	30%	10%	20%	–	–	
–1	30%	30%	10%	20%	10%	–	
–2	20%	30%	10%	25%	10%	5%	
–3	10%	30%	10%	30%	15%	5%	

* so wenig wie möglich

bei richtiger Zubereitung, folglich ausschließlich von diesem Getreide ernähren.

Alle anderen Lebensmittel sind entweder mehr Yin- oder mehr Yang-betont, sodass bei der Zubereitung der Speisen ein entsprechender Ausgleich geschaffen werden muss.

Neben Naturreis haben auch andere Getreidesorten wie Buchweizen, Weizen, Roggen, Hafer, Mais, Hirse etc. ein **günstiges Yin-Yang-Verhältnis**, sodass nach den Empfehlungen von Ohsawa (Tab. 21-2) die beste Ernährung im ausschließlichen Verzehr von **Vollkorngetreideprodukten** besteht.

Diese vollkommenste Form der Ernährung, die Stufe 7, kann abgewandelt werden durch Zusatz von Gemüse etc. bis hin zur niedrigsten Stufe, die 20% tierisches Eiweiß enthält (Tab. 21-3).

Bei Einhaltung der Stufe 7 werden Gesundheit, Glück, Freiheit und soziale Gerechtigkeit am ehesten erreicht.

Eine günstige Verteilung von Yin und Yang in der Nahrung ist Voraussetzung für einen gesunden Körper und Geist.

Nach der makrobiotischen Lehre führt ein lang anhaltenes Ungleichgewicht zwischen Yin und Yang zu Gesundheitsstörungen.

Nach dieser Lehre sind alle Erkrankungen durch entsprechende Ernährungsumstellung heilbar. Medikamente und chirurgische Eingriffe werden überflüssig.

Nach Ansicht von Ohsawa ist der Mensch zur sog. **stofflichen Transformation** chemischer Elemente fähig und kann beispielsweise aus Natrium Sauerstoff und Kalium, aus Silicium Kalzium etc. bilden. Diese Vorstellung entbehrt jeder wissenschaftlichen Grundlage.

Die Anhänger der makrobiotischen Ernährungslehre lehnen jegliche Schädlingsbekämpfungsmittel, Kunstdünger etc. ab.

Ernährung nach den Regeln der Makrobiotik birgt erhebliche Gefahren der Mangelversorgung mit essentiellen Nährstoffen.

Entsprechende, in Holland durchgeführte Untersuchungen ergaben, dass die Ernährung überwiegend aus Getreide, Hülsenfrüchten und Gemüse besteht, mit Zulagen kleiner Mengen an Meeresalgen, fermentierten Produkten, Nüssen und Samen. Fleisch, Milchprodukte und Obst werden gemieden.

Bei **Kindern** fanden sich erhebliche **Verzögerungen im Längenwachstum.** Die Aufnahme von Energie, Eiweiß, Kalzium und den Vitaminen B_2, B_{12} und D lag deutlich unter der einer Kontrollgruppe. **Klinische Zeichen einer Rachitis** konnten während des Sommers bei 28% und im Winter bei 55% der Kinder nachgewiesen werden.

Dem klinischen Bild entsprechend waren die Serumkonzentrationen an Vitamin D, Kalzium und Phosphat von der Norm abweichend.

Aufgrund der Ergebnisse dieser Studie wird zur Vermeidung von Mangelsituationen bei Kindern empfohlen, der Kost Fett, Fisch und Milchprodukte zuzusetzen [15].

Kushi-Diät

Die sog. Kushi-Diät, eine **ernährungsphysiologisch sinnvollere Variante** der Makrobiotik hat in den USA weite Verbreitung gefunden. Sie wird u.a. zur Krebsprophylaxe empfohlen.

Die Nahrung soll sich wie folgt **zusammensetzen**:

- 50–60% Vollgetreide,
- 25–30% Frischgemüse,
- 10% Hülsenfrüchte, Sojafleisch oder Sojakäse und
- 5% Algengemüse.

Zusätzlich wird 1- bis 2-mal pro Woche weißfleischiger Fisch empfohlen.

Nicht erlaubt sind:
- Fleisch der üblichen Schlachttiere,
- Geflügel,
- Wild,
- Eier,
- Butter,
- Milch und Milchprodukte einschließlich Käse,
- sämtliche Konserven,
- Tiefkühlprodukte und industriell bearbeitete Lebensmittel sowie
- Vitamin- und Mineralstoffpräparate.

Die Kushi-Diät erfüllt weitgehend die Anforderungen an eine optimale Ernährung und auch die nach derzeitigem Kenntnisstand sinnvollen Vorschläge zur Krebsprophylaxe wie geringer Anteil an Fett und hoher Anteil an Ballaststoffen, Gemüse etc. (vgl. Kap. 16).

Eine ausreichende Bedarfsdeckung an essentiellen Nährstoffen wie beispielsweise an Kalzium ist bei strengem Einhalten der Regeln nicht möglich.

21.3 Schnitzer-Kost

Eine weitere vegetarische Kostform ist die Schnitzer-Kost. Der Zahnmediziner J.G. Schnitzer [52, 53] geht davon aus, dass sich der menschliche Organismus mit seinen Verdauungs- und Stoffwechselfunktionen während der Evolution **an eine Urnahrung** angepasst hat.

Aufgrund von vergleichenden Studien über die **Gebissanatomie** glaubt er, dass im Gegensatz zur allgemeinen Auffassung der Mensch kein Allesfresser (Omnivore), sondern ein **Fruchtesser** (Frugivore) ist.

Hierbei steht der Begriff Frucht nicht für die dem Menschen erst während relativ kurzer Zeit zur Verfügung stehenden Obstfrüchte, sondern für **Samen, Wurzelknollen** und **Blattschösslinge**.

Schnitzer empfiehlt eine Kost überwiegend aus Vollgetreide, Wurzelgemüse und Blattsalat. **Fleisch** ist nicht grundsätzlich verboten, soll aber **möglichst gemieden** werden.

Unterschieden wird die **Intensiv-Kost** mit 6300 kJ täglich (1500 kcal), die ausschließlich aus Rohkost besteht. Alle hitzebehandelten Lebensmittel und solche tierischer Herkunft sollen gemieden werden. **Ergänzt** wird diese Variante mit Pulvin, einem **Gesteinsmehl**.

Als **Langzeiternährung** dient die sog. **Normal-Kost** mit 9200 kJ (2200 kcal) täglich. Hierbei wird die Intensiv-Kost ergänzt durch Vollkornbrot, Vollkorngebäck, Milch, Eier, Kartoffeln etc. Diese Variante ist als **ovolaktovegetabile Kost** für die Langzeiternährung geeignet.

Als **Vorteile dieser Kostform** werden genannt:
- eine Optimierung der Vitalität,
- Ausdauer und Leistungsfähigkeit beim Gesunden und
- therapeutische Effekte bei den verschiedensten Erkrankungen.

So berichtet Schnitzer beispielsweise über positive Effekte beim Diabetes mellitus bis hin zur Besserung von diabetischen Spätschäden.

Auf die **Gefahren, den Diabetes mellitus mit der „Schnitzer-Kost" zu therapieren**, und auf die falschen Vorstellungen, insbesondere zur Bedeutung tierischer Proteine für die Eiweißbedarfsdeckung, wurde bereits 1980 von Vertretern der Deutschen Diabetesgesellschaft hingewiesen [43].

Exakte Untersuchungen mit dieser Kostform liegen bei den verschiedensten als Indikationen genannten Erkrankungen nicht vor.

21.4 Hay'sche Trennkost

Die Hay'sche Trennkost fordert nach dem Grundsatz „der Mensch soll nicht mischen, was die Natur zu mischen unterließ ...", Eiweiß und Kohlenhydrate innerhalb einer Mahlzeit zu trennen.

Gemieden werden sollen so genannte **unnatürliche Lebensmittel**, wie Zucker, Weißmehl, polierter Reis, konservierte Früchte, sterilisierte Lebensmittel etc.

Der Verzehr von **Fleisch** soll 100 g und der von Fett 30–60 g/Tag nicht überschreiten.

Unverständlich und aufgrund des physiologischen Ablaufs der Verdauungsvorgänge falsch und ohne Sinn ist die Forderung, eiweiß- und kohlenhydratreiche Lebensmittel getrennt aufzunehmen.

In gewisser Weise entschuldbar waren die Vorstellungen des amerikanischen Arztes Howard Hay, der 1933, zu einer Zeit, als die **Kenntnisse über die Verdauungsphysiologie noch unvollständig** waren, sein Ernährungskonzept veröffentlichte. Die Versuche, beim jetzigen Kenntnisstand das Trennprinzip wissenschaftlich begründen zu wollen, sind jedoch, wie folgende Auszüge aus dem Buch „Original Hay'sche Trennkost" [58] zeigen, unverständlich. Auch der für Laien bestimmte Text zeigt, welch **wirre Vorstellungen** über den Ablauf der Verdauungsvorgänge bestehen:

„Die Verdauung der vorwiegend konzentriert eiweißhaltigen Nahrungsmittel hängt in erster Linie von der Wirkung des Pepsins im Magen ab. Da Pepsin nur bei vorhandener Säure arbeitet, handeln wir falsch, wenn wir zu einer Eiweißmahlzeit reichlich Kohlenhydrate essen, denn die Stärkemehle verlangen Basen und die Eiweißstoffe verlangen Säuren. Der Magen kann nicht … zur gleichen Zeit basisch und sauer sein …“

Argumente gegen eine zu hohe Eiweißzufuhr bzw. den Verzehr raffinierter und sog. denaturierter Nahrungsmittel wie Weißmehl, Zucker etc. sind Folgende:

„Eiweißabbauprodukte bleiben halbverbrannt im Körper zurück, sammeln sich hauptsächlich als Harnsalze an und verwandeln sich in Harnsäure, Xanthin, Hypoxanthin, Kreatinin u.a., alles belastende Rückstände für unsere leiblichen und seelischen Funktionen. Das Übermaß an Eiweiß wirkt an erster Stelle als Ursache für Früherkrankungen.“

Als Erklärung für den **schädigenden Effekt raffinierter Kohlenhydrate** findet sich folgende Aussage:

„Das sind Säurebildner im höchsten Grade, denn ihre Verbrennung hinterlässt Kohlensäure im Blut … Ihre Hauptgefahr liegt darin, dass sie nicht genug basische Elemente im Körper zurücklassen und so den Säurebestand vorbereiten …“

Diese wenigen Sätze demonstrieren, wie versucht wird, ohne Beachtung der elementarsten Regeln der Physiologie, angeblich positive Effekte einer Außenseiterdiät zu erklären.

Ebenso wenig wissenschaftlich begründet ist die Einteilung in **„Basennahrung“** und **„Säurenahrung“**. Zur Basennahrung gehören Gemüse, Obst und Milch.

Trotz aller unlogischen und unwissenschaftlichen Argumente für das Trennprinzip, werden mit dieser fettarmen Kostform, reich an pflanzlichen Lebensmitteln, alle Nährstoffe in ausreichender Menge aufgenommen.

Wer sich nach den Regeln der Trennkost ernährt praktiziert eine empfehlenswerte vegetarisch orientierte, fettarme und ballaststoffreiche Ernährung. Es werden folglich die wesentlichen Voraussetzungen zur Vorbeugung gegen heute häufige Erkrankungen erfüllt. Diese positiven Effekte beruhen jedoch nicht auf dem Trennprinzip, sondern ergeben sich durch die optimale Zusammensetzung dieser Kostform.

Kein Anhänger des Trennprinzips hat jemals versucht, durch vergleichende Untersuchungen den Wert dieses Prinzips zu beweisen. Die seit Jahrzehnten ungebrochene Aktualität der Trennkost dürfte in erster Linie auf der eingangs genannten, von dem Psychiater Bleuler formulierten Suche nach dem „Geheimnisvollen und Besonderen“ beruhen.

21.5 Eiweißarme Ernährung nach Wendt

Nach den Vorstellungen von Wendt [60] kommt dem **hohen Fleischverzehr** im Rahmen einer hyperkalorischen Ernährung, wie sie bei einem Großteil der Bevölkerung westlicher Industrieländer die Regel ist, eine große Bedeutung bei der Entstehung von Diabetes mellitus, Bluthochdruck, Hypercholesterinämie, Arteriosklerose etc. zu.

Eine Abscheidung überschüssigen Eiweißes soll die Basalmembran der Kapillaren verdicken und hierdurch die Permeabilität herabsetzen.

Die genannten Risikofaktoren bzw. Erkrankungen werden als Folge dieser Permeabilitätsstörung angesehen.

Als kausale Therapie der **„Eiweißspeicherkrankheiten“** werden eine Verminderung der Eiweißzufuhr, vegetarische Diät und künstliche Eiweißverluste durch wiederholte Aderlässe empfohlen.

21.6 Kohlenhydratarme Kostformen

Solche Kostformen wurden bereits im vorigen Jahrhundert zur Behandlung der **Adipositas** empfohlen.

So schreibt der Franzose Savarin (1755–1826): „Die hauptsächlichste Ursache der Fettleibigkeit sind Mehl und Stärke, auf denen die tägliche Nahrung des Menschen beruht. Wie wir schon gesagt haben, werden alle Tiere fett, die von mehlhaltigen Stoffen leben, ob sie wollen oder nicht, und auch der Mensch unterliegt diesem allgemein gültigen Gesetz.“

Weitere Empfehlungen stammen von dem Engländer Harvey und von dem deutschen Kliniker Epstein.

Während sich die meisten Autoren insbesondere auf die Adipositas beziehen, vertritt der Österreicher Lutz [40] in seinem Buch „Leben ohne Brot“ die Ansicht, dass eine **Vielzahl von Erkrankungen** Folge des zu hohen Kohlenhydratverzehrs sind und Kohlenhydratrestriktionen bei nicht limitierter Protein- und Fettzufuhr zur Therapie zahlreicher Erkrankungen geeignet sei.

Die **Vorstellung** wird wie folgt begründet: Der Mensch hat sich samt seinem Stoffwechsel im

Laufe vieler Jahrtausende entwickelt. Während dieser Zeit standen ihm als Jäger und Sammler, abgesehen von Früchten, Wurzeln und Blättern, für seine Ernährung in erster Linie Fleisch und Fett zur Verfügung, während die Kohlenhydrataufnahme zwangsläufig immer sehr gering war (widerspricht den Angaben in Abb. 2-2).

„Die menschliche Erbmasse ist nicht so plastisch, dass sie sich innerhalb weniger Jahrhunderte oder Jahrtausende von etwas wegpassen und später ebenso rasch wieder an etwas Neues anpassen könnte, denn dies würde die strukturelle Änderung einer Unzahl von Enzymen voraussetzen."

Lutz geht somit davon aus, dass der derzeitige **Verzehr von Kohlenhydraten**, der im Durchschnitt mehr als 300 g/Tag beim Erwachsenen beträgt, in hohem Maße unphysiologisch sei.

Viele hieraus resultierende Erkrankungen lassen sich nach seiner Ansicht durch eine entsprechende Korrektur der Nahrungszusammensetzung beseitigen. Abgesehen von der Adipositas werden **positive Erfahrungsberichte** bei einer Vielzahl von Erkrankungen, insbesondere Colitis ulcerosa [39], degenerativen Gelenkerkrankungen, Diabetes mellitus, Gicht, Magen- und Duodenalulzera etc., vorgelegt.

Die von Lutz besonders bei **Colitis ulcerosa** beobachteten Befundbesserungen sind in Zusammenhang mit den Untersuchungen zur Verlaufsbeeinflussung des Morbus Crohn mit Diäten arm an raffinierten Kohlenhydraten und reich an Ballaststoffen von Interesse (vgl. Kap. 3.4.3).

Die empfohlene Kohlenhydratmenge beträgt 60–70 g/Tag bei freier Wahl von Protein und Fett.

Die immer wieder aufgestellte Behauptung, kohlenhydratarme Ernährung hätte negative gesundheitliche Folgen, wurde **nie bewiesen**.

Ermittelt man die **mittlere tägliche Nährstoffzufuhr** mit einer solchen Kost (8 Männer, 6 Frauen) so findet man mit 9400 ± 3400 kJ (2247 ± 814 kcal) eine relativ niedrige Gesamtenergieaufnahme (mittlere tägliche Ernergiezufuhr in der Bundesrepublik 9870 kJ (2359 kcal) bei Frauen und 12 330 kJ (2947 kcal) bei Männern) bei einem mittleren täglichen Verzehr von 102 g Protein, 156 g Fett und 75 g Kohlenhydraten [31].

21.7 Diäten zur Therapie maligner Tumoren („Krebsdiäten", „Tumordiäten")

Diätetische Maßnahmen zählen zu den **ältesten der vielseitigen Bemühungen**, maligne Tumoren zu heilen bzw. ihr Wachstum zu hemmen.

Bereits im frühen 16. Jahrhundert glaubte man, bösartige Tumoren durch das Meiden von gebratenem Fleisch und den vermehrten Verzehr von gesüßten Speisen, gedünstetem Fleisch, Ziegenmilch, großen Mengen frischer Eier, insbesondere von Eidotter etc. heilen zu können.

Auch in neuerer Zeit wurde immer wieder versucht, das Tumorwachstum mit Hilfe der verschiedensten Kostformen zu hemmen.

In bestimmten Zeitabständen wird in der **Laienpresse** von Diäten berichtet, die in der Lage sein sollen, Tumorkranke zu heilen. Es liegen bisher **keine Beweise** dafür vor, dass solche Effekte zu erreichen sind.

21.7.1 Unbegründete Empfehlungen

Basis vieler Vorschläge ist die **Theorie Warburgs** über die Entstehung maligner Tumoren. Hiernach ist eine irreversible Schädigung der Zellatmung, gefolgt von einer Energiegewinnung aus der Gärung, der Grund für eine Umwandlung hochdifferenzierter Zellen in undifferenzierte, regellos wachsende Krebszellen.

Es wird ignoriert, dass diese Warburgsche Vorstellung **seit langer Zeit widerlegt** ist, und die Gewebshypoxie nicht Ursache, sondern Folge des malignen Zellwachstums ist.

Der **Milchsäure** und der **Zellatmung** kommt folglich bei den Spekulationen und dem Wirkmechanismus von „Krebsdiäten" eine große Bedeutung zu.

Man unterscheidet die das polarisierte Licht nach rechts drehende **L(+)-Milchsäure** oder Rechtsmilchsäure und die das polarisierte Licht nach links drehende **D(–)-Milchsäure** oder auch Linksmilchsäure.

In Pflanzen, Bakterien etc. findet sich die Milchsäure meist in Form des Razemats, d.h. einer Mischung der rechts- und linksdrehenden Form. Die für den Säugetierorganismus physiologische Form ist die L(+)-Milchsäure oder Rechtsmilchsäure (auch Fleischmilchsäure genannt).

In milchsauren Gemüsen (Bohnen, Gurken, Sauerkraut) sowie in Sauermilchprodukten liegt Milchsäure als Razemat vor, wobei in der Regel die L(+)-Milchsäure überwiegt.

Milchsäurebakterien bilden die in Lebensmitteln enthaltene Milchsäure aus Traubenzucker und Milchzucker. Während im Säugetierorganismus die physiologische L(+)-Milchsäure als normales Stoffwechselzwischenprodukt in den Stoffwechsel eingeschleust wird (vgl. Abb. 1-2), erfolgt die Elimination und Umsetzung der D(–)-Milchsäure nur sehr langsam, sodass es zu einer Anreicherung im Blut kommen kann.

Werden Rinder mit kohlenhydratreichem Futter überfüttert, so kann es infolge gesteigerter Milchsäuregärung im Pansen zu schweren Erkrankungen durch Anhäufung dieser unphysiologischen Milchsäure im Organismus kommen. Bei der Herstellung von Sauermilchprodukten kann durch Beimpfen mit entsprechenden Keimen eine gezielte L(+)-Milchsäuregärung in Gang gesetzt werden.

Von manchen Autoren wird angenommen, Rechtsmilchsäure bewirke über eine Aktivierung der Zellatmung und ein Unschädlichmachen der Linksmilchsäure durch Razematbildung eine Prophylaxe oder gar Therapie maligner Tumoren.

Bei Patienten mit ausgedehnter Dünndarmresektion kann es periodisch zu Erhöhungen der D(–)-Milchsäure im Serum kommen (vgl. Kap. 3.4.14). Es wird angenommen, dass es sich um die Folge einer pathologischen Keimbesiedlung des Dickdarms bei gleichzeitig vermehrtem Übertritt von Kohlenhydraten in diesem Darmabschnitt handelt.

Neurologische Symptome, Bewusstseinstrübungen und Veränderungen der Verhaltensweise sind möglicherweise Folgen einer D(–)-Milchsäure-Intoxikation.

Auch bei Säuglingen wurde nach dem Verzehr von Sauermilch über metabolische Azidosen mit verminderter Gewichtszunahme berichtet, die möglicherweise durch die Aufnahme der unphysiologischen Milchsäure bedingt waren (Lit. bei [4]).

Da es bei Erwachsenen, abgesehen von der geschilderten pathophysiologischen Situation nach Dünndarmresektion, offenbar zu keinen Gesundheitsschäden durch den Verzehr von D(–)-Milchsäure kommt, wurde eine von der WHO ursprünglich festgesetzte Grenze der zulässigen Zufuhr an dieser Milchsäure wieder aufgehoben. In der Säuglingsnahrung sollte jedoch D(–)-Milchsäure nicht enthalten sein.

So soll etwa durch den im Rote-Bete-Saft enthaltenen **Farbstoff Betacyan** die Zellatmung gesteigert und hierdurch die Oxidation von Giftstoffen gefördert werden.

Andere Autoren glauben, das Tumorwachstum hemmen zu können, indem sie „die Zufuhr des Rohstoffs für die Milchsäurebildung im Körper drosseln".

Dies geschieht nach ihrer Vorstellung durch einen **Verzicht auf sog. entwertete Kohlenhydrate**, wie Zucker und Weißmehl, aber zum Teil auch durch Meiden kohlenhydratreicher Früchte, wie Birnen, Äpfel und Kartoffeln.

Zusätzlich soll durch den Verzehr kleiner Mengen Milchsäure, in Form von Sauerkrautsaft, Sauermilch etc. „krankhaft gespeicherte Milchsäure ausgeleitet" werden **(Prinzip der isopathischen Therapie)**.

Andere Autoren, wie etwa Gerson [19] glauben, das Tumorwachstum durch **hohe Kalium-** und **geringe Natriumzufuhr** mit der Diät beeinflussen zu können.

Dies wird erreicht durch den Verzehr großer Mengen von **Obst-** und **Gemüsesäften**, die frisch hergestellt sein müssen und die bei der Herstellung nicht mit bestimmten Metallen in Kontakt kommen sollen, damit keine Inaktivierung von ebenfalls das Tumorwachstum hemmenden Wirkstoffen erfolgt.

Gemüse und Früchte – diese Forderung wird auch von anderen Autoren aufgestellt – sollen nur auf **„gesundem Boden"**, d.h. nicht unter Verwendung von Kunstdünger, produziert sein.

Während in der sog. Gerson-Diät, die insbesondere in den USA eine große Zahl an Anhängern gefunden hat, jegliches Fett verboten ist, glaubt etwa **Budwig**, dass man das Krebsproblem durch **Wahl des richtigen Nahrungsfetts** lösen kann. Zu meiden sind „Pseudofette", worunter von der Autorin hoch erhitzte und chemisch veränderte Fette verstanden werden. Empfohlen werden kaltgeschlagene Pflanzenöle, Butter und bestimmte, im Reformhaus erhältliche Margarinesorten.

21.7.2 Wissenschaftliche Betrachtung einiger Aspekte von „Krebsdiäten"

Wie spekulativ und ohne wissenschaftliche Basis die verschiedenen sog. Krebsdiäten sind, ergibt sich aus den zum Teil **widersprüchlichen Diätprinzipien.**

Folgende Lebensmittel werden in den verschiedenen Diätempfehlungen **entweder abgelehnt oder als besonders wertvoll** empfohlen: Tomaten, Kartoffeln, Sojabohnen, Milch, Käse etc. und das totale Fasten. Über positive Erfolge berichten alle Autoren.

Die insbesondere in den USA immer wieder empfohlene Ernährung nach den Grundsätzen der **Makrobiotik**, wobei besonders die Modifikation nach **Kushi** [35] propagiert wird, hat die American Cancer Society bereits 1984 zu einer Stellungnahme veranlasst. Hierin heißt es:

Nach sorgfältiger Prüfung der Literatur und anderer Quellen findet sich kein Hinweis darauf, dass eine Behandlung mit einer makrobiotischen Diät positive Behandlungseffekte bei Tumorerkrankungen hat.

Die Gesellschaft bittet deshalb Tumorkranke **dringend**, von einer Behandlung mit einer makrobiotischen Diät **Abstand zu nehmen**.

Es muss zusätzlich darauf hingewiesen werden, dass diese Kostform aufgrund ihrer unzureichenden Zusammensetzung **möglicherweise schwerwiegende Risiken** für die Gesundheit mit sich bringt [1].

Ohne wissenschaftliches Konzept sind auch unterstützende diätetische Maßnahmen, wie sie etwa von der bayerischen Krebsgesellschaft in Form einer sog. **stoffwechselaktiven Kost** empfohlen werden. Diese Kost soll „den ganzen Organismus unter bestmögliche Ernährungsbedingungen setzen".

Die Autoren betonen ausdrücklich: „Freilich vermag die stoffwechselaktive **Kost allein Krebs nicht zu heilen.**"

An positiven Effekten wird in Aussicht gestellt: „Aktivierung der sich in den Zellen abspielenden energieliefernden Oxidationsprozesse – Beeinflussung des Darms, der Sekretion der Verdauungssäfte, der Aufschließung der Nährstoffe, der Resorptionsleistung, der Darmbakterien und des Darmmilieus, Beeinflussung der Leber und ihrer dem Stoffwechsel dienenden Funktionen – Erleichterung der Ausscheidung von Endprodukten des Stoffwechsels und von Toxinen, die aus zerfallenden Tumorgeweben stammen, etc."

Auch dies sind **reine Spekulationen**, ohne dass einer der viel versprechenden Effekte jemals belegt worden wäre.

> Alle Befürworter der auf den verschiedensten Vorstellungen beruhenden „Krebsdiäten" stellen Behauptungen über Wirkmechanismen auf und berichten von zum Teil spektakulären Heilerfolgen, ohne auch nur Ansätze von Bemühungen um eine exakte Beweisführung zu zeigen.
> Sämtliche Mitteilungen über Heilerfolge beruhen derzeit auf Spekulationen, unzureichend dokumentierten Fallberichten und falsch interpretierten biochemischen bzw. tierexperimentellen Befunden.

Eine **kausale Therapie maligner Erkrankungen** steht trotz weltweiter Bemühungen nicht zur Verfügung. Daher ist es verständlich, dass Patienten und zum Teil auch Ärzte, die sich nicht um ausreichende Informationen bemühen, die oft wortreichen und mit einem pseudowissenschaftlichen Rahmen versehenen Diäten annehmen. Die Angst und das Bewusstsein, mit bisher bekannten Methoden **nur in begrenztem Maße helfen zu können**, verleitet sie dazu, in Aussicht gestellten Heilerfolgen nicht immer mit ausreichender Kritik zu begegnen.

> Verwiesen sei hier auf Sätze aus dem Buch „Das Krebsproblem" von K.H. Bauer [6], die nach wie vor volle Gültigkeit haben: Wunschträume sind als Arbeitshypothesen frisiert ... Manches ist reine Scharlatanerie ... Die Diät bei „Krebskranken" ist keine „Krebsdiät".

In der Einleitung zum Kapitel 16 wurde bereits darauf hingewiesen, dass trotz der großen Fortschritte in der Medizin in westlichen Industrieländern **zunehmend paramedizinische Diagnose- und Behandlungsverfahren** Anhänger finden und dass nach einer in der Schweiz durchgeführten Befragung [7] mehr als 44% der Tumorpatienten solche Methoden anwenden.

Obwohl sich, wie bereits erwähnt, die Zusammensetzung der verschiedenen sog. **Krebsdiäten** oft erheblich unterscheidet, haben viele folgende **Forderungen gemeinsam**:

- Meiden von Zucker und Weißmehl,
- Verzehr von Vollkornprodukten, rohem Obst und Gemüse,
- Trinken von Obst- und Gemüsesäften.
- Fleisch, Fisch und tierische Fette, in der Regel auch Milchprodukte, werden entweder verboten oder stark eingeschränkt. Insgesamt wird meist nur ein geringer Fettverzehr – das betrifft auch „reine Pflanzenfette" – empfohlen.
- Verboten sind in der Regel Margarine, Kochsalz, Alkohol, Koffein.

Wenn der Energiebedarf eines Kranken mit einer solchen Kost gedeckt wird, so ergeben sich im Vergleich zur **üblichen Krankenhausernährung** erhebliche **Unterschiede in der Nährstoffzufuhr**, wie sie in Tabelle 21-4 dargestellt sind.

Es erhebt sich die Frage, ob es trotz fehlender Beweise für den Wirkmechanismus der nach diesem Prinzip zusammengesetzten Diäten nach derzeitigem Wissensstand Ansätze für gezielte Therapiestudien bzw. experimentelle Untersuchungen gibt.

> Manche Autoren [41] spekulieren, dass der niedrigen Natrium- und der sehr hohen Kaliumzufuhr bzw. der hieraus resultierenden vermehrten Aldosteronfreisetzung, wie sie insbesondere bei der Gerson-Diät [19] resultiert, eine Bedeutung zukommt. Tierexperimentelle Befunde zeigen zum Teil einen Hemmeffekt von Mineralocorticoiden auf das Wachstum maligner Tumoren, und die Toxintoleranz kann durch diese Hormone beim Tier gesteigert werden.

Auch der in aller Regel **sehr geringe Fettgehalt** in Krebsdiäten könnte u. U. eine Rolle spielen.

> Sowohl in Tierexperimenten als auch beim Menschen konnten Einflüsse von Art und Menge des Nahrungsfetts auf das Verhalten von Immunreaktionen gezeigt

Tabelle 21-4 Mittlere tägliche Nährstoff-, Energie- und Ballaststoffaufnahme mit:
1. Vollkost und leichter Vollkost, nach den Empfehlungen für die Nährstoffzufuhr im Krankenhaus [50] und Krebsdiät nach 2. Moermann, 3. Schultz-Friese (Bestkost), 4. Dr. Kuhl, 5. Gerson-Diät [19, 36].

	Protein tierisch [g]	Protein pflanzlich [g]	Fett [g]	p/S-Wert	KH gesamt [g]	Mono- und Disaccharide [g]	Energie [MJ]	Energie [kcal]
1.	37	37	78	1,0	250	80	8,4	2000
2.	42	43	51	0,4	286	102	8,3	1987
3.	47	39	66	1,0	234	72	8,0	1905
4.	31	38	60	1,1	264	105	3,9	1919
5.	27*)	60	32	1,1	473	301	10,6	2540

	Na [g/mmol]	K [g/mmol]	Vit. C [mg]	Retinol-äquivalent [mg]	Vit. B_6 [mg]	Zn [mg]	Ballaststoffe [g]
1.	2,0/87	4,0/102	110	1,2	2,2	15,0	30
2.	0,8/35	4,5/115	499	3,2	3,8	5,2	43
3.	1,0/44	3,2/ 82	286	1,4	2,0	11,9	34
4.	0,7/30	4,0/102	340	1,5	2,9	6,3	34
5.	0,9/38	11,4/292	1118	3,5	5,3	11,5	60

*) Zu Behandlungsbeginn kein tierisches Eiweiß. Nach Monaten magere Milchprodukte.

werden, denen möglicherweise eine Bedeutung bei der Tumorentstehung und -therapie zukommt [29].

Die **Höhe der Fettzufuhr** beeinflusst die Prolaktinfreisetzung und den Stoffwechsel der Steroidhormone, insbesondere der Östrogene. Ob dieser Befund möglicherweise nur bei der **Tumorentstehung** (insbesondere des Mammakarzinoms) relevant ist oder ob hierdurch das Wachstum bereits existierender Tumoren beeinflusst werden kann, lässt sich z. Z. nicht beantworten.

Diese Annahme wird durch Ergebnisse einer prospektiven Studie von Gregorio u. Mitarb. [23] an Frauen mit metastasierendem **Mammakarzinom** bestätigt. Ein Vergleich von Höhe des Fettverzehrs und Überlebensdauer ergab, dass die **Überlebensdauer umso geringer war, je höher der Fettverzehr** lag. Jedes Kilogramm an pro Monat verzehrtem Fett steigerte die Mortalität um das 1,4fache.

Nach Ansicht mancher Autoren gibt es auch Hinweise darauf, dass eine **vegetarische Kost** Tumorzellen folgendermaßen beeinflusst: Durch den hohen Anteil an mehrfach ungesättigten und geringem Gehalt an gesättigten, langkettigen Fettsäuren ändert sich bei dem Mangel an spezifischen Desaturasen in Tumorzellen die Zellmembranzusammensetzung. Desaturasen hemmen das Tumorwachstum und machen die Tumorzellen möglicherweise vulnerabler gegenüber sowohl körpereigenen Abwehrmechanismen als auch der Strahlen- oder Chemotherapie [54].

Art und Menge des Nahrungsfetts haben im Experiment auch einen Einfluss auf die **Metastasierung**.

Da das Schicksal eines Patienten mit malignem Tumor vom Ausmaß und Verlauf der Metastasierung abhängig ist, kommt diesen Befunden möglicherweise eine praktische Bedeutung zu.

So ist beispielsweise bei der Maus unter Gabe einer Diät mit 20% trans-Fettsäuren nach Injektion von Tumorzellen nur eine geringe Implantation nachweisbar, während diese unter Gabe eines Futters mit 20% cis-Fettsäuren wesentlich höher liegt.

Auch Linolsäure begünstigt die Metastasierung bei der Maus. Steigender Anteil dieser Fettsäure in der Diät geht mit steigenden Implantationsraten einher. Als Erklärung werden **Einflüsse auf das Immunsystem und den Eicosanoidstoffwechsel** diskutiert.

In Tumormodellen korrelierten hohe Prostaglandinkonzentrationen im Gewebe mit einer hohen Metastasierungstendenz.

Substanzen, die die **Prostaglandinsynthese hemmen,** wie etwa Indometacin, reduzieren auch die Neigung von Tumoren zur Metastasierung (Lit. bei [16]).

Neben diesen tierexperimentellen Befunden gibt es Studien an Zellkulturen, die darauf hinweisen, dass **γ-Linolensäure** das Wachstum von Tumorzellen hemmt.

Eine auf diesen Befunden basierende placebokontrollierte Studie an Patienten mit einem kolorektalen Karzinom, die täglich 6 Kapseln eines Präparates mit je 500 mg γ-Linolensäure und 10 mg Vitamin E aufnahmen, verlief negativ. Die Überlebensrate war unter Gabe der genannten Fettsäuren und Placebo identisch [42].

Zur diätetischen Beeinflussung des Tumorwachstums mit Ölen, reich an γ-**Linolensäure**, extremer Reduktion der Nährstoffzufuhr (z.B. „Krebskur total" nach Breuss) etc. wird auf zusammenfassende Darstellungen verwiesen [8, 32, 47].

In den USA wurde über Erfolge mit **Amygdalin** (als Laetrile im Handel) in Kombination mit **Polyvitaminpräparaten, Pankreasenzympräparaten** und einer speziellen Diät berichtet.

Die **Diät** sieht eine Reduktion von Eiern, Milchprodukten, Fleisch, Weißmehl, raffiniertem Zucker, Salz, Kaffee, Tee, Colagetränken und alkoholischen Getränken vor und empfiehlt den Verzehr frischer und getrockneter Früchte, insbesondere von Nüssen, Rosinen, Datteln und Feigen, frischem Gemüse und Vollkornprodukten.

Unterstützt von der Food and Drug Administration, wurde diese Diät, die zusammen mit dem „Krebstherapeutikum" Laetrile propagiert wurde, vom National Cancer Institute an insgesamt 178 Karzinomkranken unter kontrollierten Bedingungen überprüft.

Die Therapie wurde so lange fortgesetzt, bis definitiv Hinweise auf ein Fortschreiten des Tumorleidens nachweisbar waren oder bis eine hochgradige klinische Verschlechterung eine Weiterbehandlung nicht mehr rechtfertigte.

Ein **therapeutischer Effekt** konnte **nicht nachgewiesen** werden. Bei dieser Studie ist auch das diätetische Prinzip der meisten Krebsdiäten mit überprüft worden [44].

Mit wissenschaftlich exakter Methodik wurde auch der therapeutische Effekt der sog. **„Bristol diet"** überprüft. Diese aus rohem und gekochtem Gemüse und Soja bzw. Hülsenfrüchten als Proteinquelle zusammengesetzte Kost wurde in einer englischen Klinik (Bristol Cancer Help Centre) **in Kombination mit anderen alternativen Therapieverfahren** wie Meditation, Yoga, Akupunktur, Gaben von Mistelextrakt etc. zur Tumortherapie eingesetzt.

Die Therapieerfolge dieser Klinik wurden in der **Laienpresse** zunehmend als positiv beschrieben. Personen des öffentlichen Lebens bekundeten ihr Vertrauen in dieses Behandlungsverfahren.

Da führende Onkologen dieses **wissenschaftlich nicht begründete** Behandlungskonzept ablehnten, einigten sich Anhänger des alternativen Verfahrens und kritische Kliniker auf eine gemeinsame vergleichende prospektive Therapiestudie an Frauen mit Mammakarzinom.

334 Patientinnen der genannten Klinik und 461 Kontrollen unter herkömmlicher Therapie wurden während 2 Jahren vergleichend untersucht und kontrolliert. Bezogen auf die Gesamtüberlebenszeit und die Zeit frei von Metastasen fand sich **kein signifikanter Unterschied** zwischen beiden Gruppen [3].

Vitamine

Nicht bewiesen und folglich sehr umstritten ist die Therapie mit hohen Dosen **Ascorbinsäure** (bis zu 10 g/Tag), die besonders von den Autoren Cameron und Pauling propagiert wurde [12, 13, 49].

Da Vitamin C in solcher Menge auch mit sehr extremen Kostformen nicht zugeführt werden kann (s. Tab. 21-4), handelt es sich **nicht mehr um eine diätetische Therapie**.

Die Befürworter der hoch dosierten Ascorbinsäurebehandlung glauben ausreichende Beweise dafür zu haben, dass unter der extrem hohen oralen Aufnahme des Vitamins sowohl die Überlebenszeit verlängert als auch die Lebensqualität verbessert wird [49].

Das Ergebnis einer prospektiven kontrollierten Studie an Kranken mit metastasierenden malignen Tumoren, die einen positiven Effekt von Ascorbinsäure nicht bestätigen konnte, wird von den Befürwortern der Therapie wegen methodischer Mängel nicht anerkannt [49].

Über positive Effekte einer hoch dosierten Ascorbinsäuregabe bei malignen Tumoren wird auch von japanischen Autoren berichtet [45]. Abgesehen von positiven Effekten auf die Überlebenszeit wird auch von anderen Untersuchern über eine Reihe positiver Effekte auf Abwehrmechanismen und eine bessere Toleranz gegenüber der Chemo- und Strahlentherapie unter hoch dosierter Vitamin-C-Gabe berichtet (Lit. bei [24]).

Etwa 80% aller Mammakarzinome besitzen **Rezeptoren für 1,25-Dihydroxy-Vitamin D**, die aktive Form von Vitamin D. Die Proliferation von **rezeptorpositiven Mammakarzinomzellen** lässt sich durch 1,25-Dihydroxy-Vitamin D hemmen. Die Überlebenszeit der Patientinnen mit rezeptornegativen Tumoren ist signifikant geringer als die mit rezeptorpositiven.

In den von diesen Befunden ausgehenden tierexperimentellen Studien konnte durch orale Gabe von **Vitamin D** das Wachstum der Mammakarzinome signifikant gehemmt werden. Ob sich das Tumorwachstum auch beim Menschen durch erhöhte Aufnahme von diesem Vitamin hemmen lässt, muss noch durch entsprechende Therapiestudien untersucht werden [14].

Auch **Vitamin K_3** hemmt das Wachstum verschiedener Tumorzelltypen in der Zellkultur. Hierbei zeigte sich ein **synergistischer Effekt von Vitamin C und Vitamin K_3.** Ob diese Befunde Bedeutung für die Behandlung Tumorkranker haben, bedarf ebenfalls noch gezielter klinischer Studien [45].

Ausgehend von Ergebnissen tierexperimenteller Untersuchungen wurde immer wieder versucht, mit hohen Dosen Vitamin A das Wachstum maligner Tumoren zu hemmen. Überzeugende Behandlungsergebnisse konnten dann, wenn exakte Prüfbedingungen eingehalten wurden, nicht erzielt werden [22].

Neuere Untersuchungen zeigen, dass **zumindest Vorstadien von Karzinomen** sowohl durch orale Gaben von Vitamin A als auch durch β-Carotin positiv beeinflusst werden können.

> In manchen Regionen Indiens, wo als Folge des Kauens von Tabak-Betelnuss-Mischungen bis zu 25% aller Krebsfälle auf die Mundhöhle entfallen, wurde das Verhalten von Leukoplakien und Mikronuklei in Zellen der Mundschleimhaut als Vorstufen des Karzinoms unter Verabreichung von Vitamin A bzw. Carotin beobachtet.
> Die Gabe von 200 000 IE Vitamin A wöchentlich führte innerhalb von 6 Monaten zu einer Reduktion der Leukoplakien um 57% und der Mikronuklei um 96%. die Gabe von 180 mg β-Carotin pro Woche reduzierte die genannten Veränderungen um 14,8 bzw. 98%. Nach Absetzen von Vitamin A bzw. β-Carotin entwickelten sich die genannten Karzinomvorstufen wieder [56].

Erwähnt werden müssen noch **gut kontrollierte Einzelbeobachtungen mit Alanin- und Tyrosin-freier Diät** bei Spindelzellsarkomen und bei Melanomen. Unter einer extremen Kostform, wobei die beiden genannten Aminosäuren weitgehend in der Kost fehlten, konnten bei entsprechend therapierten Einzelfällen offenbar eindeutige Rückbildungen bzw. Stillstände des Tumorwachstums beobachtet werden [30, 59].

Der Vollständigkeit halber sei hier auch auf das Hyperkinetische Syndrom (vgl. Kap. 11.8), die Rheumadiät (vgl. Kap. 8.2) und die Evers-Diät (vgl. Kap. 11.2) verwiesen. Ausführliche Informationen enthalten die entsprechenden Kapitel.

21.8 Heilfasten und energiereduzierte Diäten

> Fasten bedeutet im Gegensatz zu Hungern einen freiwilligen Verzicht auf Nahrung über einen begrenzten, meist selbstbestimmten Zeitraum.

Das Fasten war bereits vor Jahrtausenden **Bestandteil sowohl vieler Religionen** als auch der Medizin. Die fließenden Übergänge zwischen dem religiösen und dem heilenden Fasten ergaben sich aus der Einheit des Amtes von Priester und Arzt.

Priester fasteten in vielen Religionen vor hohen Festen. Von Religionsgründern wie Moses, Jesus, Buddha und anderen ist bekannt, dass sie fasteten und ihren Anhängern Fastenperioden empfahlen.

Über die **heilende Wirkung des Fastens** wird bereits im Altertum und später von bekannten europäischen Klinikern bis ins 18. Jahrhundert berichtet.

Im letzten Drittel des 19. Jahrhunderts wurde unter dem Einfluss der Zellularpathologie und als Folge des Einzugs des rein naturwissenschaftlich orientierten Denkens in die Medizin zunehmend auf Fastenkuren verzichtet.

Trotzdem hat sich dieses Verfahren in verschiedenen Varianten als eine Komponente der Naturheilverfahren zur Behandlung, insbesondere von Funktionsstörungen, Übergewicht, aber auch chronischen Erkrankungen wie beispielsweise dem Rheumatismus (vgl. Kap. 8.2) erhalten und bewährt (Lit. bei [25]).

Saft-Fasten nach Buchinger-Lützner

Die Diät besteht ausschließlich in der Gabe von Kräutertee mit Honig, Gemüsebrühe und Obstsäften. Hiermit werden pro Tag etwa 50 g Kohlenhydrate aufgenommen. **Indikationen**: Adipositas und hiermit im Zusammenhang stehende Erkrankungen sowie rheumatische Erkrankungen, Bluthochdruck, funktionelle Störungen etc. [11].

Nach Beendigung der Fastenphase schließen sich sog. Aufbautage an, während deren versucht wird durch gezielte Ernährungsberatung das Ernährungsverhalten nach der Fastenkur zu optimieren [38].

Molke-Trinkkur (Molke-Fasten)

Pro Tag werden 1–1,5 l Molke und zusätzlich Kräutertee, Pflanzensäfte und Mineralwasser getrunken. Die Gesamtenergiezufuhr, insbesondere in Form von Molkeprotein und Milchzucker, beträgt 1255–1464 kJ/Tag (300–350 kcal). Dem **Milchsäuregehalt** der Molke wird ein besonderer therapeutischer Effekt zugesprochen. Die Indikationen sind sehr vielfältig.

Milch-Semmel-Diät nach Franz Xaver Mayr (Mayr-Kur)

Von dem böhmischen Badearzt Mayr angegebene Diät zur Behandlung insbesondere der **Obstipation** und **weiterer Funktionsstörungen des Darmes.**

Altbackene Semmeln, die nach Vorschrift gekaut werden, und Milch sind die wesentlichen Bestandteile der Kost. Unterstützt wird die Behandlung durch **Massage des Abdomens**.

Weniger bekannt ist das reine Heilfasten nach Mayr, bei dem ausschließlich Tee und täglich Karlsbader Salz verabreicht wird. Auch das Fasten wird mit einer Darmmassage kombiniert (Lit. bei [17]).

Schroth-Kur

Diese Trockentag-Trinktag-Wechseldiät ist benannt nach ihrem Begründer, dem 1798 geborenen schlesischen Fuhrmann Johann Schroth. Er hatte ähnlich wie andere Gründer von Naturheilverfahren ein Schlüsselerlebnis. Eine Knieverletzung mit anschließender Schwellung und Funktionseinschränkung des Gelenkes behandelte er erfolgreich mit feuchten Packungen. Dieser Erfolg zusammen mit der Erfahrung, dass kranke Tiere die Nahrung verweigern und die Trinkmenge reduzieren, waren die Basis für das von ihm entwickelte Behandlungskonzept, bestehend aus einer feuchten Ganzkörperpackung, Trink- und Trockentagen sowie einer speziellen Diät. Das Prinzip der diätetischen Maßnahmen ist bei der traditionellen Schroth-Kur auch heute noch wie folgt:

Drei Trockentage, zwei kleine und zwei große Trinktage wechseln einander ab. An Trockentagen ist lediglich ein Glas Obstsaft erlaubt, am kleinen Trinktag 1 l Flüssigkeit und am großen Trinktag 2 l Flüssigkeit.

Nach der Originalvorschrift wird die Flüssigkeit in Form eines **weißen Landweins** aufgenommen, heute häufig gegen Frucht- und Gemüsesäfte ausgetauscht.

Die Schroth-Diät ist **niedrig im Energiegehalt** (1673–3347 kJ/Tag = 400–800 kcal), kohlenhydratreich, fett-, eiweiß- sowie kochsalzarm. Die tägliche Nährstoffzufuhr wird mit 12 g Eiweiß, 2,3 g Fett und 92 g Kohlenhydraten angegeben.

Aus ernährungsmedizinischer Sicht ist gegen die kurzfristige zwei- bis dreiwöchige Ernährung mit einer solchen hypokalorischen, kohlenhydratbetonten Ernährung, mit der die optimale Deckung des Bedarfes an essentiellen Nährstoffen nicht gewährleistet ist, nichts einzuwenden. Wie unter jeder stark energiereduzierten Ernährung kommt es auch hier zum Gewichtsverlust, einer Abnahme der Serumcholesterin- und Triglyceridkonzentration sowie des Blutdrucks. Exakte Daten über den kurzfristigen als auch den Langzeiterfolg finden sich bei der großen Zahl an Indikationen (Fettstoffwechselstörungen, Gicht, Diabetes mellitus, Psoriasis, Neurodermitis, Akne, Allergien, rheumatische Erkrankungen, Arthrosen, verschiedene Erkrankungen der Verdauungsorgane, Migräne etc.) in der Literatur nicht.

Als Wirkprinzip werden folgende unwissenschaftliche Aussagen genannt: Besinnen des Organismus auf Selbstheilungskräfte, Unterstützung des Entschlackungsprozesses, geringe Bildung giftiger Stoffwechselendprodukte, Vermeiden einer Eiweißmast (unter Hinweis auf Wendt, vgl. Kap. 21.5) etc. [10].

Eine wissenschaftliche Basis und folglich eine Erklärung für den postulierten Wirkeffekt des Wechsels zwischen Trocken- und Trinktagen gibt es ebenfalls nicht. Dass an Trockentagen der „Körper Wasser und Schlackenstoffe aus dem Gewebe ins Blut zieht" und diese dann „an Trinktagen durch Wasserüberschuss über die Nieren und Haut ausgeschieden werden", entspricht allenfalls den Vorstellungen zu Lebzeiten von J. Schroth [34].

Schroth ging davon aus, dass Wein, mäßig genossen, „auf manche Krankheiten eine aufregende Kraft ausübt" und geeignet ist, zusammen mit den übrigen empfohlenen Kurmitteln, insbesondere den **periodischen Dursttagen**, „die Krankheitsstoffe aus ihrem Schlafe zu wecken und dann aus dem Körper zu entfernen" (Lit. bei [27]).

Die **neue Schroth-Kur** bemüht sich, unter Beibehaltung wesentlicher Elemente der traditionellen Kur, die nach sehr starren Vorschriften praktizierte Ernährung den derzeitigen ernährungsmedizinischen Erkenntnissen anzupassen. Die Indikationsliste der Schroth-Kur, die praktisch alle Erkrankungen, vor allem aber chronische umfasst, ist als Folge der begrenzten Therapiemöglichkeiten bis in die ersten Jahrzehnte des vorigen Jahrhunderts zu erklären. Die neue Variante zielt auf die derzeit häufigsten, einer Ernährungstherapie zugänglichen, Erkrankungen ab. Das sind die Adipositas und das dadurch induzierte metabolische Syndrom als Folge von Über- und Fehlernährung. Daten zur Häufigkeit und sozioökonomischen Bedeutung von Adipositas, Diabetes mellitus, Hyperlipoproteinämie, Arteriosklerose, Hypertonie etc. finden sich in den jeweiligen Kapiteln.

Da eine unter ärztlicher Aufsicht und Anleitung durchgeführte, meist maximal 3 Wochen dauernde Behandlung nur sinnvoll ist, wenn eine eingehende Schulung und Motivation in die Kur integriert wird, ist auch das neue Ernährungskonzept so konzipiert, dass es nicht nur der Kurzzeitbehandlung, sondern zusätzlich dem Erlernen einer der jeweiligen Erkrankung angepassten, nach der Entlassung möglichst auf Dauer zu praktizierenden Ernährung dient. Es ist hinreichend bekannt, dass jede Form einer „Diätkur" von wenigen Wochen Dauer ohne Effekt auf das mit der Erkrankung einhergehende Risiko (diabetische Spätschäden, Herzinfarkt, Apoplexie etc.) ist, wenn nicht das Ernährungsverhalten und der Lebensstil langfristig geändert werden.

Die Diät im Rahmen der neuen Schrot-Kur, die hier nur kurz skizziert werden kann, basiert auf den folgenden vier Stufen:

1. Stufe: 500–700-Kalorien-Diät (65 % Kohlenhydrate, 23 % Eiweiß, 12 % Fett und 26 g Ballaststoffe).
2. Stufe: 1000-Kalorien-Diät (54 % Kohlenhydrate, 21 % Eiweiß, 25 % Fett und 30–32 g Ballaststoffe).
3. Stufe: 1500-Kaloriendiät (58 % Kohlenhydrate, 17 % Eiweiß, 25 % Fett und 40 g Ballaststoffe).
4. Stufe: 1800-Kalorien-Diät (Nährstoffrelationen wie bei Stufe 3 und ca. 60 g Ballaststoffe).

Der behandelnde Arzt wählt je nach Grunderkrankung, Ausmaß der Stoffwechselstörung, Höhe des Körpergewichtes, Dauer der zur Verfügung stehenden Zeit etc. die erforderlichen Diätstufen und deren Reihenfolge. Stufe 3 und 4 dienen der Vorbereitung auf eine sinnvolle, der Erkrankung angepassten Ernährung nach der Entlassung. Die Nährstoffrelationen und der Ballaststoffanteil können, falls es die Grundkrankheit erfordert, variiert werden. Bei bestimmten Erkrankungen können die Therapie unterstützende Nährstoffe (z. B. ω-3-Fettsäuren bei rheumatischen Gelenkerkrankungen) zusätzlich genommen werden.

21.9 Weitere Außenseiterdiäten

Aus der Fülle der Kostformen, die zum Teil auf völlig abstrusen Vorstellungen, weitab von jeder wissenschaftlichen Basis oder eingehenden klinischen Erfahrung, gründen und die zum Teil die Anhänger **in hohem Maße gefährden**, werden einige kurz beschrieben.

In relativ kurzen Zeitabständen werden insbesondere in den USA neue **„Wunderdiäten"** erdacht, die „durch Stärkung des Immunsystems" vor Erkrankungen schützen und die meist auch in der Lage sein sollen, das vorrangige Ernährungsproblem der Industrieländer, die Adipositas, zu lösen.

Vitalstoffreiche Vollwertkost nach Bruker

Unterschieden wird zwischen **„Lebensmitteln"** (unerhitzte Gemüse, rohes Obst, Getreide, Butter etc.) und **„Nahrungsmitteln"** (hitzebehandelte pflanzliche und tierische Lebensmittel, konservierte Produkte, Küchenzucker (Fabrikzucker, Auszugsmehl etc.).

Die Ernährung hat einen umso höheren vorbeugenden und heilenden Effekt, je höher der Anteil an „Lebensmitteln" ist.

Folgende Aussagen demonstrieren die wirren, weitab jeder wissenschaftlichen Erkenntnis liegenden Argumente der Anhänger dieser Kostform:

- „H-Milch ist eine tote Milch ohne sonderlichen Nährwert",
- „der Cholesteringehalt der Nahrungsmittel ist belanglos" etc.

Während die Realisierung dieser überwiegend irreführenden Aussagen keine negativen gesundheitlichen Folgen hat, zeugen andere Behauptungen von einer geradezu grotesken Unkenntnis bzw. **Verkennung eindeutiger Gefahren**.

> So wird behauptet, die Zöliakie sei eine zivilisationsbedingte Krankheit, die durch getreidehaltige Vollwertkost zu behandeln sei.

Die Deutsche Zöliakiegesellschaft sah sich gezwungen, **zum Schutz** ihrer Mitglieder öffentlich dieser Auffassung entgegenzutreten und auf die Gefahren hinzuweisen.

In dem Buch „Biologischer Ratgeber für Mutter und Kind" wird der **vorbeugende Effekt von Impfungen negiert**. Zu lesen ist hier folgender Satz:

> Bei Vermeidung von raffinierten Kohlenhydraten, d. h. Fabrikzucker und Auszugsmehlen, ist eine Ansteckung mit Kinderlähmungsvirus nicht möglich ...

Alle diese Impfungen (Keuchhusten, Masern, Röteln, Wundstarrkrampf) sind bei einem Kind, das die beschriebene vitalstoffreiche Vollwertkost zu sich nimmt, absolut unnötig. Führende Pädiater sahen sich veranlasst, zu diesen und ähnlich **falschen und gefährlichen Aussagen** Stellung zu nehmen [20].

Fit for Life

Die unter dieser Bezeichnung von dem amerikanischen Ehepaar Diamond erdachte **Variante der**

Hay'schen Trennkost gehört zu den Außenseiterdiäten mit den meisten unsinnigen Aussagen und Versprechungen.

Bei der **Begründung des Ernährungskonzeptes** werden wissenschaftliche Erkenntnisse in hohem Maße außer Acht gelassen.

Behauptet wird, dass durch die übliche falsche Ernährung das Gleichgewicht zwischen auf- und abbauendem Stoffwechsel gestört wird. Hieraus sollen Stoffwechselstörungen mit der Bildung von Schlacken resultieren, die sich im Körper ablagern bzw. nur unter hohem Aufwand an Energie ausgeschieden werden.

Beim **Verzehr der richtigen Lebensmittel zur richtigen Zeit** würde die zur Ausscheidung von Schlacken erforderliche Energie zum Abbau von Übergewicht dienen.

Ausgehend von einem Wassergehalt des Körpers von etwa 70% sollen überwiegend auch Lebensmittel mit hohem Wassergehalt verzehrt werden.

Wichtig ist die richtige Lebensmittelkombination. Werden zwei an Protein und Kohlenhydraten reiche Lebensmittel gleichzeitig verzehrt, so kommt es durch Fäulnis des Proteins und Gärung der Kohlenhydrate zur Bildung giftiger Säuren etc. **Obst** und rohes **Gemüse** sind wegen des hohen Wassergehaltes die wichtigsten Lebensmittel. Alle drei Stunden sollen zwei Portionen Obst gegessen werden. Es führt nicht zur Verschlackung und Übersäuerung.

Von dem Verzehr von **Milch** und **Milchprodukten** wird abgeraten. Milch ist nur für Kälber geeignet! Sie hemmt durch Verschleimung die Nährstoffresorption.

Destilliertes Wasser gilt als ideales Getränk. Anorganische Bestandteile in Mineralwasser begünstigen durch eine Verbindung mit Cholesterin die Plaquebildung in Arterien usw. usw.

In Aussicht gestellt wird die Belohnung mit einem jugendlich schlanken Körper, Schönheit, Vitalität, psychisch-seelischer und geistiger Gesundheit usw.

Extreme Varianten der Rohkost

Unter der Vorstellung, Verdauung und Stoffwechsel seien von Natur aus auf den Verzehr von Rohkost eingestellt, empfehlen manche Außenseiter eine **hundertprozentige Rohkost** („Leben ohne Kochtopf"). Sie gehen davon aus, dass nur rohe Nahrung optimal verdaut wird.

Um ein optimales Säure-Basen-Gleichgewicht zu garantieren, sollen 70% der Kost aus **Basenbildnern**, überwiegend Früchten, bestehen. Als **Säurebildner** werden Milch, Käse und Fleisch abgelehnt.

Andere empfehlen, mit dem Geruchs- und Geschmackssinn die richtigen Lebensmittel auszuwählen. Da Geruch und Geschmack durch Kochen und Backen der Lebensmittel verändert werden, kann die **durch den Instinkt gesteuerte Ernährung**, zu der auch rohes Fleisch und Eier gehören („Instinktotherapie"), wie beim Urmenschen nur aus rohen Lebensmitteln bestehen.

Blutgruppendiät

Der Amerikaner P.J.D. Adamo geht davon aus, dass die nach dem ABO-System unterschiedlichen Bindungsproteine auf der Oberfläche der Erythrozyten mit speziellen mit der Nahrung aufgenommenen Lektinen reagieren und so durch eine Agglutination von Erythrozyten Krankheiten induziert werden. Durch Meiden der jeweils negativ wirkenden Lektine in der Nahrung könnte so Erkrankungen vorgebeugt werden. Auf diesem kurz skizzierten völlig spekulativen „Gedankengebäude" beruhen die Ernährungsempfehlungen der Blutgruppendiät.

Literatur

1 American Cancer Society: Unproven methods of cancer management. Macrobiotic diets. CA-A Cancer J. Clinicians 34 (1984) 60.
2 Anemueller, H.: Naturheilverfahren Ernährungstherapie. 5. Aufl. Hippokrates, Stuttgart 1998.
3 Bagenal, F.S., D.F. Easton, E. Harris, C.E.D. Chilvers, T.J. McElwain: Survival of patients with breast cancer attending Bristol Cancer Help Centre. Lancet 336 (1990) 606–610.
4 Barsky, A.J.: The paradox of health. New Engl. J. Med. 318 (1988) 414.
5 Barth, C.A., M. De Vrese: D-Laktat im Stoffwechsel des Menschen – Fremdstoff oder physiologischer Metabolit? Kieler milchwirtschaftliche Forschungsberichte 36 (1984) 155.
6 Bauer, K.H.: Das Krebsproblem. Springer, Berlin 1963.
7 Berger, D.P., R. Obrist, J.P. Obrecht: Tumorpatient und Paramedizin. Versuch einer Charakterisierung von Anwendern unkonventioneller Therapieverfahren in der Onkologie. Dtsch. Med. Wschr. 114 (1989) 323.
8 Birkhan, B.: Über unkonventionelle Konzepte in der Diätetik, eine kritische Literaturstudie. Inaugural-Dissertation. Univ.-Verlag, Ulm 1991.
9 Bleuler, E.: Das autistisch undisziplinierte Denken in der Medizin und seine Überwindung. Springer, Berlin 1921.
10 Brosig, V.: Die originale Schrothkur. 2. Aufl. Schlütersche Verlag, Hannover 2002.
11 Buchinger, O.: Das Heilfasten und seine Hilfsmethoden als biologischer Weg. Hippokrates, Stuttgart 1992.
12 Cameron, E., A. Campbell: The orthomolecular treatment of cancer. II. Clinical trial of high-dose ascorbic

acid supplements in advanced human cancer. Chem. Biol. Interact. 9 (1974) 285.
13 Cameron, E., L. Pauling: Cancer and vitamin C. Linus Pauling Institute of Science and Medicine, Menlo Park, CA 1979.
14 Colston, K.W., U. Berger, R.C. Coombes: Possible role for vitamin D in controlling breast cancer cell proliferation. Lancet I (1989) 188.
15 Dagnelie, P.C.: Nutritional status and growth of children on macrobiotic diets: A population-based study. Dissertation, Universität Wageningen/Niederlande 1988.
16 Erickson, K.L., N.E. Hubbard: Dietary fat and tumor metastasis. Nutr. Rev. 48 (1990) 6.
17 Felbermayer, L.: Der Stellenwert der Mayr-Kur in der Fastentherapie. Ärzteschr. Naturheilverf. 30 (1989) 839.
18 Galvano, F., V. Galofaro, G. Galvano: Occurrence and stability of aflatoxin M_1 in milk and milk products: A worldwide review. J Food Protection 59 (1996) 1079–1090.
19 Gerson, M.: The cure of advanced cancer by diet therapy: A summary of 30 years of clinical experimentation. Physiol. Chem. Phys. 10 (1978) 449.
20 Gladtke, E.: Eine Ungeheuerlichkeit. Dt. Ärztebl. 87 B (1990) 2857–2858.
21 Gombos, J., H. Woidich: Einfluß von Gewinnung und Verarbeitung auf die Inhalts- und Begleitstoffe der Pflanzenöle. Ernähr Nutr 11 (1987) 459, 539.
22 Goodman, G.: Phase II trial of retinol in patients with advanced cancers. Cancer Treat. Rep. 70 (1986) 1023.
23 Gregorio, K.I., L.J.M. Emrich, S. Graham, J.R. Marshall, T. Nemoto: Dietary fat consumption and survival among women with breast cancer. J. Natl. Cancer Inst. 75 (1985) 37.
24 Hanck, A.: Vitamin C and cancer. Int. J. Vit. Nutr. Res. (Suppl.) 24 (1983) 87.
25 Hentschel, H.-D.: Naturheilverfahren in der ärztlichen Praxis. Deutscher Ärzteverlag, Köln 1991.
26 Hentschel, H.-D. Zur Entwicklung des Begriffs „Naturheilverfahren". Versicherungsmed. 49 (1997) 151.
27 Hesseln, E.: Die Schrothkur und ihre klinische Bedeutung. Phys. Med. Reh. 18 (1977) 359.
28 Höhler, D.: Ochratoxin A in food and feed: occurrence, legislation and mode of action. Z Ernährungswiss 37 (1998) 2–12.
29 Hofman-Goetz, L., G.L. Blackburn: Relationship of nutrition to immunology and cancer. In: Newell, E.R., N.H. Ellison: Nutrition and cancer: etiology and treatment. Raven Press, New York 1981.
30 Jensen, O.A.: Effect of dietetic factors on the growth of malignant melanomas. Trans. Ophthal. Soc. U.K. 97 (1977) 402.
31 Kasper, H., W. Lutz, M. Wild: Die Höhe der Nährstoff-, Cholesterin- und Ballaststoffzufuhr unter kohlenhydratarmer Diät bei freier Wahl der Fett- und Proteinzufuhr. Akt. Ernährungsmed. 4 (1979) 155.
32 Kasper, H.: Tumordiät – Fakt oder Phantasie? In: Schauder, P.: Ernährung und Tumorerkrankungen. Karger, Basel (1991) 440–453.
33 Köbberling, J.: Der Wissenschaft verpflichtet. Medizinische Klinik 92 (1997) 181–189.
34 Köhler, H.H., K. Beinke: Gesund und fit durch die Schrothkur. K.F. Hang, Heidelberg 1996.
35 Kushi, M.: Die Kushi-Diät, Makrobiotik als Vorsorge. Droemer-Knaur, München 1984.
36 Lechner, P.: Die Gerson-Therapie. Dorrong, Graz 1983.
37 Leitzmann, C., R. Schönhofer: Vegetarische Ernährung und Außenseiterdiäten. Ernährungsumschau 30 (1983) 477.
38 Lützner, H.: Aktive Diätetik: Fasten, Intensivdiätetik, Ernährungstherapie. Hippokrates, Stuttgart 1993.
39 Lutz, W.: Die Behandlung der Colitis ulcerosa durch Entzug von Kohlenhydraten. Wien. Med. Wschr. 165 (1965) 516.
40 Lutz, W.: Leben ohne Brot. Selecta, Planegg 1977.
41 McCarty, M.F.: Aldosterone and the Gerson-diet – a speculation. Med. Hypotheses 7 (1981) 591.
42 McIllmurray, M.B., W. Turkie: Controlled trial of γ-linolenic acid in Duke's C colorectal cancer. Brit. Med. J. 294 (1987) 1260.
43 Mehnert, H.: „Schnitzer-Diät" bei Diabetes? Dtsch. Med. Wschr. 105 (1980) 548.
44 Moertel, C.G., T.R. Fleming, J. Rubin, L.K. Kvols, G. Sarna, R. Koch, V.E. Curriee, C.W. Young, S.E. Jones, P. Davignon: A clinical trial of Amygdalin (Laetrile) in the treatment of human cancer. New. Engl. J. Med. 306 (1982) 201.
45 Murata, A., F. Morishige, H. Yamaguchi: Extending life span of patients with terminal cancer using high doses of vitamin C. International meeting on nutrition 1981. Cradley, Cardley Hearth, West.
46 Noto, V., H.S. Taber, J. Yi-Hua, J. Janssens, J. Bonte, W. de Loecker: Effect of sodium ascorbate (vitamin C) and 2-methyl-1,4-naphtoquinone (vitamin K3) treatment on human tumor cell growth in vitro. Cancer 63 (1989) 901.
47 Oepen, I.: Unkonventionelle medizinische Verfahren. Fischer, Stuttgart – Jena – New York 1993.
48 Oltersdorf, U.: Der Markt für „gesunde Nahrungsmittel" in der Bundesrepublik Deutschland. AID-Verbraucherdienst 28 (1983) 223.
49 Pauling, L.: A proposition: Megadoses of vitamin C are valuable in the treatment of cancer. Nutr. Rev. 44 (1986) 28.
50 Peinelt, V., H. Rottka: Empfehlungen für die Nährstoffzufuhr im Krankenhaus – Vollkost und leichte Vollkost. Akt. Ernährungsmed. 14 (1989) 65–70.
51 Raunert, M.: Ernährungssekten und ihre Auswüchse. Z Volksernähr Diätkost 8 (1933) 149–150.
52 Schnitzer, J.G.: Der alternative Weg zur Gesundheit. Mosaik, München 1982.
53 Schnitzer, J.G.: Schnitzer-Kost als Basistherapie bei Diabetes. Dtsch. Med. Wschr. 105 (1980) 1227.
54 Siguel, E.N.: Cancerostatic effect of vegetarian diets. Nutr Cancer 4 (1983) 285.
55 Steinitzer, F.: Kampf den Nährpfuschern! Z Volksernähr Diätkost 8 (1933) 202–203.
56 Stich, H.F., B. Mathew, R. Sankaranarayanan, M.K. Nair: Remission of precancerous lesions in the oral cavity of tobacco chewers and maintenance of the protective effect of beta-carotine or vitamin A. Am. J. Clin Nutr. 53 (1991) 298–304.
57 Walb, H.L.: Erfolgreiche diätetische Behandlung der Cholesterinämie mit Trennkost. Ernährungs-Umschau 24 (1977) 369.
58 Walb, L., I. Walb, T. Heintze, M. Heintze: Original Hay'sche Trennkost. 43. überarb. Aufl. K.F. Haug, Heidelberg 1994.
59 Watson, P.G.: A patient with malignant melanoma treated with a phenylalanine/tyrosine free diet. Trans. Ophthal. Soc. U.K. 97 (1977) 406.
60 Wendt, L.: Ist eine vorwiegende Eiweißkost gesundheitsschädlich? Med. Welt 28 (1977) 552.

22 Schadstoffe in Lebensmitteln

22.1 Einleitung 534
22.2 Zusatzstoffe, Rückstände und Verunreinigungen 535
22.3 Biogene Inhaltsstoffe 537
22.4 Mykotoxine 537
22.5 Pestizide 539
22.6 Polychlorierte Biphenyle (PCB) 540
22.7 Dioxine und Furane 540
22.8 Schwermetalle 541
22.9 Nitrat 542
22.10 Östrogenaktive Substanzen 543
22.11 Synthetische Moschusverbindungen . 544
22.12 Acrylamid (Acrylsäureamid) 544
22.13 Radioaktive Substanzen 544
22.14 Lebensmittelbestrahlung 545
22.15 Multiple Chemikaliensensibilität (multiple chemical sensitivity-syndrome, Syndrom der chemischen Vielfachunverträglichkeit) 546

22.1 Einleitung

Der wissenschaftlich-technische Fortschritt hat zur Folge, dass unsere Umwelt – Luft, Wasser, Boden – zunehmend mit Substanzen belastet wird, die in der Natur nicht oder nur in sehr geringen Konzentrationen vorkommen.

Dies betrifft Substanzen, die

- **nicht gezielt eingebracht** werden, sondern bei Herstellungsprozessen, der Verbrennung von fossilen Brennstoffen und Müll etc. entstehen und in die Umwelt entweichen, wie z. B. Dioxine, Cadmium oder Quecksilber, und solche, die
- **für spezielle Zwecke hergestellt** und gezielt in die Umwelt gebracht werden, wie beispielsweise die Pestizide.

Mit pflanzlichen und tierischen Lebensmitteln oder Trinkwasser gelangen all diese Substanzen in den menschlichen Organismus und verursachen hier ab einer bestimmten Konzentration und Einwirkungsdauer **Gesundheitsschäden**.

Welche **Mengen** an Umweltgiften in den verschiedenen Regionen der Welt aufgenommen werden und welche Stoffe bei welcher **Konzentration** und **Einwirkungsdauer** negative Wirkungen entfalten, ist zum Teil noch unzureichend untersucht und in der Diskussion.

Teile der Bevölkerung sind jedoch durch bekannt gewordene **Vergiftungen**, aber auch durch überspitzte Darstellungen der Gesamtproblematik und häufig in der Laienpresse zu lesende Formulierungen wie „Gift in der Nahrung“ oder „Chemie im Kochtopf“ beunruhigt.

Die **Auswirkungen von Umweltgiften** beim sog. Waldsterben, der Rückgang an tierischen und pflanzlichen Lebewesen in unseren Gewässern demonstrieren, in welchem Ausmaß schädliche Substanzen in die Umwelt gelangen, sodass zu befürchten ist, dass auch in zunehmendem Maße der Mensch mit einbezogen wird.

Obwohl die **Gesundheitsgefährdung durch Fehlernährung** („Der Bürger isst zu viel, zu fett, zu süß, zu salzig.“), **Zigarettenrauchen** und **mangelnde körperliche Aktivität** wissenschaftlich gesichert und jedem Bürger bekannt ist und von jedem für sich selbst völlig ausgeschaltet werden kann, wird diese Chance zur Gesunderhaltung nur von wenigen genutzt.

Der Bürger verlangt jedoch, obwohl ihm der entsprechende Sachverstand und Überblick fehlt und viele Fragen bezüglich eines negativen Einflusses auf die menschliche Gesundheit noch offen sind, vom Staat bestmöglichen Schutz vor „Fremdstoffen“ und „Schadstoffen“.

Unter der Bezeichnung **„Fremdstoffe“** oder **„Schadstoffe“** werden heute alle diejenigen Substanzen verstanden, die in der Nahrung vorkommen können und die – unter bestimmten Voraussetzungen – geeignet sind, den Organismus zu schädigen.

Dieser weitläufig definierte **Sammelbegriff** ist somit Etikett für alle suspekten Nahrungsbestandteile und **Pauschalqualifikation** zugleich; er umfasst nicht nur eine beschreibende, sondern auch eine wertende Komponente.

Das Wort „Schadstoff“ bedeutet daher aus der Sicht der Allgemeinheit mehr als eine rein informierende Sachbezeichnung; es signalisiert auch gleich eine mögliche Gefahr: **Intellekt** und **Affekt** werden gleichzeitig angesprochen.

Vom Misstrauen, das gefühlsmäßig allen Schadstoffen gegenüber empfunden wird, bis zur Verunsicherung ist es daher nur ein kleiner, gewissermaßen vorprogrammierter Gedankensprung (zit. nach [1]).

22.2 Zusatzstoffe, Rückstände und Verunreinigungen

Bei differenzierter Beurteilung müssen diese Sammelbegriffe in Zusatzstoffe, Rückstände und Verunreinigungen **unterteilt** werden. Eine Erklärung dieser Begriffe gibt Tabelle 22-1.

Die Substanzen, die zu den Umweltgiften zählen, finden sich in den Lebensmitteln meist in **extrem niedrigen Konzentrationen** (Tab. 22-2) und können zum Teil nur mit neuesten Analysemethoden nachgewiesen werden.

Zusatzstoffe

Nach dem Lebensmittel- und Bedarfsgegenständegesetz (§ 2) sind Zusatzstoffe wie folgt definiert:

> Stoffe, die dazu bestimmt sind, Lebensmitteln zur Beeinflussung ihrer Beschaffenheit und zur Erzielung bestimmter Eigenschaften oder Wirkungen zugesetzt zu werden.

Sie müssen nach der **Lebensmittelkennzeichnungsverordnung** bei allen fertig verpackten Lebensmitteln auf der Packung angegeben werden.

Beispiele sind: Farbstoffe, Konservierungsstoffe, Emulgatoren, Geliermittel, Backtriebmittel, Geschmacksverstärker, Süßstoffe.

Rückstände

Es handelt sich um Stoffe, die bei der landwirtschaftlichen **Produktion** oder bei der **Lagerung** zur Anwendung kommen und nur hier einem bestimmten Zweck dienen, letztlich aber doch noch im verzehrfertigen Lebensmittel nachweisbar sind.

Beispiele sind: Pflanzenschutzmittel, Wachstumsregler, Vorratsschutz- und Schädlingsbekämpfungsmittel, Mittel zur Bodenbehandlung oder Düngung etc.

In Rechtsverordnungen sind **Höchstmengen** dieser Rückstände vorgeschrieben.

Verunreinigungen

Sie sind ungewollt, **unbeabsichtigt** und ohne Verschulden des Herstellers in oder auf Lebensmittel gelangt. **Beispiele** sind aus Verpackungsmaterial übertretende Substanzen, Arsen, die Schwermetalle Blei, Cadmium oder Quecksilber und eine Reihe langlebiger Kohlenwasserstoffe.

Für alle toxischen Substanzen gibt es einen **Bereich**, in dem noch **keine negativen Effekte** nachgewiesen werden können bzw. Wirkungen aufgrund des derzeitigen Wissensstands nicht zu erwarten sind (dies gilt **nicht für Karzinogene**).

Diese Tatsache hat bereits Paracelsus in den viel zitierten Satz gefasst: Alle Dinge sind Gift und

Tabelle 22-1 Erklärungen der Begriffe Zusatzstoffe, Rückstände, Verunreinigungen.

	Zusatzstoffe	Rückstände	Verunreinigungen
	Verwendung aufgrund behördlicher Bewilligung	unbeabsichtigte Kontamination durch Hilfsstoffe	Mitläufer bei Produktion und Verarbeitung
Gründe für das Vorkommen in der Nahrung	Verbesserung von Aussehen, Haltbarkeit oder Nährwert	Einsatz zur Ertragssteigerung und Sicherung	Indikatoren des Umweltzustandes
Beispiele	Farbstoffe, Konservierungsmittel	Pestizide, Antibiotika	Blei, Cadmium, Quecksilber, Detergenzien

Tabelle 22-2 Konzentrationsangaben für Schadstoffe in Lebensmitteln (LM).

alt	neu	Verdünnung	
1 ppm (part per million)	1 mg/kg LM	1/1 000 000	10^{-6}
1 ppb (part per billion)	1 µg/kg LM	1/1 000 000 000	10^{-9}
1 ppt (part per trillion)	1 ng/kg LM	1/1 000 000 000 000	10^{-12}

nichts ist ohne Gift, allein die Dosis macht, dass ein Ding kein Gift sei.

Die duldbare tägliche Aufnahme (DTA) oder **Acceptable daily intake (ADI)** wurde von der Weltgesundheitsorganisation als die Menge einer chemischen Substanz, ausgedrückt in mg/kg Körpergewicht, definiert, die der Verbraucher unter Berücksichtigung aller vorhandenen Kenntnisse ohne erkennbares Risiko verzehren kann.

Diese ADI-Werte dienen als **Maßstab für die vertretbare Konzentration** eines möglichen Schadstoffs in einem Lebensmittel. Ermittelt werden ADI-Werte im Tierversuch.

Wegen der Problematik, solche Befunde auf den Menschen übertragen zu können, hat man **Sicherheitsfaktoren** eingeführt, die das aus der Übertragung resultierende Risiko ausgleichen sollen.

Die Unsicherheiten, mit denen solche Werte behaftet sind, beruhen jedoch nicht nur auf der Tatsache, dass Reaktionen von Versuchstieren nur mit Vorbehalt auf den Menschen zu übertragen sind, sondern auch darauf, dass der Mensch in der Regel einer Vielzahl von potentiell schädlichen Substanzen gleichzeitig ausgesetzt ist (Tab. 22-3), wobei die **Effekte eines Zusammenwirkens** meist unbekannt sind.

Darüber hinaus kann nicht, wie dies bei Versuchstieren in hohem Maße der Fall ist, vorausgesetzt werden, dass alle Menschen gleich reagieren. Der zur Berechnung des ADI herangezogene Faktor hat also auch die Aufgabe, die **empfindlichsten Teile eines Bevölkerungskollektivs** zu berücksichtigen.

Eine weitere Größe, die bei der Ermittlung von Schadstoffwirkungen von Bedeutung ist, wird als **NOEL** bezeichnet. Hierunter versteht man die „höchste Dosis ohne zu beobachtende Wirkung" **(no observable effect level)**.

Zur Ermittlung dieses Wertes wird während 3 bis 6 Monaten die zu testende Substanz an Versuchstiere verabreicht. Die höchste Dosis, bei der keine beobachtbaren Schadwirkungen auftreten und die damit unterhalb der angenommenen Wirkungsschwelle liegt, ist der NOEL [6].

Tabelle 22-3 Zusammenstellung der wichtigsten Schadstoffe, ihrer Vorkommen und Toxizität.

Schadstoffe		Verwendung, Vorkommen	in Nahrungsmitteln	Toxizität
Hg	Quecksilber	als $CH_3^-Hg^+$ in Industrieabwässern	Fische, Meerestiere	Organschäden, neurotoxisch
Cd	Cadmium	Zn-Begleiter, Verhüttung, Farben (Plastik), Cd-Überzüge bei Eisengeräten	pflanzliche Lebensmittel, Leber, Nieren, Innereien, Würste, Pilze	Organschäden, Erbschäden, kanzerogen, Skelettschäden, Fehlbildungen des Fötus
Pb	Blei	Abgase von Verbrennungsmotoren, Farben, Verhüttung	pflanzliche Lebensmittel, Leber, Nieren, Innereien, Würste, Pilze	Organschäden, Skelettschäden, neurotoxisch, Fehlbildungen des Fötus
NO_3^- NO_2^-	Nitrate, Nitrite	Überdüngung mit Nitraten, Nitrose-Gase	Gemüse	Bildung von kanzerogenen Nitrosaminen im Stoffwechsel
HCH	Hexachlorcyclohexan	Insektizide	pflanzliche und tierische Fette, Milchprodukte, Cerealien	Erbschäden, Stoffwechselschäden, kanzerogen
DDT	Dichlordiphenyltrichlorethan	Insektizide	pflanzliche und tierische Fette, Milchprodukte, Cerealien	kanzerogen
PCB	polychlorierte Biphenyle	Kühlflüssigkeit, Hydrauliköl, Schmiermittel, Plastikweichmacher, Müllverbrennung	Fette und Milchprodukte	Organschäden, hepatogen, kanzerogen, neurotoxisch, Erbschäden, Fehlbildung des Fötus

22.3 Biogene Inhaltsstoffe

Neben diesen bereits in Tabelle 22-1 kurz zusammengefassten Stoffgruppen gibt es biogene Inhaltsstoffe mit **potentiell toxischen Eigenschaften** in Lebensmitteln (Lit. bei [13]).

Solanin

Am bekanntesten ist das Alkaloid Solanin in grünen Tomaten und auch in dem durch Lichteinwirkung grünen Anteil von **Kartoffelknollen**.

Der Gehalt in den üblicherweise verzehrten Kartoffelknollen ist sehr gering, unterliegt jedoch in Abhängigkeit von der Sorte großen Schwankungen. Die meisten Sorten enthalten zwischen 1,8 und 9,4 mg Solanin pro 100 g. Einzelne Sorten erreichen Konzentrationen bis zu 13 mg/100 g (Lit. bei [14]).

Als Symptome einer **Solanin-Vergiftung** werden ein brennendes und kratzendes Gefühl im Hals, Kopfschmerzen, Mattigkeit, Erbrechen, Diarrhö und abdominelle Beschwerden angegeben. In schweren Fällen kommt es als Folge eines Hirnödems zu Krämpfen, Koma und letztlich Exitus. Gefährdet sind kleine Kinder, während bei Erwachsenen schwerwiegende Vergiftungserscheinungen selten sind.

Blausäurehaltige Glykoside

Blausäurehaltige Glykoside finden sich in bitteren Mandeln, den Kernen von Steinobst, Leinsamen und in den tropischen und subtropischen Yamswurzeln, in Süßkartoffeln, Cassava, Bambus etc.

Die in den genannten pflanzlichen Lebensmitteln enthaltenen intakten Glykoside sind nicht giftig. Während des **enzymatischen Abbaus im Gastrointestinaltrakt** wird jedoch Blausäure freigesetzt, die bereits in niedrigen Konzentrationen Vergiftungserscheinungen beim Menschen auslösen kann.

Auf die mögliche Freisetzung toxischer Mengen an Blausäure aus **Leinsamen**, der häufig zur Therapie der Obstipation eingesetzt wird, wurde bereits im Kapitel 3.5.1 eingegangen.

Von einer gewissen praktischen Bedeutung sind **bittere Mandeln**. Bereits 60 bittere Mandeln können beim Erwachsenen, und bei Kindern bereits wesentlich geringere Mengen, tödliche Vergiftungen zur Folge haben. Wesentlich gefährlicher ist noch das Bittermandelöl. Bereits 10 Tropfen können bei Kindern tödlich sein [14].

Biogene Amine

Biogene Amine sind Substanzen, die durch **Decarboxylierung aus Aminosäuren** entstehen. Sie finden sich in pflanzlichen und tierischen Lebensmitteln.

Zum Teil entstehen sie als **Folge mikrobieller Abbauprozesse** bei der Gärung, Reifung von Käse etc.

Reich an biogenen Aminen sind
- manche Käsesorten,
- Sauerkraut und
- bestimmte Rotweine.

Makrelen und **Thunfisch** können insbesondere nach längerer Lagerung gelegentlich so hohe Konzentrationen an biogenen Aminen enthalten, dass es zu **Vergiftungserscheinungen** mit Kopfschmerzen, Übelkeit, Erbrechen, Durchfällen etc. kommt [1, 13, 14].

Werden zusätzlich zum Verzehr der genannten Lebensmittel **Monoaminooxidasehemmer** (Anwendung als Psychopharmaka) eingesetzt, so können die toxischen Erscheinungen besonders ausgeprägt sein.

Auf den nach dem Verzehr von **Saubohnen** (Vicia faba) bei der Bevölkerung der Mittelmeerländer gelegentlich auftretenden **Favismus** wurde bereits hingewiesen (vgl. Kap. 4.7.7).

22.4 Mykotoxine

Mykotoxine sind Gifte, die von Mikromyceten gebildet werden. Die Pilzgifte sind von sehr **unterschiedlicher chemischer Struktur**. Die überwiegend niedermolekularen Substanzen sind **meist hitzestabil** und werden folglich bei der Zubereitung nicht zerstört.

Bei Zufuhr hoher Dosen kann es zu **akuten** und bei länger dauernder Aufnahme geringer Mengen zu **chronisch toxischen Wirkungen** (Mykotoxikosen) an verschiedenen Organen kommen.

Mykotoxine gelangen auf zwei Wegen in Lebensmittel:
- direkt durch Befall mit Schimmelpilzen oder
- indirekt in tierische Lebensmittel, wenn mit Mykotoxinen kontaminiertes Futter verfüttert wird.

Folgende Mykotoxikosen bzw. Mykotoxine sind für die Praxis von Bedeutung.

Ergotismus

Hierbei handelt es sich um die am längsten bekannte, durch Mykotoxine ausgelöste Erkrankung des Menschen. Mykotoxinträger ist das **Mutterkorn** (Secale cornutum). Es findet sich in feuchten Sommermonaten besonders auf **Roggenähren**.

Durch den Einsatz von **Fungiziden** kann der Befall des Getreides heute weitgehend verhindert werden. Wird aus weltanschaulichen Gründen auf den Einsatz dieser chemischen Substanzen verzichtet, so kommt es wieder zu einem vermehrten Mutterkornbesatz mit der Gefahr von Intoxikationen.

Die **wesentlichen Wirksubstanzen** im Mutterkorn sind eine Reihe verschiedener Alkaloide, die sich in zwei Gruppen unterteilen:

- die Lysergsäurealkaloide und die
- Clavinalkaloide.

Am bekanntesten ist die Ergotamingruppe.

Das **klinische Bild** einer Vergiftung mit Mutterkornalkaloiden, dem sog. Ergotismus (Brandseuche, St.-Antonius-Feuer) besteht in schmerzhaften Muskel- und Gefäßkontraktionen, Pelzigkeitsgefühl und Kribbeln der Haut, Zirkulationsstörungen, letztlich mit der Entwicklung einer Gangrän etc.

Aflatoxine

Die **hepatotoxische** (vgl. Kap. 3.7.3) und **karzinogene Wirkung** (vgl. Kap. 16) dieser und einiger weiterer Mykotoxine wurde bereits in früheren Kapiteln besprochen.

Die **wichtigsten Aflatoxinbildner** sind Aspergillus flavus und parasitus. Sie bilden die Derivate Aflatoxin B_1, B_2, G_1, und G_2, die sich durch eine unterschiedliche Toxizität unterscheiden.

In Tierversuchen wirkt **Aflatoxin B_1** am stärksten karzinogen und hepatotoxisch, Aflatoxin B_1 wird nach Metabolisierung in der Leber in einer modifizierten Form als sog. **Aflatoxin M_1 („milk toxin")** von der Brustdrüse der Säugetiere in die Milch ausgeschieden. Da Milch das einzige Lebensmittel der ersten, noch besonderen vulnerablen Lebensphase ist, gilt der Aflatoxin-M_1-Gehalt der Muttermilch nach Ansicht mancher Autoren als das größte Problem der Lebensmitteltoxikologie.

Die **gesetzlichen Vorschriften** zur Reduktion des Gehaltes an Aflatoxin in Futtermitteln und von Aflatoxin M_1 in Milch sind in den verschiedenen Ländern unterschiedlich. So sind beispielsweise in der Schweiz Erdnüsse wegen ihres oft hohen Aflatoxingehaltes als Futtermittel gänzlich verboten. Der Gehalt an Aflatoxin M_1 in **Muttermilch** ist in subtropischen und tropischen Regionen mit einer meist starken Aflatoxinkontamination der Lebensmittel besonders hoch.

Die Aflatoxin-M_1-Konzentration wird durch **Kühlen** der Milch auf Werte um 6 °C oder tiefer um 10–20 % reduziert. **Pasteurisieren** hat offenbar keinen Einfluss. Da Aflatoxin M_1 überwiegend an Casein gebunden ist, sind die Konzentrationen in Sahne nur gering. Die **Konzentration** im Käse schwankt je nach Kontamination der zur Herstellung benutzten Milch und der Herstellungsverfahren (Lit. bei [9]).

Ochratoxine

Die Ochratoxine A, B, C und D werden von Aspergillus ochraceus, aber auch von einigen anderen **Aspergillen** und **Penicilliumarten**, die auf pflanzlichen Lebensmitteln, insbesondere auf ungünstig gelagertem Getreide vorkommen, gebildet. Die ochratoxinbildenden Schimmelpilzspezies gehören zur sog. **Lagerflora**. Sie entwickeln sich bei unzureichender Trocknung von Getreide erst während der Lagerung.

Über **kontaminiertes Futter** gelangt auch Ochratoxin in Fleischwaren, insbesondere vom Schwein. Auch in Kaffee, Bier, Wein, Trockenobst, Gewürzen und Hülsenfrüchten finden sich bei ungünstigen Herstellungs- und Lagerungsbedingungen Ochratoxine. Auch in **Muttermilch** konnte Ochratoxin nachgewiesen werden.

Die **mittlere Ochratoxinaufnahme** der Bevölkerung in den Staaten der Europäischen Union wird auf 1–2 µg/kg Körpergewicht und Tag geschätzt. Der Wert liegt weit unter der von der WHO empfohlenen maximal **tolerierbaren Aufnahme** in Höhe von 16 µg/kg Körpergewicht und Tag. Gesetzliche Regelungen für Höchstgehalte an Ochratoxin in Lebens- und Futtermitteln gibt es derzeit wegen fehlender exakter Daten zur Toxizität beim Menschen noch nicht.

Als gesichert gilt eine **nephrotoxische Wirkung**. Im Tierversuch konnte auch eine **Karzinogenität** belegt werden (Lit. bei [12]).

Zearalenon und Desoxynivalenol

Diese Mykotoxine werden von Fusarien gebildet, die in gemäßigten Zonen **auf sämtlichen Getreidearten** wachsen können und die bei ungünstiger Lagerung nach der Ernte weiterwachsen.

Die negativen Effekte beruhen auf **östrogenen Eigenschaften**. In Tierversuchen kam es zu Fruchtbarkeitsstörungen, Vergrößerungen des Uterus, Absterben von Föten und bei männlichen Tieren zu Hodenatrophie.

Möglicherweise besteht auch eine **karzinogene Wirkung**. Exakte Daten zur Toxizität beim Menschen fehlen.

Es gibt Hinweise darauf, dass der Fusarienbefall bei Getreide zunimmt. Aus Gründen des vorbeugenden Verbraucherschutzes wird über die Festsetzung von Grenzwerten in Getreideprodukten diskutiert.

Patulin

Es wird von einer Reihe von Schimmelpilzen wie Penicillium- und Aspergillusarten gebildet. Patulin findet sich häufig in **faulen Äpfeln** und **Birnen**. Bei längerer Lagerung werden bis zu 1 g/kg gefunden.

Da das Mykotoxin durch Pasteurisieren nicht zerstört wird, findet es sich zum Teil in hoher Konzentration in Fruchtsäften, insbesondere in **Apfelsaft**.

Bei der **Gärung** wird Patulin zerstört, sodass es sich in Apfelwein nicht findet. In Apfelsaft erfolgt bei der Lagerung ein **spontaner Abbau**. Nach einem halben Jahr sind 50 %, nach einem Jahr bis zu 100 % zerstört. Auch beim **Kochen** wird Patulin weitgehend abgebaut.

Karzinogene, terratogene und mutagene Eigenschaften sind bekannt.

22.5 Pestizide

Mit diesem Oberbegriff werden Pflanzen- und Vorratsschutzmittel gegen
- Insekten = **Insektizide**,
- Unkräuter = **Herbizide**,
- Milben = **Akarizide** und
- Pilze = **Fungizide** zusammengefasst.

Die zum Teil hoch wirksamen, in den letzten Jahrzehnten entwickelten und weltweit bis vor wenigen Jahren sehr großzügig eingesetzten Substanzen, die chemisch sehr unterschiedlich sind, haben den **Verlust von Nahrungsmitteln durch Schadinsekten** drastisch vermindert, bei der **Seuchenbekämpfung**, wie etwa der Malaria, große Erfolge gebracht etc.

Unerwünschte Nebenwirkungen der Pestizide stellten sich insbesondere bei **kritikloser**, **unsachgemäßer Anwendung** bald ein. Dies trifft insbesondere zu für die insektiziden Kontakt-, Fraß- und Atemgifte aus der Gruppe der chlorierten Kohlenwasserstoffe.

Zu den wichtigsten Stoffen dieser Gruppe zählen
- Dichloriddiphenyltrichlorethan (DDT),
- Aldrin, Dialdrin,
- Heptachlor und
- γ-Hexachlorcyclohexan (Lindan).

Chlorierte Kohlenwasserstoffe sind chemisch sehr stabile Substanzen, die sich dem biologischen Abbau in der Natur jahrelang widersetzen. Diese chlororganischen Insektizide sind gut fettlöslich und werden sowohl über die Haut als auch den Darm schnell resorbiert.

Aufgrund ihrer **guten Fettlöslichkeit** reichern sie sich im Körperfett an. Die am **Ende der Nahrungskette** stehenden Lebewesen, zu denen auch der Mensch gehört, nehmen durch den Verzehr des Körperfetts von Beutetieren relativ viele dieser Substanzen auf und sind somit besonders hohen Dosen ausgesetzt.

Aufgrund dieser Gefahr wurden die Organochlor-Insektizide in der Bundesrepublik verboten. Wegen der zum Teil noch erlaubten Anwendung im Ausland können sie jedoch mit **importiertem Obst** und **Gemüse** nach wie vor aufgenommen werden.

> Wegen des nur sehr langsamen Abbaus der Organochlor-Insektizide befinden sich aus der Zeit vor ihrem Verbot noch **Reste im Ackerboden,** die über pflanzliche Lebensmittel direkt oder nach Anreicherung im Fett von Nutztieren vom Menschen aufgenommen werden.

Nach Angaben der Ernährungsberichte der Deutschen Gesellschaft für Ernährung [6] geht die **Konzentration** an Rückständen dieser Insektizide seit ihrem Verbot in den in der Bundesrepublik produzierten pflanzlichen Lebensmitteln jedoch **kontinuierlich zurück**.

Aufgrund dieser positiven Entwicklung empfahl die Nationale Stillkommission Deutschlands den Müttern, bis zum allmählichen Übergang auf die Löffelnahrung (etwa 4 bis 6 Monate lang) ausschließlich zu stillen. Sie sieht auch kein gesundheitliches Risiko für den Säugling, wenn danach – neben der Beikost und Kleinkindernahrung – noch weiter gestillt wird (zit. nach [7]).

Rund zwei Drittel aller Pflanzenschutzmittel entfallen heute auf die Gruppe der **Herbizide** und Wachstumsregler. Es sind chemisch unterschiedliche Substanzen.

Wachstumsregler sind Substanzen, die auf verschiedene Weise den Ertrag von Nutzpflanzen steigern, die Qualität verbessern und zur Arbeitserleichterung beitragen. Sie dienen
- der Vermehrung des Fruchtansatzes,
- der Vermeidung des vorzeitigen Fruchtabfalls,
- der Halmverkürzung beim Getreide,

- verhindern das Keimen von Kartoffeln bei der Lagerung etc.

Nach Angaben des Ernährungsberichts 1984 werden **Rückstände** von Herbiziden und Wachstumsreglern bei entsprechenden Kontrolluntersuchungen unter den zulässigen Höchstmengen gefunden, sodass ein Gesundheitsrisiko nicht zu befürchten ist.

Nach dem derzeitigen Wissensstand kommt es als Folge der Pestizidrückstände in der menschlichen Nahrung zu keinen nachweisbaren Gesundheitsschäden. Damit ist jedoch nicht absolut bewiesen, dass von diesen Substanzen keine negativen Effekte ausgehen.

Die Bemühungen, eine Kontamination unserer Lebensmittel weiter zu verringern, müssen trotz fehlender Beweise für Schäden durch die derzeitigen Rückstandskonzentrationen fortgesetzt werden [7, 8, 10].

22.6 Polychlorierte Biphenyle (PCB)

Die Toxizität dieser Substanzen wurde erkannt, nachdem es im Jahre 1968 in Japan zu Vergiftungen durch PCB-verseuchtes Speiseöl gekommen war.

Die als **Yusho-Krankheit** bezeichnete Vergiftung ging bei Kleinkindern mit Störungen der Hautpigmentierung, mit Leber- und Nierenschäden einher.

In Japan wurden daraufhin diese Substanzen verboten. In der Bundesrepublik Deutschland ist die Herstellung mittlerweile ebenfalls verboten. PCB findet sich jedoch nach wie vor in geschlossenen technischen Anlagen, z. B. als **Transformatorenöl**.

Bei dem früher weltweit umfangreichen Einsatz der schwer entflammbaren Substanz mit hohem Siedepunkt als Isolier- und Kühlmittel sowie als Hydraulikflüssigkeit gelangten große Mengen in die Umwelt.

Da diese Substanz nur sehr langsam abgebaut wird, gelangt auch heute noch PCB in die **Nahrungskette.**

22.7 Dioxine und Furane

Dioxine sind seit dem Chemieunfall in Seveso jedem Laien bekannt und gelten als Prototyp der „Umweltgifte".

Dioxine und Furane gehören zur Gruppe der polychlorierten Dibenzodioxine (PCDD) bzw. der polychlorierten Dibenzofurane (PCDF), die sich aus etwa 210 Einzelsubstanzen zusammensetzt.

Diese Vielzahl an Stoffen entsteht bei **Verbrennungsprozessen** in dem Temperaturbereich zwischen 300 und 600 °C, wenn neben Kohlenstoff, Sauerstoff und Wasserstoff auch Chlor zugegen ist. PCDD und PCDF bilden sich folglich bei sehr vielen Verbrennungsprozessen, die alltäglich in unserer unmittelbaren Umgebung ablaufen.

Dies gilt für
- die in der Öffentlichkeit viel diskutierten Müllverbrennungsanlagen,
- das Zigarettenrauchen,
- die Verbrennung von Heizmaterial in Heizanlagen und
- Wald- und Buschbrände.

Die PCDD-PCDF-Emissionen sind je nach Verbrennungsgrad und Verbrennungsgut sehr unterschiedlich. So liegt die **Hausbrandemission** beim Verbrennen von Braunkohle um den Faktor 100 und beim Verbrennen von Holz und Verpackungsmüll um den Faktor 1000 höher als bei der Verbrennung von Gas, Heizöl oder Anthrazitkohle.

Die praktisch wasserunlöslichen PCDD/PCDF sind **gut fettlöslich**. Diese Eigenschaft ist verantwortlich für den Übertritt in die Nahrungskette und letztlich für das Ausmaß der Zufuhr mit unseren Lebensmitteln.

Wegen der **fehlenden Wasserlöslichkeit** ist der Boden-Pflanzen-Transfer äußerst gering. Die Kontamination pflanzlicher Lebensmittel und Futtermittel erfolgt durch **direkten Kontakt** der Dioxine und Furane mit **oberirdischen Pflanzenteilen**.

Mit **küchentechnischen Maßnahmen** wie waschen, schaben, schälen etc. von pflanzlichen Lebensmitteln werden die auf der Oberfläche haftenden Substanzen weitgehend entfernt, sodass **pflanzliche Lebensmittel** nur in geringem Umfang als Quelle für Dioxine und Furane infrage kommen.

Da Tiere auf der Oberfläche haftende Verunreinigungen mit den Futterpflanzen aufnehmen, werden etwa **90%** aller PCDD und PCDF **mit tierischen Lebensmitteln aufgenommen**.

Wegen der Lipidlöslichkeit kommt insbesondere dem **Milchfett** eine zentrale Bedeutung zu.

Nach Angaben in der Literatur kann davon ausgegangen werden, dass die tägliche Aufnahme von Dioxinen und Furanen in Deutschland zu etwa

- 42% aus Milch und Milchprodukten,
- 39% aus Fleisch und Eiern und
- nur etwa 12% aus pflanzlichen Lebensmitteln, einschließlich Brot und Backwaren stammt [2].

Die **Toxizität** der verschiedenen Dioxine und Furane ist unterschiedlich. Bei einem großen Teil der Substanzen liegen über Auswirkungen einer akuten bzw. chronischen Einwirkung beim Menschen noch keine Befunde vor.

Aufgrund tierexperimenteller Daten und einzelner Beobachtungen am Menschen kommt es zu Schäden an der **Haut** und an der **Leber**. Bei manchen Substanzen gibt es Hinweise auf eine **karzinogene Wirkung**.

Das sog. **„Seveso-Dioxin"** (Tetrachloriddibenzoparadioxin) besitzt nach derzeitigem Kenntnisstand die höchste akute und chronische Toxizität, wobei Leber und Haut die wesentlichen Zielorgane sind.

Wegen der stark unterschiedlichen Toxizität der Einzelkomponenten von PCDD/PCDF-Gemischen hat man nach einer **Maßeinheit** gesucht, die unter Berücksichtigung der Wirkungsintensität der einzelnen Substanzen für die Praxis die toxische Wirkung des Gemisches mit einem Zahlenwert erfasst.

Trotz erheblicher Schwierigkeiten, die sich bei der Berechnung eines solchen Wertes ergeben, hat man sich auf einen internationalen **Toxizitätsäquivalenzfaktor (TEF)** geeinigt.

Der Mensch gehört zu den Säugetieren, die die lipidlöslichen Dioxine und Furane besonders stark, insbesondere in den Lipiden der Leber, akkumulieren. Dieses Problem der Anreicherung muss besonders bei der Bewertung von Vor- und Nachteilen des **Stillens** diskutiert werden. Muttermilch enthält 10- bis 15fach höhere Konzentrationen als Kuhmilch.

22.8 Schwermetalle

Aus der Gruppe der Schwermetalle haben **Blei, Cadmium** und **Quecksilber** als Kontaminanten von Lebensmitteln Bedeutung.

Grundsätzlich kommen diese Schwermetalle in Spuren im Boden, Wasser und folglich auch in Pflanzen vor und werden somit von Menschen und Tieren verzehrt.

Steigt die Konzentration in Lebensmitteln, so besteht die Gefahr, dass toxisch wirkende Mengen aufgenommen werden.

Toxische Schwermetalle können mit verschiedenen Radikalgruppen organischer Substanzen **Verbindungen** eingehen und hierdurch in vielfältiger Weise, etwa durch Inaktivierung von Enzymen, Schäden verursachen.

Richtwerte für die duldbaren Höchstmengen an toxischen Schwermetallen in Gemüse und Obst betragen für **Blei**:

- 1,2 mg/kg bei Blatt- und Sprossgemüse,
- 0,5 mg/kg bei Wurzelgemüse und Obst.

Die **Richtwerte für Cadmium** betragen:

- 0,1 mg/kg bei Blatt- und Sprossgemüse und
- 0,05 mg/kg bei Wurzelgemüse und Obst.

Für Quecksilber wurden keine Richtwerte angegeben, weil die Gehalte in der Nähe der geräteabhängigen Nachweisgrenze liegen.

Bestimmungen der Schwermetallgehalte von Obst und Gemüse aus dem Handel ergaben, dass diese Richtwerte **nur selten überschritten** werden. Darüber hinaus muss berücksichtigt werden, dass sich durch **Reinigung** und **küchentechnische Zubereitung** die in der Rohware bestimmten Konzentrationen weiter verringern.

Die Konzentrationen verringern sich bei:

- Blei im Gemüse um 47 ± 21%, im Obst um 50 ± 20%,
- Cadmium im Gemüse um 95 ± 12%, im Obst um 90 ± 12%,
- Quecksilber im Gemüse um 54 ± 18%, im Obst um 50 ± 20%.

Die **intestinale Resorption** ist gering, sodass von den aufgenommenen Mengen an Blei nur durchschnittlich 5–10%, an Cadmium 0,5–7% und an Quecksilber weniger als 7% letztlich in den Organismus aufgenommen werden.

Bei der Beurteilung der Gesamtbelastung der Bevölkerung muss jedoch berücksichtigt werden, dass diese Umweltgifte auch durch Staub, Abgase, aber auch durch Tabakrauch über die Lunge aufgenommen werden können. Die **pulmonale Resorptionsrate** beträgt beispielsweise bei Blei 80–100%.

Speisepilzen kommt eine besondere Bedeutung zu, da diese saprophytisch wachsenden Pflanzen sowohl Quecksilber als auch Cadmium in besonders hohem Maße speichern.

So konnte beispielsweise in mehreren Untersuchungen gezeigt werden, dass der Cadmiumgehalt in Champignons, die im Freien wachsen, besonders hoch ist, während Kulturchampignons in der Regel vergleichsweise geringe Cadmiumkonzentrationen aufweisen. Die **Resorption** der Schwermetalle aus dem Pilzgewebe scheint im Intestinaltrakt jedoch sehr gering zu sein, sodass der **Schwermetallakkumulation** in Pilzen keine wesentliche praktische Bedeutung zukommen dürfte.

Der **Verzicht auf verbleites Benzin** und der Rückgang an Bleiemissionen von Großfeueranlagen etc., haben seit Jahren zu einem **Rückgang der nahrungsbedingten Bleizufuhr** geführt. Sie beträgt heute weniger als 20% der von der FAO/WHO angegebenen duldbaren Werte.

Auch die **Cadmiumzufuhr** liegt derzeit bei entsprechend niedrigen Werten. Eine erhebliche Cadmiumexposition erfolgt durch **Zigarettenrauch**. Die Cadmiumkonzentration im Blut korreliert mit der pro Tag gerauchten Zahl an Zigaretten. Bei Rauchern liegt der Cadmiumgehalt zwei- bis viermal so hoch wie bei Nichtrauchern.

Rückläufig ist seit Jahren ebenfalls die **Quecksilberzufuhr**. In einer Studie an Kindern lag sie unterhalb von 2% des von der FAO/WHO angegebenen duldbaren Wertes. Nur bei **Fischkonsum** steigt dieser Wert im Mittel auf 17% an (Lit. bei [5]).

22.9 Nitrat

Das mit der Nahrung und dem Trinkwasser aufgenommene Nitrat kann bakteriell zu **Nitrit** reduziert werden.

Nitrit entfaltet auf zwei Wegen **negative Effekte** im Organismus:
- die Bildung der hochgradig karzinogenen **Nitrosamine** im Magen (vgl. Kap. 16) und
- die Reaktion mit Hämoglobin, bei der das nicht mehr zum Sauerstofftransport fähige **Methämoglobin** entsteht.

Oral aufgenommenes Nitrat wird intestinal resorbiert und zu etwa 80% über die Niere eliminiert.

Ein Teil des resorbierten Nitrats wird jedoch mit dem Speichel in die Mundhöhle ausgeschieden und über diesen Nebenschluss dem Körper wieder zugeführt. Die **Nitratkonzentration im Speichel** kann bis zum 40fachen der Nitratkonzentration im Blutplasma betragen.

So können mit dem Speichel innerhalb von 4–6 Stunden nach Nitratzufuhr bis zu 15% des aufgenommenen Nitrats ausgeschieden werden. Unter dem Einfluss **nitratreduzierender Keime** entsteht hieraus sowohl in der Mundhöhle als auch im Magen Nitrit. Diese Umwandlung kann **in der Mundhöhle** permanent – je nach Intensität der bakteriellen Besiedlung – in unterschiedlichem Ausmaß (15–25% des Nitrats werden in Nitrit umgewandelt) ablaufen.

Im Magen müssen für die entsprechende Bakterienflora optimale pH-Wert-Verhältnisse gegeben sein. Bis zu einem pH-Wert von 3,5–4,0 findet keine und bei einem pH-Wert von 6–7 eine optimale Nitritbildung statt.

Solche optimalen Voraussetzungen für eine bakterielle Umwandlung bieten
- der **Säuglingsmagen** mit einer noch sehr geringen Säurebildung,
- der Magen bei **chronisch atrophischer Gastritis** mit der hieraus resultierenden An- bzw. Subazidität (vgl. Kap. 3.3.2),
- der Restmagen nach **Teilresektion** oder der Magen nach **Vagotomie**.

Auch im Magen des Gesunden liegt der pH-Wert je nach Art und Menge der aufgenommenen Nahrung zeitweise in einem Bereich über 4,0 (vgl. Kap. 3.3, zur Bedeutung der Nitrosaminbildung aus Nitrit vgl. Kap. 16).

Wie bereits angedeutet, reagiert Nitrit mit dem Blutfarbstoff Hämoglobin. Hierbei wird das dunkel gefärbte, nicht mehr zum Sauerstofftransport fähige **Methämoglobin** gebildet.

> Während der Erwachsene durch körpereigene Enzyme Methämoglobin wieder reduzieren kann, läuft diese Reaktion beim **Säugling** sehr langsam ab, sodass sich diese Substanz im Blut anreichern kann. Es entwickelt sich die sog. **Blausucht,** die vor allem bei jungen Säuglingen mit einer lebensgefährlichen Beeinträchtigung des Sauerstofftransports einhergeht.

In Abhängigkeit von Umwelt- und Anbaubedingungen enthalten **Obst** und **Gemüse** wechselnde, zum Teil sehr hohe Nitratkonzentrationen (Tab. 22-4). Manche Pflanzen, wie beispielsweise Rote Rüben, sind besonders **nitrophil**, d.h., sie speichern viel Nitrat, insbesondere dann, wenn das Angebot im Boden hoch ist.

Nitrat wird darüber hinaus mit dem **Trinkwasser** aufgenommen. Nitratkonzentrationen von 50–90 mg/l im Trinkwasser finden sich hauptsächlich in Gebieten mit intensiver landwirtschaftlicher bzw. weinbaulicher Nutzung bei hohem Einsatz **stickstoffreicher Dünger**. Nach EU-Richtlinien (europäische Trinkwasserverordnung) darf ein Nitratgehalt von **50 mg/l** im Trinkwasser nicht überschritten werden.

Nitrat bzw. Nitrit wird zusätzlich in Form von **Pökelsalz** mit Fleisch und Fleischwaren aufge-

Tabelle 22-4 Nitratgehalt in verschiedenen Gemüsearten (zit. nach [17]).

Gemüseart	Proben-anzahl	Mittelwert	Nitrat mg/kg Frischsubstanz Minimum	Maximum	Faktor
Blattgemüse					
Grünkohl	52	1060	10	3640	364
Weißkohl	58	1070	10	3230	323
Spinat	85	840	20	2720	136
Chinakohl	35	1120	20	2610	131
Endivie	31	1060	70	2590	37
Feldsalat	27	1170	180	2980	17
Kopfsalat	162	1560	230	3290	14
*Wurzelgemüse**					
Sellerie	35	980	70	3640	52
Radieschen	106	1530	80	3383	42
Rote Bete	115	1950	180	5360	30
Rettich	54	1680	300	3770	13
Möhren	39	500	90	1100	12
Kohlrabi	109	1330	360	2950	8

* einschließlich Spross- und Knollengemüse

$$\text{Faktor} = \frac{\text{Maximum}}{\text{Minimum}}$$

nommen. Das dem Fleisch bzw. der Wurst zugesetzte Nitrat wird zum Teil zu dem eigentlich wirksamen Agens Nitrit reduziert. Es wird deshalb auch Nitrit in Form von Nitritpökelsalz (Kochsalz mit einem Anteil von 0,4–0,5% Nitrit) direkt eingesetzt.

Mit Nitrat werden vor allem Rohschinken und länger reifende Rohwürste wie Salami und Zervelatwurst hergestellt. Nitritpökelsalz wird Mettwurst, Bierschinken, Blutwurst etc. zugesetzt.

Nitrosamine bilden sich vorwiegend mit den in fermentierten Lebensmitteln während der Reifung entstehenden sekundären Aminen.

Da die Nitrosaminbildung durch hohe Temperaturen begünstigt wird, sollten mit Nitritpökelsalz hergestellte Fleischerzeugnisse nicht gegrillt oder gebraten werden.

Gewarnt wird auch vor der **Erhitzung von Käse** (reich an sekundären Aminen) zusammen mit **Salami oder Schinken** etwa bei der Herstellung von Pizza, Schinken-Käse-Toast und anderen Gerichten mit überbackenem Käse. Neuere Untersuchungen haben jedoch gezeigt, dass die Gefahr der Nitrosaminbildung offenbar überbewertet wurde [18].

Beim Erhitzen von Speck und Frankfurter Würstchen in **Mikrowellengeräten** fanden sich nur sehr geringe Nitrosaminkonzentrationen. Die beim küchenmäßigen Erhitzen von Fisch und Fleisch sich bildenden Nitrosamine entweichen offenbar zu 50–80% aufgrund ihrer **Wasserdampfflüchtigkeit** mit den Kochdünsten. Auch in Pizza, hergestellt mit Käse und Nitrit bzw. nitratreichen Lebensmitteln wie Salami, Schinken und Spinat, wurden praktisch keine Nitrosaminkontaminationen festgestellt [18].

Der Zusatz sowohl von Nitrat als auch von Nitrit ist in der Bundesrepublik Deutschland durch die **Nitritverordnung** aus dem Jahre 1980 geregelt.

22.10 Östrogenaktive Substanzen

Mit Hilfe neuer Testverfahren konnte gezeigt werden, dass in zunehmendem Maße chemische Substanzen mit einer Östrogenaktivität synthetisiert und in die Umwelt eingebracht werden.

Die chemische Struktur dieser Substanzen ist sehr unterschiedlich. Östrogenaktive Abbauprodukte entstehen beispielsweise bei der Degradation von **oberflächenaktiven Substanzen**, die Pestiziden und Hygieneartikeln zugesetzt werden und mit dem Abwasser in Flüsse und Seen gelangen.

Sie werden für die seit Jahren zu beobachtenden **Feminisierungserscheinungen** bei im und am Wasser lebenden Wildtieren verantwortlich gemacht.

Da zeitlich parallel zu diesen bei Wildtieren beobachteten Veränderungen bei Menschen die Häufigkeit von **Hodenkarzinomen, Mammakarzinomen**, Veränderungen der **Spermienzahl** etc. zunahm, ist es nahe liegend anzunehmen, dass die östrogenaktiven Substanzen auch für negative Einflüsse bei Menschen verantwortlich sind [11].

22.11 Synthetische Moschusverbindungen

Die Gruppe der Nitromoschusverbindungen, die chemisch nicht mit dem natürlichen Moschus verwandt ist, hat ausgeprägte Dufteigenschaften. Diese Substanzen werden seit Jahren in Kosmetika, Waschmitteln, Duftkerzen etc. eingesetzt. Sie gelangen über das Abwasser in Flüsse und Seen, von hier in die aquatische Nahrungskette und letztlich über Fische in den menschlichen Organismus. Weiterhin gibt es Hinweise auf eine dermale Resorption aus Kosmetika. Moschusverbindungen lassen sich in der Frauenmilch nachweisen. Die Beurteilung der Substanzgruppe in Bezug auf toxische und karzinogene Wirkungen beim Menschen im Ernährungsbericht 2000 der DGE [7] lautet:

Der momentane Wissensstand über die Toxikologie der synthetischen Moschusverbindungen ist nur fragmentarisch und nicht ausreichend für eine Risikobewertung. Bis zu den ersten Nachweisen dieser Chemikalien in Fischen und Humanproben war hauptsächlich nur deren akute Toxizität und ihr Verhalten auf der Haut getestet worden. Es fehlen umfassende Studien zur chronischen Toxizität einschließlich der Kanzerogenität, Teratogenität und Mutagenität, insbesondere für die polyzyklischen Moschusduftstoffe.

22.12 Acrylamid (Acrylsäureamid)

Acrylamid ist ein Kunststoffmonomer. Es wird in der Verpackungsmittelindustrie und bei der Herstellung von Papier eingesetzt. Der Vorgang der Acrylamidbildung beim starken Erhitzen von Lebensmitteln ist nur unvollständig bekannt. Bei hohen Temperaturen wird Fett in Glycerin und Fettsäuren gespalten und Glycerin weiter in Acrolein, eine Vorstufe von Acrylamid, umgewandelt. Auch beim Erhitzen von Kohlenhydraten entstehen Vorstufen von Acrolein. Acrolein reagiert mit Ammoniak zu Acrylamid. Der Acrylamidgehalt in Lebensmitteln schwankt zwischen 39 mg/kg und über 1200 mg/kg. Besonders hohe Werte finden sich in Kartoffelchips, Pommes frites, Kräckern etc. Produkte, die bei der Herstellung weniger stark erhitzt werden, wie Pizza, Hackfleisch etc., liegen deutlich niedriger. Um den Gehalt an Acrylamid gering zu halten, sollten die Temperaturen bei der Herstellung möglichst 190 °C nicht übersteigen. Im Tierversuch konnte bei Gabe hoher Dosen eine karzinogene und neurotoxische Wirkung festgestellt werden. Das Risiko beim Menschen wird als sehr gering eingeschätzt. Trotzdem sollte bei der Herstellung von Lebensmitteln auf sehr hohe Temperaturen verzichtet und der Verzehr von Produkten mit hohem Gehalt reduziert werden.

22.13 Radioaktive Substanzen

Nach Reaktorunfällen mit Austritt radioaktiver Substanzen in die Umwelt und damit auch in Trinkwasser, Pflanzen und Tiere kommt auch der Radioaktivität in Lebensmitteln eine Bedeutung zu.

Als **Maßeinheit** für die Strahlenbelastung des Menschen dient das **Rem** (roentgen-equivalent-man)*. Es kennzeichnet das langfristige Risiko infolge Strahlenbelastung durch Multiplikation der Energiedosis (pro kg Gewebe absorbierte Strahlungsenergie) mit einem durch Konvention festgesetzten Bewertungsfaktor (für β-Strahlung = 1) und für die Radioaktivitätsmenge das Becquerel (Bq)**.

Es muss berücksichtigt werden, dass bei einem Reaktorunfall, ähnlich wie bei einer Atombombenexplosion, eine **Vielzahl verschiedener radioaktiver Isotope** in unterschiedlicher Menge freigesetzt wird, wobei die biologische Wirkung sehr unterschiedlich ist.

So wurden nach dem Unfall in der Sowjetunion 1986 im Wesentlichen die Isotope 131-Jod (Halbwertszeit 8 Tage), 137-Cäsium (Halbwertszeit 30 Jahre), 134-Cäsium (Halbwertszeit 2 Jahre) und 90-Strontium (Halbwertszeit 29 Jahre) nachgewiesen.

Neben der **Halbwertszeit** ist das **Verhalten eines radioaktiven Isotops im Organismus** für die Beurteilung einer eventuellen Schädigung wichtig.

Wird ein Isotop gespeichert und hat somit eine lange **Verweildauer im Körper**, so bedeutet es eine besonders große Gefahr. Wird ein Isotop jedoch nicht im Organismus gespeichert oder in körpereigene Substanzen eingebaut, dann ist die Gefahr

* Rem (0,001 rem = 1 Millirem)

** Das nach dem Entdecker der Radioaktivität benannte Becquerel bedeutet den Zerfall eines radioaktiven Atoms pro Sekunde. Angaben in Bq geben unmittelbar keine Auskunft über die Dosis, die Strahlenbelastung oder eine mögliche Strahlenwirkung.

einer Schädigung sehr gering, da eine Ausscheidung bereits kurze Zeit nach der Aufnahme erfolgt.

So verhält sich das **Cäsium** genau wie Kalium, d.h., es verteilt sich nach der Aufnahme schnell im Körper, kann also während dieser Zeit wegen seiner guten Verteilung in allen Organen schädigend wirken.

Die Verweildauer im Organismus ist aber beim Cäsium ähnlich wie beim Kalium insgesamt kurz **(biologische Halbwertszeit)**, d.h., Cäsium wird ebenso wie Kalium sehr schnell wieder insbesondere mit dem Harn ausgeschieden. Folglich ist die Gefahr einer Schädigung durch Cäsium-Isotope insgesamt gering, da nur eine **kurzfristige Strahlenbelastung** erfolgt.

Jod reichert sich hingegen in der Schilddrüse an, wo seine Konzentration ein Vielfaches der Konzentration im übrigen Organismus erreicht. Nach Aufnahme von 131-Jod ist deshalb mit einer erheblichen **Strahlenbelastung der Schilddrüse** zu rechnen.

Eine besonders lange Verweildauer im Organismus hat **Strontium**. Es ist chemisch dem Kalzium verwandt und reichert sich folglich besonders bei Heranwachsenden im Skelettsystem an. 90-Strontium mit einer Halbwertszeit von 29 Jahren kann folglich über viele Jahre auf den Organismus einwirken und insbesondere das **Blut bildende Knochenmark** schädigen.

Nach einem Reaktorunfall mit Austritt radioaktiver Substanzen in die Atmosphäre werden während einer relativ kurzen Zeit Pflanzen durch den Gehalt radioaktiver Isotope mit Regen und Staub kontaminiert, sodass vor allem **Blattgemüse** hohe Konzentrationen erreicht. Das Gleiche gilt für **Milch** dann, wenn Kühe mit frischem Gras gefüttert werden. Ist diese Phase der direkten Kontamination abgeschlossen, so können Pflanzen nur noch radioaktive Substanzen aus dem Boden aufnehmen.

Das Verhältnis zwischen der Isotopenkonzentration in der Pflanze und im Boden wird als **Transferfaktor Pflanze/Boden** bezeichnet. Dieser Faktor ist von einer Vielzahl schwer vorausberechenbarer Umstände wie Art der Pflanze, Bodenbeschaffenheit, Wachstumsgeschwindigkeit, Düngung etc. abhängig, sodass eine Vorausberechnung des zu erwartenden Übertritts radioaktiver Substanzen aus dem Boden in Nutzpflanzen äußerst schwierig ist [7, 8, 16].

22.14 Lebensmittelbestrahlung

Die Lebensmittelbestrahlung, eine Haltbarmachung von Lebensmitteln durch Bestrahlung mit **γ-Strahlen**, stößt bei der Bevölkerung wegen allgemeiner „Strahlenangst" und Unkenntnis zum Teil auf Ablehnung.

Dieses Verfahren wird in einer Reihe von Ländern bereits seit Jahren in großem Stil eingesetzt. Da die Lebensmittel **lediglich den Strahlen ausgesetzt** werden, kommt es zu keiner Kontamination mit radioaktiven Substanzen.

Das Verfahren hat eine Reihe von **Vorteilen**. So kann z.B. die Bestrahlung bei bereits verpackten Lebensmitteln **ohne Temperaturerhöhung** zur Abtötung von Mikroorganismen und Parasiten eingesetzt werden. Bewährt hat sich die Bestrahlung beispielsweise bei der Beseitigung von **Salmonellen in Geflügel**. Es gibt derzeit keine Möglichkeit, Hähnchen ohne Kontamination mit diesen Keimen zu produzieren, sodass von rohem Geflügel eine große Gefahr der Salmonelleninfektion ausgeht.

Mischgewürze, die einer Behandlung zur Beseitigung von Mikroorganismen und Parasiten nur schwer zugänglich sind, können durch Bestrahlung problemlos keimfrei gemacht werden etc.

Ein weiterer Vorteil der Lebensmittelbestrahlung besteht in der Tatsache, dass Zusätze von **Konservierungsmitteln** überflüssig werden bzw. nur noch in relativ geringer Dosierung zur Anwendung kommen müssen.

Folgende **Risiken** der Bestrahlung mit γ-Strahlen sind zu beachten: Bei sehr hoher Strahlenenergie von über 14 Mega-Elektronenvolt kann es in den bestrahlten Materialien zu **Kernumwandlungsprozessen** und damit zur Bildung radioaktiver Isotope kommen.

Es muss daher die **Bestrahlungsintensität** auf einem geringen Level gehalten werden. Hierdurch besteht wiederum die Gefahr der Ausbildung strahlenresistenter Mikroorganismen und Viren.

> Ein Expertenkomitee der FAO-WHO hat deshalb einen Grenzwert von 5 Megavolt empfohlen.

Zu beachten ist zusätzlich die Tatsache, dass die **Sensitivität von Mikroorganismen** gegenüber ionisierender Strahlung sehr **unterschiedlich** ist. Dies hat zur Folge, dass die zur vollständigen Sterilisation von Lebensmitteln notwendige Bestrahlungsdosis u.U. über der empfohlenen Höchstmenge liegt.

Eine Bestahlung mit γ-Strahlen garantiert somit nicht in jedem Fall eine ausreichende Sterilisation von Lebensmitteln.

Darüber hinaus muss beachtet werden, dass durch ionisierende Strahlen eine **Radikalbildung** in den Lebensmitteln induziert werden kann. Radikale wiederum können chemische Prozesse induzieren, deren Bedeutung für eine **eventuelle Bildung toxischer Substanzen** schwer abzuschätzen ist.

22.15 Multiple Chemikaliensensibilität (multiple chemical sensitivity-syndrome, Syndrom der chemischen Vielfachunverträglichkeit)

Unter diesem, auch als **Umweltkrankheit** bezeichneten Beschwerdekomplex wird eine Überempfindlichkeit gegen sog. Umweltchemikalien bzw. Umweltgifte diskutiert.

Geringe Dosen verschiedener Substanzen sollen bei manchen Personen bereits in üblicherweise toxikologisch unbedenklichen Konzentrationen, eine Vielzahl verschiedener, meist unspezifischer Beschwerden auslösen können.

Solche **Substanzen** sind beispielsweise:
- Pestizide,
- bei der Verbrennung anfallende Substanzen,
- Konservierungs- und Farbstoffe,
- Bestandteile von Reinigungs- und Spülmitteln.

Die **Beschwerden** können unterschiedlich sein:
- Müdigkeit,
- Kopfschmerzen,
- Gedächtnis- und Konzentrationsstörungen,
- Schlaflosigkeit,
- Reizerscheinungen an Schleimhäuten der Augen und des Respirationstraktes sowie
- abdominelle Beschwerden.

Beweise für den diskutierten Kausalzusammenhang fehlen.

Die Wahrscheinlichkeit, dass auch hier ähnlich wie bei den durch Candida albicans hervorgerufenen Beschwerden (vgl. Kap. 3.5.2) versucht wird, eine **Erklärung für überwiegend psychopathologisch bedingte Störungen** zu finden, ist groß (Lit. bei [3]).

Das Beschwerdebild und seine wahrscheinliche Ursache hat Beziehungen zu der sog. **„mass sociogenic illness"**, ein bei Gruppen, die meist unter einer physischen oder mentalen Belastung stehen, ausgelöstes Beschwerdebild. Dabei werden Symptome angegeben, die typisch für organische Erkrankungen sind, ohne dass pathologische Befunde nachweisbar sind.

Diese psychogenen, von Angst geprägten Gruppenreaktionen, können beispielsweise durch Berichte der Sensationspresse über Vergiftungen von Lebensmitteln mit Chemikalien oder übertriebene Darstellungen anderer Gefahren ausgelöst oder begünstigt werden (Lit. bei [15]).

In der Mehrzahl der Fälle gelingt es nicht mit ausreichender Sicherheit, einen direkten Kausalzusammenhang zwischen Exposition und Symptomauslösung nachzuweisen. Dies wird bestätigt durch doppelblinde Expositionsversuche mit Chemikalien in niedrigen Konzentrationen, bei denen die Patienten nicht in der Lage waren, zwischen Verum und Placebo zu unterscheiden. Diese Befunde machen es wahrscheinlich, dass es sich zumindest bei einem wesentlichen Teil derer mit der Diagnose „multiple Chemikalienüberempfindlichkeit" um Personen mit neuropsychiatrischen bzw. psychovegetativen Beschwerden handelt, die sich bei der Suche nach auslösenden Faktoren für ihre Beschwerden auf sog. „Umweltschadstoffe" fixieren. Hierfür spricht auch das Ergebnis einer Studie an 264 Patienten mit der genannten Diagnose, bei denen mit Hilfe standardisierter psychiatrischer Diagnoseverfahren in 83 % der Fälle mindestens eine psychische Störung diagnostiziert wurde (Lit. bei [4]).

Literatur

1 Askar, A.: Biogene Amine in Lebensmitteln und ihre Bedeutung. Ernährungs-Umschau 29 (1982) 143.
2 Blüthgen, A., H. Heechen: Polychloride Dibenzodiosine und -furane (PCDD/F) im Ernährungsbereich. AID-Verbraucherdienst 38 (1993) 91–100.
3 Bock, K.W., N. Birbaumer: Multiple chemical sensitivity. Dtsch Ärztebl 95 C (1998) 75–78.
4 Bornschein, S., C. Hausteiner, H. Förstl, T. Zilker: Psychiatrische Aspekte der Multiple Chemical Sensitivity (MCS). Versicherungsmed 54 (2002) 163–167.
5 Diehl, J.F.: Schadstoffe in Lebensmitteln – Exposition und Risikobewertung heute. Ernährungs-Umschau 45 (1998) 40–43.
6 Editorial: Male reproductive health and environmental oestrogens. Lancet 345 (1995) 933–935.
7 Ernährungsbericht der Deutschen Gesellschaft für Ernährung. Heinrich, Frankfurt 1972, 1976, 1992, 2000.
8 Fülgraff, G.: Lebensmittel-Toxikologie. Ulmer, Stuttgart 1989.
9 Galvano, F., V. Galofaro, G. Galvano: Occurrence and stability of Aflatoxin M_1 in milk and milk products: a worldwide review. J. Food Protect. 59 (1996) 1079–1090.

10 Georgii, S., E. Muskat, J. Kleinstein, C. Schubring, H. Brunn: PCB-Einzelkomponenten und chlororganische Pestizide in Frauenmilch in Abhängigkeit von der Stilldauer. Ernährungs-Umschau 35 (1988) 352.

11 Ginsburg, J.: Environment oestrogens. Lancet 343 (1994) 284–285.

12 Höhler, D.: Ochratoxin A in food and feed: occurrence, legislation and mode of action. Z. Ernährungswiss. 37 (1998) 2–12.

13 Hötzel, D., H. Zucker: Biogene Inhaltsstoffe von Lebensmitteln mit potentiell toxischer Bedeutung. In: Fülgraff, G.: Lebensmittel-Toxikologie. Ulmer, Stuttgart 1989.

14 Lindner, E.: Toxikologie der Nahrungsmittel. Thieme, Stuttgart 1986.

15 Nemery, B., B. Fischler, M. Boogaerts, D. Lison: Dioxins, Coca-Cola, and mass sociologenic illness in Belgium. Lancet 357 (1999) 77.

16 Ocker, H.B., J. Brüggemann: Schwermetall- und Radioaktivitätsbelastung von Vollkornmehl-Broten. Ernährungs-Umschau 35 (1988) 160.

17 Rauter, W., W. Wolkerstorfer: Nitrat im Gemüse. Z. f. Lebensmitteluntersuchung und -forschung (1982) 122.

18 Wiegler, E., H. Kolb, C. Rühl: Untersuchungen zum Nitrosamingehalt von Pizzen und Toasts. Fleischwirtsch. 74 (1994) 1296–1298.

23 Gentechnisch hergestellte Lebensmittel

23.1 Bedeutung der Gentechnik 548
23.2 Beispiele gentechnisch veränderter Organismen (GVO) 548
23.3 Risiken bei der Verwendung von gentechnisch veränderten Lebensmitteln 549
23.4 Vorschriften der Europäischen Union zur Kennzeichnung von Lebensmitteln und Futtermitteln, hergestellt aus GVO 550

23.1 Bedeutung der Gentechnik

Mit Hilfe der Gentechnik ist es möglich, die in dem Genom (Gesamtheit aller Gene einer Zelle oder eines Organismus) einer Zelle festgelegte Erbinformation durch Einschleusen von Genen aus fremden Genomen zu verändern. Hierdurch ist es im Gegensatz zur Kreuzung und Züchtung möglich, Organismen gezielt mit Erbeigenschaften auszustatten und hierzu das genetische Potential unabhängig von Kreuzungsbarrieren zu nutzen. Diese Technik eröffnet neue Möglichkeiten zur Herstellung von Nutzpflanzen mit Eigenschaften, die den Anbau erleichtern und die Haltbarkeit sowie die Resistenz gegenüber Schadinsekten verbessern. Weiterhin besteht die Möglichkeit, den Gehalt an Nährstoffen und weiteren Inhaltsstoffen zu optimieren und unerwünschte Inhaltsstoffe zu eliminieren.

23.2 Beispiele gentechnisch veränderter Organismen (GVO)

Ein Beispiel für die kostengünstigere Produktion eines gentechnisch veränderten Organismus (GVO) ist die herbizidresistente Sojabohne (roundup ready sojbean). Sie enthält ein Gen aus einem Bodenbakterium, welches ein Enzym exprimiert, wodurch die Pflanze gegen das Herbizid Roundup resistent wird. Beim Anbau kann folglich zur Unkrautbekämpfung das genannte Herbizid eingesetzt werden, ohne die Sojapflanzen zu schädigen.

Ein weiteres Beispiel ist die „Flavr Savr Tomate“, bei der das Enzym Polygalacturonase (PG) durch eine gegenläufige Orientierung des entsprechenden Gens (sog. antisense PG-Gen) weitgehend ausgeschaltet wurde. Die transgenen Pflanzen enthalten so in ihrem Genom das PG-Gen in der richtigen als auch in der entgegengesetzten Richtung, wodurch letztlich die Bildung des Enzyms stark reduziert wird. PG beschleunigt den Zellwandabbau und damit die Verrottung. Der Vorteil der „Flavr Savr Tomate“ ist eine längere Haltbarkeit. Sind weite Transportwege erforderlich, so müssen die Tomaten nicht halbreif geerntet werden. Sowohl der Geschmack als auch der Gehalt an wertgebenden Inhaltsstoffen ist folglich beim Verzehr erhöht.

Während die genannten Beispiele vorrangig den Produzenten und dem Handel Vorteile bringen, gibt es auch eine Reihe von GVO mit großen ernährungsmedizinischen Vorteilen. Solche Pflanzen stehen bereits zur Verfügung bzw. sind in der Entwicklung. Dies gilt beispielsweise für einen transgenen Reis, bei dem ein für die in Japan häufige Reisallergie verantwortliches Gen eliminiert wurde (hypoallergener Reis).

Versucht wird die Herstellung von transgenem Weizen, der von Patienten mit glutensensitiver Enteropathie (einheimischer Sprue) ohne Schädigung der Darmschleimhaut verzehrt werden kann. Für manche Entwicklungsländer mit einer unzureichenden Vitamin-A-Versorgung ist ein transgener Reis von Bedeutung, der nach Transfer eines entsprechenden Gens β-Carotin synthetisiert. Ebenfalls für Entwicklungsländer von Bedeutung ist ein gentechnologisch veränderter Mais mit einem auf 35% reduzierten Gehalt an Phytinsäure, bei dessen Verzehr die Bioverfügbarkeit von Eisen um etwa 50% über der nach Verzehr von herkömmlichem Mais liegt.

Es ist weiterhin mit gentechnologischen Verfahren möglich, Ölsaaten genetisch so zu programmieren, dass sie ein optimales Fettsäuremuster und einen vergleichsweise hohen Gehalt an α-Tocopherol synthetisieren. Das Gleiche gilt für den Gehalt an anderen Vitaminen, sekundären Pflanzenstoffen etc. in Nutzpflanzen.

Die wenigen nur kurz skizzierten Beispiele demonstrieren den Nutzen gentechnologisch veränderter Lebensmittel. In wesentlich größerem Umfang werden seit vielen Jahren gentechnisch veränderte Mikroorganismen zur industriellen Produktion einer Vielzahl von Substanzen wie Enzyme, Hormone, Amminosäuren etc. genutzt, Substanzen, die sowohl in der Medizin als auch bei der Lebensmittelverarbeitung eingesetzt werden.

Während die letztgenannten Mikroorganismen und die hieraus hergestellten Substanzen von der Öffentlichkeit weitgehend unbeachtet bleiben, werden transgene pflanzliche Lebensmittel im deutschsprachigen Europa aufgrund von Befragungen von bis zu 80% der Verbraucher abgelehnt.

23.3 Risiken bei der Verwendung von gentechnisch veränderten Lebensmitteln

Welche Risiken sind mit dem Verzehr gentechnisch veränderter Lebensmittel verbunden? Für alle Länder der Europäischen Union und damit auch für Deutschland ist es derzeit nicht erlaubt, lebende GVO oder Lebensmittel, die solche enthalten, in den Verkehr zu bringen. GVO dürfen nur zur Verarbeitung importiert werden, so beispielsweise transgene Sojabohnen nur, um hieraus Öl, Sojaprotein oder Lecithin herzustellen. Diese Verarbeitungsprodukte werden in Verkehr gebracht. Sie sind frei von intakten Genen der GVO, sodass kein Gentransfer, das heißt kein Einbau in die Empfänger-DNA erfolgen kann. Die aus GVO gewonnenen Produkte sind vergleichbar mit den aus traditionellen Organismen gewonnenen. Das heißt, es besteht eine substantielle Äquivalenz, so wie von der Novel-Food-Verordnung der EU vorgeschrieben (vgl. Kap. 2.2.3). Werden hingegen, wie es z.B. in den USA und Japan der Fall ist, transgene Pflanzen in den Handel gebracht, so erhebt sich die Frage nach einem Gentransfer aus den Lebensmitteln auf Mikroorganismen der menschlichen Darmflora, auf Mukosazellen des Darmes oder sonstige Zellen des menschlichen Organismus. Ein solcher sog. **horizontaler Gentransfer** bedeutet, dass eine genetische Information aus einer Spenderzelle (hier transgene pflanzliche Zelle) in die Empfängerzelle (Mikroorganismus oder humane Zelle) gelangt und hier in seiner aktiven Form in die Empfänger-DNA eingebaut wird und damit auch auf Nachkommen weitergegeben werden kann. Das bedeutet, dass:

- das in das Lebensmittel neu eingeführte Gen einschließlich der Kontrollregion durch die mechanische Zerkleinerung und die enzymatischen Verdauungsvorgänge im Magen-Darm-Trakt in seiner vollständig intakten Form freigesetzt wird,
- die freigesetzte DNA in ihrer intakten Form im Darmtrakt hinreichend lang stabil erhalten bleibt,
- die freigesetzte DNA in ihrer intakten Form von einer Empfängerzelle (humane Zelle) aufgenommen wird und in die genetische Information der Zelle integriert wird,
- die integrierte neue DNA in der Empfängerzelle exprimiert wird, d.h. sich die neue genetische Eigenschaft ausprägt.

Das geordnete Eintreffen dieser aufgeführten Schritte ist Voraussetzung für einen erfolgreichen Gentransfer und wird als sehr unwahrscheinlich angesehen (zit. nach [1]).

Bei der Diskussion über mögliche Risiken durch den Verzehr von transgenen Pflanzen steht im Vordergrund des Interesses die Frage, ob **Antibiotikaresistenzgene** aus Pflanzenzellen auf Darmbakterien übertragen werden können und so intestinale Mikroorganismen mit Resistenzgenen gegen bestimmte Antibiotika entstehen. Welche Rolle spielen Antibiotikaresistenzgene bei der Herstellung transgener Pflanzen? Die Verfahren zur Integration eines Gens in das Erbgut eines Organismus sind nicht sehr effizient. Bei allen zur Verfügung stehenden Techniken gelingt es immer nur, das Fremdgen in sehr wenige Zellen einzubauen. Um die relativ geringe Zahl erfolgreich transformierter Zellen aus der Überzahl nicht-transformierter Zellen zu selektionieren, wird bei dem Gentransfer gleichzeitig ein sog. Markergen mit übertragen. Häufig werden hierzu Antibiotikaresistenzgene benutzt. Versetzt man nun das Nährmedium mit dem Antibiotikum gegen das die Resistenz gerichtet ist, so können sich nur die Zellen mit dem Antibiotikumresistenzgen vermehren. Es werden verschiedene Resistenzgene zur Markierung benutzt. Eines stammt beispielsweise aus dem Bakterium Escherichia coli und erzeugt eine Resistenz gegen Kanamycin und Neomycin (npt-II-Gen). Verantwortlich für die Resistenz ist das von dem genannten Gen exprimierte Enzym Neomycin-Phosphotransferase II (Npt II). Antibiotokaresistenzgene können grundsätzlich die Wirkung der jeweiligen Antibiotika auf zwei Wegen inhibieren. Erstens kann das Gen auf Darmbakterien übertragen werden und zweitens kann die Freisetzung etwa des Enzyms Npt II ins Darmlumen die Wirkung der Antibiotika hemmen. In den USA wird für die Herstellung von transgenen Tomaten, transgenem Raps und transgener Baumwolle das npt-II-Gen eingesetzt. Weitere transgene Nutzpflanzen, wie etwa Mais, werden mit anderen Markergenen versehen. Alle umfangreichen Sicherheitsprüfungen, die vor dem Inverkehrbringen vorgeschrieben sind, gaben keinerlei Hinweis darauf, dass der Verzehr transgener Pflanzen die Gesundheit der Verbraucher gefährdet [3, 1].

Ein weiteres mögliches Risiko ist die **Nahrungsmittelallergie**. Nach einem Gentransfer können Proteine exprimiert werden, die aus Lebensmitteln stammen, von denen allergische Reaktionen bekannt sind. In solchen Fällen ist die Beurteilung des Allergierisikos unproblematisch. Schwierig zu beurteilen ist die mögliche Antigenität eines Proteins dann, wenn es sich nicht in herkömmlichen Lebensmitteln findet. Die potentiellen Allergierisiken können in solchen Fällen nur aufgrund chemischer Charakteristika wie Sequenzhomologien zu bekannten Allergenen oder anderen strukturellen für Allergene typischen Eigenschaften abgeschätzt werden [2].

Weitere Informationen über die Risikobewertungen können bei Jany u. Kiener (2003) nachgelesen werden [2].

23.4 Vorschriften der Europäischen Union zur Kennzeichnung von Lebensmitteln und Futtermitteln, hergestellt aus GVO

Ab April 2004 gelten in allen Ländern der Europäischen Union neue Vorschriften zur Kennzeichnung gentechnisch veränderter Lebensmittel. Hiernach fallen mehr Produkte unter die Kennzeichnungspflicht als vor diesem Zeitpunkt. Es sind alle Lebens- und Futtermittel kennzeichnungspflichtig, bei deren Erzeugung oder Herstellung GVO zur Anwendung kamen. Gekennzeichnet werden müssen auch Endprodukte, an denen sich keine Hinweise mehr (wie z. B. für ein GVO charakteristische DNA-Bruchstücke) auf die Verwendung von GVO finden. Das wären beispielsweise Maisstärke, Sojaöl, Sojalecithin, Zucker etc., die aus GVO hergestellt wurden. Nicht deklariert werden müssen nach der neuen Verordnung Lebensmittel, Zutaten und Zusatzstoffe, die nicht aus, sondern mit Hilfe von GVO hergestellt wurden. Beispiele sind Fleisch, Milch, Eier etc. von Tieren, die mit gentechnisch verändertem Futter ernährt, oder Zusatzstoffe, die mit Hilfe transgener Mikroorganismen produziert wurden. Unbeabsichtigte Beimengungen von GVO bis zu einem Schwellenwert von 0,9% sind von den Kennzeichnungsbestimmungen ausgenommen.

Dieses Kennzeichnungskonzept informiert den Verbraucher unabhängig von der stofflichen Zusammensetzung des Lebensmittels über die Anwendung der Gentechnik während der Herstellung. Während des Produktionsprozesses müssen die Hersteller beginnend mit der Gewinnung des Agrarrohstoffes von einer zur anderen Verarbeitungsstufe Informationen weitergeben, aus denen ersichtlich ist, ob GVO oder hieraus hergestellte Produkte (etwa bei Lebensmitteln, die aus mehreren Zutaten bestehen) verwendet wurden.

Literatur

1 Jany, K.-D., C. Kiener: Gentechnisch veränderte Lebensmittel – eine Gefährdung durch horizontalen Gentransfer? DGE-info (2000) 131–133.
2 Jany, K.-D., C. Kiener: Gentechnik und Lebensmittel. Akt Ernähr Med 28 (2003) 240–251.
3 Schauzu, M.: Antibiotika-Resistenzgene in transgenen Pflanzen – eine Gefahr für die Gesundheit des Verbrauchers? Ernähr Umschau 46 (1999) 126–128.

Praxis der Ernährungstherapie und -prophylaxe

24 Allgemeine Hinweise zur Praxis der Ernährungstherapie 553

25 Kost bei Erkrankungen der Gastrointestinalorgane 557

26 Kost bei Erkrankungen des Stoffwechsels 577

27 Kost bei Erkrankungen der Niere (Niereninsuffizienz) 595

28 Kost bei Bluthochdruck (Hypertonie), Ödemen und Aszites 597

29 Kost bei Erkrankungen der Haut 601

24 Allgemeine Hinweise zur Praxis der Ernährungstherapie

24.1 Einleitung 553
24.2 Vollkost und leichte Vollkost 554
24.3 Energiedefinierte Diäten 554
24.4 Sonderdiäten 554

24.1 Einleitung

Lange Zeit wurden **unbewiesene** und letztlich **unnütze Kostformen** angewandt. Die großen Fortschritte der Pharmakotherapie waren mit Grund dafür, dass die Ernährungstherapie lange Zeit wenig wissenschaftliche Beachtung fand und folglich sehr unkritisch gehandhabt wurde. Nur wenige Kliniker untersuchten mit wissenschaftlicher Methodik Fragen der Ernährungstherapie und -prophylaxe.

Einheitliche Richtlinien für den Einsatz spezieller Kostformen gab es bis Mitte der 70er Jahre des vorigen Jahrhunderts nicht. 1975 wurde von den Gründern der Deutschen Arbeitsgemeinschaft für Klinische Ernährung und Diätetik, heute Deutsche Gesellschaft für Ernährungsmedizin, das wissenschaftlich gesicherte und klinisch relevante Ernährungswissen gesichtet und ausgewertet.

Unter dem Begriff „Rationelle Diätetik" wurden 1978 Richtlinien für die Anwendung der wissenschaftlichen Erkenntnisse in der Praxis (1. Rationalisierungsschema) aufgestellt [2, 3].

Das so genannte **„Rationalisierungsschema"** aus dem Jahre 1978 wurde 2000 letztmals überarbeitet und veröffentlicht [1]. Es gibt für die Klinik und Praxis gül-

Tabelle 24-1 Rationalisierungsschema für energiedefinierte Diäten.

	Reduktionskost	Lipidsenkende Kost	Purinreduzierte Kost
Indikation	Adipositas/Diabetes mellitus Typ 2b	primäre u. sekundäre Hyperlipidämie	Hyperurikämie, Gicht
Energie/Tag (kcal)	1000/1200/1500	2000	2000
Protein: Energie%	15–20	10–15	15
Fett: Energie%	25–30	25–30	25–30
Gesättigte FS: Energie%	7–10	7–10	7–10
Einfach ungesättigte FS: Energie%	10–15	10–15	10–15
Mehrfach ungesättigte FS: Energie%	7–10	7–10	7–10
Cholesterin: mg/Tag	< 300	< 300	< 300
Kohlenhydrate: Energie%	50–60	55–65	55–60
Ballaststoffe: g/Tag	> 30	> 30	> 30
Harnsäure: mg/Tag			< 500
Kochsalz: g/Tag	≤ 6	≤ 6	≤ 6
Bemerkungen	Vermeiden niedermolekularer Kohlenhydrate. Vorsicht mit Alkohol!	Vermeiden niedermolekularer Kohlenhydrate. Vorsicht mit Alkohol bei Hypertriglyzeridämie!	Vorsicht mit Alkohol!

tige kurz gefasste Anleitungen zur **Anwendung wissenschaftlich gesicherter Kostformen** und dient der klaren Abgrenzung gegenüber pseudowissenschaftlichen Vorstellungen.

Das Schema gliedert sich in die folgenden drei Gruppen.

24.2 Vollkost und leichte Vollkost

Die Vollkost basiert auf den Empfehlungen der Deutschen Gesellschaft für Ernährung für eine **vollwertige Ernährung**. Sie

- deckt den Bedarf an essentiellen Nährstoffen,
- berücksichtigt den Energiegehalt und -bedarf,
- berücksichtigt Erkenntnisse der Ernährungsmedizin zur Prävention und
- sie ist an die üblichen Ernährungsgewohnheiten angepasst, soweit die ersten drei Punkte nicht tangiert werden.

Die im Kapitel 25 dargestellte leichte Vollkost berücksichtigt die gleichen Forderungen.

24.3 Energiedefinierte Diäten

Bei der Mehrzahl der im Kapitel 26 besprochenen Stoffwechselerkrankungen sind energiedefinierte Diäten entsprechend den in Tabelle 24-1 genannten Abstufungen indiziert. Energiedefiniert sind weiterhin Kostformen zur Behandlung von Erkrankungen, bei denen eine definierte Zufuhr an Protein und Elektrolyten indiziert ist, wie beispielsweise bei Funktionseinschränkungen von Leber und Nieren, bei Hypertonie und Ödemen (Tab. 24-2).

24.4 Sonderdiäten

Unter Sonderdiäten sind gastroenterologische Diäten, Diäten bei speziellen Systemerkrankungen, seltene Diäten und diagnostische Diäten zusammengefasst (Tab. 24-3).

Literatur

1 Kluthe, R., P. Fürst, H. Hauner, E. Hund-Wissner, H. Kasper, G. Kotthoff, H. Rottka, M. Schade, J. G. Wechsler, A. Weingard, M. Wild, G. Wolfram: Das Rationalisierungsschema 2000 des Berufsverbandes Deutscher Ernährungsmediziner (BDEM), der Deutschen Adipositas Gesellschaft, der Deutschen Akademie für Ernährungsmedizin (DAEM), der Deutschen Gesellschaft für Ernährung (DGE), der Deutschen Gesellschaft für Ernährungsmedizin (DGEM) und des Verbandes der Diätassistenten – Deutscher Berufsverband (VDD). Akt. Ernähr. Med. 25 (2000) 263–270.

2 Kluthe, R., G. Schaeffer: Rationelle Diätetik. Thieme, Stuttgart 1976.

3 Rationalisierungsschema der Arbeitsgemeinschaft für Klinische Diätetik e.V. für die Ernährung und Diätetik im Krankenhaus. Akt. Ernähr. Med. 3 (1978) 144–148.

Tabelle 24-2 Rationalisierungsschema für eiweiß- und elektrolytdefinierte Diäten.

	Eiweißdefinierte Kost	Natriumdefinierte Kost
Indikation	Niereninsuffizienz, Leberinsuffizienz	primäre u. sekundäre Hypertonie, kardiale und renale Ödeme
Energie/Tag (kcal)	2000	2000
Protein/Tag:		
(g)	40/60/80	
Energie%		15
Fett/Tag: Energie%	30–35	25–30
Kohlenhydrate/Tag:		
Energie%	50–60	50–60
Natrium/Tag (g)	1,2/2,4	1,2/2,4
Kalium/Tag (g)	2/4	2/4
Bemerkungen:	Bei den eiweißreduzierten Kostformen ist der Bedarf an einigen essentiellen Nährstoffen nicht gedeckt, insbesondere Kalzium, Eisen und wasserlösliche Vitamine müssen substituiert werden. Auch bei der eiweißreichen, kalium- und natriumarmen Dialysediät ist eine Substitution wasserlöslicher Vitamine notwendig.	

Tabelle 24-3 Sonderdiäten (gastroenterologische Diäten, Diäten bei speziellen Systemerkrankungen, seltene Diätformen und diagnostische Diäten).

Definition	Indikation
A. Gastroenterologische Diäten	
1. Diät bei Malassimilation a) leicht aufschließbar – ballaststoffarm – Fettmenge der Ausnutzung angepasst	– exokrine Pankreasinsuffizienz – Kurzdarmsyndrom – chologene Diarrhö – Stenosen – gluteninduzierte Enteropathie (Initialstadium) – Morbus Whipple etc.
b) Zusatzmaßnahmen – Austausch von LCT durch MCT – Erhöhung der Energiedichte (z. B. durch Zusatz von Oligosacchariden) oder des Gehaltes an essentiellen Nährstoffen – glutenfrei – laktosefrei bzw. -reduziert – oxalsäurereduziert	
2. Kostaufbau bei gastroenterologischen Erkrankungen	– akute Pankreatitis – postoperative Zustände – akute Gastroenteritis – nach parenteraler Ernährung
3. Glutenfreie Kost	– gluteninduzierte Enteropathie (Dauerbehandlung) – Dermatitis herpetiformis Duhring
4. Ballaststoffreiche Kost unter Bevorzugung von Getreideballaststoffen	– Obstipation – Kolondivertikulose
5. Ballaststoffreduzierte Kost	– Stenosen im Intestinaltrakt
6. Zuckerreduzierte Kost, mehrere kleine Mahlzeiten	– postalimentäres Syndrom (Dumping-Syndrom)
7. Laktosefreie bzw. -reduzierte Kost	– Milchzuckerunverträglichkeit
8. Weitgehender Ersatz von LCT durch MCT	– intestinales Eiweißverlust-Syndrom – α-β-Lipoproteinämie – Hyperchylomikronämie
9. Chemisch definierte oder nährstoffdefinierte Formeldiäten	– chronisch-entzündliche Darmerkrankung – Frühphase nach ausgedehnten Darmresektionen – intestinale Fisteln etc.
10. Konsistenzdefinierte Kostformen (flüssige feinpürierte und weiche Kost)	– bei Chemo- und Strahlentherapie – bei Kau- und Schluckstörungen – postoperative Phase – bei Kaustörungen – bei Gebissproblemen
B. Diäten bei speziellen Systemerkrankungen	
1. Ernährungstherapie bei Rheumaerkrankungen 2. Ernährungstherapie bei Multipler Sklerose 3. Ketogene Diät	
C. Seltene Diätformen	
1. Kohlenhydratreiche, fettreduzierte Kost	– Porphyrie
2. Kost mit definiertem Gehalt an Aminosäuren	– angeborene Störungen des Aminosäurestoffwechsels (Phenylketonurie, Ahornsirupkrankheit, Homocystinurie, Histidinämie u. a.)
3. Galaktose-, fruktosereduzierte, stärkereiche Kost, viele kleine Mahlzeiten	– Glykogenosen

Tabelle 24-3 (Fortsetzung)

Definition	**Indikation**
4. Galaktosefreie Kost	– Galaktokinasemangel – Galaktosämie
5. Fruktosereduzierte Kost	– Fruktoseintoleranz – Fruktosemalabsorption
6. Sorbitfreie Kost	– Sorbitintoleranz – Polyolintoleranz – Fruktosemalabsorption – hereditäre Fruktoseintoleranz
7. Allergenfreie bzw. -reduzierte Kost	– Lebensmittelallergie
8. Keimreduzierte Kost	– Immunsuppression bei HIV-Erkrankung oder nach Organtransplantation
9. Eisenarme Kost	– Hämosiderose – Hämochromatose
10. Kupferarme Kost	– Morbus Wilson
11. Kalziumarme Kost	– primärer Hyperparathyreoidismus – Hyperkalziämie bei paraneoplastischem Syndrom – Hyperkalziurie
12. Serotoninarme Diät	– Karzinoid-Syndrom – 5-Hydroxyindolessigsäurebestimmung
D. Diagnostische Diäten	
1. Allergensuchdiät	– Verdacht auf Nahrungsmittelallergie
2. Diäten mit definiertem Fettgehalt	
3. Hämoglobinfreie Diät	
4. Kalziumarme Kost	– während Kalziumbilanzanalyse
5. Kollagenfreie Kost	– vor Hydroxyprolinbestimmung
6. Hydroxyprolinarme Kost	– vor Diagnostik metabolischer Knochenerkrankungen

25 Kost bei Erkrankungen der Gastrointestinalorgane

25.1 Leichte Vollkost (gastroenterologische Basisdiät) 557
25.2 Refluxösophagitis 558
25.3 Magen- und Zwölffingerdarmgeschwüre, Zustand nach Magenoperation 558
25.4 Erkrankungen von Dünn- und Dickdarm 561
25.5 Erkrankungen der Bauchspeicheldrüse 570
25.6 Erkrankungen der Leber (Hepatitis, Fettleber, Leberzirrhose) 573

25.1 Leichte Vollkost (gastroenterologische Basisdiät)

Prinzip

Die leichte Vollkost, auch als gastroenterologische Basisdiät bezeichnet, ist eine Kostform, mit der **kein therapeutischer Effekt** erzielt werden kann.

Sie dient lediglich dazu, **unspezifische Intoleranzen** im Bereich des Verdauungstraktes, d.h. Beschwerden (Druck, Völlegefühl, Schmerzen, Übelkeit, Blähungen, Neigung zu Durchfällen etc.) zu vermeiden, die nach der Nahrungsaufnahme beim Gesunden, aber insbesondere bei den verschiedensten Erkrankungen der Gastrointestinalorgane auftreten können.

Die Definition der leichten Vollkost lautet wie folgt:

> Die leichte Vollkost unterscheidet sich von der Vollkost durch Nichtverwendung von Lebensmitteln oder Speisen, die erfahrungsgemäß häufig Unverträglichkeiten auslösen.

Die Häufigkeit von Intoleranzerscheinungen nach dem Verzehr bestimmter Lebensmittel und Speisen zeigt Tabelle 3-1. Krankenhäuser sollten sich bei der Herstellung an dieser auf Befragungen beruhenden Tabelle orientieren.

Bei der **individuellen Beratung** wird dem Kranken empfohlen, unter Wahrung der Regeln für eine Vollkost das zu meiden, was nach seiner persönlichen Erfahrung Beschwerden verursacht.

Listen mit erlaubten und verbotenen Lebensmitteln und Speisen, wie sie immer wieder zusammengestellt und Patienten ausgehändigt werden, sind nutzlos und tragen lediglich zur Verunsicherung bei.

Praktisches Vorgehen

Grundlage der Empfehlungen für die Ernährung im Krankenhaus (Vollkost und leichte Vollkost) sind die **Informationen für die Gemeinschaftsverpflegung** der Deutschen Gesellschaft für Ernährung (DGE) [2a, 2b].

Es wird darauf hingewiesen, dass Empfehlungen für die Ernährung im Krankenhaus weniger gut pauschaliert werden können als für andere Einrichtungen der Gemeinschaftsverpflegung. Dennoch werden für die Vollkost bzw. leichte Voll-

Tabelle 25-1 Umsetzung der D-A-CH-Referenzwerte für die Verpflegung in Krankenhäusern (**immobile** Patienten, 19 bis 65 Jahre), PAL: 1,2 (Altersgruppe 25 bis unter 51 Jahre).

	Tageskost 15:30:55[1]	Mittagessen 20:30:50[1]
Energie (kcal)[2]	1850	617
Energie (kJ)[2]	7740	2580
Protein (g)	≤ 69	≤ 31
Fett (g)	< 62	< 21
Kohlenhydrate (g)	≥ 254	≥ 77
Ballaststoffe (g)	≥ 30	≥ 10
Vitamin E (mg)[3]	14	5
Vitamin B_1 (mg)	1,2	0,4
Vitamin B_2 (mg)	1,4	0,5
Folsäure (µg)	400	133
Vitamin C (mg)[3]	100	33
Kalzium (mg)	1000	333
Magnesium (mg)[3]	350	117
Eisen (mg)[3]	15	5
Jod (µg)	200	67

1 Protein : Fett : Kohlenhydrate = Anteil an der Energie in %.
2 Durchschnittliche Energiezufuhr von Männern und Frauen.
3 Werte sollten beim Mittagessen deutlich über ⅓ des Referenzwertes für den Tag liegen.
Vitamine und Mineralstoffe: Der höhere Wert wird zugrunde gelegt.

Tabelle 25-2 Umsetzung der D-A-CH-Referenzwerte für die Verpflegung in Krankenhäusern (**mobile** Patienten, 19 bis 65 Jahre), PAL: 1,4 (Altersgruppe 25 bis unter 51 Jahre).

	Tageskost 15:30:55[1]	Mittagessen 20:30:50[1]
Energie (kcal)[2]	2150	717
Energie (kJ)[2]	8996	2999
Protein (g)	≤ 81	≤ 36
Fett (g)	≤ 72	≤ 24
Kohlenhydrate (g)	≥ 296	≥ 90
Ballaststoffe (g)	≥ 30	≥ 10
Vitamin E (mg)[3]	14	5
Vitamin B_1 (mg)	1,2	0,4
Vitamin B_2 (mg)	1,4	0,5
Folsäure (µg)	400	133
Vitamin C (mg)[3]	100	33
Kalzium (mg)	1000	333
Magnesium (mg)[3]	350	117
Eisen (mg)[3]	15	5
Jod (µg)	200	67

1 Protein:Fett:Kohlenhydrate = Anteil an der Energie in %.
2 Durchschnittliche Energiezufuhr von Männern und Frauen.
3 Werte sollten beim Mittagessen deutlich über ⅓ des Referenzwertes für den Tag liegen.
Vitamine und Mineralstoffe: Der höhere Wert wird zugrunde gelegt.

kost Empfehlungen für das Mittagessen und die Tageskost auf der Basis der D-A-CH-Referenzwerte 2000 [7a] ausgesprochen (Tab. 25-1 u. 25-2). Um die Energiezufuhr möglichst individuell gestalten zu können, werden zwei PAL-Werte angegeben (PAL = **p**hysical **a**ctivity **l**evel). Ein PAL-Wert von 1,2 trifft auf Menschen mit ausschließlich sitzender oder liegender Lebensweise zu (z.B. bettlägerige Personen im Krankenhaus oder Altenheim). Der PAL-Wert für geringe körperliche Aktivität beträgt 1,4. Bei dem für bettlägerige Patienten angegebenen PAL-Wert von 1,2 liegen die Werte für die Zufuhr an Gesamtenergie und Hauptnährstoffen entsprechend niedrig. Hierdurch wird das Einhalten der Referenzwerte für essentielle Nährstoffe erschwert.

Literatur

1 Deutsche Gesellschaft für Ernährung, Referat Gemeinschaftsverpflegung: Umsetzung der Referenzwerte für die Gemeinschaftsverpflegung. Godesberger Allee 18, 53175 Bonn.
2 Deutsche Gesellschaft für Ernährung: Leichte Vollkost. Godesberger Allee 18, 53175 Bonn.
3 Referenzwerte für die Nährstoffzufuhr. 1. Aufl. Umschau Brauns GmbH, Frankfurt 2000.

25.2 Refluxösophagitis

Diätetische Therapie Weniger diätetische Maßnahmen als der Verzicht auf alkohol- und koffeinhaltige Getränke sowie eine **Normalisierung des Körpergewichts** unterstützen die häufig erforderliche medikamentöse Therapie.

Bei **Adipösen** kommt es, bedingt durch den Fettansatz im Bereich der Bauchdecken, vor allem während des Liegens zu einer **Drucksteigerung in der Bauchhöhle**, wodurch die Gefahr des Rückflusses von Mageninhalt in die Speiseröhre begünstigt wird.

Da der zur Vermeidung eines Refluxes von Mageninhalt erforderliche Tonus des unteren Ösophagus von der **Art und Menge der verzehrten Nahrung** abhängig ist, kann dem Rückfluss durch Beachtung einiger diätetischer Prinzipien entgegengewirkt werden.

Praktisches Vorgehen Es empfiehlt sich die Ernährung nach den folgenden Regeln zu gestalten:
- über den Tag verteilt **kleine Mahlzeiten** einnehmen bei knapper Abendmahlzeit,
- **magere eiweißreiche Lebensmittel** (mageres Fleisch, magerer Käse etc.) bevorzugen,
- fette, süße, scharf gewürzte und saure Speisen meiden,
- je nach individueller Verträglichkeit keine bzw. weniger alkoholische und koffeinhaltige Getränke einnehmen.

25.3 Magen- und Zwölffingerdarmgeschwüre, Zustand nach Magenoperation

Diätetische Therapie Das Abheilen von Magen- und Zwölffingerdarmgeschwüren kann mit speziellen diätetischen Maßnahmen nicht beschleunigt werden. Angezeigt ist bei Geschwürkranken eine **leichte Vollkost**.

Durch die Einnahme mehrerer Mahlzeiten über den Tag verteilt, kann ein **Puffereffekt** erzielt werden, d.h., der Magen-pH-Wert wird angehoben.

Beachtet werden sollte die Tatsache, dass der Effekt von **H_2-Rezeptor-Antagonisten** (nicht von Protonenpumpenhemmern) durch Nahrungsaufnahme beeinflusst werden kann.

Die derzeit übliche Therapie besteht in der Gabe einer Dosis am Abend zur Anhebung des pH-Wertes im Magen während der Nacht. Die **Abend-**

dosis (etwa 300 mg Ranitidin) sollte unmittelbar nach der letzten Mahlzeit ohne weitere Spätmahlzeit eingenommen werden.

Eine erneute Nahrungsaufnahme, etwa 2–3 Stunden nach Einnahme der Abenddosis, verringert den hemmenden Effekt auf die Säure- und Pepsinsekretion signifikant.

Milch regt die Säuresekretion des Magens an. Sie sollte deshalb bei floriden Geschwüren, insbesondere Zwölffingerdarmgeschwüren, gemieden bzw. reduziert werden.

Röststoffe im **Kaffee** (Chlorogensäure), **Gewürze** (insbesondere Knoblauch, Pfeffer, Meerrettich, scharfer Senf) und **Alkohol** bewirken ebenfalls eine vermehrte Säuresekretion.

Beschwerden, die nach Teilresektion bzw. totaler Gastrektomie in Form eines **Dumping-Syndroms** auftreten können, sind hingegen diätetischen Maßnahmen zugänglich.

Hierbei muss in erster Linie verhindert werden, dass es durch einen schnellen Übertritt leicht resorbierbarer Kohlenhydrate, insbesondere von Zucker, zu einem **hohen osmotischen Druck** im oberen Dünndarm und zu **plötzlichem Ansteigen der Blutglucose-Konzentration** mit nachfolgender reaktiver Hypoglykämie kommt.

Selten stellt sich nach Magenteilresektionen, häufiger nach totaler Gastrektomie eine **Malabsorption**, insbesondere von Fett ein. Die Folgen sind Untergewicht und u. U. Defizite an essentiellen Nährstoffen. Die Mangelernährung wird bei totaler Gastrektomie oft durch verminderte Nahrungsaufnahme infolge von Inappetenz verstärkt.

Praktische Hinweise Das praktische Vorgehen richtet sich nach dem Krankheitsbild und den Ursachen der Störungen.

Dumping-Syndrom

Bei der Ernährung ist Folgendes zu beachten:

- über den Tag verteilt kleine Mahlzeiten einnehmen,
- schnell resorbierbare Kohlenhydrate meiden, insbesondere Zucker (auch Maltodextrin),
- Bevorzugung komplexer Kohlenhydrate, möglichst in Form von ballaststoffreichen Vollgetreideerzeugnissen,
- Flüssigkeit nicht zu den Mahlzeiten einnehmen (vor oder zwischen den Mahlzeiten),
- größere Mengen Milch und Milchprodukte meiden (eventuell kann sich in zeitlichem Abstand zur Operation ein Lactasemangel bessern),
- normal würzen, wenig Salz verwenden (erhöht Osmolarität),
- eventuell viskositätssteigernde Ballaststoffe der Mahlzeit zusetzen, insbesondere Guar,
- in seltenen Fällen Nahrungsaufnahme im Liegen, wodurch der schnelle Übertritt des Speisebreis aus dem Restmagen in den Darm verzögert wird.

Mangelernährung

Ursachen einer Mangelernährung sind postoperative Komplikationen (Dumping-, Malassimilationssyndrom) sowie eine unzureichende Nahrungsaufnahme aufgrund von Appetitlosigkeit.

Ein **Ausgleich des Energie- und Nährstoffdefizits** durch diätetische Maßnahmen wird wegen des erforderlichen Verzichts auf Zucker, Maltodextrin etc. (Dumping-Syndrom) und u. U. auch von Milch, Sahne, Butter (Lactose-, Fettmalabsorption) erschwert.

Bei **Steatorrhö** ist neben dem Therapieversuch mit Pankreasfermentpräparaten der teilweise Ersatz des Nahrungsfettes durch Fette mittelkettiger Triglyceride **(MCT)** angezeigt.

Ist eine optimale Bedarfsdeckung durch die übliche Kost nicht gewährleistet, ist eine **Ergänzung** durch industriell hergestellte bilanzierte Diäten (Formeldiäten) sinnvoll.

Bilanzierte Diäten (B. D.) werden zur vollständigen oder ergänzenden Ernährung angeboten (vgl. Kap. 17). Sie haben eine günstige Osmolarität, sind meist lactosefrei und werden auch in fettmodifizierter Form (mit Fetten mittelkettiger Triglyceride) angeboten.

Bei Spätdumping sollte eine ballaststoffreiche Standardnahrung bevorzugt werden.

Ergänzungsnahrung kann prinzipiell auch in der Diätküche hergestellt werden, z. B. in Form von Mixgetränken. Vorteile ergeben sich unter Berücksichtigung ernährungsphysiologischer, hygienischer und ökonomischer Gesichtspunkte nicht.

Eine **hohe Energiedichte** sowie geschmackliche Veränderungen lassen sich zwar problemlos durch den Einsatz von Zucker, Butter, Sahne, Gewürzen etc. erzielen, jedoch zu Lasten der Osmolarität **(Verträglichkeit)**.

Die Verwendung von rohen Eiern scheidet wegen des Kontaminationsrisikos aus.

Nährstoffbilanzierungen sind auf Eiweiß, Fett und Kohlenhydrate begrenzt.

Eine **Anpassung** bei Maldigestion und Malabsorption ist bedingt möglich (z. B. Einsatz von Fetten mittelkettiger Triglyceride, Eiweißkonzentrat), jedoch mit erheblichen **geschmacklichen Einbußen** verbunden. Tabelle 25-3 zeigt Beispiele für selbst hergestellte, bilanzierte Mixgetränke.

Tabelle 25-3 Rezepte für Mixgetränke.

Süße Mixgetränke

Bananen-Mixgetränk

Zutaten

100 g Banane	10 g Zucker
175 ml Vollmilch	50 g Magerquark
10 g Maiskeimöl	1 Teel. Zitronensaft
30 g Maltodextrin[2]	

Zubereitung
Sämtliche Zutaten im Mixer oder mit dem Pürierstab pürieren.
Die Rezeptur ergibt 350 ml.

Nährstoffgehalt: 14 g Eiweiß, 17 g Fett (4 g Linolsäure), 72 g Kohlenhydrate
Nährstoffrelation:
11% Eiweiß, 31% Fett, 58% Kohlenhydrate
Gesamtenergie: 2117 kJ (506 kcal)
Energiedichte: 6,3 kJ (1,5 kcal)/ml

Orangen-Mixgetränk

Zutaten

150 ml Orangensaft, ungesüßt	10 g Maiskeimöl
	20 g süße Sahne
100 g Magerquark	geriebene Orangenschale
40 g Maltodextrin[2]	
10 g Zucker	

Zubereitung
Quark mit Zucker, Öl, Maltodextrin und Sahne anrühren, Orangensaft dazugeben, mit geriebener Orangenschale garnieren.
Die Rezeptur ergibt 310 ml.

Nährstoffgehalt: 15 g Eiweiß, 17 g Fett (4 g Linolsäure), 69 g Kohlenhydrate
Nährstoffrelation: 11% Eiweiß, 27% Fett, 52% Kohlenhydrate
Gesamtenergie: 2097 kJ (501 kcal)
Energiedichte: 6,7 kJ (1,6 kcal)/ml

Mokka-Mixgetränk

Zutaten

250 ml Vollmilch	10 g Eiweißkonzentrat oder
15 g Zucker	
40 g Maltodextrin[2]	50 g Magerquark
20 g süße Sahne	3 Teel. löslicher Kaffee

Zubereitung
Kaffee in etwas heißer Milch auflösen, restliche Milch und weitere Zutaten unter Rühren zugeben, mit geschlagener Sahne garnieren.
Die Rezeptur ergibt 325 ml.

Nährstoffgehalt: 18 g Eiweiß, 16 g Fett, 65 g Kohlenhydrate
Nährstoffrelation: 15% Eiweiß, 30% Fett, 55% Kohlenhydrate
Gesamtenergie: 2027 kJ (485 kcal)
Energiedichte: 6,3 kJ (1,5 kcal)/ml

Pikante Mixgetränke

Tomaten-Mixgetränk[3]

Zutaten

200 ml Tomatensaft	10 g Maiskeimöl
10 g süße Sahne	15 g Eiweißkonzentrat
45 g Maltodextrin[2]	

Zubereitung
Maltodextrin und Eiweißkonzentrat mit wenig Tomatensaft glattrühren, restliche Zutaten unterrühren, nach Belieben mit Tabasco, Salz, Pfeffer oder frischen Kräutern abschmecken, mit geschlagener Sahne garnieren.
Die Rezeptur ergibt 250 ml.

Nährstoffgehalt: 15 g Eiweiß, 13 g Fett (4 g Linolsäure), 51 g Kohlenhydrate
Nährstoffrelation:
15% Eiweiß, 31% Fett, 54% Kohlenhydrate
Gesamtenergie: 1655 kJ (396 kcal)
Energiedichte: 6,7 kJ (1,6 kcal)/ml

Kräuter-Mixgetränk

Zutaten

200 ml Buttermilch	10 g Maiskeimöl[1]
50 g Quark (20% Fett i. Tr.)	10 g gehackte Kräuter
45 g Maltodextrin[2]	

Zubereitung
Maltodextrin mit Öl und Quark glattrühren, Buttermilch und Kräuter zugeben, mit Salz und Pfeffer abschmecken.
Die Rezeptur ergibt 320 ml.

Nährstoffgehalt: 13 g Eiweiß, 14 g Fett (4 g Linolsäure), 53 g Kohlenhydrate
Nährstoffrelation: 14% Eiweiß, 32% Fett, 54% Kohlenhydrate
Gesamtenergie: 1688 kJ (404 kcal)
Energiedichte: 5,4 kJ (1,3 kcal)/ml

1 bei Fettausnutzungsstörung durch 12 g MCT-Speiseöl ersetzen
2 Malto-dextrin-19®, SHS-Gesellschaft für klinische Ernährung mbH
3 bei Laktoseintoleranz und Fettausnutzungsstörung Sahne und Maiskeimöl durch 15 g MCT-Speiseöl ersetzen.

Praktische Hinweise zum Gebrauch von Fetten mittelkettiger Fettsäuren (MCT)
MCT sind als Öl und Margarine im Handel.

Alleiniger Hersteller ist in Deutschland: basis GmbH, Argelsrieder Feld 16, 82234 Oberpfaffenhofen.

Im Handel sind:
- **mct-basis-plus-Diätmargarine**: Zusammensetzung: 80 g Gesamtfett/100 g, davon: 83,0% MCT, 9,0% Linolsäure, 4,5% α-Linolensäure.
- **mct-basis-plus-Diätspeiseöl**: Zusammensetzung: 91 g Gesamtfett/100 g, davon: 77,0% MCT, 9,0% Linolsäure, 7,0% α-Linolensäure.
- **ceres-mct-Diätmargarine**: Zusammensetzung: 80 g Gesamtfett/100 g, davon: 91,2% MCT, 5,0% Linolsäure, 0,0% α-Linolensäure.
- **ceres-mct-Speiseöl**: Zusammensetzung: 91 g Gesamtfett/100 g, davon: 98,9% MCT, 0,0% Linolsäure, 0,0% α-Linolensäure.

Der **geringere Energiegehalt** von MCT im Vergleich zu LCT (Fette langkettiger Fettsäuren, entspricht dem üblichen Nahrungsfett) muss beim Einsatz berücksichtigt werden (1 g LCT = 38,9 kJ oder 9,3 kcal; 1 g MCT = 34,9 kJ oder 8,3 kcal).

Der **Austausch** von LCT durch MCT muss langsam erfolgen, da beim plötzlichen Verzehr großer Mengen von MCT Nebenwirkungen wie abdominelle Schmerzen, Erbrechen, Übelkeit und Kopfschmerzen auftreten können.

Dosierung:
- Beginn mit 10–20 g/Tag, langsam steigern.
- Empfohlene Tagesmenge nach Angabe des Herstellers 50–70 g MCT-Margarine und 20–30 g MCT-Öl.
- Tagesmengen von 100–150 g MCT werden im Bedarfsfall gut toleriert, wenn eine gleichmäßige Verteilung über den Tag erfolgt.
- LCT so weit als möglich reduzieren, d.h., Lebensmittel mit hohem Anteil an verstecktem Fett meiden (fettes Fleisch, Wurst, fette Käsesorten, Sahne, fettreiche Fertiggerichte, Süßspeisen etc.).
- Streich- und Kochfette durch MCT ersetzen.
- Bei langfristigem Einsatz von MCT muss der Bedarf an essentiellen Fettsäuren durch zusätzliche Gabe von Fetten mit einem entsprechenden Anteil an ω-6- und ω-3-Fettsäuren gedeckt werden.
- Fettlösliche Vitamine werden bei Gabe von MCT ausreichend resorbiert.

Küchentechnische Hinweise: MCT-Margarine als Streichfett bzw. nach dem Garen den noch warmen Speisen zusetzen. Sie ist zum Braten, Dünsten, Schmoren, Grillen usw. ungeeignet.

MCT-Speiseöl kann **nicht so hoch erhitzt** werden wie übliche Pflanzenöle. Bei Temperaturen über 120–130 °C entsteht Qualmentwicklung. Angeraten ist das Anbraten in einer trocken erhitzten, kunststoffbeschichteten Pfanne, wo der Speise dann MCT-Öl zugesetzt wird. Langes **Warmhalten** oder **Wiederaufwärmen** der mit MCT zubereiteten Speisen sollte vermieden werden, da ein **bitterer Nachgeschmack** entstehen kann.

25.4 Erkrankungen von Dünn- und Dickdarm

25.4.1 Akute Enteritis (Gastroenteritis)

Diätetische Therapie Eine akute Enteritis bzw. Gastroenteritis kann durch die verschiedensten Noxen, die häufigsten sind Diätfehler und intestinale Infekte, ausgelöst werden.

Die **Diarrhö** als häufigstes und wichtigstes Symptom schwindet in aller Regel spontan nach wenigen Tagen. Bestehen ausgeprägte Durchfälle länger als 1–2 Tage, so können die hierdurch bedingten **Flüssigkeits-** und **Elektrolytverluste** besonders bei Kindern und älteren Menschen zu Komplikationen führen.

Diätetische Maßnahmen dienen der:
- Flüssigkeits- und Elektrolytsubstitution,
- Steigerung der Wasser- und Elektrolytresorption,
- Verlangsamung der Darmpassage,
- Schaffung eines Milieus im Darmlumen, welches das Wachstum pathogener Keime hemmt.

Unverdauliche Kohlenhydrate (Pektin, Bestandteile des Johannisbrotkernmehls etc.) binden Wasser. Darüber hinaus werden diese Substanzen im Dickdarm bakteriell zu organischen Säuren abgebaut. Die hierdurch bedingte pH-Verschiebung hemmt das Wachstum pathogener Keime.

Diätetische Maßnahmen zur Steigerung der Wasser- und Elektrolytresorption haben folgende **physiologische und pathophysiologische Basis**: Im Gegensatz zu Durchfällen als Folge einer gestörten Nährstoffausnutzung (malassimilatorische Durchfälle) ist bei infektiös bedingten (ausgelöst durch Bakterien, Viren, Parasiten) sog. sekretorischen Durchfällen die Wasser-, Elektrolyt- und Nährstoffresorption intakt.

Ursache der Durchfälle ist eine krankhaft gesteigerte Sekretion von Wasser und Elektrolyten durch die erkrankte Darmwand in das Darmlumen.

Will man den oft erheblichen Wasser- und Elektrolytverlust und die sich hieraus ergebenden Folgen mindern bzw. ausgleichen, so kann man mit diätetischen Maßnahmen versuchen, die Wasser- und Elektrolytresorption bis zum Bilanzausgleich zu steigern.

Dieses Vorgehen basiert auf der Tatsache, dass spezielle Transportmechanismen der Darmwand **Natrium** und **Glucose** zusammen im gleichen Verhältnis aus dem Darmlumen **in die Darmzelle** transportieren, wobei Wasser passiv folgt.

Man kann folglich durch orale Gabe von Lösungen mit einem Glucose-Natrium-Verhältnis von 1 : 1 die Resorption der beiden gelösten Substanzen und damit auch die Resorption von Wasser in erheblichem Maße steigern.

Gelingt es durch diese therapeutische Maßnahme, so viel Wasser und Natrium zusätzlich in die Darmschleimhaut einzuschleusen, wie aufgrund der Darmerkrankung durch gesteigerte Sekretion verloren geht, so können die negativen Effekte auf den Gesamtorganismus (z. B. **Dehydratation, Hyponatriämie**) **verhindert** werden.

Praktisches Vorgehen

Teefasten

Während 1–2 Tagen ausschließlich Aufnahme von 2–3 l Tee/Tag. Bewährt haben sich schwarzer oder grüner Tee mit einem durch langes Ziehen (bis zu 20 Minuten) besonders hohen Gerbsäuregehalt. Ersatzweise andere Teesorten wie Mate, Pfefferminz, Kamille etc. Dem Tee wird kein Zucker zugesetzt, u. U. süßen mit Süßstoff (ersatzweise Wasserkakao).

Rohapfeldiät (nach Moro u. Heisler)

250–300 g rohe, mit der Schale geriebene Äpfel zu jeder Mahlzeit (bei 5–6 Einzelmahlzeiten pro Tag) verzehren. Ersatzweise Gabe von Apfelpulver (Aplona®), 25–40 g entsprechen 1–1,5 kg Äpfeln.

Dosierung: Kleinkinder 20–35 g und Erwachsene 25–40 g täglich in Flüssigkeit angerührt.

Karottensuppe (nach Moro)

½ kg in Würfel geschnittene Karotten in Wasser kochen, mit dem Kochwasser pürieren, auf 1 l mit Wasser auffüllen und mit 3 g Kochsalz abschmecken.

Johannisbrotkernmehl

Der positive Effekt des in Äpfeln und Karotten enthaltenen Pektins wird auch mit Johannisbrotkernmehl erreicht.

Dosierung: 20–40 g/Tag in Wasser oder Tee angerührt.

Glucose-Elektrolytlösungen

Bei länger dauernder Diarrhö kann durch orale Gaben spezieller Glucose-Elektrolytlösungen die Wasser- und Natriumresorption in einem Maße gesteigert werden, dass auf eine parenterale Wasser- und Elektrolytsubstitution verzichtet werden kann.

Hierbei wird die Tatsache genutzt, dass Glucose und Natrium im Verhältnis 1 : 1 zusammen mit Wasser resorbiert werden.

Ein Zusatz von **Kaliumchlorid** bzw. **Natriumcitrat** dient der Kaliumsubstitution bzw. dem Ausgleich einer Azidose.

Ein nach diesem Prinzip industriell hergestelltes Präparat ist z. B. Elotrans®.

Bewährt haben sich bei Kindern weiterhin Rehydradationslösungen mit einem Zusatz an probiotischen Milchsäurebakterien (s. Kap. 3.4).

25.4.2 Gluteninduzierte Enteropathie (einheimische Sprue, Zöliakie)

Diätetische Therapie Ursache der Erkrankung ist eine Schädigung der Dünndarmschleimhaut als Folge einer Überempfindlichkeit gegen Eiweiß der Getreidearten Weizen, Roggen, Gerste, Emmer, Dinkel, Einkorn und Kamut. Das Gleiche gilt für Grünkern. Entgegen früherer Ansicht wirkt Haferprotein nicht schädigend auf die Darmschleimhaut.

Die Folge ist eine Beeinträchtigung der Nährstoffresorption (Malabsorption).

Der Schweregrad der Schleimhautschädigung und damit auch der Malabsorption ist unterschiedlich. Betroffen ist insbesondere die **Ausnutzung des Nahrungsfettes**. Die Menge des pro 24 Stunden mit dem Stuhl ausgeschiedenen Fettes ist ein guter Gradmesser für den Schweregrad der Darmschädigung und somit auch ein Parameter zur Bewertung des Behandlungserfolgs.

Da auch die Aktivität der in der Darmschleimhaut vorhandenen Enzyme reduziert ist, kommt es bei schweren Verlaufsformen zu einer Milchzuckerunverträglichkeit **(sekundärer Lactasemangel)**.

Die **diätetische Behandlung** besteht:
- im konsequenten Meiden der genannten **Getreidearten**,
- in einer Anpassung der Diät an die verminderte Resorptionsfunktion des Dünndarms, d.h. **Anpassen der Fettzufuhr** an die verbliebene Fettausnutzung.

Eventuell muss, um eine ausreichende Energieversorgung zu gewährleisten, das übliche Nahrungsfett teilweise durch Fette mittelkettiger Fettsäuren (MCT) ersetzt werden. **Milchzucker** sollte bei Behandlungsbeginn gemieden werden (s. Kap. 25.4.5, Milchzuckerunverträglichkeit).

Mit zunehmender Besserung der Resorptionsfunktion können Fette und Milchzucker wieder in normaler Menge verzehrt werden. Eine glutenfreie Kost, d.h. das Meiden der die Krankheit auslösenden Getreidesorten, muss jedoch beibehalten werden.

Praktisches Vorgehen Die genannten Getreidesorten und alle aus ihnen hergestellten Produkte müssen konsequent gemieden werden.

> Auch kleine Mengen an Getreideeiweiß können schädigend wirken.

Da Getreide in einer Vielzahl von Lebensmitteln enthalten sein kann, in denen es der Laie nicht vermutet, müssen Patienten **ausführlichst beraten werden**.

Von der Deutschen Zöliakiegesellschaft kann eine Aufstellung **industriell hergestellter Lebensmittel** angefordert werden, die laut Herstellerangaben **garantiert glutenfrei** sind. Diese Aufstellung wird jährlich aktualisiert.

Eine Reduktion der Fettzufuhr bzw. ein Ersatz des üblichen Nahrungsfettes durch **MCT** ist **nur in der Frühphase** der Behandlung bis zur Normalisierung der Resorptionsfunktion erforderlich. Das Ausmaß der Fettbeschränkung wird vom Grad der Steatorrhö bestimmt.

Ungeeignete Lebensmittel

Ungeeignete Lebensmittel sind:
- die auslösenden Getreidearten und die daraus hergestellten Produkte wie Mehl, Graupen, Grieß, Flocken, Grütze, Keime, Kleie, Schrot und Grünkern;
- alle handelsüblichen Brotsorten, Torten, Gebäck, Zwieback, Paniermehl und Teigwaren. Soja- und Leinsamenbrote sind nicht glutenfrei (abgesehen von speziellen glutenfreien Produkten), Hirse- und Buchweizenteigwaren enthalten meist Gluten;
- Kaffee-Ersatz, Bier (Gerstenmalz).

Vorsicht bei:
- Wurstwaren (können in Ausnahmefällen Getreidezusätze enthalten sowie glutenhaltige Gewürzmischungen);
- Fischerzeugnissen/-konserven, Fischzubereitungen wie Surimi; Soßen können Gluten enthalten. Bratheringe und Bratrollmöpse sind glutenhaltig;
- Milcherzeugnissen (Joghurt-, Käse-, Schmelzkäse- und Frischkäsezubereitungen können Gluten als Bindemittel enthalten);
- Light-Produkten (Fett und/oder Zucker können durch glutenhaltige Ersatzstoffe ersetzt sein);
- Roquefort-Käse (Schimmelpilz wird auf Brot gezüchtet) und Käseimitaten;
- Fertiggerichten und anderen industriell hergestellten Lebensmitteln, wie Kartoffelprodukten (Klöße, Kroketten etc.), Suppen, Soßen, Desserts, Süßigkeiten, Tiefkühlgerichten, Konserven usw.

> Im Zweifelsfall sind diese Lebensmittel immer zu meiden.

Bedeutung der Zutatenliste

Nach der Lebensmittelkennzeichnungsverordnung (LMKV) ist für alle verpackten Lebensmittel eine Zutatenliste vorgeschrieben. Sämtliche Zutaten eines Lebensmittels sind **in absteigender Reihenfolge nach ihrem Gewichtsanteil** aufzuführen.

> Zur Auswahl garantiert glutenfreier Produkte kann die Zutatenliste jedoch nicht herangezogen werden, da die Kennzeichnungsvorschriften verschiedene Ausnahmen von der Verpflichtung zur Zutatenkennzeichnung vorsehen.

Bei **zusammengesetzten Zutaten** müssen die einzelnen Komponenten nur dann kenntlich gemacht werden, wenn der Anteil der einzelnen Zutaten (z.B. Weizenmehl) mehr als 25% des Enderzeugnisses beträgt.

Darüber hinaus kann **Gluten als Trägerstoff** (z.B. in Aromen oder Gewürzmischungen) zugesetzt sein. Trägerstoffe gelten nicht als Zutaten und müssen somit **nicht kenntlich** gemacht werden.

Wird **„Stärke"** in der Zutatenliste angegeben, so kann es sich um glutenfreie Reis-, Mais- oder Kartoffelstärke oder um Sekunda-Weizenstärke handeln, die bei der glutenfreien Ernährung auszuschließen ist.

Auch **Gluten** selbst wird zunehmend aus technologischen Gründen Lebensmitteln **zugesetzt** (z.B. Fertiggerichte, Wurstwaren).

Im Zutatenverzeichnis genügt eine Deklaration unter dem Klassennamen **„Pflanzeneiweißerzeugnis“**, da Gluten als Eiweißsubstanz nicht den Vorschriften der Zusatzstoff-Zulassungsverordnung unterliegt.

> Vorsicht ist geboten bei Lebensmitteln aus anderen EU-Staaten. Es ist nicht auszuschließen, dass sie auch dann Gluten enthalten, wenn nach deutscher Verkehrsauffassung ein Glutengehalt nicht üblich ist.

Geeignete Lebensmittel
Geeignet sind:
- alle Nahrungsmittel, die von Natur aus frei von Gluten sind, wie Fleisch, Fisch, Eier, Milch und Milchprodukte, Obst, Gemüse, Kartoffeln, Mais, Reis, Hirse, Buchweizen, Sojabohnen, Esskastanien, Säfte, Honig, Marmelade;
- industriell hergestellte Fertigprodukte mit dem Herstellerhinweis „glutenfrei“;
- speziell für eine glutenfreie Ernährung hergestellte Produkte (**glutenfreie diätetische Lebensmittel** sind mit einer **durchkreuzten Ähre** gekennzeichnet).

Bei der Herstellung von Brot und Gebäck aus Stärkemehlen ist der Zusatz von Klebersatz (Bindemittel) erforderlich.

Praxisbezogene Literatur und Rezeptbroschüren sind erhältlich bei Herstellern glutenfreier Erzeugnisse.

25.4.3 Kurzdarmsyndrom, chologene Diarrhö

Diätetische Therapie Die Ausnutzung (Verdauung und Resorption) der Nahrung ist je nach Ausmaß der Dünndarmresektion vermindert.

Quantitative Stuhlfettbestimmungen, das Gewicht des pro 24 Stunden abgesetzten Stuhls, die Stuhlfrequenz und das Verhalten des Körpergewichts sind **Parameter**, um die **Leistungsfähigkeit des verbliebenen Darms** zu beurteilen.

Für die Beratung des Kranken und für die langfristige Planung diätetischer Maßnahmen ist es wichtig zu beachten, dass sich der nach Resektion **verbliebene Darmanteil** an die **neue Situation** anpasst.

In der Regel verbessert sich die Nährstoffausnutzung im Darm mit zunehmendem **zeitlichem Abstand** von der Operation. Die unmittelbar nach der Operation zur Deckung des Energie- und Nährstoffbedarfs erforderlichen **diätetischen Maßnahmen** können folglich, abgesehen von ausgedehnten Resektionen mit nur geringen Restlängen des Dünndarmes, im Laufe einiger Monate **gelockert** werden.

Besonderer Beachtung bedarf die **Resektion des terminalen Ileums** (Ort der Gallensäurerückresorption). Eine Steatorrhö infolge geringer Gallensalzkonzentration in der Gallenflüssigkeit kann weitgehend durch Ersatz des üblichen Nahrungsfettes durch mittelkettige Triglyceride (MCT) therapiert werden.

Als Folge der bei chologener Diarrhö gesteigerten Oxalsäureresorption und der damit verbundenen **Oxalsäureausscheidung** mit dem Harn besteht erhöhte Gefahr der Oxalatsteinbildung in den ableitenden Harnwegen. Durch das Meiden oxalsäurereicher Lebensmittel und einer Verringerung des Nahrungsfettes wird die Oxalsäureausscheidung reduziert. Wichtig zur **Steinprophylaxe** ist darüber hinaus eine ausreichende Flüssigkeitszufuhr (vgl. Kap. 3.4.14).

Praktisches Vorgehen Das praktische Vorgehen richtet sich nach dem Ausmaß der Dünndarmresektion, d.h. der verbliebenen Fähigkeit des Darms zur Nährstoffausnutzung.

Ausgedehnte Resektion
Nach ausschließlich parenteraler Ernährung in der frühen postoperativen Phase soll ein **schrittweiser Übergang zu oraler Ernährung** erfolgen.

Um den Vorgang der **Adaptation des Restdarms** zu stimulieren, soll bereits während der parenteralen Ernährung überlappend mit einer leicht aufschließbaren ballaststoff- und fettarmen Kost ernährt werden.

Chemisch definierte Formeldiäten haben sich nicht bewährt (vgl. Kap. 3.4.14). Je nach Verträglichkeit (Stuhlfrequenz, Stuhlgewicht, abdominelle Missempfindungen usw.) müssen die **Kostpläne** gestaltet werden.

Dabei sind folgende **Richtlinien** zu beachten:
- häufige kleine Mahlzeiten;
- Reduktion des Fettanteils, je nach Ausmaß der Steatorrhö, u.U. Einsatz von Fetten mittelkettiger Fettsäuren (s. Kap. 25.3, Praktische Hinweise zum Gebrauch von MCT);
- Lebensmittel reich an Milchzucker meiden bzw. wegen Gefahr der Intoleranz nur versuchsweise verzehren;
- leicht aufschließbare, kohlenhydratreiche Lebensmittel mit geringem Ballaststoffanteil bevorzugen.

25.4.4 Enterales Eiweißverlustsyndrom (exsudative Enteropathie)

Diätetische Therapie Bei dieser sehr seltenen Erkrankung des Verdauungstrakts kann der Verlust von Eiweiß ins Darmlumen durch weitgehendes **Meiden von üblichem Nahrungsfett** deutlich reduziert werden. Darüber hinaus muss wegen des oft erheblichen Eiweißverlustes der Verzehr von **biologisch hochwertigem Eiweiß** hoch liegen.

Da Fette mittelkettiger Fettsäuren **(MCT)** den Eiweißverlust nicht steigern, können diese Fette eingesetzt werden.

Praktisches Vorgehen Eiweißreiche, sehr fettarme Diäten lassen sich wegen des meist erheblichen Fettgehalts von Nahrungsmitteln mit hohem Gehalt an biologisch hochwertigem Eiweiß nur sehr schwer herstellen. Eine Auswahl relativ **eiweißreicher, fettarmer Nahrungsmittel** ist in Tabelle 25-4 zusammengestellt.

Wenn es nicht gelingt, die erforderliche Menge an Eiweiß mit der Kost aufzunehmen, können industriell hergestellte Eiweißkonzentrate oder eiweißreiche Ergänzungsnahrungen eingesetzt werden. Fette mittelkettiger Fettsäuren (MCT) stellt die Lebensmittelindustrie als Margarine und Öl zur Verfügung (s. Kap. 25.3, Praktische Hinweise zum Gebrauch von MCT).

25.4.5 Milchzuckerunverträglichkeit (Lactoseintoleranz)

Diätetische Therapie Die Milchzuckerunverträglichkeit ist auf eine verminderte oder **fehlende Lactaseaktivität** (milchzuckerspaltendes Enzym der Dünndarmschleimhaut) zurückzuführen. Bei Mangel an Lactase kann der Milchzucker (Lactose) nicht aufgespalten und resorbiert werden.

Der Milchzucker gelangt in tiefere Darmabschnitte und wird bakteriell abgebaut. Die Folge sind **Diarrhöen**. Die Therapie besteht folglich in einer lactosearmen (8–10 g Lactose) bzw. lactosefreien Diät (max. 1 g Lactose).

Praktisches Vorgehen* **Meiden von** Milch und Milchprodukten sowie von Lebensmitteln, denen bei der Herstellung **Milchzucker** zugesetzt wird (Instant-Erzeugnisse, fettreduzierte Wurstwaren, Backwaren etc.).

* Information für die Diätberatung: Deutsche Gesellschaft für Ernährung. Godesberger Allee 18, 53175 Bonn. Selbsthilfegruppe Laktose-Intoleranz, Herrn W. Grienitz, Oeserstr. 33, 65934 Frankfurt a. M., Tel.: 069/387894.

Die **Lactosetoleranz** ist von Patient zu Patient verschieden und daher individuell zu ermitteln. Manche Betroffene reagieren bereits bei sehr geringen Lactosemengen (< 3 g) mit abdominellen Beschwerden, der überwiegende Teil der Patienten ist jedoch unter einer lactosearmen Kost (8–10 g) symptomfrei.

Nicht geeignete Lebensmittel
Bei einer Lactoseintoleranz sollten die bei den Produktgruppen aufgeführten Lebensmittel gemieden werden:

- **Milch, Milchprodukte:**
  Milch, Trockenmilch und alle daraus hergestellten Produkte wie Mixgetränke, Kakao, Pudding, Süßspeisen, Kondensmilch, Kaffeeweißer, Sahne, Kaffeesahne, Sauerrahm, Creme fraîche, Molke, Molkenpulver, Eiweißkonzentrate, Sauermilchprodukte mit und ohne Frucht (Buttermilch, Dickmilch, Kefir, Joghurt), Kochkäse, Speisequark, Hüttenkäse-, Schmelzkäse- und Käsezubereitungen (Tab. 25-5).
  Hart-, Schnitt-, Weich- und Sauermilchkäse sind praktisch lactosefrei und können somit eingesetzt werden.
  Bei den **Sauermilchprodukten** wird Naturjogurt (nicht wärmebehandelt), trotz des relativ hohen Milchzuckergehalts häufig gut toleriert, da die zur Herstellung benutzten Bakterienstämme den Magen passieren und im Darm noch erhebliche Mengen an Milchzucker abbauen können.
- **Süßwaren:**
  Milchschokolade, Sahne-, Karamelbonbons, Nougat, Nuss-Nougat-Creme, Pralinen, diverse Riegel, Eiscreme.
- **Brot, Backwaren:**
  Milch, Milchpulver, Molkenpulver oder Milchzucker können zugesetzt sein (Knäckebrot, Kräcker, Kekse, Milchbrötchen, Kuchen etc.); Brot- und Kuchenbackmischungen.
- **Instant-Erzeugnisse:**
  Kartoffelpüreepulver, Instant-Suppen, -Soßen, -Cremes.
- **Fertiggerichte, Fertigteilgerichte:**
  Konserven oder tiefgefrorene Fleisch- und Gemüsezubereitungen können Milchzucker enthalten.
- **Fleisch- und Wurstwaren, Fette:**
  Brühwürste, Leberwurst (beim Fleischer nachfragen), Wurstkonserven, insbesondere fettreduzierte Wurstwaren können Milchzucker enthalten. Butter und Margarine enthalten geringe Mengen Milchzucker (nur bei streng lactosefreier Kost relevant), lactosefreie Margarinesorten.

Tabelle 25-4 Fettarme Lebensmittel.

	Protein g/100 g	Fett g/100 g
Milch, Milchprodukte		
Trinkmilch, entrahmt	3,4	0,1
Schokotrunk aus entrahmter Milch	3,2	0,3
Vanillemilch aus entrahmter Milch	3,2	0,1
Trinkjoghurt aus Magermilch	3,2	1,0
Buttermilch	3,2	0,5
Joghurt aus Magermilch	4,4	0,1
Joghurt, Kefir, Dickmilch (1,5% Fett)	3,4	1,5
Kurmolke (eiweißangereichert)	3,0	–
Magermilchpulver	33,5	0,9
Milcheiweißkonzentrat (70% Eiweiß)	70,0	3,0
Käse		
Hüttenkäse 20% Fett i. Tr.	12,6	4,3
Schichtkäse 10% Fett i. Tr.	11,6	2,0
Schichtkäse 20% Fett i. Tr.	10,8	4,4
Speisequark, mager	12,3	0,2
Speisequark 10% Fett i. Tr.	11,6	2,0
Sauermilchkäse (Harzer, Mainzer, Handkäse)	30,0	0,7
Kochkäse (Magerkäse)	15,2	0,5
Kochkäse 10% Fett i. Tr.	14,7	3,0
Kochkäse 20% Fett i. Tr.	13,8	5,9
Schnittkäse mit Oberflächenreifung 10% Fett i. Tr.	31,0	3,5
Tilsiter 15% Fett i. Tr.	30,7	7,3
Alpkäse 15% Fett i. Tr.	37,0	9,0
Esrom 15% Fett i. Tr.	35,4	7,0
Frischkäsezubereitungen 20% Fett i. Tr.	12,5	7,0
Magerkäse vom Tilsitertyp	32,1	1,0
Odenwälder Frühstückskäse 10% Fett i. Tr.	26,7	4,6
Tofu (Sojabohnenquark)	8,0	4,0
Fleisch und Geflügel		
Hühnerbrust	22,8	0,9
Hühnerkeule	20,6	3,1
Truthahnbrust	24,1	1,0
Truthahnkeule	20,5	3,6
Kalbfleisch (alles außer Brust, Zunge, Herz, Hirn)	17,5–21,9	1,5–4,0
Rindfleisch (Oberschale, Filet, Bug, Kamm)	19,2–20,8	1,7–6,2
Schweinefleisch (Schnitzel, Filet)	21,6	2,5
Hasenfleisch (Wild)	21,6	3,0
Rehkeule	21,4	1,3
Rehrücken	22,4	3,6
Hirschfleisch	20,6	3,3
Fleisch und Wurstwaren		
Geflügelwurst, mager	16,2	4,8
Corned beef, deutsch	21,7	6,0
Schinken ohne Fettrand	29,7	2,9
Fisch		
alle Seefische, frisch, tiefgefroren oder geräuchert (außer Hering, Makrele, Sardine)	15,3–20,1	0,7–3,6
alle Süßwasserfische, frisch, tiefgefroren oder geräuchert (außer Karpfen, Lachs, Brassen, Flußaal)	17,7–19,2	0,7–3,2

Nährwertangaben entnommen aus: Elmadfa, J., W. Aign, E. Muskat, D. Fritzsche, H.-D. Cremer: Die große GU-Nährwert-Tabelle. Gräfe & Unzer, 1994/1995. Renner, E., A. Renz-Schauen: Nährwerttabellen für Milch und Milchprodukte. B. Renner, Gießen 1994. Fettreduzierte Produkte werden von folgenden Herstellern angeboten (Auflistung erhebt keinen Anspruch auf Vollständigkeit): Dibona Markenvertrieb, Multikost, Provital, Riethmüller, Tino, Union Dtsch. Lebensmittelwerke.

Tabelle 25-5 Lactosegehalt von Milch und Milcherzeugnissen.

	g Lactose/100 g
Konsummilch (Frischmilch, H-Milch)	4,8 – 5,0
Milchmixgetränke (Schoko, Mokka, Vanille, Erdbeer, Banane, Himbeer, Nuss)	4,4 – 5,4
Dickmilch	3,7 – 5,3
Frucht-Dickmilch	3,2 – 4,4
Joghurt	3,7 – 5,6
Joghurtzubereitungen (Schoko, Nuss, Müsli, Mokka, Vanille)	3,5 – 6,0
Kefir	3,5 – 6,0
Buttermilch	3,5 – 4,0
Sahne, Rahm (süß, sauer)	2,8 – 3,6
Creme fraîche	2,0 – 3,6
Creme double	2,6 – 4,5
Kaffeesahne 10–15% Fett	3,8 – 4,0
Kondensmilch 4–10% Fett	9,3 – 12,5
Butter	0,6 – 0,7
Butterschmalz	–
Milchpulver	38,0 – 51,5
Molke, Molkegetränke	2,0 – 5,2
Desserts (Fertigprodukte: Cremes, Pudding, Milchreis, Grießbrei)	3,3 – 6,3
Eiscreme (Milch-, Frucht-, Joghurteis)	5,1 – 6,9
Sahneeis	1,9
Magerquark	4,1
Rahm-, Doppelrahmfrischkäse	3,4 – 4,0
Speisequark 10–70% Fett i. Tr.	2,0 – 3,8
Schichtkäse 10–50% Fett i. Tr.	2,9 – 3,8
Hüttenkäse 20% Fett i. Tr.	2,6
Frischkäsezubereitungen 10–70% Fett i. Tr.	2,0 – 3,8
Schmelzkäse 10–70% Fett i. Tr.	2,8 – 6,3
Käsefondue (Fertigprodukt)	1,8
Käsepastete 60–70% Fett i. Tr.	1,9
Kochkäse 0–45% Fett i. Tr.	3,2 – 3,9
Hart-, Schnitt-, Weichkäse: Emmentaler, Bergkäse, Berghofkäse, Reibkäse, Parmesan, Alpkäse, Edamer, Gouda, Tilsiter, Stauferkäse, Steppenkäse, Trappistenkäse, Appenzeller, Backsteiner, Brie, Camembert, Weichkäse, Weinkäse, Weißlacker, Chester, Edelpilzkäse, Schafskäse, Havarti, Jerome, Limburger, Romadur, Mozzarella, Münsterkäse, Raclette, Räucherkäse, Sandwich-Käsepastete, Bad Aiblinger Rahmkäse, Butterkäse, Esrom, Sauermilchkäse (Harzer, Mainzer, Handkäse)	lactosefrei

Quelle: Renner, E., A. Renz-Schauen: Nährwerttabellen für Milch- und Milchprodukte. B. Renner, Gießen 1994.

- Weitere Produkte mit **verstecktem Milchzuckergehalt**:
  Süßstofftabletten (Lactose als Trägerstoff, muss nicht kenntlich gemacht werden), Kleietabletten, Müslimischungen.

Alle hier nicht aufgeführten Produkte, bei denen ein Zusatz nicht sicher auszuschließen ist, sollten von **sehr empfindlichen Personen** gemieden werden. Bei industriell hergestellten Lebensmitteln kann die Zutatenliste Hinweise geben. Es gibt jedoch einige Ausnahmen, die eine **Kennzeichnung nicht zwingend** vorschreiben (Zusatz als Trägersubstanz, zusammengesetzte Zutat).

Substitution mit Pilzlactase

Unter Substitution mit pilzlactasehaltigen Präparaten werden Milch und **milchzuckerhaltige Lebensmittel** toleriert. Die Einnahme der in Apotheken erhältlichen Präparate erfolgt zu den Mahlzeiten.

Die **Dosis** ist abhängig vom Ausmaß des Lactasedefizites und der Menge an verzehrter Lactose.

Eine weitere Möglichkeit besteht darin, Milch einige Stunden vor dem Verzehr mit einem Lactasepräparat zu inkubieren. Seit einigen Jahren ist **lactosereduzierte Milch** im Lebensmittelhandel erhältlich.

Milchersatz
Sojamilch, Kokosmilch, lactosefreie bilanzierte Diäten, Instant-Coffee-mate.

Mit einer **streng lactosefreien Diät** (Weglassen jeglicher Milchprodukte) wird der **Kalziumbedarf** nicht gedeckt. Zum Ausgleich können kalziumreiche Mineral-/Heilwässer oder mit Kalzium angereicherte Fruchtsaftgetränke eingesetzt werden. Lässt sich der Bedarf nicht decken, sind die in Apotheken und im Lebensmittelhandel erhältlichen Supplemente indiziert.

Bei **lactosearmer Kost** wird durch ausreichenden Verzehr von lactosefreiem Käse (s. Tab. 25-5) der Kalziumbedarf gedeckt.

25.4.6 Enteritis regionalis (Morbus Crohn)

Diätetische Therapie Mit ausschließlich **parenteraler Ernährung** bzw. Ernährung mit einer nährstoff-definierten **Formeldiät** kann in bis zu 70% der Fälle eine Besserung bzw. Remission erreicht werden. Entgegen früherer Ansicht bieten chemisch-definierte Formeldiäten keine Vorteile. Kommt keine dieser beiden Behandlungsmöglichkeiten zum Einsatz, so wird nach dem Prinzip der **leichten Vollkost** ernährt.

Die Ergebnisse kleinerer Studien, wonach eine Kost, die weitgehend frei ist von Zucker und Weißmehlprodukten, den Verlauf des Morbus Crohn positiv beeinflusst, konnten durch eine groß angelegte Studie nicht bestätigt werden. Trotzdem zeigt die klinische Erfahrung, dass eine solche relativ **ballaststoffreiche Kost** – entgegen der üblichen Ansicht – von den Patienten meist gut toleriert wird und sich viele unter einer solchen Kostform **subjektiv wohler** fühlen.

Praktisches Vorgehen Ausschließliche **parenterale Ernährung** oder Ernährung mit einer Formeldiät erfolgt nach den allgemeinen Regeln, bei **Anpassung** der Energiezufuhr an den Bedarf und einem **Ausgleich** nicht selten bestehender Defizite an essentiellen Nährstoffen.

Die **Dauer der Behandlung** beträgt normalerweise 2–4 Wochen, gelegentlich bis zu 6 Wochen, wobei die Zeitspanne vom Krankheitsverlauf bestimmt wird.

Die **Vollkost ohne Zucker und Weißmehlprodukte** kann, da sie relativ ballaststoffreich ist, in der Anfangsphase mit vermehrten Blähungen und abdominellen Missempfindungen einhergehen.

Der Patient muss über die Möglichkeit dieser, meist nur wenige Tage andauernden, den Krankheitsverlauf nicht negativ beeinflussenden Nebenwirkungen informiert werden.

> Eine ballaststoffreiche Kost ist dann, wenn röntgenologisch bereits ausgedehntere Stenosierungen am Darm nachweisbar sind, kontraindiziert.

Bei **hochgradigen Lumeneinengungen** sind sehr grobe und faserige Lebensmittel, die durch Kauen nicht ausreichend mechanisch zerkleinert werden können, zu meiden. Dies gilt beispielsweise für rohes Sauerkraut, Pilze, faserige Apfelsinen etc. Abgesehen von abdominellen Beschwerden kann hierdurch in seltenen Fällen ein **Darmverschluss** (Apfelsinenileus) ausgelöst werden.

25.4.7 Colitis ulcerosa*

Bis auf die Angaben zur Ernährung ohne Zucker und Weißmehlprodukte entspricht die diätetische Behandlung der bei Enteritis regionalis (Morbus Crohn).

25.4.8 Obstipation, Reizdarm (Colon irritabile), Kolondivertikulose

Diätetische Therapie Diese Funktionsstörungen bzw. Wandveränderungen des Dickdarms können mit **ballaststoffreichen Kostformen** versuchsweise behandelt bzw. weitgehend vermieden werden. Ist eine Kostumstellung nicht möglich, so sind ballaststoffreiche Lebensmittel wie Speisekleie, Leinsamen usw. oder industriell hergestellte ballaststoffreiche Präparate zusätzlich zur üblichen Kost zu verzehren.

Da der therapeutische Effekt der Ballaststoffe wesentlich auf einer **Vermehrung des Stuhlvolumens** basiert, sind **Getreideballaststoffe** zu bevorzugen, da diese einen besonders hohen Quelleffekt besitzen und somit steigernd auf das Stuhlvolumen wirken.

Praktisches Vorgehen Mit diätetischen Maßnahmen sind in aller Regel **keine Soforteffekte** zu erzielen. Es ist deshalb wichtig, bei Obstipierten, die bis zum Beginn der Diätbehandlung **Abführmittel** benutzt haben, diese nicht abrupt abzusetzen, sondern etwa eine Woche **überlappend mit der Diät** einzunehmen und dann erst langsam zu reduzieren.

Eine ballaststoffreiche Ernährung, insbesondere aber die Einnahme von Speisekleie sollte immer

* Information und Beratung für Betroffene: Deutsche Morbus Crohn/Colitis ulcerosa Vereinigung – DCCV – e.V., Paracelsusstr. 15, 51375 Leverkusen.

mit einer **hohen Flüssigkeitszufuhr** kombiniert werden.

Die **Umstellung** auf eine ballaststoffreiche Kost sollte **schrittweise** erfolgen, z. B. durch Austausch einzelner Nahrungskomponenten (Mischbrot gegen Vollkornbrot, Süßspeisen gegen Frischobst etc.).

Vor Behandlungsbeginn sollte der Patient darüber informiert werden, dass bei Therapiebeginn **abdominelle Missempfindungen** und **Blähungen** auftreten können, die jedoch nach einer **Eingewöhnungszeit** von maximal einer Woche in aller Regel schwinden.

Eine ballaststoffreiche Kost zur Therapie der Obstipation sollte mindestens 30 g Ballaststoffe pro Tag enthalten. Je nach Therapieeffekt kann der Anteil u. U. durch zusätzlichen Verzehr von Weizenkleie, Leinsamen etc. erhöht werden.

Beim irritablen Kolon kann ein Therapieversuch mit balaststoffreicher Kost gemacht werden. Die Erfahrung hat gezeigt, dass überwiegend die zur Obstipation neigende Verlaufsform auf diese diätetische Maßnahme anspricht. Die Kolondivertikulose ist keine Indikation für Ballaststoffe. Ob man Komplikationen, insbesondere der Divertikulitis mit einer ballaststoffreichen Kost vorbeugen kann, ist fraglich. Die Entstehung der Schleimhautausstülpungen gilt jedoch als eine der häufigsten Folgen einer ballaststoffarmen Ernährung.

Lebensmittel mit hohem Ballaststoffanteil, die in eine solche Kost eingebaut werden können, sind:

- **Brot:** im Handel erhältliche Brotsorten mit hohem Ballaststoffanteil (Roggenvollkorn-, Roggenschrotbrot, Weizenvollkorn-, Weizenschrotbrot, Sojabrot, mit Kleie angereicherte Brote);
- **Gemüse:** grüne Bohnen, Erbsen, Broccoli, Fenchel, Lauch, Möhren, Sellerie, Rot-, Weiß-, Grünkohl, Wirsing, Rote Bete, Zuckermais, getrocknete Hülsenfrüchte, Kartoffeln;
- **Obst:** Beeren, Trockenobst;
- **Nüsse/Samen:** alle Nüsse, Mandeln, Sesam-, Mohn-, Leinsamen, Sonnenblumenkerne (Fett!);
- **Backwaren:** Vollkornkuchen, -gebäck, mit Nüssen und Trockenobst (Energie!);
- **Getreideprodukte:** Vollkornmehl, -schrot, -graupen, -flocken, Getreidekeime, Vollkornteigwaren, Naturreis, Speisekleie, Müslimischungen;
- **Müslimischungen:** Der Einsatz von Müsli sollte **nicht kritiklos** erfolgen, vor allem dann, wenn es sich um Fertigmischungen handelt, die hohe Zuckeranteile und nicht deklarierte Ballaststoffanteile enthalten. Sinnvoll ist es, Müslimischungen selbst herzustellen.

Ballaststoffreiche Lebensmittel

Es werden Lebensmittel für den üblichen Verzehr mit Hinweisen auf einen hohen bzw. erhöhten Ballaststoffanteil angeboten.

Nach der Nährwertkennzeichnungsverordnung müssen bei nährwertbezogenen Angaben über Ballaststoffe außer dem Ballaststoffgehalt weitere Nährstoffe sowie der Brennwert angegeben werden.

Vorgeschrieben ist die **Deklaration** der sog. **„big eight“** in folgender Reihenfolge:

- Brennwert,
- Eiweiß,
- Kohlenhydrate,
- Zucker,
- Fett,
- gesättigte Fettsäuren,
- Ballaststoffe,
- Natrium.

Nicht definiert werden der Begriff „Ballaststoff“ sowie die Aussage „ballaststoffreich“.

Angaben über das Vorhandensein von Ballaststoffen (z. B. **„mit Ballaststoffen“**) sind nur gerechtfertigt, wenn in dem Lebensmittel ernährungsphysiologisch relevante Mengen enthalten sind, d. h. **mindestens 10 % des DGE-Richtwerts in einer Tagesportion**.

Als **ballaststoffreich** deklarierte Mahlzeiten sollten ein Drittel der von der DGE als optimale Tageszufuhr empfohlenen Menge von 30 g, also **10 g Ballaststoffe** enthalten.

Bei Brot und Backwaren dient Vollkornbrot als Bezugsgröße. Brot und Backwaren gelten als ballaststoffreich, wenn der Ballaststoffgehalt von Vollkornbrot erreicht wird, d. h. **ab 6 g/100 g**.

Unterstützende Maßnahmen

Gelingt eine Umstellung auf ballaststoffreiche Lebensmittel nicht, so kann zusätzlich **Speisekleie** (Weizen-, Hafer-, Gerste-, Sojakleie) eingesetzt werden.

Auch hier empfiehlt es sich, schrittweise vorzugehen. Zu Beginn 1 Esslöffel pro Tag (5 g), eine **allmähliche Steigerung** auf mindestens 3 Esslöffel wäre sinnvoll (ca. 7,5 g Ballaststoffe entspricht dem Ballaststoffgehalt von 2 Scheiben Vollkornbrot).

Kleie darf nur mit **reichlich Flüssigkeit** verzehrt werden, etwa 150 ml pro Esslöffel.

Weitere Hilfsmittel sind:
- Sojaschalen,
- Erbsenschalen,
- Zuckerrüben-Ballaststoff,
- Leinsamen.

Unterstützend wirken außerdem **Genusssäuren**, die in folgenden Lebensmitteln enthalten sind:
- **Milchsäure:** Sauermilchprodukte, milchsaures Gemüse, milchsaure Gemüsesäfte;
- **Weinsäure:** Traubensaft, -most, Wein;
- **Apfelsäure:** Apfelsaft, -most, Traubensaft, Wein, Kern- und Steinobst, Trockenobst;
- **Zitronensäure:** Zitrusfrüchte, Zitrusfruchtsaft;
- **Kohlensäure:** Mineral-, Heilwasser, Erfrischungsgetränke (Zucker!);
- **Chlorogensäure:** Bohnenkaffee.

In einer Reihe von Studien konnte gezeigt werden, dass der tägliche Verzehr probiotischer Milchprodukte regulierend auf die Darmmotilität und somit auch auf die Defäkation wirkt.

25.5 Erkrankungen der Bauchspeicheldrüse

25.5.1 Akute Pankreatitis

Diätetische Therapie Ausgehend von der Vorstellung, dass eine **sekretorische „Ruhigstellung"** des Organs ein Fortschreiten des Selbstverdauungsprozesses hemmt und die Abheilung begünstigt, wird mit einer die Sekretion nur wenig stimulierenden Kost ernährt.

Tabelle 25-6 Beispiel für einen Tagesspeiseplan bei akuter Pankreatitis (Übergang zu Stufe 5).

Nährstoffgehalt: 63 g Eiweiß, 16 g Fett[1], 348 g Kohlenhydrate, 17 g Ballaststoffe
Nährstoffrelation: 14% Eiweiß, 8% Fett, 78% Kohlenhydrate
Gesamtenergie: 7500 kJ (1800 kcal)

Frühstück
Malzkaffee mit Kondensmilch, Zucker, Toast, Schichtkäse, Honig

	Malzkaffee
1 Portion	Kondensmilch, 4% Fett (12 g)
10 g	Zucker
60 g	Toastbrot
50 g	Schichtkäse, 10% Fett i. Tr.
25 g	Honig

Zwischenmahlzeit
Vanillepudding mit Fruchtsoße

200 ml	Magermilch
15 g	Puddingpulver
10 g	Zucker
125 ml	Johannisbeersaft, rot
5 g	Stärke zum Binden

Mittagessen
Hähnchenpfanne mit Reis, Birnenkompott

50 g	Hähnchenfleisch
100 g	Möhren
100 g	Zucchini
50 g	Reis (Rohgewicht)
5 g	Weizenmehl Type 405
125 g	Birnen (Dose)

Zwischenmahlzeit
Schwarzer Tee mit Zucker, Biskuitrolle

	Schwarzer Tee
10 g	Zucker
1 Stck.	Biskuitrolle (s. Rezeptur)

Abendessen
Kräutertee mit Zucker, Eistich mit Tomatensoße, Kartoffeln, pochierter Spinat, Erdbeerkompott

	Kräutertee
10 g	Zucker
50 g	Vollei (pasteurisiert)
125 ml	Tomatensaft erhitzen, mit
3 g	Mehl abbinden, abschmecken
150 g	Kartoffelstücke ohne Fettzugabe
150 g	Spinat, pochiert
150 g	Erdbeeren (Dose)

Spätmahlzeit
Apfelschalentee mit Zucker, Joghurt mit Apfelmus, Zwieback

	Apfelschalentee
10 g	Zucker
30 g	Zwieback
100 g	Magerjoghurt
50 g	Apfelmus

Rezept für Biskuitrolle (16 Stücke)

Zutaten

4	Eier, getrennt
200 g	Zucker (davon 8 g Vanillezucker)
100 g	Weizenmehl Type 405
100 g	Maisstärke
3 g	Backpulver
50 g	Puderzucker
250 g	Johannisbeerkonfitüre

Nach dem Erkalten mit Puderzucker bestreuen oder mit Zuckerglasur überziehen.
Ein Stück enthält 2,5 g Eiweiß, 2 g Fett, 36 g Kohlenhydrate = 710 kJ (170 kcal).

[1] Bedarf an essentiellen Fettsäuren nicht gedeckt

Tabelle 25-7 Beispiel für einen Tagesspeiseplan bei akuter Pankreatitis (Übergang zu Stufe 6).

Nährstoffgehalt: 75 g Eiweiß, 45 g Fett, 325 g Kohlenhydrate, 25 g Ballaststoffe
Nährstoffrelation: 15% Eiweiß, 20% Fett, 65% Kohlenhydrate
Gesamtenergie: 8500 kJ (2028 kcal)

Frühstück
Kaffee mit Kondensmilch, Zucker, Grahambrötchen, Halbfettmargarine, Erdbeerkonfitüre, Schmelzkäse

	Kaffee
10 g	Zucker
1 Portion	Kondensmilch, 4% Fett (12 g)
90 g	Grahambrötchen
10 g	Halbfettmargarine
25 g	Erdbeerkonfitüre
20 g	Schmelzkäse, 30% Fett i. Tr.

Zwischenmahlzeit
Früchtetee mit Zucker, Müsli

	Früchtetee
10 g	Zucker
10 g	Mais-Frühstücksflocken
30 g	Haferflocken
10 g	Rosinen
50 g	Banane
5 g	Weizenkeime
10 g	Honig
10 g	Zitronensaft
125 ml	Milch, 1,5% Fett

Mittagessen
Geschmorte Kalbsbrust mit grünen Nudeln, Grilltomate, Bleichselleriesalat, Rhabarbergrütze mit Löffelbiskuit

100 g	Kalbfleisch (Brust)
5 g	Weizenmehl Type 405
50 g	grüne Nudeln (Rohgewicht)
150 g	Tomate, gegrillt

Bleichselleriesalat

100 g	Bleichsellerie, gekocht
10 g	Safloröl
5 g	Kräuter

Rharbarbergrütze

125 g	Rhabarber
5 g	Maisstärke
10 g	Zucker
10 g	Löffelbiskuit

Zwischenmahlzeit
Kaffee mit Kondensmilch, Zucker, Hefezopf

	Kaffee
10 g	Zucker
1 Portion	Kondensmilch, 4% Fett (12 g)
1 Stck.	Hefezopf vom Vortag

Abendessen
Früchtetee mit Zucker, Roggenmischbrot, Truthahnbierschinken, Senfgurke, Aprikosenkompott

	Früchtetee
10 g	Zucker
90 g	Roggenmischbrot
50 g	Truthahnbierschinken
100 g	Senfgurke
150 g	Aprikosen (Dose)

Je nach Schweregrad der Erkrankung wird mit **oraler Flüssigkeits-** und **Nahrungskarenz** bei ausreichender parenteraler Flüssigkeits- und Elektrolytzufuhr begonnen und dann, je nach klinischer Symptomatik und Verhalten der Serumamylase- und -lipaseaktivität, die Kost aufgebaut.

Bei schweren Verlaufsformen besteht in der Frühphase der Erkrankung ein hoher Energie- und Proteinbedarf. Entgegen früherer Ansicht ist in solchen Fällen eine Nahrungskarenz kontraindiziert. Angezeigt ist ab Krankheitsbeginn eine bedarfsdeckende parenterale, wenn möglich enterale Ernährung per Sonde (vgl. Kap. 3.6.1).

Praktisches Vorgehen Kostaufbau bei akuter Pankreatitis:

- **Stufe 1:** keine orale Nahrungs- und Flüssigkeitsaufnahme. Je nach Dauer dieser Phase nur parenterale Wasser- und Elektrolytzufuhr und parenterale Ernährung.
- **Stufe 2:** orale Flüssigkeitsaufnahme in Form von ungesüßtem Tee, parenterale Ernährung.
- **Stufe 3:** Tee mit Zusatz von Küchenzucker, Traubenzucker oder Maltodextrin, parenterale Ernährung.
- **Stufe 4:** Ernährung mit überwiegend aus Kohlenhydraten bestehenden Lebensmitteln (z. B. aus Wasser, Stärke, Zucker und Aromazusätzen hergestellter Brei, Hafer- oder Reisschleim süß oder pikant mit Gemüsefond und -säften, Nudeln, Weißbrot, Zwieback, Honig und Marmelade, parenterale Teilernährung.
- **Stufe 5:** Kohlenhydrat-Eiweiß-Kost, weitgehend fettfrei (Beispiel für einen Tagesspeiseplan, Tab. 25-6).
- **Stufe 6:** Kohlenhydrat-Eiweiß-Kost mit steigender Fettzufuhr, wobei etwa mit 40–50 g Fett pro Tag begonnen wird. Die Erhöhung der täglichen Menge an Nahrungsfett und auch an Eiweiß muss abhängig gemacht werden vom klinischen Bild und vom Verhalten der Amylase- und Lipaseaktivität im Serum (Beispiel für einen Tagesspeiseplan, Tab. 25-7).

Im Kapitel 3 wurden bereits Ergebnisse neuerer Studien zur Ernährung bei akuter Pankreatitis besprochen. Beim praktischen Vorgehen ist zu beachten:

- Ausgeprägte CT-morphologische Schweregrade gehen vermehrt mit **Schmerzrezidiven während des Kostaufbaues** einher. Ist beim Beginn des Kostaufbaus die Lipaseaktivität im Serum noch um mindestens das Dreifache der Norm erhöht, so ist die Gefahr von Schmerzrezidiven besonders groß.
- Bei milden Verlaufsformen ist eine künstliche Ernährung nicht erforderlich.
- Bei schweren Verlaufsformen soll wie bereits erwähnt wegen des **hohen Energie- und Proteinbedarfes** mit der künstlichen Ernährung so früh wie möglich begonnen werden. Zu Beginn bei dem meist bestehenden Subileus parenterale Ernährung mit Glucose, Aminosäuren und Fettemulsionen.
- Mit der **enteralen Ernährung** wird erst nach Stabilisierung der Hämodynamik begonnen. Fett ist zu Beginn der enteralen künstlichen Ernährung möglichst zu meiden. Die möglichst früh einsetzende enterale Ernährung geht im Vergleich zur parenteralen Ernährung mit einem geringeren Risiko septischer Komplikationen einher.
- Nach Abklingen der akuten Pankreatitis kommt es zu einer **Normalisierung der exkretorischen Funktion**, sodass weitere diätetische Maßnahmen nicht erforderlich sind.
- Da Alkohol oft auslösender Faktor einer akuten Pankreatitis ist, und häufig eine akute Pankreatitis nicht von dem akuten Schub einer chronischen Pankreatitis unterschieden werden kann, sollte **Alkohol** möglichst gemieden werden.

25.5.2 Exkretorische Pankreasinsuffizienz

Diätetische Therapie Nach der Nahrungsaufnahme sezerniert die intakte Bauchspeicheldrüse im Überschuss Verdauungsenzyme in das Darmlumen.

Wird die Funktion des Organs bei chronischer Pankreatitis zunehmend eingeschränkt, so kommt es ab einem bestimmten Stadium der Funktionseinbuße zu einer **für die Verdauung unzureichenden Enzymaktivität** im oberen Dünndarm und folglich zu einer unzureichenden Nährstoffausnutzung.

> Während sich dieser Prozess bei der **chronischen Pankreatitis** langsam entwickelt und kontinuierlich fortsetzt, ist der Mangel bzw. das völlige Fehlen von Verdauungsenzymen bei **Pankreasteilresektionen** bzw. totaler **Pankreatektomie** ein unmittelbar postoperatives therapeutisches Problem.

Für die praktische diätetische Therapie ist in erster Linie die durch Lipasemangel bedingte **unzureichende Fettverdauung** von Bedeutung. Die diätetische Behandlung besteht deshalb vor allem in einer Anpassung der Fettzufuhr an das Stadium der exkretorischen Insuffizienz.

In der Praxis wird meist die **Reduktion der Fettzufuhr** mit einer **Pankreasenzymsubstitution** kombiniert, sodass extreme Einschränkungen der Fettzufuhr nur selten erforderlich sind.

Der sicherste Parameter zur Beurteilung der Effektivität dieser kombinierten Behandlung ist die **Bestimmung von Fett im 24-Stunden-Stuhl**. Steht die Methode nicht zur Verfügung, so kann man sich am Stuhlgewicht, an der Konsistenz des Stuhls, am Ausmaß intestinaler Beschwerden und am Verhalten des Körpergewichts orientieren.

Bei **Ausfall des endokrinen Pankreas** kommt es zu einem insulinabhängigen Diabetes mellitus, der nach den Kriterien des **Typ-1-Diabetes** zu therapieren ist.

Bei pankreatektomierten Patienten kommt es zu erheblichen **Blutzuckerschwankungen**. Die Gründe hierfür sind die eingeschränkte Verdauungsfunktion, u. U. ein Dumping-Syndrom, insbesondere aber die mangelnde Glucagonproduktion, die gefährliche Hypoglykämien zur Folge hat. **Engmaschige Blutzuckerkontrollen** sind unumgänglich.

Bis zum Auftreten einer ex- und/oder inkretorischen Insuffizienz besteht keine Indikation für eine spezielle Diät. Ernährt wird in dieser Phase mit einer leichten Vollkost.

25.5.3 Chronische Pankreatitis

Das Ziel der Ernährungstherapie bei chronischer Pankreatitis ist die ausreichende Versorgung mit essentiellen Nährstoffen und Energie unter Berücksichtigung der Leistungsfähigkeit des Organs.

Die Nahrungsauswahl bei stationärem Aufenthalt kann nach den Kriterien einer **leichten Vollkost** erfolgen, für die Ernährung im häuslichen Bereich gilt der Grundsatz: **„Erlaubt ist, was bekommt, mit Ausnahme des Alkohols"**.

Beim Auftreten einer **exkretorischen Insuffizienz** (> 90 % des Organgewebes sind zerstört) und der hierdurch bedingten Steatorrhö wird so ernährt wie im Kapitel 25.5.2 beschrieben ist.

Tabelle 25-8 Ernährungstherapie nach partieller und totaler Pankreasresektion.

Operationsmethode	OP-bedingte Folgen	Diättherapie
partielle Resektion – Pankreasschwanz-Resektion (Linksresektion)	endokrine Insuffizienz (Insulin/Glucagon)	Diabetes-Diät
– Pankreaskopf-Resektion = Whipple-OP (Entfernung der Gallenblase, des Zwölffingerdarmes und von zwei Dritteln des Magens)	exokrine Insuffizienz (Malassimilationssyndrom, Dumping-Syndrom, Malnutrition)	fettmodifizierte Kost, energiereich, nach Kriterien einer Dumping-Kost (soweit möglich)
totale Pankreatektomie (Entfernung der Gallenblase, des Zwölffingerdarmes, von zwei Dritteln des Magens und der Milz)	endokrine und exokrine Insuffizienz	wie oben + Diabetes-Kost

Zustand nach partieller und totaler Pankreatektomie*

Die therapeutischen Maßnahmen bestehen in einem **Ausgleich der endokrinen und/oder exokrinen Insuffizienz**. In Tabelle 25-8 sind Operationsmethoden, ernährungsrelevante Folgen und die daraus resultierende Diättherapie aufgeführt.

Weitere notwendige Maßnahmen sind:

- die regelmäßige Pankreasenzymsubstitution und/oder Insulininjektion,
- monatliche Injektion fettlöslicher Vitamine und von Vitamin B_{12},
- Gabe von Kalzium, Magnesium und Eisen nach Bedarf.

25.6 Erkrankungen der Leber (Hepatitis, Fettleber, Leberzirrhose)

Diätetische Therapie Ernährt wird bei der akuten und chronischen Hepatitis, der Fettleber und der Leberzirrhose mit einer **leichten Vollkost**. Besondere Unverträglichkeiten in der Frühphase der akuten Hepatitis sind zu berücksichtigen.

Für eine **Fettleber**, die mit einer allgemeinen Adipositas einhergeht, gibt es keine spezifischen diätetisch-therapeutischen Möglichkeiten. Hier gelten ohne Einschränkung die beschriebenen Richtlinien zur diätetischen Behandlung des **Übergewichts**. Die einzige therapeutische Maßnahme bei alkoholinduzierter Fettleber ist die **Alkoholkarenz**.

* Wertvolle Hilfe für Betroffene und Interessierte bietet der Arbeitskreis der Pankreatektomierten e.V. (AdP). Ansprechpartner ist die Zentrale Beratungsstelle in 41539 Dormagen, Krefelder Straße 52, Tel.: 02133/42329.

Wie bereits im Kapitel 3.7.3 beschrieben, sind bei der **Leberzirrhose** diätetische Maßnahmen erst im fortgeschrittenen Stadium erforderlich. Ziele sind:

- einer Mangelernährung vorzubeugen bzw. bereits bestehende Defizite auszugleichen,
- die Leberfunktion, wenn möglich, durch optimale Ernährung und Elimination von Noxen (insbesondere Alkohol) zu verbessern,
- einer hepatoportalen Enzephalopathie vorzubeugen bzw. sie zu therapieren und
- der Entwicklung von Komplikationen der Leberzirrhose, wie Aszites- und Ödembildung, Ösophagusvarizenblutungen etc., entgegenzuwirken.

Als Folge einer häufig auftretenden Anorexie kommt es zu einer unzureichenden Deckung des Energie- und Proteinbedarfs. Das gilt besonders für Alkoholkranke. Hierdurch wird die Prognose der Zirrhose verschlechtert. Lässt sich als Folge der Anorexie der Energie- und Nährstoffbedarf mit einer leichten Vollkost nicht ausreichend decken, so ist eine zusätzliche künstliche enterale Ernährung angezeigt. Spezielle diätetische Maßnahmen sind bei der fortgeschrittenen Leberzirrhose dann erforderlich, wenn die Gefahr einer portosystemischen Enzephalopathie (PSE) droht bzw. vorliegt. Entsprechend den Leitlinien der GASL zur Ernährung bei Leberkrankheiten und -transplantation (1999) wird die tägliche Energie- und Proteinzufuhr bemessen.

Die **Ursachen** für diese Störung des zentralen Nervensystems sind eine Plasmaaminosäureimbalance und eine mangelnde Entgiftung bestimmter aus dem Proteinstoffwechsel stammender Substanzen. Das Gleiche gilt für Patienten nach einer portokavalen Shunt-Operation.

Tabelle 25-9 Eiweißzufuhr bei portosystemischer Enzephalopathie (PSE).

PSE-Stadien	Ernährungsprinzip	Protein Quantität	Protein Qualität
Latente PSE			
0	–	–	–
Manifeste PSE			
I	proteinangepasst	60 g/Tag	nicht selektiv
II	proteinarm	40–50 g/Tag	vegetarisch, Milch, Ei
III	streng proteinarm	25–30 g/Tag	vegetarisch bzw. Proteingemische
IV	parenteral	–	leberadaptierte AS-Lösungen

Die manifeste PSE wird nach dem Schweregrad in **vier Stadien** eingeteilt (Tab. 25-9).

Weitaus häufiger (60%) tritt die so genannte **latente PSE** auf. Patienten mit latenter PSE sind klinisch symptomfrei. Mit Hilfe empfindlicher psychometrischer Methoden können jedoch zerebrale Funktionsstörungen nachgewiesen werden.

Ziel der diätetischen Therapie ist die Reduktion der genannten toxischen Stoffwechselprodukte durch Verminderung der Eiweißzufuhr, ohne die Proteinbedarfsdeckung zu beeinträchtigen.

Ein weiteres Ziel ist der Ausgleich der Aminosäureimbalance, d.h. eine Vermehrung der verzweigtkettigen und eine Verminderung der aromatischen Aminosäuren im Plasma.

Vergleiche verschiedener Proteinquellen, wie Milch, Eier, Fleisch, Fisch und pflanzliche proteinreiche Lebensmittel, haben ergeben, dass von Fleisch und Fisch die höchste, von **pflanzlichen Lebensmitteln** die **geringste gehirntoxische Wirkung** ausgeht.

Da eine beschleunigte Darmpassage und ein bakterieller Abbau unverdaulicher Kohlenhydrate im Kolon zusätzlich der Enzephalopathie entgegenwirken, ist eine **hohe Ballaststoffaufnahme** mit pflanzlichen Proteinträgern erwünscht. Limitierende Faktoren sind individuelle Unverträglichkeiten sowie die Begleitmedikation, insbesondere die Gabe von Lactulose.

Von praktischer Bedeutung bei der Aszites- und Ödembehandlung ist die **Natrium- und Wasserrestriktion**. Anzustreben ist eine Verringerung der Natriumzufuhr auf 51 mmol/Tag (1 g NaCl = 17 mmol Na), das entspricht 3 g Kochsalz.

Die Flüssigkeitsaufnahme wird nur dann auf 750–1000 ml/Tag eingeschränkt, wenn eine Hyponatriämie mit einer Serumkonzentration von weniger als 132 mmol/l vorliegt.

Bei der parenteralen Ernährung ist **Glucose als Hauptenergieträger** zu bevorzugen. Die parenterale Aminosäurezufuhr sollte maximal 1,5 g/kg Körpergewicht täglich betragen.

Aminosäurelösungen sollen die Aminosäureimbalance berücksichtigen. Fettinfusionen sind entgegen früherer Meinung bei vorsichtiger Dosierung nicht kontraindiziert.

Wegen häufiger **Vitaminmangelsituation** bei chronisch Leberkranken ist auf eine ausreichende Zufuhr, insbesondere der Vitamine B_1, B_2, B_6, B_{12} und Folsäure zu achten.

Praktisches Vorgehen Bei Leberzirrhose ist die Eiweißzufuhr unter qualitativen und quantitativen Gesichtspunkten zu sehen. Die **Eiweißquantität** orientiert sich am Grad der Enzephalopathie, so wie in Tabelle 25-9 dargestellt.

Komatöse Patienten werden parenteral ernährt.

Bei latenter PSE ist keine Eiweißeinschränkung erforderlich, die früher praktizierte **„Eiweißmast"** ist jedoch **absolut kontraindiziert**.

Bei der früher zur Vermeidung einer PSE empfohlenen weitergehenden Reduktion der täglichen Proteinzufuhr kam es oft zu einer Verschlechterung des Ernährungszustandes. Mit 50 g Protein/Tag lässt sich zwar noch eine ausgeglichene Stickstoffbilanz erzielen, zum Ausgleich von Mangelzuständen, wie sie in der Regel bei Leberzirrhotikern vorliegen, reicht sie jedoch nicht aus.

Bei einer **Eiweißbeschränkung** auf 40 g/Tag oder weniger besteht generell die **Gefahr eines endogenen Proteinabbaus**. Anstatt von der Eiweißbeschränkung zu profitieren, verschlechtert sich der mentale Zustand des Patienten. Der positive Einfluss einer Supplementation mit verzweigtkettigen Aminosäuren (Valin, Leucin, Isoleucin) auf den Verlauf der hepatischen Enzephalopathie hat sich nicht in allen Studien bestätigt. Die genannten Aminosäuren wirken jedoch **dem Proteinabbau entgegen**, verbessern die muskuläre Proteinsynthese und die Stickstoffbilanz. Der Ernährungszustand und das subjektive Wohlbefinden der Patienten bessern sich.

Die Einnahme verzweigtkettiger Aminosäuren in Form von Arzneimitteln (Bramin-hepa®, Pfrimmer-Kabi; Falkamin® Pellets, Falk) wird aus geschmacklichen Gründen vom Patienten häufig abgelehnt. Durch gezielte Hinweise zur Einnahme und entsprechende Motivation des Patienten kann die Akzeptanz verbessert werden.

Der **Fettanteil der Kost** kann bei Bedarf auf bis zu 45 Energieprozent erhöht werden. Zur Energieanreicherung können Maltodextrin oder Maltodextrin-Fett-Gemische eingesetzt werden. Zum Ausgleich von Mangelzuständen sind insbesondere stoffwechseladaptierte bilanzierte Diäten geeignet (Falkamin®, Falk; Nutricomp® Hepa, Braun; Fresubin® hepa, Fresenius).

Bei **Aszites** erfolgt unter stationären Bedingungen eine **Natriumrestriktion** auf 1170 mg = 51 mmol Natrium (3 g Kochsalz) pro Tag. Zusätzlich können Reis-Obst-Tage für zwei bis drei Tage zur Beschleunigung der Wasserausscheidung eingeschaltet werden.

Bei proteinarmer Kost ist die anfallende Kochsalzmenge durch tierische Nahrungsmittel begrenzt. Von einem generellen Einsatz normal gesalzener Produkte ist jedoch abzusehen **(praktische Hinweise zur natriumarmen Kost** s. Kap. 28).

Sinnvoll erscheint, den Einsatz von Kochsalz auf die Proteinmenge zu beziehen, z. B. 10 g tierisches Eiweiß in Form von üblichem Weich-, Schnittkäse etc. mit mäßigem Natriumgehalt, die restliche tierische Eiweißmenge in Form von natriumarmen diätetischen Lebensmitteln oder Produkten mit natürlichem Natriumgehalt (z. B. Speisequark, Ei).

Das Angebot **natriumarmer und -reduzierter Brot- und Backwaren** ist im Handel nach wie vor begrenzt, der Geschmack wird häufig nicht akzeptiert. Eine Alternative wäre die Selbstherstellung ohne bzw. mit geringem Kochsalzzusatz unter Verwendung entsprechender Zutaten zur Verbesserung des Geschmacks (s. Kap. 28).

Protein- und natriumarmes Brot wird von Patienten selten toleriert. Ein Kompromiss wäre der begrenzte Einsatz von natrium- oder proteinarmem Brot.

Anstelle von Brot können **eiweißarme süße Backwaren** (selbst hergestellt, ohne Salz), z. B. Hefezopf, Stuten oder häufiger eine warme Mahlzeit eingesetzt werden.

Unter **häuslichen Bedingungen** ist die Realisierung einer Kochsalzrestriktion auf 3 g pro Tag schwierig, sodass hier in aller Regel eine Diät mit 5 g Kochsalz pro Tag empfohlen wird.

Die **Flüssigkeitszufuhr** sollte nur unter Beachtung der Serum-Natrium-Konzentration reduziert werden. Der Erfolg der diätetischen Maßnahmen wird durch regelmäßige Kontrollen des Körpergewichts, der Harnausscheidung und des Bauchumfangs überprüft.

Praxisbezogene Literatur als Grundlage für die Diätberatung und Informationsmaterial für Patienten

1 Betz, A.: Zöliakie – na und? Trias-Thieme, Stuttgart 1991.

2 Burghardt, W.: Diättherapie bei portal dekompensierter Leberzirrhose. – Aus der Sicht des Arztes. Ernähr Umschau 38, Sonderheft (1991) 544.

2a Deutsche Gesellschaft für Ernährung, Referat Gemeinschaftsverpflegung: Umsetzung der Referenzwerte für die Gemeinschaftsverpflegung. Godesberger Allee 18, 53175 Bonn.

2b Deutsche Gesellschaft für Ernährung: Leichte Vollkost. Godesberger Allee 18, 53175 Bonn.

3 Deutsche Zöliakiegesellschaft: Zöliakiehandbuch und Aufstellung glutenfreier Lebensmittel. Deutsche Zöliakiegesellschaft, Filderhauptstr. 61, 70599 Stuttgart (Abgabe nur an Mitglieder der Gesellschaft, Ärzte und Diätassistentinnen).

4 Kasper, H.: Ernährung und Magen-Darmerkrankungen. Schlütersche Verlagsgesellschaft, Hannover 1999.

5 Normalisierung der Darmfunktion ohne Abführmittel. Dr. Falk Pharma GmbH, Leinenweberstr. 5, 79041 Freiburg.

6 Poll, M.: Erfahrungen in der internistischen Betreuung von Pankreasoperierten. Ernähr Umschau 38, Sonderheft (1991) 600.

7 Plauth, M., A. Weimann, E. Holm, M. J. Müller: Leitlinien der GASL zur Ernährung bei Leberkrankheiten und Lebertransplantation. Z Gastroenterol 37 (1999) 301–312. Referenzwerte für die Nährstoffzufuhr. 1. Aufl. Umschau Brauns GmbH, Frankfurt 2000.

8 Wild, M.: Diättherapie bei portal dekompensierter Leberzirrhose. – Aus der Sicht der Diätassistentin. Ernähr Umschau 38, Sonderheft (1991) 547.

Patientenbroschüren

(1) Ballaststoffe – kein überflüssiger Bestandteil in Lebensmitteln. (2) Ballaststoffe in der Ernährung. aid infodienst, Friedrich-Ebert-Str. 3, 53177 Bonn.

(1) Ernährung bei chronisch entzündlichen Darmerkrankungen. (2) Patientenfragen bei chronisch entzündlichen Darmerkrankungen. (3) Colitis ulcerosa und Morbus

Crohn – Eine Übersicht über die Krankheitsbilder und ihre Behandlung. Falk Foundation e.V., Postfach 6529, 79041 Freiburg.
Essen und Trinken bei chronischer Verstopfung. Deutsche Gesellschaft für Ernährung, Godesberger Allee 18, 53175 Bonn.
Essen und Trinken bei Zöliakie. Deutsche Gesellschaft für Ernährung, Godesberger Allee 18, 53175 Bonn.
Leichte Vollkost – Rezepte und Tipps für den Alltag. Unilever Bestfoods Deutschland, Ernährungsforum, Dammtorwall 15, 20355 Hamburg.
Normalisierung der Darmfunktion bei Verstopfung. Falk Foundation e.V., Postfach 6529, 79041 Freiburg.
Rezeptbroschüren: Für eiweißarmes Brot und Gebäck mit damin® Backmischungen. SHS-Gesellschaft für klinische Ernährung mbH, Postfach 3061, 74020 Heilbronn.
Sammelmappe mit Rezepten für eiweißarme Diät. Hammermühle Diät GmbH, 67489 Kirrweiler.
Süße Rezepte für die glutenfreie Ernährung (Rezepte und allgemeiner Informationsteil). Unilever Bestfoods Deutschland, Ernährungsforum, Dammtorwall 15, 20355 Hamburg.
(1) Was sie über Gallensteinbehandlung wissen sollen. (2) Gallenstau – was tun? Falk Foundation e.V., Postfach 6529, 79041 Freiburg.

Patientenbroschüren erhältlich über:

Deutsche Leberhilfe e.V., Luxemburger Str. 150, 50937 Köln, Tel. 0221/2829980, Fax 0221/2829981, E-Mail: beratung@leberhilfe.org, Internet: htpp://www.leberhilfe.org
DVL-Vereinigung zur Förderung und Unterstützung chronisch Leberkranker e.V., Bertha-von-Suttner-Straße 30, 40595 Düsseldorf, Tel. 0211/706426.
Fresenius AG, 61343 Bad Homburg, Tel. 06171/60-0.
Zyma GmbH, Zielstattstraße 40, 81379 München, Tel. 089/7877-0.

26 Kost bei Erkrankungen des Stoffwechsels

26.1 Adipositas 577
26.2 Diabetes mellitus 578
26.3 Hyperlipoproteinämie, Arterioskleroseprophylaxe 589
26.4 Hyperurikämie und Gicht 593
26.5 Seltene, einer diätetischen Behandlung zugängige Stoffwechselerkrankungen 594

26.1 Adipositas

Diätetische Therapie Zu einem Übergewicht als Folge vermehrter Depotfettbildung kommt es nur dann, wenn dem Organismus mehr Energie zugeführt wird, als er verbraucht, d.h., die **Energiebilanz positiv** ist. Das Umgekehrte gilt für die Gewichtsreduktion.

Diätetische Maßnahmen können nur wirksam sein, wenn es gelingt, weniger Energie aufzunehmen, als der Organismus verbraucht **(negative Energiebilanz)**. Alle propagierten Kostformen zur Verminderung des Körpergewichtes basieren auf diesem Prinzip

Bei längerfristiger Anwendung energiereduzierter Kostformen kann die Deckung des **Bedarfs an essentiellen Nährstoffen** (Vitamine, Mineralstoffe, Spurenelemente, essentielle Fettsäuren) unzureichend sein. Wird die Energiezufuhr auf weniger als 800 kcal/Tag reduziert, ist die Bedarfsdeckung nicht mehr gewährleistet. **Regelmäßige Laborkontrollen** sind angezeigt.

Aufgrund häufiger Komplikationen und eines fehlenden Langzeitdefektes wird die **reine Null-Diät** nicht mehr angewandt.

Sinnvoller und effektiver ist der Einsatz **extrem energiereduzierter** (1250–3350 kJ/300–800 kcal) oder -bilanzierter Diäten (Formuladiäten), die einer Behandlung mit einer 1000- oder 1500-Kalorien-Diät vorgeschaltet werden.

Bei der Zusammenstellung von drastisch energiereduzierten Diäten ist darauf zu achten, dass der **Eiweiß-Grundbedarf** von ca. 50 g/Tag gedeckt ist.

Zu beachten ist besonders:

- Ein Minimum an **essentiellen Fettsäuren** ist nur schwer zu realisieren.
- Die **Kohlenhydratmenge** kann variiert werden. Kohlenhydrate reduzieren das Auftreten von Ketosen, in komplexer Form erhöhen sie das Volumen einer Mahlzeit (Sättigungseffekt).
- Die tägliche **Flüssigkeitszufuhr** sollte mindestens 2 l betragen, bei langfristiger Anwendung müssen Vitamine substituiert werden.

Bilanzierte Diäten zur Gewichtsreduktion sind industriell hergestellte Trinknahrungen oder Granulate. Der Nährstoff- und Energiegehalt dieser Diäten unterliegt den Vorschriften der Diätverordnung, der Grundbedarf ist dadurch gesichert. In der Neufassung der Diätverordnung vom 5.5.1999 finden sich folgende gekürzt wiedergegebene Anforderungen an Lebensmittel für kalorienarme Ernährung zur Gewichtsreduktion: Der Brennwert eines Erzeugnisses, das als Ersatz einer Tagesration in den Handel gebracht wird, muss mindestens 800 kcal und darf höchstens 1200 kcal je Tagesration betragen, dabei muss Protein einen Anteil von mindestens 25 % und höchstens 50 % haben. Ein Erzeugnis, das als Tagesration bestimmt ist, darf nicht mehr als 125 g Protein enthalten. Der Brennwert der Fette darf 30 % des gesamten Brennwertes nicht überschreiten. Eine Tagesration muss mindestens 4,5 g Linolsäure und mindestens 10 g und höchstens 30 g Ballaststoffe enthalten. Die Aminosäurenzusammensetzung, der Vitamin-, Mineralstoff- und Spurenelementanteil sind vorgeschrieben.

Alle energiereduzierten Diätformen sollten kombiniert mit einem **Programm zur Verhaltensmodifikation** zur Anwendung kommen. Nur so sind eine langfristige Kontrolle und eine Änderung des Essverhaltens gewährleistet.

Bewährt hat sich die bereits im Kapitel 4 besprochene, **ganzheitliche interdisziplinäre Langzeittherapie**, bei der Ärzte, Diätassistenten, Psychologen und Physiotherapeuten gemeinsam versuchen, das Körpergewicht zu reduzieren und einen Langzeiteffekt zu garantieren.

Extreme Kostformen (Außenseiterdiäten) wie z.B. die Atkins-Diät, Fit-for-Life etc. sind in der Regel ernährungsphysiologisch nicht ausgewogen und bei längerer Anwendung **gesundheitlich bedenklich**.

Die **Höhe der täglichen Energiezufuhr** mit der Reduktionskost richtet sich nach dem Energiebedarf und der angestrebten mittleren täglichen Gewichtsreduktion. Unter **ambulanten Bedingungen** sollte mit einer 1550- bzw. 1000-Kalorien-Diät (6300 bzw. 4200 kJ) begonnen werden.

Berücksichtigt werden muss die Tatsache, dass sich der Organismus in individuell unterschiedlichem Maße an eine reduzierte Energiezufuhr **adaptiert**, d.h., dass trotz zum Teil erheblicher Verminderung der Energiezufuhr die Gewichtsabnahme stagnieren kann. In solchen Fällen muss die Energieaufnahme unter Umständen extrem bis auf 300–500 kcal/Tag reduziert werden.

Praktisches Vorgehen Die Vielzahl propagierter Reduktionsdiäten zeigt, dass es eine optimale Kostform nicht gibt.

Bei der Auswahl oder Zusammenstellung einer Reduktionskost sollten folgende Forderungen berücksichtigt werden:

- Deckung des Bedarfs an essentiellen Nährstoffen,
- ausreichender Sättigungseffekt und ausreichende Gewichtsreduktion zur Gewährleistung eines guten Durchhaltevermögens,
- gute Praktikabilität (kein wesentlicher Mehraufwand an Zeit bei der Zubereitung, keine komplizierten Rezepte; Kostform sollte in den Speiseplan der Familie integrierbar sein),
- kein finanzieller Mehraufwand im Vergleich zur Normalkost,
- Einhalten der Diät sollte mit einem Lerneffekt verbunden sein, der langfristig eine Umstellung der Ernährungsgewohnheiten und damit auf Dauer eine Normalisierung des Körpergewichts gewährleistet.

Diese Forderungen lassen sich am ehesten durch eine **kalorienreduzierte Mischkost** mit 4200 bis 6300 kJ (1000–1500 kcal) realisieren.

Die **Nährstoffrelation** sollte 15–20 Energieprozent Eiweiß, 30–35 Energieprozent Fett und zwischen 45 und 55 Energieprozent Kohlenhydrate betragen.

Vegetabil orientierte und damit relativ kohlenhydratreiche Reduktionskostformen können aufgrund ihres größeren Volumens von Vorteil sein, vorausgesetzt, die Eiweißzufuhr ist sichergestellt.

Die Einhaltung von **4–5 Mahlzeiten** kann auch bei Nichtdiabetikern die mahlzeitenbezogenen Schwankungen des Blutzucker- und Insulinspiegels vermindern und so die **Kontrolle des Hungergefühls** unterstützen.

Eine **qualifizierte Diätberatung** trägt entscheidend zum Erfolg bei und sollte dem Patienten stationär und langfristig ambulant angeboten werden.

Möglichkeiten, die Ernährungstherapie medikamentös zu unterstützen, wurden im Kapitel 4 besprochen.

Praxisbezogene Literatur

(1) Kleine Nährwerttabelle der DGE. (2) Mein Weg zum Wunschgewicht – Schluss mit dem Diätenwahn. Deutsche Gesellschaft für Ernährung. Godesberger Allee 18, 53175 Bonn.

Abnehmen mit Genuss. Unilever Bestfoods Deutschland. Ernährungsforum. Dammtorwall 15, 20355 Hamburg.

26.2 Diabetes mellitus

Diätetische Therapie Beim Stoffwechselgesunden kommt es nach Nahrungsaufnahme zu einer Insulinabgabe in das Blut, die so bemessen ist, dass die Blut-Glucose-Konzentration nicht über den Normbereich ansteigt.

Bei **Typ-1-Diabetikern** fehlt diese adäquate Insulinausschüttung (absoluter Insulinmangel). Beim **Typ-2-Diabetiker** ist die Insulinsekretion oder -wirksamkeit vermindert (relativer Insulinmangel).

Die **Höhe der Blutzuckerkonzentration** wird durch eine Vielzahl von Faktoren, insbesondere aber durch den **Kohlenhydratgehalt der Nahrung** bestimmt. Kohlenhydratart und -menge sowie der Gehalt und die Qualität der Ballaststoffe spielen eine entscheidende Rolle.

Weitere Faktoren sind die **Zusammensetzung** (Eiweiß-, Fettgehalt) und die **Konsistenz einer Mahlzeit**. Die unterschiedliche glykämische Wirkung gleicher Kohlenhydratmengen veranlasste Otto, später Jenkins, den sog. **„glykämischen Index“** als Grundlage für die Kohlenhydratkalkulation vorzuschlagen.

Zur Veranschaulichung sind in Tabelle 26-1 einige sog. glykämische Indizes zusammengestellt. Im ersten Fall wurde der Blutzuckeranstieg nach Gabe von Glucose mit dem Blutzuckeranstieg nach dem Verzehr gleicher Kohlenhydratmengen in Form verschiedener Lebensmittel in Beziehung gesetzt (Glucose = 100%). Im zweiten Fall wurde das Blutzuckerverhalten nach dem Verzehr von Weißbrot zum Vergleich gewählt (Weißbrot = 100%).

Der **praktische Nutzen** des „glykämischen Index“ ist begrenzt, da er an Gesunden und nicht an Diabetikern erhoben wurde. Darüber hinaus muss

Tabelle 26-1 Glykämische Indizes[1]

	Glucose = 100	Weißbrot = 100
Zucker		
Glucose	100	138
Maltose	105	152
Saccharose	59	86
Fructose	20	30
Honig	87	126
Obst		
Äpfel	39	53
Bananen	62	79
Orangen	40	66
Orangensaft	46	67
Rosinen	64	93
Milchprodukte		
Magermilch	32	46
Vollmilch	34	49
Joghurt	36	52
Eiscreme	36	52
Getreideprodukte		
Weißbrot[2]	69	100
Buchweizen	51	74
Weizenschrot	67	97
Hirse	71	103
Cornflakes	80	119
Reis, poliert	72	83
Naturreis	66	96 (58–104)
Spaghetti	50	66
Vollkornspaghetti	42	61
Gemüse		
Frühkartoffel	70	81
Rote Bete	64	k. Angaben
Karotten	92	k. Angaben
Zuckermais	59	87
Hülsenfrüchte		
weiße Bohnenkerne	31	45
braune Bohnenkerne (kidney beans)	29	54
gebackene Bohnenkerne (Dose)	40	60
Sojabohnen	15	22
Sojabohnen (Dose)	14	20
Linsen	29	43
Erbsen (getrocknet)	33	56
Kichererbsen	36	49

[1] Nach Jenkins et al.: The glycemic response to carbohydrate foods. Lancet II (1984) 388. Jenkins et al.: Glycemic index of foods: a physiological basis for carbohydrate exchange. Am. J. Clin. Nutr. 34 (1981) 362.

[2] Indizes für handelsübliches Vollkornbrot (hergestellt aus ganzen bzw. wenig zerkleinerten Getreidekörnern) liegen nicht vor. Der Index des in der englischen Literatur angegebenen sog. whole meal bread entspricht weitgehend dem von Weißbrot.

berücksichtigt werden, dass die verschiedenen Lebensmittel als **Bestandteile** von Mahlzeiten verzehrt werden, wobei die **übrigen Komponenten** wesentlich die Glucoseresorption im Darm und folglich die postprandiale Glucosekonzentration mitbestimmen können.

Als Grundlage für die Menüplanung sollte daher weiterhin der Kohlenhydratgehalt gelten.

26.2.1 Allgemeine Richtlinien

Energie

Die **Ermittlung des Energiebedarfs** erfolgt individuell unter Berücksichtigung des Ernährungszustandes und der körperlichen Tätigkeit.

Bei **Übergewicht** sollte eine Energiereduktion erfolgen. Als Indikation gilt eine Überschreitung des Normalgewichts nach Broca von > 10 % bzw. Body Mass Index > 25 kg/m².

Ziel der Gewichtsreduktion ist
- eine Senkung der Blutglucosewerte,
- eine Minderung der Insulinresistenz sowie
- eine Verbesserung der B-Zellen-Sekretion.

Weiterhin zeigen die bei Diabetikern häufig erhöhten Serumlipidwerte unter Gewichtsreduktion meist eine Tendenz zur Normalisierung.

Nährstoffrelation

Protein: 10–20 Energieprozent (10 Energieprozent bei Nephropathie, 20 Energieprozent bei Reduktionskost).

Fett: < 10 Energieprozent gesättigte und transungesättigte Fettsäuren, < 10 Energieprozent mehrfach ungesättigte Fettsäuren, 10–15 Energieprozent einfach ungesättigte Fettsäuren.

Kohlenhydrate: 45–55 Energieprozent (in überwiegend komplexer Form, im Austausch gegen einfach ungesättigte Fettsäuren).

Die Kohlenhydrate sollten überwiegend durch **ballaststoffreiche Nahrungsmittel** (Vollkornprodukte, Gemüse, Hülsenfrüchte etc.) abgedeckt werden.

Die **Wirkung von Ballaststoffen** in Getreideprodukten ist weitgehend von der Erhaltung der Struktur der Getreidekörner abhängig, d. h., eine Erhöhung des Kohlenhydratanteils auf > 50 Energieprozent ohne Berücksichtigung ballaststoffreicher Kohlenhydratträger wirkt sich eher nachteilig auf den Kohlenhydrat- und Fettstoffwechsel des Diabetikers aus.

Eine **Verschiebung der Nährstoffrelation zu Gunsten von Fett** sollte nur über die einfach ungesättigten Fettsäuren erfolgen (15 Energieprozent).

Das traditionelle **„Zuckerverbot“** innerhalb der Diabetesdiät kann nicht länger aufrechterhalten werden.

Vergleichende Untersuchungen mit Glucose, Fructose und Stärke haben gezeigt, dass Fructose den geringsten – und Glucose den höchsten – Blutzuckeranstieg bewirkt. Die glykämische Wirkung von Saccharose und Stärke ist identisch.

Der **Einsatz von Zucker** kann jedoch nicht generell propagiert werden. Folgende Voraussetzungen sollten erfüllt werden, um negative Stoffwechselfolgen zu vermeiden:
- Normalgewicht,
- gute Stoffwechseleinstellung,
- regelmäßige Selbstkontrolle,
- nur kleine Mengen Zucker bzw. Honig (5–15 g) innerhalb einer Mahlzeit,
- maximal 10 Energieprozent pro Tag (bei 8400 kJ/2000 kcal = 50 g),
- nicht in Form von Getränken (z. B. Erfrischungsgetränke, zum Süßen von Kaffee, Tee).

Berechnung von Kohlenhydraten: Kohlenhydrate können in Gramm oder mit Hilfe von **Kohlenhydrat-Austauscheinheiten** kalkuliert werden.

Im deutschsprachigen Raum haben sich die **Broteinheit (BE)** à 12 g Kohlenhydrate (DiätVO § 20 Abs. 2) und die **Kohlenhydrateinheit (KHE)** à 10 g Kohlenhydrate durchgesetzt.

Der Ausschuss Ernährung der Deutschen Diabetesgesellschaft schlägt vor, diese traditionellen Austauscheinheiten zu verlassen und stattdessen einen **„10–12 g KH-Schätzwert“** auf der Basis von Lebensmittelportionen einzuführen. Als Begründung wird u. a. die biologische Schwankungsbreite der Kohlenhydratträger angeführt, die eine starre Festlegung auf 10 bzw. 12 g KH nicht mehr rechtfertigen. Es bleibt abzuwarten, ob sich diese Art der Kalkulation in der Praxis durchsetzen wird.

Fett

Diabetiker haben ein erhöhtes kardiovaskuläres Risiko, daher kommt der Fettreduzierung und -modifizierung eine besondere Bedeutung zu.

Insbesondere der **Anteil gesättigter Fettsäuren** (Fleisch, Fleischwaren, Butter, gehärtete Pflanzenfette, Gebäck, Süßwaren) sollte auf weniger als 10 Energieprozent (ca. 20 g bei 8400 kJ/2000 kcal) reduziert werden.

Durch diese Maßnahme wird gleichzeitig die **Cholesterinaufnahme** begrenzt.

Besonders günstige Effekte auf den Kohlenhydrat- und Fettstoffwechsel gehen von **einfach ungesättigten Fettsäuren** aus. Eine praktische Umsetzung kann nur über den Einsatz von **Olivenöl** mit ca. 77 % und Rapsöl mit 58 % Ölsäure erzielt werden. Eine Erhöhung des Fettanteils der Kost auf insgesamt 35 Energieprozent sollte immer zu Gunsten der einfach ungesättigten Fettsäuren erfolgen.

Eiweiß

> Der Proteinanteil der Kost sollte 10–20 Energieprozent nicht überschreiten.

Hohe Eiweißmengen begünstigen die Entwicklung der **diabetischen Nephropathie** (Steigerung der glomerulären Filtrationsrate) und erhöhen den Insulinbedarf (**Glucagonstimulierung**). Durch übermäßigen Verzehr tierischen Proteins wird weiterhin häufig die **Zufuhr gesättigter Fettsäuren** gesteigert.

Alkohol

Der Alkoholkonsum sollte 30 g pro Tag nicht überschreiten. Diese Menge ist z. B. enthalten in ¾ l Bier oder 0,3 l Wein.

Alkohol wirkt nachteilig auf die Blutglucoseregulation, fördert das Auftreten von Hypoglykämien und Hypertriglyzeridämien. Durch seinen **hohen Brennwert** wird die Entstehung von Übergewicht gefördert.

> Alkohol sollte von Diabetikern immer während oder nach einer kohlenhydratreichen Mahlzeit getrunken werden.

Bei Übergewicht, Neigung zu Hypoglykämien und Hypertriglyzeridämien sollte Alkohol gemieden werden.

Kochsalz

Bluthochdruck fördert die Entwicklung der **Arteriosklerose** und der **diabetischen Mikroangiopathie**.

Da hohe Kochsalzzufuhr die **Hypertonie** begünstigt, ist mäßiger Kochsalzverzehr bei Diabetikern angezeigt. Die Deutsche Diabetesgesellschaft empfiehlt daher eine **Begrenzung auf 7 g** Kochsalz pro Tag (120 mmol Natrium).

26.2.2 Diabeteseinstellung

Einstellen mit Diät

Der **Typ-2-Diabetes** kann in aller Regel bei Krankheitsbeginn diätetisch, das heißt ohne zusätzliche Gabe von oralen Antidiabetika oder Fremdinsulin eingestellt werden.

Die wichtigste therapeutische Maßnahme bei Krankheitsbeginn ist, falls eine Adipositas besteht, die **Normalisierung des Körpergewichts**. Hierdurch wird die Empfindlichkeit der Gewebe für Insulin gesteigert und folglich der Insulinbedarf gesenkt.

Darüber hinaus erreicht man durch eine **gezielte Auswahl der kohlenhydrathaltigen Lebensmittel** (niedriger glykämischer Index) und durch eine Verteilung der Kohlenhydrate auf **mehrere kleine Mahlzeiten** eine optimale Nutzung der verbliebenen Insulinsekretion.

Das **Ziel der diätetischen Maßnahmen** ist ein möglichst kontinuierlicher Einstrom von Glucose aus dem Verdauungstrakt in die Blutbahn, der durch Gaben von **Glucosidase-Inhibitoren** (Acarbose: Glucobay®) oder **Guar** zu den Mahlzeiten gefördert wird.

Glucosidase-Inhibitoren verzögern den Stärkeabbau zu Glucose und Guar verzögert die Glucoseresorption.

Einstellen mit Diät und oralen Antidiabetika oder Insulin

Ist eine ausschließlich diätetische Einstellung nicht möglich, so wird bei Typ-2-Diabetikern mit oralen Antidiabetika die Insulinsekretion stimuliert oder, dies gilt besonders für den **Typ-1-Diabetes**, der Mangel an Insulin durch Injektion von Fremdinsulin ausgeglichen.

Während beim Gesunden die verzehrte Nahrung die freigesetzte Insulinmenge und damit die Höhe der Seruminsulinkonzentration bestimmt, wird die Insulinkonzentration im Blut bei Gabe von **oralen Antidiabetika** und **Fremdinsulin** (konventionelle Insulintherapie) **unabhängig von der Nahrungsaufnahme** vorgegeben.

> Um im Normbereich liegende Blutzuckerkonzentrationen zu gewährleisten, muss, im Gegensatz zum Gesunden, die Nahrungszufuhr zeitlich und quantitativ der Wirkung blutzuckersenkender Substanzen angepasst werden.

Intensivierte Einstellung

Es kommen unterschiedliche Formen zur Anwendung:

- die intensivierte konventionelle Insulintherapie (ICT),
- das Basis-Bolus-Prinzip bzw. nahe-normoglykämische Insulinsubstitution (NIS),
- die kontinuierliche subkutane Insulininfusionstherapie (CSII = Pumpentherapie).

Grundprinzip ist die getrennte Abdeckung des basalen (Nüchternbedarf) und prandialen Insulinbedarfs (mahlzeitenbezogener Bedarf).

Die **basale Insulinsubstitution** erfolgt in der Regel morgens und abends mit einem Verzögerungsinsulin.

Der **prandiale Insulinbedarf** wird auf der Basis des aktuellen Blutzuckerwertes und der geschätzten KH/BE-Menge der Mahlzeit berechnet und durch Altinsulin (Normalinsulin) abgedeckt.

Zeit und Umfang der Mahlzeiten sind grundsätzlich wählbar, zu berücksichtigen ist jedoch, dass der Umfang der vorausgegangenen Mahlzeit den Insulinbedarf mitbestimmt.

Diättherapie bei konventioneller Einstellung (Diät, konventionelle Insulintherapie, orale Antidiabetika)

Die **Grundlage** für die Erstellung einer Diätverordnung ist die Ermittlung des Energiebedarfs unter Berücksichtigung des Ernährungszustandes. Liegt das Körpergewicht im Normalgewichtsbereich, so kann für die Berechnung das Ist-Gewicht zugrunde gelegt werden. Bei Abweichungen ist vom Normalgewicht auszugehen.

Bei **übergewichtigen Diabetikern** sollte, um eine adäquate Gewichtsabnahme zu erzielen, die so errechnete Energiemenge um 2100 bis 4200 kJ/Tag (500–1000 kcal) reduziert werden (Reduktion um 420 kJ/100 kcal pro Tag = ca. 100 g Gewichtsverlust pro Woche).

Die **Berechnung der Nährstoffmengen** erfolgt auf der Basis der Nährstoffrelation (s. Kap. 26.2.1).

Aus der errechneten Kohlenhydratmenge werden die BE/KHE ermittelt. Dabei kann **nicht** die **gesamte Kohlenhydratmenge in BE/KHE umgerechnet** werden.

Für sog. **„nicht anzurechnende Kohlenhydrate“** (Gemüse, Salat, Kondensmilch, Speisequark etc.), die bei einer exakten Berechnung dennoch anfallen, sind ca. 15–20 g Kohlenhydrate zu berücksichtigen (s. Tab. 26-3).

Bei der **Erstellung eines Tagesspeiseplans** sollten mindestens 6 Mahlzeiten kalkuliert und die Bedürfnisse des Diabetikers mit einbezogen werden. BE/KHE pro Tag werden zu möglichst gleichen Teilen auf die Tagesabschnitte (morgens, mittags, abends) verteilt.

Es sollten 2 Frühstücke mit etwa gleichem Kohlenhydratanteil geplant werden. Das Mittagessen kann etwas größer ausfallen als die Nachmittagsmahlzeit.

Besonders wichtig ist die Spätmahlzeit, sie trägt der Wirkung der abendlichen Insulininjektion und der hohen Insulinsensitivität zu diesem Zeitpunkt Rechnung.

Voraussetzung für den Erfolg der Diättherapie ist eine **qualifizierte Diätberatung**.

Tabelle 26-2 Berechnung des Leistungsumsatzes (LU) nach der körperlichen Tätigkeit. GU = Grundumsatz

LU bei Bettruhe	**GU + 1/10 GU**
LU bei leichter körperlicher Tätigkeit: (z. B. Schneiderin, Laborant, Fließbandarbeiter, Büroangestellte, Lehrer, Taxifahrer)	**GU + 1/3 GU**
LU bei mittelschwerer körperlicher Tätigkeit: (z. B. hauswirtschaftliche Tätigkeit, Briefträger, Verkäufer, Anstreicher, Autoschlosser)	**GU + 2/3 GU**
LU bei schwerer körperlicher Tätigkeit: (z. B. Hochofenarbeiter, Leistungssportler, Maurer, Masseure, Dachdecker, versch. landwirtschaftliche Tätigkeiten)	**GU + 3/3 GU**

Tabelle 26-3 BE- und Nährstoffverteilung auf der Basis der Energiezufuhr.

Energie [kJ]	Energie [kcal]	Kohlenhydrate* [BE]	Kohlenhydrate* [g]	Kohlenhydrate* Energieprozent	Ballastst. [g]	Protein [g]	Protein Energieprozent	Fett [g]	Fett Energieprozent
5000	1200	**11**	145	49	ca. 25	60	20	40	31
6300	1500	**13**	175	48	ca. 30	65	18	55	34
7600	1800	**17**	220	50	ca. 35	70	16	65	34
8400	2000	**19**	245	50	ca. 38	75	15	75	35
9200	2200	**21**	270	51	ca. 40	80	15	80	34
10000	2400	**24**	300	52	ca. 45	90	15	85	33

* Die Kohlenhydratmenge beinhaltet auch Kohlenhydrate, die nicht auf die BE-Menge anzurechnen sind (Gemüse, Salat, Kondensmilch, Speisequark etc.).

Fallbeispiel

Männlicher Diabetiker (Typ 1)

Alter:	45 Jahre
Beruf:	Lehrer
Körperlänge (KL):	1,73 m
Körpergewicht (KG):	68,5 kg

1. Ermittlung des Ernährungszustandes nach BROCA: (Normalgewicht = KL [cm] – 100) nach BMI: 22,9 (KG [kg]: KL $[m]^2$), Normalgewicht nach Gray/Garrow = 20–25
2. Ermittlung des Energiebedarfs (vereinfachte Berechnung):

Grundumsatz (GU) + Leistungsumsatz (LU) = Energiebedarf

GU = 4,2 kJ (1 kcal) pro kg KG/h
LU = ⅓–⅔ des GU (nach körperlicher Aktivität, Tab. 26-2)
Berechnung:
GU = 6905 kJ (1644 kcal)
LU = 2302 kJ (548 kcal) (⅓ GU)
9207 kJ (2192 kcal) = Energiebedarf

3. Ermittlung der Nährstoffmengen – BE-Verteilung (Tab. 26-3 u. 26-4).
4. Praktische Umsetzung: Erstellung eines individuellen Tagesspeiseplans (Tab. 26-5).

Änderung der Diätverordnung

Einmalig bei:

- gelegentlicher Steigerung der körperlichen Aktivität (z. B. Sport, Gartenarbeit etc.) zur Vermeidung einer Hypoglykämie. Dazu muss die Kohlenhydratzufuhr erhöht (Zusatz-BE) oder die Insulindosis reduziert werden. Als **Faustregel** gilt: pro Stunde und Schweregrad 1 Zusatz-BE (Schweregrad 1 = leichte körperliche Belastung, z. B. Wandern, ca. 6 km/h, geringe Höhenunterschiede) oder ca. 3 IE Altinsulin weniger spritzen (Basalrate bleibt unverändert).
  Berücksichtigt werden müssen Dauer und Intensität der körperlichen Aktivität, Blutzuckerhöhe (Selbstkontrolle) und individuelles Verhalten.

Langfristig bei:

- Änderung der körperlichen Aktivität (z. B. neue Arbeitsstelle), Diätplan neu erstellen, Insulindosis überprüfen,
- Gewichtszunahme und -abnahme,
- wiederholten Hypo- oder Hyperglykämien,
- Tendenz zur Verschlechterung von Blut- und Urinzuckerselbstkontrollwerten und HbA_1-Werten,
- erhöhten Blutfetten (Cholesterin, Triglyceride),
- Infektionserkrankungen, Schwangerschaften, Operationen etc.

Intensivierte Insulintherapie (Basis-Bolus-Injektion, Pumpentherapie)

Im Gegensatz zur konventionellen Therapie können Zeitpunkt, Umfang und Anzahl der Mahlzeiten variiert werden. Wesentlich mehr als **6 BE/Mahlzeit** sind jedoch nicht sinnvoll, da der Insulinbedarf/Mahlzeit vom Umfang der vorausgegangenen Mahlzeit mitbestimmt wird.

Die zu injizierende Insulinmenge/Mahlzeit ist abhängig vom aktuellen Blutzuckerwert und von der geschätzten BE-Menge. Für die Kalkulation der Insulinmenge/BE gilt (aufgrund des von der Tageszeit abhängigen basalen Insulinbedarfs):

- morgens ca. 1,5 IE/BE,
- mittags ca. 1,0 IE/BE,
- abends ca. 1,2 IE/BE.

Beispiel zur Ermittlung der Insulindosis pro Mahlzeit

1. Messung des Blutzuckers
   Zielblutzucker = 110 mg/dl (individuell festlegen)
   gemessener Blutzucker = 150 mg/dl
2. Ermittlung der Korrekturinsulinmenge
   Bei Abweichungen vom Zielblutzucker unter Berücksichtigung des sog. Insulin-Glucose-

Tabelle 26-4 BE-Verteilung bei 6 Mahlzeiten.

BE insgesamt	11	13	17	19	21	24
1. Frühstück	2	3 (2)	3	3½ (3)	3½ (4)	4½ (4)
2. Frühstück	2	2 (3)	3	3 (3½)	4 (3½)	4 (4½)
Mittagessen	2	3	3½	3½	4	5
Nachmittagsmahlzeit	1½	1½	2	2½	3	3
Abendessen	2	2	3½	3½	3½	4½
Spätmahlzeit	1½	1½	2	3	3	3

Tabelle 26-5 Tagesspeiseplan bei Diabetes mellitus (entsprechend Nährstoffverteilung Tab. 26-3).

Gesamtenergie: 9200 kJ (2200 kcal)
Kohlenhydrate: 270 g (21 BE)
Eiweiß: 80 g, davon >50% vegetarisch
Fett: 80 g, davon 25 g Olivenöl zum Zubereiten

Mahlzeiten	BE		Gramm
Frühstück	3	Roggenvollkornbrot	90
3½ BE		Diätmargarine	10
		Pflanzenpastete	25
	½	Konfitüre m. Süßstoff	25
Zwischenmahlzeit		*Müsli*	
4 BE	2½	Haferflocken	50
	1	Apfel (mit Schale)	110
	½	Milch oder Joghurt, fettarm	125
Mittagessen		*Schweineschnitzel mit Ratatouille und Naturreis*	
4 BE		Schweineschnitzel	80
		Auberginen	50
		Zucchini	50
		Paprikaschoten	100
		Tomaten (Dose)	100
		Zwiebeln	30
	3	Reis, ungeschält	45
		Eisbergsalat	30
	1	Kiwi-Orangen-Salat	60/65
Zwischenmahlzeit	1	Gemüsesaft	200
3 BE	2	Grahambrötchen	60
		Frischkäse, 20% Fett i. Tr.	20
		Halbfettmargarine	10
		Radieschen	50
Abendessen	3	Roggenvollkornbrot	90
3½ BE		Diätmargarine	10
		Camembert, 30% Fett i. Tr.	30
		Sülze „Berliner Art“	30
	½	Tomaten-Mais-Salat	150/35
		Zwiebeln	5
Spätmahlzeit	2	Vollkornkekse	50
3 BE	1	Birne (mit Schale)	130

Über den Tag verteilt mindestens 1,5 l energiefreie Flüssigkeit (z. B. Kaffee, Tee, Mineralwasser, Erfrischungsgetränke mit Süßstoff).

Verhältnisses: 1 IE Insulin = 30 mg/dl Blutglucoseabfall (bei 40 IE Tagesinsulinbedarf).

$$\frac{\text{Ist-Blutzucker (150)} - \text{Zielblutzucker (110)}}{\text{Insulin-Glucose-Verhältnis (30)}} = \text{(1,3) IE Normalinsulin}$$

3. Ermittlung der Insulindosis pro Mahlzeit Mittagessen, geschätzte BE-Menge = 3

Insulin-Kohlenhydrat-Verhältnis = 13 BE = 3 IE + 1,3 IE
Korrekturinsulin = 4,3 IE Normalinsulin

Voraussetzung für die Durchführung der intensivierten Insulintherapie ist ein **qualifiziertes Diabetiker-Schulungsteam**. Trotz „Liberalisierung des Ernährungsregimes“ ist die Ernährungsberatung ein unverzichtbarer Bestandteil der Schulung.

26.2.3 Industriell hergestellte Lebensmittel

Das Angebot industriell hergestellter Lebensmittel setzt sich im Wesentlichen aus drei Produktgruppen zusammen:
- Lebensmittel des üblichen Verzehrs (herkömmliche Lebensmittel),
- diätetische Lebensmittel,
- brennwert- oder nährstoffverminderte Lebensmittel.

Letztere können sowohl diätetische als auch Lebensmittel des üblichen Verzehrs sein. Grundsätzlich kann der Diabetiker aus allen Produktgruppen wählen.

„Diätetische Lebensmittel sind Lebensmittel, die für eine besondere Ernährung bestimmt sind" (DiätVO § 1 Abs. 1).

Dies trifft zu, wenn sie den besonderen Ernährungserfordernissen bestimmter Verbrauchergruppen entsprechen (z. B. Diabetiker) und für den angegebenen Ernährungszweck (z. B. **„zur besonderen Ernährung bei ..."**) geeignet sind. Darüber hinaus müssen sie sich in ihrer Zusammensetzung oder im Herstellungsverfahren maßgeblich von üblichen Lebensmitteln unterscheiden (DiätVO § 1 Abs. 2).

Diätetische Lebensmittel für Diabetiker

Nach der Diätverordnung § 12 müssen diätetische Lebensmittel für Diabetiker folgenden Anforderungen genügen:

- Der Gehalt an Fett oder Alkohol darf gegenüber vergleichbaren Lebensmitteln nicht erhöht sein.
- D-Glucose, Invertzucker, Disaccharide, Maltodextrine und Glucosesirup dürfen nicht zugesetzt sein. Anstelle dieser Stoffe dürfen nur Fructose sowie Süßungsmittel nach Maßgabe der Zusatzstoff-Zulassungsverordnung (Tab. 26-6) zugesetzt sein (weitere Details s. Diätverordnung § 12).

Brennwert- und nährstoffverminderte Lebensmittel

Brennwert- oder nährstoffverminderte Lebensmittel werden als diätetische Lebensmittel oder als **Lebensmittel des üblichen Verzehrs** angeboten.

Tabelle 26-6 Zugelassene Zuckeraustauschstoffe und Süßstoffe nach der Zusatzstoff-Zulassungsverordnung.

Zuckeraustauschstoffe	Süßstoffe
Isomalt	Acesulfam K
Lactit (neu)	Aspartam
Maltit	Cyclamat
Mannit	Neohesperidin (neu)
Sorbit	Saccharin
Xylit	Thaumatin (neu)

Der Zuckeraustauschstoff Fructose ist kein Zusatzstoff, eine Zulassung ist nicht nötig.

Die Auslobung eines verminderten Nährstoff- oder Energiegehalts unterliegt den Vorschriften der Nährwertkennzeichnungsverordnung (NKV). Der § 6 der NKV beinhaltet das Verbot der so genannten **„Schlankheitswerbung"** sowie die Voraussetzungen für brennwert- und nährwertbezogene Werbeaussagen.

Es ist verboten, für Lebensmittel dann Angaben zu verwenden, die auf einen geringen Brennwert hinweisen, wenn der Brennwert mehr als 50 kcal/100 g Lebensmittel (ausgenommen Getränke, Suppen, Brühen) beträgt. Dieser Grenzwert liegt bei 20 kcal/100 ml für Getränke, Suppen und Brühen.

Nicht erlaubt ist es weiterhin, auf einen verminderten Brennwert hinzuweisen, wenn dieser den durchschnittlichen Wert vergleichbarer herkömmlicher Lebensmittel um weniger als 30% unterschreitet. Abweichend hiervon ist für Einrichtungen der Gemeinschaftsverpflegung für Hauptmahlzeiten der Hinweis zur „gewichtskontrollierten Ernährung" erlaubt, sofern der Brennwert 500 kcal pro Hauptmahlzeit nicht überschreitet. Auf einen verminderten Nährstoffgehalt darf dann hingewiesen werden, wenn dieser den durchschnittlichen Nährstoffgehalt vergleichbarer herkömmlicher Lebensmittel um weniger als 30% unterschreitet.

Süßungsmittel als Lebensmittelersatz

Diabetiker haben die Möglichkeit, anstelle von Zucker sog. Zuckeraustauschstoffe oder Süßstoffe einzusetzen.

Lebensmittelrechtlich gesehen handelt es sich bei diesen Süßungsmitteln um **Zusatzstoffe (Ausnahme Fructose)**.

Bei der Verwendung von Süßungsmitteln ist zu beachten:

- Die Zulassung von Zuckeraustauschstoffen und Süßstoffen gilt für diätetische- und nicht-diätetische Lebensmittel.
- Die zugelassenen Süßungsmittel (s. Tab. 26-6) dürfen in Tafelsüßen und bestimmten Lebensmitteln allein oder in Mischungen eingesetzt werden.
- Für den Einsatz von Zuckeraustauschstoffen in Lebensmitteln werden **keine Mengenbegrenzungen** festgelegt (Kennzeichnung wie bisher, wenn die Zuckeralkoholmenge mehr als 10% des verzehrfertigen Erzeugnisses beträgt „kann bei übermäßigem Verzehr abführend wirken".). Der Einsatz für Getränke ist nicht erlaubt (laxierende Wirkung).

- Der Einsatz von Süßstoffen in Tafelsüßen ist mengenmäßig nicht begrenzt, für die Verwendung in Lebensmitteln (auch Getränken) sind Produktgruppen und Höchstmengen festgelegt.

26.2.4 Zuckeraustauschstoffe

Zuckeraustauschstoffe kommen in der Natur in Früchten, Gemüsen, Pilzen, Algen etc. vor. Eine Unterteilung in „natürliche Zuckeraustauschstoffe" und „künstliche Süßstoffe" ist jedoch streng genommen nicht zu rechtfertigen, da Zuckeraustauschstoffe in der Regel erst durch chemische oder enzymatische Verfahren aus natürlichen Rohstoffen gewonnen werden.

Dies trifft auch auf einige Süßstoffe zu (z.B. Thaumatin, Aspartam).

Zuckeraustauschstoffe gehören in die Kategorie der **kalorienhaltigen Süßungsmittel.**

Die Vorteile für Diabetiker sind
- ein verringerter blutzuckersteigernder Effekt (außer Maltit) und
- ein geringerer Insulinbedarf.

Mit Ausnahme der Fructose können Zuckeraustauschstoffe als nicht bzw. **weniger kariogen** eingestuft werden.

Aus **toxikologischer Sicht** gelten sie als **unbedenklich**, einen ADI-Wert (acceptable daily intake) gibt es daher nicht.

Zu berücksichtigen ist, dass alle Zuckeraustauschstoffe zu osmotisch bedingten Durchfällen und Blähungen führen können. **Unverträglichkeiten** sind dosisabhängig und nehmen mit steigender Gewöhnung ab. Bei adaptierten Personen kann die Einzeldosis bis zu 30 g und die Tagesdosis 50 g betragen (Fructose-Sorbit-Malabsorption, s. Kap. 3).

Zuckeraustauschstoffe können aufgrund ihrer technologischen und sensorischen Eigenschaften **wie Zucker eingesetzt** werden. Die zum Teil geringere Süße wird in der Regel mit Süßstoff aufgesüßt (Tab. 26-7).

Im Zuge der **EU-Harmonisierungsmaßnahmen** wurden die **Energiewerte** für mehrwertige Zuckeralkohole auf einen einheitlichen Brennwert von 10 kJ bzw. 2,4 kcal/g festgelegt (Nährwert-KennzeichnungsVO § 2 Abs. 3).

Der **tatsächliche Brennwert** liegt für Monosaccharidalkohole (Sorbit, Xylit, Mannit) höher, für Disaccharidalkohole (Maltit, Lactit, Isomalt) niedriger.

Fructose wird nach wie vor mit Zucker gleichgesetzt.

Tabelle 26-7 Zuckeraustauschstoffe.

Zuckeraustauschstoff	Herstellung Ausgangssubstanz	Süßkraft Saccharose = 1	Brennwert nach NWKVO* § 2 (3)	Angebot
Fructose	Saccharose	1,2–1,7	16 kJ/g (4 kcal/g)	Streusüße, Lebensmittelzusatz
Monosaccharidalkohole				
Sorbit	Maisstärke	0,5	10 kJ/g (2,4 kcal/g)	Streusüße, Flüssigsüße, Lebensmittelzusatz
Xylit	Xylose (Birkenholz)	1	10 kJ/g (2,4 kcal/g)	Lebensmittelzusatz
Mannit	Invertzucker Glucose	0,4	10 kJ/g (2,4 kcal/g)	Lebensmittelzusatz
Disaccharidalkohole				
Maltit	Maltose	0,9	10 kJ/g (2,4 kcal/g)	Lebensmittelzusatz
Isomalt	Saccharose	0,5–0,6	10 kJ/g (2,4 kcal/g)	Streusüße, Lebensmittelzusatz
Lactit	Lactose	0,4	10 kJ/g (2,4 kcal/g)	Lebensmittelzusatz

* Nährwertkennzeichnungsverordnung

Der **Blutzuckeranstieg nach Verzehr von Zuckeralkoholen**, insbesondere Isomalt, fällt so gering aus, dass eine Anrechnung auf BE/KHE nicht sinnvoll ist. Nach der DiätVO § 20 (2) sind jedoch für Xylit und Sorbit pro BE 12 Gramm zu veranschlagen.

Der Ausschuss Ernährung der Deutschen Diabetes-Gesellschaft äußert sich zu der Problematik wie folgt: „Die Expertengremien halten das traditionelle **komplette Verbot von Saccharose in der Diabeteskost** nach heutigem Kenntnisstand **nicht mehr für gerechtfertigt**. Deshalb kann Diabetikern die Verwendung von Isomalt nicht angeraten werden … Die gemachten Ausführungen gelten in ähnlicher Weise für die Zuckeralkohole Sorbit, Xylit und Mannit."

26.2.5 Süßstoffe

Süßstoffe haben eine **wesentlich höhere Süßkraft als Zucker** (Tab. 26-8), aber keinen oder fast keinen Brennwert. Zusätzlich sind sie **nicht kariogen**. Übergewichtige Diabetiker sollten ausschließlich Süßstoff als Süßungsmittel verwenden. Durch **Mischen** verschiedener Süßstoffe kann die Süßkraft noch verstärkt werden, d.h., die Süßkraft der Mischung ist größer als die der Summe der Einzelsubstanzen. Diese **synergistische Wirkung** der Süßstoffe erlaubt es, bei Verwendung von Süßstoffmischungen mit einer geringeren Menge auszukommen, als dies mit einem einzelnen Süßstoff der Fall wäre. Zusätzlich ergeben sich geschmackliche Vorteile.

Tabelle 26-8 Süßstoffe.

Süßstoff	Süßkraft Saccharose = 1	Verwertung im Körper	Eigenschaften	ADI-Wert [mg/kg KG]	ADI-Wert [mg] Erw.,70kg	Zuckeräquivalent [g]
Saccharin	450–550	–	gut lagerfähig, hitze-, gefrierbeständig, in wässrigen und säurehaltigen Produkten stabil, leichter Nachgeschmack	2,5	175	96
Cyclamat	35	–	gut lagerfähig, hitze-, gefrierbeständig, in wässrigen und säurehaltigen Produkten stabil	11	770	27
Acesulfam-K	200	–	gut lagerfähig, hitze-, gefrierbeständig, in wässrigen und säurehaltigen Produkten stabil, leichter Nachgeschmack	9	630	126
Aspartam	200	Verstoffwechslung wie Protein	durch starkes Erhitzen und lange Lagerung Verlust der Süßkraft, gefrierbeständig, guter Geschmack, aromaverstärkend	40	2800	560
Thaumatin	2000–3000	Verstoffwechslung wie Protein	stabil in Wasser und gefriergetrocknet, hitzeinstabil (Süße), aromaverstärkend, lakritzartiger Beigeschmack	akzeptabel	–	–
Neohesperidin-DHC	bis 1500 (400–600)	begrenzte Aufnahme, Abbau im Magen-Darm-Trakt wie natürliche Analoge	hitzebeständig, in wässrigen und säurehaltigen Produkten stabil, aromaverstärkend, in höheren Konzentrationen lakritz- bzw. mentholartiger Beigeschmack	5	350	210

Aufgrund der fehlenden Masse können sie nicht **wie Zucker verarbeitet** werden. Süßstoffe werden als Tafelsüßen in Form von Tabletten, Flüssig- und Streusüße angeboten. Bestimmten Lebensmitteln und Getränken können sie einzeln oder in Mischungen zugesetzt werden.

Verwertung im Körper

Die Süßstoffe Saccharin, Cyclamat und Acesulfam-K werden **nicht verstoffwechselt**, sondern unverändert über die Nieren wieder ausgeschieden.

Neohesperidin-DHC wird durch Hydrierung von Neohesperidin, einem Flavonoid aus Citrusfrüchten, hergestellt. Der Süßstoff wird in geringen Mengen vom Körper aufgenommen und **im Magen-Darm-Trakt** wie seine natürlich vorkommenden Analoge **abgebaut**.

Aspartam ist ein Dipeptidmethylester und besteht aus den Aminosäuren L-Phenylalanin und L-Asparaginsäure, verknüpft mit Methanol. Aspartam wird **verstoffwechselt wie jedes Nahrungsprotein**. Bei vollständiger Metabolisierung liefert 1 g Aspartam 17 kJ (4 kcal). Aufgrund der hohen Süßkraft und geringen Einsatzmengen ist der Energiegehalt zu vernachlässigen. Aspartamhaltige Produkte müssen einen **Warnhinweis zum Schutz für Personen mit Phenylketonurie** tragen.

Thaumatin ist ein „Proteinsüßstoff“, der aus der westafrikanischen Katemfefrucht (Thaumatococcus daniellii) gewonnen wird. Thaumatin wird ebenfalls wie **Protein verstoffwechselt**. Der Brennwert ist durch die hohe Süßkraft minimal.

Gesundheitliche Aspekte

Süßstoffe zählen zu den **Lebensmittelzusatzstoffen**, die am intensivsten auf ihre gesundheitliche Unbedenklichkeit geprüft worden sind.

Unter Berücksichtigung der Ergebnisse zahlreicher toxikologischer Untersuchungen werden von internationalen und nationalen Expertengremien **ADI-Werte** (acceptable daily intake) festgelegt. Der ADI-Wert gibt die Menge eines Lebensmittelzusatzstoffes an, die ein Mensch täglich lebenslang aufnehmen kann, ohne ein Gesundheitsrisiko einzugehen (ADI-Werte s. Tab. 26-8).

Dennoch sind **Vorurteile** gegenüber Süßstoffen **weit verbreitet**. Sensationsmeldungen wie „Süßstoffe verursachen Krebs“, „Süßstoffe machen dick“ verunsichern den Verbraucher.

Dass Süßstoffe **nicht kanzerogen** sind, wurde bereits in den 70er Jahren des vorigen Jahrhunderts durch zahlreiche Untersuchungen belegt. Das Gleiche trifft auf die Aussagen des Briten **Blundell** und des Amerikaners **Garfinkel** zur **„Appetitsteigerung** durch Süßstoff“ zu.

Alkoholfreie Getränke

Bei der Bewertung alkoholfreier Getränke ist zu beachten:

- ohne Anrechnung des Kohlenhydrat- und Energiegehalts: Kaffee, Tee, Mineralwasser, Erfrischungsgetränke mit Süßstoff;
- unter Anrechnung des Kohlenhydrat- und Energiegehalts: Milch, Gemüsesäfte, Fruchtsaft (100 % Fruchtanteil oder Konzentrat, in unverdünnter Form nicht sinnvoll), Nektar und Fruchtsaftgetränke mit Süßstoff (Fruchtanteil 10–50 %, Restanteil Wasser und Süßstoff).

Nicht geeignet: alle mit Zucker gesüßten Brausen, Erfrischungsgetränke, Limonaden, Nektare und Fruchtsaftgetränke, Milchmixgetränke, Malzbier, alkoholfreies Bier.

26.2.6 Alkoholische Getränke

Unter Berücksichtigung des Energiegehalts (s. allg. Richtlinien, Kap. 1.1):

- sog. Diabetiker-Bier, -Sekt, -Wein (Deutsches Weinsiegel trocken, „gelb“ mit Analyse, max. 4 g Restzucker/l),
- trockene deutsche Weine (Deutsches Weinsiegel trocken, „gelb“, max. 9 g Restzucker/l),
- trockene ausländische Weine („secco“, „seco“, „sec“),
- herber Apfelwein (Cidre, Most),
- trockener Sekt („extra herb“, „extra brut“),
- „Light-Bier“,
- Branntweine aus Wein, Getreide, Reis, Obst, Kartoffeln oder Zuckerrohr (z. B. Armagnac, Korn, Whisky, Kirschwasser, Arrak, Wodka).

Nicht geeignet: Weine ohne Kennzeichnung „trocken“, Süß- oder Dessertweine (Sherry, Portwein, Marsala, Wermut), Obst- und Fruchtweine, Schaum-, Perlweine, Sekt, Liköre, diverse Cocktails, übliches Bier.

Praxisbezogene Literatur als Grundlage für die Diätberatung und Informationsmaterial für Patienten

Essen und Trinken für Zuckerkranke mit Typ-2-Diabetes. Deutsche Gesellschaft für Ernährung. Godesberger Allee 18, 53175 Bonn.

Diabetes mellitus – Vollwertig Essen und Trinken für die gesamte Familie. Nestle Deutschland AG. Lyoner Str. 23, 60523 Frankfurt.

Rezepte für die Ernährung bei Diabetes mellitus Typ 2. Unilever Bestfoods Deutschland. Ernährungsforum. Dammtorwall 15, 20355 Hamburg.

26.3 Hyperlipoproteinämie, Arterioskleroseprophylaxe

Diätetische Therapie Die Konzentration von Cholesterin und Triglyceriden bzw. Lipoproteinen im Plasma ist von einer Vielzahl verschiedener Faktoren abhängig, unter anderem in hohem Maße von

- der Ernährung und
- dem Ausmaß des Übergewichts.

Diätetische Maßnahmen stehen am Beginn einer jeden Behandlung. Kommt es dabei zu keiner ausreichenden Normalisierung der Lipid- bzw. Lipoproteinkonzentration, so muss in aller Regel **zusätzlich eine medikamentöse Behandlung** erfolgen.

Je nachdem, ob es sich bei der Hyperlipoproteinämie um den einzigen Risikofaktor handelt oder ob **zusätzlich weitere Risikofaktoren** vorhanden sind, sollten die in Tabelle 26-9 aufgeführten Werte als Therapieziel angestrebt werden.

Wie bereits im Kapitel 4 hervorgehoben wurde, haben sich für die Ernährungsberatung von Patienten mit einer Hyperlipoproteinämie und einem erhöhten Arterioskleroserisiko in der Praxis weniger quantitative Angaben zur Nährstoff- und Energiezufuhr bewährt als die Empfehlung bestimmter Gruppen von Lebensmitteln und Hinweise auf die Bedeutung einer Normalisierung des Körpergewichtes. Diese Empfehlungen entsprechen weitgehend denen für eine „gesunde Ernährung" nach Angaben der DGE. Sie lauten:

- Zur Normalisierung des Körpergewichtes orientiere die Energiezufuhr am Energieverbrauch.
- Verwende eine Vielzahl von Früchten, Gemüse, Vollgetreideprodukten, fettarmen Milchprodukten, Fisch, Hülsenfrüchte, Geflügel und mageres Fleisch.
- Begrenze die Fette gesättigter Fettsäuren und ersetze sie durch Fette mehrfach ungesättigter Fettsäuren aus Nüssen, Fisch, Gemüse und Hülsenfrüchten.
- Reduziere insbesondere bei erhöhtem Blutdruck den Kochsalz- und Alkoholkonsum.

Ziel dieser für den motivierten Patienten leicht verständlichen und folglich auch umsetzbaren allgemeinen Empfehlungen ist es, die verschiedenen

Tabelle 26-9 Zielwerte für Plasmacholesterin und LDL-Cholesterin.

Gesamtrisiko	Zielwerte Plasmacholesterin [mg/dl] ([mmol/l])	 LDL-Cholesterin [mg/dl] ([mmol/l])
Leicht erhöhtes Risiko: z. B. Cholesterin vor Behandlung 200–300 mg/dl (5,2–7,8 mmol/l) **keine weiteren Risikofaktoren** Plasmacholesterin/HDL-Cholesterin-Verhältnis 4,5–5,0	195–230 (5–6)	155–175 (4–4,5)
Mäßig erhöhtes Risiko: z. B. Cholesterin vor Behandlung 200–300 mg/dl (5,2–7,8 mmol/l) **und ein weiterer Risikofaktor oder gleichzeitig** HDL-Cholesterin-Verhältnis < 39 mg/dl (< 1 mmol/l)	195 (5)	135–155 (3,5–4)
Hohes Risiko: z. B. koronare oder periphere vaskuläre Erkrankung *oder* Plasmacholesterin > 300 mg/dl (> 7,8 mmol/l) oder familiäre Hypercholesterinämie *oder* Plasmacholesterin 200–300 mg/dl (5,2–7,8 mmol/l) **und zwei weitere Risikofaktoren**	175–195 (4,5–5)	115–135 (3–3,5)

Anmerkung: Zielwerte für Triglyceride wurden bisher nicht festgelegt; Richtwert: 200 mg/dl (2,3 mmol/l).

Quelle: Ernährungs-Umschau 41, S. 45 (1994).

den Lipoproteinstoffwechsel und das Arteriosklerosisiko beeinflussenden Ernährungsfaktoren positiv zu beeinflussen, d.h. zu erreichen, dass:

- der BMI im Normbereich liegt,
- die Gesamtfettzufuhr weniger als 30% der Gesamtenergieaufnahme beträgt bzw. diesen Wert nicht übersteigt,
- der Anteil von Fetten gesättigter Fettsäuren (einschließlich der trans-Fettsäuren) bei 7–10%, von einfach ungesättigten Fettsäuren bei 10–15% und von mehrfach ungesättigten Fettsäuren bei etwa 10% der Gesamtenergiezufuhr liegt, wobei die Relation von ω-6- zu ω-3-Fettsäuren im Vergleich zur derzeit üblichen Ernährung zu Gunsten der ω-3-Fettsäuren verlagert werden soll, sodass mindestens eine Relation von 5:1 resultiert,
- bei einem Anteil der Kohlenhydrate von ca. 55% an der Gesamtenergiezufuhr komplexe Kohlenhydrate bevorzugt werden und die Ballaststoffaufnahme über 30 g pro Tag liegt,
- die Cholesterinzufuhr 300 mg pro Tag nicht übersteigt,
- Antioxidanzien in Form von Vitamin C, E, β-Carotin und Carotinoiden sowie sekundäre Pflanzenstoffe ausreichend zugeführt werden und
- Alkohol nur in moderaten Mengen aufgenommen wird.

In den Tabellen 26-10 bis 26-13 finden sich Angaben zum Fett- und Cholesteringehalt häufig verzehrter tierischer Lebensmittel.

Ballaststoffe

Aus der Gruppe der Ballaststoffe hat insbesondere das **Pektin** eine cholesterinspiegelsenkende Wirkung. Es ist deshalb sinnvoll, Lebensmittel

Tabelle 26-10 Lebensmittel mit niedrigem bis mittlerem Fett- und Cholesteringehalt und günstiger Fettsäurenzusammensetzung.

	Fett [g/100 g]	Cholesterin [mg/100 g]	Eiweiß [g/100 g]
Brathuhn	5,6	75	20,6
Hühnerbrust	0,9	75	22,8
Hühnerschlegel	3,1	75	20,6
Truthahn	6,8	75	22,4
Truthahnbrust	1,0	60	24,1
Truthahnkeule	3,6	75	20,5
Forelle	2,7	55	19,5
Heilbutt	2,3	50	20,1
Kabeljau	0,4	50	17,7
Seelachs (Köhler)	0,8	33	18,3
Rotbarsch	3,6	38	18,2
Hering (Ostsee)	9,2[1]	44	18,1
Makrele	11,9[1]	70	18,7
Lachs	13,6[1]	35	19,9

[1] reich an ω-3-Fettsäuren

Tabelle 26-11 Lebensmittel mit niedrigem bis mittlerem Fett- und Cholesteringehalt, jedoch ungünstiger Fettsäurenzusammensetzung.

	Fett [g/100 g]	Cholesterin [mg/100 g]	Eiweiß [g/100 g]
Milch, Joghurt, Dickmilch (1,5% Fett)	1,6	5	3,4
Buttermilch	0,5	4	3,5
Magerquark	0,3	4	13,5
Hüttenkäse, 20% Fett i.Tr.	4,5	13	14,0
Edamer Käse, 30% Fett i.Tr.	16,2	54	26,4
Kalbfleisch (Keule)	1,6	90	20,7
Rindfleisch (Bug)	6,2	70	20,8
Schweineschnitzel	8,1	70	20,8
Kaninchenfleisch	7,6	70	20,8
Corned beef, deutsch	6,0	70	21,7

Tabelle 26-12 Lebensmittel mit niedrigem Fett- und hohem Cholesteringehalt.

	Fett [g/100 g]	Cholesterin [mg/100 g]	Eiweiß [g/100 g]
Leber (Kalb)	4,1	250	19,2
Niere (Schwein)	5,2	350	16,5
Herz (Rind)	6,0	140	16,5
Hirn (Kalb)	7,6	3150	10,1
Zunge (Kalb)	6,2	140	17,1
Rehkeule	1,3	110	21,4
Hasenfleisch	3,0	110	21,6
Hirschfleisch	3,3	110	20,6
Krusten- und Schalentiere	1,3–1,9	110–185	10–19

Tabelle 26-13 Ungeeignete Lebensmittel mit hohem Fett- und Cholesteringehalt bei ungünstiger Fettsäurenzusammensetzung (Auswahl).

	Fett [g/100 g]	Cholesterin [mg/100 g]	Eiweiß [g/100 g]
Ei (1 Ei ca. 60 g)	5,5	280	6,0
Schweinefleisch (Kamm)	25,0	70	16,0
Hammelfleisch (Kotelett)	32,0	70	15,0
Gänsefleisch	31,0	75	16,0
Kalbsbratwurst	31,4	100	10,3
Bockwurst	25,3	100	12,3
Cervelatwurst	43,2	85	16,9
Käse >40% Fett i. Tr.	23–34	71–112	14–27

mit hohem Pektinanteil, das sind vor allem **Gemüse** und **Früchte**, so oft wie möglich in den Kostplan aufzunehmen.

Auch die **wasserlöslichen Ballaststoffe** aus Hafer und Bohnen wirken senkend auf die Serumcholesterinkonzentration.

Alkohol

Alkohol in einer Menge von etwa 20–30 g/Tag, das entspricht ca. 250 ml Wein oder 500 ml Bier, steigert die Konzentration an HDL-Cholesterin im Serum und senkt die Fibrinogenkonzentration. Diese und mögliche weitere Effekte eines **moderaten Alkoholkonsums** senken das Risiko arteriosklerotischer Gefäßprozesse.

Trans-Fettsäuren

Trans-Fettsäuren sind im Hinblick auf den Lipidstoffwechsel wie gesättigte Fettsäuren zu bewerten. Die Aufnahme erfolgt durch tierische und pflanzliche Lebensmittel.

Trans-Fettsäuren entstehen im Pansen von Wiederkäuern durch bakteriellen Abbau und bei der Hydrierung von ungesättigten Fettsäuren. Demzufolge kommen sie in Margarinen, Koch-, Back- und Frittierfetten vor.

Es ist prinzipiell möglich, diese Fette so herzustellen, dass praktisch keine trans-Fettsäuren entstehen. Diät-Margarinen sind in der Regel frei von trans-Fettsäuren.

Sekundäre Pflanzenstoffe

Unter diesen Begriff fallen eine Vielzahl von Substanzen, die in Obst, Gemüse, Hülsenfrüchten, Kartoffeln, Vollkornprodukten und fermentierten Lebensmitteln vorkommen.

Sie sollen u. a.

- vor Herz-Kreislauf-Erkrankungen schützen und
- den Blutfettspiegel günstig beeinflussen.

Nach ihrer chemischen Struktur werden sie in neun Gruppen eingeteilt (Carotinoide, Saponine, Glucosinolate, Polyphenole, Protease-Inhibitoren, Terpene, Phytosterine, Phytoöstrogene, Sulfide), weitere lassen sich nicht zuordnen.

Aufgrund ihrer Vielzahl und der unterschiedlichen Wirkungen sekundärer Pflanzenstoffe ist es sinnvoll, verschiedene **Früchte** und **Gemüse** regelmäßig in ausreichender Menge (täglich 4–5 Portionen) roh oder schonend gegart zu essen.

Einige dieser Stoffe kommen vor allem in den Randschichten von Obst und Gemüse vor; schälen verringert den Gehalt.

Antioxidative Vitamine

Die antioxidativen Vitamine C, E und Carotinoide gelten als **„Schutzfaktor"** bei der Entwicklung der Arteriosklerose.

Für gesunde Erwachsene werden zur **Prävention** folgende Empfehlungen gegeben (Dt. Ärztebl. 92 A [1995] 1316–1321): Vitamin C 75 bis 150 mg, Vitamin E 15 bis 30 mg, β-Carotin 2 bis 4 mg.

Bei regelmäßigem Verzehr von rohem Obst und Gemüse sowie Vitamin-E-reichen Pflanzenölen können diese Empfehlungen ohne Gabe von Supplementen realisiert werden.

Fischöl

Die im Fischöl, insbesondere von Makrelen, Lachs und Hering vorkommenden **ω-3-Fettsäuren** wirken aufgrund verschiedener Effekte (Senkung der Serumtriglyceridkonzentration, Verminderung der Thrombozytenaggregation usw.) verzögernd auf die Arterioskleroseentwicklung.

Der regelmäßige Verzehr von Fisch, insbesondere der genannten Fischarten, z. B. **zwei- bis dreimal pro Woche ein Fischgericht**, ist deshalb zu empfehlen. In gewissem Umfang können die im Fischöl reichlich vorkommenden langkettigen ω-3-Fettsäuren aus der in manchen Pflanzenfetten, z. B. Raps-, Soja- und Walnussöl, in relativ hoher Konzentration vorkommenden α-Linolensäure synthetisiert werden. Bei der Zubereitung von Salaten und anderen Gerichten sollten diese Öle bevorzugt eingesetzt werden, um die in den westlichen Industrieländern nicht optimale Zufuhr an ω-3-Fettsäuren zu verbessern.

Für die Praxis kann davon ausgegangen werden, dass eine geringe Erhöhung der Triglyceridkonzentration im Serum bei normaler Cholesterinkonzentration das kardiovaskuläre Risiko nicht erhöht. Erst dann, wenn die Triglyceridspiegel über 250–300 mg/dl liegen, ist eine Therapie angezeigt.

26.3.1 Sekundäre Hypertriglyzeridämie

Bei dieser Form der Hypertriglyzeridämie (**häufigste Ursachen** sind Übergewicht bzw. Adipositas, Diabetes mellitus, Niereninsuffizienz, Alkoholmissbrauch, Einnahme von Diuretika, Kontrazeptiva und Betablockern) müssen Grundkrankheit bzw. auslösende Ursachen therapiert bzw. eliminiert werden.

Liegt keine primäre Hypertriglyzeridämie vor, so kann die Erhöhung der Plasmatriglyceridkonzentration allein durch Fehlernährung (zu hoher Verzehr von Fetten gesättigter Fettsäuren und niedermolekularen Kohlenhydraten, Alkoholabusus, insgesamt hyperkalorische Ernährung) bedingt sein. Hierbei werden selten Triglyceridkonzentrationen von mehr als 400 mg/dl erreicht.

26.3.2 Primäre Hypertriglyzeridämie

Bei der Hyperlipoproteinämie vom **Typ III, Typ IV** und bei **milden Formen des Typs V** gelten folgende Empfehlungen:

- Gewichtsreduktion bis zum Normalgewicht mit Hilfe einer Reduktionskost,
- Meiden alkoholischer Getränke,
- Reduktion des Gesamtfettes, der gesättigten Fettsäuren und des Cholesterins wie bei der Behandlung der Hypercholesterinämie.

Bei Hyperlipoproteinämien, die **mit einer Chylomikronämie** einhergehen (**Typ I** und **schwere Verlaufsformen des Typs V**, bei denen die diätetische und medikamentöse Behandlung der Hyperchylomikronämie auch wegen der Gefahr einer Pankreatitis angezeigt ist), sind folgende diätetische Maßnahmen indiziert:

- Reduktion der Fettzufuhr auf 10 bis 20% der Gesamtenergie, unter Umständen weitgehender Ersatz des üblichen Nahrungsfettes durch Fette mittelkettiger Fettsäuren (vgl. Kap 3.4),
- bei Adipösen Verminderung der Energiezufuhr bis zum Erreichen des Normalgewichts,
- völliges Meiden von alkoholischen Getränken,
- u. U. Therapie mit Eicosapentaensäure in Form von Fischölkapseln (ca. 4-5 g/Tag).

Praxisbezogene Literatur als Grundlage für die Diätberatung und Informationsmaterial für Patienten

(1) Cholesterinbewusst essen. (2) Fettbewusst essen. aid infodienst. Friedrich-Ebert-Str. 3, 53177 Bonn.

Essen und Trinken bei Fettstoffwechselstörungen. Deutsche Gesellschaft für Ernährung. Godesberger Allee 18, 53175 Bonn.

Koletzko, B., K. Dokoupil, U. von Schenck: Hast du auch hohes Cholesterin? Ein Ernährungsratgeber für Kinder und Eltern. Steinkopff, Darmstadt 1996.

Singer, P.: Fisch gegen Herzinfarkt. Umschau Breidenstein GmbH, Frankfurt 1997.

Singer, P.: Was sind, wie wirken Omega-3-Fettsäuren? Umschau Breidenstein GmbH, Frankfurt 1994.

Verband der Diätassistenten – Deutscher Berufsverband e.V.: VDD-Qualitätsstandards. Strack u. Storch, Düsseldorf 1999.

Wahrburg, U.: Prävention der koronaren Herzkrankheit. Ernähr Umsch 41 (1994) 44.

Wechsler, J.G.: Adipositas – Ursachen und Therapie. 2. Aufl. Blackwell, Berlin 2003.
Wolfram, G., G.E. Vogel: Abwechslungsreiche Diät bei zu hohem Cholesterinspiegel. Trias Verlag 2003.
Weitere Broschüren sind über die Geschäftsstellen der Krankenkassen erhältlich.

26.4 Hyperurikämie und Gicht

Diätetische Therapie Bei vorhandener Erbanlage wird die Entstehung einer krankhaft erhöhten Harnsäurekonzentration im Serum (Hyperurikämie) durch eine **hyperkalorische Ernährung** mit Übergewicht, eine **hohe Purinzufuhr** mit der Nahrung und durch **Alkoholkonsum** gefördert.

Bei einer Harnsäurekonzentration im Serum von 8–9 mg/dl muss bei jedem Vierten und ab einer Harnsäurenkonzentration von 9 mg/dl fast bei jedem mit einem Gichtanfall gerechnet werden.

Das Risiko der **Nierensteinbildung** steigt mit zunehmender Harnsäurekonzentration im Serum.

Endprodukt des Purinabbaus im Stoffwechsel ist die Harnsäure. Der Puringehalt eines Lebensmittels kann jedoch nur in begrenztem Maße die Harnsäurebelastung des Stoffwechsels wiedergeben.

Nahrungspurine unterscheiden sich in der Resorptions- und Wiederverwertungsrate, zusätzlich kommt es zu Veränderungen durch Lagerung und Verarbeitung.

Aufgrund neuer enzymatischer oder chromatographischer Analyseverfahren ist es möglich, die **maximale Harnsäurebelastung** des Stoffwechsels aus den Purinen eines Lebensmittels zu bestimmen. Die Angabe erfolgt in „mg Harnsäure".

Mit diesen Verfahren bestimmte Harnsäurewerte weichen zum Teil erheblich von Angaben in älteren Lebensmitteltabellen ab. Die Richtwerte für purinarme Kostformen wurden entsprechend angepasst.

Praktisches Vorgehen An erster Stelle steht die **Verringerung der Purinzufuhr mit der Nahrung**. Das geschieht durch:

- **streng purinarme Kost:** maximal 300 mg Harnsäure/Tag (2000 mg/Woche), nur unter stationären Bedingungen bei sehr hohen Harnsäurewerten und zur Überprüfung des Effektes der Diät auf den Serumharnsäurespiegel; überwiegend laktovegetabile Kost, mindestens 2 Liter Flüssigkeit/Tag,
- **purinarme Kost:** maximal 500 mg Harnsäure/Tag (3000 mg/Woche), Dauerkost bei Hyperurikämie und Gicht.

Strenge Diätregeln werden bei den heute üblichen Ernährungsgewohnheiten nicht befolgt. Ein **Kompromiss** besteht in einer **Fleischmahlzeit** (100 bis 150 g) pro Tag, wenn möglich **seltener**, unter Umständen nur einmal pro Woche.

> Hierbei sind Innereien, Meeresfrüchte, Sardellen, Sprotten, Ölsardinen sowie Haut von Geflügel und Fisch zu meiden.

Milch, Milchprodukte und Ei sind als tierische Eiweißquelle zu bevorzugen.

Zu berücksichtigen ist darüber hinaus der **oft erhebliche Puringehalt pflanzlicher Lebensmittel**. Getrocknete Hülsenfrüchte, frische Erbsen, Hefepasten und diverse Sojaprodukte sollten nur anstelle einer Fleischmahlzeit eingesetzt werden. Das Gleiche trifft auf größere Portionen (> 200 g) harnsäurereicher Gemüse und Pilze zu (≥ 50 mg Harnsäure enthalten: Austern-, Steinpilze, Champignons, Maronen, Artischocken, Broccoli, Gemüsemais, Rosenkohl, Sauerampfer, Schwarzwurzeln, Spinat).

> Eine Mahlzeit auf ovolaktovegetabiler Basis kann bei kritikloser Auswahl ebenso viele Purine wie eine Fleischmahlzeit enthalten (Tab. 26-14).

Der Verzehr von **purinfreiem Eiweiß** muss im Rahmen der empfohlenen Eiweißzufuhr (0,8 g/kg Körpergewicht/Tag) nicht eingeschränkt werden.

Es sind besonders folgende Maßnahmen durchzuführen:

- **Gewichtsreduktion bei Übergewicht:**
  Die Reduktion des Körpergewichts führt zu einer Erniedrigung der Serumharnsäurekonzentration. Abgesehen von totalem Fasten – hierbei kommt es zu einem Anstieg der Serumharnsäurekonzentration – ist jede Reduktionsdiät erlaubt, wenn die Begrenzung der Purinzufuhr berücksichtigt wird.
- **Alkoholkonsum einschränken:**
  Da Alkohol in großer Menge die Harnsäurebildung erhöht, die renale Harnsäureausscheidung jedoch reduziert, muss der Alkoholkonsum so gering wie möglich gehalten werden (Berücksichtigung der Alkoholkalorien!). Beim Genuss von Bier ist darüber hinaus der Harnsäuregehalt zu beachten, der je nach Sorte 10–15 mg Harnsäure beträgt. Ein Gichtpatient sollte nicht mehr als 1 Portion eines alkoholischen Getränks zu einer Mahlzeit am Tag trinken.
- **Ausreichende Flüssigkeitszufuhr:**
  Die Flüssigkeitszufuhr sollte mindestens 1,5–2 Liter pro Tag (möglichst kalorienfreie Ge-

Tabelle 26-14 Beispiele für den Puringehalt von Mahlzeiten.

Fleischmahlzeit		**ovolaktovegetabile Mahlzeit**	
Schweinekotelett mit Kartoffeln, Möhrengemüse, Kopfsalat mit Radieschen		Broccoliauflauf mit Tomatensoße, Kartoffeln, Sellerierohkost	
Zutaten:	Harnsäure:	Zutaten:	Harnsäure:
100 g Schweinekotelett	150 mg	250 g Broccoli	125 mg
200 g Kartoffeln	30 mg	50 g Ei (1 Stück)	3 mg
150 g Möhren	23 mg	200 g Kartoffeln	30 mg
30 g Kopfsalat	3 mg	150 g Tomate für Soße	15 mg
30 g Radieschen	3 mg	125 g Sellerie	38 mg
Öl/Margarine	–	10 g Haselnüsse	4 mg
	209 mg	Öl/Margarine/Sahne	–
			215 mg

tränke) betragen. Auch Tee und Kaffee können entgegen früherer Ansicht eingesetzt werden. Die beiden Getränke enthalten Methylpurine, die nicht zu Harnsäure abgebaut werden.

- **Energetisch knappe Kost bei normaler Nährstoffrelation:**
  15 Energieprozent Eiweiß, 30 Energieprozent Fett, 55 Energieprozent Kohlenhydrate.
  Da häufig eine Hyperlipoproteinämie vom Typ IV oder ein Diabetes mellitus vorliegt, sollten leicht resorbierbare Kohlenhydrate eingeschränkt werden.

Praxisbezogene Literatur als Grundlage für die Diätberatung und Informationsmaterial für Patienten

Elmadfa, I., W. Aign, E. Muskat, D. Fritzsche, H.-D. Cremer: Die große GU Nährwerttabelle. Gräfe und Unzer, München 1994/95.

Essen und Trinken für Gichtkranke. Deutsche Gesellschaft für Ernährung (DGE). Godesberger Allee 18, 53175 Bonn.

Gicht, Hyperurikämie, Harnsäuresteine – Rezepte und Tipps für den Alltag. Unilever Bestfoods Deutschland. Ernährungsforum. Dammtorwall 15, 20355 Hamburg.

Hyperurikämie, Harnsäuresteine und Gicht. Die richtige Ernährung zur Vorbeugung und Behandlung. Nestlé Deutschland AG. Lyoner Straße 23, 60523 Frankfurt.

Wolfram, G., M. Husemeyer: Abwechslungsreiche Diät bei Gicht. Trias Verlag 1999.

26.5 Seltene, einer diätetischen Behandlung zugängige Stoffwechselerkrankungen

Wegen der relativen Seltenheit dieser Erkrankungen, die in aller Regel eine primäre Behandlung und eine exakte Diätberatung in einer Fachabteilung erforderlich machen, verweisen wir auf die Darstellungen in den Kapiteln 3, 4, 5 und 6. Die nachfolgend aufgeführte Literatur enthält ausreichend praktische Anleitungen.

Praxisbezogene Literatur als Grundlage für die Diätberatung und Informationsmaterial für Patienten

Böhles, H.: Ernährungsstörungen im Kindesalter. Wissensch. Verlagsges., Stuttgart 1991.

Endres, W.: Die hereditäre Fruktoseintoleranz. – Übersicht und kritische Auseinandersetzungen mit persistierenden Problemen. Akt. Endokr. Stoffw. 9 (1988) 140–145.

Hilgarth, R., J. Bremer: Angeborene Stoffwechselstörungen. Nahrungsmittel und Diätanweisungen. pädiat. prax. 15 (1975) 311–347.

Koletzko, B.: Ernährung chronisch kranker Kinder und Jugendlicher. Springer, Berlin – Heidelberg – New York 1993.

Schaub, J.: Sonstige Störungen des Kohlenhydratstoffwechsels. – Galaktosämie. In: Reinhard, R. (Hrsg.): Therapie der Krankheiten des Kindesalters. 5. Aufl. Springer, Berlin – Heidelberg – New York 1994.

Wachtel, U., R. Hilgarth: Ernährung und Diätetik in Pädiatrie und Jugendmedizin. Bd. I Ernährung, Bd. II Diätetik. Thieme, Stuttgart – New York 1994/1995.

Weglage, J.: Phenylketonurie – Psychosoziale Aspekte einer chronischen Erkrankung. Hogrefe Verlag für Psychologie, Göttingen 1993.

Weitere Informationen erhältlich bei:

Deutsche Interessengemeinschaft Phenylketonurie und verwandte angeborene Stoffwechselstörungen e.V., Adlerstraße 6, 91077 Kleinsendelbach.

Gemeinnützige Elterninitiative Galactosämie e.V., Guido Müller, Waldstraße 23, 67471 Elmstein.

27 Kost bei Erkrankungen der Niere (Niereninsuffizienz)

27.1 Diätetische Therapie 595
27.2 Praktisches Vorgehen 595

27.1 Diätetische Therapie

Ziel der diätetischen Therapie **in der Prädialysephase** ist es, anfallende harnpflichtige Substanzen so gering zu halten, dass ihre Ausscheidung über die Niere trotz eingeschränkter Funktion des Organs noch gewährleistet ist.

Dies betrifft insbesondere den Harnstoff als Endprodukt des Eiweißstoffwechsels, zum Teil auch Elektrolyte, in erster Linie das Kalium.

Die Einschränkung des **Eiweißanteils** der Kost, mit der dieses Ziel auch bei fortgeschrittener Niereninsuffizienz noch erreicht werden kann, muss so bemessen und die **Eiweißauswahl** so getroffen sein, dass **keine Mangelversorgung** mit Energie und essentiellen Nährstoffen, v.a. auch an essentiellen Aminosäuren eintritt.

Eine diätetische **Eiweißrestriktion** führt zu einer **Verlängerung der konservativen Behandlungszeit**. Der Dialysebeginn kann unter Umständen um mehr als ein Jahr hinausgezögert werden.

27.2 Praktisches Vorgehen

27.2.1 Eiweißreduzierte Mischkost

Bei der eiweißreduzierten Mischkost ist Folgendes zu beachten:

- Mischkost mit 0,5–0,6 g **biologisch hochwertigem Eiweiß** pro kg Körpergewicht bei einer ausreichenden Energiezufuhr (etwa 150 kJ/35 kcal pro kg KG),
- bei Hypertonie und Ödemen **Reduktion der Kochsalzzufuhr** auf weniger als 6 g/Tag,
- bei Neigung zu Hyperkaliämie muss die tägliche **Kaliumaufnahme** unter 2 g liegen,
- zur Vermeidung einer renalen Osteopathie sollte die **Phosphatzufuhr** möglichst gering gehalten werden (phosphatreiche Lebensmittel sind Milch, Milchprodukte, Kakao, Nüsse usw.).

Ist eine weitere Reduktion der Eiweißzufuhr erforderlich, so wird bei freier Wahl der Eiweißträger der Bedarf an Protein nicht mehr optimal gedeckt. Eine ausreichende Bedarfsdeckung ist jedoch mit einer **Kartoffel-Ei-** oder einer **Schwedendiät** noch möglich.

27.2.2 Kartoffel-Ei-Diät (proteinselektiv)

Bei dieser streng proteinarmen Diät wird die **hohe biologische Wertigkeit** eines Gemisches aus Kartoffel- und Eier-Eiweiß genutzt. Sie erlaubt die Eiweißzufuhr auf 0,3–0,4 g/kg Körpergewicht zu reduzieren, das entspricht etwa 20–30 g Gesamteiweiß pro Tag.

27.2.3 Schwedendiät (nicht proteinselektiv)

Während bei der Kartoffel-Ei-Diät der Bedarf an essentiellen Aminosäuren mit dem genannten Proteingemisch gedeckt wird, enthält die Schwedendiät mit nur 20–30 g Gesamteiweiß eine den Bedarf an essentiellen Aminosäuren nicht deckende Proteinmenge.

Die Eiweißquelle kann frei gewählt werden, sodass eine **gewisse Variationsmöglichkeit** besteht. Zusätzlich werden **synthetische Aminosäuren** in Tabletten- bzw. Granulatform in einer Menge gegeben, die eine ausreichende Deckung des Aminosäurenbedarfs gewährleistet (Präparate und Informationen über die Fa. Fresenius-Kabi).

27.2.4 Dialysediät

Ist eine regelmäßige Dialyse erforderlich, so muss die Ernährung grundlegend geändert werden. Erstens entfällt die strenge Eiweißbeschränkung und -auswahl, da anfallende harnpflichtige Substanzen mit Hilfe der „künstlichen Niere“ eliminiert werden.

Darüber hinaus verliert der Organismus während der Dialyse Aminosäuren und wasserlösliche Vitamine, die durch eine **adäquate Eiweißzufuhr** mit der Nahrung sowie durch Vitamingaben ersetzt werden müssen.

Bei zweimaliger Hämodialyse pro Woche sollte die **tägliche Eiweißzufuhr** bei 1,0 bis 1,2 g/kg Kör-

Tabelle 27-1 Ernährungstherapie bei kontinuierlicher Dialysebehandlung (in Anlehnung an Heidland, Würzburg; Kluthe, Freiburg und Schmicker, Rostock).

	Hämodialyse	CAPD
Flüssigkeitszufuhr	500 ml + Restausscheidung/Tag*	meist keine Einschränkung
Eiweißzufuhr	1–1,2 g/kg KG pro Tag	1,2**–1,5 g/kg KG pro Tag
Energiezufuhr	125–150 kJ/kg KG pro Tag (30–35 kcal)	170–190 kJ/kg KG pro Tag (40–45 kcal)
Natriumzufuhr	1,5–2 g Natrium (4–5 g NaCl)	meist keine Einschränkung
Kaliumzufuhr	1,6–2 g/Tag	max. 3–4 g/Tag
Phosphatzufuhr	0,8–1,2 g/Tag	0,8–1,2 g/Tag
Kalziumzufuhr	1,5–2 g/Tag Supplementierung von 0,8–1,2 g	1,5–2 g/Tag Supplementierung von 0,8–1,2 g
Eisen	Supplementierung nach Bedarf	Supplementierung nach Bedarf
Vitaminzufuhr (wasserlöslich)	Supplementierung Vit. C Vit. B_6 Vit. B_1 Vit. B_2 Folsäure	Supplementierung 100 mg Vit. C 100 mg 10 mg Vit. B_6 10 mg 4–8 mg? Vit. B_1 4–8 mg? 4–8 mg? Vit. B_2 4–8 mg? 1 mg Folsäure 1 mg

* Trinkflüssigkeit (Getränke, Suppen, Soßen, Sauermilchprodukte)
** bei intermittierender Peritonealdialyse

pergewicht liegen, wobei biologisch hochwertiges Eiweiß zu bevorzugen ist.

Die Höhe der **Wasser- und Elektrolytzufuhr** muss individuell festgesetzt werden. Die wichtigsten Richtwerte für die Ernährungstherapie bei Hämodialyse und CAPD (kontinuierliche ambulante Peritonealdialyse) sind aus Tabelle 27-1 ersichtlich.

Praxisbezogene Literatur als Grundlage für die Diätberatung und Informationsmaterial für Patienten

Abwechslungsreiche Ernährung für Dialysepatienten. Anleitung für den Patienten von I. Landthaler. Fresenius-Kabi AG, 61343 Bad Homburg.

Chronisches Nierenversagen. Schriftenreihe der Bundesgemeinschaft Hilfe für Behinderte e.V., Kirchfeldstraße 149, 40215 Düsseldorf.

Diätscheibe (Kalium- und Phosphatgehalt von Lebensmitteln). – Lexikon für den Patienten mit Nierenversagen. – Spezialitätenliste für Hämodialysepatienten. Dialysepatienten Deutschlands e.V., Weberstraße 2, 55130 Mainz.

Die Peritoneal-Dialyse. Ein Ernährungsleitfaden für PD-Patienten und ihre Partner. Baxter Deutschland GmbH, Bereich Nephrologische Therapie, Hertzstraße 30, 76275 Ettlingen.

Eiweißarme Rezepte für die Ernährung bei chronischer Niereninsuffizienz. Unilever Bestfoods Deutschland. Ernährungsforum. Dammtorwall 15, 20355 Hamburg.

Franz, H.-E.: Dialysebehandlung. Ein Ratgeber für Patienten und Pflegepersonal. Thieme, Stuttgart – New York 1984.

Kluthe, R., H. Quirin: Abwechslungsreiche Diät für Nierenkranke. Trias Verlag 1998.

Prinz, A., E. Weitz, N. Gretz: Für Nierenkranke. Eiweiß- und phosphatarme Ernährung. Gräfe und Unzer, München 1991.

Richtig Essen und Trinken für Dialysepatienten. – Lebensmittelgraphiken für Dialysepatienten. (Hrsg. VFED), Nephromed Bartz GmbH, 35625 Hüttenberg.

Sammelmappe mit Rezepten für eiweißarme Diät. Hammermühle Diät GmbH, 67489 Maikammer/Kirrweiler.

28 Kost bei Bluthochdruck (Hypertonie), Ödemen und Aszites

28.1 Diätetische Therapie 597
28.2 Praktisches Vorgehen 597

28.1 Diätetische Therapie

Bei der essentiellen Hypertonie wird das Ausmaß der Blutdrucksteigerung durch eine Reihe von Ernährungsfaktoren wesentlich mitbestimmt.

Dies sind in erster Linie die Höhe der **Natrium-** und der **Energiezufuhr**. Die Höhe der fast ausschließlich in Form von Kochsalz mit der Nahrung erfolgenden Natriumaufnahme und die sich bei hyperkalorischer Ernährung entwickelnde Adipositas begünstigen in individuell unterschiedlichem Maße den Blutdruckanstieg.

Obwohl der Druck senkende Effekt von Kalium wesentlich weniger intensiv ist als der Druck steigernde von Natrium, sollte auf eine hohe Kaliumzufuhr mit der Nahrung (hoher Anteil an Obst und Gemüse, s. Kap. 6, DASH-Diät) geachtet werden.

Die Bedeutung des Verzehrs **mehrfach ungesättigter Fettsäuren** ist noch nicht so abgesichert, um spezielle Empfehlungen zur Fettmenge und Fettart geben zu können.

Bei Wassereinlagerungen in Form von Ödemen und Aszites ist unter Berücksichtigung der Grundkrankheit und der Natriumkonzentration im Serum eine Reduktion der Natrium- und Wasserzufuhr angezeigt.

28.2 Praktisches Vorgehen

28.2.1 Normalisierung des Körpergewichts bei Adipositas

Eine energiereduzierte Ernährung geht bei entsprechender Auswahl der Lebensmittel gleichzeitig mit einer Natriumrestriktion einher.

Zur **Reduktion der Natriumzufuhr** bieten sich verschiedene Möglichkeiten an:

- **streng natriumarme Kost** mit 0,4 g Natrium/Tag (17 mmol Natrium bzw. 1 g Kochsalz), nur unter stationären Bedingungen während kurzer Zeit realisierbar. Indikationen für eine streng natriumarme Kost sind selten.
- **natriumarme Kost** (Basiskost) mit 1,2 g Natrium/Tag (51 mmol Natrium bzw. 3 g Kochsalz), im häuslichen Bereich nur realisierbar nach ausführlicher Diätberatung und entsprechender Motivation des Patienten.
- **mäßig natriumarme Kost** mit maximal 2 g Natrium/Tag (87 mmol Natrium bzw. 5 g Kochsalz). Hierbei handelt es sich um die von der Deutschen Gesellschaft für Ernährung auch für den gesunden Erwachsenen empfohlene Kochsalzmenge.

Eine Realisierung dieser Empfehlungen in der Praxis ist schwierig (Tab. 28-1, Natriumgehalt von Lebensmitteln und Tab. 28-2, Natriumgehalt von Mineral- und Heilwässern). Sie wird unter Zuhilfenahme von **natriumreduzierten Lebensmitteln** des üblichen Verzehrs, die nach der Nährwertkennzeichnungsverordnung (NKV) entsprechend deklariert werden dürfen, erleichtert.

Der Natriumgehalt dieser Lebensmittel liegt im Bereich von 250–500 mg Natrium/100 g Lebensmittel. Die **zulässigen Höchstmengen** an Natrium für diese Lebensmittel sind in Tabelle 28-3 aufgeführt.

Natriumreduzierte Lebensmittel sind über den Lebensmitteleinzelhandel erhältlich, das Angebot ist jedoch nach wie vor unzureichend.

Regelungen für **diätetische Lebensmittel, die für eine natriumarme Ernährung bestimmt sind**, finden sich in § 13 der Diätverordnung. Sie sind als „diätetische Lebensmittel für Natriumempfindliche“ deklariert (Tab. 28-4).

Streng natriumarmen (bis 40 mg Natrium/100 g) und natriumarmen diätetischen Lebensmitteln (bis 120 mg Natrium/100 g) darf kein Kochsalz zugesetzt werden. Hierdurch unterscheiden sie sich grundsätzlich von natriumreduzierten Lebensmitteln des üblichen Verzehrs.

Werden Getränke als natriumarm bezeichnet, dürfen sie maximal 20 mg Natrium pro Liter enthalten.

Tabelle 28-1 Natriumgehalt von Lebensmitteln.

Lebensmittel mit überwiegend natürlichem Natriumgehalt	Lebensmittel mit überwiegend bei der Be- und Verarbeitung zugesetztem Kochsalz
bis 40 mg Natrium/100 g	*bis 400 mg Natrium/100 g*
Frischobst, Obstkonserven Obstsäfte, Nüsse (ungesalzen) Marmelade, Honig, Zucker Schokolade, Kakao Mehl, Reis, Getreideflocken Frischgemüse (überwiegender Teil) Kartoffeln, Kräuter ungesalzene Fette Sahne, Quark, Schichtkäse Erfrischungsgetränke Tee, Kaffee, Bier, Wein Mineral- und Heilwässer (s. Tab. 28-4) „streng natriumarme" diätetische Lebensmittel (s. Tab. 28-3)	Frischkäse Krusten- und Schalentiere[1] geräucherter Bückling geräucherte Makrele Zwieback, Gebäck, Kuchen Kartoffelpüree und -klöße instant (zubereitet ohne Salzzusatz) Gemüsekonserven Gemüsesäfte Mineral- und Heilwässer (s. Tab. 28-4)
bis 120 mg Natrium/100 g	*mehr als 400 mg Natrium/100 g*
Milch und Milchprodukte Eier Teigwaren Fleisch, Geflügel Wild, Fisch (Frischware) einige Frischgemüse und -säfte wie: Sellerie, Spinat, -saft Mangold, Möhren, -saft Rote Bete, Artischocken Mineral- und Heilwässer (s. Tab. 28-4) „natriumarme" diätetische Lebensmittel (s. Tab. 28-3)	Käse (außer Frischkäse) Wurstwaren vegetarische Pasten Fischkonserven geräucherter Fisch Brötchen, Brot, Cornflakes Semmelknödel (Fertigprodukt) diverse Kartoffel-Fertigprodukte (Kroketten, Bratkartoffeln, Pommes Dauphines usw.) eingelegtes Essiggemüse Tomatenmark diverse Grill- und Cocktailsaucen Fertigsaucen und -suppen Fertiggerichte (Dosen und Tiefkühlware) Mineral- und Heilwässer (s. Tab. 28-4)
	mehr als 1200 mg Natrium/100 g (3 g NaCl)
	Dauerwurstwaren, roher Schinken Salzheringe, Lachsersatz in Öl Schafskäse, Limburger Käse Edelpilzkäse, Schmelz- und Sauermilchkäse Salzgebäck Oliven, Kapern, Ketchup, Senf Gewürzmischungen Mineral- und Heilwässer (s. Tab. 28-4)

[1] natürlicher Natriumgehalt

28.2.2 Küchentechnische Maßnahmen zur Verbesserung des Geschmacks natriumarmer Diäten

Das sind im Einzelnen:

- großzügiger Einsatz von **Gewürzen** und **Kräutern** (frisch, getrocknet oder gefroren),
- Fleisch **marinieren** in Knoblauch- oder Kräuteröl, Essig-, Rot- oder Weißweinmarinaden,
- Herstellung von Pasten im Mörser oder Mixer aus Knoblauch, Zwiebeln, Peperoni, Tomaten, Kräutern und Gewürzen,
- für Salatsoßen **kräftig schmeckende Öle** einsetzen, z.B. selbst angesetztes Kräuter- oder Knoblauchöl, Haselnuss-, Walnuss- oder Olivenöl; frisch geriebener Meerrettich, salzarmer Senf oder salzarmes Tomatenmark, reichlich frische Kräuter, Zwiebeln etc.,
- Einsatz von **Vollkornprodukten** (schmecken von sich aus kräftig),
- Anwendung von Garmethoden, die den **Eigengeschmack der Nahrungsmittel** fördern, z.B. Grillen, Braten, Gratinieren,

Tabelle 28-2 Natriumgehalt von Mineral- und Heilwässern (Auswahl).

natriumarm, weniger als 20 mg/l	*[mg/l]*
Adelholzener Primus Quelle	3,4
Apollo Quelle	17,0
Assianda Quelle	19,6
Bad Brückenauer Mineralwasser	3,6
Bad Brückenauer Wernarzer Brunnen (still)	2,4
Bad Driburger stilles Mineralwasser	14,2
Biberacher stilles Mineralwasser	19,3
Contrex (still)	6,2
Dürrheimer Johannisquelle (still)	4,1
Kloster Quelle	9,2
Marco Heilwasser	10,1
Mathildenquelle	3,8
Meinberger Neubrunnen	6,1
Perrier	14,0
Rietenauer Heiligenthalquelle	10,0
Rietenauer Kneipp-Quelle	9,9
Sodenthaler Andreasquelle (auch still)	15,1
St. Linus Quelle (Frankenbrunnen)	11,7
Staatl. Bad Meinberger	14,2
Stiftsquelle	13,7
Volvic	9,4
Wildunger Reinhardsquelle	13,4
mittlerer Natriumgehalt, 20–200 mg/l	
Alexanderquelle	178,1
Altmühltaler Heilquelle[1]	186,4
Bad Driburger Bitterwasser	151,1
Bad Windsheimer Residenzquelle	179,9
Driburger Caspar Heinrich Quelle	32,2
Driburger Grafenquelle	137,7
Fontanis	36,5
Frankenbrunnen Mineralwasser	64,2
Fränk. St. Florian Quell	167,2
Gerolsteiner Stern	28,2
mittlerer Natriumgehalt (Fortsetzung)	*[mg/l]*
Göppinger Sauerbrunn	26,9
Leopolds-Quelle[1]	154,1
Mineralbrunnen Irisquelle	47,9
Remstal Quelle	150,0
Rheinfels Quelle	155,9
Rossbacher Mineralwasser	39,9
Saldinger Schloßquelle	65,7
Sinzinger Mineralwasser	77,0
Sodenthaler Mineralbrunnen (still)	164,0
S. Pellegrino	49,8
St. Anna Quelle, Bad Windsheim	159,0
St. Martin	188,0
Wildunger Georg-Viktor-Quelle	41,7
hoher Natriumgehalt, mehr als 500 mg/l	
Aachener Kaiserbrunnen	1278,0
Apollinaris	747,0
Artus Hubertus Sprudel	803,8
Bad Kissinger Luitpoldsprudel	857,5
Bad Kissinger Pandur	2520,0
Bad Kissinger Rakoczy	2529,0
Bad Mergentheimer Karlsquelle	3886,0
Bad Mergentheimer Wilhelmsquelle	546,0
Biskirchner Karlssprudel	834,0
Dürkheimer Maxquelle	4593,0
Emser Kränchen, Bad Ems	955,3
Kaiser Friedrich Quelle	1419,0
Marialuisen-Quelle	710,0
Marienbrunnen	840,0
Romina Friedrichsquelle	2666,0
Staatl. Fachinger	602,5
Staatl. Selters	1031,0
Überkinger Adelheid Quelle	973,0
Viktoria Brunnen	930,0
Wildunger Helenenquelle	710,0

[1] natürliches fluoridhaltiges Heilwasser

Quellen: Herstelleranalysen, Deutscher Bäderkatalog, Grüne Liste 1995.

Informationen über Mineral- und Heilwässer: Verband deutscher Mineralbrunnen/Heilbrunnen e.V., Kennedyallee 28, 53175 Bonn.

Tabelle 28-3 Höchstmengen an Natrium in natriumreduzierten Lebensmitteln*.

Lebensmittel	**Natriumgehalt des verzehrfertigen Lebensmittels [mg/100 g]**
Brot, Kleingebäck und sonstige Backwaren	250
Fertiggerichte und fertige Teilgerichte	250
Suppen, Brühen und Soßen	250
Erzeugnisse aus Fischen, Krusten-, Schalen- und Weichtieren	250
Kartoffeltrockenerzeugnisse	300
Kochwürste	400
Käse und Erzeugnisse aus Käse	450
Brühwürste und Kochpökelwaren	500

* Anlage 3 zu § 6 Abs. 2 Nr. 3 der NKV

Tabelle 28-4 Industriell hergestellte natriumarme Lebensmittel. Quelle: Grüne Liste 1995, Herstellerangaben.

Herstellung/Vertrieb	Produkte	Bezugsquelle
Dibona	Fleischerzeugnisse, Fischkonserven, klarer Bratensaft, helle Soße, Würzmittel	Abgabe nur an Großverbraucher
Drei Pauly	Knisterbrot, Zwieback	Reformhaus
Eden-Waren	Sauerkraut, Gewürzgurken	Apotheke, Reformhaus, Kliniken über Tino
J. & K. Grundmann	Farm Schonkaas, Schnittkäse 40% Fett i. Tr.	Direktversand
Neuköllner Reformwaren	Cenovis klare Gemüsebrühe, Würzmittel, Suppen, Soßen	Reformhaus
Harry	Vollkornbrot (salzreduziert)	Lebensmitteleinzelhandel
Heirler	verschiedene Käsesorten	Reformhaus
Hipp	Hipp Diät-Fertiggerichte	Apotheke, Drogerie
Lieken/Batscheider	Knäckebrot, Vollkornbrot	Reformhaus
Natura Diät Werke	Natura Reform-Suppen und -Soßen, Kräutersenf, Würzmittel	Reformhaus
Riethmüller	Fleischerzeugnisse	Direktversand
U. Sabarth	Dang Diätpasten	Reformhaus
Studt	Vollkornbrot, Vollkorn-Matzen	Reformhaus
Tartex	vegetarische Pasten	Reformhaus, Kliniken über Tino
Tino	Fleischerzeugnisse[2], Fischkonserven[2], Käse (verschiedene Sorten), vegetarische Pasten	Abgabe nur an Großverbraucher
Vitam	Vitam-R Würzmittel, Senf, Tomatenmark, Paprikamark, Suppen, Soßen, Gemüse-Hefebrühe, Kochsalzersatzmittel	Reformhaus
Westland	Litedammer® Käse[1]	Lebensmitteleinzelhandel

[1] salzreduziert, 440 mg Natrium/100 mg
[2] Direktversand

- zur Geschmacksverbesserung von selbst gebackenem natriumarmem Brot gerösteten Sesam, Weizenkeime, Sonnenblumenkerne, Nüsse, Zwiebeln, Kräuter, Knoblauch und Gewürze, wie Kardamom, Koriander, Majoran, Kümmel, Anis usw., zufügen,
- süße und saure Sahne, Eigelb, Butter (so weit es der Diätplan erlaubt) verwenden.

Praxisbezogene Literatur als Grundlage für die Diätberatung und Informationsmaterial für Patienten

Fassnacht, W., A.-K. Theobald: Genussvoll essen bei Bluthochdruck. Midena, Augsburg 1999.

Rottka, H.: Diät bei Herzkrankheiten und Bluthochdruck. Diät heute. Bd. 2. Falken-Verlag, Niedernhausen 1987.

Broschüren

Hoher Blutdruck – Werte senken, besser leben. AOK Geschäftsstellen.

Hoher Blutdruck – Antworten auf 10 Fragen. Weitere Broschüren auf Anfrage. Deutsche Liga zur Bekämpfung des hohen Blutdrucks e.V. Berliner Str. 46, 69120 Heidelberg.

(1) Salz in unserer Nahrung. (2) Das Salz in der GV-Suppe. Aktionen für die Gemeinschaftsverpflegung. aid infodienst. Friedrich-Ebert-Str. 3, 53177 Bonn.

29 Kost bei Erkrankungen der Haut

29.1 Einleitung 601
29.2 Praktisches Vorgehen 601

29.1 Einleitung

Neben der vergleichsweise seltenen **Dermatits herpetiformis Duhring**, bei der eine glutenfreie Ernährung (vgl. Kap. 25.4.2) indiziert ist, und der durch eine Lebensmittelallergie oder Pseudoallergie ausgelösten Urtikaria (vgl. Kap. 12.6), bei der auslösende Bestandteile der Nahrung erkannt und eliminiert werden müssen, kommt der Ernährung bei der Therapie der **Neurodermitis (atopisches Ekzem)**, einer meist im Säuglingsalter beginnenden Überempfindlichkeitsreaktion der Haut, die einer Therapie oft schwer zugänglich ist, eine entscheidende Bedeutung zu. Ansätze für eine diätetische Behandlung der ätiologisch nur unvollständig aufgeklärten Erkrankung sind:

- ausreichend **langes Stillen** bei bekannter genetischer Prädisposition,
- **Elimination von Lebensmitteln**, die aufgrund einer Austestung bzw. der allgemeinen Erfahrung den Krankheitsverlauf negativ beeinflussen,
- Zufuhr von γ-Linolensäure (vgl. Kap. 12.2), einer Fettsäure, die immunregulatorische Vorgänge in der Haut Neurodermitiskranker positiv beeinflusst,
- vermehrte Zufuhr von **Fetten, reich an ω-3-Fettsäuren**, wodurch die Synthese an proinflammatorischen Mediatoren verringert wird.

Weitere, in ihrer Wirkung noch **unzureichend untersuchte Ansätze** für eine diätetische Therapie sind die Beeinflussung der Darmflora und der Mukosabarriere durch die orale Zufuhr von Pro- und Prebiotika (vgl. Kap. 12.2).

29.2 Praktisches Vorgehen

In der Praxis ist das Erkennen des bzw. der die Hautsymptome auslösenden bzw. verstärkenden Lebensmittels schwierig. Die genaue **Anamnese** und das Führen eines Tagebuches über die **Zufuhr aller Lebensmittel** einschließlich der Getränke und den Zeitpunkt des Auftretens bzw. der Exazerbation des atopischen Ekzems geben oft Hinweise auf Lebensmittel, die eliminiert werden müssen. Der nächste Schritt ist eine **Suchdiät**, bei der im Anschluss an eine 2 bis 3 Tage dauernde ausschließliche Ernährung mit einer allergenfreien Kartoffel-Reis-Wasser-Diät Lebensmittel bzw. Lebensmittelgruppen im Abstand von 2–3 Tagen ergänzt werden, bis sich ein Einfluss auf die ekzematösen Hautveränderungen nachweisen lässt.

Die so als Allergene ermittelten Lebensmittel sollen dann nochmals in einem **Provokationstest** bestätigt werden.

Das Testverfahren ist **bei Kindern** oft **schwierig** zu realisieren.

Schwierig ist weiterhin das anschließende **praktische Umsetzen** des Testergebnisses. Je nach Zahl und Art der zu meidenden Lebensmittel besteht die **Gefahr einer Fehl- oder Mangelernährung.**

Broschüre

Bock, U., I. Ehlers, M. Worm: Fühl dich wohl in deiner Haut! Ein Lese- und Bilderbuch für Kinder mit Neurodermitis und ihre Eltern. Steinkopff, Darmstadt 1999.

Weitere Informationen bei:

Allergiker- und Asthmatikerbund e.V. Hindenburgstr. 110, 41061 Mönchengladbach, Tel. 02161/183024 (Bundesgeschäftsstelle).

(1) Backrezepte ohne Hühnerei. (2) Backrezepte ohne Milch und Hühnerei. Unilever Bestfoods Deutschland. Ernährungsforum. Dammtorwall 15, 20355 Hamburg.

Buchart, K., I. Reese: Ein Leitfaden für Betroffene. Studien Verlag 2003.

Bundesverband Neurodermitiskranker in Deutschland e.V. Oberstr. 171, 56136 Boppard, Tel. 06742/2598.

Essen und Trinken bei Lebensmittelallergie. Deutsche Gesellschaft für Ernährung. Godesberger Allee 18, 53175 Bonn.

(1) Lebensmittelallergie, Neurodermitis – Was soll mein Kind essen? (2) Lebensmittelallergie. (3) Allergierisiko – Was darf mein Baby essen? aid infodienst. Friedrich-Ebert-Str. 3, 53177 Bonn.

Werfel, T., I. Reese: Zur Nahrungsmittelallergie: Diätvorschläge und Positionspapiere für Diagnostik und Therapie. Dustrie-Verlag Dr. Karl Feistle 2003 (für Beratungskräfte).

Register

A

Abdominalbeschwerden
- Fehlbeurteilungen 131
- Lebensmittelintoleranz 129
Abmagerung, trockene 274
Abnützungstheorie, Alterungsprozess 119
Abwehr, immunologische 485
- Polytrauma, Sepsis, Verbrennungen 485
- Radikale, freie 47
acceptable daily intake s. ADI-Wert
ACE-Getränke 55
Acesulfam-K 292–293, 585, 587–588
Acetaldehyd
- Alkoholabbauprodukt, lebertoxisches 70
- Rektumschleimhaut 464
- Zelltoxizität 70
Acetat, Kohlenhydratfermentation 88–89
Acetessigsäure 19
Aceton 19
Acetyl-CoA 7–8, 24, 215
- Coma diabeticum 281
- Fettsäuren, Oxidation 18
- Zitronensäurezyklus 18
Achalasie 134
Achlorhydrie
- Biotinmangel 41
- Eisenmangel 61
acholischer Stuhl 187
Acne vulgaris 424–425
Acrylamid 30, **544**
ACTH 8
Addison-Syndrom 16
Addison-Syndrom 16
Adenom-Karzinom-Sequenz 459
- Kolonadenom 201
ADH (antidiuretisches Hormon) 52, 345
- Leberzirrhose 219
ADI (acceptable daily intake) s. ADI-Werte
Adipositas 102, 211, **245–271**, 577–578
- Adrenalin 249
- Alkoholkonsum 268–270
- androide, Hypertonie/koronare Herzerkrankung 371
- Appetitstörung 251
- Appetitzügler 270–271
- Arteriosklerose 257
- Atkins-Diät 264
- Außenseiterdiäten 269
- Ballaststoffe 86, 266–268
- Begleiterkrankungen 253–254
- Bewegungsarmut 251
- BMI 245
- Depotfettbildung 258
- Diabetes mellitus 257, 280, 285, 579
- Diät 268
- Endometriumkarzinom 466–467
- Energiebilanz 247, 258
- Energiedichte, Nahrung 267
- Energiezufuhr 248
- Ernährung, kindliche 251
- - Protokoll 259
- Familienuntersuchungen 248
- Fasten, totales 260–261
- Fenfluramin 415
- Fettersatzstoffe 267
- Fettleber 257, 573
- Fettsäuren, gesättigte 264
- Fettverteilung 249, 255
- Fettverzehr 265
- Formeldiäten 260, 268
- Füllstoffe, unverdauliche 267
- Gallensteine 233
- Gastroplastik 269–270
- Grenzwerte 247
- Herz-Kreislauf-Erkrankungen 254–257
- Herzinsuffizienz 257
- Hyperinsulinämie 256
- Hyperlipoproteinämie 255–256
- hyperphage Reaktion 252
- Hypertonie 256, 365, 369, 597
- Hypertriglyzeridämie 306, 592
- Hyperurikämie 332
- Insulinresistenz 256
- 1000-Kalorien-Mischkost 260
- Karzinogenese 449–450, 470
- Körpergewicht, relatives 253–254
- körperliche Aktivität 259
- Koffein 269
- Kohlendioxidproduktion 397
- Kohlenhydrate 264–266, 524
- Kohlenhydrat-Fett-Relation 263
- krankhafte 269
- LCT 266
- Lebensmittel, energiereduzierte 266–268
- Leptin 249–250
- Lipacidogenese 264–266
- Lipaseinhibitoren 271
- Lungenerkrankungen 397
- Luxuskonsumption 251, 265
- Magenband 269–270
- Mahlzeitenhäufigkeiten 268
- Mammakarzinom 466
- MCT 266
- medikamentöse Therapie 270
- metabolisches Syndrom 253
- Mischkost, energiereduzierte 260
- Mortalität 253
- Motivationsgespräche 259
- Nährstoffrelation 268
- Nahrungsaufnahme 251
- Null-Diät 577
- Operationsrisiko 502
- Orlistat 271
- Prädiktoren 247
- pränatale Prägung 251
- Prostatakarzinom 468
- Proteinhydrolysat 262
- Punkte-Diät 264
- Reduktionskost, kohlenhydratarme 263–264
- Risikofaktor 104
- Ruhe-Nüchtern-Umsatz 249
- Sättigungsstörung 251
- Sauerstoffverbrauch 397
- Schlafapnoe, obstruktive 257, 397
- Sibutramin 271
- Thermogenese 251, 258, 265
- Underreporting 248
- vegetarische Ernährung 512
- Verhaltensmodifikation 577
- VLCD 260
- waist-to-hip-ratio 255
- Wasserretention 258
- Zuckerersatzstoffe 267
- Zwerchfellbeweglichkeit 397
Adipozyten, Fettveresterung 18
Adiuretin s. ADH
ADI-Werte 536
- Süßstoffe 588
- Zusatzstoffe 536
Adrenalin
- Adipositas 249
- Blutzuckersteigerung 8
- Leberzirrhose 219
advanced glycosylation endproducts 283
Adventisten, Kolonkarzinom 463
Äpfel
- faule, Patulin 539
- Kohlenhydrate 525
Äthanol&Äthylalkohol 69
- Abbauwege 71
Äthanoloxidasesystem 4
Aflatoxine 447, 538
- Leberzellkarzinom 465
Aflatoxinverordnung, Lebensmittel 447
Ahornsirupkrankheit 334
AIDS (acquired immunodeficiency syndrome) 156–159, 475
AIDS-Enteropathie 157
AIO-Lösungen 493
Akanthozytosis 181
Akarbose, Spät-Dumping 147
Akarizide 539–540
Aktue-Phase-Proteine, Ernährung, enterale 489
Alanin 7
Alaninfreie Diät, Tumorwachstum 529
Alanin-Glutamin, Tumorkranke 477
Albumin(e)
- Ernährung, enterale 489
- nephrotisches Syndrom 348
- präoperative Konzentration 499
- Tumorkachexie 475
Albuminurie, Glomerulonephritis, chronische 347
alcoholism-vulnerability genes 73
Aldosteron 53, 345
- Krebsdiät 526
- Ödeme 374
Aldrin 539
A-β-Lipoproteinämie 13, 152, 181
Alkalose 346
Alkohol(abhängigkeit, -abusus bzw. -missbrauch) 4, **69–78**, 139

- Abbau 4, 559
- Acetaldehyd 70
- Adipositas 268–270
- Arteriosklerose 323–325
- Arterioskleroseprophylaxe 324
- Blutkonzentration, Berechnung 70
- Brennwert 4
- CAGE-Test 73
- chronischer 70
- Diabetes mellitus 76, 287, 296, 581
- Elimination 70
- Endotoxinämie 75
- Energiebedarf 73–74, 455
- Energieträger, leere 74
- Entzugssyndrom 77
- – akutes 73
- Ernährung, parenterale 490
- Fettleber 75, 228, 230
- First-pass-Stoffwechsel 71
- Folsäuremangel 74
- French Paradox 324
- Früherkennung 73
- Gallensteine 233
- Gicht/Harnsäureausscheidung 76, 332
- Helicobacter-pylori-Infektion 75, 80
- Hepatitis, alkoholische 75
- – Leberzirrhose 222
- Hepatopathien 75
- Herzinfarkt 323–325
- Herzmuskelschädigung 77
- Histokompatibilitätsantigene 75
- Hyperlipidämie 324, 591
- Hyperlipoproteinämie 76, 324, 591
- Hypertonie 364, 368, 371
- Hypertriglyzeridämie 306, 592
- Hyperurikämie 593
- Hypoglykämie 296
- Kardiomyopathie 77, 374
- Karzinogenese 450–451
- Karzinomrisiko 75–76
- koronare Herzkrankheit 76
- Larynxkarzinom 455
- LDL-HDL-Relation 76
- Leberzellkarzinom 465
- Leberzirrhose 75, 218, 229, 383
- Magnesiummangel 56, 74
- Makuladegeneration 431
- Mammakarzinom 467
- Melanom, malignes 419
- Migräne 404
- Mortalität 77
- Muttermilch 78
- Myokardinfarktrisiko 77
- Ösophagitis 74
- Ösophaguskarzinom 74, 455
- Organschäden 74
- Oropharynxkarzinom 455
- Osteoporose 382–383
- Ovulationshemmer 71
- Pankreaskarzinom 465
- Pankreatitis 75, 204–206, 211
- – chronische 205
- Phosphatmangel 59
- Psoriasis 424
- Reflux 74
- – ösophagealer 134
- Refluxösophagitis 135
- Rektumkarzinom 464
- Resorption 70
- Schwangerschaft 71, 439–440
- Selenmangel 68
- Suchtgefahr 77
- Therapieinformationen 78
- Tumorentstehung 470
- Ulkuskrankheit 143, 559
- Unbedenklichkeitsgrenze 228
- Vitamin-B_6-Mangel 74
- Zinkmangel 74

Alkoholdehydrogenase (ADH) 70, 229
Alkoholfreie Getränke, Diabetes mellitus 588
Alkoholgehalt, Berechnung 70
alkoholische Gärung 69, 74
alkoholische Getränke 205
- Diabetes mellitus 588
- Tagesdosis, potenziell-kritische 205

Alkoholkarenz
- Fettleber 573
- Leberzirrhose, äthyltoxische 225

Alkoholsyndrom, embryofetales 77–78, 440
Allergene
- Lebensmittel 112, 179
- Neurodermitis 420

allergenfreie/-reduzierte Kost 133, 556
Allergensuchdiät 556
Allergien
- Eicosanoide 22
- Gsell-Klassifikation 176
- IgE-vermittelte, Neurodermitis 421
- intestinale 176–181
- vom Soforttyp 176
- vegetarische Kostformen 508

All-in-one-Lösungen 493
Alpha-Typ, Alkoholkonsumenten 72
Alter
- Diabetes mellitus, Chrommangel 60
- Ernährung **118–124**
- Ernährungsstatus 122
- Helicobacter-pylori-Infektion 123
- Homocysteinkonzentration 123
- Hungergefühl 122
- Infarktanfälligkeit 123
- Körpermasse, fettfreie 124
- Krafttraining 124
- Mangelernährung 121–122
- Mikronährstoffe, Versorgung 123
- Präbiotika 121
- Sättigungsgefühl 122
- Sarkopenie 124
- Schwäche 119
- Vitamin-Blutwerte 122
- Vitamin-D-Synthese 123
- Vitaminmangel 123
- Zinkmangel 124
- ZNS-Schäden 120

alternative Kostformen 516–533
- Zucker 108

alternative Methoden 517
Alterung, Repair-/Schutz-Mechanismen 119
Alterungstheorien 119
- Radikale, freie 119
- Stress, oxidativer 120
- Zink 121

Aluminium 68–69
- Alzheimer-Demenz 408
- Resorption, Silicium 67, 69

Alzheimer-Demenz 120, **407**
- Aluminium 408
- Amyloidbildung 407
- Vitamin C/E 408

Amenorrhö
- Bulimia nervosa 276
- Unterernährung 440

American Paradox 265
Ames-Test 49
Amine
- biogene 537
- – Lebensmittelallergie 180
- heterozyklische, Lactobazillen 115
- Karzinogenese 448

β-Aminoisobuttersäure 31
α-Aminosäure 27
Aminosäureabbau 28
Aminosäureimbalance, Leberzirrhose 226
Aminosäurelösungen, Leberzirrhose 574
Aminosäuren 27
- Abbauprodukte, Vergiftungserscheinungen 187
- Desaminierung, Ammoniak 215
- Energiegewinnung 493
- Enzephalopathie, hepatische 227
- Ernährung, parenterale 492–493
- essentielle 27
- – Bedarf 29
- – Ernährung, parenterale 492
- – Nierenversagen, akutes 350
- – Verlustrate 29
- Formeldiäten, niedermolekulare 486
- glucoplastische 7
- Kollagen-Hydrolysate 389
- limitierende 29
- Maisprotein 507
- nicht essentielle 27
- Niereninsuffizienz, chronische 352
- Proteine, pflanzliche 511
- Resorption 487
- Resorptionsmechanismen 27
- schwefelhaltige, Abbau 53
- – Colitis ulcerosa 198
- – Osteoporose 382
- Sprue, einheimische 169
- verzweigtkettige, Ahornsirupkrankheit 334

Aminosalizylsäure (5-ASA), Colitis ulcerosa 200
Ammoniak 219
- Aminosäuren, Desaminierung 215
- Ballaststoffe 89
- Elimination 215
- Glutamin 27
- Helicobacter-pylori-Infektion 80
- Kolonkarzinom 463
- Leberzirrhose 219

Ammoniumchlorid, Nitrosaminbildung, Hemmung 449
Amygdalin 49
- Krebsdiäten 528

α-Amylase 6, 202
- Resistenz 82
- Speicher 138

α-Amylase-Hemmer, Ballaststoffe 288
Amyloidbildung, Alzheimer-Demenz 407
Amyloidose 152
Amylopektine 6
Amylose 6
Amylose-Amylopektin-Verhältnis 6

Anämie
- hyperchrome, Folsäuremangel 42
- hypochrome, Vitamin-A-Mangel 35
- perniziöse, Ballaststoffverzehr 86
- - nach Magenoperation 139
- - Vitamin-B_{12}-Mangel 41
- Sprue, einheimische 168
Anaerobier, Dickdarm 81
Analfissur 198
Analgetika
- Niacinmangel 40
- Vitamin-B-Dosen, hohe 47–48
Anastomose, pouch-anale 200
Anastomoseninsuffizienz 499
Anazidität 79
- Restmagen 145
Angina
- abdominalis 152
- pectoris, Vitamin-E-Überdosierung 45
Angiopathie, diabetische 282
Angiotensin II 52
Anisakiasis 148
Anismus 188
Anlaufschmerz, Arthrose 389
Anorexia athletica 276
Anorexia nervosa 274–275
- Ernährung, enterale 484
- Osteoporose 385
- Selenmangel 68
- Unterernährung 440
Anorexie
- idiopathische, senile 122
- Leberzirrhose 221, 225, 573
- Mukoviszidose 400
Anstrengungsasthma 399
Anthocyane 51
Anthroposophen, Ernährungskonzept 517
anthroposophische Messungen 480
Antibiotika
- Fleisch 109
- Resistenz, Lebensmittel, gentechnisch veränderte 549
- Vitamin-K-Mangel 38
Antidiabetika, orale, Diabetes mellitus 286, 297, 581
antidiuretisches Hormon s. ADH
Anti-Endomysium-Antikörper, Sprue, einheimische 168
Antigen-Antikörper-Reaktion
- Sprue, einheimische 168
- Urtikaria 425
Anti-Gliadin-Antikörper, Sprue, einheimische 168
Antikoagulanzien(behandlung)
- Formeldiät 488
- Osteoporose 383
- Vitamin E 37
- Vitamin K 38
Antikörperaffinität 484
Antikörperbildung, Probiotika 114
Antikörpernachweis, Lebensmittelallergie 177
Antikörpersekretion 484
Antioxidanzien 324
- Alzheimer-Demenz 407
- Arteriosklerose 319–323
- β-Carotin 34
- Crohn-Krankheit 161
- Defizit 349
- - Oxycholesterin 315
- Diabetes mellitus 296–297
- Ernährung, mediterrane 470
- - parenterale 494
- Herzinsuffizienz 375
- Hyperlipoproteinämie 590, 592
- Katarakt 429
- Knochenmarktransplantation 502
- Kolonkarzinomprävalenz 459
- Langerhans-Inseln 296
- LDL-Cholesterin 305, 319
- Lungenerkrankungen 396
- Magenkarzinom 457
- Makuladegeneration 430
- Melatonin 120
- Mikronährstoffe, Karzinogenese 451–452
- Mukoviszidose 400
- Organtransplantation 502
- Ovarialkarzinom 467
- Pankreatitis, tropische 207
- Pflanzenstoffe, sekundäre 47
- rheumatische Erkrankungen 387
- Schokolade 51
- Selen 67
- Taurin 29
- Vitamin C 43
- Vitamin E 37
- Zufuhrempfehlungen 516
Antiphlogistika, nichtsteroidale, Lebensmittelallergie 179
Antipilzdiät 196
- Psoriasis 424
antithrombotische Wirkung, Vitamin E 37
Anurie
- Nierenversagen, akutes 349
- Pankreatitis 204
Apfel-Kontakturtikaria-Syndrom 178
Apfelmost, Alkohole 74
Apfelsaft, Patulin 539
Apfeltyp, Adipositas 255
Apigenin 322
Aplona®, Enteritis, akute 562
Apo-E-Rezeptoren 301
Apolipoprotein E, Herzinfarkt 327
Apolipoproteine 300–301
- Adipositas 255
- Herzinfarkt 327
- vegetarische Ernährung 511
apoplektischer Insult 408–410
- Ernährung, enterale 484
- Fischverzehr 313
- Hypertonie 363
Appendizitis
- akute 201
- Ballaststoffverzehr 86
Appetit 414–416
Appetitlosigkeit 146
- Vitamin-A-Intoxikation 44
Appetitsteigerung, Psychopharmaka 252
Appetitstörungen, Adipositas 251
Appetitzügler
- Adipositas 270–271
- Serotonin 415
Arabinose, Pektine 83
Arabinoxylane 83
Arachidonsäure 21
- Eicosanoide, proinflammatorische 164
- Energiezufuhr, mangelnde 121
- Fasten 386
- Psoriasis 422
- rheumatische Erkrankungen 386
- Schwangerschaft/Stillzeit 11
Arbeitsgruppe Rohkost 511
Arginin 7, 27
- Arteriosklerose 326
- Ernährung, künstliche 485
- - parenterale 493
- Formeldiäten 486
- Immunkompetenz 485
- Niereninsuffizienz, chronische 351
- Stickstoffmonoxid 326
Arrhythmien, Magnesiummangel 57
Arsen, Trinkwasser 54
Arteriosklerose 104, **299–330**
- Adipositas 257
- Alkohol 323–325
- Alter 121
- Antioxidanzien 319–323
- Ascorbinsäure 326
- Ballaststoffe 318–319
- Blei 319
- β-Carotin 320–322
- Cholesterin 24, 305
- Eicosanoide 22
- Eicosapentaensäure 310
- endotheliale Dysfunktion 304
- fettarme Ernährung 318
- Herzinfarkt 304–330
- Homocystinurie 325
- Hyperchromocystinämie 325
- Hypertriglyzeridämie 318
- Kalzium, Trinkwasser 319
- Knoblauchextrakte 323
- Koffein 325
- L-Arginin 326
- LDL 305, 308
- LDL-Rezeptoren 319
- Lecithin 326
- Linolsäure 330
- Lycopin 320
- Magnesium 57
- mediterrane Diät 318
- Mikroangiopathie, diabetische 581
- Milchbar 326
- Mortalität 323
- nephrotisches Syndrom 347
- nichtnutritive Wirkstoffe 322
- NO 304
- non-nutrient compounds 322
- Omega-3-Fettsäuren 310, 321, 592
- Omega-6-Fettsäuren 321
- Oxi-LDL 305
- Pflanzeninhaltsstoffe, sekundäre 322
- Plasmahomocysteinkonzentration 43
- Posttransplantationshyperlipidämie 503
- Prophylaxe 589–592
- Radikale, freie 62
- Radikalfänger 320
- Schaumzellen 319
- schwarzer Tee 325
- Thrombozytenaggregation 310
- α-Tocopherol 321
- trans-Fettsäuren 314
- Vitamin C/E 321–322
Arthritis urica 330–333
Arthrose 388–390
- Körpergewicht 388
- Kollagen-Hydrolysate 388–390
- Lebensmittel, verschlimmernde 385–386

Arylsäureverbindungen 544
Ascorbinsäure s. Vitamin C
Asparaginsäure 7
Aspartam 292, 585, 588
- Eigenschaften 293
- hyperkinetisches Syndrom 413
- Migräne 404
- Süßkraft 587
Aspergillus flavus
- Leberzirrhose 218
- Ochratoxine 538
Aspiration, Diäten, bilanzierte 487
Asthma bronchiale 398–399
- β-Carotin 399
Astronautenkost 164
Aszites 597–600
- Flüssigkeitsrestriktion 228
- Herzinsuffizienz 374
- Körpergewicht 228
- Leberzirrhose 218–219, 227–228
- natriumarme Kost 575
- Organtransplantation 501
Atemminutenvolumen, Kohlenhydratzufuhr 492
Atemmuskulatur, Fettinfiltrationen 397
Atemwege, Erkrankungen, entzündliche 396
Atherogenese
- LDL-Rezeptor 302
- Scavenger-Rezeptor 302
Atkins-Diät 264
atriales natriuretisches Peptid 52
atrophische Veränderungen, Eisenmangel 61
Augenerkrankungen 429–431
Ausatmungsluft
- Analyse 129
- Wasserstoff 129–130
Ausschlussdiät, Darmerkrankungen, chronisch-entzündliche 166–167
Außenseiterdiäten 516–533
- Adipositas 269
Autismus, medizinischer 518
Autobrewery Syndrome 195
Autodigestion, Pankreatitis, akute 203
Autoimmunerkrankungen, Ballaststoffverzehr 86
Autoimmungastritis 140
Avidin 41
Axerophthol 32–35
A-Zellen, Langerhans-Inseln 8
Azidität, Magen 138
Azidose 53, 346
- latente 54
- metabolische 54
- Nulldiät 261
- Phosphatmangel 59
Azoreduktase 115–116

B

Backwaren
- Fettsäuremuster 108
- Lactoseintoleranz 565
Bacteroides 78
Bad Reichenhaller Jodsalz 65
Bäckerhefe, Crohn-Krankheit 167
Bäckerkaries 434
Bagasse, Cholesterinspiegel 90
Bakteriämie, Ernährung, enterale 488
bakterielle Degradation, Kolonkarzinom 463
bakterielle Infekte, Probiotika 115
bakterielle Kontamination, Ernährung, enterale 487
bakterieller Abbau, Ballaststoffe 88
Bakterien
- Dickdarm 187
- probiotische 500
bakteriostatische/bakterizide Substanzen, Mikroflora 81
Bakteriozine 113
Ballaststoffe 5–6, **82–94**, 133, 202, 234
- Abbau, Dickdarmflora 186
- Adipositas 266–268, 577
- Ammoniak 89
- Anteil in Lebensmitteln 569
- Arterioskleroserisiko 318–319
- Aufnahme, mittlere, tägliche 527
- Ausnutzungsstörung 92
- bakterieller Abbau 88
- big eight 569
- Cholesterin-Gallensalz-Relation 234
- Cholesterinspiegel 90
- Cholesterinstoffwechsel 89
- Crohn-Krankheit 159, 162
- Darmerkrankungen, chronisch-entzündliche 166
- Diabetes mellitus 287–288, 297, 580
- Diäten, bilanzierte 484
- Eisenresorption 93
- Eiweißausnutzung 92
- Energiedichte 90
- Ernährung, mediterrane 470
- Galaktosekonzentration 92
- Gallensäurestoffwechsel 89
- Gallensteine 233
- gastroenteropankreatische Hormone 288
- Glucosekonzentration 92
- - postprandiale 287
- glykämischer Index 288
- Herzinfarkt 307
- Hyperlipoproteinämie 590–591
- Indikation 555
- Kalziumausnutzung 58
- Karzinogenese 89
- Kindesalter 86
- Kohlenhydrate 82
- Kolon, irritables 193, 568–569
- Kolondivertikulose 197, 513
- Kolondruck, intraluminärer 88
- Kolonkarzinom 459–462
- Kolonmotilität 86–88
- Kolonpassagezeit 461
- Lebensmittel 107, 569
- Lebensmittelverarbeitung 84
- Leberzirrhose 226
- Leguminosen 288
- leicht fermentierbare 318
- Leistungsfähigkeit, zerebrale 414
- Lignin 82
- Magenfüllung 267
- Mineralstoffausnutzung 93
- Nichtvegetarier 512
- Obstipation 86, 189–190, 568–569
- Ösophaguskarzinom 456
- Pneumatosis cystoides intestinalis 195
- Sättigungsgefühl 267
- Serumcholesterin 25, 90–91
- Steatorrhö 92
- Stickstoff 89
- Stuhlgewicht 86–88
- Stuhlvolumen 190
- Transitzeit, intestinale 86–88
- Tumorentstehung 470
- Ulkuskrankheit 141
- Vegetarier 512
- vegetarische Ernährung 513
- Verdauung, Methan 186
- Vollkorngetreideprodukte 87
- Wasserbindungsvermögen 267
- wasserlösliche 83, 90–91, 141
- wasserunlösliche 83
- Weißmehlprodukte 84
- Zucker, Resorption 92
- Zufuhr, tägliche 84–85, 94
ballaststoffreduzierte Kost 133, 555
Ballaststoffverzehr, Gallensäureausscheidung 91
Bananen
- Darmerkrankungen, chronisch-entzündliche 167
- Mixgetränk 560
Barbecue-Syndrom 135
Barrett-Ösophagus, Refluxösophagitis 135
basal metabolic rate (BMR) 4
Basaliome 419
Basalsekretion, Duodenalgeschwüre 142
Basenbildner, Rohkost 532
Basennahrung 523
Basenüberschuss, Osteoporose 382
Basis-Bolus-Konzept/-Injektion, Insulintherapie 298, 581, 583–584
Basisdiäten 518
- gastroenterologische 131
Bauchspeicheldrüsenerkrankungen 570–573
bayerisches Vollsalz, Jodgehalt 65
BE s. Broteinheit
Beifußpollenallergiker 178
Beikost, Lebensmittelallergie 179
Belastungsschmerz, Arthrose 389
Benzpyren 448
Bestrahlung
- Glutamin 495
- Lebensmittel 545–546
Betacyan, Rote-Beete-Saft 525
Beta-Typ, Alkoholkonsumenten 72
BE-Verteilung, Diabetes mellitus 583
Bewegungsarmut, Adipositas 251
Bewegungsschmerz, Arthrose 389
Bewusstseinsstörungen, Ernährung, enterale 484
BIA s. bioelektrische Impedanzanalyse
Bicarbonat 202
- Pankreasinsuffizienz, exokrine 206
Bicarbonat-Phosphat-Puffer 53
Bierkonsum, Rektumkarzinom 464
Bifidobakterien 78, **112**
- Oligofructose 83, 117
Bifidumfaktor 117
Biguanide, Diabetes mellitus 297
bilanzierte Diäten, Dumping-Syndrom 559
Bilirubin, Gallenflüssigkeit 216
Bilirubin-Cholesterin-Kristalle, Ernährung, parenterale 493
Billroth-Operation 145–146

binge eating disorder 276
bioelektrische Impedanzanalyse (BIA) 480–481
- Leberzirrhose 225
Bioflavonoide 49
biogene Amine 115, 180, 537
Bioläden 519
Biotin(mangel) 41
Biphenyle, polychlorierte 536, 540
Birkenpollen 178
Birnen
- faule, Patulin 539
- Kohlenhydrate 525
Birnenmost, Alkohole 74
Birnentyp, Adipositas 255
Blähungen s. Flatulenz
Blattgemüse
- Benzpyren 448
- radioaktive Isotope 545
- Vitamin K 39
Blattschösslinge, Schnitzer-Kost 522
blausäurehaltige Glykoside 537
Blausäurekonzentrationen, Leinsamenbrot 191
Blei 536, **541–542**
- Arteriosklerose 319
- Speisekleie 94
- Trinkwasser 54
Blind-loop-Syndrom 152, **181**
- Crohn-Krankheit 161
blocking agents 453
Blutdruckregulation, Magnesiummangel 57
Blutdruckwerte, vegetarische Ernährung 512
Bluteiweißfraktion, Ernährung, parenterale 493
Blutgerinnung, Vitamin K 38
Blutglucose 284
- Diabetes mellitus 277, 284, 287, 298, 578
- Insulin 7
- Pankreatitis 204
- Postaggressionsstoffwechsel 496
- Selbstkontrolle 284
- Spät-Dumping 146
- Steigerung 8
- Süßstoffe 294
- Ulkuskrankheit 559
- Zuckeraustauschstoffe 292
Blutgruppendiät 532
Blut-Hirn-Schranke, Tryptophan 415
Bluthochdruck s. Hypertonie
Blutplasma
- Ernährung, parenterale 493
- Osmolalität 53
Blutselenwerte 68
Blutungen, cholämische 38
Blutverluste, Selenmangel 68
Blutzuckerkonzentration s. Blutglucose
BMI (Body-Mass-Index) 245, 480
- Diabetes mellitus 580
- Jungen/Mädchen 246
- Leberzirrhose 225
BMR (basal metabolic rate) 4
Body Mass Index s. BMI
Bohnen, Ballaststoffe, wasserlösliche 90
Bramin-hepa® 575
brauner Reis 520
Breitbandantibiotika, Intestinalflora 195
Brennwerte 4
- Zuckeraustauschstoffe 586
Brenztraubensäure 7, 9, 18
Broca-Formel/-Index 247, 480
Bronchialkarzinom 468–471
- β-Carotin 47
- Gemüseverzehr 469
Bronchitis, chronische, Ernährung, enterale 484
Brot
- Lactoseintoleranz 565
- Phosphat 59
- phytinreiches, Zinkmangel 94
Broteinheit (BE)
- Diabetes mellitus 294
- Insulinbedarf 298
Bruker-Vollwertkost 531
BSE (bovine spongiforme Encephalopathie) 109, 154
Bulbärparalyse, Ernährung, enterale 484
Bulimia nervosa 275–276
- Karies 276, 435
- Selenmangel 68
bulimic dental disease 276
bulimischer Typ, Anorexia nervosa 274
Buttersäure/Butyrat 6, 202
- Kohlenhydratfermentation 88–89
- β-Oxidation 18

C

Cadmium **541–542**
- Speisekleie 94
- Trinkwasser 54
- Zigarettenrauch 542
Cäsium 545
CAGE-Test, Alkoholabhängigkeit 73
Calciumoxalat s. Kalziumoxalat
Campesterin/Campesterol 26
Candida albicans 9, 195–196
- chronic fatigue syndrome 413
- Neurodermitis 421
- Psoriasis 422
- Stuhl 196
Candida hypersensitivity syndrome 195–196
Caprenin 19
Caprinsäure s. Kaprinsäure
Capronsäure, β-Oxidation 18
α,β-Capronsäure, β-Oxidation 18
Capsaicin, Magenschleimhautprotektion 141
γ-Carboxyl-Glutaminsäure, Vitamin K 383
Carnitin **23**
- Ernährung, parenterale 491
- Lipoproteinstoffwechsel 23
- Mangel 23
Carotene 49
α-Carotin 49, 452
- Lungenerkrankungen 396
β-Carotin/Carotinoide 33–34, **49–51**, 104
- Alkoholabusus 455
- Alzheimer-Demenz 407
- Arteriosklerose 320–322
- Asthma bronchiale 399
- Bioverfügbarkeit 34
- Bronchialkarzinom 469
- Chylomikronen 50
- Hyperlipoproteinämie 590, 592
- Immunmodulation 452
- karzinoprotektiver Effekt 49
- Katarakt 429
- Leistungsfähigkeit, zerebrale 414
- Lungenerkrankungen 396
- Makuladegeneration 430
- Mammakarzinom 467
- Mizellen 50
- Mukoviszidose 211–212, 400
- Mundschleimhaut, Leukoplakie 452
- Nitritaufnahme 449
- Ösophaguskarzinom 137
- Ornithin-Decarboxylase-Aktivität 457
- Ovarialkarzinom 467
- Plasmaspiegel, präventiver 47
- Polyvitaminpräparate 50
- Prostatakarzinom 468
- protektiver Effekt 452
- Provitamin-A-Eigenschaften 49
- Resorption 50
- Stuhlfettausscheidung 33
- Tumorprophylaxe 449, 451
- vegetarische Ernährung 513
- Zervixdysplasien 452
- Zervixkarzinom 467
- Zigarettenrauch 47, 321
Carrageen
- Crohn-Krankheit 160
- Kleie 92
Carvon 52
Casein, Karies 435
Cashing-Beck-Krankheit, Selenmangel 67
β-Casomorphine 29
Cassavafrucht, Pankreatitis, tropische 206
Catechine 51
^{13}C-Atemtest 153
C18-cis/trans-Fettsäure 12
CCK-PZ (Cholecystokinin-Pankreozymin) 202
CDT (kohlenhydratdefizientes Transferrin), Alkoholabhängigkeit 73
Cerealien, Makrobiotik 521
ceres-mct-Diätmargarine/-Speiseöl 561
Chemikaliensensibilität, multiple 546
chemisch-definierte Formeldiäten 133
Chemoprävention, Pflanzenstoffe, sekundäre 104, 453
Chenodesoxycholsäure, Gallensteine 234
Child-Pugh-Klassifikation, Lebererkrankungen 225
China-Restaurant-Syndrom 404
Chlorid, Hypertonie 366
cholämische Blutungen 38
Cholangitis 235
Cholecalciferol 35
Cholecystokinin, Ernährung, parenterale 495
Cholecystokinin-Pankreozymin s. CCK-PZ
Cholelithiasis, Lebensmittelintoleranz 129
Cholestasen, Ernährung, parenterale 494
Cholesterin **24–27**, 215, 299–300
- Adipositas 257
- Arteriosklerose 305

- Aufnahme, tägliche, mittlere 24
- Ausgangskonzentration 314
- Ballaststoffe 89–90
- Depression 329
- Diabetes mellitus 580
- enterohepatischer Kreislauf 24
- erhöhtes, LDL-Konzentration 305
- exogenes 25
- Fettemulsion, Ernährung, parenterale 491
- Fettverzehr 305
- Fleisch-/Wurstverzehr 316
- Gallenflüssigkeit 216
- Gallensteine 233
- Gehalt in Lebensmittel 591
- Gehalt in Lebensmitteln 590
- Glucosetoleranz, gestörte 305
- Hypercholesterinämie 314
- koronare Herzerkrankung 299
- LDL-Partikel 301
- Leistungsfähigkeit, zerebrale 414
- Linksherzhypertrophie 305
- Omega-6-Fettsäuren 26
- Phytosterine 26
- Phytosterinester 27
- Rauchen 305
- Resorption 24
- Stoffwechselweg 302
- Strukturformel 26
- Synthese 8, 24
- Transport, zentripetaler 302
- vegetarische Ernährung 511–512
- Zufuhr, hohe 302

Cholesterin-Gallensalz-Relation, Ballaststoffe 234
Cholesteringallensteine
- Ballaststoffe 86
- Leguminosen 234
- vegetarische Ernährung 514

Cholesterinoxidationsprodukte (COPS) 315
Cholesterin-Sättigungsindex, Weizenkleie 234
Cholestyramin, Gallensäureausscheidung 91
Cholezystektomie, Gallensteine 235
Cholezystitis 235
chologene Diarrhö 174–175
Chondrozyten, Knorpel 388
Chrom **66**
- Altersdiabetes 60
- Diabetes mellitus 296
- Insulin 66
- Mangel 66
- Trinkwasser 54

chronic fatigue syndrome 413
Chylomikronämie 592
Chylomikronen **16–17**, 24, 301
- Carotinoide 50
- MCT 213
- Vitamine, fettlösliche 106

Chylothorax/Chylurie, MCT 213
Chymosin 139
Chymotrypsin 203
Chymus, Verweildauer im Magen 137
Citrin 447
Clavinalkaloide, Mutterkorn 538
Clearance-Gesetz, nephrotisches Syndrom 348
Clostridium
- difficile, Sondenernährung, enterale 488
- perfringens 79

Cobalamin s. Vitamin B_{12}
Coenzym Q_{10} 48
- Herzinsuffizienz 375

Coenzyme 31
Coffein s. Koffein
Cokarzinogene 461
Colagetränke, Phosphatgehalt 59
Colitis ulcerosa **198–200**, 499, 568
- Ballaststoffe 86
- Ernährung, künstliche 163
- Fisch-, Nachtkerzen- bzw. Olivenöl 165
- Probiotika 115
- Sulfatreduktion 81, 186
- Vitamin K 38
- Zinkmangel 65

Colitis-Diät, Crohn-Krankheit 162
Colon irritabile s. Reizdarm
Coma s. Koma
conditionally essential aminoacids 27
conditionally essential nutrient 29
conjugated linoleic acids (CLA) 12
Connexine 49
COPD (chronic obstructive pulmonary disease) 397–398
CO_2-Produktion, Lungenerkrankungen, chronisch-obstruktive 398
COPS (Cholesterinoxidationsprodukte) 315
Corticosteroide
- Crohn-Krankheit 164–165
- Immunsuppression 502

Cortisol/Cortison
- Blutzuckersteigerung 8
- Gluconeogenese 7

Coxarthrose 389
craving 73
Crohn-Krankheit 152, 159–167, 499, 568
- Bäckerhefe 167
- Ballaststoffverzehr 86
- Corticosteroide 164–165
- Ernährung, künstliche 163
- Folsäuremangel 42
- Formeldiät 487
- Probiotika 115
- Vitamin K 38
- Wachstumsstörungen 163
- Zinkmangel 65

Cronkhite-Canada-Syndrom 181
crude fiber 84
β-Cryptoxanthin 34, 49
β-Cryptoxidanzien 452
Cumarine
- antikarzinogene Bedeutung 452
- Vitamin K 39

Cyanide, Trinkwasser 54
Cyanwasserstoff, Leinsamenbrot 191
Cyclamat 292–293, 585, 588
- Süßkraft 587

Cyclooxygenase **21–22**
- Hemmung 452
- rheumatische Erkrankungen 387

Cystathionin 43
Cystathionin-β-Synthetase 43
Cystathioninurie, Vitamin-B_6-Hypervitaminose 45
Cystein 7, 27
- Ernährung, parenterale 492
- Knorpel 388

Cystin, Osteoporose 382
Cytokine 114, 475
- AIDS 158
- COPD 397
- Herzinsuffizienz 375
- Mukoviszidose 400
- Tumorkranke 477

Cytotoxine, Helicobacter-pylori-Infektion 80

D

D-A-CH-Referenzwerte 4, 103
- Fettaufnahme 10
- Nährstoffzufuhr 28
- Zucker 107

Darm
- Keime, methanproduzierende 186
- Neugeborene 78
- Pilzfehlbesiedelung 195

Darmdialyse, saure, Leberzirrhose 226
Darmerkrankungen
- chronisch-entzündliche 115, 164–167, 499
- - Astronautenkost 164
- - Ballaststoffe 166
- - Diäten 164, 166–167
- - Ernährung, enterale 484
- - Knochendichte 162
- funktionelle, Probiotika 116
- Kohlenhydrate, raffinierte 166
- Probiotika 115

Darmflora 38
- Anteil, anaerober 187
- Crohn-Krankheit 160–161
- Leberzirrhose 226
- Mischkost 79

Darmfunktion, Ernährung, parenterale 494–495
Darmlumen, Druck, osmotischer 190
Darmmukosa
- Barrierefunktion 201–202, 488
- Nukleotidbedarf 485
- Stoffwechsel, Glutamin 165
- Translokation 201–202

Darmresektion, D(-)-Milchsäure 525
DASH-Diät, Hypertonie 369
DDT 536
Defäkationsreiz 189
Dehydratation, Enteritis, akute 562
7α-Dehydroxylase 116
Dekubitus, Mangelernährung 124
Delta-Typ, Alkoholkonsumenten 72
Demenz
- senile, Ernährung, enterale, künstliche 484
- vaskuläre 410

De-novo-Synthese, Fettsäuren 7
Dentalfluorose 433
Depotfett
- Adipositas 258
- Energiereserve 18
- Leptinspiegel 249
- Mobilisierung 18

Depressionen 414–416
- Cholesterinwerte 329
- Fructose-Sorbit-Malabsorption 415
- Omega-3/6-Fettsäuren 416
- Serotonin/Tryptophan 414
- Süßhunger 415
- Thiaminmangel 31

Dermatitis
- atopische 420–422
- - Lebensmittelallergie 179
- Biotinmangel 41
- herpetiformis Duhring 424
- - Sprue, einheimische 170
Dermatosen 152
δ-6-Desaturase-Mangel, Neurodermitis 420
designer foods 49, 453
Designerlipide 19
Desoxynivalenol 538–539
Desoxyribonuklease 202
Desoxyribonukleinsäuren (DNS) 30
Deutsche Arbeitsgemeinschaft für Klinische Ernährung und Diätetik 131
Deutsche Gesellschaft für Ernährungsmedizin 131
Deutsche Ileostomie-Colostomie-Urostomie-Vereinigung (ILCO) 200
Deutsche Multiple Sklerose-Gesellschaft 404
Diabetes insipidus 345
- Selenmangel 68
Diabetes mellitus 152, 277–299, 578–589
- Adipositas 257, 280, 285, 579
- Alkohol(abusus) 76, 296, 581, 588
- alkoholfreie Getränke 588
- Alter 121
- Antidiabetika, orale 297, 581
- Antioxidanzien 296–297
- apoplektischer Insult 408
- Ballaststoffe 86, 287–288, 297
- Basis-Bolus-Injektion 583–584
- BE 294, 583
- Biguanide 297
- Blutglucose 298, 578
- BMI 580
- Chrom 296
- Diät 287, 583, 585
- Down-/Up-Regulation 279
- Dünndarmfunktion 283
- Einstellung 581–584
- Energiebedarf 285, 579
- Fette 286, 289, 294–295, 580
- Fettleber 228
- fettreiche Lebensmittel 291
- Fettsäuren, einfach ungesättigte 295
- Fischöl 295
- Fremdinsulin 297
- Fructose 585
- Glinide/Glitazone 297
- Glucoseresorption 297
- Glucosetoleranztest, oraler 284
- α-Glucosidasehemmer 297, 581
- Glucosurie 278
- glykämischer Index 578
- Guar 297
- Harnzucker 298–299
- Haushaltszucker 108
- HbA_1 298
- HDL-Cholesterin 286
- HIV-Infektion 158
- Hyperinsulinämie 279
- Hyperlipoproteinämie 284, 302
- Hypertriglyzeridämie 306, 592
- Hypoglykämie 281
- Hypoinsulinämie 279
- Insulinmangel 284
- Insulinresistenz 284
- Insulintherapie 287, 298, 581, 583–584
- Kaffeekonsum 278
- Kochsalz 581
- Körpergewichtsreduktion 285
- Kohlenhydrate 8, 127, 286–287, 289, 580, 582
- Komplikationen 281–284
- Kuhmilchproteine 278
- Lastabstimmung 290
- Lebensmittel 292
- - brennwert-/nährstoffverminderte 585
- - industriell hergestellte 584–585
- Magenentleerungsverzögerung 283
- metabolisches Syndrom 271
- Multiinfarkt-Demenz 410
- Nährstoffbedarf 285, 582
- Nephropathie 348–349
- Niereninsuffizienz 295
- Obstipation 283
- Omega-3-Fettsäuren 286, 295
- oxidativer Stress 296
- Pankreasinsuffizienz 572
- pankreatogener 206, 209
- Plasmaproteine, glykosylierte 299
- Polydipsie/Polyurie 278
- Proteine 286, 295, 580
- Pumpentherapie 583–584
- Saccharose 290
- Schulungsteam 584
- Schwangerschaft 298, 441–442
- Sprue, einheimische 168
- Süßstoffe/Süßungsmittel 292, 585–588
- Sulfonylharnstoff 287, 297
- Tagesspeiseplan 584
- Typ 1 277, **278–279**, 284
- Typ 2 277, **279–281**, 284
- Vitamin E 296
- Zuckeraustauschstoffe 291, 585–586
- Zuckerverbot 580
Diabetes mellius 277
diabetischer Fuß 283
Diät
- Adipositas 268
- bilanzierte 482
- - Adipositas 577
- chlorfreie, Ulkuskrankheit 143
- Diabetes mellitus 583
- Dumpingsyndrom 147
- energiedefinierte 553
- energiereduzierte 529–531
- fettreduzierte 556
- gastroenterologische 131
- Herzinfarkt 327
- Hypercholesterinämie/-triglyzeridämie 308
- Malassimilation 133
- MCT-haltige 16, 487
- Nährstoffe, extreme 263
- natriumarme, Aszites 227
- nickelarme 181
- vollständig-bilanzierte 482, 484
Dialdrin 539
Dialysebehandlung, Ernährungstherapie 596
Dialysediät, Niereninsuffizienz 595
Dialysepatienten
- Natriumzufuhr 357
- Selenmangel 68
Diarrhö
- AIDS 157
- Antibiotika-assoziierte 155
- - Lactobazillen 115
- β-Casomorphine 29
- chologene 174–175, 182–185, 564
- - Dünndarmresektion 183
- - MCT 213
- - Oxalsäure 175
- - pouch-anale Anastomose 174
- Ernährung, enterale 487
- Fettsäuren, kurzkettige 488
- Lactasemangel 151, 172
- medikamentös induzierte 488
- osmotische, Neurodermitis 421
- Reizdarmsyndrom 193
- Rotaviren 195
- Selenmangel 68
- Sondenernährung, enterale 488
- Strahlenenteritis/-kolitis 156
Dibenzodioxine, polychlorierte (PCD) 540
Dibenzofurane, polychlorierte 540
Dichlordiphenyltrichlorethan (DDT) 536, 539
Dickdarm s. Kolon
dietary fiber **82–94**
Dietary Guidelines for Americans 109
Dihomo-γ-Linolensäuren, rheumatische Erkrankungen 387
Dihydrochalcon 292
1,25-Dihydroxycholecalciferol 36
- Osteoporose 384
1,25-Dihydroxy-Vitamin D, Rezeptoren, Mammakarzinom 528
Dioxine 540–541
Disaccharidalkohole, Süßkraft 586
Disaccharidasen 7, 149–150
- Dünndarm 149–150
- Enterozyten 486
- Ernährung, parenterale 494
- Mangel 152
- Milchzucker-Resorptionstest 152
Disaccharide
- Hydrolyse 7
- Spaltung 150
Diterpene, Kaffee, nicht gefilterter 325
Diuresesteigerung, Ernährung, parenterale 491
Divertikel
- Kolon 196–197
- Perforation 197
Divertikulitis 197
Divertikulose, Ballaststoffverzehr 86
DLW-Methode 4
D(-)-Milchsäure 524
- Darmresektion 525
DNA-Repariermechanismen
- Kolonkarzinom 463
- Tumorentstehung 444
DNS 30
Docosahexaensäure (DHA) 10
- Herzrhythmusstörungen 375
- Schwangerschaft/Stillzeit 11
Dopaminmangel, Parkinson-Syndrom 406
Doppelblindexposition, Lebensmittelallergie 177
Down-Regulation, Diabetes mellitus, Typ 2 279

Down-Syndrom, Sprue, einheimische 168
Druck
- hydrostatischer 373
- intrakolischer, Stuhlvolumen 190
- kolloidosmotischer 373
- osmotischer, Darmlumen 190
- - Natrium 56
Druckgeschwüre 124
DTA(duldbare tägliche Aufnahme)-Werte 536
- Zusatzstoffe 536
Dünndarmdivertikel 152
Dünndarmerkrankungen 148–185, 561–570
- Pathophysiologie 152
Dünndarm(mukosa)
- Biopsie 153
- Discaccharidasen 150
- Eisentransport 61
- GALT 148
- Glutamin 485
- IgA, sekretorische 148
- Lactasepersistenz 151
- Lipasen 151
- Mikroflora 81
- Mukosablock 148
- Nährstoffresorption 151
- Peptidasen 151
- Resorptionsfläche 148
- Resorptionsstörung 152
- Wachstumsfaktoren 149
Dünndarmresektion 152, 182–185
Dünndarmschädigung, Getreideeiweiße 167
Dünndarmtransplantation, Kurzdarmresektion 185
Düra-Vollsalz, Jodgehalt 65
duldbare tägliche Aufnahme s. DTA
Dumping-Syndrom 146, 487, 559
- Diäten 147
- - bilanzierte 559
- Ernährungstherapie 147
- Mangelernährung 559
- Mixgetränke 560
- Sondenernährung 487
Duodenalgeschwüre
- Basalsekretion 142
- Hyperazidität 142
Durchblutungsstörungen, periphere/zerebrale, Ballaststoffverzehr 86
Durchliegegeschwüre 124
Dursttage, periodische, Schroth-Kur 530
Dysbakterie/Dysbiose, Darmtrakt 81
Dyschezie 188
Dysmenorrhö 441
Dyspepsie, funktionelle/nichtulzeröse 139–140
Dysphagie **134**
- apoplektischer Insult 410
- Ösophaguskarzinom 137
Dyspnoe, Herzinsuffizienz 374

E

E 420 s. Sorbit
E 421 s. Mannit
E 950 s. Acesulfam-K
E 951 s. Aspartam
E 952 s. Cyclamat
E 953 s. Isomalt
E 954 s. Saccharin
E 957 s. Thaumatin
E 959 s. Neohesperidin DC
E 965 s. Maltit
E 966 s. Lactit
E 967 s. Xylit
ECP (European Organisation for Cooperation in Cancer Prevention) 469
EEG (Elektroenzephalographie), Enzephalopathie, hepatische 220
Eicosanoide 21–23
- Fasten 386
- Kolonkarzinom 461
- Linolsäure 527
- Omega-3-Fettsäuren 486
- proinflammatorische, Arachidonsäure 164
- Psoriasis 422
- Synthese 10, 311
- Thrombozytenaggregation 492
Eicosapentaensäure 10, 21
- Arteriosklerose 310
- Fischöl 165
- Herzrhythmusstörungen 375
- Kaltwasserfische 310
- rheumatische Erkrankungen 387
- Thrombozytenhaftfähigkeit, Verminderung 310
Eier, Darmerkrankungen, chronisch-entzündliche 167
Eigelb, Biotin 41
Eiklar, Lebensmittelallergien 178
Eisbärleber, Vitamin-A-Intoxikation 44
Eisen **60–62**
- Bilanz, negative 61
- Bioverfügbarkeit 62
- Hämodialyse 596
- Ösophaguskarzinom 456
- pflanzliche Lebensmittel 505
- vegetarische Kostformen 505–506
eisenarme Kost, Indikation 556
Eisenaufnahme, Schwangerschaft 439
Eisenmangel 60–61
- Ernährung, pflanzliche 62
- Leistungsfähigkeit, zerebrale 414
- Sprue, einheimische 168
Eisenmangelanämie 61, 110
- Phytin 93
- Schwangerschaft 439
Eisen-Protoporphyrin 61
Eisenresorption
- Ballaststoffe 93
- gestörte 61
- Hemmung, pflanzliche Kost 506
- Kalzium 58
- Steigerung 61
Eisenstoffwechsel, Zink 66
Eisentransport, Dünndarmmukosa 61
Eisenüberladung 61–62
- Fleischverzehr 316, 454
Eisenverlust
- gesteigerter 61
- Hypermenorrhö 60
Eisenversorgung 109
- Erfassung, biochemische 61
Eiweiß s. Proteine
EKG-Veränderungen, hypokalorische 263
Eklampsie 441
- Ballaststoffverzehr 86
Ekzem, atopisches/endogenes 420–422
Elastin, Dermatitis herpetiformis Duhring 424
elektrolytdefinierte Diäten 554
Elektrolyte
- Fäzes 185
- Niereninsuffizienz, chronische 356
- Resorption 185
- Strahlenenteritis/-kolitis 156
Elektrolytresorption 185
Elementardiät
- Darmerkrankungen, chronisch-entzündliche 164
- Glutaminmangel 202
Emulgatoren, Gallensalze 13
Endometriumkarzinom 467
- Adipositas 466
Endopeptidasen 138, 203
endotheliale Dysfunktion, Arteriosklerose 304
Endothelin, Herzinsuffizienz 375
Endotoxinämie, Alkoholabusus 75
Energieaufnahme
- Diabetes mellitus 287
- Gastrektomie 147
- mittlere, tägliche 527
Energiebedarf/-zufuhr 3–6, 73, 455
- adaptierter Bedarf 308
- Adipositas 248
- Alkoholkonsum 73–74
- Ballaststoffzufuhr 89
- COPD 397
- Deckung, optimale 103
- Diabetes mellitus 285, 579
- Dünndarmresektion 184
- Ernährung, parenterale 490
- geringerer 104
- Hämodialyse 596
- Hypertonie 597
- Leberzirrhose 223
- Mammakarzinom 466
- Mangelfettleber 230
- Niereninsuffizienz, chronische 356
- Nulldiät 261
- Schwangerschaft 439
- T-Zell-vermittelte Immunfunktion 121
- täglicher 258
- - Berechnung 4
Energiebilanz
- Adipositas 247, 258
- Tumorkachexie 475
- Untersuchungen 5
energiedefinierte Diäten 554
Energiedefizit, Adipositas 258
Energiedichte
- Adipositas 267
- Ballaststoffe 90
- Dumping-Syndrom 559
- hohe, Lebensmittel/Nahrung 104
- Kohlenhydrate, raffinierte 9
Energiegewinnung, Aminosäuren 493
Energieimbalance 5
Energiequellen 3
energiereduzierte Diäten 529–531
Energiereserve, Depotfett 18
Energiesystem, duales 491, 500
Energieträger, leere, Alkohol 74
Energieumsatz, täglicher 5

Energieverbrauch
- körperliche Betätigung 259
- Magersucht 274
Energy Drinks 55
Enteritis
- akute 153-156, 561-562
- allergica 176-181
- chronische 152-156
- regionalis s. Crohn-Krankheit
- strahleninduzierte 156
Enterobacteriaceae 78
Enterogastron, Magenmotorik 137
enterohepatischer Kreislauf
- Cholesterin 24
- Gallensäuren 216
- Unterbrechung 216
Enteropathie
- eiweißverlierende 174
- exsudative 174, 565
- gluteninduzierte 16, 127, 167-171, 562-564
- tropische 171
Enterozyten 36
- Disaccharidasen 486
Entzündungshemmung, Prostaglandin I_3 165
Entzündungsmediatoren
- Darmerkrankungen, chronisch-entzündliche 165
- Ernährung, enterale 488
Entzugssyndrom, Alkoholkonsum 77
Enuresis, hyperkinetisches Syndrom 412
Enzephalopathie
- hepatische 219-220, 225-227
- - Eiweißtoxizität 227
- - trail making test 220
- hepatoportale 219, **221**
- portosystemische 574
- vaskuläre, subkortikale 410
Enzyme
- bakterielle, Stuhl 89
- Spurenelemente 60
epidermal growth factor, Dünndarmresektion 182
Epilepsie 410-411
Epsilon-Typ, Alkoholkonsumenten 72
Erblindung, Vitamin-A-Mangel 35
Erbrechen
- Bulimia nervosa 275
- Magenband 270
- Vitamin-E-Überdosierung 45
Erbsenschalen, Obstipation 570
Erdbeeren, Pseudoallergie 180
Erdnüsse, Biotinquellen 41
Ergocalciferol 35
Ergotismus 537-538
erhitzte Nahrung, Wertstufen nach Kollath 509
Erkältungskrankheiten, Vitamin C 46
Erkrankungen
- chronische, Vorbeugung 110
- Eicosanoide 22
- entzündliche 486
Erleichterungstrinker 72
Ernährung
- Alter 118-124
- Dialysebehandlung 596
- Dumpingsyndrom 147
- enterale 479, 482-489, 499
- - Entzündungsmediatoren 488
- - Organtransplantationen 503
- - Tumorkranke 477
- gesunde 101
- hemiparenterale 184, 493
- Hinweise, allgemeine 553-556
- hyperkalorische 228
- - Pankreatitis 211
- hypokalorische, Mäuse 121
- industrialisierte Länder 101
- intraduodenale 487
- kindliche, Adipositas 251
- künstliche 479-498
- - Colitis ulcerosa 163
- - Crohn-Krankheit 163
- - HIV-Infektion 158
- - Lungenerkrankungen, chronisch-obstruktive 398
- - Tumorkranke 477
- mediterrane 105, 470
- orale, Ulkuskrankheit 142
- Organtransplantation 500-503
- parenterale 479, 489-496
- - Alkohol 490
- - Aminosäuren 492-493
- - Carnitinmangel 23
- - Darmfunktion 494-495
- - Disaccharidaseaktivität 494
- - Dünndarmresektion 184
- - Energiebedarf 490
- - Folsäuremangel 43
- - Fructose(intoleranz) 490
- - Glucose 490
- - Glycin 492
- - hochkalorische 494
- - Hyperalimentation 489
- - Kathetersysteme, Lebensdauer 493
- - Kohlenhydrate 490-491
- - L-Alanin-L-Glutamin-Dipeptid 495
- - Leberzirrhose 225
- - Mangelzustände 493
- - Mukoviszidose 400
- - Refeeding-Syndrom 494
- - Sorbit 490
- - Zinkbedarf 65
- - Zuckeraustauschstoffe 490
- perioperative 499-501
- pflanzliche, Eisenmangel 62
- Refluxösophagitis 136
- Rohkostanteil 511
- traditionelle, Rückbesinnung 107
- Tumorentstehung 445
- Tumorkranke 477
ernährungsabhängige Erkrankungen
- Abschätzung 481
- Alter 121
Ernährungsempfehlung
- HIV-Infektion 158
- vegetarische Kostformen 508
Ernährungsfaktoren/-konzept
- Anthroposophen 517
- Crohn-Krankheit 161
- Kolonkarzinom 459
Ernährungssekten 517
Ernährungssonden, Fehllagen 483
Ernährungsstatus/-zustand 479-482
- Alter 122
- Immunsystem 484
- Organtransplantation 500-501
- präoperativer 499
Erschöpfungszustände, Vitamin-E-Überdosierung 45
Erwachsenen-Zöliakie 167-171
Erythem, UV-induziertes 426
Erythropoetin, endokrine Funktionen 346
Escherichia coli 81
- enterohämorrhagische (EHEC) 154
Eskimo, Kost 310
Essanfall/Abführ-Typ, Anorexia nervosa 274
Essigsäure 6, 18
- Milchsäureabbau 172
- β-Oxidation 18
Essstörungen, psychogene 273-277
Eubakterie, Darmtrakt 81
Eubiose, Darmtrakt 81
European Organisation for Cooperation in Cancer Prevention (ECP) 469
EU-Süßungsmittel-Richtlinie, Zuckeraustauschstoffe 291
Evaluation of Health Aspects of Sugars Contained in Carbohydrate Sweeteners 520
Evers-Diät, multiple Sklerose 405
exclusion diet
- Darmerkrankungen, chronisch-entzündliche 166-167
- Reizdarmsyndrom 193
exercise induced-asthma 399
Exopeptidasen 203
Extrasystolen, Alkoholabusus 77
extrazelluläre Flüssigkeit 55

F

FABP (fatty acid binding protein) 14
Fäzes
- Elektrolytgehalt 185
- Trockensubstanz 187
Falkamin® 575
Farbstoffe
- Chemikaliensensibilität 546
- hyperkinetisches Syndrom 412
- Lebensmittelallergie 179
Faserstoffe 82-94
Fasten
- Arachidonsäurezufuhr 386
- Eicosanoidstoffwechsel 386
- Osteoporose 385
- proteinsparendes, Adipositas 262-263
- Psoriasis 423
- rheumatische Erkrankungen 385-386
- totales 386
- - Adipositas 260-261
- - Myokardschädigung 261
fatty acid binding protein (FABP) 14
Favismus 335-336
FDA (Food and Drug Administration) 520
Fehlbesiedelung des Darms
- Kolon 195
- Niereninsuffizienz, chronische 356
Fehlernährung 101, 480
- Außenseiterdiäten 516
- Gesundheitsgefährdung 534
- Tumorentstehung 469
- westliche Industrieländer 103
Fehlgeburten, Koffeinzufuhr 440
Feinnadel-Katheter-Jejunostomie, Tumorkranke 477

Feminisierungserscheinungen, Östrogenaktivität, synthetische 543
Fenchel, Nahrungsmittelallergie 178
Fenfluramin, Adipositas 415
Fermentation **88**
- Ballaststoffe 89
- Fettsäuren 89
fermentierte Nahrung, Wertstufen nach Kollath 509
fermentiertes Gemüse, Neurodermitis 420
Ferrihydroxidkomplexe 61
Fertigerzeugnisse/-gerichte
- Lactoseintoleranz 565
- Lebensmittelallergie 179
fettarme Diät/Ernährung
- Arteriosklerose 318
- Crohn-Krankheit 162
- Eiweißverlustsyndrom, enterales 565
- Hypoproteinämie 174
- Lebensmittel 565–566
- Psoriasis 423
Fettbilanz 152
Fettclearance, Ernährung, parenterale 491
Fettdepot, Schwangerschaft 438
Fette **9–23**, 575
- s.a. Nahrungsfett
- Acne vulgaris 425
- Adipositas 265
- apoplektischer Insult 409
- Aufnahme, D-A-CH-Referenzwerte 10
- Bestimmung, quantitative 152
- Brennwert 4
- Diabetes mellitus 286–287, 289, 294–295, 580
- Eisenbedarf 62
- Endometriumkarzinom 467
- Energiegehalt 258
- Energiespeicherung 215
- Enteropathie, gluteninduzierte 563
- Ernährung, parenterale 491
- Fisch 11
- Geburtenraten 465
- Gehalt in Lebensmitteln 102, 590–591
- Gesamtcholesterin 305
- HDL-LDL-Relation 305
- Kolonaktivität 192
- Kolonkarzinom 459–461, 463
- koronare Herzerkrankung 309
- Krebsdiät 526
- Lactoseintoleranz 565
- Leberzirrhose 222
- Mammakarzinom 465, 527
- multiple Sklerose 405
- Östrogene 527
- Pankreatitis, chronische 207
- polyensäurereiche 419
- prämenstruelles Syndrom 441
- Prolaktinfreisetzung 527
- Prostatakarzinom 468
- Reflux, ösophagealer 133
- Resorption 13–19
- Serotoninsynthese 415
- Serumcholesterin 25
- Spaltprodukte 14
- Sprue, einheimische 170
- Steroidhormone 527
- tierische, Krebsdiät 526
- Tumorentstehung 470
- Vehikel für Zucker 108
- Verdauung 13–19
- versteckte 19
- Verzehr, steigender 9, 107
- Wurst 108
- Zufuhr, Reduktion 105
- - wünschenswerte **10**, 11
- Zufuhrhöhe 527
Fettersatzstoffe **19–21**
- Adipositas 267
- GRAS-Liste 19
- Technologie 19
Fettgewebszellen, Triglyceridsynthese 18
Fetthärtung 12
Fettinfiltrationen, Atemmuskulatur 397
Fettleber **228–230**, 573–575
- Adipositas 257, 573
- Alkoholabusus 75
- alkoholische 228
- Alkoholkarenz 573
- diabetische 228
- Leberzirrhose 218
Fettleberhepatitis, Steatohepatitis, alkoholische 230
Fettmasse 480
Fettreduktion
- Indikation 555
- multiple Sklerose 405
- Pankreatitis, chronische 207
- Schwangerschaft 106
fettreiche Ernährung
- Harnsäureelimination 332
- Karzinogenese 449–450
fettreiche Lebensmittel, Diabetes mellitus 291
Fettresorption 15, 17
Fettsäuredehydrokinase, β-Oxidation 18
Fettsäuren 19
- bakterielle Synthese im Kolon 6
- De-novo-Synthese 7
- Doppelbindungen 10
- einfach ungesättigte 10
- - Diabetes mellitus 295
- - Insulinsensitivität 286
- - Serumcholesterinkonzentration 309
- Ernährung, parenterale 492
- essentielle **11**, **49**
- - Adipositas 577
- essenzielle, Formeldiäten, niedermolekulare 486
- freie, Nulldiät 261
- gesättigte, Adipositas 264
- - Diabetes mellitus 484, 580
- - Kettenlänge 309
- - koronare Herzerkrankungen 309
- - Verzehr 106
- Herzinfarkt 308
- Hypertonie 368
- kurzkettige 9, 81
- - Ballaststoffe, wasserlösliche 91
- - Colitis ulcerosa 200
- - Diäten, vollständig bilanzierte 484
- - Diarrhö 488
- - Dünndarmresektion 182
- - Kohlenhydratfermentation 88
- - Kolonkarzinom 461
- - Leberzirrhose 226
- langkettige 9, 14
- - Mukoviszidose 212
- - Reveresterung 15
- Leistungsfähigkeit, zerebrale 414
- mehrfach ungesättigte 10, 419
- - Asthma bronchiale 399
- - Hypertonie 597
- - multiple Sklerose 405
- - Serumcholesterin 105
- - Ulkuskrankheit 141
- mittelkettige 9, 15–16
- (β-)Oxidation 18
- Passage 15
- Prostatakarzinom 468
- protektiver Effekt 310
- p/s-Wert 310
- Relation, Fermentation 89
- Stoffwechselwege 17
- Umesterungen 19
- ungesättigte 10
- - Cholesterinspiegel 309
- - Crohn-Krankheit 160
- - Gallensteine 233
- - Gestose 441
- - Öle, kaltgepresste 519
- Zellpassage 14
- Zusammensetzung in Lebensmittel 590–591
Fettspareffekt, Kohlenhydrat- bzw. Zuckerzufuhr 108
Fettspeicherung, Leptin 250
Fettstoffwechsel
- Leber 215
- Leberzirrhose 224
- Normalisierung 308
- Tumorkranke 476
Fettstoffwechselstörungen 18
- Diabetes mellitus 277
- Eicosanoide 22
Fettsucht s. Adipositas
Fettverbrennung, Kohlenhydratzufuhr 492
Fettverdauung 15, 17
- Pankreas(insuffizienz) 202–203
Fettveresterung, Adipozyten 18
Fettverteilung
- Adipositas 249, 255
- androide 252
Fiber-Hypothese 86
- Kolonkarzinom 461–462
First-pass-Stoffwechsel, Alkohol 71
Fischer-Index 219
Fischöl
- Colitis ulcerosa 165
- Darmerkrankungen, chronisch-entzündliche 165–166
- Diabetes mellitus 295
- Eicosapentaensäure 165
- Fettsäuren 10
- Gallensteine 233
- Herzrhythmusstörungen 375
- Hyperlipoproteinämie 592
- koronare Herzerkrankung 313
- Omega-3-Fettsäuren 454
- Psoriasis 422
- rheumatische Erkrankungen 386–387
Fisch(verzehr)
- Apoplexierisiko 313
- Benzpyrenkonzentration 448
- Eisenresorption 61
- Fette 11
- Kolonkarzinomrisiko 462

– koronare Herzerkrankung 313
– Krebsdiät 526
– Kupfergehalt 66
– Omega-3-Fettsäuren 11, 313
– Omega-6-Fettsäuren 11
– Quecksilberzufuhr 542
– Taurin 29
– Tumorprophylaxe 454
Fistelbildung, Crohn-Krankheit 161
Fit for Life 531–532
Flatulenz **193–195**
– Herzinsuffizienz 374
– Kohlenhydrate 194
– Kolonflora 194
– Lactasemangel 151
– Lactobacillus 194
– Nahrungsmittelintoleranz 130
Flavonoide 47, **51**, 322, 452–453
– Tumorprophylaxe 451
Fleisch(verzehr) 108–110, 316
– Antibiotika 109
– Benzpyrenkonzentration 448
– Bioverfügbarkeit 108
– BSE 109
– Carnitin 23
– Eisenüberladung 316, 454
– geräuchertes 448
– Hay'sche Trennkost 522
– Hormone 109
– Kolonkarzinomrisiko 462
– Krebsdiät 526
– Kupfergehalt 66
– Lactoseintoleranz 565
– mageres 109
– Organochlorverbindungen 109
– Phosphat 59
– Produkte, fermentierte 116
– Radikale, freie 454
– Schnitzer-Kost 522
– Schwermetalle 109
– Stress, oxidativer 316
– Tumorentstehung 443
– Umweltchemikalien 109
Flüssigkeiten, Makrobiotik 521
Flüssigkeitszufuhr
– Aszites 228
– Dünndarmresektion 184
– Ernährung, parenterale 491
– Hyperurikämie 593
– Niereninsuffizienz, chronische 356–357
– Nierensteine 358
– Pankreatitis, akute 571
Fluoride **62–63**
– Intoxikationen 63
– Karies 108, 433
– Osteoporose 384
– Tee, schwarzer 433
– Trinkwasser 54, 63, 433
– Zahnbildung 63
Fluorose 63
Fluorsalze, wasserlösliche 63
Folsäure(mangel) **42–43**
– AIDS 157
– Alkoholabusus 74
– chronic fatigue syndrome 413
– HIV-Infektion 159
– Kolonkarzinom 463
– Neuralrohrdefekt 43, 437
– Niereninsuffizienz, chronische 357
– Purinsynthese 31
– Schwangerschaft 439
– Speicher-/Transportform 43
– Sprue, einheimische 168
– Tumorprophylaxe 453
– Zervixkarzinom 467
Food and Drug Administration (FDA) 9, 520
Food and Nutrition Board, Ballaststoffzufuhr 85
Foods for Specified Health Use 111
Formeldiäten 482, 484
– Adipositas 260, 268
– Antikoagulanzien 488
– Arginin 486
– chemisch-definierte 479, 555
– – Dermatitis herpetiformis Duhring 424
– – Linolsäure 164
– – Neurodermitis 421
– – Pankreatitis, chronische 208
– Darmerkrankungen, chronisch-entzündliche 164
– HIV-Infektion 158–159
– industriell hergestellte, Adipositas 262
– kohlenhydratreiche, fettreiche, Triglyzeridkonzentration 317
– MCT 484
– nährstoffdefinierte 555
– – Crohn-Krankheit 568
– natriumarme, Herzrhythmusstörungen 376
– niedermolekulare 486–487
– Nukleotide 486
– Omega-3-Fettsäuren 486
– Ulkuskrankheit 142
– Vitamin-K-Gehalt 488
Frakturen
– Kalziumausscheidung 58
– Osteoporose 379
Framingham-Studie 306
Frederickson-Einteilung, Hyperlipoproteinämie 303
freie Radikale s. Radikale, freie
Fremdinsulin, Diabetes mellitus 297
French Paradox
– Alkohol 324
– Flavonoide 322
Fresubin® hepa 575
Fruchtesser, Schnitzer-Kost 522
Fruchtsäfte, Kalzium angereicherte, Osteoporose 380
Fruchtzucker s. Fructose
Fructooligosaccharide s. Oligofructose
Fructose **8–9**, 292
– Diabetes mellitus 585
– Ernährung, parenterale 490
– Obst 175
– Reizdarmsyndrom 193
– Süßkraft 586
Fructoseintoleranz 292
– Ernährung, parenterale 490
– hereditäre 335
– Xylit 490
– Zuckeraustausche 490
Fructosemalabsorption 175–176
– psychische Störungen 175
– Süßhunger 175
Fructose-1-Phosphat 335
fructosereduzierte Kost 133
– Indikation 555–556
Fructose-Sorbit-Malabsorption
– Depressionen 415
– Reizdarmsyndrom 193
– Zuckeraustauschstoffe 586
Früchte
– Carotinoid-Gehalt 50
– Hyperlipoproteinämie 591
– Makrobiotik 521
– Zuckergehalt 291
Früh-Dumping 146
Frühgestose 440–441
Fruktooligosaccharide s. Oligofructose
Füllstoffe, unverdauliche, Adipositas 267
functional drinks, Coffeingehalt 55
functional food 49, 111
Fundusvarizen, Leberzirrhose 219
Fungizide 538, **539–540**
funktionelle Lebensmittel 111
Funktionsstörungen
– Ballaststoffverzehr 86
– Kindesalter, Magnesiummangel 57
– Kolon 188–195
Furane **540–541**
Futtermittel, kontaminierte, Mykotoxine 447

G

Galaktosämie 334
Galaktose
– Ballaststoffe 92
– Pektine 83
Galaktose-1-Phosphat 334
galaktosefreie/-reduzierte Ernährung 335, 555–556
Galaktoseintoleranz 334
(β-)Galaktosidase 113
– Dünndarm 149
– Lactasemangel 173
β-Galaktosidofructose, Obstipation 191
Galaninexpression, Adipositas 251
Gallenblasen-Sludge 235
Gallenblasenkontraktion, Adipositas 257
Gallenflüssigkeit
– lithogene 234
– Reflux, Pankreatitis 204
Gallensäuren
– Ausscheidung, Ballaststoffe 91
– – Cholestyramin 91
– Ballaststoffe 89
– Bindung, Lignin 84
– Blind-loop-Syndrom 181
– enterohepatischer Kreislauf 216
– Kalzium 463
– Kolonkarzinom 463
– Mizellen 14
– Pool 152, 216
– primäre/sekundäre 216
– Weizenkleie 234
Gallensalze
– Dünndarmresektion 184
– Emulgatoren 13
– Gallenflüssigkeit 216
– Kolonkarzinom 461
– Mizellen 14
Gallensteine 216, 232, 330
– Adipositas 257
– Chenodesoxycholsäure 234
– Cholezystektomie 235
– Östrogene 232
– Pankreatitis 204

- Vegetarier 234
- Verschlussikterus 235
Gallenwegserkrankungen 213–236
Gallenwegsinfekte, Pankreatitis, chronische 206
Galleschonkost 235
Gallesekretion 216–217
- herabgesetzte 152
GALT (gut-associated lymphoid tissue) 27, 114, 500
- Dünndarm 148
- Ernährung, enterale 489
Gamma-Typ, Alkoholkonsumenten 72
Gap junctions 49
gaschromatographische Bestimmung, Methan/Wasserstoff 130
Gase
- Ausatemluft 129
- im Darm produzierte, quantitative Bestimmung 129
- Flatulenz 193
gastrale Phase, Magensäuresekretion 139
Gastrektomie 147
Gastrin, Ernährung, parenterale 495
Gastritis 140
- atrophische, ADH 71
- chemisch-toxische 140
- chronisch-atopische 140
- - Nitrosaminbildung 542
- chronische 140
- Helicobacter-pylori-Besiedlung 80, 140
- Magenkarzinom 456
Gastroenteritis 561–562
- Milch, fermentierte 115
gastroenterologische Diäten, Indikation 555
gastroenterologische Erkrankungen s. Gastrointestinalerkrankungen
gastroenteropankreatische Hormone, Ballaststoffe 288
Gastrointestinalerkrankungen 133, 557–576
- AIDS 157
- Ernährung, enterale 484
- MCT 212–213
- Vollkost, leichte 557–558
Gastrointestinalorgane, Funktionen, Schwangerschaft 438–440
Gastrointestinopathia allergica 176–181
gastrokolischer Reflex 187
Gastroparesis diabeticorum 283
Gastroplastik, Adipositas 269–270
Gastrostomie, perkutane endoskopische (PEG) **483**
- HIV-Infektion 158
- Mukoviszidose 400
- Tumorkranke 477
Gebissanatomie, Schnitzer-Kost 522
Geburtenraten, Fettkonsum 465
Gedächtnisstörungen, Chemikaliensensibilität 546
Geflügel, Salmonellen 545
Gele, Pektine 84
Gelegenheitstrinker 72
Gelenkerkrankungen 377–392
- Alkoholabusus 72
- rheumatische 385–388
- in der Schwangerschaft 78
Gelenkknorpel, hyaline 388
Gemüse
- Bronchialkarzinom 468
- Carotinoide 50
- Gasproduktion, vermehrte 130
- Hyperlipoproteinämie 591
- kolorektale Karzinome 513
- Krebsdiät 526, 528
- Makrobiotik 521
- Mammakarzinom 466–467
- milchsauervergorenes 116
- Nitrate 448, 542–543
- Tumorentstehung 470
Gemüsesäfte, Krebsdiät 526
gentechnisch hergestellte Lebensmittel 548–550
- phenylalaninfreie/-arme Gemüse 334
Gentransfer, horizontaler 549
Genussmittel 510
- Refluxösophagitis 136
Genusssäuren, Obstipation 570
gepökelte/geräucherte Lebensmittel, Tumorentstehung 470
Geräte-Medizin, moderne 518
Gerinnungsfaktoren
- Lebererkrankungen 215
- Vitamin K 38
Gerson-Diät, Krebsdiät 526
Gersteneiweiß, Hordein 167
Gerstenkleie, Cholesterinsenkung 318
Geruchsempfinden, Niereninsuffizienz, chronische 352
gesalzene Lebensmittel, Tumorentstehung 470
Gesamtcholesterin s. Cholesterin
Gesamtenergie, Hyperlipoproteinämie 328
Gesamtzufuhr 322
Geschmacksempfindungen, Tumorkranke 476
Geschmacksschwelle, Kochsalz 366
Gestationsdiabetes 277, **280**, 441–442
- Adipositas 251
Gestosen 440–441
Gesundheit, Kommerzialisierung 518
Getränke
- Alkoholgehalt 69
- Makrobiotik 521
- Nierensteine 358
- Typen, neue 55
- Ulkuskrankheit 144
Getreide 514
- Enteropathie, gluteninduzierte 563
- Ernährung, mediterrane 470
- nichtzöliakieauslösende Arten 170
- Phytingehalt 93
- Pollenallergie 508
Getreideballaststoffe
- Obstipation 568
- Ulkuskrankheit 141, 144
Getreideeiweiße
- Dünndarmschädigung 167
- Sprue, einheimische 167
Gewichtsabnahme/-verlust
- AIDS 157
- HIV-Infektion 158
- onkologischer Patienten 476
- TNF-α-induzierte 13
Gewichtsreduktion 371
- Adipositas 577
- Diabetes mellitus 285
- Gallensteine 233
- Hypertonie 364
- Hyperurikämie 593
- Nulldiät 261
Gewohnheitstrinker 72
Gewürze, Ulkuskrankheit 141, 144, 559
Ghrelin, Adipositas 250
Giardiasis 155
Gicht 330–333, 593–594
- Alkohol 76, 332
- Eiweißzufuhr 333
- Harnsäure 331
- Hyperlaktazidämie 332
- metabolisches Syndrom 271
- Nulldiät 261
- Purine 331–333
von Gierke-Krankheit 335
Gingivitis, Vitamin C 435
GIP (gastrointestinales Polypeptid), Magenmotorik 137
Gliadin
- Sprue, einheimische 170
- Weizeneiweiß 167
Gliadin-Antikörper, Epilepsie 411
Gliedmaßendefekt, Alkoholabusus in der Schwangerschaft 78
Glinide/Glitazone, Diabetes mellitus 297
Glomerulonephritis 346–347
Glomerulosklerose
- diabetische 282, **283–284**, 295
- Proteinbedarf 28
Glottisödem, Lebensmittelallergie 177
Glucagon
- Blutzuckersteigerung 8
- Ernährung, parenterale 495
Glucagon like protein (GLP2), Dünndarmresektion 182
Glucoamylase, Dünndarm 149–150
Glucocorticoide, Sprue, einheimische 169
Gluconeogenese 7, 215
- Coma diabeticum 281
- Cortison 7
- Leberzirrhose 224
- Nierenversagen, akutes 350
Glucose 7
- Diabetes mellitus 287, 297
- Enteritis, akute 562
- Ernährung, parenterale 490
- hepatische Aufnahme, Leberzirrhose 224
- Nierenschwelle 277
- Oxidationsrate 108
- Postaggressionsstoffwechsel 496
- Stoffwechsel 66
- Toleranz, HIV-Infektion 158
- Transport 8
- Triglyceridsynthesesteigerung 491
- Utilisationskapazität, oxidative 491
Glucose-Elektrolytlösungen, Enteritis, akute 562
Glucose-Galaktose-Malabsorption 175–176, 334
Glucosekonzentration
- Ballaststoffe 92
- postprandiale, Ballaststoffe 267
- - Lebensmittel 288
Glucose-6-Phosphat 9

Glucose-6-Phosphat-Dehydrogenase, Mangel 335
Glucosetoleranz, gestörte
- Gesamtcholesterin 305
- Postaggressionsstoffwechsel 495
Glucosetoleranztest, oraler, Diabetes mellitus 284
α-/β-Glucosidase, Dünndarm 149
Glucosidase-Inhibitoren
- Acarbose, Diabetes mellitus 297
- Diabetes mellitus 581
Glucosinolate, Karzinogenese 52
Glucosurie, Diabetes mellitus 277–278
β-Glucuronidase 116
- Karzinogenese 115
Glutamin **27**, 202
- Dünndarmmukosa 165, 485
- Dünndarmresektion 183
- Ernährung, enterale 485
- - parenterale 493, 495
- Immunkompetenz 485
- Stress 202, 485, 495
- Translokation 495
- Tumorkranke 477
Glutaminsäure 7, 27
- Leberzirrhose 219
γ-Glutamyl-Transferase (γGT), Alkoholabhängigkeit 73
Glutathion(peroxidase) 47
- Katarakt 429
- Makuladegeneration 430
Gluten
- Enteropathie, gluteninduzierte 563
- Epilepsie 411
- Migräne 404
- Psoriasis 424
- Sprue, einheimische 169
- Unverträglichkeit 562–564
glutenfreie Ernährung 133, 555
- Dermatitis herpetiformis Duhring 424
- Epilepsie 411
- Sprue, einheimische 169
Glutenin, Dermatitis herpetiformis Duhring 424
Glycerin 15
α-Glycerophosphat 15
Glycin 7
- Dünndarmresektion 183
- Ernährung, parenterale 492
- Knorpel 388
- Niereninsuffizienz, chronische 351
Glykämie, postprandiale, Diabetes mellitus 484
glykämischer Index 288, 578–579
- Diabetes mellitus 578
- Kohlenhydrate 267, 318
- Lebensmittel 288, 579
Glykogen, Energiegehalt 258
Glykogenosen 335
Glykogensynthetase 8
Glykohämoglobinkonzentration s. HbA_1
Glykolyse 7–8
- Fettsäureoxidation 18
Glykoproteine 78
Glykoside, blausäurehaltige 537
1,4-α-glykosidische Bindung 203
Gonarthrose 389
Graham, Sylvester 107
GRAS-Liste, Fettersatzstoff 19
GRAS-Status 9, 107
GRAS-Studie, Kollagen-Hydrolysate 389
grauer Star 429–430
grippeähnliche Symptome, Hepatitis 217
growth hormone releasing hormone (Ghrelin), Adipositas 250
Grünkohl, Kalziumresorption 58
Grundumsatz (GU) 4
Gsell-Klassifikation, allergische Reaktionen 176
Guanidinessigsäure, Niereninsuffizienz, chronische 350
Guar 287
- Cholesterinspiegel 90–91, 318
- Diabetes mellitus 297
- Dumping-Syndrom 147
- LDL-Konzentration 91
Gummi arabicum 84
gut-associated lymphoid tissue s. GALT
gynäkologische Erkrankungen 437–442
gynoide Form, Adipositas 255

H

Haarausfall
- Biotinmangel 41
- Vitamin-A-Intoxikation 44
HAART (highly active antiretroviral therapy) 158
Häm 61
Hämochromatose 62, **231**
Hämodialyse, Niereninsuffizienz, chronische 352
Hämoglobin, Eisenresorption 62
hämoglobinfreie Diät, Indikation 556
hämolytisch-urämisches Syndrom, EHEC-Infektionen 154
Hämorrhoiden, Ballaststoffe 86
Hafer(flocken)
- Ballaststoffe 90
- Biotin 41
Haferkleie
- Cholesterinsenkung 91, 318
- LDL-Konzentration 91
Halbwertzeit, radioaktive Isotope 544
Halitose 435–436
Hammelfleisch, Taurin 29
Harn
- Bereitung 345
- Jodausscheidung 64
- pH-Wert, Nierensteine 360
- täglich ausgeschiedene Menge 345
- Zitronensäurekonzentration, Nierensteine 360
harnalkalisierende, -neutrale bzw. -säuernde Getränke, Nierensteine 358
Harnblasenkarzinom 468
Harnsäure 30, 47, 330
- Alkoholabusus 76
- Ausscheidung, tägliche 330
- Bildung/Sekretion 30
- Eiweiß 332
- Gicht 331
- Nulldiät 261
- Purine 593
- Stoffwechselstörung, angeborene 330
- Strukturformel 30
Harnsäureelimination
- fettreiche Ernährung 332
- Ketonkörper 332
Harnstoff 481
- Glomerulonephritis, chronische 347
Harnstoff-Stickstoff-Konzentration, Niereninsuffizienz, chronische 353
Harnstoffzyklus 215
Harnxyloseausscheidung, Dünndarmresorptionsstörung 152
Harnzucker, Diabetes mellitus 298–299
Haselnussöl, Vitamin-E-Bilanz 321
H_2-Atemtest 153, 175
Hausbrandemission, PCDD-PCDF-Emission 540
Haushaltszucker s. Zucker
Hautatrophie, Eisenmangel 61
Hauterkrankungen 419–428
Hautfaltendicke 480
- Leberzirrhose 225
Hauttest, Nahrungsmittelallergie 177–178
Hauttumoren, maligne 419
Hay'sche Trennkost 522–523
HbA_1, Diabetes mellitus 284, 287, 298
HCH 536
HDL(-Cholesterin) 300
- Adipositas 255
- Ballaststoffverzehr 90
- Diabetes mellitus 286
- Fleisch-/Wurstverzehr 316
- HIV-Infektion 158
- Hyperlipoproteinämie 349
- Infarktrisiko 106
- kohlenhydratreiche Ernährung 318
- koronare Herzerkrankung 300
- koronarprotektive, Abnahme 106
- Lipid-Protein-Verhältnis 300
- Transport, zentripetaler 302
HDL-LDL-Relation 310
- Fettverzehr 305
Health Professionals' Follow-up Study (HPFS) 312
Hefe(extrakt)
- Darmerkrankungen, chronisch-entzündliche 167
- Lebensmittelallergie 180
Heilfasten 529–531
Heilwasser, Natriumgehalt 599
heißer Knoten 393
Helicobacter-pylori-Infektion 79–81
- ADH 71
- Alkohol 80
- Alkoholkonsum, moderater 75
- Alter 123
- Gastritis 140
- Kaffee 80
- Lactobazillen 115
- Magenkarzinom 456–458
- Urease 80
- Vitamin-B_{12}-Mangel 41–42
Hemizellulose 83
- Diäten, vollständig bilanzierte 484
- Wasserbindungsvermögen 83
Hepatitis 217, 573–575
- alkoholische 75
- chronische 217–218
- fulminante 501

- infectiosa 217
- Leberzellkarzinom 465
- Leberzirrhose 218
Hepatomegalie, Vitamin-A-Intoxikation 44
Heptachlor 539
Herbizide 539–540
Herzerkrankungen, ischämische, Kalziumaufnahme 319
Herzfehler, kongenitale, Kachexie 375
Herzinfarkt
- Alkohol 77, 323–325
- Alter 123
- Apolipoproteine 327
- Arteriosklerose 304–330
- Ballaststoffe 86, 307
- diätetische Maßnahmen 327
- Fettsäuremuster 308
- Flavonoide 322
- HDL-Cholesterin 106
- Homocystinkonzentration 325
- Hyperlipoproteinämie 304
- Hypertonie 363
- LDL-Cholesterin 106
- LDL-Fraktion 312
- α-Linolensäure 312
- mediterrane Kost 317
- Omega-6-Fettsäuren 313
- Proteine 315–317
- Serumcholesterin 308, 327
- Stärke 307
- Triglyzeride 312
- Vegetarier 316
- VLDL 312
Herzinsuffizienz 374–375
- Adipositas 257
- Hypertonie 363
- Ödeme 374
- Symptome 374
Herz-Kreislauf-Erkrankungen 104
- Adipositas 254–256
- Lipoprotein (a) 302
- Mortalität 307
Herzrhythmusstörungen 375–376
- Hypokaliämie 56
- Kachexie 376
- Karell-Diät 376
- Kempner-Reistage 376
- Natriumrestriktion 376
- Omega-3-Fettsäuren 312
- Schlafmangel, chronischer 397
- Wasserretention 376
Herztransplantation 501
γ-Hexachlorcyclohexan (Lindan) 510, 536, 539
Hiatushernie, Ballaststoffe 86
Hirndrucksymptomatik
- Vitamin-A-Intoxikation 44
- Wasserintoxikation 53
Histamin
- Migräne 403
- Pseudoallergie 180
- Rotwein 403
Histidin 7, 27
- Ernährung, parenterale 492
- Niereninsuffizienz, chronische 351
Histokompatibilitätsantigene, Alkoholmetabolismus 75
Hitzebehandlung
- Kleie 87
- Lebensmittel, Allergenität 180
- Nitrosamine 449
- Proteinschädigung 29
HIV-Infektion 156–159
- Ernährungsempfehlung 158
- Sauerstoffradikale 157–158
- Vitamin B_6 40
HLA-Antigene, Pankreatitis, chronische 205
HMG-CoA-Reductase 24, 234, 302
- Hemmung, Milchsäurebakterien 116
hochkalorische Diät, Kachexie, kardiale 375
Hodenkarzinom, Östrogene 543
Hohlvene 214
Holiday-heart-Syndrom, Alkoholabusus 77
Homocyst(e)in 29, 349
- Alter 123
- Herzinfarkt 325
- Multiinfarkt-Demenz 410
- Plasma 43
- Senkung 46
Homocyst(e)inurie 43, 336
- Arteriosklerose 325
- Vitamin-B_6-Hypervitaminose 45
Hordein, Gersteneiweiß 167
Hormone
- Fleisch 109
- Spurenelemente 60
Hornhauttrübung, Vitamin-A-Mangel 35
Horror autotoxicus 189
HPFS (Health Professionals' Follow-up Study) 312
H_2-Rezeptor-Antagonisten, Ulkuskrankheit 558–561
Hülsenfrüchte, Krebsdiäten 528
Hunger(gefühl)
- Alter 122
- Glutaminmangel 202
- Lebensmittel 102
- Neuropeptide 250
Hungerödeme, Magersucht 274
Hungerperistaltik, Ulkuskrankheit 143
Hungerstoffwechsel, Katabolie 496
Hydrokolloide 83
Hydrolyse
- Disaccharide 7
- Triglyceride 203
β-Hydroxybuttersäure 19
β-Hydroxycapronsäure, β-Oxidation 18
25-Hydroxycholecalciferol (25-OH-D_3) 35–36
- Parathormon 36
1α-Hydroxylase 36
Hydroxylradikale, Eisenübersättigung 62
Hydroxymethylglutaryl-CoA-Reduktase s. HMG-CoA-Reductase
Hydroxyprolin, Knorpel 388
hydroxyprolinarme Kost, Indikation 556
5-Hydroxytryptamin s. Serotonin
Hygienehypothese, Allergie, intestinale 176
Hypalbuminämie
- Sondenernährung, enterale 488
- Tumorkranke 476
Hyperaldosteronismus
- nephrotisches Syndrom 348
- Niereninsuffizienz, chronische 350
Hyperalimentation, Ernährung, enterale 489
Hyperazidität, Duodenalgeschwüre 142
Hypercholesterinämie 304
- Adipositas 255
- apoplektischer Insult 408
- Cholesterinaufnahme, tägliche 314
- Diät 308
Hyperchylomikronämie 303, 306
Hyperemesis gravidarum 438
Hyperfibrinogenämie, Adipositas 255–256
Hyperglykämie
- Coma diabeticum 281
- Postaggressionsstoffwechsel 496
Hyperhomocystinämie 40, 43, 349
- Arteriosklerose 325
- Ursache 326
- Vitamin-B_{12}-Mangel 42
Hyperinsulinämie
- Adipositas 255–256
- Diabetes mellitus 279
- Leberzirrhose 224
- metabolisches Syndrom 272–273
Hyperkaliämie, Niereninsuffizienz, chronische 356
hyperkalorische Ernährung, Substrattoleranz 500
Hyperkatabolie, Pankreatitis 204
hyperkinetisches Syndrom 411–413
Hyperlaktazidämie, Gicht 332
Hyperlipidämie 302–304
- postprandiale, Alkohol 324
Hyperlipoproteinämie **299–330**, 349, 589–592
- Adipositas 255–256
- Alkohol 76, 591
- Antioxidanzien 590
- Ballaststoffe 590–591
- β-Carotin 590
- Diabetes mellitus 284
- Frederickson-Einteilung 303
- Gesamtenergie 328
- Herzinfarkt 304
- Lifestyle Heart-Study 328
- metabolisches Syndrom 271
- nephrotisches Syndrom 347
- Omega-3-Fettsäuren 313, 592
- Pflanzenstoffe, sekundäre 591
- step 1 diet 328
- Trans-Fettsäuren 591
- Typen 303–304, 317
- Vitamin C/E 590
- Xanthome 328
Hypermenorrhö
- Eisenverlust 60
- Selenmangel 68
Hypermetabolismus, Tumorkachexie 475
Hyperosmolarität, Coma diabeticum 281
Hyperoxalurie, Dünndarmresektion 183
Hyperparathyreoidismus 152
- Niereninsuffizienz, chronische 350, 356
- Phosphatzufuhr 382
- Veganer 507
Hyperphagie, Adipositas 248, 252
Hyperphosphatämie, Niereninsuffizienz, chronische 356–357

Hyperresponder 315
Hypersekretion, Dünndarmresektion 182
Hypertension s. Hypertonie
Hyperthyreose 152, 393
Hypertonie 363–372, 597–600
- Adipositas 256, 365, 597
- Alkohol 364, 368, 371
- Alter 121
- apoplektischer Insult 408
- Ascorbinsäure 371
- Ballaststoffe 86
- Chlorid 366
- DASH-Diät 369
- Eicosanoide 22
- Energiezufuhr 597
- essenzielle 86, 363–364
- Fettsäuren 368, 597
- Fettsuchttyp, androider 371
- Gewichtsreduktion 364
- Glomerulonephritis, chronische 347
- kaliumarme Ernährung 367
- Kalium(supplementation) 367–368
- Kalzium 367–368
- Kartoffeltage 370
- Kochsalz 365–370
- Körpergewicht, Normalisierung 597
- körperliche Aktivität 364, 369
- koffeinhaltige Getränke 371
- Leberzirrhose 218
- Lifestyle-Modifikationen 364
- Linolen-/Linolsäure 368
- Magnesium 367–368
- metabolisches Syndrom 271, 273
- Multiinfarkt-Demenz 410
- Nahrungsfett 371
- Natrium 56, 364, 366, 597
- Nephropathia gravidarum 348
- Ölsäure 368
- primäre/sekundäre 363
- renale 363
- Rohkost-/Safttage 370
- sekundäre 363
- Übergewicht 369
- vegetarische Ernährung 368, 371
- WHO-Definiton 363
Hypertriglyzeridämie 306
- Adipositas 255, 257
- alkoholinduzierte, Pankreatitis 204
- Arteriosklerose 318
- Diät 308
- Ernährung, parenterale 491
- HIV-Infektion 158
- kohlenhydratinduzierte 317
- Pankreatitis 317
- primäre/sekundäre 592
Hyperurikämie 331, 593–594
- Adipositas 332
- Alkoholkonsum 593
- Nierensteine 593
- Purine 332, 593
Hypervitaminosen 44
Hypervolämie 346
Hypoglykämie
- Alkoholkalorien 296
- Diabetes mellitus 281
- Fructoseintoleranz 490
- Migräne 403
- Pankreatitis, chronische 206
- postprandiale 281
- Spät-Dumping 146
Hypoinsulinämie, Diabetes mellitus 279
Hypokaliämie 56
Hyponatriämie
- Enteritis, akute 562
- Wasserintoxikation 53
Hypoparathyreoidismus 152
Hypophosphatämie 59
- Ernährung, parenterale 494
- Fructoseintoleranz 490
Hypoproteinämie
- idiopathische 174
- nephrotisches Syndrom 348
Hyporesponder 315
Hypothyreose, Hyperlipoproteinämie 302
Hypoventilationssyndrom 397
Hypovolämie 346
- Früh-Dumping 146

I

IDDM (Insulin Dependent Diabetes Mellitus) 277
Idealgewicht 245
IDL 301
IgA
- sekretorische, Dünndarm 148
- - Probiotika 114
IGF-I, Osteoporose 381
Ikterus, Hepatitis 217
ILCO (Deutsche Ileostomie-Colostomie-Urostomie-Vereinigung) 200
Ileostoma 200
- Lactasemangel 200
- Vitamin-B_{12}-Mangel 200
Ileozökalklappe
- Dünndarmresektion 182
- Verlust 184
Ileus, Pankreatitis 204
Immunglobulinmangel 152
Immunität, T-Zell-vermittelte 484
Immunkompetenz 481
Immunkomplexablagerungen, Glomerulonephritis, akute 346
Immunmodulation
- Carotinoide 452
- Probiotika 114
immunologische Abwehr, Candida-albicans-Besiedelung 196
Immunsuppression
- Corticoide 502
- Omega-6-Fettsäuren 486
- Organtransplantation 501
Immunsystem, Ernährungsstatus 484
Impedanzanalyse, bioelektrische 480–481
Inappetenz, Herzinsuffizienz 374
Industriezucker **9**, 107, 520
Infarktrisiko s. Herzinfarkt
Infektabwehr
- Vitamin A 35
- Zinkmangel 65
Infektion
- Ernährung, enterale 488
- - parenterale 499
- Glutaminmangel 27
- intestinale, Probiotika 115
Infektprophylaxe/-therapie, Probiotika 114
Infusionslösungen, vollständige 493
Inhaltsstoffe, biogene 537
Innereien, Biotinquellen 41
Insektizide 539–540
Instant-Erzeugnisse, Lactoseintoleranz 565
Insulin Dependent Diabetes Mellitus (IDDM) 277
Insulin-like growth factor-I (IGF-I) 381
Insulinmangel 284
- Diabetes mellitus 284
- Postaggressionsstoffwechsel 496
Insulinresistenz
- Adipositas 256
- Diabetes mellitus 284
- Leberzirrhose 224
- metabolisches Syndrom 272
- Postaggressionsstoffwechsel 496
Insulinsekretion, Süßstoffe 294
Insulinsensitivität
- Fettsäuren, einfach ungesättigte 286
- Typ-2-Diabetes 286
Insulin(therapie)
- basale 581
- Basis-Bolus-Konzept 298, 581
- Bedarf 298, 581
- Blutzuckersenkung 7
- Chrom 66
- Diabetes mellitus 287, 298, 581
- intensivierte 583–584
- Pankreatektomie 209
- Schwangerschaft 298
- Spät-Dumping 146
- subkutane, kontinuierliche 581
intended weight loss 480
Intensiv-Kost, Schnitzer-Kost 522
Interferone 114
Interleukine
- Kachexie, kardiale 375
- Tumorkachexie 475
International Union of Nutritional Science (UNS) 469
intestinale Phase, Magensäuresekretion 139
Intestinalflora 5
- Breitbandantibiotika 195
Intima, Resistenz, Arteriosklerose 304
Intoxikationen
- Aminosäuren, Abbauprodukte 187
- Ernährung, enterale, künstliche 484
intraabdominelle Abszesse, Ernährung, enterale 488
Intrapartuminfektion, AIDS 156
Intrinsic-factor-Mangel, Vitamin-B_{12}-Mangel 42
Inulin
- Kalziumresorption 58
- Obstipation 191
irritable bowel syndrom s. Reizdarm
Isodynamiegesetz 5
Isoflavonoide 52
Isoleucin 27
- Ahornsirupkrankheit 334
- Leberzirrhose 219
Isomalt 9, 291, 585
- Süßkraft 586
Isomaltose 7
Isothiozyanate 52
- antikarzinogene Bedeutung 452
Isotope, radioaktive 544
Ispaghula 83

J

Jejunum
- Mikroflora 81
- Resektion 184
Jod **63-65**
- Ausscheidung, Harn 64
- Bedarf, täglicher 64, 393
- Dermatitis herpetiformis Duhring 424
- radioaktives 545
- Zufuhr, optimale 63
- - Schwangerschaft 439
jodiertes Kochsalz 393, 395
Jodierung, Strumaprävalenz 64
Jodmangel 63-64, 393
- Kindesalter 394
Jodmangelstruma 63, 393
Jodsalze
- Schilddrüsenerkrankungen 393
- Zutatenliste 64
Jodversorgung, Schwangerschaft 395
Joghurt
- Calciumcarbonat 58
- probiotischer 112
Johannisbrotkernmehl, Enteritis, akute 562
Joule 3
Juckreiz s. Pruritus

K

Kachexie
- AIDS 158
- kardiale 375-376
- pankreatogene 206
- Tumorkranke 475
Kadmium 536
Kältereiz, Migräne 403
Kaempherol 51, 322
Käse
- Amine, biogene 537
- Calciumcarbonat 58
- Erhitzung, Nitrosaminbildung 543
- Lebensmittelallergie 180
- Leberzirrhose 226
- Phenylethylamin 402
- Phosphat 59
- Tyramin 402
Kaffee
- s.a. Koffein
- Diabetes mellitus 278
- Diterpene 325
- Helicobacter-pylori-Infektion 80
- Knochendichte 383
- Kolonkarzinom 464
- Obstipation 192
- Osteoporose 383
- Pankreaskarzinom 464
- Plasmahomocystein 43
- Reflux, ösophagealer 134
- Refluxösophagitis 136
- Ulkuskrankheit 144, 559
Kakao
- Calciumcarbonat 58
- Flavonoide 322
- Kupfergehalt 66
- Nierensteine 359
- Polyphenole 51
Kakaobutter 19
Kalbfleisch
- Eisenlieferant 505
- Eisenresorption 61-62
Kalium 56
- Ausscheidung 56
- Hypertonie 367-368
- Krebsdiät 526
- Niereninsuffizienz, chronische 356-357
- vegetarische Ernährung 512
Kaliumchlorid, Enteritis, akute 562
Kaliumsulfid, Wilson-Syndrom 232
Kalorien 3
- leere, Zucker 107
1000-Kalorien-Mischkost, Adipositas 260
kalter Knoten 393
kaltgepresste Öle 519
Kaltwasserfische, Eicosapentaensäure 310
Kalzitonin 58
Kalzium **57-59**
- Ausscheidung 58
- chronic fatigue syndrome 413
- Eisenresorption 58
- Gallensäuren 463
- Gastrektomie 147
- Gestose 441
- Hämodialyse 596
- Herzerkrankungen, ischämische 319
- Hypertonie 367-368
- Kolonkarzinom 453, 460, 463
- Lactoseintoleranz 568
- Laktation 385
- Milch(produkte) 173
- Nierensteine 358-359
- Osteoporose 57, 377, 380
- Phosphatstoffwechsel 59
- Schwangerschaft/Stillzeit 385
- Skelettsystem 57
- vegetarische Kostform 506-507
kalziumarme Kost 556
Kalziumbilanz 58
- Phosphat 382
Kalziumoxalat 58
Kalziumoxalatsteine 359
Kalzium-Phosphat-Verhältnis 59
kalziumreiche Ernährung, fettarme, Tumorprophylaxe 453
Kalziumresorption
- intestinale 58
- Milchzucker 172
- Nierensteine 358
- Vitamin D 58
- Vitamin-D-Intoxikation 45
Kalziumstoffwechsel, Parathormon 57, 59
Kammertachykardie, Alkoholabusus 77
Kaprinsäure 16, 19
Kaprylsäure 16
Kardiomyopathie
- alkoholische 374
- Niereninsuffizienz, chronische 350
- Selenmangel 67
kardiovaskuläre Erkrankungen s. Herz-Kreislauf-Erkrankungen
Karell-Diät 376
Karies 432-435
- Ballaststoff 86
- Bulimia nervosa 276, 435
- Casein 435
- Fluoride 108, 433
- Kohlenhydrate 433
- Maltose 434
- Plaque 433
- Polyphenole 433
- Remineralisation 435
- Saccharose 434
- Säuren, organische 434-435
- Speichel, alkalischer 434
- Stärke 434
- Zucker 9
- Zuckerkonsum 108, 434
Karotten
- Biotinq 41
- Nahrungsmittelallergie 178
Karottensuppe nach Moro, Enteritis, akute 562
Kartoffel-Ei-Diät 29
- Niereninsuffizienz 354, 595
Kartoffeln
- Kohlenhydrate 525
- Solanin 537
Kartoffel-Reis-Wasser-Diät, Urtikaria 425
Kartoffelstärke, Diabetes mellitus 289
Kartoffeltage, Hypertonie 370
Karzinogene/-genese
- N-Nitrosoverbindungen 448-449
- Aktivierung, metabolische 453
- Alkohol 450-451
- Alkoholabusus 75-76
- antioxidative Mikronährstoffe 451
- Azoreduktase 115
- Ballaststoffe 89
- Carotinoide 49
- Darmflora 81
- Ernährung, mediterrane 470
- Glucosinolate 52
- β-Glucuronidase 115
- Kohlenwasserstoffe, polyzyklische, aromatische 447-448
- Mykotoxine 447
- Nitroreduktase 115
- oxidativer Stress 451
- Pyrolyseprodukte 109, 448
- Radikale, freie 47
- Vitamin A 35
Katabolie
- endotoxininduzierte 13
- Ernährung, parenterale 494
- Glutaminbedarf 27
- Mukoviszidose 400
- Postaggressionsstoffwechsel 495
Katalase 47
- Katarakt 429
- Makuladegeneration 430
Katarakt 429-430
Katecholamine, Alkoholabusus 77
Katheter-Jejunostomie 483
Kathetersepsis
- Ernährung, enterale 488
- Kurzdarmresektion 185
Kathetersystem, Lebensdauer, Ernährung, parenterale 493
Keime 112
keimreduzierte Kost, Indikation 556
Kempner-Reistage, Herzrhythmusstörungen 376
kephale Phase, Magensäuresekretion 139
Kernumwandlungsprozesse, Lebensmittelbestrahlung 545
Keshan-Disease, Selenmangel 67
β-Ketocapronsäure, β-Oxidation 18
ketogene Diät, Epilepsie 410-411

Ketonkörper
- Bildung 19
- Harnsäureelimination 332
- Nulldiät 261
α-Ketosäuren 28
Kettenreaktionen 46
Killerzellen, Aktivität, Argininsupplementierung 485
Kilokalorie (kcal) 3
Kimchi 116
Kimmelstiel-Wilson-Erkrankung, diabetische 282
Kindesalter
- Ballaststoffe 86
- Proteinbedarf 28
- vegetarische Ernährung 507–508
Klärreaktion, Chylomikronen 16
Kleie
- Durchschnittsgehalt 94
- Hitzebehandlung 87
- Proteinase-Inhibitoren 92
Kleinkinder s. Kindesalter
Kleister 6
klonale Expansion 444
Knoblauch
- Arteriosklerose 322–323
- Magenkarzinomhäufigkeit 458
- Ulkuskrankheit 141
Knochendichte
- Darmerkrankung, chronisch-entzündliche 162
- Kaffee 383
- Kalziumausscheidung 58
- Osteoporose 379
Knochenmarktransplantation 501–502
Knochenmasse, Vitamin D 384
Knochenschmerzen, Vitamin-A-Intoxikation 44
Knochenwachstumsstörungen, Vitamin-A-Mangel 35
Knoten, heißer/kalter 393
Kochsalz
- Appetit 365
- Asthma bronchiale 399
- Diabetes mellitus 287, 581
- Hypertonie 365–370
- jodiertes 63–64, 393, 395
- Migräne 404
- Natriumbedarf 366
- Nierensteine 359
- Osteoporose 384
- Tumorentstehung 470
- Wurst 108
Kochsalzersatzmittel, Hypertonie 370
Kochsalzrestriktion 370
- Gestose 441
- Glomerulonephritis, akute 347
- Hypertonie 367, 369–370
Kochsalzsensitivität, Variation 366
Körpergewicht 480
- Arthrose 388
- Aszites 228
- COPD 397
- HIV-Infektion 158
- Mammakarzinom 466
- Mukoviszidose 400
- Normalisierung, Hypertonie 597
- - Refluxösophagitis 136
- Ödeme 228
- relatives, Lebenserwartung 252–253
- Schwangerschaft 438–439
- vegetarische Ernährung, Kindheit 507
Körpergewichtsreduktion s. Gewichtsreduktion
körperliche Aktivität
- Adipositas 259
- Energieverbrauch 259
- Hypertonie 364, 369
- mangelnde, Gesundheitsgefährdung 534
- Osteoporose 378
Körpermasse, fettfreie 480
- Alter 124
- Kachexie, kardiale 375
- Postaggressionsstoffwechsel 496
Körperwasser 480
- Substanzen, nichtionisierende 53
Körperzellmasse 480
- AIDS 157
Koffein
- s. a. Kaffee
- Adipositas 269
- Arteriosklerose 325
- functional drinks 55
- Migräne 403
- Schwangerschaft 439–440
koffeinhaltige Getränke 142
- Arteriosklerose 325
- Hypertonie 371
Kohlendioxid 53
- Adipositas 397
- Milchsäureabbau 172
- Quellwässer 54
kohlenhydratarme Kost 523–525
- Colitis ulcerosa 199
Kohlenhydrate **6–9**
- Adipositas 263, 524, 577–578
- Atemminutenvolumen 492
- Austauscheinheiten 294
- Ballaststoffe 82
- Brennwert 4
- Diabetes mellitus 8, 286–287, 580, 582
- entwertete, Verzicht 525
- Ernährung, parenterale 490–491
- Fermentation 88–89
- Fettverbrennung 492
- Flatulenz 194
- Formeldiäten, niedermolekulare 486
- Gallensteine 233
- Gehalt in Lebensmitteln 294
- glykämischer Index 318
- Hay'sche Trennkost 523
- HDL-Cholesterinkonzentration 318
- Hydrolyse 7
- Hypertriglyzeridämie 317
- Karies 433
- Nährstoffzufuhr, mittlere tägliche 524
- Pankreatitis 204
- Porphyrie, hepatische, intermittierende 335
- prämenstruelles Syndrom 441
- raffinierte 9, 94
- - Darmerkrankungen, chronisch-entzündliche 166
- - Ulkuskrankheit 141
- Reflux, gastroösophagealer 134
- respiratorischer Quotient 492
- Schwangerschaft 439
- Serotoninsynthese 415
- täglich zugeführte 7
- Umwandlung in Fettsäuren 107
- unverdauliche 5
- - Enteritis, akute 561
- - Fermentation 58
- Verdauung 6
- Zufuhr 7
Kohlenhydrat-Eiweiß-Fett-Relation, Refluxösophagitis 136
Kohlenhydrat-Eiweiß-Kost, Pankreatitis, akute 571
Kohlenhydrat-Fett-Relation 295
- Adipositas 263
- respiratorische Insuffizienz 484
Kohlenhydrat-Hunger 415
kohlenhydratreiche Kost, Indikation 555
kohlenhydratreiche Lebensmittel
- Diabetes mellitus 289
- Früchte 525
- glykämischer Index 267
Kohlenhydratstoffwechsel
- Diabetes mellitus 287
- Leberzirrhose 224
- Störungen, angeborene **334**, 335
- Tumorkranke 476
Kohlenwasserstoffe
- chlorierte 539
- polyzyklische, aromatische, Karzinogenese 447–448
- - Trinkwasser 54
Kohlkropf 52
Kolektomie 184, 200
Kolitis, fulminante 199
kollagenfreie Kost, Indikation 556
Kollagen-Hydrolysate
- Aminosäurezusammensetzung 389
- Arthrose 388–390
- GRAS-Studie 389
- Wirkmechanismus 390
Kollagensynthese, Argininsupplementierung 485
Kollagentheorie, Alterungsprozess 119
Kollateralkreisläufe, Leberzirrhose 219
Kolon
- Bakterien 187
- Ballaststoffverzehr 86, 88
- Druck, intraluminärer 88
- Fehlbesiedelung 195
- Fettsäuresynthese, bakterielle 6
- Funktionsabläufe 89
- Funktionsstörungen 188–195
- irritables s. Reizdarm
- Motilität 192
- myoelektrische Aktivität 192
- Pilze 187
- Polypen 458
Kolonadenome 459
Kolonatonie, Formeldiät 487
Kolondilatation, toxische, Colitis ulcerosa 199
Kolondivertikulose 196–197, 568–570
- Ballaststoffe 197, 513
- vegetarische Ernährung 513
- Weizenkleie 197
Kolonerkrankungen **185–190**, **192–202**, 561–570
Kolonflora 81
- Ballaststoffe, Abbau 186

- Flatulenz 194
Kolonkarzinom **458–464**
- Ammoniaksynthese 463
- Ballaststoffe 86, 461–462
- BMI 450
- DNA-repair 463
- Eicosanoidstoffwechsel 461
- Ernährungsfaktoren 459
- Fettkonsum 459–461
- Fettsäuren, kurzkettige 461
- Fiber-Hypothese 461–462
- Folsäure 463
- Kaffeekonsum 464
- Kalzium 453, 463
- Kolonpassagezeit 461
- Migrationsstudien 458
- Mormonen 459
- Omega-6-Fettsäuren 461
- Pflanzensterine 463
- Probiotika 115, 464
- Proliferationssteigerung 459
- Proteine 462
- - tierische 513
- Religionsgemeinschaften 459
- Stärke, resistente 461–462
- 7-Tage-Adventisten 459
- Umweltfaktoren 459
- Vitamin D 463
Kolonmotilität
- Ballaststoffe 86–88
- Obstipation 192
Kolonpassage-/-transitzeit 189
- Ballaststoffe 461
- Kolonkarzinom 461
- Stuhlvolumen 190
Kolonpassage/-transitzeit 189
Kolonpolypen, Ballaststoffe 86
kolorektales Adenom 201
kolorektales Karzinom 201
- Fettkonsum 105
- Gemüse 513
- Proteine 462
- Umweltfaktoren 445
Koma
- diabetisches 281
- hepatisches 219–220
- hyperosmolares, (nicht)ketoazidotisches 281
- lactazidotisches 281
- urämisches 350
Kommerzialisierung, Gesundheit 518
Komplementfaktoren, präoperative Konzentration 499
Komplementsystem, Abschwächung 484
konservierte Nahrung, Wertstufen nach Kollath 509
Konservierungsmittel/-stoffe
- Chemikaliensensibilität 546
- hyperkinetisches Syndrom 412
- Lebensmittelallergie 179
- Lebensmittelbestrahlungen 545
konsistenzdefinierte Kostformen 133
Kontaktallergien 178
kontaminiertes Futter, Ochratoxine 538
kontrainsulinäre Hormone, Ernährung, enterale 489
Konzentrationsstörungen, Chemikaliensensibilität 546
Kopfschmerzen
- Chemikaliensensibilität 546
- vasomotorische 402–404
- Vitamin-E-Überdosierung 45
Korkenzieherösophagus 134–135
koronare Herzerkrankung
- Adipositas 257–258
- Alkoholkonsum 76
- apoplektischer Insult 409
- Cholesterinkonzentration 299
- Fette 309
- Fettsuchttyp, androider 371
- Fischöl/-verzehr 313
- genetische Faktoren 307
- gesättigte Fettsäuren 309
- Serumcholesterinkonzentration 327
- Typ-2-Diabetes 282
- vegetarische Ernährung 513
Koronargefäßsystem 306
Koronarrisiko, LDL-Cholesterin 305
Korsakow-Syndrom, Alkoholabusus 77
Kostaufbau
- gastroenterologische Erkrankungen 133
- Pankreatitis, akute 572
Kost(formen)
- alternative 516–533
- eiweiß-/elektrolytdefinierte 131
- energiedefinierte 131
- Eskimo 310
- flüssige, feinpürierte und weiche 133
- gastroenterologische Erkrankungen 133
- kohlenhydratarme 523–525
- kohlenhydratreiche, fettarme, Adipositas 264–266
- Nährstoffrelation 90
- stoffwechselaktive 526
- wissenschaftlich nicht gesicherte 516
Kräuter-Mixgetränk 560
Krafttraining, Alter 124
Krampfneigung, Niereninsuffizienz, chronische 350
Kreatinin, Glomerulonephritis, chronische 347
Kreatininausscheidung, Organtransplantation 501
Kreatinindex 481
Krebsdiäten 475, 524–529
- Ascorbinsäure 528
- Fettgehalt 526
- Kushi 525
- Makrobiotik 525
- Vitamine 528
Krebsentstehung s. Karzinogene/-genese
Krebs-Henseleit-Zyklus 215
Kreuzallergien 178
Kreuzblütler 52
β-Kryptoxanthin, Bronchialkarzinom 469
Küchenzucker 149
Kümmelöl 52
Kuhmilchallergie 178, 180
Kuhmilchbasis
- Darmflora 78
- Säuglingsnahrung 78
Kuhmilchernährung, Stuhl 187
Kuhmilchproteine
- Colitis ulcerosa 198
- Diabetes mellitus 278
Kulturkost 509
Kunstdünger, Natriumselenat 68
Kupfer 66
kupferarme Kost, Indikation 556
Kupfermangel, Crohn-Krankheit 162
Kupferstoffwechsel, Zink 66
Kupferstoffwechselstörung 231–232
Kupffersche Sternzellen 213
Kurzdarmsyndrom 182–185, 564
- Formeldiät 487
- Vitamin K 38
Kushi-Diät **521–522**
- Krebsdiäten 525
Kwashiorkor
- Leberzirrhose 218
- Mangelfettleber 230

L

Labferment 139
Lactase 113
- Dünndarm 149
- Milchsäurebakterien 113
Lactasemangel 127, 150, **171–174**, 187
- Colitis ulcerosa 199
- Diarrhö 172
- Flatulenz 151
- β-Galaktosidase 173
- Häufigkeit 150
- Ileostoma 200
- Kolon, irritables 172
- Lactose 292
- Magenresektion 147
- Milchprodukte, fermentierte 113, 173
- milchzuckerfreie/-reduzierte Kost 173
- Osteoporose 172–173, 380
- primärer 334
- sekundärer 171
- Sprue, einheimische 171, 562
- Wasserstoffexhalationstest 113
Lactasepersistenz
- Dünndarm 151
- Katarakt 430
Lactatazidose
- Coma diabeticum 281
- Fructoseintoleranz 490
Lactit 9, 291, 585–586
Lactobacillus/-bazillen 78–79, 81, **112**
- acidophilus 115
- Amine, heterozyklische, mutagene 115
- bulgaricus 112, 114
- casei 115
- Diarrhö, Antibiotika-assoziierte 115
- Flatulenz 194
- Helicobacter-pylori-Infektion 115
- plantarum, Neurodermitis 420
- probiotische 195
- - Neurodermitis 421–422
- Vermehrung, Fructooligosaccharide 117
Lactose 7, 149, 525
- Abbau 172
- Kalziumresorption 172
- Lactasemangelsyndrom 292
- Milch(erzeugnisse) 567
- Milchprodukte 173
- Resorptionstest bzw. Belastungs-Test 152, **153**

– Sprue, einheimische 170
– versteckter Gehalt 567
lactosearme/-freie Diät 555
– Lactasemangel 173
– Lactoseintoleranz 568
Lactoseintoleranz/-malabsorption **171–174**, 174, 565–568
– Magenresektion 147
– Milchersatz 568
– Pilzlactase 567
Lactosereduzierte Milch 173
Lactulose
– Kalziumresorption 58
– Osteoporose 381
Längenwachstum
– Makrobiotik 521
– vegetarische Ernährung, Kindheit 507
Lagerflora, Ochratoxine 538
Laktation, Kalziumbedarf 385
laktovegetabile Kost, Niereninsuffizienz, chronische 352
Laktovegetarier, 24-Stunden-Kost 512
L-Alanin-L-Glutamin-Dipeptid, Ernährung, parenterale 495
Lambliasis 155
Langerhans-Inseln
– A-Zellen 8
– Antioxidanzien 296
– Insuffizienz, Pankreatitis, chronische 206
L-Arginin
– Arteriosklerose 326
– Stickstoffmonoxid 326
Larynxkarzinom, Alkoholkonsum 450, 455
Lastabstimmung, Diabetes mellitus 290
Lauch, Magenkarzinomhäufigkeit 458
Laurinsäure 16, 309
Laxanzien(abusus)
– Bulimia nervosa 275
– Hypokaliämie 56
– Obstipation 189
– Selenmangel 68
laxierender Effekt, Lebensmittel 130
LCT (long chain triglycerides) 13, 133, 212
– Adipositas 266
LDL(-Cholesterin) 299–300, 303
– Adipositas 257
– Anstieg 302
– Antioxidanzien 319
– apoplektischer Insult 409
– Arteriosklerose 305, 308
– Ballaststoffe 90
– Erniedrigung 106
– Gesamtcholesterin, erhöhtes 305
– Grenzwerte 306
– Herzinfarkt 312
– Hyperlipoproteinämie 349
– Infarktrisiko 106
– Koronarrisiko 305
– Leguminosen 235
– nephrotisches Syndrom 348
– Olivenöl 309
– Phytosterinester 27
– Subklassen 305
– vegetarische Ernährung 511
– Zielwerte 589
LDL-Oxidation, Antioxidanzien 305
LDL-Partikel, Cholesterin 301
LDL-Rezeptoren
– Arteriosklerose 319
– Atherogenese 302
– trans-Fettsäuren 314
LDL-HDL-Relation, Alkoholkonsum 76
Lebenserwartung 118–120
– Körpergewicht, relatives 252–253
Lebensmittel 104–110
– Aflatoxinverordnung 447
– Anreicherung 110
– Ballaststoffanteil 569
– Bevorzugung, sinnvolle 102
– brennwert- und nährstoffverminderte, Diabetes mellitus 585
– Cholesteringehalt 590–591
– Energiedichte, hohe 104
– energiereduzierte, Adipositas 266
– Enteropathie, gluteninduzierte 564
– fermentierte 116–117
– fettarme/-reduzierte 566
– – Herstellung, industrielle 20
– Fettgehalt 102, 590–591
– Fettsäurenzusammensetzung 590–591
– glykämischer Index 288, 579
– Harnsäuregehalt 332
– industriell hergestellte, Diabetes mellitus 584–585
– Kohlenhydratgehalt 294
– konservierte 509
– laxierender Effekt 130
– α-Linolsäuregehalt 313
– Linolsäureisomere, konjugierte 12
– Milchsäurebakterien 525
– Natriumgehalt 598
– naturbelassene 519
– pflanzliche, gehirntoxische Wirkung 574
– – Magenkarzinomhäufigkeit 458
– – Mehrverzehr 105
– Prophylaxemöglichkeiten 110
– Puringehalt 331–332
– Salicylatgehalt 179
– Schadstoffe 534–547
– substanzielle Äquivalenz 112
– tierische, Verarbeitung 448
– trans-Fettsäuren 12
– Wertstufen nach Kollath 509
– Yin-Yang-Verhältnis 521
– Zuckergehalt 102
– Zusatzstoffe, Kennzeichnungsverordnung 535
Lebensmittelallergie/-intoleranz 112, 127–132, 176–181
– Darmerkrankungen, chronisch-entzündliche 167
– gentechnisch hergestellte Lebensmittel 550
– Häufigkeit 129
– Hauttest 178
– Hitzedenaturierung 180
– hyperkinetisches Syndrom 411–412
– IgE-vermittelte 176
– Lebensmittel, biologisch verwandte 178
– Migräne 180, 403
– Organtransplantation 503
– Peptiddiäten 28
– rheumatische Erkrankungen 385
– vom Soforttyp 177
– Urtikaria 425
– vegetarische Kostformen 508
Lebensmittelbestrahlung 545–546
Lebensmittelinfektionen 154
– BSE 154
– technologische Veränderungen 154
Lebensmittelverarbeitung, Ballaststoffe 84
Lebensmittelvergiftungen, bakterielle 153–155
Lebensqualität, AIDS 157
Lebensweise, gesamte 103
Leber
– Eisenlieferant 505
– Fettstoffwechsel 215
– Kupfergehalt 66
– Proteinstoffwechsel 215
– Vitamin-B_{12}-Depot 42
Lebererkrankungen 213–236, 573–575
– Child-Pugh-Klassifikation 225
– cholestatische 185
– Gerinnungsfaktoren 215
– Plasmaproteine 215
Leberfunktionsstörungen, Ernährung, parenterale 494
Leberinsuffizienz, Proteinzufuhr 127
Lebertransplantation
– Ernährung 501
– – parenterale 502
– Leberzirrhose 221
Lebertumoren, Ernährungszustand 501
Leberzellen 213
Leberzellkarzinom 465
Leberzellnekrose, Ernährung, parenterale 494
Leberzerfallskoma, Hepatitis 217
Leberzirrhose 152, 218–228, 573–575
– Alkoholabusus 75, 229, 383
– Aminosäureimbalance 226
– Aminosäurelösungen 574
– Anorexie 225, 573
– Aszites 227–228
– Darmflora 226
– Enzephalopathie, portosystemische 574
– Fette 222
– Fettstoffwechsel 224
– Insulinresistenz 224
– Käse 226
– Kohlenhydratstoffwechsel 224
– Kollateralkreisläufe 219
– Mangelernährung 573
– Milch 226
– Ödeme 227–228, 374
– Proteine 29, 222, 224, 226, 574
– Steatorrhö 223–224
– Todesfälle 229
– Vitaminmangel 574
– Zinkmangel 65
Lecithin 326
– Arteriosklerose 326
Lectine, Ballaststoffe 288
Leguminosen
– Ballaststoffe 288
– Cholesteringallensteine 234
– Cholesterinsenkung 318
– LDL-Fraktion 235
– Saponine 235

– Serumcholesterin 235
– Vitamin K 39
Leinsamen, Obstipation 191, 570
Leinsamenbrot, Blausäurekonzentrationen 191
Leinsamenöl 10
Leistungsfähigkeit, zerebrale 413–414
Leistungszuwachs 5
Leptin
– Adipositas 249–250
– Fettspeicherung 250
Leucin 27
– Ahornsirupkrankheit 334
– Leberzirrhose 219
Leukose, Ernährungszustand 501
Leukotriene **21**, 164
– Darmerkrankungen, chronisch-entzündliche 165
– Halbwertszeit 22
Lifestyle Heart-Study, Hyperlipoproteinämie 328
Lifestyle-Modifikationen, Hypertonie 364
Lignane 52
Lignin 84
– Ballaststoffe 82
Linamarin 191
Linksherzhypertrophie, Gesamtcholesterin 305
Linol(en)säure 10, 310
– α-Linolensäure 10
– – apoplektischer Insult 409
– – Herzinfarkt 312
– – Herzrhythmusstörungen 375
– – Lebensmittel 313
– – rheumatische Erkrankungen 387
– γ-Linolensäure 13, 21
– – Colitis ulcerosa 199
– – Darmerkrankungen, chronisch-entzündliche 165–166
– – Krebskur total nach Breuss 528
– – Neurodermitis 420
– – prämenstruelles Syndrom 441
– Arterioskleroseprophylaxe 330
– cis-Konfiguration 12
– Eicosanoidstoffwechsel 527
– Formeldiäten 164
– – chemisch-definierte 164
– Hypertonie 368
– konjugierte 12
– Metastasierung 527
– multiple Sklerose 405
– rheumatische Erkrankungen 386
– Schafsmilch 13
– Tumorwachstum 528
Linolsäureisomere, konjugierte **11–13**
– Lebensmittel 12
Lipacidogenese 7, 107
– Adipositas 264–266
– Kohlenhydrate 7
Lipase 202–203
– Dünndarm 151
– hormonsensitive 18
– Magensaft 138
– Pankreatitis, chronische 207
Lipaseinhibitoren
– Adipositas 271
– Steatorrhö 271
Lipide 215
– Adipositas 263
– Cholesterinsenkung 318
– Zusammensetzung, Energiezufuhr, mangelnde 121
Lipidperoxide, rheumatische Erkrankungen 387
Lipid-Protein-Verhältnis, HDL/VLDL 300
lipidsenkende Kost, Indikation 553
Lipidstoffwechsel, Nikotinsäuredosen 48
Lipidstoffwechselstörungen
– angeborene 335
– Organtransplantation 503
Lipodystrophie, HIV-Infektion 158
Lipofuszin, Ernährung, parenterale 494
Lipogenese 17
Lipolyse 17–18
– Coma diabeticum 281
– Kohlenhydrat- bzw. Zuckerzufuhr 108
– metabolisches Syndrom 272
– nichtpankreatische, Pankreatektomie, totale 210
– Tumorkachexie 475
A-β-Lipoproteinämie 13, 152, 181
Lipoproteine 16, 300–302
– Carnitinstoffwechsel 23
– Cholesterinsenkung 318
– triglyceridreiche 306
– Typ-2-Diabetes 286
Lipoxygenase 21
– rheumatische Erkrankungen 387
lithogene Harnbestandteile, Nierensteine 358
L(+)-Milchsäure 524–525
Lösungen, hyperosmolare, Refluxösophagitis 135
long chain triglycerides (LCT) 13, 133, 212, 266
Lungenemphysem 396
Lungenerkrankungen 396–400
– Adipositas 397
– Antioxidanzien 396
– chronisch-obstruktive 397–398
– Magnesium 396
– Mangelernährung 396
– Noxen, inhalierte 396
– obstruktive 396
– Zigarettenrauch 396
Lungentransplantation, Ernährung 501
Lutein 34, 49, 452
Bronchialkarzinom 469
– Ösophaguskarzinom 456
Luteolin 51, 322
Lycopin 34, 49, 452
– Arteriosklerose 320
– Bronchialkarzinom 469
– Mammakarzinom 467
– Pankreaskarzinom 464
– Prostatakarzinom 468
Lyon-Heart-Study 375
Lysergsäurealkaloide, Mutterkorn 538
Lysin 27
Lysin-Arginin-Relation, Herzinfarkt 315

M

Magen
– Hungerperistaltik, Ulkuskrankheit 143
– Nitrat 542
– pH-Wert 138
– Speicherfunktion 137
Magenazidität 138
Magenband 269–270
Magen-Darm-Trakt, Mikroflora 78–81
Magenentleerung 137
Magenentleerungsstörung
– Diabetes mellitus 283
– Formeldiät 487
– Pankreatitis, chronische 208
Magenerkrankungen **137–148**
Magenfüllung, Ballaststoffe 267
Magengas 194
Magengeschwür 558–561
Magenkarzinom 145, **456–458**
– Antioxidanzien 457
– BMI 450
– Helicobacter-pylori-Infektion 457–458
– Natriumzufuhr 56
– Nitrosamine 456
Magenmukosa, Schleimhautbarriere 457
Magenoperation 139, 145–148, 152, 558–561
– Vitamin-B_{12}-Mangel 42
Magensäuresekretion/-produktion 144
– Phasen 139
Magensaft, pH-Schwankungen 145
Magersucht 273–277
Magnesium 56–57
– chronic fatigue syndrome 413
– Hypertonie 367–368
– Lungenerkrankungen 396
– prämenstruelles Syndrom 441
– Trinkwasser 319
– – Arteriosklerose 319
Magnesiummangel 56
– Alkoholmissbrauch 74
Mahlzeiten, voluminöse, Flatulenz 194
Mahlzeitenhäufigkeit, Adipositas 268
Maillard-Produkte 30
Mais
– Eisenresorption 61
– Pellagra 41
Maiskeimöl, Vitamin E 37
Maisprotein, Aminosäuren 507
Maisstärke, Diabetes mellitus 289
Makrelen, Amine, biogene 537
Makroangiopathie, diabetische 282
Makrobiotik 517, **520–522**
– Krebsdiäten 525
Makuladegeneration 430–431
Makulopathie, diabetische 283
Malabsorption 152
– AIDS-Enteropathie 157
– Crohn-Krankheit 161
– Dünndarmresektion 182
– MCT 213
– Phosphatmangel 59
– Selenmangel 68
– Sprue, einheimische 169
– – tropische 171
Malassimilation 152
– Diät 133
– Magersucht 274
Maldigestion 152
– MCT 213
– Selenmangel 68

maligne Tumoren s. Tumoren
Malnutrition s. Mangelernährung
Malonyl-CoA 7
Maltase, Dünndarm 149–150
Maltit 291, 585
– Süßkraft 586
Maltodextrin, Formeldiäten, niedermolekulare 486
Maltose 7, 149
– Karies 434
Mammakarzinom 465–467
– Adipositas 466
– Alkohol 450, 467
– BMI 450
– 1,25-Dihydroxy-Vitamin D 528
– Energiezufuhr 466
– Ernährungsgewohnheiten 465
– Fettzufuhr 465, 527
– Gemüse-/Obstverzehr 466–467
– Körpergewicht 466
– Östrogene 466
– – synthetische 543
– Phytoöstrogene 466
– Umweltfaktoren 445
– Vitamin D 528
Mangelerkrankungen, Verhütung 110
Mangelernährung 162, 426, 480
– AIDS 156–157
– Alter 121–123
– Dekubitus 124
– Dünndarmresektion 182
– Dumping-Syndrom 559
– frühere Zeiten 102
– Komplikationen, postoperative 559
– Leberzirrhose 223, 225, 573
– Lungenerkrankungen 396
– Nierenversagen, akutes 350
– Organtransplantation 501
– Phosphatmangel 59
– präoperative 499
– Ulkuskrankheit 143
Mangelfettleber 230
Mannit 8, 291, 585–586
Margarine, Wassergehalt 267
Markumardiät 39
mass sociogenic illness 546
Mastfettleber 228–230
Maturity-onset diabetes of the young (MODY) 280
maximum life span potential (MLSP) 120
Mayr-Kur 529–530
MCT 13, 133, 213, **561**
– Adipositas 266
– Brennwert 17
– Chylothorax/Chylurie 213
– Diät 16
– Diarrhö, chologene 213, 564
– Dünndarmresektion 183
– Eiweißverlustsyndrom, enterales 565
– Energiegehalt 561
– Enteropathie, gluteninduzierte 563
– Epilepsie 411
– Ernährung, parenterale 491
– Formeldiäten 484
– gastroenterologische Erkrankungen 212–213
– Hydrolyse 16, 213
– Magenresektion 147
– Malabsorption/Maldigestion 213
– Pankreatektomie, totale 210
– Resorption 16
– Schmelzpunkt 16
– Sprue, einheimische 170
– Steatorrhö 208, 559
mct-basis-plus-Diätmargarine/-öl 561
MCV, Alkoholabhängigkeit 73
mechanisch veränderte Nahrung, Wertstufen nach Kollath 509
Medical Food 112
mediterrane Ernährung 105, 470, 516
– Arteriosklerose 318
– Herzinfarkt 317
– Serumcholesterin 309
Meerrettich, Ulkuskrankheit 141
Meersalz, Jodgehalt 65
Megavitamindosen 44–45
Mehl, Kohlenhydrate 525
Mekoniumileus, Mukoviszidose 212
Melanom, malignes 419
Melatonin 120
Membranfluidität, Energiezufuhr, mangelnde 121
Menachinon/Menadion 38–39
Menstruationsstörungen, Rohkost 511
Menthol 52
MEOS (microsomal ethanol oxidizing system) 70
Merieux-Hauttest 485
metabolisches Syndrom 104, 271–273
– Adipositas 253
– Hypertriglyzeridämie 306
– Nierenversagen, akutes 350
Metalloenzyme, Zink 65
Metastasierung, Linolsäure 527
Methämoglobin, Nitrosaminbildung 542
Methan
– Ballaststoffverdauung 186
– gaschromatographische Bestimmung 130
methanproduzierende Keime, Darm 186
Methionin 27
– Knorpel 388
– Niereninsuffizienz, chronische 351
– Osteoporose 382
– Pankreatitis, tropische 207
Methylguanidin, Niereninsuffizienz, chronische 350
3-Methylhistidinausscheidung 481
Methylxanthin, Reflux, ösophagealer 134
Methylzellulose 287
middle chain triglycerides s. MCT
Migräne 402–404
– Histamin 403
– hyperkinetisches Syndrom 412
– Nahrungsmittelallergien 180
Mikroangiopathie, diabetische 282, 581
Mikroflora, Magen-Darm-Trakt 78–81
Mikrognathie, Alkoholabusus 78
Mikronährstoffe
– AIDS 157
– Alter 123
– Mangel 484
Mikroorganismen, Sensitivität, Lebensmittelbestrahlungen 545
Mikropartikel, anorganische, inerte, Crohn-Krankheit 161
Mikrophthalmie, Alkoholabusus 78
mikrosomales Alkohol oxidierendes System 70
Mikrozephalie, Alkoholabusus 78
Milcheiweißallergie, Osteoporose 380
milcheiweißfreie Diät 199
Milchersatz, Lactoseintoleranz 568
Milchfaktor, Arteriosklerose 326
Milch(produkte)
– Asthma bronchiale 399
– Darmerkrankungen, chronisch-entzündliche 167
– fermentierte 112–114, 173
– – Gastroenteritis 115
– – Rotaviren 115
– Fit for Life 532
– Isotope, radioaktive 545
– Kalzium 57
– Katarakt 430
– Krebsdiät 526
– Lactosegehalt 173, 567
– Lactoseintoleranz 565
– Lebensmittelallergie 179
– Leberzirrhose 226
– Osteoporose 380
– Ulkuskrankheit 144
– Vitamin-D-Gehalt 36
– Zwölffingerdarmgeschwür 559
Milchsäure 172
– Eisenresorption 62
– Zellatmung 524
Milchsäurebakterien 112
– Lactasegehalt 113
– Lebensmittel 525
– Milchprodukte, fermentierte 114
– Neurodermitis 422
– Serumcholesterin 116
Milch-Sahne-Alkali-Diät 143
Milch-Semmel-Diät nach Franz Xaver Mayr 529–530
Milchzucker s. Lactose
Milchzuckerunverträglichkeit s. Lactoseintoleranz/-malabsorption
milk toxin 538
Mineralstoffe 55–59
– Ballaststoffe 93
– Formeldiäten 486–487
– Gestose 441
– Trinkwasser, Arteriosklerose 319
Mineralwasser
– bikarbonatreiches, Osteoporose 382
– kalziumreiches, Osteoporose 380
– Natriumgehalt 599
– natürliches 54
Minimalenzephalopathie, hepatische 220
Mischgewürze, Lebensmittelbestrahlungen 545
Mischkost 516
– Darmflora 79
– energiereduzierte 260
– kalorienreduzierte, Adipositas 578
Missbildungen, Alkoholabusus 78
Mitochondrien, Radikale, freie 119
Mitosesteigerung, Tumorentstehung 444
Mixgetränke 560

mizellare Konzentration, kritische 14
Mizellen 14–15
- Carotinoide 50
MLSP (maximum life span potential) 120
MODY (Maturity-onset diabetes of the young) 280
Möhren s. Karotten
Moeller-Barlowsche Krankheit, Vitamin-C-Mangel 44
Mokka-Mixgetränk 560
Molke-Fasten/-Trinkkur 529
Molybdän(mangel) 66
MONICA-Studie 363
Monoaminooxidasemangel, Migräne 403
Monoensäuren, Typ-2-Diabetes 286
Monoglyceride 14
- Mizellen 14
Monosaccharide 6
- Formeldiäten, niedermolekulare 486
- Süßkraft 586
morbid obesity 269
Morbidität, Tumorkranke 477
Mortalität
- Alkoholabusus 77
- Organtransplantation 501
- Tumorkranke 477
- vegetarische Ernährung 512
Moschusverbindungen, synthetische 544
Motilität, Kolon 192
Müdigkeitssyndrom
- Chemikaliensensibilität 546
- chronisches 413
Mukosablock, Dünndarm 148
Mukoviszidose **211–212**, 399–400
- Nierensteine 360
- Pankreasinsuffizienz 208
Multiinfarkt-Demenz 410
multiple chemical sensitivity syndrome 546
multiple Sklerose 404–406
- Ballaststoffe 86
- Evers-Diät 405
- fettmodifizierte Kost 405
- Fettsäuren/-verzehr 405
- Rohkostdiät 405
Mundgeruch 435–436
Mundhöhle, Nitrat 542
Mundhöhlenkarzinom, Alkoholkonsum 450
Mundhygiene, Zuckerkonsum 108
Mundschleimhaut, Leukoplakie, Carotinoide 452
Muskeldystrophien, Ernährung, enterale 484
Muskelfunktion, Vitamin D 384
Muskelkontraktion, Taurin 29
Muskelkrämpfe, Magnesiummangel 56
Muskelschwäche, Vitamin-E-Überdosierung 45
Muskelverlust, postoperativer 500
Mutterkorn 537–538
Muttermilch(ernährung)
- Alkohol 78
- Darmflora 78
- Ochratoxine 538
- Stuhl 187
Myasthenia gravis, Ernährung, enterale, künstliche 484
Mykoplasmen, Crohn-Krankheit 160
Mykotoxikosen 537
Mykotoxine 447, 537–539
- Karzinogenese 447
myoelektrische Aktivität, Kolon 192
Myokarderkrankungen 373–376
Myokardinfarkt s. Herzinfarkt
Myokardinsuffizienz s. Herzinsuffizienz
Myokardschädigung, Fasten, totales 261
Myricetin 51, 322
Myristinsäure 309
Myxödem, Ballaststoffverzehr 86

N

Nachtblindheit, Vitamin-A-Mangel 35
Nachtkerzenöl
- Colitis ulcerosa 165
- prämenstruelles Syndrom 441
Nachtschmerz, Arthrose 389
nährstoffangereicherte Getränke 55
Nährstoffaufnahme, mittlere, tägliche 527
Nährstoffausnutzung, Magenresektion 147
Nährstoffbedarf 103
- Diabetes mellitus 285
- Leberzirrhose 223
- Schwangerschaft 439
Nährstoffbilanz, Dumping-Syndrom 559
nährstoff-definierte Formeldiäten 133
Nährstoffe 104–110
- Diäten 263
- großmolekulare 152
- Mangelversorgung, Crohn-Krankheit 161
- Prophylaxe 110
- Tumorkranke 477
Nährstoffmangel, spezifischer 480
Nährstoffrelation
- Adipositas 268, 578
- Diabetes mellitus 582
- Diäten, vollständig bilanzierte 484
- Kostformen 90
- Lungenerkrankungen, chronisch-obstruktive 398
Nährstoffresorption 151
Nährstoffversorgung, vegetarische Kostformen 505–507
Nährstoffzufuhr
- Anpassen 127
- D-A-CH-Referenzwerte 28
- Diabetes mellitus 582
- Empfehlungen 103
- reduzierte, Melatonin 120
Nährwert-Kennzeichnungsverordnung, Natriumverminderung 370
Nahrung
- Energiedichte, hohe 103
- naturbelassene, vegetarische 509
- ungekochte 510
- Zusammensetzung 78
Nahrungsallergene/-antigene 180
- Darmerkrankungen, chronisch-entzündliche 164
Nahrungsaufnahme
- Adipositas 251
- Gastrektomie 147
- Serotonin 415
- Thermogenese 249
- Verweigerung, Ernährung, künstliche 479
Nahrungscholesterin 25, **314–315**
Nahrungseiweiße 29
- Niereninsuffizienz, chronische 355
Nahrungsergänzungsmittel 110–111
Nahrungsfasern 82–94
Nahrungsfett 105–106
- s.a. Fette
- Diarrhö, chologene 174
- Enteropathie, gluteninduzierte 562
- Hypertonie 371
- Leberzirrhose 223
- Mammakarzinom 465
- Wahl 525
Nahrungskalzium, Ausnutzung 58
Nahrungskarenz
- Glykogen 214
- Ulkuskrankheit 143
Nahrungsmittel s. Lebensmittel
Nasogastralsonden, HIV-Infektion 158
National Academic Institute of Medicine, Ballaststoffzufuhr 85
Natrium **56**
- Druck, osmotischer 56
- Enteritis, akute 562
- Hypertonie 597
- Niereninsuffizienz, chronische 356
natriumarme Diät/Kost
- Aszites 575
- Brot/Backwaren, Aszites 575
- Hypertonie 597
- Verbesserung des Geschmacks, küchentechnische Maßnahmen 598
Natriumbedarf
- Erwachsener 366
- Kochsalz 366
Natriumcitrat, Enteritis, akute 562
Natriumgehalt
- Heil-/Mineralwasser 599
- Lebensmittel 598–599
Natriummonoglutamat, Migräne 403–404
Natriumnitrit, Migräne 404
Natriumpumpe 55
Natriumreduktion/-restriktion
- Enzephalopathie, portosystemische 574
- Glomerulonephritis, chronische 347
- Herzrhythmusstörungen 376
- Hypertonie 364, 366, 597
natriumreduzierte Lebensmittel 599–600
Natriumretention, Hypertonie 366
Natriumrückresorption 345
- Hypertonie 366
Natriumselenat, Kunstdünger 68
Natriumverminderung, Nährwert-Kennzeichnungsverordnung 370
Natriumzufuhr
- Dialysestadium 357, 596
- Hypertonie 597
- Krebsdiät 526
natürliche Lebensmittel, Wertstufen nach Kollath 509
Nematoden 148
Neohesperidin 292–293, 585, 587
Neosugar, Zuckerersatz 117

Nephrolithiasis s. Nierensteine
Nephropathia/-pathie
- diabetische 282–284, 348–349, 580
- gravidarum 348
nephrotisches Syndrom 347–348
- Selenmangel 68
nephrotoxische Wirkung, Ochratoxine 538
Nesselsucht 425
Neugeborene, Darm 78
Neuralrohrdefekte 437–438
- Folsäure 43, 437
- Plasmahomocystein 43
Neurodermitis 420–422
neurologische Erkrankungen 402–418
- Dünndarmresektion 183
- Vitamin-B_6-Dosen, hohe 48
- Wasserintoxikation 53
Neuropathie
- diabetische 283
- Phosphatmangel 59
Neuropeptide
- Adipositas 251
- Hungerregulation 250
- Sättigungsregulation 250
Neurotoxine, Enzephalopathie, hepatische 225
neurotrope Vitamine 47
NHS (Nurses' Health Study) 312
Niacin(mangel) 40–41, 426
- Ösophaguskarzinom 456
Nichtdrogen-Dopingmittel, Carnitin 23
Nicht-Hämeisen 316
nichtnutritive Wirkstoffe 49
- Arteriosklerose 322
Nicht-Stärke-Polysaccharide 117
Nichtvegetarier
- Ballaststoffverzehr 512
- Kolonkarzinom 463
Nickel 180–181
- Trinkwasser 54
Nickeldermatitis 180
NIDDM (Non Insulin Dependent Diabetes Mellitus) 277
Niere
- Filtration 345
- Funktion 346
Nierenerkrankungen 345–362, 595–596
Niereninsuffizienz 595–596
- Aminosäurestoffwechselstörungen 352
- chronische 350–357
- Diabetes mellitus 295
- Dialysediät 595
- Elektrolyt-/Energiezufuhr 356
- Flüssigkeitszufuhr 356–357
- Folsäure 357
- Glomerulonephritis, chronische 347
- Hämodialyse 352
- Harnstoff-Stickstoff-Konzentration 353
- Histidindefizite 351
- Hyperphosphatämie 357
- Hypertonie 363
- Hypertriglyzeridäme 592
- Kalium 356–357
- Kartoffel-Ei-Diät 354, 595
- laktovegetabile Kost 352
- Natrium 356
- Nierentransplantation 351
- Phosphat 357
- Phosphor-Eiweiß-Quotient 357
- Proteine 127, 351–355, 595
- Proteintoleranz 29
- Schwedendiät 355, 595
- Stickstoffbilanz 354
- Urämietoxine 353
- Vitamin-D-Intoxikation 45
- Vitamin-A/D-Mangel 357
- Vollei 353
- Wasserzufuhr, tägliche 356
- Zinkmangel 65
Nierenkarzinom, BMI 450
Nierenschwelle, Glucose 277
Nierensteine 357–360
- Ballaststoffe 86
- Hyperurikämie 593
- Kalziumoxalat 359
Nierentransplantation
- Ernährung 501
- Niereninsuffizienz, chronische 351
Nierenversagen, akutes 349–350
Nikotinabusus s. Rauchen
Nikotinsäure/-amid 40–41
- Lipidstoffwechsel 48
- Mangel 426
Nitrate 536, 542–543
- Gemüse 448
- Pökelsalze 542
- Speichel 542
- stickstoffreicher Dünger 542
- Trinkwasser 54, 448
- Umwandlung in Nitrit 449
nitratreduzierende Keime 542
Nitrite 536
- Carotinoide 449
- Karzinogenese 448
- Trinkwasser 54
Nitritpökelsalz 449
Nitritverordnung 543
Nitromoschusverbindungen 544
Nitroreductase 116
- Karzinogenese 115
Nitrosamine 449, 542–543
- Hitzeeinwirkung 449
- Magenkarzinom 456
- Methämoglobin 542
- Wasserdampfflüchtigkeit 543
N-Nitrosoverbindungen 79
- Karzinogenese 448–449
NO (Stickstoffmonoxid)
- Arteriosklerose 304
- L-Arginin 326
- oxidativer Stress, endothelialer 305
NOEL (no observable effect level) 536
Nomogramm 245
Non Insulin Dependent Diabetes Mellitus (NIDDM) 277
non-nutrient compounds, Arteriosklerose 322
Noradrenalin, Leberzirrhose 219
Normalinsulin 298
Normal-Kost, Schnitzer-Kost 522
Novel-Food-Verordnung 111–112
Noxen, inhalierte, Lungenerkrankungen 396
NRI (Nutritional Risk Index) 481
Nüchternglucose, Diabetes mellitus 278, 287
Nüsse, Kupfergehalt 66
Nukleinsäuren 30–31
- Vitamin B_{12} 41
Nukleotide
- Darmmukosa 485
- Ernährung, enterale 485–486
- Formeldiäten 486
- Immunkompetenz 485
Null-Diät 261
- Adipositas 577
Nurses' Health Study (NHS) 312
Nussknackerösophagus 134–135
Nutraceuticals 49, 453
Nutricomp® 575
Nutritional Assessment 482
Nutritional Risk Index (NRI) 481
nutritionally (in)complete 482–483
Nutztierhaltung, moderne 514

O

Oberarmmuskelumfang, Organtransplantation 501
Oberbauchschmerz, Pankreatitis, chronische 206
Obst
- Bronchialkarzinom 468
- Carotinoide 50
- Fructosegehalt 175
- Gasproduktion, vermehrte 130
- Krebsdiät 526
- Mammakarzinom 466–467
- Nitrate 542
- Pseudoallergie 180
- Sorbitgehalt 175
- Tumorentstehung 470
Obst-Gemüse-Rohkost 511
Obstipation 188–192, 568–570
- Ballaststoffe 86, 189–190, 569
- Bulimia nervosa 276
- Diabetes mellitus 283
- funktionelle, Rom-II-Kriterien 188
- β-Galaktosidofructose 191
- Genusssäuren 570
- Inulin 191
- Laxanzien 189
- Leinsamen 191
- rektale 188
- Schwangerschaft 438
- spastische 188
- Speisekleie 569
- Weizenkleie 190
Obst-Reis-Tage, Schwangerschaft 438
Obst-Rohkost 511
Obstruktionssyndrom, intestinales, distales, Mukoviszidose 212
Obstsäfte, Krebsdiät 526
Ochratoxine 447, 538
Ödeme 373–374, 597–600
- Aldosteronproduktion 374
- Glomerulonephritis, akute 346
- Herzinsuffizienz 374
- Hypoproteinämie 174
- Körpergewicht 228
- Leberzirrhose 219, 227–228, 374
- Nephropathia gravidarum 348
ökologischer Landbau 509
Öle
- kaltgepresste 519
- pflanzliche, Härtung 313
Ölsäure
- Hypertonie 368
- Serumcholesterin 309

Ösophagitis
- Alkoholabusus 74
- refluxbedingte 135
Ösophagusdivertikel 137
Ösophaguserkrankungen 132–137
Ösophaguskarzinom 137, 455
- Alkoholabusus 74, 450, 455
- Obst- und Gemüseverzehr 455
Ösophagusspasmus, akuter 134–135
Ösophagusstörungen, funktionelle 134–137
Ösophagusvarizen(blutung) 225
- Enzephalopathie 221
- Leberzirrhose 219, 221
Österreichische Arbeitsgemeinschaft Zöliakie 169
östrogenaktive Substanzen 543
Östrogene
- Fettzufuhr 527
- Gallensteine 232
- Mammakarzinom 466
- Osteoporose 384–385
Olestra® 20–21, 166
oligoantigene Diät
- Epilepsie 411
- hyperkinetisches Syndrom 412
- Migräne 403
Oligofructose 83, 117
- Bifidobakterien/Lactobazillen, Vermehrung 117
- Kalziumresorption 58
- Osteoporose 381
- pflanzliche Lebensmittel 117
Oligopeptide 486–487
- Formeldiäten, niedermolekulare 486
Oligosaccharide 6–7, 78, 83, 486
Oligurie
- Nierenversagen, akutes 349
- Pankreatitis 204
Olivenöl 105
- Colitis ulcerosa 165
- Ernährung, mediterrane 470
- LDL-Cholesterin 309
Omega-3-Fettsäuren 10, 105–106, 310–311, 486
- Arteriosklerose 310, 321
- Arterioskleroseentwicklung 592
- Asthma bronchiale 399
- Colitis ulcerosa 199
- Darmerkrankungen, chronisch-entzündliche 164–166
- Depressionen 416
- Diabetes mellitus 286, 295
- Eicosanoide 486
- Ernährung, parenterale 492
- Fisch 11, 313
- Fischöl 313, 454
- Formeldiäten 486
- Gallensteine 233
- Herzrhythmusstörungen 312, 375
- Hyperlipoproteinämie 313, 349, 592
- Immunkompetenz 485
- Kolonkarzinomprävalenz 459
- Migräne 404
- Neurodermitis 420
- prospektive Wirkung 454
- Prostatakarzinom 468
- Psoriasis 422–423
- PTCA, Restenosierungen 312
- rheumatische Erkrankungen 386–387
- Schwangerschaft 439
- Tumorentstehung 330
- Tumorkranke 477
- Tumorprophylaxe 454
Omega-6-Fettsäuren 10, **21**, 105, 311
- Arteriosklerose 321
- Cholesterinstoffwechsel 26
- Depressionen 416
- Fisch 11
- Herzinfarkt 313
- Herzrhythmusstörungen 375
- Immunsuppression 486
- Kolonkarzinom 461
- Kolonkarzinomprävalenz 459
- multiple Sklerose 406
- Nebenwirkungen 330
- Psoriasis 423
- rheumatische Erkrankungen 386
- Tumorentstehung 330
- Tumorkranke 477
operative Eingriffe, Ernährung, künstliche 479
Orangen-Mixgetränk 560
Organochlorverbindungen, Fleisch 109
Organtransplantation, Ernährung 500–503
Organtumoren 454–471
Orlistat, Adipositas 271
Ornithin-Decarboxylase 457
Oropharynxkarzinom, Alkoholkonsum 455
Orotsäure 48
Orthokieselsäure, Silicium 67
Orthophosphorsäure 30
Orthorexia nervosa 276–277
Osmolalität, Blutplasma 53
Osteoarthropathie, Selenmangel 67
Osteocalcin
- Osteoporose 383
- Vitamin K 39, 383
Osteodensitometrie 377
Osteomalazie, Phosphatmangel 59
Osteoporose(prophylaxe) 104, 377–385
- Alkoholkonsum 382–383
- Aminosäuren, schwefelhaltige 382
- Anorexia nervosa 385
- Antikoagulanzien 383
- Ballaststoffe 86
- Basenüberschuss 382
- Bulimia nervosa 276
- Cystin 382
- 1,25-Dihydroxycholecalciferol 384
- Fasten 385
- Fluorid 384
- Frakturen 379
- Fruchtsäfte, Kalzium angereicherte 380
- IGF-I 381
- Kaffee 383
- Kalzium 57, 377, 380
- Knochendichte 379
- Kochsalz 384
- körperliche Belastung 378
- Lactasemangel 172–173, 380
- Magenresektion 147
- Methionin 382
- Milch 380
- Mineralwasser, bikarbonatreiches 382
- - kalziumreiches 380
- Östrogene 384–385
- Osteocalcin 383
- oxalsäurereiche Lebensmittel 380
- Parathormon 377
- peak bone mass 378, 380
- Phosphat 382
- Phytoöstrogene 384–385
- Präbiotika 381
- Proteine 29, 381–382
- Säure-Basen-Haushalt 381
- Vitamin D 384
- Vitamin K 383–384
- Vollgetreideprodukte 380
- Witwenbuckel 379
Ovarialkarzinom 467
- BMI 450
Ovolaktovegetarier 109, 516
- Kolonkarzinom 463
- Vitamin B_{12} 506
Ovulationshemmer, Alkoholaufnahme 71
Oxalessigsäure 18
Oxalobacter formigenes 359
Oxalose, Vitamin-B_6-Hypervitaminose 45
Oxalsäure
- Diarrhö, chologene 175, 564
- Kalziumausnutzung 58
- Nierensteine 359
- Osteoporose 380
Oxalsäuresteine, Diarrhö, chologene 174
Oxalurie, Dünndarmresektion 183
(β-)Oxidation
- Carnitin 23
- Fettsäuren 18
Oxidationswasser 53
oxidativer Stress s. Radikale, freie
Oxi-LDL, Arteriosklerose 305
β-Oxybuttersäure, Nulldiät 261
Oxycholesterin 315

P

PAL (physical activity level) 4
Palmitinsäure 19, 309
Pangamsäure 48
Pankreas
- Altersveränderungen 123
- exokrines 202–213
- Fettverdauung 203
Pankreasamylase 203
Pankreasenzympräparate
- Krebsdiäten 528
- Mukoviszidose 212
- Pankreasinsuffizienz 572
- Pankreatitis, chronische 207
- Steatorrhö 559
Pankreaserkrankungen, Ernährungsfaktoren 210–211
Pankreasfibrose, zystische s. Mukoviszidose
Pankreasfisteln 210
Pankreasinsuffizienz
- Diabetes mellitus 572
- exkretorische 572
- - Vitamin-B_{12}-Resorption 209
- exokrine 205–210
- - Bicarbonatsekretion 206
- Fettverdauung 202
- Mukoviszidose 208
- Pankreasenzymsubstitution 572
- Vitamin-A-Mangel 32

- Zinkmangel 65
Pankreaskarzinom 211, **464-465**
- Alkoholkonsum 450-451, 465
- BMI 450
Pankreasresektion, Ernährungstherapie 573
Pankreastransplantation 501
Pankreatektomie 573
- totale 209-210
Pankreatitis
- akute 203-205, 570-572
- Alkoholabusus 75
- chronische 205-210, 572-573
- - tropische 206
- Flüssigkeitszufuhr 571
- Glutaminmangel 27
- hämorrhagisch-nekrotisierende 204
- Hypertriglyzeridämie 317
- Kohlenhydrat-Eiweiß-Kost 571
- ödematöse 204
- Steatorrhö 207
- Vitamin-A-Mangel 32
pankreatogener Diabetes 209
Pantothensäure 41
Paprika
- Nahrungsmittelallergie 178
- Ulkuskrankheit 141
Parallelsekretion 202
Parathormon
- 25-Hydroxycholecalciferol 36
- Kalziumstoffwechsel 57, 59
- Osteoporose 377
Paratyphus 154-155
Parkinson-Syndrom 120, **406**, 407
- Dopaminmangel 406
- proteinreiche Lebensmittel 406
Parodontalerkrankungen 435
Parodontitis, Vitamin C 435
Pasteurisieren, Aflatoxine 538
Patulin 539
PCB (polychlorierte Biphenyle) 536, 540
PCDD (polychlorierte Dibenzodioxine) 540
PCDF (polychlorierte Dibenzofurane) 540
peak bone mass, Osteoporose 378, 380
PEG s. Gastrostomie, perkutane endoskopische
Pektine **83-84**, 90
- Cholesterinspiegel 90-91, 318
- Dumping-Syndrom 147
- Gele 84
- LDL-Konzentration 91
Pellagra 41
- Sprue, einheimische 168
Penicillinsäure 447
Penicilliumarten, Ochratoxine 538
Pentose 30
Pentosephosphatzyklus 7
Pepsin, Magensaft 138
Peptidasen, Dünndarm 151
Peptiddiäten 28, 486
Peptide
- Resorption 28
- Sprue, einheimische 167
Performance-Drinks 55
Perikarditis, Niereninsuffizienz, chronische 350
perioperative Komplikationen 502
Peristaltiksteigerung 187
Permeabilitäts-Vitamin 49
Pestizide 539-540
- Chemikaliensensibilität 546
Petersilie, Nahrungsmittelallergie 178
Pfeffer, Ulkuskrankheit 141
Pfefferminzöl 52
Pflanzenfaserstoffe 82-94
Pflanzenfette
- Krebsdiät 526
- partiell hydrierte 314
Pflanzengifte, Leberzirrhose 218
Pflanzeninhaltsstoffe, sekundäre, Arteriosklerose 322
Pflanzenmilch, Säuglingsnahrung 507
Pflanzenöle
- hydrierte, trans-Fettsäure 314
- unraffinierte 519
Pflanzensterine 315
- Kolonkarzinom 463
Pflanzenstoffe, sekundäre **48-51**, 52, 104
- Ernährung, mediterrane 470
- Hyperlipoproteinämie 591
- Mundtumoren 455
Pflanzenzellwände, Zellulose 83
pflanzliche Lebensmittel
- Carnitin 23
- Eisenkonzentration 505
- Eisenresorption, Hemmung 506
- Fruktooligosaccharide 117
- Puringehalt 593
pflanzliche Proteine, Kolonkarzinomrisiko 462
Pflaumen, Obstipation 191
Pfortaderkreislauf 214
Pfortaderweg, Fettsäuren, mittelkettige, Transport 16
PGE s. Prostaglandine
Phenole
- Niereninsuffizienz, chronische 350
- Nitrosaminbildung, Hemmung 449
Phenylalanin 27
- Embryofetopathie 334
- Leberzirrhose 219
- Niereninsuffizienz, chronische 351
- Phenylketonurie 334
phenylalaninfreie bzw. arme Gemüse, Gentechnologie 334
Phenylbrenztraubensäure 333
Phenylethylamin, Migräne 402-403
Phenylketonurie 333-334
Phlorizinhydrolase, Dünndarm 149
Phosphat **59**
- Hämodialyse 596
- Hyperparathyreoidismus 382
- Kalziumbilanz 382
- Niereninsuffizienz, chronische 357
- Nierensteine 360
- Osteoporose 382
phosphatbindende Substanzen, Niereninsuffizienz, chronische 357
Phosphatide 300
phosphatreduzierte Kost 412
Phosphatstoffwechsel, Kalzium 59
Phosphattheorie, hyperkinetisches Syndrom 412
Phosphatüberschuss 59
Phospholipase 202
Phospholipide 215
- Ernährung, parenterale 491
- Gallenflüssigkeit 216
Phosphor-Eiweiß-Quotient, Niereninsuffizienz, chronische 357
photooxidative Schäden, Carotinoide 49
pH-Wert
- Magen 138
- Nitrosaminbildung 449
- Plasma 53
Phyllochinon 38-39
physical activity level (PAL) 4
physiologically functional food 112
physische Abhängigkeit, Alkoholismus 72
Phytate
- antikarzinogene Bedeutung 452
- Ballaststoffe 288
Phytin 93
- Eisenmangelanämie 93
- Getreide 93
- Kalziumausnutzung 58
- Vegetarier 93
- Zinkresorption 65
Phytochemicals **48-49**, 49, **50-52**
- Arteriosklerose 322
- Chemoprävention 453
Phytoöstrogene **51-52**
- Mammakarzinom 466
- Osteoporose 384-385
Phytosterine/-sterole 26-27, 52
- Cholesterinstoffwechsel 26
Pica-Syndrom 277
Pickwick-Syndrom 397
Pikazismus 277
Pilzdiät, Neurodermitis 422
Pilze
- Dickdarm 187
- Unverträglichkeitserscheinungen, abdominelle 130
Pilzfehlbesiedelung, Darm 195
Pilzinfektionen, Probiotika 115
Pilzlactase, Lactoseintoleranz 567
Plantchemicals s. Phytochemicals
Plaque, Karies 433
Plasma
- Catechinkonzentration 51
- Cholesterinkonzentration 51
- - Kakaobutter 19
- Homocysteinkonzentration 43
- pH-Wert 53
- Zielwerte 589
Plasmaglucose, Diabetes mellitus 278
Plasma-Homocystein-Konzentrationen, Folsäuremangel 43
Plasmaproteine 215
- funktionelle 481
- glykosylierte, Diabetes mellitus 299
- Lebererkrankungen 215
Pleuraergüsse, Herzinsuffizienz 374
Pneumatosis cystoides intestinalis 195
Pneumonie, Ernährung, enterale 488
PNI (Prognostic Nutritional Index) 481
Pökelsalz, Nitrate 542
Poliomyelitisschluckimpfung, Probiotika 114
Pollenallergie 178
- Getreide 508
Pollensyndrom, orales 508
Polyarthritis, chronische, Lebensmittel, verschlimmernde 385-386

polychlorierte Biphenyle s. PCB
polychlorierte Dibenzodioxine s. PCDD
polychlorierte Dibenzofurane s. PCDF
Polydipsie, Diabetes mellitus 278
polyensäurereiche Diät, multiple Sklerose 406
Polynukleotide 30
Polypen, Kolon 458
Polyphenole 47, **51**
- Karies 433
- Rotwein 324
- Tumorprophylaxe 451
Polytrauma
- Ernährung, parenterale 489
- Glutamin 495
- immunologische Abwehr 485
Polyurie, Diabetes mellitus 278
Polyvitaminpräparate, β-Carotin 50
Porphyrie, hepatische, intermittierende, akute 335
portokavale Anastomose 221
portokavaler Umgeungskreislauf, Leberzirrhose 219
Postaggressionsstoffwechsel 495-496
postoperative Komplikationen 499
postoperative Situation, Glutamin 495
Postpartuminfektion, AIDS 156
Posttransfusionshepatitis 217
Posttransplantationshyperlipidämie 503
pouch-anale Anastomose 200
- Diarrhö, chologene 174
Pouchitis 200
Prader-Willi-Syndrom, Adipositas 248
Präbiotika 117-118
- Alterungsprozess 121
- Darmerkrankungen, chronisch-entzündliche 167
- Flatulenz 194
- Kalziumresorption 58
- Osteoporose 381
Praecoma, Muskelerregbarkeit 220
prämenstruelles Syndrom 441
präneoplastische Zelle 444
PRAL (potential renal acid load) 54
Prednisolon, Mangelernährung 162
Prick-Test 177
Primärharn 345
Probiotika 112-117
- Alterungsprozess 121
- Antikörperbildung 114
- Colitis ulcerosa 200
- Darmerkrankungen, chronisch-entzündliche 167
- Flatulenz 194
- Gastrointestinaltraktpassage 112
- Immunmodulation 114
- Kolonkarzinom 464
- Poliomyelitisschluckimpfung 114
- sIgA 114
PROCAM 306
Procyanidine 51
Prognostic Nutritional Index (PNI) 481
Progression, Tumorentstehung 444
prokarzinogene Substanzen, Bindung durch Kalzium 453
Prolaktinfreisetzung, Fettzufuhr 527
Prolin 7
Promotoren, Tumorentstehung 444
Propionat/Propionsäure 6
- Kohlenhydratfermentation 88-89
Prostaglandine 21-23, 165
- Darmerkrankungen, chronisch-entzündliche 165
- Entzündungshemmung 165
- Neurodermitis 420
- Rektumlumen 193
- rheumatische Erkrankungen 387
Prostaglandinsynthesehemmer, Tumorwachstum 527
Prostatakarzinom 467-468
- Umweltfaktoren 445
Prostazykline 21-23
Proteasen, Kleie 92
protein deficiency 480
proteinarme Ernährung nach Wendt 523
Proteinase-Inhibitoren, Kleie 92
Proteinbedarf, Schwangerschaft 439
proteindefinierte Diäten 554
Proteindiarrhö 174
Proteine **27-29**, 30, **30**
- Abbau 203, 575
- - bakterieller 187
- Aminosäuremuster 316
- Aszites 227
- Ausnutzung, Ballaststoffe 92
- Bedarf 103
- Beurteilung, Methoden 481
- biologische Wertigkeit 354
- Brennwert 4
- Chylomikronen 16
- Crohn-Krankheit 162
- Deckung, optimale 103
- Desaminierung, nichtdehydrierende 215
- Diabetes mellitus 286-287, 295, 580
- Energiegehalt 258
- Enzephalopathie, hepatische 225-227
- - portosystemische 574
- Ernährung, parenterale 493
- Fasten, modifiziertes 262
- Gicht 333
- Glomerulonephritis, akute 347
- Grundbedarf, Adipositas 577
- Hämodialyse 596
- Harnsäureausscheidung 332
- Herzinfarkt 315-317
- HIV-Infektion 158
- Kleinkinder, Säuglinge bzw. Schwangerschaft 28, 224
- Kolonkarzinomhäufigkeit 513
- kolorektales Karzinom 462
- Leberzirrhose 222, 224, 226, 574
- Makrobiotik 521
- mikropartikuläre 20
- Minimalbedarf 28
- nephrotisches Syndrom 348
- Niereninsuffizienz 595
- - chronische 350-355
- Nierensteine 360
- Nierenversagen, akutes 350
- Ödeme 227
- Osteoporose 381
- pflanzliche, Aminosäurerelation 511
- - Cholesterinspiegel 315
- - Niereninsuffizienz, chronische 352, 355
- Refluxösophagitis 136
- Serotoninsynthese 415
- Serumkonzentration im Alter 121
- Stoffwechsel 8
- Toleranz 29
- Transaminierung 215
- vegetarische Kostform 506-507
- Verdauung 27
Proteinhydrolysate 493
- Adipositas 262
- Phenylketonurie 334
Protein-Kalorien-Malnutrition, Leberzirrhose 223
Proteinmangel 480
- Leberzirrhose 218
- Mangelfettleber 230
- nephrotisches Syndrom 348
- Niereninsuffizienz, chronische 352
- Osteoporose 381-382
- Pankreatitis, tropische 206
- Steatohepatitis, alkoholische 230
Proteinmast, Enzephalopathie, portosystemische 574
Proteinpuffer 53
proteinreiche Lebensmittel
- Herzinfarkt 315-317
- Parkinson-Syndrom 406
proteinreiche Mahlzeiten, Reflux, gastroösophagealer 134
Proteinschädigung, Hitzebehandlung 29
proteinsparendes Fasten 262
protein-sparing modified fast s. PSM
Proteinspeicherkrankheit 523
Proteinstoffwechsel, Leber 215
Proteinsynthesehemmer, Tumorkachexie 475
Proteinumsatz, Tumorkranke 476
Proteinurie
- Glomerulonephritis, akute 346
- Nephropathia gravidarum 348
- Selenmangel 68
Proteinverlustsyndrom, enterales 174, 565
Proteolyse
- Ernährung, enterale 489
- Tumorkachexie 475
Protonenpumpenhemmer, Vitamin-B_{12}-Mangel 41
Provitamin-A-Eigenschaften, Carotinoide 49
prozesstechnische Eingriffe, Selengehalt 67
Pruritus, Niereninsuffizienz, chronische 350
Pseudoallergien 179
- Asthma bronchiale 398
- Erdbeeren 180
- Histamin 180
- Neurodermitis 421
- Obstarten 180
- Urtikaria 425
Pseudotumor cerebri, Vitamin-A-Intoxikation 44
Pseudo-Ulcus-Syndrom 139-140
PSMF (protein-sparing modified fast), Adipositas 262
Psoriasis 422-424
p/s-Wert, Fettsäuren 310
psychische Störungen
- Alkoholismus 72
- Ernährung, enterale 484
- Fructosemalabsorption 175

- Vitamin-B_6-Dosen, hohe 48
Psychopharmaka
- Appetitsteigerung 252
- Niacinmangel 40
psychosoziale Faktoren
- Adipositas 248
- Alkoholismus 72
Psyllium, LDL/Serumcholesterin 91
PTCA (perkutane transluminale Katheterangioplastie), Restenosierungen, Omega-3-Fettsäuren 312
Pteroylmonoglutamat/-glutaminsäure (PGA) 42
pulmonale Infekte, Ernährung, enterale, künstliche 484
pulmonale Resorptionsrate, Schwermetalle 541
Pumpentherapie, Diabetes mellitus 583–584
Punkte-Diät, Adipositas 264
Purinbasen 30
Purine 30–31
- Gicht 331–333
- Harnsäurebelastung 593
- Hyperurikämie 332, 593
- Lebensmittel 331
- - pflanzliche 332, 593
- Mahlzeiten 594
- Nierensteine 360
- Zufuhrreduktion 332
purinfreies Eiweiß 593
purinreduzierte Kost 553
purinreiche Kost 30
Puromycin, Chylomikronenbildung 16
Pyridoxin **39–40**
- Vitamin-B_6-Hypervitaminose 45
Pyrimidin 30
Pyrimidinbasen 31
Pyrolyseprodukte
- Karzinogenese 109, 448
- Kolonkarzinomrisiko 462
Pyruvat 7, 9

Q

Quartalssäufer 72
Quecksilber 536, **541–542**
- Fischkonsum 542
- Speisekleie 94
- Trinkwasser 54
Quellwässer 54–55
Quercetin 51, 322, 453

R

Rachitis 110
- vegetarische Ernährung 507
Rachitits, Makrobiotik 521
Radikale, freie (= oxidativer Stress) 46, 429–430, 451
- Abwehrmechanismen 47
- Alternstheorie 119
- Alterungsprozess 120
- Arteriosklerose 62
- Bronchialkarzinom 468
- Carotinoide 49
- Colitis ulcerosa 200
- Diabetes mellitus 296
- Eisenübersättigung 62
- Fleischverzehr 109, 316, 454
- Herzinsuffizienz 375
- HIV-Infektion 157
- Karzinogenese 47, 62, 451
- Kolonkarzinomrisiko 462
- Lebensmittelbestrahlungen 546
- Leistungsfähigkeit, zerebrale 414
- Mitochondrien 119
- Mukoviszidose 400
- NO 305
- Pankreatitis 204–205
- Sauerstoffverbrauch 119
- UV-Bestrahlung 47
- Zigarettenrauch 47
Radikalfänger 204
- Arteriosklerose 320
radioaktive Isotope/Substanzen 544–545
Radio-allergo-sorbent-Test (RAST), Lebensmittelallergie 177
Rapsöl 10
- Vitamin K 39
Rauchen
- Cadmiumzufuhr 542
- β-Carotin 47, 321
- Cholesterinkonzentration 305
- Gesundheitsgefährdung 534
- Kolontransitzeit 189
- Lungenerkrankungen 396
- Radikale, freie 47
- Tumorentstehung 445, 469
- Tumorrisiko 452
- Unterbrechen, Adipositas 251
- Vitamin C 47, 321
Reduktionskost
- Indikation 553
- kohlenhydratarme, relativ fettreiche, Adipositas 263–264
Refeeding-Syndrom 59
- Ernährung, parenterale 494
Reflex, gastrokolischer 187
Reflux, gastroösophagealer 132
- Alkoholabusus 74
- Fettgehalt, Nahrung 133
- physiologischer 132
- Schwangerschaft 438
Refluxösophagitis 135–136, 558
- Magenresektion 147
Reformhäuser 519
Regurgitation, Diäten, bilanzierte 487
Reinigungsmittel, Chemikaliensensibilität 546
Reis
- brauner 520
- polierter 144
Reisediarrhö 155
- Probiotika 115
Reisstärke, Diabetes mellitus 289
Reizdarm 192–194, 568–570
- Ballaststoffe 193, 569
- Fructose-Sorbit-Malabsorption 193
- Lactasemangel 172
- Probiotika 116
- Rom-Kriterien 192
Reizmagen 139–140
Rekonstruktions- und Rehabilitationsphase, Postaggressionsstoffwechsel 496
Rektumkarzinom 201, **464**
- Alkoholkonsum 451
Rektumlumen, PGE_2 193
Rektumschleimhaut, Acetaldehyd 464
Rektumulkus, solitäres 198
rem 544
Remineralisation, Karies 435
Renin-Angiotensin-Aldosteron-Mechanismus 52
- Leberzirrhose 219
Repair-Mechanismen, Alterungsprozess 120
Resorption
- L-Aminosäuren 27
- Cholesterin 24
- Fette 13–19
- Spät-Dumping 146
Resorptionsorgane, im Alter 123
Resorptionsstörungen 152
- Pharmaka induzierte 152
respiratorische Insuffizienz 484
respiratorischer Quotient
- Ernährung, parenterale 492
- Lungenerkrankungen, chronisch-obstruktive 398
Restdarm, Längenwachstum 149
Restmagen
- Anazidität 145
- Nitrosaminbildung 542
Resveratol 452
Retinol 32–35
retinolbindendes Protein (RBP) 33
Retinoldehydrogenase, Makuladegeneration 430
Retinopathie, diabetische 282–283
Reveresterung, Fettsäuren, langkettige 14–15
Rhabarber, Kalziumausnutzung 58
Rhagaden
- Eisenmangel 61
- Sprue, einheimische 168
Rhamnose, Pektine 83
rheumatische Erkrankungen 385–388
- Antioxidanzien 387
- Arachidonsäure 386
- Ballaststoffe 86
- Fettsäuren 386–387
- Lebensmittel, verschlimmernde 385–386
Riboflavin(mangel) 39
- Ösophaguskarzinom 456
Ribonuklease 202
Ribonukleinsäuren (RNS) 30
Rinderleber, Vitamin-A-Intoxikation 44
Rindfleisch 505
RNS 30
Röntgen-Absorptiometrie-Verfahren, Osteoporose 377
roentgen-equivalent-man (rem) 544
Röstprozess 142
Roggeneiweiß, Secalin 167
Rohapfeldiät nach Moro und Heisler, Enteritis, akute 562
Rohgemüse 178
Rohkost 510–511, 532
- Hypertonie 370
- multiple Sklerose 405
Rohmilch, EHEC-Infektionen 154
Rohrzucker 7
Rom-Kriterien
- Obstipation, funktionelle 188
- Reizdarmsyndrom 192
rotation diet, chronic fatigue syndrome 413
Rotaviren
- Diarrhö 195

- Milch, fermentierte 115
Rotterdamer Studie, Alzheimer-Demenz 407
Rotwein
- Amine, biogene 537
- Flavonoide 322
- Lebensmittelallergie 180
- Polyphenole 51, 324
- Resveratol 452
RRR-α-Tocopherol 37
$RS_{1/2/3}$ 82
Rübenzucker 7
Rückdiffusion, passive 345
Rückenmuskulatur, Fehlbelastung, Osteoporose 379
Rückstände, Zusatzstoffe 535
Rugulosin 447
Ruhe-Nüchtern-Umsatz 4
- Adipositas 249
Ruheumsatz 4
- COPD 397
- Tumorkranke 476

S

Saccharase-Isomaltase-Komplex, Dünndarm 149–150
Saccharin 292–293, 585–588
Saccharose 9, **106–108**, 149
- Diabetes mellitus 290
- Karies 434
Saccharose-Isomaltose-Malabsorption 334
Saccharosepolyester 20
Sättigungsgefühl/-regulation
- Adipositas 251
- Alter 122
- Ballaststoffe 267
- Neuropeptide 250
Säuglinge, Proteinbedarf 28
Säuglingsmagen, Nitrosaminbildung 542
Säuglingsnahrung, Kuhmilchbasis 78
Säure-Basen-Haushalt
- Osteoporose 381
- Wasserstoffwechsel 53–54
Säurebildner
- Hay'sche Trennkost 523
- Rohkost 532
Säuren
- Abbau 129
- kurzkettige, Darmlumen, Druck, osmotischer 187
- organische 129
- - Karies 434–435
Säurenahrung 523
Säureproduktion, Proteine 138
Säuresekretion, Magen 143
Saft-Fasten
- nach Buchinger-Lützner 529
- Hypertonie 370
Salami, Erhitzung, Nitrosaminbildung 543
Salate
- Eisenresorption 61
- Makrobiotik 521
Salatrim 19
Salazosulfapyridin, Mangelernährung 162
Salicylate
- hyperkinetisches Syndrom 412
- Lebensmittel 179
Salicylsäure 180
Salmonella paratyphi 154–155
Salmonella typhi 114
Salmonellen, Geflügel 545
Salmonellengastroenteritis 154–155
salzlose Diät, Glomerulonephritis, akute 346
Samen
- Endosperm 84
- Schnitzer-Kost 522
Saponine 84
- Leguminosen 235
Sarkopenie, Alter 124
Saubohne 336
Sauerkraut
- Amine, biogene 537
- Lebensmittelallergie 180
Sauerstoffradikale, freie s. Radikale, freie
Sauerstoffverbrauch
- Radikale, freie 119
- vermehrter, Adipositas 397
Scavenger-Rezeptor, Atherogenese 302
Schadstoffe 534–547
Schädeltrauma, Ernährung, enterale 484
Schafsmilch, Linolsäuren, konjugierte 13
Schaumzellen, Arteriosklerose 319
Schenkelhalsfraktur, Osteoporose 379
Schilddrüsenerkrankungen 393–395
Schilddrüsenhormonstoffwechsel, Selen 67
Schilddrüsenvergrößerung, Jodmangel 63–64
Schilddrüsenvolumen 394
- mittleres, sonografisch gemessenes 394
Schimmelpilze
- Leberzirrhose 218
- Müsli 447
- Tumorentstehung 470
Schinken, Erhitzung, Nitrosaminbildung 543
Schlafapnoe, obstruktive, Adipositas 257, 397
Schlafstörungen 414–416
- Chemikaliensensibilität 546
- Herzrhythmusstörungen 397
- Somnolenz 397
Schleimhautschädigung, Strahlenenteritis/-kolitis 156
Schleimstoffe 84
Schluckstörungen 134–137
- Ernährung, enterale, künstliche 484
Schmerzen, Flatulenz 194
Schnitzer-Kost 522
Schock
- Fructoseintoleranz 490
- hypoglykämischer 281
- Lebensmittelallergie 177
- Pankreatitis 204
Schokolade
- Acne vulgaris 425
- antioxidative Wirkung 51
- Migräne 403
- Reflux, ösophagealer 134
- Refluxösophagitis 135–136
Schonkost 131
Schroth-Kur 530–531
Schrumpfnieren, Glomerulonephritis, chronische 347
Schwangerschaft 437–442
- Alkohol 71, 440
- Diabetes mellitus 298
- Fettreduktion 106
- Folsäuremangel 42
- Gastrointestinalorgane, Funktionen 438–440
- Insulinmehrbedarf 298
- Jodversorgung 395
- Kalziumbedarf 385
- Kalziumresorption 58
- Körpergewicht 439
- Koffein 440
- Omega-3-Fettsäuren 11
- Proteinbedarf 28
- Stoffwechsel, Funktionen 438–440
- Vitamin-A-Bedarf 33
- Vitamin B_6 40
Schwangerschaftsdiabetes s. Gestationsdiabetes
Schwangerschaftsödeme 438
schwarzer Tee s. unter Tee
Schwedendiät, Niereninsuffizienz 355, 595
Schweinefleisch 108
- Eisenlieferanten 505
- Selen 108
Schweineleber, Vitamin-A-Intoxikation 45
Schweizerische Interessengemeinschaft für Zöliakie 169
Schwermetalle **541–542**
- Fleisch 109
Schwerverbrennungen, Selenmangel 68
Schwindelgefühl, Vitamin-E-Überdosierung 45
Scombroid-Vergiftung 180
Secale cornutum 537–538
Secalin, Roggeneiweiß 167
Second-Hit-Hypothese, Steatohepatitis, nichtalkoholische 231
Seefische, Schilddrüsenerkrankungen 393
Sehvorgang
- Taurin 29
- Vitamin A 34
Selen **67–68**, 393, 454
- chronic fatigue syndrome 413
- Lebensmittel 67
- Pankreaskarzinom 464
- Prostatakarzinom 468
- rheumatische Erkrankungen 387
- Schweinefleisch 108
- Überdosierung 68
Selenmangel 67–68
- HIV-Infektion 159
- Sprue, einheimische 168
- Tumorentstehung 60
Sellerieallergie 178
Sellerie-Beifuß-Gewürz-Syndrom 178
Sensibilisierung
- frühkindliche, Colitis ulcerosa 198
- Lebensmittelallergie 179
Sepsis, immunologische Abwehr 485
Serin 7
Serotonin 414–415
- Depressionen 414
- Früh-Dumping 146
serotoninarme Diät, Indikation 556

Serumalbumin, präoperative Konzentration 499
Serumcholesterin 25
- Ballaststoffverzehr 90–91
- depressives Syndrom 329
- Fettsäuren, Ernährung, parenterale 491
- - mehrfach ungesättigte 105
- Herzinfarkt 308, 327
- koronare Herzerkrankung 327
- Leguminosen 235
- Mediterranean diet 309
- Milchsäurebakterien 116
- Nahrungscholesterin 315
- niedriges 328–330
- Pektin 90
- Suizidrate 329
Serumkalzium 58
Serumlipide 284
Seven-Country-Study, Herzinfarkthäufigkeit 317
Seveso-Dioxin 541
Sexualhormone, weibliche, Vitamin-A-Konzentration 34
Sibutramin, Adipositas 271
Siderophilie 231
Silicium 66–67
- Aluminiumresorption 69
Silikonmagenband, Adipositas 269–270
Simplesse® 20
Sippy-Diät, Ulkuskrankheit 143
β-Sitosterin/-Sitosterol 26
Skeletterkrankungen 377–392
Skelettmuskulatur, Kalium 56
Skelettsystem, Kalzium 57
Sklerodermie 152, 426
Skorbut, Vitamin-C-Mangel 44
Sodbrennen
- Refluxösophagitis 135
- Schwangerschaft 438
Soja 414
- Krebsdiäten 528
Sojabohnen 52
- transgene 549
Sojamilch, Carnitinmangel 23
Sojaöl
- γ-Tocopherol 321
- Vitamin K 39
Sojaproteine, Herzinfarkt 315
Sojaschalen, Obstipation 570
Solanin, Kartoffelknollen 537
Somatostatin, Pankreasfistel 210
Somnolenz, Schlafmangel, chronischer 397
Sonde, nasoduodenale/-gastrale 483
Sondenernährung 483–484
- Clostridium difficile 488
- Diarrhö 488
- Dumpingsyndrom 487
- Hypalbuminämie 488
- Selenmangel 68
- tube feeding syndrome 487
Sondentechniken 483–484
Sonderdiäten 131, 554
- Indikation 555
Sonnenblumenöl, Vitamin E 37, 321
Sorbit 8, **9**, 291–292, 585–586
- Ernährung, parenterale 490
- Obst 175
- Reizdarmsyndrom 193
sorbitfreie/-reduzierte Kost 133, 556
Sorbitintoleranz 292
Sorbitmalabsorption 175–176
Spät-Dumping 146–147
Spätgestosen 440–441
specific nutritional deficiency 480
Speichel
- alkalischer, Karies 434
- α-Amylase 138
- Nitratkonzentration 542
Speichereisenmangel 61
Speicherglykogen 214
Speicherpolysaccharide 84
Speisefette
- chemisch aufbereitete, Crohn-Krankheit 160
- gehärtete 12
- - Crohn-Krankheit 160
Speisekleie, Obstipation 569
Speisen, zarte, Ulkuskrankheit 143
Speiseöle, raffinierte 519
Speisesalz s. Kochsalz
Spermienzahl, Östrogenaktivität, synthetische 543
Spinat
- Eisenresorption 61
- Kalziumresorption 58
- Phyllochinon 38
- Vitamin K 38
Spindelzellkarzinom 419
Sportgetränke 55
Sprue 152
- einheimische 167–171, 562–564
- - Anti-Endomysion-/-Gliadin-Antikörper 168
- - Dermatitis herpetiformis Duhring 170
- - Diabetes mellitus 168
- - Down-Syndrom 168
- - Epilepsie 411
- - Fett 170
- - Geschlechtsverhältnis 168
- - Getreideeiweiß 167
- - Gliadin 170
- - Glucocorticoide 169
- - Gluten 169
- - Lactasemangel 171
- - Malignome 170
- - MCT 170
- - Milchzucker 170
- - Steatorrhö 170
- - Vitamin K 38
- nicht-tropische 167–171
- tropische 171
Spülmittel, Chemikaliensensibilität 546
Spurenelemente 59–69
- Formeldiät 486
- rheumatische Erkrankungen 387
Stärke 6
- α-Amylase 203
- Enteropathie, gluteninduzierte 563
- Herzinfarkt 307
- Karies 434
- resistente 82–83, 117
- - Kolonkarzinom 460–462
- - vegetarische Ernährung 513
- Tumorentstehung 470
- unverkleisterte 6
- Verdauung 203
Stärke-Fett- bzw. -Protein-Verbindungen, Ballaststoffe 288
Stärkemalabsorption, physiologische 82, 194
stärkereiche Kost, Indikation 555
Stauungsleber, Herzinsuffizienz 374
Steakhouse-Syndrom 135
Stearine 84
Stearinsäure 19, 309
Steatohepatitis
- alkoholische 230–231
- nichtalkoholische 231
Steatorrhö 14, 16, 163, 207
- Ballaststoffe 92
- Diarrhö, chologene 564
- Fette, aufgenommene 206
- idiopathische 167–171
- Leberzirrhose 223
- Lipaseinhibitoren 271
- MCT 208, 559
- Pankreasfermentpräparate 559
- Pankreatitis 207
- Sprue, einheimische 170
Stenose, Crohn-Krankheit 161
Stent-Shunts, transjuguläre, intrahepatische, portosystemische (TIPS), Leberzirrhose 221
step 1 diet, Hyperlipoproteinämie 328
Sterigmatocystin 447
Steroidhormone, Fettzufuhr 527
STH 8
Stickstoff, Ballaststoffe 89
Stickstoffbilanz
- Niereninsuffizienz, chronische 354
- Postaggressionsstoffwechsel 496
- Tumorkachexie 475
Stickstoffmonoxid s. NO
stickstoffreiche Dünger, Nitrate 542
Stillen
- Asthma bronchiale 399
- Kalzium 58, 385
- Omega-3-Fettsäuren 11
- Selenmangel 68
Stimmung 414–416
stoffwechselaktive Kost 526
Stoffwechselerkrankungen 245–344, 577–596
- Postaggressionsstoffwechsel 495
Stoffwechselfunktionen
- Ballaststoffe 89–94
- Schwangerschaft 438–440
Stoffwechselprodukte, Kolonkarzinom 461
Stomatitis
- aphthosa, Sprue, einheimische 170
- Vitamin-E-Überdosierung 45
Strahlenbelastung, Maßeinheit 544
Strahlenenteritis 152, 155–156
Strahlenkolitis 155–156
Streptococcus thermophilus 112
Streptokokken 78–79, 81
Stress
- Ernährung, parenterale 489
- Glutamin 202, 485
- Glutaminkatabolismus 495
- Magnesiummangel 57
- metabolischer, Glutaminmangel 27
- oxidativer s. Radikale, freie
- Postaggressionsstoffwechsel 495
- Proteine 28
- Stoffwechsel 496
Stressulkus 142
Strontium 545
Struma 393
- Jodmangel 393
- WHO-Definition 394
Strumaprävalenz, Jodierung 64

Stuhl
- acholischer 187
- Candida albicans 196
- Enzyme, bakterielle 89
- Farbe 187
- Kuhmilchernährung 187
- Muttermilchernährung 187

Stuhlfettausscheidung
- Carotinkonzentration im Serum 33
- Leberzirrhose 224

Stuhlfrequenz, Obstipation 189
Stuhlgewicht 185
- Ballaststoffe 86–88
- Weizenkleie 87

Stuhlvolumen
- Ballaststoffe 190
- Druck, intrakolischer 190
- Kolontransitzeit 190

Subazidität 79
Subjective Global-Assessment-Score, Leberzirrhose 225
Substrattoleranz, Ernährung, hyperkalorische 500
Suchtest, Asthma bronchiale 398
Suchtgefahr, Alkoholabusus 77
Süßhunger
- Bulimia nervosa 275
- Depressionen 415
- Fructosemalabsorption 175

Süßstoffe 293, 588
- ADI-Wert 588
- Blutzuckerregulation 294
- Diabetes mellitus 292, 585–588
- Insulinsekretion 294
- Süßkraft 292, 587

Süßwaren
- Fettsäuremuster 108
- hyperkinetisches Syndrom 412
- Lactoseintoleranz 565

Suizidrate, Serumcholesterin 329
Sulfationen 53
Sulfatreduktion 186
Sulfat-reduzierende Mikroorganismen, Colitis ulcerosa 81
Sulfid 186
Sulfonylharnstoff, Diabetes mellitus 287, 297
Superoxiddismutase 47
- Katarakt 429
- Makuladegeneration 430

Supplemente 110–111
suppressing agents 453
Symbiotika 118
Sympathikusstimulation, Postaggressionsstoffwechsel 495
Syndrom der chemischen Vielfachunverträglichkeit 546
Systemerkrankungen, Diäten 555

T

T_4 393
Tabakrauchen s. Rauchen
Tafelwässer 55
Taillen- zu Hüftumfang, Adipositas 255
Tannine 84
- Ballaststoffe 288
- Nitrosaminbildung, Hemmung 449

Tee, schwarzer
- Arteriosklerose 325
- Fluorid 63, 433
- Kalziumausnutzung 58
- Polyphenole 51
- Ulkuskrankheit 144

Teefasten, Enteritis, akute 562
Terpene 52, 452
Tetrachloriddibenzoparadioxin 541
Tetrajodthyronin 393
TGF α, Dünndarmresektion 182
Thaumatin 292–293, 585, 587–588
Theorie der freien Radikale 119
Thermogenese
- Adipositas 251, 265
- Nahrungsaufnahme 249
- nahrungsinduzierte, Adipositas 258

Thiamin(mangel) 31–32, 39
Thiozyanate 52
Threonin 7, 27
Thrombophlebitis, Vitamin-E-Überdosierung 45
Thromboxan A_2, Darmerkrankungen, chronisch-entzündliche 165
Thromboxane 21–23
Thrombozytenaggregation
- Arteriosklerose 310
- Eicosanoide/Eicosapentaensäure 22, 310, 492
- Resveratol 452
- Taurin 29

Thunfisch, Amine, biogene 537
Thyreokalzitonin 58
Thyreotoxikose, Ballaststoffverzehr 86
Thyroxin (T_4) 8, 393
- Selen 67

tierische Lebensmittel 109
- Cholesterin 24, 315
- unverdauliche Anteile 84
- Zinkgehalt 65

TIPS-Anlage, Leberzirrhose 221
TNF-α, COPD 397
Tocopherole 36–37
- α-Tocopherol 36, 519
- - Arteriosklerose 321
- - gentechnisch hergestellte Lebensmittel 548–550
- - Lungenerkrankungen 396
- γ-Tocopherol, Lungenerkrankungen 396
- - Sojaöl 321
- Öle, kaltgepresste 519
- Olestra® 21
- veresterte 37

Tod, biologischer 119
toddler's diarrhoea 193
Tolerable Upper Levels 111
Tomaten
- Aluminium 69
- Darmerkrankungen, chronisch-entzündliche 167
- Mixgetränk 560

Toxine 447
- Leber 214

Toxizitätsaquivalenzfaktor (TEF), Dioxine 541
Tracheotomie, Ernährung, enterale 484
Traganth 287
trail making test, Enzephalopathie, hepatische 220
Transaminierung, Proteine 215
Transferrin, präoperative Konzentration 499
trans-Fettsäuren **11–13**, 313
- Arteriosklerose 314
- Hyperlipoproteinämie 591
- LDL-Rezeptor 314
- Lebensmittel 12
- Pflanzenöle, hydrierte 314
- Verzehr 106

Transformatorenöl 540
Transgalactooligosaccharide, Osteoporose 381
Translokation der Darmmukosa 201–202
- Glutamin 495
- probiotische Bakterien 500
- zytostatische Therapie 477

Transplantation, Vier-Jahres-Funktionsraten 502
Transplantat-Vaskulopathie, Posttransplantationshyperlipidämie 503
Transporteisenmangel 61
Transportprotein, Vitamin-A-Alkohol 33
Traubenzucker 525
Traumapatienten, Selenmangel 68
Trehalase
- Dünndarm 149
- Mangel 130

Triglyceride **9–23**, 228, 300
- Formeldiät, kohlenhydrat- und fettreiche 317
- Glucosezufuhr 491
- Herzinfarkt 312
- Hydrolyse 203
- Kohlenhydrate 7
- Magenresektion 147
- pflanzliche 19

Trijodthyronin (T_3), Selen 67
β-OH-γ-Trimethylaminobuttersäure 23
Trinkwasser **54**
- Fluorid(ierung) 63, 433
- Kalziumgehalt, Nierensteine 359
- Nitrate 448, 542
- stickstoffreicher Dünger 542

Trinkwasserhygiene, Helicobacter-pylori-Infektion 80
Trinkwasserverordnung 54
Triosen 8
Trizepshautfaltenmessung, Organtransplantation 501
Trockentage, Schroth-Kur 530
Tryptophan 27, **40–41**, 414–415
- Depressionen 414

tube feeding syndrome 487
Tuberkulostatika, Niacinmangel 40
Tubuluszellen, Carrier-Systeme 345
Tumordiäten 524–529
Tumoren 443–474, 476
- alkoholische Getränke 470
- Ballaststoffe 470
- Carotinoide 449
- Diät, alaninfreie/tyrosinfreie 529
- Disposition 443
- DNA-Repariermechanismen 444
- Ernährung 445
- Fehlernährung 469
- Fettverzehr 470
- Fischverzehr 454
- Fleischverzehr 443
- Folsäure 453
- Gemüse 470

- Heilmethoden, unkonventionelle 518
- Initiierung 444
- invasiv wachsende 444
- Kochsalzzufuhr 470
- Lebensmittel, gepökelte, geräucherte bzw. gesalzene 470
- γ-Linolensäure 528
- maligne, Ernährungsprophylaxe 469
- Mitosesteigerung 444
- Obst 470
- Omega-3/6-Fettsäuren 330, 454
- Progression 444
- Prostaglandinsynthesehemmer 527
- Radikale, freie 62
- Rauchen 445, 452, 469
- retroperitoneale 152
- Schimmelpilze 470
- Selenmangel 60
- Sprue, einheimische 168, 170
- Stärke 470
- Therapie, kausale 526
- Übergewicht 470
- Umweltfaktoren 443
- Vitamin C 529
- Vitamin K_3 528–529
- Wachstumskontrolle 444

Tumorkachexie 475
Tumorkranke
- Ernährung 475–478
- Phosphatmangel 59

Tumormarker
- Ornithin-Decarboxylase 457
- präneoplastischer 457

Tumornekrosefaktor 114, 475
- Kachexie, kardiale 375

Ty-I-Allergie 179
Typ-1-Diabetes **278–279**, 578
Typ-2-Diabetes **279–281**, 578
- Antidiabetika 286
- Insulinsensitivität 286
- Monoensäuren 286

Typhus abdominalis 154–155
Tyramin, Migräne 402–403
Tyrosin 27
- Ernährung, parenterale 492
- Leberzirrhose 219
- Tumorwachstum 529

T-Zell-vermittelte Immunfunktion, Energiezufuhr, mangelnde 121

U

Ubichinon 10 48
Übelkeit
- Schwangerschaft 438
- Vitamin-E-Überdosierung 45

Überempfindlichkeitsreaktion, Organtransplantation 503
Übererregbarkeit, Magnesiummangel 56
Übergewicht s. Adipositas
Überlebenschancen 102
Ulcus duodeni/ventriculi 140–145
Ulkusdiät 143
Ulkuskrankheit 558–561
- H_2-Rezeptor-Antagonisten 558–561

Ultraspurenelemente 60, **69**
Umesterungen, Fettsäure 19
Umweltchemikalien/-gifte 446
- Fleisch 109
- Lebensmittelallergie 508
- Nährstoffversorgung 505–507
- naturbelassene 509
- nephrotisches Syndrom 348
- Proteine 506–507
- rheumatische Erkrankungen 385–386
- Stärke, resistente 513
- Umweltverträglichkeit 514
- Vitamin B_{12} 42
- Vitamin C 513
- Vitamin D 506–507
- Zink 506–507

unclassified sprue 169
undernutrition 480
Underreporting, Adipositas 248
ungekochte Nahrung 510
United States Health Examination Survey (HES 1), Knorpel 388
unkonventionelle Methoden 517
UNS (International Union of Nutritional Science) 469
unstirred water layer 92
Unterernährung 480
- Amenorrhö 440
- Anorexia nervosa 440

Up-Regulation, Diabetes mellitus 279
Urämie
- Niereninsuffizienz, chronische 350, 353
- Vitamin-D-Intoxikation 45

Urease, Helicobacter-pylori-Infektion 80
Urikosurika, Gicht 331
Urin s. Harn
Uronsäure 83
- Kalziumausnutzung 58

Urtikaria 425
- Kartoffel-Reis-Wasser-Diät 425

Uteruskarzinom, BMI 450
UV-Bestrahlung
- Psoriasis 423
- Radikale, freie 47

V

Vaginalblutungen, Vitamin-E-Überdosierung 45
Vagotomie, Nitrosaminbildung 542
Valin 7, 27
- Ahornsirupkrankheit 334
- Leberzirrhose 219

Varikosis
- Ballaststoffverzehr 86
- Sklerosierung 225

Vasopressin 52
Veganer/Vegetarier 109
- Ballaststoffe 512
- Gallensteine 234
- Herzinfarkt 316
- Hyperparathyreoidismus 507
- Kolonkarzinom 463
- Phytinsäure 93
- Selenmangel 68
- Vitamin B_{12} 42, 506
- Vitamin-D-Mangel 507

vegetabile Rohkost 510–511
vegetarische Ernährung/Kost 505–515, 519
- Adipositas 512, 578
- Allergien 508
- Ballaststoffe 513
- Blutdruckwerte 512
- Carotinoide 513
- Cholesteringallensteine 514
- Cholesterinsynthese 512
- Eisen 505–506
- Ernährungsempfehlungen 508
- Gesamtmortalitätsraten 512
- Hypertonie 368, 371
- Kaliumzufuhr 512
- Kalzium 506–507
- Kindheit 507–508
- Kolondivertikulose 513
- koronare Herzkrankheiten 513

Veillonella 79, 81
Venenthrombose, Ballaststoffe 86
VEP (visuell evozierte Potenziale), Enzephalopathie 221
VERA-Studie 84
Verbrennungen
- Glutamin 495
- immunologische Abwehr 485

Verdauung, Fette 13–19
Verdauungsinsuffizienz 152
- Pankreatitis, chronische 206

Verdauungstrakt, oberer, Mikroflora 79–81
Veresterungsgrad, Pektin 90
Vergiftungserscheinungen s. Intoxikationen
Verhaltensmodifikation, Adipositas 577
Verschlussikterus, Gallensteine 235
Verunreinigungen, Zusatzstoffe 535–536
Very low caloric diets (VLDC), Adipositas 260
Verzögerungsinsulin 298
Vicia faba 336
Virchow, Rudolph 103
Virushepatitis 217
Virusinfekte, Diabetes mellitus, Typ 1 278
visuell evozierte Potenziale (VEP), Enzephalopathie 221
vitalstoffreiche Vollwertkost nach Bruker 531
Vitamin A **32–35**
- Bedarf 33
- Infektabwehr 35
- Makuladegeneration 430
- Schwangerschaft 33, 439
- Sehvorgang 34

Vitamin-A-Alkohol 32
- Transportprotein 33

Vitamin-A-Ester 32
Vitamin-A-Intoxikation 35, 44
Vitamin-A-Mangel **35**, 426
- AIDS 158
- Niereninsuffizienz, chronische 357
- Ösophaguskarzinom 456

Vitamin B
- Dosen, hohe, analgetische Wirkung 47–48
- Synthese, enterale 185

Vitamin B_1 39
- Mangel 39

Vitamin B_2 **39**
- Katarakt 430

Vitamin B_6 **39–40**
- HIV-Infizierte 40
- neurologische/psychiatrische Erkrankungen 48
- Ösophaguskarzinom 456

- Schwangerschaft 40
Vitamin-B_6-Mangel
- AIDS 157
- Alkoholabusus 74
- HIV-Infektion 159
Vitamin B_{12} 41
- Bedarf 42
- Dünndarmresektion 182
- HIV-Infektion 159
- Leber 42
- Mukoviszidose 211
Vitamin-B_{12}-Mangel 111, 152
- AIDS 157
- Anämie, perniziöse 41
- Blind-loop-Syndrom 181
- chronic fatigue syndrome 413
- Ileostoma 200
- Ovolaktovegetarier 506
- Sprue, einheimische 168
- Vegetarier 506
Vitamin-B_{12}-Resorption, Pankreasinsuffizienz, exkretorische 209
Vitamin B_{13}/B_{15} 48
Vitamin B_{17} 49
Vitamin C **43–44**
- Arteriosklerose 326
- Eisenresorption 62
- Hypertonie 371
- Krebsdiäten 528
- Nitrosaminbildung 449
- Plasmaspiegel, präventiver 47
- Zufuhr, optimale 46
Vitamin-C-Mangel 44, 426
- Alkoholkonsum 455
- Alzheimer-Demenz 408
- Arteriosklerose 321–322
- Asthma bronchiale 399
- Bronchialkarzinom 469
- Gingivitis 435
- Harnblasenkarzinom 468
- Hyperlipoproteinämie 590, 592
- Katarakt 429
- Lungenerkrankungen 396, 398
- Magenkarzinom 456
- Makuladegeneration 430
- Mukoviszidose 212
- Ösophaguskarzinom 137
- Parodontitis 435
- Tumorwachstum 529
- vegetarische Ernährung 513
- Zervixkarzinom 467
- Zigarettenrauch 47, 321
Vitamin D **35–36**
- Crohn-Krankheit 162
- Kalziumresorption 58
- Knochenmasse 384
- Melanom, malignes 419
- Muskelfunktion 384
- Toxizität 36
Vitamin D_2/D_3 35
Vitamin-D-Gehalt, Milch 36
Vitamin-D-Intoxikation 45
Vitamin-D-Mangel 36
- Diabetes mellitus 279
- Gastrektomie 147
- Kolonkarzinom 463
- Mammakarzinom 528
- Neurodermitis 422
- Niereninsuffizienz, chronische 357
- Osteoporose 384
- Veganer 507
- vegetarische Kostform 506–507
Vitamin-D-Synthese, Alter 123
Vitamin E **36–37**
- Nettogehalt 37
- Ornithin-Decarboxylase-Aktivität 457
- Plasmaspiegel, präventiver 47
- synthetisches 37
- Tumorprophylaxe 451
Vitamin-E-Bedarf 37
Vitamin-E-Bilanz
- Haselnussöl 321
- negative 321
- Sonnenblumenöl 321
Vitamin-E-Hypervitaminose 45
Vitamin-E-Mangel
- Alzheimer-Demenz 407–408
- Arteriosklerose 321–322
- Asthma bronchiale 399
- Bronchialkarzinom 469
- Diabetes mellitus 296
- Epilepsie 411
- Herzinsuffizienz 375
- Hyperlipoproteinämie 590, 592
- Katarakt 429
- Leistungsfähigkeit, zerebrale 414
- Magenkarzinom 456
- Makuladegeneration 430
- Melanom, malignes 419
- Mukoviszidose 211–212, 400
- Pankreatitis, chronische 209
- Prostatakarzinom 468
- rheumatische Erkrankungen 387
- Zervixkarzinom 467
Vitamin F 49
Vitamin K
- γ-Carboxyl-Glutaminsäure 383
- Formeldiät 488
- Gerinnungsfaktoren 38
- Osteocalcin 39
- Osteoporose 383–384
- Synthese, enterale 185
Vitamin K_1/K_2 38–39
Vitamin K_3 38–39
- Tumorwachstum 528–529
Vitamin-K-Mangel 38
- Antibiotika 38
- Osteocalcin 383
Vitamin-K-Prophylaxe 38
Vitamin P 49
Vitamin Q_{10} 48
Vitamine 31–52
- antioxidative 46–47, 111
- Bedarfsdeckung 103
- Blutwerte im Alter 122
- fettlösliche 31, **32–39**
- - Chylomikronen 106
- - Diarrhö, chologene 174
- - Dünndarmresektion 183
- - Mukoviszidose 211
- - Pankreatektomie 209
- - Pankreatitis, chronische 209
- - Speicherung in der Leber 216
- Gestose 441
- Hämodialyse 596
- Krebsdiäten 528
- Leistungsfähigkeit, zerebrale 414
- Makuladegeneration 430
- neurotrope 47
- Risiken und Nutzen 44–45
- Schwangerschaft 439
- Synthese, enterale 185
- Tumorprophylaxe 451
- wasserlösliche 31, **39–44**
- Zufuhr, hochdosierte 44–48
Vitaminmangel
- Alter 123
- Leberzirrhose 574
VLCD (very low caloric diets), Adipositas 260
VLDL(-Cholesterin) **300**, 301
- Herzinfarkt 312
- Hyperlipoproteinämie 349
- Lipid-Protein-Verhältnis 300
Völlegefühl
- abdominelles 194
- Herzinsuffizienz 374
- Schwangerschaft 438
Vollei, Niereninsuffizienz, chronische 353
Vollkorngetreideprodukte
- Ballaststoffe 87
- Krebsdiät 526
- Makrobiotik 521
- Osteoporose 380
Vollkost 131, 554
- Crohn-Krankheit 568
- Definition 131
- leichte **131–132**, 554
- - Crohn-Krankheit 568
- - Gastrointestinalerkrankungen 557–558
- - Ulkuskrankheit 143
Vollmilch, Calciumcarbonat 58
Vollwerternährung/-kost 508–509
- lactovegetabile 109
- Lebensqualität 509
- vitalstoffreiche nach Bruker 531
Volumenzufuhr, Ernährung, parenterale 491
Volumenzunahme, Peristaltiksteigerung 187
Vorhofflimmern, Alkoholabusus 77

W

Wachse 84
Wachstumsfaktoren 114
- Dünndarm 149
- Ernährung, parenterale 495
Wachstumskontrolle, Tumorentstehung 444
Wachstumsregler 539
Wachstumsstörungen/-verzögerung
- Crohn-Krankheit 163
- intrauterine, Koffeinzufuhr 440
waist-to-hip-ratio, Adipositas 255
Walnussöl 10
Warburg's Theorie 524
Wasser **52–55**
- destilliertes, Fit for Life 532
- Margarine 267
- Resorption 185
Wasserbedarf 53
Wasserbindungsvermögen
- Ballaststoffe 267
- (Hemi-)Zellulose 83
Wasserdampfflüchtigkeit, Nitrosamine 543
Wasserintoxikation 53
Wasserrestriktion, Enzephalopathie, portosystemische 574
Wasserretention
- Adipositas 258
- Herzrhythmusstörungen 376
- Peristaltiksteigerung 187
Wasserstoff
- Ausatmungsluft 129–130

– – Ballaststoffverdauung 186
– gaschromatographische Bestimmung 130
– Metabolismus, bakterieller 186
– Milchsäureabbau 172
Wasserstoff-Exhalations-Test 153
– Lactasemangelsyndrom 113
Wasserstoffwechsel, Säure-Basen-Haushalt 53–54
Wasserverlust 52
Wasserzufuhr
– Niereninsuffizienz, chronische 356
– Strahlenenteritis/-kolitis 156
wasting 480
Weichteilrheumatismus, Lebensmittel, verschlimmernde 385–386
Wein
– Darmerkrankungen, chronisch-entzündliche 167
– Schroth-Kur 530
Weingeist 69
Weintrauben, Resveratol 452
Weißkohl, Vitamin K 38
Weißmehl(produkte) 60
– Ballaststoffzufuhr 84
– Crohn-Krankheit 159, 568
– Eisenbedarf 62
Weißwein
– Polyphenole 51
– Schroth-Kur 530
Weizen
– Darmerkrankungen, chronisch-entzündliche 167
– Eisenresorption 61
Weizeneiweiß, Gliadin 167
Weizenkeimöl, Vitamin E 37
Weizenkleie
– Cholesterin-Sättigungsindex 234
– Cholesterinsenkung 318
– Gallensäurepool 234
– Kolondivertikulose 197
– Obstipation 190–191
– Reizdarmsyndrom 193
– Stuhlgewicht 87
– Zinkresorption 65
Wellness Drinks 55
Wendepunkt-Kochbuch 510
Wendt-Ernährung, eiweißarme 523
Western diet 105, 471
Whipple-Syndrom 152
Wilson-Syndrom 231–232
Wirbeldeformierungen, Osteoporose 379
Witwenbuckel 379
Wochenendtrinker 72
Wohlfühlgewicht 254
Wunderdiäten 531
Wundheilungsstörungen 499
– Niereninsuffizienz, chronische 350
Wurst(waren/-verzehr) 316
– Fettgehalt 108
– Kochsalzgehalt 108
– Lactoseintoleranz 565
Wurzelknollen, Schnitzer-Kost 522

X

Xanthin, Strukturformel 30
Xanthinoxidase
– Gicht 331
– Molybdän 66
Xanthome, Hyperlipoproteinämie 328
Xanthophylle 49
Xerostomie 436
Xylit 8, **9**, 291, 585–586
– Fructoseintoleranz 490
Xylose, Pektine 83
D-Xylose-Test 152

Y

Yin/Yang 520–521
Yusho-Krankheit 540

Z

Zähne 520
– Entwicklungsstörungen, Vitamin-A-Mangel 35
– Fluorid 63
Zahngesundheit 432–436
Zahnkaries s. Karies
Zearalenon 538–539
Zeaxanthin 34, 49
Zellatmung
– Betacyan 525
– Milchsäure 524
β-Zellen, intrauterine Schädigung 278
Zellpassage, Fettsäuren 14
Zellstoffwechsel, Kalium 56
Zellulose 83
– Diäten, vollständig bilanzierte 484
– Wasserbindungsvermögen 83
Zellwandbestandteile 84
Zentralnervensystem, altersbedingte Schäden 120
zentralnervöse Störungen, Biotinmangel 41
zerebrale Dysfunktion, minimale 411–413
Zervixdysplasien, Carotinoide 452
Zervixkarzinom, BMI 450
Zigarettenrauch s. Rauchen
Zink(mangel) 65–66, 426
– Alkoholmissbrauch 74
– Alter 124
– Alterungsprozess 121
– Brot, phytinreiches 94
– chronic fatigue syndrome 413
– Crohn-Krankheit 162
– Leistungsfähigkeit, zerebrale 414
– Makuladegeneration 430–431
– Metalloenzyme 65
– Ösophaguskarzinom 456
– Resorption, Phytin 65
– – Weizenkleie 65
– rheumatische Erkrankungen 387
– tierische Nahrung 65
– toxische Wirkungen 66
– vegetarische Kostform 506–507
– Wilson-Syndrom 232
Zitronenöl 52
Zitronensäure
– Eisenresorption 62
– Harn, Nierensteine 360
Zitronensäurezyklus, Acetyl-CoA 18
Zivilisationskost 510
Zöliakie 167–171, 562–564
– Diagnose 169
– Geschlechtsverhältnis 168
Zöliakie-Gesellschaft e.V. 169
Zollinger-Ellison-Syndrom 14, 152
Zottenatrophie, totale 153
Zottenhöhe, Reduktionen 153
Zucker **106–108**
– Abbau, bakterieller 187
– Beurteilung 520
– Clearance 434
– Crohn-Krankheit 159, 568
– D-A-CH-Referenzwerte 107
– Darmerkrankungen, chronisch-entzündliche 166
– Diabetes mellitus 108
– Diabetesdiät 580
– Eisenbedarf 62
– Gehalt in Früchten 291
– – in Lebensmittel 102
– hyperkinetisches Syndrom 412–413
– Kalorien, leere 107
– Karies 9, 108, 434
– Kohlenhydrate 525
– Konsum, steigender 9
– Mundhygiene 108
– Nierensteine 359
– Psoriasis 424
– Resorptionsverzögerung, Ballaststoffe 92
– Serumcholesterinkonzentration 25
– Vehikelfunktion 9
– Verbrauch 106
Zuckeralkohole 8, **9**
Zuckeraustausch-/-ersatzstoffe 9
– Adipositas 267
– Blutglucosekonzentration 292
– Brennwert 586
– Diabetes mellitus 291, 585–586
– Ernährung, parenterale 490
– EU-Süßungsmittel-Richtlinie 291
– Fructoseintoleranz 490
– Fructose-Sorbit-Malabsorption 586
– Neosugar 117
– Resorption 291–292
– Süßkraft 586
– Unverträglichkeiten 586
Zuckerharnruhr s. Diabetes mellitus
zuckerreduzierte Kost 133, 555
– lactosefreie 133
Zuckerrüben-Ballaststoffe, Obstipation 570
Zuckertee-Karies 434
Zusatzstoffe 535–536
– ADI-Werte 536
Zutatenliste
– Enteropathie, gluteninduzierte 563
– Jodsalz 64
Zwerchfellbeweglichkeit, Adipositas 397
Zwergwuchs, Selenmangel 67
Zwiebeln
– Magenkarzinomhäufigkeit 458
– Quercetingehalt 453
Zwölffingerdarmgeschwür 558–561
– Milch 559
Zymogene 202
– Pankreatitis, akute 203
Zytostatika
– Glutaminmangel 202
– Translokation 477